U0232490

医学教育理论与实践系列丛书

牛津医学教育教科书
Oxford Textbook of Medical Education

原　　著〔英〕Kieran Walsh

主　　译　王维民

副 主 译　谢阿娜　吴红斌　李　俊

审校（按姓名汉语拼音排序）

陈　勤（西南医科大学）
程化琴（北京大学医学部）
冯劭婷（中山大学附属第一医院）
黄　蕾（同济大学附属同济医院）
江哲涵（北京大学医学部）
李　俊（北京大学医学部）
李　力（广州市第一人民医院）
廖凯举（中国疾病预防控制中心）
林常敏（汕头大学医学院）
林　雷（温州医科大学）
刘金红（汕头大学医学院）
刘　莹（南京医科大学）
刘喆汇（汕头大学医学院）
牛　颖（北京大学医学部）
齐　心（北京大学第一医院）
宋　颖（北京大学第三医院）
唐　健（天津医科大学）
汪　恒（北京大学第三医院）
王　冠（北京大学第三医院）
王维民（北京大学医学部）
王　妍（北京大学第三医院）
王筝扬（浙江大学医学院附属邵逸夫医院）
吴艾琪（汕头大学医学院）
吴红斌（北京大学医学部）
谢阿娜（北京大学医学部）
杨　萌（北京大学医学部）
杨　苗（汕头大学医学院）
由　由（北京大学医学部）
于　晨（北京大学医学部）
袁文青（北京大学第三医院）
张雯汐（北京大学第三医院）

翻译（按姓名汉语拼音排序）

陈心航（北京大学教育学院）
傅淼渟（北京大学医学部）
黄镜谕（北京大学教育学院）
金琪灵（北京大学医学部）
靳嘉琪（北京大学医学部）
李　佳（北京大学医学部）
李腾子（北京大学医学部）
刘春宇（北京大学医学部）
刘　锐（北京大学医学部）
刘润青（北京大学医学部）
陆远梅（北京大学教育学院）
王　丹（北京大学医学部）
徐　杭（北京大学医学部）
臧　悦（北京大学教育学院）
曾　治（北京大学医学部）
张皓楠（北京大学医学部）
张巍瀚（北京大学医学部）
赵　悦（北京大学教育学院）
周文静（北京大学医学部）
左　右（北京大学医学部）

北京大学医学出版社

NIUJIN YIXUE JIAOYU JIAOKESHU

图书在版编目（CIP）数据

牛津医学教育教科书 /（英）基兰·沃尔什(Kieran Walsh) 原著；王维民主译 . —北京：北京大学医学出版社，2022.8（2024.8 重印）

书名原文：Oxford Textbook of Medical Education

ISBN 978-7-5659-2619-8

Ⅰ. ①牛…　Ⅱ. ①基… ②王…　Ⅲ. ①医学教育　Ⅳ. ① R-4

中国版本图书馆 CIP 数据核字（2022）第 059860 号

北京市版权局著作权合同登记号：图字：01-2020-1120

原著：Oxford Textbook of Medical Education，First Edition by Kieran Walsh，ISBN 9780198785712

牛津医学教育教科书

主　　译：王维民
出版发行：北京大学医学出版社
地　　址：（100191）北京市海淀区学院路 38 号　北京大学医学部院内
电　　话：发行部 010-82802230；图书邮购 010-82802495
网　　址：http://www.pumpress.com.cn
E-mail：booksale@bjmu.edu.cn
印　　刷：中煤（北京）印务有限公司
经　　销：新华书店
责任编辑：赵　欣　　**责任校对：**靳新强　　**责任印制：**李　啸
开　　本：889 mm×1194 mm　1/16　　**印张：**53.25　　**字数：**1356 千字
版　　次：2022 年 8 月第 1 版　2024 年 8 月第 2 次印刷
书　　号：ISBN 978-7-5659-2619-8
定　　价：280.00 元

原著致献

献给 Sarah Jaue、Tommie Jack 和 Catie Sue。

中文版前言

科技革命和全球化对医学教育产生着重要影响。作为世界上人口最多的国家和全球第二大经济体，我国已经建立起涵盖院校教育、毕业后教育、继续教育三个阶段，具有中国特色的全球最大医学教育体系。《“健康中国2030”规划纲要》将维护人民健康提升到国家战略的高度，中国医学教育改革进入了新发展阶段。

医学教育作为高等教育的组成部分，在发展过程中呈现出其特殊性。纵观150多年来全球医学教育的发展，医学教育从无序的状态，经历以学科为中心和以器官系统为中心的医学教育改革，已经进入了面向卫生系统改革医学教育体系的第三阶段。目前，以健康为中心的医学教育新时代正向我们走来。

医学教育是严谨而独特的高等教育，是集人文科学、社会科学、生命科学于一体的教育，面对人类知识和技术的爆炸性增长及加速迭代，人类的学习和认知领域也发生着巨大的变化，教育的任务不再只是教会学生知识，更主要的是要激发学生的学习兴趣，培养学生自主学习、终身学习的能力。

我国的医学教育经历了近百年的发展，在与国外同行交流过程中，逐渐从模仿、学习、借鉴走到了自主建立体系和理论的阶段。然而，我们应该清楚地看到，我国的医学教育尽管有了很大的发展，但存在的朴素的、经验的医学教育理念和意识问题依旧没有从根本上得以解决，医学教育管理对于高等教育的规律性认识和实施方法的理解尚不足，教师的教育思想常常来源于自身的某些经历，如此为医学教育的可持续发展和科学的实施带来不利影响。引进阐述国外医学教育的专著有助于迅速提升医学教育管理者和教师的教育理论基础，使医学教育和管理走向科学和规范。

2018年5月16日，在教育部和国家卫生健康委员会的支持下，北京大学成立了全国医学教育发展中心（以下简称“中心”）。中心旨在加强推进医学教育研究，从国家层面为医学教育政策的制定提供理论研究的支持，从院校层面提升医学院校管理的规范性和科学性，提高医学教育的教学质量和医学生培养质量，保证国家健康战略的实现。中心成立四年来，策划组织了《医学教育理论与实践系列丛书》，包括《医学教师必读——实用教学指导（第5版）》《医学教育研究概论》，已由北京大学医学出版社出版，获得了很好的反响。《牛津医学教育教科书》是继上述译著之后由北京大学医学出版社出版的该系列的第三部译著。

牛津医学教科书系列在许多医学专业教材中享有良好声誉，为我国学者和师生所推崇。在我的外科从业和学习过程中，我多次学习参考牛津医学教科书系列，其权威性、学术性、科学性给我留下深刻的印象。《牛津医学教育教科书》是以医学教育为主题的教科书。在一次国外的会议期间，我看到了《牛津医学教育教科书》，被它的内容全面和著者权威所打动，感到中国的医学教育需要这样权威的教科书，渴望将其翻译引入中国，为我国的医学教育管理者和教育者提供借鉴参考。中心的成立和团队的建立，使我的希望得以实现。

该书于2013年由牛津大学出版社出版。由BMJ Learning主任Kieran Walsh担任主编，来自全球16个国家的110余位专家参与编写。全书包括12个部分、60章，涵盖医学教育领域的各个方面，每一章均包含相关教育理论、已有证据以及在医学教育实践中的应用，是医学教育管理和实践的一部全面指南，也是进入医学教育学术和研究领域的高阶入门教材。本书适用于医学教师、医学教育管理者、医学教育研究者和医学教育专业的研究生。

本书的翻译是我们共同学习和提升的过程。本书初译以北京大学医学教育学科的研究生及北京大学医学英语专业的高年级本科生和研究生为主。初稿完成后，全国医学教育发展中心邀请了活跃在我国医学教育研究领域的专家学者参加审校，保证本书在质量上忠实于原著。特别感谢学生们的付出，感谢专家们的支持。

全国医学教育发展中心致力于国家医学教育的发展和引领，也期待在国内同行的共同支持下，为我国的医学教育事业做出贡献。目前，中心正在与北京大学医学出版社开展《医学教师必读——实用教学指导（第6版）》的翻译校对工作，也将很快面世，在此也感谢北京大学医学出版社一直以来的大力支持。

如前所述，翻译的过程是一个学习的过程，由于译者（学习者）水平有限，翻译中难免有不足，甚至错误之处，请广大读者朋友谅解并提出，以共同完善。

王维民

2022年4月于北京

原著序

译者：陈心航　审校：谢阿娜

20 世纪 70 年代，在瑞典，Roger Saljo 关注人们如何学习以及学习方式为何存在差异。他询问了一群来自不同背景的人："学习对你而言到底是什么？"（Saljo，1979）他的受访者提供了各种各样的答案，从认为学习是理所当然的事情，到认为学习是可以"被明确谈论并成为有意识计划和分析的对象"（Saljo，1979）。Saljo 将这些回答归类为一种"等级结构"：由学习过程是从单纯的知识增长开始；到将所学知识当作记忆；再到获得拥有纯粹实用价值的事实和技能；进一步到将学习作为意义的抽象，即意味着学习所带来的变化，而不是简单地重复。因此，学习是一种建构性的行为，已学的东西将作为进一步学习的起点。最后一个分类是把学习定义为一种解释过程，目的是理解或解释学习者生活的世界。Saljo 在瑞典与 Ference Marton 一起工作，之后与 Noel Entwistle 等人在爱丁堡合作，还在澳大利亚与 John Biggs 合作过，继续定义和阐述了一些问题，例如表面的、深度的和战略的学习者，学习导向和学习方法，最后是衡量人与人之间学习差异的方法，并估计这些差异对学习结果造成的影响。

20 世纪 90 年代，英国的 Michael Eraut 关注专业知识和能力如何发展。他将支撑专业实践的知识分为三种类型：陈述性知识、个体性知识和过程性知识。他进一步将过程性知识分为五个子类型：获取信息、熟练行为、审议过程、提供信息和自我监控。他所做的工作进一步阐明专业人士如何在工作场所学习，并表明这种学习往往是非正式且司空见惯的，并且很大程度上是非结构化的或不被认为是一种学习。他认为，学习的情境和知识使用的情境都对有效的实践至关重要（Eraut，1994）。

旧金山的 David Irby 和巴尔的摩的 Scott Wright 关注优秀教师的素质（Irby，1995；Wright et al.，1998）。他们所做的工作对阐明如何制定教师发展计划，以帮助有抱负的教师达到最佳标准有很大帮助，其标准包括理解良好师生关系、出色的沟通技巧以及对自己从事学科的热情等的重要性。

最近，曼彻斯特（后来在马斯特里赫特）的 Tim Dornan 关注医学学习者、临床教师和患者之间的关系（McLachlan et al.，2012）。这种三元关系是医学教育的核心，尽管每天都有大量的教学活动由这三类主体共同参与，但人们仍未对其进行深入的研究。关于这个三元组的思考使其他研究人员也开始思考某者（Bleakley et al.,2011；Rees et al.,2013）"缺席"的意味（Bleakley et al.，2008）（当只有学习者和教师"在场"时，患者要么是被模拟的，要么被视为书面案例，或在大多数情况下患者根本不出现，例如关于"基础科学"的讲座或研讨会）以及患者、学生、医生之间协作学习的意味（Bell et al.，2009）。

我选择了这四个教学研究的实例，尤其是医学教学研究实例，因为它们不仅体现了学习者、教师和患者在任何教学情境中的基本重要性，而且还给出了为当代医学教育奠定基础的广泛研究范围。我可以从这个范围中选择任何其他的例子，但是我特别想使用过去三十年来影响自己作为临床教师的实践经历的材料。

在此期间，教学在医学院校和卫生服务机构中扮演的角色及重要性都有所强化，并且随着专业化程度的日益提高，对可供学生使用的高质量研究证据，以及能够发展和改进医学教学研究与实践的从业人员的需求也与日俱增。现在，英国和许多其他国家广泛提供针对医学教育的特定培训和资格认证，并且医学教育的教科书以及发表医学教育相关文章的期刊数量都有所增加——无论是纸质版还是电子版，这些都大大有利于医学教育原始文献的检索，而这些文献早些年可能只有在经过广泛的阅读和搜索后才能找到。最近，监管机构和专业机构已经公布了针对医学教师的具体标准，这表明医学教育本身正在成为一门正式学科（Academy of Medical Educators，2012；Collins，2009；General Medical Council，2012）。

伴随着学术方面的健全发展，越来越多的人意识到医学教育拥有提高照护质量的力量，这为建立一个充满希望的未来提供了坚实的基础。

Calman（1999）认为，医学教育的目的是培养一支熟练的劳动队伍，但是，这样做的首要任务就是通过有效的实践、领导和临床研究来提高对患者和人群的照护质量。Brian Hodges 认为，为了实现培养这种医生所必需的范式变革，我们需要“一批既对理论知识有深刻理解，又能熟练掌握教学和研究技能的医学教育工作者和临床教师”（Hodges，2011）。

这是一本适合现代临床教师的书。对于那些对培养和教育医生感兴趣或发挥作用的人来说，这本书是一份全面的循证指南；并且，与该领域的许多其他教科书不同，它涵盖了教育原理、基础证据以及医学教育各个方面的知识应用，从课程设计到评价标准设定，从医学院校对学生的选择到执业临床医生的继续职业发展。

本书主编 Kieran Walsh 值得我们的祝贺，因为他能够汇集一支杰出且经验丰富的国际作者团队，他们共同撰写了权威而全面的教科书。同时，该读本的可读性强且读起来令人愉快，对于任何教科书而言，这都是最重要的质量指标。

John Bligh
英国威尔士
卡迪夫大学
医学教育教授

参考文献

Academy of Medical Educators (2012) *Professional Standards 2012*. London: Academy of Medical Educators

Bell, K., Boshuizen, H.P.A., Scherpbier, A., and Dornan, T. (2009) When only the real thing will do: junior medical students' learning from real patients. *Med Educ.* 43(11): 1036–1043

Bleakley, A. and Bligh, J. (2008) Students learning from patients: let's get real in medical education. *Adv Health Sci Educ.* 13(1): 89–107

Bleakley, A., Bligh, J., and Browne, J. (2011) *Medical Education for the Future: Identity, Power and Location*. London: Springer

Byrne, P.S., (1971) quoting Jean Piaget in: Byrne, P.S. 'Men Capable of Doing New Things' (The W Victor Johnson Oration). *Can Fam Physician.* 17(12): 29–35

Calman, K. (1999) Foreword. In N. Boaden, and J. Bligh, (eds) *Community Based Medical Education: towards a shared agenda for learning*. London: Hodder Arnold

Collins, J.P. (2009) An academy of surgical educators: why, how and who. *ANZ J Surg.* 79: A70

Eraut, M. (1994) *Developing Professional Knowledge and Competence*. London: Falmer Press

General Medical Council (2012) *Recognising and Approving Trainers: the implementation plan*. London: General Medical Council

Hodges, B. (2011) Foreword. In A. Bleakley, J. Bligh, and J. Browne (eds) *Medical Education for the Future: Identity, Power and Location* (p. vi). Springer: Dordrecht

Irby, D.M. (1995) Teaching and learning in ambulatory settings: a thematic review of the literature. *Acad Med.* 70: 898–931

McLachlan, E., King, N., Wenger, E., and Dornan, T. (2012) Phenomenological analysis of patient experiences of medical student teaching encounters. *Med Educ.* 46(10): 963–973

Rees, C.E., Ajjawi, R., and Monrouxe, L.V. (2013) The construction of power in family medicine bedside teaching: a video observation study. *Med Educ.* 47(2): 154–165

Saljo, R. (1979) Learning about learning. *Higher Educ.* 8: 443–451

Wright, S.M., Kern, D.E., Kolodner, K., Howard, D.M., and Brancati, F.L. (1998) Attributes of excellent attending-physician role models. *N Engl J Med.* 339: 1986–1993

原著前言

译者：陈心航　审校：谢阿娜

医学教育曾经一度停滞不前，而现在一切都在发生变化。

摘自 *British Medical Journal*，Chris McManus，'New pathways to medical education: learning to learn at Harvard'，311，p. 67，1995 年版权所有，经 BMJ Publishing Group Ltd 许可。

医学教育是一项重要的事业。我们依靠负责医学教育的人员来培养适合医疗工作的合格新医生，以及能够在监督下完成实践的处于培训阶段的初级医生，还包括完全称职的能够独立实践的临床专家和全科医生，也许更重要的是，他们具备终身学习能力，这可以使他们在超过 30 年的职业生涯中不断更新自己的能力。同时，医学教育者必须确保课程是按照最佳的实践原则去设计的，评价是有效且可靠的，并且对于一定范围内的利益相关者来说，教育项目的评估是公平且可用的。如果一切顺利，那么医生和其他医疗保健专业人员将具备必要的知识、技能和行为，从而能为他们的患者提供尽可能最好的照护；当医学教育者出错时，教师、学习者和患者都可能遭受痛苦。但这其中存在很多的复杂因素和争议，人们可能会理所当然地问："医学教育者在哪里才能找到他们发挥作用所需的一切条件？"本书编写的目的是为那些对医学教育有学术兴趣的人提供一部全面的循证参考指南。本书旨在说明奠定医学教育最佳实践基础的理论教育原则，解释支持最佳实践的证据基础，最后明确阐述为了学习者和患者最终的实际利益，如何将理论和证据纳入临床实践。正如 Chris McManus 所说，"医学教育目前正处于变革的阶段"，本书旨在捕捉这种当下的变化状态，尽管我们确信在未来一段时间内，变革的趋势将继续有增无减。

在整理本书的过程中，能与众多为本书内容做出贡献的作者一起工作，我感到无比愉悦与自豪。招募来自不同背景、不同学科和不同地区的作者，是一种有意为之的尝试，目的就是要创作出一本既新颖又国际化的教科书。所有贡献者唯一的共同点是他们在各自领域中都有卓越的成就——这在他们创作的章节内容中得到了明显体现。所有作者都收到了大致相同的任务简介——即创作出学术上合理，且有强有力的证据支撑的内容；创作出可以回答该主题下大多数相关问题的内容；并且，最艰巨的任务是，既要遵循这些规则，同时还要创作出可供读者阅读、实用且可用的内容。我的任务简介是尝试整合所有内容并创作出一本连贯的书。如果我在各个方面都取得了成功，那么这在很大程度上归功于那些为本书各章节付出时间、精力和心血的作者。在后者中，我们面临了许多挑战——但所有这些作者都将其克服了，这本书也是对他们个人、他们的毅力和职业素养的赞扬。

《牛津教科书》系列在许多的医学主要专业中都有着悠久的历史传统，我很荣幸能与牛津大学出版社的工作人员一起工作，协助编写这个仍然年轻的专业中的第一本《牛津教科书》。Chris Reid 有远见卓识，提出了这一想法，而 Fiona Richardson 和 Geraldine Jeffers 则将这一梦想变为现实，他们都必须得到特别的赞扬。

我在 BMJ Learning 的同事也值得被特别提及，还要特别感谢 Catrin Thomas 和 Edward Briffa 的鼓励和支持。医学教育一直是一门实践性专业，并且它将继续成为个人学习的源泉，以便将本书各章节中的新思想付诸实践，从而造福 BMJ Learning 的用户。

最后，也是最重要的是，没有我的家人 Sarah Jane、Tommie Jack 和 Catie Sue 的帮助，这本书的创作工作是不可能完成的。在他们的鼓励下，我试图以开放思维和探究精神思考医学教育中的各种思想和概念。我觉得医学教育的未来将永远属于那些有求知欲的人——那些像现代外科之父一样，永不停止发问的人。

> 当我还是个男孩的时候，我想知道关于云和草的一切，以及树叶在秋天为什么会变色。我观察蚂蚁、蜜蜂、鸟类、蝌蚪和蚯蚓；我不停地向人们提出问题，问那些没有人知道或关心的事情。
>
> John Hunter（1727—1793）
>
> （Sampson Handley 1939 p. 313）

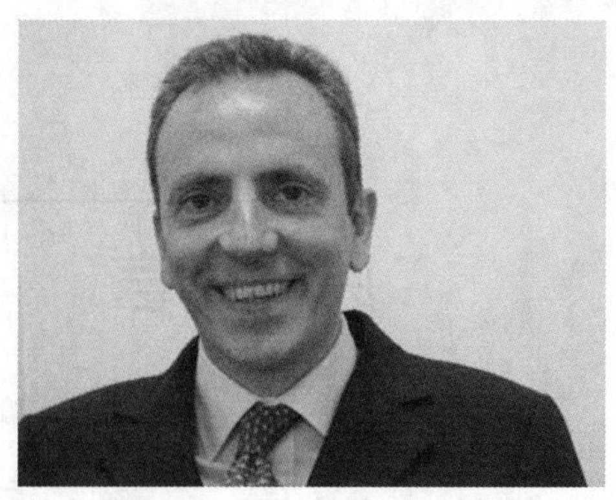

Kieran Walsh 博士

参考文献

McManus IC. New pathways to medical education: learning to learn at Harvard Medical School. BMJ 1995; 311: 67

Sampson Handley W. Makers of John Hunter (1728–93). BMJ 1939; 1: 313

原著致谢

第 45 章：

我们要感谢渥太华大学医学教育创新研究院及其已故的创始人 Meridith Marks 博士（1962—2012）的支持。

第 52 章：

我要感谢 Bryan Burford 博士、Jane Margetts 博士和 Paul Crampton 先生对本章颇具帮助的评论和建议。

原著主编

Kieran Walsh 博士是 BMJ Learning（BMJ 集团教育服务机构）主任。他负责 BMJ 在线学习、BMJ 硕士课程和 BMJ 考试的编辑方向。他发表了 200 多篇文章，主要是在医学教育领域。他之前编撰过两部书籍——第一本是关于医学教育的成本与价值，第二本是医学教育引文词典。他过去是一名医院医生，专门从事老年医学和神经病学的医疗工作。

原著作者

Dr Mohamed Y. H. Abdelrahmen
Consultant Surgeon, Khartoum University Clinic, and
Director of Examinations, Evaluation and Accreditation
Sudan Medical Council
Khartoum, Sudan

Keiko Abe
Department of General Medicine
Nagoya University Graduate School of Medicine
65 Tsurumai-cho Showa-ku
Nagoya, 466-8560
Japan

Mark A. Albanese PhD
Director of Research, National Conference of Bar Examiners
302 South Bedford Street;
Departments of Population Health Sciences and Educational
Leadership and Policy Analysis School of Medicine and
Public Health
University of Wisconsin-Madison
610 Walnut Street, 1007C
Madison, Wisconsin
USA

Professor Zubair Amin
Yong Loo Lin School of Medicine
National University Hospital
Singapore

Professor Pamela Andreatta
SimPORTAL
University of Minnesota Medical School
A509 Mayo (MMC 394)
420 Delaware St SE
Minneapolis, MN 55455
USA

Dr Julian Archer
NIHR Career Development Fellow
Academic Clinical Lecturer in Medical Education
Director of the Collaboration for the Advancement of Medical
Education Research & Assessment (CAMERA)
Plymouth University Peninsula Schools of Medicine & Dentistry
C408 Portland Square
University of Plymouth Campus
Plymouth, PL4 8AA
UK

Dr H. Thomas Aretz
Vice President, Partners HealthCare International
Associate Professor of Pathology
Harvard Medical School
100 Cambridge Street, Suite 2002
Boston, MA 02114
USA

Elizabeth G. Armstrong, PhD
Clinical Professor in Pediatrics
Harvard Macy Institute
100 Cambridge Street, Suite 2002
Boston, Massachusetts 02114
USA

Dr. Anthony R. Artino, Jr
Associate Professor of Preventive Medicine and Biometrics
Uniformed Services University of the Health Sciences
4301 Jones Bridge Road
Bethesda, MD 20814
USA

Dr Julie Ash
Head, Health Professional Education
School of Medicine
Flinders University
GPO Box 2100 Adelaide, 5001
Australia

Professor Raja C. Bandaranayake
International Consultant in Medical Education and Visiting Professor
Gulf Medical University
Ajman
UAE

Professor Hugh Barr
President
CAIPE
PO Box 680
Fareham PO14 9NH
UK

Margaret Bearman PhD
Associate Professor
HealthPEER - Health Professional Education and Education Research
Monash University
Clayton Campus Victoria 3800
Australia

Dr Martina Behrens
Principal Lecturer Clinical Education and Leadership
Faculty of Health & Social Studies
University of Bedfordshire
Luton LU2 8LE
UK

Professor Eric Buch
Dean, Faculty of Health Science
University of Pretoria
Pretoria
South Africa

Professor Jamiu O. Busari
Associate Professor of Medical Education and Clinical Director, Pediatric Residency Program
Department of Paediatrics
Atrium Medical Center Parkstad, Henri Dunantstraat 5
6401CX, Heerlen
The Netherlands

Dr Andrew C. Butler
Department of Psychology & Neuroscience
Duke University
Box 90086
Durham, NC 27708
USA

Dr Francesca Celletti
Medical Officer
World Health Organization
Geneva
Switzerland

Dr Madawa Chandratilake
Centre of Medical Education
Dundee University
Dundee
UK

Dr Lincoln Chen
China Medical Board
2 Arrow St.
Cambridge MA, 02138
USA

Professor Timothy J. Cleary
Associate Professor at the Graduate School of Applied and Professional Psychology (GSAPP)
Rutgers
The State University of New Jersey
152 Frelinghuysen Road
Piscataway, NJ 08854-8085
USA

Dr Jennifer Cleland
Senior Clinical Lecturer, Lead, Medical Education Research and Clinical Communication
University of Aberdeen
DMDE/CAPC, West Wing Polwarth Building
Foresterhill
Aberdeen, AB25 2ZD
UK

Lou Ann Cooper
College of Medicine—Chapman Education Center
University of Florida
PO Box 100213
1600 S.W. Archer Rd.
Gainesville, FL 32610-0206
USA

Professor Phil Cotton
Academic Unit of General Practice and Primary Care
University of Glasgow
1 Horselethill Road
Glasgow G12 9LX
UK

Anaise Cottrell
Australian Securities and Investments Commission
Level 7 100 Pirie St
Adelaide 5000
Australia

Professor David Cottrell
Dean of Medicine
University of Leeds
Level 8, Worsley Building
Clarendon Way
Leeds LS2 9NL
UK

Barbara J. Daley, PhD
Associate Dean—Education Outreach, Professor, Adult and Continuing Education Program
School of Education
University of Wisconsin-Milwaukee
PO Box 413, Milwaukee, WI 53201
USA

Laura C. Dast
University of Wisconsin School of Medicine and Public Health
4283 Health Science Learning Center
750 Highland Avenue
Madison, WI 53705
USA

Professor W. Dale Dauphinee
Clinical and Health Informatics Research Group
McGill University
1140 Pine Avenue West
Montreal, QC H3A 13A
Canada

Dr John Dent
AMEE International Relations Officer
Hon Reader in Medical Education and Orthopaedic Surgery
Tay Park House, 484 Perth Road
Dundee, DD1 1LR
UK

Dr Eva Doherty
Senior Lecturer and Director of Human Factors and Patient Safety
National Surgical Training Centre
Royal College of Surgeons in Ireland
Dublin
Ireland

Professor Diana Dolmans
Department of Educational Development and Research
Maastricht University
PO Box 616, 6200 MD Maastricht
The Netherlands

Tyrone Donnon
Associate Professor at the Medical Education & Research Unit
Community Health Science, Faculty of Medicine, University of Calgary
AB T2N 1N4
Canada

Professor Tim Dornan
Department of Educational Development and Research
Maastricht University
PO Box 616, 6200 MD Maastricht
The Netherlands

Dr Al Dowie
Senior University Teacher in Medical Ethics and Law
Glasgow University Medical School
Glasgow
UK

Professor Ashley Duits
Professor of Medical Education
Institute of Medical Education
University of Groningen
Groningen
The Netherlands

Dr Erik Driessen
Department of Educational Research and Development, Faculty of Health, Medicine and Life Sciences
Maastricht University
PO Box 616
6200MD Maastricht
The Netherlands

Professor Steven J. Durning
Professor of Medicine and Pathology
Uniformed Services University of the Health Sciences
4301 Jones Bridge Road
Bethesda MD 20814-4799
USA

Mary Edwards
Distance Education and Liaison Librarian
Health Science Center Libraries
University of Florida
PO Box 100206
1600 S.W. Archer Rd.
Gainesville, FL 32610-0206
USA

Rachel Ellaway
Assistant Dean, Informatics and Associate Professor
Northern Ontario School of Medicine

Assistant Professor Susan E. Farrell
Brigham and Women's Hospital
Department of Emergency Medicine
75 Francis Street
Boston, MA 02115
USA

Professor Ruth-Marie E. Fincher
Vice Dean for Academic Affairs
Medical College of Georgia, Georgia Health Sciences University
Augusta GA
USA

Professor Julio Frenk
Harvard School of Public Health
677 Huntington Ave
Boston MA, 02115-6018
USA

Professor Anne Garden
Head, Lancaster Medical School
Furness College
Lancaster University
Lancaster
LA1 4YB
UK

Professor William Godolphin
Department of Pathology & Laboratory Medicine
University of British Columbia
G227-2211 Wesbrook Mall
Vancouver, BC, V6T 2B5
Canada

Dr John Goldie
Academic Unit of General Practice and Primary Care
University of Glasgow
1 Horselethill Road
Glasgow G12 9LX
UK

Professor Janet Grant
Director of the Centre for Medical Education in Context (CenMEDIC)
CenMEDIC
27 Church Street
Hampton, TW12 2EB
UK

Dr Richard Gray
CAIPE
PO Box 680
Fareham PO14 9NH
UK

Victoria A. Groce
Project Coordinator, Office of the Vice Dean
University of Pittsburgh School of Medicine
Pittsburgh, PA 15261
USA

Professor Larry D. Gruppen
University of Michigan Medical School
G1113 Towsley Center
1500 E. Medical Center Drive
Ann Arbor, MI 48109-5201
USA

Professor Maryellen E. Gusic
Vice Dean for Education
Indiana University School of Medicine
Indianapolis, IN
USA

Professor Janet P. Hafler
Assistant Dean, Educational Scholarship
Yale University School of Medicine
New Haven, CT
USA

Dr Debbie Harrison
Honorary Research Fellow
Birkbeck College
University of London
43 Gordon Square
London WC1H 0PD
UK

Professor Richard Hays
Bond University
Gold Coast
Queensland, 4229
Australia

Dr Kevin Hayes
Senior Lecturer in Obstetrics and Gynaecology and Medical Education
St George's University of London
London
UK

Professor Paul A. Hemmer
Professor of Medicine
Uniformed Services University of the Health Sciences
4301 Jones Bridge Road
Bethesda, MD 20814
USA

Professor Andrew G. Hill
South Auckland Clinical School
Department of Surgery, University of Auckland
Middlemore Hospital
Private Bag 93 311, Otahuhu
Auckand, 1640
New Zealand

Susan Humphrey-Murto
Associate Professor, Faculty of Medicine
The Ottawa Hospital-Riverside Campus
1967 Riverside Drive, Box 37
Ottawa, Ontario
K1H 7W9 Canada

Dr Jan Illing
Medical Education Research Group
Durham University
Durham
UK

Rachel Isba
Clinical Lecturer in Medical Education
Lancaster Medical School, Furness College
Lancaster University
Lancaster, LA1 4YB
UK

Dr Alex Jamieson
London Deanery
Stewart House, 32 Russell Square
London WC1B 5DN
UK

Dr Steven L. Kanter
Vice Dean, University of Pittsburgh School of Medicine
M-240 Scaife Hall, Terrace and DeSoto Streets
Pittsburgh, PA 15261
USA

Susan Kilminster
Leeds Institute of Medical Education
Level 7, Worsley Building
Clarendon Way
Leeds LS2 9NL
UK

Dr Jan Kleijnen
Praaglaan 129
6229 HR Maastricht
The Netherlands

Professor Ayelet Kuper
Wilson Centre for Research in Education
Assistant Professor, Department of Medicine
University of Toronto Faculty of Medicine
Toronto
Canada

Professor Douglas P. Larsen
Department of Neurology
Campux Box 8111
660 S. Euclid Avenue
St. Louis, MO 63110
USA

Dr. Eliza Beth Littleton
Research Assistant Professor of Medicine
University of Pittsburgh School of Medicine
Pittsburgh, PA 15261
USA

Jennifer Lyon
Clinical Research Librarian
Health Science Center Libraries
University of Florida
PO Box 100206
1600 S.W. Archer Rd.
Gainesville, FL 32610-0206
USA

Simone Manhal
Assistant of the Vice Rector for Studies and Teaching
Rectorate Medical University of Graz Harrachgasse 21/VI
A-8010 Graz
Austria

Professor Emeritus Karen V. Mann
Division of Medical Education
Dalhousie Faculty of Medicine, Clinical Research Centre
5489 University Avenue, Halifax
Nova Scotia B3H 4R2
Canada

Dr Sean McAleer
Centre of Medical Education
Dundee University
Dundee
UK

Professor Judy McKimm
College of Medicine
Swansea University
Swansea
UK

Dr Danette McKinley
Director, Research and Data Resources
Foundation for Advancement of International Medical Education and Research (FAIMER)
3624 Market Street, 4th Floor
Philadelphia, PA 19104
USA

Dr Patricia McNally
Assistant Dean, Medical Education, Adjunct Associate Professor, Department of Neurology
Stritch School of Medicine
Loyola University Chicago
2160 S. First Ave., Bldg. 120, Room 320
Maywood, IL 60153
USA

Dr David Mendel
Associate Director, Continuing Professional Development Unit
London Deanery
Stewart House, 32 Russell Square
London WC1B 5DN
UK

Dr Catherine Michaud
Independent Consultant PO Box 1546
Duxbury, MA 02331
USA

Dr Lynn V. Monrouxe
Director of Medical Education Research
Institute of Medical Education, School of Medicine
Cardiff University
Cardiff, UK

Clare Morris
Head of Department
Clinical Education and Leadership University of Bedfordshire
Luton, LU2 8LE
UK

Professor Jill Morrison
Dean for Learning and Teaching
College of Medical, Veterinary and Life Sciences
University of Glasgow, 1, Horselethill Road
Glasgow, G12 9LX
UK

Dr Michael J. Murphy
Clinical Reader Centre for Undergraduate
Medicine Medical Education
Institute University of Dundee
Dundee
UK

Dr. Manisha Nair
Department of Public Health
University of Oxford
Third floor, Rosemary Rue Building, Old Road Campus
Headington, Oxford, OX3 7LF
UK

Professor Gillian Needham
Postgraduate Dean
NHS Education for Scotland
North of Scotland Deanery
Forest Grove House, Foresterhill
Aberdeen, AB25 2ZP
UK

Professor Debra Nestel
Professor of Simulation Education in Healthcare
School of Rural Health, HealthPEER
Faculty of Medicine, Nursing and Health Sciences
Monash University
Victoria
Australia

Professor John Norcini
President and Chief Executive Officer
Foundation for Advancement of International Medical Education and Research (FAIMER)
3624 Market Street, 4th Floor
Philadelphia, PA 19104
USA

Dr Karlijn Overeem
Department of Educational Research and Development,
Faculty of Health, Medicine and Life Sciences
Maastricht University
PO Box 616
6200MD Maastricht
The Netherlands

Professor Christie L. Palladino
Educational Researcher, Education Discovery Institute
Medical College of Georgia
Georgia Health Sciences University
Augusta GA
USA

Dr Elise Paradis
Assistant Professor
Department of Social and Behavioral Sciences
University of California, San Francisco
San Francisco CA
USA

Professor Fiona Patterson
Department of Social and Developmental Psychology
University of Cambridge
Work Psychology Group
27 Brunel Parkway, Pride Park
Derby DE24 8HR
UK

Dr Gominda Ponnamperuma
Faculty of Medicine
University of Colombo
Colombo
Sri Lanka

Professor David Prideaux
Emeritus Professor of Medical Education
Health Professional Education, School of Medicine
Flinders University
GPO Box 2100, Adelaide 5001
Australia

O. Univ.-Prof. Mag. Dr. Gilbert Reibnegger
Professor of Medical Chemistry
Institute of Medical Chemistry
Medical University of Graz
Harrachgasse 21/II
A-8010 Graz
Austria

Jan-Joost Rethans
Skillslab
Maastricht University
PO Box 616
6200 MD Maastricht
The Netherlands

Dr Simon C. Riley
Centre for Medical Education University of Edinburgh
Chancellor's Building, 49 Little France Crescent
Edinburgh, EH16 2SB
UK

Dr Michael T. Ross
Programme Co-Director, MSc Clinical Education
Centre for Medical Education
The University of Edinburgh
The Chancellor's Building, 49 Little France Crescent
Edinburgh EH16 4SB
UK

Joy Rudland
Director of the Faculty Education Unit
Faculty of Medicine
University of Otago
Otago
New Zealand

Dr Badara Samb
Health Systems and Services
World Health Organization
Geneva
Switzerland

Dr John Sandars
Associate Professor
Leeds Institute of Medical Education
Level 7, Worsley Building
University of Leeds
Leeds, LS2 9LN
UK

Professor Joan M. Sargeant
Division of Medical Education, Dalhousie Faculty of Medicine
Clinical Research Centre
5489 University Avenue, P.O.Box 15000,
Halifax, Nova Scotia B3H 4R2
Canada

Professor Lambert W.T. Schuwirth
Health Professions Education, Flinders Medical Centre
Bedford Park
Adelaide
Australia

Sydney Smee
The Medical Council of Canada
2283 St-laurent Blvd, Suite 100
Ottawa, Ontario
K1G 5A2 Canada

Dr John Spicer
Head of School of General Practice
London Deanery
University of London
Stewart House, 32 Russell Square
London WC1B 5DN
UK.

Dr Terese Stenfors-Hayes
Department of Learning, Informatics, Management and Ethics
Karolinska Institutet
17177 Stockholm
Sweden

Professor Yvonne Steinert
Richard and Sylvia Cruess Chair in Medical Education
Director Centre for Medical Education, Faculty of Medicine,
McGill University
1110 Pine Avenue West Montreal, Quebec,
Canada H3A 1A3

Professor John Sweller
School of Education
University of New South Wales
Sydney NSW 2052
Australia

Dr Pim W. Teunissen
Researcher Department of Educational
Development and Research School of Health
Professions Education (SHE)
Universiteitssingel 60,
6229 ER Maastricht
The Netherlands

Professor Dario M. Torre
Director at the Department of Medicine
Drexel University College of Medicine
245 North 15th Street, 6209 New College Building
Philadelphia, PA 19102
USA

Claire Touchie
The Medical Council of Canada
2283 St-laurent Blvd, Suite 100
Ottawa, Ontario
K1G 5A2 Canada

Dr Angela Towle
Centre for Health Education Scholarship
Faculty of Medicine
University of British Columbia
Vancouver, British Columbia
Canada V5Z 1M9

Janet Tworek
Faculty of Education
University of Calgary
Calgary
Canada

Professor Doctor Hans van Hout
Flevolaan 30A
1411 KD Naarden
The Netherlands

Dr Jeroen J. G. van Merriënboer
School of Health Professions Education, Department of
Educational Development and Research
Faculty of Health, Medicine and Life Sciences
Maastricht University
Maastricht
The Netherlands

Dr Kieran Walsh
Clinical Director of BMJ Learning
BMJ Group
BMA House, Tavistock Square
London WC1H 9JR
UK

Professor Fiona Webster
Assistant Professor, Department of Family and Community
Medicine
University of Toronto Faculty of Medicine
Toronto
Canada

Dr Premila Webster
Department of Public Health
University of Oxford
Third floor, Rosemary Rue Building, Old Road Campus
Headington, Oxford, OX3 7LF
UK

Dr Michiel Westerman
VU Medical Centre Institute for Medical Education
Postbus 70571007 MB
Amsterdam
The Netherlands

Casey B. White
Associate Residency Program Director and Education Specialist
Department of Anesthesiology
University of Florida College of Medicine

Dr Julia Whiteman
London Deanery
Stewart House, 32 Russell Square
London WC1B 5DN
UK

Dr Jos Willems
Chambertinlaan 26
6213 EW Maastricht
The Netherlands

Dr Jo Winning
Senior Lecturer in Literary and Cultural Studies
School of Arts, Birkbeck College
University of London
43 Gordon Square
London WC1H 0PD
UK

Dr Diana F. Wood
Director of Medical Education and Clinical Dean
University of Cambridge School of Clinical Medicine
Addenbrookes Hospital
Hills Road Cambridge CB2 0SP
UK

Dr Tzu-Chieh Yu
South Auckland Clinical School
Department of Surgery, University of Auckland
Middlemore Hospital
Private Bag 93 311, Otahuhu
Auckand, 1640
New Zealand

Dr. Anand Zachariah
Professor of Medicine, Christian Medical College
Vellore, Tamil Nadu
India

目　录

* 原书第 59 章 *The future of health professional education* 因版权问题未纳入中译版本，其译本请见全国医学教育发展中心网站。

第 1 部分

引言　Introduction

第 1 章

引言 Introduction

Kieran Walsh

译者：陈心航　审校：谢阿娜

对于当下的医学课程体系，临床科学在其中到底扮演了什么角色？我首先要说的是，这类课程已经超负荷了。

Thomas Lewis

转载自 *British Medical Journal*，Thomas Lewis，'The Huxley lecture on clinical science within the university'，第 1 期，第 631 页，1935，

医学教育的课程

医学教育改革已经持续了很长时间。上述来自 Thomas Lewis 的引文听起来像是来源于 20 世纪 90 年代，当时英国医学总会开始关注课程严重超负荷的问题。然而，令人惊讶的是，实际上 Lewis 在大约 60 年前就关注了这个问题。每一代医学教育改革者都认为自己是医学教育改革的首创者，各年代的文章和论文中都阐述了如何为学习者和患者进行医学教育的变革。本章的目的是使读者对这本书的期待更切实际。本书旨在阐明医学教育中的理论框架和基于医学教育实践的证据，这么做的理由可以追溯回 2000 多年前，当时希波克拉底发表了他关于实践教育益处的著名格言——"想做外科医生的人必须去打仗"（Corpus Hippocraticum，公元前 400 年）。我期望在教育实践基础上撰写的《牛津医学教育教科书》能够经受住时间的考验。

任何医学教育计划都会由于其课程设计而导致成功或失败，因此本章特意从如何设计课程、如何使用常用的课程框架（从基于问题的学习到跨专业教育）开始。Janet Grant 等在他们的课程设计章节中为这一部分奠定了基础（第 2 章）。这一章中最重要的主题之一是情境课程的需求。他们指出，"历史和当前的实践表明，有必要根据当地的条件和机会，依靠当地的经验和优势，采用与情境相关的方法来设计和开发课程"（第 2 章）。他们强调提供满足当地需求的课程的重要性，还强调了将"临床专业实践"作为课程设计背后的驱动力的重要性（第 2 章）。

Albanese 和 Dast 在他们撰写的一章的开头便指出"推出基于问题的学习（PBL）课程是一个大胆的决定"（第 3 章）。他们撰写的这一章对这种在医学教育中几乎无处不在的学习形式进行了全面的概述，并推荐使用集成系统模型作为"理解文献中的发现，并在文献不存在或出现冲突时提供指导"的手段（第 3 章）。这一章与第 2 章一脉相承，都强调情境的重要性，作者写道："基于问题的学习是基于这样一种信念，即当学生积极参与并在应用知识的情境中学习时，学习才是最有效的"，由此可见作者赞同 Feletti（1995）的观点。

当今的医疗服务非常复杂，以至于任何一名临床医生都不可能单独为不同的患者提供全面的照护。而且，如果医疗卫生人员是在团队中工作，那么他们在团队中学习一定是有意义的吗？关于跨专业教育的这一章解释了这种特殊的教育形式在医学教育中的优势和劣势，并

再次强调情境的重要性。Hutchinson在其2006年发表的文章中很好地捕捉到了这一点，她写道："要将一些角色转移到其他医疗卫生人员身上，就需要重新审视医学生和医生的培养"。

作为教育者，我们如何将所有这些不同的形式组合成一个连贯的整体？John Sweller和Jeroen van Merriënboer认为，这只能通过适当的教学设计来实现。各级医生和医学生必须学习大量的知识（information），这些知识是他们开展工作所必需的。教学设计指南帮助他们构建知识，使他们能够在需要的时间和地点快速且轻松地获取相关知识。他们以象棋为例，说明有时专业水平"严重依赖于长期记忆"及对记忆的便捷回忆，这会吸引一些有热情但没有天赋的玩家（第7章）。我一直自认为，我解决问题所依赖的"技巧"就是在长期记忆里回忆！

另一个惊喜来自Isba撰写的关于学习环境的章节（第9章）。的确，医生的学习环境对他们的教育结果有直接和长期的影响。但是，Rachel Isba关于医学生和医生如何反过来影响他们所在环境的想法，以及他们不止处在一个整体环境，还可能有许多"微观环境"的想法，似乎也揭示了另一个普遍存在的真理（第9章）。

课程部分各章笔墨均匀地详细介绍了与课程相关的各方面情况。过去，课程设计被描述为打仗，正如John Last（1985）所述："在许多医学院校里，课程设置就是抢时间、抢学生脑力的战争，可悲、徒劳、自掘坟墓"。

希望将来课程设置有更多的客观依据，能缓和这种打仗一般的气氛。

医学教育中的职业认同

Lynn Monrouxe撰写的这一章为本书职业认同部分奠定基础。在医学教育中，职业认同的形成几乎与获得新知识和技能一样重要。尽管学界在医学教育中的职业认同方面已取得了一定进展，但仍有许多工作要做。正如Schwartz等人（2011）所述，"要真正把握这种构念（即职业认同）的复杂性，我们必须超越孤立的亚专业……并设计创新的研究，以了解职业认同的多个组成部分和形成过程"。

与职业认同密切相关的是个性。某些人格特质已被证明会影响医学生和医生的表现，正如Doherty在第11章中所述，某些个性因素会影响医生如何应对压力，甚至影响他们如何感知压力。这一章还引用了Munro等对未来的理想医生的定义，令人印象深刻。Munro等（2008，p. 103）认为，未来的理想医生应该是"稳重、理智、善良"的。这一点应该不会招致任何人反对。

医学教育的开展

一直以来，医学教育总是以各种各样的形式开展。

小组学习在医学教育中一直存在，但是在过去的20年中，学界重新界定小组学习，并将其确定为医学教育的最佳实践方式。Joy Rudland全面介绍了小组学习，并详细介绍了滚雪球法、金鱼保龄球法等主要的小组学习形式。Rudland认为，"当子小组与其他小组一起分享他们的看法时，滚雪球式的互动就发生了。最终全班都会讨论这个话题"（第13章）。在大班教学中，通过滚雪球法和金鱼保龄球法也可实现小组学习。在经费有限的情况下，若想获得最大的学习效益，越来越有必要运用滚雪球法和金鱼保龄球法。

随后的一章是大班授课。没有任何形式的医学教育能像讲座那样受到高度重视与批评，但对讲座持积极看法的学者不多——除非他们是在讽刺。Peter Medawar（1979）写道："讲座中，我们睡得最香。梦神墨菲斯反复召唤我们享受甜蜜的梦乡。"由此可见学界长期以来对讲座式授课持负面印象。幸好Tim Dornan等人看法不同。他们认为，没有必要对"大班授课是否是件好事"进行不休的讨论，建议教育者不如花些时间考虑"讲座如何发挥作用，为谁，以什么方式，能带来什么教学成果，以及如何改善学习活动、方法和系统"（第14章）。当我们对其中一些问题有了答案后，大班授课很可能会"在当代医学教育中发挥越来越大而不是越来越小的作用"（第14章）。

另一种越来越常见的医学教育形式是在

线学习。这是一段时间以来医学教育的“最新进展”。在早期，学界认为其极具潜力，但今天，值得一问的是，在线学习在多大程度上实现了早期学界所预言的潜力。John Sandars 负责撰写的一章实实在在地描述了随着在线学习的日渐成熟而取得的成就。与讲座面临的情况一样，关于在线学习是否与其他学习形式一样好还是更好的问题可能过于简单，很难提供有用的答案。正如 Sandars 所述，“越来越多的人认识到，在线学习的有效性取决于是否以结构化方法对其进行开发和实施，并需要将学习者需求、教学内容、教学设计、可用的教育技术、在线学习实施情景有效地衔接起来”（第 15 章）。这一章为有效的在线学习的设计和开展提供了基础。

模拟学习是另一种在过去十年中迅速发展的医学教育形式。人们不断地将医学模拟与航空模拟进行类比，但有些类比合理，有些类比则站不住脚。但不管怎样，毫无疑问，模拟在航空领域比在医学领域更快地脱颖而出。莱特兄弟 1903 年在基蒂霍克将“莱特飞行器一号”送上天空，到 1909 年，就发明了航空模拟器，商用航空模拟工业也开始在美国蓬勃发展（图 1.1）。

这体现了医疗行业固有的保守主义。要向医疗卫生各学科各领域广泛推广医学模拟技术还有待时日。Bearman 等人撰写的这一章介绍了模拟医学教育的基本教学原理及其有效性的证据，并为建立模拟医学教育项目提供了全面的指导，指出“有效的教育设计是基于深度思考和深思熟虑后做出的决定，而不只是遵循喜好”，并详细说明在模拟教学中如何进行有效的教学设计（第 16 章）。

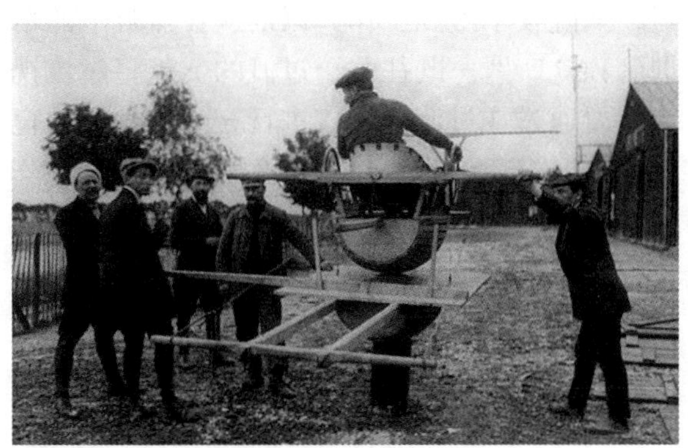

图 1.1　Antoinette 训练器——早期的航空模拟器
1910 年摄于飞机设计师勒瓦瓦瑟尔在法国沙隆的工厂

大多数医学教育最终都是在工作场所中开展的，因此，基于工作的学习方式非常重要，且本就该如此。正如 Clare Morris 和 Martina Behrens 所述，“认为工作场所是学习的重要场所，在医学界有着悠久的传统；医学的未来依赖于重新重视医者整个医疗生涯中的工作与学习的关系”（第 18 章）。因此，基于工作场所的学习作为继续职业发展中的一个问题，在未来可能会变得更加重要。当然，基于工作场所的学习在很大程度上取决于学习者实际的工作地点或工作内容。在现代卫生系统中，医疗服务的提供越来越多地发生在非住院（ambulatory）环境，因此学习者必须跟随医疗卫生人员及其患者到这样的环境中去学习。正如 William Hensel（1988，p. 2695）所写，“必须为学生提供照护非住院患者的机会，使他们能够获取在住院培训经历中无法获得的宝贵经验”。John Dent 详细介绍了现有非住院医疗环境中丰富的学习机会。在过去，非住院医疗主要面向门诊患者，但如今，非住院医疗可以从筛查诊所延伸到临床检查环节。如果我们不能让我们的学习者体验到这些丰富的学习机会，这对他们而言是一种伤害。

Paul McCoubrie（2004）认为，“支持和反对教授医学生如何成为医生的不同方法的争论已经持续了几十年，并将继续下去。我敢打赌，一项能提供确凿证据证明一种方法优于另一种方法的研究永远不可能做成”。在考虑教育的开展时，无论它已经多么现代化或者具有创新性，对于学习者是谁，他们需要学习什么，他们为什么需要学习以及他们更喜欢如何学习的问题都始终优先于开展模式的问题。

医学教育中的监督

监督不足对学习者和患者都会造成短期和长期的影响。从短期看，这可能会导致医疗事故，从长远来看，这可能会导致培养出来的医生尽管在技术上可能完全合格，但其实并未经过充分的培训。比监督不足更糟糕的是根本没有监督，值得反思的是，过去作为学习者的我们在前辈的直接指导下进行实践的机会有多少，现在作为前辈的我们用于直接观察和反馈学员实践的各个方面的时间有多少。Sue Kilminster 和 David Cottrell 指出，“实证表明，监督指导非常罕见，即使给出了指导，反馈也很少或根本没有反馈”（第22章），并就如何在机构和个人层面改善监督提出了直接建议。正如 John Launer（2006，p. 171）所述，“监督不必是严肃的”，但更基本的规则是，监督必须从一开始就进行。

与监督密切相关的是指导。有效的指导对各级学习者在教育和职业生涯中取得进步至关重要。第23章概述了导师的各种角色和不同的导师制类型。它解释了如何建立指导计划，以及如何克服在建立指导计划时遇到的常见困难。如果在过去，导师制是一种“促进成人学习者发展的偶然关系”，那么未来的挑战是确保所有学习者都有机会从这种形式的关系中受益，而不是碰巧遇到一位乐于助人的前辈（Longhurst，1994，p. 53）。

如果这是高年资医疗卫生人员在医学教育中的角色，那么患者的角色是什么？正如 Angela Towle 和 William Godolphin 所述，“患者一直参与医学教育，但在过去，他们经常被当作学习和实践的便捷而被动的工具”（第27章）。他们撰写的章节关注让患者参与医学教育的更好方法。它解释了为什么让患者作为积极的伙伴参与进来是有帮助的，并验证了让患者参与可以改善结果的证据。我们中的许多人已经以相对简单的方式让患者参与进来——例如作为患者教育者，本章则进一步提出挑战，提出了一个新问题——我们如何才能让患者参与医疗机构的上层战略决策？正如 Linda Hutchinson（2006，p. 1502）所述，“医学教育在转变为真正的‘患者主导的文化’方面具有重要作用”，因此这是一个医学教育引领医疗服务的例子。

医学教育中的各阶段

在理想情况下，医学教育会从院校教育到毕业后教育再到继续职业发展（尽管不是补救——除非在特殊情况下），会无缝且不可阻挡地向前发展。

在过去的30年中，医学院校教育经历了重大变革。Aretz 撰写的章节概述了这些改革的背景、所依据的教育原则以及改革带来进步的证据，还介绍了在设置任何本科课程过程中所需要采取的从计划到实施再到评价的系列步骤。院校教育构成了所有医学教育的基础。不过，Michael Simpson 曾写道：“不管是谁，只要他声称自己主要在假期接受教育，那他肯定是我就读的医学院的一个老伙计”（Simpson，1979，p. 94）。通过对院校教育进行适当的思考和规划，我们有希望让这句话成为过去。

经过毕业后培训后，医疗卫生人员随后进入其职业生涯中必须经历的继续职业发展阶段。完全合格的医生在整个职业生涯中必须跟上时代的脚步，为此，他们需要参与继续职业发展。继续职业发展很重要，但却是医学教育中研究较少的话题。Karen Mann 和 Joan Sargeant 撰写的关于继续职业发展的章节围绕“知识转化（knowledge translation，KT）、质量改进（quality improvement，QI）和继续职业发展（continuous professional development，CPD）”这三个人为区分的主题及三方面的整合展开，但实际上在继续职业发展中，这三个主题有时会同时出现。三位作者的主要目的是“反映该领域正在发生的重大转变，特别是从关注医生如何有效地学习到关注他们如何将这种学习转化和应用到实践中的转变，从强调向个人传递知识到培养个人以多种方式和在各个专业领域学习的终身学习文化的转变”（第30章）。

随着学习者从一个阶段发展到另一个阶段，他们必然会经历一系列的转变。在 Pim Teunissen 和 Michiel Westerman 撰写的关于医学教育过渡的章节中，他们关注了学习者必须跨越的几大阶段——从临床前学习到临床学习，从院校学习到工作，以及从在监督下的培训到独立实践。既往关于过渡的文献将过渡视为需要通过在过渡前阶段进行充分准备和教育来克服或避免的挑战。这一章则颠覆了这种陈见。几位作者认为过渡不应仅仅被视为威胁，还应被视为“个人快速成长和快速职业发展的机会”（第32章）。

医学教育中的招生

医学院校的招生工作很重要——学生越适合医学实践，我们的医疗队伍就越好。然而，这个看似简单的陈述有一系列的隐含意义，并回避了许多问题。医学院校怎么选拔学生最好？应该评价认知能力、资质、性格还是情商？我们应该如何评价这些特质？是通过面试或考试结果或申请材料，还是通过部分或全部这些方式的组合？正如 Fiona Patterson 所问到的那样，问题的根本在于，院校应该“着眼于选拔那些将成为成功学生的人，还是应该着眼于选拔那些将成为合格临床医生的人”。二十多年前，Thomas McKeown（1986，p. 200）写道：“现在，很少有医学院会认真考虑这样一位申请人。他的生物学成绩得了 A，化学得了 C，物理学得了 D，而且对自然历史和出国旅行有着浓厚的兴趣。而这正是起点较低的 Darwin 可能提供的简历”。我们最好问问自己，我们目前的选拔制度是否能做得更好。

与选拔密切相关的是辍学。医学院校的辍学会对医学院校、导师、社会以及辍学者带来严重后果。高辍学率肯定会对机构的专业和成本产生影响。然而，医学辍学现象仍未得到充分研究。第 34 章全面介绍了辍学的可预测因素及降低辍学率应采取的措施。

医学教育中的评价

阅读医学教育文献给人的感觉可能会是，当今医学教育面临的最重要的问题是寻找一种具有近乎完美的客观性、信度和效度的评价工具，为其中任何一项的进步付出所有时间、精力和成本都是值得的。Lambert Schuwirth 和 Julie Ash 撰写的关于评价的章节构成了本书有关评价部分的基础，并在该章第一段对评价的主要内容进行了全面概述。作者指出，他们“希望捍卫如下立场，即评价应基于人们的判断，技术的作用只是支持评价的合理性、信度和可信赖性，而不应替代判断的作用”（第 35 章）。他们呼吁“以评价促进学习”，换言之，评价结果要提供足够丰富的信息以指导学习，同时，在高利害考试中能产生可以信赖的结果。

如果评价要实现我们对它的所有期望，那么它必须基于健全的标准。在第 36 章中，John Norcini 和 Danette McKinley 将标准设定描述为“将表示期望水平能力的特征描述转化为适用于特定测试的数字的过程”。正如他们指出的那样，标准设定没有唯一的最佳方法，应“根据评价目标和利害程度来选择”（第 36 章）。作者强调即使标准设定应基于专家判断，但事实上还是不可避免地基于人的判断，这与之前章节中 Lambert Schuwirth 和 Julie Ash 的观点相似；此外，还强调标准设定应遵循正当程序，应符合评价目标。

Brian Jolly（2008）认为，“没有快速且简便的评价工具，任何评价工具都需要投入时间和精力”，撰写关于评价工具选择的第 37 章的作者 Sean McAleer 和 Madawa Chandratilake 肯定会同意这种观点。他们认为，评价方式在本质上没有“好”或“坏”，不同的评价工具可能会在不同的情况下发挥作用。在不同的情境下，不同的工具具有不同水平的效度、信度和可行性，因此，要仔细选择评价工具并确保用于正确的目标。该章概述了在评价学习者时必要的评价工具选择步骤、每个步骤的证据基础，并就如何避免评价工具选择中存在的潜在风险提供了实用的建议和技巧。

测试无疑会促进学习——问题是我们如何通过测试对学习者产生最好的影响。尽管在有效实践时，医生需要的不仅仅是知识，但越来越多的证据表明，专业技能是建立在医生能够快速回忆并付诸实践的知识之上的。Doug Larsen 等人撰写的这一章解释了以测试强化学习在医学教育中的作用。它概述了以测试强化学习的不同形式及其相关有效性。正如 Doug Larsen 和 Andrew Butler 所述，“要求答题者产出信息而不是识别信息的测试会促进学习者去回忆相关信息，因此具有更大的助记效益”（第 38 章）。David Smyth（1978，p. 1082）描述了许多医生对院校教育的失望，他写道，“我对我接受的大部分医学教育持否定态度，主要不是因为我需要记住东西，而是因为我记住了错误的东西”。随着课程设置更有相关性、评价更加有效，这种情况应该没有理由再出现。

评价促进学习，在评价职业素养方面尤其是如此。如果我们希望新获得资格的医生以专业方式工作，那么我们最起码要做的事情就是评价职业素养，并进行有效而可靠的评价，从而对医生的行为产生积极影响。当然，这是最理想的情况。Richard Hays 撰写的一章（第 43 章）解释了评价职业素养的教育学依据以及相关文献基础，并全面说明如何在实际环境中最好地评价职业素养。Richard Hays 建议的职业素养评价的“关键”简单到令人难以置信。他建议我们尽早且经常地进行评价，使用多种方法并从多个角度评价。

客观结构化临床考试（objective structured clinical examination，OSCE）是一种可以用来评价职业素养以及一系列其他特征的方法。设置一场 OSCE 是一项复杂的工作，需要大量后勤保障支持。要确保参加考试的人员获得公平、有效和可靠的评价，有很多准备工作要做。Susan Humphrey-Murto 等在他们撰写的一章中对这种现在很常见的评价形式进行了全面的描述。评价的情境与形式同样重要。是否使用评定量表或检核表，这是个老生常谈的问题，其答案取决于具体情境。正如作者所述，比较检核表和评定量表的研究“证明检核表更适合评价结构化任务和初级学员，评定量表更适合区分新手和专家”（第 45 章）。在过去，一场几乎同样有争议的争论是关于在 OSCE 中应使用什么样的标准设定方法。作者引用的边界分组法无疑是最“易于实施和广泛使用的方法”（第 45 章）。

1979 年，Hilliard Jason 写道，“我们在医疗行业中才刚刚开始摆脱那种令人瞠目结舌的傲慢姿态。既往，我们认为我们的执照是终身有效的，且我们不需要外部监督就会主动继续学习”（Jason，1979，p. 277）。30 年后，我们仍然刚刚摆脱那种姿态。Dale Dauphinee 长期以来一直是再认证的倡导者，他在自己撰写的章节详细说明了如何实施公平、有效和可靠的，可促进医生的良好行为、确保患者和公众安全的再认证。再认证是一项重要的评价，就像所有评价一样，其效度“必须在每次使用及每种情境下确定”。正如 Dale Dauphinee 提醒的那样，“效度不依赖于测试，而依赖于每次的使用及其解释”。与关于继续职业发展一章中 Karen Mann 和 Joan Sargeant 所认为的那样，Dauphinee 认为再认证应建立在质量改进周期的理论框架之上，且对绝大多数医生而言，再认证都应是一个为了所服务的患者及社群的利益而改进实践的过程。

无论评价的形式如何，反馈都可能是确保评价产生最大影响的一个重要因素。Julian Archer 和 Joan Sargeant 撰写的第 48 章解释了如何在各种情况下提供反馈，分析了良好反馈的特征，建议反馈内容应“清晰、互相照应、具体且相关”，以及“反馈过程应及时、可互动、非评判性且附有解释”（第 48 章）。然而这只是他们这章主题的一小部分。他们建议，为了从反馈中获得最大的价值，教师和学习者都不应该把反馈看作结果，而是一个信息在所有相关方之间广泛共享的双向对话过程的一部分。

本书有关评价的章节的共同点在于，作者认识到评价在医学教育中的重要性，并以各种方式努力评价候选者的能力。作者寻找的不是一个存在主义的真理，而是一个实用且有用的真理。Alan Bennett 声称，“在考试中什么是真理与在品酒会上究竟有没有人口渴，或在脱衣舞表演上什么是时尚一样颇具争议”，但本书有关评价的章节让我认为 Bennett（2004）夸大其词，我们越来越了解评价的形式，这将使我们更接近真理。

医学教育的质量保障

在编写医学教育的质量保障相关章节时，我很幸运能够找到评价和质量保障方面的领军人物。

John Goldie 和 Jill Morrison 以对医学教育评估的全面描述开始了这一部分。没有合理的评估，我们将无法评价医学教育项目的质量，更遑论衡量我们质量改进计划的有效性。正如两位作者所述，“应该在制定教育项目的过程中就规划评估”，而不应等到最后（第 49 章）。尽管不同的评估模型有明确的理论基础，但评估最终是一个实际问题，可用资金量决定了评估的规模，评估者所处的“政治环境”对评估过程也有重要影响。

质量保障当然不仅仅是简单的评估。它包括对医学教育质量的测量，探究质量可能发生变化的原因，并引入能保证高质量教育的制度。第 50 章解释了如何测量质量，如何分析测量结果以及如何使用测量及测量结果“创建持续质量改进文化”。作者明确呼吁质量管理“不要太复杂，而是应该作为所有员工日常实践的一个可行部分”（第 50 章）。

我自己贡献了这一部分最后一章——医学教育的成本与价值。我迫切地想为本书做出贡献，这样至少我可以看着所有作者的眼睛并告诉他们，是的，我已经贡献了 10 000 字和 100 篇参考文献（！），但更重要的原因是，我觉得成本与价值仍然是一个被忽视的话题。一百多年前，Arthur Hawkyard（1910，p. 1095）写道：“医学教育的成本在过去几年也大幅增加，影响了那些让自己的子女从事这一职业的人”。

如今，费用是否仍然是来自社会贫困阶层年轻人接受医疗教育的阻碍，仍是人们关心的话题；医学生背负的债务会驱使他们毕业后成为高收入的专家，而非社群亟需的医疗卫生人员；发展中国家仍然负担不起所需数量的医疗卫生人员的培养（即使有，这些医疗卫生人员也经常移民到自认为会有更好工作和生活机会的其他国家）。我们是否需要再等 100 年，才能以可负担的成本培养出医疗卫生人员，真正确保我们在医学教育上花费的资金获得足够的价值？英国前卫生部长 Iain MacLeod 会由于以下几个原因而被铭记：在 Richard Doll 关于吸烟与肺癌关系的研究的新闻发布会上连续不停地吸烟；第一个将主流保守主义与 Enoch Powell 的“血流成河”演讲分离的人；但对我来说，他将永远是那个推翻一句古老格言并提出自己的格言“金钱是一切进步的根源”的人（Nairne，1988，p. 1518）。我越来越认为他是对的。

医学教育中的研究与学术

在过去的 30 年里，医学教育研究已经帮助引导了院校教育和毕业后教育的许多必要改革。Jan Illing 撰写的章节介绍了医学教育研究中存在的各种理论框架和观点。正如 Stewart Petersen（1999，p. 1223）所述，“在局外人看来，医学教育中的一些争论似乎有一种近乎宗教界的狂热，这可能会令人反感”——相比之下，第 52 章以公正而不失热情的方式概述了研究的各种理论基础。

Jan Illing 指出，造成很多误解的原因是，“接受过医学培训的新研究者在进入医学教育研究领域时，已经接触了科学方法及其与知识创造相关的实证主义立场，但对其他理论观点知之甚少”（第 52 章）。

在第 54 章中，Patty McNally 继续阐述了大多数医疗卫生人员如何对定量研究方法感到更舒服——因为这些方法是临床研究中最常用的。50 多年前，Leslie Witts（1960）声称，“在一个每年有 5000 万儿童出生的世界里，我们应该有比柏拉图和杜威的推测更好的教育指南”，从那以后，不同的研究方法——其中许多是定性的——蓬勃发展，这些方法已被用于医学教育研究，并发表在越来越多的医学教育研究期刊上。

不管使用什么样的研究方法，我们都需要写出我们的发现，并且最好是以期刊编辑和他们的读者可以理解的方式。医学教育研究经常没有被写出来，或者写出来的方式使读者困惑而无法带来启发。William Bean 在 1952 年写了一篇关于写作的文章，他抱怨道，“所谓的医学文献充斥着垃圾，以频繁跳脱的风格写成，其特点是不受控制的词性布朗运动，这种运动在令人不安的不知所措中达到顶峰”（Bean，1952，p. 3）。我们不妨问一下自己，我们的医学教育专业是否有时助长了这种永无休止的不知所云。如果医学教育要作为一门学科蓬勃发展，那么参与医学教育的人必须具备知识、技能和信心来撰写带有明确信息的论文，并将其提交给学术期刊。我很高兴邀请编辑 Steve Kanter 为医学教育研究的写作和出版提供全面的指导。他撰写的章节概述了不管在什么学科中都很重要的写作和发表技巧，还为读者详细介绍了如何在医学教育领域发表文章。该章还介绍了不同类型的论文，并说明了最有可能被主流的医学教育期刊接受的文章类型。Kanter 强调提前计划“不仅仅是因为提前思考比在向期刊提交手稿后才发现重大错误更好，还因为提前计划是一种能对该领域做出实质性贡献的思考”（第 55 章）。适当的计划将利于研究成果的出版和传播，并为医学教育研究贡献新知。正如 Jennifer Leaning（1997）所写的那样，“Hippocrates 和 Maimonides 的理念仍在流传，但自从他们提出这些理念以来，情况和环境的巨大变化导致了对其他经典的需求”——只有通过出版，这些新的经典才能更新或取代旧的。

发表当然只是学术的一个组成部分，第 56 章的作者以学术的方式介绍了其他组成部分。在过去，一个人想要成为一名医学教师，所需要的只是对所教授的内容具备专业知识。但近年来，这种情况发生了变化，因为教育者和学习者都意识到，要成为一名合格的教育者不仅仅需要专业知识。第 56 章对医学教育研究进行了定义，并提出了教育项目负责人推动医学教育专业化发展的方法。1961 年，William Bean 抱怨教学机构。他写道：“教学机构——词语匮乏的人乐于称之为研习班——所写出的报告启发心智的能力通常也和研习班一样有限”。第 56 章的作者采用了一种更开明的方法，并概述了教育者发展其专业知识的多种多样的方式。本章还解释了学术标准在医学教育中的重要性，以及如何帮助教师达到这些标准，并在他们达到这些标准时给予奖励。

全球医学教育

发展中国家的医学教育面临许多挑战——资金不足，人员不足，基础设施不足。在许多国家，医学教育培养出的毕业生不断流失，他们试图离开自己的祖国去西方世界找工作。发展中国家的医学教育需要成本效益，需要培养能够提供发展中国家患者和社群所需的医疗服务的医生。Badara Samb 等撰写的章节概述了这种医学教育应该采取的形式。他们开诚布公地指出，“卫生部门和教育部门之间的合作不足造成了医学教育和医疗服务提供在现实中的严重不匹配”“中低收入国家医学教育的挑战与从医学院毕业的医生数量有关，医学教育的质量堪忧，并强调了医学教育与人民健康需求和期望的相关性”（第 57 章）。过去，西方国家的医学教育课程常常被突然引入发展中国家，而没有充分考虑这些课程在新环境中的适用性。我们还应该警惕这样的想法，即教育专业知识的共享应该是单向的，我们西方人没有什么可以从发展中国家学习的（Walsh，2012）。仅出于成本的角度考虑，就可能会出现意想不到的专业知识共享——非洲医学院毕业生的培养成本仅为北美学校的 1/10。在成本紧张的时候，也许西方国家需要引进而不是输出课程。

新兴市场经济体目前正在重构他们的医疗服务系统。随着它们的人口更加健康化和老龄化，其需要的医疗服务类型也将会改变，并且这些经济体中的医疗服务提供者也需要改变。Manisha Nair 和 Premila Webster 撰写的第 58 章关注新兴市场经济体下的医学教育在过去几年中的发展，并探讨了教育在未来可能会如何变化。与发展中国家一样，理想的情况下，未来要保持几个一致：院校培训和毕业后培训的一致、医学教育的提供和人口卫生需求的一致、医学毕业生的技能组合和医疗保健系统人才需求的一致。

医学教育的未来

自 Abraham Flexner 发表有关美国医学教育状况的报告以来，已经过去了一百多年。该报告触发了一系列改革，最终催生了我们目前的医学教育体系的诞生。一百年后，又到了该开展另一次伟大的革命性变革的时候了吗？医学和医学教育面临着巨大的压力，其中最重要的是需要以患者为中心的方式提供经济高效的医疗服务。在思考未来的问题时，首先值得反思的是，Flexner 的报告在多大程度上是革命性的，而不是启发性的。根据 Nicholas Christakis（1995，p. 706）所述：

> 自 1910 年以来，诸如增加全科训练、增加非住院医疗暴露、提供社会科学课程、鼓励终身学习和自主学习、奖励教学、阐明学校使命和高控制性的课程计划等方面的改革几乎一直在进行。

这是一个发人深省和有益的想法，许多这些想法构成了本书一些章节的主题。我们真的需要变革吗？——或者我们应该把我们在过去 100 年里有关有效医学教育的研究成果转化为实践吗？如果观念已经存在了很长时间，那么变革的步伐肯定是缓慢的。1956 年，George Pickering 挖苦地评论说，“没有一个国家像英国一样，对医学教育目前的缺陷进行了如此出色的分析，也没有一个国家在实施方面比英国做得更少”。

也许医学教育的未来可能在于要逐步实施我们所知道的医学教育内容。在第 59 章中，Frenk 等呼吁进一步的教学改革（胜任力导向的、专业间和跨专业教育；基于信息技术的地方-全球教育资源；新的职业素养）以及机构改革（联合规划；全球网络；批判性研究的文化）。也许正是这两种改革的结合最终会使这个体系发生变化。

谁将成为引领我们走向光明未来的领导者？最后再引用一次 William Bean 的评述。Bean（1965）写道：

> 在两个极端之间的某个地方，一边是充满活力的权力寻求者，当他看不到自己的目标时，他会加倍努力；另一边是被每一次偶然的微风推动的无方向的人，我们发现好的医学院院长会产生灵感和领导力，并在正确的组合中发挥舵手的作用。

这无疑是我们想要的领导类型——但是我们将如何培养这样的领导呢？Judy McKimm 等在第 60 章概述了许多不同的领导力模式和支撑它们的理论框架。有趣的是，作者在某种程度上打破了领导和管理是完全分离的活动的错误见解。作者认为，这两个概念是不可分割地联系在一起的？——如果一个领导者不知道一个机构必须经历的变革管理过程的一些细节，他就不能领导，同样，所有的领导者都必须表现出一定程度的领导力。也许分散型领导力将是未来的方向。

我个人的观点是，要实现我们想要的未来，我们应该从过去的教训中吸取经验，但又要避免将它浪漫化。Ezekiel Emanuel（2006）的这句话很好地体现了浪漫主义的视角：

> 在医生们的职业生涯末期，它们往往会对医学艺术以及它是如何消失的夸夸其谈。（同样的艺术似乎每一代都在流失。）

当我们批判性地审视医学教育的现状时，我们应该记住，过去常常是被动的院校教育、无人监督的毕业后教育以及选修的、有时甚至是不存在的继续医学教育——其间夹杂着大量断断续续、无效和不可再现的评价，这些评价是在从未被评估过的项目中进行的。我们已取得了进展，我们正在做得更好，并且我们必须在已取得进展的基础上再接再厉。我们也许也应该停止寻找神圣的东西，而应该找寻在我们工作的特定环境中有效的医学教育最佳方式——无论是情境化的课程还是评价或评估（第 2 章）。

毫无疑问会有更多的教训，但在这个简短的引言中，不可能涉及所有教训，甚至不可能涉及所有的章节。尽管引言不是讲座，但我还是很小心谨慎，避免让大家注意力不集中，疲惫不堪。如果 Chevalier Jackson 是正确的，且医学教育的首要目的让医学生清醒，那么现在我可能该停笔，让各位亲爱的读者们开始阅读。

参考文献

Bean W. (1952) A testament of duty; some structures on moral responsibilities in clinical research. *J Lab Clin Med*. 39: 3

Bean WB. (1961) Report of the First Institute on Clinical Teaching: Report of the 6th AAMC Teaching Institute. *Arch Intern Med*. 107(3): 465

Bean WB. (1965) Fundamentals of medical education. *Arch Intern Med*. 115 (4):500

Bennett A. (2004) *The History Boys*. London: Faber and Faber

Christakis NA. (1995) The similarity and frequency of proposals to reform US medical education: constant concerns. *JAMA*.274(9): 706–711

Emanuel EJ. (2006) Changing premed requirements and the medical curriculum. *JAMA* 296(9): 1128

Feletti G. (1995) The disaster simulation: a problem-based learning or assessment experience for primary care professionals. *Med Teach*. 17(1): 39–45

Hawkyard A. (1910) Contract practice and the medical profession. *BMJ*. 2: 1095

Hensel WA. (1988) Graduate medical education confronted. *JAMA*. 259(18): 2695

Hippocrates. Corpus Hippocraticum 400 BCHutchinson L. (2006) Medical education: Challenges of training doctors in the new English NHS. *BMJ*. 332: 1502

Jason H. (1979) Continuing education—where does it begin? *Med Teach*. 1(6): 277

Jolly BC. (2008) The long case is mortal. BMJ. http://www.bmj.com/content/336/7655/1250/reply#bmj_el_196478?sid=90b7a8a2-7af4-4018-b137-261049bb6944 Accessed 5 October 2011

Last JM. (1985) Personal view. *BMJ*. 290:1900

Launer J. (2006) Reflective practice and clinical supervision: emotion and interpretation in supervision. *Work Based Learning in Primary Care*. 4(2): 171

Leaning J. (1997) Human rights and medical education: Why every medical student should learn the Universal Declaration of Human Rights. *BMJ*. 315: 1390

Lewis T. The Huxley lecture on clinical science within the university. *BMJ* 1935; 1: 631

Longhurst MF. (1994) The mentoring experience. *Med Teach.* 16(1): 53
McCoubrie P. (2004) The PBL debate is a distraction. *BMJ* (Published 21 July 2004) http://www.bmj.com/content/329/7457/92/reply#bmj_el_67922?sid=3f545f3a-8b62-4679-979a-2c0b244a4cd7 (accessed 15 October 2011)
McKeown T. (1986) Personal view. *BMJ.* 293:200
Medawar, P. B. (1979) *Advice to a Young Scientist*. New York: HarperCollins
Munro, D., Bore, M. and Powis, D. (2008). Personality determinants of success in medical school and beyond. 'Steady, Sane and Nice'. In S. Boag, (ed.).*Personality Down Under: Perspectives from Australia* (pp. 103–111). New York: Nova Science Publisher
Nairne P. (1988) Green College Lectures: The National Health Service: reflections on a changing service. *BMJ.* 296: 1518
Petersen S. (1999) Time for evidence based medical education: Tomorrow's doctors need informed educators not amateur tutors. *BMJ.* 318: 1223
Pickering G. (1956). The purpose of medical education. *BMJ.* 2(4985): 113–116
Schwartz, S. J, Vignoles, V. L., and Luyckx, K. (2011). Epilogue: What's next for identity theory and research? In: S. J. Schwartz, K. Luyckx, and V. L. Vignoles (eds) *Handbook of Identity Theory and Research (Volumes 1 & 2)* (pp. 933–938). New York, NY: Springer Science + Business Media
Simpson MA. (1979) A study in irrelevancy. *Med Teach.* 1(2): 94
Smyth DH. (1978) Personal view. *BMJ.* 2:1082
Walsh K. (2012) Medical education: what the West could learn from Africa. *Med Educ.* 46 (3): 336
Witts LJ. (1960) Traditional tutorial wisdom. *BMJ.* 1: 1550

第 2 部分

课程　Curriculum

第 2 章

在情境中进行课程设计
Curriculum design in context

Janet Grant，Mohamed Y. H. Abdelrahmen，Anand Zachariah
译者：靳嘉琪　审校：陈　勤

"教育的理论"唯一可以合理追求的任务……是发展教育实践理论，这些理论与从业者自己正在做什么的自述具有内在联系。发展教育实践理论将提高他们教育实践的质量，从而帮助他们更好地进行实践。

Wilfred Carr

情境和多样性

历史和当前实践表明，需根据当地的条件和机会，依靠当地的经验和优势，采用情境法进行课程设计和开发。课程设计者对应的实践共同体即为他们自觉服务的人群。

这意味着课程设计的多样性至关重要。一些医学院校选择面向社区或初级医疗，另一些学校则希望创作学术文章，培养科学家与科研人员，他们可以研究新知识，支持临床工作，学校也可能会培养一些社会所需的高等教育专家。两种方式都很重要，并且需要彼此交流。医学的生态十分丰富。医学院必须在该环境下全方位培训最好的医疗卫生专业人员，提供高质量和有效的医疗保健服务。每个医学院都必须以最符合其目的、人群和情境的方式进行情境化课程设计。

什么是课程?

根据 Grant（2012）的说法，"至少从柏拉图于公元前 360 年撰写《理想国》以来，教育家和哲学家就已经提出有关教什么和如何教的问题。但令人惊讶的是，直到近些年，也许是在最近的 40 至 50 年中，课程设计才独立地成为了争论的主题……"

课程的力量和作用是受到公认的。有关课程应该是什么样的争论也随之而来，造成术语混乱及统一定义的缺乏。为了说明这点，表 2.1 展示了来自医学教育领域内外一些经常被引用的作者给出的定义，以证明其范围之宽泛。从社会交往、社会意识、教育和使用工具等不同关注重点出发，课程可以通过多种方式实现概念化。但是具有共识的是：课程应该传播知识、培养技能和态度。这一理念的来源不是学生，而是老师或教育机构，也可能来自其他权威机构。它极大地挑战了以学习者为中心的观念，表明课程只不过是另一种达成非学习者自己的成果的途径。学生课外选择的有限性也从侧面反映了课程的根本目的（Nikkar-Esfahani et al.，2012）。但是，要精通某个学科则只能如此。

课程理论

致力于课程的设计和实施的课程理论家倾向于将课程表述为以下四个方面之一或四者的

表 2.1 有关课程的定义

作者	定义
Bobbit（1918）	是学习者必须从事和经历的一系列事情。借助课程，学习者将发展出胜任构成成年人生活的种种事情的能力
Taba（1962）	是对于教学目的和具体教学目标的陈述；表明如何选择和组织教学内容；提示应教学目标或教学内容组织要求需要采取的学习和教学模式。课程包括如何对教学成果进行评估的具体安排
Bell（1971）	是在学生接受教育期间，通过各种方式让学生掌握的具有社会价值的知识、技能和态度
Stenhouse（1976）	是传达教育计划的基本原理和特征的、可以接受严格审查并能有效转化为实践的尝试
Oliver（1977）	是"学校的教育计划"，分为四个基本要素：①学习；②经历；③服务；④隐性课程
Tanner and Tanner（1980）	通过学校对知识和经验的系统重建，为学生提供有计划、有指导的学习经历和预期成果，使学习者的个人社会胜任力不断提高
Hass（1987）	个体学习者在教育计划中的体验，其目的是根据理论和研究或专业实践的框架实现教学目的和特定目标
Schubert（1987）	是学科内容，是待习得的概念和任务，是计划开展的活动，是期待达成的学习结果和体验，是文化的产物、改革社会的议程
Grundy（1987）	是旨在使学生实现某种教育目的或其他学习目标的活动计划
Armstrong（1989）	是用于选择教学内容、组织学习体验以改变和发展学习者行为、深化其见解的总体规划
Oliva（1989）	是日程、计划、内容和学习体验
Goodlad and Su（1992）	规定了具体时间范围和地点的学习机会计划，旨在让学生通过学校的指导接受有计划的学习体验、促进行为改变
Prideaux（2003）	是教育理念在实践中的表达……是一家教育机构所有有计划的学习体验
Fish and Coles（2005）	机构或老师负责的所有活动、体验和学习机会——无论是有意为之还是按常规进行的，包括正式和非正式的、公开的和秘密的、公认的和被忽视的、有意的和无意的
Kern，Thomas and Hughes（2009）	计划好的一系列教育体验，可以指一门专门课程的一次或多次课，可以指长达一年的课程，也可以指临床轮转或临床见习，甚至是指一个完整的培养项目

结合：

- 要传播的知识体系（教学大纲）
- 一种实现可表述为目标、能力或成果的预先确定的结果的机制（Grant，1999，2012）
- 一个列出教育过程（educational encounter）的各种基本特征的过程或"行动建议"（Smith，1996，2000）
- 可以塑造和改变世界的实践或知情的、全身心投入的行动

课程有社会交往和社会思想的维度，是进入人生下一阶段的基础。哲学家和社会改革家约翰·杜威（John Dewey）认为，教育和学习是社会互动的过程，学校本身应是推动社会改革的社会机构。同时，课程必须源自、反映和促进一套学术、社会或专业的价值观，不能是完全中立的或没有价值取向的一纸文书。

课程的局限性

课程是一种理想的陈述；它不是对现实的预测，而是对价值、信念、意图和希望的反映，是管理、实施和评价系统的基础，但将它用于实践会受到多种因素的限制。

表述出的课程与体验到的课程

Hafferty（1998）指出，课程受到"至少三

个相互关联的影响面”的限制。它包括正式课程、非正式课程和隐性课程。隐性课程的想法最早由 Dewey（1916）提出，包括 Paulo Freire（2006）和 Haralambos 等（1991）在内的其他学者也对隐性课程进行了探索。Paulo Freire 和 Haralambos 等人指出，“隐性课程是学生通过上学的经历所学到的东西，而不是教育机构所声明的教学目标”。

鉴于医学是在医疗保健服务的情境中学习的，榜样示范传递包括职业素养在内的基本价值观（Barret，2012；Skiles，2005），对隐性课程的表述就很重要。如果医疗服务或教师行为与课程目标抵触，则课程目标将会受到限制。因此，课程实施的一个任务就是支持教师及其工作情境。

正如 Boelen 和 Woollard（2009）所断言，“社会责任感意味着敢于冒险进入教育机构无权干涉的领域，即医疗保健系统的运作”。因此，课程必须描述如何迈进专业，且通过课程，学习者不断接触将要服务的医疗保健系统，获得知识、技能、态度和专业知识，成为独立从业者。医疗保健系统这个实践场景能提供有时难以概括其特点或预测的重要的课程，在目标化的课程中通常没有提及，但却是非常有力的学习体验。

与此相反，Eisner（1994）提出了“缺失课程”的说法，认为未教授的内容会被学生视为无用处，受到忽视。因此，在设计课程时，取消某些教学内容可能会产生严重的影响。Fish 和 Coles（2005）对此表示赞同，他们认为：“因此，课程的构成既涉及提供什么，也涉及不提供什么、省略什么、拒绝什么。”这些省略本身就是强有力的信息。比如，如果省略了基础科学、基层医疗或社区体验，传递的信号是什么则再清晰不过。

但要说 Eisner 的说法有用的话，恐怕也只适用于白纸黑字规定好的课程。人们很容易仅仅将课程视为规定一所学校如何管理其资源、指导其教师、教授其学生、确定评估方式的一纸文书。实际上，塑造学习者的课程是由其他因素决定的。

课程与实践

实践，这个医学的独特情景就是其中的因素之一。Stenhouse（1976）认识到，课程转化为实践能力受到情景限制。例如，新获认证的外科训练课程并不能阻止学习者外科技能水平的下降，原因在于学习者工作时间和手术机会的减少（Parsons et al.，2010）。

在从学生到实习生再到合格的独立医师的医学职业生涯的各个阶段中，专业入门课程变得越来越成问题。在这种“情境化学习”的每个阶段（Lave and Wenger，1991），服务的不可预测性和丰富性、患者的个人素质及其问题以及医生的角色越来越具体、个体化以及灵活化，导致受训者知识和体验的个体化（Gale and Marsden，1983；Grant and Marsden，1987）。反过来，这使得适合所有学习者的特定课程越来越难确定。尽管在医学院中课程是相对可控的，但是对于专业培训而言，课程更具挑战性，因为服务作为学习基础变得更加重要。对于执业临床医生而言，学习需求通常来自实践，因此，继续职业发展的公共课与个人实践的联系就不是那么紧密了（Grant，2011）。因此，医学训练各阶段过渡和职业各阶段过渡对课程设置的限制作用越来越大。

但如能将白纸黑字规定的课程反映学习场景和专业入门场景，那么课程的力量是无限的。正如 Fish 和 Coles（2005）所主张的，“实践课程必须以‘实践’为起点，这意味着将这样的课程建立在……从业者的经验上……”对于想要确定内容、成果、过程和评估制度的课程设计者而言，这要么是有挑战的限制因素，要么是一种带来解放的力量。

课程的矛盾点

课程远远未被解放。有人认为，一个规定了明确的、通常是基于胜任力结果的课程会激发“为考试而教学”的范式（Schwartz and Sharpe，2010），使教师丧失能力和专业素养，让他们无力回应学生，无法找到教学契机，无法发挥伯乐相马的能力。在“为考试而教学”主导的教学中，学生学习会变得工具性。Carl Rogers（1969）将教育视为解放学生、让他们去学习的过程，但一些课程的目的是分数、排名。因此，他这一观点可能已经完全被推翻。

目前，关于医学教育的措辞是矛盾的，经常在高度控制的课程下谈论以学习者为中心的概念（Ludmerer，1999；McLean and Gibbs，2009），但一个可以信赖的医生必须具备一定的知识和技能及运用这些知识的经验。课程可被视为防止不可靠医疗实践的保险政策，容不得学习者讨价还价。

在宣称的以学习者为中心的理念与医学院校必须保证学生掌握知识和技能的现实之间，张力不可避免。而课程处在张力的中心。

课程的意识形态

一些关注意识形态和理论的主要作者（Kelly，2009；Schiro，2008）拒绝定义课程，并表明课程可以具有多种意识形态表现，例如：

- 社会效用（Bobbitt，1918）
- 专业文化的传播（Stenhouse，1976）
- 社会重建（Kliebard，2004）
- 描述和规定（Tyler，1949）
- 学者学术意识形态（Schiro，2008）
- 关注个体学习者需求的以学习者为中心的意识形态（Schiro，2008）
- 为供给劳动力的“表现性”课程（Barnett et al.，2010）

这些意识形态反映了关于教育的不同社会价值取向。

过去一个世纪最有影响力的教育思想家几乎不屑于将课程作为年轻人通过教育实现发展的重要因素。Bruner（1996）认为：

> ……教育不仅涉及课程、标准或考试等常规教育问题。只有在更广泛的范围内考虑社会打算通过对年轻人的教育投入实现什么目标，我们决心在学校做的事情才有意义。一个人如何看待教育……是由一个人如何看待文化及其目标，包括他表达出来的和未表达出来的看法所决定的。
>
> Bruner，1996

因此，了解课程理论和意识形态至关重要。我们这样做也考虑到Crawford（2009）的警告：

> 把普适的知识看作全部知识是不可取的……这样会忽视那些总是在特定的情景中的真正的思想家的特征……我们通常不会以不感兴趣的方式遇到事情……

因此，知识是基于实践的。

课程和知识体系

课程理论对知识体系采取中立立场，假定课程开发过程中也是对此持相同观点。这是一项重要的功能，因为医学知识出现在塑造医学知识的形式的特定社会和政治情景中。框2.1的例子说明此设计阶段的重要性。

政治、意识形态和社会背景不仅影响课程和教育模式，还影响医学知识本身，因此，课程必须要意识到实践情景，并对课程的知识体系持批判态度。

重新解读并将所学知识应用到实践中需要怎样的转化过程？这不仅适用于知识部分，而且同样适用于规制性的教与学的过程，因为它们也是受文化约束和社会决定的，而不是绝对固定的（Shiraev and Levy，2007）。没有强有力的证据表明任何一种教育方法优于另一种，因此，关于这些方法的决定也必须基于情景。为了使课程服务于社会，不仅要了解情景中的教育过程，还要了解医疗实践和医疗体系的情景，也必须根据当地情况重新解读知识体系和医学实践。

在这一点上，绝对主义者的知识观（Peters，1966）和杜威（Dewey，1916）的实用观之间

框2.1 课程和知识

福利医疗使提供医疗保健作为一项人权（Timmins，2001），在英国等国，医学进入了宏观经济的范畴，政府将其预算的很大一部分用于卫生保健（Foucault，1978，2003）。这推动了科学研究、大型医院以及制药和医疗设备行业的发展。西方国家政府投资医疗保健以解决西方国家的问题，并且其医疗系统可以负担其成本，西医在这个生态龛位中也得到了发展（Zachariah et al.，2010）。

上半个世纪以来，西医知识在全球普及的过程中，西医的起源（例如西方）场景和应用（例如非西方）场景之间出现了错配，从而造成相关性、适当性和成本方面的问题。这就带来了一个问题：我们是否不应该仅仅考虑一个普遍适用的医学知识体系，还应该考虑多个知识体系和适用于世界各地环境的当地知识体系？如果答案是肯定的（我们认为应该是），当前的课程理论就会面临挑战。

存在着张力。在杜威的观点中，价值是依赖于情景事件的一种属性，因此没有任何知识应该理所当然地进入课程，知识必须被相关共同体接受。Michael Young（1971）关于教育社会学的开创性研究认为，无论是科学知识还是其他知识都是社会建构性的，通过研究其产生的社会环境和条件可以最好地理解知识。

对课程设计的影响

课程开发和设计基于隐性或显性的思想、理论和目的。这种影响主要来自三个方面：政治、学习范式、专业和社会理论。

政治与课程

Kelly（2009）指出，“……所有教育本质上是政治活动……教育制度是先进社会为青年人适应成年后的社会做准备的一种手段”。在拥有社会化医疗体系的国家更是如此。在这些国家，政府会关注医学院的课程情况。例如在英国，基础课程[①]是政府要求的，而非医学专业要求的，医学教育的审查通常也是由政府推动的。医疗卫生是一个关键的政治问题，培养医护人员的课程也具有政治意义。

学习范式

就像教育是一个社会建构的过程一样，学习理论也会根据占主导的社会观念而发生变化。最终，原本的观念常常以新的包装重新出现：例如将教育结果定义为胜任力，而不是本质上与胜任力相同的行为目标（Grant，1999）。

表 2.2 列出了当前影响课程设计的主要学习范式。每个范式都包含许多具体的理论。不同年代有不同的反映其所处年代主流社会价值观和经济价值观的主要范式。

20 世纪 70 年代诞生的关于成人学习的一些思想（Houle，1972；Knowles，1973；Kidd，1978）缺乏证据基础（Merriam and Caffarella，1998），算不上理论，顶多只是对行为的假设、模型、期望或规定（Brookfield，1994）。近期研究表明，没有所谓“正确的”成人学习模式，就像没有所谓“正确的”儿童学习方式一样。学习会受到文化、环境和习俗的特定特征的影响（Tusting and Barton，2003）。

显然，没有一种理论足以解释或确定实际的学习过程。没有单一的理论可以描述整个教育过程。不同的阶段和主题需要不同类型的学习过程。教育和培训，尤其是医学等复杂专业的教育和培训，是一个过程丰富、成果多面的过程，因此，需要为学生提供从讲座到自由学习的一切类型的教与学体验。

学习理论不会告诉我们如何最好地构建课程，只能提供思考、描述和概念化的方式。

专业理论和社会理论

与学习理论相比，对专业理论和社会理论的研究还不够完善，但实际上专业理论和社会理论很有影响力。

专业理论中最突出的理论框架是监管机构采用的理论框架。监管机构往往会定义普遍适用于医学生、接受毕业后培训的年轻医生、执业医师的核心能力。表 2.3 中的三个框架几乎被全球各国使用的所有其他理论框架提供了参考，并影响了课程的建设和预期教学成果的设定。可以说这些框架即使还没上升到理论的高度，至少也是可靠的工具。

Skochelak（2010）通过分析过去 10 年间美国发表的 15 篇呼吁医学教育改革的报告，证明了专业理论和社会理论有重合——二者都反映当今社会和文化的迫切需要。她在这 15 篇报告的建议中发现了具有“显著一致性”的 8 个主题：

- 整合教育连续体
- 评估和研究的需要
- 新筹资方法需要
- 领导力的重要性
- 社会责任感的需要
- 在教育和实践中对新技术的需要
- 教育对接不断变化的医疗卫生系统需求的需要
- 教育对接未来劳动力模式的需要

这些主题来源于社会发展、经济发展和政治。它们是对社会、经济、政治的积极响应，

① 类似于住院医师规范化培训。——译者注

表2.2 学习范式

范式	特点	对课程设计的影响
行为主义（Skinner，1974）	忽略内部心理过程 专注于外部刺激，以奖惩控制行为 教师通过将主题分解为小块（行为目标或能力）并反复练习直至精通来实现学生学习	行为目标的实现是首要任务。不考虑学习过程
认知理论（Ausubel，1968；Gagné，1985）	取代了行为主义 认为人不仅要受到训练，而且人是理性的，因此应了解思维、记忆、知识和解决问题的过程 认知结构是学习成功的关键，可使新知识被良好地吸收，反过来也使认知结构适应新信息	在确定学习结果的方法上不够科学 对教学过程和学习环境更感兴趣 更加注重学习者个人 强调获得扎实的知识体系，可以通过吸收和适应从中受益
建构主义（Piaget，1970；Vygotsky，1934/1986；Bruner，1973）	是认知理论的进一步发展 认为学习者会根据他们现有的知识积极构建新的思想和观念 良好的认知结构［被皮亚杰（Piaget）称为“心理集”或“图式”的知识体系或心理模型］对于“超越所提供的信息”的能力至关重要 建构主义假设，学生如何建立自己的理解与教学方法无关。知识的“脚手架”很重要	针对教学过程设计课程 布鲁纳（Bruner）引入了螺旋式课程安排，以便学生在已学习内容基础上不断提高 催生了探究式学习和发现式学习等新的理念
社会学习理论（Bandura，1977；Lave and Wenger，1991；Vygotsky，1978；也许还有Kolb，1984）	人们通过观察和深思熟虑来学习。在这一过程中内在的心理状态很重要 在Vygotsky（1978）看来，学习最好发生在最近发展区（辅助行动与独立行动之间的距离） 认为学习的建模过程包括四个阶段：注意过程、保持过程、复制过程和模仿的动机过程（Bandura，1977） 认为学习是在实践共同体中参与的过程，参与首先是在引导下的合法的边缘性参与，再到完全参与，最后全权负责（Lave and Wenger，1991）	介绍现场（角色）模型、口头教学模型（对行为的描述和解释）和符号模型（书或电影） 通过独立的教学和监督阶段，课程走向独立
人本主义（Maslow，1943；Rogers，1969）	认为学习者具有认知和情感需求，学习是个体潜能自我实现的过程 强调通过学习实现人的自由与尊严 假设学习者是有行为意向成分和价值观成分的（Huitt，2001）	学习是以学生为中心和人性化的过程 在合作、支持的环境中，老师既是每个学生的学习促进者，也是每个学生自我实现个体成就（自我实现）的促进者

是实用主义和工具理性的，也是从决策部署及就业层面将医学教育视为未来医疗卫生健康事业发展的重要基石。这是可以理解的，但仅考虑医疗卫生系统的需求是存在局限性的，如果没有超越于经济、社会需求的医学教育实践理论支撑，贸然推进医学教育改革存在风险之隐忧。当秉持工具理性的权威人士或机构建议“……医学院需调整医学教育模式……”（Farry and Williamson，2004），我们可能就需要提高警惕。Barnett等（2010）担心高等教育中“表现性”原则在医学教育过程中愈加处于支配地位。这种原则只将大学与劳动力市场联系起来，“意味着做事情而不是认知世界，意味着表现而不是理解。在表现性的工具主义盛行的高等医学教育中，人们对所有不容易量化和衡量的事物抱有不信任感”（Barnett，2010）。

这种秉持工具主义的反专业的观点影响着课程，因为其努力寻觅并运用工具性的、可量化的结果，这反而有可能与理性主义相悖，进而限制毕业生个体为社会带来更多利益的最终动力。

医学院校所肩负的社会服务使命成为当前

表 2.3 专业理论框架

框架制定机构	特点
美国毕业后医学教育认证委员会	◆ 患者照护 ◆ 基于实践的学习和改进 ◆ 医学知识 ◆ 人际沟通与交流技能 ◆ 职业素养 ◆ 基于系统的实践
英国医学总会	医生作为： 1. 学者和科学家 2. 实践者 3. 专业人员
加拿大皇家内科及外科医师学院：CanMEDS	医学专家，同时扮演以下身份： ◆ 沟通者 ◆ 合作者 ◆ 管理者 ◆ 健康促进者 ◆ 学者 ◆ 专业人士

的社会主流价值观点：

> 医学院有义务指导医学教育、科学研究和社会服务活动，以解决其服务的社区、地区或国家的健康问题，践行把群体的健康放在优先发展的战略地位。
>
> Boelen and Heck，1995

很难反对这种观点。这种观点仍然值得探讨，因为其未能圆满地回答以下一系列问题：医学教育对接医疗卫生系统（最终雇主）的需要、探索性学术研究的作用、临床医生作为专业人士所需要的医学知识和技能、临床医生作为专业人员的自主权、临床教学过程、职业选择和成果之间未知的因果关系。

与学习理论一样，这些社会主流思想仅为医学教育提供思考、描述和概念化的方式。每个机构仍然要根据自身的发展愿景、医学教育价值观和人才培养目标来确定自己的课程。没有哪种方法是所谓合理的、科学的。

课程模型和设计过程

文献中充斥着各种课程模型，每个模型都有其支持者和批评者。正如 Prideaux（2003）所指出的，“课程是人的能动性（agency）的结果。它以关于学生应该知道什么、学生如何知道这一系列的课程的价值观和信念为基础。任何机构的课程通常都存在争议和问题”。

这使得每个机构完全可以选择不同的课程模式。选择过程是令人困惑的、非独立性的，通常还会借鉴其他教育领域的课程模型（表 2.4）。

表 2.4 课程类型

一个课程可能是	
◆ 基于任务的	◆ 基于社区的
◆ 螺旋式的	◆ 横向整合的
◆ 基于问题的	◆ 纵向整合的
◆ 基于案例的	◆ 传统的
◆ 模块化的	◆ 基于学科的
◆ 面向社区的	◆ 基于主题的
	◆ 核心课程和选修课程

每种课程模型又有许多不同的变体版本。在课程设计中，没有所谓的唯一的真理、有力的证据、普适性的课程模型。例如，有关临床问题解决的课程模型文献是模棱两可的：一方面，传统课程已被证明可以培养更好的解决临床问题的医疗工作者（Goss et al.，2011）；另一方面，更多的现代课程则声称也可以做到（Norman，1988）。

从更高层面看，Print（1993）认为大多数课程可以是：

- 规定性的（强制性的）或描述性的（反映复杂的实践）
- 理性的（基于目标的）或动态的（具有流动性和反应性的）

鉴于没有一致的证据表明本科医学教育结果是否可以预测所培养的医学生将来作为临床医生的表现（Norman et al.，2008），那么，课程模式的选择必须完全取决于医学院校自身的愿景、价值观、需求、文化和背景。

那么，如何设计情境化课程呢？除了要考虑学科专家的观点之外，还需考虑更广泛的医学人才培养利益相关者的观点等更广泛的因素。然而，课程设计的某些组成部分似乎是共通的（Grant，2012），都要对总体目标、愿景、使命、价值观进行陈述，开展情境分析，陈述教育目标，确定课程组织策略，陈述特定的学习者目标，确定教育理念和价值观，创造教学机会，确定评估策略，制定课程管理计划（Grant，2012；Fish and Coles，2005）。

遗憾的是，文献并不能向课程开发者建议在每个阶段的最好的选择。因此，课程设计者必须自己做出决定。例如，自泰勒（1949）原理提出来 60 年之后，将目标的使用、效果和结构作为一种表达预期学习成果的方式仍未达成共识。目前，以胜任力为基础的课程的复兴饱受争论，有人认为它仅仅是战后行为主义的一种衍生形式（Hyland，1993；Grant，1999），需要在社会、政治和文化实践中重新语境化（Jeris et al.，2005）。有人认为，胜任力为基础的课程设计以“简化和程式化”的语言，“试图将复杂行为原子化分解表达”（Fleming，2006），完全可以被更多的过程和程序陈述所取代（Lum，2004），并且在任何情况下都不能用胜任力来简单描述医学等涉及社会角色的领域（Davis，2005）。Kjaer（2011）指出，“以胜任力为基础的课程不太可能证明大幅减少临床培训时间是合理的”。这些论点与 60 年前首次提出该目标时的观点一致。

如今，高度市场化地引入的电子化学习也被批判性地审视，学生的满意度和学习成果并没有达到早期预期效果（Kaznowska，Rogers，Usher，2011）。

同样在遍地开花的基于问题的学习，也被作为许多种学习方法中的一种，而不是完整的课程设计。

教育或教育计划方面，没有任何问题不会引起争论。研究证据不能也不会等同于教育决策，因为教育作为一个十分复杂的现象，无法进行客观的分析，也难以复制。只有公开阐明价值观和宗旨，才能在课程设计的每个步骤中进行本地化选择。

课程异质性的情况

课程是一种社会、意识形态和政治手段，必须为教育机构、教师、学习者和管理者的行动和成果提供参考和指导。课程发展趋势不是基于证据的，而是回应社会的和理念指引的。因此，每个国家和机构都必须根据自己的文化、背景和需求建立自己的体系。例如，当前对教学专业素养的研究已经揭示了较大区域和较小区域之间的文化差异，这些差异使得我们需要对教学专业素养这个术语进行不同的解释（Chandratilake et al.，2012；van der Horst and Lemmens，2012），需要坚决地“在教学专业素养上，超越西方的个人主义视角”（Ho et al.，2012）。

但这是一个压制所有人的昙花一现的主导意识形态问题，而不是西方主导的意识形态问题。问题在于是否有研究或哲学基础可以为教育建议提供依据。显然，国家监管机构必须有自己的发言权，全球标准（WFME，2003）可能会帮助学校编写自己的课程。但是，医学教育研究是在整个教育研究基础上衍生的，它并没有告诉我们课程应该是什么样的。只有通过在协商和专业判断的基础上进行本地化开发，有意义的、有相关性的课程才能产生。

内容本地化

简单地看一下不同国家的死亡原因就可以解释为什么课程必须基于自身背景。比较英国和印度成年男性死亡的原因可见，在英国，癌症导致 17% 的死亡，而在印度则只有 9%；结核病在印度造成 10% 的死亡，但在英国却是罕见的死亡原因（Office of the Registrar General，Ministry of Home Affairs，2009）。遗憾的是，发展中国家的疾病谱与西方不同，但学生用的却是西方的教科书。

此外，当某种疾病（医学知识的基本单位）出现时，我们便假设它在世界各地以相同的方式起作用，并且治疗方法也是普遍适用的。我们不妨以创伤后应激障碍（post-traumatic stress disorder，PTSD）为例来分析这一假设。

在美国退伍军人要求公众承认美军在越南战争中遭受的苦难的背景下，PTSD 成为一种疾病。在这种情况下，综合征的定义包括负罪感、创伤咨询需要及补偿。PTSD 这个疾病（名）本是应退伍军人的社会需求而出现的，但之后，在其他不同的场景下，人们却也采用了相同的 PTSD 诊疗标准和指南。例如，在印度博帕尔毒气泄漏案之后，或者在亚洲海啸或社区冲突之后，对幸存者的诊疗和照顾必须要考虑创伤的场景（Jacob，2010）。在亚洲海啸后，PTSD 发生率异常低，人们认为这是由于社区为幸存者提供了支持（Tharyan，2005）。这个例子强调，我们在任何健康问题上，都需要理解与之相关的场景。围绕任何疾病都有一种与这种疾病的起源场景有关的“文化”，尽管看不见摸不着，但在这种疾病移植到另一种环境时，“文化”也会相伴。这种知识的“文化”继续困扰这种疾病，因为这种“文化”在其他环境中也被使用（Tharu，2010）。

设计地方性课程的目的不仅仅是确定某一特定国家或地区的常见问题，还包括在特定医疗保健体系内受训的学生的常见问题。他们的目的是发展对知识的质疑能力及适合地方具体情况的知识库。这就需要对当地的健康问题进行认真的研究，还需要适当的学习资源，而这是没有先例的（图 2.1）。

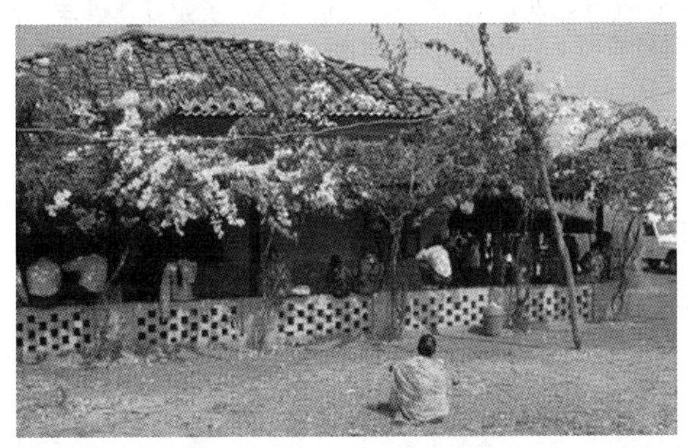

图 2.1 基于情境的医疗保健：印度奥里萨邦 Cuttack 的一家诊所

协调课程和资源

尽管缺乏一致的证据表明资源密集型课程或现代课程比传统课程有更好的结果，然而，主流论调一直强调技能实验室、电子化学习、打着整合旗号的基础医学与临床医学的分离、更高的师-生比例的教学和学习方法的重要性。期刊和会议会报道课程创新，而没有创新的课程则不能很好地宣传自己。

考虑框 2.2 中来自多个实例的案例研究。

尽管框 2.2 中介绍的场景来自一个发展中国家，但其经验教训——从了解环境开始，然后确定愿景，根据可用资源和当地条件、背景和文化进行独立的课程设计——适用于世界各地的所有课程开发者。医学教育课程将因都具备异质性而得到充实。

情境化课程

贝拉克（Bellack，1969）指出，“课程理论和实践史不能与美国教育一般史分开，而美国教育一般史又不能与更广泛的文化史和知识史分开”。

任何国家都是如此，这就对课程理念的国际可移植性，包括在西方国家之间的可移植性提出了挑战。但是，这似乎并没有阻止课程理念的输入与输出。Bleakley 等（2011）提醒

框 2.2 案例研究

一个发展中国家将开设一所新的、运转良好的非营利性医学院，以为社区服务为使命，位置和土地已经确定。

为学校修的建筑物已拔地而起，包括几个大的讲堂、办公室、一个图书馆、一个综合实验室、一个计算机实验室和一个小解剖室。他们希望将来能扩大规模。

该课程计划以社区为基础，针对当地人口的需求，并基于社区需求的证据，确立学习目标中的优先事项。

最终，课程的设计符合监管机构的标准。其采用了以学生为中心的模式，当地的课程设计者已经听说过这种模式，并进行了国际咨询、访谈以获得支持。

该课程针对卫生系统的需求量身定制，涉及所有利益相关者——学者、卫生部和社区领导者，他们都关心毕业生的胜任力。

他们缺乏自信和专业知识，课程模型需部分借鉴其他地方的课程模型。他们采用了“现代方法”：教师讲授密集型知识的教学、在社区环境中学习沟通技能和临床技能。

他们的课程的主要包括社区住院医师培训和家庭访视，由地区医院和初级保健中心带教老师负责教授。

他们需要行政管理和教学人员，而寻找具有教育机构工作经验的行政管理人员是一个挑战。他们决定招募会计和一般管理方面的专业人员，但招聘合适的、有经验的教学人员很困难。缺少专业老师，无法提供能满足全职专家所需的高薪。因此，创办方无法聘请所有学科的专家，兼职是一种负担得起、更方便的选择（尽管对学生而言效果不佳）。

框 2.2（续）

经过深思熟虑，他们决定聘请最需要的教授作为兼职人员，而聘用那些资格和经验较少的教授作为全职人员，以监控学生的学习过程。课程实施似乎充满挑战。他们考虑邀请居住在国外的学生和外国学生参加选修课，但认为这是不可持续的。

学生申请比预期的要多，尽管这让创办方感到满意。因此，他们决定接受比他们所能容纳的人数更多的学生，部分原因是即使这需要员工付出更多努力，但也可能带来财务上的好处和稳定性。他们认为，从长远来看，这将使学校受益。鉴于所选的教学方法，这一决定后来被证明是错误的。

对设备的招标进行了研究，但由于学生人数众多且经济拮据，接受了价格最便宜的投标。

学校开办后逐渐开始面临各种问题，其中大多数可以追溯到资源密集型课程设计导致的资源短缺。学校的预算主要用于支付大量学生的教学费用。计划的课程无法执行。计划合适的课程为时已晚。

每年，师生比例不断恶化。没有分析当地医疗服务的教育潜力。需要物质持续供应。提供给学生的信息需要不断更新，还需要新的参考文献和基于证据的信息。图书馆无法应对。

情况令人震惊；需要暂停，以便可以解决问题。有意改革，但计划、反思、变革和评估的时间有限。

有一个清晰的愿景，设定了目标，编制了课程，社区是他们的动力，而学生是他们想要用有限的资源进行投资的资产。如何实现这一愿景？

在资源匮乏的情况下，课程设计者需要有自信才能创建自己的解决方案。令人遗憾的是，即使是在资源匮乏情况下进行医学教育的文献也经常会推荐高资源密度的解决方案，例如基于技术的学习和教师密集型的方法（Wootton et al.，2011）或文化上不合适的教学理念（Murray et al.，2011），而不是分析当地环境，寻找机会。然而，卓越不能等同于他人的创新，也不能等同于精心设计的资源。负担得起的、削减成本的和可持续的开放式教育资源能够起到作用（Yuan et al.，2008）。但是，为了实现适当的卓越课程构想，需要对现有资源进行管理和优先排序，并结合当地情况开发新的模型。

这所大学有了第一批毕业生，现在该对课程进行回顾，以在课程中观察到明确的优点和缺点。

显然，破解资源不足引发的教学困境，需要使用社区学习来保证学生的学习机会。包括临床学习、技能培训、同伴教育、传播督导和反馈的文化、将教学与医疗服务需求相结合等均可以在社区实现。对课程进行了情境下的回顾后，就能促进在具体情境中的学习的发生。因此，该校根据自己的具体条件，采用了新的课程模式。

忠诚的教职员工是该校的优势。他们对课程的实施尽心尽力。毕业生在沟通能力、临床技能和了解社区健康问题方面表现也很出色。

与卫生服务提供者的合作证明是有益的，而支持他们的利益相关者也愿意继续提供支持。他们自己发展了一个完整的情境化课程模式。

最初的教师密集型课程是一个弱点。此外，人员配置不当，大学教授在初级卫生保健领域任教，有时导致学生对真正的社区卫生需求缺乏了解。学校面临的另一个挑战是，采用新的教学模式，实施社区整合教学后，降低了基础医学学科的教学强度，学生对自己的知识不满意时，与来自其他大学的同龄人相比，他们感受到了差距。

学校教师为学术研究的参与有限而感到沮丧，主要是由于资金有限。目前正在解决这一问题，并且正在寻求基于社区的临床和科学研究的机会。

进行了课程修订。当环境成为驱动因素时，大学的精神及其真正对社区的社会承诺就增强了。在发展中国家，医生被当地社区作为智者的高期望超越了医生作为治疗者的作用，这从社会文化层面影响人们对待医生的方式。这对于规划他们的情境化课程，培养了解当地医疗服务和社区需求并可轻松融入社区的医生具有重要的作用。

我们关注所谓的“后殖民困境”和新殖民后遗症——几乎所有国家似乎都自发地认为需要跟风式地追随一些（有时并不成功的，而且往往未经证实）医学教育实践，在不加批判的情况之下去对标国际标准，进行课程现代化改革或创新，哪怕当前的健康结果更好，当前教育体系下的医学毕业生质量令人满意。例如，尽管日本在许多年龄段的健康状况都比美国好，但却呼吁将西方教育思想引入日本（Onishi and Yoshida，2004），这其实反倒说明日本医学教育可能更好（Rao，2006，2007）。Bleakley 等（2011）指出：

> 东方的作者们对他们迟迟未采用西方的方法表示了歉意，尽管根据 Khoo（2003）

> 的观察，这些方法将要求“学习者的再社会化，学会西方大都市的思维方式……”

但是，即使在西方国家内部或之间，教育和评估文化也存在差异（Segouin and Hodges，2005；Hodges et al.，2009；Jippes and Majoor，2008）。不论在何处，都要贯彻情境化课程的思想。

Wong（2011）指出：

> 医学教育并非有一个单一的通用定义，对医学教育进行社会、文化维度的概念化会让人们认识到世界上可能存在许多不同的有效教学模式。

这使课程设计者可以根据专业进行判断、根据当地情况和愿景来制定决策。正如布鲁纳（Bruner，1996）所言，“要理解心理活动，就要考虑文化场景及其资源，这些是决定心智的内容和范围的因素。通过参与文化，学习、记忆、交谈和想象才成为可能”。

在实践中，课程计划、设计和开发往往是共享的符合逻辑的过程。但是，要考虑的内容、变量以及随后做出的选择将根据当地情况而有所不同，并且面临的挑战是确保医学院能够培养出适合人群和医疗保健需求的毕业生。与医疗保健服务机构的共生关系、支撑知识和实践发展的研究活动是关键因素。关于如何最好地进行课程设计，并没有所谓的权威信息或指南。

在设计情境化课程时，各种课程设计技术层面的考虑仍然适用，仍然需要做出有关以下方面的决定：

- 愿景是什么
- 如何表达结果
- 内容是什么
- 如何组织课程
- 将提供和鼓励什么样的教学方法
- 评估系统将如何运行

这些决定必须审慎，不可草率。应根据当地专业人员的知识和判断，并根据具体情况来制定。

对于许多人来说，其愿景将是建立一个对社会负责的机构，与医疗保健服务、医疗保健优先事项以及医学和社区面临的问题紧密联系。但是医学是一门学科，因此，对其他人而言，医学院将主要是高等教育、学术对话和科学研究的场所。这些目标与社会责任不存在矛盾。

情境化课程要求改变重点。从仅仅关注教育方法和无休止地寻求最有效的教学方法——也并不存在有力的证据基础来区分教学方法的优劣——转移到关注情境和愿景，关注健康获益，关注为医学科学和医学文化发展做出贡献。在情境化课程中，医学教育决策的重要性退居二线，不再驱动课程设计，如图 2.2 所示。

情境意味着什么？

在设计课程时，我们可能还是要对自己的期望保持谨慎。控制学习、实现全球一致和国际基准的愿望很高。在对 2011 年伦敦骚乱发表的评论中，一个社区全科医生 Mike Fitzpatrick（2011）写道：“从哈克尼骚乱中汲取的教训是，专业介入不但不能为个人和社群赋能，反而会损害个人的自主权。”

有一个相似之处是：尽管我们必须确保我们的学生和专科受训者是安全的，并获得了必要的技能和知识，但目前在专业教育中朝着统一的课程理念发展的努力，可能会破坏我们声称重视的对当地有相关性的、文化敏感的、有责任感的、有创造力的、敬业的医生的发展。我们希望这些医生上的医学院是个性化的、能服务于国家和地方需求的，并有助于医学专业的整体发展的。总之，要创建情境化课程。

结论

- 课程是一种涉及意识形态的陈述，必须反映源自当地政治、文化、专业和社会背景的相对价值。
- 国际上存在着课程思想同质化的压力，但当今时代要求，课程要有异质性，需考虑不同社会和情境下的文化、社会、哲学和医疗保健需求。
- 为使医学教育有效并与当地实践性知识相关联，必须结合当地实践性知识来制定解决方案，并使教育过程与本地医学知识、医学实践相关，与医学院校和医疗保健系统的联系相关。需要基于情境的课程。
- 正在执业的医师本身必须成为发展能与医

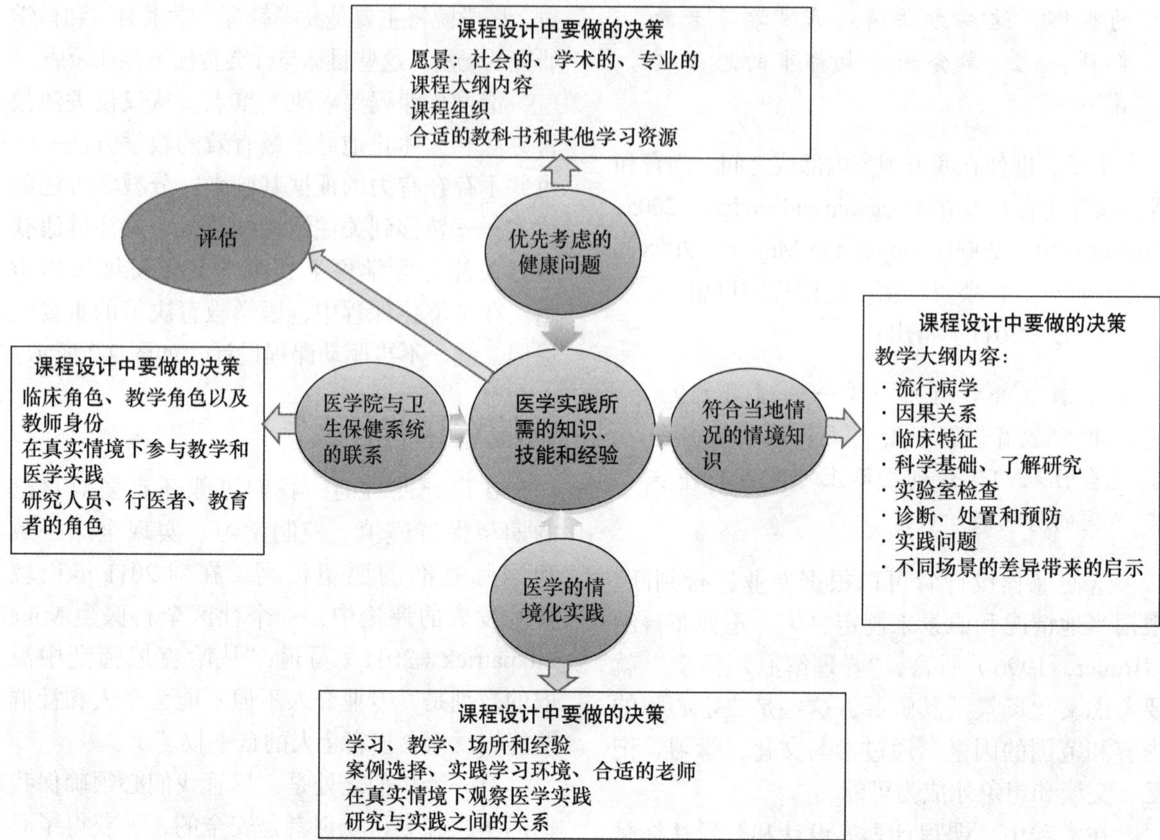

图 2.2 课程设计决策

疗服务的发展、医学专业的知识创造和技术发展充分融合的课程的原动力。

◆ 在课程理论中，存在术语混淆，缺乏统一定义，关于教育的过程、理论和基本假设的证据不足的问题。在证据缺失的背景下，需结合当地情境做出专业判断，为课程设计提供参考。

参考文献

Apple MW (2004) *Ideology and Curriculum*. 3rd edn. London: Routledge Falmer

Armstrong, D.G. (1989) *Developing and Documenting the Curriculum*. Boston: Allyn and Bacon

Ausubel, D. (1968) *Educational Psychology. A Cognitive View*. London; Holt, Rinehart and Winston

Bandura, A. (1977) *Social Learning Theory*. New York: General Learning Press

Barnett, R., Parry, G. and Coate, K. (2010) Conceptualising curriculum change. *Teaching in Higher Education*, 6(4): 435–449

Barret, M. (2012) Clinical experiences during preclinical training: the function of modelled behaviour and the evidence of professionalism principles. *Int J Med Educ.*, 3:37–45

Bell R (1971) *Thinking about Curriculum*. Maidenhead: Open University Press

Bellack, A.A. (1969) History of curriculum thought and practice. *Rev Educ Res*. 39(3): 283–292

Bleakley, A., Bligh, J., Browne, J. (2011) *Medical Education for the Future. Identity, Power and Location*. Springer: London

Bobbitt F. (1918) *The Curriculum*. Boston: Houghton Mifflin

Boelen, C. and Heck, J.E. (1995) *Defining and Measuring the Social Accountability of Medical Schools*. Geneva: World Health Organization.

Boelen, C. and Woollard, B. (2009) Social accountability and accreditation: a new frontier for educational institutions. *Med Educ.* 43(9): 887–894

Brookfield, S.D. (1994) Adult learning. An overview. In A. Tuijnman (ed.) (1994) *International Encyclopedia of Education*. Oxford: Pergamon Press

Bruner, J. (1973) *Going Beyond the Information Given*. New York: Norton

Bruner J. (1996) *The Culture of Education*. Harvard University Press: Cambridge, MA

Carr, W. (1995) *For Education. Towards Critical Educational Inquiry*. Open University Press: Buckingham, UK

Cavenagh, P., Leinster, S.J., and Miles, S. (eds) *The Changing Face of Medical Education*. Oxford: Radcliffe Publishing Company

Chandratilake, M., McAleer, S. and Gibson, J. (2012) Cultural similarities and differences in medical professionalism: A multi-region study. *Med Educ*. 46(3): 257–266

Clarkson, J. (2009) What is comparative education? In W. Bignold and L. Gayton (eds) Sharp, J (series ed) (2009) *Global Issues and Comparative Education* (pp. 4–17). Exeter: Learning Matters

Crawford, M. (2009) *The Case for Working with Your Hands or Why Office Work is Bad for Us and Fixing Things Feel Good*. London: Viking

Davis, A. (2005) Social externalism and the ontology of competence. *Philosophical Explorations*. 8(3): 295–306.

Dewey J (1916) *Democracy and education. An introduction to the philosophy of education*. New York: The MacMillan Company. http://www.ilt.columbia.edu/Publications/dewey.html Accessed 15 February 2013

Eisner, E.W. (1994) *The Educational Imagination: On Design and Evaluation of School Programs*. 3rd. edn. New York: Macmillan

Farry, P. and Williamson, M. (2004) Aligning medical education with the healthcare needs of the population. *N Zealand Med J.*, 117: 1204 http://www.nzma.org.nz/journal/117-1204/1114. Accessed 16 March 2012

Fish, D. and Coles, C. (2005) *Medical Education. Developing a Curriculum for Practice*. Maidenhead: Open University Press

Fitzpatrick, M. (2011) Reflections on the riots in Hackney. *Br J Gen Pract*. 61: 591–634

Fleming, M. (2006) The use and misuse of competence frameworks and statements with particular attention to describing achievements in literature. Report of an international conference organised jointly by the Council of Europe, Language Policy Division, and the Jagiellonian University. Retrieved from www.coe.int/t/dg4/linguistic/source/krakow%20abstracts.pdf Accessed 15 February 2013

Foucault, M. (1978) The crises of medicine or the crises of anti-medicine. In *Foucault Studies*, No. 1, December 2004 (talk originally delivered in 1978), 5–19. Translated by E.C Knowlton Jr., W.J. King and C. O'Farrel

Foucault, M. (2003) *The Essential Foucault: Selections from the Essential Works*, 1954–1984. Eds P. Rabinow, and N. Rose. New York and London: The New Press

Freire, P. (2006) *Pedagogy of the Oppressed*, 30th Anniversary ed. New York: Continuum

Gagné, R. (1985). *The Conditions of Learning* (4th edn). New York: Holt, Rinehart & Winston

Gale, J. and Marsden, P. (1983) *Medical Diagnosis. From Student to Clinician*. Oxford: Oxford University Press

Goodlad, J. and Su Z. (1992) Organization of the curriculum. In P. Jackson (ed.) *Handbook of Research on Curriculum*, New York: MacMillan, pp. 327–344

Goss, B., Reid, K., Dodds, A. and McColl, G. (2011) Comparison of medical students' diagnostic reasoning skills in a traditional and a problem based learning curriculum. *Int J Med Educ*. 2: 87–93

Grant, J. (1999) The incapacitating effects of competence: A critique. *J Health Sci Educ*. 4(3): 271–277

Grant, J. (2011) *The Good CPD Guide*. Oxford: Radcliffe.

Grant, J. (2012) Principles of curriculum design. In T. Swanwick (ed.) *Understanding medical Education. Evidence, Theory and Practice*. pp. 1–15. Chichester: John Wiley & Sons

Grant, J. and Marsden, P. (1987) The structure of memorised knowledge in students and clinicians: an explanation for diagnostic expertise. *Med Educ*. 21: 92–98

Grundy, S. (1987) *Curriculum: Product or praxis*. Lewes: Falmer Press

Hafferty FW (1998) Beyond curriculum reform: Confronting medicine's hidden curriculum. *Acad Med*. 73: 403–407

Haralambos, M, Heald, R.M, Holborn M (1991) *Sociology: Themes and Perspectives*. Bishopsbriggs: Collins Educational

Hass G (1987) *Curriculum Planning. A New Approach*. Boston: Allyn and Bacon

Ho, M-J., Lin, C-W., Lingard, L. and Ginsburg, S. (2012) A cross-cultural study of students' approaches to professional dilemmas: Sticks or ripples. *Med Educ*. 46(3): 245–256

Hodges, BD., Maniate, J.M., Martimianakis, M.A., Alsuwadan, M., Segouin, C. (2009) Cracks and crevices: globalisation discourse and medical education. *Med Teach*. 31(10): 910–917

Houle, C.O. (1972) *The Design of Education*. San Francisco: Jossey-Bass

Huitt, W. (2001) *Humanism and open education. Educational Psychology Interactive*. Valdosta: Valdosta Statge University. http://www.edpsycinteractive.org/topics/affect/humed.html Accessed 15 February 2013

Hyland, T. (1993) Competence, knowledge and education. *J Philosophy Educ*. 27(1): 57–68.

Jackson, N. (2002) Pressures for curriculum change. LTSN Generic Centre. http://78.158.56.101/archive/palatine/files/1049.pdf Accessed 17 February 2013

Jacob, K.S. (2010) TSD, DSM and India: A critique In A. Zachariah, R. Srivatsan, and S. Tharu (eds) *Towards a Critical Medical Practice. Reflections on the Dilemmas of Medical Culture Today* (pp. 57–68) Hyderabad: Orient BlackSwan

Jeris, L., Johnson, K., Isopahkala, U., Winterton, J. and Anthony, K. (2005) The politics of competence. Views from around the globe. *Human Resource Development Journal*. 8(3): 379–384

Jippes, M. and Majoor, G.D.(2008) Influence of national culture on the adoption of integrated and problem-based curricula in Europe. *Med Educ*.;42(3): 279–285

Kaznowska, E., Rogers, J., and Usher, A. (2011) The State of E-Learning in Canadian Universities, 2011: If Students Are Digital Natives, Why Don't They Like E-Learning? Toronto: Higher Education Strategy Associates

Kelly, A.V. (2009) *The Curriculum. Theory and Practice*. 6th edn. London: Sage

Kern DE, Thomas PA, Hughes MT (2009) *Curriculum development for medical education: A six-step approach*. Baltimore: The Johns Hopkins University Press

Khoo, H.E. (2003) Implementation of problem-based learning in Asian medical schools and students' perceptions of their experience. *Med Educ*. 37(5): 401–409

Kidd, J.R. (1978) *How Adults Learn*. Englewood Cliffs: Prentice-Hall

Kjaer, N.K., Kodal, T., Shaughnessy, A.F. and Qvesel, D. (2011) Introducing competency-based postgraduate medical training: Gains and losses. *Int J Med Educ*. 2: 110–115

Kliebard, H. (2004) *The Struggle for the American Curriculum, 1893–1958*. New York: Routledge Falmer

Kolb, D.A. (1984) *Experiential Learning. Experience as the Source of Learning and Development*. Englewood Cliffs: Prentice-Hall

Knowles, M. (1973) *The Adult Learner. A Neglected Species*. Houston: Gulf Publishing Company

Knowles, M. (1980). *The Modern Practice of Adult Education: From Pedagogy to Andragogy*. Wilton, Connecticut: Association Press

Lave, J. and Wenger, E. (1991) *Situated learning. Legitimate peripheral participation*. Cambridge: Cambridge University Press

Ludmerer, K.M. (1999) *Time to Heal: American Medical Education from the Turn of the Century to the Era of Managed Care*. Oxford, England: Oxford University Press

Lum, G. (2004) On the non-discursive nature of competence. *Educational Philosophy and Theory*. 36(5): 485–496

Maslow, A.H. (1943) A theory of human motivation. *Psychol Rev*. 50 (4): 370–396

McLean, M., and Gibbs, TJ. (2009) Learner-centred medical education: Improved learning or increased stress? *Education for Health*, 22: 3. http://www.educationforhealth.net/. Accessed 19 March 2012

Merriam, S.B. and Caffarella, R.S. (1998) *Learning in Adulthood. A Comprehensive Guide*. 2nd edn. New York: Jossey-Bass

Murray, J.P., Wenger, A.F.Z., Downes, E.A. and Terrazas, S.B. (2011) *Educating Health Professionals in Low-Resource Countries*. New York: Springer

Nikkar-Esfahani. A., Jamjoom, A.A.B., Fitzgerald, E.F. (2012) Extracurricular participation in research and audit by medical students. *Med Teach*. e1–e8, Early Online, http://informahealthcare.com/doi/pdf/10.3109/0142159X.2012.670324. Accessed April 2012

Norman, G.R. (1988) Problem-solving skills, solving problems and problem-based learning. *Med Educ*. 22(4): 279–286

Norman, G.R., Wenghofer, E. and Klass, D. (2008) Predicting doctor performance outcomes of curriculum interventions: Problem-based learning and continuing competence. *Med Educ*. 42: 794–799

Office of the Registrar General India Ministry of Home Affairs (2009) Report on Causes of Death in India 2001–2003. http://nrhm-mis.nic.in/Publications.aspx Accessed 19 February 2013

Oliva, P.F. (1989) *Supervision for today's schools*. New York: Longman

Oliver, A.I. (1977) *Curriculum Improvement : A Guide to Problems, Principles, and Process*. New York: Harper & Row

Onishi, H. and Yoshida, I. (2004) Rapid change in Japanese medical education. *Med Teach*. 26(5): 403–408

Parsons, B.A., Blencowe, N.S., Hollowood, A.D. and Grant, J.R. (2010) Surgical training: the impact of changes in curriculum and experience. *J Surg Educ*. 68(1): 44–51

Peters, R.S. (1966) *Ethics and Education*. London: Allen and Unwin

Piaget, J. (1970) *The Science of Education and the Psychology of the Child*. London: Longman

Prideaux, D. (2003) Curriculum design. *BMJ*. 326: 268–270

Print, M. (1993) *Curriculum development and design*. 2nd edn. Crows Nest NSW: Allen and Unwin

Rao, K.H. and Rao, R.H. (2007) Reflections on the state of medical education in Japan. *Keio Journal of Medicine*. 55: 41–51

Rao, R.H. (2006) Perspectives in medical education. 1. Implementing a more integrated, interactive and interesting curriculum to improve Japanese medical education. *Keio J Med*. 56: 75–84

Rogers C.R. (1969). *Freedom to Learn: A View of What Education Might Become*. Columbus: Charles E. Merrill

Schiro, M.S. (2008) *Curriculum theory. Conflicting visions and enduring concerns*. Los Angeles: Sage

Schubert, W.H. (1987) Curriculum history and the dilemma of social control. *Rev Educ*.13(2): 131–136

Schwartz, B. and Sharpe, K. (2010) *Practical Wisdom*. New York: Riverhead Books

Segouin, C. and Hodges, B. (2005) Educating physicians in France and Canada: are the differences based on evidence or history? *Med. Educ*. 39: 1205–1212

Shiraev, E. and Levy, D. (2007) *Cross-Cultural Psychology. Critical Thinking and Contemporary Applications*. 3rd ed. Boston: Pearson

Skiles, J. (2005) Teaching professionalism. A medical student's opinion. *The Clinical Teacher*. 2: 66–71

Skinner, B.F. (1974) *About Behaviourism*. New York: Random House

Skochelak, S.E. (2010) A decade of reports calling for change in medical education: What do they say? *Acad Med*. 85(9): S26–S33

Smith, M.K. (1996, 2000) Curriculum theory and practice. *The Encyclopaedia of Informal Education*. www.infed.org/biblio/b-curric.htm. Accessed 18 February 2012

Stenhouse L (1976) *An introduction to Curriculum Research and Development*. London: Heinemann

Taba H (1962) *Curriculum Development: Theory and Practice*. New York; John Wiley & Sons, Inc.

Tanner, D., Tanner, L. (1980) *Curriculum Development*. New York:

Macmillan
Tharu, S. (2010) Medicine and government: Histories of the present. In: A. Zachariah, R. Srivatsan, and S. Tharu (eds) *Towards a Critical Medical Practice. Reflections on the Dilemmas of Medical Culture Today* (pp. 69–92). Hyderabad: Orient BlackSwan

Tharyan, P. (2005). Traumatic bereavement and the Asian Tsunami: Perspectives from Tamil Nadu, India. *Bereavement Care*. 24(2): 23–25

Timmins, N. (2001) *The Five Giants. A Biography of the Welfare State*. 2nd edn. London: HarperCollins

Tusting, K. and Barnet, D. (2003) *Models of Adult Learning: A literature Review*. Leicester: National Institute of Adult Continuing Education

Tyler R.W. (1949) *Basic Principles of Curriculum and Instruction*. Chicago: University of Chicago Press

van der Horst, F. and Lemmens, P. (2012) Medical education and professionalism across different cultures. *Med Educ*. 46(3): 238–244

Vygotsky, L. (1934/1986) *Thought and language*. Cambridge, MA: MIT Press

Vygotsky, L. (1978) Interaction between learning and development. In *Mind in Society*. (Trans. M. Cole). (pp. 79–91). Cambridge, MA: Harvard University Press

Wong, A.K. (2011) Culture in medical education: Comparing a Thai and a Canadian residency programme. *Med Educ*. 45(12): 1209–1219

Wootton, R., Vladzymyrskyy, A., Zolfo, M. and Bonnardot, L. (2011) Experience with low-cost telemedicine in three different settings. Recommendations based on a proposed framework for network performance evaluation. *Global Health Action*. 4: 7214

WFME (World Federation for Medical Education) (2003) Standards for basic medical education postgraduate medical education and continuing professional development. http://www.wfme.org/standards/ Accessed April 2012

Young, M.F.D (ed) (1971) *Knowledge and Control*. London: Collier-Macmillan

Yuan, L., MacNeil, S. and Kraan, W. (2008). *Open Educational Resources—Opportunities and Challenges for Higher Education*. http://wiki.cetis.ac.uk/images/0/0b/OER_Briefing_Paper.pdf Accessed 15 February 2013

Zachariah, A. (2010) Development of the cardiovascular epidemic in India and inappropriate tertiary care treatment guidelines. In A. Zachariah, R. Srivatsan, and S. Tharu (eds) *Towards a Critical Medical Practice. Reflections on the Dilemmas of Medical Culture Today* (pp. 187–200). Hyderabad: Orient BlackSwan

Zachariah, A., Srivatsan, R., Tharu, S. (2010) The dilemmas of medical culture today. In A. Zachariah, R. Srivatsan, and S. Tharu (eds) *Towards a Critical Medical Practice. Reflections on the Dilemmas of Medical Culture Today* (pp. 1–34). Hyderabad: Orient BlackSwan

第3章

基于问题的学习 Problem-based learning

Mark A.Albanese，Laura C.Dast

译者：周文静　审校：李　俊

真理越辩越明。

John McMichael

摘自 *British Medical Journal*，John McMichael，2，pp. 510，copyright 1955，经 BMJ 出版集团有限公司许可引用

引言

20 世纪 60 年代末，基于问题的学习（problem-based learning，PBL）在一所“新秀”医学院——麦克马斯特大学医学院诞生。时至今日，PBL 早已不再是什么新鲜事物，已然成为医学教育中最常见乃至最普遍的课程形式之一，取代了以讲授为主的传统学习模式，在世界各地得到大力推广和使用，并进入了医学以外的各学科教学中。

什么是 PBL？

1969 年，PBL 诞生于麦克马斯特大学。在创立过程中，创始者们广泛借鉴了各学科教学法，如商学的案例研究等（Neville and Norman，2007）。在随后几十年的发展过程中，PBL 发生了重大的变化。为了说明 PBL 的名与实，Barrows 撰文对 PBL 进行了分类（Barrows，1986）。在他的分类中，一端是基于案例的学习（case-based learning），另一端则是重复性 PBL（reiterative PBL）。在基于案例的学习中，教师完整介绍经过详细“解析”的案例；而在重复性 PBL 中，案例内容会随着学生的探索性学习而逐渐展开，讲师只为学生提供最基本的指导。所谓“重复”，是指让学生对自己在解决案例问题过程中的行为进行反思。

PBL 将疾病作为学生习得基础科学和临床科学相关知识的教学场景，其教学流程被一些学者划分为五个步骤（Barrows，1985）：①发现问题；②运用临床推理技巧解决问题，并在互动过程中确定学习需求；③自学；④将习得的知识应用于解决问题；⑤总结习得知识与技能。在重复性 PBL 中，在最后阶段，还要求学生对自己所使用的信息来源进行评估，并反思如何更好地解决问题。近年来，其他形式的 PBL 也得到了长足发展，比如越来越流行的马斯特里赫特七步法（Wood，2003）。该教学法对师生如何完成一轮 PBL 进行了详细说明，具体步骤如下：

1. 以临床问题开始，并为学生提供解决该问题所需的资源，包括详细的学习目标、印刷资料、视听资源、自我评价量表等，并指定负责提供资源的教师。
2. 学生分组学习，每组最好 6 ~ 8 名学生。
3. 由一名或多名带教老师主持集体讨论。
4. 学生确定自我学习目标，告知同伴需配合查找哪些信息，然后报告所学到的知识。不断收集信息，深入探究学习，循环往复，直至问题解决。
5. 学生从案例报告中得到反馈后，做总结汇报，分析自己采用方法的得失。
6. 在课堂上由学生本人、同学和带教教师对学生进行评估。

马斯特里赫特七步法（Wood，2003）则为

PBL 课程的授课教师（instructor）和学生制作了详细的流程清单：

第一步：识别并解释案例场景（scenario）中出现的陌生术语；委派记录员记录尚未解释的术语。

第二步：确定一个或多个待讨论问题；学生对具体讨论问题可能有不同看法，但都应考虑。记录员记录好商定的问题。

第三步："头脑风暴"，讨论问题，并在已有知识的基础上解释问题；学生利用彼此掌握的知识，找出有待完善的知识领域；记录员记录讨论全程。

第四步：回顾第二步和第三步，并为暂时解决方案添加解释；记录员整理解释并在必要时重组解释。

第五步：制定学习目标；小组就目标达成共识；导师（tutor）确保目标集中、可实现、全面且适当。

第六步：自学（学生收集与每个目标相关的信息）。

第七步：小组分享自学结果；导师检查学习情况，可以对小组进行评估。

这两种方法还有很多种衍生方法。麦克马斯特大学的教育理念具有三个主要特征：自主学习、PBL 和小组学习。而各种形形色色的 PBL，虽可说是对 PBL 的基本模式的颠覆和叛离，但万变不离其宗，都是"基于患者的问题"[①]。本文将以基于重复的 PBL 为基础展开，并在证据基础上，讨论各种 PBL 衍生模式。

PBL 的理论依据

PBL 优于其他教学方式的原因，有诸多理论解释。一些理论把重点放在学习过程上，另一些则放在了学习动机和人的需求上。我们重点回顾三种关注学习过程的理论，然后再介绍一个我们认为可用于 PBL 学习过程分析的理论框架——综合系统模型。

情境学习论

在 PBL 的诸多理论依据中，情境学习论可能是学界最早也最常引用的。情境学习论的前提假设是，若让学生在未来实践场景中学习，可改善学习效果、提高学生的信息运用能力。在 PBL 中，问题通常是基于真实医疗场景而设置的。情境学习论遭到了 Colliver（2000，p. 259）的批评，认为它缺乏证据支撑，且几乎没有任何临床教学不发生在医疗情境中。

信息处理论

有人将信息处理论视为 PBL 的理论依据（Schmidt，1983）。该理论的主要内容包括激活已有知识、特异性编码和阐述知识。激活已有知识指学生利用已掌握的知识去理解和构造新知识。特异性编码指学习场景与应用场景越相似，就越容易实现习得知识的迁移。阐述知识是指如果学生能通过讨论、回答问题等方式对知识进行阐述，则可以更好地实现知识的理解和记忆。各种形式的 PBL 都包含以上这三个主要内容。特异性编码在很大程度上涵盖了情境化学习理论的主要内容。故相比而言，信息处理论比情境化学习理论更能为 PBL 提供全面的理论支持。

合作学习论

合作学习论（cooperative learning，CL）是 PBL 的另一个理论依据。合作学习的必要前提是，参与合作者认为，要实现自己的学习目标，就必须要合作伙伴能实现他们的学习目标。PBL 中发生的小组学习高度符合合作学习的理念。在一项荟萃分析中，Qin、Johnson 和 Johnson（1995）分析了合作学习和竞争性学习对问题解决效果带来的差异。他们对合作的定义是：当成员间存在共同目标、互利互惠、资源共享和角色互补，就可认为他们产生了合作；对合作学习情境的定义是：参与合作者认为，要实现自己的学习目标，就必须要合作伙伴能实现他们的学习目标；对竞争的定义是：只有一个或几个团队成员能够通过超越其他人而实现预先设定的目标或获得提前承诺的奖励。三位作者通过荟萃分析得出的结论是，总体而言，"与竞争性学习相比，合作学习能更好地解决问题"。合作学习具有比较优势的一个可

---

① 此处所谓"问题"，即指某种疾病或某种生理状态，如妊娠。——译者注

能原因是，它可以更好地确保学习材料符合学生的认知发展水平。在合作学习中，学习者交流思想及纠正彼此错误的频率和效率比在竞争性学习中更高。本身就在理解学习材料上有困难的学生可能比专家更能找出其他学生产生误解的原因。

还有许多其他潜在的 PBL 理论依据，包括自我决定论（Williams et al.，1999）和控制论（Glasser，1986）。

因此，尽管 PBL 在创建之初并无专门理论依托，但在随后的实施过程中，发展出了诸多支撑理论。Albanese 等（2009a，b）整合多个模型和理论，提出综合系统模型（integrated systems model，ISM），并以之为理论框架，对在相对混乱的医疗环境中发生的学习行为加以解释。

用综合系统模型来观察学生

ISM 的大体结构包含六个主要部分：

1. 核心部分（superstructure）
2. 变化 / 适应
3. 反馈 / 重建
4. 环境 / 情境和资源
5. 功能互动
6. 由系统各部分共同构成的复杂适应系统（complex adaptive system，CAS）

在 ISM 框架下观察医学教育时，学习者可被视作一个由相互作用的微系统构成的复杂适应系统（Plsek，2001）。在微系统中的待学材料符合学生现有认知结构（现有认知结构也常被形象比喻为脚手架）是实现学习的关键。在 ISM 中，学生被视为正在学习如何实践的人，其任务是学习知识和技能，并习得专业特质，为实践做好准备。ISM 的核心部分主要参考 Stufflebeam（1966，1971，2000，2003）提出的情境、投入、过程和产品（CIPP）评估模型及几种人为因素工程设计（human factors engineering）模型（Carayon et al.，2006；Karsh，2006）。将学生表示为投入、过程、产品以及在这三个部分之上用环形表示的变化的集合。变化是让学习适应真实世界，引导学习者适应医学教育要求的关键。情境，由教育机构和毗邻的社区或关系接近的社群构成，是学生的实践场景，无时无刻不“围绕”着学生。投入是指学生为近期的学习、工作所做的准备或者其自身的基础，包括其先天条件、教育经历、生活经历、社会支持和储备能力等。过程指学生的学习过程。

储备处于投入之上。储备的资源用于满足超出常规的需求，为变化提供动力，使学习者能够尽其所能地取得成功。通过变化可以“填补空白”。新材料与现有认知结构和认知过程的一致性程度将决定学习所需的精力。

如果学生的认知框架存在缺口，无法吸收新材料，那么必须减少新材料，填补缺口，然后再提供新材料。即使材料适合学生的认知结构，学生能够吸收新材料，也需要反复验证，以确保长期的适切性。

将复杂材料分解为基本单元以填补知识空白耗时费力。这就需要调动变化循环和储备。即使教师已经将材料分解，学习者也必须在吸收新材料之前填补空白。换言之，这个过程中的负担需要教学双方共同承担，总耗时量更多。大脑要将新材料进行认知重构。这个过程需要一定的时间，此时学习者可选择睡眠、锻炼或社交。如果不进行认知重组，就会使已吸收材料遭到排斥，效果适得其反。无论学习者如何努力，都无法进步。学习者不能用太多的储备来填补空白，否则就会落后。

既往一般将 ISM 用于其他场景，在那些场景中产生的变化是非常态变化，而运用于 PBL 时，会有差异。在 PBL 中，学生是正在学习如何实践的人（Albanese，1999），主要任务是学习技能，使得自己技艺娴熟，以扮演专业角色，执行复杂任务。学习会为学习者带来回报，让他们获得更多的资源；给他们带来来自系统的认可，如来自同伴的积极反馈、优秀的成绩、晋升的机遇等。这些资源和认可反过来又成了学习者用于继续实践的储备。

ISM 和 PBL

ISM 与文献报告的本科医学教育典型模型有着根本性差异。原因是 ISM：①将学生和教师视为复杂适应系统；②提出了学习所需的资源储备这个概念；③要求教学内容的复杂程度和结构符合学生现有认知水平；④要求教学、研究和服务保持一致[①]。此外，通过将多个模型整合，ISM 实际上梳理总结了不同类型的 PBL 衍生模型，并厘清了其相互关系。ISM 有其突出的特点，同时又与既往 PBL 研究完美地融为一体。

操作性问题

“问题”的特征

从 ISM 的角度来看，基于问题的学习中的“问题”（也称为案例）需要满足框 3.1 中概述的标准。

Hays（2002）指出，好的“问题”应满足以下条件：①是期待学生解决的普遍性、典型性问题；②严重或可能严重，而通过适当的管理或治疗可能会改善结果；③对如何预防“问题”的发生，能带来启发；④包含跨学科知识与信息，涉及多个领域；⑤教师有共同教学目标；⑥能提出具体任务；⑦具有一定的复杂性，又符合学生已有知识水平。

问题形式可多样化，可以是对一种或多种症状的简短描述（几段文字），也可以是精心设计的模拟案例，甚至是模拟病人。Barrows（1986）认为，相对无组织、非综合、开放的形式，ISM 反而更能促进临床推理技能的应用，促进在实践情境下的知识构建及自主学习能力培养。ISM 建议，在课程早期，学生可以主要学习结构化学习材料，随着学生认知结构的发展进步，能更好地整合非结构化信息，可逐渐减少结构化材料的提供。

框 3.1 所选择问题的特征

问题应
- 符合学习者的认知发展水平
- 能帮助学生实现课程目标
- 能挑战学生超越自己的舒适区
- 能鼓励学生合作学习
- 是关键使命

由南伊利诺伊州大学发展的 PBL 模块（PBLM）模式与 Barrows 的非结构化 PBL 模式，在形式上非常一致。PBLM 使用文字介绍模拟的专科问题，同时又具有足够的灵活性，使学生能够进行几乎无限的探究。

密歇根州立大学发展的“焦点问题”PBL，是一种更结构化的 PBL。首先用文字引入一个临床问题，然后对病情的重大进展进行描述，之后提出问题，请学生停下来思考。这种“问题”设计可以帮助学生关注有多个解决方案的问题的决策过程（Jones et al.，1984；Wales and Stager，1972；Pawlak et al.，1989）。

“问题”的来源

PBL 案例可以从很多渠道获得。AAMC 已经开发了一个用于医学教育的同行评审资料库 MedEdPORTAL（http：//services.aamc.org/jsp/mededportal/）。该资料库中的案例均经过同行评估以保证质量。

前文提到过的 PBLMs 被汇编成书收入此库，以便学习者随时查阅病例。学习者可按任何顺序询问患者任何问题、执行任何部分的查体，也可按任意顺序开展任何诊断性检查。检查结果与真实临床结果一样。

“问题”选择中的问题

“问题”是 PBL 的关键。按照 ISM 的理念，PBL 中，必须以恰当顺序呈现有关学生技能 / 能力发展的问题，以促进学生胜任力的发展，但在选择问题时需格外谨慎。Hays（2002）警告道，PBL 选择的问题过多关注城市、中青年、急性病患者。他进一步指出，许多与农村健康相关问题中呈现的农村缺医少药，患者只能由大型教学医院临床医生救治。此外，原住民医疗的相关问题往往带有主流文化对原住民的刻板印象。

除了警惕可能会“潜入”案例本身的偏倚、偏见之外，确保所有学生群体都实现 PBL 的学习目标也是一项挑战。Coulson 和 Osbourne（1984）对 PBL 小组自报学习问题进行分析后发现，在教师认为必不可少的所有学习目标中，小组平均只意识到了 61%。Dolmans 等（1992）发现，在教师制定的目标

① 在中国的语境下就是要求做到“医教研”三位一体。——译者注

中，学生能够清晰意识到的只有 62%。因此，PBL 小组通常只能实现约 60% 的学习目标。除非案例是“螺旋式”的，即多个案例都先后关注同一个学习目标，并不断加大探讨的深度，否则 PBL 可能会留下知识空白。此外，后续案例也一定不能过于深入，否则学生为了能在 PBL 中与他人进行有意义的互动，将不得不调用储备来填补知识空白。

在临床阶段开展 PBL 碰到了一些问题。学生往往将真实的患者看做终极的 PBL 问题。这样一来，PBL 似乎就成了医疗的天然伙伴，因为它可以让学生以结构化的方式，暴露在一些难以用真实患者展示的临床内容中。但是，PBL 并不总是能很好地融入临床。曼彻斯特大学将 PBL 扩展到临床阶段后，Dornan 等（2005）采访了 14 位全科医生。他们报告，学生过度关注 PBL 病例，对临床中的发现丧失了兴奋感。

ISM 对在临床阶段 PBL 学习发出了一些警告。医疗系统会利用一切可能的手段建立储备求生存，特别是在恶劣环境中的生存。医疗系统可以使用 PBL 来弥补低效的教学带来的不足。在 Dornan 的研究中，临床医生报告了对病房教学的看法（2005，p. 167），其中提到了由于“床位数减少、住院时间缩短、工作模式变化、工作人员压力以及‘临床材料’范围狭窄而造成的教学限制”。门诊教学情况也不是很好，受访者提到了由于空间有限、工作压力、工作量负担、患者期望、教学时间成本等因素所带来的种种限制。由于临床环境似乎越来越不利于教学，PBL 可能成为维持临床教育质量合理水平的出路。如果医学教育继续向着基于胜任力的教育发展并要求学生展示在临床接触中可能无法掌握的核心技能，PBL 就更会成为维持教学水平的出路，成为获得这些技能的替代途径（Irby et al.，2010）。

带教老师

对于 PBL 所需的带教老师和支持系统，ISM 有很多话要说。

角色定义和期望

在招募带教老师之前，必须先确定带教老师的角色，并确定其是否能参与教学及可投入教学的时间、每周计划与学生小组会面的次数及用于 PBL 教学的其他时间（包括预计的回复学生邮件所需时间等）。

担任 PBL 带教老师不是一项轻松的工作。带教老师需要了解案例中使用的语言、术语及案例内容才能顺利完成工作。此外还需要在不影响学生主动学习的情况下管理小组动力，做到以公平、公正的方式评价学生，对师生间的界限保持足够的敏感性，又与学生保持最小程度的社交距离。与学生的私人关系会损害带教老师的运作能力，并且可能像学生之间产生的矛盾一样影响小组动力。

选择带教老师

成为 PBL 带教老师意味要参与所有的小组正式会面，不论会面发生在何时。这需要解决不同部门对教师时间的竞争性争夺问题。医学教师往往不得不同时身兼教学、研究和医疗三职。近年来，随着专业化发展的深入，医学教师肩负“三座大山”的困境有所缓解，他们可以选择成为研究教师或临床教师，只关注研究或临床工作。换言之，部分教师可通过主动承担研究任务，解放出其他教师来完成教学活动；或者，部分教师可主动承担教学任务，解放出其他教师来完成科研任务。

第二个问题是在带教老师生病或其他不得不缺勤的时候有没有后备教师。应为每位带教老师配备一位后备带教老师，或建立一个后备带教教师库。后备教师库中需要的备用教师数量可以从 10% 开始计算，并根据教师缺勤率和后备教师可用率，结合实际情况再进行调整。如果能为每位带教老师安排具体的后备带教老师，那就更好。优点在于，这样就可以针对他们将要担任的角色制定更具体的计划。在任何给定日期，能担任后备教师的人数可能都很有限，需要进行一番搜索，并提供一些激励。有时，可能会鼓励那些必须完成聘期工作任务的新教师进入后备带教老师队伍，并鼓励这些新教师在其研究或实践工作完成后，过渡到全职的带教老师。

第三个问题是带教老师是否必须具有案例相关专业知识。ISM 建议带教老师应对案例内容和原则有一定了解，要了解学生的潜在学习难点，并有助于小组保持动力，维持建设性工作关系。从案例专业知识角度来看，带教老师不一定要是案例相关学科专家。例如，在艰难梭状芽孢杆菌院内感染病例中，带教老师不一定非得是传染病专家或微生物学专家。带教老师在案例特定要素方面，尤其是在学生可能发现的相关要素方面应是专家。如果一个风湿病专家对梭状芽孢杆菌感染有所了解，那么他就可担任这个病例的带教老师。带教老师的作用不在于提供专业知识，而在于指导学生搜集相关信息。医生在这方面具有天然优势。他们可以更好地从临床角度讲授案例涉及的基础科学知识，但要注意讲授内容不能与学生的理解水平相距太远。基础科学家可以提供扎实的生物学基本概念，方便回顾病例，但其临床视角往往比较局限。ISM赞同由医生，特别是由全科医生担任带教老师，甚至认为较高水平的住院医师可能也是理想的带教老师。在一个案例的生物科学知识方面，他们与学生的知识水平不会相差太远，但在临床技能和检索信息的技能方面，他们会更有经验。

关于带教老师是否具有案例内容相关专业知识的意义研究尚不明确。在麦克马斯特大学原本的PBL课程设置中，导师不需要具备案例内容专业知识（Neville and Norman，2007）。课程开发人员认为，内容专家无法抗拒讲授的诱惑，会因讲授过多而挤占学生自学时间。Miflin（2004）认为，按照PBL创建初期的要求，导师应由医生担任，并默认导师具有一般的医学专业知识。在随后的研究中，有两项研究报告表明如果带教老师具有内容专业知识，学习结果会更好（Eagle et al.，1992；Davis et al.，1992）。Zeitz和Paul（1993）指出，这两项研究是在传统课程体系中小范围开展的PBL实验，学习者既往从未接触过PBL。按照他们的经验，带教老师是内容专家型教师更有助于从未接触过PBL的学生学习，但一两个月后，学生在以学生为中心的自主学习方面逐渐熟练，就不再需要依赖内容专家型带教老师。Zeitz和Paul（1993）进一步指出，让带教老师成为各方面内容专家也不太可行。他们还发现，带教老师引导一个案例3～5遍后，就能成长为“案例专家”。

与内容知识同样重要的是小组管理技能。ISM警告道，带教老师可通过一定途径来保持小组的参与动机，但这么做有利有弊。学生可能会故意迎合带教老师，以期获得良好的评价甚至是推荐。这可能会导致学生私下争夺小组学习中的主导角色。带教老师需要警惕这种行为，并以建设性的方式劝阻。这涉及相当复杂的人际交往能力，可能并非所有教师都具备。应有针对性地开展培训，以提高教师对这种行为的警惕性，并准备好解决问题的策略。

培训带教老师

ISM认为有效地组织和教学目标适当的案例是PBL取得成功的关键要素。教师和学生的时间很宝贵，一定要充分利用。需要为带教老师提供如何与学生互动的具体指南。从内容专家转变为带教老师并不一定水到渠成，自然而然，因此，有必要让内容专家在培训中练习扮演带教老师的角色。在角色扮演中，可使用接受过角色扮演专业训练的“标准化”学生辅助。

此外，还应向带教老师提供有关案例的所有相关信息、发放给学生的所有材料、指导学生检索信息要用到的材料，包括下一步的安排，并尽力帮助带教老师快速掌握案例相关知识（Zeitz and Paul，1993）。

带教老师需要准备好应对学生在PBL中可能出现的消极反应，尤其是在早期阶段。学生通常比较习惯教师直接教授知识，而不习惯在教师引导下自主学习。随着时间的推移，学生的自主性会提高，但在PBL早期阶段，学生会比较难以适应自主学习。

在PBL中比较容易出现退缩和规避行为（Bowman and Hughes，2005）。这两种行为在临床心理学小组研究中也经常出现。PBL与临床心理学小组研究一样，具有可能导致退缩和规避的四个相似特点：①较长的接触时间（通常每周＞6小时）；②导师扮演非指导性角色，只在学生面临不确定性时负责引导；③小组学习的不可预知性；④PBL中潜在的亲密关系。这些特点可能会导致学生和带教老师出现不良行为。Bowman和Hughes认为，为避免带教老师出现问题（如希望成为众人瞩目的对象，受到学生欢迎并掌控一切；以新的议程替代原本的任务；与学生恋爱等），在培训中和后续监督中，要明确 PBL 导师的主要任务，明确导师的角色和职业界限，不断审查和监督导师工作，并确保教师与学生建立友好关系，但不与学生开展亲密的社交活动。此外，他们还建议对所有 PBL 导师进行每月监督、同行观察和指导。

带教老师培训的最后一个问题是如何评价学生对该小组的贡献。如果期待带教老师承担这项工作，就要为其提供精心策划的培训。

师生比问题

对于小组成员-带教老师比例这一问题，目前还没有系统性研究。ISM 提供了一些指导，其他研究也提供了一些建议。ISM 指出，要充分发挥带教老师的作用，必须要保证带教老师的数量。这一点似乎是显而易见的。要做到这一点，必须首先确定带教老师的具体作用，然后评估可否每组配备一位或多位带教老师，或由一位带教老师在多个小组之间循环引导。我们假设，带教老师的主要作用是确保学生能保持在 PBL 的正轨上。可以由一位带教老师带领一个小组，并在预定时间内与小组会面；或者也可以由一个带教老师带领几个小组。在学生解散并开始完成作业之前，由他来审批学生的工作计划。如果学生们计划的方向有问题，带教老师可以给予指导，帮学生及时回到正确的轨道。学生按带教老师指导修订计划，递交教师批阅。如带教老师需同时评价每个学生参加小组讨论的情况，则需每组安排一位带教老师，以便全面了解情况。为避免评价者偏倚影响分数，可能每组要安排两个带教老师。如评价中要考虑单个学生的全程贡献，则评价者要出席所有的会面。总之，师生比要按预期带教老师将发挥的作用而定。

一些研究检验了一位带教老师指导多个小组的效果。Farrell 等（1999）研究了一个带教老师能否有效指导四组学生（每组有 3 ～ 4 个二年级学生）。结果发现，这四个小组的学生与接受传统教学学生在学习进展上相当。Khaliq（2005）报告，在讲授中引入解决问题的练习[①]后，学生满意度大幅提高。不过，Khaliq 的研究显然将解决问题的练习也宽泛地定义为了 PBL。

小组

最优规模

每个小组几个人最佳？既往研究提出的建议往往缺乏代表性数据或经验支持。ISM 建议小组规模要依据目标而定。这个看似简单的建议值得深究。小组在 PBL 中究竟有何作用？回答了这个问题，才能决定每个小组几个人以及由什么样的组员构成。ISM 进一步提醒道，小组要达到一定规模，避免任务耗尽组员的储备。一般来说，要确保在结构化会议中，每个组员有足够的发言时间，至少 10 分钟。所有组员的发言时间均等不太现实，但要让所有组员都有机会发言并阐明自己的观点。此外，还应要求每个小组成员在每次会议上都发言。每个小组成员至少应介绍上次会面结束后完成作业的情况，并参与有关自己负责调查部分结果的讨论，然后参与确立新任务的讨论（图 3.1）。

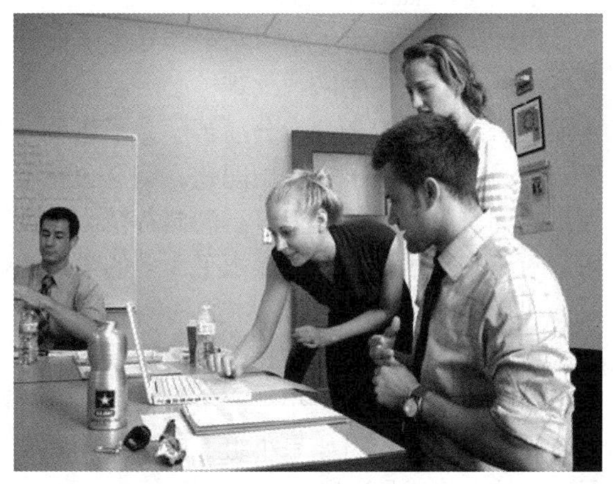

图 3.1　正在进行的 PBL

PBL 的某些要素已经应用到了多达 100 名学生的“小组”教学中（Woods，1996），但在关注 PBL 小组规模对教学影响的研究中，每组人数通常是 6 ～ 7 人（Lohman and Finkelstein，2002；Trappler，2006）。有关最佳小组人数的建议往往缺乏系统性证据。有人认为“小组成

① 实际等于一名教师带领多个 PBL 小组。——译者注

员不得超过 7 人，也不得少于 5 人。小组成员超过 7 人，就会导致勉强参加的组员有太多机会‘怠工’，少于 5 人会导致组员一直要‘亮相’，没有时间‘思考’”（Matheson，2007）。

组成

小组应由学生组成。但是，应由什么样的学生组成呢？ISM 建议随机分组，并根据性别和学习能力分层。有证据表明，男性和女性在小组中的功能有所不同，因此需要保持性别平衡，以避免某种风格主导。此外，“情侣”学生，尤其是已婚学生，应被分配到不同的小组。小组内部的私人关系可能会破坏小组内动力。最重要的一点是小组成员要有学习好的学生，也要有学习不太好的学生，特别是希望学生教学生的话。这样学习好的学生将会带领学习不太好的学生。合作学习模式中，教师可要求学生以口头报告形式展示学习结果，并告知学生会随机选人展示结果，以此推动学生间的同伴学习，让每一位组员都做好充分准备。即使不采用合作学习模式，ISM 也会建议将学生按学习水平分层。避免同一个小组集中太多较弱的学生（Hojat et al.，1997）。

ISM 提醒道，学生学习水平差异也不能过大。一些材料对差生来说太难，必须层层解析才能理解，学习起来会十分痛苦。为了将就差生，组员必须解决很多基础问题，但这会花费大量时间，好学生会觉得自己的储备精力被调用。对于知识水平低于同伴水平太多的学生来说，快速建立知识体系也很痛苦。

可能还要提前考虑在什么样的情况下允许学生换入别的组。要让小组产生凝聚力，需要的时间可能不同，但如果小组不能正常开展学习，应该允许成员退出。

结构（角色分配）

在 ISM 中，学生表现为复杂适应系统。把他们放在同一个组中，告诉他们要做什么，如何在 PBL 中“生存”，他们就知道该做什么，怎么生存。这个想法很好，但漏洞很多，而且过程可能很残忍。

为了使小组运行更加“文明”和高效，已有研究就角色分配提出了建议。Barrows（1985）建议，为了顺利开展 PBL，学生要扮演三种角色：PBL 模块阅读员、行动清单管理员、记录员。按 Barrows 所描述的场景，学生学习 PBL 模块的过程中要制定行动清单。因此，Barrows 建议让一名学生担任模块阅读员，让一名学生负责记录需要采取的行动清单，让一名学生负责活动的记录。

也有研究就小组成员的行为给出建议。Matheson（2007）建议，应强制所有学生参加 PBL 会面，以保证 PBL 的严肃性。他进一步建议，需要制定小组规则和标准，规定可接受的行为，例如何时可打断别人说话、对于迟到者的态度、在会谈期间是否允许进食、如果提前完成了当天任务该怎么办等。

技术的运用也正在困扰着小组的管理，有时甚至会干扰问题的解决。对此，Davis（2007）提出了详细建议。

时间管理

Baker（2007，个人交流）指出，当学生确定学习问题时，措辞往往不精确。这可能会导致后续讨论效率低下、耗时、不聚焦。PBL 的支持者可能认为这无伤大雅，是学生必经阶段，只有这样学生才能成为有效的问题解决者。为了培养学生解决问题的能力，让他们稍微“挣扎”一下可能也是不错的选择，但随着时间推移，学生应当提高效率。如果学生做不到，甚至效率进一步下降，带教老师应在让学生独立完成作业之前，主动指出陈述不清的部分。

时间管理很重要。如果学生不能很好地管理时间，那么带教老师可以帮他们记录时间并指出需要取得的进展。随着学生在 PBL 小组中工作能力的增强，时间管理的水平会提高（Sungur and Tekkaya，2006）。但在 PBL 初期，除上述三种角色之外，还需要任命一个计时员，特别是在持续超过分配时间的情况下。

资源

空间

最好有 PBL 专用房间，供小组专用。“这有助于小组形成凝聚力，等于给小组安个‘家’”（Matheson，2007，个人交流）。然而，在当今拥挤的教学场地中，专用空间可能很难获得。虽然专用空间很好，但目前还不清楚缺少专用空间是否会对学习产生不利影响。

教学资源 /IT 资源

藏书丰富的图书馆是一项重要资源。Nolte 等（1988）报告，在神经生物学课程采用 PBL 后，图书馆图书使用量增加了 20 倍。随着近年来在线文献资源的蓬勃发展，拥有良好的互联网也至关重要。此外，使用谷歌等搜索引擎进行网络搜索，有助于寻找政策声明和时事等非文献资料。但是，需要制定互联网使用指南，以免问题解决的过程变成网络搜索过程（Kerfoot et al.，2005）。ISM 认为，在课程的早期阶段，当学生拥有相对原始的认知结构时，这个问题尤为严重。在确定解决问题所需的信息时，没有太多的认知脚手架可以依靠，他们的搜索可能会分散且混乱，在检索过程中会浪费很多时间。可考虑请学术图书馆员提供高级检索培训。

白板和黑板对 PBL 学习有益。一些学校采用了电子黑板，可以对书写在黑板上的板书进行电子化捕捉。随着平板电脑设备等技术的发展，技术会变得越来越先进和好用。当学生专业角色成熟时，应提供给他们临床环境中任何可用的东西。但对机密信息，要严格遵守相关规定，限制访问。

可以将讲授作为教学资源提供渠道，但应限制总量。Barrows（1985）建议将讲授的时间限制在每天 1 ～ 1.5 小时。Barrows 还建议应将基础科学研究教师视为教学资源，让他们每周花费 4 ～ 6 小时与学生会面。

创造舒适环境

小组教学环境应尽可能地舒适、无压力。照明应充足，以便能看到将要共享的所有类型的教育资源。环境应舒适，但又不能使学生昏昏欲睡。学生应能够将食物和饮料带入讨论室。

标准化病人

早在 1973 年，Barrows 和 Tamblyn（1976）就报告了使用标准化病人进行 PBL 小组教学和评价。标准化病人对学习沟通技巧和体格检查技能特别有帮助，若能与小组会面则更好。根据小组会面目标的不同，有时可能需要雇佣教学用患者。标准化病人深谙教学艺术，了解学习内容，而且很会扮演特定疾病患者。如果目标仅仅是让学生有机会通过“真”人学习病史采集和体格检查，那么可能就不需要使用经过扎实培训的标准化病人。标准化病人的部署成本一般很高，应仔细考虑使用标准化病人是否会带来获益。

管理和治理

Barrows（1985）认为 PBL 与基于器官的课程设置最兼容，在这种课程设置中，课程与身体的不同器官相对应。因此，心血管系统课程会将解剖学、生理学和生物化学整合在一起。ISM 还支持按器官系统组织课程，因为它比传统的以学科为基础的课程结构更符合实际医疗情况。ISM 补充警告，要让学生充分发展认知结构，必须首先解决理论问题。如果能建立一个认知的上层结构，将知识存储在合适的位置，在学习时还能回想起来，那么新知识将得到更好的吸收。

然而，医学院教学是围绕着学科组织的，在此背景下如何开展基于器官系统的教学呢？为此，ISM 提出了一些警告。跨学科合作在以学科为基础教学的院校很难维持，因为各部门开展横向合作需要额外资源。因此，一旦 PBL 课程的“新鲜感”消失，用于变革的资源被重新用于其他目的，一切又将恢复原状。如果 PBL 没有配套的跨学科合作，就会不断消耗额外资源，从而消耗系统储备。从长远来看，这会破坏 PBL 课程体系，并可能是许多 PBL 课程体系变为混杂式课程体系的原因之一。

在美国，近期开办的部分院校已经（或正在）以一种创新的方式组织教学。例如，最近开始 PBL 课题的佛罗里达州立大学就组织了五个跨学科系：生物医学、医学人文和社会科学、临床科学、老年医学、家庭医学和农村卫生。另一所开设 PBL 课程的院校——新墨西哥大学医学院，将其生物科学学科组建为五个系：生物化学和分子生物学系、细胞生物学和生理学系、分子遗传学 / 微生物学系、神经科学系、病理学系。基于器官系统的课程体系和PBL需要跨学科合作才能达到预期效果。面对行政变革和预算削减，这些建立了跨学科学系的院校更有可能维持基于器官系统和PBL课程，因为与按学科组织教学的院校相比，这些院校用于维持PBL运转的资源更少。

在混杂式课程体系中，要注意避免过多的非PBL活动占用学生充分参与PBL的时间。医学院学习负担重，有时甚至超过学生可承受的程度，这一点是人所共知的。Barnes等（1977）通过分析医学院二年级学生临床文本阅读速度估算学生完成在二年级开设的“临床医学概论”课程作业所需时间。结果发现学生每周需要花费47小时完成作业。Klatt和Klatt（2011）进行了一项类似调查。他们发现，只是把所有学习资料阅读一遍，不考虑是否学会，学生每周也要花费28～41小时。

需要关注的不仅仅是PBL与其他教学活动的关系。医学院存在于一个复杂的医疗系统中，所以需要时刻保持警惕，确保PBL不会受到医疗系统中其他活动的干扰。

评价

ISM建议同时进行形成性评价和终结性评价。形成性评价的目的是在小问题变成大问题之前及时发现并解决它们，从而在提高教育质量的同时更有效地利用资源。终结性评价旨在评价学习的整体效果。

Barrows（1985）建议，为了实现形成性评价的目的，课程协调员每周要与小组会面。此外，信息技术使学生能通过电子邮件、短信或网站发帖等方式实时报告遇到的问题。应鼓励学生尽早报告学习中碰到的问题。应为学生保密，因为PBL很个人化，任何批评都可能被误解或被认为是针对个人。一旦发生误会，PBL却仍在进行过程中，会给形成性评价带来大问题。

终结性评价依据的是学生完成学习后教师收集到的信息，目的是确定学习效果。学生评分是最常用的终结性评价数据。学生是否成功实现课程目标也可以作为终结性评价的参考信息。对于临床前阶段的PBL课程，指导教师给学生的评分是非常有用的。对于整个课程来说，对毕业生的评分和毕业生在担任住院医师期间的主管给他们的评分也很有用（Hojat et al.，1997）。客观考试的成绩，特别是外部考试的成绩，也可以作为终结性评价的证据，但有人指出，在PBL预期培养技能检测上，此类考试敏感性较差。一般来说，综合使用各类数据来评估一个PBL项目更佳。每种类型的数据都有缺点，综合后，可互相弥补缺点。纵向追踪数据库对于终结性评价尤其重要。

评分制度

在PBL中给学生评分极具挑战，因为在PBL中，教师希望由学生帮助学生学习。如果评分制度设计不当，可能会阻碍同伴学习目标的实现。尤其是竞争性评分加上最高分固定配额可能会使学生担心自己处于劣势而不愿帮助他人。PBL的另一个组成部分是让学生分组工作，并在小组工作的基础上生成报告。在这种类型的活动中，难以精确评价个人表现。如此，采用及格/不及格分数制最为理想。但是，许多教师和学生都认为及格/不及格分数制并不能鼓励学生进步。为了表彰优秀，有时会添加“荣誉分”。另一个问题是评估者似乎不愿意给出不及格的分数，有时就使用擦边通过或低分通过来当做不及格和及格之间的缓冲。使用哪种评分制度取决于学校的目标及教师的习惯。除了给出分数外，还可以加上叙述性反馈，这种方法在见习教育中比较常见，也可以作为表彰优秀的另一种机制。这种方法也有助于建立纵向追踪数据库。在纵向追踪数据库中体现的学生在较长时间内取得的进步可能比在一个课程中体现的进步更为明显。

评价学生表现

评价学生的表现很难。下文简要介绍各种评价方式。细节可参考Nendaz和Tekian（1999）。图3.2显示了各种可以使用的评价方式。

多项选择题

多项选择题（multiple-choice question，MCQs）测试覆盖度较好，计分容易，因此使用很普遍。多项选择题是否可以评价PBL期望培养的

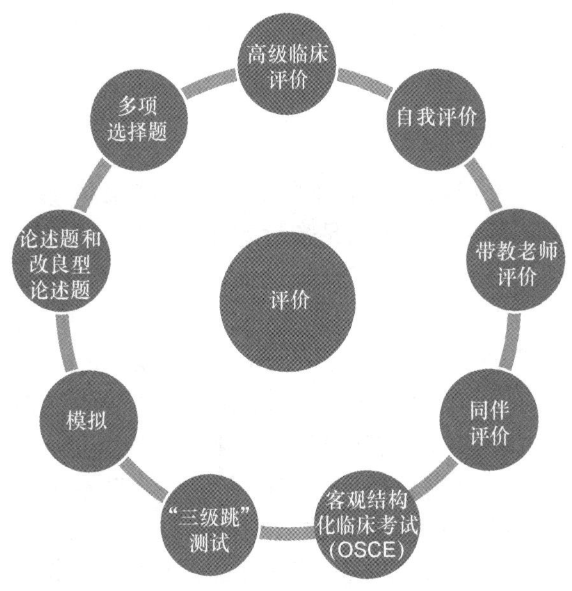

图 3.2　评价方式

解决问题能力，这点学界尚无定论，有人认为可以，有人认为不可以。当然，精心编制多项选择题是一项复杂的工作，不可能所有教师都掌握。

Case 和 Swanson（2001）建议使用从同一患者的临床表现中产生的多个多项选择题。这种题的潜在问题是，题目之间的相关性往往高于从不同患者表现中产生的题目。如果多项选择题都是来自同一个病例，就很可能会提高题目的内部一致性及信度估计值（高过从不同的患者表现中提取的病例的内部一致性及信度估计值）。虽然在低利害考试中，这可能不是一个关键问题，但已有研究发现，在一些极端情况下，信度可从 0.56 增加到 0.80（Albanese and Sabers，1988）。另一个问题是，在整个测试中，至少需要 11 个或更多不同的患者表现，才能获得可接受的概化结果（Petrusa et al.，1991）。而最需要考虑的是，使用的一系列选择题是否符合总体测试设计［通常称为规格表（table of specifications）］的要求——这是保证考试的内容效度的关键。

一种被称为进展测试（progress test）的选择题考试形式在 PBL 中被广泛使用。进展测试反映了课程的最终目标，并涵盖了与医学学位相关的所有学科和内容领域的知识。马斯特里赫特大学的试题有 250 个判断题，而麦克马斯特大学的试题则包含 180 个多项选择题。在马斯特里赫特大学，每年对所有学生进行四次进展测试，而在麦克马斯特大学，每年对学生进行三次进展测试。马斯特里赫特进展测试被发现与临床推理测试具有高度相关性（$r = 0.93$）（Boshuizen et al.，1997）。麦克马斯特进展测试经过深入的心理计量学分析，得到的连续测试重测信度在 0.53 ～ 0.64；累积分数的预测效度约为 0.60（Blake et al.，1996）。

进展测试的主要问题是效率低下。初试者会花很多时间尝试他们只能猜测的问题，而高水平考生则会花时间回答简单的问题。测量专家建议测试要适合学习者水平，这样才能最大程度上反映学习效果。但如果进展测试是唯一要占用学生时间，考查其知识掌握情况的主要评估方式的话，那么效率低下也是可以接受的。最关键的问题是，每道题都应对课程教授的内容有较好的区分度。在课程早期，应使用简单的题目对学生进行区分，在后期则应使用较难的题目以在高水平学生中体现区分度。应去除区分度在任何水平学生中都不佳的题目。

论述题和改良型论述题

论述题的结构性内容最少，而且可反映学生在遇到具体的患者问题时如何做出选择及选择背后的思维推理过程。然而，一个不擅长写文章的学生可能仅仅因此就无法充分体现自己的优势。

一种称为改良型论述题的题型已用于 PBL 的评估。它由关于某个问题的一系列标准化开放性问题组成，同时，还提供按时间顺序排列的病例相关信息。只有回答完一个问题，学生才能获得新的信息（Verwijnen et al.，1982）。Saunders 等（1990）介绍的改良型论述题涵盖了 9 个内科领域内容。论述题的优点是命题相对简单，缺点是评分很麻烦、耗时，也很难实现较好的评分者间信度。

模拟

McGuire 和 Babbott（1967）率先介绍了医学教育中的模拟。模拟可用于评价。一些模拟只做到诊断部分，另一些模拟则要延伸至患者管理。

"三级跳"测试

"三级跳"测试（triple jump exercise）的主要目的是评价临床问题解决能力和自主学习能力（Painvin et al.，1979）。在"三级跳"测试中，学生讨论一个书面介绍的临床场景，并确定相关的学习目标，自学学习材料，然后汇报结论并评价自己的表现。学生有时需要3小时才能完成测试，有时需要1周。这种评价通常用于形成性评价目的，很少用于评分目的，因为它很耗时，限制了可以评估的场景的数量。

客观结构化临床考试（OSCE）

近年来，OSCE得到了广泛应用，这无疑是受到美国医师执照考试第2步——临床技能的影响。在这个考试中，由12个医疗站组成简短型OSCE，美国医师执照考试于2004年开始实施这种考试方案。OSCE的优势首先在于其表面效度好，此外，所有应试者都会被暴露在标准化的临床场景中。很少有其他方法能以同等程度的标准化和信度来评价沟通等复杂的技能。OSCE的主要局限性是成本较高、需要大量后勤保障，比如需要招募、培训和管理标准化病人及管理设施的人员、需要至少11个地方来设置站点、需要向标准化病人付费等。越来越多的院校都正在建立评价中心，内设平时可用于教学的OSCE考场。

同伴/同行评价

同伴/同行评价有一定的吸引力，因为临床医生每天都要决定自己愿意将患者转介给哪些同行，这也算是一种同伴/同行评价。ISM对在学生中开展同伴评价发出警告。因为学生仍在了解成长为专业人士需要具备哪些条件，缺乏同伴评价所需的坚实的基础知识。此外，学生之间可能会相互竞争，使得同伴评价在一定程度上存在利益冲突。更麻烦的是，如果采用合作学习模式，学生就要教同伴。既要让他们教同伴又要让他们评价同伴，这是有内在矛盾的。而且，如果在经过同伴评价后，还要让学生继续在小组中学习，那么小组的交流和互动就会受到干扰。谨慎使用同伴评价为学生评分。ISM不太赞同对学生学习成绩和小组贡献开展同伴评价，更支持对教师教学贡献开展同行评价。

带教老师评价

人们对"基于辅导的评价"越来越感兴趣，其主要评价人是带教老师。目前，已有多种量表可用于带教老师评价学生表现，但长度和使用频率差异明显。Hebert和Bravo（1996）建议使用有44道题的Tutotest。Ladouceur等（2004）建议使用有31道题的一种量表，但带教老师仍觉得用这种量表来评价学生会给自己带来沉重负担。一些研究者已经探索了使用5道或更少题目的量表（Eva et al.，2007；Chaves et al.，2006；Sim et al.，2006）。建议在每一单元结束时使用较长的量表，在每一次PBL会面结束时使用较短的量表。在每个单元结束时完成的评估，每2～6周进行一次；在一个单元完成时，总共会有4～18次课后评价。有研究报道后一种方法可改善测量结果的心理测量学特性。

自我评价

PBL的目标之一是培养自主学习技能。实现这一目标的关键之一是准确自我评价优缺点，并找出改善缺点的方法。自我评价是获得自主学习技能的关键。然而，尚不清楚是否有人真的擅长自我评价。如果自我评价中存在利害关系，那么就难免会存在利益冲突。

比较自我评价与实际成绩或表现的研究发现，表现较差的人倾向于高估表现，表现出色的人倾向于低估表现（Kruger and Dunning，1999；Ward et al.，2002）。这种规律在各种技能评价结果中普遍存在。因此，使用自我评价方式可能会让表现出色的人吃亏，给表现较差人的加分。虽然自我评价对学生来说是一种很好的体验，但在评分时应谨慎使用。

高级临床评价

对于高年级学生，可采用小型临床评估演练（mini-CEX，Norcini et al.，2003）、脚本一致性测试（script concordance tests，Brailovsky et al.，2001）和口试（Anastakis et al.，1991）等临床胜任力评价方式。

PBL 的有效性

从 PBL 诞生以来就一直困扰着它的问题是，PBL 可以在多大程度上实现其预期教学目的，可以为学习者带来哪些改变。其中包括，通过 PBL，学生是否成为自主学习者，是否对自己的学科有了更深入的了解，是否已做好准备将学到的医学科学知识应用于医疗。如何体现这些改变一直是一项挑战。自 1990 年以来，已经诞生了数百项旨在测试这些改变的研究和至少 13 篇主要的综述。

而系统综述一般只收集了少数几个对照研究的结果（Vernon and Blake，1993；Colliver，2000；Newman，2003），或采用主题法（Berkson，1993），或使用“最佳证据”。所谓“最佳证据”指的是，如有可能，尽可能使用效应值，否则就采用主题法（Albanese and Mitchell，1993）。这些系统综述的结论让那些确信 PBL 很好的人大失所望。Vernon 和 Blake（1993）得出的结论是：结果普遍支持 PBL 优于传统教学方法。Albanese 和 Mitchell（1993）在指出纳入综述的文献有局限性后，做出如下结论：PBL 更能促进人的成长，过程更愉悦，并且以 PBL 方式培养的毕业生在临床考试和教师评价中表现也不错，有时甚至比传统教学法培养出来的毕业生更好。但他们也在结论中指出，PBL 毕业生在认知知识基础上显示出潜在的重要空白，没能展现专家水准的推理能力，而且 PBL 成本高昂。Berkson（1993）坚信 PBL 授课毕业生与传统授课毕业生没有质量区别。她进一步指出，PBL 可能会给学生和教师带来压力，实施过程的成本和代价可能会超过师生承受能力。Dochy 等（2003）得出的结论是，PBL 对学生技能发展有显著统计学差异的积极效应，而对学生知识有无显著统计学差异的负向效应。Smits 等（2002）得出的结论是：

> 没有一致的证据表明，继续医学教育中基于问题的学习在提高医生的知识和表现方面优于其他教育手段。（p. 155）

Newman（2003）通过系统综述和荟萃分析得出的结论也不那么令人鼓舞。仅针对“知识积累”这个结果，就有超过 3 项研究符合纳入标准。在“知识结果”方面，在 39 个纳入计算的效应值中，有 16 个提示 PBL 组更佳，有 23 个提示对照组更佳。总体来说，在 Newman 的综述中，文献反映的情况是，PBL 不足以带来多大的效果。Dochy 等（2003）对 43 项研究进行了荟萃分析，认为 PBL 对学生的知识基础有负向影响（效应值＝－ 0.776），但对学生的知识应用有正向影响（效应值＝＋ 0.658）。Gijbels 等（2005）报告了对 40 项研究进行的另一项荟萃分析，他们用 PBL 结果评估中的三个认知技能——概念、原理和应用——构成的函数来分析 PBL 的效果。他们发现，PBL 对概念有轻微的负向效应（－ 0.042），对原理和应用有正向效应（分别为 0.748 和 0.401）。

但是，对 PBL 的分析必须区分 1993 年以前进行的研究和 1993 年以后进行的研究。1993 年发表的 3 篇综述中的教学模式显然发生了转变，实际上是混杂式课程。这种教学模式既通过讲座为学生提供学科概念框架——这算是结构化教学活动，又有专门用于 PBL 的时间。冒着只挑选阳性结果研究的风险，我们重点讨论相关研究。

Hoffman 等（2006）将密苏里大学医学院 PBL 实施前毕业生（1993—1996 届）和实施后的毕业生（1997—2006 届）在 USMLE（美国医师执照考试）第 1 步和第 2 步的成绩与全国其他毕业生的成绩进行了比较，并将实施 PBL 前后住院医师培训项目主任对学生的评分进行了对比，此外，还分析了该校学生 USMLE 成绩与医学院入学考试（MCAT）成绩之间的关系。

除非课程对学生能力的影响不成比例，否则 MCAT 的效应值（使用每届学生平均水平与全国平均水平和标准差进行比较）应与第 1 步和第 2 步的效应值相当。在实施 PBL 之前的年份中，第 1 步的效应值几乎与 MCAT 的效应值相同，大约比全国平均水平低 1/4 个标准差。第 2 步的效应值甚至更不明显，大约比全国平均水平低 0.5 个标准差。自 PBL 引入后的 8 ～ 9 年过渡期，情况有了显著改善。在此期间，MCAT 效应值从－ 0.23 增加到平均－ 0.06，上升了 0.29；但第 1 步和第 2 步的变化更大。第 1 步从－ 0.25 增加到平均＋ 0.30。第 2 步从－ 0.50 增加到平均 0.38。因此，在实施 PBL 期间，第 1 步和第 2 步的成绩分别超出了按 MCAT 预测的评分 1/4 和 0.5 个标准差。他们实施的 PBL，最恰当的分类应该是混杂式 PBL。他们有大约 10 小时的讲授时间，花在 PBL 上的时间也是 10 小时。这超出了 Barrows（1985）建议的讲授时间限制（每天 1.5 小时～每周 7.5 小时）。另外，在实施 PBL 的同时，他们还将班级人数从 112 人减少到 96 人。

Schmidt 等（2006）比较了荷兰一所开展 PBL 院校的 820 名毕业生（总体 2081 人，应答率 39%）和一所开展传统教学院校的 621 名毕业生（总体 3268 人，应答率 19%）自评的专业胜任力。在团队合作能力、人际交往能力和组织会议能力等人际交往胜任力上，PBL 毕业生自评效应值比传统教学法学生高 1.30。在自主学习能力、解决问题能力和信息收集能力等 PBL 相关胜任力上，PBL 毕业生自评效应值比传统教法学生高 0.78。在一般学术能力和任务支持能力方面，两组人群的差值分别为 0.14 和 0.31，差异较小，但 PBL 毕业生仍然有优势。

Schafer 等（2006）开展了一项随机试验，对比 PBL 与传统课程条件下，学生的基础科学和临床知识习得情况。由于人数限制，将申请上 PBL 课程的学生随机分配入 PBL 组（$N=122$）或传统教学组（$N=129$），其余学生采取传统教学法（$N=617$）。采用 200 道题的进展测试在三个时间点（第一、第三和第五学期初）对三组学生进行比较。结果显示，所有组在基础科学部分都取得了可比的增长，但到了第三次考试，PBL 组学生在临床部分表现超过了其他两组，效应值大于 1.17。

Albanese 等（2006）分析了一所医学院 PBL 轨道和传统授课轨道的学生本科阶段理科平均绩点（SGPA）与 USMLE 第 1 步失败率之间的关系，并将该校 PBL 轨道学生情况和其他三所传统医学院学生情况进行对比。虽然三个组的总失败率并没有大的差异（2%），但是在 PBL 轨道中，三个组达到总失败率的模式是不同的。在传统授课轨道和三所传统医学院，SGPA 与第 1 步失败率之间呈现出相对线性的关系。但在 PBL 学校中，SGPA 低于 3.0 的学生几乎没有失败者；当 SGPA 介于 3.0～3.4 时，PBL 组的失败率明显高于其他两组；当 SGPA 超过 3.4 时，PBL 组的失败率与其他两组相似。

这些结果令人担忧，PBL 对于某些学生可能更好，特别是那些在先前课程中成绩相对较差的学生（SGPA ＜ 3.0），而对于在先前课程中成绩相对较好的学生（SGPA 3.0～3.4）则更差。虽然这些结果还需要其他院校的证实，但这可能解释了为什么 PBL 研究的结果很不一致。如果一些学生表现得更好，而另一些学生表现得更差，效果将很难被发现，因为正负会相互抵消。另一个可能影响 PBL 研究的因素是流失率。Schmidt 等（2009 年）发现荷兰 PBL 学校的流失率大大低于传统学校。假设学业问题是退学的主要原因，在传统学校中表现较差的学生被淘汰的比率较高，这就可能会导致传统学校最后的得分较高，掩盖了学生在传统课程中的整体表现较差的事实（Albanese, 2009）。

结论

- PBL 具有很多重要优点，如提供了能够激发学习动力的患者问题、让学生及早接触临床思维、创建良好的学习环境等。
- 一些医疗系统认可并适当奖励教师以促进教师教学，并建立了减轻临床服务和研究压力的机制，这样的系统最有可能保证 PBL 课程的延续性。
- 如果人们可以对广泛定义的 PBL 持开放态度，那么它的各种变体可适用于几乎任何预算水平和任何硬件条件，这一点已有研究证实。
- 尽管对 PBL 效果的研究尚无定论，但有一些证据表明，经过 PBL 训练，学生可以更好地掌握临床知识和技能，而且一直以来都有研究发现，学生和教师都喜欢 PBL，在某些情况下，PBL 甚至还可能减少学生流失率。

参考文献

Albanese, M.A. (1999) Students are not customers: a new model for medical education, *Acad Med.* 74(11): 1172–1184

Albanese M.A. (2009) Life is tough for curriculum researchers. *Med Educ.* 43: 199–201

Albanese M.A., Colliver J., and Dottl S.L. (2006) Effects of tutors with case expertise on problem-based learning issues Proceedings of the Annual Meeting of the Association for Medical Education in Europe. 14–18 September 2006. Cotone Congressi, Genoa, Italy, Abstract 10H1, p. 208

Albanese M.A., Mejicano G.C., Xakellis G., and Kokotailo P., (2009a) Physician practice change I: a critical review and description of an integrated systems model, *Acad Med.* 8(84): 1043–1055

Albanese M.A., Mejicano G.C., Xakellis G., and Kokotailo P. (2009b) Physician practice change II: implications for the future of continuing medical education. *Acad Med.* 8(84), 1056–1065.

Albanese M.A. and Mitchell S. (1993) Problem-based learning: a review of literature on its outcomes and implementation issues. *Acad Med.* 68: 52–81

Albanese M.A. and Sabers D.L. (1988) Multiple true-false items: a study of interitem correlations, scoring alternatives and reliability estimation. *J Educ Meas.* 25(2): 111–123

Anastakis D.J., Cohen R., and Reznick R.K. (1991) The structured oral examination as a method for assessing surgical residents. *Am J Surg.* 162(1): 67–70

Barnes, H.V., Albanese, M., and Schroeder, J. (1977) An approach to realistic reading assignments in an Introduction to Clinical Medicine Course (ICMC). In P. Stillman (ed.) *Update: Introduction to Clinical Medicine.* Monograph published by the Group on Medical Education, Association of American Medical Colleges.

Barrows, H.S. (1985) *How to Design a Problem-based Curriculum for the Preclinical Years.* New York: Springer Publishing Company

Barrows, H.S. (1986) A taxonomy of problem-based learning methods. *Med Educ.* 20: 481–486

Barrows, H.S. and Tamblyn, R.M. (1976) An evaluation of problem-based learning in small groups utilizing a simulated patient. *J Med Educ.* 51: 52–54

Berkson, L. (1993) Problem-based learning: have the expectations been met? *Acad Med.* 68(10): S79–S88

Blake, J.M., Norman, G.R., Keane, D.R., Mueller, C.B., Cunnington, J., and Didyk, N. (1996) Introducing progress testing in McMaster University's problem-based medical curriculum: psychometric properties and effect on learning. *Acad Med.* 71: 1002–1007

Boshuizen, H.P., van der Vleuten, C.P., Schmidt, H.G., and Machiels-Bongaerts, M. (1997) Measuring knowledge and clinical reasoning skills in a problem-based curriculum. *Med Educ.* 31: 115–121

Bowman, D. and Hughes, P. (2005) Emotional responses of tutors and students in problem-based learning: lessons for staff development. *Med Educ.* 39(2): 145–153

Brailovsky, C., Charlin, B., Beausoleil, S., Côté S., and van der Vleuten, C. (2001) Measurement of clinical reflective capacity early in training as a predictor of clinical reasoning performance at the end of residency: an experimental study on the script concordance test. *Med Educ.* 35: 430–436

Carayon, P., Schoofs Hundt, A., Karsh B.T., et al. (2006) Work system design for patient safety: The SEIPS model. *Qual Saf Health Care.* 15: i50–i58

Case, S.M. and Swanson, D.B. (2001) Constructing written test questions for the basic and clinical sciences. 3rd edn. Philadelphia, PA: National Board of Medical Examiners

Chaves, J.F., Baker, C.M., Chaves, J.A., and Fisher, M.L. (2006) Self, peer and tutor assessments of MSN competencies using the PBL-evaluator. *J. Nursing Educ.* 45(1): 25–31

Colliver, J.A. (2000) Effectiveness of problem-based learning curricula: Research and theory. *Acad Med.* 75(3): 259–268

Coulson, R.L. and Osborne, C.E. (1984) Insuring curricular content in a student-directed problem-based learning program. In H.G. Schmidt and ML. de Volder, eds., *Tutorials in Problem-based Learning*, pp. 225–229. Maastricht, The Netherlands: Van Gorcum, Assen

Davis S. (2007) Establishing small group ground rules. http://www.oucom.ohiou.edu/fd/group_ground_rules.htm, accessed 18 February 2013

Davis, W.K., Nairn, R., Paine, M.E., Anderson, R.M., and Oh, M.S. (1992) Effects of expert and non-expert facilitators on the small-group process and on student performance. *Acad Med.* 67: 470–474

Dochy, F., Segers, M., Van den Bossche, P., and Gijbels, D. (2003) Effects of problem-based learning: a meta-analysis. *Learning and Instruction*, 13, 533–568.

Dolmans, D.H.J.M., De Grave, W., Wolfhagen, I.H.A.P., and van der Vleuten, C.P.M. (2005) Problem-based learning: future challenges for educational practice and research. *Med Educ.* 39: 732–741

Dolmans, D.H.J.M., Gijselaers, W.H., and Schmidt, H.G. (1992) Do students learn what their teachers intend they learn? Guiding processes in problem-based learning. Paper presented at the Annual Meeting of the American Educational Research Association, San Francisco, California, April 1992

Dornan, T., Scherpbier, A., King, N., and Boshuizen, H. (2005) Clinical teachers and problem-based learning: a phenomenological study. *Med Educ.* 39: 163–170

Eagle, C.J., Harasym, P.H., and Mandin, H. (1992) Effects of tutors with case expertise on problem-based learning issues. *Acad Med.* 67: 465–469

Eva, K.W., Solomon, P., Neville, A.J., et al. (2007) Using a sampling strategy to address psychometric challenges in tutorial-based assessments. *Adv Health Sciences Educ.* 12(1): 19–33

Farrell, T., Albanese, M.A., and Pomrehn, P. (1999) Problem-based learning in ophthalmology: A pilot program for curricular renewal, *Arch Ophthalmol.* 117: 1223–1226

Gijbels, D., Dochy, F., Van den Bossche, P., and Segers, M. (2005) Effects of problem-based learning: a meta-analysis from the angle of assessment. *Rev Educ Res.* 75: 27–61

Glasser, W. (1986) *Control Theory in the Classroom.* New York, NY: Harper and Row.

Hays, R. (2002) Problems with problems in problem-based curricula, *Med Educ.* 36: 790

Hebert, R. and Bravo, G. (1996) Development and validation of an evaluation instrument for medical students in tutorials. *Acad Med.* 71(5): 488–494

Hoffman, K., Hosokawa, M., Blake, R., Headrick, L., and Johnson, G. (2006) Problem-based learning outcomes: Ten years of experience at the University of Missouri-Columbia School of Medicine. *Acad Med.* 81(7): 17–25

Hojat, M., Gonnella, J., Erdmann, J., and Veloske, J. (1997). The fate of medical students with different levels of knowledge: are the basic medical sciences relevant to physician competence? *Adv Health Sciences Educ.* 1: 179–196

Irby, D.M., Cooke, M., and O'Brien, B.C. (2010) Calls for reform of medical education by the Carnegie Foundation for the Advancement of Teaching: 1910 and 2010. *Acad Med.* 85(2): 220–227

Jones, J.W., Bieber, L.L., Echt, R., Scheifley, V., and Ways, P.O. (1984). A problem-based curriculum—ten years of experience. In: H.G. Schmidt and M.L. de Volder, (eds) *Tutorials in Problem-based Learning* (pp. 181–198). Assen, The Netherlands: Van Gorcum

Karsh, B.T., Holden, R.J., Alper, S.J., and Or, C.K. (2006) A human factors engineering paradigm for patient safety: designing to support the performance of the healthcare professional. *Qual Saf Health Care.*15: 59–65

Kerfoot, B.P., Masser, B.A., and Hafler, J.P. (2005) Influence of new educational technology on problem-based learning at Harvard Medical School. *Med Educ.* 39(4): 380–387

Khaliq, F. (2005). Introduction of problem-solving activities during conventional lectures. *Med Educ.* 5(39): 1146–1147

Klatt, E.C. and Klatt, C.A. (2011) How much is too much reading for medical students? Assigned reading and reading rates at one medical school. *Acad Med.* 87(9): 1079–1083

Kruger, J. and Dunning, D. (1999) Unskilled and unaware of it: how difficulties in recognizing one's own incompetence lead to inflated self-assessments. *J Personality and Social Psychology.* 77(6): 1121–1134

Ladouceur, M.G., Rideout, D.M., Black, M.E., Crooks, D.L., O'Mara, L.M., and Schmuck, M.L. (2004) Development of an instrument to assess individual student performance in small group tutorials. *J. Nursing Educ.* 43(10): 447–455

Lohman, M.C. and Finkelstein, M. (2002) Designing cases in problem-based learning to foster problem-solving skill. *Eur J Dent Educ.* 6(3): 121–127

McGuire, C.H. and Babbott, D. (1967) Simulation technique in the measurement of problem-solving skills. *J Educ Meas.* 4(1): 1–10

McMichael, J. (1955) Adult education: for the academic clinical teacher. *BMJ.* 2: 510

Miflin, B. (2004) Problem-based learning: the confusion continues. *Med Educ.* 38: 921–926

Nendaz, M.R. and Tekian, A. (1999) Assessment in problem-based learning medical schools: a literature review. *Teach andLearn Med.* 11(4): 232–243

Neville, A.J. and Norman, G.R. (2007) PBL in the undergraduate MD program at McMaster University: three iterations in three decades. *Acad Med.* 82(4): 370–374

Newman, M. (2003) A pilot systematic review and meta-analysis on the effectiveness of problem based learning. On behalf of the Campbell Collaboration Systematic Review Group on the effectiveness of problem based learning. Newcastle, UK: University of Newcastle, Learning and Teaching Support Network

Nolte, J, Eller, P., and Ringel, S.P. (1988) Shifting toward problem-based learning in a medical school neurobiology course. In: *Research in Medical Education*, Proceedings of the Twenty-Seventh Annual Conference, pp. 66–71. Washington, DC: Association of American Medical Colleges

Norcini, J.J., Blank, L.L., Duffy, F.D., and Fortna, G.S. (2003). The Mini-CEX: A Method for Assessing Clinical Skills. *Ann Intern Med.* 138(6): 476–481

Painvin, C., Neufeld, V., Norman, G., Walker, I., and Whelan G. (1979) The 'triple jump' exercise—a structured measure of problem solving and self directed learning. *Annual Conf Res in Med Educ.* 18: 73–77

Pawlak, S.M., Popovich, N.G., Blank, J.W., and Russell, J.D. (1989) Development and validation of guided design scenarios for problem-solving instruction. *Am J Pharm Educ.* 53: 7–16

Petrusa, E.R., Blackwell, T., Carline, J., et al. (1991) A multi-institutional trial of an objective structured clinical examination. *Teach andLearn Med.* 3: 86–94

Plsek, P. (2001) Redesigning health care with insights from the science of complex adaptive systems. In: Committee on Quality of Health Care in America. Institute of Medicine. Crossing the Quality Chasm: A New Health System for the 21st Century (pp. 309–323). Washington, DC: The National Academies Press,. http://www.nap.edu/openbook.php?record_id=10027andpage=309 Accessed 18 February 2013

Qin, Z., Johnson, D.W., and Johnson, R.T. (1995) Cooperative versus competitive efforts and problem solving. *Rev Educ Res.* 65(2): 129–143

Saunders, N.A., McIntosh, J., McPherson, J., and Engel, C.E. (1990) A comparison between University of Newcastle and University of Sydney final-year students: knowledge and competence. In: Z.M. Nooman, H.G. Schmidt, and E.S. Ezzat (eds) *Innovation in Medical Education: An Evaluation of Its Present Status* (pp. 50–63). New York: Springer Publishing Company

Schafer, T., Huenges, B., Burger, A., and Rusche, H. (2006) A randomized controlled study on the progress in knowledge in a traditional versus problem-based curriculum. Proceedings of the 2006 Annual Meeting of the Association for Medical Education in Europe. 14–18 September 2006. Cotone Congressi, Genoa, Italy, Abstract 10H2, p. 208

Schmidt, H.G. (1983) Problem-based learning: rationale and description. *Med Educ.* 17: 11–16

Schmidt, H.G., Cohen-Schotanus, J., and Arends, L.R. (2009) Impact of problem-based, active learning on graduation rates for 10 generations of Dutch medical students. *Med Educ.* 43: 211–218

Schmidt, H.G., Vermeulen, L., and van der Molen, H.T. (2006) Longterm effects of problem-based learning on the attitudes of undergraduate health care students. *Med Educ.* 40(6): 562–567

Sim, S.M., Azila, N.M., Lian, L., Tan, C.P., and Tan, N.H. (2006) A simple instrument for the assessment of student performance in problem-based learning tutorials. *Ann Acad Med Singapore.* 35(9): 634–641

Smits, P., Verbeek, J., and De Buisonje, C. (2002) Problem based learning in continuing medical education: a review of controlled evaluation studies. *BMJ.* 324: 153–156

Stufflebeam, D.L. (1966) A depth study of the evaluation requirement. *Theory Pract.* 5: 121–133

Stufflebeam, D.L. (1971) The relevance of the CIPP evaluation model for educational accountability. Presented at the annual meeting of the American Association of School Administrators, Atlantic City, NJ, 24 February 1971. http://www.eric.ed.gov/PDFS/ED062385.pdf Accessed 19 March 2013

Stufflebeam, D.L. (2000). The CIPP model for evaluation. In: D.L. Stufflebeam, G. F. Madaus andand T. Kellaghan (eds) *Evaluation Models* (Chapter 16, pp. 279–317). 2nd edn. Boston: Kluwer Academic Publishers.

Stufflebeam, D.L., (2003) The *CIPP Model for Evaluation: An update, a review of the model's development, a checklist to guide implementation* Presented at the *2003* Annual *Conference of the Oregon Program Evaluators Network* (OPEN), *Portland, Oregon.*

Sungur, S. and Tekkaya, C. (2006) Effects of problem-based learning and traditional instruction on self-regulated learning. *J Educ Res.* 99(5): 307–320

Trappler, B. (2006) Integrated problem-based learning in the neuroscience curriculum—the SUNY Downstate experience. *BMC Med Educ.* (6: 47

van der Vleuten, C.P.M., Verwijnen, G.M., and Wijnen, W.H.F.W. (1996) Fifteen years of experience with Progress Testing in a problem-based learning curriculum. *Med Teach.* 18: 103–109

Vernon, D.T.A., and Blake, R.L. (1993) Does problem-based learning work? A meta-analysis of evaluative research. *Acad Med.* 68: 550–563.

Verwijnen, M., Imbos, T., Snellen, H., Stalenhoef, B., Sprooten, Y., and van der Vleuten C. (1982) The evaluation system at the medical school of Maastricht. In: H.G. Schmidt, M. Vries, and E.S. Ezzat (eds) *Innovation in Medical Education: An evaluation of its present status* (pp. 41–49). New York: Springer

Wales, C.E. and Stager, R. (1972) Design of an educational system. *Eng Educ.* 62: 456–459

Ward, M., Gruppen, L., and Regehr, G. (2002) Measuring self-assessment: current state of the art. *Adv Health Sciences Educ.* 7: 63–80

Williams, G.C., Saizow, R.B., and Ryan, R.M. (1999) The importance of self-determination theory for medical education. *Acad Med.* 74(9): 992–995

and Wood, D.F. (2003) ABC of learning and teaching in medicine: problem based learning. *BMJ.* 326: 328–330

Woods, D.R. (1996) Instructor's Guide for '*Problem-based Learning: how to gain the most from PBL*' 3rd edn. Hamilton. W. L. Griffin Printing, Ontario

Zeitz, H.J. and Paul, H. (1993) Facilitator expertise and problem-based learning in PBL and traditional curricula. *Acad Med.* 68(3): 203–204

第4章

跨专业教育：在医疗与社会照护中共同学习 Interprofessional education: learning together in health and social care

Hugh Barr & Richard Gray

译者：周文静　审校：林常敏　刘喆汇

经过近50年的探索，现在已经有足够的证据表明，跨专业教育能够实现有效的协作实践，反过来也优化了卫生服务、加强了卫生系统、改善了卫生结果。

世界卫生组织，2010

Framework for Action in Interprofessional Education and Collaborative Practice, Geneva：WHO，2010. 资料来源 http：//www.who.int/hrh/resources/framework_action / en. 检索日期 2013 年 5 月 10 日

引言

如果没有专业机构的力量和它们所起的带头作用——尽管这种带头作用是有代价的——我们很难想象医疗和保健方面能取得现有的进步。随着医学和技术的发展，专业及其之下的二级专业激增，这使专业间的协作变得更加复杂、成本更高、时间更长、问题也更多。患者是受益了，但照护却变得碎片化了（General Medical Council，2011）。

不仅如此，现在的医生和其他专业人员所面对的患者与以往相比，病情更复杂、自理能力更差、要求也更高，这一点在较富裕国家突出表现为带着多种慢性、复杂疾病长期生存的老年人数量增多（Department of Health，2010），在较贫穷国家中，则表现为受婴儿死亡率、营养不良、致命性儿童疾病和人类免疫缺陷病毒（HIV）大流行困扰的家庭数量增多（Crisp，2010）。面对种种超出其职业定位和职责范围的问题，医生有三种选择：搁置那些他们没有接受过授权或培训的问题；或越俎代庖，将自己置身于压力、超负荷和对患者照护不周的风险中；或与其他专业合作以分散负担，从而更充分地满足各种需求。

敏锐的医生很快就认识到，贫困、失业、家庭破裂、无家可归或移民可能会使患者的医疗问题更加复杂，需要更长的时间调集资源，做出应对。医生必须跨越组织、专业和态度上的分歧，才能同时与其他临床科室乃至社会工作者建立联系，并在社工的帮助下，与社区、教育、住房、收入维持、法律、警察、社区关怀和青年等方方面面的服务机构建立联系。

超越组织的解决方案

那么，该怎么做呢？决策者们总是首先寻求组织的“解决方案”，即联合规划、联合融资、协调机制和服务一体化。然而，结果往往不尽如人意。一些服务的整合又使它们与其他服务产生了距离（Leutz，2009），所牵涉的人才也常常会被忽视。长期以来，决策者盲目依靠组织的解决方案却从不考虑人的因素，这种结构上的漏洞早已暴露无遗（Carrier & Kendall，1995）。

在决策者们自信或者说是自负的“这次的

改进会取得成效”的期望下，重组一轮又一轮地进行，结果却越发事倍功半。重组破坏了工作关系的稳定性，在重组之下，边界被重新划定，权力被重新分配，角色被重新界定，职位也被取消或被新的职位取代。这种经常性的重组会挫伤士气，削弱人才的能力，同时给人才带来压力，激起各专业间和各组织间的相互防备（Hinshelwood & Skogstad，2000；Obholzer，1994）。而偏偏此时，互谅互让的合作精神对实现变革来说往往又是最关键的。

协调人才战略和跨专业教育

在吸取了惨痛的教训后，在人才规划的必要性方面，今天的决策者比他们的前辈有了更清楚的认识。改革服务上的提议经常伴随着人才及作为改革媒介的专业教育的建议（Frenk et al.，2010）。决策者们呼吁在所有执业前课程中设置核心课程，以培养共同的价值观、知识和技能。他们相信这些变化将打破专业之间的壁垒，从而能因应服务中的紧急情况进行自由的人员部署，并能因应职工的意愿让职工进行自由的职业发展。

专业教育的改革正为跨专业教育（interprofessional education，IPE）铺平道路，但也经常止步不前。仅凭公共课是不足以推进协作实践的，除非加上专业间的互动性学习。同时，专业课也必须得到保障，以使跨专业团队成员能遵守行业规则，使每个专业的个性和完整性得到尊重，最重要的是，要确保每个专业在跨专业团队中仍能保留并巩固其独特的专业知识。

不过，与各专业间以及与其他利益相关者间的谈判、调解和达成共识的过程仍在持续，且在此过程中，执业前IPE的提案也不断对完善和扩展公共课作出要求。这些提案亦有引入小组形式的互动学习，让参与的学生在交流经验、专业知识和见解的过程中学会“应对差异”，探讨如何在实践中更紧密、高效地合作。

这也是IPE的核心所在。在IPE中，各专业的成员相互学习、相互借鉴、相互了解，以促进协作并提高医疗质量、改善卫生结果（CAIPE，2002；WHO，2010）。这种协作包括灵活的工作方式，例如，随着跨专业团队成员之间相互信任的增长，职责之间的边界会变得可渗透，并会不断在法律和患者安全的约束下通过达成共识来进行修正。反过来说，人才战略是能促进协作实践的，只要相关的教育改革能建立在IPE的专业知识、经验和证据的基础上，并让各专业人员作为合作伙伴参与进来（框4.1）。

跨专业学习过程

IPE使成人学习原则得到了确保和扩展。在IPE中，管理学习过程的责任不仅落在学生身上，还落在了对如何推进学习过程有着不同的认识和期望的跨专业小组上，这可以作为对协作实践的早期检验。小组成员们协商如何才能在既定的目标范围内，让每个人都能为合

框4.1　一项案例研究

医学教师和社会工作教师曾编写、开发和实施了一个为期5天的跨专业模块，题为“谁来照顾弱势群体”。参与的学生有医学院三年级的学生，对他们来说这是一个由学生自愿选择的模块（选修课），还有社会工作专业硕士课程二年级的学生，对他们来说这个模块则是其课程的一个组成部分。后者往往年龄较前者大，拥有更多的实际社会工作经验，在课程期间用于与服务对象进行实践的时间更多。

该模块关注的是需要特殊医疗和社会照护的群体，包括福利院儿童、无家可归者、寻求庇护者或难民，以及家庭虐待的受害者。该模块的目的是强调跨专业综合应对上述群体需求的重要性。

每一天都由一位医学教师和一位社会工作教师共同主持。在第一天，他们评估了学生对服务对象群体和彼此的看法及刻板印象。虽然两位教师都预料到这不会是一个轻松的环节，但所出现的愤怒的程度，仍让教师们始料不及，尤其是某些社会工作专业学生对医学生的愤怒。这似乎与他们此前同一些让人觉得冷漠无情的儿科医生打交道的经历有关。相比之下，医学生并没有表现出对社会工作专业学生的愤怒。

由于学生的愤怒似乎扰乱了学习进度，教师们当天花了额外的时间与学生讨论他们之前经历的事情。但由于没能找到令人满意的解决办法，所以他们决定继续执行该项目，以完成当天的计划目标。第一天结束时，两位教师都感到很失望，认为他们既未能有效地化解扰乱进度的问题，也未能有效地按时间表完成计划。他们所遇到的问题超出了他们平时的教学经验。这让两位教师深感困惑。

作、协作、反思和社会建构性学习的过程做出贡献（Clark，2006，2009），都能学会应对小组冲突，并从冲突中获得可能的看法、理解和技能（Kolb，1984）。学习者们成为实践共同体，一同探讨参与学习过程时发生的现象和问题的意义，而该过程的成功与否取决于学习者是否愿意及能否进入新体验，从不同的角度反思这些体验，形成将观察到的东西整合成有逻辑的理论并运用这些理论来做决定和解决问题的概念（Lave & Wenger，1991；Wenger，1998）。例如在“情境化学习”中，学习者们会呼吁建立能促进变革的、可共享的公共学习资源库。在建立该库的过程中所发生活动的意义，通过全体参与者不断进行的协商和再协商得到诠释。这样的学习过程适应了复杂性的存在。因为在多重救治措施或许比解决主要问题和权宜之计都更有效的情况下，理性推论已不再足够，线性关系也不再成立（Plsek & Greenhalgh，2001）。在介于熟悉的任务、环境和不熟悉的任务、环境之间的“复杂地带”中，上述学习过程就会发生（Fraser & Greenhalgh，2001）。

参与者在识别并接受新产生的不确定因素时，会对自己此前所坚信的东西、构建的假设和假说产生反思（Dewey，1933，1938）。随着参与者个人、成对或成组地成长和发展，有问题的实践反而会变成学习机会（Jarvis，1992）。学习是周期性的（Kolb，1984），它能增进理解力和自知力、连接理论和实践、评估和培养专业身份特征（Tate，2004），它具有赋能性和变革性，尽管它有时会让人迷失方向，因为它诠释的是新的体验（Mezirow，1981）。

跨专业学习不仅会激发行动中的反思，这是直接基于当下的实践知识的；它还会激发后来对行动的反思，这时学习者会将实践的指导原则考虑在内（Schön，1983 & 1987）。这就超越了受限于参与者个人和专业观点的一级反思，升级到了二级反思。在二级反思中，参与者会后退一步，从而意识到自己的参照系，这就使跨专业学习具有了变革性；它升级到了“元认知”的高度，使参与者能考虑到自己观点以外的其他观点，对自己的学习进行“去中心化”（Dahlgren，2009；Wackerhausen，2009）。

精神动力学的见解培养了人们对群组中的人、群组和群组间行为的批判意识，这一点在 IPE 中通过由伦敦塔维斯托克人类关系研究所开发的体验式学习方法得到了例证（Bion，1961）。跨专业学习是在一种教育敏感的状态下利用和发展人的自主学习能力，在这种状态下，认知差距（通常已经接近觉悟）会让人觉得不适，并会被学习者用作进一步学习和改进的重点（Eraut，1996）。这个过程揭示了影响态度和跨专业关系的潜在行为和动机（Jaques，1994）。经验是延续于学生们整个职业生涯的深入学习中的，学生们会在反馈的帮助下不断地对自己的经验进行反思。

社会心理学的观点同样具有启发性。根据接触假说（Allport，1954），跨专业学习必先满足特定的条件，才有可能改变人们对彼此的态度和观念，扭转偏见和消极的刻板印象，改善群组内和群组间的关系。即该学习必须是参与其中的群组之间互动性和合作性的学习；它必须抱有正面性的期望，并得到主持机构的支持（McMichael & Gilloran，1984；Carpenter，1995；Carpenter & Hewstone，1996；Dickinson & Carpenter，2005）。

一般系统理论（Loxley，1997，引自 Von Bertalanffy，1971）在 IPE 中为专业学科在面对复杂问题时的局限性提供了解决思路。这个理论认为整体大于各部分的总和，各部门间的交流是目的明确的，部门间的边界是可渗透的，并且认为系统中的因果关系是相互依存而不是线性的。例如，许多跨专业的教师发现生物-心理-社会模式（Engel，1977）对发展跨专业教育特别有帮助，万一遇上那些明确需要解决的问题和应对问题所需的专业时持轻描淡写态度的简化主义者，专业人员可以用这种模式作为武器去与之抗衡并取得平衡。系统理论提供了一个统一的、动态的框架。在这个框架内，专业人员可以根据个人、家庭、社区和环境的需要，超越一般理解的医疗和社会照护的范畴，以不同的方式将他们的工作联系起来。

学习方法的选择

经验丰富的教师向我们介绍了一系列可运

用于 IPE 的学习方法（Barr，2002），以下是其中的一部分。

破冰

来自不同专业的学生有时会表现出不同的需求且拒绝建立彼此间的联系，此时，破冰在 IPE 中就显得尤为重要。举一个破冰的例子：在学生上大学的第一天，就让他们跨专业组队，展开一场寻宝比赛，内容是在学校所在城市范围内找出数量众多的医疗机构和社会福利机构。另一个是“热气球游戏”：当学生们爬进吊篮里准备起飞时，他们每人都会被分配一个职业——会计师、医生、记者、牧师等。开始一切都很顺利，直到在毫无预警的情况下提示燃气供应即将耗竭，此时，要拯救大多数乘客就得牺牲掉一个人。该牺牲哪一个职业的人呢？经过投票，那个不幸职业的持有者被选中扔出舱。燃气继续减少，下一个被抛弃的会是哪个职业呢？如此反复，一个又一个的职业被认为比剩下的职业对社会的价值更低，直到只有一个职业能够安全返回地面。游戏可以使 IPE 变得有趣，游戏中的争论也同样有用，因为在争论中，学生们会提出意见或反对意见，并会在挑战他人观点时暴露出他们的态度、看法，有时甚至是偏见。

基于案例的学习

基于案例的学习也许是 IPE 中最常见的方法，在其中，教师设计并挑选与实践相关的案例，这些案例包含多个复杂程度递增的问题，以供他们的跨专业学生群组在形成对需求更加全面或整体的理解的过程中进行自我评估，并且，这种需求是超出任何单一专业可独立识别范围的。如此一来，学生们便可以探讨每个专业如何能最好地发挥其作用，并运用其专业知识来弥补团队中其他专业的不足（Higgs & Jones，2000）。

基于观察的学习

基于观察的学习是从儿童心理治疗师的培训中引入 IPE 的，这是对基于观察的学习最复杂的应用。在这一应用中，它遵循了与批判性反思大致相同的过程。它适用于如下的情境：不同专业的学生组成的小组在整个治疗过程中对患者进行跟踪（D’Avray，2007），或者应邀到患者家中进行联合探访，从不同的角度观察他们的生活（Lennox & Anderson，2007）。在这两个例子中，每个专业都是透过自己的视角来观察患者的。因此观念上的差异会在以后变得明显，教师需要加以引导。而影子练习则是基于观察学习的另一个例子，参与影子练习的通常是利用业余时间选修 IPE 课程的学生，该练习要求学生们花时间到彼此的工作场所与对方相处。

体验式学习

可以说，体验式学习在本文提到的任何一个例子中都有发生。更准确地说，在 IPE 中，它是指来自不同专业的学生在精心设计的小组环境中进行学习，这种小组环境旨在产生人际和专业间的互动，并像前文所提到的那样，从精神动力学的角度反映实践中的工作关系。

欣赏式探究

欣赏式探究（appreciative inquiry，AI）源自 Cooperrider，其基本假设是“所有组织都有正面经验可资借鉴”（Cooperrider & Whitney，2005）。在欣赏式探究中，参加者以成对或成组的形式交流良好做法的经验，从而确定最佳做法及其传播方法。欣赏式探究已被引入实践性 IPE 中，以助变革从实践中发生。它可以扭转学习被消极关系和有问题的实践所占据的恶性循环。

基于问题的学习

基于问题的学习（PBL）是通过加拿大麦克马斯特大学（Barrows，1996）开创的渐进式医学教育模型引入 IPE 中的，是一种以学生为中心、自我指导、自我促进、以解决问题为重点的小组学习模式。最先将其引用到 IPE 中的是瑞典林雪平大学（Willhelmsson et al.，2009），其后，在世界卫生组织（1988）的推荐下，全球其他大学亦将其改造并引入 IPE 中。尽管 PBL 可以作为传统医学教学的一种有效替代，但由于它使用的是一种基于医学诊断原理的死板框架，所以它可能不适合或不容易被其他专业团体接受，他们可能会对 PBL 表达出消极的态度。而通过提问而非设题来促进学习的基于询问的学习（enquiry-based learning，EBL）则解决了上述问题。此外，学习和教学风格可以多样化，以便灵活实施这一方法。

持续质量改进

持续质量改进（continuous quality improvement，CQI）可与 PBL 进行比较研究，但其在基于工作的跨专业学习和实践中应用更为广泛。它源于 W. Edward Deming（Walton，1988）在日本和美国所做的全面质量管理工作。他将其作为从业的专业人员自下而上改善系统和服务的一种基层反应。它运用 Deming 的循环过程——计划、执行、检查和行动（plan，do，check，and act，PDCA）——来分析工作中存在问题的情况，并引发直接相关专业人员的一致响应来作为小规模的变革。跨专业学习是它的一种副产品，它有利于参与者之间持续的团队合作，并会在随后发生的对质量改进的探索中继续发挥作用。

协作探究

协作探究是 Reason（1994）在 Heron（1971）的工作基础上发展起来的，是让所有相关方作为共同参与者来参与探究的一种过程（Heron & Reason，2008）。英国在从美国引进 CQI 之前，将它引入基于工作的 IPE 中，以作为审视和改善医疗服务的手段。与 CQI 一样，它被应用于执业后的、基于工作的 IPE，此时“学”是在“做”中发生的。

基于模拟的学习

在 IPE 中，基于模拟的学习是另一个模棱两可的术语。多年来，它被用于指代角色扮演之类的练习，在这种练习中，学生们被安排扮演不同的角色——可能是患者、照护者或其他若干职业中的一个——进行合作性实践的情景模拟。然而，它也能指代虚拟学习环境的创建［例如，在伦敦圣乔治大学（www.elu.sgul.ac.uk，访问于 2012 年 3 月 1 日）和在坎布里亚大学（Walsh，van Soeren，2012）］，并且正越来越多地指代基于实验室的人体模型模拟学习在 IPE 中的拓展应用（尤指拓展自医学教育的），在这种学习中，来自不同专业，如医学、护理和物理治疗的学生作为跨专业团队的一员，在同伴的观察下分别实施各自的干预措施，随后进行汇报（Freeth et al.，2006；Mikkelsen Krykjebo et al.，2006）。

说教式教学

IPE 中很少使用说教式教学。考虑到在推进 IPE 课程时作出自发反应可能会经历的不确定性和不安，教师可能会退回到他们更熟悉的说教式教学中去。然而这种行为应该被抵制。IPE 教师需要学会与不确定性共存，并将其视作教学过程的一个正常组成部分。

循证实践大概是少有的一种在说教式教学中比在小组讨论中运用得更有效、更高效率的学习途径（尽管 PBL 的支持者可能不同意）。循证实践能梳理出各专业的角色和责任的含义，以及它们之间的界限和重叠，尽管其对实践（尤其是协作实践）的影响仍有待在相关专业之间进行探索。

信息技术强化学习

使用线上学习一词可能会让人把它与另一种学习方法搞混。我们最好把它视为表 4.1 中的学习方法的一种媒介——更准确地说是几种媒介。这就解释了我们为何更倾向于使用“信息技术强化学习”一词。

表 4.1 部分跨专业学习方法

方法	预期结果
破冰	放松、敞开心扉
基于案例的学习	理解 — 多种角度的需求 — 专业的应对、角色和关系
观察性学习	从不同的专业角度提高对人和情境的认识
体验式学习	增强对自我和他人行为的认识
欣赏式探究	增强为积极变革而协作的动力
基于问题的学习	增强协作和分析能力
持续质量改进	增强协作和分析能力
协作探究	增强协作和分析能力
基于实验室的模拟	增强协作和分析能力

采用下列一种或多种信息技术强化的跨专业学习正在迅速增加：

- 通过互联网获取信息
- 增强反思性学习的虚拟学习环境和工具，如电子学习档案
- 使用网络通信工具进行同步讨论
- 基于信息技术的模拟学习
- "2.0版"技术和社交网络

（Barr，Helme & D'Avray，2011；Bromage et al.，2010）

在IPE中，它可以使学生从时间安排、场地安排和实践安排模式的限制中解放出来，从而规避后勤问题。它可以同时实现协作学习和个人学习。学生既可以以小组合作的形式使用教学材料，也可以在自己的处所按自己的节奏来使用。

在这个注重成本的时代，用信息技术强化学习来替代线下面对面学习也许很诱人，但这会减少不同专业的人之间的互动，所以线上学习最好和面对面学习融合在一起。

基于实践的学习

同样，上文讨论的方法在被引入IPE中时，大部分或者说几乎全部都是以基于实践的学习为背景的。

在单一专业实习期间，跨专业学习的机会可能是偶然获得的（意外的或附带的）、机会性的（对机会性的临床接触作出反应，包括与其他专业的学生等人的接触），或者是学生和临床导师之间事先计划好的。比如，一些实践教师会进行跨专业合作，以制造跨专业学习的机会。跨专业实践教师可能会被指定与某个跨专业学生小组共同工作，并处于同一实践场所，与此同时，这些学生的本专业实践教师也在场（Barr & Brewer，2012）。

另外，在同一机构或社区实习的学生可能会被安排参加会议，以结识彼此、比较经历、讨论案例和参与联合活动（Jaques & Higgins，1986）。也有些人可能会被安排在一个跨专业团队中，与其他专业的成员一起工作，并观察团队的流程、行为和决策（Reeves et al.，2010）。而还有一些人可能会很幸运地成为跨专业学生团队的一部分，例如在跨专业训练病房中（Fallsberg & Hammer，2000；Jacobsen et al.，2009；Ponzer et al.，2004；Reeves & Freeth，2002）。

混合搭配学习方法

教师从各自的专业教育领域将这样或那样的学习方法引入IPE中。例如，医学教师经常会根据他们在医学课程中采用PBL中获得的经验，把PBL和基于实验室的模拟学习带到IPE中来。

单独选用以上任何一种方法，都将使教师错失应对学生广泛而多样的需求和学习方式的机会。有经验的教师会将这些方法灵活多变地"混合搭配"起来，以使他们的学生保持感兴趣的状态。

然而，不同的学习方法之间可能会互相牵制。例如在IPE中或在并行的跨专业和专业课程期间，进行建构主义式学习和说教式教学之间的转换，可能并不容易。因为学生的学习方式受到他们各自的专业课程和早期学校教育中所推行的学习方法的影响。教师作为引导者，要敏锐地察觉出学生是否遇到了转换困难，并作出反应。在遇到不熟悉的方法时，可能需要首先进行验证、解释和测试。

IPE中引入的一系列学习方法是"新教育学"的典范，这种新教学法以论述式、互动式、对话式和体验式的，以及基于实践的方法为基础。在这种方法中，学习者能够从一系列的经验中主动为自己构建知识框架，而不是专注于教师所灌输的以知识为基础的学科内容（Barr et al.，2011，引自Bruner，1966）。

让教师成为引导者

大学和实习教师常常觉得他们对自己所扮演的跨专业角色准备不足，或是觉得自己的作用被低估。他们发现面对来自不同背景，有着不同视角、期望、设想和学习方式的学生是一件令人畏惧的事。有些教师对与其他专业的学生和教师共事感到焦虑，因为彼此的话语体系不同。他们可能会担心该如何即席回答尖锐的问题、处理偏见或调解专业团体之间的冲

突（如框 4.1 中的案例研究所示）。他们可能需要一些机会，以深入了解他们的跨专业经历是如何影响自己与学生和其他教师的关系的（Barr，2009）。

一些教师可能习惯于指导单一专业的学习，小组的运作模式会让他们得心应手；另一些则可能会拘泥于说教式教学，而对担任社会建构性学习的引导者感到不安。因此，最初的准备工作和持续的支持都必不可少的（Anderson，Cox & Thorpe，2009；Barr & Coyle，2012；Freeman，Wright & Lindquist，2010；Gray，2009；Rees & Johnson，2007）。

揭开引导的神秘面纱

相较于专业学习的引导技巧，跨专业学习对教师的洞察力和技巧有着更高的要求。这种引导使来自不同专业的学生能够促进彼此的学习；使他们在将问题转化为学习机会时，对彼此不同的观点和看法保持敏感。它通过调用跨专业小组内外的资源来优化学习。引导者可以鼓励学生小组将其学习经历看作工作生活的缩影，是在安全可控的条件下培养协作能力的试验台。

引导者需对每个人和每个专业的观点、看法和特殊需求保持敏感，需知道他们自己的态度和行为会如何正面或负面地影响学生的体验。引导者要了解学生在跨专业小组中的表现，了解每个人在领导或阻碍小组运作、协助或妨碍他人学习方面可能发挥的作用，并了解可能发生的、被权力和地位差异掩盖的冲突和竞争。他们要时刻准备着为不太习惯小组学习的学生提供额外的支持。但他们也要能在小组自己的学习能力真正耗尽之前，扛住学生催促他们承担教学角色的压力（Barr et al.，2011；Barr & Low，2012；Howkins & Bray；2008）。

积累经验

IPE 从教师们近期接受和正在进行的教育（作为学生、临床导师或教师）以及提高教学的针对性的实践中获得了很多经验。其中，有些教师可能具有丰富的 IPE 和（或）协作实践经验，如果是这样，那这些经验将会是一种额外的得益。然而，教师在过去与其他专业的接触不一定非常正面，这会影响他们对那些专业的学生和同僚的态度。进入 IPE 的教师们需要时间来反思这些经验及其对他们新角色的影响。

每个专业都会给 IPE 带来独特的经验和专业知识，这些经验和知识将在教学团队不断调适和发展的过程中进行比较和融合。例如，医生会带来对健康状况的深入知识和理解，来自其他专业的学生和教师能从中获益良多。以日本为例，医学教师就编写了 IPE 案例材料以供 7 所大学使用（Endoh，Magara & Nagai，2012）。医生能很好地将关于患者安全的教与学，同有特殊情况和治疗风险的患者的护理和治疗联系起来。

获取额外的身份

从实践到专业教学，再到跨专业教学的转变，不仅需要增加或迁移技能，还需要在发展道路上获取额外的身份。在这条道路上，有很多里程碑在等着教师们。在转变期间，造成困难的不是某个身份的丧失，而是伴随而来的清晰度和确定性的丧失，随着向新身份转换的过程的发生，取而代之的是混乱和不确定性的出现。要实现跨专业教师的发展，就需要对这种身份转换进行有效的管理（Gray，2009）。成为教师的医生，无论是否继续行医，都还是医生。这是一种肯定，肯定了他们对实践驱动的专业教育和跨专业教育的投入，以及医学对 IPE 和协作实践的独特和不可或缺的贡献（框 4.2）。

界限和身份认同

专业界限为执业前教育提供了一个框架，这种框架对培养学生的专业身份认同至关重要，但也会产生阻碍 IPE 的专业部落主义。如果专业界限受到挑战，并被认为正在遭到破坏，那么专业人员之间就会发生冲突，并产生相关的焦虑和压力。但之后就会出现一个过渡期，其间个体会奋力从开放的跨专业文化的混乱中整理出头绪，并致力于聚成一个具有不同跨专业界限和跨专业身份的更大的集体（Atkins，1998）。可以通过将完整、适宜的跨专业学习

框 4.2 案例研究的启示

就框 4.1 中介绍的内容而言，该模块第一天，学生，尤其是来自社会工作专业的学生，会出现愤怒的情绪一点也不奇怪。作为二年级的硕士生，这个群体的年龄往往比本科生大，他们中的许多人以前都有作为社会照顾专业人员的经验。他们曾有在许多选择中进行考虑的机会，但在后来的这个阶段里，他们决定了要成为一名社会工作者。因此，许多人可能已经形成了特别强烈的专业身份认同，在该模块开始的时候，他们可能还没有准备好放弃由此产生的专业联系以便能够开始第二次转化，从而培养跨专业身份认同。此外，该模块是他们课程的必修课，这一点可能加剧了这种愤怒。

相反，对于医学生来说，这是学生自愿选择的模块。因此，这一群体中自愿选择这个模块的成员已经接纳了 IPE，并且对跨专业问题感兴趣。很有可能已经具有专业身份认同的他们在朝着跨专业身份认同的方向努力。

考虑到上述问题，学生们如果没有在第一天表露更多的愤怒、消极和怀疑情绪才会让人惊讶。如果教师能预见到这一点，并了解其中的原因，就会为学生们提供足够的受保护时间来反思导致冲突的既有假设。在互动过程前进行有效的破冰就可能帮助参与者投入其中。许多冲突似乎都是以过往经历所衍生的假设为基础的，这种情况可被视为实践的一个缩影。教师可以利用冲突造成的不和谐作为学习的重点，引导学生进行二级反思。教师可以引导学生讨论各自的感受，接受各自的理由，并探讨如何帮助学生努力解决问题。

整合到本科专业学习中，使专业界限在本科专业学习阶段变得更加灵活，以尽量减少专业部落主义在 IPE 中的影响，整合进去的跨专业学习应集中于那些与人为划分的学科特定主题相重叠的领域，并与未来的专业工作直接相关（Anderson，Smith & Thorpe，2010；Kinair，Anderson & Thorpe，2012）。这一点 Anderson、Ford 和 Thorpe（2011）已经提供了例证。他们评估了一个为跨专业学生小组举行的研讨会，该研讨会借助残疾人及其护理人员所讲述的故事的力量，有效地加强了小组成员的沟通。

Brown 和 Williams 对不同的社会身份理论模型进行了区分，并就专业部落主义的解决方法提供了进一步的见解（1984）。去范畴化模型淡化了专业人员之间的差异，而通用群体内群体身份模式则侧重于形成一个新的更大的群体，使之前的不同专业群体都能加入其中。这两种模式再次解释了开发一个内容与人为划分的学科特定主题相重叠的 IPE 课程的必要性。

当来自不同背景的专业人员聚集在一起学习时，有几项先决条件必须先落实，包括小组认同并聚焦于一个共同的目的（Allport，1954），并抱有积极的、对成功的期望（Hewstone & Brown，1986）。同上，通过鼓励跨专业学习者关注患者照护并站在患者的角度去理解问题，这些条件可以满足。

患者参与

让患者参与到 IPE 中可以为满足上述条件提供一个有意义的平台（Anderson，Ford & Thorpe，2011）。患者照护的质量，是协作实践和为之作准备的 IPE 过程中不可或缺的一部分（CAIPE，2002）。患者和（或）其家属及照护者的参与为 IPE 提供了一个自然而明确的焦点，它超越了人为划分的专业界限，并确保了基于实践的相关性（图 4.1）。

那么，如何才能更好地让患者参与专业和跨专业教育？现代医学本科课程的内容，将以身体各系统为基础的学习与患者提出的临床问题整合在一起［布莱顿和苏塞克斯医学院（BSMS）2009］。Bernstein（1971）将其描述为整合编码课程。患者接触和 IPE 都可以在课程之初就进行，重点在于沟通技巧的掌握。这个过程从理论上讲，可以让医学生始终把焦点放在患者 / 客户上，并养成灵活的态度和创造性思维，这些态度和思维能使他们跨越学科和专业界限。这不仅为学生专业身份认同的培养提供了机会（Stephenson，Higgs & Sugarman，2001），也为 IPE 的发生提供了良机（Martin，2005）。

那么患者如何才能参与到 IPE 中呢？

- 患者扮演被动参与的角色，接受检查
- 患者扮演相对主动的角色，如记录病历
- 患者在他人的引导下，在小组中充当专家资源
- 患者受邀进行教学、引导或演讲
- 患者作为平等的教学团队成员，充分参与计划和评估工作

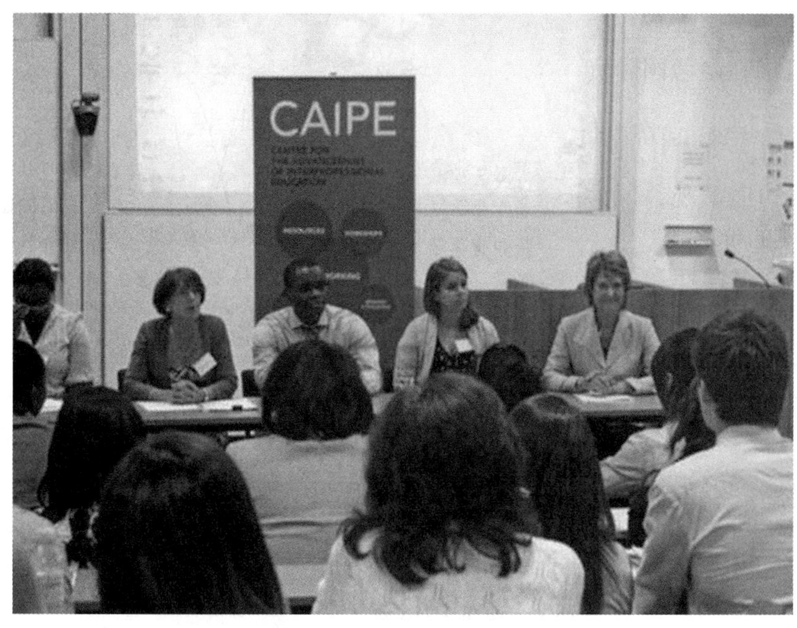

图 4.1 跨专业教育促进中心

上述角色中患者参与教学工作的能动性依次增加，权限也依次增大。但要注意，没有任何角色是高于或者低于其他角色的，区别仅仅在于在最恰当的时间里，用最适宜的方式让患者参与 IPE。做出这个说明是为了表明患者作为跨专业团队的一员是受到重视并实际参与跨专业教学的。

结果

几年来，人们一直在尝试为 IPE 建立基于胜任力的结果框架。Barr 将 IPE 中的胜任力分为：

- 共有胜任力——所有（或若干）专业都具备的胜任力
- 互补胜任力——某一专业独有的、能与其他专业互补的胜任力
- 协作胜任力——每个专业都要具备这种胜任力，以便能在自己的团队内部、与其他专业、与非专业人员、在机构内部、在机构间、与患者及其照顾者、志愿者和社区团体进行协作（Barr，1998）

Barr 认为协作胜任力是指能够：

- 识别并尊重与自己专业相关的其他专业的作用、责任和能力，并知道何时、何地以及如何通过商定的渠道让其他专业参与进来
- 与其他专业人员合作，审视服务，实现变革，提高标准，解决问题，并化解在提供照护和治疗的过程中发生的冲突
- 与其他专业人员合作评估、规划、提供和审视患者照护及对照护人员的支持
- 容忍差异、误解、歧义、缺点和另一专业单方面作出的改变
- 融入相互依存的关系，为其他专业提供教学和支持
- 向其他专业学习，并得到它们的支持
- 促进跨专业的案例讨论、会议、团队合作和联络网的建立（Barr，1998，2002）

从那以后，在如何表述跨专业胜任力方面取得了重大进展，这些表述也得到了广泛使用。在英国，这项工作由谢菲尔德哈勒姆大学和谢菲尔德大学牵头［Combined University Interprofessional Learning Unit（大学跨专业学习联合小组），2010］；在加拿大，由不列颠哥伦比亚大学牵头［Canadian Interprofessional Health Collaborative[①]（加拿大跨专业卫生合作组织），2010］；在美国，由一个基础广泛的跨专业合作组织领导［Interprofessional Education Collaborative（跨专业教育合作组织），2011］。

我们认为以上三个机构的能力表述中，最后一个，即美国的依据最充分、表述最全面、最有可能产生广泛影响。这个表述定义还区分了专业胜任力和跨专业胜任力，由美国医学院

① 原文漏写了 Health，译者根据参考文献补充该词。——译者注

校协会（2008）和获认证的毕业后医学教育院校（2011）等多家美国专业机构在参考国际资料和理论阐释的基础上撰写。

它将胜任力划分为四个范畴：

- **跨专业实践所需的价值观和道德观**，即为各职业之间的关系提供支撑的价值观
- **角色和责任**——以相互欣赏多样性和差异性为基础
- **跨专业沟通**——超越基本的沟通技巧
- **团队与团队合作**——学会成为一名优秀的团队成员

需要核心胜任力，确保可以：

- 将基本内容整合到所有卫生专业教育课程中
- 指导课程开发和评估策略，以取得有成效的结果
- 为跨专业学习的连续性奠定基础
- 为跨专业方案的评估提供实质性内容
- 促进教育与实践之间的对话
- 为认证和执照标准提供实质性内容

现在（在撰写本文时）按照上述预期去衡量美国版表述的影响还为时过早。但加拿大的一项德尔菲法研究的参与者已受邀参与把胜任力分解为学生评价标准的指标的制定［（www.CIHC/cihc-2012-01 January.html），访问于 2012 年 1 月 30 日］；澳大利亚科廷大学也已根据谢菲尔德大学和加拿大的胜任力说明编写了便于使用的简化汇编本来指导学生评价和课程评估（Brewer，2011）；菲律宾马尼拉大学已经对科廷大学汇编本进行了改编和测试（Paterno，2011）。

交织融合

图 4.2 直观地显示了单一专业教育、多专业教育和跨专业教育像三条线一样交织在一起，贯穿执业前课程，在大学和实践环境中的学习之间反复迭代，分别引致互补胜任力、共有胜任力和协作胜任力的形成。

收集证据

20 世纪 90 年代末，学界受到越来越大的压力。人们要求收集证据来支持针对 IPE 的主张。他们关心循证依据的汇集，不仅要为专业实践汇集证据，也要为专业教育汇集证据

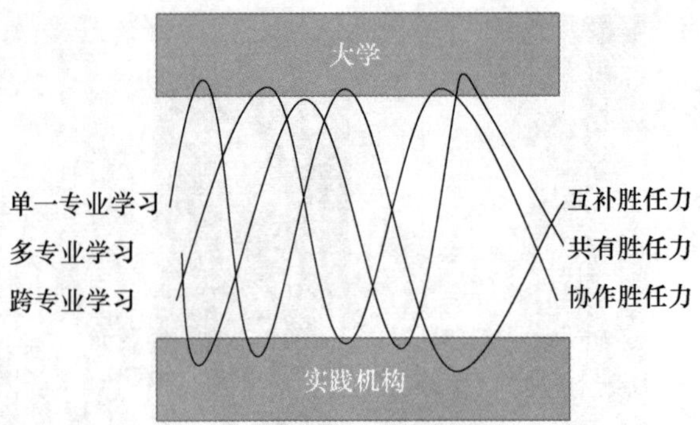

图 4.2 执业前专业学习流程

（Hargreaves，1996）。“共同致力于更好的健康”系列国际会议先后举办六次，其中，1997 年在伦敦举办的第一次会议似乎为聚焦跨专业实践的有效性及 IPE 作为其促进手段的有效性提供了理想的机会。

会议提出了两个命题：

- IPE 能改善协作实践
- 跨专业实践能提高照护质量

大西洋两岸的杰出学者应邀前来讨论这两个命题。尽管在重新表述研究问题和确定研究领域方面取得了一些进展，但讨论结果远不如预期，且事后看来，这些预期也是幼稚的。命题的回答显然比命题本身要来得复杂，没有什么捷径可走。

仅追踪孤立的 IPE 评估是不够的，要进行持续和系统的检索并基于比较评估结果为今后的政策提供基线，或为今后的评估提供指针，最终证实或推翻针对 IPE 的主张。在考科蓝合作组织（Cochrane Collaborative）等的支持下，对医疗实践的系统性回顾得以开展。英国的一个研究小组在考科蓝有效实践和照护组织小组（Effective Practice and Organization of Care Group，EPOC）的领导下，应用它的一套方法学来确定 IPE 的有效性。只有通过对照试验、研究前后对照或中断时间序列研究评估 IPE 干预给患者带来的直接益处的研究才能进入系统性回顾。在详尽检索了电子数据库中的一千多份摘要并仔细审读了 89 篇论文后，他们没有任何发现（Zwarenstein et al.，2001）。他们面临一个艰难选择：放弃检索；或根据 Cochrane 合作组织规定的义务，在一段时间之后重新检索；或尝试其他方法。时至今日，按照 Cochrane 规定的研究者义务，他们已经对

该回顾进行了两次更新，对原来的和一些新增的资源进行了检索。第一次更新发现有 6 项研究符合与之前相同的纳入标准，其中 4 项报告了一系列阳性结果（Reeves et al.，2008）。第二次更新同样发现了 6 项研究符合与之前相同的纳入标准，其中 4 项报告了一系列阳性结果（Reeves et al.，2010）。

尽管该小组曾准备以这种方式再次进行回顾，但大多数成员对将源自医学实验研究的方法学转化到教育评估的做法持怀疑态度，因为在教育评估中，准实验方法更为常见，而且该小组认为，准实验方法也更切合实际。此外，他们认为还需要纳入定性研究范式，特别是在评估学习过程上。他们发现，在有关 IPE 引发变化前后的研究报告中留下了一个“黑洞”，而对学习过程的定性评价本可以填补这个黑洞。

从那时起，该小组被称为跨专业联合评估小组（Joint Evaluation Team，JET）。它决定进行一次限制性较小但同样严格且系统的回顾，这次回顾将考虑到一连串的结果和一系列研究方法学。其报告（Barr et al.，2005）是根据所发现的 107 项可靠的 IPE 评估结果编写的，这些评估结果通过了呈现方式和严谨性的质量检查。这些评估研究中三分之一来自英国，一半以上来自美国，其余来自多个国家；社区照护和医院照护各占一半，三分之二与慢性病有关，五分之四的关注点是执业后情况和典型在职期间的研讨会，几乎所有评估结果都发表于 1991 年后。

已被报道的结果按 Kirkpatrick（1967）分类法进行分类，并整理如下（采用多重编码）：

- 对跨专业学习的反应 45（42%）
- 态度 / 观念的变化 21（20%）
- 知识 / 技能的获得 38（36%）
- 行为改变 21（20%）
- 组织实践的变革 37（35%）
- 患者获益 20（19%）。

前三项结果涵盖了执业前和执业后的 IPE；后三项结果则仅涉及在职的、以改善服务为明确目标的跨专业继续教育。

回顾得出的推论很明确，尽管这些推论是从少量研究中得出的。执业前 IPE 可改变态度、增强知识和技能，为协作实践打下基础；开展在职的、执业后 IPE 能在这些基础上锦上添花，最终对实践和诊疗产生影响。执业前 IPE 干预是否能使学习者发展出达成更高层次成果的胜任力，学生群体不成熟、在拥挤的专业课表中挤出跨专业学习时间等限制因素是否会使这种期望变得不切实际等问题仍有待观察。

该小组也确实进行了进一步的研究（Hammick et al.，2007），他们对同样的数据采用更严格的纳入标准，产生了 21 个研究的子样本。并对其进行了概念分析、过程分析和产出分析（Biggs，1993；Dunkin & Biddle，1974）。结果表明，IPE 受到普遍好评，能使学习者获得协作实践所需的知识和技能。

Cooper 等（2001）也对卫生专业本科生的 IPE 进行了系统性回顾，并采用了定性和定量研究的范式。他们发现的“评估文献”多于“研究数据”。在他们纳入的 141 项研究中，有一半来自英国。30 项（21%）满足以下一项或多项纳入标准：

- 能够加强跨专业的理解与合作
- 能促进有能力的团队合作
- 能有效 / 高效利用资源
- 能促进高质量、全面的诊疗

Cooper 等总结道，学生从跨专业的知识、技能、态度和信仰变化的学习中获益良多。

由于没有另一项基础广泛的回顾来跟进 JET 的回顾，Cochrane 另外两份进一步回顾报告的发表，无意中使 Cochrane 方法学再次成为系统回顾 IPE 模式的方法，并使人们再次相信，为 IPE 找到循证依据方面的进展仍然微乎其微。但近年来在《跨专业诊疗杂志》（www.informaworld.com/jic）和其他同行评审期刊上发表的 IPE 评估文献的质量和数量，以及已发表的为 IPE 评估提供指导的指南（Freeth et al.，2005），却不支持进展不大这一观点。

要核实这一点，需要开展另一个基础广泛的、重复 JET 设计并检验过的方法学的回顾（Barr et al.，2005）。然而，JET 已被解散。我们知道没有其他小组愿意承担这项任务。跨专业积极分子似乎也尚未有收集更多的证据的计划。他们现在的优先事项是编写报告来前瞻性地推动 IPE 的推广和发展，而不是对它进行回顾性审查。我们查阅了世界卫生组织研究小组报告（WHO，2010）、Frenk 报告（Frenk et al.，2011）、澳大利亚的审查报告（L-TIPP，2009）、CAIPE 指南（Barr & Low，2012），以及前文提及的成果[①]说明（Canadian Interprofessional Health Collaborative，2010；Combined University Interprofessional Learning Unit，2010；Interprofessional Education Collaborative，2011）。虽然这些文献在形式和目的上有所不同，但它们都是基于跨专业研究者和教师对经验的批判性回顾。

由于缺乏全面的、最新的系统回顾，我们只能止步于从我们所引用的资料、广泛阅读、经验以及有幸与之共事的其他人的经验中得出的工作假设。

执业前 IPE 方面取得的进展已经超越了专注于改变对等态度、改善关系和获得共同知识的阶段。尽管这些目标仍然很重要，但它们已被基于胜任力的培训成果所取代，这一概念目前在英国和北美盛行，应用越来越广泛。正在制订学生评价标准，但据我们所知，项目评估标准还未制订，因此在项目评估标准制订出来以前，态度变化的衡量方法仍将被一如既往地广泛使用（Parsell & Bligh，1999）。我们需要时间来制订学生评价和项目评估的工具，以便赶上在规定和商定结果方面取得的巨大进展。

IPE 领先的国家——澳大利亚、加拿大、日本、英国和美国正在加倍努力利用学习技术加强跨专业实践学习，以达到既定的成果。这些发展和其他方面的发展有望提高执业前 IPE 的效率和效果。制约会减少，但因我们在上面提到的理由，制约仍会存在。执业前 IPE 应该被视作跨专业学习的第一阶段，而 IPE 则应贯穿整个继续职业发展过程（Barr，2009）。

但这还不够：IPE 无论如何努力发展，都不能单独存在。因为它的有效性（正如它与其他教育模式所共同支撑的专业教育的有效性）取决于在相互学习和支持的文化中将其纳入服务发展战略。

新的、基础广泛的系统回顾早就该进行了。我们认为，更迫切的需要是基于权威文献共识，综合考虑过程和结果，委托相关机构在若干地点对执业前 IPE 进行独立的、国际性的和比较性的评估。

① 即胜任力。——译者注

结论

- IPE 正在扩展到更多的实践领域，正在覆盖更多国家、更多专业，并正采用越来越广泛的学习方法。
- 正在收集的证据表明，系统规划和提供执业前 IPE 可改变专业间态度和观念，并通过建立在共同价值观、承诺和知识基础上的更紧密的合作，提高对改进实践的必要性的认识。
- 基于胜任力的结果对教师和学生提出了挑战，要求他们提高自己的能力，而不仅仅是在期望和态度上作出改变，以培养政策和实践所要求的协作型员工。
- 然而，在学生的专业成长阶段，必须考虑到他们跨专业发展的能力。
- IPE 成效在很大程度上取决于创造持续的跨专业学习机会，并将其整合到持续的专业发展中，那将是下一个挑战。

参考文献

Allport, G. (1954) *The nature of prejudice* (25th edn) Cambridge MA: Perseus Books Publishing LLC.

Accredited Colleges for Graduate Medical Education (2011) *Common Program Requirements*. Chicago: ACGME

Anderson, E., Cox, D., and Thorpe, L. (2009) Preparation of educators involved in interprofessional education. *J Interprofessional Care.* 23(1): 81–94

Anderson, E., Ford, J., and Thorpe, L. (2011) Learning to listen: Improving students' communication with disabled people. *Med Teach.* 33: 44–52

Anderson, E., Smith, R., and Thorpe, L. (2010) Learning from lives together: medical and social work students' experiences of learning from people with disabilities in the community. *Health and Social Care in the Community.* 18(3): 229–240

Association of American Medical Colleges (2008) *Learn, Serve, Lead.* Washington DC: AAMC

Atkins, J. (1998) Tribalism, loss and grief: issues for multiprofessional education. *J Interprofessional Care.* 12 (3): 303–307

Barr, H. (1998) Competent to collaborate: Towards a competency-based model for interprofessional education. *J Interprofessional Care.* 12(2): 181–188

Barr, H. (2002) *Interprofessional Education: Today, Yesterday and Tomorrow.* London: LTSN Health Sciences and Practice

Barr, H. (2009) An anatomy of continuing interprofessional education. *J Continuing Education in the Health Professions* 29(3): 147–150

Barr, H. (2009) Interprofessional education. In: J. Dent and R. Harden (eds) *A Practical Guide for Medical Teachers.* 3rd edn (pp. 187–192). Edinburgh: Churchill Livingstone

Barr, H. and Brewer, M. (2012) Interprofessional practice based education In: J. Higgs, R. Barnett, S. Billett, M. Hutchings, and F. Trede (eds) Rotterdam: Sense Publishers

Barr, H. and Coyle, J. (2012) Facilitating interprofessional learning. In: S. Loftus et al. (eds) *Educating Health Professionals: Becoming a University Teacher.* Rotterdam: Sense Publishing

Barr, H., Helme, M., and D'Avray, L. (2011) Developing interprofessional education in health and social care courses in the United Kingdom. Paper 12. The Higher Education Academy: Health Sciences and Practice www.health.heacademy.ac.uk

Barr, H., Koppel, I., Reeves, S., Hammick, M., and Freeth, D. (2005) *Effective Interprofessional Education: Argument, Assumption and Evidence*. Oxford: Blackwell with CAIPE

Barr, H. and Low, H. for CAIPE (2012) *Developing interprofessional learning in pre-registration education programmes*. London: CAIPE www.caipe.org.uk

Barrows, H.S. (1996) Problem-based learning in medicine and beyond: A brief overview. In: L. Wilkerson and W. H. Gijselaers (eds) *New Directions for Teaching and Learning*. San Francisco: Jossey-Bass

Bernstein, B. (1971). *Class, Codes and Control*. London: Routledge and Kegan Paul.

Bertalanffy, L. von (1971) *General systems theory*. London: Allen Lane. The Penguin Press

Biggs, J. (1993) From theory to practice: A cognitive systems approach. *Higher Educ Res and Devel*. 12: 73–85

Bion, W. R. (1961) *Experiences in Groups and Other Papers*. London: Tavistock Publications.

Brewer, M. (2011) *Interprofessional Capability Framework*. Perth: Curtin University Faculty of Health Sciences

Brighton and Sussex Medical School (2009). Undergraduate Prospectus 2010.

Bromage, A., Clouder, L., Thistlethwaite, J., and Gordon, F. (2010) *Interprofessional e-learning and Collaborative Work: Practices and technologies*. IGI Global

Brown, R., and Williams, J. (1984). Group identification: the same thing to all people? *Human Relations*. 37: 547–564

Bruner, J. (1966) *Towards a Theory of Instruction*. Harvard: Harvard University Press

CAIPE (2002) Interprofessional education—a definition. www.caipe.org.uk

Canadian Interprofessional Health Collaborative. A national competency framework for interprofessional collaboration. www.cihc.ca/files/CIHC_IPCompetencies_Feb1210.pdf Accessed 18 February 2013

Carpenter, J. (1995) Interprofessional education for medical and nursing students: evaluation of a programme, *Med Educ*. 29(4): 265–272

Carpenter, J. and Hewstone, M. (1996) Shared learning for doctors and social workers: evaluation of a programme. *Br J Social Work*. 26: 239–257

Carrier, J. and Kendall, I. (1995) Professionalism and interprofessionalism in health and community care: Some theoretical issues. In: P. Owens, J. Carrier and J. Horder (eds) *Interprofessional Issues in Community and Health Care* (pp. 9–36). Basingstoke: MacMillan.

Clark, P. (2006). What would a theory of interprofessional education look like? Some suggestions for developing a theoretical framework for teamwork training. *J Interprofessional Care*. 20: 577–589

Clark, P. (2009) Reflecting on reflection in interprofessional education: Implications for theory and practice. *JInterprofessional Care*. 23(3): 213–223

Colyer, H., Helme, M., and Jones, I. (2005) *The Theory–Practice Relationship in Interprofessional Education*. London: Higher Education Academy: Health Sciences and Practice. http://www.health.heacadamy.ac.uk/publication/occasionalpaper

Combined Universities Interprofessional Learning Unit (2010) *Interprofessional Capability Framework 2010 Mini-Guide*. London: Higher Education Academy Subject Centre for Health Sciences and Practice

Cooper, H., Carlisle, C., Gibbs, T., and Watkins, C. (2001) Developing an evidence based for interdisciplinary learning: A systematic review. *J Adv Nursing*. 26(2): 228–237

Cooperrider, D.L. and Whitney, D. (2005) *Appreciate Inquiry: A Positive Revolution in Change*. San Francisco: Berret-Koehler Publishers

Crisp, N. (2010) *Turning the World Upside Down: The Search for Global Health in the 21st Century*. London: RSM Press

Dahlgren, L. (2009) Interprofessional learning—some remarks from a learning perspective. *J Interprofessional Care*. 23(5): 448–454

D'Avray, L. (2007) Interprofessional learning in practice in South East London. In: H. Barr (ed.) *Piloting Interprofessional Education: Four English Case Studies*. Higher Education Academy: Health Sciences and Practice. Paper 830–42. http://www.health.heacadamy.ac.uk/publication/occasionalpaper

Department of Health (2010) *Healthy Lives, Healthy People: Our Strategy for Public Health in England*. London: HMSO

Dewey, J. (1910) *How we think: a Restatement of the Relation of Reflective Thinking to the Educative Process*. Boston Mass: Heath

Dewey, J. (1938) *Logic: The Theory of Inquiry*. Troy MO: Holt, Rinehart & Winston

Dickinson, C. and Carpenter, J. (2005) Contact is not enough: An inter-group perspective on stereotypes and stereotype change in interprofessional education. In: H. Colyer, M. Helme and I. Jones (eds). *The Theory-Practice Relationship in Interprofessional Education*. (pp. 23–30). London: Higher Education Academy, Health Sciences and Practice. "http://www.health.heacademy.ac.uk"www.health.heacademy.ac.uk/publication/occasionalpaper

Dunkin, M. and Biddle, B. (1974) The study of teaching. New York: Holt Reinhart & Winston

Endoh, K., Magara, A. and Nagai, Y. (eds) (2012) *CIPES-21: End of Project Report*. Niigata: Niigata University of Health and Welfare

Engel, G. (1977), The need for a new medical model: a challenge for biomedicine. *Science*. 196(4286): 129–136

Eraut, M. (1996). *Developing Professional Knowledge and Competence*. London: Falmer Press

Fallsberg, M.B. and Hammer, M. (2000) Strategies and focus at an integrated interprofessional training ward. *J Interprofessional Care*. 14(4): 337–350

Fraser, S.W. and Greenhalgh, T. (2001) Coping with complexity: education for capability. *BMJ*. 323: 799–803

Freeman, S., Wright, A., and Lindqvist, S. (2010) Facilitator training for educators involved in interprofessional learning. *J Interprofessional Care*. 24(4): 375–385

Freeth, D., Hammick, M., Reeves, S., Koppel, I. and Barr, H. (2005a) *Effective Interprofessional Education: Development, Delivery and Evaluation*. Oxford: Blackwell with CAIPE

Freeth, D., Reeves, S., Koppel I., Hammick, M and Barr, H. (2005b) *Evaluating Interprofessional Education: A Self-Help Guide*. London: Higher Education Academy, Health Sciences and Practice www.health.heacademy.ac.uk

Freeth, D., Ayida, G., Berridge, E., Sadler, C., and Strachen, A. (2006) MOSES: Multidisciplinary Obstetric Simulated Emergency Scenarios. *J Interprofessional Care*. 20(5): 552–554

Frenk, J., Chen, L., Bhutta, Z A., et al. (2010) Health professionals for a new century: transforming education to strengthen health systems in an interdependent world. A Global Independent Commission. *The Lancet*. 4 December 377(9773):p.1235.

General Medical Council (2011) *The State of Medical Education and Practice in the UK*. London: GMC

Gray, R. (2009) *The preparation and support required for teachers involved with interprofessional education (IPE)*. University of Brighton: EdD thesis.

Hammick, M., Freeth, D., Reeves, S., and Barr, H. (2007) A Best Evidence Systematic Review Of Interprofessional Education. Dundee: Best Evidence Medical Education Guide no. 9. *Med Teach*. 29: 735–751

Hargreaves, D. (1996) *Teaching as a Research Based Profession: Possibilities and Prospects*. 1996. London: Teacher Training Agency

Heron, J. (1971) *Cooperative Inquiry: Research into the Human Condition*. Unpublished: University of Surrey

Heron, J. and Reason, P. (2008) Extending epistemology in cooperative inquiry. In: P. Reason and H. Bradbury (eds) *Handbook of Action Research*. 2nd edn. London: Sage

Hewstone, B., and Brown, R. (1986). Contact is not enough; an intergroup perspective on the 'contact hypothesis'. In: M. Hewstone and R. Brown (eds) *Contact and Conflict in Intergroup Encounters*. Oxford: Blackwell.

Higgs, J. and Jones, M.A. (2000) Clinical reasoning in health professions. In J. Higgs and M.A. Jones (eds) *Clinical Reasoning in Health Professions* (pp. 3–14). London: Butterworth Heinemann Medical

Hinshelwood, R.D. and Skogstad, W. (eds) (2000) *Observing Organisations: Anxiety, defence and Culture in Health Care*. London: Routledge

Horder, J. (2004) Interprofessional collaboration and interprofessional education. *Br J Gen Pract*. v 54 (501): 243

Howkins, E. and Bray, J. (2008) *Preparing for Interprofessional Teaching: Theory and Practice*. Oxford: Radcliffe Publishing

Interprofessional Education Collaborative Expert Panel (2011) *Core competencies for interprofessional collaborative practice: report of an expert panel*. Washington DC: Interprofessional collaborative

Jacobsen, F., Fink, A.M., Marcussen, V., Larsen, K., and Hansen, T.B. (2009) Interprofessional undergraduate clinical learning: Results from a three year project in a Danish interprofessional training unit. *J Interprofessional Care*. 23: 30–40

Jaques, D. (1994). *Learning in Groups*. London: Kogan Page

Jaques, D. and Higgins, P (1986) *Training for Teamwork: The Report of the Thamesmead Interdisciplinary Project*. Oxford: Oxford Polytechnic

Jarvis, P. (1992) Reflective practice and nursing. *Nurse Education Today*. 12: 174–181

Kinnair, J., Anderson, E., and Thorpe, N. (2012) Development of interprofessional education in mental health practice: Adapting the Leicester Model. *J Interprofessional Care*. 26 (3): 189-197 Early Online: 1-9.

Kirkpatrick, D. L. (1967) Evaluation of training. In: R. Craig and L. Bittel (eds) *Training and Development Handbook* (pp. 87–112). New York: McGraw-Hill

Kolb, D. A. (1984) *Experiential Learning: Experience as the Source of Learning and Development*. New Jersey: Prentice Hall

Lave, J. and Wenger, E. (1991) *Situated Learning: Legitimate Peripheral*

Participation. Cambridge. Cambridge University Press

Lennox, A. and Anderson, E. (2007). *The Leicester model of interprofessional education: A practical guide for implementation in health and social care.* Special report 9. Newcastle: Higher Education Academy: Medicine, Dentistry and Veterinary Medicine

Leutz, W. (2009) Partnership working: Key concepts and approaches. In: J. Glasby and H. Dickinson (eds) *International Perspectives on Health and Social Care: Partnership Working in Action* (pp. 42–55). Oxford: Wiley-Blackwell with CAIPE

Loxley, A. (1997) *Collaboration is Health and Social Welfare: Working with Difference.* London: Jessica Kingsley Publishers

L-TIPP (2009) Interprofessional health education in Australia: The way forward. Sydney: Learning and Teaching for Interprofessional Practice, Australia with the University of Sydney, the University of Technology Sydney and the Australian Learning and Teaching Council

Martin, J. (2005). Inter-professional Education reframed by social practice theory. In H. Colyer, M. Helme, and I. Jones (eds) *The Theory–Practice Relationship in Interprofessional Education. Occasional Paper No 7.* London: Higher Education Academy 49–58

McMichael, P. and Gilloran, A. (1984) *Exchanging Views: Courses in Collaboration.* Edinburgh: Moray House College of Education

Meads, G. and Ashcroft, J., with Barr, H., Scott, R., and Wild, A. (2005) *The Case for Interprofessional Collaboration in Health and Social Care.* Oxford: Blackwell with CAIPE

Mezirow, J. (1981) A critical theory of adult learning and education. *Adult Educ.* 32(1): 3–24

Mikkelsen Kyrkjebo, J., Brattebo, G., and Smith-Strom, H. (2006) Improving patient safety by using interprofessional training in health professional education. *J Interprofessional Care.* 20(5): 507–516

Obholzer, A. (1994) Managing social anxieties in public sector organisations. In: A Obolzer and V Zagier Roberts (eds) *The Unconscious at Work: Individual and Organisational Stress in Human Services* (pp. 169–178). London: Routledge

Parsell, G. and Bligh, J. (1999) The development of a questionnaire to assess the readiness of health care students for interprofessional learning (RIPLS). *Med Educ.*33: 95–100

Paterno, E. (2011) *Applicability of Curtin University's interprofessional evaluation tools at the University of the Philippines Manila.* Poster presentation. The Network Towards Unity for Health Annual Conference, Graz, Austria 17–21 September 2011

Plsek, P.E. and Greenhalgh, T. (2001) The challenge of complexity in health care. *BMJ.* 323: 625–628

Ponzer, S., Hylin, U., Kusoffsky, A., et al. (2004) Interprofessional training in the context of clinical practice: goals and students' perceptions on clinical education wards. *Med Educ.* 38: 727–736

Reason, P. (1994) *Participation in Human Inquiry.* London: Sage

Rees, D. and Johnson, R. (2007) All together now? Staff views and experiences of a pre-qualifying interprofessional curriculum. *J Interprofessional Care.* 21(5): 543–555

Reeves, S. and Freeth, D. (2002) The London training ward: An innovative interprofessional learning initiative. *J Interprofessional Care.* 16(1): 41–52

Reeves, S., Lewin, S., Espin, S., and Zwarenstein, M. (2010) *Interprofessional Teamwork for Health and Social Care.* Oxford: Wiley-Blackwell

Reeves, S., Zwarenstein, M., Goldman, J., Barr, H., Freeth, D., Hammick, M., and Koppel, I. (2008) *Interprofessional Education: Effects on Professional Practice and Health Care Outcomes.* Cochrane Database of Systematic Review, Issue 1. Art No: CD002213

Reeves, S., Zwarenstein, M., Goldman, J., Barr, H., Freeth, D., Hammick, M., and Koppel, I. (2010) The effectiveness of professional practice; Key findings from a new systematic review. *J Interprofessional Care.* 24(3): 230–241

Reeves, S., Zwarenstein, M., Goldman, J., Barr, H., Freeth, D., Hammick, M., and Koppel, I. (2011) Interprofessional education: effects on professional practice and health care outcomes. *The Cochrane Database of Systematic Review* 72 (10) 1595–1602

Schön, D. (1983) *The Reflective Practitioner.* New York: Basic Books

Schön, D. (1987) *Educating the Reflective Practitioner: Toward a New Design for Teaching and Learning in the Professions.* San Francisco. Jossey-Bass

Stephenson, A., Higgs, R., and Sugarman, J. (2001). Teaching professional development in medical schools. *The Lancet.* 357: 867–870

Tate, S. (2004) Using critical reflection as a teaching tool. In S. Tate and M. Sills (eds) *The development of critical reflection in the health professions.* London: LTSN Health Sciences and Practice. "http://www.heacademyhealth.ac.uk"www.heacademyhealth.ac.uk/publication/occasionalpaper 8–17

Wackerhausen, S. (2009) Collaboration, professional identity and reflection across boundaries. *J Interprofessional Care.* 23(5): 455–473

Walsh, M. and van Soeren, M. (2012) Interprofessional learning and virtual communities: An opportunity for the future. *J Interprofessional Care.* 26(1): 43–48

Walton, M. (1988) *The Deming Management Method.* New York: Putnam Publishing Group

Wenger, E. (1998) *Communities of Practice: Learning, Meaning and Identity.* Cambridge MA: Cambridge University Press.

WHO (1988) *Learning Together to Work Together for Health.* Geneva: World Health Organization

WHO (2010) *Framework for Action on Interprofessional Education and Collaborative Practice.* Geneva: World Health Organization

Willhelmsson, M., Pelling, S., Ludvigsson, J., Hammar, M., Dahlgren, L.-O., and Faresjo, T. (2009) Twenty years experience of interprofessional education in Linkoping—ground-breaking and sustainable. *J Interprofessional Care.* 23(2): 121–133

Zwarenstein, M., Reeves, S., Barr, H., Hammick, M., Koppel, I., and Atkins, J. (2001) *Interprofessional Education: Effects on Professional Practice and Health Care Outcomes.* (Cochrane Review) http//www2.Cochrane.org/reviews/en/ab000072.html Accessed 18 February 2013

第5章

本科生课程选择：选修课 Student choice in the undergraduate curriculum: student-selected components

Simon C. Riley and Michael J. Murphy
译者：靳嘉琪　审校：林常敏　吴艾琪

我们给医学生的负担实在是太重了！……一个精心设计的医学教育系统，如果到头来只会阻碍学生掌握知识、过度依赖填鸭式教育，那么它就是可耻的。

Thomas Huxley

Huxley（1876）在巴尔的摩约翰·霍普金斯大学开幕式上发表的演讲

引言

1993年12月，英国医学总会（GMC）教育委员会发布了一系列对本科医学教育的建议——《明日医生》，它的出版（GMC，1993）标志着人们对振兴本科医学教育的一次尝试。其引言用了很长的篇幅全面梳理了本科教育的历史，它提到，英国医学总会早在1869年就表达过对本科课程安排过于密集的担忧，它还分析了推行改革的规谏大多不受重视的原因。《明日医生》的作者对上述担忧深表同感，也对现行课程未能提供真正有启迪性的、符合大学正常职能的、有鲜明学术特征的课程内容表示惋惜（GMC，1993，p. 5，第11段）。他们认为，《明日医生》建立了一个简单易行的框架，旨在让毕业生具备"获取新知识的能力和动力"，更具体地说是使具备"必备的知识、技能和态度，让他们能充满信心和热情地进入预注册期培训"的改革成为可能（GMC，1993，p. 6，第19段）。

让学生成为课程的一部分是文中设想的框架的一个要素：

> 它不拘泥于核心课程的范围，使学生能够深入研究他们特别感兴趣的领域，深入了解科学方法和研究的准则，并形成一种不断质疑和自我批判的医学学习方法。
>
> GMC，1993，p. 7，第24段

上文对选修课与核心课程的区分可能会误导那些未仔细研读过《明日医生》的人，他们可能会认为"核心"的就是重要的，而"非核心"的则是不那么重要的。实则相反，文章视这部分课程为各项变革的主要载体，这些变革能最充分地体现出要在本科学习中推广一种迥然不同的新途径和新视角这一中心思想。具体来说就是为学生提供机会，让他们表达自己的个性，探索他们最感兴趣的领域，《明日医生》认为这是让学生在改革过程中发挥作用的一种重要方式。它认为仅凭当时现有的供学生选择的机会，例如本科嵌入式学位（intercalated degree）课程和选修课，是不足以提供预期水平的学生选择的，预期中的学生选择应该是"贯穿整个课程的主题，而不应局限在某个独立的时间段中"（GMC，1993，p. 9，第29段）。尽管情况各有不同，但总之许多医学院都是只有一小部分学生能选择嵌入式学位课程。为了

使更广泛的学生选择成为现实，由学生选择的模块必须嵌入整个本科课程中。最初用于指代这些模块的术语是“特别学习模块”。在第二版的《明日医生》(GMC，2003)中，该术语改为选修课(student selected components，SSCs)，并沿用至今。

选修课的定义和特征

选修课的定义如下：

> 选修课(SSCs)是本科医学课程的必备部分，它有助于提高整体课程学习效果，同时还为学生提供深入研究其特别感兴趣领域的机会。主要的学习成果是研究、批判性评价以及证据整合这几项技能的逐步提高，从而践行并维持良好的医疗规范。
> 选修课有助于广泛发展个人和专业技能，例如团队合作、沟通、时间及资源管理以及自主学习。同时，它们也为探索职业规划提供了机会。
> The Scottish Doctor，2007；Riley et al.，2008

选修课的典型特征是，在一定程度上可以让学生自主选择。原版《明日医生》中所设想的许多“特别学习模块”确实是模块化的，但用“选修课”替换该术语实际上是承认在和其他教学活动同时开展的课程中，许多选修课反而是跨越时间的纵向因素。许多医学院在整套课程中两种形式都会使用。

虽然选修课的时间和规模各不相同，但大多数规模较小，传统观念中选修课的许多益处也与此有关。以个人或小组形式工作可以帮助学生获得自学和团队合作等通用技能。此外，通过教师对每个学生表现的详细反馈，可以实现这些课程组成部分的真正价值。

一些医学院允许学生在教师的建议和支持下，在明确的课程范围内设计自己的选修课，从而最大程度地体现学生的选择。不过，更常见的情况是，学校会为学生提供一个由教师设计的“菜单”以供选择。即使学生如愿被分配到自己的首选课，他们在由教师设计的模块中投入的心思也有限得多，甚至是微乎其微的。此外，学生还并非总是可以被分配到他们偏好的模块中去，这也是为什么学校常常要求学生对自己的偏好进行排序。因此，学生做选择的经历并非是统一的，而像一个波谱，变化诸多。波谱的一端是学生自己设计的选修课，而另一端是学校分配给他们的选修课，他们对这些分配课程表达过不同程度的兴趣(甚至可能是最不感兴趣的)。所以，医学院必须努力确保极少人处于后一类(如果有的话)，并应认识到，要想让学生做的选择是有意义的，那这样做便是有必要的。学生经历的差异可能解释了为什么他们对于选修课或支持(Bidwai，2000；Mohammed，2001；Cross，2003；QABME reports，GMC)或批评(Payne et al.，2000；Leung，2002；QABME reports，GMC)，看法不一。

选修课的实施

自1993年以来，英国各地的学校以各种方式对本科医学教育实施了改革。但无论从广义上还是狭义上讲，选修课改革过程的相关文献综述都很有限，系统性回顾数量为零。但是，英国医学总会参照本科医学教育质量保证(quality assurance of basic medical education，QABME)框架，至少到每所医学院查看过一轮，大多不止一轮。一份份检查报告共同反映了各院校已实施的改革的情况。这些报告与《明日医生》第二版和第三版(GMC，2003，2009)一样，也为评估英国医学总会对改革实施情况的看法和对策提供了基础。

《明日医生》初版阐述了选修课实施的愿景，从这些有关此愿景实现情况的文档中，我们可以收集到哪些信息呢？报告透露的最清楚的信息是许多学校在尝试确保所有学生都能在整个本科课程中真正有选择余地的过程中遇到了巨大的困难(Christopher et al.，2002；QABME reports，GMC)。考虑到任务规模之大，无论是对那些试图从根本上改革早已超负荷的课程的老院校，还是那些试图重新建立整个课程体系的新院校而言(自1993年以来英国的另一项重要发展是创建了一批新的医学院，它们通常基于两个或多个地理位置不同的教学基地)，这都并不奇怪。英国医学总会在多份QABME报告中反复敦促学校扩大选修课的范围，投入更多时间，并表达了对能学习自己偏好课程(如首选选修课)的学生占比之低的担忧，这也反映了问题。过度依赖特定的授课方式（例如基于图书馆或教室的选修课），难以聘用特定教师团队，标榜课程为“学生选修课”，而实际上学生的选择却严重受限，所有这些都证实真正推行“选修课”的过程阻碍重重。如果要让学生真正拥有选择课程的自由，必须要克服这些障碍。

选修课评估的一致性是另一个常见问题。从一开始人们就视选修课为多样化的教育机会，它必然会反映“医学院校教师的不同兴趣、资源以及个人热衷的各个领域，以及……各自的大学中更广泛的机会”（GMC，1993），因此自然会由背景和经验不同的人员对各式各样的课程进行评估，且课程的实施将同时涉及两个问题，即比较的模块教学目标和教学内容各不相同，评判标准也不同。虽然评估的标准化和可信度问题难以解决，但通用评估标准是解决上述第一个问题的一种尝试，这点稍后将详细讨论。

最后，不清楚如何界定核心和非核心，或者更具体地讲，即核心学习成果可能或应该如何实现，是一些选修课程的特点（QABME reports，GMC）。这里的“核心”是指“从各医学领域基本知识和技能中提取的精华”（GMC，1993，p. 10，第 30 段），所有学生都必须高质量地完成这个核心版块的学习。显然，选修课就建立在这些“精华”的基础上，强化核心学习成效。尽管如此，最新版本的《明日医生》（2009）提出深度知识和深刻见解是重要的通识教育成果，这些显然可以通过良好的课程设计来实现，并且在很大程度上与研究主题或领域无关（图 5.1）。但是，必须明确区分每个学生都必须完成的课程与仅部分学生必须完成的课程各自的教学范畴以及选修课目的，以便所

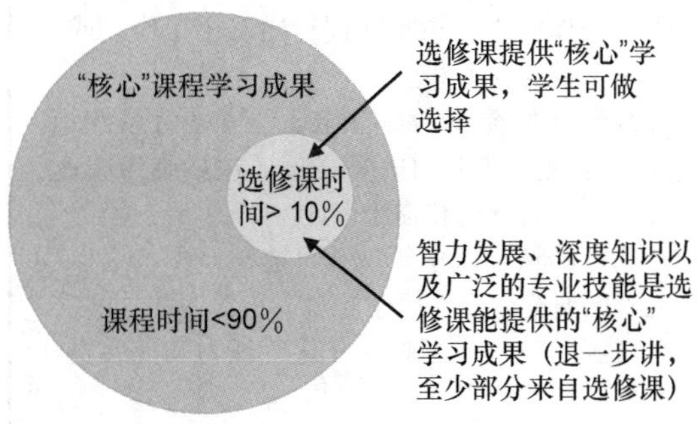

图 5.1　将学习成果完全整合到核心课程与选修课时间表中

有学生都能获得这些核心学习成果（Murdoch-Eaton et al.，2004；Riley et al.，2009）。

在 2003 年版和 2009 年版的《明日医生》中，英国医学总会逐渐减少了必须用于选修课的课程时间要求。目前，该比例为 10% 左右，而 1993 年版最初规定比例为三分之一。这表明学生选择已大幅缩减。这实际上等于承认建立与最初设想的一样的多样化模块课程的难度很大，可能需要调整核心和可选课程两者之间的平衡。这大概也代表了以质代替量的一种尝试，用“细线”（充分体现学生的选择）取代“粗线”（学生的真正的选择被扭曲）。但是，鉴于课程中学生选择的部分在实现预想的本科医学教育彻底“重启”中处于首要地位，这样缩减选修课是否能够达到预期效果还有待观察。

全球视角下本科医学教育中的学生选择

其他国家也意识到医学课程改革的必要性（Christakis，1995），尽管他们没有像英国那样积极地支持学生选择（特别是将选修课作为课程主线）。与本科医学教育相关的管理、认证和组织问题可能会阻碍学生选择的实践和落实。这些问题和其他差异在博洛尼亚进程中得到了强调，该计划的目的是统一整个欧洲的高等教育（包括医学教育）（Cumming，2010）。例如，一些国家认为，研究能力的培养应当等到研究生阶段再来进行。而另一些国家（包括英国）相当重视研究能力，这些国家认为应当在本科阶段就开始培养研究能力，且通常是在选修课中教授相关知识。由于未能对此达成明确的共识，因此在泛欧地区的课程设计改革过程中，研究尚未完全纳入标准能力或要求。尽管如此，欧洲医学教育网络（Medical Education in Europe network，MEDINE2，2013）的数据显示，循证医学的建立正在影响欧洲医学课程对培养更广泛的研究能力的接受度。

或者，为学生提供课程选择的优势可能就是尚未得到充分证实，不能证明进行的重大组织变革是正确的（Davis and Harden，2003）。其他阻碍改革的原因还有缺乏证据基础、缺乏资源（Ali and Baig，2012）或导致计划推迟的

文化问题（Bleakley et al.，2008），而英国医学院则成为实践学生选择的试验场。

从更广泛的角度来看，让学生自主选择被视为完成医师“全球医学教育基本要求”的一种途径（Schwarz and Wojtczak，2002），这些要求包括批判性思维和研究、职业价值观、态度、行为、道德、沟通技巧、信息管理能力、医药的科学基础、群体健康和卫生系统以及临床技能。国际上对于本科医学教育的认可（世界医学教育联合会）包括承认学生的选择在医学课程中的作用（WFME，2003；WHO-WFME，2005；Karle，2006，2008）。为实现医疗变革，中低收入国家的医生培训也会考虑这一点（Celletti et al.，2011）。

医学课程中已有的学生选择模式

在1993年之前，英国医学院中学生的选择主要有两种截然不同的形式，当然并不是仅有这两种模式。首先，大多数（或者全部）学生都有选修课，通常是在倒数第二学年末或毕业前的最后一年进行。由于上课地点比较分散，所以学生的学习体验可能并不一致。其次，不定比例的本科生在本科课程大约进行一半时会攻读嵌入式理学学士学位，筛选结果通常取决于学生先前的学业成绩。《明日医生》（GMC，2009）认可了以上形式，并支持学校继续以此作为体现学生选择意愿的方式，同时把嵌入式学位看作探索特定兴趣领域的绝佳机会。然而，这两种选修课的模式先天欠缺课程强度和连贯性，仍不足以帮助所有学生领会学生选修课所蕴含的教育理念。这两种学生选择的旧有模式在过去几十年的改革中一直得以沿用，后面将对此进行更详细的讨论。

选修课：更广泛的背景

现代许多院校的课程设计已经不再局限于施行已久的弗莱克斯纳临床前/临床教学模式（Cooke et al.，2006），尤其是学生比以前更早获得临床经验和培训。本科课程改革带来的种种挑战表明，确定、定义、规划和设计学生应达到的目标以及完成方式和完成时间，进行恰当的评估以确保其实现，这些都是非常重要的（Harden，2001；Robley et al.，2005；Willett，2008）。英国医学总会通过一系列核心学习成果和学习能力来描述课程（GMC，2009），选修课也在此框架内实施。因此本章中涉及选修课实施的部分将聚焦此类课程模型。但是，读者应该意识到，偏重能力的医学教育（Lurie，2012）和偏重学习成果的医学教育（Harden，2007；Frank et al.，2010）之间存在广泛的争议，本章暂不讨论相关争议。

学习成果和能力：选修课的作用

一个重要的问题是：选修课如何培育学习成果、培养学习能力？所有对学习成果进行阐述的框架都包括能力（如研究和管理患者）、通用技能（如信息检索）和专业特质（如反思能力）。当前使用最广泛的框架来自2009年版的《明日医生》。许多学习成果和能力是通用的，并且几乎能应用于任何临床或医疗环境中。所选示例见框5.1。

选修课的实施：课程相关事宜

在开发和开展选修课方面需要重点考虑的问题包括：

- 课程规划：要将选修课整合到课程体系中，就需要对能力和学习成果进行详细的规

框5.1 通用学习成果和能力

- 临床技能：与开处方或患者安全等相关的通用能力可以通过各种专业课程教授。其他的能力可能需要通过特定的专业课程教授。
- 沟通技巧：可以通过多种方式培养，包括师生互动、案例报告、项目海报、项目报告、正式或半正式的口头陈述，以及通过制作信息传单与患者沟通。
- 团队合作能力：包括在同行团队中工作，或者与多学科的同事共事。
- 批判性评估能力：具备循证医学的背景知识，能够评估广义上的医学文献，包括临床指南、方案、荟萃分析和临床审计。
- 对选定的核心医学领域或可能被当作核心课程之外的研究生专业医学领域有更深入的了解。
- 对与医学伦理、管理、文化胜任力和社会责任有关问题的认识。
- 专业意识与专业提升，包括培养成熟的学习能力和有效的反思能力，也包括对职业发展的探索。

划，以确保所有学生能在同一时间取得大致相同的学习成果。此外，必须用表格列出这些成果，做好界定，方便学生解读和回应（Murdoch-Eaton and Whittle，2012）。虽然关于学生能否学到预期内容这一点还存在分歧（Hafferty，1998；Murphy et al.，2008），但在英国，英国医学总会要求将选修课完全整合进课程体系（包括评估环节）。

- 评估：对学生学习成果和能力的评估必须是合理有据的。能力可以看作可评估的关键内容，Stark 等已经对其给出了很好的定义（2005）。随着医学教育中新型评估方式的发展和对其接受度的提高，越来越多的机会出现。这些新的方式重视基于工作实践和职业素养的方法论。
- 先前学习：先前学习对学生如何处理一系列日益复杂的任务和技能具有重大影响。学生的学习必须是循序渐进的，这样才能充分有效地习得能力。例如，在学习初期便就某个主题进行医学文献综述的学生，在之后的学习中就能以此技能为基础。如果没有早先、也许是比较基本的技能基础，他们以后也不大可能完成复杂的、综合性任务（例如进行系统回顾）。从另一个角度来看，对于相同的学习内容，本科生与研究生起点的学生反应可能完全不同（Shehmar et al.，2010）。
- 提供选择：我们已经间接提到，实际上真正的选择在学校内部和学校之间都各不相同。在大多数医学院校中，确保实现学生的真正选择所需的教学能力，是长期困扰课程规划者的一个问题（Payne et al.，2000）。其中一种解决方法是以学生个体为单位。例如，可以纵向协调分配，确保这一年运气不佳的学生在下一年可以如愿参与偏好课程。另一种更令人信服的解决方法是让学生自己设计模块（即“自我设计”）。在课程早期阶段给予学生自主权本身就是一个重要的学习成果（Murphy et al.，2009a）。
- 广度与深度：学生选择的清晰程度和专注程度存在差异。有的一心一意，在情况允许的情况下，他们会选择同一专业或领域的模块和项目。这使他们积累了越来越深厚的经验，并且可能为从事该专业领域的职业提供了基础。从许多方面看来，这和英国医学总会的建议是一致的。不过，多样化组合的考虑又带来与上述观点相抗衡的担忧——为了确保学生拥有更广泛的经验基础，是否应要求他们从各种不同的专业中获取经验？此外，缺乏自信心、动力不足或表现较弱的学生可能希望留在自己的舒适区域内，或选择他们认为更容易完成的项目。无论是哪种情况，学生都需要好的建议，根据建议付诸行动。
- 创造真正的机会和挑战：实施以结果和能力为基础的课程导致“学术性”明显减少，学生失去了心怀抱负、实验探索，或进行其他任务挑战的机会。学生可能会以“勾选列表”完成任务的方式来获取能力，但这不利于他们真正沉浸于某个领域或主题。对此，选修课提供了理想的解决方案。这的确是原版《明日医生》（GMC，1993）中明确阐述的目标。如果项目相对来讲并不成功，便可以，也应该将学习成果定义为技能和能力（并使之与评估方案保持一致），以防该学生受到不公平的惩罚。事实上，只要学生得到有效的监督和实质性反馈，且评估重点放在教学过程和学生的发展上，学生就可以从解决问题的需要中获得同样多的收获，甚至更多。
- “以学习者为中心”的课程与“以教师为中心”的课程：这是现代课程设计中的一个分歧点（Ludmerer，2004；McLean and Gibbs，2010）。选修课通过学生在学习过程中积极体验、参与，使学生成为教学过程中的焦点，并获得自主权（Graffam，2007），而不是像传统以内容为中心的课程那样仅仅让学生充当被动的接收者。各种选修课都是如此，尤其是学生自己设计的模块。通过选修课中培养通用技能的过程，学生成为终身学习者，确保他们在整个职业生涯中实现持续专业发展（Murdoch-Eaton and Whittle，2012）。
- 课程改革：在选修课争议较大的情况下，对医学课程进行深刻变革是一项巨大的挑战。成功变革需要认真的规划和管理，以及教师和学生双方的付出（Lowry，1992；Bland et al.，2000），不过，与之相对地，回报也是巨大的（Hirsch et al.，2007）。

选修课的不同类型

本节介绍了由不同学校开设的一系列不同类型的选修课，以及相关的具体文献。下面将详细介绍两个使用最广泛的类型——临床实习和研究项目。

临床实习

临床实习是进行临床培训近乎通用的一种途径。不过，它可能导致一种风险，即这种选修课的实施过程和学生体验与学校安排而非学生自主选择的实习没有区别。选修课中的临床实习，应该为学生提供更多的时间进行核心范围之外的更深层次的研究，既可以是在核心课程范围内的主题或领域，也可以是在核心课程鲜少或未曾涉及的主题或领域。或者，尽管课程涉及的医学范围很广，但有些专业领域仍没能清楚呈现，学生也可以选择花时间获取这些领域的经验。这些专业包括基于实验室的学科，例如病理学和组织病理学、临床生物化学和微生物学，或者放射学。本科教学中同样涉及较少的其他专业还包括皮肤病学、医学遗传学、职业病学（Fletcher and Agius，1995）、眼科学、耳鼻喉科学（Newbegin et al.，2007）、整形外科学、精神医学和法医学。

这种类型的选修课使学生可以获得更专业的临床技能，或参与情况更复杂的患者的照护，还可能参与某种类型的病例报告或小型审计项目。当然，学生还可以获得职业探索的机会，他们的导师之后可能成为他们的推荐人或未来的高年资同事。在这种环境中，评估可以更广泛一些，可以测试学生掌握深度知识和临床技能的情况，也可以使用多来源反馈和反思性评价来评估更宽泛的专业技能。就这点而言，这些类型的选修课是备受欢迎的（Vieira et al.，2004），而且对于已经选好自己的模块和研究领域的学生来说，他们的积极性可能会更高。

开展研究项目

这种类型的项目工作可能包括临床审计、临床研究、实验室研究、文献综述，甚至是系统综述，若有适当的帮助，可能还会包括荟萃分析。此处“研究”的定义取的是广义，而不是狭义观点中认为的，以获取新发现为目的、以假设为主导的研究设计。在大多数医学院中，学生们有很多机会，以小组形式或个人形式，针对不同主题，开展不同类型的项目。这类选修课可能是结合专业项目的深度临床实践体验，总之，这种模式使学生能够获得广泛的研究和专业技能（McLean and Howarth，2008；Murdoch-Eaton et al.，2010）。故而，很重要的是，项目应是经过精心设计的、在相对较短的时间内可行的，并且拥有充足资源的。同时，学生需要他们导师的帮助，可能的话，还有来自更大的团队的支持（Riley et al.，2008；Riley，2009）。

这种教学–研究相结合的方式提供了一个理想的教育环境。因为让学生在职业生涯的早期阶段就培养研究技能和意识，是具有长远好处的（Jenkins et al.，2007；Laidlaw et al.，2009）。比如，学生往往会对照自己的研究数据阅读文献，借此，可获得批判性评价技能并了解循证医学的应用。如果学生能够很好地融入特定专业的学术团体，他们的学习体验以及项目产出也可以得到优化（MacDougall and Riley，2010）。具有这种经验的学生，可以在做医生的整个职业生涯中应用这些技能（Dyrbye et al.，2007；West et al.，2011）。

研究型选修课评估引发了一系列问题（Riley et al.，2008，2010）。研究项目通常依赖病房、诊所或实验室的大团队。在项目中，为了收集更丰富的数据集或跟进早期研究，学生可能要与其他人共同工作或跟随他人工作。向相关材料和现有数据集的提供者，尤其是团队其他成员的贡献全面致谢十分重要。通过致谢，可以让学生体现自己的贡献及团队协作能力。也许致谢这一行为本身就可成为一个学习成果。此外，虽然一个项目可能始于一个不错的想法，并经过了精心策划，但是也可能会迅速陷入困境（特别是对于更具投机性或挑战性的项目而言）。不过通常在这种情况下，并不是学生的过错。

这些类型的选修课为教师提供了了解学生

的机会，效果可能比短暂的核心模块课程要好得多。应该认识到教师对每个学生深入了解的价值。使用包括工作场所评价、多来源反馈在内的多种方法，对学生的表现和职业素养进行评估，这一任务应纳入（教师的）工作之中。评估应具有一定程度的灵活性，并更多地侧重于研究过程中技能的培养，以便弥补有时研究结果不足的问题。

通过此类项目，学生还可以探索未来职业生涯可走上的各种学术和临床研究道路（Ahn et al.，2007；Dyrbye et al.，2007；Fancher et al.，2009；Kanna et al.，2006；Laskowitz et al.，2010）。世界各国都表达过对下一代学术型教师的招聘和发展的担忧（Schor et al.，2005；Collins et al.，2010；Funston and Young，2012）。这种形式的选修课为学生提供了探索学术医学的基本要素，使学生可以在临床和实验室研究的完整范畴中自主选择研究领域和主题，并有机会开展项目和提升研究技能。可能最重要的是，这种形式的选修课可提高学生对感兴趣的学术领域的了解，甚至建立该领域人际关系、确定导师。一些学生的研究项目发表在由同行审议的学术期刊上（Dyrbye et al.，2008；Griffin and Hindocha，2011；van Eyk et al.，2010），这将进一步提高学生对科研和学术医学的热情和了解，并有助于丰富他们的个人履历（Riley，2009）。

其他类型的选修课——与特定能力相关

表 5.1 按获得的技能或知识分类，列举了其他类型的选修课。

表 5.1　与特定能力相关的其他选修课类型

教学技巧	学生可以通过教同伴或类似同伴的群体（例如同学）收获经验（Ross and Cameron，2007），也可以接触更广泛的社区人群，比如给小学（Brown，2005）和中学（Furmedge，2008；GMC QABME Reports）提供社区服务。其他可能采取的方式有：传递有关医学或健康的信息或提供社区健康或性教育等服务（Jobanputra et al.，1999），这也使学生直面具有挑战性的环境（Faulder et al.，2004）。这些尝试还使得中小学生对普通高等教育，特别是与健康相关的学科有大概的了解
医学伦理	将伦理原则应用到学生感兴趣的话题中，同时，让那些能够研究各类场景和困境的教师提供指导，这有助于学生掌握伦理原则（Mills and Bryden，2010）。北美学校偏好此类模块课程（Charon et al.，1995；Charon，2001）
社会责任	从更本土或更具体的角度来说——包括从多元文化视角下的医学和残疾（GMC QABME Reports），到全球视角下的健康议题等在内的角度，社会责任对转化教育成果、促进变革、逐步解决一些医疗服务危机都十分重要（GCSA；RCP，2005；Murdoch-Eaton et al.，2011）

更多机会

《明日医生》（GMC，1993）表明，学生可能会在医学之外的科目上花费大量时间。虽然学习这些科目的机会很多（Murdoch-Eaton and Jolly，2000；QABME reports，GMC），但在调查的所有课程设置中，实际上安排给这些科目的时间通常都很有限。这些科目可能不在常规的医学核心课程范围内，有时甚至与医学无关。例如，补充和替代医学、针灸、中医学、精神医学和药学（Neely and Minford，2008；Bell et al.，2010）、运动医学、医疗保健、医学史（Metcalfe and Brown，2011）、为丰富患者生活而开展的博物馆藏品处理（Chatterjee and Noble，2009）或与医学相关的文学（Charon et al.，1995）（QABME reports，GMC）。

其他的一些选修课和医学基本上不相关。许多学校开设人文学科（Hodgson and Smart，1998）、语言、文学（Charon et al.，1995；Kuper，2006）、创意写作（Thomas，2006）、艺术（Lazarus and Rosslyn，2003）、新闻（Gibson，2006）和表演艺术（GMC QABME reports）的选修课。这些课程使学生可以提升核心的专业技能，与更广泛的学术团体或社会团体互动，并在紧张的医学课程和时间安排中稍作休息，反思、重新评估和再次激励自己。这等于明确认可保持或发展一些其他兴趣、平衡好工作和生活对防止职业倦怠至关重要。

选修课程

医学院学生的选修课程（electives）是学生选择的一种模式，它与选修课（SSCs）具有共同的特点，但又有显著差别。“选修课程”一词，意味着学生在课程的教学内容、设置和场所方面有更多的选择权。选修课程为学生自学和投机式学习提供了极好的机会。人们通常认为，选修课程在形式上属于学生选择系列的课程，即便不认为如此，也往往按照学生选择系列课程管理。但两者有几个重要的区别。其中一些差异与传统上在最后一学年或临近最后一学年才安排选修课程有关。首先，在本科的这个阶段（最后一年），学生应该已经获得了医生必备的实践技能和其他技能。用于表示这个阶段的教学模块的部分术语（如见习或校外实习）清晰地表明对学生应尽责任的要求（不过，关键点在于，这些术语不表明责任大小）。其次，许多学生到海外实习，他们选择实习地点时并不仅仅考虑专业因素。这就导致了“医学旅游”一词的产生，该词部分反映了对学生在国外学习选修课的伦理问题的特别关注（Dowell and Merrylees，2009），包括：访问学生从事超出其能力范围的工作可能造成的潜在危害，以及选修课程未能以可持续的方式解决接收单位本地社群的需求（Murdoch-Eaton and Green，2011；Petrosoniak et al.，2010；Shah and Wu，2008）。最后，尽管2009年版的《明日医生》要求在课程安排中表明选修课的学习成果，但许多选修课模块的教育内容都不明确。

上述学生选修课的模式正在发生转变，部分原因在于本科医学教育发生了广泛变化。学生的临床体验受到更多限制，越来越多的学生在培训中提前参加额外的暑期选修实习。一些学生在学习这些选修课程时已经有明确的职业计划，例如在将来找到一份住院医师的工作（Mueller et al.，2010）。许多学校更加注重确保学生为拟开设的选修实习课做好充分准备，特别是在教育、道德（Shah and Wu，2008，Elit et al.，2011）、精神、人身安全和健康方面（Sharafeldin et al. 2010）。Balandin 等（2007）提供的证据尽管只是个案，但却表明短时间的实习很有用。举一个具体的例子，在日本和英国两国学生临床交流中，学生通过反思提高了职业素养和文化胜任力（Nishigori et al.，2009）。建立国际伙伴关系可能是一种有效的途径，有助于确保留学生做好充分的准备，也确保双方参与机构清楚彼此的期望和需求（Balandin et al.，2007），不过这确实影响了选择的自由。

嵌入式学位

不可否认，嵌入式本科学位在促进学生深入研究所选学科、提高智力发展的过程中十分重要（GMC，1993）。拥有嵌入式学位（intercalated degrees）可以拓展职业前景。英国的医疗招聘评分方案正式认可理学学位，并且认为其对于学术路径的训练岗位尤为重要。然而在同一课程中，并非每个学生都可以攻读嵌入式学位。因此，并非所有人都能获得通用技能这一学习成果。尽管一直以来，接收插读生的部门（理学系/部）的教学能力限制了插读的医学生的数量，但高等教育的全球化确保了许多部门和机构迅速做出调整，适应日益增长的需求。

现在有充分的理由支持增加嵌入式学位学生名额以及扩大可能学习的学科范围，包括获得广泛的专业能力，这些能力对于人们在日益复杂的临床工作场所中理解、处理、有效应用通用及特定的技能与知识至关重要。拥有嵌入式学位的学生在其后的评估中表现更好。但是，这种效果并不太明显（Howman and Jones，2011；Mahesan et al.，2011），实际上，修完本科学位入学的学生与未完成部分课程直接申请入学的学生表现不分伯仲（Shehmar et al.，2010）。嵌入式学位还能帮助了解研究和学术医学所带来的机会（Hunter et al.，2007；Collins et al.，2010）。

选修课：实践方面

选修课的课程或项目负责人必须解决一系列实际问题。所有这些问题都需要认真规划，精心管理（图5.2），下面将对部分内容进行详细介绍。

给学生的建议

确保学生及时获得恰当的建议是十分重要

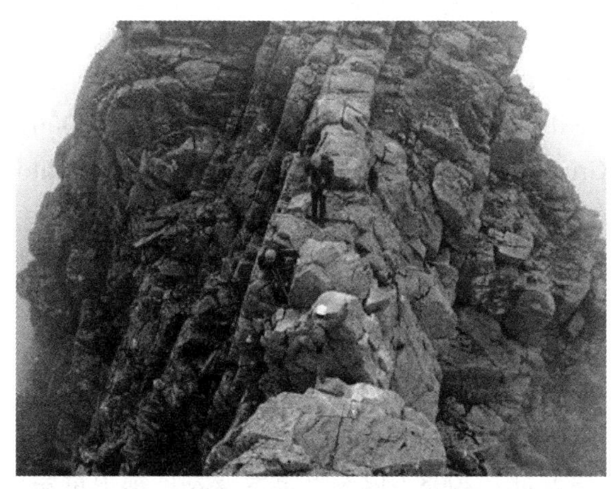

图 5.2　与图中活动一样，选修课要计划得当，精心管理，发展合适的技能，有一个良好的团队，以及全身心投入

经 Grahame Nicoll 许可转载

的，这样他们才能够充分利用课程中通常有限的选修课机会（Riley et al.，2009）。关于如何充分地、战略性地利用现有机会，学生需要充分的指导。做出最合适的选择，同时还应考虑专业方面和个人的战略目标。不过，让学生超越短期目标，看得更远，看到长期而言选修课对培养学业和专业技能的好处具有一定的难度（Richardson，2009）。在学生做选择时，还应有人告知他们适当准备和规划的重要性。学生要做的事可能包括与教师一起参加预备会议，重温以前的学习内容，阅读初始材料，获得伦理审查批准，制订和试行问卷调查，以及从病历中获取记录（Riley et al.，2008，2009）。需要使学生意识到，在选修课中，他们需要更多的自主学习，需要主动尝试自己解决问题，但同时也需要知道何时应该寻求帮助。

学生支持

教师应平易近人，同时，也应明确学生的自主权。他们作为指导者和榜样发挥着重要作用（Cruess et al.，2008）。考虑到选修课学生可能会分布在多个不同地点，在不同的时间上课，选修课的课程信息应该尽可能让学生们易于获得且清晰详细。虚拟学习环境（virutual learning environment，VLE）是实现课程有效实施的一个重大进步（Ellaway and Masters，2008；Masters and Ellaway，2008；McGee and Kanter，2011）。选修课通常被视为推进医学教育技术应用的试验田。虚拟学习环境可提供线上讲座、练习册、资料等课件或博客和维基百科等线上工作空间（Sandars，2006）。

行政和财政支持

选修课在行政管理上很复杂，需要行政上的支持以及虚拟学习环境、学习档案袋系统、反馈及评价工具的开发等帮助。还需要提供以下的“基础设施”支持和建议：

- 文献检索
- 伦理和管理问题（Robinson et al.，2007）
- 数据库管理
- 应用医学统计（MacDougall，2008）

英国医学院为解决财务支出问题采取了不同的策略（GMC QABME reports）。支出项目包括支付教师工作时间的薪资以及招聘辅导工作人员的费用。研究支出可能也不低，取决于学生是否已有研究补助支持，或者师生是否申请了额外的资助等（Barroso and Sebastiao，2012）。一个以学生为中心的且具有独创性的解决方案是，对不同的选修课根据实际成本收取费用。每个学生有固定的选修课预算。在整个教育项目实施期间，他们要管理好个人预算，根据预算衡量、做出选择（GMC QABME reports）。

工作人员的参与

随着对工作时间的要求越来越高，临床合同越来越详细具体，招聘和留住工作人员（包括导师、辅助人员、指导者和教师）成为了一个挑战。故而，需要提出一个清晰明确的策略，确保有足够的导师来提供长期可持续的有效课程（McLean and Van Wyk，2006；Riley et al.，2008）。鼓舞人心的是，很多学校为选修课招募积极热情的教师，招聘结果令人满意（GMC QABME reports）。通过选修课来教授医学的方式提供了一种有趣且有益的不同体验（Dahlstrom et al.，2005）。选择了选修课的学生更积极且渴望给潜在的未来导师留下好印象。选修课中的师生互动不同于核心轮换教学。在核心轮换教学中，学生人数较多，积极性各不相同，而教学却是重复的，很难把学生当作一个个独立的个体去了解。

选修课程的教师与管理人员，以及各个课程的负责人、指导者和导师之间要保持良好沟通。使用虚拟学习环境调动教师，对保持相关人员的良好沟通具有关键性作用。

选修课的评估

我们已经强调过，选修课的评估面临两个长期存在的难题，一是比较教育目标和内容不同的模块，二是确保评估标准一致。也许一开始就应该指出，如果没有为选修课中的各个模块制订评估标准，就不可能取得和其他终结性评价所期望达到的水平相同的一致性。尽管在分析选修课评价者给分上还存在一些方法学问题，但选修课评价者给出的成绩总是与平均水平有显著差异，可以识别出给分严格的"鹰派"和给分宽松的"鸽派"（Murphy et al.，2009a）。有趣的是，Murphy 等的研究（2009）表明，改变评价者的评分行为是有可能的，但具体变化可能与预期有出入。给评分者寄去反馈信，比较评分者给出的成绩与整个选修课的平均成绩，希望这么做之后，一旦异常值中有给分过严或给分过松的现象，就可以促使评分者运用不同的评估标准，给分更接近平均值。可结果发现，该案例中，引入反馈信这一方法后，整个课程的评分提高了。提高评估可靠性最常用的方法是由第二个人评分，平衡评分结果。可以让与第一评分人同部门的一个人再评分，也可以由教学单位的某一个人集中再评分。这种方法已用于抵消评分者在评估指导过的学生和项目时产生的"光环"效应（MacDougall et al.，2008）。

英国医学总会在其《本科医学教育评估》增刊（GMC，2011）中承认选修课带来特殊难题。对此，它提供了一些指导，例如，为演示、结果分析、假设形成以及假设检验最终结果提供清晰的评分标准。如上所述，它对二次评分的建议也间接承认了与光环效应和宽大效应相关的种种问题的存在。

选修课评估的发展

尽管不够全面，但既往文献已经开始探讨选修课中待评估的关键任务（Stark et al.，2005）。自这些文献发表以来，学生们选择的选修课种类越来越多样化，并且评估职业素养（Hilton and Southgate，2007；Parker，2006；Cruess and Cruess，2006，2008）和表现（Pulito et al.，2007）的方法也取得了重大进展，结合背景开展的评估的有效性也有所提高（West and Shanafelt，2007）。要继续超越医学教育的范畴来看待这些进展。在选修课中已使用以下方法来评估通用的专业技能和胜任力：

- 学习档案袋：这对于研究生群体（Hrisos et al.，2008）以及继续专业发展都很重要，要在本科阶段针对其应用加以培训（van Tartwijk and Driessen，2009），让学生认识到档案及档案管理的意义所在（Davis et al.，2009）。
- 反思、反馈回应和自我评估：对反馈做出适当回应是一项必不可少的技能（Hounsell et al.，2008）。首先，学校应给出反馈的明确定义，然后再让教师适当地提供反馈（Nicol and McFarlane-Dick，2006；Van de Ridder et al.，2008）。证明反思效果的证据相对有限（Colthart et al.，2008），但反思能力是学生转变为专业人士过程中需要培养的一项重要技能（Korszun et al.，2006；Stern and Papadakis，2006）。
- 工作场所与多来源反馈和评估：这些方法可以在选修课中有效使用（Davies et al.，2008；Rees and Shepherd，2005），如能在整个课程中持续应用，效果更佳（Violato et al.，2008）。
- 同伴反馈：给予和接受反馈是一项重要的专业技能，可以通过选修课中的同伴反馈活动获得（Cottrell et al.，2006；Dannefer et al.，2005）。进行同伴反馈时应考虑的问题包括：是使用形成性评价还是终结性评价？是匿名反馈呈现还是实名反馈？发现重大问题时该怎么办？当然，在早期阶段，学生们通常需要极大的支持（Schonrock-Adema et al.，2007）。

抄袭

学生的大部分作业都是以电子方式提交的。近年来，使用软件来检测作业中复制和涉嫌抄袭的行为已经十分普遍。抄袭是整个高等教育领域共同面临的问题，不同机构有不同的处理方式。2004 年，高等教育独立审查员 Baroness Deech 指出对学生抄袭的惩罚不一致的现象（OIAHE，2004）。这催生了《抄袭惩罚基准》的诞生。在依照基准审查高等教育中学生抄袭处罚措施（Tennant and Rowell，2009）后发现，不同机构处罚措施存在巨大差异。虽然让学生在可控范围内使用抄袭检查软件是可行的（Whittle and Murdoch-Eaton，2008），但这种做法也存在争议，因为学生可能会为了降重而操纵写作内容。被软件标为抄袭的学生作品，必须进行初步检查，仅根据软件的指标评定学业不佳和抄袭并不合适。在制度层面上，需要制订一个明确的流程来确定是否存在抄袭、程度如何、怎么处理。抄袭似乎并不常见（Riley et al.，2010），但发现学生抄袭通常会给学生个体带来更深层的潜在问题，这些问题需要思考和解决。抄袭也属于学术不端行为，各类学术不端行为在世界范围内存在显著的文化差异。例如，在某些文化中，大量引用同事的观点被认为是一种恭维，而不是懒于思考。因此，要教给学生和抄袭相关的知识，特别是进入新的学习环境的国际学生。

选修课评估：最后的观点

前文及他人论述都主要关注选修课的终结性评价。尽管这么做合情合理，且挑战不小，但仍需强调，选修课的形成性评价也具有极大的价值。在许多选修课中，由于学生对特定研究专业和领域具有特别的兴趣，因此师生之间的学术和专业研究互动不同于常规情况（MacDougall and Riley，2010）。与平时相比，这种情景下提供的反馈通常更加详细、有用，在指导学生方面，尤其是在本科医学教育早期阶段，可能会大有裨益，但不应过分夸大这种反馈的重要性。将选修课的评估任务集中交给一个由经验丰富的评估员组成的规模较小的专门小组（GMC，2011）可能会实现提高评分一致性的预期目标，但这么做也有风险。授课教师失去学生评估权会影响形成性反馈的细节和价值。

在选修课中表现不佳的学生也可能遇到问题。在短期的核心实习中，老师可能不愿让学生挂科（Cleland et al.，2008）。在现在这种瞬息万变的环境背景中，既然学生已经选择了研究主题或领域，并且可能为了职业发展目标想要给老师留下深刻印象，那么他们就应该表现出最佳状态。在合适的情况下，如果学生被评为表现不佳，则需要给予明确的通知，因为指导老师对学生的专业表现有更深的见解。制订一些细则来识别表现不佳的学生，并为这些学生提供补救措施和支持，同时也要处理好给教师带来的额外负担（Frellsen et al.，2008）。这些学生的问题通常都比较复杂（Ford et al.，2008）。

最后的思考

据报道，1971 年，时任美国国务卿的亨利·基辛格（Henry Kissinger）访问中国时，曾请周恩来总理对 1789 年法国大革命做出评价。“现在回答还为时过早”—— 这个经常被引用的答复可能是杜撰的，但用在这里似乎很恰当。1993 年，英国医学总会提倡在本科医学课程中推行学生选择，从根本上说，这仍是一项还在进行中的实验。尽管这个提议背后的逻辑不容忽视，但让学生自主选择本身是没有实证基础的。二十年后的今天，有必要对这一创举进行评估，但绝不可盖棺定论。

选修课的实施，恰逢高等教育在全球化进程中发生重大变革。这些发展看似无关，但是要满足不同背景和需求的学生，无论如何都要改变本科课程，这也突显了选修课的主要优势之一——它们使课程规划和实施更具灵活性，能更好地应对教育中出现的问题和迅速发展变化的医疗服务环境。选修课一直处于流动和更新的状态，已有模块不断被新的模块取代。这样，无论是由于海外学生的涌入，还是由于想要增加课程可及性以促进跨专业学习而造成的特殊紧急情况，都可以通过委托教授相关模块课程来解决。事实上，选修课已经试行和测试了许多新的课程开发和开展的方法。比如，开展以学习者为中心的教学，形成性反馈和终结性反馈，反思性写作，学习档案袋以及包括不同形式的同伴评估和多来源反馈在内的各种评估方式。其中一些新型评估方法在其他学科（例如人文学科）早已得到认可（Kuper et al., 2006）。因此这些方法的创新之处在于将其应用到医学领域中。

明确要求学生更加主动地学习使教师和学生改变了原有的态度。负责设计、开发和开展选修课计划和个人模块的医学教育工作者，以及学生自己，都有机会可以真正去突破准许做什么和可以做什么的界限。特别是允许学生自己安排设计模块课程的概念，从根本上改变了师生互动，让他们在教与学的过程中建立了更加平等的伙伴关系。学生高度重视这些新的机会（GMC QABME reports）。教师和学生对选修课的反馈通常都非常好，一般都比其他课程的评价积极。

缺乏令人信服的证据证明选修课中的学生选择能够改善学习成绩等重要学习成果。这个问题有多重要呢？与选修课相关的各类问题都不容忽视，长期挑战包括：为复杂的项目寻找适当的行政支持，提供相应的教学资源，处理评估的不一致性。如果选择忍受这些问题，那么便需要提供证据证明选修课值得开设。关于选修课在帮助学生做好准备，使他们能够胜任临床实习生工作这方面的长期益处，证据仍然有限，并且选修课的证据基础总体看来也很薄弱（Murphy et al., 2013）。这在一定程度上反映了开展所需类型的教学研究的困难之处（Gill and Griffin, 2009；Ringsted et al., 2012）。选修课是在错综复杂且变化不断的环境中开展的，并且是整个课程的重大变革和重组不可或缺的一部分。此外，选修课的一些已得到认可的好处和基于问题的学习（PBL）是相通的。两者均以学生为中心，涉及小组工作，并且都要求学生自主学习。控制可能影响学生学习成果的各种混杂因素十分困难，甚至是不可能的。

因此，目前尚无法对选修课中提供给学生的选择进行最终评估。事实上，它们在未来将发挥什么作用也还不确定。在过去二十年中，英国医学总会逐步大幅减少了课程中学生选择的空间。如前所述，这可能只是承认了创建像最初设想的一样广泛的模块课程是有困难的，而不是对赋予学生选择权的作用的想法改变了。即使如此，选修课仅占总课程时间的 10%，要实现《明日医生》中设想的本科医学教育振兴目标还是不太实际。尽管如此，选修课也带来了众多变化，尤其是在师生关系方面，变化尤其明显。如果想要彻底改变，就需要对教育优先事项做出大调整。

结论

在医学课程中有效地开展选修课，有以下主要考虑因素：

- 首先，必须明确定义学习成果，并将其完全纳入整个课程体系中，以便所有学生都能成功获得所有成果。
- 其次，提供学生选择权可以促进以学生为中心的教学方法和学生自主权的发展。
- 再次，必须仔细考虑课程方案的可持续性。包括创造一个环境，使学生和教师都能将学生自主选择课程视为明显的机会。
- 同时，必须将选修课的形成性评价和终结性评价与核心课程体系充分整合起来，在核心评估模式之外补充和增加价值，以促进学生的发展。
- 最后，选修课必须通过创新课程来保持发展和焕发生命力，利用课程设计、技术和评估方法的进步来反映医学教育和医学各个领域的快速发展。

参考文献

Ahn, J., Watt, C.D., Man, L.X., Greeley, S.A., and Shea, J.A. (2007) Educating future leaders of medical research: Analysis of student opinions and goals from the MD-PhD SAGE (Students' Attitudes, Goals, and Education) survey. *Acad Med.* 82: 633–645

Ali, S.K. and Baig, L.A. (2012) Problems and issues in implementing innovative curriculum in the developing countries: the Pakistani experience. *BMC Med Educ.* 12: 31

Balandin, S., Lincoln, M., Sen, R., Wilkins, D.P., and Trembath, D. (2007) Twelve tips for effective international clinical placements. *Med Teach.* 29: 872–877

Barroso, S. and Sebastiao, A.M. (2012) Research possibilities for pre-graduate students. In: M.A.R.B. Castanho and G. Güner-Akdogan (eds) *The Researching, Teaching and Learning Triangle* (pp. 17–25). Mentoring in Academia and Industry, volume 10 New York: Springer

Bell, D., Harbinson, M., Toman, G., Crawford, V., and Cunningham, H. (2010) Wholeness of healing: An innovative student-selected component introducing United Kingdom medical students to the spiritual dimension of healthcare. *South Med J.*103: 1204–1209

Bidwai, A. (2000) SSMs are my saviour. *Student BMJ.* 8: 339–340

Bland, C.J., Starnaman, S., Wersal, L., Moorhead-Rosenberg, L., Zonia, S., and Henry, R. (2000) Curricular change in medical schools: How to succeed. *Acad Med.* 75: 575–594

Bleakley, A., Brice, J., and Bligh, J. (2008) Thinking the post-colonial in medical education. *Med Educ.* 42: 266–270

Brown, W.S. (2005) Medics to teach in primary schools. *Student BMJ.* 13: 93

Celletti, F., Reynold, T.A., Wright, A., Stoertz, A., and Dayrit, M. (2011) Educating a new generation of doctors to improve the health of populations in low- and middle-income countries. *PLoS Medicine*. 8: 1001–1108

Charon, R. (2001) Narrative medicine: A model for empathy, reflection, profession and trust. *JAMA*. 286: 1897–1902

Charon, R., Banks, J.T., Connelly, J.E., et al. (1995) Literature and medicine: contributions to clinical practice. *Ann Intern Med*. 122: 599–606

Chatterjee, H.J. and Noble, N. (2009) Object therapy: A student-selected component exploring the potential of museum object handling as an enrichment activity for patients in hospital. *Global J Health Sci*. 1: 42–49

Christakis, N.A. (1995) The similarity and frequency of proposals to reform US medical education: constant concerns. *JAMA*. 274: 706–711

Christopher, D.F., Harte, K., and George, C.F. (2002) The implementation of Tomorrow's Doctors. *Med Educ*. 36: 282–288

Cleland, J.A., Knight, L.V., Rees, C.E., Tracey, S., and Bond, C.M. (2008) Is it me or is it them? Factors that influence the passing of underperforming students. *Med Educ*. 42: 800–809

Collins, J.P., Farish, S., McCalman, J.S., and McColl, GJ. (2010) A mandatory intercalated degree programme: revitalising and enhancing academic and evidence-based medicine. *Med Educ*. 32: 541–546

Colthart, I., Bagnall, G., Evans, A., et al. (2008) A systematic review of the literature on the effectiveness of self-assessment on the identification of learner needs, learner activity and impact on clinical practice; BEME guide no. 10. *Med Teach*. 30: 124–145

Cooke, M., Irby, D.M., Sullivan, W., and Ludmerer, K.M. (2006) American Medical Education 100 years after the Flexner report. *N Engl J Med*. 355: 1339–1344

Cottrell, S., Diaz, S., Cather, A., and Shumway, J. (2006) Assessing medical student professionalism: An analysis of a peer assessment. *Med Educ Online*. 11: 8

Cross, P. (2003) Getting the most out of SSMs. Student BMJ. 11: 336–337

Cruess, R.L. and Cruess, S.R. (2006). Teaching professionalism: general principles. *Med Teach*. 28: 205–208

Cruess, R.L. and Cruess, S.R. (2008) Understanding medical professionalism: a plea for an inclusive and integrated approach. *Med Educ*. 42: 755–757

Cruess, S.R., Cruess, R.L., and Steinert, Y. (2008) Role modelling—making the most of a powerful teaching strategy. *BMJ*. 336: 718–721

Cumming, A. (2010) The Bologna process, medical education and integrated learning. *Med. Teach*. 32: 316–318

Dahlstrom, J., Dorai-Raj, A., McGill, D., Owen, C., Tymms, K., and Watson, D.A.R. (2005) What motivates senior clinicians to teach medical students? *BMC Med Educ*. 5: 27–37

Dannefer, E.F., Henson, L.C., Bierer, S.B. et al. (2005) Peer assessment of professional competence. *Med Educ*. 39: 713–722

Davies, H., Archer, J., Bateman, A. et al. (2008) Specialty-specific multi-source feedback: assuring validity, informing training. *Med Educ*. 42: 1014–1020

Davis, M.H. and Harden, R.M. (2003) Planning and implementing an undergraduate medical curriculum: the lessons learned. *Med Teach*. 25: 596–608

Davis, M.H., Ponnamperuma, G.G., and Ker, J.S. (2009) Student perceptions of a portfolio assessment process. *Med Educ*. 43: 89–98

Dowell, J. and Merrylees, N. (2009) Electives: isn't it time for a change? *Med Educ*. 43: 121–126

Dyrbye, L., Thomas, M.R., Natt, N., and Rohren, C.H. (2007) Prolonged delays for research training in medical school are associated with poorer subsequent clinical knowledge. *J Gen Intern Med*. 22: 1101–1106

Dyrbye, L.N., Davidson, L.W., and Cook, D.A. (2008) Publications and presentations resulting from required research by students at Mayo Medical School, 1976–2003. *Acad Med*. 83: 604–610

Elit, L., Hunt, M., Redwood-Campbell, L., Ranford, J., Adelson, N., and Schwartz, L. (2011) Ethical issues encountered by medical students during international health electives. *Med Educ*. 45: 704–711

Ellaway, R. and Masters, K. (2008) AMEE Guide 32: e-learning in medical education Part 1; Learning, teaching and assessment. *Med. Teach*. 30: 455–473

Fancher, T.L., Wun, T., Hotz, C.S., and Henderson, M.C. (2009) Jumpstarting academic careers with a novel intern research rotation: the AIMS rotation. *Am J Med*. 122: 1061–1066

Faulder, G.S., Riley, S.C., Stone, N., and Glasier, A. (2004) Teaching sex education improves medical students' confidence in dealing with sexual health issues. *Contraception*. 70: 135–139

Fletcher, G. and Agius, R.M. (1995) The Special Study Module: a novel approach to undergraduate teaching in occupational medicine. *Occupational Medicine*. 45: 326–328

Ford, M., Masterton, G., Cameron, H., and Kristmundsdottir, F. (2008) Supporting struggling medical students. *Clin Teach*. 5: 1–7

Frank, J.R., Snell, L.S., Cate, O.T. et al. (2010) Competency-based medical education: theory to practice. *Med Teach*. 32: 638–645

Frellsen, S.L., Baker, E.A., Papp, K.K., and Durning, S.J. (2008) Medical school policies regarding struggling medical students during the internal medicine clerkships: results of a national survey. *Acade Med*. 83: 876–881

Funston, G.M. and Young, A.M.H. (2012) Action is required to safeguard the future of academic medicine in the UK. *Nat Med*. 18: 194

Furmedge, D.S. (2008) Teaching skills: a school-based special study module. *Med Educ*. 42: 1140

General Medical Council (1993, revised in 2003, revised 2009) *Tomorrow's Doctors: Recommendations on Undergraduate Medical Education*. London: GMC

General Medical Council (2011) Assessment in undergraduate medical education: Advice supplementary to *Tomorrow's Doctors* (2009). London: GMC

General Medical Council. UK Medical Schools—Quality Assurance of Basic Medical Education (QABME) reports. London, GMC http://www.gmc-uk.org/education/undergraduate/undergraduate_qa.asp Accessed 1 April 2012

Gibson, E. (2006) Media medicine. *Student BMJ*. 14: 212–213

Gill, D. and Griffin, A.E. (2009) Reframing medical education research: let's make the publishable meaningful and the meaningful publishable. *Med Educ*. 43: 933–935

Global Consensus Group for Social Accountability of Medical Schools (GCSA) www.healthsocialaccountability.org Accessed 1 February 2011

Graffam, B. (2007) Active learning in medical education: strategies for beginning implementation. *Med Teach*. 29: 38–42

Griffin, M.F. and Hindocha, S. (2011) Publication practices of medical students at British medical schools: Experience, attitudes and barriers to publish. *Med Teach*. 33: e1–e8

Hafferty, F.W. (1998) Beyond curriculum reform: Confronting medicine's hidden curriculum. *Acad Med*. 73: 403–407

Harden, R.M. (2001) AMEE Guide No 21: Curriculum mapping: a tool for transparent and authentic teaching and learning. *Med Teach*. 23: 123–137

Harden, R.M. (2007) Learning outcomes as a tool to assess progression. *Med Teach*. 29: 678–682

Hilton, S. and Southgate, L. (2007) Professionalism in medical education. *Teaching and Teacher Education*. 23: 265–279

Hirsh, D.A., Ogur, B., Thibault, G.E. and Cox, M. (2007) 'Continuity' as an organizing principle for clinical education reform. *N Engl J Med*. 356: 858–866.

Hodgson, K. and Smart, N. (1998) Humanities in medical education. *Student BMJ*. e-volume 6.

Hounsell, D., McCune, V., Hounsell, J., and Litjens, J. (2008) The quality of guidance and feedback to students. *Higher Education Research & Development*. 27: 55–67

Howman, M. and Jones, M. (2011) Does undertaking an intercalated BSc influence first year clinical exam results at a London medical school? *BMC Med Educ*. 11: 6

Hrisos, S., Illing, J.C., and Burford, B.C. (2008) Portfolio learning for foundation doctors: early feedback on its use in the workplace. *Med Educ*. 42: 214–223

Hunter, A.-B., Laursen, S.L., and Seymour, E. (2007) Becoming a scientist: the role of undergraduate research in students' cognitive, personal and professional development. *Sci Educ*. 91: 36–74

Huxley, T.H. (1876) Lecture delivered at the opening of Johns Hopkins University, Baltimore

Jenkins, A., Healy, M., and Zetter, R. (2007) Linking teaching and research in disciplines and departments. York: The Higher Education Academy

Jobanputra, J., Clack, A.R., Cheeseman, G.J., Glasier, A., and Riley, S.C. (1999) A Feasibility study of adolescent sex education: medical students as peer educators in Edinburgh schools. *Br J Obs Gynaecol*. 106: 887–891

Kanna, B., Deng, C., Erickson, S.N., Valerio, J.A., Dimitrov, V., and Soni, A. (2006) The research rotation; competency-based structured and novel approach to research training of internal medicine residents. *BMC Med Educ*. 6: 52–59.

Karle, H. (2006) Global standards and accreditation in medical education: a view from the WFME. *Acad Med*. 81(Suppl): S43–S48.

Karle, H. on behalf of the Executive Council, World Federation for Medical Education (2008) International recognition of basic medical education programmes. *Med. Educ*. 42: 12–17

Korszun, A., Winterburn, P.J., Sweetland, H., Tapper-Jones, L., and Houston, H. (2006) Assessment of professional attitude and conduct in medical undergraduates. *Med Teach*. 27: 704–708

Kuper, A. (2006) Literature and medicine: A problem with assessment. *Acad Med*. 81(Suppl): S128–S137.

Laidlaw, A., Guild, S., and Struthers, J. (2009) Graduate attributes in the disciplines of Medicine, Dentistry and Veterinary Medicine: a survey of expert opinions. *BMC Med Educ.* 9: 28

Laskowitz, D.T., Drucker, R.P., Parsonnet, J., Cross, P.C., and Gesundheit, N. (2010) Engaging students in dedicated research and scholarship during medical school: The long term experiences of Duke and Stanford. *Acad Med.* 85: 419–428

Lazarus, P.A. and Rosslyn, F.M. (2003) The arts in medicine: setting up and evaluating a new special study module at Leicester Warwick Medical School. *Med Educ.* 37: 553–559

Leung, W.-C. (2002) Is there a better alternative to special study modules? *Student BMJ.* 10: 4–5

Lowry, S. (1992) Strategies for implementing curriculum change. *BMJ.* 305: 1482–1485

Ludmerer, K.M. (2004) Learner-centred medical education. *N Engl J Med.* 351: 1163–1164

Lurie, S.J. (2012) History and practice of competency-based assessment. *Med Educ.* 46: 49–57

MacDougall, M. (2008) Ten tips for promoting autonomous learning and effective engagement in the teaching of statistics to undergraduate medical students involved in short term research projects. *J Appl Quant Methods.* 3: 223–240

MacDougall, M. and Riley, S.C. (2010) Initiating undergraduate medical students into communities of research practise: what do supervisors recommend? *BMC Med Educ.* 10: 83

MacDougall, M., Riley, S.C., Cameron, H.C. and McKinstry, B. (2008) Halo and horns in the assessment of undergraduate medical students: a consistency-based approach. *J Appl Quant Methods.* 3: 116–128

Mahesan, N., Crichton, S., Sewell, H., and Howell, S. (2011) The effect of an intercalated BSc on subsequent academic performance. *BMC Med Educ.* 11: 76

Masters, K. and Ellaway, R. (2008) e-learning in medical education Guide 32: Part 2: Technology, management and design. *Med Teach.* 30: 474–489

McGee, J.B. and Kanter, S.L. (2011) How we develop and sustain innovation in medical education technology: Keys to success. *Med Teach.* 33: 279–285

McLean, M. and Gibbs, T. (2010) Twelve tips to designing and implementing a learner-centred curriculum: Prevention is better than cure. *Med Teach.* 32: 225–230

McLean, M. and Howarth, F.C. (2008) Does undergraduate research constitute scholarship? Drawing on the experiences of one medical faculty. *J Scholarship Teaching Learning.* 8: 72–87

McLean, M. and Van Wyk, J. (2006) 12 tips for recruiting and retaining facilitators in a problem based learning programme. *Med Teach.* 28: 675–679

Medical Education in Europe (2013) MEDINE2. Integrating the Research Component in Medical Education in Europe. http://medine2.com/ Accessed 14 April 2013

Metcalfe, N.H. and Brown, A.K. (2011) History of medicine student selected components at UK medicals schools: a questionnaire-based study. *J Roy Soc Med Short Reports.* 2: 77

Mills, S. and Bryden, D.C. (2010) A practical approach to teaching medical ethics. *J Med Ethics.* 36: 50–54

Mohammed, A. (2001) Special study modules are not a waste of time. *Student BMJ.* 9: 34.

Mueller, P.S., McConahey, L.L., Orvidas, L.J., et al. (2010) Visiting medical student elective and clerkship programs: a survey of US and Puerto Rico allopathic medical schools. *BMC Med Educ.* 10: 41

Murdoch-Eaton, D. (2011) Student selected components. *Med Teach.* 33: 762–764

Murdoch-Eaton, D., Ellershaw, J., Garden, A., et al. (2004) Student-selected components in the undergraduate medical curriculum: a multi-institutional consensus on purpose. *Med Teach.* 26: 33–38

Murdoch-Eaton, D., Drewery, S., Elton, S., et al. (2010) What do medical students understand by research and research skills? Identifying research opportunities within undergraduate projects. *Med Teach.* 32: e152–e60

Murdoch-Eaton, D. and Green, A. (2011) The contribution and challenges of electives in the development of social accountability in medical students. *Med Teach.* 33: 643–648

Murdoch-Eaton, D. and Jolly, B. (2000) Undergraduate projects—do they have to be within the conventional medical environment? *Med Educ.* 34: 95–100

Murdoch-Eaton, D., Redmond, A., and Bax, N. (2011) Training healthcare professionals for the future: Internationalism and effective inclusion of global health training. *Med Teach.* 33: 562–569

Murdoch-Eaton, D. and Whittle, S. (2012) Generic skills in medical education: developing the tools for successful lifelong learning. *Med Educ.* 46: 120–128

Murphy, M.J., Seneviratne, R.DeA., McAleer, S.P., Remers, O.J., and Davis, M.H. (2008) Student selected components: do students learn what teachers think they teach? *Med Teach.* 30: e175–e179

Murphy, M.J., Seneviratne, R.DeA., Remers, O.J., and Davis, M.H. (2009a) Hawks' and 'doves': effect of feedback on grades awarded by supervisors of student selected components. *Med Teach.* 31: e489–e493

Murphy, M.J., Seneviratne, R.DeA., Remers, O.J., and Davis, M.H. (2009b) Student selected components: student-designed modules are associated with closer alignment of planned and learnt outcomes. *Med Teach.* 31: e484–e488

Murphy, M.J., Seneviratne, R.DeA., Cochrane, L, Davis, M.H.and Mires, G.J. (2009b) Impact of student choice on academic performance: cross-sectional and longitudinal observations of a student cohort. BMC *Med Teach.* 13: 26

Neely, D. and Minford, E.J. (2008) Current status of teaching on spirituality in UK medical schools. *Med Educ.* 42: 176–182

Newbegin, R.M., Rhodes, J.C., Flood, L.M., and Richardson, H.C. (2007) Student-selected components: bringing more ENT into the undergraduate curriculum. *J Laryngol Otol.* 121: 783–785

Nicol, D. and Macfarlane-Dick, D. (2006) Formative assessment and self regulated learning: A model and seven principles of good feedback practice. *Studies in Higher Education.* 31: 199–218

Nishigori, H., Otani, T., Plint, S., Uchino, M., and Ban, N. (2009) I came, I saw, I reflected: A qualitative study into learning outcomes of international electives for Japanese and British medical students. *Med Teach.* 31: e196–e201

Office of the Independent Adjudicator for Higher Education (OIAHE) (2004) Annual Report 2004: Resolving Student Complaints. www.oiahe.org.uk/docs/OIA-Annual-Report-2004.pdf Last accessed 29 November 2009

Parker, M. (2006) Assessing professionalism: theory and practice. *Med Teach.* 28: 399–403

Payne, G., Thomson, A., and Flood, C. (2000) Special study modules should be more diverse. *Student BMJ.* 8: 468

Petrosoniak, A., McCarthy, A., and Varpio, L. (2010) International health electives: thematic results of student and professional interviews. *Med Educ.* 44: 683–689

Pulito, A.R., Donnelly, M.B., and Plymale, M. (2007) Factors in faculty evaluation of medical students' performance. *Med Educ.* 41: 667–675

Rees, C. and Shepherd M. (2005) The acceptability of 360-degree judgments as a method of assessing undergraduate medical students' personal and professional behaviours. *Med Educ.* 39: 49–57

Richardson, J. (2009) Factors that influence first year medical students' choice of student selected component. *Med Teach.* 31: e418–e424

Riley, S.C. (2009) *Student Selected Components: AMEE Guide 46. Med Teach.* 31: 885–894

Riley, S.C., Ferrell, W.R., Gibbs, T.J., Murphy, M.J., and Smith, W.C.S. (2008) Twelve tips for developing and sustaining a programme of student selected components. *Med Teach.* 30: 370–376

Riley, S.C., Gibbs, T.J., Ferrell, W.R., Smith W.C.S., and Murphy, M.J. (2009) Getting the most out of student selected components (SSCs): 12 tips for participating students. *Med Teach.* 31: 895–902

Ringsted, C., Hodges, B., and Scherpbier, A. (2012) 'The research compass': An introduction to research in medical education: AMEE Guide No.56. *Med Teach.* 33: 695–709

Robinson, L., Drewery, S., Ellershaw, J., Smith, J., Whittle, S., and Murdoch-Eaton, D. (2007) Research governance: impeding both research and teaching? A survey of impact on undergraduate research opportunities. *Med Educ.* 41: 729–736

Robley, W., Whittle, S., and Murdoch-Eaton, D. (2005). Mapping generic skills curricula: a recommended methodology. *J Further Higher Educ.* 29: 221–231

Ross, M.T. and Cameron, H.S. (2007) Peer assisted learning: a planning and implementation framework. AMEE Guide No 30. *Med Teach.* 29: 527–545

Royal College of Physicians (RCP) of London (2005) *Doctors in society: Medical professionalism in a changing world.* London: RCP London

Sandars, J. (2006) Twelve tips for using blogs and wikis in medical education. *Med Teach.* 28: 680–682

Schonrock-Adema, J., Heijne-Penninga, M., Van Duijn, M.A.J., Geertsma, J., and Cohen-Schotanus, J. (2007) Assessment of professional behaviour in undergraduate medical education: peer assessment enhances performance. *Med Educ.* 41: 836–842

Schor, N.F., Troen, P., Kanter, S.L., and Levine, A.S. (2005). The scholarly project initiative: introducing scholarship in medicine through a longitudinal mentored program. *Acad Med.* 80: 824–831

Schwarz, M.R. and Wojtczak, A. (2002). Global minimum essential requirements: a road towards competence-orientated medical education. *Med Teach.* 24: 125–129

Scottish Doctor (2007) Student Selected Components: a consensus statement on purpose. Scottish Medical School Council of Deans' Curriculum sub-group. http://www.scottishdoctor.org/ Accessed February 2012

Shah, S. and Wu, T. (2008) The medical student global health experience:

professionalism and ethical implications. *J Med Ethics.* 34: 375–378

Sharafeldin, E., Soonawala, D., Vandenbroucke, J.P., Hack, E., and Visser, L.G. (2010) Health risks encountered by Dutch medical students during an elective in the tropics and the quality and comprehensiveness of pre- and post-travel care. *BMC Med Educ.* 10: 89

Shehmar, M., Haldane, T., Price-Forbes, A. et al. (2010) Comparing the performance of graduate entry and school-leaver medical students. *Med Educ.* 44: 699–705

Stark, P., Ellershaw, J., Newble, D. et al. (2005) Student-selected components in the undergraduate medical curriculum: a multi-institutional consensus on assessable key tasks. *Med Teach.* 27: 720–725

Stern, D.T. and Papadakis, M. (2006) The developing physician—becoming a professional. *N Engl J Med.* 355: 1794–1799

Tennant, P. and Rowell, G. (2009) Benchmark Plagiarism Tariff: A benchmark tariff for the application of penalties for student plagiarism in higher education. http://www.plagiarismadvice.org/BTariff Accessed 23 July 2012

Thomas, J.C. (2006) Is the pen mightier than the scalpel? *Student BMJ.* 14: 384–385

Van de Ridder, J.M.M., Stokking, K.M., McGaghie, W.C., and ten Cate, O. (2008) What is feedback in clinical education? *Med Educ.* 42: 189–197

van Eyk, H.J. Hooiveld, M.H., and Van Leeuwen, T.N. et al. (2010) Scientific output of Dutch medical students. *Med Teach.* 32: 231–235

Van Tartwijk, J. and Driessen, E.W. (2009) Portfolios for assessment and learning. AMEE guide No 45. *Med Teach.* 31: 790–801

Vieira, J.E., Bellodi, P.L., Marcondes, E., and de Arruda Martins, M. (2004) Practical skills are the most popular elective choice. *Med Educ.* 38: 1013–1016

Violato, C., Lockyer, J.M., and Fidler, H. (2008) Changes in performance: a 5-year longitudinal study of participants in a multi-source feedback programme. *Med Educ.* 42: 1007–1013

West, C.P., Halvorsen, A.J., and McDonald, F.S. (2011) Scholarship during residency training: A controlled comparison study. *Am J Med.* 124: 984–987

West, C.P. and Shanafelt, T.D. (2007) The influence of personal and environmental factors on professionalism in medical education. *BMC Med Educ.* 7: 29

Whittle, S.R. and Murdoch-Eaton, D.G. (2008) Learning about plagiarism using Turnitin detection software. *Med Educ.* 42: 513–543

Willett, T.G. (2008) Current status of curriculum mapping in Canada and the UK. *Med Educ.* 24: 786–793

World Federation for Medical Education (2003) *Basic medical education WFME Global standards for quality improvement.* Copenhagen: WFME. http://www2.sund.ku.dk/wfme/ Last accessed 13 February 2009

World Health Organization, World Federation for Medical Education. WHO-WFME Guidelines for Accreditation of Basic Medical Education (2005) http://www.wfme.org Accessed 1 November 2011

第6章

整合学习 Integrated learning

David Prideaux，Julie Ash，Anaise Cottrell

译者：靳嘉琪 审校：杨 苗 刘金红

从20世纪50年代至今，课程的"整合"（亲吻它的守卫者！）一直是引发激烈讨论的话题，人们或心存疑虑，或狂热支持。

John Spillane

转载自 *British Medical Journal*. John D. Spillane，"New American Medical Schools"，2，p778，1960，经 BMJ Publishing Group Ltd 许可引用

为什么要整合学习

医学教育界几乎是凭直觉赞成整合学习理念。这种直觉源于临床医师的工作模式，医师在治疗患者时就需要整合大量的知识。因此，整合学习的理念既不新奇，也不创新。事实上，在 Frenk 等（2010）界定的医学教育三代改革中，整合学习被视为一个关键要素。

Frenk 等将20世纪初期至中叶划分为第一代医学教育变革时期。Abraham Flexner 倡导医学教育的全面改革，William Osler 则着重于临床实习和床旁学习，他们是这一时期的主要理论贡献者。1个世纪前由卡内基基金会（Carnegie Foundation）赞助、Flexner（1910）编撰的北美医学教育报告，为全球的医学教育改革指明了方向。Flexner 主张将科学知识与实践相结合，称为"从实验室到临床"。遗憾的是，现实与理想背道而驰，后一个提法反而导致了医学课程在早期以学科为主，很大程度上缺乏临床实践的整合和应用。但不可否认，整合的概念在 Flexner 的报告中占据着重要的地位，卡内基基金会纪念 Flexner 报告诞生100周年的回顾性文章再次强调了它的重要性（Cooke et al.，2006）。

Flexner 和 Osler 的改革聚焦教学医院的概念。临床教学是在大型综合性医院的工作场景中进行的，但是随着医院专业分科越来越细，越来越难以提供整合学习的机会。在20世纪后半叶的第二代变革中，教学医院转型成 Frenk 等（2010）所称的学术医疗中心，其与大学的联系更加密切，医疗专业项目增多。医院与大学日益紧密的联系增加了人们对课程和教学方法的兴趣，其中最引人注目的要数20世纪60年代在加拿大麦克马斯特大学提出的"基于问题的学习"（PBL）（Neufeld and Barrows，1974；Neville，2009）。PBL 提供了一种旨在学习基础学科及其以此为基础的医疗实践的整合方法，现已被广泛应用。这一阶段的另一个改革亮点是引入了整合课程设计（Benor，1982；Schmidt，1998），也已被广泛采用。Harden 等（1984）在颇具影响力的关于运用 SPICES 法进行医学课程设计的论文中，将"整合"列为课程创新的标志之一。在这一代变革即将结束时，Harden（2000）将学科内或跨学科的整合课程设计方法描述成一个由11种方法组成的阶梯结构，但是各种设计方法具体应用的情况尚不清楚。

Frenk 等（2010）对第三代变革，即 21 世纪的医学教育是预测性的，而不是描述性的。第三代变革基于他们对提供合适、公平的医疗服务的需求分析。该分析建立在医学教育者与卫生服务相互依存的概念之上。这一时期的整合由转化式学习驱动（Mezirow，2000）。在某种程度上，Frenk 等将转化式学习锚定在基于岗位胜任力方法的医学教育中。他们认为可以通过对胜任力的仔细筛选，打破医学内部以及不同专业间的壁垒，从而实现整合。

学习者与整合

尽管整合学习在医学教育的各个阶段都一直被提倡，但很大程度上，其使用结果与效果都是假定的，并无实证。目前，许多陈述均停留在笼统的设计层面。归根结底，整合必须聚焦于学习者而不是课程或教学策略，因为进行知识整合的终归是学习者，而非课程设计者。

有几种教育理论可用于支持在整合课程时必须聚焦学习者，最重要的一个是在 20 世纪后期第二代医学教育变革中被广泛支持的建构主义理论。建构主义来源于 Dewey（1938）的主动学习理念，并通过 Kolb 提出的体验式学习进一步发展（Kolb and Fry，1975）。建构主义理论认为学习者基于其背景和文化，在社会互动和学习互动中构建自己的知识系统。学习的责任在于学习者，他们从能获得的学习机会中建构知识系统，进而整合（Glasersfeld，1989）。Hoffman 和 Donaldson（2004，p. 451）使用“360°学习”一词来描述在临床环境中，通过与患者和带教教师接触而获得的学习机会，学生可以从中建构他们自己的知识系统。

建构主义也不乏批评者。例如，认知负荷理论家强调系统性在学习环境中的重要性，特别是对于新进学习者而言（Sweller，1988）。Newmann 等（1996）声称建构主义的运用有时会导致学生仅仅为了参与而参与，而非真正学习。不过，他们实境学习的概念对医学教育中的整合具有特殊的意义。实境学习保留了建构主义学习的要素，但也包括系统性的探究和学习，在脱离学校的学习环境时仍然具备使用价值。实境学习及随后的实境整合，应该在有意义的实际临床环境中进行，而非局限于教室。Jolly（1994）和 Dornan 等（2005）分别对临床学习展开研究，均发现如有带教教师的积极支持，学生在临床环境的学习经历可以增强其自身的自学能力。

实境学习与情境化学习有关，后者认为学习具有情境性，植根于社会和自然环境中（Lave and Wenger，1991）。Regehr 和 Norman（1996）总结了认知心理学中支持情境化学习的一些著作。首先，当学习者将信息合并到有意义的图式（或认知结构）中时，更容易记忆和运用。认知心理学的另一个重要发现是情境特异性。情境特异性不仅用于支持医学教育的评估实践，也用于理解整合学习。情境特异性影响学习者从记忆中检索相关知识的能力。检索能力取决于场景的相似性，即当下场景和最初学习该知识的场景或条件之间的相似性。这至少有三层含义。当知识被整合到更广泛的情境中，并有机会在不同的情境中重复运用时，学习效果就会得到加强。最后，当知识的整合发生在最接近整合临床实践的情境中时，整合学习的效果最好。这些理念支持使用基于问题或案例的学习方法，在临床情境中传授基础知识，而且还要求学生多接触各种临床场景，以便运用所学知识。

如上所述，Frenk 等（2010）认为 21 世纪医学教育的第三次变革应以转化式学习为基础（Mezirow，2000）。转化式学习的关键是视角的转变，这种转变通常是由生存危机引发的，也可能是随着时间的推移或教师的构建逐渐发生。但其关键是参与者对当前状况的批判性反思。因此，这是一种整合全局的方法。Frenk 等（2010）将转化式教育与以胜任力为导向的教育联系起来，认为跨医学领域的能力选择为相关的整合学习提供了最佳机会。胜任力导向教育在医学教育中越来越受欢迎（Carraccio et al.，2002；Frank et al.，2010），但是他们关注的是把教育分解成更小的、可测量的部分，而不是纵观全局。近期对胜任力导向教育的批评集中于它的简化主义假设，以及其未能考虑到在临床环境中如何获取隐性知识（Australian Medical Council，2010）。在积累培养各个单项的胜任力的同时，整合学习可能不复存在。

因此，从学习者的角度看待整合学习时，

至少要考虑三个重要因素。首先，学习者可以通过在实际工作环境中的建构学习来进行整合学习。其次，当内容整合超越了单一场景而涉及多个场景，且学习场景与提取信息的场景相似时，学习效果更佳。最后，整合学习应该具有整体性而不是被分散。

课程与整合

如前所述，20世纪后半叶，医学教育在课程方面产生了重大变革。概述性论文，如那些阐述Harden等（1984）SPICES模型的论文或后来Bligh等（2001）关于PRISMS方法的论文，都提到了整合的重要性（表6.1）。

课程改革方法从提倡使用精确的教学目标作为课程设计的基础，转向以结果为导向的设计。结果导向的方法有助于促进整合，因为它强调通过确定广泛的跨学科学习结果来指导课程开发，这些结果用于确定如何选择教学内容、教学方法和评估方法（Harden，1999；Prideaux，2007）。人们对结果的详细规范及是否需要宽泛地描述结果还存在不少争议，但当学界探讨的重点从结果导向方法转向胜任力导向方法时，是否应宽泛地描述结果未得到重视（Hamilton，1999；Prideaux，2000；Harden，2002）。使用这些方法的驱动力主要是课程问题，而不是学习者所关注的问题。

然而，课程整合既是技术性的过程，也是社会协商的过程，这是课程改革的重要机制。例如，它提倡将临终关怀（Radwany et al.，2011）或家庭暴力（Magrane et al.，2000）等非传统科目纳入课程，也强调解剖学等传统学科的教学效率和重要性（Klement et al.，2011）。更值得关注的是，它通过将公共卫生学整合到整个课程中（Brill et al.，2011；Campos-Outcalt,2011）等手段，使传统的生物医学课程转变为更符合现代医疗模式的生物-心理-社会课程（Tresoloni and Shugars，1994）。

表6.1 SPICES课程模型和PRISMS课程模型

SPICES模型	PRISMS模型
每个课程的特色可根据如下几对特点进行归类：	21世纪的新课程发展策略：
以学生为中心 ⇔ 以教师为中心	聚焦产出
以问题为导向 ⇔ 以信息收集为导向	关联性
	跨学科
整合课程 ⇔ 基于学科	短小精悍
基于社区 ⇔ 基于医院	多领域
选修 ⇔ 必修	共生性（与医疗服务整合）
系统制 ⇔ 师徒制	

数据来自：Bligh，J.，Prideaux，D. and Parsell，G.（2001）. PRISMS model：New strategy of medical education. Medical Education，35（6），520-1；Harden，R.M.，Sowden，S. and Dunn，W.R.（1984）.Educational strategies in curriculum development：SPICES model. Medical Education，18（4），284-97.

横向整合

横向整合在早期的医学课程中很普遍。不同于按解剖学、生理学或生物化学等学科来组织课程，横向整合是指围绕课程每一年需要掌握的内容来整合不同学科。最常见的方法是使用心血管、呼吸系统、肾、胃肠道、内分泌和肌肉骨骼系统等人体系统作为组织课程的模块。人类生命周期的各个阶段也为整合学科模块提供了基础。虽然鲜有明确说明，但横向整合事实上体现了从更宽广的场景中学习知识的原则。不同学科的概念可以通过人体系统、生命周期或其他模块产生联系和拓展。

基于问题或案例的学习

横向整合被有力地概括在基于问题或基于案例的学习中（PBL，CBL）。自20世纪60年代诞生以来，PBL已在国际上被广泛采用。案例经过专门设计，作为为期1～2周的学习要点。这些案例属于人体系统、生命周期或其他组织模块，本身也具有整合性。学习者需运用跨学科的知识来确定这些案例所驱动的学习目的，并达到学习目的。

Schmidt（1983）通过三个学习原则来概述PBL的基本原理，这些学习原则都与以学习者为中心的整合观点有关。通过PBL，在小组学习环境中，学习者能够激活先前的学习经验，在特定案例中学习和检索信息，并将所学知识迁移到其他情景中（Schmidt，1983）。图6.1通过图示展示了这个过程。现在，有些医学院拓展了单个案例的学习方法，通过引入多个有类似教学效果的短病例来总结一周的学习。

在对PBL的三项重要的元分析研究中，以国家考试委员会提供的考试成绩为衡量标

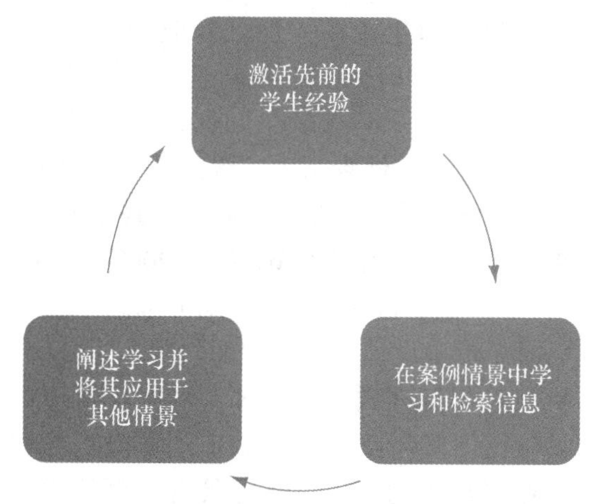

图 6.1　PBL 和整合

引自：Schmidt，H.G.（1983）. Problem based learning：rationale and description. Medical Education，17（1）：11-16.

准，比较了 PBL 项目和非 PBL 项目的学习结果（Albanese and Mitchell，1993；Berkson，1993；Vernon and Blake，1993）。尽管这些研究可以为整合学习的效果提供一些指导，但研究结果表明，与未参加 PBL 课程的学生相比，参加 PBL 课程的学生在国家考试中的表现并没有什么差别。虽然有其他证据表明，参加 PBL 课程的学生在临床技能表现方面略为出色，但这可能归因于总体的课程效果，而不是 PBL 本身。因受研究方法上的困扰，针对 PBL 效果的比较研究可能无法明确揭示 PBL 学习的优势或其他效果（Norman and Schmidt，2000）。

基于问题的学习方法在医学课程的早期阶段最容易成功实施，也可运用于临床实习的一些辅助项目。当学生可以在临床环境中与患者互动时，会较少使用纸上谈兵式的假想案例。报告显示，基于问题的模块与临床课程同步授课时，学生在处理临床实践中的不确定性和认识自身的局限性方面皆有所收获（O’Neill et al.，2000，2003）。其他学校将案例聚焦在真实的患者经历上，然后由学生在上课时系统性地进行分享（Barrington et al.，1997）。邓迪大学采用了基于任务的学习方式，临床任务为学生提供了整合学习经验的基础。学生在不同学科的临床轮转学习，促进了基础科学知识到临床的转化（Harden et al.，1996，2000）。

临床学习者最常提及的挑战是，他们发现很难将所学知识整合到患者实际情景中。PBL 的发展提供了一种通过患者案例来学习的机制，不过，这是否能帮助学习者过渡到由临床体验获得学习，尚未仔细研究。

纵向整合

纵向整合起源于开创性课程设计者 Hilda Taba（1962），他引入了“螺旋式课程”一词。在螺旋式课程中，学习内容在早期被引入，然后在螺旋式的后续阶段被复习、加强和拓展。因而，在一个情景中引入的学习内容在其他情景中得到强化。

纵向整合的设计以贯穿整个课程的主题或领域划分为基础。一般有四种常见的主要主题，分别为沟通和临床技能；基础和临床科学知识；社会、社区、人口和公共卫生；以及法律、道德和职业素养（图 6.2）。由此，课程在纵向主题的不同层次引入学习内容。

尽管 Flexner 的改革可能无意中导致了基础学科与临床学科的割离，但当代医学院很少有意去强行分割早期的基础学习与后期的临床学习。临床技能一般被引入基础学习，而基础学习一般会延伸到临床阶段。

在学校设立临床技能中心和模拟病房，极大地促进了医学课程中沟通和临床技能的纵向整合。现在，学生在接触医院的患者前，可以通过与同伴、模拟或门诊患者、模型、模拟人和临时培训师的合作，来提升临床技能的能力和信心。学生在临床阶段可以返回技能中心，在没有真实患者的地方改善和巩固临床技能。

有证据表明这种方法是成功的。例如，Dent 等（2001）在其非住院教学中心（ambulatory care teaching centre，ACTC）成功体现了基于患者的经验与基础学习的整合。近期最佳循证医学教育（best evidence-based medical education，

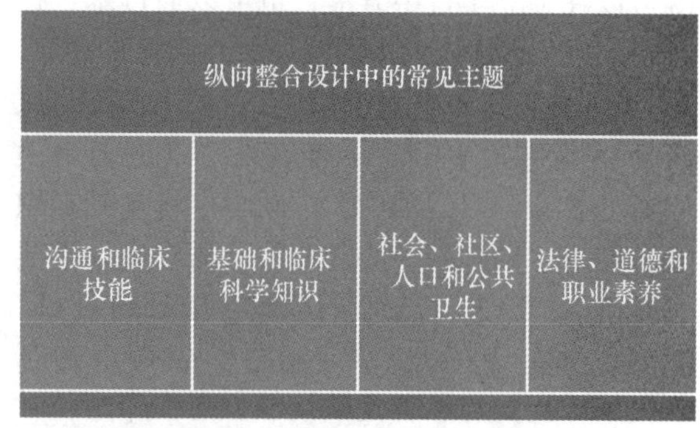

图 6.2　纵向整合

BEME）的综述显示了早期临床学习体验带来的学习收获（Dornan et al.，2006；Yardley et al.，2010）。

临床经验和整合

不像基础学习阶段需要系统设计整合课程，临床阶段本身就提供了整合学习的重要机会。实际上，本章一开始就指出，整合学习的基本原理自然而然存在于临床医师的工作模式中，他们运用整合的知识治疗患者，这是情境化整合的最佳体现。

Irby（2011）的报告称，2010年卡内基基金会对美国医学教育改革提出的第二项建议是将书本知识与临床经验相结合。这是对整合整个医学课程的呼吁。这个呼吁基于这种理念：专家的临床认知模式是通过查看大量临床病例建立的，而这些病例需要运用书本知识和最佳循证知识。同样，学生也可以通过对在临床学习中遇到的案例进行循证推理来整合知识。这种临床主动学习需要通过医学课程和学习方法来支持和加强。Irby主张从最早的阶段就将书本学习和临床学习相结合，为基础知识提供情景相关性，并在整个课程中保持这种联系，以便学生能同时将临床案例与循证知识联系起来。

临床实践的整合学习

临床学习一般会按内科、外科、儿科、全科等临床学科在临床实习中进行。相应地，课程内容主要由学生轮转的学科决定。然而，在大型教学医院实习的学生，可能会不可避免地被分派到更细的专科，因而临床学习的机会被减少。为了解决这个问题，医学院通过增加课堂课程来补充临床实习的学习内容。这些课程既可以在独立学科中开展，也可以通过基于核心问题或患者表现的横向整合核心课程来进行。

在临床实习期间，学生以他们接触的患者为中心进行学习。一直以来，以患者为中心都是整合学习的动力，推动学生将基础知识整合到患者的生理、心理和社会需求中。学徒制是临床实习的主要学习模式（Dornan et al.，2005；Ash，2009）。学徒制给学生带来的东西很多，比如与患者定期接触、向临床医师学习临床治疗过程、作为团队成员参与到患者护理中、建立师生关系、加入专业的临床社群（Ash，2009，2010）。学徒制是一种情境化学习形式（Lave and Wenger，1991）。学徒制的核心概念是支持性参与，它帮助我们理解为何支持性的师生关系对学生在临床实践中的自学效果起到关键的作用（Worley，2002；Worley et al.，2006；Prideaux et al.，2007）。

对于负责设计临床课程的教师来说，最大的挑战是如何在教学医院等专科医疗机构中，为学生提供整合且全面的临床学习体验。虽然在专业医疗机构中进行学习具有显著的优势，但我们也有充分的理由担心：从传统的内外妇儿大分科轮转改为在亚专科轮转，会导致学生对社会愈加广泛的健康需求和医师在医疗卫生系统中的作用产生有限而零散的认知。解决这个问题的主要方法如下：关注临床学习者的需求；将理论知识和临床思维与临床实践相整合；了解学生如何从临床接触中学习；了解临床医师在实践课的教学方法。以上这些均为学徒制的重要特质。

在设置符合卫生服务需求且具有连续性的临床实习课程方面，医学院发挥了重要作用。其主要作用是设置一个明确的整合课程，为学生和临床教师提供指引，并确保必须融合跨专业和跨情境的临床教学。医学院必须在真正意义上支持临床教学，而不是仅仅为了教授完指定的学习内容，就用课堂教学取而代之。整合课程需要建立在这样的原则之上：支持性参与和自学效果都得到增强。在对整合课程进行评价时，同样要考虑到这两方面的效果。

纵向整合式临床实践

Flexner和Osler基于大型教学医院的临床实践发出的整合学习的倡导是他们为医学教育留下的遗产。然而，一个世纪之后，教学医院的性质已经发生改变，在其临床服务日益专业化的情况下，越来越难以提供整合学习的机会。这种变化对内科和外科等临床学科教学的影响已日见端倪（Jolly and MacDonald，1989；McManus et al.，1993；Prideaux and Marshall，1994；Stone and Doyle，1996；Leinster，2003；Ramani et al.，2003；Seabrook，2003；Stark，2003；Dornan et al.，2005；Cooke et al.，

2006）。现在，许多教学医院都将重点放在三级照护上。患者通常通过急诊科入院，且病情大多较为严重。这些患者需要接受密集复杂的技术干预，但一般不会住院太久。另外，由于愈加强调学生必须尊重患者权利，学生接触患者的机会大为减少。再者，临床医护人员迫于患者增加的压力，工作负担加重，能用于指导学生临床学习的时间就相应减少了。

一项关于外科环境中临床教育的变化的研究揭示了医疗卫生服务的变化如何导致传统临床学徒制的瓦解（Ash，2010）。有外科医师反映，他们与学生基本没有持续性接触，见到同一个学生的机会很少超过一两次。这不仅严重破坏了师生关系的发展，也意味着学生在实习期间不太可能在医疗工作中起重要作用。学生们失去了在术前为患者服务的传统工作，所以参与治疗患者、学习症状和体征、整合知识的机会也被减少了。在临床实习期间增加的 PBL 指导课等课堂教学使临床学习更加受到影响（Ash，2010）。

Barbara Starfield（2007）将 20 世纪的教学医院描述为是在特定的疾病导向下运转。到了 21 世纪，卫生服务部门必须应对人口老龄化、慢性病患者和非住院患者增加的局面。Starfield（2007，p. 511）认为，多病和慢性病治疗成为重点后，需要“以人为本，全面协调”的医疗服务。而这样的医疗服务可能只在大型教学医院之外的医疗机构才有。如果学生大部分的临床教育都是在鲜有整合的情境下进行，那么，根据情境化学习的原则，他们在将学习内容转化为当下的整合医疗服务时，很可能会遇到困难。

越来越多的人对在大型教学医院中教授整合课程的挑战感兴趣。Hirsh 等（2007，p. 862）列出了涵盖了本章前文所述的专科学习到完全整合的纵向实习的八种方法，包括在专科轮转间隙开展过渡教学、为整个实习串起一条纵向的主题、合并两个相关专科模块、在各学科实习过程中纳入纵向与重复出现的非住院医疗教学内容。

纵向整合式见习（longitudinal integrated attachment or clerkship，LIC）已引入澳大利亚、加拿大、南非和美国，并得到了“纵向整合式见习联盟”（Consortium of Longitudinal Integrated Clerkship，CLIC）医学院校的支持（Norris et al.，2009）。在纵向整合式见习中，学生不会限定于在短时间内学习某一个特定专科。相反，他们会在临床医师的指导下，对一组有跨专科表征的患者进行长达 12 个月或更长时间的学习。因此，他们既能领会到“持续性治疗”的重要性，又能学习各个核心专科的重要内容。Norris 等（2009）认为这可以使得能回应学习者需求的序贯式、渐进式、发展性课程得以实施。Hirsh 等（2007）指出，纵向整合式见习模式体现了横向和纵向整合。通过参与患者的纵向治疗，在与患者接触的过程中领会伦理和患者利益倡导等重要概念，学生得到跨临床专科的整合学习机会，实现横向整合。临床医师作为实习指导教师，通过循证医学、运用患者案例培养学生的临床思维，推动生物医学知识的纵向整合。

然而迄今为止，还没有确切的研究发现证明纵向整合式见习模式的学习效果（Ogrinc et al.，2002）。在加拿大的一项研究中，McLaughlin 等（2011）发现，与非纵向整合式见习项目的学生相比，纵向整合式见习项目的学生培训评估报告（ITER）得分较高，但在客观结构化临床考试（OSCE）中得分却较低。有证据显示学生在纵向整合式见习中有学习收获。Krupat 等（2009）报告，传统临床见习会削弱学生以患者为中心的信念，但参加纵向整合式见习的学生没有出现类似情况。Ogur 和 Hirsh（2009）转述了学生参加哈佛大学医学院-剑桥整合式实习项目的学习收获。学生报告他们在学习环境中有更多的交流与互动、更全面的疾病学习机会和更丰富的临床经验。他们与患者的接触更为密切，也有更多机会参与患者治疗。本章的中心议题是整合学习是否最终实现取决于学生是否认同，故以上研究发现尤为重要。

基于社区的纵向实习

随着三级医院专科化程度的提高，以社区为基础的非住院医疗或全科医疗开始成为纵向见习的基地（Oswald et al.，2001）。在澳大利亚，乡村全科医院和相关的乡村小医院采用了纵向见习方法（Worley et al.，2000；Denz-Penhey & Murdoch，2010）。最近，该模式又被应用到有医疗服务需求的城郊地区（Mahoney et al.，2012）。这些医疗场景提供综合性的医疗服务，因而学生很容易进行跨专科整合学习。

在弗林德斯大学的农村社区平行课程（parallel rural community curriculum，PRCC）中，学生会在课程倒数第二年被安排到乡村全科诊所和小型医院学习。这一年中，他们居住在农村社区。和在市区大型教学医院内进行短期轮转的实习医师一样，他们也学习内科、外科、妇产科、儿科、全科和精神科等主要临床学科。有证据表明，在年底的笔试和临床考试中，参加课程的学生表现优异。同时也有证据表明，学生同样学到专科内容（Worley et al.，2004a，b）。除此之外，学生报告在农村社区平行课程中与患者接触的机会较多，临床投入时间较多，与临床导师相处的时间也较多。他们为实习诊所和实习医院做出了重大贡献，特别是在他们到岗的3个月后（Worley and Kitto，2001）。他们参与了之前Newmann等（1996）所倡导的实境学习。

农村社区平行课程的学习经验已被纳入共生型临床教育框架中（Prideaux et al.，2007）。共生型临床教育是医学教育PRISMS模型的关键特征之一，它为开展临床实习计划提供了理论框架和方法，可使大学和医疗机构共同受益。学生获得宝贵的临床学习机会，又为医疗服务部门做出贡献（Bligh et al.，2001）。这被认为是21世纪医学教育的重要特征之一，也符合Frenk等（2010）所倡导的第三代医学教育变革的使命，即医学教育与医疗服务必须相互依存。

基于农村社区平行课程建立起来的模式以四个关系为基石，这四个关系分别是人际-专业关系、临床医师-患者关系、大学-医疗服务部门关系、政府-社区关系（Worley，2002；Worley et al.，2006；Prideaux et al.，2007）。

实习的纵向性质使学生能够重新找到他们个人和职业的关系。在医学课程初期，学生会根据自己的学习需求和目标来建立一系列的人际关系。在临床环境中，这些关系需要扩展并转变为与患者、导师和医疗卫生人员的一系列专业关系。而在纵向课程中，学生有更多的时间与导师建立良好的关系，并观察导师如何协调个人生活和专业事务。事实证明，时间对于建立良好的人际关系、患者关系和导师关系至关重要（Oswald et al.，2001；Tolhurst et al.，2006；Ash，2010）。

临床医师与患者的关系处在临床教学的核心。以患者为中心的临床教学模式越来越被认为是实现整合学习的一种途径。

在大学与医疗服务部门的关系中，医疗服务部门的责任是为学生提供机会，使其在导师和临床医疗团队的指导下完成整合学习。其中应包括Hoffman和Donaldson（2004，p. 24）从Eraut（1994）的作品中归纳出的“热”和“冷”行动的参与。“热”行动需要学生作为临床团队的一员，主动参与到患者的治疗中。而“冷”行动强调学生在脱离临床环境时，在导师的指导监督下，对学习体验进行反思，对整体学习目标进行整合。大学有责任为此提供支持（Dornan et al.，2005）。

政府与社区的关系使学生能够了解他们作为临床医疗团队成员如何帮助解决政府和社区医疗的重点问题，从而实现情境化学习。在农村社区平行课程中，学生在毕业后自愿从事乡村医疗工作，就说明政府-社区关系做到了这一点（Veitch et al.，2006；Worley et al.，2008；Stagg et al.，2009）。

共生型临床教育模式中的四种关系相互紧密联系，因而在设计和规划课程时都要加以关注。有证据显示，大学与学生所在的医疗服务部门之间的关系会影响到临床医师的教学能力（Ash，2010）。这种关系的强度会影响临床教师承担临床医师和教师双重角色的能力，以及学生在临床服务中的学习能力与积极性。要建立临床教学能力，要决定临床课程的设计与实施，就必须意识到医学课程需要机构合作。

因此，整合临床课程的规划须注意发展教育机构与医疗服务机构之间的伙伴关系，并增加跨机构教育的投入。这里面也包括支持临床医师，培养临床教学能力，以及探讨如何保持医疗服务实习的持续性。最后，这还意味着必须明确怎样的课程结果和评估方案能够支持临床整合学习，并同时向教职员工与学生宣讲从参与实践中获得学习的重要性（Ash，2010）。

以患者为中心的整合学习

以患者为中心的学习一直是基于社区的临床教育的重点。它同时也是一种让学生自行整合临床知识的重要方法。如前文所述，以学生与患者的关系为中心的学习法可以让学生通过借鉴其他医疗卫生人员在医疗中的经验实现类似 Hoffman 和 Donaldson（2004）的 360° 学习法。临床实践要求整合知识体系，并应用在诊断、管理和照护过程中。

Bleakley 和 Bligh（2008）认为，临床教育的重点应从医师-学生关系转移到学生-患者关系。传统的医师-学生交流特点是“信息复制”。而 Bleakley 和 Bligh（2008，p. 91）主张建立强大的、以患者为中心的学习模式，强调通过与患者、医师和作为学习资源的其他医疗卫生人员对话获得合作性的“知识产出”。要做到这一点，可以延长临床学习的时间，陪伴患者度过多个治疗阶段。半岛医学院正是从以上想法得到启发，创立了“医疗路径”教学法（Bleakley and Bligh，2008；Brennan and Mattick，2011）。

Walters 等（2011）提出在一般医疗实践环境中医师、学生和患者之间有四种互动模式：

- 以医患关系为主导的学生-观察者模式
- 以医师为主导的教师-医师模式
- 医师-规划者模式［类似 Bleakley 和 Bligh（2008）所采用的方法］，医师主要负责规划，较少涉及诊疗中的咨询
- 适用于指导毕业后培训的医师-顾问医师模式

Walters 等找到了学生在纵向的农村社区平行课程中通过前三种模式获得进步的依据。

要使学生通过前三种模式得到进步，共同会诊是关键。共同会诊就是学生和带教医师首先分别在各自的会诊室里会诊患者，然后师生一起会诊学生的患者，结束之后再分别继续会诊患者。事实表明，这并不会减少全科医师在会诊时的患者会诊数量（Walters et al.，2008）。值得一提的是，Walters 等（2009）发现，全科医师在共同会诊时的活动与单独会诊不同。在共同会诊时，全科医师会花较少的时间用于患者管理、为患者进行体格检查以及其他文书工作，而将更多的时间用于帮助学生丰富和扩展病史记录，全面考虑患者的情境因素，并将病史记录中的发现有效纳入患者医疗管理计划中。这样一来，学生既能拓宽知识来源，又能整合知识，并应用于患者治疗。因此，共同会诊有力地促进了整合学习。

以患者为中心的理念使整合学习不再只限于以社区为基础的课程或全科实习，而是在所有临床情境中都得到推进。其中最关键的是在患者接受不同的临床治疗时一直跟进，并且持续很长时间。这个过程类似横向整合，可以跨学科和专科进行。这种学科间的团队合作正是第三代医学教育变革的重要内容，也相应提供了许多整合学习的机会。再者，通过临床路径跟进患者的疾病进程可以帮助学生像纵向整合一样构建和扩展知识、培养技能。为学生像在共同会诊那样先独自与患者互动，再与导师合作问诊的机会，可以提高学生的病史采集水平，并让学生进一步考虑情境因素。这些都可以纳入整合学习方法。尽管共同会诊的理念更容易被应用到全科诊疗和门诊中，但先单独诊断患者，然后再共同会诊的方式，也可以促进学生在基于住院或病房的临床课程中的学习。

整合学习和整合评价

若要使课程设计、临床学习或以患者为中心的教育能够促进整合学习，就必须采用综合的方法来进行学习评价。Biggs（1999）提出“构念一致性”（constructive alignment）一词，以指代课程设计中评价与学习的一致性。如果大家都认同学生最终必须自己负责构建整合学习，那么实现构念一致性的过程将变得更加复杂，因为课程开发者还需要能够预测学习者的学习结果并为其提供适切的评价。因此，实现构念一致性的重要任务是使学习结果和评价得以匹配。这就要求评价方式的设计不能因循守旧，不能从精确的目标或能力要求出发，自上而下地推行；而是应该运用迭代的方式，使评价工具与宽泛的学习结果匹配（Prideaux，2007）。整合存在于学习者的思维中，需要用恰当的评价方法来发掘。因此，与整合学习相匹配的评估在执行时需要有灵活性，要允许试错。

Schuwirth 和 van der Vleuten（2011，p. 478）

认为，对评价的价值取向应该从对学习的评价转向为学习而评价。在整合学习的情境下，应该选择能够真正促进和鼓励学生进行整合性思考的评价方式。为了学习而评价本质上与对学习进行评价是不同的，它需要程序性评价方法，这样的评价才能提供一系列信息，既使学习者可以从中了解自己在朝学习目标努力的过程中所取得的进展，又可以让评价者判断学习者的学习进展情况（van der Vleuten and Schuwirth，2005）。

评价工具的效用因其心理测量特性、有效性、信效度、可行性和对教育的影响而有所不同（van der Vleuten，1996）。程序性评价方法并不依靠单一工具，而是将具有不同心理测量特性的评价工具结合在一起使用，从而增加教育影响力（van der Vleuten and Schuwirth，2005）。使用程序性评价方法，意味着不针对单个特征或能力使用单个评价工具，而是运用多个评价工具去综合评价学生的某个特征或能力（Schuwirth and van der Vleuten，2011）。这对于评价整合学习非常重要，因为它提供了多种评价工具供选择，因而总能找到与跨学科、跨场景的学习目标相匹配的工具。表6.2显示了多种不同形式的整合评价方式。

整合笔试评价

尽管贯穿本章的主题一直是学习者最终要负责构建自己的整合学习，但还是有必要在笔试评价大纲里体现对整合学习的评价。这意味着重要的测试或考试必须由学校统一命题，而非单个学系或科室制订。这也意味着对笔试的质量有较高的要求。与考核知识记忆的考试相比，能够检测学习者应用、分析、综合和评估能力的笔试更能检测学生的整合学习结果。如果在笔试中使用设计巧妙的多项选择题（MCQ），则更有可能检测学习者的高阶整合思维。另外，使用临床案例片段作为题目的主干，可以测试学习者在特定情境下的整合学习效果（Case and Swanson，2002）。

实际上，在基于问题的学习项目中，已有人使用基于案例的工具来测试学习者的整合学习，也已经有人设计出PBL小型案例，类似于修正的论述题（MEQs），用于依次测试学习者的推理、形成假设和识别学习目标的能力（Knox，1989）。采用这种小型案例进行测试的局限性在于，每个用于测试的案例都需要给予答题者较长的时间来完成，这可能影响到评价的信度。但在程序性评价方法中，小型案例可以与其他形式的测试工具一起，被应用到一套整体平衡的评价系统里。

目前，对进展测试的关注与日俱增（McHarg et al.，2005；Freeman et al.，2010）。学习者会定期接受一系列以毕业水平为标准的测试，测试内容来自高质量的多项选择题题库。学生与毕业水平的差距被依次记录下来。同时，评估者可通过命制学生需要利用不同学科和不同领域知识才能作答的考题，更多地关注学生对不同学科的高阶分析、应用和综合能力，以便测试能更好地评估整合学习。还有人认为，进展测试减少了考试前的填鸭式学习和对死记硬背的题目的过度关注（Boshuizen et al.，1997）。

整合临床评估

临床医学课程公认的评价形式也可用于整合学习的评价，前提是它们必须是整合设计的。客观结构化临床考试（OSCEs）（Harden et al.，1975）可以测试学生在一个考站内综合运用的能力，可以测试学生在各个临床学科的学习和对基础医学知识及临床知识的整合。传统的长案例可评估学生学习在单个案例中整合和应用的情况，但也需要较长的测试时间，可能降低信度，不过，将其纳入对临床学习的总体评价计划中也是可行的（Wass and van der Vleuten，2004；Wilkinson et al.，2008）。

在临床课程中进行整合学习是通过以患者为中心的学习在真实的整合工作环境中进行的，学生可同时对医疗服务做出重要贡献。它强调学生通过积极参与进行学习，因而要求评价的目标要从米勒（1990）金字塔的底部转向

表6.2 整合评价

笔试评价	临床评价
具有临床案例片段的多项选择题	客观结构化临床考试（OSCEs）
PBL小型案例	长案例
进展测试	小型临床评估演练
	多来源反馈

金字塔的顶点。从根本上说，评价应该摆脱米勒金字塔中学生“知道、知道如何做和展示如何做”的低阶评价目标，转向评价学生“做了什么”的高阶目标。小型临床评估演练代表了这一发展方向。它涉及对学生在真实的临床环境中采集病史、检查和管理患者的表现进行反复和重点观察（Norcini et al.，2003）。van der Vleuten 等（2010）指出，人们对评估米勒金字塔的高阶思维越来越感兴趣。他们认为应该更加重视基于工作场所的评价，以便评估学生在金字塔顶端的“行为”层面的能力。他们将基于工作场所的评价定位在定性框架内，而不是医学教育常用的定量心理测量框架。因此，基于工作场所的评价应采用叙述性的、丰富的描述和多种信息三角互证的方法。重要的是，在评价纵向课程中的整合学习时，考官应该已经与学生有接触，并且训练有素。

如 van der Vleuten 等（2010）所指出的，要开发可靠的、基于工作场所的评价，过程非常复杂，需要做很多工作。基于工作场所的评价实质上是专家在实际临床环境中进行全方位判断，而专家必须包括在所有临床环境中与学生有实质性联系的人员。评价应伴随反馈。目前正采用的多来源反馈（MSF），是从同事、合作者和患者那里收集评价，并反馈给学生（Wood et al.，2006）。学习档案袋可用于记录基于工作场所的评价结果（Challis，1999）。

在基于真实工作场景的医院和社区发展纵向整合临床课程，一直是医学教育面临的挑战，在第三代变革中势在必行。研究显示有些课程取得了成功。下一个挑战是发展基于工作场所的评价，融合临床教师-学生关系带来的优势，使学生能够充分利用临床教师多方位的反馈意见促进整合学习（van der Vleuten et al.，2012）（图 6.3）。

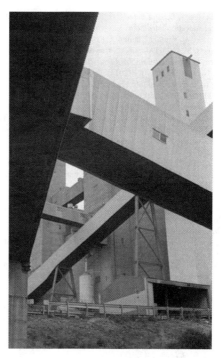

图 6.3　整合学习提供学科之间的相互联系

由南澳大利亚的执业医师、摄影爱好者 Andrew S. Miller 提供，经许可可转载

结论

- 在课程设计中刻意地构建整合学习的内容很重要，但仅此还不足。
- 临床实习可提供整合学习的机会，在医疗服务的重心是专科间协作、非住院治疗和慢性病照护的 21 世纪尤其如此。
- 纵向临床实习使学生能够在学习过程中发展有助于构建整合学习的各种关系。
- 以患者为中心的学习使学生能够利用周围的经验和资源进行整合和应用。
- 整合学习的评价必不可少，但由于它必须检测学生思维层面的整合，所以比较复杂。
- 在临床环境中进行整合的实境学习，需要基于工作场所的评估，需要多渠道的专家判断并提供反馈。

参考文献

Albanese, M.A. and Mitchell, S. (1993) Problem-based learning: a review of the literature on its outcomes and implementation issues. *Acad Med.* 68(1): 52–81.

Ash, J.K. (2009) Understanding clinical teaching in times of change. *Clin Teach.* 6(3): 177–180.

Ash, J.K. (2010) A case of meaning: change in clinical education. Unpublished PhD thesis, Flinders University, Adelaide, Australia

Australian Medical Council (AMC) (2010) *Competence-based medical education: AMC consultation paper*. Canberra: Australian Medical Council

Barrington, D., Wing, L., Alpers, J., Latimer, K., and Prideaux, D. (1997) Evaluation of a change from traditional case studies to patient-based, problem-based learning: a case study. *Med Teach.* 19(2): 104–107

Benor, D.E. (1982) Interdisciplinary integration in medical education: theory and methods. *Med Educ.* 16(6): 355–361

Berkson, L. (1993) Problem-based learning: have the expectations been met? *Acad Med.* 68: S79–S88.

Biggs, J. (1999) *Teaching for Quality Learning at University*. Buckingham (UK): SRHE and Open University Press

Bleakley, A. and Bligh, J. (2008) Students learning from patients: let's get real in medical education. *Adv Health Sci Educ.* 13(1): 89–107

Bligh, J., Prideaux, D., and Parsell, G. (2001) PRISMS; new strategies for medical education. *Med Educ.* 35(6): 520–521

Boshuizen, H.P.A., van der Vleuten, C.P.M., Schmidt, H.G., and Machiels-Bongaerts, M. (1997) Measuring knowledge and clinical reasoning in a problem-based curriculum. *Med Educ.* 31(2): 115–121

Brennan, N. and Mattick, K. (2011) Exploring the Map of Medicine's potential in undergraduate medical education. *Med Teach.* 33: e454–e460. http://informahealthcare.com/doi/pdf/10.3109/0142159X.2011.588734 Accessed 19 February 2013

Brill, J.R., Chheda, S.G., Rusch, R.B., and Seibert, C.S. (2011) A mapping process for identifying and enhancing public health education in required medical student clerkships. *Am J Prevent Med.* 41(4 Supp 3): S304–S305

Campos-Outcalt, D. (2011) The integration of public health and prevention into all years of a medical school curriculum. *Am J Prevent Med.* 41(4 Supp 3): s306–s308

Carraccio, C., Wolfsthal, S.D., Englander, R., Ferentz, K., and Martin, C. (2002). Shifting paradigms: from Flexner to competencies. *Acad Med.* 77(5): 361–367.

Case, S.M. and Swanson, D.B. (2002). *Constructing Written Test Questions for the Basic and Clinical Sciences.* Philadelphia: National Board of Medical Examiners (revised ed, first published 1996)

Challis, M. (1999) AMEE medical education guide no 11 (revised): portfolio-based learning and assessment in medical education. *Med Teach.* 21(4): 370–386

Cooke, M., Irby, D.M., Sullivan, W., and Ludmerer, K. (2006) American medical education 100 years after the Flexner Report. *N Engl J Med.* 355: 1339–1345

Dent, J.A., Angell-Preech, H.M., Ball, M-L., and Ker, J.S. (2001) Using the ambulatory care teaching centre to develop opportunities for integrated learning. *Med Teach.* 23(2): 171–175

Denz-Penhey, H. and Murdoch, J.C. (2010) Is small beautiful? Student performance and perceptions of their experience at larger and smaller sites in rural and remote longitudinal clerkships in the rural clinical school of Western Australia. *Rural and Remote Health.* (Online) 10(3), 1470. http://www.rrh.org.au/articles/showarticlenew.asp?ArticleID=1470 Accessed 19 February 2013

Dewey, J. (1938) *Experience and Education.* New York: Kappa, Delta, Pi

Dornan, T., Hadfield, J., Brown, M., Boshuizen, H., and Scherpbier, A. (2005) How can medical students learn in a self-directed way in the clinical environment? Design-based research. *Med Educ.* 39(4): 356–364

Dornan, T., Littlewood. S., Margolis, S.A., Scherpbier, A., Spencer, J., and Ypinazar, V. (2006) How can experience in clinical and community settings contribute to early medical education: a BEME systematic review. *Med Teach.* 28(1): 3–18

Dornan, T., Boshuizen, H., King, N., and Scherpbier, A. (2007) Experience-based learning: a model linking the process and outcomes of medical students' workplace learning. *Med Educ.* 41(1): 84–91

Eraut, M. (1994) *Developing Professional Knowledge and Competence.* London: Falmer

Flexner, A. (1910) *Medical Education in the United States and Canada; A Report to the Carnegie Foundation for the Advancement of Teaching.* New York: The Carnegie Foundation for the Advancement of Teaching

Frank, J.R., Snell, L.S., ten Cate, O. et al. (2010) Competency-based education: theory to practice. *Med Teach.* 32(8): 638–645

Freeman, A., van der Vleuten, C., Nouns, Z., and Ricketts, C. (2010) Progress testing internationally. *Med Teach.* 32(6): 451–455

Frenk, J., Chen, L., Bhutta, Z.A., Cohen, J., et al. (2010) Health professionals for a new century: transforming education to strengthen health systems in an interdependent world. *The Lancet.* 376: 1923–1958

Glasersfeld, E. (1989) Cognition, construction of knowledge and teaching. *Synthese.* 80(1): 121–140

Hamilton, J. (1999) Outcomes in medical education must be wide, long and deep. *Med Teach.* 21(2): 125–126

Harden, R.M. (1999) AMEE medical education guide no14: outcomes-based education: part 1-an introduction to outcomes-based education. *Med Teach.* 21(1): 7–14

Harden, R.M. (2000) The integration ladder: a tool for curriculum planning and evaluation. *Med Educ.* 34(7): 551–557

Harden, R.M. (2002) Learning outcomes and instructional objectives: is there a difference? *Med Teach.* 24(2): 151–155

Harden, R.M., Stevenson, M., Downie, W.W., and Wilson, G.M. (1975) Assessment of clinical competence using objective structured examination. *BMJ.* 1: 447

Harden, R.M., Sowden, S., and Dunn, W.R. (1984) Educational strategies in curriculum development: the SPICES model. *Med Educ.* 18(4): 284–297

Harden, R.M., Laidlaw, J., Ker, J.S., and Mitchell, H.E. (1996) AMEE medical education guide no 7: task-based learning: an educational strategy for undergraduate, postgraduate and continuing medical education part 1. *Med Teach.* 18(1): 7–13

Harden, R.M., Crosby, J., Davis, M.H., Howie, P.W., and Struthers, A.D. (2000) Task-based learning: the answer to integration and problem-based learning in the clinical years. *Med Educ.* 34(5): 391–397

Hirsh, D.A., Ogur, B., Thibault, G.E., and Cox, M. (2007) 'Continuity' as an organizing principle for clinical education reform. *N Engl J Med.* 356: 858–866

Hoffman, K.G. and Donaldson, J.F. (2004) Contextual tensions of the clinical environment and their influence on teaching and learning. *Med Educ.* 38(4): 448–454

Irby, D. (2011) Educating physicians for the future: Carnegie's call for reform. *Med Teach.* 33(7): 547–550

Jolly, B. (1994) *Bedside Manners: Teaching and Learning in the Hospital.* Maastricht: Universitaire Pers, Maastricht

Jolly, B. and MacDonald, M.M. (1989) Education for practice; the role of practical experience in undergraduate and general clinical training. *Med Educ.* 23(2): 189–195

Klement, B.J., Paulsen, D.F., and Wineski, L.E. (2011) Anatomy as the backbone of an integrated first year medical curriculum: design and implementation. *Anatomical Sciences Education.* 43(2): 157–169

Knox, J.D.E. (1989) What is . . . a modified essay question. *Med Teach.* 11(1): 51–57

Kolb, D. A. and Fry, R. (1975) Toward an applied theory of experiential learning. In C. Cooper (ed.) *Theories of Group Process* (pp. 33–58). Chichester: John Wiley & Sons

Krupat, E., Pelletier, S., Alexander, E.K., Hirsh, D., Ogur, B., and Schwartzstein, R. (2009) Can changes in the principal clinical year prevent the erosion of students' patient-centered beliefs? *Acad Med.* 84(7): 582–586

Lave, J. and Wenger, E. (1991) *Situated Learning. Legitimate Peripheral Participation.* Cambridge (UK): University of Cambridge Press

Leinster, S.J. (2003) Medical education in the real world. *Med Educ.* 37(5): 397–398

Magrane, D., Ephgrave, K., Jacobs, M.B., Rusch, R., Donoghue, G.D.,and Hoffman, E. (2000) Weaving women's health across clinical clerkships. *Acad Med.* 75(11): 1066–1070

Mahoney, S., Walters, L., and Ash, J. (2012) Urban community-based medical education: general practice at the core of a new approach to teaching medical students. *Aust Fam Phys.* 41(8): 631–636

McHarg, J., Bradley, P., Chamberlain, S., Ricketts, C., Searle, J., and McLachlan, J. (2005) Assessment of progress tests. *Med Educ.* 39(2): 221–227

McLaughlin, K., Bates, J., Konkin, J., Woloschuk, W., Suddards, C.A., and Regehr, G. (2011) A comparison of performance evaluations of students on longitudinal integrated clerkships and rotation-based clerkships. *Acad Med.* 86: S25–S29

McManus, I.C., Richards, P., Winder, B.C., Sproston, K.A., and Vincent, C.A. (1993) The changing clinical experience of British medical students. *The Lancet.* 341(8850): 941–944

Mezirow, J. (2000) *Learning as Transformation: Critical Perspectives on a Theory in Progress.* San Francisco: Jossey Bass

Miller, G.E. (1990) The assessment of clinical skills/competence/performance. *Acad Med.* 65(9): S63–S67

Neufeld, V.R. and Barrows, H.S. (1974) The 'McMaster Philosophy': an approach to medical education. *J Med Educ.* 49(11): 1040–1050

Neville, A.J. (2009) Problem-based learning and medical education forty years on. *Medical Principles and Practice.* 18: 1–9

Newmann, F.M., Marks, H.M., and Gamorgan, A. (1996). Authentic pedagogy and student performance. *Am J Educ.* 104(4): 280–312

Norcini, J.J., Blank, L.L., Duffy, D., and Fortna, G.S. (2003). The mini-CEX: a method for assessing clinical skills. *Ann Intern Med.* 138: 476–481

Norman, G.R. and Schmidt, H.G. (2000) Effectiveness of problem-based learning curricula: theory, practice and paper darts. *Med Educ.* 34(9): 721–728

Norris, T.E., Schaad, D.C., DeWitt, D., Ogur, B., Hunt, D.D. and members of the Consortium of Longitudinal Integrated Clerkships (2009) Longitudinal integrated clerkships for medical students: an innovation adopted by medical schools in Australia, Canada, South Africa and the United States. *Acad Med.*, 84(7): 902–907

Ogrinc, G., Mutha, S., and Irby, D.M. (2002) Evidence for longitudinal ambulatory care rotations: a review of the literature. *Acad Med.* 77(7): 688–693

Ogur, B. and Hirsh, D. (2009) Learning through longitudinal patient care-narratives from the Harvard Medical School-Cambridge integrated clerkship. *Acad Med.* 84(7): 844–850

O' Neill, P.A., Jones, A., and McArdle, P. (2003). Does a new undergraduate curriculum based on Tomorrow's Doctors prepare house officers better for their first post? A qualitative study of the views of pre-registration officers using critical incidents. *Med Educ.* 37(12): 1100–1108

O'Neill, P.A., Morris, J., and Baxter, C.M. (2000) Evaluation of an integrated curriculum using problem-based learning in a clinical environment: the Manchester experience. *Med Educ.* 34(3): 222–230

Oswald, N., Alderson, T., and Jones, S. (2001) Evaluating primary care as a base for medical education: the report of the Cambridge community-based clinical course. *Med Educ*. 35(8): 782–788

Prideaux, D. (2000) The emperor's new clothes: from objectives to outcomes. *Med Educ*. 34(3): 168–169

Prideaux, D. (2007) Curriculum development in medical education: from acronyms to dynamism. *Teaching and Teacher Education*. 23(3): 294–302

Prideaux, D.J. and Marshall, V.R. (1994) A 'common' surgery curriculum: health care delivery and undergraduate surgical education in Australian teaching hospitals. *World J Surg*. 18: 1–6

Prideaux, D., Worley, P., and Bligh, J. (2007) Symbiosis: a new model for clinical education. *Clin Teach*. 4(4): 209–212

Radwany, S.M., Stovsky, E.J., Frate, D.M., et al. (2011) A 4-year integrated curriculum in palliative care for medical undergraduates. *Am J Hospice Palliative Med*. 28(8): 528–535

Ramani, S., Orlander, J.D., Strunin, L., and Barber, T.W. (2003) Whither bedside teaching? A focus group study of clinical teachers. *Acad Med*. 78(4): 384–390.

Regehr, G. and Norman, G.R. (1996). Issues in cognitive psychology: implications for professional education. *Acad Med*. 71(9): 998–1001

Schmidt, H. (1998) Integrating the teaching of basic sciences, clinical sciences and biopsychosocial issues. *Acad Med*. 73: S24–S31

Schmidt, H.G. (1983) Problem-based learning: rationale and description. *Med Educ*. 17(1): 11–16

Schuwirth, L.W.T. and van der Vleuten, C.P.M. (2011) Programmatic assessment: from assessment of learning to assessment for learning. *Med Teach*. 33(6): 478–485

Seabrook, M.A. (2003) Medical teacher's concerns about the clinical teaching context. *Med Educ*. 76(3): 213–222

Spillane, J.D. (1960) New American Medical Schools. *BMJ*.;2: 778

Stagg, P., Greenhill, J., and Worley, P.S. (2009) A new model to understand the career choice and practice location decisions of medical graduates. *Rural and Remote Health*, (Online) 9, 1245. http://www.rrh.org.au/articles/showarticlenew.asp?ArticleID=1245 Accessed 19 February 2013

Starfield, B. (2007) Global health, equity and primary care. *J Am Board Fam Med*. 20: 511–513

Stark, P. (2003) Teaching and learning in the clinical setting: a qualitative study of the perceptions of students and teachers. *Med Educ*. 37(11): 975–982

Stone, M.D. and Doyle, J. (1996) The influence of surgical training on the practice of surgery: are changes necessary? *Surg Clin N Am*. 70(1): 1–10

Sweller, J. (1988) Cognitive load during problem solving: effects on learning. *Cogn Sci*. 12(2): 257–285

Taba, H. (1962). *Curriculum Development: Theory and Practice*. New York: Harcourt, Brace and World

Tolhurst, H.M., Adams, J., and Stewart, S.M. (2006). An exploration of when urban background medical students become interested in rural practice. *Rural and Remote Health* (Online) 6, 452. http://www.rrh.org.au/articles/showarticlenew.asp?ArticleID=452 Accessed 19 February 2013

Tresoloni, C.P. and Shugars, D.A. (1994) An integrated health care model in medical education: interviews with faculty and administrators. *Acad Med*. 69(3): 231–236

van der Vleuten, C.P.M. (1996) The assessment of professional competence: developments, research and practical implications. *Adv Health Sci Educ*. 1(1): 41–67

van der Vleuten, C.P.M. and Schuwirth, L.W.T. (2005) Assessing professional competence: from methods to programmes. *Med Educ*. 39(3): 309–317

van der Vleuten, C.P.M., Schuwirth, L.W.T., Scheele, F., Driessen, E.W., and Hodges, B. (2010) The assessment of professional competence: building blocks for theory development. *Best Pract Res Clin Obs Gynaecol*. 24: 703–719

van der Vleuten, C.P.M., Schuwirth, L.W.T., Driessen, E.W., et al. (2012) A model for programmatic assessment: fit for purpose. *Med Teach*. 34(2): 205–214

Veitch, C., Underhill, A., and Hays, R.B. (2006) The career aspirations and location intentions of James Cook University's first cohort of medical students; a longitudinal study at course entry and graduation. *Rural and Remote Health* (Online) 6: 537. http://www.rrh.org.au/articles/showarticlenew.asp?ArticleID=537 Accessed 19 February 2013

Vernon, D.T.A. and Blake, R.L. (1993) Does problem-based learning work? A meta-analysis of evaluative research. *Acad Med*. 68(7): 550–563

Walters, L., Prideaux, D., Worley, P., and Greenhill, J. (2011) Demonstrating the value of longitudinal integrated placements to general practice preceptors. *Med Educ*. 45(5): 455–463

Walters, L, Prideaux, D., Worley, P., Greenhill, J., and Rolfe, H.M. (2009) What do general practitioners do differently when consulting with a medical student? *Med Educ*. 43(3): 268–273

Walters, L., Worley, P., Prideaux, D., and Lang, K. (2008) Do consultations in rural general practice take more time when precepting medical students? *Med Educ*. 42(1): 69–73

Wass, V. and van der Vleuten, C. (2004). The long case. *Med Educ*. 38(11): 1176–1180

Wilkinson, T.J., Campbell, P.J., and Judd, S.J. (2008). Reliability of the long case. *Med Educ*. 42(9): 887–893

Wood, L., Hassell, A., Whitehouse, A., Bullock, A., and Wall, D. (2006) A literature review of multi-source feedback systems within and without health services leading to 10 tips for their successful design. *Med Teach*. 28(7): e185–e191

Worley, P. (2002) Relationships: a new way to analyse community-based medical education? (Part 1). *Education for Health*. 15(2): 117–128

Worley, P.S. and Kitto, P. (2001) Hypothetical model of the financial impact of student attachments on rural general practices. *Rural and Remote Health*. (Online) 1: 83. http://www.rrh.org.au/articles/showarticlenew.asp?ArticleID=83 Accessed 19 February 2013

Worley, P., Silagy, C., Prideaux, D., Newble, D., and Jones, A. (2000) The Parallel Rural Community Curriculum: An integrated curriculum based in rural general practice. *Med Educ*. 34(7): 558–565

Worley, P., Esterman, D., and Prideaux, D. (2004a) Cohort analysis of examination performance of undergraduate medical student learning in community settings. *BMJ*. 328: 207–209

Worley, P., Strasser R. and Prideaux D. (2004b) Can medical students learn specialist disciplines based in rural practice? Lessons from students' self reported experience and competence. *Rural and Remote Health*. [Online] 4,388. http://www.rrh.org.au/articles/showarticlenew.asp?ArticleID=338 Accessed 19 February 2013

Worley, P., Prideaux, D., Strasser, R., March, R., and Worley, E. (2004c) What do students actually learn on clinical rotations? *Med Teach*. 26(7): 594–598

Worley, P., Prideaux, D., Strasser, R., Magery, A., and March, R. (2006) Empirical evidence for symbiotic medical education: a comparative analysis of community and tertiary-based programmes. *Med Educ*. 40(2): 109–116

Worley, P., Martin, A., Prideaux, D., Woodman, R., Worley, E., and Lowe, M. (2008). Vocational career paths of graduate entry medical students at Flinders University: a comparison of rural, remote and tertiary tracks. *Med J Aust*. 188(3): 177–178

Yardley, S., Littlewood, S., Margolis, S.A., et al. (2010) What has changed in the evidence for early experience? Update of a BEME systematic review. *Med Teach*. 32(9): 740–746

第7章

医学教育的教学设计 Instructional design for medical education

John Sweller，Jeroen J. G. van Merriënboer

译者：左　右　审校：林常敏　刘金红

超负荷的死记硬背纯粹是浪费时间和精力。由于所背诵的内容缺乏合理的内在组织和联系，人们既不会再回想起来，也不是渐渐遗忘，而是直接被丢到脑后。

James Cuming

经英国医学杂志出版集团有限公司许可，转载自《英国医学杂志》第2卷，第230页所刊，1892年，James Cuming 所发表的《谈医学》演讲稿（James Cuming. On Medicine. British Medical Journal，1892，p230）。

引言

此前，医学课程和大多数课程一样，一直倾向于不将人类认知架构或定量测试的有效性纳入其教学设计。我们采取了“做中学”和“见一样，做一样，教一样”之类的模式，并非因为从人类认知角度表明这是有效的，而是因为这源于传统，或只是该模式的拥护者喜欢。不过，近年来，这种情况已经开始改变（van Merriënboer and Sweller，2010）。越来越多的人意识到，教学模式应该基于对人类认知的深入认识，同时经过有效性检验后，才可以在学生中推广。

在本章中，我们将概述认知负荷理论以及基于该理论引出的教学模式（Sweller et al.，2011），并介绍一种与认知负荷理论原理相一致的四要素教学设计模型，（4C/ID；van Merriënboer and Kirschner，2012）。认知负荷理论从进化的视角分析人类认知，用进化论的术语对知识进行分类，用生物进化比拟人类认知的过程，由此形成相应的操作流程并用随机对照试验进行检验。我们也将从进化的角度对知识进行分类（图7.1）。

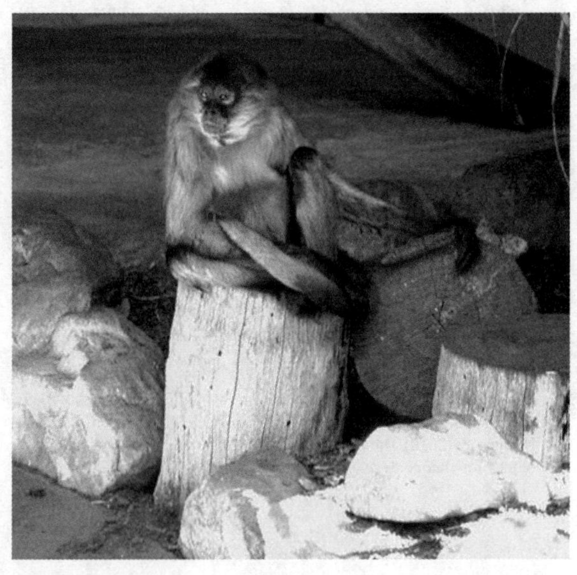

图7.1　认知系统的信息处理特征类似于自然选择进化中的信息处理特征

知识分类

知识可以通过多种方式进行分类，从教学设计的角度来看，只有根据不同的教学模式需求划定的类别才有意义。如果知识划分的方法使得不同类别知识所需的教学模式完全相同，那么从教学设计的角度来看，这些分类就没有意义了。Geary（2007，2008，2012）引入了一种具有重要指导意义的知识分类系统，采用进化的方法来区分生物学主知识和次知识。

生物学主知识

生物学主知识是指经过无数代人发展而沉淀下来的知识。这些知识往往是独特的、模块化的。例如，通过进化我们能够识别人脸、学会听和说、具有解决一般问题的能力。各种技能之间内在联系很少，可能只是由人类或前人类族群在不同时期进化而来的，因此不同技能呈现出其独特性和模块化的特点。所有这些技能都需要学习，但是这种学习是一个自主的过程，往往不需要经过专业化的指导，在无意识中就学会了。

设想一个正在学习母语听说技能的儿童，母语听说技能当然是需要学习的，他可能从父母或其他人那里获得某些帮助。然而，语言的关键部分是自主习得的，并非教授所得。大部分情况下，儿童可能会通过同龄人的语法习惯学习到正确的语法表达，而不是被教会的。同样，说话的复杂过程需要嘴唇、舌头、呼吸和声音之间的精确协调，这种技能往往是从成人和其他儿童处自主习得的，也不是被教会的。尽管缺乏教导，但对于一个普通的孩子来说，母语听说技能的习得，所需要的仅仅是融入一个正常运转的社会即可。

习得母语所需要掌握的知识量可能多于大多数生物学主知识模块，这也不奇怪，识别面孔、融入日常社会关系或学习如何解决问题等技能同样需要大量的知识，但都是我们自主习得的，而不是被教会的。例如，我们学会采用“手段-目的策略”（Newell and Simon，1972）来解决问题，根据该策略，可以设想某个问题的现状以及它达到目标时的状态，尝试找到两个状态之间的差异，进而找到解决问题的策略。但目前还没有任何证据表明，类似的策略是可以传授的，我们都是不需要老师教就自然会用的。类似这种与生俱来的、运用该策略的能力，可以列入人类生物学主知识的范畴。

生物学主知识包罗万象，又深刻影响着人类的认知功能，但因为它是天生的，所以人们通常不会把它纳入课程设计中。相反，掌握生物学次知识则需要经过专门的指导，它属于另一个不同的范畴。

生物学次知识

我们尚未进化到能够对生物学次知识生而知之的程度。生物学次知识与文化背景息息相关，且不同文化间存在着差异。人类已经进化到能运用某些常规的方式去学习生物学次知识的程度，即使它们不像生物学主知识那样已经能够在人类的进化中慢慢以模块化的方式自主习得。虽然人类还没有进化到以特定的分类或模块化的方法掌握次知识，但已经能够用某些相似的方式掌握各种次知识。因此，掌握生物学次知识的认知过程与生物学主知识是截然不同的。

读写与听说的学习过程就是很典型的对比。读写能力是生物学次技能，听说能力则属于生物学主技能。人类还没有进化到生来就具备读写的技能，但可以通过学习来获得。因此，我们获得读写技能的方式与我们获得听说技能的方式完全不同。对于大多数人来说，有一个简单而正常的听说环境就能帮助他掌握听说技能。但是对于读写技能，只提供一个简单的环境只能造就功能性文盲。与听说技能不同的是，几千年前人类就开始了写作，但这期间的大多数时间里，只有少数的特权阶级才能够掌握读写技能。仅仅通过与懂得如何读写的人进行简单接触不足以使大多数人掌握读写这项重要的技能。

阅读和写作是现代大众教育出现后才成为大部分人普遍掌握的技能。对于大多数人来说，除非有专门的指导，否则是无法掌握这项技能的，即便沉浸在读写环境中仍远不够，不像听说技能的习得那样无需专门指导。

教育的出现是为了帮助我们掌握那些对人类文明非常重要且还没有进化到能自主习得的生物学次技能，即使这其中可能含有的一些生物学基本成分可用于生物学次知识的学习（Paas and Sweller，2012），但从本质上讲，大部分知识还是属于生物学次知识。

医学教育和生物学次知识

人类还没有进化到能自主习得医学课程相

关的知识的程度，这些海量的内容属于生物学次知识范畴。目前医学教育呈现出来的种种教学效果，正是基于生物学主知识和次知识间的差异发展而来的。如果说医学知识确实属于生物学次知识，则意味着掌握它们需要专业而系统的的课程，所谓的“自然主义”观察法不适用于大部分医学课程的教学。采用“做中学”及“通过解决问题来学习”等策略可能误导学生（Kirschner et al.，2006）。

人类在进化过程中已获得解决“一般问题”的能力，对于这种问题，要求新手去探索解决是可行的，但这对“专业问题”则是无效的。学习如何解决医学问题恰恰属于“专业问题”而非“一般问题”领域。人类已经发展到具备自主学习“一般问题”解决能力的程度，没有必要指导学生如何学习这种技能；而对于解决医学这类“专业问题”的学习，则需要进行系统教导。

人类认知架构

如果医学教育的内容属于生物学次知识，那就有必要建立相应的认知架构。目前确有一种明确的认知架构用于生物学次知识的学习，我们可以将这种架构与自然选择进化过程中主导信息处理的架构进行比较（Sweller，2003，2011，2012；Sweller and Sweller，2006）。

自然选择进化一般被视为一种旨在解释物种等生物结构的产生的生物学理论。其实，从广义的角度，它也可被看作存在于自然界中的一种信息处理系统。我们一直都在从信息处理的角度分析人类的认知。还有一种假设，人类认知的发展是基于传统进化原则进行的。由此可以推论：同样的信息处理原则既巩固了生物进化的基础，又为人类认知架构奠定了基石。我们认为人类认知体系和自然选择进化是可以用表 7.1 的五个基本原则来描述的、具有可比性的自然信息处理系统。

信息存贮原理

就像我们早就发现基因组功能要依靠存储在 DNA 中的海量信息才能实现那样——虽然目前还没有公认的方法用于测量基因组的

表 7.1 自然信息处理的原理

原理	功能
信息存贮原理	储存信息
引用与重组原则	从其他储存渠道获取信息
随机组合与生成原则	产生新信息
变化最小通道原则	限制新信息的产生
环境组织与联结原则	提供经过组织、测试和存储且不受限制的信息以确定适合情境的行动

大小，自然信息处理系统依赖于大量信息才得以运行（Portin，2002；Stotz and Griffiths，2004）。生物需要大量的信息存储以应对复杂多变的环境，基因组中存储的信息越多，生物应对环境变化的能力就越强。

同样，人类认知系统的运行也需要大量的信息存储，长时记忆为此提供了保证。长时记忆对认知系统的重要性在 De Groot 的国际象棋比赛研究中得到了充分证明（De Groot，1965；De Groot and Gobet，1996）。表面看来，国际象棋重在解决问题，长时记忆对这种专业技能的培养顶多在于表层，但实际恰恰相反。

基于一些关于认知过程的重要研究结果，De Groot 指出，长时记忆是国际象棋大师的必备技能。他在比较了业余棋手和国际象棋大师后发现，两者在一般问题的解决能力上并没有明显差异。那么，国际象棋大师如何能在对弈中使出那些让业余棋手望尘莫及的妙招呢？实验中，De Groot 分别让业余棋手和大师看一个真实比赛的棋局，5 秒钟后移走，要求受试者在另一个棋盘上复原。结果十分惊人：国际象棋大师复原准确率达到 70% 左右，而业余棋手大约只能到 30%。Chase 和 Simon（1973）重复这个实验并得到了相同的结果。此外，他们进一步发现，如果采用随机布局的棋局，职业大师和业余棋手的表现一样差。也就是说，国际象棋大师仅在记忆取自真实棋局的布局上占有优势。

以上实验结果已在许多教育领域中得以印证（Chiesi et al.，1979；Egan and Schwartz，1979；Jeffries et al.，1981；Sweller and Cooper，1985），为我们培养问题解决技能提供了思路。深入而全面地了解某个领域的知识，可在这一领域中如鱼得水，妙招频出。人们往往需要 10 年甚至更长的时间才能全面掌握某个专业领域的知识，继而成为解决该领域问题的高手（Ericsson and Charness，1994）。这些知识正是储存在长时记忆中。因此，大量信息存储对人类认知功能的发展与其自然选择进化过程同样重要。同理，在医学教育中，提高我们解决问题能力的唯一途径就是：将生物学次知识存储在长时记忆中。

引入与重组原则

信息存贮原理指出，自然信息处理系统涵盖巨大的信息存储。那么，我们该如何获取这些信息呢？从进化生物学角度看，答案是显而易见的。任何个体基因组中绝大多数信息都是通过无性或有性繁殖从祖先的基因组中获得的。在有性生殖的情况下，男性和女性的遗传信息结合起来产生一个新的基因组，这个基因组必须不同于所有祖先的，甚至还要与所有非同卵双生的同胞的都有所差别。

引入与重组原则跟认知原则一样重要。长时记忆中储存的各种信息是我们出生后从其他人的长时记忆中学习得到的：我们模仿他人（Bandura，1986），听他们说话，读他们写的文字。当然，我们由此获得信息的过程，并不像无性繁殖那样对原信息完全进行复制，而是像有性繁殖那样对原信息进行重组。从他处获得的信息与保存在我们长时记忆中的信息结合后，为我们提供了新的图式知识（Bartlett，1932；Piaget，1928）。长时记忆中的知识支配着绝大多数人类的行为，包括解决问题的能力。

所有的教育工作都会围绕引入与重组原则展开，医学教育尤甚，因为医学生所必须掌握的知识均来自他人。在大部分人看来，这是不言而喻的。但在近期的医学教育改革中，至少在一定程度上，忽略了引入与重组原则的重要性，而只强调“自然主义”学习或未经引导去学习解决问题的能力（Kirschner et al.，2006）。这类方法适用于学习生物学主知识，但不适用于以生物学次知识为主的医学课程。确实有证据表明，缺乏基础知识去进行问题解决反而会干扰学习的效果（Sweller，1988）。

随机组合与生成原则

虽然我们可以从他人那里习得信息，但一条信息的出现，必然存在一个从无到有的创造节点，随机组合与生成原则为新信息的创造提供了必要的条件。

虽有不同的称呼，但随机组合与生成原则已经发展得很成熟，并已在生物进化领域得到广泛接受。自然选择理论假设：生物进化过程中，所有个体和物种之间的变异最终都可能追溯到随机突变。如果没有最初的随机突变，就不会产生变异。当然，为了使生物体更具适应性，随机突变必须与自然选择相结合。自然选择可对突变程度提供检验，看随机突变能在多大程度上适应环境。适应环境的随机突变可以使物种繁殖率增加，反之，则会导致物种灭绝。

对人类认知架构而言，问题解决在生物进化过程中同随机突变、自然选择的作用是一样的，其目的都是创新和创造（Sweller，2009）。“随机产生并检验”是人类问题解决的核心。最终，如同生物进化一般，所有创造性的问题解决都依赖于随机产生的问题解决方式。个体应变能力的有效性取决于以信息存贮原理形成的知识平台，但是，一旦平台的知识达到了极限，就只剩下随机产生并检验这个选择。因此，尽管大多数存储在长时记忆中的信息来自他人，但在解决问题过程中采用产生并检验的方式，最终也只能产生少量的创新和创造。这些创新和创造如果有用，就可以通过引入与重组原则传递给其他人了。

综上所述，在培养创造力和问题解决能力的时候，我们需要教会学生如何做到在解决问题的同时采用随机产生并检验的方法。但这种方法通常很难教，如果一定要究其原因，可以说目前尚未有文献提出原本针对一般性问题解决技巧的教学方法对创新性问题的解决也有效果。此外，这种做法不太可能成功也有其理论依据。我们有理由推断，解决问题时使用随机生成并检验的方法属于生物本能，可以无师自通。若真如此，随机生成和检验的方法已经是医学生物学主知识的一部分了，再通过教学来掌握很可能是多余的。因此，在处理全新领域的问题时，培养医学生们问题解决的能力将是徒劳的。但是，相对而言，问题解决能力来自个体长时记忆中所掌握的特定领域的知识，那些知识既可被传授，也可学会。特定领域的医学知识同样属于生物学次知识，不是刚入学的医学生天生就掌握的知识，需要明确地进行教授和学习。

变化最小通道原则

随机组合与生成原则对自然信息处理系统具有结构性的作用。如果新信息的获取具有随机性，那么信息处理系统必须具有适当的机制，以确保信息存储的有效性不会因大量、迅猛且随机的变化而受到影响，这一点非常重要。信息变动的幅度必须很小，并且需要在长久存储之前接受有效性测试。生物进化和人类认知都依赖于一些必要的结构，这类结构在人类认知中更广为人知，也更具体。因此，我们将首先在人类认知的范围内讨论这类结构。

新的生物学次信息必须经由工作记忆进行处理，这种记忆有一个显著特征是跟记忆的严重局限性相关的。至少自 Miller（1956）的研究结果发布以来，我们就认识到工作记忆在保存和处理新信息方面能力非常有限。在工作记忆中，我们一次性最多存储 7 条信息，并且根据信息性质的不同，同时可以合并、对比或处理的信息数目上限是 2 ～ 4 条（Cowan，2001），这些条目之间还必须彼此关联。此外，Peterson 和 Peterson（1959）的研究表明，在没有重复时，新信息在工作记忆中保留的时间上限是 20 秒。需注意的是，上述仅适用于个体遇到不熟悉的全新事项，因为在处理熟悉的事项时，工作记忆具有完全不同的特征。

在新信息存储到长时记忆之前，工作记忆会先处理这些信息。结合前述随机组合与生成原则，我们可以发现，处理新信息时，有限的工作记忆是必要的。涉及 3 ～ 4 个事项的同时处理时，它们的组合方式是有限的。根据随机组合与生成原则，如果都是新事项，且长期记忆中不存在任何相关的、可以帮助提高效率的组合策略，那么这些事项就必须随机组合并接受有效性检验；如果工作记忆以这种方式同时处理大量事项的话，结果就可能不是正面的，甚至会产生负面效应。因为一旦处理 7 个以上的事项，就会有数百万种组合可能；只处理几个事项时，这套系统才能有效进行有效性检验，继而储存有效的组合形式。可以想象，要以这种方式处理数百万种组合是绝无可能的。如果能力和时间因素限制了工作记忆中处理的信息量必须控制在小的范围内，那么，长期记忆的内容更改幅度也必须控制在很小的范围内，避免大的、颠覆性的内容更改对长时记忆功能潜在的影响。

基因组的变化幅度同样必须控制在很小的范围内，且这种变化还须是渐进的，否则大幅度的快速变化可能会导致功能失调。受环境影响的基因组变化由表观遗传系统控制（Jablonka and Lamb，1995，2005；West-Eberhard，2003），其功能与工作记忆类似。工作记忆和表观遗传系统都充当了环境和信息存储的中介，来自环境的信息影响 DNA 突变发生的时间和地点，而环境信号促进或抑制基因组特定部分的突变。例如，某些生物为了确保多样性，至少为了一些个体能得以生存，在压力情况下增加了突变数量。表观遗传系统作为环境和基因组的中介，促进了这些突变。

工作记忆具有局限性的特性对于包括医学教育在内很多领域的教学设计都有意义。不过，这些限制并不适用于生物学主知识，因为我们已经进化到可以对生物学主知识进行适当的组合和检验的程度，前述组合数量过载的理论在这里并不适用。但是，对于医学教育所关注的生物学次知识来说，工作记忆的信息限流是很有意义的。认知负荷理论已经应用于教学设计，涉及生物学次知识的教学中要充分考虑工作记忆的各种特性。

环境组织与联结原则

在上述几个原则的基础上进一步阐述该原则。它和上述几个原则一样，也适用于生物进化和人类认知。表观遗传系统不仅影响基因突变的数量和位置，还可调控基因组中保存的遗传信息及其表达。与变化最小通道原则同理，表观遗传系统是环境和基因组的中介（Jablonka and Lamb，1995，2005；West-Eberhard，

2003）。通过观察具有相同遗传信息的、不同细胞的不同结构和功能，我们可以感受到表观遗传系统的深刻影响。在人体中不同器官中任选两种细胞，如表皮细胞和肝细胞，它们的结构和功能完全不同。然而，它们中任何一个的细胞核所保存的遗传信息都是相同的。因此，同一个体中，两个细胞之间的巨大差异并非由遗传因素决定，而是由表观遗传系统决定，它充当了环境和遗传信息之间的中介。表观遗传系统的主要功能是调节基因的激活或关闭，基因的选择性激活确保了既定细胞的结构和功能与环境相适应。

工作记忆在人类认知中也具有类似的功能。无论何时，长时记忆中保存的信息只有少部分与当前特定的环境条件有关。表观遗传系统根据环境条件决定激活或关闭哪些基因，工作记忆也是以这种方式决定提取哪些长时记忆，以适应当前的环境条件。

通过工作记忆从长时记忆处所获得的信息与从环境中获得的信息有着完全不同的特性。环境中的信息以随机且无序的方式进入工作记忆，而长时记忆中储存的信息是经过整理、条理分明的，不需要像随机组合与生成原则中所提到的信息那样需要随机生成并检验，也因此没有容量或时间的限制。当信息从长时记忆进入工作记忆时，也没有明显的容量或时间限制。由于工作记忆处理环境信息与处理长时记忆中的信息有不同的特征，一些理论家提出了一种新的认知结构——长时工作记忆，其容量和时间限制都比短时工作记忆大得多（Ericsson and Kintsch，1995）。长时工作记忆为环境组织与联结原则的目的和功能提供了一个示例。

知识改变了我们，这是不言而喻的。环境组织与联结原则以及其他几项相关的原则，解释了这种变化是如何发生的。这些原则共同描述了一个可用于教学流程设计的认知架构。认知负荷理论使用这种认知架构来确定具体的教学流程，其中包括医学教育的教学流程。

元素互动性和认知负荷的类别

工作记忆所承载的认知负荷量取决于个体学习时需要同时处理的信息元素数量（Sweller，2010），而信息元素的数量则取决于元素的交互程度。彼此交互的元素需要同时进行处理，因此元素交互会增加工作记忆的负担；非交互元素则可以单独处理，降低了工作记忆的负担。交互元素有两个基本来源——内在和外在认知负荷，此外还有一个辅助来源，即与内在负荷关系密切的相关认知负荷。

内在认知负荷

内在认知负荷属于工作记忆负荷，即信息从内在被吸收同化。从某种意义上说，内在认知负荷是不变的，除非信息处理者的学习内容或专业知识发生改变。

设想一个将要学习心、肺和机体血液循环知识的学生，为了理解这个过程，必须学习这些器官的基本解剖结构和一些术语，如左心房、右心室、瓣膜及各种血管的位置和名称。这项任务涉及很多零散的解剖结构，可能有点难。尽管如此，工作记忆的负担并不会因此加重，因为每个结构的名称、形状和位置都是可以单独学习的。例如，肺的解剖结构不需要与心室结构同时学习。因为各个元素的学习可以独立进行，不同元素间的交互性很低，所以内在认知负荷并不高。

除了学习各个系统基本解剖知识外，这位学生还必须学习血液循环的方式，而要了解循环系统，就必须与其他系统相联系。在这一过程中，所有的组织系统都相互关联着，产生了非常高的元素交互性。例如，学生要了解二尖瓣的功能，就必须了解左心房和左心室的功能；要解释心脏为何具有四个房室，就需要了解它们之间如何协调工作、如何与肺及机体其他部分相互作用等。由于工作记忆需要同时处理所有这些交互的元素，导致了繁重的内在认知负荷。回顾这个认知过程可以看出，尽管人们早已了解了循环系统的基本结构，但对整个系统工作原理的探究仍经历了漫长的过程。

对于学习单个结构的名称、形状这类低程度的元素交互任务而言，其困难主要是需要记忆的内容过多。而高程度的元素交互任务带来的高难度和高挑战性，则是因为它会给工作记忆带来沉重的负担。内在认知负荷过高是学习心肺和身体的血液循环模式难度大的原因；而循环系统众多解剖内容的学习同样不轻松，这是因为需要逐个记忆的内容太多了，而不是因为工作记忆负荷更高。上述区别对医学教育有着指导意义。

完成交互元素的学习后，这些元素以组合的形式存储于长时记忆中。根据环境组织和联结原则，在这种模式下，工作任务可以以最小的工作记忆负荷带入工作记忆。所以对于熟悉人体血液循环的人来说，这套知识系统中相互作用的元素已经储存在他们的长时记忆中。由此，学习降低了高元素交互所带来的负面影响。

外在认知负荷

元素交互的水平不仅由待处理信息的固有性质决定，也取决于信息传递给学生的方式。某些交流形式和教学模式增加了非必要的元素交互，给学生带来了额外的认知负担。对教学流程进行调整可以减轻这种负担，举例如下。

课堂上，教师经常采用问题解决的教学方法。学习者随时被提问到理科或文科方面的问题，要求他们去解决问题。问题解决者最常使用的策略是手段-目的分析法（Newell and Simon，1972；Sweller，1988）。这种分析方法具有以下特征：首先，虽然手段-目的策略被用于处理生物学次信息，但它很可能是一种生物本能。至今为止，尚未报道成功教授这种策略的实例。因为这是一种生物学主技能，我们都自动具有使用这种策略的能力。其次，该策略的使用带来了很高的外在认知负荷。它要求使用者分析当前的问题状态、目标状态，以及当前状态与目标状态之间的差异。此外，使用者还要考虑如何减小这其中的差异，以及在过程中设定阶段性目标。上述元素同时相互作用，产生了高交互性。因此，在处理陌生的生物学次信息时，手段-目的策略的使用会增加工作记忆负荷。最后一点，手段-目的分析的使用与学习无关。在这种策略下，所有的工作记忆空间都被用于处理各种相互作用的要素，几乎不剩下什么空间将所学信息转化为长时记忆，尽管学生可以通过这一策略解决问题、回答老师的问题，但实际上这种课堂练习对于学生的学习可能毫无益处。

关联认知负荷与内在和外在认知负荷的叠加效应

关联认知负荷是指用于处理内在认知负荷的工作记忆空间。用来处理内在认知负荷的工作记忆非常适合用于学习。如果将更多的工作记忆空间用于处理内在认知负荷相关的信息元素，学习能力就能得到提高。相反，如果工作记忆空间更多地用于与学习无关的信息元素，就会导致不必要的外在认知负荷，从而降低学习能力。

工作记忆空间完全用于处理叠加的内在和外在认知负荷。工作记忆并不能区分元素交互作用是源于内在还是外在认知负荷。因此，任何外在认知负荷的增加一定会减少处理内在认知负荷的可用工作记忆，从而导致可用于学习的记忆空间减少。教学的目的应该是增加可用于处理内在认知负荷的相关记忆空间，并减少无关的认知负荷。站在教育的角度，基本可以认为内在认知负荷是不可变的（它只能因学习内容的性质或学生知识储备的改变而改变），因此，教育者需要减少外在认知负荷，以将更多的记忆空间腾给内在认知负荷。

认知负荷效应对教学的启示

前述理论已普遍用于制订各种教学流程，且许多程序都是用于医学教育。每一种教学流程都基于从随机对照试验中得出的认知负荷效应。本节介绍认知负荷效应及从中总结出的教学流程。

工作样例效应

给学生示范如何正确解决问题，可能比单纯让他们自己摸索更好，这就是工作样例效应（Cooper and Sweller，1987；Sweller and Cooper，1985）。对于学生来说，探索问题解决方案时需要处理的元素交互比学习现成方案多得多，这就意味着更重的外在认知负担，也就导致了学习效果的下降。这种影响是通过数学教学发现的，之后在其他课程领域也得到了验证。在医学教育中，依据工作样例效应原理，向学生展示既定做法比要求他们自主探索更有利于教学。例如，可以要求初学者学习或审视现有的治疗计划，而不是让他们拟定一个治疗计划。实际效果表明，基于工作样例效应，学习现有治疗计划优于制订计划。

问题完成效应

给学生提供可行实例，还不如给他们一个部分完成的问题，然后要求他们继续完成缺失的部分（Paas，1992；van Merriënboer，1990；van Merriënboer and de Croock，1992）。这种情况下，学生需要仔细研究已给出的部分解决方案，才能形成完整的解决方案。与让学生独立解决完整问题相比，问题完成效应与工作样例效应同样有效，演示现成方案或提供半成品方案都可以减少学生需处理的交互元素数量。这同样适用于医学教育，例如，可以让实习医学生观摩外科手术，并参与其中一部分工作，而不是让他们独立进行整场手术。

注意力分散效应

如果学生为了理解信息而将注意力分散在两个或更多信息源，就可以认为其注意力被分散了（Ayres and Sweller，2005；Sweller et al.，1990）。例如，在没有文本信息的情况下，图表是难以理解的。如果没有图表，文本信息又会显得晦涩难懂。所以，必须同时关注图表和文本信息，将注意力均衡分配，才能全面理解。而要对信息进行处理，就需要把注意力集中在一个信息源上。也就是将获得的信息储存于工作记忆后，再从其他信息源寻找相关参考。这样一来，就很可能导致元素交互。通过整合图表和文本信息，可以减少这种交互。比如，将文本信息放在图表中的适当位置，或者使用其他方式向学生说明文本信息如何与图表对应，减少学生对某些对象或元素交互性的记忆检索（Khalil et al.，2005；Khalil et al.，2008）。需要注意的是，此处仅是以图表-文本形式的注意力分散为例，实际上，任何不能被单独理解的信息源同时出现都会分散注意力，而要减少这种分散，则需在空间或时间上整合信息源（Ayres and Sweller，2005）。在时空上，非必要的信息分割同样也会造成注意力分散。例如，在医学教育中，最好是在学生恰好有需要时再向他们提供医疗设备的操作说明，而不必特意提前。

通道效应

既然有注意力分散效应，那么在处理相同类别信息时，要注意通道效应。通道效应要求提供互为参考的多个来源的信息，而不同来源的信息必须整合起来才能理解。不能将不同来源的信息机械性整合，如不能将图表和文本信息直接放在一起，而要将文本信息转换为口语后再与图表共同呈现。又如，比较视觉＋视觉单通道和视觉＋口语双通道处理多信息呈现的效果发现，将部分信息用口语呈现出来效果会更好（Mousavi，Low and Sweller，1995；Tindall-Ford，Chandler and Sweller，1997），这就是通道效应。

理论上讲，通道效应是由于视觉信息过多，导致视觉处理器超负荷。工作记忆中有两个独立的处理器。“视觉空间”可用于处理视觉信息，而“语音回路”系统则用于处理听觉信息（Baddeley，1986，1992，1999）。所有信息都以视觉形式呈现，视觉系统很可能会负担过重。将某些信息转换到听觉系统，不仅可减少视觉系统负担，还可提高学习效率。此外，人类已进化到具备一边观察物体、一边倾听其特征的能力。换言之，对物体的观察和其特征的倾听属于生物学主技能，可以用于促进生物学次信息的获取（Paas and Sweller，2012）。医学教育在未来有众多发展的可能，双通道教学就是一个潜在的发展方向。例如，在学生观看有关消化道如何工作的动画时，可辅之以更多的语言讲解，而不是将所有知识都以字幕呈现。

瞬态信息效应

相对较短的听觉陈述能够引发通道效应，但冗长、复杂的语句就不行了（Leahy and Sweller，2011）。当书面文字转换成口头语言的时候，我们也同时将永久信息转换成了瞬时信息。如果一个长难句中包含大量新的交互元素，就很难在工作记忆中直接处理。但如果它以书面形式呈现出来，一直呈现在读者面前，读者就可以反复推敲，而不必记忆全部内容。相反，口头陈述却是瞬时的。对于一个口头陈述，复现原句可能有困难，听者需要马上进行记忆加工，才能对其反复地思考。因此，当陈述由短变长并越来越复杂时，通道效应可能会消失并出现反作用（这是 Leahy 和 Sweller 于 2011 年得出的结论）。其他形式的瞬态信息（例如动画）也有着相似的结果。为此，可暂停瞬态信息，减少元素交互以便记忆。比如，在医学教育中，介绍心血管系统的配音动画冗长且复杂，我们可以把它拆分为多个小节，或设计成学生可以暂停并重放的模式。

冗余效应

当某些和学习无关的信息出现在教学过程中时，就会产生冗余效应。如果学生在工作记忆中处理了这些无关信息，会造成外在认知负荷。信息是否多余，是否会带来额外的认知负担，是否在学习过程不可或缺，取决于学生的专业知识储备以及不同来源的信息之间的关系。在“注意力分散效应”中，我们讨论了图表和文本这两种无法单独理解的不同来源的信息。与不整合就无法理解的两个或以上来源的信息不同，有些文本只是简单重复图表中传递的信息。对于有一定专业知识水平的读者，这种文本也是冗余的，单独呈现也可理解。所以，学生没有必要将自己所接触的所有信息都进行整合，这只会增加外在认知负荷。冗余文本和非必要元素不用整合，完全可以直接删除。冗余有多种表现形式。图表、口头或书面文本可能是冗余的。甚至连正在教学生使用的机械的呈现都是冗余的（Sweller and Chandler，1994）。在医学教育过程中，在以图表形式向学习者介绍心、肺和身体中的血液流动时，应尽量避免对某些过程的语言描述（Chandler and Sweller，1991）。

专业知识反转效应

根据上述认知架构，认知负荷效应的具体情况可能取决于个体在特定领域的专业水平。一个初学者可能对 A 技能的掌握优于对 B 技能的掌握，但随着专业知识的不断积累，A、B 技能掌握情况的差异可能会减弱、消失，甚至逆转为更擅长 B 技能。这就是专业知识反转效应（Kalyuga et al.，2003）。例如，对于新手来说，研究某领域现有样例比直接解决该领域的问题更易产生示范效应。随着其专业知识的积累，样例的作用会不断减弱并最终反转，变成问题解决的示范效应优于样例本身（Kalyuga et al.，2001）。总体上看，专业知识反转效应适用于本章中讨论的各种认知负荷效应。

为了解释专业知识逆转效应，我们假设一个特定领域的初学者，他还没有掌握必要的基础知识，却需要处理多种交互信息，由此带来很高的内在认知负荷。直接要求学习者解决问题而不给样例、使用需要分散注意力而非可自然整合的多个信息，会增加额外的交互元素，带来额外的认知负荷，降低学习效果。而随着学习者专业知识和技能的积累及提高，更多的交互元素整合入认知图式中，学习者在解决问题时产生的内在认知负荷也随之减少。样例等过于详细的指导，就可能变成多余的信息，不仅不能减少元素交互，反而会带来额外的认知负荷。换言之，如果学生已掌握一定程度的知识，再提供样例给他们学习就是多余的，不仅不能减少元素交互作用，反而带来无关认知负荷，非但没有示范效应，甚至还有反作用。学生专业知识增加对其他认知负荷的影响也呈现类似的结果（Kalyuga et al.，2003）。

指导渐退效应

从上述关于专业知识反转效应的例子可以看出：对初学者的指导应尽可能以样例形式呈现，随着学生对指导的内在需求降低，样例可减少，完成问题可增多；最后，随着专业知识的进一步积累，就可以将完成问题替换为学生自主问题解决。许多研究发现，单纯强调问题或只强调样例，其学习效果都不如逐渐减少主动指导（Atkinson et al.，2003；van Merriënboer，1990；van Merriënboer and de Croock，1992）。Van Merriënboer 和 Kirschner（2012）还介绍了过程工作表、表现约束以及导师指导和反馈等替代方法。例如，进行导管术教学时，可以先手把手教并给予反馈，然后变成仅提供反馈，最后不再提供任何指导。

想象效应

想象效应指的是让学生在脑海中想象一个概念或程序，这种学习效果优于采用常规方法学习（Cooper et al.，2001）。向学习组学生提供材料，要求他们学习其中的概念和程序；想象组学生接受相同的材料，但不要求他们学习，而是请他们阅读材料，在材料被拿走之前尝试想象一下内容。如果想象组胜于学习组，即为产生了想象效应。一般情况下，只有在专业程度较高的学生中才会发生想象效应，而在专业程度较低的学生中可能会因为知识反转效应导致相反的学习效果。

想象效应的产生，是因为对于专业程度更高的学生来说，他们所需要做的是优化已经形成的思考模式，将这种模式巩固和自动化。因为他们已经掌握了包含交互元素的思考模式，所以有足够的工作记忆来完成对概念或过程的想象。对信息的想象是一种有效的实践形式。知识水平较低的学生无法想象复杂的概念或程序，这是因为他们必须在工作记忆中处理大量交互元素，导致工作记忆容量过载，减少或阻碍知识的吸收。对这部分学生来说，基于材料进行学习可能比尝试想象更有效；而知识水平较高的学生则能够通过对信息的想象促进知识吸收。在医学教育领域也可以应用想象效应，比如，我们可以让医学生们在体格检查前先在技能实验室回忆所有的动作流程。同样，在外科手术前让实习医师想象整个手术过程应当也很有用。

内在元素交互效应

如前所述，所有认知负荷效应都需要高水平的内在认知负荷。如果原本内在认知负荷很低，则无论外在认知负荷导致的元素交互作用如何增加，都不会或极少产生影响，因为外在认知负荷增加不会使工作记忆容量过载。因此，本节中讨论的各种影响，仅适用于内在认知负荷导致的高水平元素交互（Leahy and Sweller，2005；Sweller，1994；Sweller et al.，2011）。因此，在讨论内在认知负荷时，上文所讨论的各种效应仅适用于医学教育中的某些领域。

分离元素效应

分离元素效应依赖于改变内在认知负荷，而非改变外在认知负荷。对于某些学生必须掌握的领域，由于内在认知负荷导致了高水平的元素交互，可能带来工作记忆容量过载。除非知识模式已被掌握并储存于长期记忆，否则对这样的知识进行同化的尝试将是徒劳的。与其试图让学生去啃高元素（多元素）交互性信息这一块硬骨头，不如尝试减少元素交互，只介绍部分元素并要求学生对其进行学习，而不要把它们与其他元素相联系。这样不利于整体理解，但随后将所有交互信息包含在内再次呈现，学生就能理解掌握（即螺旋式教学法）。Pollock 等（2002）发现，先将高元素交互性信息去掉交互部分单独呈现，然后再次呈现具备所有交互元素的相同信息，要优于把高元素交互信息以全貌呈现两遍的效果。例如，在医学教育中，在要求学生应用循环系统血流的完整模型前，教师可以先要求学生应用压力-体积和压力-流量关系等流体力学的基本物理原理。

变化效应

和分离元素效应一样，变化效应依赖于内在认知负荷的变化。但与其不同的是，变化效应描述的并非是内在认知负荷相关元素数量的减少，而是增加。Paas 和 van Merriënboer（1994）发现，如果在教学中增强样例的变化性，学生的学习效果就会得到提高。样例变化性的增加，本质是任务性质的改变、与内在认知负荷相关交互元素数量的增加。实际学习过程中，学生不仅要学习正确的工作程序，还必须了解其正确使用时间、地点、条件等各种限制。例如，在医学教育中，如果学生充分学习了某种特定疾病在不同性别、年龄、体质和病史的群体中不同的诊断标准，并学习了怎样鉴别诊断症状表现相似但其实所患疾病不同的其他患者，那么就可说这名学生精通这种疾病的诊断了。学习程序的应用条件非常有用，但会增加学生处理交互元素的数量。学生需要更多的工作记忆资源，认知负载也会增加。当然，要习得程序的应用条件，学生工作记忆必须有足够能力处理增加的元素。如果对于程序本身的学习就占据了全部或大部分工作记忆空间，那么增加变化性就会造成适得其反的效果。

对课程和课堂设计的启示

尽管认知负荷理论提供了一套有用且有研究基础的结论，但它并没有提供有关课程设计的方法。Van Merriënboer 的四部分教学设计模型（4C/ID 模型；van Merriënboer，1997；van Merriënboer，Clark and de Croock，2002；van Merriënboer and Kirschner，2012）填补了这一空缺，将大多数认知负荷效应都纳入了其整体任务模型的建构，该模型中的学习流程由练习一个完整、有意义的学习板块（通常是已有的专业知识）来驱动。4C/ID 模型核心要点是用四个相互关联的蓝图组件来描述复杂学习环境（图 7.2）：

1. **学习任务**：基于现实任务的完整真实体验，旨在整合知识、技能和态度。
2. **支持性信息**：有助于学习和执行非常规的学习任务（如问题解决、推理、决策），用于解释某个领域是如何组织的，以及该领域内问题的正确处理方式。
3. **程序信息**：常规学习与实践的先决条件，对日常任务的具体说明。
4. **部分任务练习**：供学生进行练习的项目，用以帮助学生对选定的常规任务达到精熟的程度。

学习任务

在根据上述模型设计出的教学计划中，学习者要在“归纳学习”这一图示建构子过程中，从具体案例和经验中积累知识，建立综合知识库（参见图 7.2 中的方框）。因此，每项教学内容都应要求学生进行完整的练习，让学生掌握完成实际任务所需的重要技能、相关的知识和态度（van Merriënboer and Kester，2008）。教学过程设定的所有学习任务都必须真实而有意义、能够代表现实中该领域从业者可能遇到的问题。这种整体任务方法可以帮助学生快速建立对任务的整体认识，并在教学过程中逐步完善认识。

一系列先后出现的学习任务为复杂学习奠定基础。对学习任务设定的首要要求就是，它们在不同维度各不相同。因为任务在现实生活中也有差异，如完成任务的环境、任务呈现的方式、决定性特征的显著性等。例如，如果学习任务要求为具体疾病作出诊断，则学生需要根据不同场所（比如，在医院或者家庭护理中）、不同的任务呈现方式（例如，文字描述的病例、电子虚拟患者、模拟病人、真实患者）、不同患者（例如，不同性别、年龄、文化背景）做出诊断。这种学习任务的组织方式使学生可以从具体任务的细节中抽象出一般信息（变化效应），有充分证据表明，这种实践差异性对于学习成果的迁移来说非常重要——既适用于相对简单的任务（Paas and van Merriënboer，1994；Quilici and Mayer，1996），也适用于更复杂、更贴近现实状况的任务（Schilling et al.，2003；van Merriënboer et al.，2006）。

显然，将完整任务与高度变化性实践相结合并应用于教学，会给学生带来极高的内在负荷（van Merriënboer and Sweller, 2005）。因此，利用认知负荷效应降低内外认知负荷有其充分必要性。首先，在一门课程的学习中，常让学生从相对简单但有意义的任务开始上手，然后逐步完成更复杂的整个任务。学习任务的不同类别代表了任务复杂程度的不同，这种分类被称为“任务类别”（在图 7.2 中，任务子集由 L 形图形分隔），同一类别的学习任务可以认为是相同的，因为它们的解决都构建在相同的知

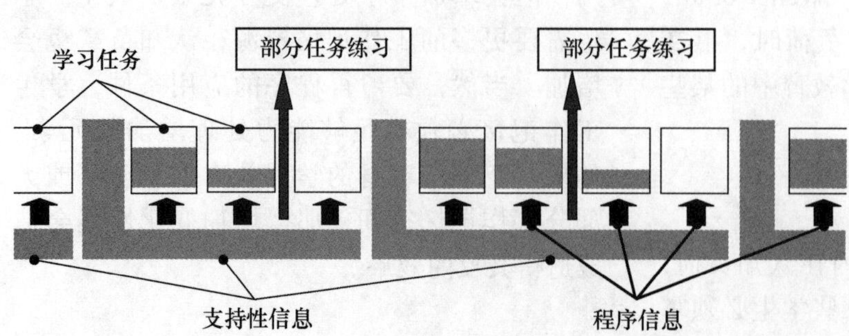

图 7.2 教学设计

识体系之上。完成复杂任务比完成简单任务所需的知识基础更多，因为一些交互元素并不会出现在简单任务中，但会随着任务难度的增加而慢慢出现。因此，在完整的教学中每个学生所完成的所有任务总和难度是相同的。随着任务越发复杂，所需调动和利用的知识也会变得越来越多。

当学生开始学习处理更复杂的任务时，他们需要相关指导以协调各方面表现（指导渐退效应；见图 7.2 中的灰色方形阴影）。指导渐退方法有多种，例如，使用过程工作表、进行表现约束或指定导师（Renkl and Atkinson，2003；van Merriënboer and Kirschner，2012）。其中一种高效的方法是完成策略（van Merriënboer，1990；van Merriënboer and de Croock，1992），这种方法指导学生逐一学习不同任务类别，随着所学知识的不断增加，所做练习也从样例讨论逐步升级到任务完成。当学生初步接触学习任务，或者刚刚升入高级课程时，他们首先会对现有样例进行学习，或进行案例研究（即工作样例效应）。此阶段的任务有案例方法的有效性评估，可行性替代方案的探索，或者解决方案的质量评述等。在第二阶段，学生开始接触实际问题的解决，他们首先是学习必须完成的"半成品"方案（即问题完成效应），必须仔细学习教师所给出的半成品方案，才有可能进一步找到正确的解决方式。只有在最后的第三阶段，学生才有能力处理所学领域的常规问题，在此阶段他们已经具备足够的专业知识和技能，能够处理一定难度的常规问题。以医学教育为例，学习制订常见病治疗方案（例如对单一疾病的诊治）的学生，应在第一阶段对现成治疗方案进行学习和分析；在第二阶段将部分完成的治疗方案补充完整，在最后阶段独立制订完整的治疗方案。在学生能够在给定的难度水平下独立执行学习任务并达标后，他们就可以进入下一任务类别，此过程将不断重复，直到达成最终学习目标。应该注意的是，从整个教育计划来看，任务的帮助和指导程度变化会形成锯齿状线条，即在任务初期给予较高程度的指导，而在任务即将结束时则不再予以指导。

支持性信息

执行学习任务所需的大多数技能都是图式化的过程，根据情况不同可以有所变化。经验丰富的从业者可以高效使用此类技能，因为他们的专业知识已经形成了可以"解释"的认知图式形式，从而能够在任务域中执行相关任务。这些非常规技能涉及在不同情况下对相同知识的灵活应用。为了学习这些非常规任务，学生需要额外的信息提供支持，这种支持性信息就是教师通常所说的"理论"（见图 7.2 中的 L 形图）。支持性信息与同一任务类别中的所有学习任务都有相关性，因此，最好在学生开始接触更高难度的新任务之前就将其介绍给学生，并在接下来的任务期间保证学生始终能够接触这些信息。支持性信息的作用是介绍所学领域的组织建构方式（针对"心智模型"图式的发展），并展示如何系统地解决该领域中的问题（针对"认知策略"图式的发展），能够帮助学生在相应的任务类别范围内学习和练习问题的解决、分析和决策。

提供支持性信息的教学模式还需要促进图式的构建，鼓励学生对新信息进行深入加工，特别是通过一个"精细化"的子过程将新信息与记忆中已有的图式建立联系。由于支持性信息的学习通常会产生很高的元素交互，所以最好不要在学生完成学习任务的过程中向他们提供支持性信息（考虑内在元素交互效应和单一元素效应），因为学习任务和支持性信息同时进行会导致学生认知负荷过载，最好在学习任务开始之前就向学生提供支持性信息。这样一来，学生就可以在长时记忆中构建认知图式，以便在执行任务期间可以在工作记忆中激活这些信息。在任务执行过程中，激活工作记忆中外部呈现的复杂信息对认知的要求很高，而与之相比，对已经构建的认知图式进行检索，则没有那么高的认知要求。与支持性信息的表达直接相关的其他效应还包括冗余效应和想象效应，冗余信息需要尽可能地避免，尤其是对专业知识水平较高的学生，更需要避免被冗余信息所干扰，而对支持性信息的想象可能比常规学习效果更好。

程序信息

支持性信息对于非常规技能的发展非常重要，但是执行学习任务所必需的还有相当大一部分属于常规技能。常规技能是在任何情况下都可直接使用的。熟练的老手基本不需要经过有意识的思考就可以准确而高效地执行常规技能，因为他们的知识已经形成了可自动运行的模式，这些模式由特定情况触发，可直接驱动特定的动作。例如，一个熟练的打字员看到文本的时候，手指就会有下意识的打字动作。这些常规技能无论在什么情况下，都只涉及对相同知识相同的应用，上述打字员的例子中，无论其阅读的文本是科学文本还是史学文本，打字员手指的动作都是相同的。显然，我们需要教导学生如何完成这些常规的日常工作，而其涉及的这些程序信息就是教师通常所说的“方法”（见图 7.2 中的向上箭头）。任何一项任务的程序信息都包含详细的操作流程指导，应及时、准确地提供给有需要的学生。在学习任务的后期，当学生有能力连贯执行完整的工作、不再需要手把手的指导时，这些指导性内容就可以逐渐减少。

程序信息教学法的目的是促进图式自动化，从而使学生在“知识编译”的图式自动化的子过程中构建认知规则。编译一词来自计算机科学领域，指的是源代码的翻译，即将其在常规的文字处理器中编写为可由中央处理器执行的机器代码（参见认知规则）（Anderson，1993）。程序信息的交互性远低于支持性信息，而认知规则的发展要求相关信息在任务执行过程中始终活跃于工作记忆，因此，注意力分散效应对于过程信息的呈现就有着很大的影响。最理想的情况下，程序信息应以高度结合于学习任务和任务环境的形式呈现。例如，关于控件操作方法的说明，应在学生有该控件操作需求时，及时呈现在控件附近（空间距离接近）。通道效应也发挥了很大的作用：当学生在进行视觉学习时，听觉就是程序信息的最佳呈现方式；当学生在进行口头学习时，就应该以视觉形式呈现。最后，瞬态信息效应表明，长过程和复杂指令都应该具备暂停功能，或分割为多个片段（Spanjers et al.，2010）。

部分任务练习

学习任务中包括了完整任务练习，这些完整任务可以帮助学生构建普遍的认知图式（心智模型和认知策略），并由此对问题进行灵活解释，以最终解决问题、推断原因并做出决策（即非常规技能）。此外，这些任务还能帮助学生实现认知图式自动化，比如驱动在特定环境下，采取特定行为的认知规则（即需要频繁使用，且无意识控制的常规技能）。尽管学习任务对常规技能和非常规技能都有训练作用，但如果任务领域所需技能有高度重复性，而学习任务中又没有设置足够的练习量，就有必要在教学计划中增加常规任务练习。对于此类任务，可以要求学生进行额外的部分练习，例如，音乐生除了在完整演奏作品外，还应增加音阶演奏的练习；外科医学生除了进行外科手术外，还可以在模拟器上进行微创手术器械使用的练习。针对部分任务练习的教学，促进图式自动化的子过程称为“强化”，在这个过程中，认知规则每次得以表现后都会得到强化。针对特定部分任务的专项练习，应在完整学习任务中引入后才开始（图 7.2），这种练习方式为学生创造了较好的认知环境，可以提高练习的效率。经过大量的部分任务练习后，常规技能自动化完成，与执行完整学习任务相关的认知负担降低，整个技能的应用变得更加流畅，且随着认知超负荷的减少，由此导致的失误也将大幅减少。

结论

- 对人类认知架构的了解是完成有效医学教育教学设计的必要前提。
- 人类处理信息的方式类似于通过自然选择完成进化过程的信息处理方式，两者都属于自然信息处理系统。
- 根据认知负荷理论，我们使用这种系统作为教学设计框架。
- 反过来，该框架也已产生一系列基于随机对照试验的教学设计效应。这些试验表明，源于认知负荷理论的教学比其他替代方式的教学更加有效。

参考文献

Anderson, J. R. (1993) *Rules of the mind*. Hillsdale, NJ: Lawrence Erlbaum Associates

Atkinson, R., Renkl, A., and Merril, M. (2003) Transitioning from studying examples to solving problems: Effects of self-explanation prompts and fading worked-out steps. *J Educ Psychol*. 95: 774–783

Ayres, P., and Sweller, J. (2005). The split-attention principle. In: R. E. Mayer (ed.) *Cambridge Handbook of Multimedia Learning* (pp. 135–146). New York: Cambridge University Press

Baddeley, A. (1986) *Working Memory*. Oxford: Oxford University Press.

Baddeley, A. (1992) Working memory. *Science*. 255: 556–559

Baddeley, A. (1999) *Human Memory*. Boston: Allyn & Bacon

Bandura, A. (1986) *Social Foundations of Thought and Action: A Social Cognitive Theory*. Englewoods Cliffs, NJ: Prentice Hall

Bartlett, F. C. (1932) *Remembering: A Study in Experimental and Social Psychology*. Oxford: Macmillan

Chandler, P., and Sweller, J. (1991) Cognitive load theory and the format of instruction. *Cogn Instruct*. 8: 293–332

Chase, W. G., and Simon, H.A. (1973) Perception in chess. *Cogn Psychol*. 4: 55–81

Chiesi, H., Spilich, G., and Voss, J. (1979) Acquisition of domain-related information in relation to high and low domain knowledge. *J Verbal Learn Verbal Behav*. 18: 257–273

Cooper, G., and Sweller, J. (1987). Effects of schema acquisition and rule automation on mathematical problem-solving transfer. *J Educ Psychol*. 79: 347–362

Cooper, G., Tindall-Ford, S., Chandler, P., and Sweller, J. (2001). Learning by imagining. *J Exp Psychol: Appl*. 7: 68–82

Cowan, N. (2001). The magical number 4 in short-term memory: A reconsideration of mental storage capacity. *Behav Brain Sci*. 24: 87–114

Cuming, J. (1892) Address in medicine. BMJ.;2: 230

De Groot, A. (1965) *Thought and Choice in Chess*. The Hague, Netherlands: Mouton

De Groot, A., and Gobet, F. (1996) *Perception and Memory in Chess: Heuristics of the Professional Eye*. Assen, The Netherlands: Van Gorcum

Egan, D.E., and Schwartz, B.J. (1979) Chunking in recall of symbolic drawings. *Memory Cognition*. 7: 149–158

Ericsson, K.A., and Charness, N. (1994) Expert performance; its structure and acquisition. *Am Psychologist*. 49: 725–747

Ericsson, K.A., and Kintsch, W. (1995) Long-term working memory. *Psychol Rev*. 102: 211–245

Geary, D. (2007) Educating the evolved mind: Conceptual foundations for an evolutionary educational psychology. In: J.S. Carlson and J.R. Levin (eds.), *Psychological Perspectives on Contemporary Educational Issues* (pp. 1–99). Greenwich, CT: Information Age Publishing

Geary, D. (2008) An evolutionarily informed education science. *Educ Psychol*. 43: 179–195

Geary, D. (2012) Evolutionary educational psychology. In: K. Harris, S. Graham, and T. Urdan (eds) *APA Educational Psychology Handbook* (Vol. 1, pp. 597–621). Washington, DC: American Psychological Association

Jablonka, E., and Lamb, M.J. (1995) *Epigenetic Inheritance and Evolution*. New York: Oxford University Press

Jablonka, E., and Lamb, M.J. (2005) *Evolution in Four Dimensions: Genetic, Epigenetic, Behavioral, and Symbolic Variation in the History of Life*. Cambridge, MA: MIT Press

Jeffries, R., Turner, A., Polson, P., and Atwood, M. (1981) Processes involved in designing software. In: J. R. Anderson (Ed.), *Cognitive Skills and Their Acquisition* (pp. 255–283). Hillsdale, NJ: Erlbaum

Kalyuga, S., Ayres, P., Chandler, P., and Sweller, J. (2003) The expertise reversal effect. *Educ Psychol*. 38: 23–31

Kalyuga, S., Chandler, P., Tuovinen, J., and Sweller, J. (2001) When problem solving is superior to studying worked examples. *J Educ Psychol*. 93: 579–588

Khalil, M.K., Paas, F., Johnson, T.E., and Payer, A.F. (2005) Interactive and dynamic visualizations in teaching and learning of anatomy: A cognitive load perspective. *Anat Rec (Part B: New Anatomy)*. 286B: 8–14

Khalil, M.K., Paas, F., Johnson, T.E., Su, Y.K., and Payer, A.F. (2008). Effects of instructional strategies using cross sections on the recognition of anatomical structures in correlated CT and MR images, *Anat Sci Educ*. 1: 75–83

Kirschner, P., Sweller, J., and Clark, R. (2006) Why minimal guidance during instruction does not work: An analysis of the failure of constructivist, discovery, problem-based, experiential and inquiry-based teaching. *Educ Psychol*. 41: 75–86

Leahy, W., and Sweller, J. (2005). Interactions among the imagination, expertise reversal, and element interactivity effects. *J Exp Psychol: Appl*. 11: 266–276

Leahy, W., and Sweller, J. (2011) Cognitive load theory, modality of presentation and the transient information effect. *Appl Cogn Psychol*. 25: 943–951

Miller, G.A. (1956) The magical number seven, plus or minus two: Some limits on our capacity for processing information. *Psychol Rev*. 63: 81–97

Mousavi, S.Y., Low, R., and Sweller, J. (1995) Reducing cognitive load by mixing auditory and visual presentation modes. *J Educ Psychol*. 87: 319–334

Newell, A., and Simon, H.A. (1972) *Human Problem Solving*. Englewood Cliffs, NJ: Prentice Hall

Paas, F. (1992) Training strategies for attaining transfer of problem-solving skill in statistics: A cognitive-load approach. *J Educ Psychol*. 84: 429–434

Paas, F., and Sweller, J. (2012) An evolutionary upgrade of cognitive load theory: Using the human motor system and collaboration to support the learning of complex cognitive tasks. *Educ Psychol Rev*. 24: 27–45

Paas, F., and van Merriënboer, J.J.G. (1994) Variability of worked examples and transfer of geometrical problem-solving skills: A cognitive-load approach. *J Educ Psychol*. 86: 122–133

Peterson, L., and Peterson, M.J. (1959) Short-term retention of individual verbal items. *J Exp Psychol*. 58: 193–198

Piaget, J. (1928) *Judgement and Reasoning in the Child*. New York: Harcourt

Pollock, E., Chandler, P., and Sweller, J. (2002) Assimilating complex information. *Learn Instruct*. 12: 61–86

Portin, P. (2002) Historical development of the concept of the gene. *J Med Philosophy*. 27: 257–286

Quilici, J.L., and Mayer, R.E. (1996) The role of examples in how students learn to categorize statistics word problems. *J Educ Psychol*. 88: 144–161

Renkl, A., and Atkinson, R.K. (2003). Structuring the transition from example study to problem solving in cognitive skill acquisition: A cognitive load perspective. *Educ Psychol*. 38: 15–22

Schilling, M.A., Vidal, P., Playhart, R.E., and Marangoni, A. (2003) Learning by doing something else: Variation, relatedness, and the learning curve. *Management Science*. 49: 39–56

Spanjers, I.A.E., van Gog, T., and van Merriënboer, J.J.G. (2010). A theoretical analysis of how segmentation of dynamic visualizations optimizes students' learning. *Educ Psychol Rev*. 22: 411–423

Stotz, K., and Griffiths, P. (2004) Genes: Philosophical analyses put to the test. *History Philos Life Sci*. 26: 5–28

Sweller, J. (1988) Cognitive load during problem solving: Effects on learning. *Cogn Sci*. 12: 257–285

Sweller, J. (1994) Cognitive load theory, learning difficulty, and instructional design. *Learn Instruct*. 4: 295–312

Sweller, J. (2003) Evolution of human cognitive architecture. In: B. Ross (ed.), *The Psychology of Learning and Motivation* (Vol. 43, pp. 215–266). San Diego: Academic Press

Sweller, J. (2009) Cognitive bases of human creativity. *Educ Psychol Rev*. 21: 11–19

Sweller, J. (2010) Element interactivity and intrinsic, extraneous and germane cognitive load. *Educ Psychol Rev*. 22: 123–138

Sweller, J. (2011) Cognitive load theory. In: J. Mestre and B. Ross (eds), *The Psychology of Learning and Motivation: Cognition in Education* (Vol. 55, pp. 37–76). Oxford: Academic Press

Sweller, J. (2012). Human cognitive architecture: why some instructional procedures work and others do not. In: K. Harris, S. Graham and T. Urdan (eds.), *APA Educational Psychology Handbook* (Vol. 1, pp. 295–325). Washington, DC: American Psychological Association

Sweller, J. and Chandler, P. (1994) Why some material is difficult to learn. *Cogn Instruct*. 12: 185–233

Sweller, J. and Cooper, G. (1985) The use of worked examples as a substitute for problem solving in learning algebra. *Cogn Instruct*. 2: 59–89

Sweller, J. and Sweller, S. (2006) Natural information processing systems. *Evol Psychol*. 4: 434–458

Sweller, J., Ayres, P., and Kalyuga, S. (2011) *Cognitive Load Theory*. New York: Springer

Sweller, J., Chandler, P., Tierney, P., and Cooper, M. (1990) Cognitive load as a factor in the structuring of technical material. *J Exp Psychol: Gen*. 119: 176–192

Tindall-Ford, S., Chandler, P., and Sweller, J. (1997) When two sensory modes are better than one. *J Exp Psychol: Appl*. 3: 257–287

Van Merriënboer, J.J.G. (1990) Strategies for programming instruction in high school: Program completion vs. program generation. *J Educ Computing Res*. 6: 265–285

Van Merriënboer, J.J.G. (1997) *Training Complex Cognitive Skills*. Englewood Cliffs, NJ: Educational Technology Publications

Van Merriënboer, J.J.G., and de Croock, M.B.M. (1992) Strategies for computer-based programming instruction: Program completion vs.

program generation. *J Educ Computing Res.* 8:, 365–394

Van Merriënboer, J.J.G., and Kester, L. (2008) Whole-task models in education. In: J.M. Spector, M.D. Merrill, J.J.G. van Merriënboer, and M.P. Driscoll (eds.) *Handbook of Research on Educational Communications and Technology.* 3rd. edn (pp. 441–456). Mahwah, NJ: Erlbaum/Routledge

Van Merriënboer, J.J.G., and Kirschner, P A. (2012) *Ten Steps to Complex Learning.* 2nd. edn. New York: Routledge

Van Merriënboer, J.J.G., and Sweller, J. (2005) Cognitive load theory and complex learning: Recent developments and future directions. *Educ Psychol Rev.* 17: 147–177

Van Merriënboer, J.J.G., and Sweller, J. (2010) Cognitive load theory in health professional education: Design principles and strategies. *Med Educ.* 44: 85–93

Van Merriënboer, J.J.G., Kester, L., and Paas, F. (2006) Teaching complex rather than simple tasks: Balancing intrinsic and germane load to enhance transfer of learning. *Appl Cogn Psychol.* 20: 343–352

Van Merriënboer, J.J.G., Clark, R.E., and de Croock, M.B.M. (2002) Blueprints for complex learning: The 4C/ID-model. *Educ Technol Res Devel.* 50: 39–64

West-Eberhard, M. (2003) *Developmental Plasticity and Evolution.* NY: Oxford University Press

第 8 章

概念图在医学教育中的应用
Using concept maps in medical education

Dario M.Torre，Barbara J. Daley
译者：左　右　审校：刘　莹

概念图是一种认知网络结构，以从相互关系中获取意义的概念为特征。

Dario M.Torre（2013 年 6 月 8 日的私人信函）

引言

Novak 和 Gowin 在原创专著（1984，p. 15）中写道："概念图是用于在主题框架中表示一组概念含义的图式工具"。概念图是学习者绘制的图表，代表他们对一组概念含义的理解。概念图是组织和表示知识的工具，学生可以借此总结和分析他们的想法，将他们的思维视觉化，从而对学习材料形成更深刻的了解。概念图能够展示学生对某个主题下各附属项和关系的掌握，从而更好地增进整体理解。本章将阐明概念图的概念框架，描述个人和小组学习中概念图的应用，并讨论通过概念图评分和评价估学习效果等相关问题。

同化理论与有意义学习

概念图的理论基础包括有意义学习、同化理论和认知主义。

在利用概念图进行认知学习的方法中，Ausubel（1968，p. 24-26）的工作及其同化学习理论起着关键作用。Ausubel 对有意义学习和机械性学习做了关键区分。如果学习可以与之前的知识形成联系，与已有的认知框架也形成联系，有意义学习就会发生。而机械性学习则与认知框架没有联系，常常孤立且难以记住。

Ausubel（1968）认为，有意义学习分三种类型：表征学习、命题学习和概念学习（图 8.1）。表征学习"关注单一符号或单词的意义"（p. 43）及其代表内容。命题学习学的是"以命题形式表达的新思想"（p. 43），目的是学习"表达思想的言语命题的含义"（p. 43）。这些命题通过单个词的彼此组合或关联而创立。如果要进行命题学习，首先要了解单词或术语的含义，因此表征学习几乎成为命题学习的前提。在概念学习中，与形式命题相联系的词实际上构成了概念，因此"命题学习主要是学习单个词（每个词代表一个概念）组合成句而生成的复合思想的含义"（p. 43）。

最后，有意义学习涉及在概念之间形成理解关系，从而建立"集成良好、高度凝聚的知识结构，使学生能够成功进行自然科学学科所要求的理论推导和类比推理"（Mintzes et al.，1998，p. 41）。Ausubel（1968）指出，理解一个句子需要两个步骤：第一，感知单词的含义，第二，感知单词的相互关系，从而将"感知到的这种潜在含义纳入现有认知结构"（p. 57）。第二步对于有意义学习至关重要，因为学生由

表征学习
命题学习
概念学习

图 8.1　三种有意义学习

此可以将新感知到的主题或词语锚定到认知结构中已有的观念之上。因此，通过理解新材料与认知结构中已有思想和概念之间的联系，学生能够将现有知识作为“一个思想和组织矩阵，用它来整合、理解和记忆大量新思想”（Ausubel，1968，p. 58）。对于 Ausubel（1968）而言，有意义学习的效率和重要性与两个主要特征有关：“非随意性，以及学习任务与认知结构建立联系的实质性”（p. 58）。过程的非随意性意味着学生可以将新思想内化，以使用和发展以前获得的知识。正是这种非随意性让学生能够理解新材料与现有认知框架的关联，也正是 Ausubel 所谓的“随意相关性”（p. 59）。通过“将新意义锚定在相应的已有概念之上”（p. 59）而延长了记忆。实质性指通过对思想实质而非用词的同化吸收促进理解、处理和记忆。这两个特征对于产生新的意义、处理和记忆信息至关重要。

同化原则是 Ausubel（1968）有意义学习概念的关键特征。同化指的是可能有意义的新思想“与已有思想形成联系并同化”（p. 91），从而产生交互，形成新的理解的过程。“同化”一词假设，“新理解往往被‘还原’为掌握更熟练的现有理解”（p. 91）。同化假设之所以重要，主要有两个原因：有意义习得概念的建立和记忆，以及新知识结构的组织。要从认知的角度看待有意义学习，就要理解渐进分化这个重要概念。渐进分化解释的是如何将有待认知的主题内容从最笼统的思想构建为更具体、更明确的概念的原理。渐进分化的理论基础来自两个假设：首先，“对人类而言，在一个已习得的包罗万象的整体中对不同细节作出区分，要易于将先前习得的不同细节整合成包罗万象的整体”（Ausubel，1968，p. 152）；在学生的大脑中，某一主题下的各种材料“组成一个层次分明的结构，其中最笼统（兼容并包）的观点居于顶点”，并逐渐包含较为明确、分化程度较高的概念。

另一个重要的认知原理是统合调和原理，它指的是对概念间有意义的关系的有意探索、对概念间相似性和差异性的识别，以及对明显的或真实存在的不一致的调和。促进统合调和的主要意义之一是通过在概念之间建立有意义的关系来区别各种概念，让学生清楚、准确地理解概念之间的异同，提高对概念的辨别力，在学习过程中做到“少歧义、少混淆、少误解”（Ausubel，1968，p. 157）。

Ausubel（1968）认知原理的许多要素，特别是有意义学习框架内的要素，已被 Novak 和 Gowin（1984）应用于概念图绘制的工作，并得到了进一步的阐述。建立在 Ausubel 认知框架基础上的概念图是有意义学习的有力应用，它与机械性学习，也就是学生记住信息而不将其与先前的知识联系起来，也不创造意义的模式正好相反。概念图促进有意义学习。学生所掌握的知识应与前序知识相关，必须包含与以前学习过的教学材料相关的概念和命题。学生应有意识地选择有意义学习方式，有意识地去“将新知识通过有意义的方式与积累的旧知识联系起来”（Novak，1998，p. 19）。相比于机械性学习，有意义学习具有几个优点：首先，以有意义的方式学习有利于知识的保留，所学内容已经彻底理解，有助于学习新的相关材料；其次，信息的吸收会推动概念的分化，因此会进一步学习相关材料；再次，当学生进行有意义学习时，更容易将习得的知识迁移到新的问题或环境。

架构概念图有助于学生增强组织信息、评估现有知识获取状况、了解新旧知识，以及将知识迁移到新的体验的能力。Ausubel 的成果和在概念图中的应用都说明概念图有助于将新知识与旧知识相联系，并最终构建有意义学习，且有助于将知识转化为未来问题的解决能力，从而促进终身学习。

概念学习、概念同化以及前述的命题学习都在架构概念图中起主要作用。概念同化过程中，“新标签与包含已知概念的主题相关联时，就获得了其含义”（Novak，1998，p. 41）。在命题学习中，概念的真正含义由它们相互连接以构成命题的方式所体现，而命题是构成概念图中的意义的主要单元。要学习一个概念，重要的是要理解，因为一个概念的最高含义“随着我们所学的联系不同概念的有效命题的数量呈指数增长”（p. 40）。出于这个原因，概念图就成为了一种能够将概念和命题的有意义学习相关的知识框架呈现为学生知识结构的表现方式。

建构主义方法的一个组成部分（Dewey，1938）也在概念图上得以呈现，其尤其体现出了与 Novak（1984，1977，& 1998）的成果和与人类建构主义的观点之间的相关性。人类建构主义基于许多重要假设：首先，人类创造含义。由此推知，个体通过在新概念与旧知识框架中的概念之间建立联系来构建意义，而知识是学生构建的有意义的相关概念的组织框架。其次，教师是意义创造和观念转变的促进者。学生的互动、反思和主动参与都应由教师促进和监控，以创造意义、彼此分享，并完成有意义学习（Brookfield，1995）。最后，学生应被视为独立个体，这意味着在有利于概念改变和概念整合的环境下，他们有能力通过在概念之间创建新的关系来重组知识。

从学生的角度来看，概念图鼓励他们独立思考、创造自信，并提高他们跨领域建立联系的意识。教师指出，概念图使学生在学习中更为活跃，并有能力以一种整体的方式或概念框架组织理论知识（Boxtel et al.，2002；Harpaz et al.，2004）。

总之，Ausubel 的有意义学习概念构成了 Novak 和 Gowin 所提出的概念图模式的理论基础。如前所述，概念图的目标是促进有意义学习（Novak and Gowin，1984），而通常，有意义学习的结果是多样化且不可预测的。但是，文献引用了三个主要的概念图结果：

1. 产生额外学习资源（Qadir et al.，2011）
2. 获得反馈（Anderson，2006）
3. 进行学习评估和评价（MacNeil，2007；Roberts，1999）

根据 Novak 和 Gowin（1984，p. 17）的观点，“使用概念图的师生经常表示他们由此发现了新的关系，并增进了全新的，或者至少是他们在绘制概念图之前没有意识到的理解”。概念图也让学生反思自己之前的错误理解，并掌控自己的学习。概念图为学生提供了一种额外的教育工具，帮助学生们了解他们所需要学习的复杂而大量的知识。学生可以绘制特定主题的相互关系来展示他们对于知识整体的理解（Plotnick，2001）。许多文献资料都认为概念图是一种高效的学习方法（Novak，1990；Pinto & Zeitz，1997；McCaghie et al.，2000）。

随着医学专业的不断发展，医学教育方法也发生了变化，概念图得到了越来越多的应用。Irvine（1995）认为概念图可以促进有意义学习并作为元认知策略的一种手段。此外，它还能帮助教师掌握学生的各项错误（Boxtel et al.，2002；Edmondson & Smith，1998）；概念图还成为了医学教育工作者的宝贵工具，可以展现学生对概念的误解（West et al.，2002），并找出需要弥补的知识空白或补充未理解的知识。

已有证据证明概念图可以在医学教育中提高毕业后学员的批判性思维能力（West et al.，2000）。最近有文献报道，概念图作为一种创新性教学策略，可促进对复杂医学主题（如病理生理学中的体液和电解质紊乱）的理解（Calderon et al.，2011）。概念图还可以用于组织呼吸衰竭等临床主题的学习（Cutrer et al.，2011）。它还被证明有助于教育糖尿病患者（Marchand et al.，2002），可以帮助完成对疾病的发病机制的教学（Kumar et al.，2011），以及提高检索实践（概念图方法比外科培训中的各种学习方法都更有效）（Antonoff & D’Cunha，2011）。在反馈问题上，概念图可以帮助学生明确主题，而教师也可以使用概念图来提供反馈，并找出学生的错误理解（Roberts，1999）。

传统医学基础学科课程通常使用机械性学习的方法（Pinto and Zeitz，1997），但这种方法会导致教学上的不足，出现判断力差，以及理论与实践融合程度低的情况（Eitel and Steiner，1999）。Coles（1990；Edmondson and Smith，1998 p. 21 引用）指出，“教师需要鼓励学生认识到，仅理解自己正在学习（深度处理）的内容本身并不够，学生需要对自己积累的知识进行详细阐述，以建立更加复杂的网络，从而将自己掌握的知识体系化”。用作补充学习工具的概念图有望促进医学和生物医学科学教育中的深度学习（Laight，2004）。尽管通过概念图进行有意义学习有着重大意义，但教师在实际教学中通常很难帮助学生从机械性学习转向有意义学习（Harpaz et al.，2004；Novak，1990）。

医学领域的概念图（concept mapping）有助于学生识别概念之间的众多交叉连接，将整个知识体系概念化，形成选择和发展有关该主题学习目标的有用工具（Weiss and Levison，2000）。概念图还可以将住院医师培训中获得的新知识与医学院学习期间所获得的知识相结合，帮助他们建立从医学院到住院医师培训之间的学习桥梁（Pinto and Zeitz，1997）。

教学生使用概念图

基础科学和毕业后医学教育已经应用概念图来扩展学生的知识结构（McGaghie et al.，2000；Gonzalez et al.，2008；West et al.，2000），为了更进一步了解认知过程，将概念图的应用拓展到学生和住院医师教育中可能是一个不错的目标。认知过程一般无法通过传统标准化测试来了解，而概念图可以衡量学生不断发展的知识框架。根据 Kinchin 和 Hay（2000）的观点，概念图可以揭示每个学生了解的知识，也可以说明学生如何对知识进行个性化的理解和布局。为了充分理解概念图用于教学的不同可能，此处介绍两种引导性程度不同的绘图法（Ruiz-Primo et al.，2004）。概念图的引导性有高有低，这意味着“在概念图绘制中，给学生提供的信息引导程度从高到低，形成一个连续体”（p. 101）。低引导性概念图常常完全由学生自己画出，其中的概念、连接线、关系词和整个图示的结构都由学生自己完成（Novak and Gowin，1984）。高引导性概念图由教师提供各个部分，学生负责填空或画出其余部分，一般都是在连接线上补充关系词，或者给线的相交部分填空（Schau and Mattern，1997）。高引导性概念图有容易分发、容易大规模批改的优点，一份完全由学生画出的概念图评分非常费时。但是这种给学生的认知过程强加特定框架的技术，也有可能会限制评价学生知识结构的能力（Ruiz-Primo et al.，2004）。

作为学习工具的概念图，可能有许多目的：其一是帮助找出学生的知识漏洞、对概念的错误理解和错误构架，从而就某个特定领域、主题、知识块或机制给予反馈（Roberts，1999；Morse and Jutras，2008；Edmonson and Smith，1998）。其二，与概念图的发展相联系的认知过程可以为反思提供一种独特工具（Novak 1998），并帮助学生通过分析自己的经验、与之前的学习经验相联系来反思自身学习过程（Coffey et al.，2003；Daley et al.，2007）。例如，教师可以要求学生就某一课程或某一期临床轮转绘制一幅概念图。由此教师不仅可以继续找出课程中需要改进的部分，也可以鼓励学生批判性反思自己的学习过程。其三，鉴于概念图的前提之一是鼓励有意义学习，学生就可以针对某一篇文献、某书的一个章节或模拟 / 实际临床情境来绘制概念图。这样的工作可以帮助学生深入理解内容的含义，寻找不同主题之间的相互关系，基于已有的知识创造新知，把学习的理解分享给教师（Novak and Gowin，1984）。这样的过程对学生和教师都有好处，它可以让教师直观看到学生的知识结构，并了解学生对特定问题的理解深度。其四，概念图可以用来在培养方案中整合基础科学和临床科学。概念图旨在发展概念之间或领域之间理解性的联系，因此在整合课程中可以成为非常有价值的工具，其创建的详细模型令教师得以将基础科学和临床科学的关键要素进行意义整合。例如，一份充血性心力衰竭的概念图可以包括疾病的临床症状和诊断、治疗药物的相关药理学知识、与心力衰竭有关的病理学和生理学知识以及疾病发生前后的生物化学过程。这样的概念图使得教师能够发展其整合过程，将其可视化，并与他人分享，最终传达给学生。概念图可能会极大促进教育课程设计和培养方案模型开发过程中的合作（Cristea and Okamoto，2001）。其五，概念图作为学习工具，或可有效培养临床推理能力、批判性思考和问题解决能力（McMillan，2010；Pottier et al.，2010）。无论使用何种概念图绘制方法，它们基于的概念框架都涉及临床思维的许多关键特征，包括复杂有意义关系的建立、针对错综复杂问题的批判性思考、对各种假设的区分、信息处理和模式识别，以及语义限定词的使用（Higgs and Jones，2008；Bordage，1994；Norman，et al.，1992；Schmidt et al.，1990）。因此，概念图可以成为学生和住院医师练习并增强临床思维能力的有效工具。例如，教师可以要求学生就某一特定主题绘制或补全一幅概念图，并在绘制过程中将他们的思考大声说出来。这样我们就能一窥学生的认知过程。其六，概念图最有趣的用途之一就是开发知识模型（Willemsen et al.，2008；Castro et al.，2006）。教师可以将某一领域主题或过程的许多概念图联系在一起，从而整合出知识框架，这对教学双方的益处可能都是极大的。可以使用概念图来建立基于表现的认知模型，并用它来衡量医学生教育或住院医师培训。举例来说，教师可以集体开发一个能够衡量临床表现中专业活动的知识模型，包括患者诊疗、临床思维、医学知识和专业水平等多个方面。概念图也能够让教师对模型的内容一目了然，阐明模型中各个不同的胜任力在何时何地要怎样彼此联系，从而提供评估的机会，对于学生来说最终也是如此。概念图在医学教育中的运用可以非常广泛，并且能激发创造力。我们根据自身经验提供了几种概念图用法的实际建议和实例。

在正式运用概念图进行实际教学之前，安排一次介绍性课程是极其重要的。教师应该在这次课中解释绘制概念图的目的，概念图如何与课程或所学内容相统一，介绍概念图的教育价值，并用黑板或者电脑绘图软件演示绘图方法（http：//cmap. ihmc.us/ 网站可以展示如何绘制概念图）。给学生看一幅画好的概念图也很有帮助，他们可以反复观察、提问，并就此开始理解什么是概念图。随后学生应该有机会用纸或电脑绘制一份标准概念图，并获得教师的反馈。这堂介绍课的时长可以是 1 ～ 2 小时，如果需要，可以反复上。一定要记住，教师常常就是在这个介绍阶段发现学生对使用概念图的抗拒，而介绍概念图的方法可以影响学生对使用概念图进行学习的观感（Santhanam et al.，1998）。但随着学生绘制概念图越来越熟练，而概念图的介绍时机和学习内容有所改善时，学生对这种学习策略效果的看法就有可能会改变（Markow and Lonning，1998；Laight，2004）。介绍课程结束之后，可以有多种方法来与学生共同使用概念图（图 8.1）：

1. 从零开始绘制一幅概念图（图 8.2）。可以让学生自选主题绘制一幅概念图。主题可以是某种疾病、主诉（如呼吸困难）或者他们见过的一位患者。概念图可以布置在课上完成，也可以课下完成，但一定要留出足够的时间。虽然在这方面没有标准可言，但我们认为学生完成这项工作的时间在 30 ～ 60 分钟比较合理。学生画完之后，教师应该评价成品，以他们认为合适的方式使用这些图。教师可以与每位学生单独见面，请他们解释所画的连接线或概念，询问他们使用某些关系词、加上某些概念，或画出无效连接线的理由。教师也可以询问学生在上完介绍课之后的感受。在近期的一次医学见习中，我们要求学生在 2 个月内画了三幅概念图。我们对绘制概念图的大三学生的感受进行了语义分析，发现了三个有关主题。学生们认为概念图能促进知识整合和批判性思维发展，是一种可以提供很多反馈的教学方法，也是很

表 8.1　概念图用法及学生和教师的任务

构成	学生任务	教师任务
画图方法和任务	从零开始画概念图 概念填空 连接词填空 概念填空和连接词填空 连接概念并确定连接词 使用所给连接词来连接概念，绘制概念图 连接段落并填空	指定主题或让学生自选 设计好概念图框架，可以提供一组可选概念或连接词 不用设计概念图框架，但要给出图中要包括的所有概念 不用设计概念图框架，但要给出图中要包括的所有概念和连接词 提供填进空里的段落和概念
评分	结构（层次结构、主题） 关系（和标准概念图对比） 结构和关系的结合	根据 Novak 和 Gowin 评分体系对概念图进行评分 与其他教师和专家一起绘制标准概念图，然后与学生的图进行比较 根据结构和关系各部分建立评分标准（使用标准概念图）

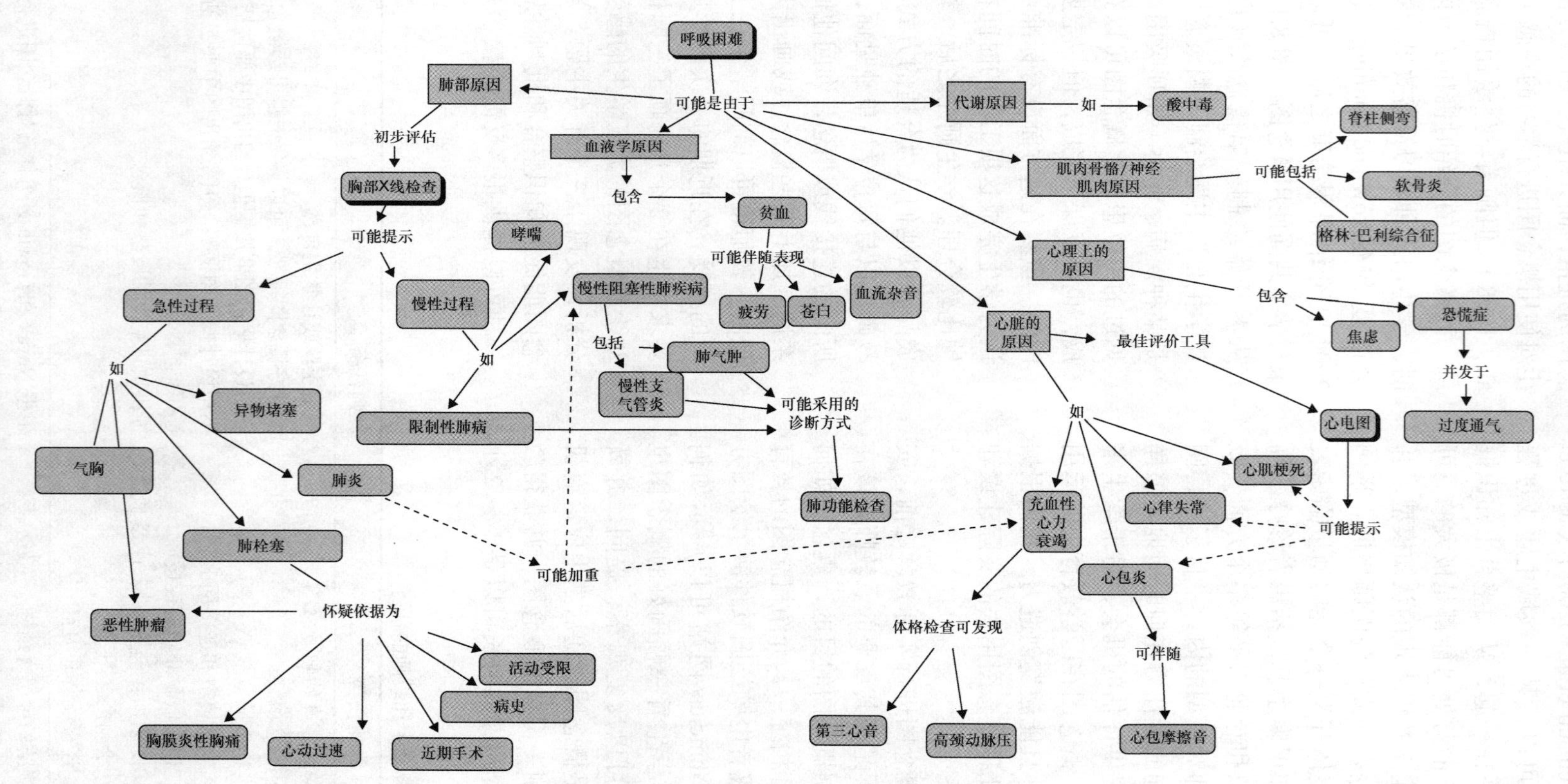

图 8.2　由三年级学生独立绘制的关于呼吸困难的概念图——图中心出现了一个虚线交叉连接

有帮助的新学习方法。一位学生说："我认为将特定临床问题的相关概念联系起来很有意义，它让各个概念之间的关系更加明显。"（Torre et al.，2007）。

2. 给学生提供一组概念，让他们给关系线相交处填空。这要求教师在特定主题下展现他们认为最能显示思维过程或概念理解的内容，在关系词网络中设计出概念图框架。这种方案需要教师在教学准备上花费更多时间；同时，教师还需要设计标准或参考概念图，以便与学生画出的图进行比较，这也需要额外的时间。但根据我们的经验来看，有时尽管学生所填入的概念和参考图不同，但这种画法仍然可以接受。这种做法学生的认知消耗更少。

3. 连接词填图。这种概念图中已经有了节点或概念，线条也已完备，但学生需要在线上填上连接词。如前所述，概念之间的联系决定了概念的意义和相关性，所以这种类型的图示可以使教师更深入地了解学生对疾病机制的认识，从而有更多机会来了解学生的错误认识、知识漏洞或概念之间联系的缺位。这种方案也对教师提出更大挑战，他们不仅需要设计概念图框架，还要设计参考图，为之后的评分、小组讨论或个人评价做准备。和前述方案一样，这种方法可以提供一列要填入的关系词，或者让学生自己选择要在概念间填入的关系词。

4. 另一种有趣的画图方案是概念填空和连接词填空的混合（图 8.3）。教师设计好图的骨架，但不填入具体的概念和（或）连接词。教师同样可以决定要不要提供一组可选概念或连接词。

5. 另一种方法是半成品概念图，它设计了一系列概念、句子或段落并组合在一起。学生会拿到病史相关的医学信息、体格检查结果，以及某一主诉可能涉及的五种不同疾病的诊断性检查。学生的任务是在各信息之间建立准确而适当的联系（例如，将主动脉夹层史与对应的体格检查联系起来）。随着学生建立并整合有意义的准确联系，特定的诊断逐渐水落石出。然后，学生将最终的诊断和对应治疗写在空白框中（图 8.4）。概念图的顶部除主诉症状外，还会给出患者的年龄、种族、性别。这些概念在垂直方向上根据特定的胜任力领域而组织，如患者病史、体格检查或诊断检查。全部概念以随机顺序呈现在一张纸上。这种练习中的一维结构与患者就诊时的情形有些类似：先主诉症状，然后进行病史采集等临床内容，之后进行体格检查。这就是医生们在与患者接触时通常（但并非每次）要按顺序执行的任务。概念图也可以包含不与任何最终诊断相联系的无效信息或者额外概念。这些概念代表的是在患者初次就诊时确实可能出现的疾病信息。它们由教师随机排序，描述现病史、查体、诊断数据或检查等重要的临床信息，而最后的诊断将由学生填写。这种方案中还可以加入一些变化，例如保留一些空白框让学生自由填写信息，比如他们希望对该患者进行的诊断性检查。这种画法易于使用，花费学生的时间较少，一般能受到学生的欢迎。但教师的准备时间仍然很可观，而且也需要制订可靠的评分系统。研究表明，学生用来联系两个概念的连接词可以让我们有效窥知学生的理解（Ruiz-Primo and Shavelson，1996）。半成品概念图要求学生在概念之间建立准确的有意义联系；如果教师还有机会听学生叙述他们建立这些联系的认知过程，就能更加深入地了解学生的认知结构、知识漏洞、错位和错误的临床推理。

6. 另一种绘制法常常可以用于学习时间较长的研究生或学生——纵向概念图。首先向学生介绍概念图。之后每位学生每个月用 1 小时来针对指定主题或自选主题绘制概念图。学生在不同时间的概念图课上，不断在同一张图上增补删减，调整修改概念及其联系。几次课之后，教师就可以通过查看和比较随时间发展的各张概念图来了解学生的批判性思维的发展和进步，而学生可以通过在上课期间或课后回顾他们不同时期的工作成果进行反思。这给予教师随着时间的流逝提供反馈的独特机会，并与学生就概念图的结构和随时间越发完善的内容进行对话。

7. 最后，我们还可以将概念图用作教学策略，通过带有注释的图片或照片来表示或连接概

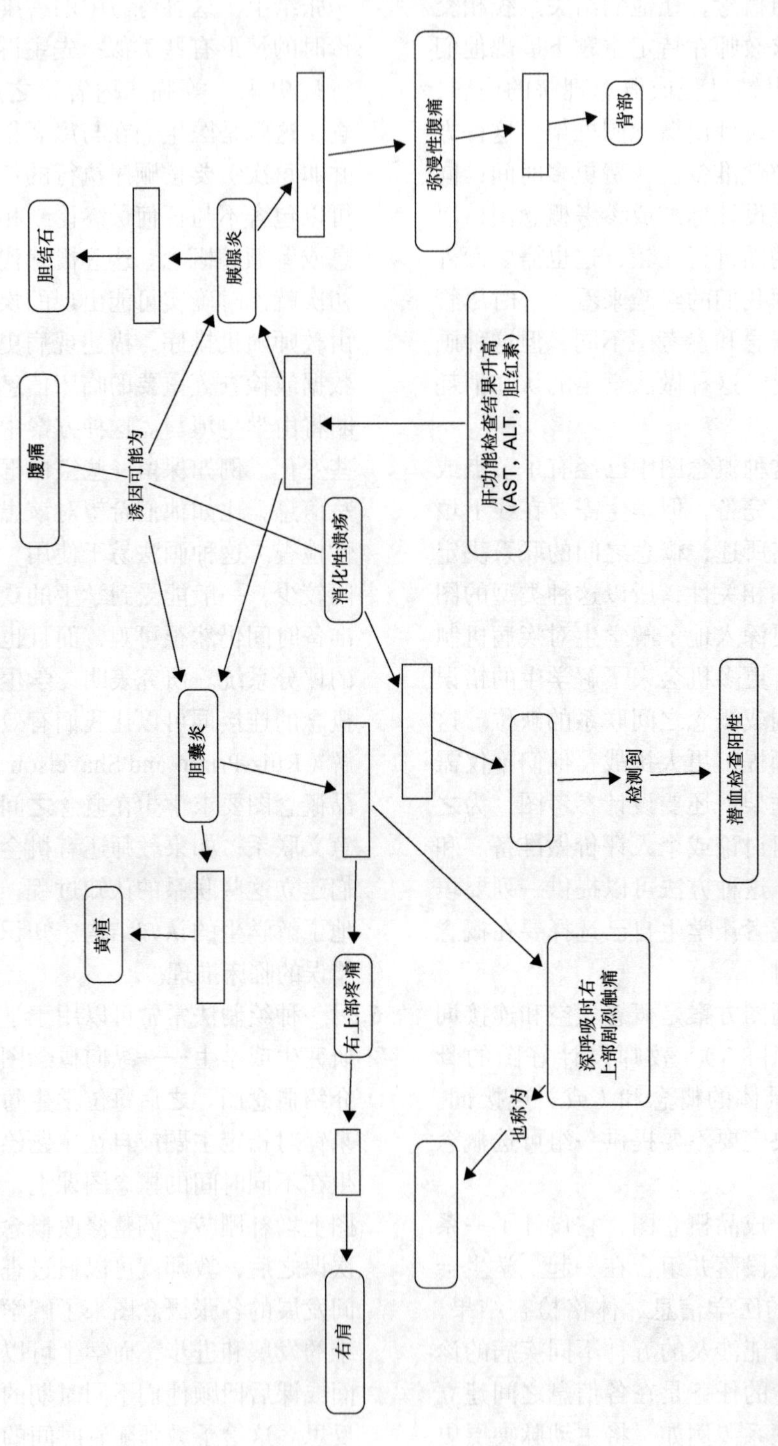

图 8.3 教师为初级医学生内科课程绘制的概念图——学生需要填写部分节点和连接词

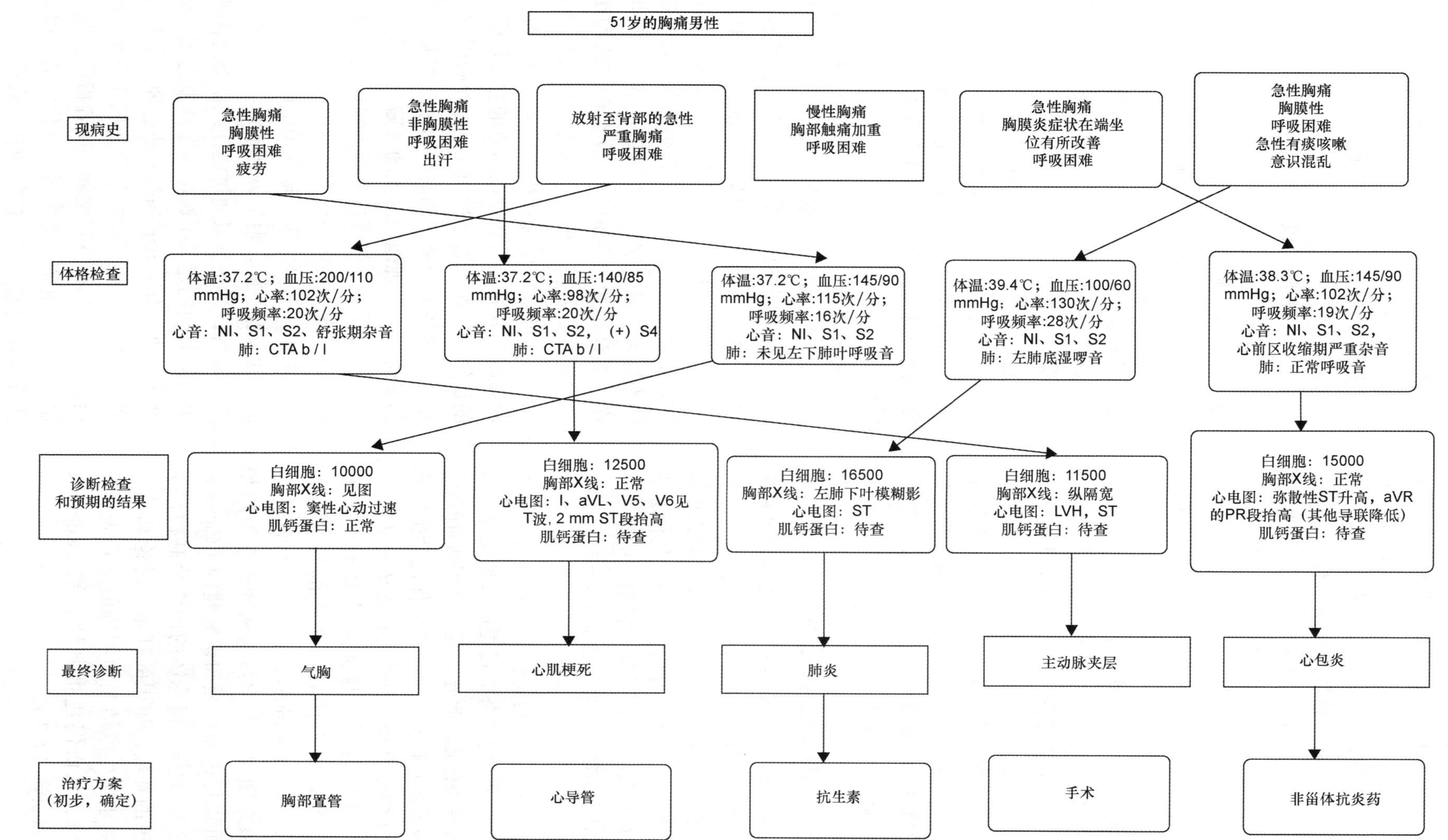

图 8.4　由教师设计并由内科二年级研究生成品的半成品概念图——概念脚本连接由学生完成，诊断和治疗节点间的线条由教师填充

念。根据对偶代码理论框架（Paivio，1986，1991），言语知识和心理图像在记忆代码中相互关联，因此语言和视觉知识相互整合时，知识主体可能会有更好的表现，在回忆信息时效率更高。教学伴有图片时回忆似乎会更有效（Baddeley，1992），所以我们已经制订出同时展示心电图/X线图与概念文本的概念图。在概念图的情境下，引入图片有两重好处：首先，与文本结合的图像回忆效果更好，也有利于将该概念作为图像编码；其次，它使教师可以评估学生在多个领域中的知识，以及他们进一步处理、整合和连接体格检查、结果解释、诊断推理等不同胜任力下信息的能力。患者采访视频、体格检查操作视频、胸音或肺音也可以纳入概念图。显然，许多这些基于技术的应用可能都需要概念图软件。CmapTools是概念图软件之一，它由人机认知研究所开发。

在小组学习中使用概念图

Kinchin和Hay（2000）对协作学习进行了探索。通过分析单个学生的概念图，确定三种主要的知识发展模式之后，他们要求知识模式不同的学生彼此协作，并由此发现，他们会进行更多的学习。概念图结构“低端”的学生可以从概念图结构“高端”的学生处进行学习，从而发生更大的概念变化。此外，Boxtel等（2002）对概念图进行定性研究时发现，学生协作完成一项特定任务时可更高效地交流，共同建构因果和意义。此外，概念图鼓励对问题、答案和假设进行口头表达，能够促进学生对错误联系的讨论，从而共同构建有意义学习。

也有证据表明，与独立绘制概念图相比，协作绘制概念图具有更大的学习价值（Stoyanova and Kommers，2002）。研究还表明，将概念图和协作学习这两种教学策略相结合，可以促进和增强知识的建构（Canas et al.，2003）。此外，概念图的协作绘制构建了一个理想的环境，知识的理解、讨论和共同建构都要求学生以清晰而明确的方式表达自己的想法，从而促进批判性思维（Roth and Roychoudhury，1993）。

概念图用于医学教育可以促进协作学习、增进社交互动、鼓励同伴教学，并允许学生在安全的学习环境中回顾和反思自己的知识结构。医学教育者可以用各种方式在小组中运用概念图。

首先，教师可以将概念图作为作业布置给学生，然后在课上让学生分小组互相评价彼此的图。学生能够注意到图与图的差异，互相提问，并就特定的概念或连接继续追问，从而增强自己的认知结构。学生在小组合作时还能参与意义和相互理解的共同构建过程，而概念图可以成为讨论、分享和交流理解的基础。在小组画图中，学生需要解释他们的联系和概念方案，这可能最终帮助他们以更深入的方式进行阐述和学习。但是，我们建议在小组讨论期间仍要有引导者，因为错误的信息或理解可能会在小组内部提出后传播开来。引导者可以澄清误解。

其次，教师可以建立“概念或关系填空”或“无线概念图”的框架，要求学生在纸上成簇的信息之间画出联系。随后教师批改所有概念图，评估学生的图中是否普遍存在错误、误解或知识漏洞。之后，教师可以安排1小时的讨论课，在大组中讨论并纠正图中普遍出现的不准确之处。这种策略可以使老师与学生合作，关注最重要的内容，最大程度地缩短学习时间，弥补概念图揭示的关键知识漏洞（图8.5）。这种策略在建立新知并将其与现有知识联系时尤其有效，从而以高效的方式增强学生的认知。例如，如果教师在复习呼吸困难患者心音听诊特征的概念图时，通过观察大量学生的概念图，发现他们对主动脉瓣关闭不全的杂音特征有误解，就可以安排大组讨论。教师可以在讨论课中集中关注主动脉瓣关闭不全这一具体主题，而对学生在概念图中明显已经掌握的其他杂音特征，则不必全部都复习一遍。

最后，学生可以通过协作绘制概念图来用更长的时间构建某个医学主题的概念图。概念画图软件（如CmapTools）是这种方案最好的实施手段。教师可以将学生分成5～8人的小组，让学生自行选择主题，或者指定主题。小组开始绘制电子概念图后，每位成员可以同时或异时访问概念图，进行增补或修改。如果设

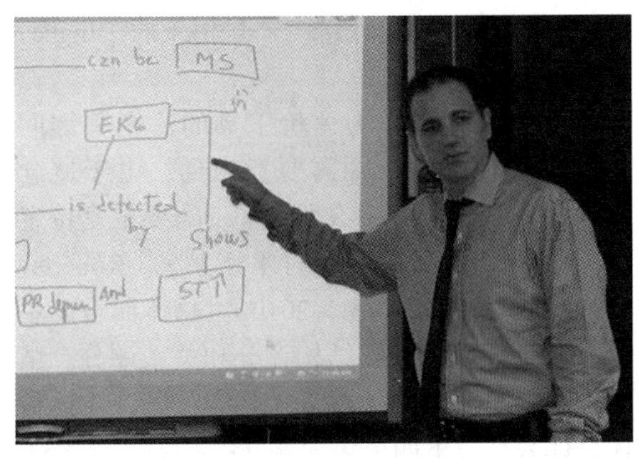

图 8.5 绘制中的概念图

有讨论区，学生们就可以彼此交流讨论概念图的修改问题。学生还可以绘制没有连到图上的线和标签，创建新概念让其他人来补充，或者分享他们对图的特定区域的想法。概念图的这种用法在专业学习社区特别有用，因为概念图有助于协调学习经验，为项目分组，促进学生积极学习，并在机构内和机构间共享资源。在征得学生同意的情况下，教师还可以选择在绘制过程中随时查看，从而实时连续评估学生的工作、互动和沟通水平（以及他们的需求）。

这样在小组中使用概念图，可以让学生参与小组反思，通过对图的整体或部分提出意见来直接分享他们的见解，并提出小组整体遇到的问题。概念图还让每个学生有机会对其他学生给予即时反馈，直接质疑概念的含义或者互相关系，同时促进自己和他人的认知过程，并反思小组整体绘制概念图的学习经验。

小组绘制概念图时，反馈十分重要。在细胞生物学课程中，自行绘制概念图并随后在小组中讨论，同时获得同学和教师反馈的学生，相比没有绘制概念图和仅仅自行绘制而未小组讨论的两个对照组，问题解决能力显著提升，不及格率明显下降（Kinchin，2000；Brown，2003）。这一研究表明对概念图的小组讨论与来自教师的反馈可以共同促进学生的学习和表现（Morse and Jutras，2008）。概念图的主要目的之一是促进师生间共同理解的发展，在师生共同讨论、反思（Roth，1994）、思考、修改概念图时，他们的学习和共同理解就会更加深入。

协作使用概念图是一种有效的学习策略，但我们需要清楚它会耗费教师的时间，以及构建适当的学习环境、小组工作的社会复杂性、最终任务难度和完成任务所需的时间，这构成了一定的挑战（Moni and Moni，2008）。

在小组中使用概念图时，概念图绘制软件就会起到很关键的作用，它使学生能够轻松地移动概念和连接，从而简化了概念图的组织以及连接和交叉连接的构建。而且概念图软件使学生的知识结构变得可视化，帮助教师了解学生的知识结构，同时帮助教育工作者以有意义的方式整合视听信息，以培养学生的批判性思维能力。

由人机认知研究所开发的 CmapTools 是一种概念图编辑工具，“旨在支持以概念图为中心的学习环境”（Daley et al.，2007），并通过多人同时绘制概念图功能的开发，使许多功能得到了丰富。CmapTools 允许学生从任何位置访问和修改他们的概念图，并具有注释和讨论帖等功能。这些功能使用户能够彼此交流自己的想法，也让合作伙伴能够相互审阅彼此的工作，并同步编辑彼此的概念图（Novak and Cañas，2006）。CmapTools 也可以连接到课程管理系统，让学生和教师访问其他内容或学习资料；还能让教师将先前开发的标准概念图与学生绘制的概念图进行比较，以确定最终概念图中是否包含了教师提供的所有概念或连接。CmapTools 有激活 Cmap 记录器功能选项，以便逐步回放概念图构造过程，使教师可真正跟踪并评估由小组或个人完成的特定概念图的构建过程。在这样的环境中，学生或教师可以通过连接多个概念图来向其他学生提供概念、提出问题或评论某个同伴所提出的具体主张，共同开发各种知识模型（Hamilton,2001）。例如，教师可以向一组学生提出一个临床问题，然后跟踪问题解决的具体过程，评估各个学生参与的程度，分析小组工作在某个时间点的具体情况，并在适当的时间和地点进行干预。功能如此丰富的互联电子平台提供的基础架构，伴之以概念框架和概念图的发展，为协作学习创造了理想的工具。最终，小组合作的概念图绘制能够在学生之间的互动中促进辩论和推理，概念图相关的小组讨论增加了对详尽学习内容的接触，增加了提问、辩论和讨论的机会，使学生从中受益（Baroody and Bartels，2000；

Baroody and Coslick，1998）。无论如何，对于需要协作工作的医学专业，概念图的使用对学生和教育者来说都无疑是非常有价值的工具，具有巨大的教育潜力。

使用概念图评价学习

最后，概念图可以用作评价工具。在使用概念图进行评价时，务必牢记，概念图可用于收集学生综合知识结构评价所需的信息。不同的绘图方式有着不同的认知需求，对于教育工作者而言，要充分意识并考虑到任务性质的不同，尤其是在将概念图用作评价工具时。我们认为，对知识结构和知识组织模式的评价，以及概念的相互联系和整合对于医学生而言非常重要，概念图的使用在医学教育中发挥着重要而不可替代的作用，有待充分发掘。

概念图已用于对学生的评价，但仍需要进一步研究，更好地解决概念图作为评价工具的信效度问题（Ruiz-Primo and Shavelson，1996；Ruiz-Primo et al.，2004；Ingec，2009；Nesbit and Adesope，2006）。总体而言，概念图在此前一般用作学习工具，而不是评价工具。将概念图作为信效度俱佳的评价工具，主要面临三方面挑战（Ruiz-Primo et al.，2004）：

1. **任务**：要求学生使用哪种类型的概念图（例如节点填充，或是构建完整概念图），以及绘制过程是独立完成还是小组合作完成。
2. **反馈**：反馈是口头、纸质还是电子形式，概念图由教师、学生还是二者合作绘制。
3. **评分体系**：结构化、以标准图为参考，还是两者结合使用。评分可根据学生绘制的概念图的结构及概念间的联系，也可通过对比学生图和专家图实现。

不同类型的绘图方式、评分系统，加上对学生的各种认知和推理要求，使得评估概念图的信效度成为一项十分具有挑战性的工作。目前有两种主要的概念图效度评价策略：

- ◆ 一种策略（偏定量）是使用泛化理论，考虑不同评分系统、绘制方法、响应模式和评分者所造成的多方面误差；
- ◆ 另一类策略（偏定性）根据绘制方法和表现评分评估认知活动。

探讨概念图评分与传统成绩测验（如选择题）关系的各项研究结果互相矛盾（Ingec，2009）。

使用概念图作为评价工具的一个关键问题是量化评分。教师需要意识到，由于概念图的样式和绘制方法有所不同，需要根据特定的概念图类型开发不同的评分方法（Roberts，1999；Daley and Torre，2010）。总体而言，主要有两种评分框架：结构评分和关系评分。结构评分由 Novak 和 Gowin（1984）设计，这种评分体系从以下四个角度评分：

- ◆ 概念图的层次结构（从一般到具体）
- ◆ 概念之间有效主题（连接词或连接短语）的数量
- ◆ 交叉连接（从概念图的一侧到另一侧的连接）的数量
- ◆ 与概念有关的具体示例

这种评分体系中，交叉连接的有效性和准确性有着极高的分数占比，这是因为交叉连接能够显示出学生独特的创造力、综合性和准确性。结构计分法已应用于住院医师培训前后的概念图评价（West et al.，2000；West et al.，2002；Torre et al.，2007）。

关系评分则主要基于主题，认为主题的构建代表了理解的深度（McClure，1999；Ruiz-Primo and Shavelson，1996）。因此，这种评分制度下主题的数量和准确性以及概念图的整体结构是赋分的重点，同时概念之间的连接、交叉连接以及示例也会得到赋分。可以对这些主题进行进一步评估来确定它们是否代表了概念之间的有效关系，以及是否正确标记了这些主题（Kinchin et al.，2000）。在关系评分中，主题的评分取决于：

- ◆ 定量评分：主题的数量或比例
- ◆ 定性评分：主题的选择，从中推断出学生发掘主题的认知能力

因此，可以给学生提供一些概念，并要求他们在这些概念之间建立联系或主题，或者是给学生一些关联词和概念，并要求他们解读其中的联系，然后通过将学生概念图与教师或标准概念图进行比较，从而确定得分。比较而言，这两种评分方法中，似乎前一种方法更有利于探索和评价学生的认知能力，而后者适合给大量学生进行评分（Yin et al.，2005）。不过，

这两种评分方法在实际使用中都出现了改良，例如，可以创造一种新的评分体系，其赋分维度为：

1. 两个关联概念之间联系的紧密程度（例如，充血性心力衰竭和利尿剂是高度相关的概念）。
2. 相连接的词汇或相集成的主题的准确性体现了概念间关系的意义，以及学生对此的理解。
3. 交叉连接的准确性。

上述评分体系可视作包含前述两种评分体系的主要特征的混合体系或改良体系（Srinivasan et al.，2008；Kassab and Hussain，2010；Pottier et al.，2010）。

让我们回顾一下截至目前概念图在评价中的使用情况：

1. 概念图已用于医学教育中批判性思维的评价（West et al.，2000；Daley et al.，1999）。用法包括给学生一个简单的临床场景，并要求学生根据该特定场景绘制概念图。老师也可以进一步要求学生为该临床病例绘制一些病情假设或鉴别诊断，然后对这些图进行评分，并将同一学期内前期与后期所绘制的概念图进行比较，观察学生的进步。
2. 概念图可用于评价 PBL 中学生的知识结构（Kassab and Hussain，2010；Rendas et al.，2006）。概念图可以体现 PBL 中涉及的诸多学习活动，例如在课程开始或结束时体现学生的知识结构；评价学生如何整合相关信息；并体现出通常不引人注意的 PBL 过程的各个方面。此外，概念图在加深学生对 PBL 自学部分的理解方面特别有用，而这个方面的情况是教师无法观察到的。
3. 概念图可以帮助学生在特定领域或主题中构建知识结构，也可以使这一知识构建得到呈现，从而使得教师可以深入了解学生的思维和理解情况。无论使用哪种技术或评分方法，概念图都可以帮助教师评价学生的认知结构，而这是选择题等传统测试无法达到的。
4. 概念图对于有学术短板或个人困难的学生来说，是极其宝贵的补救措施。例如，教师可以通过以下两种方式将概念图用作评价工具：
   - 一种方法是要求学生绘制概念图来表示他们如何看待自己在轮转中的表现，这使教师可以更好地了解学生自我评价的结果，从而加深对学生的了解。
   - 概念图的另一种用途是要求学生在更精确的领域内绘制概念图，其中可能包括某些具体临床问题，以评价学生在此方面的知识和理解。第一种情况适合要求学生绘制完整概念图，而第二种情况既可以要求学生完整绘制，也可以让学生补全由教师构建的基本框架。之后，教师将审查概念图，评估整体知识结构以及其整合和组织方式，并评估连接关系，判断它们的关系正确与否。当教师对学生的思维过程有了更好的了解后，就可以与学生会面，向他们询问概念图中的特定连接或概念，以帮助教师确定需要改进的地方、阐明学生的思维过程、确定尚未发现的困难，并最终规划有针对性的干预措施。
5. 最后，Kinchin 等（2008）对学生和教师绘制的概念图进行了定性分析，确定了概念图的三种形态：辐条式、链条式和网状式。这些不同类型的概念图分别描绘了学生和老师不同类型和级别的思维。Kinchin 等（2008）认为，专业性的标志是能够根据临床情况的实际需要，来选择不同的概念图类型，由此，在使用这种定性分析时，可以向学生介绍教师的知识结构和思维方式，并促进学生从临床思维所需的综合思维模式转变为实践所需的线性思维模式。

结论

- 我们的工作重点应当放在了解学生在复杂决策中思维过程的复杂性，尤其是在他们职业生涯的早期。
- 概念图可以提供一个新的框架，医学教育工作者可以利用概念图发展和评价学生的知识结构，并帮助他们提高批判性思维能力。
- 医师每天都要面对大量的全新临床信息和日益复杂的患者问题，因此，加强信息处理和知识结构之间的相互联系是必不可少的。
- 概念图可以从各种方面促进学习，同时帮助教师和课程开发人员了解知识在学生理解中的分布情况，从而在适当的临床场景中进行教学策略的革新。

参考文献

Anderson, L.A., Gwaltney, M.K., Sundra, D.L.,. et al. (2006) Using concept mapping to develop a logic model for the Prevention Research Centers Program. [Research Support, US Gov't, PHS]. *Preventing Chronic Disease*. 3(1), A06.

Antonoff, M. B. and D'Cunha, J. (2011) Retrieval practice as a means of primary learning: Socrates had the right idea. *Semin Thoracic Cardiovasc Surg*. 23(2): 89–90

Ausubel, D.P. (1968) *Educational Psychology: A Cognitive View*. New York: Holt, Rinehart and Winston

Baddeley, A. (1992) Is working memory working? The Fifteenth Bartlett lecture. *Q J Exp Psychol*. 44A: 1–31

Baroody, A.J. and Bartels, B.H. (2000) Using Concept Maps to link mathematical ideas. *Mathematics Teaching in the Middle School*. 5(9): 604–609

Baroody, A.J. and Coslick, R. (1998) *Fostering children's mathematical power*. Mayweh, New Jersey: Lawrence Erlbaum Associates

Bordage, G. (1994) Elaborated knowledge: a key to successful diagnostic thinking. *Acad Med*. 69(11): 883–885

Boxtel, C. V., Linden, J. V., Roelofs, E., and Erkens, G. (2002, Winter) Collaborative concept mapping: Provoking and supporting meaningful discourse. *Theory into Practice*. 41(1): 40–46

Brown, D.S. (2003) High school biology: A group approach to concept mapping. *Am Biology Teacher*. 65(3): 192–197

Calderon, K.R., Vij, R.S., Mattana, J., and Jhaveri, K.D. (2011) Innovative teaching tools in nephrology. *Kidney Int*. 79(8): 797–799

Cañas, A.J., Coffey, J.W., Carnot, M.J., et al. (2003) *A summary of literature pertaining to the use of concept mapping techniques and technologies for education and performance support*. Report from the Institute for Human and Machine Cognition, Pensacola, FL

Castro, A,G,, Rocca-Serra. P., Stevens, R., et al. The use of concept maps during knowledge elicitation in ontology development processes—the nutrigenomics use case. *BMC Bioinformatics*. 2006; 7http://www.biomedcentral.com/1471- 2105/7/267 (Accessed 1 April 2012)

Coffey, J.W., Carnot, M.J., Feltovich, P.J., et al. (2003) *A summary of literature pertaining to the use of concept mapping techniques and technologies for education and performance support (Technical Report submitted to the US Navy Chief of Naval Education and Training)* Pensacola, FL: Institute for Human and Machine Cognition

Cristea, A. and Okamoto, T. (2001) Object-oriented collaborative course authoring environment supported by Concept Mapping in MyEnglishTeacher. *Educ Technol Society*. 4(2): 104–115

Cutrer, W.B., Castro, D., Roy, K.M., and Turner, T.L. (2011) Use of an expert concept map as an advance organizer to improve understanding of respiratory failure. *Med Teach*. 33(12): 1018–1026

Daley, B.J., et al. (1999) Concept maps: a strategy to teach and evaluate critical thinking. *J Nursing Educ*. 38: 42–47

Daley, B., Cañas, A. and Stark-Schweitzer, T. (2007) CMAP Tools: Integrating Teaching, Learning and Evaluation in Online Courses. In: Conceição, S. (ed.) *New Perspectives of Teaching Adults Online*. New Directions in Adult and Continuing Education Series. San Francisco: Jossey-Bass, Inc.

Daley, B.J., and Torre, D.M. (2010) Concept maps in medical education: an analytical literature review. *Med Educ*. 44(5): 440–448

Dewey, J. (1938) *Experience and Education*. New York: Collier Books

Edmondson, K.M., and Smith, D.F. (1998) Concept mapping to facilitate veterinary students' understanding of fluid and electrolyte disorders. *Teaching and Learning in Medicine*. 10(1): 21–33

Eitel, F., and Steiner, S. (1999) Evidence-based learning. *Med Teach*. 21(5): 506–513

Hamilton, S. (2001) Thinking outside the box at the IHMC. *Computer*. 34(1): 61–71

Harpaz, I., Balik, C., and Ehrenfeld, M. (2004) Concept mapping: An educational strategy for advanced nursing education. *Nursing Forum*. 39(2): 27–30, 36

Higgs, J., Jones, M.A., Loftus, S., and Christensen, N. (2008) *Clinical reasoning in the health professions*. 3rd edn. Oxford: Butterworth-Heinemann-Elsevier

Ingec, S.K. (2009) Analysing concept maps as an assessment tool in teaching physics and comparison with the achievement tests. *Int J Sci Educ*. 31(14): 1897–1915

Irvine, L. M. (1995) Can concept mapping be used to promote meaningful learning in nurse education?. *Journal of Advanced Nursing*, 21(6), 1175–1179.

Kassab, S.E., and Hussain, S. (2010) Concept mapping assessment in a problem-based medical curriculum. *Med Teach*. 32(11): 926–931

Kinchin, I.M. (2000) Concept mapping in biology. *J Biol Educ*. 34(2): 61–68

Kinchin, I.M., Cabot, L.B., and Hay, D.B. (2008) Using concept mapping to locate the tacit dimension of clinical expertise: towards a theoretical framework to support critical reflection on teaching. *Learn Health Soc Care*. 7(2): 93–104

Kinchin, I.M., Hay, D.B., and Adams, A. (2000) How a qualitative approach to concept map analysis can be used to aid learning by illustrating patterns of conceptual development. *Educ Res*. 42(1): 43–57

Kumar, S., Dee, F., Kumar, R., and Velan, G. (2011) Benefits of testable concept maps for learning about pathogenesis of disease. *Teach Learn Med*. 23(2): 137–143

Laight, D.W. 2004. Attitudes to concept maps as a teaching/learning activity in undergraduate health professional education: influence of preferred learning style. *Med Teach*. 26: 229–233

MacNeil, M.S. (2007) Concept mapping as a means of course evaluation. *J Nurs Educ*. 46(5): 232–234

Marchand, C., D'Ivernois, J.F., Assal, J.P., Slama, G., and Hivon, R. (2002) An analysis, using concept mapping, of diabetic patients' knowledge, before and after patient education. *Med Teach*. 24(1): 90–99

Markow, P.G., and Lonning, R.A. (1998) Usefulness of concept maps in college chemistry laboratories: Students' perceptions and effects on achievement. *J Res Sci Teaching*. 35(9): 1015–1029

McClure, J.R. Sonak, B and Suen, H.K., (1999) Concept map assessment of classroom learning: reliability, validity, and logistical practicality. *J Res Sci Teaching*. 36: 475–492

McMillan J.W. Teaching for clinical reasoning—helping students make the conceptual links. (2010) *Med Teach*. 32: e436–e442

Moni, R.W., and Moni, K.B. (2008) Student perceptions and use of an assessment rubric for a group concept map in physiology. *Adv Physiol Educ*. 32(1): 47–54

McGaghie, W.C., McCrimmon, D.R., Mitchell, G., Thompson, J.A., and Ravitch, M.M. (2000) Quantitative concept mapping in pulmonary physiology: comparison of student and faculty knowledge structures. *Adv Physiol Educ*. 23(1): 72–81

Morse, D. and Jutras, F. (2008) Implementing concept-based learning in a large undergraduate classroom. *CBE Life Sci Educ*. 7(2): 243–253

Mintzes, J.J., Wandersee, J.H., and Novak, J. (1998) *Teaching Science for Understanding: a Human Constructivist View*. London: Academic Press

Nesbit, J.C., and Adesope, O.O. (2006) Learning with concept and knowledge maps: A meta-analysis. *Rev Educ Res*. 76(3): 413–448

Norman, G.R., Coblentz, C.L., Brooks, L.R, and Babcook, C.J. (1992) Expertise in visual diagnosis: a review of the literature. *Acad Med*. 67(10): S78–S83

Novak, J. (1977) *A Theory of Education*. Ithaca, NY: Cornell University Press

Novak, J. (1998) *Learning, creating and using knowledge. Concept maps as facilitative tools in schools and corporations*. London: Erlbaum Associates

Novak, J.D. (1990) Concept maps and Vee diagrams: Two metacognitive tools to facilitate meaningful learning. *Instructional Science*. 19: 1–25

Novak, J.D., and Cañas, A.J. (2006) *The theory underlying concept maps and how to construct them* (Tech. Rep. IHMC CmapTools 2006-01) Pensacola, FL: Florida Institute for Human and Machine Cognition. http://cmap.ihmc.us/Publications/ResearchPapers/TheoryUnderlyingConceptMaps.pdf. Accessed 12 June 2009

Novak, J.D., and Gowin, D.B. (1984) *Learning How to Learn*. New York: Cambridge University Press

Paivio, A. (1986) *Mental Representations: A Dual Coding Approach*. Oxford, UK: Oxford University Press

Paivio, A. (1991) Dual coding theory—retrospect and current status. *Can J Psychol*. 45(3): 255–287

Pinto, A.J., and Zeitz, H.J. (1997) Concept mapping: A strategy for promoting meaningful learning in medical education. *Med Teach*. 19(2): 114–122

Plotnick, E. (2001) A graphical system for understanding the relationship between concepts. *Teacher Librarian*. 28(4): 42–45

Pottier, P., Hardouin, J.B., Hodges, B.D., et al. (2010) Exploring how students think: a new method combining think-aloud and concept mapping protocols. *Med Educ*. 44(9): 926–935

Qadir, F., Zehra, T., and Khan, I. (2011) Use of concept mapping as a facilitative tool to promote learning in pharmacology. *J Coll Phys Surg Pakistan*. 21(8): 476–481

Rendas, A.B., Fonseca, M., and Pinto, P.R. (2006) Toward meaningful learning in undergraduate medical education using concept maps in a PBL pathophysiology course. *Adv Physiol Educ*. 30(1): 23–29

Ruiz-Primo, M.A. and Shavelson R.J. (1996) Problems and issues in the use of concept maps in science assessment. *J Res Sci Teaching*. 33: 569–600

Ruiz-Primo, M.A., Shavelson, R.J., Li, M., and Schultz, S.E. (2011) On the validity of cognitive interpretations of scores from alternative concept mapping techniques. *Educational Assessment*. 7(2): 99–141

Roberts, L. (1999) Using concept maps to measure statistical understanding. *Int J Math Educ Sci Technol*. 30(5): 707–717

Roth, W.M. (1994) Science discourse through collaborative concept mapping—new perspectives for the teacher. *Int J Sci Educ.* 16: 437–455

Roth, W.M., and Roychoudhury, A. (1993) The concept map as a tool for the collaborative construction of knowledge: A microanalysis of high school physics students. *J Res Sci Teaching.* 30: 503–534

Santhanam, E., Leach, C., and Dawson, C. (1998) Concept mapping: How should it be introduced, and is there evidence for long term benefit? *Higher Educ.* 35(3): 317–328.

Schau, C and Mattern, N. (1997) Use of mapping techniques in teaching applied statistics courses. *The American Statistician.* 51: 171–175

Schmidt, H.G, Norman, G.R., Boshuizen, H.P.A. (1990) A cognitive perspective on medical expertise: theory and implications. *Acad Med.* 65(10): 611–621

Srinivasan, M., McElvany, M., Shay, J.M., Shavelson, R.J., and West, D.C. (2008) Measuring knowledge structure: reliability of concept mapping assessment in medical education. *Acad Med.* 83(12): 1196–1203

Stoyanova, N., and Kommers, P. (2002) Concept mapping as a medium of shared cognition in computer-supported collaborative problem solving. *J Interactive Learning Res.* 13: 111–133

Torre, D.M., Daley, B., Stark-Schweitzer, T., Siddartha, S., Petkova, J., and Ziebert, M. (2007) A qualitative evaluation of medical student learning with concept maps. *Med Teach.* 29(9): 949–955

Weiss, L.B., and Levison, S.P. (2000) Tools for integrating women's health into medical education: clinical cases and concept mapping. *Acad Med.* 75(11): 1081–1086

West, D.C., Park, J.K., Pomeroy, J.R., and Sandoval, J. (2002) Concept mapping assessment in medical education: A comparison of two scoring systems. *Med Educ.* 36: 820–826

West, D.C., Pomeroy, J.R., Park, J.K., Gerstenberger, E.A., and Sandoval, J. (2000), Critical thinking in graduate medical education: A role for concept mapping assessment? *JAMA.* 284(9): 1105–1110

Willemsen, A.M., Jansen, G.A., Komen, J.C., et al. (2008) Organisation and integration of biomedical knowledge with concept maps for key peroxisomal pathways. *Bioinformatics.* 24(16): 21–27

Yin, Y., Vanides, J., Ruiz-Primo, M.A., Ayala, C.C., and Shavelson, R.J. (2005) Comparison of two concept-mapping techniques: Implications for scoring, interpretation, and use. *J Res Sci Teaching.* 42(2): 166–184

第 9 章

创设学习环境 Creating the learning environment

Rachel Isba

译者：张巍瀚 审校：刘 莹

人应该做环境的主人，而不是它的奴隶。

Anthony Eden

在 1946 年 10 月保守党会议上的讲话

引言

学习是一个连续的过程，并非偶然发生的事件。就像其他动物一样，人类的学习方式多种多样。尽管学术界已经做了不少有关人类如何学习的研究，但这还远远不够。从生命开始到生命终结，学习对于人类生存起着至关重要的作用。英国教育部 2006 年发布的早期教育文件指出，“适宜的环境对于安全和有效的学习与发展都至关重要”。

有关成人学习性质和理论的争论一直存在，但是人们普遍认为，在人类所有的学习过程中，情境都发挥着作用。《剑桥词典》（*Cambridge Dictionary*，2012）将情境定义为“某种事物存在或发生的情况，且这种情况有助于解释此事物”。根据此定义，情境可能由许多元素组成。

情境的一个元素是环境，并且学习者所处的学习环境在知识的获取、发展和巩固中发挥着重要作用。一个互助的、积极的学习环境会促进达成预期的结果，但同样，差强人意的学习环境会对处于其中的学习者产生消极的影响。因此，学习环境与院校和毕业后医学教育工作者息息相关。

本章将讨论在医学教育中哪些因素可能有利于构建学习环境，为什么学习环境是医学教育的一个重要环节，如何评估学习环境，最后将概述我们如何改善学习环境，使包括学习者、教育者和患者（往往因此受益）等所有的人受益。

什么是学习环境?

学习环境在正式学习的所有阶段都具有教育意义。学习环境通常与教育氛围、教育环境或学习氛围这三个词语同义。在本章中，我将学习环境一词用作一个包含范围极广的术语，指学习这一行为发生的身体、情感或社会条件和周遭。在更广泛的教育界中，Trevitt 和 Highton 在 2011 年提出，学习环境包含两个主要方面：物理环境和社会文化环境，或是有形环境和虚拟环境，并且社会文化的主题交叉于其中（Trevitt and Highton，2011）。

Isba 在 2009 年指出，虽然已有医学教育文献论述了学习环境的重要性，但学术界缺乏有关学习环境的构成以及学习者如何认知学习环境的探讨（Isba，2009）。乍一看，对于教育工作者而言，学习环境一词可能会让人联想到物理环境的画面，以及通过为学习者提供教学设施或计算机来优化环境的途径。但学习者在描述学习环境时，很可能还包括情感和社会方面的内容（Isba，2009），认真对待这些细微（且更难衡量和影响）的方面十分重要。因为学习者可以在学校之外进行学习，所以学习环境不局限于医院或医学院。例如，学生开始利用网络学习资源，以及越来越受到欢迎的社交媒体。

如果你从整体的角度来看待课程，那么便可得出学习环境在医学教育中至关重要的结论。例如在 Harden 看来，“课程不仅包括教学内容，还包括教学方法、学习管理和整体学习环境管理”（Harden，2001b，p. 355）。

隐性课程

课程除了可以从前文的整体视角考虑外，还可以从目标（计划的课程）、教学（执行的课程）、学习（学生实际体验的课程）以及最终的评价目标等方面考虑（Coles，1985；Dornan et al.，2006）。有人提出医学院或其他机构的课程由三个部分组成——正式课程、非正式课程和隐性课程（Hafferty，1998），或由显性元素和隐性元素两部分组成。Hafferty（1998）将正式课程描述为“既定的、目的明确的、正式提供的和受到认可的课程（如‘决定我们要做什么的课程’）”，将非正式课程描述为“一种无脚本的、大多是临时的、高度人际化的、发生在师生之中和之间的教学形式”，将隐性课程描述为“一系列在组织结构和文化层面发挥作用的影响”。图 9.1 展示了课程的不同组成部分之间的关系。

“隐性课程”一词与课堂教学有关，最初由社会学家 Philip Jackson（1968）创造，目前广泛在院校和毕业后医学教育中得到认可。

Lempp 和 Seale（2004）在 Hafferty 的基础上延伸隐性课程的定义，将其描述为“在组织结构和文化水平上起作用的一系列影响，例如在机构中生存的隐性规则。这些规则包括习俗、仪式和人们习以为常的方方面面”。Harden（2001b）将其描述为“偶然习得的价值观和行为模式”。Bennett 等（2004）在其关于继续医学教育中的隐性课程的文章中，借用构成基础教育的 3R［阅读（reading）、写作（writing）和算术（arithmetic）］，将隐性课程的构成要素也总结为 3R［规则（rules）、制度（regulations）和惯例（routines）］。

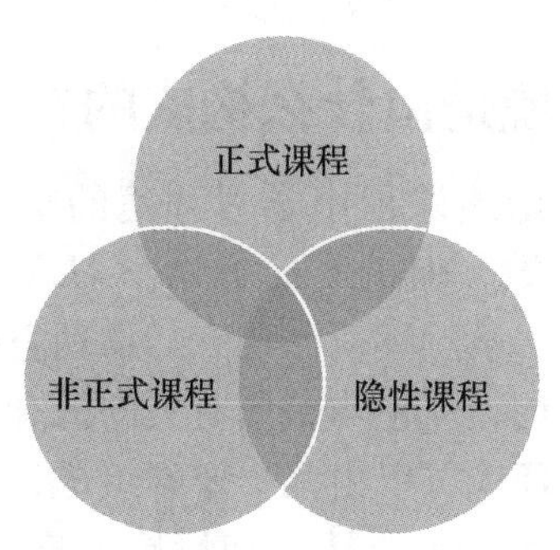

图 9.1 课程

Lempp 和 Seale（2004）除了对隐性课程进行描述外，还在本科医学教育的环境下，确定了其中的六个阶段。

1. 理想主义的丧失
2. 仪式化职业认同的建立
3. 情感中立化的形成
4. 道德操守的改变
5. 等级制度的接受
6. 学习成为良医的非正式方面

他们的研究还发现，虽然医学生们能够回忆起许多良好的教学经历和积极的榜样，但一种“等级和竞争的氛围”对他们的学习产生了负面影响。

D’Eon 等（2007）在对隐性课程的评论中，提出要提防隐性课程中潜在的消极方面的“危险”，并提示这可能会对学生及其与患者互动造成负面影响。其他研究与这项研究结果一致，表明学生从隐性课程所受到的影响或好或坏（Dobie，2007；Fitz et al.，2007；Glicken，2007；Gofton，2006；Masson and Brazeau-Lamontagne，2006；Turbes，2002）。

虽然学习环境贯穿 Hafferty（1998）所描述的课程的三个部分，但我们大多将其描述为隐性课程中复杂的、相互作用的部分（Bennett et al.，2004；D’Eon et al.，2007；Harden，2001b；Hutchinson，2003；Lempp and Seale，2004；Wear，2008）。有关学习环境的性质与其对学习者产生的特殊影响的研究，还有很长的路要走。

学习环境

学习取决于众多相互联系的因素，包括学生、教育者、课程和学习环境（Hutchinson，2003）。Maslow（1943）的激励学习需求层次论假设，学生必须感到舒适和安全并产生归属感才能有效地学习。Hutchinson（2003）提出，为了最大限度地改善教育环境，必须解决好“病房内外”教学环节安排、科目课程、总课程设计在内的一系列问题。

学习环境和成人学习

成人教育学（andragogy）是1833年由Alexander Kapp提出的一个与成人的教学有关的术语。它与描述儿童教育时使用的教育学概念形成对比。Malcolm Knowles将这个术语引入现代教育理论。他将成人教育学定义为“帮助成人学习的艺术和科学”（Kaufman，2003）。

Knowles根据他认为区别于儿童学习者的五个假设，发展了成人学习者理论。

1. 他们需要有自我的概念，使他们成为一个独立的、自主的学习者。
2. 他们拥有利用学习资源的经历。
3. 他们对与其相关的日常生活或社会角色相关的学习最感兴趣。
4. 他们重视以问题为中心的学习，而不是以内容为导向的学习。
5. 他们的动力是内在的，而非外在的。

虽然在这一理论中没有明确说明学习环境的作用，但可以推测，以上过程发生的环境可能对其有直接影响。

随后，Knowles在其原有的核心假设基础上，发展出了成人教育学的七项核心原则，其中包含了“有效的学习氛围”，即学习环境。在2003年的论文中，Kaufman将Knowles提出的七项原则归纳概括如下：

- 构建一个高效的学习氛围，使学习者在这种环境中能够无虑、自在地表达自己的想法。
- 让学习者参与相关方法和课程内容的共同设计。
- 让学习者参与到自身需求的诊断中，这样做有助于激发内部动机。
- 鼓励学习者制订个体化的学习目标，这能让他们更好地把控学习。
- 鼓励学习者发现资源，并制订策略，从而利用这些资源来完成学习目标。
- 在学习者实施学习计划时向其提供帮助。
- 让学习者参与自身学习评价，这可以培养他们批判性反思能力。

有很多理论给出了成人学习的方法，并进一步回答了医学生如何学习成为医生这一问题。认知方法基于与激活先前知识、详尽阐述、情境化学习和信息迁移等概念相关的理论。社会和环境方面的因素包括学习者与其学习环境之间发生的动态相互作用等，还包括情境化学习、自我监督等概念（Mann，2002），并已在医学以外的其他领域得到认可（Billett，2004）。社会建构主义认为知识是“在互动过程中并通过互动过程产生的”（Jordanova，1995）。在医学教育中，许多互动过程可能发生在学习环境中。

学习环境和学习者

Roff和McAleer（2001）提出，学生群体的变化一定程度上增加了对院校医学教育中学习环境的关注。随着院校医学学生数量增多、女生比例增高以及种族多样性的日益加深，医学生群体内部异质性日益增加。

如果学习者与其学习环境形成动态互动，则这种不断变化的学生状态会对学习环境产生影响，并最终改变院校的课程。Genn（2001a）同样将学校内的氛围研究视为推动变革的力量，Maudsley（2001）提出更正式的评估和构建学习环境将有益于院校的发展。

除了不断变化的学生状态外，世界各地的院校开始向来自同一院校但位于不同地点的学生提供更多相同的正式课程。地点差异使学生处于独特的研究和学习环境。这种学习环境差异可能会导致不同的结果，而且可能会出现这样的情况：同样的正式课程可能会产生不同的非正式和隐性课程，进而影响最终结果。因此，对学习环境尽量量化处理可能会对那些希望提高学生成绩的人产生启示。

学习环境是由什么构成的?

尽管论述课程中学习环境的重要性的文献不在少数，但鲜有研究对学习环境的构成进行探讨。虽然环境一词有与物理空间有关概念的同义词，但也与氛围有关的概念相关。因此，学习环境可以由几个要素组成，包括物理空间、资源、人、社会和情感要素（图9.2）。

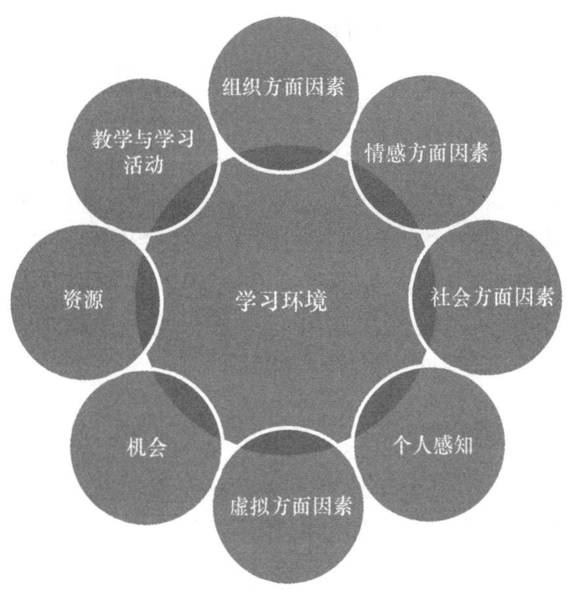

图 9.2 学习环境

就医学生而言，学习环境可以包括医院、图书馆、报告厅、同学、患者、教师、器材设备以及门诊和查房等学习机会。Harden（2001b）认为，隐性课程的"弹性定义"可以延伸到"几乎囊括学校内部发生的所有事情，甚至包括学生在咖啡厅里的非正式对话"。但是，在某些情况下，例如随着电子学习资源的出现，学习环境也可能超越医学院校的围墙。

在医学教育文献中，几乎没有涉及教育者和学习者对学习环境的解读，即学习环境对他们来说意味着什么（Lempp and Seale，2004；Whittle et al.，2007）。当曼彻斯特大学医学院的本科生和教师将此问题作为定性研究的一部分进行探讨时，他们都将学习环境描述成一个包罗万象的概念，并且其中的情感因素占比很大（Isba，2009）。学生和教职员工似乎对学习环境的概念理解十分宽泛。他们认为学习环境包括物质、情感和教育等方面，其中人际交往占很大比重，他们每个人都在发挥积极的作用。学习环境的其他方面可能将情感方面作为共同的最终通道，与整体学习环境相关联。各方面与整体的关系一般是动态的，然后学习环境通过情感作为共用的最终通道对其他各方面进行"反馈"（Isba，2009）。有趣的是，在对儿童教育的思考中，我们对学习环境的情感方面给予足够重视，但是在成人学习中（至少从教育者的角度来看）我们似乎没有那么重视它。

构成学习环境的一些要素可能比其他要素更容易量化，并且某些工具已经得到描述和验证，使衡量学习环境成为可能。然而，做学习环境评估的人对学习环境的某些方面可能并不敏感，但对于处于学习环境中的学习者来说，它们或许至关重要。

组织方面因素

教与学是在一个完整系统中进行的，这个系统或由一个组织内的不同层次构成。因此，学习环境所处的组织可能会对教与学产生特殊的影响。重视教学和教学工作者的组织文化可能会形成反映该价值观的学习环境，并与另一个不重视教学活动的组织区别开来。学习者目睹教育者得到奖励（如晋升）的学习环境能鼓舞学习者通过努力成为优秀教师。同样重要的是，组织中保证优质学习环境的负责人必须表明态度，对教学人员的低质量或不专业教学行为零容忍。

学习者本身显然在学习环境管理中发挥着重要作用。通过让学习者辨别学习环境中的积极和消极因素（如要求他们进行反馈），可以使他们积极塑造自己的学习微环境，同时对学校内的整体环境产生更大的影响。

学习环境可以在许多不同的组织水平和层级水平上发挥作用，如不同地域、院校医学教育、继续医学教育或部门的层级。每一个层级都受到不同的内部和外部影响（以及潜在的冲突的影响）。一个学习环境中的人对其他学习环境的发展所产生的潜在影响会因每个学习组织的组织水平而有所差异（Isba and Boor，2011）。例如，医学生能够塑造自己的学习环境，并对同伴的学习环境施加影响，但对整个学校层面的学习环境带来重大改变的可能性不大。同样，医学院院长能够对周围和下游的学习环境施加影响，但不太可能在国家政策层面上对学习环境产生影响。

情感方面因素

本章前面所述的定性研究认为，情感在学习环境的创设中有更大的影响（Isba，2009）。虽然迄今为止，对学习环境的评价和描述已包含情感方面的内容［如教育环境评估量表

（DREEM）的某些条目，Roff et al.，1997］，但情感可能贯穿整个学习环境，无所不在。这对医学教育者和想为学生改善学习环境的人有一定启发。

如果学习者觉得优质的学习环境侧重于情感方面而不是物理方面，那么今后实施干预措施改善学习环境时，就要解决这个问题。实施这种干预可能会更加耗时费力，因为需要对参与教学的教职员工进行额外的培训。但是，要干预某些方面可能需要多年的文化转变，例如，让医学生参加门诊和查房等活动时感到自己受到欢迎和重视。

目前，虽然我们集中资源更多地用于改善物理空间和设施，但学习者更希望拥有一个能在情感上对他们提供支持的学习环境。归属感和有人在意是曼彻斯特大学医学生对学习环境的描述的一部分（Isba，2009），与 Lave 和 Wenger 在合法的边缘性参与方面所做的开创性研究相呼应。

社会方面因素

人类是社会性动物，社交在我们的学习中起着很大的作用。在学习环境中，学习者每天可能与众多同学、教育者、患者和亲属进行互动，这些互动种类繁多，甚至某些还十分复杂，风险较高。一次进展顺利的互动（例如，患者感谢）会对学习者产生积极影响。同样，在查房的过程中受到羞辱可能是一种会对学习者及其学习产生负面影响的互动。

除了参与互动，学习者还可能观察互动，例如，学习者可以观察资历较高的医生如何与患者或其他工作人员交流。这种引起学习者注意的行为也是学习环境的重要组成部分。高年资医生以身作则（有意或无意），向学习者传授有关态度和技能的知识。一个担任教师角色的人以身作则，表现出良好的沟通技巧、适当的床旁态度和对患者的尊重，会鼓励其他人效仿这些好的做法。同样，学生也会接受并效仿高年资医生表现出的不当或不专业的行为。这可能是隐性课程体现为学习环境的一部分的例子。

最近，人们对社交网络在医学教育中的作用越来越感兴趣。社交网络由一系列可量化、可映射的实体和实体间的连接组成。在医学教育中，社交网络可形成于多个层次，并在各层次发挥作用——小到两个相互修改作业的学生，大到整个医院。最近的研究表明，医学院校的社交网络的形成与许多因素有关，包括考试成绩（Woolf et al.，2012），并且学校可以被认为是一个动态但相对封闭的社会网络系统，并进行相应布局（McAleer，2012）。对医学教育中存在的社会网络的进一步探索，很可能会挖掘出学习环境的社会性。

个人感知

在本科医学教育中，有研究表明，不同个人特点的学生（如性别和是否是研究生）对学习环境有不同的认知。女性对学习环境的评分似乎一直比男性更高（Al-Hazimi et al.，2004a；Bassaw，2003；de Oliveira Filho et al.，2005a；Miles and Leinster，2007）。然而，探讨该现象的详细原因还需要做进一步的研究，目前猜测可能是女性对她们的学习环境的看法更积极，或者看重同一学习环境的不同特点，或者仅仅是她们更正面地报告自己的想法。

相比之下，与研究生有关的数据却相互矛盾，有些研究表明研究生给予的评分低于本科生给予的评分，而其他一些研究则表明两者之间没有差异（Isba，2009；Miles and Leinster，2007）。该领域的研究相对有限，对于研究生身份是否直接对学习环境评价造成了影响，还是年龄通过研究生身份间接对其造成了影响，尚未清楚。

本科医学教育的其他研究表明，不同年级的学生，在同一时间点，对学习环境的认识是不同的。这些差异可能是由每年学生群体的差异、学习环境中的学习时间或学习经历导致的。但是，初步研究表明，学生对学习环境的看法可能会随着时间而变化，更多的学生在以后几年中对学习环境的评价比以前更低（Isba，2009）。该观察结果可能反映了学习环境或学生自身的变化，或者可能仅仅是由于某些当前学习环境测量工具的信度所致。目前学习环境的纵向研究文献较少，在该领域开展更多研究有助于阐明时间与人们对学习环境认知的变化之间的关系。

教学与学习活动

教学活动和学习机会构成了学习环境的一部分，可能是课程中隐性、非正式的和正式方面之间界限模糊的一个领域。例如，虽然床旁教学课等活动内容可能被编排在正式课表里，但其实施方式可能是非正式课程的一部分，并且实施教学者对其赋予的价值也可能是隐性课程的一部分。因此，正忙着查房的顾问医师①，选择将学生送出病房，而不让学生参与计划中的床旁教学，这也是学习环境的一部分。因此，尽管教学活动通常被视为正式课程和非正式课程的一部分，但其也是隐性课程中的强大力量，能通过多种途径对学习环境产生正面或负面影响。

人

Bandura 在 1978 年出版的《社会学习理论》（*Social Learning Theory*）一书中指出，人、行为与环境之间关系密切，而我们学到的很多东西都是通过效仿榜样来实现的。学生们认为，学习环境中人的部分（尤其是教师）意义重大，这种以教师的行为模板塑造自己行为的机会吻合了 Bandura 提出的框架。

大约在 Bandura 发展社会学习理论的同时，美国也开展了试图量化高中学习环境的工作。这项工作重点研究学生之间、学生与教师之间的人际关系，还研究了教学科目、学习方法等其他方面（Fraser et al.，1982，p. 7）。

因此，人似乎是医学学习环境的重要组成部分。在这种情况下，学习者的人际关系涉及与朋辈、教师、患者（及其照护者）以及其他医疗保健专业人员之间的关系。这些关系相互交织、相互联系，与 Lave 和 Wenger（1991，1999）的实践共同体理论十分吻合。

在医学教育学习环境中，许多与人相关的因素似乎都会影响学习，包括学生所见的各种患者、监督的有效性（和质量）以及学习环境中的学生人数（Dolmans et al.，2002，2008；Durak et al.，2008）。最后一点对于那些在不同地点提供相同正式课程的学校来说尤为重要（Isba，2009）。

① 在英国，这相当于我国的主任医师。——译者注

资源

物质资源是学习环境中易于观察、量化和改变的方面。虽然就学习者可利用的资源而言，任何学习环境都不可能完美无缺，但重要的是，保障学习环境的负责人要对学习者的实际（而不是感知）需求保持敏感。学习者对物质资源的需求会因学习环境和学习者而异，但学习者目前普遍认为某些基本设施是必不可少的，如图书馆、计算机或临床技能设施等。

尽管学习环境中可用的物质资源是一个重要的考虑因素，但满足学习者的基本需求仍不足以真正改善学习环境。在为改善学习环境付出努力时，眼光不应局限在学生所处的物理环境中。

机会

机会与教学活动和物质资源一样，都是学习环境的重要组成部分。机会包括接受督导的机会、观察和检查患者的机会、参加正式和非正式教学活动的机会、在面临困难时得到帮助的机会，以及接收反馈的机会。这可能是学习者和教育者之间存在认知差异的一个领域（Isba，2009）。教育者可能将学习环境中的一切都视为机会，而一些学生可能需要教育者为他们指明。学习环境中的机会很可能与教学活动等其他方面密切相关，或许通过这些方面我们可以间接地对学习环境中的机会进行量化和定性。

虚拟方面因素

Sandars 所写的章节（第 15 章）对医学教育中的在线学习进行了概述，这也是考察学习环境时的重要考虑因素。在院校和毕业后医学教育中，虚拟学习环境（virtual learning environment，VLE）正日益成为学习者积累学习经验的一部分。Dewhurst 和 Ellaway（2005，p. 201）将 VLE 描述为“一套由在线工具、数据库和管理资源构成的完整集合体，这三者紧密联系，共同为教育提供支持”。正如物质学习环境涉及课程的三个方面（正式、非正式和隐性方面），虚拟学习环境也可能存在这三个方面，并贯穿始终。

除了 VLE、网络资源、Facebook 和 Twitter 等社交媒体，某些机构的学习环境似乎也可能超越现实，进入一个真正的模拟环境。“第二人生”是一个基于虚拟人物让人脱离现实的模拟世界（www.secondlife.com）。然而，该技术似乎越来越多地用于教育，并可能进一步成为扩展学习环境的新途径。

回想 Harden 对隐性课程的“弹性定义”（Harden，2001b），这个观点现在似乎可以延伸到“几乎囊括机构内部和外部发生的所有事情，甚至包括学生在咖啡厅和网络聊天室的非正式对话”。

为什么学习环境很重要?

Genn（2001a，b）指出，学习环境“是行为的一个重要决定性因素”，并进而提出，学生会选择学习榜样和反面典型，用于应对日常经历中的积极方面和消极方面，这在一定程度上会影响他们成长为什么样的医生。1991 年，英国继续医学教育常务委员会强调了学习环境在继续医学教育中的重要性。最近，美国医学会（AMA，2008）等组织就如何改造医学教育学习环境发表了广泛的指导意见。

Roff 和 McAleer（2001）提出，学生在进入一个新的机构时，会知道显性（即课程表里的）课程，也会意识到“机构的‘教育环境’或‘氛围’”。他们还假设，就像有“病态建筑综合征”一样，目前也可能存在“病态学习环境”。

事实上，在医学教育中，越来越多人认为学习环境是影响院校教育和继续教育的潜在因素。正如教师的优劣会对个人的学习经验、幸福感和动机产生或积极或消极的影响一样，学习环境也可能对学生产生类似的影响。但是，目前尚未有研究充分探讨学习环境（或好或坏）对医学教育成果的影响。

成人学习理论构成了高等教育的基础，这一理论也适用于医学教育教学。通过更深入了解学生学习的环境，我们可以调整这些学习环境，进而改善学生体验。同样，更好地了解毕业生继续学习的环境（既是学习环境也是工作环境）能提高培训效果，甚至改善患者的治疗效果。

如何评价学习环境?

虽然学习环境对学习结果的影响还没有得到很好的理解，但学习环境可能会对身处其中的人产生有意或无意的深远影响。因此，通过检查和测量学习环境，可能会发现其中的优势和劣势。做到这一点后，就可以扬长避短，为其中的人优化学习环境。

评价学习环境意味着学习环境在某种程度上是可以衡量的。尽管如此（也有量化的工具），学习环境似乎比以前更易变化，更不易测量了，因此改进现有的评价手段会有利于我们调整学习环境。此外，学习者可能与自己的学习环境的发展和演变有着更为动态的关系。还有人认为，学习环境并非是单一的可量化的实体，而是由多个微环境组成，这些微环境与体验者密切相关（Isba，2009）。在这种情况下，可能定量手段只能测量整体的学习环境，而无法测量其中的细微之处或动态互动。

定量分析

到目前为止，最常见的学习环境评价方式是定量评价。Donnon 所写的章节（第 53 章）深入研究了定量研究方法在医学教育中的应用。量化学习环境的技术也适用于医学教育研究中许多其他的问题（Isba and Boor，2011）。

量化学习环境的工具

先前已经有研究尝试量化学习环境。20 世纪 50 年代，美国高中教育工作者试图开发一些工具，使他们能够通过使用“学习环境评估量表”（针对高中生）和简化的“我的班级量表”（用于年龄较小的孩子）来测量班级社会氛围的各个方面（Fraser and Fisher，1983；Fraser et al.，1982）。改进这些量化工具的努力持续了数十年，至今仍未达到完美的程度。这明显告诉我们，通过回答量表中 50 ～ 100 条问题来捕捉如此模糊和个性化的体验是十分困难的。1982 年版的学习环境评估量表包括“惩罚违规的学生”和“班级目标不明确”等项，这些条目在当前用于评价医学教育学习环境的评估工具中仍有体现。

在医疗卫生教育中，研究者对学习环境的量化已经有多年的历史，期间开发了一些正式的工具，如医学院学习环境调查（MSLES，Marshall，1978）和临床学习环境评估表（CLEI，Chan，2002）。

在 1997 年，邓迪的研究人员与全球 80 多位参与者通力合作，开发了 DREEM（Roff et al.，1997）。开发该工具的目的是“缓解不断增加的医学教育评估和改革压力”。DREEM 值得一提，因为它是该领域使用最广泛的工具之一。

Roff 等（1997）在其关于开发 DREEM 的文章中，将该测量方法描述为“对之前量表的改进”。这些量表包括图 9.3 中所示的那些。

DREEM 已广泛使用，例如，用于研究以下的学习环境：

- 教学医院内部和教学医院之间的（Isba，2009；McKendree，2009；Varma et al.，2005）
- 国家内部（Al-Hazimi et al.，2004a）和国家之间的（Abraham et al.，2008；Al-Hazimi et al.，2004a；Roff et al.，2001）
- 在不同课程风格的（Al-Hazimi et al.，2004a；Bouhaimed et al.，2009；Till，2004）
- 院校医学教育（Abraham et al.，2008；Al-Ayed et al.，2008；Al-Hazimi et al.，2004a，b；Avalos et al.，2007；Bassaw et al.，2003；Bouhaimed et al.，2009；Jiffry，2005；Mayya and Roff，2004；McKendree，2009；Roff et al.，1997）和毕业后医学教育中的（de Oliveira Filho et al.，2005a，b，2005c）
- 单个学习模块中（Varma，2005）和医学生培养的不同阶段之中的（Avalos，2007；Isba，2009）

学院和大学环境量表（CUES）Pace，1963，1969
课堂环境量表（CES）Moos and Trickett，1974
大学特征量表（ICCS）Nunnally et al.，1963
学习环境量表（LEI）Fraser et al.，1982
大学环境量表（CUCEI）Treast and Fraser et al.，1986
医学院环境指数（MSEI）Hutchins，1961
机构目标指数（IGI）Peterson，1970
机构功能量表（IFI）Centra et al.，1970

图 9.3　用于衡量学习环境的量表

- 在课程变革期间的（Edgren，2010；Till，2004）。

目前已开发了许多类似的工具（Isba and Boor，2011），包括 DREEM 的医院继续教育版——医院继续教育环境量表（PHEEM，Roff et al.，2005）、麻醉手术室教育环境量表（ATEEM，Holt and Roff，2004）、外科手术室教育环境量表（STEEM，Cassar，2004）。

尽管这类量表存在缺陷，但它们仍是定量数据收集的常用方法（Boynton,2004；Boynton and Greenhalgh，2004；Boynton et al.，2004）。例如，近年来的研究表明，学习环境量表的一些心理测量学属性可重复性与预想的有所差异（Hammond，2012；Isba，2009；Jakobsson，2011）。荷兰住院医师教育氛围测试（D-RECT）等较新的量表在开发过程中采用了多种方法来保持量表的心理测量学属性（Boor et al.，2011；Boor，2009）。

量化学习环境的其他方法

为了帮助教育工作者量化学习环境而开发的诸如 DREEM 之类的量表几乎都是由学习者填写的。然而，负责学习环境某些方面内容和组织的其他利益相关者，也可以参与评估（Roth，2006；Rotthoff，2011）。最近也有人呼吁对教师所体验的学习环境和隐性课程进行研究（Hafler，2011）。

SWOT 分析

SWOT 分析是一种分析方法，兴起于 20 世纪 60 年代哈佛商学院。SWOT 的含义是“优势（strength）、劣势（weaknesses）、机会（opportunities）和威胁（threats）”，是一种广泛用于商业和管理中的方法。在医学教育中，通过 SWOT，教育者可以快速评估自己的学习环境，同时做出未来规划，以提高学习环境质量。

SWOT 分析也可能适用于更广泛的评估框架。例如，在护理教育中，有一种采用 SWOT 分析的评估工具，涵盖四个维度（经验、资源、指导和学习支持、教育方法），每个维度下有多个条目（Price，2004）。利用这种方法可以进行更深入的分析，同时提出改进建议

（在“机会”条目下）。

其他

除了 SWOT 分析法外，教育者还可以通过其他方式对学习环境进行审查或评价。例如，南安普敦大学的医疗和社会照顾实践学习环境审查工具旨在“评估医疗服务部门、系或部门的教学质量”，并包含许多针对教职员工的标准（University of Southampton，2003）。

定性分析

在医学教育中，定性研究方法越来越普及（早已在社会科学等其他领域使用），焦点小组和访谈通常属于定性方法的一部分（Barbour，2005；Britten，1995）。在医学教育研究中，我们做的定性研究比定量研究少。然而，学习环境的定性评估可能更全面，更能让研究者发现学习环境内在的复杂性。

混合方法

在医学教育研究中，混合方法越来越受欢迎，多年来在其他研究领域也得到了广泛的应用（Morgan，2007）。但是，很少有人将混合方法应用于学习环境的研究，即使有，一般也是以自由文本评论或焦点小组的形式出现在 DREEM 分析末尾，用于分析 DREEM 低分条目（Whittle，2007）。但是，对于任何想要评估和改善学习环境的人来说，混合方法（结合定量和定性方法）可能都是必需的。使用混合方法时也应注意，视角不应过于单一（比如只调查某年的部分学生，借此推断整个学生群体），而应该尽量让更多的利益相关群体参与进来（比如学习者、教师和患者）。

考虑到仅用定性或定量方法不足以对学习环境进行探究，我们还可以用定量数据来推动定性工作，反之亦然。

如何改善学习环境？

作为教育工作者，我们有责任尽可能为学习者提供一个最佳的学习环境，以帮助学习者学习，并最终提高教育成果和改善患者治疗结果。许多医学教育组织机构已经正式、明确做出了保障良好学习环境的承诺。例如，在北美，医学教育联络委员会在 2012 年推出了一项新标准，指出“医学教育必须保证，在其学习环境的促进下，医学生明确、合理的专业特质能够得到发展……”以下列出的是改善（和维护）学习环境的实用框架（AMA，2009）：

- 医学院及其附属临床教学点应签署协议（如附属关系协议），共同承担创造良好学习环境的责任。
- 医学院应明确学习者应具备的专业特质，并应告知学生表现出这些特质的重要性。
- 应定期评估学习环境，以发现其积极和消极的影响。
- 学校应制订策略，增强正面影响，减轻负面影响。

我们还必须记住，医学生的学习环境也将成为医学毕业生的工作环境。而在北美，毕业后医学教育认证委员会（ACGME，2007）反思了指导医学院校提供安全、支持性的教育和工作环境的方针。

如何构建一个理想的学习环境？

Till（2005）在评估一所加拿大脊骨神经医学院的学习环境时，除了询问学生对环境的看法外，还继续使用 DREEM 分析法来看学生对理想学习环境的看法是否可以用来帮助学生就读的机构调整规划设计和资源分配。Miles 和 Leinster（2007）的研究与 Till 的相似，他们尝试描述分析医学生对其实际教育环境的认知与他们在课程开始时预期的差异。

最近的研究表明，学习环境（或其中的某些方面）可能是不稳定的，学生在其中可能对环境的发展起着关键作用（Isba，2009）。对同一学习环境的感知和体验可能不像以前想象的那样稳定。然而，学生认为构成理想的学习环境的概念似乎比较一致。因此，定量工具在理想模式下也许是可行的，此外，优化学习环境的第一步则是让学习者参与定性研究，了解他们认知中理想的学习环境。学生认为可以构成理想学习环境的概念也可以推动未来课程的发展（图 9.4）。

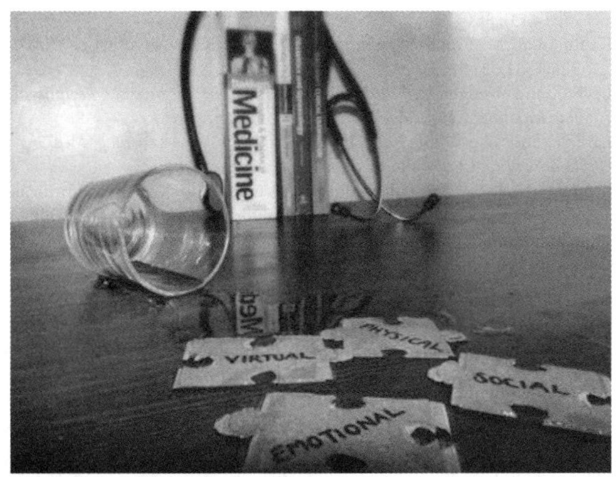

图 9.4 学习环境的组成部分
照片由 Rhys Jones 提供，经许可转载

结论

- 医学教育的学习环境可能会对其中的学习者产生深远影响，而且是隐性课程的重要组成部分。
- 构成学习环境的要素很多，包括物理的、社会的、情感的和（越来越多的）虚拟的成分。虽然学习环境中积极的情绪因素不易测量和影响，但对学习者来说可能是最重要的。
- 采用定量和定性的方法对学习环境进行评价是可行的。对于那些想要优化学习环境的人来说，评估过程会是一个有用的工具。
- 学习环境不是一成不变的，每个学习者的经历也不尽相同——因此，教育者必须了解机构内部“整体”学习环境以及每个学习者所体验的学习微环境。
- 在进一步研究调查学习环境对学习者和教育项目结果的影响的同时，还需要做更多的工作来开发更强大的工具，以便量化学习环境。

参考文献

Abraham, R., Ramnarayan, K., Vinod, P., and Torke, S. (2008) Students' perceptions of learning environment in an Indian medical school. *BMC Med Educ.* 8: 20

Accreditation Council for Graduate Medical Education (2007) Institutional Requirements. Version 15. http://www.acgme.org/acWebsite/irc/irc_ircpr07012007.pdf Accessed 1 April 2012

Al-Ayed, I.H. and Sheik, S.A. (2008) Assessment of the educational environment at the College of Medicine of King Saud University, Riyadh. *East Mediterr Health J.* 14(4): 953–959

Al-Hazimi, A., Zaini, R., Al-Hyiani, A., et al. (2004a). Educational environment in traditional and innovative medical schools: a study in four undergraduate medical schools. *Educ Health (Abingdon).* 17(2): 192–203

Al-Hazimi, A., Al-Hyiani, A., and Roff, S. (2004 b). Perceptions of the educational environment of the medical school in King Abdul Aziz University, Saudi Arabia. *Med Teach.* 26(6): 570–573

American Medical Association (2008) Strategies for transforming the medical education learning environment. Part 3: Program implementation.

American Medical Association (2009). Report of the council on medical education. Subject: Transforming the Medical Education Learning Environment. CME Rep. 7-A-09. http://www.ama-assn.org/resources/doc/council-on-med-ed/cme-report-7a-09.pdf Accessed 2 April 2012

Avalos, G., Freeman, C., and Dunne, F. (2007) Determining the quality of the medical educational environment at an Irish medical school using the DREEM inventory. *Ir Med J.* 100(7): 522–525

Bandura, A. (1978) *Social Learning Theory*. Upper Saddle River, New Jersey: Prentice Hall

Barbour, R.S. (2005) Making sense of focus groups. *Med Educ.* 39(7):742–750

Bassaw, B., Roff, S., McAleer, S., et al. (2003) Students' perspectives on the educational environment, Faculty of Medical Sciences, Trinidad. *Med Teach.* 25(5): 522–526

Bennett N., Lockyer J., Mann K., et al. (2004) Hidden curriculum in continuing medical education. *J Contin Educ Health Prof.* 24(3): 145–152

Billett, S. (2004) Workplace participatory practices: conceptualising workplaces as learning environments. *J Workplace Learning.* 16: 312–324

Boor, K. (2009). *The clinical learning climate.* PhD thesis. VU Medical Centre Amsterdam

Boor, K., Van Der Vleuten, C., Teunissen, P., Scherpbier, A, and Scheele, F. (2011) Development and analysis of D-RECT, an instrument measuring residents' learning climate. *Med Teach.* 33(10): 820–827

Bouhaimed, M., Thalib, L., and Doi, S.A. (2009) Perception of the educational environment by medical students undergoing a curricular transition in Kuwait. *Med Princ Pract.* 18(3): 204–208

Boynton, P.M. (2004) Administering, analysing, and reporting your questionnaire. *BMJ.* 328(7452): 1372–1375

Boynton, P.M and Greenhalgh, T. (2004) Selecting, designing, and developing your questionnaire. *BMJ.* 328(7451): 1312–1315

Boynton, P.M., Wood, G.W., and Greenhalgh, T. (2004) Reaching beyond the white middle classes. *BMJ.* 328(7453): 1433–1436

Britten, N. (1995) Qualitative Research: Qualitative interviews in medical research. *BMJ.* 311: 251–253

Cambridge Dictionaries Online. http://dictionary.cambridge.org/dictionary/british/ Accessed 2 April 2012

Cassar, K. (2004) Development of an instrument to measure the surgical operating theatre learning environment as perceived by basic surgical trainees. *Med Teach.* 26(3): 260–264

Centra, J.A., Hartnett, R.T., and Peterson, R.E. (1970) Faculty views of institutional functioning: a new measure of college environments. *Educ psychol Measurement.* 30: 405–416

Chan, D.S.K. (2002) Development of the clinical learning environment inventory: using the theoretical framework of learning environment studies to assess nursing students' perceptions of the hospital as a learning environment. *J Nursing Educ.* 41(2): 69–75

Coles, C.R. and Gale Grant, J. (1985). Curriculum evaluation in medical and health-care education. *Med Educ.* 19(5): 405–422

de Oliveira Filho, G.R., and Schonhorst L. (2005c) Problem-based learning implementation in an intensive course of anaesthesiology: a preliminary report on residents' cognitive performance and perceptions of the educational environment. *Med Teach.* 27(4): 382–384

de Oliveira Filho, G.R., Vieira, J.E., and Schonhorst, L. (2005a) Psychometric properties of the Dundee Ready Educational Environment Measure (DREEM) applied to medical residents. *Med Teach.* 27(4): 343–347

de Oliveira Filho, G.R., Sturm, E.J., and Sartorato, A.E. (2005b) Compliance with common program requirements in Brazil: its effects on resident's perceptions about quality of life and the educational environment. *Acad Med.* 80(1): 98–102

Dewhurst, D. and Ellaway, R. (2005) virtual learning environments. In: Dent, J.A. and Harden, R.M. (eds) *A Practical Guide for Medical Teachers* (pp. 201–210). Edinburgh: Churchill Livingstone

D'Eon M., Lear N., Turner M., and Jones, C. (2007) Perils of the hidden curriculum revisited. *Med Teach.* 29(4): 295–296

Department for Education and Skills (2006) *Early Years Foundation Stage Consultation Document.* Nottingham: DfES Publications (ref. SESCO6_18)

Dobie, S. (2007) Viewpoint: reflections on a well-traveled path: self-awareness, mindful practice, and relationship-centered care as foundations for medical education. *Acad Med.* 82(4): 422–427

Dolmans, D.H.J.M., Wolfhagen, I.H.A.P., Essed, G.G.M., Scherpbier, A.J.J.A., and van der Vleuten, C.P.M. (2002) Students' perceptions of relationships between some educational variables in the out-patient setting. *Med Educ.* 36: 735–741

Dolmans, D.H.J.M, Wolfhagen, I.H.A.P. Heineman, E., and Scherpbier, A.J.J.A. (2008) Factors adversely affecting student learning in the clinical learning environment. *Educ Health.* 21(3): 32

Dornan, T., Muijtjens, A., Hadfield, J., Scerpbier, A., and Boshuizen, H. (2006) Student evaluation of the 'curriculum in action'. *Med Educ.* 40: 667–674

Dunne, F., McAleer, S., and Roff, S. (2006) Assessment of the undergraduate medical education environment in a large UK medical school. *Health Educ J.* 65(2):149–158

Durak, H.I., Vatansever, K., van Dalen, J., and van der Vleuten, C. (2008) Factors determining students' global satisfaction with clerkships: an analysis of a two year students' rating data base. *Adv Health Sci Educ.* 13(4): 495–502

Edgren, G., Haffling, A.-C., Jakobsson, U., McAleer. S., and Danielsen, N. (2010) Comparing the educational environment (as measured by DREEM) at two different stages of curriculum reform. *Med Teach.* 32: e233–e238

Fitz, M.M., Homan, D., Reddy, S., Griffith, C.H. 3rd, Baker, E., and Simpson, K.P. (2007) The hidden curriculum: medical students' changing opinions toward the pharmaceutical industry. *Acad Med.* 82(10 Suppl): S1–S3

Fraser, B.J. and Fisher, D. (1983) Development and validation of short forms of some instruments measuring student perceptions of actual and preferred classroom learning environment. *Sci Educ.* 67(1): 115–131

Fraser, B.J., Anderson, G.J., and Walberg, H.J. (1982). Assessment of Learning Environments: Manual for Learning Environment Inventory (LEI) and My Class Inventory (MCI). Third version. http://www.eric.ed.gov/PDFS/ED223649.pdf Accessed 2 April 2012

Genn, J.M. (2001a) AMEE Medical Education Guide No. 23 (Part 1): Curriculum, environment, climate, quality and change in medical education-a unifying perspective. *Med Teach.* 23(4): 337–344

Genn, JM. (2001b) AMEE Medical Education Guide No. 23 (Part 2): Curriculum, environment, climate, quality and change in medical education—a unifying perspective. *Med Teach.* 23(5): 445–454

Glicken, A.D. and Merenstein, G.B. (2007) Addressing the hidden curriculum: understanding educator professionalism. *Med Teach.* 29(1): 54–57

Gofton, W. and Regehr, G. (2006) What we don't know we are teaching: unveiling the hidden curriculum. *Clin Orthop Relat Res.* 449: 20–27

Hafferty FW. (1998) Beyond curriculum reform: confronting medicine's hidden curriculum. *Acad Med.* 73(4): 403–407

Hafler, J.P., Ownby, A.R., Thompson, B.M., et al. (2011) Decoding the learning environment of medical education: a hidden curriculum perspective for faculty development. *Acad Med.* 86(4): 440–444

Hammond, S.M., O'Rourke, M., Kelly, M., Bennett, D., and O'Flynn, S. (2012) A psychometric appraisal of the DREEM. *BMC Med Educ.* 12: 2

Harden, R.M. (2001a) In: Dent, J.A. and Harden, R.M. (ed.) *A Practical Guide for Medical Teachers*. Edinburgh: Churchill Livingstone.

Harden, R.M. (2001b) The learning environment and the curriculum. *Med Teach.* 23(4): 335–336

Holt, M.C. and Roff, S. (2004) Development and validation of the Anaesthetic Theatre Educational Environment Measure (ATEEM). *Med Teach.* 26(6): 553–558

Hutchins, E.B. (1961) The 1960 medical school graduate: his perception of his faculty, peers, and environment. *J Med Educ.* 36: 322–329

Hutchinson, L. (2003) Educational environment. *BMJ.* 326(7393): 810–812

Isba, R. (2009). *DREEMs, myths, and realities: learning environments within the University of Manchester Medical School.* PhD thesis. University of Manchester, Manchester

Isba, R. and Boor, K. (2011) Creating a learning environment. In: Dornan, T., Mann, K., Scherpbier, A., and Spencer, J. (eds) *Medical Education: Theory and Practice* (pp 99–114). London: Elsevier, Churchill Livingstone.

Jackson P. (1968) *Life in Classrooms*. New York: Holt, Rinehart and Winston

Jakobsson, U., Danielsen, N., and Edgren, G. (2011) Psychometric evaluation of the Dundee Ready Educational Environment Measure: Swedish version. *Med Teach.* 33: e267–e274

Jiffry, M.T., McAleer, S., Fernando, S., and Marasinghe, R.B. (2005) Using the DREEM questionnaire to gather baseline information on an evolving medical school in Sri Lanka. *Med Teach.* 27(4): 348–352

Jordanova L. (1995) The social construction of medical knowledge. *Soc Hist Med.* 8(3): 361–381

Kaufman, D.M. (2003) Applying educational theory in practice. *BMJ.* 326(7382): 213–216

Lave, J. and Wenger, E. (1991) *Situated Learning: Legitimate Peripheral Participation*. Cambridge: Cambridge University Press

Lave, J. and Wenger, E. (1999) *Communities of Practice: Learning, Meaning, and Identity*. Cambridge: Cambridge University Press

Lempp H, Seale C. (2004) The hidden curriculum in undergraduate medical education: qualitative study of medical students' perceptions of teaching. *BMJ.* 329(7469): 770–773

Liaison Committee on Medical Education (2012) Standards for Accreditation of Medical Education Programs Leading to the M.D. Degree. http://www.lcme.org/functions.pdf Accessed 20 March 2013

Mann, K.V. (2002) Thinking about learning: implications for principle-based professional education. *J Contin Educ Health Prof.* 22(2): 69–76

Marshall, R.E. (1978). Measuring the medical school learning environment. *J Med Educ.* 53: 98–104

Maslow, A.H. (1943) A theory of human motivation. *Psychol Rev.* 50: 370–396

Masson, C. and Brazeau-Lamontagne, L. (2006) Paradigms, emperor's clothes syndrome, and hidden curriculum: how do they affect joint, bone, and spine diseases? *Joint Bone Spine.* 73(6): 581–583

Maudsley, R.F. (2001) Role models and the learning environment: essential elements in effective medical education. *Acad Med.* 76(5): 432–434

Mayya, S. and Roff, S. (2004) Students' perceptions of educational environment: a comparison of academic achievers and under-achievers at Kasturba medical college, India. *Educ Health (Abingdon).* 17(3): 280–291

McAleer J. (2012) *What are the medical student interactions within the closed, dynamic system of a small medical school?* MSc (research) Thesis. Lancaster University, Lancaster

McKendree, J. (2009) Can we create an equivalent educational experience on a two campus medical school? *Med Teach.* 31(5): e202–e205

Miles, S., and Leinster, S.J. (2007) Medical students' perceptions of their educational environment: expected versus actual perceptions. *Med Educ.* 41(3):265–272

Moos, R. H., and Trickett, E. J. (1974) *Classroom environment scale manual.* Palo Alto, CA: Consulting Psychologists Press

Morgan, D.L. (2007) Paradigms lost and pragmatism regained. Methodological implications of combining qualitative and quantitative methods. *J Mixed Methods Res.* 1(1): 48–76

Nunnally, J.C., Thistlethwaite, D.L., and Wolfe, S. (1963). Factored scales for measuring characteristics of college environments. *Educ Psychol Measurement.* 23(2): 239–248

Pace, C. R. (1963) *CUES: College and university environment scales: Technical manual.* Princeton: Educational Testing Service

Pace, C.R. (1969) *The College and University Environment Scales.* Institutional Research Princeton, NJ: Program for Higher Education, Educational Testing Service,

Peterson, R.E. (1970) *The Crises of Purpose: Definition and Uses of Institutional Goals.* Princeton, NJ: Educational Testing Service

Price, B. (2004) Mentoring learners in practice: evaluating your learning environment. *Nursing Standard.* 19 (5): Number 2

Rhodes James, R. (1987) Anthony Eden. London: Macmillan, . p. 328

Roff, S. and McAleer, S. (2001) What is educational climate? *Med Teach.* 23(4): 333–334

Roff S, McAleer, S., Harden, R.M., et al. (1997) Development and validation of the Dundee Ready Education Environment Measure (DREEM). *Med Teach.* 19(4): 295–299

Roff, S., McAleer, S., Ifere, O.S., and Bhattacharya, S. (2001) A global diagnostic tool for measuring educational environment: comparing Nigeria and Nepal. *Med Teach.* 23(4): 378–382

Roff, S., McAleer, S., and Skinner, A. (2005) Development and validation of an instrument to measure the postgraduate clinical learning and teaching educational environment for hospital-based junior doctors in the UK. *Med Teach.* 27(4): 326–331

Roth, L.M., Severson, R.K., Probst, J.C., et al. (2006) Exploring physician and staff perceptions of the learning environment in ambulatory residency clinics. *Fam Med.* 38(3): 177–184

Rotthoff, T., Ostapczuk, M.S., de Bruin, J., Decking, U., Schneider, M., and Ritz-Timme, S. (2011) Assessing the learning environment of a faculty: Psychometric validation of the German version of the Dundee Ready Education Environment Measure with students and teachers. *Med Teach.* 33: e624–e636

Spooner, N.A., Cregan, P.C., and Khadra, M. (2011) Second Life for medical education. *eLearn Magazine*. September 2011

Standing Committee for Postgraduate Medical Education (1991) *Improving the experience. Good practice in senior house officer training. A report on local initiatives.* London: SCOPME

Till, H. (2004) Identifying the perceived weaknesses of a new curriculum by means of the Dundee Ready Education Environment Measure (DREEM) Inventory. *Med Teach.* 26(1): 39–45

Till, H. (2005) Climate studies: can students' perceptions of the ideal educational environment be of use for institutional planning and resource utilization? *Med Teach.* 27(4): 332–337

Treagust, D.F. and Fraser, B.J. (1986) Validation and Application of the College and University Classroom Environment Inventory (CUCEI). Paper presented at the Annual Meeting of the American Educational Research Association. http://www.eric.ed.gov/PDFS/ED274692.pdf Accessed 2 April 2012

Trevitt, C. and Highton, M. (2011) *'Learning environment'—the context in which learning takes place.* Oxford Learning Institute, University of Oxford. http://www.oucs.ox.ac.uk/ltg/teachingwithtechnology/learningenvironment.pdf Accessed 2 April 2012

Turbes, S., Krebs, E., and Axtell, S. (2002) The hidden curriculum in multicultural medical education: the role of case examples. *Acad Med.* 77(3): 209–216

University of Southampton (2003) https://www.commonlearning.net/audit/docs/Learning_Environment_Version_4.pdf Accessed 30 March 2012

Varma, R., Tiyagi, E., and Gupta, J.K. (2005) Determining the quality of educational climate across multiple undergraduate teaching sites using the DREEM inventory. *BMC Med Educ.* 5(1): 8.

Wear, S. (2008) Challenging the hidden curriculum. *J Gen Intern Med.* 23(5): 652–653

Whittle, S.R., Whelan, B., and Murdoch-Eaton, D.G. (2007) DREEM and beyond; studies of the educational environment as a means for its enhancement. *Educ Health (Abingdon).* 20(1): 7.

Woolf, K., Patel, S., Potts, H.W.W., and McManus, I.C. (2012) The hidden medical school: how social networks form and how they influence learning. *Med Teach.* 34(7): 577–586.

第 3 部分

身份 Identity

第 10 章

身份、自我和医学教育 Identities, self and medical education

Lynn V. Monrouxe

译者：张巍瀚 审校：杨 萌 于 晨

一旦学生被医学院录取，培养中的一项重要内容就是其医师身份的形成。

Cynthia Whitehead

摘自：Cynthia Whitehead，'The doctor dilemma in interprofessional education and care：how and why physicians will collaborate？'，Medical Education，41，10，p. 1010，copyright 2007，with permission from the Association for the Study of Medical Education and Wiley.

身份的理论视角

你是谁？这是一个看似简单明了，但却具有欺骗性的问题。你可以同时具备多重身份①，包括生物性的、个人的、家庭的、社会的、历史的、职业的、情境的和关系的身份（Schwartz et al.，2011；Tsouroufli et al.，2011）。因此，你可能是高加索人，可能是女人，你可能聪明、机智、自信，你可能是别人的姐姐，可能是孩子的母亲，还可能是医师等——人的每个身份都处于不同层面上，并且彼此交融。有时候，某人的一种或多种身份显著突出，弱化了其他身份（图 10.1）。

图 10.1 身份

① "同一性""身份""认同"在英文中都可用 identity 表达。——译者注

所以，当我们停下来思考身份的概念时，就会出现许多重要的概念性问题。这里概述了一些内容，详见框 10.1。对于一位社会行动者来说，在这世上存在意味着什么，有观点不同，于是便产生了这些截然不同的概念性问题。正如 Smith 和 Sparkes（2008，pp. 5-35）所强调的那样，这些不同的观点处于一个连续统一体上，一端是丰富的个体（心理）和单薄的社会关系视角下的身份与自我，另一端则依托于单薄的个体和厚重的社会关系视角下的理解。

这些观点并不相互排斥，可以看作对同一现象在个人层面、关系层面和集体层面等不同层面的理解（Schwartz et al.，2011），就像

框 10.1 关于身份的问题

拥有身份意味着什么？

我们可以拥有身份吗？

身份是产物还是过程？

身份是由个人发掘出来的还是在社会互动环境中创建（或共同创建）出来的？

个人身份是稳定、固定的，还是根据情景不同而可塑的、可变化的？

在定义身份时，身份是否主要与一个人的个人自我相关？关系自我、历史自我、集体自我、职业自我是否同样重要或更重要？

我们用一台相机的不同镜头（如微距、广角和微型镜头）来观察事物一样。换一种说法，在谈论到自我和身份时，Leary（2004，pp. 1-3）借鉴了能知的自我（self-as-knower）、主我（自我意识，self awareness）、自我认识（self-as-known）以及决策者自我（self-as-decision-maker）、行动者自我（self-as-doer）的隐喻——这些隐喻都置于一个相对丰富的关于自我和身份的相对厚重的个体视角中。而Bamberg等（2007，pp. 1-8）更喜欢使用发言者自我、叙述者自我（self as-speaker or narrator）这两个隐喻。

因此，为了研究医学教育中身份的概念，我们应该首先从身份理解的不同层次入手（图10.2）。如果没有这些基础，医学教育中“身份”就有可能沦为一个过于宽泛、理论不足的概念。的确，有人认为，在其他领域，“identity”（身份）一词已被用来描述过多的概念，以至于对该词的过度使用使其失去了意义（Brubaker and Cooper，2000，pp. 1-47）。

但是，需要注意的是，在一个章节中阐明所有关于身份的理论和实证方法几乎是不可能的，这里将会有所省略，并且所涉及的部分必定是概述而不是详述。此外，除了使用包含或可能会受益于考虑身份问题的一系列医学教育研究，我也引用了我自己在这方面的研究。其原因无他，只是我想尝试在医学教育中理解身份问题。我同时借鉴了一系列不同的理论方法，借以在医学教育中提供这些观点的具体示例。然而，在准备本章的过程中，我看到了比以前我所了解的更多的关联、联系和未来的可能性。因此，我希望这篇概述也能为身处在身份认同理论和研究迷雾中的人提供一些清晰的思路。

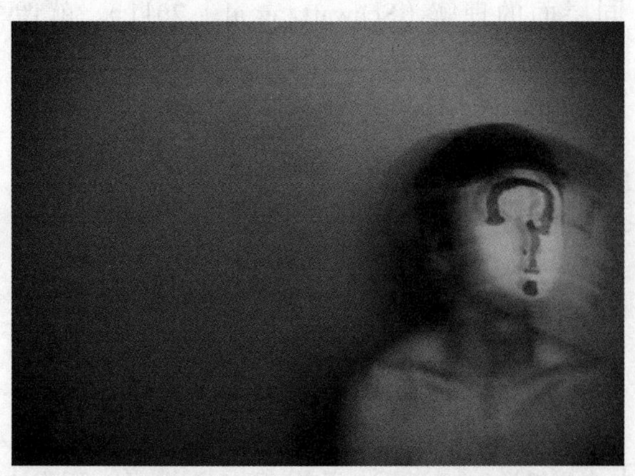

图10.2 身份
由Jasmine Monrouxe提供，经许可转载

身份的个人视角

本部分重点讨论个人视角下的身份和身份形成理论，尤其是作为能知的自我（self-as-knower）和自我认识（self-as-known），但我们一定不能忽略社会-关系力量的影响作用。的确，爱利克·埃里克森（Erik Erikson）在其开创性生命周期理论中，确定了按时间顺序排列的自我成长的八个阶段（Erikson，1959），成为许多个体身份理论的先驱。但在成长的每个阶段，埃里克森强调个人与社会环境的相互关联和由此产生的社会心理危机。所以，个人不仅仅要适应社会，受其影响，还要与其相融。而且，对个人和社会的这种理解贯穿于新埃里克森身份理论中（Blasi，1980，1983；Marcia et al.，1993）。

因此，使个人观点具有个体性的因素，不一定是他们对于心理过程高于社会过程的主张，而是身份的认知状态——他们对待知识和身份认知的方式。身份的个人视角表明，身份存在于一个人的脑海中，因此可以是一个可知的事实。在这种视角下，实证研究面临的挑战是如何最好地衡量身份在某些方面的存在（取决于所采用的具体理论）。

成年初期和同一性发展：Marcia的“同一性状态”理论

埃里克森（Erikson，1968）认为将同一性与角色混淆是青春期的核心危机。但是，在工业化社会中，青春期有所延长：在18～25岁（即所谓的成年初期），大多数人都在进行同一性探索（Arnett，2000），也有许多人进入医学院并成为医师。在这个视角下，对同一性的探索主要围绕爱情、工作、世界观这三个方面，我们会探索生活的各种可能性，并逐渐坚定，不会轻易改变。

Marcia（1966，pp. 551-558）开发了一种半结构化访谈，他称之为同一性状态访谈，以研究人们在工作和意识形态建构领域（如宗教或政治领域）进行了多少探索。据此做出四个迥异的个人群体分类：具有较高承诺度的同一性获得者和同一性闭锁者，承诺度较低的同一性延缓者和同一性混乱者（Marcia，1966）。这四个类别并非先后顺序，而是指不同状态的个人。同一性获得者通过个人探索拥有了强烈的、持续的、连贯的自我意识。尽管对别人的观点很敏感，但他们知道自己是谁，将要去哪里，并且不容易动摇。同一性获得者与同一性延缓者形成对比，后者在努力确认自己身份的过程中，会进行很长一段时间的沉思。有些人可能会无限期地保持这种状态，而另一些人则会继续在同一性获得中做出坚定的承诺。被归入同一性闭锁状态的个体对自己的同一性显得很坚定，但他们的同一性由身边的人规定，因此他们被视为顺应者而不是探索者。他们通常没有经历过探索期，所以难以接受或认清其他立场。最后，还有一些人被归为同一性混乱者。这些个体之间的共同点是他们缺乏探索和承诺，这使他们变得具有适应性和可塑性，向他人寻求参考，甚至有的人会感到孤立和无意义。

在许多国家，医学生从 17 岁或 18 岁开始进入本科阶段。从青春期晚期进入成年初期带来了重大的发展变化和挑战，因为年轻人开始发展他们的能力、态度和价值观，并在一套复杂的社会、文化和历史背景下向成年早期过渡（Arnett，2000；Erikson，1968）。因此，成年初期的发展任务包括在个人和社会层面上形成身份认同；在社会中扮演更高要求的角色；在新的角色中找到个人意义和目的，并在生活中为履行这些角色做出必要的改变。

所以，从个体的角度来看，医学教育家不妨思考一下青少年晚期的认知状况和在社会中的发展，以及这如何影响包括道德同一性在内的同一性形成的各个方面。然而，人们对此关注甚少。已有少数研究表明，在临床前学习阶段结束时，一些学生的同一性仍然可以被归类为混乱型或表现出暂时性的身份认同（Niemi，1997）。但在他们第一年的实习期结束时（平均年龄 26.5 岁），没有一个人处于同一性混乱中，约有一半的人同时处于同一性获得和同一性闭锁中（Beran et al.，2011）。对于约有 50% 的临床学生被归入同一性闭锁型，很多医学教育工作者可能不会感到震惊，但是这一调查结果意义重大。这些学生似乎在没有积极探索其他职业方向的情况下决定投身于医学事业。根据相关理论，虽然这些学生不太可能对自己的职业选择感到焦虑，但是他们做出的选择可能无意义，未来也可能经历认同危机（Marcia et al.，1993）。

与同一性延缓和同一性混乱相比，在同一性获得和同一性闭锁状态下，个人的压力和焦虑较少，这很可能是因为不同个体理解承诺（commitments）的方式存在差异。无论是个体视角的同一性还是互动视角的同一性，许多视角的同一性观点都源于一致性：个体的动机是创造一个看起来一致的、合乎逻辑的世界。在这个世界里，他们希望塑造稳定和一致的自我形象。而经历过同一性混乱或延缓的人不太可能塑造这样的自我形象。

最近，Helmich 等（2012）采用叙事访谈法考察了 17 名一年级医学生在医院和疗养院的早期实习经历。他们的分析产生了四种范式，这四种范式在情感谈话、意义和身份认同方面都显示出差异，每个范式都与 Marcia 的同一性状态范式有相似之处：感到不安（与同一性混乱有关）、遵从（与同一性闭锁有关）、发展（与同一性延缓有关）和参与（与同一性获得有关）。对于 Helmich 等来说，其研究范式超越了 Marcia 的范式，因为他们“更明确地考虑到学生在发展新生的职业认同过程中的社会和文化背景”（Helmich et al.，2012）。的确，未来研究医学教育中的同一性问题，必须明确考虑学生学习的社会和文化背景。

自我验证理论与身份协商

如前一节所述，一致性是同一性形成中的一个核心概念，它涵盖了众多不同的理论方法。自我验证理论的实质是，我们更希望别人对我们的看法与我们对自己的看法保持一致，并且我们会寻求相应的反馈（Gomez et al.，2009a，b；Swann，2012；Swann et al.，2009，2000）。所以，持有积极的自我观点的人会设法强化积极性，而持有消极的自我观点的人会设法强化消极性（Swann et al.，2009）。这种自我验证是通过身份协商的过程实现的，正是这种互动过程有助于塑造、展示和维护个体和群体同一性（Gomez et al.，2009b；Swann，2012）。

根据这个观点，当我们创造自我验证的社交世界时，我们可能会使用包括身份线索在内的一系列手段。这些身份标志和符号是可见的，例如我们的着装方式、行为举止，甚至是我们通过网络身份向他人展示自己的方式（例如，通过使用一致的自我标签和社会信息的数字组织，使人们知道我们的可靠或杰出，这一过程被称为深描）（Ma and Agarwal，2007）。最近对医学生网络行为的调查研究显示，随着学生开始形成自己的职业认同，他们在网上初步建立了新的身份，“不能因为我们恰好进入这个行业，就完全割舍掉自身，但我们可以用更好的方式来呈现自己”（我的重点：Chretien et al.，2010，p. S69）。因此，我们可以通过长期对自己的潜移默化的还原，进而保持身份的一致性和连贯性。

这种微妙的还原可能连我们自己都注意不到，因为自我验证的另一个过程就是发现不存在的证据。自我评价可以在注意力、回忆和解释等层面影响信息处理过程。例如，实验研究表明，具有积极自我评价的人会花费更长的时间阅读他们认为积极的评价（并回忆起更多的积极说法），而那些具有消极自我评价的人的行为与他们预期为消极的评价表现得相似（Swann，2012）。

然而，虽然这些表现、注意力、编码和回忆的过程可能会通过一致的确认证据来巩固我们的自我评价（Swann et al.，2003），但对于那些拥有消极自我评价的苦苦挣扎的医学生来说，又该怎么办呢？在医学教育中，我们可能认为自我评价的特性是某种自我修复的过程。尽管这一领域的理论化汲取了认知、情感和社会文化领域的知识（Winston et al.，2010），但加入身份理论中发展的知识，特别是自我验证的概念，将有助于进一步理解身份发展的过程，尤其是在获得反馈和进行修复等方面。这种发展理论也会有助于打破学生可能陷入的自我验证循环的困境（Swann，1996）。

关注自我验证和身份问题不但对个人产生影响，也会对人际交往和社会产生影响。纵向研究表明，在人际交往层面，成功的自我验证可以提高小组工作的投入程度，并创造一个安全的环境，在这个环境中针对问题能够提出创造性的解决方案（Polzer et al.，2002；Swann et al.，2000）。这对医学教育中的小组工作具有显著意义。在社会层面，有证据表明成功的自我验证可以减少社会刻板印象。这样，人们会被视为个体，而不是社会群体的代表性成员（Swann et al.，2003）。

个人身份与道德自我

继续从个人角度出发，探讨更具体的身份认同层面（特别是作为决策者自我和行动者自我）问题。道德认同被视为医学教育中理解身份认同的一个关键领域，因为它处于“道德发展和身份认同形成的交叉点”（Hardy and Carlo，2011，p. 495），即一个人的道德认同被看作在道德推理（我们认为正确或错误的东西）和行为之间运行的动力。确实有研究表明，道德推理不能很好地预测道德行为，一个人可以在道德推理能力方面出类拔萃，却在行为方面犯下道德错误。同样地，表现出高尚的道德行为的人，其道德推理可能并不成熟（Blasi，1980；Colby and Damon，1992）。这样的研究发现给目前依靠情景判断测验来衡量道德能力和行为的举措蒙上了一层阴影。

然而，道德行为与道德认同与社会情境都有联系，并在个体性格视角（Blasi，1980，1983）、社会认知视角（Lapsley and Narvaez，2004）和社会学互动视角（Hitlin，2011；Mead，1934）中进行了理论化。从个体性格视角来看，在新埃里克森身份理论框架下，Blasi的自我模型（Blasi，1983，pp. 178-210）揭示了道德推理与行为的脱节。Blasi强调了促成道德行为的三个关键方面：责任、道德认同和自我一致性。所以，在任何道德行为发生之前，我们必须首先承担起行为的责任——不仅是为对方，也是为我们自己。此外，道德认同应该是体现自我的一个核心原则，我们视自己为有道德的人，并通过自我一致性的驱动力来维护这一观点。

根据 Blasi 的观点，个体围绕着构建身份以及对自己身份的主观体验所产生的具体问题是不同的（Blasi，1983，pp. 178-210）。随着主体同一性的成熟，它更加以我们的自我意识为中心，更加有条理，更加关注内在价值和目标（而非表象），我们获得了更强烈的主导感。当主体同一性成熟时，我们同时会产生强烈的自我一致性需求，然而现实与理想的偏差会导致强烈的负面情绪。的确，有人认为道德认同的最强形式可以在道德榜样身上看到，他们是自我意识和道德目标完全统一的人，因此他们的个人利益是对与错的同义词，以至于“实现一个人的成就意味着实现另一个人的成就”（Colby and Damon，1992，p. 300）。

与道德认同的个体性格视角相反，社会认知视角将道德认同视为认知模式（例如，我们心中的自我、情境和关系的表征）、情感反应和情境影响之间的相互作用。人们以此推测，最容易获得的模式很可能是那些对我们最重要的模式（Lapsley and Narvaez，2004）。这种可获得性使我们能够自动对身边的事件做出反应，即所谓的道德专长（Narvaez and Lapsley，2005）。有人认为，从这个角度来看，道德榜样之所以成为模范，并不是因为自我意识和道德目标的统一。这些榜样的道德行为的确定性和直接性可能是由于他们拥有丰富的可获得的道德模式系统（Lapsley and Narvaez，2004；Narvaez and Lapsley，2005）。

可能身份与道德自我

令人惊讶的是，可能身份的理论概念在医学教育领域很少受到关注。可能身份理论受到一系列理论的影响，包括新埃里克森主义、社会认知理论和传记叙事视角的理论。在这些视角下，我们未来的身份被视为自我概念的一部分，聚焦于我们可能成为谁的问题。

可能身份包括我们可能成为谁的一系列个人暂定“理论”。我们实现特定身份的可能性，是基于我们是否认为自己可以成为那个人，应该考虑到我们的社会文化地位、才能、个人特征，以及我们准备为实现目标而努力的程度。因此，未来身份超越了第一人称单数的“我”的身份（我渴望成为谁），而走向了更多的社会性的第一人称复数的“我们”的身份（像我这样的人渴望成为谁）。从这一社会视角来看，性别、种族、社会文化和社会经济身份的交叉点就凸显出来了（Tsouroufli et al.，2011）。此外，可能身份既包括积极身份，也包括消极身份，二者都会影响我们基于身份的动机行为。所以，有人认为，根据自我一致性概念，从这种面向未来的自我角度出发，我们会用未来身份评价现在的行为，而这些未来身份会直接促使我们采取某些行动（Oettingen and Mayer，2002）。此外，关于远期未来的想法很可能激活一种强烈的愿望，即成为真正理想的自我，而关于近期未来的想法则会暗示我们成为更有用和务实的自我。同时，情境的力量对人们是否按照真实的、内在的自我行事具有抑制作用（Kivetz and Tyler，2007）。此外，研究表明，一个人一旦形成了一种可能身份，并对此坚定不移，就不愿意对自己降低要求或完全放弃它（Carroll et al.，2009）。

因此，从可能身份的角度看，医学教育者不妨考虑这些方面，如医学生在本科教育的不同时期可能持有的身份范围，它们之间的交集如何？这些身份的来源是什么？以及它们在多大程度上是近期的（我要成为一名优秀的学生）或远期的（我要成为一名优秀的外科医师）？在这个框架内，我们可能会提出的具体问题包括：学生在何种程度上会感觉到实现自己的未来身份与当下行为有联系？情境因素在多大程度上影响近期和远期的未来身份？换言之，学生的未来身份对其基于身份的奋斗动机有多大的暗示作用？这种作用的强度受哪些因素的影响？在这种情况下，一个具体的问题是“医学生在什么情况下，以及如何用未来身份解释他们在坚持或违反专业标准事件中的行为？”（Monrouxe and Rees，2011）。对理想中的未来身份表达背后的因素有更细致的理解，可能会使医学教育者促进处于困境中的学生对于道德行为的渴望。此外，在面对困境时鼓励学生的道德行动，不仅有利于患者照护，也会对学生的幸福感产生积极影响。研究表明，现实与理想自我的差异，即与理想的未来自我相悖的行为，会导致人们产生消极的情绪状态，如沮丧和焦躁（Gramzow et al.，2000），这进一步揭示了学生在专业困境后的道德困扰（Monrouxe et al.，出版中）。

身份的社会或语境视角

虽然本章不可能囊括所有的理论，但在上一节中，我们主要从新埃里克森身份理论的角度思考了关于身份概念的一系列独特方法。虽然这种理论优先考虑个体自我（在认知方面），但同时也承认个人与社会之间的相互联系。现在，我们进一步思考身份的社会属性及一系列相关理论。这些理论倾向于将身份概念化，认为身份是通过话语和“人为构造”（artefact）建构起来的，而不将其视为自我的基本属性。从这个角度来看，身份不是我们所拥有的东西，而是我们所做的事情。这类似于Bamberg等（2007，pp. 1-8）提出的陈述或叙述者自我的隐喻。此外，由于语境在塑造自我和身份方面起主要作用，身份和自我被概念化为复数形式。这些主要以话语为基础的理论将身份概念化为个人在流动和动态变化过程中进行身份相关工作时的身份。换言之，通过对话语的分析，我们可以理解人们是如何建立自己的身份的。

身份叙事理论

身份叙事理论是最复杂的理论之一。有时采用厚重的个体和单薄的社会关系视角，有时又提出厚重的社会关系和单薄的个体立场（Smith and Sparkes，2008）。此外，个别研究者往往不清楚自己在连续体中的位置，同一个研究者在不同的时间会采用不同的视角，而且随着时间的推移可能会在不同的视角之间摇摆不定（Smith and Sparkes，2008）。

在这一传统中，研究者们对叙事的内容也存在分歧：叙事是否必须包含某些结构性成分（Labov，1997；Labov and Waletzky，1967）；叙事是否必须是所谓的在访谈中收集宏大的故事，即自传性叙事（Frank，1995；Smith，2002；Wengraf，2001）；或者叙事是否也可以是我们在互动情境中瞬间发现的、清晰的小故事（Bamberg，2006；Monrouxe，2009a，b；Monrouxe and Rees，2011；Monrouxe and Sweeney，出版中；Wortham and Gadsten，2006）。此外，虽然许多人认为叙事行为既是一个认知意义的建构过程，也是我们创造身份的一种手段，但越来越多的人认为，叙事的作用十分重要，它整合生活的各个方面，为本质上自然不连贯和无规则的一系列事件创造了连贯性。

叙事的连贯性被认为是讲故事时的艺术创作，有益于提高个人的幸福感（Frank，1995；Smith and Sparkes，2002）。此外，可能与这种幸福感相关的是，传记叙事不仅被某些人认为是自我定义的角色，叙事身份也成为“我们赖以生存的故事”（McAdams，1993）。然而，从小故事角度出发的研究者认为，这样的概念夸大了自我和身份意识的时间维度，同时淡化了身份话语实践的互动和文化作用，以及身份是如何在互动中共同创造的过程（Georgakopoulou，2006）。

结构理论

本节首先从叙事学的角度来思考叙事结构理论。叙事学家试图从叙事的组成部分来理解叙事的内部结构，如：

- 神话故事和流派（Frye，1957）
- 叙事情节的常规元素（如动作、场景、演员）（Bruner，1990）
- 常见条目的时间结构——从解释背景和行动者开始，到解释发生了什么事（以及为什么），再以对事件的评价和解决结束（Labov，1972，1997；Labov and Waletzky，1967）
- 日常会话中互动性叙事的成分，如故事的可叙述性、我们是否在暗指以前讲过或听过的故事，或者我们是否将故事推迟到下次再讲（Ochs and Capps，2001）

然而，叙事学家这样做不仅是为了理解叙事本身的形式，也是为了理解叙事背后的目的，即叙事告诉我们的关于身份表演和身份扮演的内容。本节重点介绍拉波夫（Labov）提出的最著名的叙事结构理论（Labov，1972；Labov and Waletzky，1967）。

在叙事形式上，拉波夫提出，叙事通常始于情况介绍，向听众介绍故事中的行为者以及这些行为者的时间、地点和初始行为（Labov，

1972）。介绍完初始情况后，叙事就会进入复杂的阶段——发生了什么事——以及最值得报告的事件。然后，在找到解决方案之前，叙述者会评价此事件，并通过结尾将听众带回此时此地。有时，在叙述之前会有一个摘要，用来总结故事及要点（Labov，1972）。

拉波夫（1997，pp. 395-415）在进一步提出叙事的社会行动和身份形成的假设的过程中，阐述了叙事形式的问题，即我们如何运用叙事的问题，特别是在以下问题上：

- 叙事的可报告性（叙述者如何通过为听众创造足够有趣的叙述来证明讲故事所需的互动空间是合理的）
- 可信度（叙述者如何建立可信度）
- 因果关系
- 何时褒，何时贬

了解叙述者如何把握褒贬是叙事分析的一个重要方面，并与围绕道德认同的问题相互联系。为了使叙事具有可报告性，叙述者通常会提及冲突问题。在这种情况下，叙述者常常被迫以积极的方式来描绘自己，突出自己的道德。因此在叙述中，他们会关心自己对事件中的权责划分[①]是否合理。其中一种方式是通过将叙事中涉及人物的两极分化来实现的：主角遵守道德标准（或至少努力做到这一点），而反派则违反道德标准（或试图阻止主角成为道德高尚的人）（Labov，2004；Monrouxe and Rees，2011）。此外，塑造这些角色的方式是很微妙的。比如，叙述者通过他人和自己表达话语和思想的方式、叙述者在讲故事时表达自己对事件褒贬态度的方式（Holt，1996；Labov，1997，2004）。

因为结构理论通常与其他叙事理论结合使用（Riessman，2008），所以叙事学的视角可以作为分析医学生叙事身份的出发点（Monrouxe，2009a，2010；Monrouxe and Rees，2011；Monrouxe and Sweeney，出版中）。

自传的过去和想象的未来

一些整体论者认为，叙事身份是自我不断发展的故事：我们从哪里来，我们要往哪里去。这些理论观点与前面提到的身份理论有着相似的内涵。然而，在叙事框架下，理论重点在于我们叙述一个连贯的生活故事的动机，而不是我们做出连贯的行为方式的动机。在这个框架内，我们为自己和他人构建了一个故事，让我们的生活变得有意义，随后将其内化为本质的自我（essential self）（Diaute and Lightfoot，2004；McAdams，1993；Ricoeur，1992）。我们构建的故事有很强的时间维度，向后追溯到我们的过去，向前延伸到我们的未来（Riessman，2003）。而在构建我们的叙事时，我们会考虑到特定的受众，并在特定的背景下与听众互动，因为我们知道“前事之鉴，后事之师”的道理（Ewick and Silbey，2003，p. 1343）。McAdams 精辟地写道，“在完整的环境、场景、人物、情节和主题的辅助下，叙事身份将一个人对个人过去的重构与想象中的未来结合在一起”（McAdams，2011，p. 100）。我们提供这样的关于自我发展的个人陈述，同时进行道德承诺（moral commitment）的口头解释（而非内在动机）——围绕着工作、爱情、我们是谁、我们将成为谁等主题。

叙事学上的想象的未来概念和心理学上的可能身份概念之间的区别是一个重要的问题，产生区别的基础在于两个不同学科看待知识和认识的本质的程度。正如前文所强调的，从心理学视角我们可以知晓一个人的真实自我，而叙事方法则倾向于关注身份的构建方式。因此，在许多叙事理论中，当我们试图与过去建立联系，为我们的未来做出强有力的道德选择时，推动叙事一致性（narrative coherence）是至关重要的。因为我们无法预见未来，所以我们的叙事身份有可能被打乱。我们的生活可能会被“剧情突变或转变性事件”（Charon and Montello，2002，p. xi）扰乱，即 Arthur Frank（1995）所说的疾病的“叙事残骸”。因此，疾病被视为一种“故事召唤”，在这种召唤中，“故事必须修复疾病对患者主观世界的伤害，即疾病对患者目前生活和未来发展的影响”（p. 53），从而恢复患者的自我一致性。此外，Frank 认为，为了防止自己的身体成为医学的领土（或称“临床材料”）（Frank，1995，p. 12），人们讲述自己的患病故事，以重新获得

① 即褒贬把握。——译者注

具有未来自我意义的人（而不是患者）的身份。

同样，有人认为，在医学教育领域，学生在医学院的负面经历可以被视为一种叙事残骸，这种经历可能会带来对故事的召唤（Monrouxe and Sweeney，出版中；Shapiro，2009）。这种经历的范围包括学生第一次目睹患者死亡（Monrouxe，2009b；Monrouxe and Sweeney，出版中）、目睹或参与他们认为邪恶或不道德的事情（Monrouxe and Rees，2011；Rees and Monrouxe，出版中）。面对这种经历，学生印象中关于医师的概念——医师是什么、做什么、能做什么，也是学生们期望和想象的未来，包括他们所向往的价值观和行为——可能会破碎（Monrouxe，2009a，2010；Monrouxe and Rees，2011；Monrouxe and Sweeney，出版中；Rees and Monrouxe，2010）。有时，学生叙述烦恼的经历有助于理清那些与个人"意识形态"或看法相冲突的事件，这可以看作医学教育中抵制学生"扁平化"和"殖民化"，凸显他们自己的个性和人格特点的一种方式（Shapiro，2009；Takakuwa et al.，2004）。

互动定位理论、小故事和话语

定位理论学者关注的是，人们如何在互动中通过表明与特定主导叙事或主导话语相关的立场以及这些话语可能受到的对话者质疑来共同构建身份（Bamberg，2003；Davies，2001；Wortham and Gadsten，2006）。所以，对自我和他人的定位通常产生于对话中，并通过小故事，即日常的互动叙事活动进行，如正在发生的事件、未来的事件、假设的事件、对话者共同参与的事件、对过去事件的提醒、推迟和拒绝讲述（Bamberg，2006；Georgakopoulou，2007；Monrouxe，2009b）。虽然我们利用上述活动阐明立场，但我们也会捍卫和改变立场。此外，我们对他人的定位也是如此，比如他人可以是错误的、无能的、不道德的或者只是无知的。而这样的定位是随着一个展开的叙事建立起来的，叙事使我们能够理解为什么叙述者会产生这样的定位。

以医学生的叙事为例。医学生讲述了一个小故事，一位外科顾问医师残酷地告知患者很可能患有无法手术治愈的癌症，导致患者突然出院（Monrouxe and Rees，2011）。这位顾问医师被定位为一名优秀的外科医师（尽管这仅限于他的技术水平而非人际交往能力）。叙述者被定位为一个敏锐、聪明、知识渊博、富有同情心、听话、受益于一位热心的教育者的三年级学生。而患者被描述为一个无辜、天真的受害者（Monrouxe and Rees，2011）。在讲述中，通过学生的意义解读和叙述过程产生和维持了以上社会性定位，故事在她要为外科医师的行为承担责任处达到高潮（因为顾问医师的教导导致她忽视了患者照护；因为她已经被教导如何恰当地传达坏消息，而外科医师却反其道而行之）。她说，这给她留下了长期的遗憾。

因此，定位分析有助于揭示人们在叙事性叙述中运用语言宣称自己和他人的某些身份的方式。在叙事性叙述中，定位分析试图将分析的重点从理解具体的叙事［小写"d"的"话语"（discourse）］转向理解该叙事在社会中的意义（大写"D"的"话语"）（Gee，2011，p. 34）。这要通过考虑一些宽泛的问题来实现：故事是关于什么的？宣称了什么身份？故事是如何根植于社会话语中的？在同一层面上，要考虑角色是如何在叙事中建立的，以及是如何通过相互区别来定位的。然后，重点要转向叙述者通过他们在讲述中所采用的语言策略（如间接引语或隐喻）试图达到什么目的。最后，分析者综合考虑以上方面，回答"我是谁？而社会又规定我应该是什么样？"的问题（Watson，2007，p. 347）。

拟剧社会理论

戈夫曼的拟剧论（1959/1990）虽然了放弃了叙事身份的概念，但仍坚持互动话语理论，他认为自我并不是一个独自预先存在的实体，而是在日常社会活动的互动性表演过程中产生的。戈夫曼的基本分析单位不是个体，而是团体，在团体中，角色是通过互动共同创建的（Mead，1934）。此外，表演主要是关于眼前的活动，而不是表演者的特点。因此，从这个角度来看，戏剧分析有助于理解团队如何合作，团队成员是如何通过为自己和他人创造的角色来创造对现实的特定印象的，以及这些角色是如何相互协商和竞争的。

戈夫曼使用台前、幕后、剧本和角色等术语来描述特定场景中发生的事情（Goffman，1959/1990）。他确定了三个[①]主要的场景团队成员角色：为**观众**表演的**表演者**（即导演和演员）和**局外人**。Goffman 还确定了不协调角色（discrepant roles），包括无关紧要的角色（non-person），即“被表演者和观众定义为不在场的人”（Goffman，1959/1990，pp. 150-151）。尽管不协调角色会在表演中出现，但由于不属于团体，因此被忽略。戈夫曼列举了老年人、儿童和患者作为无关紧要角色的例子（Goffman，1959/1990）。

对 Goffman 拟剧论进行简单描述，结合他对团体的关注，我们就可以看到拟剧论在医学教育中的作用。从拟剧论视角看，我们可以提出框 10.2 中归纳的一些问题。

Monrouxe 等（2009，pp. 918-930）已经探讨过医学教育领域临床教学活动中医师-学生-患者三方互动中的团体概念。他们发现医师和学生之间有强烈语言规制的后台谈话使用转变谈话的音量和节奏等副语言，使患者成为听众。事实上，参与者在每次相遇中都扮演了多重角色，包括医师同时扮演导演和观众，学生同时扮演演员和观众，患者同时扮演导演、观众和无关紧要的角色。此外，参与者（患者）有时会通过笑声和有意地以健康人的身份说话，来展示自己健康、积极的过去自我，而不是病态的现实自我，从而对抗分配给他的观众和无关紧要的被动角色（Monrouxe et al.，2009；Rees and Monrouxe，2010a）。

框 10.2 拟剧论的视角

在不同的教育环境中，人们如何展示自己和他人？

每次的表演是由谁来指导的？是如何实现的？

人是如何被构建为观众或无关紧要的人物的？又是如何抵制自己这样的角色的？

后台会发生什么？这是如何实现的？

患者在多大程度上被构建为演出团队成员？

① 见后文黑体字。——译者注

民族方法学：会话分析、成员类属分析和话语分析

民族方法学源自 Harold Garfinkel（1967）的社会学研究方法，是对身份互动框架理论的继承。它是研究我们就地拼凑和再现日常生活特征的方法：作为个人或社会成员，我们不断对世界产生认识，并展示给他人（Garfinkel，1967）。从这一角度出发的研究者从日常事件（包括机构谈话）中获取谈话的录音和文字记录，分析人们的轮流互动，并重点研究谈话是如何进行的、身份是如何相互确立的（Drew，2005）。在民族方法学的基础上发展出了许多不同的理论方法，我们在本节中简要介绍三种理论方法——会话分析、成员类属分析和话语分析。虽然每一种方法都起源于民族方法学，但是这些理论方法的发展过程在很大程度上相互独立，它们之间的区别在于分析谈话的社会世界的相对广泛性和包容性存在差异（在概念上类似前文所强调的大写 D 的话语和小写 d 的话语）。

会话分析（conversation analysis，CA）是三种方法中最严格的方法。它关注的是连续的互动而非个人的谈话，因此可说是只关注互动的共同建构方式。此外，会话分析方法主张任何对身份的诉求，以及可能与这种诉求相关的权力问题，都必须建立在具体的谈话现实中。“应这样看待语境和身份——它们一定是在本地 / 局部产生的、会逐步发展、进一步推展的话，可认为它们会随时转变”（Heritage，2005，p. 111）。学者没有将政治或理论议题强加于手头数据的余地（Schegloff，1992）。然而，对于一些医学教育家来说，这种严格不超越数据，不考虑身份、权力和抵抗等方面的成因问题的立场可能过于狭隘。

虽然会话分析完全关注谈话互动的顺序特征，但它在很大程度上忽略了谈话对象的社会分类，即听众的成员类别（社会身份）。成员类属分析（membership categorization analysis，MCA）的重点是围绕成员类别、成员分类设备（MCD）和成员类别谓词的使用进行分析（Hester and Eglin，1997）。成员类别用来描述人的社会类型分类，例如学生、书呆子、苦读

的学生、装病逃课者、女儿和医师。此外，集体（所谓集体成员类别）和非人实体（如机构）也可以进行分类，例如某医院、医疗系统、中产阶级和社会主义者。在成员类属分析（MCA）中，类别界限的概念非常重要。类别界限制约了成员所预期的活动类型、权利、权益、义务和知识。

在社会中，某些活动只能由特定类别的某些成员进行。此外，某些特征（所谓的自然谓词）与某些成员类别有关。以外科医师这个类别为例。凡是关于外科医师的已知信息都可以被称为与具有此类别标签的个人相关，"于是就有了一系列资源供我们推理、解释和说明过去或现在的行为，或预测未来可能的行为"（Widdicombe，1998，p. 53）。此外，在不同的时间和地点，可以对各类别成员资格进行归因、抵制、承认、否认、展示和忽视，"把事情作为构成人们生活的互动工作的一部分"（Widdicombe，1998，p. 2）。

我们在本节中考虑的最后一个分析视角是话语分析（discourse analysis，DA）。会话分析和成员类属分析主要来自社会学理论，而话语分析则起源于心理学。特别是话语分析理论挑战了本章开头概述的观点，即认为身份是个人内在特征，语言是思想、欲望、态度和动机的表达（Edwards and Potter，1992）。因此，语言被看作一种内在状态的表现，而没有提出对这种表现的本体论主张。源于此，Potter 和 Wetherell（1987）提出并发展了批判性话语心理学，主张用综合方法来分析互动中的谈话，把会话分析的微观分析方法和对文化历史背景的更宏观的分析结合起来。因此，他们督促分析人员从宏观社会或政治问题入手，研究个人如何使自己适应社会主流话语，或使自己与社会主流话语相对立。因此，要从大写 D 话语转向小写 d 话语。其他研究者则建议在话语分析中运用福柯的方法（Holstein and Gubrium，2000），从而考虑语言的意识形态运作，以及语言是如何服务于构建组织身份的。Holstein 和 Gubrium 借用全景监狱的隐喻——一座有哨塔的监狱，虽然看不清守卫，但它总是在视野中，Holstein 和 Gubrium 认为，全景敞视主义代表了"我们共享的各种话语的一部分，这些话语在使用时，阐明并重新规范了我们的主体性……这些话语也构成了自我的道德视野"（Holstein and Gubrium，2000，p. 225）。在提出这一论点时，他们进一步发问："全景敞视主义给自我建构留下了多大程度的选择余地（Holstein and Gubrium，2000，p. 225）？" 这对于职业身份的建构是一个特别有意思的问题。

医学教育研究者开始研究工作场所学习环境中的权力问题，这与组织情景中扮演不同身份的方式直接相关（Monrouxe et al.，2010a；Rees et al.，2013；Rees and Monrouxe，2008）。研究发现，所有参与者（临床教师、学生和患者）都在临床教学活动中运用语言和副语言（如使用第三人称"她"和笑声）以及非语言沟通策略（如使用医疗器物）来实施和抵制权力，这反映了医师、学生和患者之间典型的权力不平衡关系。

身份的社会文化视角

最后一节介绍医学教育研究中最流行的身份构建理论的内容：合法的边缘性参与和实践共同体（LPP and CoP：Lave and Wenger，1991；Wenger，1998）。1991 年，Lave 和 Wenger 提出了合法的边缘性参与的概念，指"将学习作为不可或缺的组成部分，用来描述社会实践参与这一过程"（1991，p. 35）。合法的边缘性参与（legitimate peripheral participation，LPP）强调实践共同体的纵向发展过程。在这一过程中，一个完整的实践者身份形成是一个渐进的关系化过程，它是通过一个人不断变化的知识、技能和话语，而不是通过知识和认知的简单发展而形成的。认知意味着新手要"通过复杂的实践形式向中心移动，实践为其在经历种种事情后理解世界创造了可能性"（Lave and Wenger，1991，p. 123）。

Wenger（1998）对这一身份的描述进行了扩展，他主张身份的焦点应该是个人和社会的相互构成（因为无法理清始末）。此外，他还强调，身份是要经过协商（物化）的，是在共同体成员身份、学习轨迹、多成员分类中进行的，是通过协调我们的自身存在方式（类似于小写 d 的话语）和社会存在方式（类似于大写

D 的话语）来实现的。

虽然合法的边缘性参与和实践共同体的概念在医学教育中具有直接的吸引力和明显的实用性，但这些理论中更细微的细节常常被遗忘（例如，物化的问题、身份维度中的能力认可、自我和共同体的相互构成，以及促使我们成为合法共同体成员的各类轨迹）。然而，合法的边缘性参与和实践共同体的概念已在医学教育研究中广泛使用。合法的边缘性参与“作为一种介于结构和机构之间的中层理论，适用于且接近实际生活，并与关于学习过程的详细的民族志解释产生共鸣”（Barton and Tusting，2005，p. 3）。

虽然研究者们积极采用这些概念，但并没有将其看作可以据此研究合法的边缘性参与和实践共同体在医学教育中如何作用的先验理论方法（因此也没有对理论发展做出贡献）。相反，这两个概念常常用于事件发生之后，研究者们使用这些概念为其数据分析结论提供无需佐证的理论依据（Balmer et al.，2008）。这不足为奇，主要原因有二。第一，即使在仔细阅读的基础上，也很难明确这些理论的各个组成部分，这些概念仍然是“不可靠的、难以捉摸的”。Lave 和 Wenger（1991）最初对这些理论做出贡献时的批评锋芒似乎已“黯然失色，并且管理培训的确定性和过度简单化正取代其思想”（Barton and Tusting，2005，p. 6）。这种过度简单化使其可用性大大降低。第二，由于过度简单化，我们只能对人们如何通过互动成为实践共同体的合法成员进行高层次的描述，将参与和物化置于核心位置。然而，还没有一种关于语言和活动的互动理论可以用来研究如何对意义进行协商。

利用这些理论方法，医学教育者面临的挑战是提出复杂的研究设计，研究成为医疗和医学教育中合法参与者的相互作用的细微差别。医学教育者可能会提出以下问题：

- 语言与社会的其他方面，如医师、学生、患者和其他医疗工作者之间的权力关系有什么联系？
- 在关于多种医护人员聚集的医学内部共同体（如外科）的多样性上，互动分析能揭示什么信息？
- 一些人在何种程度上、以何种方式没有实现合法参与？

最后一个问题挑战了 Wenger（1998）的“相对良性模式”（Barton and Tusting，2005，p. 10），并进一步探讨了权力、冲突和排斥等问题，例如非法的参与和合法化冲突等概念，其中某些人可能会边缘化，在某些情况下可能会退出（Harris and Shelswell，2005）。

未来研究方向

我们讨论了一系列社会科学领域正在发展和运用的身份理论。由于篇幅限制，必然有遗漏（如性别身份理论和社会身份理论）（Burford，2012；Butler，1988）。然而，本章所介绍的理论的广度跨越了个人和社会情境方法，包含不同的认识论方法，对待知识和身份的认识也有所不同。对一些人来说，身份是已知的、可知的，居于自我之中。对另外一些人来说，身份随势而变。在我们的社会互动空间中，身份始终存在，但又不是一成不变的。其他重要的理论差异还包括身份在多大程度上是个人的、联系的或集体的，以及身份是由个人还是社会建构的。尽管存在差异，但也有相似之处。虽然以不同的方式对待一致性问题，并赋予其不同的地位，但是一致性问题是一个普遍现象。这些不同的理论观点并不一定相互矛盾，相反，我们可以将其视为对不同层次一致性的描述（Monrouxe and Poole，2013）。

但这一切对于医学教育者和医学教育研究者来说意味着什么呢？归根结底，在思考身份理论为日常问题带来的无数创新和务实有用的观点时，不能忘记，我们要接受、协同使用和借鉴社会理论的丰富内涵。医学教育研究者应该接受一系列的身份理论和方法，在不同的视角中寻找协同效应，并围绕领导力、职业选择、工作场所的学习动力、性别和种族等方面探讨更复杂、更具体的问题，以及这些问题相互交叉的复杂方式。正如 Schwartz 等人所言：“要想真正把握建构‘身份’的复杂性，我们必须超越孤立发展的亚学科……并设计有创新性的研究，以把握身份的多个组成部分和作用过程”（Schwartz et al.，2011，p. 933）。医学教育研究者面临的挑战是如何从理论的引导式方法，转向在不同层面对身份理论进行批判性应用，以产生高质量的研究成果，进一步完善身份理论和医学教育实践。

结论

- 身份的概念在很大程度上仍未完成理论化，但医学教育者和医学教育研究者对其概念越来越有兴趣。
- 目前，社会科学领域对身份的研究基于一系列实证主义和后实证主义的范式，这些范式为身份问题研究提供了不同层次的理解方式。
- 从理论出发，用理论驱动医学教育中的研究问题和方法论设计，可以为我们的工作带来巨大的优势，从而更好地推动理论和实践的发展。

参考文献

Arnett, J.J. (2000) Emerging adulthood: A theory of development from the late teens through the twenties. *Am Psychol.* 55: 469–480

Balmer, D.F., Serwint, J.R., Ruzek, S.B. and Giardino, A.P. (2008). Understanding paediatric resident–continuity preceptor relationships through the lens of apprenticeship learning. *Med Educ.* 42: 923–929

Bamberg, M. (2003) Positioning with Davie Hogan—Stories, tellings and identities. In C. Daiute and C. Lightfoot (eds) *Narrative Analysis. Studying the Development of Individuals in Society*(pp. 135–158). London: Sage

Bamberg, M. (2006) 'Stories: Big or small: Why do we care?' *Narrative Inquiry.* 16: 139

Bamberg, M., de Fina, A., and Schiffrin, D. (2007) *Selves and Identities in Narrative and Discourse.* Amsterdam: John Benjamins

Barton, D., and Tusting, K. (eds) (2005) *Beyond Communities of Practice: Language Power and Social Context* Cambridge: Cambridge University Press

Beran, T.N., Hecker K., Coderre S., Wright B., Woloschuk W., and McLaughlin K. (2011) Ego identity status of medical students in clerkship. *Can Med Educ J.* 2: e4–e10

Blasi, A. (1980) Bridging moral cognition and moral action: A critical review of the literature. *Psychol Bull.* 88: 1–45

Blasi, A. (1983) Moral cognition and moral action: A theoretical perspective. *Dev Rev.* 3: 178–210

Brubaker, R., and Cooper F. (2000) Beyond 'identity'. *Theory and Society.* 29: 1–47

Bruner, J. (1990) *Acts of Meaning.* Cambridge, MA: Cambridge University.

Burford, B. (2012) Group processes in medical education: learning from social identity theory. *Med Educ.* 46:143–152

Butler, J. (1988) Performative acts and gender constitution: An essay in phenomenology and feminist theory. *Theatre Journal.* 40: 519–531

Carroll, P, Shepperd, A., and Arkin, R. (2009) Downward self revision: Erasing possible selves. *Social Cognition.* 27: 550–578

Charon, R. and Montello, M. (2002) *Stories Matter: The Role of Narrative in Medical Ethics.* New York: Routledge

Chretien, K.C., Goldman, E.F., Beckman, L., and Kind, T. (2010) It's your own risk: Medical students' perspectives on online professionalism. *Acad Med.* 85(10) Supplement: Proceedings of the Forty-Ninth Annual Conference November 7–November 10, S68–S71

Colby, A., and Damon W. (1992) *Some Do Care: Contemporary Lives of Moral Commitment.* New York: Free Press

Davies, B. and Harre, R. (2001) Positioning: The discursive production of selves. In M. Wetherell, S. Taylor and S.J. Yates (eds) *Discourse Theory and Practice* (pp. 261–271). Thousand Oaks, CA: Sage

Diaute, C., and Lightfoot, C. (2004) *Narrative Analysis: Studying the Development of Individuals in Society.* Thousand Oaks: Sage

Drew, P. (2005) Conversation analysis. In K.L. Fitch and R.E. Sanders (eds) *Handbook of Language and Social Interaction* (pp. 71–102). Mahwah, NJ: Lawrence Erlbaum

Edwards, D., and Potter J. (1992) *Discursive Psychology.* London: Sage

Erikson, E.H. (1959) *Identity and the Life Cycle*, Volume 1. New York: International Universities

Erikson, E.H. (1968) *Identity: Youth and Crisis.* New York: Norton

Ewick, P, and Silbey, S. (2003) Narrating social structure: Stories of resistance to legal authority. *Am J Sociol.* 108: 1328–1372

Frank, A.W. (1995) *The Wounded Storyteller: Body, Illness and Ethics.* Chicago: Chicago University Press

Frye, N. (1957) *Anatomy of Criticism.* Princeton, NJ: Princeton University Press

Garfinkel, H. (1967) *Studies in Ethnomethodology.* Englewood Cliffs, NJ: Prentice-Hall

Gee, J.P. (2011) *An Introduction to Discourse Analysis Theory and Method.* New York: Routledge

Georgakopoulou, A. (2006) Thinking big with small stories in narrative and identity analysis. *Narrative Inquiry.* 16: 122–130

Georgakopoulou, A. (2007) *Small Stories, Interaction and Identities.* Amsterdam: John Benjamins

Goffman, E. (1959/1990) *The Presentation of Self in Everyday Life.* New York: Doubleday

Gomez, A., Brooks, M.L, Buhrmester, M.D., Vazquez, A., Jetten, J., and Swann, W.B. Jr. (2009a) On the nature of identity fusion: Insights into the construct and a new measure. *J Personality Soc Psychol.* 100: 918–933

Gomez, A., D. Seyle, C., Huici, C., and Swann, W.B. Jr. (2009b) Can self-verification strivings fully transcend the self-other barrier? Seeking verification of ingroup identities. *J Personality Soc Psychol.* 97: 1021–1044

Gramzow, R.H., Sedikides, C., Panter, A.T. and Insko, C.A. (2000) Aspects of self-regulation and self-structure as predictors of perceived emotional distress. *Personality Soc Psychol Bull.* 26: 188–205

Hardy, S. A. and Carlo, G. (2011) Moral identity. In S.J. Schwartz, K. Luyckx, and V.L. Vignoles (eds). *Handbook of Identity Theory and Research* (Volumes 1 & 2) (p. 998). New York, NY: Springer Science + Business Media

Harris, S., and Shelswell, N. (2005) Moving beyond communities of practice in adult basic education. In D. Barton and K. Tusting (eds). *Beyond Communities of Practice: Language, Power, and Social Context* (pp. 158–179). Cambridge: Cambridge University Press

Helmich, E., Bolhuis, S., Dornan, T., Laan, R., and Koopmans, R. (2012) Being in medicine for the very first time: emotional talk, meaning and identity development. *Med Educ.* 46(11): 1074–1086

Heritage, J. (2005) Conversational analysis and institutional talk. In K.L. Fitch and R.E. Sanders (eds) *Handbook of Language and Social Interaction* (pp. 103–148). Mahwah, NJ: Lawrence Erlbaum

Hester, S., and Eglin, P. (eds) (1997) *Culture in Action.* Washington, DC: University Press of America, Inc.

Hitlin, S. (2011) Values, personal identity, and the moral self. In S.J. Schwartz, K. Luyckx, and V.L. Vignoles (eds). *Handbook of Identity Theory and Research* (Volumes 1 & 2) (p. 998) New York, NY: Springer Science + Business Media

Holstein, J. and Gubrium, J. (2000) *The Self We Live By.* New York: Oxford University Press

Holt, E. (1996) Reporting on talk: the use of direct reported speech in conversation. *Res Language Soc Interaction.* 29: 219–245

Kivetz, Y. and Tyler, T.R. (2007) Tomorrow I'll be me: The effect of time perspective on the activation of idealistic versus pragmatic selves. *Organizational Behavior and Human Decision Processes.* 102:193–211

Labov, W. (1972) *Language in the Inner City: Studies in the Black English Vernacular.* Philadelphia, PA: University of Philadelphia Press

Labov, W. (1997) Some further steps in narrative analysis. *Journal of Narrative and Life History.* 7: 395–415

Labov, W. (2004) Ordinary events. In C. Fought (ed.) *Sociolinguistics Variation: Critical Reflections* (pp. 31–43).New York: Oxford University Press

Labov, W. and Waletzky, J. (1967) Narrative analysis. Oral versions of personal experience. In J. Helm (ed.) *Essays on the Verbal and Visual Arts* (pp. 12–44). Seattle: American Ethnological Society/University of Washington Press

Lapsley, D.K., and Narvaez, D. (2004) A socio-cognitive approach to the moral personality. In: D.K. Lapsley and D. Narbaez (eds) *Moral Development, Self and Identity* (pp. 189–212). Mahwah, NJ: Erlbaum

Lave, J. and Wenger, E. (1991) *Situated Learning: Legitimate Peripheral Participation.* Cambridge: Cambridge University Press

Leary, M. (2004) Editorial: What is the self? A plea for clarity. *Self and Identity.* 3: 1–3

Marcia, J.E. (1966) Development and validation of ego identity status. *J Personality Soc Psychol.* 3: 551–558

Marcia, J.E., Waterman, A. S., Matteson, R., Archer, S. L., and Orlofsky, J.L. (1993) *A Handbook for Psychosocial Research.* New York: Springer-Verlag

McAdams, D. (1993) *The Stories We Live By.* New York: The Guilford Press

McAdams, D.P. (2011) Narrative identities. In S.J. Schwartz, K. Luyckx, and V.L. Vignoles (eds) *Handbook of Identity Theory and Research* (Volumes 1 & 2) (pp. 99–115). New York, NY: Springer Science + Business Media

Mead, G.H. (1934) *Mind, Self and Society.* Chicago: Chicago University Press

Ma, M., and Agarwal, R. (2007) Through a glass darkly: Information technology design, identity verification, and knowledge contribution in online communities. *Information Systems Research.* 18(1): 42–67

Monrouxe, L.V. (2009a) Negotiating professional identities: dominant and contesting narratives in medical students' longitudinal audio diaries. *Current Narratives.* 1: 41–59

Monrouxe, L.V. (2009b) Solicited audio diaries in longitudinal narrative research: a view from inside. *Qual Res.* 9: 81–103

Monrouxe, L.V. (2010) Identity, identification and medical education: why should we care? *Med Educ.* 44: 40–49

Monrouxe, L.V. and Poole, G. (2013) An onion? Conceptualising and researching identity. *Med Educ.* 47(4): 425–429

Monrouxe, L.V., and Rees, C.E. (2009) Picking up the gauntlet: constructing Med Educ. as a social science. *Med Educ.* 43: 196–198

Monrouxe, L.V. and Rees C.E. (2011) It's just a clash of cultures: Emotional talk within medical students' narratives of professionalism dilemmas, *Adv Health Sci Educ.* 17(5): 671–701

Monrouxe, L.V. and Sweeney, K. (2010) Contesting narratives: Medical professional identity formation amidst changing values. In S. Pattison, B. Hannigan, H. Thomas, and R. Pill (eds) *Emerging Professional Values in Health Care: How professions and professionals are changing* (pp. 61–77). London and Philadelphia: Jessica Kingsley

Monrouxe, L.V. and Sweeney, K. (in press) Between two worlds: Medical students narrating identity tensions. In C.R Figley, P. Huggard, and C.E. Rees (eds). *First Do No Self-Harm: Understanding and Promoting Physician Stress Resilience.* Oxford: Oxford University Press

Monrouxe, L.V., Rees, C.E. and Bradley P. (2009) The construction of patients' involvement in hospital bedside teaching encounters. *Qual Health Res.* 19: 918–930

Monrouxe, L.V., Rees, C.E. Joyce, D., and Wells, S. (in press) Medical and healthcare students' reported experiences of moral distress around professionalism dilemmas: An alternative preceptive on empathy decline.

Narvaez, D., and Lapsley, D.K. (2005) The psychological foundations of everyday morality and moral expertise. In D.K. Lapsley and F.C. Power (eds) *Character Psychology and Character Education* (pp. 140–165). Notre Dame: University of Notre Dame Press

Niemi, P.M. (1997) Medical students' professional identity: Self-reflection during the preclinical years. *Med Educ.* 31: 408–415

Ochs, E., and Capps, L. (2001) *Living Narrative.* Cambridge MA: Harvard University

Oettingen, G. and Mayer, D. (2002) The motivating function of thinking about the future: Expectations versus fantasies. *J Personality Soc Psychol.* 83: 1198–1212

Polzer, J.T., Milton, L.P. and Swann, W.B. (2002) Capitalizing on diversity: Interpersonal congruence in small work groups. *Administrative Sci Q.* 47: 296–324

Potter, J. and Wetherell, M. (1987) *Discourse and Social Psychology.* London: Sage

Rees, C.E., and Monrouxe, L.V. (in press) 'Oh my God uh uh uh': Laughter for coping in medical students' personal incident narratives of professionalism dilemmas. In C.R Figley, P. Huggard, and C.E. Rees (eds). *First Do No Self-Harm: Understanding and Promoting Physician Stress Resilience.* Oxford: Oxford University Press

Rees, C.E., Ajjawi, R. and Monrouxe, L.V. (2013) The construction of power in family medicine bedside teaching: A video observation study. *Med Educ.* 47(2): 154–165

Rees, C.E., and Monrouxe, L.V. (2008) Is it alright if I-um-we unbutton your pyjama top now. *Communication & Medicine.* 5:171–182

Rees, C.E., and Monrouxe L.V. (2010a) "I should be lucky ha ha ha ha": the construction of power, identity and gender through laughter within medical workplace learning encounters. *J Pragmatics.* 42: 3384–3399

Rees, C.E, and Monrouxe, L.V. (2010b) Contesting medical hierarchies: nursing students' narratives as acts of resistance. *Med Educ.* 44: 433–435

Ricoeur, P. (1992) *Oneself as Another.* Chicago: University of Chicago Press

Riessman, C. (2003) Performing identities in illness narrative: masculinity and multiple sclerosis. *Qual Res.* 3: 5–33

Riessman, C. (2008) *Narrative Methods for the Human Sciences.* Thousand Oaks, CA: Sage

Schegloff, E.A. (1992) In another context. In A. Duranti and C. Goodwin (eds) *Rethinking Context: Language as an Interactive Phenomenon*(pp. 191–228). Cambridge: Cambridge University Press

Schwartz, S.J, Luyckx, K., and Vignoles, V.L. (eds) (2011) *Handbook of Identity Theory and Research.* London: Springer

Schwartz, S.J, Vignoles, V.L., and Luyckx, K. (2011) Epilogue: What's next for identity theory and research? In S.J. Schwartz, K. Luyckx, and V.L. Vignoles (eds) *Handbook of Identity Theory and Research* (Volumes 1 & 2) (pp. 933–938). New York, NY: Springer Science + Business Media.

Shapiro, J. (2009) *The Inner World of Medical Students: Listening to Their Voices Through Poetry.* New York: Radcliffe

Smith, B. (2002) The (in)visible wound: Body stories and concentric circles of witness. *Auto/Biography.* 10(1): 113–121

Smith, B, and Sparkes, A.C. (2002) Men, sport, spinal cord injury and the construction of coherence: narrative practice in action. *Qual Res.* 2: 143–171

Smith, B, and Sparkes, A.C. (2008) Contrasting perspectives on narrating selves and identities: an invitation to dialogue. *Qual Res* 8: 5–35

Starr S., Ferguson, W.J., Haley, H.L., and Quirk, M. (2003) Community preceptors' views of their identities as teachers. *Acad Med.* 78: 820–825

Stone, S., Ellers, B., Holmes, D., Orgren, R., Qualters, D., and Thompson, J. (2002) Identifying oneself as a teacher: the perceptions of preceptors. *Med Educ.* 36: 180–185

Swann, W. B. (1996) *Self-traps: The Elusive Quest for Higher Self-esteem.* New York: Freeman

Swann, W.B. (ed.) (2012) *Self-verification theory.* London: Sage

Swann, W.B., Johnson, R.E., and Bosson, J.K. (2009) Identity negotiation at work. *Research in Organizational Behavior.* 29: 81–109

Swann, W.B., Kwan, V.S.Y., Polzer, J.T., and Milton, L.P. (2003) Waning of stereotypic perceptions in small groups: Identity negotiation and erosion of gender expectations of women. *Soc Cogn.* 21(3): 194–212.

Swann, W.B., Milton, L.P., and Polzer, J.T. (2000) Should we create a niche or fall in line? Identity negotiation and small group effectiveness. *J Personality Soc Psychol* 79: 238–250

Swann, W.B., Rentfrow, P.J., and Guinn, J. (2003) Self-verification: The search for coherence. In M. Leary and J. Tagney (eds) *Handbook of Self and Identity* (pp. 367–383). New York: Guilford Press

Takakuwa, K.M., Rubashkin, N., and Herzig, K.E. (eds.) (2004) *What I Learned in Medical School: Personal Stories of Young Doctors.* Berkeley and Los Angeles: University of California Press

Tsouroufli, M., Rees, C.E., Monrouxe, L.V., and Sundaram, V. (2011) Gender, identities and intersectionality in medical education research. *Med Educ.* 45: 213–216

Watson, C. (2007) Small stories, positioning analysis, and the doing of professional identities in learning to teach. *Narrative Inquiry.* 17: 371–389

Wenger, E. (1998) *Communities of Practice.* Cambridge: Cambridge University Press

Wengraf, T. (2001) *Qualitative Research Interviewing: Biographic Narratives and Semi-structured Methods.* London: Sage

Whitehead, C. (2007) The doctor dilemma in interprofessional education and care: how and why will physicians collaborate? *Med Educ.* 41(10): 1010–1016

Widdicombe, S. (1998) 'But don't class yourself': The interactional management of category membership and non-membership. In C. Antaki and S. Widdicombe (eds) *Identities in Talk* (pp. 52–70). London: Sage

Winston, K.A., van Der Vleuten, C P.M., and Scherpbier, A. (2010) At-risk medical students: implications of students' voice for the theory and practice of remediation. *Med Educ.* 44: 1038–1047

Wortham, S. and Gadsten, V. (2006) Urban fathers positioning themselves through narrative: An approach to narrative self-construction. In A. De Fina, D. Schiffrin, and M. Bamberg (eds) *Discourse and Identity* (pp. 315–341). Cambridge, UK: Cambridge University Press

第 11 章

人格与医学教育 Personality and medical education

Eva Doherty

译者：张巍瀚　审校：黄　蕾

古往今来，在教育领域中，科学家给人的固有形象通常是视野狭隘、缺乏教养和专精于一门学问。尽管我们致力于培养学生完善的人格，但万不可陷入另一个极端。我们要坚信科学本身并不狭隘，它是丰富人类精神的重要渠道之一。

Eric James

人格因素与医学职业素养

从公众对企业、政府职员和医疗界近期恶性事件的反应来看，全世界的人们对非专业行为的容忍度越来越低（Kish-Gephart et al.，2010）。然而，有证据表明，1970 年以后出生的成年人的性格呈现出自我陶醉、过于自信的倾向，且易出现行为问题（Twenge，2009）。关于医学职业素养，8 年前首次发表的一系列回顾性研究结果显示，患者向医学纪律委员投诉的医生，在医学院求学期间就曾出现苗头（Papadakis et al.，2004，2005；Teherani et al.，2005）。换句话说，这些非专业行为反映出医学生在成长过程中一直存在的长期问题可能与人格因素有关。Hodgson 等（2007）报告了关于非专业行为医生人格的小样本研究结果。他们从一个原始队列中获取了 26 名医生的人格档案。该队列于 1951—1970 年求学期间，偶然地在一个测试验证研究中完成了一项人格测试［加利福尼亚人格量表（California personality inventory，CPI）］。其中 7 人在医学院就读期间出现明显的非专业行为，其余 19 人则从未出现过。这 7 个人的 CPI 数据与另 19 人的 CPI 数据相比存在显著差异，具体体现在 CPI 各分量表测试结果差异，内容包括责任感、社群性、幸福感和守则性，总分间的差异也十分显著。Papadakis 等在毕业后医学教育阶段的医生中也发现了类似的现象——被患者投诉到纪律委员会的医生在住院医师培训期间的职业素养得分较低（Papadakis et al.，2008）。

事实证明，长期存在的沟通障碍与随后公众对其非专业行为的投诉相关。在加拿大，一项针对 1993—1996 年期间参加国家临床技能考试的 3424 名医生的队列研究显示（随访至 2005 年），医疗监管部门接收到投诉的医生们在沟通技巧考试中得分偏低（Tamblyn et al.，2007；Wenghofer et al.，2009）。

致力于在院校教育和毕业后教育中提高职业素养的医学教育者无疑会意识到，一些学生和医生，尽管教师投入了大量的时间培养，自身也竭尽所能，但仍会很挣扎、表现出行为问题。这种现象出现的原因可能是在医学院的选拔过程或个人和专业发展项目中，很少关注人格因素的意义，这多少有些令人惊讶（Mitchell et al.，2005；Wear and Aultman，2006）。

关于医学胜任力的国际建议

在国际医疗监管机构和其他专家推荐的医学胜任力清单中，隐含要求医生要有责任感和关心他人的人格特质。CanMEDs 框架最早由加拿大皇家内科与外科医师学院在 20 世纪 90 年代初提出，倡导七种医学胜任力（The Royal College of Physicians and Surgeons in Canada，2012）：

- 医学专家
- 沟通者
- 合作者
- 管理者
- 健康倡导者
- 学者
- 专业人员

同样，美国毕业后医学教育认证委员会（Accreditation Council for Graduate Medical Education，ACGME）确定了医学能力的六个领域，其中包括患者照护、医学知识、基于实践的学习和提高、人际交往与沟通技巧、职业素养和基于系统的实践（Accreditation Council for Graduate Medical Education，2012）。在英国，英国医学总会和皇家医师学会都认同确保医生的职业素养达到最佳专业标准的重要性（Royal College of Physicians，2005；General Medical Council，2009）。最后，在澳大利亚，Powis 等（2007，p. 1242）从现有文献中总结了完美的医生须具备的通用素质：

- 认知能力
- 逻辑推理
- 问题解决
- 批判性思维
- 口头和书面沟通技巧
- 人际交往能力，包括同理心
- 道德敏感性和行为；正直
- 变通和宽容
- 尽责和可靠
- 团队合作和管理技巧
- 抗压能力

这些能力和属性意味着一系列理想的个人品质。医学教育者面临的挑战是如何确保所培养出来的执业医师具备这些品质。

人格理论与测量指南

心理学中关于个体差异心理学或人格心理学的知识体系的内容十分丰富。缺乏心理学知识背景的医学教育者，一定会觉得一头雾水，不得其解。理论家们提出了不同的动力系统来解释人格现象，它们之间难以整合。以下是最常用的人格理论和相关测量指南（图 11.1）。下面的介绍内容尚不全面，若您对此感兴趣，想要了解更多，建议阅读最近出版的一本教科书（Cooper，2010），这本书可读性好且易于理解，再可以查阅 Corr 和 Matthews 编写的专著（2009）。

理解人格的相关理论方法

心理动力学理论

西格蒙德·弗洛伊德（Sigmund Freud）是人格心理学的先驱之一，19 世纪末，他在维也

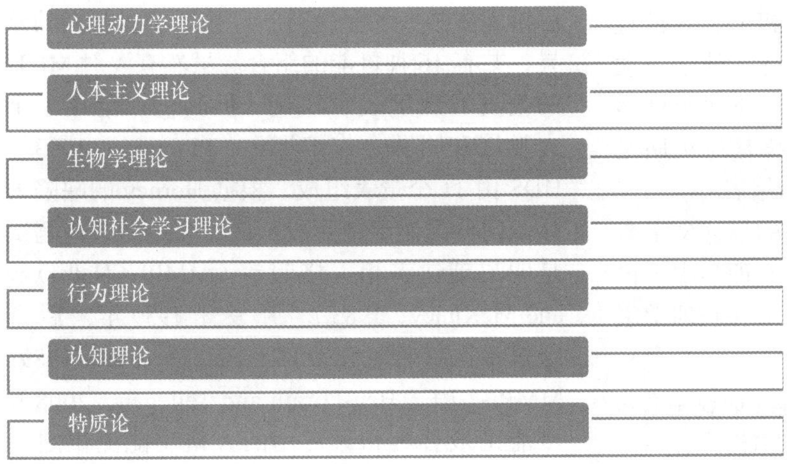

心理动力学理论
人本主义理论
生物学理论
认知社会学习理论
行为理论
认知理论
特质论

图 11.1　用于理解人格的主要理论

纳开始了学医生涯。19世纪80年代，他赴巴黎跟随神经病学的创始人Charcot学习，对精神病学产生了兴趣。那时，Charcot正在研究催眠现象和暗示作用。Freud对催眠[1]产生了兴趣。他记录道，处于催眠状态的人报告自己的身体感觉发生了改变，高度易受暗示的影响。他开始对患有具有神经性疾病或躯体性症状但缺乏明确器质性基础的“癔症”（hysterias）患者进行催眠实验。他取得了成功，并凭借其对该疾病的充分了解，提出了人类精神理论和对异常行为的解释。此后，该理论不断地发展和完善，成为显学。碍于篇幅，本章不再全面介绍精神分析理论发展现状。精神分析为心理学贡献了许多重要的关键概念，一直沿用至今。在此简要总结这些概念，以助医学教育者理解那些有行为问题的学生或医生：

- 人的精神由两部分构成：意识和潜意识。我们大多在意识层面觉察到自己的想法和情感，但大多数情况下未觉察到自己的潜意识。精神分析的过程旨在提高我们对潜意识中事物的认识，以增进对自己的动机、情绪和行为的理解。
- 人类具备“遗忘”发生在童年时期令人感到痛苦事件的能力，并可能将其“埋葬”在自己的潜意识里。为保持心理上的完整性，所有可能唤醒那部分记忆的威胁，随后都被抵制。因此，个体会发展出一套保护性的心理防御机制，避免自己回忆起先前痛苦的经历。在这种情况下，“投射”的防御机制可用来抵御任何愤怒情绪的暗示，并将这些情绪投射到其他人的头脑中。因此，个体可能会认为周围人都是愤怒的、不公平的，而自己却是爱好和平、善良且被动的。这些人往往会发现自己处于被动攻击的关系中。精神动力学家还提出许多其他的防御机制，其目的始终是避免回忆起任何压抑的、不被接纳的情绪。

当然，精神分析比这段简短的描述文字要复杂得多。虽然精神分析在当代心理学中不再处于中心地位，但许多精神科医生和心理学家在理解人类行为问题时还是遵循精神分析的模式。在精神病学诊断手册和人格测试的工具中还能找到弗洛伊德提出的许多思想和术语。

Jung（荣格）与Freud合作，提出并发展了自己的人格理论，补充了集体无意识的概念。集体无意识代代相传，包含了一些常见原型，如母亲总是照顾型的，再如老人总是睿智的。Jung还创造了“persona（人格面具）”一词，广泛用于反映我们向世界展示的自我形象可能与真实自我相悖。Jung指出，一些人善于内省，而另一些人则喜欢接触外在事物，借此他将人区分为内向和外向的性格。此后，这些概念被应用于许多人格测试工具中。

与心理动力学理论相关的人格测试

有一类人格测试，即所谓的投射性测试，与心理动力理论的关系最为密切。例如罗夏墨迹测验（Rorschach，1927）和主题统觉测验（thematic apperception test，TAT；Murray，1943/1971）。罗夏墨迹测验由10张卡片组成，每张卡片都有不同的墨迹，有的是黑色的，有的是红黑的，还有的是彩色的。应答者要说出他们从墨迹中看到了什么，并解释墨迹中的哪部分引发了自己的反应。TAT可能知名度不太高，但使用的方法一样。TAT中使用的卡片是图画，描绘了一个或多个人在模糊情况下的不同场景。测试者需要就每张图片写出一个故事。另外两种不同的人格测试分别为Myers-Briggs类型指标（MBTI；Myers and McCaulley，1985）和Hogan发展调查（HDS；Hogan and Hogan 1997），二者都是纸笔测试。MBTI测试基于荣格的人格类型说（外向/内向、感知/直觉、思维/感觉、判断/感知）。按照个人倾向的差异，共有16种可能的组合。虽然有人对MBTI的信度和效度表示质疑，但其仍广泛用于个人发展和团队合作培训中（Pittenger，1993）。HDS由11个量表组成，根据Horney的缺陷人际倾向分类法编制而成。最后介绍的人格测试是明尼苏达多相人格问卷（MMPI；Hathaway and McKinley，1983），开发于1939年，后来经过多次修订（MMPI-2；Butcher et al.，1989；MMPI-2-RF；Ben-Porath and Tellegen，2008），可能是最著名和最常用的人格功能测试之一

---

① 英文有两个近义词：mesmerism（催眠术）和hypnosis（催眠），后者更常见。——译者注

（Furnham and Crump，2005）。该测试包含 10 个临床量表、11 个效度量表或反应类型指标和 12 个补充量表。该测试可用来提示个体是否存在异常水平的抑郁、躯体化关注、焦虑、怪诞的想法和社交孤立问题等。该类测试要求研究者（心理学家）接受过一定测试编制者发起的专业培训。

这些测试工具可能令人迷惑，有些测量正常的人格类型（如 MBTI），有些则侧重于异常情况（如 HDS），有些则旨在不同程度上识别正常和异常情况（如 Rorschach、TAT、MMPI-2/MMPI-2-RF）。正常和异常人格间重叠的部分是评估人格的一个重要考虑因素，特别是在确定适合接受医疗培训的人选时。Furnham 和 Crump（2005）在他们的研究背景下讨论了这些问题，该研究比较了 MBTI、HDS 和另一种正常人格的测量方法，即用来评估“大五人格”的大五人格问卷（NEO-PI-R；Costa and McCrae 1992）。“大五人格”指的五种人格特质，分别是神经质、外向型、乐观型、随和型和责任型。待后文特质论一节概述。

人本主义理论

临床心理学家罗杰斯（Rogers）希望摆脱用“医学模式”来处理行为问题，并提出通过真诚地共情和理解来助人。罗杰斯的人格理论是从 George Kelly 首先提出的思想上发展而来的。George Kelly 也是一名临床心理学家，他提出了个人建构理论。个人建构理论是一种摆脱病态行为模式，用个人建构来解释人类行为的理论，即个人建构了自己及其世界。罗杰斯强调个体的独特性，他认为如果在治疗环境中为个体提供无条件的积极关注，个体就能够自主地解决行为问题。自我概念的作用不可忽视。读者们可能熟悉的是基于罗杰斯理论的测量方法编制而成的 Rosenberg 自尊量表（Rosenberg，1965）。这种人类行为模式奠定了当代心理咨询模式的基础。在医学院里，深陷困境的学生往往会寻求咨询师的帮助，心理咨询被认为是一种有效的补救方法。

生物学理论

人格生物学理论认为，人格是人与生俱来的，并受到不同神经系统调节。艾森克（Eysenck）提出了精神质、外倾性和神经质的概念，每个概念都有相应的生理模型。读者可能已经接触过相关人格问卷，即艾森克人格量表（EPQ；Eysenck and Eysenck，1975，1991），故此处仅简要介绍该理论。Eysenck 设计该测量方法的目的是证明个体的人格与皮质刺激和自主神经系统活动有关。关于人格生物学理论和相关证据的全面综述，请参考 Stelmack 和 Rammsayer 的论述（2008）。

认知社会学习理论

这种理论从认知（感知、态度和期待）、学习和环境之间的关系来解释人格差异。

行为理论

在 20 世纪初，一种完全不同的人类行为概念受到人们的追捧，这就是由 Watson 创立的行为主义。许多行为主义的概念沿用至今。行为主义者认为，从本质上讲，只有能观察到的行为才能被研究，而对任何内在处理过程都无法开展科学研究。Watson 进一步提出，个体是环境的产物，其人格不可遗传。行为主义者认为，恰当的环境可以培养所需的人格，人类的行为是环境的产物。这些理论的假设基础是，只要有正确的教育环境就能培养出完美的专业人才。

其他著名的行为学家还有 Pavlov 和 Skinner。他们的理论假设是，人类的行为是各种类型的强化模式（如经典条件反射和操作性条件反射）的结果。经典条件反射和操作性反射描述了维持行为的强化模式的机制。这些理论十分有趣，帮助我们解释为什么人类会表现出明显的自限性的困惑行为，比如被称为强迫冲动障碍的疾病，弗洛伊德曾用深层次的冲突导致过度焦虑来解释，行为主义者则用仪式的强化作用来解释。根据强化模式理论，人们之所以会维持仪式感和强迫观念，是因为仪式性行为（如洗手）可以暂时缓解由强迫观念（如病菌）引发的焦虑。事实证明，强化作为一种强大的动力，可以用来解释心理学、医学和教育领域中的个体差异。该理论解释了为什么个体不愿改变明显有害的行为——这些行为在经历中被不断强化。

认知理论

在过去的30年里，心理学走过了一个完整的循环，又回到了其源头，对情感、认知和神经生物学（即上世纪心理学之父们关注的内部处理系统）的研究兴趣复燃。20世纪60年代，人们不满于行为理论对异常行为的解释，于是，认知理论逐渐兴起。Ellis首先提出，人们的认知和思维模式与他们的异常行为有很大的关联，而且这些思维模式从本质上来说是非理性的。Beck进一步发展了该理论并提出了与之相关的认知行为疗法（cognitive-behaviour therapy，CBT）。实质上，在CBT中，思想与情感之间联系紧密，即"我思即我感"。通过加强对这些联系的认识和检验，人们寻找与不良情绪相联系的非理性观念，从而促成改变。这些理论与大量涌现的励志书籍的理念不谋而合，这些书籍承诺可使个人掌握控制问题情绪和无益有害行为的技能。功能强大的磁共振成像技术的出现，使研究思想和情绪在大脑中的处理过程成为可能，也为认知理论提供了进一步的支持。与这些理论相关的测试可用来评估消极的思维过程。Beck编制的抑郁量表，即贝克抑郁量表（BBDI；Beck et al.，1961）就是一个很好的例子。

健康心理学的分支吸纳了许多认知社会学习理论，该分支有许多方法可用来预测人类的健康相关行为。控制点、自我效能、乐观主义、健康信念和生活质量等概念的评估方法都是源于这些理论。最近的一项为期10年的纵向研究表明，通过测量医学生在校期间的一致性感觉、焦虑和抑郁水平，可预测医学生的职业满意度和毕业后的生活质量（Tartas et al.，2011）。

特质论

人格特质论与前文所述的理论同等重要，并汲取了其他理论的某些概念。特质论认为，个体之间在某些维度或特质上存在差异。这些差异具有一致性和持久性，并非是由环境触发的反应。特质论对特质和状态作了区分。例如，一个人可能有明显的焦虑特质，这与其对环境刺激（如考试）所经历的焦虑状态有关。特质论完全依赖于特质测量和被称为因子分析的统计学程序，能够可靠地确定特质的类别。因此，特质理论家并没有对某些现象进行理论化，而是在合理的理论基础上设计测量工具，并通过因子分析来验证各条目是否按预测情况分组。

为评价因子分析的作用，以及因子分析对特质理论的重要性，此处对测试相关的概念——信度和效度进行必要的总结。心理测试信效度不高的事实可能会让一些医学教育工作者感到惊讶，尤其是如果他们受过医学培训而对心理测试并不熟悉。医生们非常确信：如果用全血细胞计数（FBC）检测患者的血红蛋白，并且结果显示血红蛋白含量很低，除非患者接受治疗，否则短期内情况不会改变。换句话说，FBC这种计数方式是可信的。同样，医生也认为该检测是对血液中红细胞浓度的有效估计，而非其他指标。因此，心理测验可能不那么可靠、有效，并且在使用之前需进行严格的调研，这件事情真令人惊讶。家长或老师不愿意听到智商测试如此不可靠，以至于如果下周给孩子进行同样的测试，可能会得到不同的结果。遗憾的是，由于缺乏对这些基本概念的理解，有时教育工作者在设计测试工具时可能会忽略其信度和效度，有时甚至尚未验证工具信效度就已使用。

信度

一个良好测验的首要原则是，它测量的维度单一，且不会受无关变量混淆。例如，焦虑测试应该只测量焦虑程度，而不是抑郁或乐观的情绪。确保测试做到这一点的最好方法是以不同的方式系统地划分测试条目，使每个条目都能从不同角度对构念进行抽样，最终结果代表共同维度（Cooper，2010）。例如，调查在不同情况下或关于不同想法和行为的焦虑感觉条目，比采用类似的语言询问在某一背景下的焦虑感觉的条目，更可能测量出焦虑的程度。

所有的测试都是在测量一个现实的样本，所以测试的信度是指测试能多大程度反映现实情况。α系数（coefficient alpha，又称

"alpha""KR20""Cronbach's α"或"内部一致性")是衡量测试测量准确性的数值。对于测验来说，α 系数可理解为测验实际所得的分数与现实情况之间相关性的平方。所以 α 为 0.8 时，表示相关度为 0.89。一个广泛接受的经验法则是，如果某测试的 α 值小于 0.7，就不应该使用；如果某测试的 α 值小于 0.9，则不应该用于高利害决策（Cooper，2010）。若某测试包含的条目数量较少，其信度可能较低，因为测试结果易受未知的外在变量的影响。通过不同方式对特质或状态进行抽样的测试条目数越多，外在变量的影响会相互抵消，测试的信度就越高。对测试结果的可靠性还存在其他的影响，例如在完全不同的背景下（如英国医生）使用针对某一样本群体（如美国大学生）有效的测试。这就是为什么读者会经常看到 Cronbach's α 往往针对某一特定样本，而不是测试手册中提供的 α 系数。其他评估测试效度的方法包括：设计两个版本的相同测试，并调查是否达到相同的 α 值（称为"替代形式""平行形式"和"折半"信度）；或在短时间内重复测试，以确定是否获得相同的结果（重测信度）。低信度分数表明样本对测试项目的应答一定受到了外在变量的影响，高信度分数的测试并不一定能测得所需内容。建立测试效度与建立信度的过程完全不同，有许多不同的技术，其中一些技术可能需要一些时间（图 11.2）。可以使用各种类型的统计学计算来估计效度［请参考 Cooper（2010）］。

效度

结构效度

结构效度是指测试结果与基础理论的预期的符合程度。例如考试焦虑测试，在不同的测试时间（考试前或考试后），测得的分数应该有所差异。

构念效度
分歧效度
预测效度
共时效度

图 11.2　人格测试的效度测试形式

分歧效度

分歧效度是指测试结果与理论上原本无关特征的相关程度。例如，如果发现焦虑测试的结果与社会经济地位或社会期待相关，那么它衡量的可能不只是个体的焦虑程度。

预测效度

心理测试经常有预测行为的功能，医学教育者喜欢用测试来确定未来在医学职业中成功的预测因素。建立测试的预测效度有时相当耗时，与所需取得结果的时间相关，计算方法也丰富多样。计算预测效度的方法包括确定个体应超过的不同测试的分数阈值，以及使用回归方程来估计任何一项测试的预测能力（增量效度），以解释预期结果（如通过最后的医学考试）产生差异的原因。

共时效度

共时效度指用目前较为熟悉的标准对一项测试进行测验所得的结果（如人格得分和平均绩点得分）。

因子分析

在设计人格特质测试时，研究者通常会使用因子分析。因子分析本质上是一种复杂的多元相关性分析。研究者要计算所有测试条目的分数之间的相关系数，以分析群集或因素，然后将其概念化为测量特质的子成分。可用因子分析来设计测量人格的问卷条目，例如，可以发现它们形成许多集群，给它们分配标签或名字（例如，"大五人格"；神经质、开放性、尽责性、外向性和宜人性）。因子分析可以单纯研究测试条目的共享方差（主成分分析），也可以研究任何测试条目中的群集或因子的特殊方差和共享方差。读者经常会看到研究中提到的"特征值"一词。它是一个条目和一个因素间所有相关系数相加的平方。可以将该值除以条目数，以得出由该因子可解释的方差比例的估计值。读者可能会看到的其他术语是斜交旋转，这表明因素彼此相关，或者正交旋转，这表明因素不相关。探索性因子分析是指计算确定因子数量的过程，验证性因子分析及其母体技术结构方程模型是对因子数量的假设进行检验的过程。

测试检验

构建条目后，可使用多种不同的方法进行测试。评准辨分法指将各测试条目的分数与预期结果相关联。这个方法应用于 MMPI 和 MMPI-2（Hathaway and McKinley，1983；Butcher et al.，1989）及加利福尼亚人格量表（CPI；Gough and Bradley，1996）。该方法存在问题，因为在通常情况下，预期结果包括多个方面，因此量表需测量出多种不同的方面，且很大程度上取决于验证过程的样本类型。例如，MMPI 和 CPI 在精神病和就医人群中得到验证。因子分析是另一种可行的方法。然而，当条目没有加载因子时，就会出现问题。经典的条目分析包括将各条目和总分相关联，并系统地删除相关性低的条目，然后用新的总分重复上述过程。最后，对新构建的测试进行结构验证。

人格测试在公众心目中的形象并不好，对其的批评不无道理（Millon，2012）。测试过于频繁地被用来区分不同文化和背景的人，并指导高利害决策（Morgeson et al.，2007），因此，控制偏倚的影响很重要。用一个完美的测试回答不对口的问题，可能会产生偏倚。各项考试管理都存在着测量误差，其原因可能与测试管理者、应答偏差、社会愿望因素、文化和性别因素、测试焦虑和实践效应等因素有关。测试用户需要找到偏倚的来源，尽可能减少其影响，并熟读《教育公平测试实践守则》（*Code of Fair Testing Practices in Education*）[Joint Committee on Testing Practices（1988），reproduced in Cooper（Cooper 2010，pp. 341-345）]。

基于特质论的测试

基于特质论的两个最著名的人格测试是卡特尔 16 种人格因素测试（16PF，Cattell and Cattell，1995）和大五人格量表（NEO-PI-R）（Costa and McCrae，1992）。Cattell 耗费 10 年时间设计了 16PF 问卷。他首先列出了一系列的形容词，并通过观察相应的行为来修改、确认这些形容词。通过一系列的因子分析，他得出了 15 种人格因子和 1 个智力因子。虽然其他研究者对问卷和不同年龄组的问卷变型进行了后续的因子分析，但均以失败告终。该问卷仍应用广泛（见 Block，1995，对卡特尔因子的批判论述）。16PF 经重新编排，形成了除智力因子外的大五人格因素（外向性、焦虑性、控制性、独立性和敏感性）的二阶结构，该结构得到了后续因子分析的支持（Hofer et al.，1997）。

Costa 和 McCrae（1976）首先确定了三种人格特质（神经质、外向性和开放性）。随后，他们又增加了两个指标，称为“宜人性”和“尽责性”，并设计了 NEO-PI-R 来测量这些指标（Costa and McCrae，1992）。NEO-PI-R 经其他多种测量方法和结果的验证，目前仍然很受欢迎。简而言之，“大五人格”的特质和具体所指如下：神经质，指的是负面情绪（例如焦虑、敌意或冲动）的程度；外向性，指交际能力、积极情绪以及社交愿望的程度；开放性与智力密切相关，指的是想象能力和人际敏感性；尽责性包括秩序、动机、自律程度和责任感；宜人性指的是合作性、利他性和善待他人的程度。

该测试方法也不乏批评者。两大主要批评点是：第一，该测量的最初版本是基于早期的工作，未通过因子分析来确定因子；第二，这些因素并非像 Costa 和 McCrae 所推测的那样正交（不相关）（Vassend and Skrondal，2011）。该测试之所以受欢迎，是因为它被证实能够预测工作表现（Poropat，2009）以及个人应对生活的能力（Carver and Connor-Smith，2010）。

以前，临床医生不使用特质论及其工具评估人格障碍。在修订下一版《精神障碍诊断和统计手册》（*Diagnostic and Statistical Manual of Mental Disorders*，DSM-5）时，研究者对人格障碍分类进行了综述。新提议包括建立人格障碍分类的维度系统，按照特质维度而非类别制定标准（Skodal，2012）。这代表了人格心理学两种方法的融合，并建立了一个模型，用人格特质的不同维度来描述异常人格的模型。Powis 等在医学教育中也采纳了这一观点，构建了一个适用于医学生的人格测验（Bore et al.，2009）。群组中的测试方法旨在筛选某些特征的极端表现（Powis，2009），本章末将对其进行概述。

人格与表现

近期一项来自系列纵向研究证据的综述得出以下结论：人格因子可以预测医学生在院校学习和毕业后的工作表现（Doherty and Nugent，2011）。Lievens 等（2002，2009）对比利时五所医学院校的医学生从入学到毕业进行了一项全面的前瞻性研究。结果表明，总体而言，较高的责任心是决定医学生能否取得学业成功的最重要指标。研究人员对 1997 年 80.4% 的注册医学生进行了调研，采用经授权的佛兰芒语的 NEO-PI-R 进行测试，之后将测试结果与医学培训中的学术和临床评估分数进行了比对。具体比较的指标是大学入学时的人格评估结果和在医学院学习 7 年的平均成绩（GPA）。为了校正可能的偏倚，他们在分析中加入了范围限制相关性（μ 值），以减少 7 年内 GPA 的变异。多元回归分析表明，随着医学课程的推进，人格因素与学业成功的关联越来越强（第 1 年 $R^2 = 0.22$，第 7 年 $R^2 = 0.56$）。尽责性、外向性和开放性成为人格与成功关系中越来越重要的因素。作者认为，在第一年，GPA 是决定学生流失的最关键因素，但随着学生在医学院学习的深入，人格因素成为越来越重要的学业预测因素。

Ferguson 等（2003）还对 176 名在英国诺丁汉医学院就读的学生进行了“大五人格”维度的测试。67% 的医学院新生自愿参与该项目。研究者对一、二年级学生的 4 次学业测评、三年级学生的 4 次测评和四、五年级的 10 次测评结果与人格测试分数进行了比较。结果再次证实，尽责性是基础医学学习阶段学业表现的显著预测因素。在临床学习阶段第 4 年和第 5 年，尽责性维度则与较差的临床表现有关。其他特质均不是临床表现的显著预测因素。

Hojat 等（2004）对费城杰斐逊医学院的医学生进行了一系列人格测试，并评估其预测能力。他们对 1710 名学生进行了为期 9 年的研究，使用了 6 种简略版人格测试，样本量占学生总数的 82%。除了人格测试外，他们还向各组学生询问了童年时期父母关系以及健康情况。他们将第一年进行的评估结果（1987 年入学的学生除外，他们在第二年进行评估）与 6 个第三年的住院医师（家庭医学、内科、妇产科、儿科、精神病学和外科）的全球教师能力评级进行比较。研究者采用四级评分法（“高荣誉”“优秀”“良好”和“能力较差”）对每位住院医师进行了评级。该评分的心理测量学数据先前已有报道（Callahan et al.，2000）。将学生的人格评分、父母关系评分与学生的临床能力（高 / 中 / 低水平）进行比较。结果显示，临床能力水平低的学生的自尊心和交际能力明显较差，孤独感较强，与父母的关系也不如其他两组学生和谐。

在澳大利亚，研究者对一批医学生进行了为期 3 年的人格特征和学业表现调查（Knights and Kennedy，2007）。研究以 HDS 作为人格测量工具，比较 139 名学生的人格得分与第 1 ～ 3 学年期末考试成绩。这 139 名学生代表 2000 年、2001 年和 2002 年三个年度入学的学生。研究发现边缘性 / 精神分裂症和自恋 / 反社会特征与学业成功呈负相关。HDS 的其中一个分项“勤奋”特征与学业成绩呈正相关。“勤奋”的特征与一丝不苟、有条不紊、理性、谨慎、井井有条的倾向有关。作者承认这项研究存在一定局限性，人格评估跨越数年，时间过长。然而，这项研究进一步证明，随着时间的推移，人格因素与学业成功显著相关。尤其发现，“勤奋”特征与“尽责性”的特点相似。

人格因素和压力

毫无疑问，对于医学生和医生来说，医疗环境都是充满压力的。医学生和医生的压力、抑郁和职业倦怠的发生率高得惊人。人格特质长期以来被认为是个人主观幸福感的重要预测因素（Haslam et al.，2009），尤其是“大五人格”（Horsburgh et al.，2009）。研究表明，医学生和医生的压力水平显著较高（Dyrbye et al.，2006，2011；Shanafelt，2009；West et al.，2009），压力和（或）抑郁与医学生的不专业行为（Dyrbye et al.，2010）和低年资医生的错误倾向有关（Fahrenkopf et al.，2008；West et al.，2009）。现已发现一些重要的保护性人格因素。Ferguson 等（2002）研究了 15 份医学生的压力报告并得出结论——自我实现、自我意识和成就感是保护性特质，而完美主义、A 型人格和愤怒抑制与压力易感性相关。McManus 等（2004）对 1668 名（占原始样本的 63.3%）医学生进行了为期 12 年的随访调查。结果表明，神经质和外向性较低的特质是低年资医生在工作中产生压力的原因。该项研究开始的时间是医学生的实习阶段，采用的人格测量工具是简略版的 NEO-PI-R。等医学生毕业 5 年后，研究人员对其进行压力测试。与英国以往医生压力的研究类似，研究采用一般健康问卷（GHQ；Goldberg and Williams，1988）进行评估，发现 21.3% 的调查对象压力较大。GHQ 是衡量精神病发病率的指标，如果一个人的总分超过了阈值分（通常是 4 分），就可以确定为病例性。病例性（caseness）是一个概率性的术语，表明如果医疗卫生保健人员对个人进行评估，可确定其精神健康问题的比例。作者使用路径分析的方法，来调查人格因素是否可以被确定为在医生的工作方法和学习方式之间进行压力调节的原因。结果证实，自我报告的压力是人格因素的直接结果。研究发现，高水平的神经质、低水平的外向性和低水平的尽责性与随后在工作场所经历的压力相关。

Mitchell 等（2005）在一项系统综述研究中描述了调查住院医师培训期间人格对培训成绩作用的系列研究，综述了有利于住院医师培训成绩的人格因素，并找到了四项测量人格的研究，其中只有一项是纵向研究。研究表明，人格测试的结果与不良表现和压力之间有显著的联系。所有研究报告都发表于 2000 年以前。

其他一些对医学生的纵向研究也证明了尽责性与压力易感性间的关系。在瑞典的卡罗林斯卡医学院，研究人员证明，在医学院第一年开始时测量的医学生的冲动性水平（与尽责性呈负相关）成功预测了他们在第三年时压力增加的程度（Dahlin and Runeson，2007）。在挪威，Tyssen 等（2007）对 4 所医学院的 421 名学生进行了一项纵向研究，用基本性格量表（basic character inventory，BCI）来评估“大三人格”。根据预先验证的方法，将“大三人格”组合成 8 个类型。在 6 年培训期间对学生样本进行了评估，并使用公认的有效工具对样本感知的压力水平进行了两次测量。研究结果表明，神经质和尽责性高而外向性低的“闷油瓶”（沉思者）感知的压力更大，神经质和尽责性低而外向性高的“享乐派”感知的压力更小。

情绪智力和医疗胜任力

情绪智力（emotional intelligence，EI）是人格心理学和医学教育领域的一个新兴课题。它既是一种能力，又是一种特质，再或是两者的混合体。情绪智力的能力定义为“察觉和辨别自己和他人的感觉和情绪，并利用获取的信息来指导自己思维和行动的能力”（Salovey and Mayer，1990）。特质理论学家将情绪智力定义为“自我评价的一系列与情绪相关的自我认知和倾向”（Petrides and Furnham，2003）。混合模型理论将情绪智力定义为“影响一个人应对环境需求和压力的一系列非认知能力、胜任力和技能”（Bar-On，1997）。

情绪智力的测量

特质模型和混合模型提倡使用自我报告作为测量机制，以研究对象所述他们处于不同水平与实际的情况一致为前提。举例如图 11.3 所示。

Mayer-Salovey-Caruso 情绪智力测试（MSCEIT V.20；Mayer et al.，2002）是一种情绪智力能力测验。在测验中，调查者要在一些任务中解释情绪，包括面孔的图片、抽象设计和风景以及人际关系的情况。MSCEIT V2.0 评估了 Mayer 和 Salovey 的情绪智力能力模型（Mayer and Salovey，1993，1997）的四个维度，测验结束后可以获得个人感知、使用、理解和管理情绪能力的分数情况。自我报告工具与能

- 情商问卷（EQ-i；Bar-On，1997）
- 情绪能力问卷（ECI；Boyatzis and Burckle，1999）
- 情绪智力量表（EIS；Schutte et al.，1998）
- 特质情绪智力问卷（TeiQue；Petrides and Furnham，2003）

图 11.3 情绪智力测量方法

力测量的结果具有不相关性，表明它们测量结构是不同的（Mayer et al.，2008，Roberts et al.，2008）。尽管测量问题有些模糊，但情绪智力的概念为医学教育者提供了一个有吸引力的工具，可以促进和发展医学生和医生的“非认知”能力（Elam，2000）。

情绪智力是医患关系的重要组成部分，并被证明与患者对医生的信任度和满意度有关（Wagner et al.，2002；Weng，2008；Weng et al.，2008，2011）。女生在进入医学院时的自评情绪智力得分较高（Carrothers et al.，2000；Austin et al.，2005），但在医学培训过程中分数会降低（Stratton et al.，2008）。情绪智力的概念已作为人际关系技能被纳入澳大利亚医学能力倾向测试（Carr，2009）。最近研究者又对情绪智力和国际公认的医疗胜任力的相关性证据进行了系统综述（Arora et al.，2010）。研究发现，自我报告的情绪智力得分与一般学习能力有关（Barchard，2003；Romanelli et al.，2006；Parker et al.，2004；Qualter et al.，2012）。有人于近期提出将情绪智力概念作为毕业后培训项目提高职业素养的一种途径（Taylor et al.，2011）。

研究者已经在医学生中展开调查，探究情绪智力和压力间的关系。在横断面研究中，自我报告的情绪智力得分与压力呈中等程度的相关性（Birks et al.，2009；O’Rourke et al.，2010）。在一项基于实验室的情绪智力和压力研究中，要求 19 名医学生使用模拟器执行一项他们不熟悉的腹腔镜任务。研究者将心率作为压力的客观测量指标，状态-特质焦虑量表用于评估主观压力体验。情绪智力指标采用自我报告的方法进行评估。结果表明，客观和主观的压力评估和心理压力指数之间存在显著的正相关。同时，情绪智力分数最高的学生比分数较低的学生恢复的速度更快（Arora et al.，2011）。

个人素质评价（personal qualities assessment，PQA）

如果说人格因素和情绪智力是专业医疗胜任力的重要组成部分，那么就应该将这些因素的心理测量评估纳入选拔程序。但本章不会涉及医学院选拔学生方法的全面综述（Prideaux et al.，2011）。一组主要来自澳大利亚纽卡斯尔的研究人员开展了并发表了他们十多年来关于人格问题和医学培训主题的研究结果。近期还发表了一份关于新测量方法和选拔程序的建议（Bore et al.，2009）。PQA 作为一种新测试方法，旨在评估入学申请者一系列认知和非认知属性，以便选拔合格的学生进入医学院校。这种新测试方法已纳入英国临床能力测试（UKCAT）。已有的证据表明，它不仅能够预测学生的学术成绩，而且能够预测学生在客观结构化临床考试（OSCEs）中的人际交往能力分数（Dowell et al.，2011）。初步调查发现，这套测试不会歧视来自不同社会经济背景的入学申请者（Lumsden et al.，2009），而且与辍学生相比，申请研究生的人员表现出更高水平的意识、自信、自我控制和社群主义态度（James et al.，2009）。David Powis、Don Munro 和 Miles Bore 是个人素质新测量方法的主要设计者。他们描述了有关医疗实践的“四大”特质的概念（Bore et al.，2009，p. 1069）。简而言之，这些特质就是能够：

- 参与而不孤立
- 情绪稳定而不脆弱
- 自觉而不是无序
- 既不评头论足也不放任自由

图 11.4 展示了 PQA 的两个方面（参与 / 独立；自由主义 / 社群主义，也称为武断主义 / 放纵主义）如何相互关联。作者开发了两套测量指标来评估以下品质：一套测量自恋、冷漠、自信和同理心（NACE；Munro et al.，2005），另一套测量道德取向（Mojac；Bore，2001；Bore et al.，2005）。模型中间的区域（双重身份者）代表了在这两个方面都不极端的个体。另外两种品质，即责任心和复原力（未显示），通过第三套测量指标——自我评价问卷（SAI；Munro et al.，2008）来评估。该研究中的新量表 PQA 包括两部分，一部分是认知能力测试，另一部分是谎言量表，用于检测是否“存伪”。因此，这套问卷可以对所有已确认为预测成功重要因素的人格特质进行评估。此外，根据其广泛调查，作者还增加了一个道德取向特质。PQA 的创新点在于，该测试旨在筛选出不适合从事医生职业的人群，而不是通过评价找到

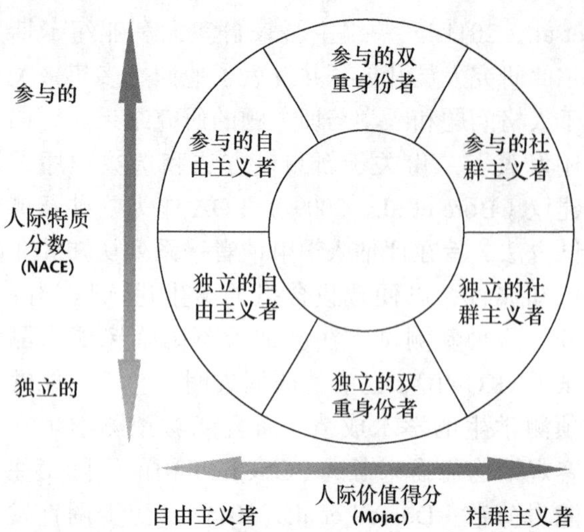

图 11.4 PQA 两个组成部分之间的关系；包括参与的与独立（自恋）的、自由主义者的与社群主义（道德）的维度

经 Bore、Munro & Powis 许可发布，选自他们 2012 年的幻灯片

具有理想医学人格的人群。作者建议，应根据受访者得分是否在平均值的两个标准差之内或之外进行分类。在综合选拔系统的背景下使用该测试效果最佳，传统的面试或多次小型面试均可，因为该测试除了评估以前的学习成绩和面试外，还鼓励知情的自我选择（Eva et al.，2004）。有兴趣的读者请查阅 Bore 等（2009）的论述，他们对此进行了更加详细的阐述，并在网站上提供了相关信息（Personal Qualities Assessment，2010）。

结论

- 高度的尽责性可以预测良好的学习成绩。
- 尽责性水平较低、神经质水平较高、开放性较低的人更容易受到压力的影响。
- 虽然尽责性可能是早期医学训练中的有利因素，但若没有开放性的保护作用，这种特质在以后可能是不利的。
- Lievens 等（Lievens et al.，2009，p. 1527）创造了“取得进步”[在早期（通常是基础医学阶段）很重要]和“和谐相处”（用来描述决定临床培训成功的技能）这两个词。
- Munro 等（2008，p. 103）创造了一个短语——“稳定、理智和善良”来体现他们对理想的医生候选人的看法。

参考文献

Accreditation Council for Graduate Medical Education. (2012). Chicago. http://www.acgme.org/acWebsite/irc/irc_compIntro.asp Accessed 24 March 2012

Arora, S., Ashrafian, H., Davis, R., Athanasiou, T., Darzi, A., and Sevdalis, N. (2010). Emotional intelligence in medicine: a systematic review through the context of the ACGME competencies. *Med Educ.* 44: 749–764.

Arora, S., Russ, S., Petrides, K.V., et al. (2011). Emotional intelligence and stress in medical students performing surgical tasks. *Acad Medic.* 86(10): 1311–1317

Austin, E.J., Evans, P., Goldwater, R., and Potter P.V. (2005). A preliminary study of emotional intelligence, empathy and exam performance in first year medical students. *Personality and Individual Differences.* 39: 1395–1405

Barchard, K.A. (2003) Does emotional intelligence assist in the prediction of academic success? *Educ Psychol Measurement.* 63: 840–858

Bar-On, R. (1997) *Bar-On Emotional Quotient Inventory*: Technical Manual. Toronto: Multi-Health Systems.

Beck, A.T., Ward, C.H., Mendelson, M., Mock, J., and Erbaugh, J. (1961) An inventory for measuring depression. *Arch Gen Psychiatry.* 4: 561–571.

Ben-Porath, Y.S. and Tellegen, A. (2008) *The Minnesota Multiphasic Personality Inventory-2 Restructured Form. Manual for Administration, Scoring and Interpretation.* Minneapolis, MN: University of Minnesota Press

Birks, Y., McKendree, J., and Watt, I. (2009) Emotional intelligence and perceived stress in healthcare students: a multi-institutional, multi-professional survey.*BMC Med Educ.*, 9: 61

Block, J. (1995) A contrarian view of the five-factor approach to personality. *Psychol Bull.* 117(2): 187–215

Bore, M.R. (2001) *The psychology of morality: a Libertarian-Communitarian dimension and a dissonance model of moral decision making.* PhD dissertation, University of Newcastle, Australia

Bore, M., Munro, D., Kerridge, I., and Powis, D. (2005) Not moral 'reasoning': a Libertarian-Communitarian dimension of moral orientation and Schwartz's value types. *Aust J Psychol.* 57; 38–48

Bore, M., Munro, D., and Powis, D. (2009) A comprehensive model for the selection of medical students. *Med Teach.* 31: 1066–1072

Boyatzis, R.E. and Burckle, M. (1999) *Psychometric Properties of the ECI: Technical Note.* Boston: McBer and Company

Butcher, J.N., Dahlstrom, W.G., Graham, J.R., Tellegen, A., and Kaemmer, B. (1989) *MMPI-2: Manual for the Administration and Scoring.* Minneapolis, MN: University of Minnesota Press

Callahan, C. A., Erdmann, J.B., Hojat, M., et al. (2000) Validity of faculty ratings of students' clinical competence in core clerkships in relation to scores on licensing examinations and supervisors' ratings in residency. *Acad Med.* 75(10 suppl): S71–S73

Carrothers, R.M., Gregory, S.W., Jr., and Gallagher, T.J. (2000) Measuring emotional intelligence of medical school applicants. *Acad Med.* 75: 456–463

Carr, S.E. (2009) Emotional intelligence in medical students: does it correlate with selection measures? *Med Educ.* 43: 1069–1077

Carver, C.S. and Connor-Smith, J. (2010) Personality and coping. *Ann Rev Psychol.* 61: 679–704

Cattell, R.B. and Cattell, H.E. (1995) Personality structure and the new 5th edition of the 16PF. *Educ Psychol Measurement.* 55(6): 926–937

Cooper, C. (2010) *Individual Differences and Personality.* London: Hodder Education

Corr, P.J. and Matthews, G. (eds) (2009) *Cambridge Handbook of Personality Psychology.* Cambridge: Cambridge University Press

Costa, P.T. and McCrae, R.R. (1976) Age differences in personality structure: a cluster-analytic approach. *J Gerontol.* 31: 564–570

Costa, P.T. and McCrae R.R. (1992) NEO-PI(R) *Professional Manual.* Odessa, FL: Psychological Assessment Resources

Dahlin, M.E. and Runeson B. (2007) Burnout and psychiatric morbidity among medical students entering clinical training: a three year prospective questionnaire and interview-based study. *BMC Med Educ.* 7: 6

Doherty, E.M. and Nugent, E. (2011) Personality factors and medical training: a review of the literature. *Med Educ.* 45: 132–140

Dowell, J., Lumsden, M.A., Powis, D., et al. (2011) Predictive validity of the personal qualities assessment for selection of medical students in Scotland. *Med Teach.* 33: e485–e488

Dyrbye, L.N., Harper, W., Durning, S.J., et al. (2011) Patterns of distress in US medical students. *Med Teach.* 33: 834–839

Dyrbye, L.N., Massie Jr., F.S. and Eacker, A., et al. (2010) Relationship between burnout and professional conduct and attitudes among US medical students. *JAMA*. 304(11): 1173–1180

Dyrbye, L.N., Thomas, M.R., and Shanafelt, T.D. (2006) Systematic review of depression, anxiety, and other indicators of psychological distress among US and Canadian medical students. *Acad Med*. 81(4): 354–373

Elam, C.L. (2000) Use of 'emotional intelligence' as one measure of medical school applicants' noncognitive characteristics. *Acad Med*. 75: 445–446

Eva, K., Rosenfeld, J., Reiter, H., and Norman, G. (2004) An admissions OSCE: the multiple mini-interview. *Med Educ*. 18: 314–326

Eysenck, H.J. and Eysenck, S.B.G. (1975) *Manual of the Eysenck Personality Questionnaire*. London: Hodder and Stoughton

Eysenck, H.J. and Eysenck, S.B.G. (1991) *Manual of the Eysenck Personality Scale*. London: Hodder and Stoughton

Fahrenkopf, A. M., Sectish, T.C., Barger, L.K., et al. (2008) Rates of medication errors among depressed and burnt out residents: Prospective cohort study. *BMJ*. 336: 488–491

Ferguson, E., James, D., O'Hehir, F., Sanders A., and McManus I.C. (2003) Pilot study of the roles of personality, references, and personal statements in relation to performance over the five years of a medical degree. *BMJ*. 326(7386): 429–432

Ferguson, E., James, D., and Maddeley, I. (2002) Factors associated with success in medical school and in a medical career. *BMJ*. 324: 952–957

Furnham, A. and Crump, J. (2005) Personality traits, types and disorders: An examination of the relationship between three self-report measures. *Eur J Personality*. 19(3): 167–184

General Medical Council (2009) *Tomorrow's Doctors: Outcomes and Standards for Undergraduate Medical Education*. London: General Medical Council

Goldberg, D. and Williams, P.A. (1988) *A User's Guide to the General Health Questionnaire*. Berkshire: NFER-Nelson

Gough, H.G. and Bradley, P. (1996) *CPI Manual*. 3rd edn. Palo Alto, CA: Consulting Psychologists Press

Haslam, N., Whelan, J., and Bastian, B. (2009) Big five traits mediate associations between values and subjective well-being. *Personality and Individual Differences*. 46: 40–42

Hathaway, S.R. and McKinley, J.C. (1983) *Manual for the Administration and Scoring of the MMPI*. Minneapolis MN: National Computer Systems

Hodgson, C.S., Teherani, A., Gough, H.G., Bradley, P., and Papadakis, M.A. (2007) The relationship between measures of unprofessional behaviour during medical school and indices on the California Psychological Inventory. *Acad Med*. 82(10 suppl): S4–S7

Hofer, S.M., Horn, J.L., and Eber, H.W. (1997) A robust five-factor structure of the 16PF: Strong evidence from independent rotation and confirmatory factorial invariance procedures. *Personality and Individual Differences*. 23(2): 247–269

Hogan, R. and Hogan, J. (1997) *Hogan Development Survey Manual*. Tilsa, OK: Hogan Assessment Centers

Hojat, M., Callahan, C.A., and Gonnella, J.S. (2004) Students' personality and ratings of clinical competence in medical school clerkships: a longitudinal study. *Psychol Health Med*. 9(2): 247–252

Horsburgh, V.A., Schermer, J.A., Veselka, L., and Vernon P.A. (2009) A behavioural genetic study of mental toughness and personality. *Personality and Individual Differences*. 46: 100–105

James, D., Ferguson, E., Powis, D., et al. (2009) Graduate entry to medicine: widening psychological diversity.*BMC Med Educ*. 9: 67

James, E. (1958) General practice and medical education: the education of the scientist. *BMJ*. 2: 575

Kish-Gephart, J.J., Harrison, D.A., and Trevino, L.K. (2010) Bad apples, bad cases and bad barrels: meta-analytic evidence about sources of unethical decisions at work. *J Appl Psychol*. 95(1): 1–31

Knights, J.A. and Kennedy, B.J. (2007) Medical school selection: impact of dysfunctional tendencies on academic performance. *Med Educ* 41(4): 362–368

Lievens, F., Coetsier, P., De Fruyt, F., and De Maeseneer J. (2002) Medical students' personality characteristics and academic performance: a five-factor model perspective. *Med Educ*. 36(11): 1050–1056

Lievens, P., Ones, D.S., and Dilchert, S. (2009) Personality scale validities increase throughout medical school. *J Appl Psychol*. 94(6): 1514–1535

Lumsden, M.A., Bore, M., Millar, K., Jack, R., and Powis, D. (2009) Assessment of personal qualities in relation to admission to medical school. *Med Educ*. 39: 258–265

Mayer, J.D. and Salovey, P. (1993) The intelligence of emotional intelligence. *Intelligence*. 17: 433–442

Mayer, J.D. and Salovey, P. (1997) What is emotional intelligence? In: P. Salovey and D. Sluyter (eds) *Emotional Development and Emotional Intelligence: Implications for Educators* (pp. 3–31). New York: Basic Books

Mayer, J.D., Roberts, R.D., and Barsade, S.G. (2008) Human abilities: emotional intelligence. *Ann Rev Psychol*. 59: 507–536

Mayer, J.D., Salovey, P., and Caruso, D. (2002) *Mayer-Salovey-Caruso Emotional Intelligence Test (MSCEIT)*. Toronto: MHS Publ

McManus I.C., Keeling A., and Paice E. (2004) Stress, burnout and doctors' attitudes to work are determined by personality and learning style: a twelve year longitudinal study of UK medical graduates. *BMC Med*. 2: 29

Mitchell M., Srinivasan, M., West, D.C., et al. (2005) Factors affecting resident performance: development of a theoretical model and a focused literature review. *Acad Med*. 80(4): 376–389

Millon, T. (2012) On the history and future study of personality and its disorders. *AnnRev Clin Psychol*. 8: 1–19

Morgeson, F.P., Campion, M.A., Dipboye, R.L., and Hollenbeck, J.R. (2007) Are we getting fooled again? Coming to terms with limitations in the use of personality tests for personnel selection. *Personnel Psychol*. 60: 1029–1049

Murray, H.A. (1971) *Thematic Apperception Test*. Manual. Cambridge, MA: Harvard University Press (original work published 1943)

Munro, D., Bore, M., and Powis, D. (2005) Personality factors in professional ethical behaviour: Studies of empathy and narcissism. *Aust J Psychol*. 57: 49–60

Munro, D., Bore, M., and Powis, D. (2008) Personality determinants of success in medical school and beyond. 'Steady, Sane and Nice'. In: S. Boag, (ed.) *Personality Down Under: Perspectives from Australia* (pp. 103–111). New York: Nova Science Publisher

Myers, I.B. and McCaulley, M.H. (1985) *Manual: A Guide to the Development and Use of the Myers-Briggs Type Indicator*. Paulo Alto, CA: Consulting Psychologists Press

O'Rourke, M., Hammond, S., O'Flynn, S., and Boylan, G. (2010) The medical student stress profile: a tool for stress audit in medical training. *Med. Educ*. 44: 1027–1037

Personal Qualities Assessment, 2010, Newcastle, Australia. http://www.pqa.net.au/files/description.html Accessed 1 April 2012

Papadakis, M.A., Hodgson, C.S., Teherani, A., and Kohatsu, N.D. (2004) Unprofessional behaviour in medical school is associated with subsequent disciplinary action by a state medical board. *Acad Med*. 79(3): 244–249

Papadakis, M.A., Teherani, A., Banach, M.A., et al. (2005) Disciplinary action by medical boards and prior behaviour in medical school. *N Engl J Med*. 353(25), 2673–2682.

Papadakis, M.A., Arnold, G., Blank, L., and Holmboe, R.S. (2008) Performance during internal medicine residency training and subsequent disciplinary action by state licensing boards. *Ann Intern Med*. 148: 869–876

Parker, J.D.A., Summerfeldt, L.J., Hogan M.J., and Majeski, S.A. (2004) Emotional intelligence and academic success: examining the transition from high school to university. *Personality and Individual Differences*. 36: 163–172

Petrides, K.V. and Furnham, A. (2003) Trait emotional intelligence: Behavioural validation in two studies of emotion recognition and reactivity to mood induction. *Eur J Personality*. 17: 39–57

Pittenger, D. (1993) The utility of the MBTI. *Rev Educ Res*. 63: 467–486

Poropat, A.E. (2009) A meta-analysis of the 5-factor model of personality and academic performance. *Psychol Bull*. 135(2): 322–338

Powis, D. (2009) Personality testing in the context of selecting health professionals. *Med Teach*. 31: 1045–1046

Powis, D., Hamilton, J., and McManus, I.C. (2007) Widening access by changing the criteria for selecting medical students. *Teach Teach Educ*. 23: 1235–1245

Prideaux, D., Roberts, C., Eva, K., et al. (2011) Assessment for selection for the health care professions and specialty training: consensus statement and recommendations from the Ottawa 2010 Conference. *Med Teach*. 33: 215–233

Qualter, P., Gardner, K., and Whiteley, H.E. (2012) Ability emotional intelligence and academic success in British secondary schools: a 5 year longitudinal study. *Learning and Individual Differences*. 22(1): 83–91

Roberts, R.D., Schulze, R., and MacCann, C. (2008) The measurement of emotional intelligence: a decade of progress? In: G.J. Boyle, G. Matthews, and D.H. Saklofske (eds). *The Sage Handbook of Personality Theory and Assessment*, Volume 2 (pp. 461–483). London: Sage

Romanelli, F., Cain, J., and Smith, K. M. (2006) Emotional intelligence as a predictor of academic and/or professional success. *Am J Pharm Educ*. 70(3): 69

Rorschach, H. (1927) *Rorschach Test-Psychodiagnostics Plates*. Cambridge, MA: Hogrefe Publ. Corp

Rosenberg, M. (1965) *Society and the Adolescent Self-Image*. Princeton, MA: Princeton University Press

Royal College of Physicians (2005) *Doctors in Society. Medical Professionalism in a Changing World.* Report of a Working Party of the Royal College of Physicians of London. London: Royal College of Physicians

Royal College of Physicians and Surgeons of Canada 2012, Ottawa. http://www.royalcollege.ca/public/resources/aboutcanmeds Accessed 24 March 2012

Salovey, P. and Mayer, J.D. (1990) Emotional intelligence. *Imagination, Cognition and Personality.* 9: 185–211

Schutte, N.S., Malouff, J.M., Hall L.E., et al. (1998) Development and validation of a measure of emotional intelligence. *Personality and Individual Differences.* 25: 167–177

Shanafelt, T.D. (2009) Enhancing meaning in work: a prescription for preventing physician burnout and promoting patient-centred care. *JAMA.* 302(12): 1338–1340

Skodal, A.E. (2012) Personality disorders in DSM-5.*Ann Rev Clin Psychol.* 8: 317–344

Stelmack, R.M. and Rammsayer, T.H. (2008) Psychophysiological and biochemical correlates of personality. In: G.J. Boyle, G.M. Matthews, and D.H. Saflofske (eds). *Sage Handbook of Personality Theory and Measurement.* Volume 1 (pp. 33–56). London: Sage

Stratton, T.D., Saunders, J.A., and Elam, C.L. (2008) Changes in medical students' emotional intelligence: an exploratory study. *Teach Learn Med.* 20: 279–284

Tartas, M., Walkiewicz, M., Majkowicz, M., and Budzinski, W. (2011) Psychological factors determining success in a medical career: A 10-year longitudinal study. *Medi Teach.* 33: e163–e172

Taylor, C., Farver, C., and Stoller, J.K. (2011) Can emotional intelligence training serve as an alternative approach to teaching professionalism to residents? *Acad Med.* 86(12): 1551–1554

Tamblyn, R., Abrahamowicz, M., Dauphinee, D., et al. (2007) Physician scores on a national clinical skills examination as predictors of complaints to medical regulatory authorities. *JAMA.* 298: 993–1001

Teherani, A., Hodgson, C.S., Banach, M., and Papadakis, M.A. (2005) Domains of unprofessional behaviour during medical school associated with future disciplinary action by a state medical board. *Acad Med.* 80(10 suppl): S17–S20

Tyssen, R., Dolatowski, F.C., Røvik, J.O., et al. (2007) Personality traits and types predict medical school stress: a six-year longitudinal and nationwide study. *Med Educ.* 41(8): 781–787

Twenge, J.M. (2009) Generational changes and their impact in the classroom: teaching Generation Me. *Med Educ.* 43: 298–405

Van Mook, W.N.K.A., Gorter, S.L., and de Grave, W.S. (2010) Bad apples spoil the barrel: Addressing unprofessional behaviour. *Med Teach.* 32: 891–898

Vassend, O. and Skrondal, A. (2011) The NEO personality inventory revised (NEO-PI-R): exploring the measurement structure and variants of the five-factor model. *Personality and Individual Differences.* 50(8): 1300–1304

Wagner, P.J., Moseley, G.C., Grant, M.M., Gore, J.R., and Owens, C. (2002) Physicians' emotional intelligence and patient satisfaction. *Fam Med.* 34: 750–754

Wear, D. and Aultman, J.M. (2006) *Professionalism in Medicine: Critical Perspectives.* New York: Springer

Weng, H.C. (2008) Does the physician's emotional intelligence matter? Impacts of the physician's emotional intelligence on the trust, patient–physician relationship, and satisfaction. *Health Care Management Review.* 33: 280–288

Weng, H.C., Chen, H.C., Chen, H.J., Lu, K., and Hung, S.Y. (2008) Doctors' emotional intelligence and the patient–doctor relationship. *Med Educ.* 42: 703–711

Weng, H.C., Hung, C.M., Liu, Y.T., et al. (2011) Associations between emotional intelligence and doctor burnout, job satisfaction and patient satisfaction. *Med Educ.* 45: 835–842

Wenghofer, E., Klass, D., Abrahamowicz, M., et al. (2009) Doctor scores on national qualifying examinations predict quality of care in future practice. *Med Educ.* 43(12): 1166–1173

West, C.P., Tan, A.D., Habermann, T.M., et al. (2009) Association of resident fatigue and distress with perceived medical errors. *JAMA.* 302(12): 1294–1300

第 12 章

医学教育及其社会背景 Medical education and its context in society

Elise Paradis，Fiona Webster，Ayelet Kuper

译者：曾　治　审校：黄　蕾

医生这一职业难免会受到重大社会变革的影响，历史一再证实，我们仅能选择：要么引领潮流，把握社会变革的期待；要么随波逐流，被社会变革裹挟前行。

Peter Rubin

转载自 *British Medical Journal*，Peter Rubin，'Christmas 2008：Formative years：not what we used to be？' 337，p. 2905，2008，经 BMJ 出版集团许可

引言

社会制度是产生于特定的社会历史背景下的社会结构，它由社会历史定义的优先级所驱动，并按照社会历史认可的恰当的人类行为模型进行组织。任何制度，包括教会、国家、教育和家庭，都不可避免地采取这种形式（图 12.1）。

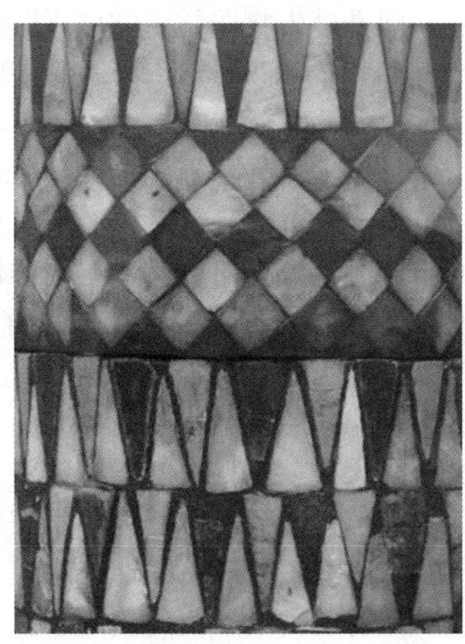

图 12.1　社会中的医学教育

本章采用了建构主义视角［Berger and Luckmann，1989（1966）］。建构主义是一种知识理论（一种认识论），认为人类感知的现实源于社会背景、历史背景和个体背景（Kuper & Hodges，2011）。建构主义的观点认为，要理解医学教育，我们必须将其置于相应的社会背景中加以考量。Kuper 和 Hodges（2011）指出，采用目前的方式开展医学教育和组织医学院校并非必然，而是由各种历史、社会和文化现象所造就。本章以这种方式看待并重新思考医学院校和医学教育与社会的关系：医学院校和医学教育如何被阶级、性别、游说团体、价值体系和权力更迭等各种历史和社会因素所塑造。

本章将简要地介绍有关西方医学教育的一些社会科学研究，并向读者展示该领域的研究成果。重点关注人类学和社会学的研究范式，研究对象仅限于在西方英语国家开展的医学教育。随着越来越多的文献提倡在医学教育研究中有意识地使用理论，我们也重点关注了不同的理论传统对于世界的影响（Bordage，2009；Cribb & Bignold，1999；Hodges & Kuper，2012；Kuper & Hodges，2011；Reeves et al.，2008）。

受训于医学领域的人士通常认为，最新的文献是最佳的，原因是其构建在已有的知识基础之上。这在一定程度上是由于医学是在实证主义范式下运作的：其公认的信念包括“唯一真理”的信念，它能用一套特定的方法被证实——即“金标准”，常与随机对照试验的荟萃分析相关联。受训于社会科学领域的人士则认为，灵感源于跨度几十年的出版物。年代久远的经典文献奠定了理解的基础，近期的研究则在更接近当代的语境下对其进行挑战与阐述。二者在本质上并无价值高低之分。因此，我们邀请读者关注两类研究并自问：如何将这些理论框架或方法用于自己感兴趣的研究？

医学教育的大背景：医学和医学教育史

为了理解医学教育的社会历史背景，我们需了解医学本身的社会历史背景。事实上，医学教育已根植于医学的现实世界之中，在该背景下，疾病、医疗实践、社会以及个人与医学的关系得到了发展。本章仅提供一个简要概述，其灵感源于被医学社会学家认为成果斐然的理论框架——社会医学化。

社会医学化

社会学家们已指出20世纪呈现出的社会医学化现象［Conrad，1992；Conrad & Schneider，1992（1980）］。医学化是“将医疗管辖、医疗权威和医疗实践扩展到新领域”的过程（Clarke et al.，2003，p. 161），或据权威定义，是“一种将非医学问题定义为医学问题并进行治疗的过程，通常会借用‘疾病’‘障碍’等术语”（Conrad，1992，p. 209）。

第二次世界大战后，人们对医学（和科学）的信仰，以及医学用以解决社会问题（小至酗酒，大至暴力）能力的提高，都是医学化的特征。医学化研究者认为，随着“生物-心理-社会”医学模式的兴起（Engel，1977），医学已融入日常生活，并正取代法律和宗教的地位，成为社会权威的主要来源。这种取代使某些社会理论家认为，医学不局限于实践或研究领域，而是一个具有广泛社会影响的制度，也被称为“社会控制”（Conrad，1992；Freidson，1970；Illich，1976；Zola，1972）。

20世纪70年代末、80年代初，有组织的医学开始受到越来越多的批评（Calman，2007）。随着医学的重心从感染性疾病转向慢性疾病或人为疾病，随着免疫和抗生素等医学创新已成为常态，随着营利性医学的增长，人们认为医学的（道德）权威在下降。理论家们认为，人们日益反感医学致力于人类健康的承诺（Ludmerer，1999），同时对社会问题的集体解决方案感到失望，从而引发了健康主义运动，该运动主要关注对个体的赋权和个体水平的问题解决方案（Cheek，2008；Crawford，1980）。

医学教育史

医学教育工作者关注医学教育史主要因为历史能让我们看到，有些实践过程并非不可避免，而是历史进程中不断对其进行定义和合法化的结果（Kuper & Hodges，2011）。1910年出版的《弗莱克斯纳报告》，常被认为是20世纪西方医学教育史的起点。的确，毋庸置疑，这份报告是白色文献和灰色文献的里程碑（Whitehead，2011）。该份题为《美国和加拿大的医学教育》的报告，彻底改变了北美医学教育的形式和性质，成为在全世界广泛推广的一种模式。该报告建议关闭155所当时正在运作的学校中的124所，建立医学院校与大学中心的附属关系，并对课程进行彻底改革。Flexner所推荐的课程模式以约翰·霍普金斯大学医学院为蓝本：两年的“六门基础生物医学科学课程”和两年的临床医学课程（Chapman，1974）。Flexner还注意到，生命科学理论并不足以支撑专业实践，并因此大力提倡预防医学（Chapman，1974；Ludmerer，2010）。然而，《弗莱克斯纳报告》并未获得一致认可，其对不同群体产生的影响也有所差异。尤其是，它加大了穷人、妇女和黑人接受医学教育与加入医疗行业的难度［Beck，2004；Savitt，2006（1992）］。

两次世界大战期间，医学学术领域开始关注医师的教育。几件大事改变了医学院校。自20世纪50年代起，美国联邦政府对医学研究提供了前所未有的资助，由此改变了医学院校的办学宗旨：到20世纪60年代，学术研究已与医师培训相提并论，成为医学院校及其教师的两大主要任务（Ludmerer，1999，p. 196）。

20 世纪 60 年代，美国黑人争取到合法的公民权利，妇女接受高等教育的机会增加，从而改变了医学生的构成以及医学教育（Beagan，2000；Colombotos，1988；Hafferty & Hafler，2011）。20 世纪 70 年代早期，加拿大麦克马斯特大学的 Howard Barrows 及其同事提出了基于问题的学习（PBL），认为小组讨论而非讲座和观察，才是临床技能培训的最佳方式。哈佛医学院对 PBL 的应用使之受到更多的关注，与此同时，医学生的需求也被置于医学教育的核心地位（Donner & Bickley，1993；Neville，2009）。

Hafferty 和 Hafler（2011，pp. 24-5）认为，20 世纪 80 年代，医学领域诞生了三场相互关联的运动，对医学教育产生了广泛的影响：一是职业素养运动；二是循证医学运动；三是患者安全运动。可以说，三大转变均源于医师和非医师（包括流行病学家和其他非临床专业的科学家）在合法性和权力上的斗争（Amsterdamska，2005）。

医学教育工作者身处斗争之中，20 世纪 90 年代早期，他们愈发面临着公众对医疗服务信心的降低。医学相关职业的威望下降，健康主义运动发展势头良好（Crawford，1980）。2005 年，加拿大出台了 CanMEDS 能力框架，几年后该框架得到国际关注，被视为应对医生职业素养下降的尝试（Frank，2005；Whitehead et al.，2011）。

主要社会理论家及相关工作

如前所述，本章采用的是建构主义视角。因此，我们回顾的几位主要社会理论家均强调世界的建构本质，与传统的实证功能主义相区别。功能主义认为，规范、传统和制度有助于促进现代社会的发展。最著名的阐述基于功能主义视角的医学角色，即帕森斯（Talcott Parson）提出的“患者角色”（Parsons，1951）。

而本章讨论的社会理论家则主要受到冲突理论和语言学转向的启发。冲突理论家在马克思的启发下，探讨了医学在社会中的权力，及其在维持或促进阶级、性别和种族不平等中所起到的作用。最后，除了 Goffman 外，本章讨论的所有理论家均受到 20 世纪 60 年代末语言学转向的启发，强调语言作为一种结构性媒介的重要性，认为语言能够创造现实与权力的关系并将其合法化。本章将首先对戈夫曼（Goffman）、福柯（Foucault）、布迪厄（Bourdieu）和史密斯（Smith）这四位理论家进行简要介绍，随后将借用医学教育文献中的具体例子对其观点进行详细说明。

戈夫曼与符号互动论：自我呈现与意义协商

符号互动论者认为，个体对自己经验的解释在其自我社会世界的创造中发挥着积极作用（Jacob，1987），且这些解释是由个体的社会互动所产生的。符号互动论的研究旨在分析这些解释，探寻个人赋予某些事物、互动和想法的意义，即思考这些解释是如何建构和发展的，而个体又是如何利用它们来理解未来的经历的，尤其是在互动过程中。功能主义者认为社会化是一个相对有序的过程，学生可从中学习如何成为一名医生并体现他们的职业角色；而符号互动论者则将医生的社会化视为一种主动的协商，学生们根据之前和当下的身份、信念和经验，通过协商的方式来解释和重新诠释社会规范，采取行动并做出反应。

此处我们将重点关注 Goffman 的工作，他是历史上被提及次数最多的社会学家之一。我们将简要地回顾他的三本专著，强调他在我们理解社会生活方面所做出的贡献。Goffman 的主要概念见表 12.1。

Goffman 的《避难所》（*Asylums*）[1990（1961）] 包含四篇论文，该书源于对圣伊丽莎白医院的一项研究（圣伊丽莎白医院是华盛顿特区的一家精神卫生机构）。在这几篇论文中，Goffman 发展并推广了他所提出的“全控机构特征（characteristics of total institutions）”的类型（见表 12.1 和 Goffman et al.，1997）。“全控机构”的概念已在教育研究和医学社会学中有所应用，主要见于但并不局限于心理健康社会学领域（例如 Askham et al.，2007；Egan，1989；Haas & Shaffir，1982b；Malacrida，2005；

表 12.1 戈夫曼提出的主要概念及其定义

概念	定义	主要理论文献
面子工作（face-work）	与他人互动时，个体为展现正面形象所做的工作	Goffman［2005（1967）］
全控机构（total institution）	一种与外界隔离的制度，其特征是角色剥夺、程序设计、身份调整、身份剥夺、污名行为施加、污名暴露、个人与行为间关系破坏以及限制自主性	Goffman［1990（1961］）Goffman，Lemert，and Branaman（1997）
污名化（stigma）	一种让人丧失名誉、难以被接纳的特征。污名分为三种：身体污名，个性污名和种族、国籍、宗教污名	Goffman［1986（1974）］
身体习语（body idiom）	身体主动和被动地提供的与自我和社会关系有关的信息。这些信息能使他人做出与传统标准相左的身体判断	Goffman（1959）Manning（2005）
前台行为与后台行为（front-stage & back-stage behaviour）	前台行为遵循实际情况和适合角色的行事方式。个人或团体努力地在观众面前保持某一情境下的特定形象，哪怕自己或许并不相信这种形象 后台行为不符合前台制定的各种约束的特征。团队或个人进行后台行为时，希望没有观众看到或听到	Goffman（1959）
框架（frames）	一种用于识别周围正在发生的事情的经验组织方式。编造框架旨在误导他人，或是为了他人的利益（良性制造），或是为了编造者的利益（剥削性制造）	Goffman［1986（1974）］Manning（2005）

McEwen，1980；Paterniti，2000）。

而在《日常生活中的自我呈现》（*The Presentation of Self in Everyday Life*）一书中，Goffman（1959）则对社会生活予以精妙的戏剧性隐喻。Goffman将社交活动与戏剧进行类比，讨论了脚本、角色、前台、后台、道具和观众。按照该比喻，社会互动是有脚本的，人们根据各自的个性特征和社交情景来扮演预设的角色，前台行为（即陌生人中的行为）谨慎地遵循着文化脚本，因此具有一定的欺骗性；后台行为发生在内部人员间，有时会与前台的文化规范相矛盾。

最后，在《框架分析》（*Frame Analysis*）中，Goffman［1986（1974）］提出了一种方法论，用于研究个体组织周围经验的方式。他用“框架”来暗示人们主动建构生活的方式，以适应特定的形式或故事类型。“框架”可以将故事转变为“玩笑、警告、教训、邀请等”（Manning，2005，p. 338）。

人们将Goffman视为“激进而又唯物的社会学家”，他认为：“行动与感知域相互交织，行动即视觉、听觉、嗅觉、触觉与味觉的秩序”（Crossley，1995，pp. 133，136）。身体对维持社会秩序至关重要，人类从他人的身体“习语”中读取信息、加以分析，并相应地调整自身的行为（Crossley，1995；Manning，2005）。

具体而言，戈夫曼式或符号互动论式的思路会引导研究者提出以下问题：

1. 医学院校在哪些方面与全控机构相似？
2. 学生如何理解医学文化的艰辛？他们采用了哪些框架？
3. 在与教师的互动中，医学生是否参与了面子工作（表 12.1）？若有，是如何参与的？他们的身体习语会提供什么信息？
4. 医学生如何学习采用医学上适当的方式对待被污名化的疾病？他们如何学习与被污名化的患者交流？
5. 医学生和教师如何与不同类型的“常规”患者和“被污名化”患者进行（前台）互动？患者不在周围时（后台），他们的行为会有不同吗？如有不同，不同在哪？

示例

社会化

医学教育领域引用最多的一项社会学研究就采用了符号互动论的理论框架。Becker［1963（1961）］的《白衣男孩》（*Boys in White*）描述了医学院校的文化，认为工作量大是制约学生能力培养的主要因素。该书呈现了学生如何与环境互动并适应环境、如何制定应对策略，同时专业化地形成特定的世界观。然而，Laqueur（2002）指出，由于医学已发生巨大的变化，20 世纪 50 年代的医学教育与现今的医学教育不具有可比性。若是对当下的医学院校进行一项类似的研究，那将对该领域作出重要贡献。

Haas 和 Shaffir（1982b）使用拟剧论理论对医学生的专业化过程进行分析。他们在分析过程中使用了试演、服装、道具和词汇、角色、上演权、彩排和脚本等概念，令人信服。三十年后，这项研究仍然是戈夫曼方法最具说服力的例证之一。

随后，Mizrahi（1986）研究了医学教育的要求如何与患者的需求背道而驰。她在民族志研究中，比较了两家不同医院住院医师的态度，并阐释了被称为“摆脱患者（get-rid-of-patient，GROP）倾向”的概念。她认为，受规范文化和结构性的限制，住院医师希望患者尽快出院并忽视最无趣的病例。Mizrahi 详细地记录了尖锐的语言如何将患者置于对立的位置；学生如何在日常互动中学习摆脱患者；住院医师如何协调医师责任与摆脱患者间的关系，以及熟练地摆脱患者如何帮助住院医师建立良好声誉并获得地位。至今，“摆脱患者”这一概念仍然具有现实意义。Ludmerer（1999，p. xxv）写道，在 20 世纪 90 年代末期，“若患者出入院的速度加快，有利于经济效益，但不利于学习者从患者交流中受益”。Caldicott（2007）揭示了医生如何将患者“踢向”其他服务机构以减少自己的工作量。

Broadhead（1980）分析了学生是如何为了被医学院校录取而进行面子工作的。他指出学生如何管理自己的多重身份，如何根据自己对录取过程的理解，选择突出某些身份而隐藏其他身份，即他们如何使自己的行为更符合医学院校的期待。该研究发现，性别明显是阻碍女性进入医学院校的麻烦身份。

学习适当的情绪镇静

对医学情绪的研究始于 Fox（1957，1980）。他最早从结构主义的视角来阐述。随后，大量研究开始关注医学生的情绪生活。Hafferty（1988）研究了“尸体故事”（cadaver stories），这是医学院校中的一种调侃性质的口头文化，由作为调侃者的医学生、情感脆弱的被调侃的对象、尸体或身体部位，以及现实细节组成（Hafferty，1988，p. 347）。他认为，这些故事可以帮助医学生应对与尸体互动时产生的新情绪：“讲尸体故事（及其内容本身）体现出医学生对解剖实验室的焦虑期待、最初的适应过程以及尸体最可能被视为医学生的‘大体老师’的实验室教学期”（p. 349）。

Conrad（1986）研究了布兰代斯大学医学预科生的“割喉传说”，这个故事表现出类似的情感与文化。Conrad 发现，该传说可以帮助学生外化并解释他们的失败。然而，这并无明确的现实依据，实际上，布兰代斯大学的主要互动模式是合作。

福柯：治理术（governmentality）、话语（discourse）和知识层级（hierarchies of knowledge）

福柯是一位话语理论家。他认为，语言并不仅仅是描述性的，更是通过教会、（刑罚）国家、医学和教育等组织定义和强化社会权力关系的媒介。他认为，“没有绝对的外部立场，没有超越历史和社会的普遍解释”（Rabinow，1991，p. 4）。因此，真理“应当被理解为陈述生产、规范、传播、流通和运作的有序的程序系统”（Foucault，1980，p. 133），而非客观和普遍的存在。如今，许多研究者采用福柯的方法来研究当代语言的使用和实践（Rabinow，1991）。

Hodges、Kuper 和 Reeves（2008）对话语分析进行了概述，因为其可应用于医学和医学教育研究。他们将话语分析的方法分为三类：语言学的、经验主义的和批判性的。受福柯启发的话语分析是“批判性的”，这类分析关注权力，研究口语、文本或图像中的话语。Hodgeset 等（2008，p. 570）指出，话语分析的目的在于，如何在一定程度上识别语言塑造并制约机构和个人的思考、言语及行动的方式。

福柯的主要贡献之一是确定了三种不同的“客体化模式”，人也因此被塑造为主体（Rabinow，1991，p. 21）。第三种是最原始的模式，被称为“主体化”，即个体通过对自己的身体、灵魂、思想和行为进行一系列技术或操作，从而将自己转化为主体的过程（Rabinow，1991，p. 11）。通过该视角，研究者可以探究学生是如何变成医生的（表 12.2）。

对福柯而言，现代权力是动态的、不断发展的且富有生产力的，而不是至高无上的、压迫的或强加给无助者的。权力是渗透于社会方方面面的关系网络。个体就是"实施权力和反抗权力的所在地"[Mills，2004（2003），p. 35]。女权主义者和批判理论家利用福柯来强调个人反抗权力的可能性，这一部分是因为福柯对反抗的重视 [Mills，2004（2003）]。

在医学教育研究中使用福柯的视角将有助于我们回答以下问题：

1. 从历史的视角出发，我们如何相信某事是真实的？让人们相信该事是真实的，谁能从中受益？该事在社会中具有什么作用？
2. 谁来决定医学教育课程设置和改革的问题？谁没能发声并被遗忘？不同意见者如何进行反抗？
3. 某种医学思想的主流话语有什么特点？
4. 科学如何使对某些身体部位或个人的污名化的行为合法化，从而使该人群处于弱势地位？
5. 医学观念是如何进化的？它们是如何融入医学教育的存在方式和行为方式中的？
6. 医学生和教师如何抵制社会化或抵制自己自主权的改变？

示例

Stone（1997）对患者主导的和医生主导的糖尿病诊疗会话进行了比较，发现患者话语比较重视"自我照护"和"自主权"，而医生话语则更加强调"依从"和"遵循"。她认为，注重依从的医生话语从根本上是由经济需求驱动的，因此这类话语在一定程度上阻碍了向患者赋权的目标。Speed（2006）回顾了有关心理健康服务使用者的文献，强调了将这些使用者定义为患者、消费者或幸存者的话语特征。通过对心理健康服务使用者的访谈话语进行比较，Speed 发现了这些话语是如何共存并使使用者能够构建他们的心理体验的。

Coveney（2008）分析了有关肥胖的话语，并指出，儿童的三种"主体位置"使所谓的"体重管理"被接受。这些话语将肥胖儿童视为患病的、反社会和（或）无知的，因此将他们视为体重干预的合法对象。

Hodges（2007）是最早将话语分析引入医学教育研究的学者之一，他确定了与客观结构化临床考试有关的三种话语：表演、心理测量学和生产。每种话语都有各自的真理政权。这些话语为不同类型的个体创建了特定的角色，并增强了不同类型机构的权力。

Whitehead 等（2011）认为，CanMEDS 对医师角色的建构及其"雏菊式"的表现形式可被解读为医学界捍卫专业权威的一种尝试，即为抵御医学专业知识和自主性受到威胁而制造的盔甲。

值得一提的还有两个受福柯启发的高等教育研究案例。Gale 和 Kitto（2003）分析了澳

表 12.2 福柯的主要概念及其定义

概念	定义	主要理论文献
权力（power）	一种策略，而非所有物 一个由各种关系和实践形成的网络，用以镇压个体，但也能触发抵抗	Foucault（1980） Mills（2004）
知识（knowledge）	只有在特定的社会和历史语境中才有意义的事件，因此需在特定的权力关系中加以理解	Foucault（1980）
规范化（normalization）	一个精细分级且可以测量的区间系统，在该系统中，个体围绕社会规范定义的平均值分布	Rabinow（1991） Clarke et al.（2003）
真理政权（regime of truth）	社会接受并视为真理的话语类型，以及真理的合法持有人的类型	Foucault（1980）
话语（discourse）	话语不仅是文本或符号，还是生成言语客体的活动	Foucault [2002（1972）] Mills（2004）

大利亚大学的市场化现象，并呈现了当地教师为抵制和颠覆威胁其自主性的变革而做出的个体实践。Espeland 和 Sauder（2007）在制定法学院校排名时指出，教育属性的量化会导致比较、评价与调整，从而使统计标准与道德标准相融合。

医学教材

有些医学教育研究使用话语分析来探究通过医学教材传授给学生的医学知识的性质与结构。在一项早期研究中，Scully 和 Bart（1973）分三个阶段阅读并编码了 27 本妇科教材。她们发现，教材是以男性视角编写的，其中将男性性欲描述得更加强烈，而将女性性欲描述得十分冷淡，且教材还支持等级化的性别角色，即认为女性的需求从属于男性的需求。Martin（1991）的《卵子和精子》对医学教材进行了类似的批判性研究，此书也是该类研究中被引用最多的范例之一。Martin 对医学教材的分析表明，性别相关的文化信仰对描述生物学现象有巨大的影响，因此，科学客观性尽管长期被吹捧为医学的核心，但并非医学的全部。最近，Niland 和 Lyons（2011）对更年期进行的一项研究表明，教材倾向于轻视更年期的复杂性，而更加重视激素衰竭的理论及该领域研究的光明前景。因此，教材再次强化了已有的文化脚本，将医学视为征服者而忽视了医学最根本的不确定性。Chang 和 Christakis（2002）研究了 1927—2000 年人体脂肪标准在《西氏内科学》中的改变。他们发现，对肥胖的认知从主动作为（道德缺失）转变为了被动经历（环境压力）。

布迪厄：惯习、场域和资本

布迪厄的实践理论力图弥合个人主义理论和结构主义理论之间的鸿沟（Grenfell，2008；Maton，2008）。个人主义理论倾向于将人类视为理性的行动者，他们对信息进行合理解释并采取合理行动。结构主义理论认为，人类的行为部分取决于社会因素，如性别、性取向、种族、阶级和教育程度。

布迪厄的理论认为，个体的实践是在特定情境（场域，field）内，习得的性情（惯习，habitus）与其社会地位（资本，capital）相互作用的结果（表 12.3）。个体的潜意识行为更是如此。因此，社会整体层面的行为结果是可预测的。而精心制定的决策（有意识行为）有时却会偏离这些可预测的结果（Mullen，2009；Swartz，1997）。

布迪厄的实践理论探讨了不同社会阶层的资本水平（表 12.3）。个体在某一场域的地位取决于其所拥有的不同形式的资本水平，如经济资本、社会资本、文化资本和符号资本（图 12.2）。

将布迪厄的思想引入医学教育研究后，研究者提出了医学教育中的权力（或科学合法性）争夺问题。Albert 和 Kleinman（2011，p. 266）指出，这些争夺通常采用竞争的形式来确定产品和生产者的合理等级及其评估和排名的原则（或一系列标准）。

具体而言，对权力的关注会引导研究者提出以下问题：

1. 医学教育中，什么才是合理的知识类型和知识来源？
2. 不同医学院校的组织形式、课程设置和品牌建

表 12.3　布迪厄提出的主要概念及其定义

概念	定义	主要理论文献
惯习（habitus）	由持久且可变的性情体系、可作为建构性结构的被建构的结构（生成与组织实践的原则以及无需有意预设最终目标或立即学习其他技能便能纳入结果的表征）所构成的系统（Bourdieu 1990, p. 53）	Bourdieu（1990） Bourdieu & Wacquant（1992） Maton（2008） Swartz（1997），Ch. 5
场域（field）	由不同位置之间的客观关系所形成的网络或布局。“位置”被客观地定义为与不同资本类型有关的当下和潜在情境，拥有某种资本意味着拥有该领域的利益	Bourdieu & Wacquant（1992） Swart（1997），Ch. 6
资本（capital）	劳动积累（以物质化的形式或具体化的、肉身化的形式存在），能使组织或个人占有具体化的或活的劳动力	Bourdieu（1986）

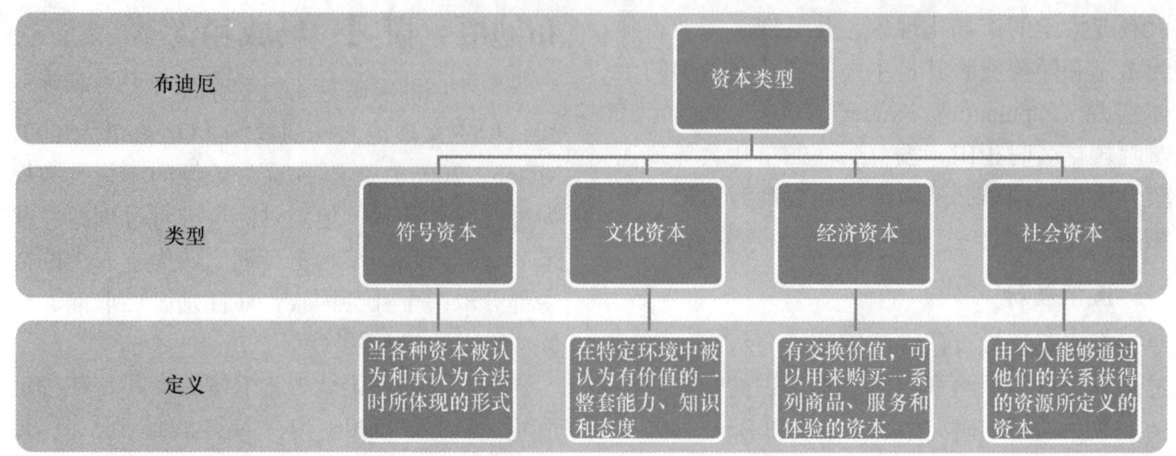

图 12.2 布迪厄的资本类型

数据来自 Bourdieu，p. 1986.The forms of capital.In：Richardson，J.G.（ed.）Handbook of Theory and Research for the Sociology of Education.New York：Greenwood Press.

设存在差异与相似，这背后的原因是什么？

3. 场域内的个体如何看待医学研究的合理方式？

4. 医学教育阶层结构取决于哪些因素？

5. 不同背景（性别、阶级、种族、性取向）的学生在医学院校的经历会有哪些不同？

6. 在医学领域的某些存在方式和阶层结构的合法化过程中，性别扮演什么角色？

7. 哪类机构拥有符号资本？这些机构标准如何影响入学与评估？

示例

在 2011 年的一项研究中，Brosnan 访谈了英国两所医学院校的学生和教师，以探究医学教育中的合法知识及其形成原因。她发现科学知识及其符号资本总是高于临床知识及其符号资本，这在课程设置中体现得尤为明显（Brosnan，2011）。在早期的著作中，她邀请医学教育者将医学院校概念化为场域的一部分，观察由于竞争资本（名誉、生源和资金）而导致的院校间差异（Brosnan，2010）。Albert 等对于运用布迪厄的概念模型来讨论作为场域的医学教育非常感兴趣。Albert（2004）揭示出如何运用这种概念化来阐明医学教育研究的内部争论，这些争论主要关注哪种认识论、方法论、研究目的、质量标准应该占据医学教育研究的主导地位。在随后的两篇论文中，Albert 等（2009；2008）指出，卫生研究领域中不同类型研究和知识生产的不平等符号资本将社会科学研究置于最底层。

Lo 和 Stacey（2008）使用布迪厄的“惯习”理论来剖析和重新审视“文化胜任力”这一概念。他们认为，文化信仰不足以概念化文化在卫生领域中的作用。将文化理解为一种“惯习”，既承认文化的结构效应，又为个体差异与情境差异留有余地。从更宽泛的视角来看，教育研究受布迪厄的启发，获得了另一条重要的思路，即探讨惯习如何转化为不同的医学教育经历与结果。例如，Lareau 的经典研究讨论了不同的惯习及其与权威的关系，阶层在多大程度上影响了青年和父母与学校的经历（Lareau, 1987, 2002）。类似地，Mulllen（2009）对耶鲁大学具有不同社会经济背景的大三和大四学生进行了访谈。结果表明，学生从高中进入耶鲁的途径及其在耶鲁的经历均存在广泛的阶层差异。该研究揭示出，成功的底层青年如何才能摆脱他们的惯习进入耶鲁——或是由于突发奇想提交了申请，或是由于导师的帮助；而上层青年则将精英教育视作理所当然。

史密斯（Dorothy Smith）与制度民族志

制度民族志（institutional ethnography，IE）是由女性主义社会学家 Dorothy Smith 创立的一种研究方法，该方法从人们的日常经历出发，探索支撑或组织其经历的无形的社会关系（Smith，1988，1999，2003，2005，2006）。

Smith 使用“制度”一词来表示复杂的“统治关系”，这种“统治关系”的核心是某种特定的功能，如教育或医疗（Smith，2005）。该方法源于 Smith 对知识的社会组织的复杂理解，这种理解使得“文本”在日常世界中本土地用于定义“统治关系”。“文本”指的是报告或文件，例如诊疗路径或评估量表，工作人员在使用过程中将其激活。文本的物质性使其具有可复制性，同时能够塑造人们的本土活动和统治关系。

制度民族志的核心永远是实际的人、他们的实际行为，以及行为在不同情境下协调工作的方式。因此，理解社会世界需要采取特定的立场（如住院医师项目第一年的立场），并以此作为起点，探寻某种经历背后的社会组织情况。从该意义上说，制度民族志关注的对象是过程而非群体。主流社会学往往为世界提供高度抽象化、理论化的解释，而制度民族志则提供了另一种选择（Smith，2005）。史密斯的思想受到米德（George Herbert Mead）、庞蒂（Merleau-Ponty）、马克思、巴赫金（Bakhtin）、福柯和加芬克尔的影响，但她并不认同其中任何一种理论传统或阐述方式。她提出的社会策略“受限于其愿景，即创造一种观察方式，从实际所在地出发，探寻组织并决定了我们观察的日常语境的权力、程序与社会关系”（Smith，2005）。

制度民族志研究的焦点之一是人们的日常生活，作为个人与其巨大网络的交汇点，该网络由制度关系、话语和工作程序组成。制度民族志还关注人们的工作及其与他人工作的协调方式。工作是指人们在特定地点、条件和资源下实际做的事情（Smith，2003）。按照这一定义，“工作”破除了有偿与无偿的二分法，并将我们通常认为不是工作的一些活动纳入其中，如等待（Diamond，1992）。

制度民族志研究者使用“疑点”（problematic）这一概念来指代与研究日常生活中习以为常却令人费解之处，而非用于表示当下描述的“问题”。疑点指的是能够定义并激起研究者探索欲的一系列费解之处。过去二十年内，制度民族志越来越多地用于医疗卫生研究领域。制度民族志学家可能会提出的问题包括：

1. 医师等临床工作者如何将医院或政府的制度（例如等待时间制度）整合到他们实际的临床工作中？
2. 医学教育工作者在与住院医师日常工作中，如何采取心理测量策略来应对压力？
3. 随着自我管理日益受到重视，患者的疼痛管理日常体验是如何在文本和话语层面加以组织的？
4. 医学生如何根据评价方式来调整他们的学习策略？
5. 从事本科医学教育的教师如何理解和执行胜任力框架？

示例

Diamond（1992）编著的《芝加哥养老院民族志》非常生动地描述了在养老院工作和居住的经历。为了能从养老院工作人员的立场思考问题，Diamond 考取了芝加哥地区的护理助理证。Diamond 探讨了护理在制度层面的组织方式，以及这种协调形式如何促进强调效率的医疗改革，该改革正在美国和其他地区实施。

Rankin 和 Campbell（2006）出版的《管理护士》一书中，主要关注护士在加拿大医疗改革中的参与情况。该书的重要贡献在于，关注了渗透于当前医疗改革的会计逻辑如何改变护士执行的照护工作。此外，Campbell 还进行了几项制度民族志研究，旨在阐明护理工作在医疗卫生服务和医疗改革中的作用（Campbell，2001；Campbell and Jackson，1992；Campbell and Manicom，1995）。Rankin 最近采用了制度民族志的理论框架来研究护理教育者对学生的评估工作，并揭示其中存在的一些问题（Rankin et al.，2010）。

McCoy（2005）从人类免疫缺陷病毒（HIV）感染者的经济社会边缘群体立场出发，对医患关系进行了研究。她对安大略省南部的 79 位 HIV 阳性患者进行了焦点小组访谈，根据他们的具体需求和生活环境，细致地分析患者对良好医疗的描述。

Mykhalovskiy（2001）关注一份与住院天数有关的重要研究报告，开展了民族志研究，探究了医疗服务研究的开展情况及医院管理者利用这项研究结果的情况。Mykhalovskiy 认为，“效率”话语及其在医院重构中的作用十分显著。

Webster（2009）对循证医学的实证主义话语进行了研究。循证医学被加拿大安大略省的社区医师采用，被认为是急性卒中护理的“最佳实践”。她的研究发现，循证医学和知识转化只是一种管理工具，旨在调控医疗卫生服务，而非提高患者医疗质量。她揭示出这些话语背后的假设和隐藏的优先级。

其他值得关注的理论家

限于篇幅，我们在诸多备选理论家中重点关注了上述四位理论家。在此，我们将简要介绍另外四位理论家，他们的理论贡献同样对医学教育研究有重要的启示。

- Bruno Latour 揭示出科学事实是如何被创造的［Latour & Woolgar，1986（1979）］，并提出了一种研究科学家的方法论（Latour，1987）。他强调修辞学在科学界和科学创新应用过程中的作用（Latour，1993）。
- 科学哲学家 Ian Hacking 认为，“循环效应”改变了患者和医学诊断，尤其是在心理健康领域（Hacking，1990；Hacking，1998），促使社会科学家重新思考“社会建构”的实际所指（Hacking，1999）。
- 斯坦福大学的 John W. Meyer、Francisco Ramirez 等进行了一项国际比较研究，为高等教育和其他组织领域的扩散过程研究提供了一个令人信服的理论框架（Drori et al.，2003；Frank & Meyer，2007；Meyer et al.，1997）。
- Sandra Harding 是科学领域的女性主义先驱。Harding（1986）提出这样一个问题：带有西方的、资产阶级的、男性的历史与世界观的科学能为女性服务吗？她还认为，西方科学带动了西方社会和文化的发展，却以牺牲“他者”（指发展中国家的人民、妇女、贫穷人口及自然）为代价（Harding，1991）。

医学教育领域社会科学研究的热门话题

隐性课程

Hafferty 和 Castellani（2009，p. 16）指出，隐性课程既可以是一种理论框架，又可以是“学生学习的特殊过程”，其特征是将社会化转化为特定的态度、价值观、信念与行为。

隐性课程的早期研究包括 Haas 和 Shaffir（1982a）对学生社会化的研究，以及 Hafferty 和 Franks（1994）对医学教育领域伦理教学的讨论。前者强调了人际关系在学生能力发展中的重要性，后者将医学培训定义为“道德文化适应的过程，且在向学员传授有关行为和情感的规范准则时，医学院校充当着道德共同体的角色”（Hafferty & Franks，1994，p. 861）。Sinclair（1997）强调医学固有的社会化进程，强调了对态度、价值观和行为的学习，尤其是理想主义的缺失和仪式化的职业身份的接纳。

Hafferty 和 Castellani（2009）认为，有两大主要因素使 20 世纪 90 年代的医学教育者对隐性课程作为理论框架的兴趣日益浓厚：第一，新的信息技术使对医疗质量和医学培训开展不同研究成为可能；第二，需找到一种能批判而又不会疏远守旧派的行事方式。隐性课程的框架表明，即使正式课程的质量很高，医学教育中也在教授其他内容。几项研究显示出医学生如何被灌输到某种文化中，这种文化使他们在毕业时变得更愤世嫉俗，更不关心别人，更不具有同理心，尤其是在他们看待或与患者相处方面（Anspach，1988；Becker & Geer，1958；Mizrahi，1986；Newton et al.，2008）。一项关于内科学培训项目中何时何地传授价值观的研究强调了非正式学习环境的重要性，包括结构化教学时间之外的轮转和讲座（Stern，1998）。两项研究表明，理想主义的丧失应归咎于临床学习：White 等（2009）注意到医学生在正式课程（临床前）和非正式课程（临床学习，通过角色示范）中接收到的信息有所冲突；Hojat 等（2009）的纵向研究证实了“第三年的魔鬼”。其他研究强调在隐性医学课程传播中师生关系的重要性（Haidet & Stein，2006），发现不同性别模式的角色优势：男性因其知识、专业能力和权威而受到重视，女性则因其包容、诚实、尊重和支持而得到认可（Lempp & Seale，2004）。

职业素养

在医疗和医学教育领域中，关于职业素

养（professionalism）研究的文献多且时间跨度长达几十年。Freidson（1970）在《医学职业》（*Profession of Medicine*）一书中指出，职业素养既与专业人员的知识和技能有关，又与其学习和实践的环境有关。虽然职业素养的技术定义已被广泛使用，尽管培养“专业人士”仅被视为一项技术上的挑战，但某些受社会学启发的研究迫使医学教育者退后一步，审视其研究和实践中所包含的假设。

学者们已注意到，职业素养的概念化并不能将临床实践与他们倡导的抽象概念（如利他主义、责任和诚实）联系起来（Wear & Kuczewski，2004）。这些“真正的职业化的医生”，即被 Whitehead（2011）称为“好医生”的属性太抽象了，并未体现在实际行为中。Connelly（2003）认为，更为复杂的是，职业素养既适用于整个医学领域，又适用于个人实践。Wear 和 Kuczewski（2004）使用话语分析来反思十年来医学院校为培养学生职业素养所付出的努力。他们注意到课程安排的随意性，并建议将关系（与其他专业医生间的关系、医患关系）作为职业素养教育的重点，从而努力将抽象概念转化为行事方式。

Martimianakis 等（2009）写道：“职业素养是一个极具价值的术语，涵盖了社会、制度、历史和语境期待”（p. 830）。“职业素养”的建构是一个与医学的政治、社会和经济维度密不可分的互动过程。作为社会科学家，理解了这一点，将有利于扩大职业素养的研究和教学范围。例如，正如 Wear（1998）所言，某些医学职业素养的象征性物品，尤其是白大褂，是照护等级、经济社会地位和排他性的象征，具有一定的意义。Hodges 等（2011）还使用话语分析来确定有关职业素养的主导概念。他们发现，话语主要在两个主要维度有所不同：一是认识论（实证主义者—客观主义者和主观主义者—建构主义者），二是范围（个人、人际、社会或制度）。以此确定的各种视角有助于阐明职业素养的某些要素和潜在的评估方式。

医学教育的全球化

迄今为止，社会科学领域很少有人关注医学教育的全球化。Bleakley 等（2008，p. 266；另请参见 Bleakley et al.，2010，Ch. 12）是一个例外，他们邀请医学教育者考虑根据后殖民理论传播“西方课程、教育方法和教学技术”的尝试。类似地，Hodges 等（2009，p. 910）认为，鉴于“支撑医学能力的目标、实践和价值观具有差异性和不连续性”，必须重新审视全球化话语及其普适性主张。

几十年来，研究者已记录采用西方医学教育标准的话语与真实实践间的差距（Gallagher，1988；Gukas，2007；Rao，2006）。Altbach 和 Knight（2007）将这些发现放在不同场景下，并探讨“学术资本主义”如何催生各国的高等教育国际化发展（Slaughter & Leslie，1997），并对高等教育国际化发展进行了分区域概述。一项澳大利亚研究（Hawthorne et al.，2004）重点关注全球化对医学教育的影响，并指出经费压力已经极大地改变了学生群体的构成，给医学教育的内容和提供方式带来了几个新的问题。

Dolby 和 Rahman（2008）对更广泛的教育文献进行了综述，回顾了六种不同的研究方法，揭示出它们的历史根源、假设、优势和不足。这篇综述能够很好地将研究者引入这个发展中的领域。

未来的研究

社会科学在医学教育研究中的作用是拓宽话语的范围，提出观察世界的其他可能方法，以社会、文化和历史的眼光看待当今的世界，通过质疑使这个医学生和临床医生习以为常的世界变得陌生。我们相信，未来的研究将在很大程度上获益于理论驱动。

社会科学研究方法最有价值的某些领域已引起注意。然而，我们还想指出以下几点。首先，随着教育机构逐渐认识到女性或某些种族、族裔、宗教或性取向少数群体的师生所体验的艰难，社会科学对我们理解医学院校文化所起的作用及其对多样性的影响将变得越来越重要。目前正是重新打开医学生社会化和协调力的黑匣子的时候。其次，医学教育研究以更广泛的高等教育研究文献为基础，将能够提供一些重要的背景因素和全新的理论观点。再次，医学教育的国际比较研究将为文化信仰和假设提供有趣的见解，如有关新技术的兴起，并有助于发展适合当地医学教育的方法。最后，将医学教育中的权力问题（教师之间、学生之间、师生之间、方法论之间、实践方法之间、学科之间、学科专业知识之间）作为首要与中心的议题进行研究，同样具有重要价值。

结论

- 社会科学在医学教育的动态互动空间的再概念化中起着至关重要的作用，在这个动态互动空间中，历史、文化和社会进程决定了医学、健康和疾病。
- 利用社会学理论，研究者可以提出各种不同研究问题，以不同视角来看待世界。
- 将医疗和医学教育视为社会建构的产物，将有助于解构其表面上的客观性和必然性。
- 受社会学启发的研究特别适合用于讨论知识领域之间、学生之间、教师之间或师生之间的权力问题。

参考文献

Albert, M. (2004) Understanding the debate on medical education research: a sociological perspective. *Acad Med*. 79: 948–954

Albert, M. and Kleinman, D. (2011) Bringing Pierre Bourdieu to Science and Technology Studies. *Minerva*. 49: 263–273

Albert, M., Laberge, S., and Hodges, B.D. (2009) Boundary-work in the health research field: biomedical and clinician scientists, perceptions of social science research. *Minerva*. 47: 171–194

Albert, M., Laberge, S., Hodges, B.D., Regehr, G., and Lingard, L. (2008) Biomedical scientists' perception of the social sciences in health research. *Soc Sci Med*. 66: 2520–2531.

Altbach, P. G. and Knight, J. (2007) The internationalization of higher education: Motivations and realities. *J Studies Internat Educ*. 11: 290

Amsterdamska, O. (2005) Demarcating epidemiology. *Sci Technol and Human Values*. 30: 17–51

Anspach, R.R. (1988) Notes on the sociology of medical discourse: the language of case presentation. *J Health Soc Behav*. 29(4): 357–375.

Askham, J., Briggs, K., Norman, I., and Redfern, S. (2007) Care at home for people with dementia: as in a total institution? *Ageing Society*. 27: 3–24

Beagan, B.L. (2000) Neutralizing differences: producing neutral doctors for (almost) neutral patients. *Social Sci Med*. 51: 1253–1265

Beck, A.H. (2004) The Flexner Report and the standardization of American medical education. *JAMA*. 291: 2139–2140

Becker, H.S. (1963) [1961]. *Boys in White: Student Culture in Medical School*. Chicago: University of Chicago Press

Becker, H.S. and Geer, B. (1958) The fate of idealism in medical school. *Am Sociol Rev*. 23: 50–56

Berger, P.L. and Luckmann, T. (1989) [1966]. *The Social Construction of Reality: A Treatise in the Sociology of Knowledge* New York: Anchor Books

Bleakley, A., Bligh, J., and Brice, J. (2010) *Medical Education for the Future: Identity. Power and Location*. New York: Springer Verlag

Bleakley, A., Brice, J., and Bligh, J. (2008) Thinking the post-colonial in medical education. *Med Educ*. 42: 266–270

Bordage, G. (2009) Conceptual frameworks to illuminate and magnify. *Med Educ*. 43: 312–319

Bourdieu, P. (1986) The forms of capital. In: Richardson, J.G. (ed.) *Handbook of Theory and Research for the Sociology of Education*. New York: Greenwood Press

Bourdieu, P. (1990) *The Logic of Practice*. Stanford, CA: Stanford University Press

Bourdieu, P. and Wacquant, L.J.D. 1992. *An Invitation to Reflexive Sociology*. Chicago: The University of Chicago Press

Broadhead, R.S. 1980. Individuation in facework: theoretical implications from a study of facework in medical school admissions. *Symbolic Interaction*. 3: 51–68

Brosnan, C. (2010) Making sense of differences between medical schools through Bourdieu's concept of 'field'. *Med Educ*. 44: 645–652

Brosnan, C. (2011) The significance of scientific capital in UK medical education. *Minerva*. 49: 317–332

Caldicott, C.V. (2007) 'Sweeping up after the parade': professional, ethical, and patient care implications of 'turfing'. *Perspect Biol Med*. 50: 136–149

Calman, K.C. (2007) *Medical Education: Past. Present. and Future: Handing on Learning*. Edinburgh, New York: Churchill Livingstone

Campbell, M.L. (2001) Textual accounts, ruling action: the intersection of knowledge and power in the routine conduct of community nursing work. *Studies in Cultures. Organizations and Societies*. 7: 231–250

Campbell, M.L. and Jackson, N.S. (1992) Learning to nurse: plans, accounts, and action. *Qual Health Res*. 2: 475–496

Campbell, M.L. and Manicom, A. (1995) *Knowledge. Experience and Ruling Relations: Studies in the Social Organization of Knowledge*. Toronto: University of Toronto Press

Chang, V.W. and Christakis, N. A. (2002) Medical modelling of obesity: a transition from action to experience in a 20(th) century American medical textbook. *Sociol Health Illness*. 24: 151–177

Chapman, C.B. (1974) 'The Flexner Report' by Abraham Flexner. *Daedalus*. 103: 105–117

Cheek, J. (2008) Healthism: a new conservatism? *Qual Health Res*. 18: 974–982

Clarke, A., Shim, J.K., Mamo, L., Fosket, J.R. and Fishman, J.R. (2003) Biomedicalization: technoscientific transformations of health, illness, and US biomedicine. *Am Sociol Rev*. 68: 161–194

Colombotos, J. (1988) Continuities in the sociology of medical education: an introduction. *J Health Soc Behav*. 29: 271–278.

Connelly, J.E. (2003) The other side of professionalism: doctor-to-doctor. *Camb Q Health Ethics*. 12: 178–183

Conrad, P. (1986) The myth of cut-throats among premedical students—on the role of stereotypes in justifying failure and success. *J Health Soc Behav*. 27(2): 150–160

Conrad, P. (1992) Medicalization and social control. *Ann Rev Sociol*. 18: 209–232

Conrad, P. (2005) The shifting engines of medicalization. *J Health Soc Behav*. 46: 3–14

Conrad, P. and Schneider, J.W. (1992) [1980]. *Deviance and Medicalization: From Badness to Sickness*. Philadelphia: Temple University Press

Coveney, J. (2008) The government of girth. *Health Sociol Rev*. 17: 199–213

Crawford, R. (1980) Healthism and the medicalization of everyday life. *Int J Health Services*. 10: 365–388

Cribb, A. and Bignold, S. (1999) Towards the reflexive medical school: The hidden curriculum and medical education research. *Studies in Higher Education*. 24: 195–209

Crossley, N. (1995) Body techniques, agency and intercorporeality: on Goffman's relations in public. *Sociology*. 29: 133–149

Diamond, T. (1992) *Making Gray Gold: Narratives of Nursing Home Care*. Chicago, IL: University of Chicago Press

Dolby, N. and Rahman, A. (2008) Research in international education. *Rev Educ Res*. 78: 676

Donner, R.S. and Bickley, H. (1993) Problem-based learning in American medical education: an overview. *Bull Medical Library Ass*. 81: 294

Drori, G.S., Meyer, J.W., Ramirez, F.O., and Schofer, E. (2003) *Science in the Modern World Polity*. Stanford, CA: Stanford University Press

Egan, J.M. (1989) Graduate-school and the self—a theoretical view of some negative effects of professional socialization. *Teaching Sociology*. 17: 200–208

Engel, G.L. (1977) The need for a new medical model: a challenge for biomedicine. *Science*. 196: 129–136

Espeland, W.N. and Sauder, M. (2007) Rankings and reactivity: how public measures recreate social worlds. *Am J Sociol*. 113: 1–40

Foucault, M. (1980) *Power/Knowledge: Selected Interviews and Other Writings, 1972-1977*. New York: Pantheon Books

Foucault, M. (2002) [1972]. *Archaeology of Knowledge*. New York: Routledge

Fox, R.C. (1957) Training for uncertainty. In: R.K. Merton, G.G. Reader, and P.L. Kendall (eds) *The Student Physician: Introductory studies in the sociology of medical education* (pp. 207–241). Cambridge, MA: Harvard University Press

Fox, R.C. (1980) The evolution of medical uncertainty. *The Milbank Memorial Fund Quarterly. Health and Society*: 1–49

Frank, D.J. and Meyer, J.W. (2007) University expansion and the knowledge society. *Theory Society*. 36: 287–311

Frank, J. (2005) The CanMEDs 2005 physician competency framework: better standards, better physicians, better care. The Royal College of Physicians and Surgeons of Canada. [Online] http://www.royalcollege.ca/portal/page/portal/rc/common/documents/canmeds/resources/publications/framework_full_e.pdf Accessed 20 March 2013

Freidson, E. (1970) *Profession of Medicine: A Study of the Sociology of Applied Knowledge*. New York: Dodd, Mead

Gale, T. and Kitto, S. (2003) Sailing into the wind: New disciplines in Australian higher education. *Br J Sociol Educ*. 24: 501–514

Gallagher, E.B. (1988) Convergence or divergence in Third World medical education? An Arab study. *J Health Soc Behav*. 29: 385–400

Goffman, E. (1959) *The Presentation of Self in Everyday Life*. Garden City, NY: Doubleday Anchor Books

Goffman, E. (1986) [1974]. *Frame Analysis: an Essay on the Organization of Experience*. Boston: Northeastern University Press

Goffman, E. (1990) [1961]. *Asylums: Essays on the Social Situation of Mental Patients and Other Inmates*. New York: Anchor Books

Goffman, E. (2005) [1967]. *Interaction Ritual: Essays in Face-to-face Behavior*. New Brunswick, NJ: Aldine Transaction

Goffman, E., Lemert, C.C., and Branaman, A. (1997) *The Goffman Reader*. New York: John Wiley & Sons, Inc..

Grenfell, M. (ed.) (2008) *Pierre Bourdieu: Key Concepts*. Stockfield, UK: Acumen

Gukas, I.D. (2007) Global paradigm shift in medical education: issues of concern for Africa. *Med Teach*. 29: 887–892

Haas, J. and Shaffir, W. (1982a) Ritual evaluation of competence—the hidden curriculum of professionalization in an innovative medical-school program. *Work and Occupations*. 9: 131–154

Haas, J. and Shaffir, W. (1982b) Taking on the role of doctor: A dramaturgical analysis of professionalization. *Symbolic Interaction*. 5: 187–203

Hacking, I. (1990) Making up people. In: Stein, E. (ed.) *Forms of Desire: Sexual Orientation and the Social Constructionist Controversy* (pp. 67–88). New York: Garland Publications

Hacking, I. (1998) *Rewriting the Soul: Multiple Personality and the Sciences of Memory*. Princeton, NJ:Princeton University Press

Hacking, I. (1999) *The Social Construction of What?* Cambridge, MA: Harvard University Press

Hafferty, F.W. (1988) Cadaver stories and the emotional socialization of medical students. *J Health Soc Behav*. 29: 344–356

Hafferty, F.W. and Castellani, B. (2009) The hidden curriculum: A theory of medical education. In: Brosnan, C. and Turner, B.S. (eds) *Handbook of the Sociology of Medical Education* (pp. 15–35). New York: Routledge

Hafferty, F.W. and Franks, R. (1994) The hidden curriculum, ethics teaching, and the structure of medical-education. *Acad Med*. 69: 861–871

Hafferty, F.W. and Hafler, J.P. (2011) The hidden curriculum, structural disconnects, and the socialization of new professionals. In: Hafler, J.P. (ed.) *Extraordinary Learning in the Workplace* (pp. 17–35). Dordrecht, the Netherlands: Springer.

Haidet, P. and Stein, H.F. (2006) The role of the student-teacher relationship in the formation of physicians. *J Gen Intern Med*. 21: S16–S20

Harding, S.G. (1986) *The Science Question in Feminism*. Ithaca, NY: Cornell University Press

Harding, S.G. (1991) *Whose Science? Whose Knowledge? Thinking from Women's Lives*. Ithaca, NY: Cornell University Press

Hawthorne, L., Minas, I. H., and Singh, B. (2004) A case study in the globalization of medical education: assisting overseas-born students at the University of Melbourne. *Med Teach*. 26: 150–159

Hodges, B.D. (2007) A Socio-historical study of the birth and adoption of the Objective Structured Clinical Examination, PhD dissertation. Ontario Institute for Studies in Education, University of Toronto, Toronto

Hodges, B.D., Ginsburg, S., Cruess, R., et al. 2011. Assessment of professionalism: Recommendations from the Ottawa 2010 Conference. *Med Teach*. 33: 354–363

Hodges, B.D. and Kuper, A. (2012) Theory and practice in the design and conduct of graduate medical education. *Acad Med*. 87: 25–33

Hodges, B.D., Kuper, A., and Reeves, S. (2008) Discourse analysis. *BMJ*. 337: 570–572

Hodges, B.D., Maniate, J.M., Martimianakis, M.A., Alsuwaidan, M., and Segouin, C. (2009) Cracks and crevices: Globalization discourse and medical education. *Med Teach*. 31: 910–917

Hojat, M., Vergare, M.J., Maxwell, K., et al. (2009) The Devil is in the third year: a longitudinal study of erosion of empathy in medical school. *Acad Med*. 84: 1182–1191

Illich, I. (1976) *Medical Nemesis : The Expropriation of Health*. New York: Pantheon Books

Jacob, E. (1987) Qualitative research traditions: A review. *Rev Educ Res*. 57: 1

Kuper, A. and Hodges, B.D. (2011) Medical education in its societal context. In: Dornan, T., Mann, K., Scherpbier, A., and Spencer, J. (eds) *Medical Education: Theory and Practice* (pp. 39–49). Oxford: Elsevier

Laqueur, T. (2002) Boys in white: student culture in medical school. *BMJ*. 325: 721

Lareau, A. (1987) Social class differences in family-school relationships: the Importance of cultural capital. *Sociol Educ*. 60: 73–85

Lareau, A. (2002) Invisible inequality: Social class and childrearing in black families and white families. *Am Sociol Rev*. 67: 747–776

Latour, B. (1987) *Science in Action*. Cambridge, MA: Harvard University Press

Latour, B. (1993) *The Pasteurization of France*. Boston, MA: Harvard University Press

Latour, B. and Woolgar, S. (1986) [1979]. *Laboratory Life: The Construction of Scientific Facts*. Princeton, NJ: Princeton University Press

Lempp, H. and Seale, C. (2004) The hidden curriculum in undergraduate medical education: qualitative study of medical students' perceptions of teaching. *BMJ*. 329: 770–773

Lo, M.C. and Stacey, C.L. (2008) Beyond cultural competency: Bourdieu, patients and clinical encounters. *Sociol Health Illn*. 30: 741–755

Ludmerer, K.M. (1999) *Time to Heal: American medical education from the turn of the century to the era of managed care*. New York: Oxford University Press

Ludmerer, K.M. (2010) Commentary: understanding the Flexner report. *Acad Med*. 85: 193–196

Malacrida, C. (2005) Discipline and dehumanization in a total institution: institutional survivors' descriptions of time-out rooms. *Disability Society*. 20: 523–537

Manning, P. (2005) Erving Goffman. In: Ritzer, G. (ed.) *Encyclopedia of Social Theory* (pp. 333–338). New York: Sage Publications, Inc.

Martin, E. (1991) The egg and the sperm: how science has constructed a romance based on stereotypical male-female roles. *Signs*. 16: 485–501

Maton, K. (2008) Habitus. In: Grenfell, M. (ed.) *Pierre Bourdieu: Key Concepts* (pp. 49–63). Stockfield, UK: Acumen

Mccoy, L. (2005) HIV-positive patients and the doctor-patient relationship: Perspectives from the margins. *Qual Health Res*. 15: 791

Mcewen, C.A. (1980) Continuities in the study of total and nontotal institutions. *Ann Rev Sociol*. 6: 143–185

Meyer, J.W., Boli, J., Thomas, G., and Ramirez, F.O. (1997) World society and the nation state. *Am J Sociol*. 103: 144–181

Mills, S. (2004) *Discourse*. London; New York: Routledge

Mills, S. (2004) [2003]. *Michel Foucault*. London; New York: Routledge

Mizrahi, T. (1986) *Getting Rid of Patients: Contradictions in the Socialization of Physicians*. New Brunswick, NJ: Rutgers University Press

Mullen, A. (2009) Elite destinations: pathways to attending an Ivy League university. *Br J Sociol Educ*. 30: 15–27

Mykhalovskiy, E. (2001) Troubled hearts, care pathways and hospital restructuring: Exploring health services research as active knowledge. *Studies in Cultures. Organizations and Societies*. 7: 269–296

Neville, A.J. (2009) Problem-based learning and medical education forty years on. *Med Principles Pract*. 18: 1–9

Newton, B.W., Barber, L., Clardy, J., Cleveland, E., and O'Sullivan, P. (2008) Is there hardening of the heart during medical school? *Acad Med*. 83: 244

Niland, P. and Lyons, A.C. (2011) Uncertainty in medicine: Meanings of menopause and hormone replacement therapy in medical textbooks. *Social Sci Med*. 73: 1238–1245

Parsons, T. (1951) Illness and the role of the physician: A sociological perspective. *Am JOrthopsychiatry*. 21: 452–460

Paterniti, D.A. (2000) The micropolitics of identity in adverse circumstance—a study of identity making in a total institution. *J Contemp Ethnogr*. 29: 93–119

Rabinow, P. (1991) *The Foucault Reader*. London: Penguin Books

Rankin, J.M. and Campbell, M.L. (2006) *Managing to Nurse: Inside Canada's Health Care Reform*. Toronto: Univ of Toronto Press

Rankin, J.M., Malinsky, L., Tate, B., and Elena, L. (2010) Contesting our taken-for-granted understanding of student evaluation: insights from a team of institutional ethnographers. *J Nursing Educ*. 49: 333

Rao, R.H. (2006) Perspectives in medical education: 1. Reflections on the state of medical education in Japan. *Keio J Med*. 55: 41–52

Reeves, S., Albert, M., Kuper, A., and Hodges, B.D. (2008) Why use theories in qualitative research? *BMJ*. 337, 949

Rubin P C. (2008) Formative years: not what we used to be? *BMJ*. 337: 2905

Savitt, T. (2006) [1992]. Abraham Flexner and the black medical schools. *J Natl Med Ass*. 98: 1415

Scully, D. and Bart, P. (1973) A funny thing happened on the way to the orifice: women in gynecology textbooks. *Am J Sociol*. 78: 1045–1050

Sinclair, S. (1997) *Making doctors: an institutional apprenticeship*. Oxford: Berg

Slaughter, S. and Leslie, L.L. (1997) *Academic Capitalism: Politics, Policies. and the Entrepreneurial University*. Baltimore: Johns Hopkins University Press

Smith, D.E. (1988) *The Everyday World as Problematic: A Feminist Sociology*. Toronto: University of Toronto Press

Smith, D.E. (1999) *Writing the Social: Critique, Theory, and Investigations*. Toronto: University of Toronto Press

Smith, D.E. (2003) Making sense of what people do: A sociological perspective. *J Occ Sci*. 10: 61–64

Smith, D.E. (2005) *Institutional Ethnography: A Sociology for People*. Lanham MD: AltaMira Press

Smith, D.E. (2006) *Institutional Ethnography as Practice*. Lanham MD: Rowman and Littlefield Pub Inc.

Speed, E. (2006) Patients, consumers and survivors: a case study of mental health service user discourses. *Social Sci Med*. 62: 28–38

Stern, D.T. (1998) Culture, communication, and the informal curriculum: in search of the informal curriculum: when and where professional values are taught. *Acad Med*. 73: S28–S30

Stone, M.S. (1997) In search of patient agency in the rhetoric of diabetes care. *Tech Commun Q*. 6: 201–217

Swartz, D. (1997) *Culture and power: the sociology of Pierre Bourdieu*. Chicago: University of Chicago Press

Wear, D. (1998) On white coats and professional development: the formal and the hidden curricula. *Ann Intern Med*. 129: 734

Wear, D. and Kuczewski, M.G. (2004) The professionalism movement: can we pause? *AmJ Bioethics*. 4: 1–10

Webster, F. (2009) *The social organization of best practice for acute stroke: An institutional ethnography*. Unpublished PhD dissertation, University of Toronto

White, C.B., Kumagai, A.K., Ross, P.T., and Fantone, J.C. (2009) A qualitative exploration of how the conflict between the formal and informal curriculum influences student values and behaviors. *Acad Med*. 84: 597–603

Whitehead, C.R. (2011) The Good doctor in medical education 1910–2010: a critical discourse analysis. Toronto, ON: Leslie Dan Faculty of Pharmacy, University of Toronto

Whitehead, C.R., Austin, Z., and Hodges, B.D. 2011. Flower power: the armoured expert in the CanMEDS competency framework? *Adv Health Sci Educ*16: 681–694

Zola, I.K. (1972) Medicine as an institution of social control. *Sociol Rev*. 20: 487–504

第 4 部分

传授　Delivery

第 13 章

小组学习 Small group learning

Joy Rudland

译者：曾 治 审校：李 俊

运用小组学习方式鼓励学习者主动参与、深度学习并掌握团队合作精神及表达新思想、捍卫新思想的能力已经在医学教育中得到了广泛运用。

Honor Merriman

转载自 Merriman H，‘Clinical governance for primary care teams：how useful is a learning set for individuals from different teams？’Education for Primary Care，14，pp. 189-201，©Radcliffe Publishing，2003，已获授权

小组学习相关理论

与学习相关的理论可能存在彼此重复的部分，可能会让人眼花缭乱，并且可能在指导实践的能力上有限。但是，对与学习相关的理论进行讨论有助于确定为何以及何时某些教学方法（例如小组学习）对学习有益（Johnson et al.，2007），并能够对学习者带来积极影响，改善他们的表现（Roseth et al.，2008）。通过对一些基础理论进行梳理，或许能够帮助教师更恰当地应用小组学习的教学法。

过去的 1 个世纪中，由教师或讲者将信息传递给学习者的这种传播或讲授知识的模式在医学教育中相当普遍。过去的几十年中，知识传播已经开始向更加以学习者为中心的模式转变。以学习者为中心的理论呼吁学习者扮演主动的角色，以学习者为中心的模式则改变了教师和学习者的角色分工。在这种模式下，通过教师与学习者开展协作，学习者完成知识建构，而学习则成为学习者与教师之间的双向互动过程。

很难只用某个基础理论解释小组协作学习为何有益（Springer et al.，1999），不少社会化理论和认知理论都与小组学习有关。

小组学习的社会化理论基础

社会化理论认为，新的认知方式在社会领域中不断发展。社会化学习依赖学习者对共同问题或任务进行交流，并提出质疑、相互分享。社会化理论主张认知只能通过社会化方式得到发展（Vygotsky，1987），因此，在探讨认知理论之前，有必要首先讨论社会化理论。在 Harland（2003，pp. 263-272）将儿童的最近发展区（proximal zone）理论与基于问题的学习联系起来之后，研究者们愈发认为 Vygotsky 的社会化学习理论与高等教育（Harland，2003）和医学教育（Kneebone et al.，2004）密切相关。最近发展区理论认为，学习（尤其是高级认知处理）具有社会性。它起始于社会事件内化，并通过社会化与社会行为产出最终的意识与认知。个体间协作学习的效果比单独学习的效果更佳。Chalkin（2003，p. 135）将 Vygotsky 的社会化学习描述为“能力较强者与能力较弱者的互动。通过这种互动，能力较弱者获得了能力，能够独立完成最初需协作完成的任务”。社会化学习理论也可以用来解释小组学习中的其他现象，而学习者和带教老师的能力差异能够促进社会化学习。

模仿不是简单的复制，而是包含着学习者对如何通过采取行动解决问题的理解。模仿也是学习的关键要素（Vygotsky，1977）。模仿始于对现象的观察和对规律的总结（Bandura，1977）。模仿可以通过情境化学习来实现，因为情境化学习能够模拟真实的活动与情景（Lave & Wenger，1990）。在工作情景或模拟情景中开展小组学习应着重强调情景的真实性。从当前有关医生发展的研究，特别是有关职业认同形成（Devos，2010）和实践共同体发展（Wenger，2000）的研究来看，其他研究者基本也持相同观点。

Wenger 将实践共同体概括为“有共同关注点，或对相同的事物抱有热情，并通过定期互动来改善实践的群体”（Wenger，2006）。在大学本科阶段，这样的实践共同体通常是人为划定的，学生以小组方式来学习健康相关问题（模拟工作场景）；在毕业后教育阶段，实践共同体也提供医疗服务，是整个医疗服务体系的组成部分。有关形成职业认同的研究表明，学生学习经历与未来的职业实践之间的联系具有重要的意义（Reid et al.，2008）。将学生分入学习小组，实际上等于让他们形成一个个实践共同体，这或许也是在帮助他们产生职业认同的过程中必须采用的一种教学策略。

在学习的社会化理论方面，重点关注的是如何增强学习动机和社会凝聚力，以及如何培养学习者符合社会规范和文化价值观。

动机

激发个体的学习欲望对教育至关重要。小组中的其他学习者能够激发学习动机，同样，小组成员的互动也可以激发学习动机（Slavin，1996）。

学习动机最好来自学习者自身，但这种内在动机的发生需要社会连接感（social relatedness）和自主性的支持（Deci & Ryan，2000）。而自主性与社会连接感难以共存，甚至还可能彼此矛盾（Vallerand & Ratelle，2002）。对这种观点的回应是：在这种情况下，自主性就取决于如何自行组织起自己的经历（Deci and Ryan，2000）。

社会凝聚力

激励他人和通过与他人互动来激励自己是激励理论的另一面。这表明，除非所有成员共同努力，否则小组无法成功完成任务，无法实现协作学习效果的最大化（Gillies，2004）。仅仅将学习者放在一个小组中并不一定会引发协作学习。他们可能会觉得自己一个人也可以高效学习，或者觉得自己不怎么努力也可以从他人处学到东西。协作学习要求所有人为了共同的利益而共同努力，需要凝聚力。对于凝聚力的形成，有两个条件必不可少：积极的相互依赖关系和个体责任感（Antil et al.，1998）。挑战在于，我们如何利用带教老师的言传身教，如何设计教学活动，才能帮助学习小组建立成员间的相互依赖关系和成员的个体责任感。

社会规范和价值观的发展

有人认为，意义[①]的发展由两个维度支撑：“思维方式”和由此产生的“视角”（Wiessner & Mezirow，2000，p. 345）。从这两个维度出发，我们就能洞悉自己如何思考和行动，以及为何如此思考和行动（Gravett，2004）。这两个维度使我们能对假设进行批判和修正，并考虑其他观点。小组学习是学习身份转换的理想方式，身份转换涉及观点的转变、态度或行为的强化与巩固，以及社会规范和价值观的发展。

小组学习的认知理论

认知理论认为，小组学习者可通过激活已有知识并通过用自己的语言阐述（elaborate）学习材料来实现新知识的习得（Schmidt，1993）。新知识的习得，可以在本节讨论的小组学习等社会性活动中，通过主动选择和构建新的理解来完成（Biggs，1996）。

阐述（elaboration）是高阶思维的一种形式。要能做到阐述，就需要将新信息与现有知识加以联系，或通过将新的想法与现有知识相结合，这个过程往往会产生新的思想。阐述会引发深层次的信息处理（Craik & Lockhart，

---

① 意义在此是社会规范和价值观的上位概念。——译者注

1972），此外，因为阐述过程中会产生复杂的记忆结构（Reder，1980），因此，阐述有助于抑制遗忘。阐述需要依托两项基本能力：倾听和解释。这两项能力不仅是医学生学习的基础，也是医生与患者互动的基础。

从认知性阐述视角来看待学习的基础在于，学习者开展协作学习时会对信息进行深层次加工（O'Donnell，2006）。有证据表明，能让学习者在交流互动中去阐述思想的学习策略可以改善学习效果（O'Donnell et al.，1985）。

让小组成员互学互教［也称"同伴学习期望"（teaching expectancy）］就会涉及一系列解释和阐述。向他人做解释是阐述的主要组成部分，这种解释会对长期记忆产生积极影响（van Blankenstein，2011）。但是，当前有关同伴学习期望的研究结论并不一致：一项研究表明学习者的认知性参与和"同伴学习期望"之间存在正相关关系（Benware & Deci，1984），而另一项研究则表明两者无相关性（Renkl，1995）。

为什么小组学习能够与学生成长为医生过程中需要实现的身份转换很好地契合？社会化学习理论和认知学习理论对此提供了解释。通过社会化学习，实践所必需的种种认知能力得到了强化。或许正是小组学习所具备的社会性特点激发了学习者学习动机，使他们能够审视与已有知识相关的假设，阐述自己的理解，从而实现自我发展、相互发展。

影响小组学习效果的因素

影响小组学习效果的因素较多。本节首先介绍五个存在内在关联的主要因素（图 13.1）：预期学习成果、带教老师、学习者、学习环境和学习活动（Beetham & Sharpe，2007）。本节其余部分将分别介绍这些因素影响下的小组成员互动问题。

预期学习成果 带教老师 学习者 学习环境 学习活动

图 13.1 影响小组学习的因素

学习成果

任何教学活动的开展都立足于预期学习成果。只有当特定的预期学习成果适合通过小组学习实现时，才应使用小组学习法（Shuell，1986）。由带教老师传授信息绝不应该成为小组存在的唯一目的；单纯为了这一目的，采用大组形式或者使用纸质材料或许更具成本效益。

小组学习的好处在于，学习者能够通过协作学习实现社会化过程和认知的发展。具体来讲，小组学习有助于学习者的批判性思维发展、知识习得、态度养成和身份转换、团队合作、技能提升。

批判性思维发展

医学教育必须在事实性知识的积累与批判性思维的发展之间取得平衡。事实性知识的作用在于它可为学习者当下的理解提供框架；而批判性思维则为学习者的持续性发展提供框架。两者都很重要。小组学习对批判性思维的发展非常有利（Norman，1992；Wood，2003）。

知识习得

批判性思维不可能在真空中实现，它必须依托于某些陈述性知识（declarative knowledge）。尽管对内容或知识进行归纳总结的能力只是小组学习的低水平目标，但归纳总结能力不应被低估。

小组学习不一定能够提高学习者在知识性考试中的得分。20 世纪 80 年代，研究者对讲授型教学与小组学习进行了细致的比较。在具有可比性的研究中，关于小组学习是否能够提高考试成绩的研究结论并不一致。有人报告能够提高（Costa et al.，2007；Fischer et al.，2004），也有人报告不能提高（de Jong et al.，2010）。近期的一项研究发现，学习者从讲授型教学转向小组学习之后，考试成绩有所提高；但小组学习所需的准备时间比讲授型教学更多（Cendan et al.，2011）。因此可以推测，如果学习者花费更多的时间来为讲授型教学做准备，那么学习结果可能会相差无几。此外还可以推测，当学习者的准备充分程度可以通过在某种学习方式中的主动参与反映时，学习者的学习效果会更好。但是，研究结果表明，与社会性交流较少和更具说教性的教学方式相比，小组学习在调动学生的学习动机上更具优势。

态度养成与身份转换

小组学习能够提升社交技能、人文素养和专业技能（Peters et al.，2000）。小组学习能够为学习者提供理解职业态度和挑战学习者职业态度的机会，职业态度在社会化情境中最容易得到充分发展，还会随着经验的增加和他人的劝说而改变。研究表明，小组学习比讲授型教学更能影响学习者对于治疗酗酒的态度（Martin et al.，1988）。教学者应创造条件，让学习者实现“身份转换”，比如让学习者体验高年资医师、患者等角色，甚至模拟出学习者在未来执业过程中可能面对的场景，让学习者充分体验不同角色。

团队合作

有关小组学习与团队合作的关系研究不够充分。虽然小组学习可以被视为培养专业性团队合作能力的方式，但是小组学习和团队合作并非同义词。真正的医疗团队通常由多类人员组成，具体要看排班情况和实习医生轮转安排情况。好的医疗团队能够快速吸收新的成员加入，快速形成稳定的团队，并在最大程度上促进成员的认知发展；但小组学习并不一定能促进学员的认知发展，在本科阶段尤其如此。

但是，小组学习和团队合作还是具有许多重要的共同特征。小组学习中所需要和所学到的协作与合作技能可以直接应用在团队合作中。重症监护室团队合作研究发现，有效的团队合作取决于以下关键要素：团队稳定性、领导力、团队成员互信度以及团队反思能力（Richardson et al.，2010）。这些要素都可以在小组学习中产生。

技能提升

小组学习常用于临床技能和沟通技能的培养（Perez et al.，2009；Harden et al.，1997）。小组学习是一对一指导学习的可靠替代方案。有时因师资力量不足，一对一指导无法实现，尤其是学生数量众多、教师数量有限的本科教学中。

在小组学习的模式下，每位带教老师指导的学习者更多，能显著提高临床技能培养的效率。小组学习的优势不止于此，其优势同样体现在协作方面：学习者可以相互分享临床技能的学习经验、互相提醒如何避免掉入各种“陷阱”、互相分享如何充分利用好的方法，此外还有助于团队精神的培育。小组学习可以在病床旁或临床技能中心等其他更安全的环境中进行。近年来，许多院校 / 医院已经建立了专门负责本科生（du Boulay & Medway，1999）和毕业后教育阶段（Grant & Marriage，2012）临床技能培养的部门，负责跟踪、用视频记录或观察学习者互动的过程，并提供能够有效提高学生参与度的针对学习者个人或学习小组的反馈。

带教老师

带教老师本质上也是小组成员，其职责是确保小组能够达成预期学习成果，确保小组能够尽可能团结一致地开展工作。不少带教老师青睐小组教学，认为小组教学提供的教学环境有利于评价学习者的知识掌握情况、判断能力与推理能力发展情况，并有利于在此基础上与学习者进行交流（Cendan et al.，2011）。

在卫生人才教育研究文献中，比较内容专家型带教老师和非内容专家型带教老师时，比较的一般是“通科”型带教老师和专科型带教老师。有些研究发现，在内容专家型教师带领的小组和非内容专家型教师带领的小组之间，学习者的表现没有差异（Davis et al.，1994），而有些研究则发现，专家型带教老师更有优势，其带领的学生考试成绩也更好（Davis et al.，1992；Schmidt et al.，1993）。有证据表明，小组教学中，某些学习者更喜欢他们自认为是“专家”的带教老师（Peets et al.，2010），并且更信任这类带教老师，尽管专家型带教老师与非专家型带教老师并无显著差异（Davis et al.，1994）。有些研究则恰好得出了相反的结论（de Grave et al.，1999）。或许可从小组学习的结构和小组学习的焦点的角度来解释这些相互矛盾的结论。

但如果带教老师能有效引导小组学习，那么学习者的表现确实会更好（Peets et al.，2010；Silver & Wilkerso，1991）。与缺乏调动小组成员互动技巧的带教老师相比，学习者给掌握这些技巧的带教老师的评分也更高（Dolmans et al.，2001a）。

无论预期的学习成果是什么，带教老师在小组学习中都有两个主要作用：①引导学习者取得预期学习成果（可能是与特定任务有关的结果）；②保证小组保持较高的凝聚力，最大限度地提升学习效果。

有研究表明，带教老师通过组织协作学习来增强团队凝聚力的能力比讲解能力更重要（Chng et al.，2011）。此外，让学习者拥有独立思考的时间和权利也是小组学习的重要因素（Amin et al.，2009）。在学生思考时，带教老师要保持沉默（Brookfield & Preskill，1999），哪怕沉默令人不适。

学习者希望教师在基于问题的学习中，能够以非威慑方式引导学习者思考和解决问题、鼓励互动、避免说教，并确保教学有临床相关性（Steinert，2004）。

带教老师应当既善于激发学生提出好的问题，也善于提出好的问题。提问的方式很多，提问时应重点关注增强批判性思维和推理能力的问题（Myrick & Yonge，2002）。在小组教学中，提问一般只涉及记忆等低水平认知活动而非分析或综合等高水平认知活动（Profetto-McGarth et al.，2004）。带教老师还应鼓励学生提出问题，因为让学生提问有助于提高学习效率（Bobby et al.，2007）。

在小组学习中的社会互动方面，要重视学生对言语和非言语提示信号（cue）的回应如何影响讨论的进行，特别是在鼓励学生参与讨论的情况下（Sacks et al.，1974）。小组成员要么是主动发言，要么是由正在发言者通过言语和非言语提示信号提示发言（Sacks and Jefferson，1974）。需要考虑互动过程中的三个要素：讲话的时机、发言者的注视和倾听者的注视。当倾听者注视发言者时，就是在关注；当倾听者将视线从发言者身上移开时，便是停止关注（Stiefelhagen & Zhu，2002）。带教老师若是希望吸引所有小组成员的注意，则应当吸引所有成员的关注，有时甚至可以采取打断发言的方式。

有时，学习者不主动参与讨论，或是参与讨论的方式不当，如抢占了过多的发言机会。这时，带教老师应当鼓励沉默的小组成员参与讨论，并适当减少强势成员的发言机会。应对这类问题的最佳方法很大程度上取决于在小组建立之初制定的基本规则。小组建立之初，便应制定基本规则，明确小组的规范和行为，包括带教老师的规范和行为。小组出现问题时，应重新回顾这些基本规则，让学习者回忆商定的预期行为。基本规则可以根据经验增添或删除。已有其他文献列出一些基本规则（Crosby，1996）；但教师在带领小组学习时，仍应根据具体情况自行设计规则，并让小组成员认可这些规则。

由于小组学习具有社会性，每个小组面临的困境不尽相同，相应的解决方案也很不一样。如果“问题”学生继续违反既定的基本规则，则教师可能需要采取更果断的行动。例如，可以通过调整座次，给出非言语和言语提示来适当抑制过分活跃的学习者发言，或通过协商让其少发言。应对问题学生的方式有很多种，带教老师可向其他带教老师或专业的医学教育者学习解决问题的办法。

若小组学习的预期结果之一是小组能够脱离带教老师自主学习，并能够自我调整和管理学习小组，则应当主动采取策略将引导的责任从带教老师转移给小组成员。在引导责任转移的时候应当向学生说明，避免学习者产生遭到带教老师抛弃的误解。

带教老师所需的具体技能主要取决于预期学习成果。例如，若预期学习成果是提升临床技能，则需要带教老师有足够的（来自实践经验的）示教能力和观察力，以及提供建设性反馈的能力。若预期结果是提高学习者的思维能力，那么带教老师就要善于引导学生思考。

学习者

学习者必须承担小组成员应有的责任。在保证小组学习的效果方面，他们和带教老师承担着同等的责任。学习者必须愿意倾听、分享自己的意见、尊重他人的意见、为小组学习做好必要准备。在某些情况下，有必要向学习者介绍协作式、社会化学习。需要不断地强化小组学习，并尽可能通过评价提供支持。在社会化的、以学习者为中心的小组学习与非社会化的、以教师为中心的学习方法并用时，必须特别关注采用小组学习方式的目的，以免削弱其效果。

在在线学习或大班学习等其他学习环境中，学习者被视为独立的个体。在这些学习环境中，其他学习者对学习的影响可能很小。但是在小组中，学习机会正是由其他学习者创造的。学习者的数量、能力水平以及年龄和性别构成都会影响学习的有效性。

文化、性别和年龄都是重要的变量。关注性别的研究表明，女性在小组中担任领导者角色的可能性低于男性，但如果女性接受安排并担任领导者，则会展示出与男性相当的能力（Wayne，2010）。如果希望培养学生的领导力，那么带教老师需要积极主动地确保女性有机会在小组中担任领导者角色。

小组成员的文化背景也会影响小组成员的互动，或丰富小组成员的视角（Antonio et al.，2004）。英国研究者发现文化多样性能够产生多种效果（Brodbeck et al.，2011）。某些文化的特点是乐于贡献和挑战，而某些文化的特点则是安静和保守。有些学习者甚至将文化视为其他小组成员参与不足的原因（Gill et al.，2004）。文化多样性可能有助于分享不同的视角（van Knippenberg & Schippers，2007）。

学习者的年龄分布也是组建小组时要考虑的要素，尤其在本科阶段的小组学习中。年龄较大的学习者学习动力更足，更有经验，提供的视角也不同，但是尚不清楚已经完成第一学位的小组成员（如医学学士）是否会对小组成员的互动产生影响。研究发现，与年龄相关的经历会影响学习者的表现，但是否获得学位并不会影响学习者的学习表现（Wilkinson et al.，2004）。

现实中，学习小组很难做到各方面因素的平衡。在教育领域，可以根据预期要达成的学习成果组织异质化或同质化的小组。

学习环境

在本文中，学习环境指的是小组享有的物质资源条件和学习氛围。

物质资源

物理资源包括学习场所的温度、光线和座位安排等。带教老师和学习者的空间位置安排会显著影响小组成员的互动方式（Saran，2005），因此带教老师应认真考虑座位安排。与其他学习形式相比，小组学习中，层级结构通常更为扁平化。若带教老师处在显著位置（如在长条桌的首席或马蹄铁状坐席的顶端），学习者则可能期待教师发挥领导作用，或是常常面朝带教老师地回答带教老师或其他学习者的提问。带教老师提供指导时或许需要坐在显著的位置，但若要提高学习者的自我效能与自我调节能力时，则需要坐到不那么显著的位置。带教老师应当处在便于观察所有参与者并鼓励他们做出回应的位置。

除了物理空间，还需考虑完成小组任务的必要资源（Engle and Conant，2002）。

这些资源如方便学习者以视觉方式呈现想法（Arnheim，1980）的白板，又如能调动视觉和空间工作记忆，增强外部记忆（Baddeley，1998）的插图。这些视觉方式就如在设计领域广泛使用的草图一样，有助于人们条理化地思考问题（Buxton，2007）。因此小组学习中，也可以用白板来共享信息或辅助记录。当然，是否使用白板取决于在白板上书写的文字是否清晰可辨、是否能准确记录相关信息、是否方便记录信息。此外，还要考虑让谁到白板上做记录。应该鼓励学习者轮流承担记录的任务，这样至少方便带教老师专心观察和引导小组成员。

学习氛围

令人疲倦或紧张的氛围会导致学习者无法认真倾听和积极发言（Bramesfield and Gasper，2008），愉快或轻松的氛围则有利于小组成员积极互动（Linnenbrink-Garcia et al.，2011），并能提高学习者努力程度与坚持时间（Frenzel et al.，2007）。这一点似乎是不言自明的。为了使小组学习效果最大化，学习者需要保持精神饱满的状态和积极向上的心态。这就意味着，要认真考虑小组学习的时间安排并营造良好的小组学习氛围。带教老师若是不能坚持小组学习的基本原则，或不能表现出积极的态度，也会影响小组学习。

活动

小组活动的计划和安排方式，在很大程

度上影响到小组学习的效果。研究发现，安排恰当的活动，能使带教老师减少使用以内容为中心的教学方式（Regehr et al.，1995）。小组学习的成功，依靠的是全体成员的通力合作（Gillies，2004），因此必须关注小组合作与既定目标之间的关系。

小组学习经常要用到用于产生“刺激”的材料，如用于 PBL 的临床场景、与案例或指导有关的问题，以及体格检查设备等。Engle 和 Conant（2002，p. 404）指出，刺激材料需要“问题化”，即需要成为学习者待解决或待识别的问题。活动则需要具备以下特征：

- ◆ 只有通过合作才能完成
- ◆ 有明确的相关性
- ◆ 有挑战性，也有完成的可能性
- ◆ 安排在恰当的时机

活动不应太简单，如果是用于身份转换学习的话，应具有一定的迷惑性。Mezirow（1995，p. 50）提到，重大生活事件会使人迷失方向，而医学生涯中的身份过渡时期同样会令人困惑，教师应抓住机会让学习者走出“舒适区”（Torosyan，2007）。令人困惑的情况特别能够激发反思。

有效的小组学习需要整合所有这些因素。但其他重要因素，特别是参与式学习和小组互动也值得重视。

参与式学习

学习者的参与是小组学习的必要条件。但是，某些小组学习也需要在小组活动之前进行准备或在活动之后进行回顾。本节讨论有关课前参与不足和课上参与不足这个难题。

学习者的准备工作

可以要求小组成员在正式上课之前做好准备工作。学习者和带教老师应当对学习活动有明确的预期并对必要的准备工作有所了解；还应为完成准备工作提供一定的资源。

学习者可通过课前准备来充分利用小组会面讨论的时间，这一点常常受到忽视。研究表明，准备工作可以提高学习者在正式学习过程中的参与度（Chizmar，2005）。学习者已将准备工作视为小组参与的重要因素（Karp & Yoels，1976）。然而，研究表明，一些带教老师报告学习者的准备工作不够充分（Gill et al.，2004；Burchfield & Sappington，2000）；其中一项研究发现 66% 的学习者表现出准备不充分（Gill et al.，2004）。一些研究认为年龄较大的学习者准备得最好（Dolmans，2006），并且准备技巧会随着时间的推移而进步（Gillet et al.，2004；Burchfield & Sappington，2000）。关于课前准备工作仍需进一步研究。

若准备不充分不会造成不良后果，或学习可以在准备不充分的情况下继续进行（无论是因为活动设计不合理还是因为带教老师给予了帮助），则学习者会继续以为准备工作没有必要。如果准备工作和相关学习成果（如学会对自己的学习负责）十分重要，那么必须合理地解决准备不充分的问题。这不是为了为难学习者，而是为了明确学习的要求。

主动学习

加入小组并不一定意味着学习者真的在主动学习。基于问题的学习也难免遭遇“仪式行为”——学生走形式，表面上似乎在履行学习的责任，但实际上并没有达到小组学习的要求（Dolmans et al.，2001b）。

Dolmans 等（2001b，pp. 886-887）给出了几个仪式行为的例子：介绍了新知识，却没有将新知识与既有知识联系起来；对需要学习的内容不明确；无法将自学内容与任务或问题联系起来（可能只是念笔记）。

为了解决“仪式行为”的问题，学习活动中应有明确的要求，并由不接受仪式行为的带教老师加以强化。

另一个现象是社会性懈怠，即某个学习者减少自己的付出，并依赖其他学习者（Woodman et al.，2011），不积极参与任务（Karau & Williams，1995）。应通过改善小组活动设计和引导，尽可能地将社会性懈怠降至最低水平。研究表明，对抗社会性懈怠的机制之一是评价个人贡献（Williams et al.，1989）。在带教老师无法准确评价个人贡献的情况下，同伴评价或许是最有效的方法。自选入组同样能够减少社会性懈怠（Oakley et al.，2007），但会带来其他挑战，特别是要求学习者分享不同的观点时。

在参与问题上需要考虑的另一点，是学习者的学习范式，以及如果有必要改变范式的话，如何改变。学习者目前习惯什么学习范式，如何引导他们转变范式，这两点十分重要（Bogaard et al.，2005）。

小组互动

小组成员如何有效互动，如何让小组正常发挥其功能，这两点取决于学习者的数量和特点，也取决于带教老师的能力。

要实现高效的小组学习，最佳的学习者数量是多少？就此问题，学界展开了广泛的讨论。答案从6人到12人不等（Walton，1997）；还有人探讨两个人能否算作一个小组（Williams，2010）。在有意义的社会互动中，学习者能够参与学习，通过协作与合作实现学习。这在小型的小组（6～12人）中最常见，但是教学技巧丰富的教师也可以引导规模更大的小组进行学习。关键不在于小组成员数量，而在于教师是否能调动学生参与学习，让小组发挥社会化功能。即使在大组环境中，也可以有效地应用小组学习的一些原则，尤其在大组内部继续分组时。

小组规模通常还受后勤、带教老师与学习者的比例以及学习者预期的影响。

许多模型都描述了小组成员间的互动随时间推移而改变这一现象（Sweet & Michaelsen，2007）。Wheelan以Tuckman（1965）首创的生命周期模型为基础发展的团队发展阶段模型（Wheelan，2004）可信度或许最高。两个模型都认为，团队的发展阶段是连续且有序的，所有团队都具有某些相同的特征。Tuckman和Jensen（1977）的模型将各个阶段依次命名为：组建（forming）、激荡（storming）、规范（norming）、执行（performing）和休整（adjourning）。也并非所有团队都能按照这个模型中的阶段顺序序贯发展。有些团队不能达到特定阶段，有的团队会因面临困难而回退到之前的阶段，而有些团队则无法充分发挥自己的潜力（Sweet & Michaelsen，2007）。

未能达到执行阶段的小组（Wheelan & Lisk，2000）可能需要帮助。理想情况下，带教老师可以向小组提供帮助，也可以让外部带教老师来对小组进行观察，并提出能够增强小组凝聚力的建议。在激荡阶段，课程组织者应尽量避免更换小组成员。

某些研究者着重关注小组的头几次会面，这样的做法非常正确，尤其是在与学习者会面的时间十分有限的情况下。如前所述，头几次会面涉及基本规则的制定，如能开展适当的破冰活动，还可以使团队成员之间迅速彼此熟络起来（West，1976）。

小组学习是否能够正常开展，还要考虑会面持续多长时间；两者是否存在相关性则仍有待讨论，且推测应当会受预期学习成果的影响。小组会面时长应依据会面频率、小组学习开展情况及任务性质而定，而不应随意规定，这样小组才更有可能进入执行阶段。成员间彼此越熟悉，就越能够增强小组成员间的信任，越能有明确的小组目标。成员更加熟悉之后，会更愿意提出异议，并采用公开讨论的方式来解决矛盾（Birmingham and McCord，2004）。

预备和培养小组学习者和教师

对某些教师与学习者而言，小组学习或许是一项巨大的挑战。虽然双方都需要支持，但支持似乎更多地给予了教师方，而非学生方。

学习者

对幼儿来说，协作与合作学习似乎是一种十分自然的活动，但教育系统似乎削弱了学习者接受这种学习方式的能力。已有研究发现，学生对小组活动的预期多种多样（Gill et al.，2004），而这可能会降低小组学习的有效性。

一般认为，教育，甚至是高等教育，在极端的情况下，会让学习者毫无批判性地“消费”眼前的知识，这种认识具有一定的潜在危害性。对于说教式课堂而言，无论教师展示有多么好，这种消费式学习范式依然会被强化。学习者以生产者身份批判性地建立起知识间的联系，并提出自己的观点则是另一种学习范式。虽然让学生充分理解小组学习非常重要，但首先要保证课程安排的方式可以使教学成果、教学方法、教学评价相一致。如果评价仅仅关注孤立的知识和事实的记忆，那么小组学习也应该重点关注记忆。但这会扭曲教育的价值，浪费小组学习的潜在益处。

如果真的想要开展小组学习，那么必须花费一定的时间：

- 确定学习者应该在小组学习中扮演何种角色。赋予学习者解决问题的自主权并要求他们对自己的学习负责，这是非常重要的（Engle & Conant，2002）。如果学习者不清楚这个要求，就不太可能扮演应有的角色。
- 教授学习者在小组学习中所需的技巧和应该展现的行为。为此就要关注基本规则。
- 和学生一起根据基本规则审视小组中正在发生的事件。
- 评价方式应当以小组学习的预期结果为基础。

如果教师未能有效倡导基本规则，并照章办事，就很容易丧失学习者对小组学习的支持。

教师

对某些带教老师来说，教学就等于灌输知识。研究表明，从传统的讲授者转变为带教老师具有一定挑战性（Hitchcock and Mylona，2000）。某些带教老师可能会认为，帮助学习者在小组环境中思考、提问和阐发观点，比单纯地传授知识更加困难。此外，虽然教师通常愿意担任带教老师，但并不总是愿意花费足够的时间来促进学习（Cendan et al.，2011）。

“最佳循证医学教育”（Best Evidence Medical Education，BEME）组织发布的各种系统综述或许可以被视为提高教学效率的最佳指南（Steinert et al.，2006）。BEME 提供了许多有助于提高教师指导技巧的课程范例和工作坊范例。但是，这些指南反映的主要是参与者对小组学习的看法。有证据表明，教师对向他们提供的支持和培训非常满意。通过支持和培训，他们在态度上产生了积极转变，并自报了教学行为的改变。但是，几乎没有确凿证据表明教师培训有益于学习者实现学习目标（Steinert et al.，2006）。如果带教老师培训效果缺乏足够证据支撑，那么向带教老师提供支持又有何意义呢?

之所以带教老师发展缺乏有效证据，可能是因为学习本身太过复杂，很难对单一要素（带教老师）加以研究。教师的价值及要起到的角色榜样作用是不言自明的，因此教师培训才得到重视。如果不能充分认可和全力支持带教老师发挥小组学习引导者的作用，就可能会在无意间对小组学习造成伤害。当然，要提高引导技巧，至少要先认同这些技巧。

不少资料对如何开展小组学习做了说明，内容包括小组成员互动、管理小组的技巧，以及应对问题学生的方式。但是，小组学习需要与人际交往相关的实践技巧，并要求带教老师在反思和商讨中学习。经验显示，有效的教师发展课程应当允许教师彼此交流想法，分享不同教学方式下的教学成果。

另一种支持教师的方式是征询学习者的意见并给予反馈。这种方式会发现表现不佳的带教老师，但重点还是应当放在提升带教老师水平上。

如何支持教师开发小组学习相关活动，学界关注较少。教师应当提出与教学任务相关的、系统性的真实问题或创建此类场景。为学生提供学习内容或实践场景是必需的，但需要特别关注这些学习内容或实践场景的组织方式。应当为负责设计小组学习材料的教师提供支持，以提高他们的教学设计水平和系统性思维。

小组学习的实现方法

可以采用各种小组学习方法来改善学习者间的协作与合作（图 13.2）。没有所谓的“唯一正确”的小组组织方式；应重点关注创造力，

讨论组
辅导
研讨会
临时讨论小组
滚雪球
集成小组
金鱼缸法（goldfish bowling）
角色扮演
基于问题的学习（PBL）

图 13.2　小组学习技巧

适当调整和结合使用各种与预期教学成果匹配的方法。一堂课可能会同时用到几种方法。

讨论小组

讨论小组要求学习者思考问题，要么在会面前自己思考，要么在小组会面过程中与组内的教师和其他学习者一起思考。另一种情况是，课堂中临时提出要当场讨论的问题。这可能涉及分组和任务分配，并且可能需要根据已有经验或可用资源来回答问题。小组讨论通常需要细心的引导才能保持正常运转。

辅导

辅导或许是最传统的小组教学方法。在辅导中，需要给学习者设定一定的问题，并要求他们在其他小组成员面前解释自己的答案。引导式辅导符合小组学习的认知理论，若学生准备充分，能实现非常有效的学习。但它的主要风险在于可能会沦为带教老师对一组学生说教。

研讨会

传统的研讨会要求学习者阅读相同的文本，然后一般是以自由发言的方式进行集体讨论；其间可以提出问题，也可以进行辩论（Billings & Fitzgerald，2002）。研讨会是一种颇受青睐的方法，一直被推荐用于教师发展（Steinert et al.，2006）。

临时讨论小组

临时讨论小组（buzz groups）源于大班学习，也可作为一种次级模式用于小班学习。设立小型讨论组的目的是在某一个特定时间段内提出想法和（或）解决问题；而临时讨论小组则用于将学习者进一步细分，通常是两人一组。少数几人一起讨论某个特定的话题很少出问题。临时讨论小组可以打破之前的授课模式并引入新的思想。如果讨论的问题经过了精心设计，这种模式对课程的整体结果会起到积极作用。

滚雪球

子小组与其他子小组开展集体讨论，便会产生滚雪球（snowballing）的效果，最后变成全班集体讨论（图13.3）。小组数决定交互次数。

集成小组

组织集成小组（integrated panel，有时称为交叉小组）的目的在于最大程度地增加各组想法的分享程度。集成小组与滚雪球类似，此外，还具有学习者之间相互教学这一额外优势。这种方法十分有效，但却并未得到充分使用。在集成小组法中，小组会被分为更小的组，如将12人小组分为三个四人小组，并对每个小组成员进行编号（如4人一组，就将组员依次编号为1～4号，参见图13.4）。每个小组首先在内部尝试完成一项任务，之后解散，各组编号相同的成员重新组队，并在新的小组中分享之前各自小组的讨论结果。这种方法的优势体现在第二轮小组学习中。按照预期，所有成员都要“当小老师”，这就会增强学习者在第一轮小组讨论过程中的注意力，增强他们尝试去做解释的意愿（因为他们需要将第一轮小组讨论的结果传递给第二轮小组）。在集成小组开展活动时，若能清晰说明学习者应该做什么，集成小组的效果就会达到最优。

金鱼缸法

金鱼缸法（goldfish bowling）的重点是经验的分享和批判性分析，常用于临床技能的学习。小组的部分成员操作，其余成员观察，随后，整个小组聚在一起讨论操作体验和观察所

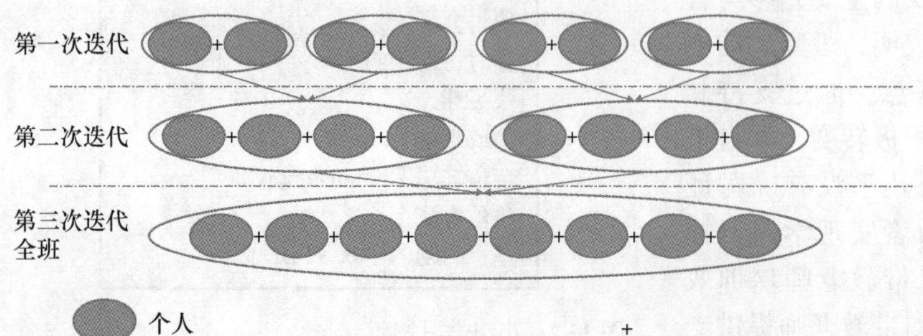

图13.3 滚雪球

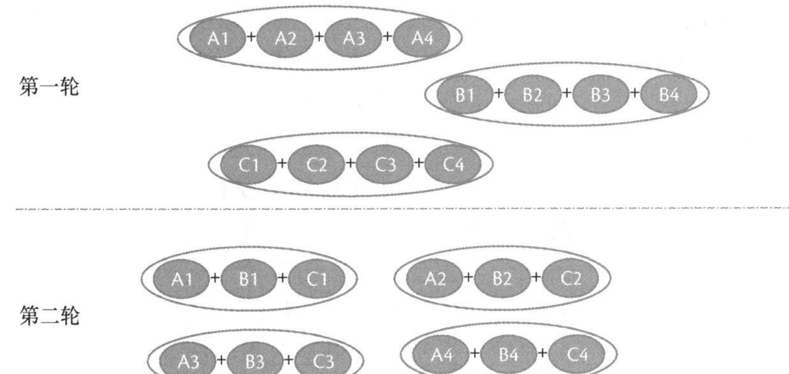

图 13.4　集成小组

见。要积极地进行建设性反馈，以最大限度地增强实践成员的安全感。

要注意，被观察的实践不应持续太长时间，同时应当给予观察者清晰的指导，说明他们应当观察什么。金鱼缸法可提高观察者的观察、反思和给予反馈的能力；也能使被观察者更加关注自己的行动。

角色扮演

角色扮演可以构成小组课程的一部分或全部（Steinert，1993）。此处角色扮演侧重于体验实践中可能存在的互动；它同样可用于激发共情。小组成员各自扮演角色，由此生成剧情，可以有脚本，也可以自由发挥。角色扮演通常可以和金鱼缸法结合使用。

基于问题的学习（PBL）

谈及小组学习，必然要提到基于问题的学习。基于问题的学习既是一种课程理念，又是一种小组学习模式（详见第 3 章）（图 13.5）。

具有挑战性的环境

对于小组教学，某些环境可能十分具有挑战性。

临床环境通常是医疗专业的最佳学习场合。它既具有真实性，又具有社会性。而其挑战性则在于要考虑三类关键性人物：带教老师、学习者和患者。在临床教学中，这三类人物缺一不可（Kroenke et al.，1997）。床旁互动既是医疗，也是教学，这种场景下的小组互动会有不同。患者家属在场会增大挑战性（Cox et al.，2011）。研究发现，学习者在患者床旁时更加需要教师的肯定，但仍然要考虑如何增强他们的自主性，并确保他们积极参与学习过程（Williams et al.，2008）。

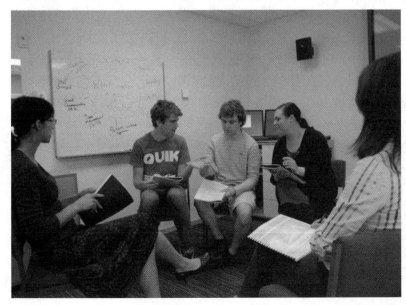

图 13.5　正在开展的小组学习

针对手术室中小组学习的研究往往关注前文已述的小组学习进程（Lipp & Holmes，2009）。但是，研究特别指出了手术室中沟通和协作不足造成的紧张气氛和限制性带来的问题（Lingard et al.，2002）。因此，手术室可能不适合小组学习，只适合观摩。

针对线上小组学习的研究，以及关注小组学习能否在虚拟环境中实现的研究，均处于萌芽期。当个体的地理位置相隔甚远时，合作、协作、动机和阐述这四大社会要素能否完全保留，目前尚不清楚。已知的是，有90%的本科生使用Facebook等虚拟空间（King et al.，2009）；如此高的虚拟空间使用比例表明，值得对线上小组学习开展更多的探索。

或许可以在线上环境或视频会议中使用某些小组学习法。但视频会议似乎比较直观地体现了跨地区显示学习小组在学习过程中所面临的挑战。其实，更大的挑战可能在于教师如何通过网络实现引导并调动所有参与者参与在线小组学习。

评估小组学习

小组学习与其他形式的互动学习一样，都可以通过定期评估来了解其优点与不足（Jones，2007）。至少在学习者眼中，定期评估小组学习进展的老师才是好老师（Dolmans et al.，2001a）。

有不少模型对如何实施针对干预措施的评估进行了高度概括，比如柯氏模型（Kirkpatrick，1975）。这个模型将评估分为四个层次：反应（reaction）、学习（learning）、行为（behaviour）和结果（results）。

许多评估似乎都只关注第一个层次，即学习者对小组学习体验的评价。这种评估若是经过精心设计，可以证明带教老师是否很好地带领小组学习。但这种评估关注的是带教老师的带教技巧，可能会忽略其他影响学习效果的潜在因素。预期学习成果的性质不同，如希望学生习得临床技能或认知能力，评估的性质和提出的问题也会不同。

应用柯氏模型的困难在于要将学习作为孤立事件，这就存在将学习过度简化的风险。学习是一个持续的、既正式又非正式的过程，有时会发生在我们最意想不到的时刻。将学习解构化，并将其归因于某个单一因素可能十分困难，甚至还会得出无意义的结论。

此外，在小组学习评估中，如何通过良好的活动设计来促成预期学习成果的实现也没有得到充分重视。其中需要考虑的细节包括：活动需要协作和准备吗？活动可否为身份转换学习提供机会？学习者是否需要提前掌握基本临床技能？

结论

- 小组学习对于提升学习效果具有不可估量的价值，其依据是学习的社会化理论以及协作与合作在学习中的重要性。
- 许多因素会影响小组学习的成败，包括学习者及其互动方式、带教老师、设计的学习活动、学习环境和预期学习成果。
- 务必确保学习者充分参与小组学习过程，并特别关注小组学习随时间发展的开展情况。
- 为了实现预期学习目标，带教老师必须认真负责地确保小组成员在学习过程中保持较高的凝聚力，学习者也同样需要为小组学习的有效开展负起应有的责任。

参考文献

Amin, Z., Tani, M., Eng, K.H., Samarasekara, D.D., and Huak, C.Y. (2009) Motivation, study habits, and expectations of medical students in Singapore. *Med Teach*. 31: e560–e569

Antil, L.R., Jenkins, J.R., Wayne, S.K., and Vadasy, P.F. (1998) Cooperative learning: prevalence, conceptualizations, and the relation between research and practice. *AmEduc Res J*. 35: 419–454

Antonio, A.L., Chang, M.J., Hakuta, K., Kenny, D.A., Levin, S., and Milem, J.F. (2004) Effects of racial diversity on complex thinking in college students. *Psychol Sci*. 15: 507–510

Arnheim, R. (1980) A plea for visual thinking. *Critical Inquiry*. 6: 489–497

Baddeley, A. (1998) Recent developments in working memory. *Curr Opin Neurobiol*. 8: 234–238

Bandura, A. (1977) *Social Learning Theory*. New York: General Learning Press

Beetham, H. and Sharpe, R. (2007) *Rethinking Pedagogy for a Digital Age: Designing and Delivering e-learning*. Abingdon: Routledge

Benware, C.A. and Deci, E.L. (1984) Quality of learning with an active versus passive motivational set. *Am Educ Res J*. 21: 755–765

Biggs, J. (1996) Enhancing teaching through constructive alignment. *Higher Educ*. 32: 347–364

Billings, l. and Fitzgerald, J. (2002) Dialogic discussion and the Paideia Seminar. *Am Educ Res J*. 39: 907–941

Birmingham, C. and McCord, M. (2004) Group process research: implications for using learning groups. In L.K. Michaelsen, A.B. Knight, and L.D. Fink (eds) *Team-based Learning: A Transformative Use of Small Groups in College Teaching* (pp. 73–93). Sterling, VA: Stylus Publishing

Bobby, Z., Koner, B.C., Sridhar, M.G., et al. (2007). Formulation of questions followed by small group discussion as a revision exercise at the end of a teaching module in biochemistry. *Biochem Molec Biol Educ*. 35: 45–48

Bogaard, A., Carey, S., and Dodd, G. (2005) Small group teaching: perceptions and problems. *Politics*. 25: 116–135

Bramesfield, K. and Gasper, K. (2008) Happily putting the pieces together: a test of two explanations for the effect of mood on group-level information processing. *Br J Soc Psychol*. 47: 285–309

Brodbeck, F.C., Guillaume, Y.R.F., and Lee, N.J. (2011) Ethnic diversity as a multilevel construct: the combined effects of dissimilarity, group diversity, and societal status on learning performance in work groups. *J Cross-Cultural Psychol*. 42: 1198–1218

Brookfield, S.D. and Preskill, S. (1999) *Discussion as a Way of Teaching*. Buckingham: Open University Press

Burchfield, C.M. and Sappington, T. (2000) Compliance with required reading assignments. *Teach Psychol*. 27: 58–60

Buxton, B. (2007) *The Anatomy of Sketching*. San Francisco, CA: Morgan Kaufmann

Cendan, J.C., Silver, M., and Ben-David, K. (2011) Changing the student clerkship from traditional lectures to small group case-based sessions benefits the student and the faculty. *J Surg Educ*. 68: 117–120

Chalkin, S. (ed.) (2003) *The Zone of Proximal Development in Vygotsky's Analysis of Learning Instruction*. Cambridge: Cambridge University Press

Chizmar, J. (2005) The effectiveness of assignments that utilize a time-efficient grading scheme. *J Excellence Coll Teach*. 16(1): 5–21

Chng, E., Yew, E.H.J., and Schmidt, H.G. (2011) Effects of tutor-related behaviours on the process of problem-based learning. *Adv Health Sci Educ*. 16: 491–503

Costa, M., Van Rensburg, L., and Rushton, N. (2007) Does teaching style matter? A randomised trial of group discussion versus lectures in orthopaedic undergraduate teaching. *Med Educ*. 41: 214–217

Cox, E.D., Schumacher, J.B., Young, H.N., Evans, M.D., Moreno, M.A., and Sigrest, T.D. (2011) Medical student outcomes after family-centered bedside rounds. *Acad Pediatr*. 11: 403–408

Craik, F.I. M. and Lockhart, R.S. (1972) Levels of processing—framework for memory research. *J Verbal Learning Verbal Behav*. 11: 671–684

Crosby, J. (1996) AMEE Medical Education Guide 8: Learning in small groups. *Med Teach*. 18: 189–202

Davis, W.K., Nairn, R., Paine, M.E., Anderson, R.M. and Oh, M.S. (1992) Effects of expert and nonexpert facilitators on the small-group process and on student performance. *Acad Med*. 67: 470–474

Davis, W.K, Oh. M.S., and Anderson, R.M. (1994) Influence of a highly focused case on the effect of small-group facilitators' content expertise on students' learning and satisfaction. *Acad Med*. 69(8): 663–669

De Grave, W.S., Dolmans, D., and van der Vleuten, C.P.M. (1999) Profiles of effective tutors in problem-based learning: scaffolding student learning. *Med Educ*. 33: 901–906

De Jong, Z., Van Nies, J.A.B., Peters, S.W.M., Vink, S., Dekker, F.W., and Scherpbier, A. (2010) Interactive seminars or small group tutorials in preclinical medical education: results of a randomized controlled trial. *BMC Med Educ*. 10 [Online] http://www.biomedcentral.com/1472-6920/10/79 Accessed 20 March 2013

Deci, E.L. and Ryan, R.M. (2000) The 'what' and 'why' of goal pursuits: Human needs and the self-determination of behavior. *Psychol Inquiry*. 11: 227–268

Devos, A. (2010) New teachers, mentoring and the discursive formation of professional identity. *Teach Teach Educ*. 26: 1219–1223

Dolmans, D., Wolfhagen, I., Scherpbier, A., and van der Vleuten, C.P.M. (2001a) Relationship of tutors' group-dynamics skills to their performance ratings in problem-based learning. *Acad Med*. 76: 473–476

Dolmans, D., Wolfhagen, I., and van der Vleuten, C.P.M. (1998) Motivational and cognitive processes influencing tutorial groups. *Acad Med*. 73: S22–S24

Dolmans, D., Wolfhagen, I., van der Vleuten, C.P.M., and Wijnen, W. (2001b) Solving problems with group work in problem-based learning: hold on to the philosophy. *Med Educ*. 35: 884–889

Dolmans, D. and Schmidt, H.G. (2006) What do we know about cognitive and motivational effects of small group tutorials in problem-based learning? *Adv Health Sci Educ*. 11: 321–336

Doucet, M.D., Purdy, R.A., Kaufman, D.M., and Langille, D.B. (1998) Comparison of problem-based learning and lecture format in continuing medical education on headache diagnosis and management. *Med Educ*. 32: 590–596

Du Boulay, C. and Medway, C. (1999) The clinical skills resource: a review of current practice. *Med Educ*. 33: 185–191

Edmunds, S. and Brown, G. (2010) Effective small group learning: AMEE Guide No. 48. *Med Teach*. 32: 715–726

Engle, R. and Conant, F. (2002) Guiding principles for fostering productive disciplinary engagement: explaining an emergent argument in a community of learners classroom. *Cognition Instruction*. 20: 399–483

Epstein, R.J. (2004) Learning from the problems of problem-based learning. *BMC Med Educ*. 4: 1

Fischer, R.L., Jacobs, S.L., and Herbert, W.N.P. (2004) Small-group discussion versus lecture format for third-year students in obstetrics and gynecology. *Obstet Gynecol*. 104: 349–353

Frenzel, A. C., Pekrun, R., and Goetz, T. (2007) Perceived learning environment and students' emotional experiences: A multilevel analysis of mathematics classrooms. *Learning Instruction*., 17: 478–493

Gill, E., Tuck, A., Lee, D., and Beckert, L. (2004) Tutorial dynamics and participation in small groups: a student perspective in a multicultural setting. *N Z Med J*. 117(1205) [Online] http://journal.nzma.org.nz/journal/117-1205/1142/ Accessed 20 March 2013

Gillies, R. (2004) The effects of cooperative learning on junior high school students during small group learning. *Learn Instruct*. 14(2): 197–213

Grant, D.J. and Marriage, S.C. (2012) Training using medical simulation. *Arch Dis Childh*. 97: 255–259

Gravett, S. (2004) Action research and transformative learning in teaching development. *Educ Action Res*. 12: 259–272

Harden, R.M., Davis, M.H., and Crosby, J.R. (1997) The new Dundee medical curriculum: a whole that is greater than the sum of the parts. *Med Educ*. 31: 264–271

Harland, T. (2003) Vyotsky's zone of proximal development and problem based learning: Linking a theoretical concept with practice through action research. *Teach Higher Educ*. 8: 263–272

Hesselgreaves, H. and MacVicar, R. (2012) Practice-based small group learning in GP specialty training. *Educ Primary Care*. 23: 27–33

Hitchcock, M.A. and Mylona, Z.H. (2000) Teaching faculty to conduct problem-based learning. *Teaching Learning Med*. 12: 52–57

Jacques, D. (2000) *Learning in Groups*. New York: Kogan Page

Johnson, D.W., Johnson, R.T., and Smith, K. (2007) The state of cooperative learning in postsecondary and professional settings. *Educ Psychol Rev*. 19: 15–29

Jones, R.W. (2007) Learning and teaching in small groups: characteristics, benefits, problems and approaches. *Anaesth Intensive Care*. 35: 587–592

Karau, S.J. and Williams, K.D. (1995) Social loafing—research findings, implications, and future-directions. *Curr Directions Psychol Sci*. 4: 134–140

Karp, D.A. and Yoels, W.C. (1976). College classroom—some observations on meanings of student participation. *Sociol Soc Res*. 60: 421–439

King, I., Jiexing, L., and Kam Tong, C. (2009) A brief survey of computational approaches in social computing. In: *Proceedings 2009 International Joint Conference on Neural Networks* (IJCNN 2009—Atlanta).

Kirkpatrick, D. (1975) Techniques for evaluating training programs. In D. Kirkpatrick (ed.) *Evaluating Training Programs—A Collection of Articles from the Journal of the American Society for Training and Development* (pp. 119–142). Alexandria, VA: ASTD

Kneebone, R.L., Scott, W., Darzi, A., and Horrocks, M. (2004) Simulation and clinical practice: strengthening the relationship. *Med Educ*. 38: 1095–1102

Kroenke, K., Omori, D.M., Landry, F.J., and Lucey, C.R. (1997) Bedside teaching. *S Med J*. 90: 1069–1074

Lave, J. and Wenger, E. (1990) *Situated Learning: Legitimate Peripheral Participation*. Cambridge, UK: Cambridge University Press

Lingard, L., Reznick, R., Devito, I., and Espin, S. (2002) Forming professional identities on the health care team: discursive constructions of the 'other' in the operating room. *Med Educ*. 36: 728–734

Linnenbrink-Garcia, L., Rogat, T.K., and Koskey, K.L.K. (2011) Affect and engagement during small group instruction. *Contemp Educ Psychol*. 36: 13–24

Lipp, A. and Holmes, A. (2009) Facilitating small group learning in the operating department. *J Periop Pract*. 19: 148–152

Martin, A., Burra, P., Martines, D., Sturniolo, G.C., and Naccarato, R. (1988) Educational value of small-group work and lectures on changing medical students attitudes towards alcoholism. *Ital J Gastroenterol*. 20: 21–23

Merriman H. (2003) Clinical governance for primary care teams: how useful is a learning set for individuals from different teams? *Educ Prim Care*. 14: 189–201

Mezirow, J. (1995) Transformation theory of adult learning. In M.R. Welton (ed.) *Defense of the Lifeworld* (pp. 158–172). New York: SUNY Press

Myers, S., Bogdan, L., Eidsness, M., et al. (2009) Taking a trait approach to understanding college students' perception of group work. *Coll Student J*. 43: 822–831

Myrick, F. and Yonge, O. (2002) Preceptor questioning and student critical thinking. *J Profess Nursing*. 18: 176–181

Norman, GR. and Schmidt, HG. (1992) The psychological basis of PBL. A review of the evidence. *Acad Med*. 67: 557–565

O'Donnell, A. (ed.) (2006) *The Role of Peers and Group Learning*. Mahaw, NJ: Lawrence Elbraum Associates

O'Donnell, A., Dansereau, D.F., Rocklin, T.R., et al. (1985) Effects of elaboration frequency on cooperative learning. *J Educ Psychol*. 77: 572–580

Oakley, B.A., Hanna, D.M., Kuzmyn, Z., and Felder, R.M. (2007) Best practices involving teamwork in the classroom: Results from a survey of 6435 engineering, student respondents. *IEEE Trans Educ* 50: 266–272

Peets, A.D., Cooke, L., Wright, B., Coderre, S., and McLaughlin, K. (2010) A prospective randomized trial of content expertise versus process expertise in small group teaching. *BMC Med Educ.* 10

Perez, D., Rudland, J.R., Wilson, H., Roberton, G., Gerrard, D., and Wheatley, A. (2009) The revised 'Early Learning in Medicine' curriculum at the University of Otago—focusing on students, patients, and community. *N Z Med J.* 122: 61–70

Peters, A.S., Greenberger-Rosovsky, R., Crowder, C., Block, S.D., and Moore, G.T. (2000) Long-term outcomes of the new pathway program at Harvard medical school: A randomized controlled trial. *Acad Med.* 75: 470–479

Profetto-McGarth, J.B., Smith, K., Day, R.A., and Yonge, O. (2004) The questioning skills of tutors and students in a context based baccalaureate nursing program. *Nurse Educ Today.* 24: 363–372

Reder, L.M. (1980) The role of elaboration in the comprehension and retention of prose—a critical review. *Rev Educ Res.* 50: 5–53

Regehr, G., Martin, J., Hutchison, C., Murnaghan, J., Cusimano, M., and Reznick, M. (1995) The effect of tutors' content expertise on student learning, group process, and participant satisfaction in a problem-based learning curriculum. *Teach Learning Med.* 7: 225–232

Reid, A., Dahlgren, L.O., Petocz, P., and Dahlgren, M.A. (2008) Identity and engagement for professional formation. *Studies Higher Educ.* 33: 729–742

Renkl, A. (1995) Learning mathematics from worked-out examples: Analyzing and fostering self-explanations. *EurJ Psychol Educ.* 14: 477–488

Richardson, J., West, M.A., and Cuthbertson, B.H. (2010) Team working in intensive care: current evidence and future endeavors. *Curr Opin Crit Care.* 16: 643–648

Roseth, C.J., Johnson, D.W., and Johnson, R.T. (2008) Promoting early adolescents' achievement and peer relationships: The effects of cooperative, competitive, and individualistic goal structures. *Psychol Bull.* 134: 223–246

Sacks, H., Schegloff, E.A., and Jefferson, G. (1974) A simplest systematics for the organization of turn-taking for conversation. *Language.* 50: 696–735

Saran, A. (2005) *Environmental Psychology.* Delhi: Anmol Publications

Schmidt, H.G. (1993) Foundations of problem-based learning—some explanatory notes. *Med Educ.* 27: 422–432

Schmidt, H.G., van der Arend, A., Moust, J.H.C., Kokx, I., and Boon, L. (1993) Influence of tutors subject-matter expertise on student effort and achievement in problem-based learning. *Acad Med.* 68: 784–791

Shuell, T. J. (1986) Cognitive conceptions of learning. *Rev Educ Res.* 56: 411–436

Silver, M. and Wilkerson, L.A. (1991) Effects of tutors with subject expertise on the problem-based tutorial process. *Acad Med.* 66: 298–300

Slavin, R. (1996). Research on cooperative learning and achievement: what we know, what we need to know. *Contemp Educ Psychol.* 21: 49–36

Springer, L., Stanne, M.E., and Donovan, S.S. (1999) Effects of small-group learning on undergraduates in science, mathematics, engineering, and technology: a meta-analysis. *Rev Educ Res.* 69: 21–51

Steinert, Y. (1993) 12 tips for using role-plays in clinical teaching. *Med Teach.* 15: 283–291 Steinert, Y. (2004) Student perceptions of effective small group teaching. *Med Educ.* 38: 286–293

Steinert, Y., Mann, K., Centeno, A., et al. (2006) A systematic review of faculty development initiatives designed to improve teaching effectiveness in medical education: BEME Guide No. 8. *Med Teach.* 28: 497–526

Stiefelhagen, R. and Zhu, J. (2002) Head orientation and gaze direction in meetings. In: CHI EA '02 CHI '02 *Extended Abstracts on Human Factors in Computing Systems* (pp. 858–859). New York, NY: ACM

Sweet, M. and Michaelsen, L.K. (2007) How group dynamics research can inform the theory and practice of postsecondary small group learning. *Educ Psychol Rev.* 19: 31–47

Torosyan, R. (2007) *Teaching for Transformation: Integrative Learning, Consciousness Development and Critical Reflection.* Unpublished manuscript. Columbia University, New York

Tuckman, B.W. (1965) Developmental sequence in small groups. *Psychol Bull.* (63)6: 384–399

Tuckman, B.W. and Jensen, M.C. (1977) Stages of small-group development revisited. *Group Organization Management.* 2: 419

Vallerand, R.J. and Ratelle, C.F. (2002) Intrinsic and extrinsic motivation: a hierarchical model. In R.M. Ryanand E.L. Deci (eds) *Handbook of Self-determination Research* (pp. 37–63). Rochester, New York: University of Rochester Press

Van Blankenstein, F.M., Dolmans, D.H.J.M., van der Vleuten, C.P.M., and Schmidt, H.G. (2011) Which cognitive processes support learning during small-group discussion? The role of providing explanations and listening to others. *Instructional Sci.* 39: 189–204

Van Knippenberg, D. and Schippers, M.C. (2007) Work group diversity. *Ann Rev Psychol.* 58: 515–541

Vygotsky, L. (1987) *The Collected Works of LS Vygotsky. Vol 4. The History of the Development of Higher Mental Function.* New York: Plenum Press

Walton, H. (1997) Small group methods in medical teaching. *Med Educ.* 31: 459–464

Wayne, N.L., Vermillion, M., and Uijtdehaage, S. (2010) Gender differences in leadership amongst first-year medical students in the small-group setting. *Acad Med.* 85: 1276–1281

Wenger, E. (2000) Communities of practice and social learning systems. *Organization.* 7: 225–246

Wenger, E. (2006) Communities of practice, a brief introduction. http://www.ewenger.com/theory/ Accessed 22 February 2013

West, E. (1976) *201 Icebreakers: Group Mixers, Warm-Ups, Energizers and Playful Activities.* New York, NY: McGraw-Hill

Wheelan, S. (2004) *Group Processes: A Developmental Perspective.* Boston: Allyn and Bacon

Wheelan, S.A. and Lisk, A.R. (2000) Cohort group effectiveness and the educational achievement of adult undergraduate students. *Small Group Research.* 31: 724–738

Wiessner, C.A. and Mezirow, J. (2000) Theory building and the search for common ground. In J. Mezirow (ed.) *Learning as Transformation* (pp. 329–358). San Francisco: Jossey-Bass

Wilkinson, T.J., Wells, J.E., and Bushnell, J.A. (2004). Are differences between graduates and undergraduates in a medical course due to age or prior degree? *Med Educ.* 38: 1141–1146

Williams, K.D. (2010) Dyads can be groups (and often are). *Small Group Research.* 41: 268–274

Williams, K.D., Nida, S.A., Baca, L.D., and Latane, B. (1989) Social loafing and swimming—effects of identifiability on individual and relay performance of intercollegiate swimmers. *Basic Appl Soc Psychol.* 10: 73–81

Williams, K.N., Ramani, S., Fraser, B., and Orlander, J.D. (2008) Improving bedside teaching: findings from a focus group study of learners. *Acad Med.* 83: 257–264

Wood, D. (2003) ABC of learning and teaching in medicine. *BMJ.* 326: 328–330

Woodman, T., Roberts, R., Hardy, L., Callow, N., and Rogers, C.H. (2011) There is an 'I' in TEAM: narcissism and social loafing. *Res Q Exerc Sport.* 82: 285–290

第 14 章

大班授课　Large group teaching

Janet Tworek，Rachel Ellaway，Tim Dornan

译者：曾　治　审校：李　俊

如今有一种奇怪的观点认为讲授是唯一的教学方式。我并不认为听教师讲授比阅读教师讲授所依托的书本效果更好。过去，讲授的价值很高，但现在人人都能阅读，而且书籍浩如烟海，讲授不是必需。

Samuel Johnson

（Boswell，1791）

引言

大班授课是当代医学教育实践中最常见、却未得到充分重视的一种教学形式。大班授课的原型是讲授。既往学界对如何开展一般性讲授（例如 Aarabi，2006；Exley & Dennick，2004；Race，2001）、在医学教育中开展讲授（Brown & Manogue，2001；Long & Lock，2010）进行了广泛研究，并重点关注了讲授本身存在的问题和解决问题的办法（Matheson，2008）。讲授是一种非常复杂的教学法，经常在大班授课中采用，尽管学界对讲授给予了极高的关注度，大多数学者往往只针对讲授进行了一两个方面的探讨，遑论大班授课。大班授课是个极为复杂的话题，为了把道理讲明，我们回顾了医学教育中大班授课的历史、大班授课中的文化问题和组织问题，并从行为和认知两个维度对大班授课展开讨论。此外，本章还对医疗卫生专业教育中的大班授课开展的活动、开展这些活动的用途和所带来的影响，以及这些活动与社会文化场景的互动进行了多维度的分析。

多大才算“大”？

如果一个学习团体的成员数量比小组学习（如基于问题的学习和基于模拟的学习）的成员数量更多，那么就可视为一个“大班”——这是本章对“大班”的工作定义。考虑到实际操作性，可将“大班”定义为：为了特定教学目的而设立的有 15 名及以上参与者的班级。如果人数再多一些以后，究竟用什么名词来称呼这个团体，就会是一个更加复杂的问题。采用大班授课教学的潜在目的似乎主要是提高效率。毫无疑问，将材料一次性分发给全班同学比多次分发给各小组更加高效。班级规模大小要依据年级人数而定，具体人数可多可少，可以将整个年级当作一个班（尤其是在临床前阶段），也可以将同年级中的一小部分学生设为一个班（如在科室轮转见习中）。医学课的班级人数上限一般取决于临床见习的人数上限。不包含体验模块[①]的课程，尤其是在线课程，较少受到班级人数的限制。但班级规模越大，单个学生与讲授者互动的机会就越少。因此，大班授课的人数上限也可根据以下标准判断，即如果班级人数超过某一界限后，师生互动过于分散，则该班级人数已达上限。

① 如见习。——译者注

讲授

讲授是一种古老的教学形式，或许可视为有组织的教育的原型。讲授早已成为一种基本的教学形式，成为了一种教学制度。通过讲授，可以向大量学生传授结构化、体量确定的系统性知识。中世纪的大学教师在教学过程中，就常常以讲授的方式，将自己研读经典文本后得到的结论和提出的批评意见传授给学生（Haskins，1957）。

在将讲授作为现代高等教育中的一种普遍实践进行研究的文献中，有两本专著至关重要。一本是 McLeish（1968）的专著。该书对学界在知识、认知和讲授的社会建构过程等方面开展的广泛研究进行了荟萃分析。另一本是 Bligh（1971）的专著，既是荟萃分析，又是对旨在比较讲授的效果和其他教学方式的效果的多个既往荟萃分析的评价。两位学者都对收集到的文献资料中的混杂因素和人为影响展开了批评。McLeish（1968）指出，在传统的教学中，讲授者是某一科目的唯一知识来源，但在现代教学中，讲授者不是唯一的知识来源，此外，他还将当时日益增长的对讲授的不满，与高等教育面临的人口学变迁和教育实践变革联系起来。McLeish 认为，讲授的主要功能是启发学生而不是传递知识；对讲授材料的短期记忆是有限的，而长期记忆几乎无法测量；并且作为教学制度的讲授与作为教学方式的讲授之间存在重大差异。McLeish 指出，讲授存在“隐性课程”，与教学材料所传授的知识之间存在相辅相成的共生关系。尽管 McLeish 自己并未使用“隐性课程”这个词，但基本意思如此。

Bligh（1971）认为讲授最适用于知识的习得，但不适用于激发思想或改变态度。他强调，仅凭讲授并不能提供全面的教育体验，因此讲授必须与其他活动相结合。Bligh 还指出了讲授的计划（planning）、呈现（presentation）和跟进（follow up）这三个阶段中存在的一系列程序性问题。

在 McLeish 和 Bligh 的基础上，我们围绕以下七个主题来探讨在当代教育中开展的讲授和其他形式的大班授课：

1. 大班授课是与学习者进行的认知互动。讲授究竟应当主要围绕知识的传递来展开，还是应当围绕激发学习者的动机、提高学习者的概括能力等认知能力的提升展开？在这一点上，目前学界仍然存在较大分歧。
2. 大班授课涉及一系列不同的活动。具体包括计划课堂展示、准备课堂展示、在课堂上展示、展示后的跟进。
3. 大班授课涉及具体领域的话语：讲授既是叙事，又是对教材的元叙事。
4. 大班授课既是一种教学法，又是教学制度：尽管讲授等教学方法传递知识的效率较低，但若课程体系的主要目标是传递知识，讲授仍被作为系统性教学制度广泛应用。
5. 大班授课建立在一定的支撑技术基础之上：教学空间、参与者的物理和技术条件既成就了讲授，又限制了讲授。
6. 大班授课建立在其“栖息”的教学生态基础之上：大班授课受到教学目标、其他教学活动以及教学环境等要素的制约。
7. 大班授课涉及多种类型的活动：大班授课活动多种多样，远不止说教式展示而已。在使用在线技术教学，让更多学生参与学习，并突破实时学习的限制的情况下，大班授课的教学活动类型更为多样。

文献回顾

在 ERIC、EMBASE、EBSCOHost 和 PsychInfo 等数据库中使用关键词“大班授课”“讲授”和“大班学习”进行检索，以寻找支撑上述主题的证据。在对检索结果进行汇总并排除重复条目后，共检索到 2002—2011 年之间发表的 1193 篇论文。在根据标题和摘要对这些论文进行审核，挑选出关于医疗卫生专业人员教育的信息详细的实证研究。然后将所有论文全文下载，按照下列标准进行审核。只有符合以下所有标准的论文才被纳入证据（库）中：

- 参与者处在同一物理空间，人数 15 及以上，并有一位负责主持教学活动的个体（即讲授者）
- 属于在医疗卫生人才教育项目中开展的实证研究
- 对单个事件或一系列事件的情景和干预措

施进行了详细的描述，足以为文献回顾提供依据

◆ 按“最佳证据医学教育”（BEME）评价量表对研究的结果“效力”评分（http：//www.bemecollaboration.org/；Yardley & Dornan，2012，量表分数意义：1 ＝“无法得出明确的结论”，2 ＝“结果不明确”，3 ＝“结论可能基于结果”，4 ＝“结果很可能是正确的”，5 ＝“结果明确”），得分在 3 分及以上，并且与本次文献回顾目的相关

证据整合遵循了 Wong 等（2012）提出的现实主义原则。前文所述的 7 个主题被用作程序性理论，说明大班授课的开展方式、对象和使用场景。入选论文的内容编码到一个分析框架中，该框架将程序性理论扩展到 17 个自由文本编码领域。最后，编码人员使用 BEME 效力评价量表确定某个 / 某些情况 / 过程与结果之间存在可靠的因果关系。本次文献回顾的目的是探索如何最有效地开展讲授，因此，将讲授与其他教学设计进行对比的实验性研究（大部分都是将未经优化的“传统讲授”作为某种新型干预措施的控制条件），以及没有关注讲授情景和过程的实验性研究，均被排除在分析之外。最终，本次文献回顾选用了 26 篇文献。下文将引用这些文献，对医学教育中的大班授课进行详细分析。

大班授课与认知

在有关医学教育的研究文献和一般性探讨中，讲授长期受到批评。例如，Brown 和 Edmunds（2009）认为，许多讲授者不能概括复杂教学材料、激发学习者动力或引发学习者反思。这些讲授者所讲授的内容没有超越统一的教科书，不能积极调动学习者；此外，还过度依赖自己的权威来管理教学活动。Powell（1970，p. 199）指出，讲授可以帮助学习者获得知识，但不能促进他们开展高阶认知活动：

> 讲授是我们传授事实性知识的最佳方式，但……不太适合高级知识技能的发展和态度的养成。

有些学者则持有不同的看法，认为讲授者可以向学习者展示一般情况下应该如何组织思维，或是如何围绕某一特定主题组织思维（McKeachie，2006）。MacNeil 等（2007）还说明了讲授对丰富学习者的思维导图的意义。

Ambrose 等（2010）综合分析了大量研究后，指出了讲授中应该注意的事项，包括将讲授结构明确地告知学习者、清晰地阐述概念间的联系、使用对比案例和边界案例（boundary cases）、让学习者用思维导图厘清并分享他们对讲授内容的理解。Kessler 等（2011）指出，讲授者对讲授材料的深刻理解是好的讲授的基础，此外，他们还应对讲授充满信心和热情。Copeland 等（2000）指出，优秀的讲授者应该能吸引学习者。Cosgrove 等（2006）介绍了如何通过简单的视觉形象使学习者更容易学习生理学教学内容，并增强学习者的兴趣、动机，提高他们的知识掌握水平。Gülpinar 和 Yegen（2005）设计了一场应用认知原理来优化学习效果的讲授。具体设计包括使用模板来呈现教学材料、对教学材料进行分段和排序，以及定时暂停讲授，以实现信息强化并让学习者有机会总结所学内容。

另一个反复出现的有关讲授的问题是，如何确保学习者所学的就是讲授者想教的？多项研究发现，学习者的讲授笔记确实符合讲授者的预期（Hartley & Cameron，1967；Kiewra，1985；Kiewra et al.，1988，1991）。这个问题涉及的不仅仅是知识的直接传递问题，同时还涉及社会依从性问题。Cavenagh（2011）则论证了学习者如何通过调整学习方法适应被动学习的环境，从而夺取了讲授者在良好学习构成要素上的最终决定权。

总之，大班教学可以为学习者带来一系列的认知获益，包括知识的传递、现有知识的整合、情感上的提升（如动机增强）等，但获益程度有赖于其他因素。

作为活动的大班授课

讲授这类教学活动很少仅由一个活动组成，大多数情况下都包括多个彼此联系的活动（Ellaway et al.，2005）。一般认为，大班授课至少包括三个阶段：准备、展示、跟进（图 14.1）。

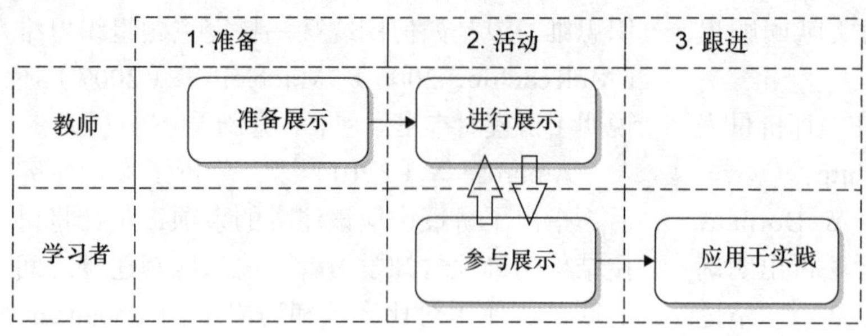

图 14.1 大班授课三阶段、两参与方基础模型

教师准备展示；向学习者展示；学习者应用所展示的内容

准备

大班授课的准备工作包含许多要素。其中有些要素涉及后勤或课程设置本身，如可供使用的时间、分配到的教室的容量以及期望达成的学习目标。有些要素则涉及教学法，如学习者以往的学习经历、科目性质及科目与整个课程体系的关系等。讲授者必须充分理解并运用教学法原理，以确保教学活动（换言之，学习者体验）符合教学内容要求、认识论规律及专业要求，并与整体教学方案契合。

Kessler 等（2011）指出，优秀的讲授者在准备讲授过程中，会做到掌握讲授主题、明确教学目标和讲授范围，会使用新颖元素来提高学习者兴趣，使用典型案例来展示知识的实际应用情况，并进行充分的排练。

Brown 和 Manogue（2001）得出了讲授内容的五种组织方式："经典式"（从宽泛的概念逐渐深入细节）、"以问题为中心式""序贯推理式""比较式"（两种或两种以上不同的观点）、"论证式"（提出某种观点，然后证实或证伪）。Hartley 和 Cameron（1967）建议将讲授分为几个板块，并在不同板块使用不同的教学节奏、风格以及呈现方式，偶尔还可插入几个问题，以让学习者保持注意力。有时甚至需要突破传统讲授的"边界"来满足学习者的需求。例如，Johnson 和 Mighten（2005）在为护理专业的学生讲座之前，为学生提供了详细的笔记，然后在讲授过程中，重点对已提供的笔记展开讨论。van Dijk 等（2001）提前公布了模拟情景，并让学生选择适当的实验室检查。Canfield（2002）提前公布了问题，全班同学见面时则讨论问题；Richardson（2011）通过短信将问题提前发送给学生。

技术也对大班授课的准备工作产生了重大影响。幻灯片，尤其是几乎无处不在的微软 PowerPoint 的广泛使用，使得讲授的整体设计和幻灯设计成为一体。甚至有人认为，掌握了幻灯片的准备要领，就等于具备了使用幻灯片教学的能力。用幻灯片来备课这种做法，也许已经改变了教师对"什么是讲授"的看法。例如，现在许多讲授者在线发布幻灯片，以替代印发材料供学习者使用。技术方面的准备不仅包括幻灯片制作，还包括确保展示幻灯片所需的各种技术资源正常工作，后者已成为讲授者在准备中必须完成的另一项工作（Mishra & Koehler，2006）。

展示

作为"表演"的讲授已经得到了广泛的研究（Brown et al.，1984；Brown & Manogue，2001；Harden & Crosby，2000；Matheson，2008）。展示所需技巧，尤其是良好的节奏把控和时间管理，对展示效果至关重要（McKeachie，2006）。吸引听众的注意力（Kessler et al.，2011）、使用适当的讲述风格、保持嗓音和吐字清晰、注意抑扬顿挫（Visioli et al.，2009），并在整个展示过程中表现出激情、热情、幽默、自信和谦逊（Kessler et al.，2011；Melamed et al.，2006）等策略均可用于有效提高学习者参与度。制定清晰的目标，使主题与目标保持一致，并鼓励学习者独立思考，同样有益于讲授教学的开展（Melamed et al.，2006）。另一种策略是每 8 ～ 15 分钟暂停一次或改变一次教学方式（Cain et al.，2009；Gulpinar & Yegen，2005），以便学习者思考已讲内容并做笔记。

不仅教师需要接受一定的训练才能成为合格的讲授者，学习者同样需要经过妥善准备才能好好听讲。有些准备非常有用，如提前完成听讲前的阅读任务或其他活动、带上做笔记的工具去参加讲座等。有些准备则关乎学习策略，如确定自己是否积极听讲，或者判定听讲的学习方式是否最有利于学习。Westrick 等（2009）发现，当学生想做笔记时，以及发现课程材料难以理解、需要帮助时，会去听讲。讲授者的特质（如关心学习者和善于突出重点）也会影响学习者是否听讲。

讲授者可以通过多种方式提高学习者参与度，如要求学习者回答问题、查找资料或课前阅读相关材料等。这些方法都得到了文献印证（Canfield，2002；Gulpinar & Yegen，2005；Johnson，2005；Van Dijken et al.，2008）。还可以通过即时教学反馈系统增强小组凝聚力（Cain et al.，2009）、探索不同专业学生间的观点差异（Williams et al.，2011）、替代举手（Liu et al.，2010）。

有很多方法可以提高说教式教学的活跃度。配有解说词的视频可以促使学习者将学习材料与现实体验联系起来（Bye，2009）。讲授者也可一人分饰两角，一边扮演内容专家，一边扮演内容评论者。这样可以更加清晰地展示教学内容，同时还能够就内容展开深入批判（Ochsendorf et al.，2006）。在讲授过程中临时请学生自愿上台扮演医生和家属，共同模拟患者管理，也可提高学生参与度（Fitch，2007）。将基于团队的学习引入典型的说教式讲授过程中能够显著促进学习者相互对话，并提高学习者的知识习得效果（Thomas & Bowen，2011）。这样的安排不仅可以使大班授课更具交互性，而且还可以将一定的控制权和责任转移给学习者。但是，并非所有人都认同让学习者拥有自主性。在一项研究中，四分之一的学生不赞成从以教师为中心的模式转向以学习者为中心的模式（Canfield，2002）。尽管有多种方法可用于改进大班授课，但要满足所有学习者的需求仍然很难；一项研究甚至发现，相当一部分学习者根本不想参加大班授课（Westrick，2009）。大班授课的考勤目前也存在争议。

跟进

与准备和展示一样，跟进要求不同的参与者做不同的事情。尽管学生满意度评估也有一定的局限性，对于如何提高讲授质量，也提供不了太多有用的信息，讲授者仍需反思学习者的评价，以实现今后讲授的“迭代”（Bligh，1971）。此外，大班授课还可能与基于问题的学习（可能需要依靠讲座中涉及的关键概念）、临床技能培训或床旁教学等其他教学活动存在联系。可以将讲授作为相互关联的一系列教学活动的一部分加以评估，而非将其作为独立的教学活动加以评估。

学习者根据自我学习体验进行评估，并巩固和交流学习成果，其学习成果也成为了学习者正在发展中的实践的组成部分。在一定的时间点，还将评价学习者对教学材料的掌握情况。评价显然是一项跟进活动，但通常被撤除得太快，一般安排在学习模块末期、课程末或学期末；此外，它还总是与其他讲授和教学活动的评估一起开展。因此，评估单纯大班授课的长期影响一般来说都比较困难。大多数实验性研究仅评估短期效果（Kao，1976）。

大班授课的变体

可以通过许多方式来改善传统的讲授。已经出现了基于团队的学习（Hills，2001；Michaelsen et al.，2008）等大班授课和小组学习的混合变体。在这种变体形式中，先把大班分成小组，开展协作教学活动，然后再将小组集合为大班。许多研究表明，小组和大班结合的方式有利于提升学习效果（Antepohl & Herzig，1999；Doucet et al.，1998；Nandi et al.，2000；Smits et al.，2010），但也有一些研究没能得出确定的结论（Norman & Schmidt，1992）。

大班授课包含许多要素，这些要素之间具有复杂的交互关系，具体来说，包括行动者、活动的顺序、活动的情境，要想逐一和整体评价各要素，就需要厘清这些要素之间的关系。通常用于计算机软件设计的“用例”或时序图（Ellaway，2008），也可用于大班授课评价。图 14.1 是一个简要的时序图，展示的是教师和学习者在不同阶段所扮演的角色。图 14.2 展示了如何拓展时序图，用于体现前文所述的其他要素。基本讲授模式的变体也可以用图展示。例如，图 14.3 展示了一种基本讲授模式变体，其中讲授部分与研讨部分是分开进行的。

总而言之，有许多种方式可用于组织大班授课。可以使用图示来展示教学活动安排情

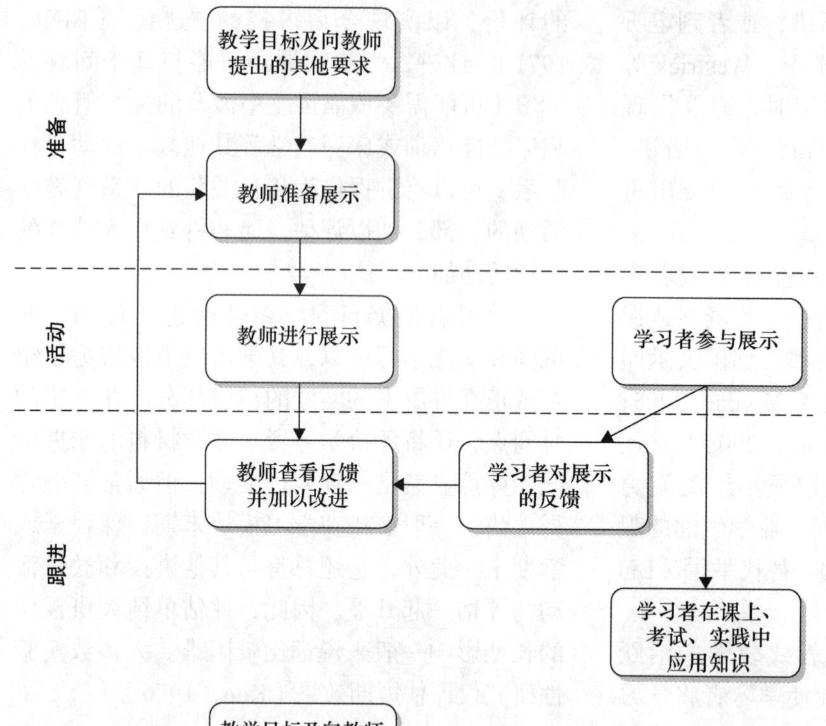

图 14.2 大班授课三阶段、两参与方拓展模型

教师根据课程目标和以往经验准备展示；接着向学习者展示；随后学习者应用所学内容，并就授课表现提供反馈，以便教师改进自己的展示

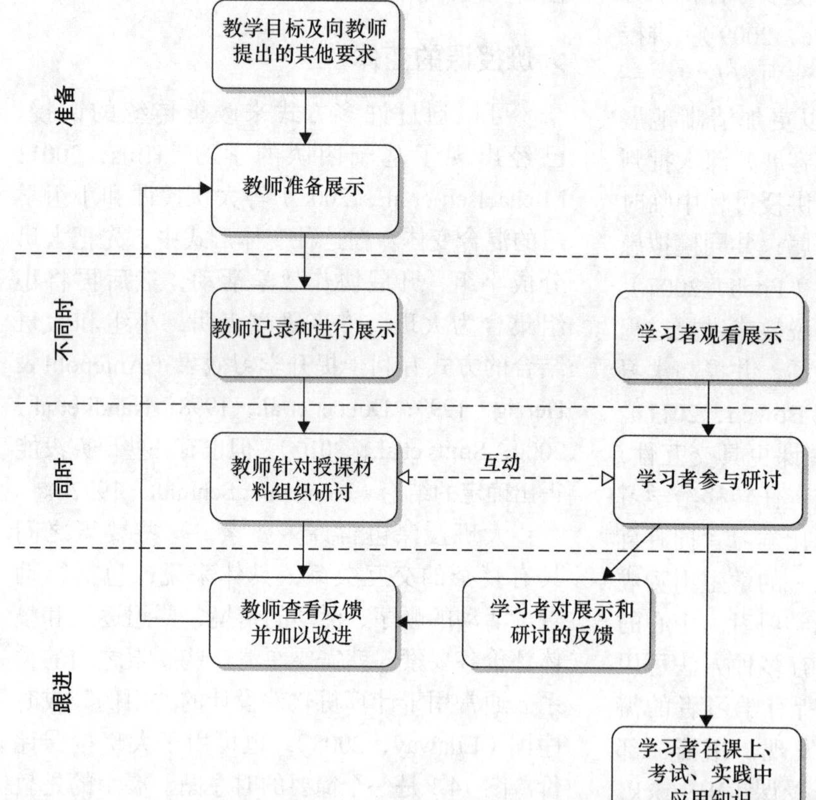

图 14.3 “反向授课”或“翻转课堂”式大班授课的时序图

教师根据课程目标和以往经验准备展示并将其录制下来。学习者可以在自己方便的时间（不与其他学习者同时）观看录制的展示。讲授者和学习者聚在一起，针对所展示的材料开展互动式研讨（同时）。学习者根据他们所学到的知识，对讲授进行反馈；随后讲授者（根据反馈）改进自己的展示

况，以便比较不同的教学设计，并发现表面相似的教学设计之间的细微差异。如果不用图展示，一些差异很可能会被忽略掉。

作为学科话语的大班授课

讲授帮助学习者“进入特定领域的话语体系”的功能往往遭受忽视（Northedge and MacArthur, 2009）。一门学科的用语、价值观和态度构成了这门学科的“话语体系”（Trowler, 2009），各门学科通过各自的话语体系来实现自我理解和自我发展。Murphy（2007, pp. 9-16）认为，使用学科话语，可保证展示 / 讲授的教

学材料具有学科相关性，并维持学习者的学习动力。因此，在医学教育的初期，讲授对于引导学习者进入学科话语体系具有重要作用；在随后的职业发展过程中的一些关键时点，当学习者需要接受引导，了解即将进入的职业情景中的文化时，讲授也同样重要。

学科话语之所以可分辨，是由于各学科话语间存在差异。在不同讲授者的学科文化中，理念与研究方法有所不同，大班授课也会呈现出各自学科特点。讲授者的学科视角也许与他们所教的内容一样重要。例如，一项研究发现，基础科学课中的讲授比较关注事实性内容的结构和清晰度，而社会科学课中的讲授则带有更多的解释性叙述和个人见解（Brown & Manogue，2001）。甚至可以超越特定学科的学术界限，在学科话语中纳入患者的视角。Balandin 和 Hines（2011，pp. 436-445）报告了邀请患者为言语和语言病理学专业学生做讲座的情况。这些“专家型患者”既是讲授者，又传递了想要讲授的内容，既是工具又是目的，因此能够对听众产生更加持久的影响。

除讲授以外，还可采用其他方式让学生接触学术话语。Rong 等（2011，p. 36）介绍了利用自主学习作为关于抑郁症的讲授的拓展。自主学习中的具体干预内容包括让学生开展研究、组织为期半天的宣传活动，并发挥创造力和艺术天赋来表现抑郁症患者的生活。Tulsky 等（2011，pp. 593-601）用视频短片展示医生如何与人沟通，以此作为讲授的拓展，强化所讲授的共情照护（emphatic caring）理念。研究者观察到，通过这种方式，学习者的沟通行为得到了改善，对患者健康带来了积极影响。Williams 等（2011，pp. 337-350）在交叉学科课程体系中，应用即时教学反馈系统来调动大医学各专业学生参与对话；而 Ventura 和 Onsman（2009，pp. 662-664）则使用流行电影中的选段来体现电影所展现的疾病的社会性话语。

总而言之，大班授课可以叙述某一主题（叙事），可以叙述该主题的学科话语（元叙事），还可以叙述该主题构建与更新的方式（元元叙事）。讲授的这些高级功能往往遭受忽视，这也就解释了为什么讲授总被视为知识传递的一种媒介而已。至于阐明这些功能是否能够改善学习效果，则属于另一个话题了，需要进一步的研究。

讲授法和授课制

学界已经开始辩证地看待讲授，认为它既是一种教学方式，又是一种教学制度（McLeish，1968）。我们可以将这种观点稍加扩展，从活动、方法和制度三个方面看待讲授。作为活动的讲授（参与者的实际行为）前文已述，本节讨论作为方法的讲授和作为制度的讲授。教学方法是“具有共同属性的一系列教学活动的总称”，这些共同属性是通过学术讨论发现的。识别相似的教学活动，并将其归类，便可总结出教学方法（Ellaway，2012）；而教育制度则是“为了实现共同目标，将相关的方法、规则、资源和参与者等按功能组织到一起的产物”（Ellaway，2012）。共同目标的具体表现为一致的程序视角、哲学视角和政治视角。作为教学方法的讲授，指的是教师通过说教方式向大班学习者呈现主要基于知识的教学材料的各种活动。通常认为，某种教学方法下各种活动都会提供相似的学习体验和学习成果，并且同一种教学方法内的不同活动应当能够彼此替换。但这一点在讲授教学法中体现得不太明显。讲授者通常拥有较大的自主性，可按照自己的想法组织和开展讲授。

将讲授作为一种制度，有助于分析讲授是如何在更宽泛的医学教育场景中构建的。例如，作为制度的讲授通常有一个基本假设，即教师是主要的设计者和展示者，且拥有较大的自主性。通过讲授事先决定的、独自把控的内容，讲授者能够获得较强的安全感，而这在一定程度上，又强化了上述假设（McKeachie，2006）。作为制度的讲授不仅能够提高讲授者的自主性和权威性，在面对预算紧缺、学生人数增加等行政压力时，也备受教学管理者的青睐（Spencer & Pearson，2010）。可见，讲授还可能是其他利益的依归。实际上，也的确有某些人认为，讲授是由他人强行施加的，而非由教学本身驱动（Hogan & Kwiatkowski，1998）。讲授或可被视为一种“习惯性的、未经考虑的”重复性活动，是晋升标准和社会惯例强化的产物，而并非为实现高质量教学的有意选择（Trowler，2009）。讲授制度能够高效利用教师和学生的时间（Brown & Belfield，2002）。有些讲授模式成本较低，效果较差（仅讲授教科书）；有些成本较高，效果较好（个别辅导）。至少在当前的许多教育项目中，讲授是“金科玉律”，具有较好的成本效益。教育行政部门重点关注成本，而学术部门则重点关注教学效果，这反映出讲授制度中不同教育文化的相互交织。

总而言之，借助作为制度的讲授的视角，我们就能够理解为什么讲授传递知识的效果不佳，但会被广泛应用。

大班授课与技术

“承载力”（affordance）指的是，个体用不同的物体能做什么，或在处在不同的情境下时能做什么，或个体认为自己能做什么（Gibson，1979；Norman，1988）。可从承载力出发，来探讨讲授与讲授结果之间的关系、为讲授提供支持和保障的条件、讲授发生的生态环境。本部分讨论讲授发生的物体和空间承载条件，下一部分则讨论讲授发生的社会生态环境。

物理空间

在互联网出现之前，讲授等大班活动必须依赖教育机构的物理环境承载力。大班学习离不开依据预期使用目的设计的专门物理空间。比如报告厅就几乎只能用来讲课，很难用于开展其他活动。

自中世纪以来，报告厅几乎一直是全景式结构，只是之前倾斜的环形结构变成了现在的更加宽阔、平坦的结构罢了。之前的设计是为了方便学习者观察操作和演示，而现在的设计是为了方便学习者看到投影屏幕上的幻灯片和图像。报告厅的空间布局与机构权力和个人权力的表达有关，与演讲行为和演讲文化的建构和规范化有关（Bourdieu et al.，1994）。即使教师希望将一部分控制权让与学生，让学生控制小组互动，学生所处的物理空间也会限制教师能实现的对标准讲授形式的偏离。一些医学院校已经意识到了这种空间局限性，并对传统的空间布局进行了调整，以适应其他类型的教学活动。例如，加拿大皇后大学和美国科罗拉多大学医学院在阶梯教室的每一排都安装了两排可360°旋转的椅子及长条桌，以便学生在大班授课中依据要求灵活分组（University of Colorado，2011；图14.4）。

阶梯教室或报告厅并非医学教育中用于大班授课的唯一场所。解剖室和实验室也用于大班授课，尤其是在一些历史更加悠久的院校——它们既有大班，又有足够的资金来为学生建造专门的大型学习空间。尽管这些环境的空间结构与报告厅差异较大，但还是会根据预期用途对这些大班授课空间的布局进行设计。这些空间偏离预期用途的可能性较小。

网络研讨会等在线大班授课方式日益普遍，这种方式需要一定的互联网条件，才能实现多人在线聚集与互动。基于网络的大班授课技术平台（如Elluminate、Connect和Wimba）提供了幻灯片演示、桌面共享、讲授者控制学习者发言权等多种工具，以模拟面对面教学。为大班授课而设计的在线空间，还支持组织与开展多人活动，并能够允许或限制某些类型的活动的发生。

视听技术

过去几十年来，许多“技术”被用于大班授课，如黑板、白板、投影仪、35毫米幻灯片、患者、尸体、图表和模型等。随着技术的革新，教学也发生了变化。过去需要使用黑板的教学活动，现在可以使用白板或数字化智能白

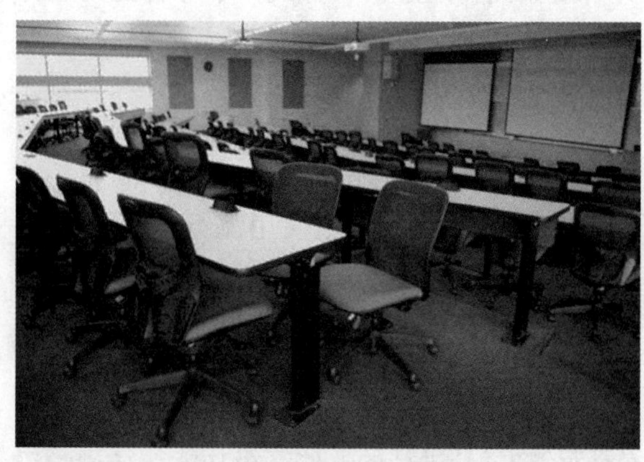

图14.4 科罗拉多大学医学院报告厅
每排均由一张长条桌和两排带轮脚的椅子组成。学生可以根据需要移动椅子，围坐成小组

板。过去使用壁报、蜡制模型等形式来展示视觉形象，现在可以使用 PowerPoint（或其他类似工具）和投影仪。制作 PPT 几乎成了备课的代名词，视听材料设计，尤其是 PPT 的设计，已然成为一项基本教学技能。教学设计领域对幻灯片设计方式进行了探索，确定了认知负荷和多媒体设计之间的互动关系（Mayer，2009）。运用 Mayer 针对如何重新设计讲座材料而提出的多媒介认知原则，或许可增强医学生对知识的理解和记忆效果（Issa et al.，2011）。

Mayer 的多媒体认知原则以认知负荷理论为基础，关注通过降低外在认知负荷（将分心最小化）与提高关联认知负荷（改善教学设计）来提高课件的使用效果。降低认知负荷的方式包括删除不必要的内容（一致性原则）；增加提示，以便学习者理解课件的组织方式（提供信号原则）；仅使用图片和讲解，而非同时使用图片、讲解和文字（冗余原则）；将对应的文字和图片放在一起（空间原则）；同时展示对应的文字和图片（时间原则）。提高关联认知负荷的方式有：逐条展示信息片段，而非直接展示整个信息群（片段原则）；将关键概念放在首位（预训练原则）；同时使用文字和图片（多媒介原则）；采用对话式风格（个性化原则）；使用真人声音，而非机器语音（语音原则）（Mayer，2009）。

在幻灯片的准备过程中，可能还会涉及知识产权和版权问题。互联网使第三方材料的获取愈发便捷，但如果讲授者不确定自己是否拥有这些材料的使用权就贸然使用，很有可能会违法。在版权方面，不同的国家和地区有不同的规定。某幻灯片的使用可能在某一地区合法，而在另一地区违法。若是将包含第三方内容的幻灯片发布到网上，后果更严重，因为这实际上等于是在再发表。

若讲授者对原创展示内容拥有完全所有权，可以将内容发布在 SlideShare 和 Scribd 等公共在线资源库或 MedEdPortal 等同行评审平台供他人使用，也可发布在 YouTube、TeacherTube、Prezi 和 iTunesU 等大众媒体网站。版权问题不是在线发布幻灯片可能引起的唯一问题。某些内部使用的医疗相关材料或内容可能会被外行人误解为医疗建议，公开发布这类材料或内容也会造成伦理问题和法律后果。

播客和视频播客等新技术的出现，还使得讲授者可以预先录制讲授，让学生自主选择时间学习。还可网络直播现场讲授，或将讲授内容录制下来，供学习者回看。某些讲授录播系统还支持学生对录制视频加注释、与教师或同学交流，以及完成讲授中内嵌的章节小测。

Fike 等（2009，p. 88）研究发现，远程同时参与讲授可获得和面对面参与讲授相当的学习效果。但从同步展示转换为异步展示可能更难被学习者接受。在异步展示中，学习者无法与讲授者或其他学习者互动。自主观看讲授录像的便利并不足以弥补这一缺憾（Moridani，2007）。从另一方面来看，只需在讲授结束后提供讲授录音或录像就可以减轻学生的压力（Pilarski et al.，2008），而只需允许学习者控制播放速度，就能将学习者的“出勤率”从平均每天学习 1.9 课增加到每天学习 2.6 课（Cardall et al.，2008）。

置身于教育生态中的大班授课

大班授课存在于由教学目标、其他教育活动以及大班授课所处的课程体系和机构文化决定的教育项目中。可说是以上这些因素所构成的种种“教育生态”塑造与建构了大班授课。学科文化或许能为处于教育生态中的教学的开展和设计提供启发（MacArthur，2009）。学科文化具体表现为：将讲授视为医学教育的固有形式（默示假设，tacit assumption）；讲授者将教学视为知识传递过程（隐性理论）；讲授者认为自己应该“适应”本地做法（约定俗成）；讲授者认为既然有报告厅，就应该使用报告厅（符合预期目的原则）；授课是增强讲授者权威的手段（权力关系）（MacArthur，2009）。

讲授所依赖的生态环境以及讲授者和学习者在其中的不同角色都是社会建构而成的。学生的预期与他们的学业和专业发展直接相关，也与他们对教师讲授内容的解读直接相关（Kinzie，2010）。许多医学生的学习小组有明确的分工，一些人负责做讲授笔记并把笔记发送给整个团队，一些人专门负责在图书馆和网络上查找资料，还有一些人负责解读和整合资料。因此，讲授者不能单纯依靠出勤率来评价学习者。

教育生态不是一个平等的环境，教育生态中也存在权力关系。例如，讲授制度生态环境论认为，讲授理应能够满足学习者需求；学习者出现任何问题，都是由于自己未能正确学习（Northedge & MacArthur，2009）。权力关系还体现在各种“控制策略”和“独立策略”上。“控制策略”强调讲授者对讲授流程的把控；“独立策略”则认为，学生在学习内容和学习方式上拥有更多的发言权和影响力（Gibbs & Jenkins，1992）。另一个要考虑的生态因素是大班授课与医学教育的特定生态环境之间的相互依存关系。例如，传统的临床前阶段和临床阶段划分，决定了两个阶段要使用不同的教学方法。在临床前阶段的知识性课程中，讲授占据核心地位（Cavenagh，2011）。关键问题不在于“讲授是否为最佳的教学方式？”而在于“我们如何优化讲授式教学？”

讲授之外的形式

讲授是最主要的大班教学形式，除此以外，还包括大班中的小组学习［如同伴指导（Crouch & Mazur，2001）］、基于团队的学习（Hills，2001；Michaelsen et al.，2008；Parmelee & Michaelsen，2010）、同步异地学习（如网络会议、视频会议）以及异步录播学习（如播客、演讲录音）等形式。翻转课堂使学生能够在与教师/专家会面前阅读或收听录制的内容（Gannod et al.，2008；Lage & Platt，2000）。

大班授课的变体不断增多，凸显了技术的作用以及调动师生参与学习的重要性。学生以远程异步的方式参与学习，标志着大班授课的教学设计与实施方式已发生了重大改变。表14.1展示了大班授课在地点与时间方面的变体。

通过采用学习小组、使用以往的课堂笔记、提供导师指导和开展同伴学习等方式，讲授与其他教学形式的界限也变得越来越模糊（Zhang et al.，2011）。学生还使用第三方网络应用程序或资源库共享讲授中获得的数字资源（Gallagher，2011；RubioCarbó & SerratAntolí，2011）。分享资源或许也是最佳学习者行为的一个方面（Brown and Czerniewicz，2010），但学习者间的资源分享仍未得到充分探索，值得进一步研究。

表14.1 大班授课的不同时空组织方式——以医学教育为例

学习者和教师同地同步工作	方式包括将大班分为小组，再将小组讨论结果展示给大班（Michaelsen et al.，2008；Hills，2001）；使用学习者个人反馈系统，如小键盘或答题器（Premkumar & Coupal，2008）；个人写作活动，如一分钟论文（Wilson，1986）；辩论（McKeachie et al.，2006）和投票
讲授者和小组异地同步工作	多种形式的远程医学教育和分布式医学教育（Snadden & Bates，2005），如网络广播和网络会议（Salmon，2002；Horton，2006）
异步讲授和小组学习	预先录制讲授，形式包括播客（音频）、视频播客（视频）或更具交互性的网络讲授模块

本章在一开头就提出了这样一个问题——大班授课究竟有什么意义？传统的大班授课形式正受到各种新教学形式的挑战，例如，开放在线教育中，为方便大量参与者（通常为500名及以上）学习而设计的慕课。慕课中，可灵活使用同步网络会议、异步社交平台（如博客、推特或维基）、在线门户论坛（如学习平台上的论坛）中的一个或多个。学习者以上述任何形式参与学习的情况，都会在慕课后台记录下来，定期整合并发布给学生（de Waard et al.，2011；Kop et al.，2011）。慕课参与者可以通过慕课平台建立联系，线下会面，共享学习内容，指导他人，甚至讲授课程。讲授在某种程度上正被可汗学院、YouTube教育和Vimeo等基于视频的教学形式重新塑造。这些形式的“创新”之处在于，它们利用了基于网络的形式来促进独立学习；但同时又结合了“传统”的说教式教学与嵌入式评价。有趣的是，大多数视频和网络“教程”的内容在本质上还是说教式的，受到的批评也与传统讲授受到的批评相同。前文所述的7个主题也适用于对这些新形式的大班授课的分析。充分认识到认知、活动设计、学习的生态环境、学科话语以及物理

空间和虚拟空间带来的机会与存在的局限，对于保证教学的有效性与意义依然至关重要。

总而言之，大班授课已不再是一项“自给自足、自我封闭”的教学活动。科技改变了教师和学习者的互动方式（Clark，1994）并赋予工具设计师重要价值（Ellaway et al.，2006；Smythe & Hughes，2008）。技术或许还可替代某些现有操作，如使用答题器来代替班级成员举手发言。在这些情况下，尽管技术提供了新的教学工具，但并不会显著改变教师、学习者与教材之间的抽象互动（Kozma，1991）。

结论

- 只有在教师和学习者都受到良好培训和得到充分支持时，讲授才最为有效。
- 讲授涉及一系列不同的活动，这些活动引向并包括展示及随后的跟进活动。
- 讲授帮助学习者习得学科话语。如何讲、谁来讲，或许比讲什么更重要。
- 讲授既是一种教学法，又是一种教学制度，或者说知识传授方式、教育项目执行方式。但是，二者并不一定完全一致，甚至有可能彼此矛盾。
- 讲授在一定程度上受到支持讲授的技术承载力的制约。
- 讲授在一定程度上受到其所处的教育生态环境承载力的制约。
- 大班授课的形式远远不止于传统的说教式讲授。网络技术提供了超越传统时空限制的大班授课新形式。与面对面的教学相比，这些新形式有时更令人满意，有时则令人失望。

参考文献

Aarabi, P. (2007) *The Art of Lecturing: a Practical Guide to Successful University Lectures and Business Presentations*. Cambridge: Cambridge University Press

Ambrose, S., Bridges, M., DiPietro, M., Lovett, M., and Norman, M. (2010) *How Learning Works*. San Francisco: Jossey-Bass

Antepohl, W., and Herzig, S. (1999) Problem-based learning versus lecture-based learning in a course of basic pharmacology: a controlled, randomized study. *Med Educ.* 33(2): 106–113

Balandin, S., and Hines, M. (2011) The involvement of people with lifelong disability and communication impairment in lecturing to speech-language pathology students. *Int J Speech-Language Pathol.* 13: 436–445

Bligh, D.A. (1971) *What's the Use of Lectures?* London, UK: Penguin

Boswell, J. (1791). The Life of Samuel Johnson LLD. http://ebooks.adelaide.edu.au/b/boswell/james/osgood/ Accessed 22 February 2013

Bourdieu, P., Passeron, J.C., and de St Martin, M. (eds) (1994) *Academic Discourse*. Stanford, CA: Stanford University

Brown, C., and Belfield, C. (2002) How cost-effective are lectures? A review of the experimental literature. In: H. Levin and P. McEwan (eds) *Cost-Effectiveness and Educational Policy* (pp. 139–153). Larchmont, NY: Eye on Education

Brown, C., and Czerniewicz, L. (2010) Debunking the 'digital native': beyond digital apartheid, towards digital democracy. *J Computer Assisted Learning.* 26(5): 357–369

Brown, G., Bakhtar, M., and Youngman, M. (1984) Toward a typology of lecturing styles. *Br J Educ Psychol.* 54(1): 93–100

Brown, G., and Edmunds, S. (Eds.). (2009). *Lectures: A Practical Guide for Medical Teachers*. Edinburgh, UK: Churchill Livingstone

Brown, G., and Manogue, M. (2001) AMEE Medical Education Guide No. 22: Refreshing lecturing: a guide for lecturers. *Med Teach.* 23: 231–244

Bye, A.M.E, Connolly, A.M., Farrar, M., Lawson, J.A., and Lonergan, A. (2009) Teaching paediatric epilepsy to medical students: A randomised crossover trial. *J Paediatr Child Health.* 45: 727–730

Cain, J., Black, E.P., and Rohr, J. (2009) An audience response system strategy to improve student motivation, attention, and feedback. *Am J Pharm Educ.* 73: 21

Canfield, P.J. (2002) An interactive, student-centered approach to teaching large-group sessions in veterinary clinical pathology. *J Vet Med Educ.* 29: 105–110

Cardall, S., Krupat, E., and Ulrich, M. (2008) Live lecture versus video-recorded lecture: Are students voting with their feet? *Acad Med.* 83: 1174–1178

Cavenagh, P. (ed.) (2011) *The Effects of Traditional Medical Education: the Changing Face of Medical Education*. Oxford, UK: Radcliffe

Clark, R. (1994) Media will never influence learning. *Educ Technol Res Devel.* 42(2): 21–29

Copeland, H.L., Longworth, D.L., Hewson, M.G., and Stoller, J.K. (2000) Successful lecturing: a prospective study to validate attributes of the effective medical lecture. *J Gen Intern Med.* 15: 366–371

Cosgrove, J.F., Fordy, K., Hunter, I., and Nesbitt, I.D. (2006) Thomas the Tank Engine and Friends improve the understanding of oxygen delivery and the pathophysiology of hypoxaemia. *Anaesthesia.* 61: 1069–1074

Harden, R.M. and Crosby, J. (2000) AMEE Guide No 20: The good teacher is more than a lecturer—the twelve roles of the teacher. *Med Teach.* 22(4): 334–347

Crouch, C.H., and Mazur, E. (2001) Peer instruction: ten years of experience and results. *Am J Phys.* 69(9): 970–977

de Waard, I., Abajian, S., Gallagher, M.S., et al. (2011) *Using mLearning and MOOCs to understand chaos, emergence, and complexity in education. Int Rev Res Open Distance Learn.* 12(7) http://www.irrodl.org/index.php/irrodl/article/view/1046 Accessed 9 April 2013

Doucet, M.D., Purdy, R.A., Kaufman, D.M., and Langille, D.B. (1998) Comparison of problem-based learning and lecture format in continuing medical education on headache diagnosis and management. *Med Educ.* 32(6): 590–596

Ellaway, R. (2008) 'What I meant was…' —the power of use cases. *Med Teach.* 30(1): 112–113

Ellaway, R. (2012) Educational Methods, Educational Systems. *Med Teach.* 34(5): 428–430

Ellaway, R., Dewhurst, D., Mills, E., Hardy, S., and Leeder, D. (2005) ACETS: Assemble, Catalogue, Exemplify, Test and Share. JISC Final Project Report *JISC Development Programmes*. Newcastle-upon-Tyne: The Higher Education Academy Subject Centre for Medicine, Dentistry and Veterinary Medicine

Ellaway, R., Begg, M., Dewhurst, D. and MacLeod, H. (2006) In a glass darkly: identity, agency and the role of the learning technologist in shaping the learning environment. *E-Learning.* 3(1): 75–87

Exley, K., and Dennick, R. (2004) *Giving a lecture: from presenting to teaching*. London: Routledge

Fike, D.S., McCall, K.L., Raehl, C.L., Smith, Q.R., and Lockman, P.R. (2009). Achieving equivalent academic performance between campuses using a distributed education model. *Am J Pharm Educ.* 73: 88

Fitch, M.T. (2007) Using high-fidelity emergency simulation with large groups of preclinical medical students in a basic science course. *Med Teach.* 29: 261–263

Gallagher, M.S. (2011) Open badges and acknowledging decentralized activity in learning. Retrieved from http://michaelgallagher.posterous.com/open-badges-and-acknowledging-decentralized-a Accessed 22 February 2013

Gannod, G.C., Burge, J.E., and Helmick, M.T. (2008) *Using the inverted classroom to teach software engineering*. Paper presented at the Proceedings of the 30th International Conference on Software Engineering, Leipzig, Germany

Gibbs, G., and Jenkins, A. (1992) *Teaching Large Classes in Higher Education: how to Maintain Quality with Reduced Resources*. London: Kogan Page.

Gibson, J.J. (1979) *The Ecological Approach to Visual Perception*. Boston: Houghton Mifflin

Gulpinar, M.A., and Yegen, B.C. (2005). Interactive lecturing for meaningful learning in large groups. *Med Teach.* 27: 590–594

Hartley, J., and Cameron, A. (1967). Some observations on the efficiency of lecturing. *Educ Rev.* 20(1): 30–37

Haskins, C.H. (1957). *The Rise of Universities*. Ithaca: Cornell University Press

Hills, H. (2001) *Team-based Learning*. Farnham UK: Gower.

Hogan, D., and Kwiatkowski, R. (1998) Emotional aspects of large group teaching. *Human Relations.* 51(11): 1403–1417

Horton, W. (2006) *E-Learning by Design*. San Francisco: Pfeiffer

Issa, N., Schuller, M., Santacaterina, S., et al. (2011) Applying multimedia design principles enhances learning in medical education. *Med Educ.* 45(8): 818–826

Johnson, C.G. (2005). Lessons learned from teaching web-based courses: the 7-year itch. *Nursing Forum.* 40(1): 11–17

Johnson, J.P., and Mighten, A. (2005) A comparison of teaching strategies: lecture notes combined with structured group discussion versus lecture only. *J Nursing Educ.* 44: 319–322

Kao, H.S.R. (1976). On educational ergonomics. *Ergonomics.* 19(6): 667–681

Kessler, C.S., Dharmapuri, S., and Marcolini, E.G. (2011) Qualitative analysis of effective lecture strategies in emergency medicine. *Ann Emerg Med.* 58(5): 482–489.e7

Kiewra, K.A. (1985) Learning from a lecture: An investigation of notetaking, review and attendance at a lecture. *Human Learning: J Pract Res Appli.* 4(1): 73–77

Kiewra, K.A., DuBois, N.F., Christian, D., and McShane, A. (1988) Providing study notes: Comparison of three types of notes for review. *J Educ Psychol.* 80(4): 595–597

Kiewra, K.A., Mayer, R.E., Christensen, M., Kim, S.-I., and Risch, N. (1991) Effects of repetition on recall and note-taking: strategies for learning from lectures. *J Educ Psychol.* 83(1): 120–123

Kinzie, J. (2010) Student engagement and learning: experiences that matter. In: J. Cnristensen Hughes and J. Mighty (eds) *Taking Stock: Research on Teaching and Learning in Higher Education* (pp. 139–154). Kingston, ON: Queens University School of Policy Studies

Kop, R., Fournier, H., and Mak, J.S.F. (2011) *A pedagogy of abundance or a pedagogy to support human beings? Participant support on massive open online courses. Int Rev Res Open Distance Learn.* 12(7) http://www.irrodl.org/index.php/irrodl/article/view/1041 Accessed 9 April 2013

Kozma, R.B. (1991) Learning with media. *Rev Educ Res.* 61: 179–211

Lage, M.J. and Platt, G. (2000). The internet and the inverted classroom. *J Econ Educ.* 31(1): 11–11

Liu, F.C., Gettig, J.P., and Fjortoft, N. (2010) Impact of a student response system on short- and long-term learning in a drug literature evaluation course. *Am J Pharm Educ.* 74: 6

Long, A., and Lock, B. (2010) Lectures and large groups. In: T. Swanwick (ed.) *Understanding Medical Education: Evidence, Theory and Practice* (pp. 139–150). Oxford: Association for the Study of Medical Education

MacArthur, J. (2009) Diverse student voices within disciplinary discourses. In: C. Kreber (ed.) *The University and its Disciplines* (pp. 119–128). London: Routledge

MacNeil, M.S. (2007) Concept mapping as a means of course evaluation. *J Nursing Educ.* 46: 232–234

Matheson, C. (2008) The educational value and effectiveness of lectures. *Clin Teach.* 5: 218–221

Mayer, R. (2009) *Multimedia Learning*. 2nd edn. New York, NY: Cambridge University Press

McKeachie, W.J. (2006) McKeachie's teaching tips: strategies, research and theory for college and universty teachers. Belmont CA: Wadsworth

McLeish, J. (1968) *The Lecture Method*. Cambridge: Cambridge Institute of Education

Melamed, Y., Ophir, G., Nechama, Y., Abramovitzh, R., Notzer, N., and Apter, A. (2006) Resident psychiatrists as assessors for lectures in continued medical education in psychiatry. *Ind J Med Sci.* 60: 514–519

Michaelsen, L.K., Parmelee, D.X., and McMahon, K.K. (2008) *Team-based Learning for Health Professions Education: a guide to using small groups for improving learning*. Steerling VA: Stylus Publishing

Mishra, S.P., and Koehler, M.J. (2006) Technological pedagogical content knowledge: a framework for teacher knowledge. *Teachers College Record.* 108(6): 1017–1054

Moridani, M. (2007) Asynchronous video streaming vs. synchronous videoconferencing for teaching a pharmacogenetic pharmacotherapy course. *Am J Pharm Educ.* 71: 16

Murphy, G. (2007) *The 'Dreaded Lecture'. Strategies for Healthcare Education*. Oxford: Radcliffe Publishing, pp. 9–16

Nandi, P.L., Chan, J.N.F., Chan, C.P.K, Chan, P., and Chan, L.P.K. (2000) Undergraduate medical education: comparison of problem-based learning and conventional teaching. *Hong Kong Med J.* 6: 301–306

Norman, G.R. (1988) Problem-solving skills, solving problems and problem-based learning. *Med Educ.* 22, 279–286.

Norman, G., and Schmidt, H. (1992) The psychological basis of problem-based learning: a review of the evidence. *Acad Med.* 67(9): 557–565

Northedge, A., and MacArthur, J. (2009) Guiding students into a discipline. In: C Kreber (ed.) *The University and its Disciplines*. London: Routledge

Ochsendorf, F.R., Boehncke, W.H., Sommerlad, M., and Kaufmann, R. (2006) Interactive large-group teaching in a dermatology course. *Med Teach.* 28: 697–701

Parmelee, D.X., and Michaelsen, L.K. (2010). Twelve tips for doing effective team-based learning (TBL). *Med Teach.* 32(2): 118–122

Pilarski, P.P., Johnstone, A.D., Pettepher, C.C., and Osheroff, N. (2008) From music to macromolecules: Using rich media/podcast lecture recordings to enhance the preclinical educational experience. *Med Teach.* 30: 630–632

Premkumar, K., and Coupal, C. (2008) Rules of engagement–12 tips for successful use of "clickers" in the classroom. *Med Teach.* 30(2): 146–149

Powell, J. (1970) University teaching methods. *Educ Res Britain.* 2: 193–206

Queens' University (2011). Our new medical school building. http://meds.queensu.ca/home/building Accessed 22 February 2013

Race, P. (2001) *The Lecturer's Toolkit: a Practical Guide to Learning, Teaching and Assessment*. New York: Routledge

Richardson, A., Littrell, O.M., Challman, S., and Stein, P. (2011) Using text messaging in an undergraduate nursing course. *J Nursing Educ.* 50: 99–104

Rong, Y., Glozier, N., Luscombe, G.M., Davenport, T.A., Huang, Y., and Hickie, I.B. (2011) Improving knowledge and attitudes towards depression: a controlled trial among Chinese medical students. *BMC Psychiatry.* 11: 36

Rubio Carbó, A., and Serrat Antolí, N. (2011) Online students initiate informal learning practices using social tools *eLearning Papers* (Vol. 26). http://www.elearningpapers.eu Accessed 22 February 2013

Salmon, G. (2002) *E-tivities: The Key to Active Online Learning*. London: Kogan Page

Shulman, L.S., and Shulman, J.H. (2004) How and what teachers learn: a shifting perspective. *J Curriculum Studies.* 36(2): 257–271

Smits, P.B., de Buisonjé, C.D., Verbeek, J.H.A.M., van Dijk, F.J.H., Metz, J.C.M., and ten Cate, O.J. (2010) Problem-based learning versus lecture-based learning in postgraduate medical education. *Scand J Workplace Env Health.* 36: 488–498

Smythe, G. and Hughes, D. (2008) Self-directed learning in gross human anatomy: Assessment outcomes and student perceptions. *Anat Sci Educ.* 1: 145–153

Snadden, D. and Bates, J. (2005) Expanding undergraduate medical education in British Columbia: a distributed campus model. *Can Med Ass J.* 173: 589–590

Spencer, J., and Pearson, J. (2010) Cost-effective face-to-face learning. In: K. Walsh (ed.) *Cost Effectiveness in Medical Education* (pp. 48–59). Abingdon: Radcliffe Publishing

Thomas, P.A., and Bowen, C.W. (2011) A controlled trial of team-based learning in an ambulatory medicine clerkship for medical students. *Teaching Learning Med.* 23: 31–36

Trowler, P. (2009) *Beyond Epistemological Essentialism: Academic Tribes in the Twenty-First Century. The University and its Disciplines*. London: Routledge

Tulsky, J.A., Arnold, R.M., Alexander, S.C., et al. (2011) Enhancing communication between oncologists and patients with a computer-based training program: a randomized trial. *Ann Intern Med.* 155: 593–601

Van Dijk, L.A., Van Der Berg, G.C., and Van Keulen, H. (2001) Interactive lectures in engineering education. *Eur J Engng Educ.* 26(1): 15–28

Van Dijken, P.C., Thevoz, S., Jucker-Kupper, P., Feihl, F., Bonvin, R., and Waeber, B. (2008) Evaluation of an online, case-based interactive approach to teaching pathophysiology. *Med Teach.* 30: 131–136

Ventura, S., and Onsman, A. (2009). The use of popular movies during lectures to aid the teaching and learning of undergraduate pharmacology. *Med Teach.* 31: 662–664

Visioli, S., Lodi, G., Carrassi, A., and Zannini, L. (2009). The role of observational research in improving faculty lecturing skills: A qualitative study in an Italian dental school. *Med Teach.* 31: e362–e369

Westrick, S.C., Helms, K.L., McDonough, S.K., and Breland, M.L. (2009) Factors influencing pharmacy students' attendance decisions in large lectures. *Am J Pharm Educ.* 73: 83

Williams, B., Lewis, B., Boyle, M., and Brown, T. (2011) The impact of wireless keypads in an interprofessional education context with health science students. *Br J Educ Technol.* 42: 337–350

Wilson, R. (1986) Improving faculty teaching: effective use of student evaluations and consultants. *J Higher Educ.* 57(2): 196–211

Wong, G., Greenhalgh, T., Westhorp, G., and Pawson, R. (2012) Realist methods in medical education research: what are they and what can they contribute? *Med Educ.* 46: 89–96
Yardley, S., and Dornan, T. (2012) Kirkpatrick's levels and education 'evidence'. *Med Educ.* 1: 97–106
Zhang, J., Peterson, R., and Ozolins, I. (2011) Student approaches for learning in medicine: What does it tell us about the informal curriculum? *BMC Med Educ.* 11: 87

第 15 章

在线学习 E-learning

John Sandars
译者：刘春宇 审校：李 俊

在我看来，在线学习设计者应该深谙当代学习理论，换言之，他们应该清楚地意识到自己在做什么，这样才不会对我们的利益造成损害。

Alex Jamieson

转载自（Jamieson A，'E-learning'，Work Based Learning in Primary Care，1，2，pp. 137-146，© Radcliffe Publishing，2003），经拉德克里夫出版社授权许可使用

引言

在线学习的定义有若干种，但其本质在于运用技术来增强教与学的效果。技术正变得日渐成熟、唾手可得，包括种类繁多的设备（计算机硬件）、软件（使硬件能够执行预期功能）和连通方式（设备和软件与其他技术的连接方式，包括互联网及移动电话网络）。技术可以增强学习者与学习内容、学习者与学习者、学习者与导师之间的必要互动。学习者、教育开发者以及教育提供者等利益相关方很容易被最新技术吸引。只有密切关注使用者视角的技术潜在有用性（usefulness）、可用性（usability）、技术成本效益，才能让技术创造出绝妙的教育机会。

医学教育中，有关在线学习的大多数文献都会探讨科技能否改善学习效果，而且特别关注在线学习是否比其他方法更能改善医学教育中知识型学习的效果（Cook et al.，2008）。令人欣慰的是，数篇系统综述一致表明，在线学习至少与传统学习效果相当，不过，各种在线学习方法对学习的影响差异很大（Childs et al.，2005；Curran and Fleet，2005；Cook et al.，2008；Wutoh et al.，2004）。应何时运用技术改善教学效果，如何有效运用技术改善教学效果，批判性评价不多，这一点倒也不足为奇。

研究表明，在如何以及何时运用技术方面存在一些普遍主题，尤其是在医学教育领域。Childs 等（2005）通过对其项目及相关系统综述开展评估，发现了在线学习实施过程中存在的一些普遍问题，并指出许多在线学习资源设计不当；对学习者来说，现有技术不足；学习者更喜欢面对面教学；在线学习需要学习者投入时间，但学习时间并不能得到保证。

本章的重点是医学教育中如何应用在线学习，并发挥对学习成果的潜在影响。本章关注了解学习者需求、选择适当授课方式、学习环境等在线学习问题，也是医学教育各方面实施过程中，涉及整个教育项目或涉及网站或播客等个别情况的典型问题。在线教学与传统教学存在许多相似之处，但由于技术对学习过程有额外的中介影响，我们需要更加重视技术。技术具有众多优势，例如用户可以随时随地访问，但也会造成一些不便。远程教学可能会减少师生互动机会，还极有可能出现网络连接问题。

有效在线学习的实施框架

对于任何教育者而言，在医学教育中实施

在线学习，都会是有益的尝试和充满挑战的体验。开发和实施过程的每个阶段都必须精心计划。DDD-E 模型以结构化的框架指导教育工作者的开发和实施，包括决策（decide）、设计（design）、开发（develop）和评估（evaluation）四个阶段，分别用 D、D、D、E 表示（Ivers and Barron，2010）。

决策

决策阶段是任何在线学习项目开始之前必不可少的第一步。应当明确教学面临的挑战。挑战往往来自如何实现预期学习成果，例如学习者应习得哪些知识、技能和（或）态度。学习者实现这些学习成果的过程很重要，但却常常被忽视。

教学设计的基本指导原则是考虑学习者如何利用学习资源，同时，教学设计也受到其所依托的“教学模式与教学理念”的影响（Dabbagh and Bannan-Ritland，2005）。人们越来越关注如何培养能够有效应对复杂世界和专业实践需求的终身学习者。为实现这一目标，要采用鼓励个人探究与协作探究、信息搜寻和反思的教学方法。创建简单罗列信息的在线学习方法很容易，但是要确保学习者积极协作则是一项重大挑战。

需要考虑的其他基本因素还包括学习者使用技术的能力和信心、特定情景下的技术可用性、所选技术与各类网络的连通性。设计通过互联网迅速可靠地处理较大文件的在线学习系统适用于教学机构的系统教学，但可能不适用于在偏远地区及农村地区使用拨号上网的学习者。

运用技术应对教育面临的挑战可能不是最合适的方法，应该优先采用更传统的方法，或者紧密结合技术与传统方法。这一点往往让在线学习倡导者略感不快，但这是事实。最好在开发及实施过程中尽早做出这个关键的设计决策，以免浪费精力和宝贵的资源。

设计与开发

在设计阶段要斟酌与调整教学内容、学习者、实现最佳学习体验的教学设计、开展教学的技术、学习者应用学习内容的情景这几个基本要素（Zaharias and Poylymenakou，2009）。要考虑纳入哪些权威性学习内容，但这取决于具体的预期学习结果。举例来说，如果预期学习结果是让学习者具备发现、分析并综合各种质量参差不齐的信息源的能力，那么学习内容就不太重要，学习过程却至关重要。在设计阶段之后的开发阶段，各要素被转化为在线学习技术。技术途径可以是小型、独立的学习资源（例如网站、播客或应用程序），也可以是大型、复杂的在线学习模块（图 15.1）。

学习者

不仅需要了解学习者想要或需要学习什么，而且要了解他们偏好的学习方式。明确学习需求及预期学习成果是任何有效教学都必须遵循的原则，但不是本章讨论范围，故暂按下不表。但了解学习偏好，特别是运用技术学习的年轻人的学习偏好是必不可少的。

“网络一代”学习者的概念已广泛影响了技术在医学教育等各个教育领域的运用。网络一代指的是在被技术包围的世界中成长起来的年轻一代（Tapscott，2009）。他们是“数字原住民”，从未体验过没有计算机、互联网和移动电话的生活（Prensky，2001）。有人指出，网络一代的学习方法与前几代人的学习方法不同。他们偏爱多媒体提供的丰富环境（尤其是视听环境），积极地进行自我探究并与他人进行协作（Tapscott，2009）。甚至有人认为，网

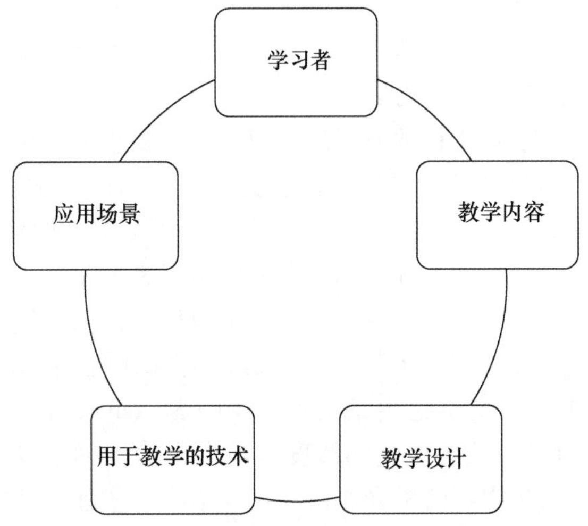

图 15.1 有效在线学习的基本要素

引自 Zaharias，P. & Poylymenakou，A.（2009）Developing a usability evaluation method for e-learning applications：beyond functional usability.International Journal of Human-Computer Interaction，25，75-98.

络一代学习者的大脑在“硬件层面”上与前几代人也不同。

关于网络一代的技术运用有很多论述，有必要对这些论述进行批判性评价（Bennett et al.，2008）。大多数年轻人广泛运用技术，但也有一些与性别、文化和经济因素有关的例外情况。有必要意识到，年轻人仅使用现有技术中有限的一部分，而使用目的主要是支持社交生活（Sandars et al.，2008）。社交网站（如 Facebook）、媒体共享网站（如 YouTube）、游戏和移动设备的使用率很高。他们还频繁使用互联网来查询信息，回答自己的疑问，但主要依赖 Google 检索排名前十的网站，并且对他们检索到的信息进行的质量评估发现，信息质量较低（CIBER/JISC，2008；Kingsley et al.，2011）。在社交网站使用上，他们也存在类似问题。举例来说，医学生和医生年轻似乎不太喜欢流行社交网站的公开性，不喜欢这些网站公布不遵守职业道德的行为及潜在的患者隐私暴露（Thompson et al.，2008）。

人们认为年轻人可以轻易地运用技术开展学习，但是教育者发现的情况，与之截然不同，甚至令人颇感意外（JISC，2007）。大多数网络一代学习者都偏好随时随地访问各种高质量在线学习资源，但也很喜欢接受个性化的面对面教学。他们往往不喜欢机构系统，而更喜欢使用自己熟悉的技术，并用习惯使用的社交网络或电子邮件系统来学习。需要格外注意的是，年轻的学习者们希望区分技术的个人非正式使用与正式学习使用。

了解年长学习者的学习偏好也很重要，可以为教育开发者和提供者提供有价值的见解。例如，最近一项关于在线继续医学教育“忠实学习者”的调查显示，有一些学习者的学习比较表浅，而另一些学习者的学习比较深入，属于“忠实学习者”，这些人甚至会试图在忙碌的工作和家庭生活之余学习（Sandars et al.，2010）。这些忠实的深度学习者很珍惜抽空复习已学内容的机会。由于在线学习一般独立完成，故一些年长学习者会积极反馈已完成学习模块的情况并试图创建学习者共同体（Sandars and Walsh，2009）。

总之，所谓的“典型”学习者并不存在，了解每一种在线学习技术的目标受众是设计和开发阶段的关键任务。

教学设计

教学设计是一个模糊的概念，但它影响到如何实现教育干预的预期目的。从本质上来说，它是“针对学习的设计”，将理论上的“教学模型和教学理念”转化为实用的“教学策略”（Dabbagh and Bannan-Ritland，2005）。在线学习中使用最广泛的教学设计是针对个体学习者的设计，因为在线学习往往围绕个体开展，且需要独立完成。因此，在在线教学设计中，认知规律至关重要，也被广泛使用。Gagne 提出了一般教学设计方法，而 Mayer 则提出了使用多媒体教学过程中应用特定认知原理的教学设计方法。在线教学的社会性往往没有得到充分理解或落实，主要是由于难以创建有效的社会化在线教学空间。后文将就此展开讨论。

Gagne（1965）在假设不同教学法会激发不同类型学习行为的基础上，提出了“九段教学法”理论（又称“九段教学过程 / 程序”）。这九个“段”分别是：

1. 吸引注意力。例如通过标题或简介，使学习主题具有直接的现实相关性，从而吸引学习者注意。
2. 告知学习目标。告诉学习者完成学习后的预期收获。
3. 刺激回忆先前学过的内容。可通过学前测验或反思练习等方式，希望借此让自主学习者意识到自己在已知内容和应知内容之间的差距，并从中获得动力，更加专注地学习。
4. 呈现内容（刺激材料）。此阶段必须充分运用 Mayer 的多媒体学习理论。
5. 提供学习指导。例如，区分基本阅读或活动与推荐阅读或活动。
6. 引出行为。通过最终测验等方式来帮助学习者明确是否实现了预期学习目标。
7. 提供反馈。帮助学习者了解自我表现水平以及改进途径。
8. 评估表现。可通过将最终测验分数和初始测验分数进行比较来实现。如果学习者发现自己已知内容和应知内容之间仍存在差距，将有助于他们巩固学习，进行更深入的探究。

9. 促进保持和迁移。可通过鼓励学习者反思如何将新的学习内容应用到实践中来促进。

Mayer（2001）提出的多媒体学习理论更详细地探讨了如何通过内容的有效呈现使学习成果最大化，并特别强调了工作记忆和处理新信息的认知负荷等认知问题。在线学习中运用的技术很容易使学习者受到各种媒体的轰炸。人们通常认为“多多益善”是在线学习的固有特点。比如，人们会认为以在线游戏或模拟现实形式呈现内容更佳。在多个实验性研究基础上，学界提出以下保障学习效率的具体建议：

1. 多种表现形式原则：通过文字和图片来进行讲解，要优于仅使用文字进行讲解。

2. 邻接原则：在进行多媒体讲解时，要注意将对应的文字与图片同步显示，而非异步显示。

3. 分神原则：当进行多媒体讲解时，将文字以音频形式而不是屏幕上的可视文本信息的形式呈现出来。

4. 关联原则：在进行多媒体讲解时，尽可能使用较少的文字和图片，避免使用无关文字和图片。从根本上讲，这就是所谓的“最简法则”，太多的信息会干扰主要信息。

总之，教学设计提供的是一个基本过程。在这一过程中，教学模型和教学理念从理论层面指导有效呈现教学内容，并促进有效学习，教学策略则将理论可操作化并转化为实践；在教学设计中，教学模型和教学理念与教学策略互动。

技术

希望开展线上教学的医学教育者本可使用各种可用技术，但在现实情况下，技术使用很可能受到硬件、软件和连接方式（网络条件）的限制。

使用教学机构/学校提供的技术，例如虚拟学习环境（VLE）或管控学习环境（managed learning environment，MLE）等教学平台具有平台安全稳定的优势，但往往会限制用户的访问权限，不能与移动设备协同操作，而且学习内容呈现方式比较单一。这些大型机构用系统初期的购买和维护成本很高，许多发展中国家的教育机构无法负担。但 VLE 或 MLE 可能是广大医学教育工作者提供在线学习的主要途径。

智能手机（iPhone 和 Android 设备）和平板设备（例如 iPad）等移动设备的优势在于，学习者大都很熟悉，并且几乎随时触手可及（Chatterley and Chojecki，2010）。在繁忙的临床环境中，这一点颇具吸引力。但由于人们常常担心移动设备的干扰，且临床工作人员和患者认为这些设备是用来社交的，移动设备的潜力可能没有得到充分发掘（Sandars and Dearnley，2009）。当前的移动设备市场有几大主要厂商，主要操作系统及应用程序也可能存在兼容性问题。

通过精心设计的软件可以生成从多个模块到单集播客的规模不等的在线学习资源。但要让这些软件充分发挥作用，不仅需要为获得使用权限或技术开发投入资金，还需要专门的技术知识。一些更具成本效益的方法，例如使用免费提供的开源软件，可以在一定程度上克服上述困难，尤其是在发展中国家，但开源软件的短板是可用功能较少。另一种方法是共享在线学习资源或下载现成的学习内容。移动设备应用程序数量飞速增长，可促进这一方法的实行。

即使在手机网络或无线互联网发达的国家，网络连接也是一个重要的考虑因素，因为临床环境中可能会屏蔽网络连接。在大多数发展中国家，移动网络使用尚未普及，传统的有线宽带上网仍是主要上网方式，这会严重限制访问只能通过 VLE 或 MLE 提供的在线学习资源。

总之，要关注适合在线学习的学习者和教师的技术类型。这一点需要在教学广泛实施以前，在早期的教学设计和开发阶段就加以考虑。

应用情景

制作在线学习资源异常艰辛，了解其应用情景和应用方式对于制作成功、避免浪费至关重要。本章前面部分已提及在线学习存在的诸多障碍，但还应从更宽泛的视角思考如何让在线学习融入课程。Grant 等（2011）在一项案例研究中，报告了本科循证医学在线教学中遭遇到一系列困难，最后，尽管学习者很喜欢在线学习模块，但课程最终并未达到最佳学习效果。他们据此提出了几条指导未来的在线学习设计和资源开发的重要建议，包括：梳理课程体系以明确适用电子学习资源的部分、找出现有课程资源中与电子资源形成竞争的内容、了解学生使用目标资源时偏好的学习方法、了解学生学习的“战略目标”——特别是在时间紧迫和即将考试时学生的学习重点。

要重点关注即将开展在线学习机构是否做好了充分准备，尤其是在其机构文化上是否准备充分（Broadbent，2002）。任何在线学习都有可能干扰组织内部现有的活动模式，无论是其对学习和培训内容的确定、对学习者的评估方法，还是为使用技术的学习者提供技术支持的方式。这些干扰可能会带来积极的改变，从而增强教与学的效果，但其往往会突显组织中存在的潜在压力。例如，在医院等医疗情景下，技术支持人员更关心的往往是医院信息系统，而非医院教学信息系统，可能会出于网络安全屏蔽社交网站或其他网站，或者会忽略在下班时间访问系统的学习者的需求。

总之，全面认识可能存在的实施障碍并努力克服，是课程设计和开发阶段的重点。忽视这些障碍可能会给在线学习设计者和教学提供者带来很多负面影响。

评估

不管是全程线上教学项目、单个在线学习资源、单集播客或单个应用程序，任何在线学习干预的设计和后续实施都是一个复杂的过程。这一过程可能会顺利进行并产生期望的教学影响，但同样也可能遭遇挫折。对在线学习项目进行反复评估，是所有在线学习项目的基本要求。不应仅在项目完成之后才进行评估，而应在项目的每一主要阶段进行评估。评估的关键时机在于项目早期的设计和开发阶段。须确保在投入更多资源用于开发之前，项目雏形就与目标契合。

McPherson 和 Nunes（2004）详细描述了行动研究在在线学习开发中的使用。基于研究者丰富经验提出的教育管理研究（EMAR）模型，则重点强调了学习者积极参与各阶段评估的重要性。该模型将学习者意见反复纳入在线学习干预的设计和开发中，形成循环式的评估与完善流程，从而实现项目迭代发展。

大多数评估都关注学习者自报的在线学习干预有用性。但可用性测试是所有在线学习干预评估中必不可少的组成部分，因为有效学习主要依赖学习者感知的有用性和可用性（Davis，1989）。可用性和可用性测试的主要特征将在本章后文讨论。

下文通过两个详细案例研究说明如何通过关注设计、开发和评估这几个关键性阶段带来有效的学习体验。

第一个案例是 Gemmell 等（2011）报告的公共卫生在线硕士项目中的生物统计学模块。该模块是在机构提供的虚拟教学环境（VLE）中进行教学的，学习者分布在世界各地，包括一些发展中国家。每个模块和每周的主题，都从课程介绍和学习目标清单开始，然后要求学习者以写作方式回忆已学习过的知识，以促进学生对学习内容的思考。文本中设置多个节点激发学习者反思，并提供大量简短动画演示来阐明复杂的统计学概念。在每个模块的末尾，都有简短测验并附有答案，以便学生对自己的理解进行自查。每周的线上网络论坛促进了学习的巩固以及新知识向实践的进一步转化。此外，项目还确保每个网络连接基本稳定的学生都能够充分使用该模块提供的所有功能。最后，项目通过评估来定期收集学生反馈，确保该模块具有较高的有用性和可用性。

第二个案例是一个大学一年级本科医学生个人发展和专业发展模块。该模块利用数字化故事讲述方式，让学生进行反思性实践（Sandars and Murray，2009）。教学中面临的挑战是如何让“网络一代”的学生进行反思。一项针对学生的问卷调查发现，“网络一代”学生偏好的并不是以文本为基础的学习方法，而是更主动的学习方法。数字化故事讲述是一个主动而充满创意性的过程。创作者使用学校计算机上的常用软件，将一幅幅用移动设备拍摄的数码照片汇总编排，形成视觉叙事。学生运用该技术的能力水平参差不齐，需要提供额外的培训。评估显示，学生喜欢这种新的反思性实践法，更重要的是，他们的反思能力也得到了提高。

社交软件和非正式在线学习的兴起

网络创造者的最初愿景是建立一个庞大的网络，便捷地连接异时异地分布的个体，形成虚拟网络和社区，以便使用者通过网上主动协作，自下而上地产生知识（Berners-Lee and Fischetti，1999）。但并非人人都能上网，而且信息提供者也仅仅局限在一定数量的专业团体、制药公司和商业机构。在过去的几年中，随着种类繁多的新型社交软件的问世，情况发生剧变。社交软件引发的用户主导现象，被称为网络 2.0，与之前的“自上而下”信息提供模式形成了鲜明的对比（O’Reilly，2005）。

社交软件是一个统称。它涵盖了旨在让个人接入互联网的各种手段（Kamel Boulos and Wheeler，2007）。具有教育潜能的主要社交软件包括：

- 博客，即允许作者快速更新的个人网站，比如 Blogger（www.blogger.com）、Wordpress（www.wordpress.com）。博客内容创建非常容易。通过允许他人访问，还可实现内容的共享。
- 维基网站。维基网站与博客类似，但允许他人编辑网站上的文本，还允许创建可共享的通用文档。维基网站很多，例如 Wikispaces（www.wikispaces.com）、Wetpaint Central（www.wetpaintcentral.com）。
- 媒体共享。指的是将视觉媒体上传并存储于照片网站 Flickr（www.flickr.com）或视频网站 YouTube（www.youtube.com），有时还与他人共享。
- 社交网站。在 Facebook（www.facebook.com）和 Twitter（www.twitter.com）等社交网站中，可以同时运用上述手段中的几种。在社交网站上，用户可以撰写博客、通过即时消息进行交流并共享各种媒体。
- 网站收藏。网站访问者可以用“书签”标记喜欢的网站并保存。例如，Delicious（www.delicious.com）和 Digg（www.digg.com）。可以与他人共享这些书签。

社交软件为非正式学习提供了一种新颖的好方法（Cross，2006）。后现代世界里，针对同样的问题，会有各种不同的竞争性观点。简单的“预制”教育资源不足以满足复杂的专业实践需求。

社交软件的教育潜力在于，它们不仅可以让个人主动共享信息及观点，还可以提供相互支持并进行学习效果互评。社交软件可以通过博客、维基网站或媒体共享网站提供信息。用户可以通过社交网站及博客表达意见和表示支持。社交软件创造了与实践高度相关的丰富且个性化的学习体验（Sandars and Haythornthwaite，2007）。这种学习途径被称为“以学习者为中心的生态学习途径”。在生态学习中，学习者广泛使用多样的学习资源；换言之，如果用生态做类比，可说这些资源的组合构成了学习的生态（Luckin，2008）。例如，年轻医生可能对如何管理一位患有罕见遗传病的中年男性感兴趣。假设出现以下情景——主要医疗信息网站和 Google 为医生提供了重要的参考信息，但是对于早期筛查及其对患者的影响，不同来源信息意见可能不一致。医生可以从遗传学家、伦理学家、患者及其家庭成员撰写的各种博客中获取各种不同意见。在 YouTube 上，还可能会找到世界知名演讲者的相关主题演讲。发现的所有信息都可以通过社交网站与其他医生共享，无论是普通网站还是专门为医生创建的网站，例如 doc2doc（http://doc2doc.bmj.com）。

创建内容会是一种有价值的学习体验，而使用最新技术也变得前所未有的简单。每个人都可以创建自己的内容，也可以与他人协作创建内容。例如，备考小组可以使用博客来支持小组学习，简单操作包括添加文本并提供网络链接，添加更高级的播客和视频等内容也不麻烦（Sandars，2006a）。维基网站提供了一个独特的共享空间，其中的内容允许被不断编辑。这相当于可以创建反映用户需求的交互式教科书。YouTube 和其他媒体共享网站也是一个选择。这类网站允许用户上传自己创建的内容，包括学习者制作的音频和视频文件等（Sandars，2009a）。

如果运用现成的内容来增强教学效果，就无需再创建新的内容。学习者可以轻松地免费访问成百上千万的博客、视频和播客。内容的质量参差不齐，但是社交书签软件允许学习者创建带注释的列表并与他人共享，以便使用者快速识别最有价值的内容。学习者可以在虚拟学习环境中添加现成内容链接，也可考虑更有创意的方法，包括一些引导学习者接触不同内容、考虑不同观点的在线项目。举例来说，学习任务可能是比较决策者、利益团体、流行病学家、泌尿科医师、肿瘤学家和公众对中年男性筛查无症状前列腺癌的不同观点。

社交网络崛起的原因是这类网站极大地方便了一个人与多人建立联系。这些网站被数百万医学生和年轻医生广泛使用，不过主要用途是非正式的社交与互动。但澳大利亚的一项近期调查表明，有 25% 的医学生经常出于教育相关目的使用 Facebook，另有 50% 的医学生表示他们很愿意出于教育相关目的使用 Facebook（Gray et al.，2010）。与官方提供的虚拟学习环境相比，学生更喜欢建立非正式的在线学习小组。专供医生访问的社交网站越来越多，许多专业组织正在搭建这类网站。

在医学教育中，运用社交软件进行在线学习并非完美无缺。由于社交和学术功能之间经常存在冲突，在线学习小组的非正式性会导致协作学习动力不足。人们还对 Facebook 的使用和不符合职业规范的行为充满担忧。医学教育者可以提高自身以及学习者的“数字胜任力”，创造性地应对这些挑战（Sero Consulting，2007）。“数字胜任力”包括有效创建社交软件在线内容或建立在线学习社区的技能，以及对共享个人信息和在线上传内容的法律与道德相关知识的了解。

确保协作式在线学习的有效性

在医学教育的各个领域中，面对面协作学习的机会越来越少，在线学习的魅力在于，尽管学习小组并不以实体形式存在，但学习者仍有机会共享信息并开展协作学习。当学习者地理位置相距甚远而且见面时间不能统一时，这一优势就尤为凸显。

网络论坛可能是人们出于正式和非正式目的最广泛使用的一种社交媒体形式。这种形式可以将所有消息串联在一起，轻松地按照发布顺序呈现。除此以外，社交网站和博客等新型社交软件也越来越多地用于正规教育等环境下的协作学习。大多数讨论不是实时 / 同时 / 同步发生的，而是在一段时间内异步发生的。

通过在线讨论开展协作学习潜力巨大，但学习者的活跃度和参与度通常较低（Sandars and Langlois，2006）。当学习者无法轻易开展面对面协作学习时，在线学习方法似乎最有效，而同时结合在线讨论和其他教学方法的混合教学法可能效果更佳。

在线讨论是一个社会性过程，发展成员间的相互信任至关重要。可以通过面对面会议来建立信任，特别是在在线小组建立之初，可以在那时让成员参加启动会，之后可定期会面。启动会还有助于让学习者了解在线学习技术。有时无法召开面对面的线下会议，但仍需尽力在初始阶段让学习者形成一个小“社会”。具体实现方式可以是让学习者自我介绍并分享对小组学习的希望与期许。

研究表明，一些学习者希望就某个话题进行积极讨论，而另一些学习者只想迅速回答问题，不想参加讨论（Sandars and Langlois，2005）。在设计教学时，可能需要同时考虑到这两类人。许多学习者还喜欢进行结构化的讨论，其中包含一系列明确的步骤，可以指导学习者针对所讨论主题的关键方面进行思考，而这一过程通常需要引导者的介入。引导在线讨论（又称线上主持），需要引导者对在线学习方法的特点有所了解（Salmon，2005）。他们在编辑消息时必须要格外留心。重点在于将引导者的意图清楚地传达给学习者，而且所有指导都应尽可能具体。引导者可快速识别“网络论战”和“用户潜水”等行为，并采取适当措施应对。引导者的工作性质类似于面对面学习中的小组引导。如果有论坛成员在论坛中发送人身攻击性消息，就可能引发网络论战。这种行为会影响论坛成员间的信任感，并导致小组活动质量急剧下降。引导者要及时在线发表意见，或通过电子邮件或电话等方式线下联系发送者，甚至直接屏蔽攻击性消息的发送。潜水，指的是一些论坛使用者只阅读消息，但从不发布消息，这导致小组内的互动性降低。一般来说，发帖成员还是希望有人回应的。引导者可以在线发表评论，或通过电子邮件、电话的方式对此发表评论，强调参与的重要性。

引导在线讨论，一定要时刻关注讨论是否“跑题”，尤其是异步的、更正式的在线学习讨论（Sandars，2006b）。对引导者来说，这有一定难度。引导者定期总结讨论内容、提出问题以促进后续讨论、在讨论结束时进行总结，都非常有用。

可用性在在线学习中的重要性

可用性是所有在线学习干预的重点。如果用户发现一种干预难用（可用性差），则这一干预不太可能有效果（对他们的学习有帮助）。可用性指人们在特定情况下使用产品的难易程度（Dumas and Redish，1999）。

可用性测试已广泛用于软件和信息系统开发中，但似乎很少用于在线学习，尤其是医学教育领域。可用性测试的重点始终是用户，它试图在设计和开发过程的早期阶段系统地发现问题，以便在推广干预之前对其进行完善（Sandars and Lafferty，2010）。技术（在线授课方式、在线学习平台访问）可用性测试中，主要要考虑：导航的便捷性、各种命令的易学性、残障人士的访问便捷性、呈现方式的一致性以及视觉设计（包括配色方案和字体格式）。这些方面关系到学习者是否能够便捷地运用技术，是否积极配合教学，并按照教师的教学设计完成教学内容学习。教学设计的可用性（在线学习工具是如何促进学习的）也应被纳入考虑，其中包括交互性、内容和资源、多媒体运用、学习策略设计以及学习者指导与支持。

其他领域产品（例如软件）开发的经验可以为如何有效测试提供更多指导（Chisnell and Rubin，2008）。应当尽早明确目标学习者群体以及在线学习干预应用环境特征，尽早发现技术和教学设计上可能存在的问题。在其他领域产品开发中经常使用“出声思维”法进行可用性测试，在测试过程中，测试者让用户在产品预期使用条件下，用言语表达出自己的想法。这种方法的优点是可以立即捕获用户使用产品时出现的可用性问题。如果产品使用后再来询问使用者使用体验，使用者报告的问题一定是不全面的。以下例子说明了在预期使用背景下开展可用性测试的重要性。一个移动设备在测试实验室中，用于在线学习完全没有问题，在临床教学中却发现屏幕太小。尽管不存在所谓的“典型”学习者，但研究表明，95% 的产品（在大规模使用中出现的）可用性问题只需随机挑选五六个用户就可迅速识别。另一种有意思的测试方法叫做“菜鸟测试”。这种测试的假设是，如果一个最不会用电脑、网络连接最差的用户都可以顺利使用，那“典型用户”一定更没问题。

可用性测试确保产品设计不断迭代，并做到“以用户为中心”。这种方式广泛运用于产品研发中。一般都会在产品上市前，对产品进行 4 ～ 5 轮的测试-改良-再测试。在推广使用前，就要对各种原型进行系统、全面的可用性测试，以确保系统能实现特定目的，而不是在推广使用后再依赖评估对系统进行改良。

导师在在线学习中的重要性

导师在在线学习中的重要作用很容易被遗忘。导师的作用在于精心设计学习体验，让学习者有效学习（Slabbert et al.，2009）。在正式的系统性在线学习项目中，导师的作用比较明显，在使用互联网进行以检索为基础的学习等非正式学习中，或在线协作学习中，导师改善学习体验的作用也同样重要。

在线学习导师的关键作用包括创建学习任务并为学习者提供完成任务的必要条件。在学习者完成学习体验后，导师还要及时总结，反思学习者是否达到预期学习效果，以改善教学，并为未来的教学制定明确计划。

“网络探究法”（webquest approach）充分体现了探究式学习中导师的作用（Sandars，2005a）。在“网络探究法”中，导师明确学习任务及要求，鼓励学习者使用各种与学习任务相关或基于学习者现有知识和兴趣的互联网资源。这种方法可避免学生漫无目的地“网上冲浪”或“谷歌搜索”。要创建个性化的学习体验，并增强学习效果，必须明确要求学习者进行高阶学习，开展批判性思考和整合梳理，而非简单的记忆背诵。

导师除通过在线平台提供学习干预外，还

可为学习者提供面对面指导。这种所谓的“混合教学法”有诸多优点，受学习者青睐。创意性的线上线下混合教学法，可采用线下研讨课＋定期在线讨论、线下研讨课＋在线学习资源、讲授＋由学生领导的 Facebook 小组等方式。

导师对于成功将技术用于自主学习至关重要（Sandars，2009b）。导师必须具有较高的信息化 / 数字化素养和技能，而且要有信心和能力在复杂且缺乏框架的学习环境中，为学习者创造有价值的学习机会。在这种情况下，导师很容易回退到结构紧凑的说教式教学。在在线教学中，导师的角色会转变为教练，可以在学习过程的各个阶段指导并支持自主学习者，包括运用合适的资源、对学习者的思考进行批判性评价、帮助学习者理解所学知识并将知识投入实际应用。

继续医学教育和在线学习面临的挑战

如果要保证医疗质量，就必须要保持医务人员的能力水平，并开展继续医学教育（CME），但对继续医学教育的提供者来说，这很有挑战性，因为学习者分散在各地且学习需求各异。在线教学对很多继续医学教育提供机构和用户颇具吸引力；它可以为那些试图平衡繁忙的职业、家庭、社交生活、学习的广大学习者提供多样的教育体验。

在线继续医学教育的主要方法是传递信息。Walsh 等（2010）介绍了在线继续医学教育及其效果评估的一种典型方法。在研究中，超过 5000 个用户完成了带有课前测试和课后测试的互动模块学习。评估显示，课前测试和课后测试结果表明，学习者知识量明显增加，但需注意的是，这个研究中，衡量知识量实际变化的唯一指标是学习者自报其知识量已产生或即将产生变化。Curran 和 Fleet（2005）对 86 项在线继续医学教育研究进行了系统综述，发现大多数研究仅涉及学习者满意度，只有少数研究能证明学习者的表现发生了变化。尚无研究证明患者或健康结局受到在线继续医学教育的影响。一项质性研究回顾探讨了优化在线继续医学教育学习体验的因素，并提出了几个关键主题：

- ◆ 同伴交流
- ◆ 灵活性
- ◆ 支持
- ◆ 知识验证
- ◆ 课程呈现方式
- ◆ 设计（Carroll et al.，2009）

Scale 等（2011）探讨了在线继续医学教育中社交和协作学习对医疗产生的重要影响。他们的研究基于一个综合干预项目，具体干预包括以视频会议为基础的论坛（带审核和反馈）、专家领导的教学、临床路径的散发。这些关于在线继续医学教育的研究结果与几篇传统继续医学教育系统综述的结果相呼应，都证实小组协作等互动教学方式比只关注传递知识的说教式教学更能改善临床结局（Bloom，2005）。

医学等专业的实践特征是，实践者需要将显性（外部）知识和默会（内部）知识巧妙地结合起来（Eraut，1994）应对复杂的情况。对于需要在日常工作应对遇到种种“混乱”和特殊情况的专业人员来说，一般性知识往往没有什么实际价值（Schon，1983）。默会知识——不论是产生自自我体验，还是产生自有过类似体验者，都被证明更有价值。有关医疗的研究表明，在社交网络中交流信息及观点有助于积极构建新知识（Gabbay and LeMay，2004）。由此产生的“实践知识”是显性知识和隐性知识的结合体，可使专业人员从根本上了解他们所面临的复杂情况，并通过改变思想和行为来有效地提高医疗水平。

提供在线继续医学教育需要配合强调在线社交学习和协作学习的重要性的政策和实践变革，还需要重构学习体验，以确保教学参与者（包括引导者、专家和从业者）进行有效的在线讨论，最终，让学习者了解现实中的复杂情况，提出切实可靠的解决方案，实施并改良。

电子档案袋在医学教育中的应用

顾名思义，电子档案袋涉及两个维度的结合：技术和档案袋（Woodward and Nanlohy，2004）。档案袋包括学习者产生的所有学习资料。一些档案袋是重要的个人学习记录，例如对重大事件的反思，另一些则可能是反映学习者是否完成某个学习任务，如是否参加教学活动的记录。

技术在其中最基本的作用，就是创建一个存储特定档案的文件。可以是一个标准 Word 文档那样的简单文本文件，也可以包含多媒体。这种简单的方法是许多毕业后教育认证机构和专业机构所采用的典型方法。技术还可以创造很多难得的学习机会。例如，同伴间相互反馈、导师反馈，或者联系众多学习者的学习者团体（Sandars，2005b）。

未来发展

未来，在线学习的发展可能会极大得益于技术的快速发展，同时，在线教学方式也会随着人们对经费的日益关注而广泛采用（图 15.2）。

泛在学习

移动设备的快速发展和广泛使用使得处在不同时空的用户能够实现内容上传、下载及接入网络（So et al.，2008）。应用程序和电子阅读器（如 Kindle）最近的市场扩张为在工作场所中访问学习内容提供了绝佳机会。如今，用于主要移动设备（iPhone/iPad、Android 和 Blackberry）的应用程序种类繁多，但是设备之间几乎没有交集。这些应用程序允许对关键信息源（例如指南和临床工具）进行访问，而应用程序和电子阅读器均允许对临床教科书进行即时访问。随着云计算的广泛采用，可能会实现全民互联网访问（Vouk，2008）。云计算条件下，计算能力只依靠云端一台主计算机，这使得“在云下”的移动设备变得更便宜、轻便、袖珍。届时，在线学习可能会实现真正意义上的移动、泛在。在学习可移动性的改善基础上，再与全球定位系统联系在一起，这样就可以针对特定的学习环境提供信息，例如当学习者在病房里走动时。这些科技进步有可能为学习者提供全新的、激动人心的学习机会，并改善学习的即时性和相关性（图 15.3）。

泛在学习
沉浸式学习环境
在线共享资源
了解有效在线学习必需的过程
学习分析技术评估在线学习
在线学习的成本效益
在线学习研究

图 15.2 在线学习的未来发展

沉浸式学习环境

互动游戏、模拟仿真和虚拟患者等手段可增强学习体验，让学习者沉浸在虚拟与现实模糊的教学环境中（Hansen，2008）。虚拟世界通过数字技术取代主要感官（视觉、听觉和触觉），几乎可视为真实物理世界。深度沉浸可极大地调动学习者积极性，可让学习者体验流程，并在体验过程中真正实现学习（Csíkszentmihályi，1975）。沉浸式学习资源开发成本很高，并需配套精细设计和强大的计算能力才能提供满意的学习体验。未来，这种学习方式可能只会局限在外科技能培训等少数几个重要领域（Harders et al.，2006）。

在线资源共享

在线学习开发者和提供者中，资源共享日益流行，因为开发高质量的学习资源既耗时又

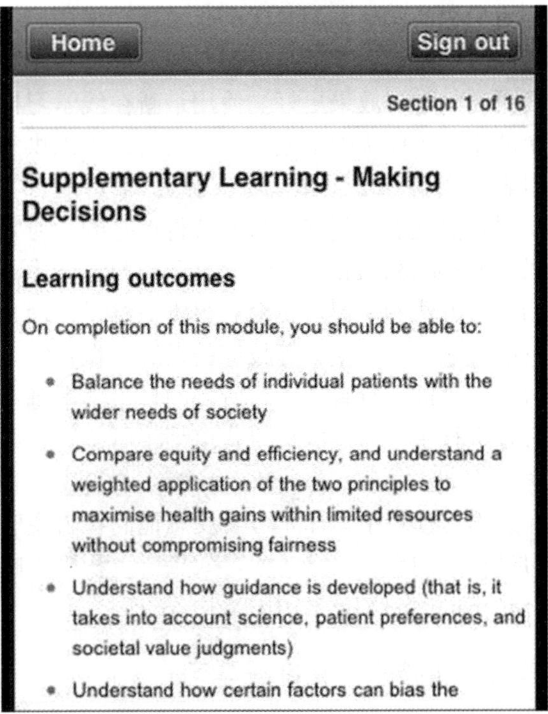

图 15.3 泛在学习

经 MedHand 许可转载

昂贵。由此产生了“再生学习对象”（reusable learning object，RLO）的概念。再生学习对象可大可小，小到一个动画，大到整个学习模块（Schoonenboom et al.，2009）。这些再生学习对象可以组合成更大的在线学习资源。其中的两个主要难点是所产生的资源的版权及技术互操作性。为克服这些困难，已经出现了一些协同资源开发（如IVIMeds）或知识共享（如creative commons）的跨国创议或平台。随着医学教育的全球化发展，可能会有越来越多的创议和平台支持在线学习，尤其是支持发展中国家的在线学习。

了解有效在线学习所需的过程

在过去的十年中，人们越来越关注不同学习者的学习途径，包括在线学习的学习途径。一个重要的视角是自主学习（self-regulated learning，SRL）。它将所有学习者都视为自身学习过程的积极参与者。有效的自主学习者会设立明确的目标，然后选择、监控和调整各种学习策略来确保学习目标的实现（Artino，2007）。选择合适的策略来满足学习任务的要求，是学习者对在线学习的兴趣和满意度较高的重要指标。这一研究发现至关重要，因为对主题的兴趣和满意度都是增强在线学习动机的关键因素，这使得人们对学习内容的参与度更高、学习效果更好。使用最新在线学习模块的用户（模块中集成了各种最新技术以供学习者选择各种多媒体学习资源），很可能自主学习技能发展得更好，从而获得更好的学习效果（Azevedo et al.，2004）。使用以自己为中心的学习方法的学习者也会获得类似结果，而且可能受益于其自主学习技能的发展。在在线学习开始之前，对有效学习所需的自主学习基本过程进行一个简短的模块式培训，可改善在线学习效果（Azevedo and Cromley，2004）。在在线学习模块中，让学习者反思他们在自主学习过程中的表现也会对学习效果产生积极影响（Sitzmann and Ely，2010）。

学习分析技术评估在线学习

学习分析技术有助于追踪学习过程，为教与学提供形成性数据（Zhang and Almeroth，2010）。例如，为了确定基本的自主学习流程，要记录学习期间不同资源的选择顺序，并要求学习者在做出选择的同时以书面自由文本评论形式或自言自语的录音形式进行选择原因解释（Hadwin et al.，2007）。收集到的数据可形成学习者自主学习过程“描记”，反映学习者在实境学习任务中的自主学习过程。这种“描记”有助于对学习者的学习方式提供反馈。针对学习过程的反馈，尤其是针对自主学习过程的反馈最有效（Butler and Winne，1995）。

在线学习的成本效益

全球经济形势近况让人们越来越关注在线学习与传统教学方式相比较的潜在成本效益（Sandars，2010）。目前在这个问题上，可供医学教育者参考的研究证据不多。

商业界已开始将技术用于培训，并且有许多案例研究介绍跨国公司如何通过技术介导的培训节约经费。但经费节约往往要与高额成本比较才能体现出来，例如派遣员工参加国家级或国际会议产生的成本，以及参加这些会议导致的生产力下降而产生的额外成本。使用在线教育技术开展培训和医学教育的真实成本可能会被大幅低估，往往会有大量额外成本未估算到，而教育提供者和用户一般无法意识到这一点。初始成本一般只考虑内容开发人员和学习技术人员的投入，但隐藏成本往往包括开发并向用户提供学习资源所需的所有技术的购买、折旧及服务成本，无论是硬件还是软件都包括在内。通常，学习者会在自己方便的时间使用自己的设备访问资源，这样一来，额外成本就从教育提供者转移到了学习者，所以很难分毫不差地计算出总成本。

精心的教学设计才能确保技术投入可以产出有效的学习结果。改变行为的、最有效的教育干预往往很复杂，涉及认知和社会化（图15.4）。与仅将演示文稿上传到网站或虚拟学习环境相比，这些干预方法可能成本会很高。使用无法提供有效学习体验的技术来实施教育是浪费金钱。所有医学教育工作者都面临的挑战是如何设计教育干预，以充分利用技术潜力，提供良好的学习体验并评估干预的有效性。

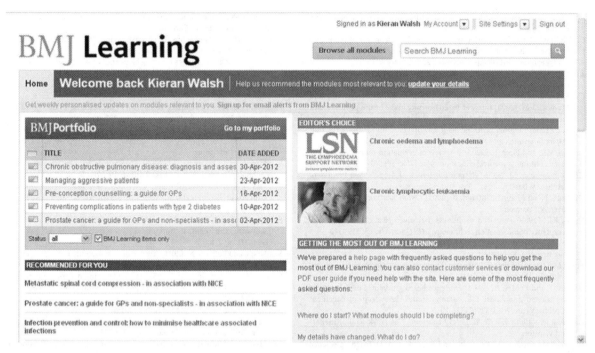

图 15.4　在线学习

经 BMJ Learning 许可转载

在线学习研究

大多数在线医学教育 / 学习研究，都在比较无干预学习与在线学习，或对比在线学习与传统教学（Cook，2009）。元分析结果表明，在线学习与传统教学效果相似，而且都比无干预要好，但对于何时及如何使用技术进行有效教学，研究并不深入（Cook et al.，2008）。必须认识到，大多数在线学习干预具有诸多复杂变量，这就意味着在线学习研究需要采用更复杂的方法，包括与卫生干预研究相似的方法（探索变量之间的复杂关系），并像其他研究一样，加强跨学科合作研究（综合不同视角，构建新的概念框架）。

结论

- 在线学习已迅速成为医学教育的既定组成部分，覆盖从本科教育到继续教育的各阶段医学教育。
- 在线学习增强教与学的潜在优势尚未完全体现，还需努力探索。适用于一切情景和条件的解决方案并不存在。
- 技术将继续发展，并为教育提供全新的契机，但在线学习中仍有基本问题尚待解决，比如在线学习究竟是内容提供还是社会化 / 协作性知识构建。
- 要通过结构化过程统合学习者需求、内容、教学设计、技术和应用情景。

参考文献

Artino, A.R. (2007) Self-regulated learning in online education: A review of the empirical literature. *Int J Instructional Technol Distance Learning*. 4: 3–18

Azevedo, R. and Cromley, J.G. (2004) Does training on self-regulated learning facilitate students' learning with hypermedia? *J Educ Psychol.* 96: 523–535

Azevedo, R., Guthrie, J.T., and Seibert, D. (2004) The role of self-regulated learning in fostering students' conceptual understanding of complex systems with hypermedia. *J Educ Computing Res.* 30: 87–111

Bennett, S., Maton, K., and Kervin, L. (2008) The 'digital natives' debate: A critical review of the evidence. *Br J Educ Technol.* 39: 775–786

Berners-Lee, T. and Fischetti, M. (1999) *Weaving the Web: The Original Design and Ultimate Destiny of the World Wide Web by its Inventor*. New York: HarperOne Imprint of Harper Collins

Bloom, B.S. (2005) Effects of continuing medical education on improving physician clinical care and patient health: A review of systematic reviews. *Int J Technol Assess Health Care.* 21: 380–385

Broadbent, B (2002) *ABCs of e-Learning*. San Francisco: Jossey-Bass/Pfeiffer

Butler, D.L. and Winne, P.H. (1995) Feedback and self-regulated learning: A theoretical synthesis. *Rev Educ Res.* 65: 245–281

Carroll, C., Booth, A., Papaioannou, D., Sutton, A., and Wong, R. (2009) UK health-care professionals' experience of on-line learning techniques: a systematic review of qualitative data. *J Continuing Educ Health Prof.* 29: 235–241

Chatterley, T., and Chojecki, D. (2010) Personal digital assistant usage among undergraduate medical students: exploring trends, barriers, and the advent of smartphones. *J Med Library Ass.* 98: 157–160

Childs, S., Blenkinsopp, E., Hall, A., and Walton, G. (2005) Effective e-learning for health professionals and students-barriers and their solutions. A systematic review of the literature-findings from the HeXL project, *Health Inf Libraries J.* 22: 20–32

Chisnell, D. and Rubin, J. (2008) *Handbook of Usability Testing: How to Plan,*

Design, and Conduct Effective Tests. 2nd edn. New York, NY: John Wiley & Sons, Inc.

CIBER/JISC (2008) Information behaviour of the researcher of the future http://www.jisc.ac.uk/media/documents/programmes/reppres/gg_final_keynote_11012008.pdf Accessed 22 February 2013

Cook, D.A. (2009) The failure of e-learning research to inform educational practice, and what we can do about it, *Med Teach.* 31: 158–162

Cook, D.A., Levinson, A.J., Garside, S., Dupras, D.M., Erwin, P.J., and Montori, VM. (2008) Internet-based learning in the health professions: a meta-analysis. *JAMA.* 300: 1181–1196

Cross, J. (2006) *Informal Learning: Rediscovering the Natural Pathways That Inspire Innovation and Performance.* San Francisco, CA: Jossey Bass

Curran, V.R. and Fleet, L. (2005) A review of evaluation outcomes of web-based continuing medical education. *Med Educ.* 39: 561–567

Csíkszentmihályi, M. (1975) *Beyond Boredom and Anxiety.* San Francisco, CA: Jossey-Bass

Dabbagh, N. and Bannan-Ritland, B. (2005) *Online Learning.* Upper Saddle River, NJ: Pearson

Davis, F.D. (1989) Perceived usefulness, perceived ease of use, and user acceptance of information technology. *MIS Quarterly.* 13: 319–340

Dumas, J.S. and Redish, J.C. (1999) *A Practical Guide to Usability Testing.* 2nd edn. Bristol, UK: Intellect

Eraut, M. (1994) *Developing Professional Knowledge and Competence.* London Routledge/Taylor and Francis

Gabbay, J. and LeMay, A. (2004) Evidence based guidelines or collectively constructed 'mindlines?' Ethnographic study of knowledge management in primary care. *BMJ.* 329(7473): 1013

Gagné, R.M. (1965) *The Conditions of Learning.* New York: Holt, Rinehart and Winston

Gemmell, I., Sandars, J., Taylor, S., and Reed, K. (2011) Teaching science and technology via online distance learning: the experience of teaching biostatistics in an online Master of Public Health programme. *Open Learning.* 26:165–171

Grant, J., Owen, H., Sandars, J., et al. (2011) The challenge of integrating new online education packages into existing curricula: a new model. *Med Teach.* 33: 328–330

Gray, K., Annabell, L., and Kennedy, G. (2010) Medical students' use of Facebook to support learning: Insights from four case studies. *Med Teach.* 32: 971–976

Hadwin, A.F., Nesbit, J.C., Code, J., Jamieson-Noel, D.L., and, Winne, P.H. (2007) Examining trace data to explore self-regulated learning. *Metacognition and Learning.* 2: 107–124

Hansen, M.M. (2008) Versatile, immersive, creative and dynamic virtual 3-D healthcare learning environments: a review of the literature. *J Med Internet Res* [online], 10:e26. (www.jmir.org)

Harders, M., Bajka, M., Spaelter, U, Tuchschmid S, Bleuler, H., and Szekely, G. (2006) Highly-realistic, immersive training environment for hysteroscopy, *Studies in Health Technology and Informatics.* 119: 176–181

Ivers, K.S. and Barron, A.E. (2010) *Multimedia Projects in Education: Designing, Producing, and Assessing.* 4th edn. Westport, CT: Libraries Unlimited

JISC (2007) In their own words. http://www.jisc.ac.uk/media/documents/programmes/elearningpedagogy/iowfinal.pdf Accessed 22 February 2013

Jamieson A. (2003) E-learning. *Work Based Learning in Primary Care.* 1(2): 137–146

Kamel Boulos, M.N. and Wheeler, S. (2007) The emerging Web 2.0 social software: an enabling suite of sociable technologies in health and health care education. *Health Information and Libraries Journal.* 24: 2–23

Kingsley, K., Galbraith, G.M., Herring, M., Stowers E., Stewart, T., and Kingsley, K.V. (2011). Why not just Google it? An assessment of information literacy skills in a biomedical science curriculum. *BMC Med Educ.* 25(11): 17

Luckin, R. (2008) The learner centric ecology of resources: A framework for using technology to scaffold learning. *Computers Educ.* 50: 449–462

Mayer, R.E. (2001) *Multimedia Learning.* New York: Cambridge University Press

McPherson, M.A. and, Nunes, J.M. (2004) *Developing Innovation in Online Learning: An Action Research Framework.* London: Routledge Falmer

O'Reilly, T. (2005) What Is Web 2.0 design patterns and business models for the next generation of software. http://oreilly.com/web2/archive/what-is-web-20.html Accessed 22 February 2013

Prensky, M. (2001). Digital natives, digital immigrants. *On the Horizon.* 9: 1–6

Salmon, G. (2005) *E-moderating: The k=Key To Teaching And Learning Online.* 2nd edn. London: Kogan Page

Sandars, J. (2005a) Using Web Quests to enhance work based learning. *Work Based Learning in Primary Care.* 3: 210–217

Sandars, J (2005b) Electronic portfolios for GPs: the beginning of an exciting future, *Educ Primary Care.* 16: 535–539

Sandars, J (2006b) Twelve tips for effective online discussions in continuing medical education. *Med Teach.* 28: 591–593

Sandars, J. (2006a) Twelve tips for using blogs and wikis in medical education. *Med Teach.* 28: 680–682

Sandars, J (2009a) Twelve tips for using podcasts in medical education. *Med Teach.* 31: 387–389

Sandars, J. (2009b) Developing competences for learning in the age of the internet. *Education for Primary Care.* 20: 337–422

Sandars, J. (2010) Cost-effective e-learning in medical education. In K. Walsh (ed.) *Cost Effectiveness in Medical Education* (pp. 40–47). Oxford: Radcliffe Publishing

Sandars, J. and Dearnley, C. (2009) Twelve tips for the use of mobile technologies for work based assessment. *Med Teach.* 31: 18–21

Sandars, J. and Haythornthwaite, C. (2007) New horizons in medical education: ecological and Web 2.0 perspectives. *Med Teach.* 29: 307–310

Sandars, J., Homer, M, Pell, G., and Crocker, T. (2008) Web 2.0 and social software: the medical student way of e-learning. *Med Teach.* 30: 308–312

Sandars, J. and Lafferty, N. (2010) Twelve tips on usability testing to develop effective e-learning in medical education. *Med Teach.* 32: 956–960

Sandars, J. and, Langlois, M. (2005) On-line learning networks for general practitioners: evaluation of a pilot project. *Education for Primary Care.* 16: 688–696

Sandars, J. and Langlois, M. (2006) Online collaborative learning for healthcare continuing professional development: lessons from the recent literature. *Education for Primary Care.* 17: 584–592

Sandars, J, and Murray, C. (2009) Digital storytelling for reflection in undergraduate medical education: a pilot study. *Education for Primary Care.* 20: 441–444

Sandars, J. and, Walsh, K. (2009) The use of online word of mouth opinion in online learning: A questionnaire survey. *Med Teach.* 31: 362–364

Sandars, J., Walsh, K., and Homer, M. (2010) High users of online continuing medical education: a questionnaire survey of choice and approach to learning. *Med Teach.* 32: 83–85

Scales, D.C., Dainty, K., Hales, B., et al. (2011) A multifaceted intervention for quality improvement in a network of intensive care units: a cluster randomized trial. *JAMA.* 305: 363–372

Schoonenboom, J., Sligte, H., and, Kliphuis, E. (2009) Guidelines for supporting re-use of existing digital learning materials and methods in higher education. *ALT-J, Research in Learning Technology.* 17: 131–141

Schon, D. (1983) *The Reflective Practitioner. How Professionals Think in Action.* London, UK: Temple Smith

Sero Consulting Ltd. (2007) Next generation user skills: a report for digital 2010 the SQA. http://www.sqa.org.uk/sqa/files_ccc/HNComputing_NGUSReport_NextGenerationUserSkills.pdf Accessed 22 February 2013

Sitzmann, T. and Ely, K. (2010) Sometimes you need a reminder: the effects of prompting self- regulation on regulatory processes, learning and attrition. *J Appl Psychol.* 95: 132–144

Slabbert, J.A., de Kock, M.A., and Hattingh, A. (2009) *The Brave 'New' World of Education: Creating a Unique Professionalism.* Cape Town: Juta Academic

So, H.J., Kim, I. S., and Looi, C. K. (2008) Seamless mobile learning: possibilities and challenges arising from the Singapore experience. *Educ Technol Int* 9: 97–121

Tapscott, D. (2009) *Growing Up Digital: How the Net Generation is Changing Your World.* New York: McGraw-Hill

Thompson, L.A., Dawson, K., Ferdig, R., et al. (2008) The intersection of online social networking with medical professionalism. *J Gen Intern Med.* 23: 954–957

Vouk, M.A. (2008) Cloud computing—issues, research and implementations. *J Computing Inf Technol.* 4: 235–246

Walsh, K., Sandars, J., Kapoor, S.S., and Siddiqi, K. (2010) NICE guidelines into practice: can e-learning help? *Clinical Governance: An International Journal.* 15: 6–11

Woodward, H. and Nanlohy, P. (2004) Digital portfolios: fact or fiction. *Assessment and Evaluation in Higher Education.* 29: 227–238

Wutoh, R., Boren, S.A., and Balas, E.A. (2004) eLearning: A review of Internet-based continuing medical education. *J Continuing Education Health Prof.* 24: 20–30

Zaharias, P. and Poylymenakou, A. (2009) Developing a usability evaluation method for e-learning applications: beyond functional usability. *Int J Human-Computer Interact.* 25: 75–98

Zhang, H. and Almeroth, K. (2010) Moodog: tracking student activity in online course management systems. *J Interact Learning Res.* 21: 407–429

第 16 章

基于模拟的医学教育 Simulation-based medical education

Margaret Bearman，Debra Nestel，Pamela Andreatta
译者：刘春宇　审校：唐　健

模拟应该被看作反映和增强实践的平行宇宙，应以学习者为中心，同时确保患者不遭受不必要伤害。

Roger Kneebone

转载自 *British Medical Journal*，Roger Kneebone and Rajesh Aggarwal，'Surgical training using simulation'，338，p. 1001，copyright 2009，并获得 BMJ Publishing Group Ltd. 的许可。

引言

简单来说，模拟是一种教育方法。尽管它形式多样且应用广泛，但它在医学教育中的根本作用是促进学习。在本章中，我们将采用 David Gaba 对模拟的定义，即"一种以指导性体验代替或扩大真实体验的技术，以交互方式唤起或复制现实世界的各个方面来实现沉浸"（Gaba，2004，p. 2）。我们将在本章探讨基于模拟的教育（simulation-based education，SBE）的特殊性，需要特别说明的是，针对特定目的选择最合适的教育方法始终至关重要。

在航空、军事和核能发电等大多数要求高度可靠性的行业中，模拟尤为重要。作为这些行业工作场所文化的一部分，模拟应用在驾驶室、战场和控制室等全面沉浸式模拟环境中开展培训和评价工作。SBE 在医疗领域已有数百年的悠久历史（Owen，2012），但直到最近几十年，SBE 才作为医学教育中的重要力量回归大众视野。部分原因是计算机和材料技术在创造和集成方面有所进步，促进了真实临床场景的构建。尽管 SBE 在总体应用上有增加的趋势，但在本科、毕业后和继续医学教育中的具体应用仍然存在很大差异。

在英国，首席医疗官已将模拟确定为近十年健康服务方面的五个重大挑战之一（Donaldson，2009）。在澳大利亚，联邦政府机构为卫生工作人员制定了国家级模拟学习环境计划（Health Workforce Australia，n.d.）。在美国，模拟仿真对医疗卫生服务品质及安全做出的贡献有目共睹（Institute of Medicine，2001）。美国卫生保健研究与质量管理局（AHRQ）等监管机构资助评估研究，评价 SBE 在提高医疗卫生服务安全性和质量上的作用，以此间接认可 SBE 的重要性（Henriksen，2011）。美国毕业后医学教育认证委员会（ACGME）等认证机构已经认识到，模拟使医务人员可以在避免将患者置于危险中的安全情况下获得所需的宝贵技能和经验，因此将基于模拟的学习经历设定为住院医师培训的必需要求（ACGME，2008）。更具说服力的是，在一个有私有化医疗的国家[①]，旗舰医疗集团（Banner Health Network）等医疗服务提供商已投资模拟基础设施、设备和人员，以进一步提高其附属医院和非住院医疗中心在临床与团队合作上的表现（Banner Health Network，n.d.）。

① 此处指美国。——译者注

本章涉及所有类型的模拟，但主要关注技能训练器和模拟人相关问题。必须指出的是，不能孤立地看待模拟这种教学模式，而是要将模拟教学模式与其他教学模式和方法相结合。例如，应将混合模拟看作模拟病人与技能训练器联合开展的操作性技能培训（Kneebone et al.，2002）。

本章将讨论：

- 应用模拟的范围
- 开展模拟教育的动因
- SBE 中的学习
- SBE 的支持证据
- 如何设计 SBE 项目

模拟的应用范围

对医学教育中模拟内涵的理解因人而异。模拟与操作性技能相关，在模拟活动中，经常使用模拟器来发展精神运动技能、评估能力、学习新技术、复习具有挑战性的技术。举例来说，如今的医学生在尝试缝合真实患者伤口前，通常先在缝合训练皮垫上学习简单缝合。在对真正的患者进行腹腔镜检查之前，外科实习生很可能会在“箱式教练机”上进行基本器械操作，并简单演练腹腔镜检查。外科医师在获准使用机器人手术等新技术前，通常要先通过机器人模拟器认证。模拟也常用于“危机资源管理”（Flanagan et al.，2004；Maran and Glavin，2003；Bradley，2006）及团队合作、领导力、决策和沟通技能学习。“模拟”一词可以指基于问题的学习中的案例；可以指与其他学生进行的旨在提升以患者为中心的沟通技能的角色扮演；也可以指高利害考试中的一个站点。以上这些例子均符合 David Gaba 对模拟的定义，模拟因设计、实施场所及参与者而异。

模拟的含义

- 模拟病人（请参阅第 17 章）
- 角色扮演：“在特定情境中学习者扮演自己或其他角色（患者、亲属或医务人员）”
- 混合模拟：“模拟方式的融合，例如模拟病人和技能训练器的混合模拟”
- 解剖模拟技能或“部分任务”训练器：“仅复制真实物体或人体的一部分以训练特定任务或教授特定技能的模型或设备”
- 模拟人：“能实现与学习者互动，展现不同能力要求与复杂程度的患者全身人体模型”
- 虚拟现实：“部分或全部患者及环境通过具有或不具有‘触摸’（触觉）形式的二维或三维视听效果呈现给使用者，以创造更‘身临其境’的体验”
- 计算机模拟：“通过计算机进行的学习者互动”
- 书面情境：“基于一个医疗情境，要求学习者根据真实的情况去思考潜在的问题、要考虑的方面和行动方案”
- 环境模拟：“特定场景下的演练，旨在测量、识别或评估与患者照护相关的临床或操作因素”

（Flanagan et al.，2007）

开展 SBE 的动因

SBE 广泛应用的动因得到了充分的说明。其中包括伦理要求、工作时长的限制、患者赋权、患者安全运动以及以学习者为中心的教育的需要（Aggarwal，2006；Ziv et al.，2003；Reznick and MacRae，2006；Kneebone and Nestel，2010）。最后一点在实际的临床环境中被削弱，对于临床医师而言，以患者为中心的基本需求与以学习者为中心的培训要求存在着内在的张力（Kneebone et al.，2006）。同一个空间中不可能既以患者为中心，又以学习者为中心（Kneebone and Nestel，2010）。模拟在可以保证以学习者为中心的同时，保证患者受到同等关注（Kneebone and Nestel，2010）。表 16.1 总结了一些 SBE 的驱动因素。

在基于模拟的环境中学习

为了理解 SBE 中的学习，将 SBE 视为一系列阶段是很有帮助的，其中只有一个阶段会涉及实际模拟（Sprick et al.，2012）。

1. **准备工作阶段**，导师 / 管理员组织后勤工作，向教师介绍情况并确保所有设备都准备就绪。
2. **事前说明阶段**，导师将学习者和教师引导到模拟环境和学习活动本身。
3. **情境或互动阶段**，学习者在模拟环境中进行

表 16.1　开展 SBE 的动因

人文动因
- 对患者不造成伤害的伦理要求
- 重视患者视角、患者赋权

教育动因
- 医疗卫生专业学生人数增加
- 越来越多的证据表明模拟是一种有效的教育方法
- 越来越多的证据表明，医疗卫生专业人员与患者的有效沟通是患者和临床医师（学习者）提升满意度并减少诉讼的关键
- 制定国家评价标准
- 系统性地推进课程活动的开展
- 确保学生能获得直接 / 间接的体验机会
- 允许调整难度水平
- 确定胜任力的范围
- 提供对安全临床实践必不可少的技术、沟通和其他专业技能的学习途径
- 演练低概率事件的处理

外部动因
- 工作时长的限制要求
- 患者安全运动的推动
- 住院时间的减少

摘自 Nestel et al.，‘Key challenges in simulated patient programs：An international comparative case study，’ *BMC Medical Education*，11，69，p. 2，2011，经作者许可使用 .

演练。

4. 复盘 / 反馈阶段，学习者获得反馈，通常针对模拟环境中的表现，采取结构化复盘的形式。

5. 反思阶段，学习者深入思考如何将反馈整合到未来的实践中。

6. 评估阶段，导师收集学习演练的成功数据，并改进今后的实践。

学习理论为模拟教育实践提供了有力支撑，所以要了解学习理论如何论述 SBE，以便在这六个阶段中进行有说服力、有依据和有创造性的教育设计。影响着如何运用模拟进行教学的理论很多。理论是有用的，因为它们为理解何时、何地以及如何进行学习提供了解释框架。有效的教育设计是深思熟虑、考虑周全的决定，不能照搬现成做法。

有时，教育实践新手面对各种理论时会感到困惑，因为这些理论在观点上并非总是互补的。Sfard（1998，pp. 4-8）提出了两个并不互相排斥的学习隐喻：习得和参与。“学习即习得”是我们习惯使用的隐喻。有知识要获取，我们就会去学习。“学习即参与”可能不太为人熟知。这种学习是指医疗人员通过与同行、老师、高年资同事及患者之间的关系而获得的学习。一些学习理论更符合其中一种隐喻，而非另一种隐喻，在思考或进行模拟设计时，考虑哪种隐喻更适用可能会有所帮助。

学习理论错综复杂，为了简明扼要，此处提出三个宽泛的主题（图 16.1）：
- “做”中学
- 以学习者为中心的模拟
- 作为通往临床实践的“桥梁”的模拟

“做”中学

模拟的关键特性之一是它为学习者提供了通过实在的体验（“做”）进行学习的机会，而又不会对患者造成影响。能够从体验中学习而不造成伤害被看作一项“道德命令”（Ziv et al.，2003），也是模拟模式的特殊性所在。模拟还保障了学习者的安全，因为他们可以在适当的难度水平下开展练习，而无需面对临床环境的变化和压力。

体验式学习理论的核心内容源自于一个简单的理念，那就是体验在学习中起着核心作用。Lewin 的体验式学习模型（Kolb，1984）提出了一个理想的体验循环：学习者拥有一种体验，以此促进观察和反思，进而转变为抽象概念，并由学习者主动地进行验证，最终引发进一步的体验（Kolb，1976；Kolb and Fry，1975）。这个循环模型有助于我们从一个更大的视角来理解模拟，并有助于解释为什么复盘和反馈如此重要，这是因为它们有助于塑造学习者对体验的更高层次的理解，从而反过来影响他们的实践方式。此外，该理论引起了对模拟中“观察者”必要性的关注，这种体验是对

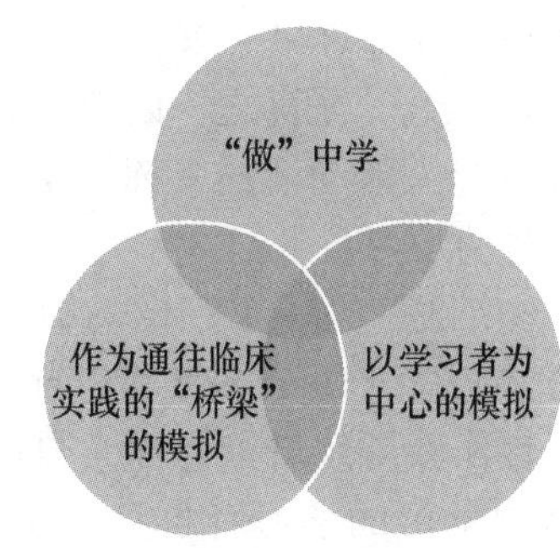

图 16.1　模拟中涉及的学习理论的主题

另一个人的表现进行的一种审查。

刻意练习是另一种学习理论，其侧重点在于“做”。这与SBE具有高度相关性。刻意练习是根据对高级音乐家和其他“专家”的观察而形成的一种专家行为理论（Ericsson，2004；Ericsson，2005）。该理论认为，专业能力是通过学习者积极进取的投入而提升的，他们会关注明确的问题，有针对性地反复练习。在专家教练的反馈和指导下，学习者积极地完善自己，逐渐提高并达到精通，之后再重新确定目标，进一步挑战自我。2011年的一项系统综述明确指出，用这种方法学习操作性技能比传统的临床环境更有效（McGaghie et al.，2011）。操作性技能是刻意练习最常应用的领域，只要能在合适的难度级别上进行重复、反馈、激励和明确难点，这种方法可以有效适用于多种类型的学习。刻意练习和掌握性学习之间有很多相似之处，本章后文讨论。这两者都符合“学习即习得”的隐喻。

以学习者为中心的模拟

以学习者为中心的教育理论将重点放在学习者身上。在这一理论框架中，学习者以往的体验以及已经获得的技能和知识被予以认可。尽管学习重点仍然是个体化的，但这一方法将学习视为一种社会建构的行为。这种“建构主义”观点不认为有绝对真理的存在，相反，它认为知识是被解释和创造的（Biggs，1996）。以学习者为中心的教学方法通常与“传递”式教育模式形成对比，在“传递”模式中，学习者只会复制老师的知识库。广义上讲，以学习者为中心的理论可用于指导模拟情境的设计。以学习者为中心的复盘方法可确保询问到学习者自身所希望关注的重点（Kneebone and Nestel，2005；Arora et al.，2012），旨在促进理解和反思性实践。简言之，以学习者为中心的方法可促进个人能动性的发挥。换言之，学习者要对自身的学习负责。

“反思性实践”是一个广泛的概念，该术语的使用方式较多（Boud and Walker，1998）。通常，反思性实践围绕着刻意探索自己过往体验，以便从中学习的学习者自身。Schon将反思与专业发展联系在一起，并予以阐述。

- 在实践过程中通过反思调整行为（行动中的反思）
- 事后反思（行动后的反思）（Schon，1983，1987）

这两个概念都构成了模拟中促进技术的基础。可通过在情境中审慎地暂停来培养“行动中的反思”。然而，最近的研究表明，这种方法比“行动后的反思”效果差，而且有反馈表明其与模拟的有效性相关（McGaghie et al.，2010；McGaghie，2009；Issenberg et al.，2005）。

Boud和Walker（1998）警告，要小心不加区别地使用反思性实践来理解学习所存在的风险。具体的关切点包括：反思可能是松散和无框架的；如何处理反思性实践中的情感维度；在团体学习时，导师如何管理反思的微观环境等。这些内容都是对模拟实践的及时提醒。首先，可通过事前简介为情境的介绍和复盘提供一个框架，最大限度地优化学习体验。其次，模拟的一大优势在于，情感是学习过程的一部分。但必须对此进行规划并制定适当的流程，以防止学习者承受过大压力。最后，模拟的另一大优点是它最常应用于小组环境中。复盘从本质上说是一种社会性实践，可以被认为是一个过程，在这个过程中，一个小组可以共同收获体验（Dieckmann et al.，2009；Dieckmann，2009）。复盘在微观场景具有敏感性，导师的职责在于支持小组活动持续下去，确保小组和个人都有学习收获。这项任务既复杂又有成就感。

自主学习是以学习者为中心的一种提法。它对医学教育研究产生了重大影响，并且也与SBE有关。Zimmerman将自主学习者定义为能自我观察、自我评价并能自我觉察结果表现的学习者（Zimmerman，1990）。由于SBE中包括表现、视听记录、反思、反馈和复盘等诸环节，因而自主学习完全适用于SBE。Nestel等（2012）在SBE的背景下讨论了自主学习，重点关注了反馈或复盘。Hattie和Timperley（2007，pp. 86-97）描述了一种旨在促进学习的反馈模式。他们的基本前提是反馈旨在“减小当前理解、表现和目标之间的差异”。他们建议反馈必须要能回答如下三个问题：“我的目标是什么？我如何实现这个目标？下一步，我该怎么做？”并认为教师的重要作用是“创造一个能让学生去锻炼自主学习和纠错技能的学习环境”。他们描述了反馈的四个层级：任务、过程、自主和自我。每个层级都可以在SBE中有所体现。Nestel等（2012）以Nicol和Macfarlane-Dick（2006）的工作成果为基础，提出了支持自主的反馈实践的七项原则，包括：定义良好的表现、促进自我评价、提供高品质的反馈信息、鼓励与老师及同伴进行对话、鼓励积极的动机和自尊、提供机会来缩小（实际和期望表现之间的）差距、通过反馈来改善教学。这些内容都与SBE直接相关；SBE可以为促进自主学习提供重要途径。

作为通往临床实践“桥梁”的模拟

旨在降低患者风险的患者安全运动成为模拟应用的一个重要推动力，尤其是在专业继续教育中。模拟已被纳入航空和核能等行业的风险管理流程中（Ziv et al.，2003）。术语“危机资源管理”或“机组人员资源管理”随之产生，其重点是通过强调沟通、领导、元认知、态势感知、团队合作和领导力等技能来学习管理复杂的危机情况（Flanagan et al.，2004b）。有一些研究考虑了安全实践所需的专业技能，这些研究主要从人为因素和组织心理学维度展开（Glavin and Flin，2012）。使用SBE来提高患者安全性的前提假设是模拟可以足够真实地复制临床环境，以捕获实践的复杂性。

在使用SBE来提高患者安全性的情况下，可以将SBE视为在特定且真实的背景中学习。这与“情境化学习”的概念产生了共鸣。“情境化学习”认为学习是情境化、社会化的（Lave and Wenger，1991）。这种社会文化视角有别于刻意练习或体验式学习的观念，后者注重个人的进步和体验。在这种学习观中，学习者是一个复杂的实践系统的一部分，学习不断地发生，它是与同伴、导师、高年资临床医师以及物理环境相互作用的。在这里，我们同意Sfard（1998）的观点，将学习视为“参与”。体验本身是更广泛的社会、政治和文化情境的一部分，我们认为理所当然的一些因素塑造着我们学习的各个方面（Boud and Walker，1998）。

但真实性与仿真度无关。Kneebone等讨论了“关注圈”的问题，即确保模拟仿真度所需的元素（Kneebone et al.，2010）。此外，社会文化学习理论的基础是即使简单的模拟也可以建立职业身份认同和实践文化。在所有情况下都必须小心，以确保模拟的意外副作用不会使其转化为不良实践。过于简化和以任务为导向可能会阻碍恰当的以患者为中心的实践（Kneebone，2011）。“转化性学习”和“阈值学习”等理论表明，模拟可以提供一个空间，让学习者通过在Schon称之为“实践的沼泽低地”的复杂的情感领域进行互动来应对困难的挑战（Kneebone，2011）。

支持SBE项目的证据

医疗保健领域中的SBE已经得到了详细的研究，许多已发表的系统综述都对模拟的有效性进行了总体评估（Cook et al.，2011；Marinopoulos et al.，2007；Issenberg et al.，2005；McGaghie et al.，2010），另一些学者密切关注了仿真度等特定功能或领域（Norman et al.，2012）、刻意练习（McGaghie et al.，2010）、外科培训（Sutherland et al.，2006），以及内镜和腹腔镜手术中的虚拟现实培训（Walsh et al.，2012；Gurusamy et al.，2009）。Cook等（2011）在通过对所有专业技术增强模拟进行荟萃分析后，总结道：

> 与没有干预相比，医疗专业教育中的技术增强模拟培训对知识、技能和行为产生了巨大影响，对患者照护结果也产生了较大影响。

但应注意的是，即便有上述研究，以及佐证患者照护改善的研究（Draycott et al.，2008；Zendejas et al.，2011；Bruppacher et al.，2010），证明团队合作培训能改善患者照护有效性的研究仍很少。这与是否通过模拟或其他方式进行培训无关。

Issenberg等在2005年进行的系统综述非常有帮助，因为它关注有效性、高仿真度和模拟。我们以此为基础，结合近7年发表的文献，从以下三个范畴继续讨论影响模拟效果的主要特征：模拟项目总体设计、模拟教学资源（包括教师）、模拟情境设计。

模拟项目总体设计

Issenberg 等（2005）发现课程整合是成功的模拟设计的一个特征，而 Cook 等（2011）发现课程整合是文献中许多成功的模拟的普遍特征。对于任何一种教学方式或任何一个教学环节，课程整合通常都是一个值得遵守的原则，不应将其孤立看待，而应作为项目整体的组成部分。McGaghie 等（2010）发现了有效模拟项目设计的其他特征，包括：SBE 中的重复性练习、多次接触 SBE、SBE 中的难度升级。有趣的是，这些特征共同构成了刻意练习或掌握性学习方法的基础。McGaghie 等（2011）评估了使用刻意练习的普通 SBE，结果表明，使用刻意练习的 SBE 在"实现特定临床目标方面优于传统临床医学教育"。

模拟教学资源

Issenberg 等（2005）的论文中关于通过模拟进行有效学习的一些特征与环境有关，包括可适应多种学习策略（如小团体、大团体、教师主导或学生主导）并可提供各种临床情况的模拟器。McGaghie 等（2010）还明确提出，一定要配备接受过 SBE 培训、能胜任 SBE 教学的教师。他们认为，通过 SBE 进行教学可能具有挑战性，且"临床经验不能代替模拟导师的胜任力，模拟导师和学习者不必来自同一医疗专业"。

模拟情境

模拟情境涉及模拟的某个单元及其关联阶段。SBE 在此范畴中的一些重要特征值得注意。Issenberg 等（2005）表示反馈是高仿真 SBE 中有效学习的最重要特征。这并不奇怪。因为总体上，反馈是有效教育中至关重要的组成部分（Hattie and Timperley，2007）。如前所述，SBE 反馈通常是在复盘阶段。良好的复盘还涉及其他要素。下文将详细讨论反馈、事前简介和复盘。

模拟情境中的其他要素还包括为学习者提供一个安全或可控的学习环境，在该环境中，所有学习者都能积极参与到一个标准等效的活动，水平恰当并且结果导向明确。有必要让活动具有表面效度，以匹配实际的临床环境（Issenberg et al.，2005）。Nestel 等（2011a）通过对 SBE 文献中的操作技能的分析，指出"当学习者、导师、模拟器、场景和模拟互相匹配时，就更有利于学习"。他们注意到一些影响 SBE 操作性技能学习的变量，包括：

- 技能或主题，包括主题的性质和复杂程度
- 学习者和导师的特征，例如学习风格、动机、准备、导向、培训、既往体验和物理条件限制
- 模拟器和环境特点，例如模拟器和环境反映实际实践的方式和程度
- 教学设计特征，例如学习目标的制定、反馈机制和基础理论
- 情境化，以此了解 SBE 如何将情景任务整合到更广泛的课程中
- 可迁移性，学习如何转化为学习者、项目、专业、机构和政府层面的实践
- 可及性与可推广性，包括成本效益问题

设计 SBE 项目

没有唯一正确的 SBE 项目设计方法。一般而言，我们建议对学习理论有一个很好的了解，以便为设计 SBE 教学框架奠定坚实的基础。我们在此介绍教学设计的一般原则，然后介绍掌握性学习方法，该方法有实证数据和理论框架支撑。在此示例中，学习的概念与 Sfard（1998）将学习称为"习得"——即知识和技能的获得——的隐喻相吻合。它强调课程的整合、重复和刻意练习等要素，这些要素与学习成果的显著改善相关。

教学设计概述

教学设计的第一步是建立特定的总体教学目标。例如，教学目标可能是教医学生如何处理心肺骤停。确立基本目标后，可以编写详细的教学目标，共同服务于实现总体教学目标。这些学习目标应明确且可衡量，明确学习者应具备的能力、提供的应用场景以及预期的成功表现标准（Gagne，1985；Mayer，2001）。应该为每个相关的表现领域（认知、精神运动、情感、系统水平）设定学习目标，并涵盖与教

学目标相关的全部内容领域。举例来说，关于给模拟人插管的学习目标："学习者能使用正确的设备、仪器和用具，在不到 1 分钟的时间内将气管导管正确放置在模拟人中"。与教学目标相关的学习目标不必包括所有必需的能力，但应明确学习者成功操作所需的所有先备能力。

明确学习目标后，接下来的步骤涉及创建教学事件。教学事件是旨在帮助学习者参与内容并逐步获得能力的活动和评价机会（Gagne et al.，2004）。在这里，相关的理论基础是有价值的，可以将学习目标指向的表现内容和 SBE 密切相关的学习理论进行比较。例如，通过刻意练习的理论架构，有助于实现具有显著精神运动因素的学习目标，从而让学习者受益。同样，具有强大关系的认知整合的目标可能会从体验式学习理论中受益。教学事件应根据能力的自然发展进行排序，从简单能力到复杂能力。

另外，利用相关的学习理论将有助于确定最能促进能力逐步积累的活动类型，以及有助于告知学习者进度的最佳评价点。例如，在前后教学事件之间给出的形成性反馈将使学习者受益于体验式学习理论所青睐的原始探索，同时，为他们提供机会来反思自己的表现并提供建设性反馈，这些反馈随后将为以后的活动提供信息。可以通过一些典型的 SBE 教学事件很好地说明这一点。这些教学事件包括参与由易到难的一系列基于模拟的活动、复盘、后续的其他基于模拟的活动。可使用掌握性学习模式来指导教学事件的迭代循环，使学习者获得相关能力，实现学习目标。稍后将进一步讨论掌握性学习模式。但从本质上讲，这就是通过将内容进行先后排序而促进的学习，为学习者随时间推移实现精通提供了路线图。

评价既可以是形成性的（提供反馈，帮助学习者改进表现，使他们对未来实践和学习有进一步了解），也可以是终结性的（为判断学习者是否达到学习要求提供具体证据）（Black and William，2004）。形成性评价可以是正式的，也可以是非正式的，但肯定会包括向学习者提供特定的信息，使他们得以修正自身的表现，进而增强能力。形成性评价可穿插在教学过程中进行。终结性评价几乎都更为正式，因为它被视为一种最终评价形式，可以明确判断表现是否达到了目标。终结性评价通常在教学项目结束时进行，但是也可以在教学活动中内容完成后的合理的时候进行。

下一个考虑因素是确定和获得教学事件所需资源，通常包括物理空间、模拟器、辅助设备、反馈指南、评价工具、耗材和其他材料以及实施教学计划所需的人力资源。最后，有必要制定一个针对模拟设计的总体评估方案。

掌握性学习

掌握性学习中，导师通过指导和监督，带动学习者实现必要的认知、精神运动或情感目标。学习者将按顺序学习相关内容并开展相应活动。这些内容和活动旨在帮助他们掌握特定目标。评估者将根据既定的表现标准评价学习者；如果不掌握一个步骤的学习内容，学习者可能无法进入下一个阶段的学习（Levine，1987；Slavin，1989；Guskey and Pigott，1988）。这种方法在建构主义学习理论中得到了很好的关注，并且由于它不受教学法束缚，很容易适应运用多种方法的教学策略。也就是说，掌握性学习过程仅与知识、技能和态度的获得有关，而知识、技能和态度的获得与实现目标的方法无关。通过独立研究、基于团队的活动、在线学习模块或基于模拟的环境都可以实现这些目标。实施掌握性学习方法只需要对每个步骤是否达到学习目标进行评估，而无需对教学法进行评价。为促进掌握性学习教学的有效实施，必须确定每个步骤的表现评价标准（Levine，1987；Slavin，1989；Guskey and Pigott，1988）。

在 SBE 平台出现之前，由于缺乏具体且可衡量的表现评价标准，几乎不可能在医学教育中实施掌握性学习。任何领域的表现指标都是由相关领域专家通过重复性表现测量来确定的（Cizek et al.，2004）。在普遍采用的学徒制模式中，优先要考虑的是合乎伦理并且最佳的患者照护，而不是学习者的重复性表现。SBE 为衡量表现提供了基础，因为它可以再现患者照护的场景，且无需考虑患者的需求。SBE 有助于重复获取表现数据，同时控制可能影响实际患者医疗环境中与表现无关的变量（如并发症）。数据的获取对于推导和验证表现标准至关重要，是建立掌握性学习模式的基础。模拟有助于培养表现标准要求达到的能力，并允许建立并导出表现曲线来表示内容领域中能力的获取及实现能力的分解。一旦确定了这些标准，就可以将其用于支持多层次的学习环境，包括数据驱动的重复性反馈、掌握过程进展证据、表现好的领域的识别，以及为达到特定的培训目标开展有针对性的补修。

掌握性学习要求定期向学习者提供有关其学习进度的具体反馈，以便确定他们学得好和学得不好的内容（Slavin，1989；Levine，1987；Guskey and Pigott，1988）。然后，学习者可以在需要改进的地方花费更多的时间，以便为进入下一阶段做好充分准备。向学习者提供的有助于这种重复性方法的反馈称为形成性评价。可尝试花费更多时间或其他教学方法来掌握形成性评价指出的学习不足的领域。掌握性学习方法的目的是让所有学习者在内容领域都达到精通。因此，在完成基于掌握性学习的课程后，终结性评价对明确教学领域内的表现很有用。

与其他传统的教学方法相比，新的学习者使用掌握性学习方法可获得更高的成就，这在很大程度上是因为认知、精神运动和情感理解的速度受到学习者的控制（Block and Burns，1976）。传统教学中时间保持不变，而掌握性学习模式则允许时间有所变化，有利于学习者改善表现（Robinson，1992）。在理想的情况下，掌握性学习无时间局限性，学习者可自定步调逐步掌握内容。在现实中，将掌握性学习纳入大多数学术机构制定的课程框架内仍面临极大的挑战，但掌握性学习方法在不同内容领域所展示出的优势仍然很多。

基于模拟项目的掌握性学习

要设计包括基于模拟的教学方法在内的掌握性学习项目，必须建立清晰的总体教学目标与具体学习目标。学习目标必须是具体的，并且必须明确预计学习者能有何成就，在什么背景中实现以及表现水平如何评价。在确定了众多学习目标之后，应将课程内容分成若干概念模块，并按逻辑顺序进行排序，以使入门概念先于更高级的概念。应在课程模块内和课程模块之间确定形成性评价点，以帮助学习者和导师推进整个课程的进度。

接下来，必须制定教学策略，以帮助学习者逐步进行课程模块的学习。在这个领域中，基于模拟的体验活动可以帮助加速实现环境驱动的学习目标，而这在临床中则无法实现。模拟环境促进重复性的“表现—反馈”循环的推进，这是通过刻意练习发展能力所必需的。这对于获得精神运动技能、高阶认知推理和批判性思维以及基于团队的实践行为特别有益。如果临床环境的模拟能够充分反映影响学习目标表现的情境相关因素，那么就能最大程度地支持学习者将获得的能力应用于真实的临床环境（Schunk，2004；Cree and Macaulay，2000）。应用这些能力所需的场景仿真度是研究热点。必要的场景元素水平直接影响实施教学活动所需的材料和资源。所有教学事件都需要在教学之前进行衔接和测试。

传统教学假设学习者已准备好学习相关内容的基础能力；但掌握性学习需要在教学活动前验证学习者是否具备基础能力（Block and Burns，1976）。因此，教学设计中，要考虑如何明确识别期待学习者在学习前所应具备相关内容领域中的认知、精神运动和情感能力。在识别出先备能力及通过学习目标确定好预期表现结果后，就可设计和验证评价工具。学习前评价工具将让学习者了解自己是否准备好学习课程内容，并指出可能需要课前补修的领域。形成性评价工具将提供表现指标，并向学习者反馈有关他们向着表现标准进步的程度。终结性评价工具将为学习者和课程负责人提供表现指标。

总之，设计掌握性学习项目的要点在于：对先备能力进行学习前验证；内容传播的模块化方法；明确每个模块的目标，包括表现评价标准；学习者自定步调达到课程目标；专门设定定期反馈以指导学习；形成性评价以确定需要改进的领域和不足；有效和可靠的终结性评价，以根据预定标准评估学习者的表现。

基于模拟的教学环境的挑战

基于模拟的培训活动比传统的医学培训活动具有更加明显的优势，但也有一些缺点。学徒制的优点是它嵌入了模拟情境中可能不存在的情感性情境要素。换言之，鉴于真实的患者是学徒制学习环境中不可或缺的组成部分，且鉴于医疗机构内的临床医疗活动对学习者带来的极大的情感要求，包括认知、精神运动方面的要求，学习环境要将教学过程中必须纳入的那些实际因素包括在内。在模拟环境中，在没有那些情感因素的情况下，学习者可以只专注于任何操作、任务或其他临床能力所要求的认知和精神运动能力。当学习者必须将那些获得的认知能力和心理能力从模拟环境转移到应用环境中时，就会面临困难，其中包括尚未整合到学习环境中的情感因素。可以说，情感超负荷是临床照护中最具挑战性的话题之一，但在医学教育文献中，这个话题却在很大程度上遭到了忽视。如果实施学徒制模式，则忽视是合理的，因为这些因素已嵌入学习环境中。然而，在模拟学习环境中，必须认真考虑这些因素并将其嵌入教学中，以实现从压力较小的学习情境（模拟）到压力较大的情境（应用患者照护）的无缝迁移（Hassan et al.，2006；Andreatta，2010；Prabhu，2010）。

促进这一目标的最佳方法是采用并容许多模态（又称多通道）教学法，以便将认知、精神运动和情感因素全部纳入模拟学习环境中。这种方法必须得到慎重考虑，但是已有不少文献记录了在其他场景中运用多模态的训练方法，在这些具有情感因素的场景中，情感超负荷有可能影响训练效果（Inzana et al.，1996；Smith and Nye，1989；Mitchell，1983）。在这种情况下，最好在情感中性的环境中进行训练，以使知识和技能可以摆脱可能的超负荷情感刺激。这些刺激可能会影响认知和精神运动技能学习。然而，情感维度最终必须要纳入训练环境，以便实现向应用环境的最佳迁移。压力管理和情感整合培训的重要性在军事、执法和其他将危险责任作为职业的一部分的领域得到了充分的证明。

作为社会学习的模拟

并非所有的 SBE 都在掌握性学习环境中进行。SBE 还可以设计来唤起临床实践中的带来混乱的情感因素，从而实现社会学习。如前所述，重要的是不要将学习者置于过于激烈的挑战下。但以模拟为媒介展现一些实践的复杂性是有必要的。这并不意味着学习者不用为练习做好准备。确保在练习中的心理活动或认知方面有合理的熟练度是很重要的，因为在社会挑战下，这些方面的表现非常重要。模拟趋向于实践的真实性也很有帮助。混合模式在这里很有用，特别是那些聘用模拟病人或教师的模式。这些混合模式使医务人员能够整合安全临床实践所需的复杂技能。操作性技能需要将技能训练器材（例如缝线垫）与模拟病人在模拟环境中配对，从而使医务人员能够同时练习心理活动和沟通技能。

衡量表现中的人为因素是否改进具有难度。缺乏将这些技能的教学与患者照护水平提高联系起来的直接证据，很难说原因究竟是由于测量困难还是没有影响。这是模拟可发挥主要作用的方面。它可提供具有社会挑战的情境，包括学习者必须在正常模式之外合作的困难情境或紧急情境，以提供管理困难情境所需技能的培训。不能低估在相对受控的环境中包含情感和社会因素的机会，因为对于学习者和患者而言，很难以其他安全的方式实现。在这类学习中，导师的技能变得尤为重要。

事前简介、复盘和反馈

反馈对于 SBE 的成功至关重要。它在掌握性学习课程中的作用已得到很好的阐述。事前简介也有同样的作用，因为其概述了学习者的期望，并勾勒出对可能发生的事情的期望。但在复杂的模拟中，导师必须建立一个学习环境，让学习者感到自己在情感领域内得到支持。在以情感为导向、面向社会的模拟中，事前简介和复盘可能需要一定的强度。团队动力的问题变得更加重要，如果团队合作是本练习的重点之一，并且同事带着本应改变的负面态度来参加模拟，那么团队动力的问题就会被进一步放大。

这里的反馈需要更强的敏感性，因为它可能会影响到职业身份 / 认同感。将反馈纳入实践的许多复盘模型都提供了多种支持有效反馈过程的方法。一般来说，复盘可为学习者提供摆脱紧张和情绪的机会、反馈对话的环境、组成一个对刚刚发生的事情有共同理解的小组的机会。从某种意义上说，这三件事与 Fanning 和 Gaba（2007）所描述的复盘三个阶段的自然趋势相吻合：“描述、类比 / 分析和应用”。

简言之，特别要指出的是，SBE 中的复盘和引导是技能性很强的活动。一些模拟可能需要对表现进行专门反馈，有时，反馈可能是对话式的，而在另一些情况下则可能侧重于如何转换为实践。学习者、主题、模拟器和导师一旦出现变化，就要对复盘方式做出精细的调试。这也是为什么那么强调要培训好模拟导师。模拟导师必须熟练掌握各种可供使用的工具，以便对各种复盘情境进行精细管理。

案例研究：实践中的 SBE

下文的两个案例研究说明了在 SBE 中，如何根据教学设计和（或）掌握性学习原理精心设计课程，以培养学习者技能。这两个案例研究都使用了模拟病人，描述了各自的 SBE 中的情感或社会因素，并展示了如何将 SBE 整合到实践环境中。尽管这两个案例研究分别是在本科生和继续医学教育环境中进行的，但它们仍借鉴了相似的原理。

案例研究 1：基于模拟的操作性技能强化培训（simulation-based training for enhanced procedural skills，STEPS）

STEPS 项目以教学设计原则为基础（van Merrienboer and Kirschner，2007）。该项目是由本章作者之一（Debra Nestel）为澳大利亚莫纳什大学的医学生设计的。框 16.2 阐释了 STEPS 的具体实施步骤及要素。用外周静脉套管置管操作说明了该方法。第一部分包括一个培训模块，其中一组学生观看说明性的 DVD，然后进行模拟操作。DVD 向学生提供了有关该操作的必备知识，包括解剖学、生理学、适应证、安全性问题、以患者为中心的沟通以及操作记录等。最后，学生们听患者谈论接受操作的体验。学生成对工作，在台式模型上练习该技术。

鼓励成对的学生进行相互观察和反馈。30 分钟后，学生在基于情境的评价（引入了模拟病人来挑战学生的场景化模拟）中进行该操作，见框图 16.2。操作的范围从最初接诊患者，直至执行操作、完成操作记录并离开临床环境。所有学生都完成一个情境，并在另一个情境中观察一个同伴。所有人都使用通用评分表，即“操作技能直接观察法”（direct observation of procedural skills，DOPS）（Modernising Medical Careers，2007）来评价并指导情境结束后的讨论。模拟病人（SPs）参加讨论，提供他们对学生表现的看法。在第二部分中，学生对真实患者行静脉插管操作。临床教师监督学生并使用 DOPS 表格提供结构化反馈，促进反思，锻炼自我觉察和自主能力。

框 16.2　基于模拟的操作性技能强化培训（STEPS）的要素：静脉插管

第 1 部分

学生以小组为单位观看 DVD（7 ～ 8 个学生为一组），讨论出现的问题（30 分钟），在台式模型上进行模拟练习（30 分钟），然后与模拟病人进行练习（60 分钟）。

观看 DVD 和专家评论

- 静脉插管概述
- 静脉插管的基本知识
- 模拟器和设备介绍
- 演示模拟操作的技术要素
- DOPS 概述
- 演示混合模拟的操作
- 患者安全
- 沟通
- 患者的体验反馈

模拟练习

- 在台式模型上进行操作
- 混合模拟：对整合有模拟病人（SP）的台式模型进行操作
- 收到专家反馈（技术上和 SP）
- 收到同伴反馈
- 在混合模拟中观察同伴，提供同伴反馈
- 对过程进行反思

第 2 部分

学生至少完成 2 项实际临床操作性技能，并由临床老师使用 DOPS 评分表评价场景。邀请患者提供反馈。每次观察最多需要 25 分钟。

- 在真实临床环境中的监督下进行实践
- 收到专家反馈
- 对过程进行反思

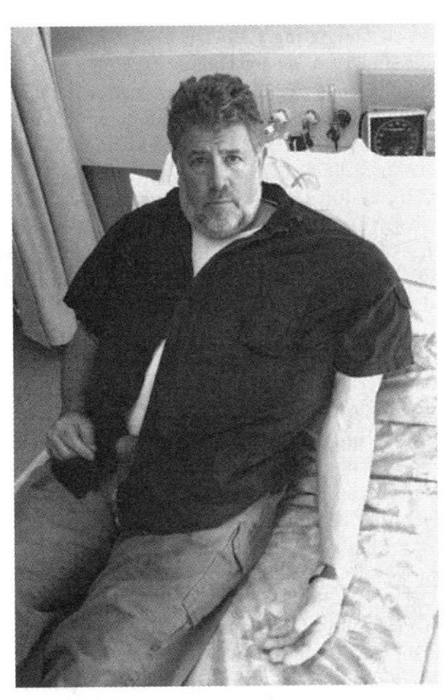

图 16.2　在以患者为中心的（混合型）模拟教学中使用模拟病人与技能训练器进行外周静脉插管操作教学

> **案例研究 2：跨学科急救小组培训项目的教学设计过程**
>
> 本例展示美国密歇根大学儿科和新生儿模拟急救小组项目。该项目依据掌握性学习原则进行了针对性的教学设计。该项目由本章合著者（Pamela Andreatta）设计。所在机构希望通过心肺复苏来提高儿科和新生儿的生存率。项目旨在通过为临床医师和学员提供常规的经验性指导和刻意练习机会来提高预后（生存率）。项目针对以下个五方面的表现确定了学习目标：识别和评价非典型心律、正确应用临床响应规程、执行任务、团队合作行为与规程、情境管理（如家庭管理）。以掌握性学习模式教学，以确保参与者在每次培训后都获得能力提升。这免除了追踪个人表现的需要，而有利于追踪团队在应用实践中的表现。教学活动和形成性评价围绕三个阶段进行设计：无脉心律阶段、有脉心律阶段、两种类型心律阶段。从由 24 个临床病例构成的病例库中随机调用模拟急救案例，要求所有急救小组成员按实际急救方式响应。在每个模拟急救之后的复盘中，都嵌入了形成性评价和掌握性学习条件。所需材料和资源包括实际临床环境中使用的病房、家具、设备、仪器和辅助用品。患者被模拟人（新生儿、婴儿或儿童）所代替，父母被标准化病人演员所代替。终结性评价包括该机构所有心律类型的心肺骤停患者的生存率。该项目的结果表明，模拟急救的数量（刻意练习机会）与临床存活率之间的总体相关性为 0.87，模拟内容（有心律、无心律、两者皆具）与存活率之间的相关性为 1.00。与这些结果相关的具体细节在另文报道（Andreatta et al.，2011）。该项目的总体成功应归因于依据掌握性学习原则进行的详细的教学设计，促进了对可能混淆个人表现的因素的控制。

实施模拟教育项目

模拟教育项目并不孤立存在。尽管我们提供了一个使用掌握性学习方法设计 SBE 的示例，但是实现这种方法往往会遇到很多障碍。有时，虽然宏观理念会几乎覆盖所有课程，但却不包括一些最特殊的情况。最近一项有关澳大利亚医学院校目前使用模拟的全国性研究表明，一些重要的组织因素可能会促进或阻碍在医学教育中使用模拟（Sutton et al.，2010）。这项研究表明，模拟设施的可及性、模拟资源的成本以及受过适当培训的人员数量都对如何使用模拟产生重大影响。

正如我们一贯指出的那样，将模拟整合到整体课程中是很理想的。医学院课程以及医院开办的毕业后培训都是如此。但课程或培训的模拟要素通常在独立的中心或通过模拟支持者的倡导进行管理。这些安排有时会带来困难，因为各种机构和个人可能会有各自的优先事项。我们认为，将模拟嵌入课程离不开项目和设施的良好管理、清晰的报告路线、学术交流的机会。这也是在不同教学场所和学科之间有效共享模拟资源的基础。

共享资源的需求源于许多模拟模式非常昂贵的现实。机构通常必须进行大量资本投资，而且非常需要持续维护。这就是为什么要开展仿真度高低以及技术高低对比探讨的重要原因（Norman et al.，2012），因为这既是成本效益问题，又是教育问题。一些讨论是关于模拟的成本效益问题的（Ker et al.，2010），但还需要做更多的深入研究。此外，共享资源并不像听起来那样简单。澳大利亚的经验表明，资源并不总是很容易实现共享（Sutton et al.，2010）。这可能是因为在本科阶段规划模拟时，最大的挑战之一是学生人数众多。在模拟中心之间轮转以及制定计划安排是非常复杂且耗时的。其他类型的后勤压力也会影响专业的持续发展，特别是让临床医师参加 SBE 活动（即使就是在临床医师所处的工作环境中）。这些关于后勤的考虑，加上管理路径不明确，可能都会给实施带来难度。

澳大利亚研究的参与者还提到了昂贵的设备并未得到最佳使用（Sutton et al.，2010），以及缺乏可以在这种模式下工作的专业模拟导师。澳大利亚政府已经认识到需要进行大量培训，并已资助了重要的培训项目（“澳大利亚卫生人才”）。这些项目旨在引进SBE的基本原理，并促进跨模式使用模拟的最佳实践。

在全球范围内，模拟导师专业认同不断提高，对其经费投入也随之提高。全国性的模拟协会（例如，英国医疗保健模拟实践协会、美国医疗保健模拟协会和澳大利亚医疗保健模拟协会）是推动模拟发展的重要力量。通过参加会议并进行展示，模拟领域的从业人士可以获得专业认同和发展技术。

随着模拟教育逐渐成为一种公认的职业培养途径，质量保障和研究议程日益成为日常模拟教育实践的一部分。证据表明，尽管我们的理解仍然存在不足，但对模拟的研究相对较好。将研究和评估融入一线教学实践尚未得到充分探讨。评估是良好模拟实践的基础，可促进实践的改善并带来新的研究证据供实践参考。

结论

- 模拟是一种教学方法，可以为学习者带来特别的好处。
- 在医学教育中，我们要牢记，SBE模态众多，且有独特的支持性教学活动，包括事前简介和复盘。
- 教学设计方法学和掌握性学习方法有助于有效的课程设计。
- SBE非常适合于学习实践中的社会性和情感性内容，但必须慎重考虑这些方面，以免学习者压力过大。
- 尽管SBE的后勤和组织方面可能会带来相当大的挑战，但毫无疑问，模拟在医学教育领域已成为越来越重要的教育工具。

参考文献

ACGME (2008) *ACGME Program Requirements for Graduate Medical Education in General Surgery*.[Online] http://www.acgme.org/acWebsite/downloads/RRC_progReq/440_general_surgery_01012008_07012012.pdf Accessed 12 July 2012

Aggarwal, R. (2006) Technical-skills training in the 21st century. *N Engl J Med.* 355: 2695

Andreatta, P.B., Hillard, M.L., and Krain, L.P. (2010) The impact of stress factors in simulation-based laparoscopic training. *Surgery.* 147: 631–639

Andreatta, P.B., Saxton, E., Thompson, M., and Annich, G. (2011) Simulation-based mock codes improve pediatric patient survival rates. *Pediatr Crit Care Med.* 12: 33–38

Arora, S., Ahmed, M., and Paige, J. et al. (2012) Objective Structured Assessment of Debriefing (OSAD): bringing science to the art of debriefing in surgery. *Ann Surg.* Online

Biggs, J. (1996) Enhancing teaching through constructive alignment. *Higher Educ.* 32: 347–364

Black, P. and William, D. (2004) Assessment and classroom learning. *Assessment in Education.* 5: 7–74

Block, J.H., and Burns, R.B. (1976) Mastery learning. *Rev Res Educ.* 4: 3–49

Boud, D. andWalker, D. (1998) Promoting reflection in professional courses: the challenge of context. *Studies in Higher Education.* 23: 191–206

Bradley, P.P. (2006) The history of simulation in medical education and possible future directions. *Med Educ.* 40: 254–262.

Banner Health Network (n.d.) *About Banner Health.* [Online] http://www.bannerhealthnetwork.com/NR/rdonlyres/EDDA527D-3BCC-4544-B7F2-1DB6038C1D3A/58558/BannerHealthNetworkFactSheet.pdf Accessed 12 July 2012

Bruppacher, H.R., Alam, S.K., Leblanc, V.R. et al. (2010) Simulation-based training improves physicians' performance in patient care in high-stakes clinical setting of cardiac surgery. *Anesthesiology.* 112: 985–992

Cizek, G.J., Bunch, M.B., and Koons, H. (2004) An NCME instructional module on setting performance standards: Contemporary methods. *Educ Manage: Issues Pract.* 2: 31–50

Cook, D.A., Hatala, R., Brydges, R. et al. (2011) Technology-enhanced simulation for health professions education: a systematic review and meta-analysis. *JAMA.* 306: 978–988

Cree, V. and Macaulay, C. (2000) *Transfer of Learning in Professional and Vocational Education.* New York: Routledge

Dieckmann, P. (ed.) (2009) *Using Simulations for Education, Training and Research*, Lengerich: PABST

Dieckmann, P., Molin Friis, S., Lippert, A., and Ostergaard, D. (2009) The art and science of debriefing in simulation: Ideal and practice. *Med Teach.* 31: e287–e294

Donaldson, L. (2009) *150 Years of the Chief Medical Officer's Annual Report* 2008. London: Department of Health

Draycott, T.J., Crofts, J.F., Ash, J.P. et al. (2008) Improving neonatal outcome through practical shoulder dystocia training. *Obstet Gynecol.* 112: 14–20

Ericsson, K. (2004) Deliberate practice and the acquisition and maintenance of expert performance in medicine and related domains. *Acad Med* 79: S70

Ericsson, K. (2005) Recent advances in expertise research: A commentary on the contributions to the special issue. *Appl Cogn Psychol.* 19: 233–241

Fanning, R.M., and Gaba, D.M. (2007) The role of debriefing in simulation-based learning. *Simulation in Healthcare.* 2, 115–125

Flanagan, B., Clavisi, O., and Nestel, D. (2007) *Efficacy and effectiveness of simulation based training for learning and assessment in health care.* Melbourne, Victoria: Department of Health

Flanagan, B., Nestel, D., and Joseph, M. (2004) Making patient safety the focus: Crisis Resource Management in the undergraduate curriculum. *Med Educ.* 38: 56–66

Gaba, D.M. (2004) The future vision of simulation in health care. *Quality Safety Health Care*: 13 Suppl 1): i2–i10

Gagne, R.M. (1985) *The Conditions of Learning and Theory of Instruction.* New York: Holt, Rinehart and Winston

Gagne, R.M., Wagner, W.W., Golas, K., and Keller, J.M. (2004) *Principles of Instructional Design.* Belmont, CA: Wadsworth Publishing

Glavin, R. and Flin, R. (2012) Review article: The influence of psychology and human factors on education in anesthesiology. *Can J Anesth.* 59: 151–158

Gurusamy, K., Aggarwal, R., Palanivelu, L., and Davidson, B. (2009) Virtual reality training for surgical trainees in laparoscopic surgery. Cochrane Database of Systematic Reviews. 1: CD006575

Guskey, T. and Pigott, T. (1988) Research on group-based mastery learning programs: A meta-analysis. *J Educ Res.* 81: 197–216

Hassan, I., Weyers, P., Maschuw, K., and Al, E. (2006) Negative stress-coping strategies among novices in surgery correlate with poor virtual laparoscopic performance. *Br J Surg.* 93: 1554–1559

Hattie, J. and Timperley, H. (2007) The power of feedback. *Rev Educ Res.* 77: 81–112

Health Workforce Australia (n.d.) *Simulated Learning Environments (SLEs)* [Online], http://www.hwa.gov.au/work-programs/clinical-training-reform/simulated-learning-environments-sles Accessed 18th July 2012

Henriksen, K. (2011) Improving patient safety through simulation research: Funded projects AHRQ Pub. No. 11-P012-EF. Rockville MD: Agency for Healthcare Research and Quality

Institute of Medicine (2001) *Crossing the Quality Chasm.* Washington DC: National Academy Press

Inzana, C., Driskell, J., Salas, E., and Johnston, J.H. (1996) Effects of preparatory information on enhancing performance under stress. *J Appl Psychol.* 81: 429–435

Issenberg, S.B., McGaghie, W.C., Petrusa, E.R., et al. (2005) Features and uses of high-fidelity medical simulations that lead to effective learning: a BEME systematic review. *Med Teach.* 27: 10–28

Ker, J., Hogg, G., and Maran, N. (2010) *Cost-effective simulation. Cost-effectiveness in Medical Education* (pp. 61–71). Oxford: Radcliffe

Kneebone, R.L. (2009) Practice, rehearsal, and performance: an approach for simulation-based surgical and procedure training. *JAMA.* 302(12): 1336–1338

Kneebone, R. (2011) Simulation. In H. Fry and R. Kneebone (eds) *Surgical Education: Theorising an Emerging Domain* (pp. 37–54). London: Springer.

Kneebone, R., and Nestel, D. (2005) Learning clinical skills—the place of simulation and feedback. *Clin Teach.* 2: 86–90

Kneebone, R. and Nestel, D. (2010) Learning and teaching clinical procedures. In S.E. Dornan (ed.) *Medical Education: Theory and Practice* (pp. 171–192). Edinburgh: Elsevier

Kneebone, R., Kidd, J., Nestel, D., et al. (2002) An innovative model for teaching and learning clinical procedures. *Med Educ.* 36: 628–634

Kneebone, R., Nestel, D., and Wetzel, C. et al. (2006) The human face of simulation: patient-focused simulation training. *Acad Med.* 81: 919–924

Kneebone, R., Arora, S., King, D. et al. (2010) Distributed simulation—accessible immersive training. *Med Teach.* 32: 65–70

Kolb, D. (1976) *The Learning Style Inventory: Technical Manual.* Boston, MA: McBer

Kolb, D. (1984) *Experiential Learning, Experience as the Source of Learning and Development*, Englewood Cliffs, NJ: Prentice Hall

Kolb, D. and Fry, R. (1975) Toward an applied theory of experiential learning. In C. Cooper, (ed.) *Theories of Group Process* (pp. 33–58). Chichester: John Wiley & Sons Ltd

Lave, J. and Wenger, E. (1991) *Situated Learning: Legitimate Peripheral Participation*, Cambridge: Cambridge University Press

Levine, D.U. (1987) *Improving Student Learning Through Mastery Learning Programs* San Francisco: Jossey-Bass

Maran, N. and Glavin, R. (2003) Low- to high-fidelity simulation—a continuum of medical education? *Med Educ.* 37: 22–28

Marinopoulos, S., Dorman, T. Ratanawongsa, N., et al. (2007) Effectiveness of continuing medical education. *Evid Rep Technol Assess (Full Rep).* 149: 1–69.

Mayer, R.E. (2001) Rote versus meaningful learning. In L.W. Anderson and D.R. Krathwohl (eds) *A Taxonomy for Learning, Teaching, and Assessing: A Revision of Bloom's Taxonomy of Educational Objectives.* New York: Longman 226-232.

McGaghie, W.S.V., Mazmanian, P. and Myers, J. (2009) Lessons for continuing medical education from simulation research in undergraduate and graduate medical education: Effectiveness of continuing medical education: American College of Chest Physicians evidence-based educational guidelines. *Chest.* 135(3 Suppl): 62S–68S

McGaghie, W.C., Issenberg, S.B., Cohen, E.R., Barsuk, J.H., and Wayne, D.B. (2011) Does simulation-based medical education with deliberate practice yield better results than traditional clinical education? A meta-analytic comparative review of the evidence. *Acad Med.* 86: 706–711

McGaghie, W.C., Issenberg, S.B., Petrusa, E.R., and Scalese, R.J. (2010) A critical review of simulation-based medical education research: 2003–2009. *Med Educ.* 44: 50–63

Mitchell, J.T. (1983) When disaster strikes…the critical incident stress debriefing process. *J Emerg Med Services.* 8: 36–39

Modernising Medical Careers (2007) Foundation Programme. http://www.foundationprogramme.nhs.uk/pages/home/training-and-assessment [Accessed 7 March 2013]

Nestel, D., Groom, J., Eikeland-Husebo, S., and O'Donnell J, M. (2011a) Simulation for learning and teaching procedural skills: the state of the science. *Simul Healthc: J Soc Simul Healthc.* 6(Suppl): S10–S13

Nestel, D., Tabak, D., and Tierney, T. et al. (2011b) Key challenges in simulated patient programs: An international comparative case study. *BMC Med Educ.* 11: 69

Nestel, D., Kneebone, R., and Bello, F. (2010) Feedback to learners in healthcare simulations. In E. Molloy and D. Boud (eds) *Effective Feedback in Higher and Professional Education: Understanding it and doing it well.* London: Routledge

Nicol D. and Macfarlane-Dick, D. (2006). Formative assessment and self-regulated learning: A model and seven principles of good feedback practice. *Studies Higher Educ.* 31: 199–218

Norman, G., Dore, K., and Grierson, L. (2012) The minimal relationship between simulation fidelity and transfer of learning. *Med Educ.* 46: 636–647

Owen, H. (2012) Early use of simulation in medical education. *Simul Healthc.* 7: 102–116

Prabhu, A., Smith, W., Yurko, Y., Acker, C., and Stefanidis, D. (2010) Increased stress levels may explain the incomplete transfer of simulator-acquired skill to the operating room. *Surgery.* 147: 640–645

Reznick, R. and Macrae, H. (2006) Teaching surgical skills—changes in the wind. *N Engl J Med.* 355: 2664–2669

Robinson, M. (1992) Mastery learning in schools: some areas of restructuring. *Education.* 113: 121–126

Schon, D. (1983) *The Reflective Practitioner: How Professionals Think in Action*, London: Temple Smith

Schon, D. (1987) *Educating the Reflective Practitioner.* San Francisco: Jossey-Bass

Schunk, D. (2004) *Learning Theories: An Educational Perspective.* Upper Saddle River, NJ: Pearson

Sfard, A. (1998) On two metaphors for learning and the dangers of just choosing one. *Educ Res.* 27: 4–13

Slavin, R.E. (1989) On mastery learning and mastery teaching. *Educ Leadership.* 46: 77–79

Smith, R. and Nye, S. (1989) Comparison of induced affect and covert rehearsal in the acquisition of stress management coping skills. *J Counsel Psychol.* 36: 17–23

Sprick, C., Jolly, B., Nestel, D., Bearman, M., Owen, H., and Freeman, K. (2012) AusSETT program: Module C2. Health Workforce Australia

Sutherland, L., Middleton, P., and Anthony, A. (2006) Surgical simulation: a systematic review. *Ann Surg.* 243: 291–300

Sutton, B., Bearman, M., Jolly, B., et al. (2010) *Simulated Learning Environments Medical Curriculum Report* [Online] http://www.hwa.gov.au/sites/uploads/simulated-learning-environments-medical-curriculum-report-201108.pdf Accessed 8 Feb 2012

Van Merrienboer, J. and Kirschner, P. (2007) *Ten Steps to Complex Learning: A Systematic Approach to Four Component Instructional Design.* New Jersey: Lawrence Erlbaum Associates

Walsh, C., Sherlock, M., Ling, S., and Carnahan, H. (2012) Virtual reality simulation training for health professions trainees in gastrointestinal endoscopy. *Cochrane Database of Systematic Reviews.* 6: CD008237.

Zendejas, B., Cook, D. A., Bingener, J., et al. (2011) Simulation-based mastery learning improves patient outcomes in laparoscopic inguinal hernia repair: a randomized controlled trial. *Ann Surg.* 254: 502–511

Zimmerman, B. (1990) Self-regulated learning and academic achievement: An overview. *Educ Psychol.* 25: 3–17

Ziv, A., Wolpe, P., Small, S., and Glick, S. (2003) Simulation-based medical education: an ethical imperative. *Acad Med.* 78: 783–788

第17章

医学教育中的模拟病人 Simulated patients in medical education

Jennifer Cleland，Keiko Abe，Jan-Joost Rethans

译者：刘春宇　审校：唐　健

如果没有患者，就不要对内科和外科学低年级学生进行教学，这是一条稳妥的规则。最好的教学源自患者。

William Osler（1905）

引言

William Osler 爵士的断言扎根于现代医学教育的理论之中。在教师看来，与患者直接接触既是学医的基础，也受到医学生和患者的青睐（Collins and Harden，1998；Hoppe，1995）。

从历史上看，患者在医学教育中处于角色被动。一个有意思的场景发生在查房时。一群学生会跟在顾问医师身后，挤在患者身边进行学习。此外，患者还会充当医学教育中用于特定知识点教学的“教材”。而现在，患者可以更积极地参与到对医生和其他医疗卫生专业人员［如物理治疗师（Lane and Rollnick，2007）、营养师（Beshgetoor and Wade，2007）、药剂师（Watson et al.，2006）］的教育中，并且已有大量文献介绍如何将患者融入医学教育中（Spencer and McKimm，2010）。本章关注患者参与的一个主要领域，即作为模拟病人的参与。

本章探讨使用模拟病人的证据和理论基础，并全面阐述如何在医学教育中开展模拟病人项目，以及已有的成功运用模拟病人的经验和未来发展趋势。在开始深入论述之前，有必要首先给模拟病人下一个定义，并概述其背后涉及的社会、政治、临床与教育等动因。

什么是模拟病人？

Barrows（1987，p. 17）将模拟病人定义为“一个经过精心辅导后能够精确地模拟真正的患者，甚至连熟练的临床医生都无法区分真假的人”。在实施模拟时，模拟病人呈现了被模拟患者的完整状态，不仅仅是病史，还有肢体语言、体检结果，以及情绪和人格等特征。因此，从广义上讲，模拟病人是一个经过训练后，可依据提前设计的情境，真实地扮演给定患者角色的非医学专业人士（Wind et al.，2004）。Barrows 和 Abrahamson（1964，pp. 802-805）首次有效地使用了模拟病人来评价学生在临床神经病学考试中的表现。

另外，你还会在文献中看到“标准化病人”一词。对于模拟病人而言，重点在于模拟（呈现真实患者的症状和体征）；而对于标准化病人而言，重点在于模拟过程的一致性和标准化（Norman et al.，1982）。因此，标准化病人在培训之后，应该达到表现的一致性，不因面对的学生而异，也不因标准化病人自身而异。而模拟病人在表演相同病例时，可能有不同的表演。框 17.1 是模拟病人角色指导示例。Collins 和 Harden（1998，pp. 515-516）描述了不同类型的模拟病人，并阐释了培训和准备的连续过程。

框 17.1 模拟病人角色指导示例

患者：你二十多岁了，在 IT 部门从事案头工作。

你为什么来看医生？

- 有咳嗽的症状。
- 该症状已经近 3 个月了。
- 情况越来越差。
- 晚上症状会加重。
- 会咳白痰。
- 还有体重减轻的情况。

你认为这是什么问题？

- 你因为一项工作，在津巴布韦刚刚待了一年，你担心可能是在那里染上了病。
- 你担心可能是 HIV/AIDS，但你不会透露这一猜测，除非医生很容易沟通。

社会史

- 你和父母住在一起。
- 你不吸烟，但偶尔会喝一点酒。
- 你经常运动，但现在却不行了。

健康观念 / 替代疗法

- 你服用过止咳糖浆，但是并不起作用。
- 你过去接受过针灸治疗。

- 只给模拟病人一份预期表现提纲。模拟发生情境可包括体格检查或学生和患者很少互动的操作过程等。
- 只给模拟病人简短介绍或场景并要求他们熟悉，其他问题允许模拟病人自由回应。这就意味着角色会根据患者自身背景或个人经历各异。当一个模拟病人扮演这种类型的角色时，要学习如何表现出特定的症状和用药史，但涉及职业和家庭问题时，可按照自己的真实情况回应。
- 最后一种类型是标准化病人。标准化病人要接受系统的培训，而且每一个回应都是经过设计并演练过的。

目前，“标准化病人”这一术语在美国普遍使用（模拟病人在美国广泛用于高利害评价），而“模拟病人”这一术语则更多地在亚洲和欧洲国家使用。

本章使用“模拟病人”表示接受培训后在医学教育中扮演患者角色的任何个人。

为什么使用模拟病人？

早期临床接触现在是许多医疗培训的先决条件（GMC，2009）。这体现了教和学中对患者参与的需求，但患者参与的可行性首先受到医疗卫生服务变化的影响。住院病床的减少，住院患者中多重并发症和急性疾病的增多，照护转向社区以及患者平均住院时间的缩短，都对患者参加医疗卫生专业人员培训的可行性产生了重大影响。照护已从急症环境转向了社区环境，学生通过教学医院真实患者学习的机会减少了（McManus et al.，1998）。临床教学时间被压缩，学习者更少地接受直接床旁教学。日益强调对患者安全和保护患者不受不必要伤害，尤其限制了经验相对不足的学习者与患者的接触（Ziv et al.，2003）；因此，学习者需要为实践做好准备，达到可接受的水平，然后才能被允许接触患者。此外，消费主义的强化以及权威意识的下降，持续成为患者为医学生培养做出贡献的障碍（Ker et al.，2005），尽管那些做出贡献的人仍然乐在其中（Collins and Harden，1998）。现在有大量证据表明传统的“学徒制”医学教育的失败（Cartwright et al.，2005；Maguire and Rutter，1976），而模拟病人的使用提供了在安全的、以学习者为中心的环境中学习临床、操作与沟通技能的可行替代方案（Ker et al.，2003；Kneebone et al.，2002）。

同时，模拟病人在医学教育评价中也起着关键作用。目前，全球范围内的本科和毕业后医学教育采用了基于胜任力的课程体系并以结果为导向的模式［Accreditation Council for Postgraduate Medical Education（美国毕业后医学教育认证委员会），1999；GMC，2009］。必须评价学生的临床胜任力，才能确定他们是否已达成预期结果培训，可进入下一培训阶段。要做到这一点，需要衡量一系列相互关联的技能，包括临床沟通和体格检查。床旁临床检查是评价学生技能和知识的传统方法。然而，由于不同（真实的）患者的难度有显著差异，再加上考官存在客观性差异，导致了临床考试信度的问题（Collins and Harden，1998）。

此外，由于医疗卫生服务、患者态度、教育教学和评价模式与方法，以及伦理上的考虑等变化因素，使得在 20 世纪 60 年代，人们寻求在医学教学中使用替代真实患者的方法（Barrows and Abrahamson，1964）。

现今，在本科生、毕业后和继续医学教育中使用模拟病人已得到广泛开展和接受（Bowman et al.，1992；Gerner et al.，2010；Lane and Rollnick，2007），这不仅是因为前面列举的原因，更在于与真正的患者相比，模拟病人具有诸多优势。例如，模拟病人在需要时即可安排使用。他们可以应用于各类临床案例中，从而给学生提供各种在实际患者中可能不会遇到的体验。可根据需要创建场景，从而促进按需学习（Gordon et al.，2004）。模拟病人愿意并且能做好反复表演的准备。他们的行为是可以预见的。他们可用于不适合使用真实患者的情境（例如，演练给出终末期诊断等敏感话题的沟通技能，或初次进行临床检查）。可以对他们进行培训，使他们的角色与学生的水平相匹配，从而提供一个安全的、以学习者为中心的环境（Ker et al.，2005）。他们可以反复扮演同一角色，从而能让学生演练和学习特定技能。与真正的患者不同，他们可以接受训练，向学生提供针对行为的反馈（Kurtz et al.，2005）。研究发现，他们教授诊疗技能的效果比讲座方式更有效（Madan et al.，1998）。最后，模拟病人的使用得到了医务人员（Bowman et al.，1992）和学生（Rees et al.，2004）的认可和喜爱，相比于团队内的角色扮演，他们更喜欢与模拟病人演练（Lane and Rollnick，2007；Rollnick et al.，2002）。

当然，使用模拟病人也有缺点。其中绝大多数问题集中在真实性上，毕竟模拟病人不是“真正的”患者。然而，许多研究表明，训练有素的模拟病人几可乱真。Beullens 等（1997）分析了诸多使用模拟病人的研究中的模拟病人被发现率问题。他们发现只有 0% ～ 18% 的医生发现是模拟病人。如果在医生同意参与使用模拟病人的研究之后到实际诊疗之间的间隔很长，而且模拟病人使用真实的辅助资料（如模拟的健康保险卡），发现率就会降低（Rethans et al.，2007a）。

使用模拟病人的第二个明显缺点是成本。培训和管理一组模拟病人（通常称为模拟病人项目）需要专门的人员［Cleland 等（2009，2010）提供了一份关于与模拟病人合作人员在角色与活动上的详细介绍］。另一项成本是要支付给模拟病人所耗费的时间，或者至少支付给他们往返医学院之间的路费。这里有必要解释模拟病人可以是志愿者或有偿的外行人，也可以是专业演员。无偿的志愿模拟病人虽然也会涉及报销费用，但成本相对较低，而使用专业演员担任模拟病人可能会产生较多的费用（Ker et al.，2005）。

在英国，一些医学院校只使用专业演员，而另一些院校，如阿伯丁大学，则同时使用志愿者和专业演员。志愿者模拟病人只用于普通教学活动，不用于复杂的专科（如精神病科）模拟，而复杂专科模拟则会使用专业（付费）演员（Eagles et al.，2007）。但在马斯特里赫特大学，在教学和评价中都只使用普通模拟病人。同样，医学院对模拟病人的付费政策也不尽相同。一些医学院有不同级别的模拟病人，有些模拟病人是付费的。

有很多证据表明即便是经验丰富的临床医生都无法有效区别模拟病人与真实患者（Rethans et al.，2007a），但已发表的研究中，比较付费的、志愿者或专业演员模拟病人彼此优劣的较少。据我们所知，只有两项研究将真实患者与模拟病人（专业演员）进行了比较（Eagles et al.，2001；Bokken et al.，2010）。在第一项研究中，两组的回答只在一个问题上存在差异，学生认为他们在访谈技能的收获上，与演员演练的体验明显优于真实患者。但演员会在访谈结束后脱离角色，并向学生提供反馈，因此，不同组的差异可能是由于学生的体验不同，而不是由于真实的患者和演员之间的差异所致。第二项研究表明，与真实患者相比，学生更喜欢模拟病人，因为模拟病人反馈的质量更高。

在一所医学院，使用哪种类型的模拟病人可能是由于历史传统和经济因素决定的。医学生接触真实患者的机会减少了，但对早期临床接触的需求增加了，因此使用模拟病人是必要的。医学院在进行资源规划时，必须要考虑自身的需求和财力。

理论基础

医学教育不仅仅是获取知识、技能和态度。现在，它被视为一个有志于医学的申请者，从一个外行人转变为能够做到终身学习的专业人士的过程（Mann，2011）。这种观点影响了如何规划学习，以及要教授的内容。在模拟领域，特别是在模拟病人方面，我们花时间思考与这个观点相符的学习理论是很有价值的。

首先，通过模拟病人演练沟通、临床或操作等技能属于体验式学习的范畴，这是成人学习的一个原则。相传孔子说道："我闻，我忘；我见，我记；我行，我懂"。几千年来，我们都是通过现实生活的体验来进行学习。这非常重要。体验式学习是一种主动的学习过程，学习者通过将新的信息和新的体验与先前的知识和理解联系起来，以此来建构知识（Kolb，1984）。学习者可以通过与模拟病人合作，获得所需的知识和技能。根据社会认知理论，通过体验以及对他人行为的观察，个体将获得技能和知识并发展出自我效能感，或者感知到对执行特定任务和实现特定目标的主动性和能力。

然而，包括医学教育在内的越来越多的证据表明，学习总是与学习者的背景、社会关系和实践等要素密不可分，这就是所谓的情境化学习。[欲进一步了解情境化学习的进展，请参阅维果茨基的最近发展区（ZPD）的解释，如 Guile 和 Young（2001），以及 Etienne Wenger 关于情境化学习的著作，如 Wenger（1998）]。Mann（2011）提出情境化学习和体验式学习是相辅相成的，是通过个人基于社区的规范、价值和活动的体验进行探索和反思。这提醒我们，与模拟病人的合作体验必须要与目的、具体目标和针对性的反馈结合起来，以此促进反思，从而个体的学习就不仅仅局限于个体获得的反馈，进一步说，情境本身就是一种学习体验。

Kneebone 等（2005）认为，反映临床现实的模拟可以让学生充分利用他们的临床经验，并改进他们所提供的照护品质。这一论断的依据是，要提升专业水平就必须要持续不断地进行刻意练习（Ericsson et al.，1993），并具备学以致用的条件（Arthur et al.，1998）。支持学习者的最佳方式是以这样的方式规划教学，以确保模拟和现实临床环境尽可能相似，同时仍然支持学习者按照自己的节奏工作，并从失败中学习，而不会使自己或患者处于危险之中。因此，模拟病人的使用必须以促进掌握和实践的方式进行，要基于现实的临床实践开展。

Gerner 等（2010）举出了一个有价值的新例子。他们的目标是为了有效培训全科医生，为那些有肥胖儿童的家庭提供有效的家庭健康建议。他们让模拟病人直接参与到实践，而不是让全科医生在工作坊中进行培训，从而将情境化学习与实践融为一体。Watson 等（2007）在药剂师沟通技能培训中采用了类似的方法。虽然让学生开展原位学习并不总是可行，但是可以通过规划学习环境，使其尽可能贴近真实的实践（Ker et al.，2003）。

简言之，使用模拟病人不仅是为了应对缺乏真实患者的现实难题，更是一种支持有效学习的途径。

在教学和评价中使用模拟病人

目前，大多数医学院都有一个模拟病人库，其中包括为了教学和评价而接受过培训的个人。在本章中，我们将分析模拟病人的应用现状与发展趋势。在教学中，模拟病人已经参与到接诊技能、临床技能、操作技能培训，以及团队合作与跨专业教育（IPE）中。模拟病人参与评价集中在临床考试以及对医生表现的评价。我们还将涉及模拟病人对学习者的反馈。

接诊技能

关于现代医学实践中沟通技能的教与学，已经形成了很多研究成果（Kurtz et al.，2005），在近 30 多年的积累中，研究成果已经应用于沟通的范畴、任务、技能以及教与学等相关问题（Makoul，2003；Simpson et al.，1991；Stewart et al.，1999）。为了能胜任接诊，首先有大量学习任务要掌握。这些任务包括：开始诊谈；收集信息 / 病史采集；提供信息（包括解释诊断、说明检查结果和计划治疗）；结束诊谈；以及相关沟通技能（Friedman et al.，1991）。

成功完成这些任务所需的技能包括使用开放式和封闭式问题、促进（患者的回应和提问）、回应语言与非语言上的线索、总结信息和结束诊谈（von Fragstein et al.，2008）。

模拟病人长期参与了医学和其他健康相

关专业在沟通技能上的教和学；通过角色扮演的场景，能够真实模拟医患之间的互动。当学生与模拟病人演练时，他们就好像在面对一个真实患者，进行采集病史、给出诊断或治疗计划。模拟病人角色可能只涉及部分接诊（例如病史采集）或涵盖全部接诊，包括体格检查。

按照螺旋式学习模式，除了这些核心的接诊技能外，模拟病人还成功地用于培训更多高年资学习者学习更复杂的接诊技能，例如，讨论医疗差错（Halbach and Sullivan，2005）、采集性生活史和开展人类免疫缺陷病毒（HIV）的咨询（Haist et al.，2004），以及识别并探讨家庭暴力问题（Haist et al.，2003）。模拟病人还可以被培训去扮演那些在现实生活中可能谢绝学生帮助但又存在常见问题的患者，比如酒精依赖（Eagles et al.，2001）。因此，如果在整个沟通技能课程中采用模拟病人，则需要许多不同的场景或角色。这些场景涵盖早期技能培训中的病史采集，到更高年级学生面对的综合案例。

同样，模拟病人扮演的角色也有很大的不同，例如，表现出合理的被动（当学生对模拟病人做体格检查时缺乏互动的情况），给出相对简单、明确的病史，又比如，扮演一个病史"模糊"的角色，让学生练习如何熟练地采集必要的信息，或者患者提出挑战性的问题，表现出哭泣或愤怒等复杂的情绪。

在教学中，模拟病人的使用大多局限于"单一病例"，学生虽然可以重复练习，但是却没有能与模拟病人继续延伸接诊。这些单一病例的一个重要缺点就是学生们对连续照护缺乏学习。随着慢性病的迅速流行，有人呼吁要改进学生的慢性病照护培训（Darer et al.，2004；Pham et al.，2004）。这种培训需要广泛而纵向的医患互动，而不是一过性的单一病例的互动（Diederiks et al.，2006）。学生评价显示，他们对采用纵向模拟病人病例更为积极（Brown et al.，2003；Linssen et al.，2008；Linssen et al.，2007；Rull et al.，2006）。此外，与单一病例相比，模拟病人发觉纵向病例更贴近现实，更可以与学生建立起深入关系，并有利于提供更详尽的反馈（Linssen et al.，2007，2008）。纵向病例也更受学生和教师的喜欢（Bokken et al.，2009）。然而，如果要实施这种项目，就需要在培训、管理和后勤方面进行详细规划，使模拟病人符合学生的学习水平。

这要涉及心理仿真度这个概念。这个概念是指在真实任务中要掌握的技能与模拟任务中的匹配程度（Druckman and Bjork，1994）。仿真度的等级取决于任务的类型和阶段。例如，一个年轻学生尚处于病史采集等基础技能学习阶段，如果让他应对由一个训练有素的模拟病人表演患者情绪激动的复杂场景，这就是不恰当的。然而，在高阶培训中，我们可以通过训练模拟病人提供相关线索，来实施高难度的临床决策培训。

跨专业教育

在沟通技能教学中，模拟病人的作用可以超出医患二元模式，还可以扩展到团队的有效沟通和协作。团队合作对患者安全至关重要；相比个人表现来说，低效的团队沟通与合作，以及失灵的系统，更会导致医疗差错（Mann et al.，2006）。基于真实性的要求，当开展医疗团队学习时，应该让实际工作的人员共同参与，而不是各个专业单独进行。IPE 被定义为"两个及以上的专业开展相互学习，以增进协作水平和照护品质"（Center for Advancement of Interprofessional Education，2002），这被认为是一种教育策略，在实践中有潜在的好处，可以提高团队合作与协作，从而提升照护患者的结果（Irajpour et al.，2006）。IPE 模拟可以创建一个类似于临床环境的无风险和容错环境，使不同专业的学生相互学习和了解，提升团队合作和照护品质，通常使用角色扮演和模拟病人开展基于团队合作的刻意练习和促进彼此理解。在最近的一项多学科研究中（Hobgood et al.，2010），模拟病人被设计进医疗交接的模拟中，以此来探索如何才能更有效地让医学和护理学生掌握团队合作的技能、知识和态度。学生们要参加一个旨在演练团队技能的标准化病人场景。每位参与者都会被给予团队成功治疗患者所需的基本信息，并要完成从护士 A/医生 A 到护士 B/ 医生 B 的交接。参与者要向团队分享他们的信息，完成重点病史采集与体格检查，并完成患者医嘱。

体格检查

体格检查技能是一项基本的临床能力。具有正常体征的模拟病人参与早期体格检查教学是一种常见的做法，其教学内容包括体格检查基本技术或操作性技能。如果你在教学日参观临床技能中心，许多房间都会挤满试图通过在模拟病人身上练习来提高查体技能的学习者（图 17.1）。

模拟病人也会参与敏感部位的体格检查教学，尤其是妇科和直肠检查。尴尬、焦虑、害怕造成的痛苦和缺乏信心往往阻碍了学生实施这些检查。在这种情况下，学生在安全的环境中学习和整合他们的临床技能尤为重要，这样可以让他们在遇到真正的患者之前获得信心和能力。某些专科模拟病人团队（有女性志愿者参与了阴道检查，并接受针对操作与沟通提供反馈的培训）的使用最早于 1974 年被报道（Godkins et al.，1974），现今在一些医学院中得到了广泛应用，集中在美国、澳大利亚和荷兰。有对照研究显示，应用专科模拟病人培训学生骨盆检查和人际沟通的效果，要优于使用塑料模型、只在临床患者身上实践的培训（Kleinman et al.，1996）。研究还表明，学生、教师和模拟病人都认为这种培训非常有价值（Wanggren et al.，2005）。然而，很难招募到患者参加这些计划，不仅是因为检查的性质，还因为有年龄限定（通常为 20 ～ 40 岁）的妇女通常在工作或承担其他责任（Van Ravesteijn et al.，2007）。

如果目的是测量学生识别重要体征的能力，那么通常（但并非总是）需要有这些体征的真实患者。Barrows 指出，“模拟病人模拟内容的唯一限制只在于个人的头脑里”，并描述了 50 多个可以模拟的查体发现（Barrows，1999）。他的列表包括所有的疼痛症状和疼痛综合征。Barrows 认为，即使是神经症状，例如腱反射的丧失，也可以通过训练模拟病人来模拟，以检测其“健侧”的反射。然而，Stillman（1993）强调，如果要训练模拟病人真实地模拟体征和症状，就需要相当多的专业技术。显然，训练模拟病人来模拟体征和症状是一项相当艰巨的任务，因此在需要真实体征和症状的情况下通常会使用真实患者。

操作性技能

直到最近，为了不伤害真实患者，学习操作性技能（如静脉注射、导尿、胃镜检查）的机会往往还是集中于使用模拟人或仿真模型。这意味着学生学习沟通技能和操作性技能是分离的。然而，这并不意味着他们可以轻松地将这些操作技术和人际沟通技能结合起来，并在真实患者身上安全地开展。Kneebone 等提出，

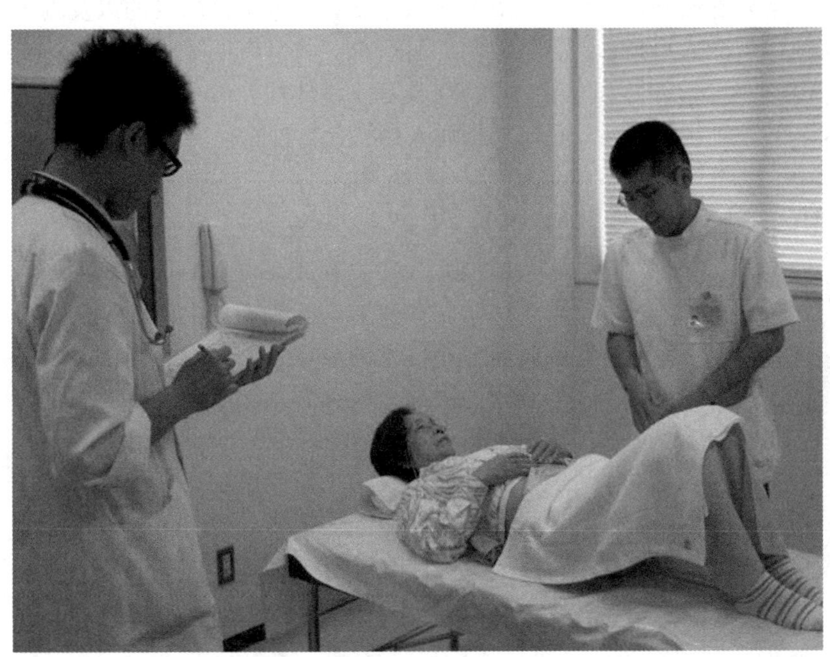

图 17.1　医学生在模拟病人身上实施体格检查

模拟必须是现实的、以患者为中心的、结构化的，并基于真实的临床环境，这就要求对临床的关键要素进行再现（情境化学习）。他们率先将模拟病人和仿真模型结合起来，作为在模拟过程中增强真实感的一种手段（Kneebone，2005；Kneebone et al.，2002，2005，2007）。这被称为混合模拟。他们从简单的情况开始：想象一个模拟病人躺在手术床上等待左臂静脉注射。所有的材料都在那里——注射器、贴片和药瓶。然而，模拟病人的左臂隐藏在一张床单下面，医生可以看到的不是这只真手，而是一只仿真的手臂。这只手臂的摆放方式看起来就像是真的手臂。当医生触摸这只假手时，模拟病人应该回应一些真实的话，比如“哎哟，你那样摸我的手臂会疼的”。在另一种情境中，一位男性患者在术后 24 小时内无法排尿，需要插导尿管，可以利用床单设置好模拟病人与尿路模型以及假腿，效果就像患者躺在床上只有阴茎暴露，等待医生进行导尿。同样，模拟病人被训练要逼真地表达疼痛和不适。

通过这类模拟，为学习者提供了一个将操作、沟通和其他专业技能进行整合的机会，这些技能对真实患者的有效实践至关重要。然而，它们涉及相当复杂的模拟病人培训，例如，必须包括操作方面的关键知识，以确保适当的反应（例如，局部麻醉剂起效所需的时间）。

而且，必须确保考虑到患者对其角色范围的偏好。一些模拟病人可能非常乐意参与体格检查和操作性技能培训，其他模拟病人可能只希望担任接诊技能角色（Abe et al.，2005，2009），此外，如果模拟病人表示愿意担任涉及体格检查的角色，有必要明确指出他们将涉及哪些检查内容，以及是否需要额外的培训。例如，在马斯特里赫特大学，如果模拟病人愿意接受生殖器官或直肠检查，他们将被推介给专科项目。模拟病人也可能对接诊技能情景有偏好，例如，我们发现吸烟的模拟病人在被诊断为肺癌、口腔癌或慢性阻塞性肺疾病（COPD）时会感到情绪障碍。

客观结构化临床考试（OSCEs）

在评价中，模拟病人广泛应用于正式考试，通常以客观结构化临床考试（OSCEs）的形式出现（Harden，1990；Harden and Gleeson，1979）。OSCEs 由多个标准化的基于任务的站点构成，主要用于评价临床和沟通技能。OSCEs 的模式广泛应用于本科、毕业后教育和专业考试培训等不同阶段的医学教育。在使用模拟病人站点中，学习者可能要进行体格检查或操作、采集病史或告知坏消息。这些考试提供了一种系统化、标准化和可测量的评价临床和沟通技能的方法。

在评价过程中，模拟病人不仅要被训练呈现相同的病例或症状，而且要呈现相同的情绪反应或对疾病和症状的态度，在接诊过程中提供一致的语言和非语言反应，对学生的问题和行动进行一致的回应。基于此，他们类似于 Collins 和 Harden（1998）描述的标准化病人。

模拟病人必须以一致、标准化的方式呈现，以确保所有学生面临相同的考试场景，并尽量减少考试中的变化（Ladyshewsky，1999）。此外，可以训练多个标准化病人在测量误差相对较小的情况下扮演相同的患者角色（van der Vleuten and Swanson，1990）。这样做的价值在于，现今参加临床考试的学生和医生人数很多，而且考试经常要在不同考点同时开展。这样做还克服了使用真实患者进行评价的困难，尽管他们可能有相同的病情和类似的体征，但这些症状可能会改变和（或）恶化；或者因为治疗妨碍了他们的参与。

对大多数考试，根据考试的目的以及真实患者参与的可行性，将具有明显异常体征的真实患者，与具有正常体征并可以呈现标准化角色的模拟病人相结合，可能会发挥最佳效果。

原位评价

模拟病人在教育或评价上的功能，不再局限于医学院或执照颁发机构。由于认为医生在实际执业条件下的表现不同于在结构化考试中的表现，因此，模拟病人被越来越多地用于评价医生在现实中的表现（Rethans et al.，2002）。模拟病人已在这项工作中成功实施，特别是在全科医学实践中。模拟病人参与这种类型的评价可以是公开的（Allen et al.，1998；Gerner et al.，2010），也可以采取匿名的形式进行。因此，当医生接诊这些匿名模拟病人时，并不知道他们不是真正的患者（Owen and Winkler，1974）。Rethans 等（2007a）发现，有 21 个以上的研究使用了匿名模拟病人。这些项目大部分是初级医疗保健活动中进行的，但 Gorter 等（2002）认为，在二级医疗保健中使用匿名模拟病人也是可行的。在他们的研究中，当模拟风湿性疾病时，配合使用了假 X 线片和假实验室结果，只有 1% 的匿名模拟病人在医院就诊中被识别出来。

简言之，针对模拟病人的表面效度的研究表明，模拟病人具有很高的表面效度，因此，被评价者很难将真实患者和模拟病人区分开来。值得强调的是，效度只能通过良好的培训和模拟病人准备来实现：如果模拟病人准备不当，其效度很可能会受到影响。此外，在培训和应用模拟病人进行评价时，确保标准化至关重要。这意味着要训练一些模拟病人以完全相同的方式扮演相同的角色，包括他们向被评价者提出什么问题，在提出特定问题时他们应该透露什么信息，以及他们的情绪反应。模拟病人扮演相同的患者时变化最小化是至关重要的，以此保证所有被评价者都面对着完全相同的病例，因此，难度也很高。使用模拟病人进行评价时，无论评价是在正式考试还是在现实工作中进行，都需要一份详细的标准化脚本。Wallace（2007）提供了一个详细的情境，用于培训模拟病人开展评价。她介绍了培训的内容，强调了关键点，并提出了培训时间表。其他质量控制方案，包括摄录模拟病人在 OSCE 中的表现，在考试后与模拟病人一起回看录像，并使用结构化核查表向模拟病人提供建设性反馈。马斯特里赫特模拟病人评价表（MaSP）（Wind et al.，2004）也可用于评价模拟病人的表现。

为了教学和评价目的，开发一套模拟病人案例库以及相应的指导方案，是另外一项耗时的工作，需要合适的临床同事参与。例如，在教授呼吸系统的学期内，为了开发呼吸科接诊的教学案例，可以让当地的呼吸科医生参与指导相关内容，例如案例的重点（如哮喘）、相关临床内容（学生可能会问什么问题，模拟病人如何回应）、特定患者的处理（例如，有些患哮喘病的青少年放任自我，这就很有挑战性，需要医生具有相当高超的沟通技能）。

反馈

模拟病人经过培训，不仅可以在教学或评价中扮演角色，还可以评价学生的表现并向学生提供反馈（Blake et al.，2006，2000）。反馈可以表现为表格的形式，也可以表现为列举学生精确行为的核查表形式。基于技能的具体反馈是帮助学习的一种有价值和独特的方法（Kurtz et al.，2005）。有研究显示，模拟病人记录核查表条目的准确性良好并且稳定（van der Vluten and Swanson，1990）。

现在，许多机构正在扩大模拟病人的作用，借助他们来教授和（或）评价临床技能，这些举措已被证明具有成本效益（McGraw and Connor，1999）。这有一个明显的实际优势：减少了教学和考试中对医生的需要。然而，培训模拟病人记住学生的行为与培训他们给出反馈是完全不同的任务。这是一项复杂得多的任务，关键在于，针对不同学习阶段的学生，要了解对他们相应的能力预期。

然而，有人担心，模拟病人可能缺乏充分的培训或足够的经验，不能按照适当的专业标准教授或考核学生，或者没有背景来判断学生专业技能的变化是否合乎标准。除此之外，模拟病人可能不具备向学生提供充分或适当反馈的技能。医学教育中这一领域的文献不但有限，而且还存在着相互矛盾之处（Rothman and Cusimano，2000），尽管有证据表明，信度与评分者接受的培训数量以及测量工具和评分程序的标准化程度有关（Connell et al.，1993；Stillman et al.，1990；Vu et al.，1987，1992）。因此，模拟病人作为评分者的效度和信度有待进一步研究。

值得注意的是，许多针对模拟病人用于教学或评价的研究，都是以小型研究的形式进行的，这些研究使用了未经验证的、主观的或有问题的测量方法，或者没有报告足够的信息，例如模拟病人培训（Watson et al.，2006，一个值得注意的例外）。Lane 和 Rollnick（2007）为了研究教与学的方法，回顾分析了沟通技能培训中使用模拟病人和角色扮演的相关研究，虽然没有针对模拟病人方法论本身进行批评，但也指出了这些研究中方法论的问题，例如研究样本偏小。

谁可以胜任模拟病人?

必须考虑胜任力、适合性与可信度。

胜任力

一个人如果能以同样的方式真实并一致地扮演一个角色，一般需要中上水平的智力和情感成熟度（Bowman et al.，1992）。模拟病人必须能够记住他们的角色，包括一些医疗事实，能在要求的时间内专注于所扮演的角色，并意识到遵循脚本的重要性。对于一个被允许根据自己的实际生活情况（如家庭状况和以前的医疗记录）调整角色的模拟病人来说，这是相对容易的。然而，当要求表现上呈现标准化时，比如考试，模拟病人就要记住大量事实和指示，要求更为严格。

有些角色在情感上比其他角色更复杂，要求更高，但有证据表明，扮演此类角色的模拟病人，只要遵循详细的剧本（并且没有将自己的经历和特点带到角色中），很少受到负面情绪影响（McNouton et al.，1999）。然而，只有一部分模拟病人对扮演感情色彩较重的角色感到自在。

如果模拟病人参与向学习者提供反馈，他们必须有能力管理双重任务，能够一边扮演角色，一边记住学生的表现。然后他们必须能够给学习者恰当的反馈。在考试中，因为模拟病人要参与评价学习者的表现，他们必须要接受关于判断表现的标准以及如何应用这些标准的培训。

适合性

确定个人愿意成为模拟病人的原因很重要。你希望模拟病人能协助培训，因此肯定不想招到一位对医学、卫生保健等专业持消极态度或有负面成见的模拟病人。你的首要任务是在保护学生的安全的前提下，尽量增强他们的教育体验，培养他们的信心，因此遴选出适合的模拟病人非常必要（Ker et al.，2005）。

模拟病人的责任心也很重要：如果一个人答应参加教学或临床考试，到时却无故缺席，这比能力不济还要糟糕。为了加强责任心，在招募的时候就要特别明确模拟病人的责任。例如，可以写明“在一个学期内应该参加五次任务”等内容。对模拟病人要求明确，对双方都有益处（图 17.2）。

可信度

只要探讨模拟，就必然会涉及仿真度，这个概念被用来描述体验真实性的某些层面。仿真度一般用来描述模拟器的外观和行为，或者模拟活动的外观与整个模拟系统的匹配程度（Farmer et al.，1999）。就模拟病人而言，更恰当的说法应该是可信度。你的模拟病人必须在他们所扮演的角色上具有可信度。例如，模拟病人的外观必须与模拟的真实患者相似，这一点很重要。

儿童也可以成为模拟病人。Lane 等（1999）报告说，7 岁的儿童经过临床病例培训，就可以成为出色的角色扮演者。Brown 等（2005）发现，9 岁的儿童就可以扮演精神病角色。让幼儿担任模拟病人的一种方法是招募一对“亲子”来扮演他们自己。我们在阿伯丁大学使用了这种方法，发现效果很好，特别是对幼儿而言。青少年受过训练后，可以让医学生与之进行风险因素采集与保密等内容的沟通技能练习

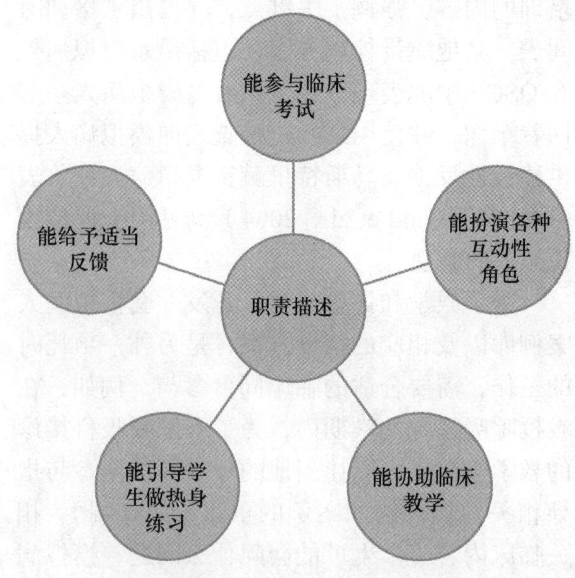

图 17.2 模拟病人主要职责的典型示例

（Blake and Greaven，1999；Blake et al.，2000，2006；Bokken et al.，2010b），也已经作为模拟病人成功应用于医生的培训和评价（Hardoff and Schonmann，2001；Lane et al.，1999）。

有许多模拟病人是退休人员，因此有时间自愿从事他们感兴趣的任务，例如帮助培训医学生。年轻的模拟病人通常是学生，可以通过大学的管理部门或社团组织招募到他们。虽然真实度和可信度都至关重要，但招募年龄在 25 ～ 50 岁的模拟病人则很困难，因为中年人通常要从事全职工作和（或）承担家庭责任。在实际工作中，有时从模拟病人库中可能很难找到符合场景要求的人。

无论模拟病人本身素质有多好，质量保障和培训都应该持续开展。不要期望一位模拟病人被培训扮演某些角色后，就可以一劳永逸（Adamo，2003）。为了避免模拟病人出错，就要限制他们表演的次数。对于模拟病人项目来说，应该在培训和再培训工作中投入资源。

成为一名模拟病人

对模拟病人的研究重点主要关注模拟病人使用的效度、信度、一致性、可行性和成本（Barrows and Abrahamson，1964；Rethans，1998；Stillman et al.，1990；van der Vluten and Swansen，1990）。直到最近才探讨了模拟患者角色对个体的影响。研究的重点是检验模拟病人角色的效果，或者这样做对个人后续接触医护人员的影响。

McNaughton 等（1999）使用焦点小组探讨了扮演情感性精神病角色对模拟病人的影响。大多数模拟病人都提到了负面影响，主要包括疲劳、易怒、睡眠问题和身体不适等应激症状。患者角色的数量和作为模拟病人的经验量影响模拟病人出现此类症状的可能性（Woodward，1998；Woodward and Gliva-McConvey，1995）。因此，演完一个角色后的复盘就有重要意义（van Ments，1999）。然而，令人欣慰的是，由于成为模拟病人而要承受的任何应激症状似乎都是短暂的，不会影响模拟病人对这份工作的享受（Bokken et al.，2006；Naftulin and Andrew，1975）。

研究还考察了青少年模拟病人扮演患者角色的影响，未发现任何负面结果（Blake and Greaven，1999；Bokken et al.，2006；Hanson et al.，2002）。这可能归因于在这些研究中对青少年模拟病人的仔细选择。

值得关注的是日本的一项研究（Abe，2007）。这项研究中的模拟病人报告说，随着时间的推移，在表演和评价上的压力感会减少，但在提供反馈上的压力并没有减少。这表明提供反馈在性质上不同于角色扮演，因此，我们需要深入研究来支持模拟病人如何更好地提供反馈。

其他的一些研究着眼于，与医疗专业人员的接触对模拟病人的长期影响。这些研究发现，通过与医疗专业人的接触，模拟病人对他们的看法更加平衡，获得了更好的沟通技能，并且变得更宽容（Woodward，1998；Woodward and Gliva McConvey，1995）。Wallach 等（2001）报告说，模拟病人对病史采集和体格检查有了更深入的了解，增进了与医疗专业人员的沟通，因此改善了就医体验，尤其是对体格检查的满意度。

总之，成为一名模拟病人虽然可能会带来短期的压力，但这些压力可以通过对模拟病人角色的悉心管理、培训和复盘来最小化，而在医疗沟通和理解上的获益则是长期的。

结论

- 模拟病人是医学与卫生保健教育中不可缺少的一部分。
- 应用模拟病人在理论上是可靠的，是体验式学习、刻意练习与情境化学习等理论的应用。
- 这一极为宝贵的资源克服了目前在使用真实患者方面的许多困难，使医疗培训更加安全，能够早期地开展临床接触，具有创新性，并为医学教育各个阶段的培训和评价活动实现了可重复性与标准化。
- 学生们认为，来自模拟病人的反馈价值巨大。
- 关于模拟病人在医学教育中的应用已有很多研究，但仍需要对模拟病人的应用及其对教学和评价的影响进行强有力的、精心设计的研究，以便最大程度地了解最佳实践，确保最佳证据支持的医学教育。

其他资源

国际标准化病人导师协会 http://www.aspeducators.org/

参考文献

Abe, K., Mukohara, K., and Ban, N. (2005) Qualitative analysis of how simulated patients perceive physical examinations. *Jap J Med Educ.* 36: 107–111

Abe, K., Suzuki, T., Fujisaki, K., and Ban, N. (2007) Demographic characteristics of standardized patients and their satisfaction and sense of burden in Japan: The first report of a nationwide survey. *Jap J Med Educ.* 38: 301–307

Abe, K., Suzuki, T., Fujisaki, K., and Ban, N. (2009) A national survey to explore the willingness of Japanese standardized patients to participate in teaching physical examination skills to undergraduate medical students. *Teaching and Learning in Medicine*, 21, 240–247.

Accreditation Council for Graduate Medical Education (1999) ACGME Outcome Project. Accreditation Council for Graduate Medical Education. Chicago: Illinois

Adamo, G. (2003) Simulated and standardized patients in OSCEs: achievements and challenges 1992–2003. *Med Teach.* 25: 262–270

Allen, J., Evans, A., Foulkes, J., and French, A. (1998) Simulated surgery in the summative assessment of general practice training: results of a trial in the Trent and Yorkshire regions. *Br J Gen Pract.* 48: 1219–1223

Arthur, W., Bennett, W., Stanush, P.L., and McNelly, T.L. (1998) Factors that influence skill decay and retention. A quantitative review and analysis. *Hum Perf.* 11: 57–101

Barrows, H.S. (1987) *Simulated (Standardized) Patients and Other Human Simulations*. Chapel Hill (NC): Health Sciences Consortium

Barrows, H.S. (1999) *Training Standardized Patients to have Physical Findings*. Springfield: Southern Illinois: Illinois University School of Medicine

Barrows, H.S. and Abrahamson, S. (1964) The programmed patient: a technique for appraising student performance in clinical neurology. *J Med Educ.* 39: 802–805

Beshgetoor, D. and Wade, D. (2007) Use of actors as simulated patients in nutritional counselling. *J Nutr Educ Behav.* 39: 101–102

Beullens J., Rethans J.J,, Goedhuijs J., and Buntinx F. (1997) The use of standardized patients in research in general practice. *Fam Pract.* 14: 58–62

Blake, K. and Greaven, S. (1999) Adolescent girls as simulators of medical illness. *Med Educ.* 33: 702–703

Blake, K., Mann, K.V., Kaufman, D.M., and Kappelman, M. (2000) Learning adolescent psychosocial interviewing using simulated patients. *Acad Med.* 75(10 Suppl): S56–S58

Blake, K.D., Gusella, J., Greaven, S., and Wakefield, S. (2006) The risks and benefits of being a young female adolescent standardised patient. *Med Educ.* 40: 26–35

Bokken, L., Linssen, T., Scherpier, A., van Der Vleuten, C., and Rethans, J.J. (2009) The longitudinal simulated patient program: evaluations by teachers and students and feasibility. *Med Teach*, 31: 613–620

Bokken, L., Rethans, J.J., Jobsis, Q., Duvidier, R., Scherpbier, A., and van Der Vleuten, C. (2010) Instructiveness of real patients and simulated patients in undergraduate medical education: a randomized trial. *Acad Med.* 85: 148–154

Bokken, L., Van Dalen, J., and Rethans, J.J. (2006) The impact of simulation on people who act as simulated patients: a focus group study. *Med Educ.* 40: 781–786

Bokken, L., Van Dalen, J., and Rethans, J.J. (2010b) The case of 'Miss Jacobs': adolescent simulated patients and the quality of their role playing, feedback, and personal impact. *Simul Healthc: J Soc Simul Healthc.* 5: 315–319

Bowman, M.A., Russell, N.K., Boekeloo, B.O., Rafi, I.Z., and Rabin, D.L. (1992) The effect of educational preparation on physician performance with a sexually transmitted disease-simulated patient. *Arch Intern Med.* 152: 1823–1828

Brown, A., Anderson, D., and Szerlip, H.M. (2003) Using standardized patients to teach disease management skills to preclinical students: a pilot project. *Teach Learn Med.* 15: 84–87

Brown, R., Doonan, S., and Shellenberger, S. (2005) Using children as simulated patients in communication training for residents and medical students: a pilot program. *Acad Med.* 80: 1114–1120

Cartwright, M.S., Reynolds, P.S., Rodrigues, Z.M., Breyer, W.A., and Cruz, J.M. (2005) Lumbar puncture experience among medical school graduates: the need for formal procedural skills training. *Med Educ*, 39: 437

Centre for Advancement in Interprofessional Education (CAIPE 2002) *Interprofessional education. Defining IPE.* http://www.caipe.org.uk/resources/ Accessed 19 February 2012

Cleland, J., Abe, K., and Rethans, J.J. (2009) The use of simulated patients in medical education: AMEE Guide No 42. *Med Teach.* 31: 477–486

Cleland, J.A., Abe, K., and Rethans, J.J. (2010) *The use of simulated patients in Med Educ. AMEE Teaching and Learning Guide no. 10.* Dundee: Association for Medical Education in Europe (AMEE)

Collins, J.P. and Harden, R.M. (1998) AMEE Medical Education Guide No. 13: real patients, simulated patients and simulators in clinical examinations. *Med Teach.* 20: 508–521

Connell, K.J., Sinacore, J.M., Schmid, F.R., Chang, R.W., and Perlman, S.G. (1993) Assessment of clinical competence of medical students by using standardized patients with musculoskeletal problems. *Arthritis Rheum.* 36: 394–400

Darer, J.D., Hwang, W., Pham H.H., Bass, E.B., and Anderson, G. (2004) More training needed in chronic care: A survey of US physicians. *Acad Med.* 79: 541–548

Diederiks, J.P., Bosma, H., Van Eijk, J.T., Van Santen, M., Scherpbier, A., and van Der Vleuten, C. (2006) Chronic patients in undergraduate education: Didactic value as perceived by students. *Med Educ.* 40: 787–791

Druckmann, D. and Bjork, R. (eds) (1994) *Learning. Remembering. Believing. Enhancing Human Performance.* Washington, DC: National Academic Press

Eagles, J.M., Calder, S.A., Nicoll, K.S., and Walker, L.G. (2001) A comparison of real patients, simulated patients and videotaped interview in teaching medical students about alcohol misuse. *Med Teach.* 23: 490–493

Eagles, J.N., Calder, S.A., Wilson, S., Murdoch, J.M., and Sclare, P.D. (2007) Simulated patients in undergraduate education in psychiatry. *Psychiatr Bull.* 31: 187–190

Ericsson, K.A., Krampe, R.T., and Tesch-Romer, C. (1993) The role of deliberate practice in the acquisition of expert performance. *Psychol Rev.* 100: 363–406

Farmer, E., Van Rooig, L., Riemersma, J., Joma, P., and Morall, J. (1999) *Handbook of Simulator Based Training.* Aldershot, UK: Ashgate

Friedman, M., Sutnick, A.L., Stillman, P.I., et al. (1991) The use of standardised patients to evaluate the spoken English proficiency of foreign medical graduates. *Acad Med.* 66: S61–S63

General Medical Council (2009) *Tomorrow's Doctors: recommendations on undergraduate medical education.* General Medical Council: London

Gerner, B., Sanci, L., Cahill, H., et al. (2010) Using simulated patients to develop doctors' skills in facilitating behaviour change: addressing childhood obesity. *Med Educ*, 44: 706–715

Godkins, T.R., Duffy, D., Greenwood, J., and Stanhope, W.D. (1974) Utilisation of simulated patients to teach the 'routine' pelvic examination. *J Med Educ*, 49: 1174–1178

Gordon, J.A., Oriol, N.E., and Cooper, J.E. (2004) Bringing good teaching cases to life: a simulator-based medical education service. *Acad Med.* 79: 23–27

Gorter, S., Van Der Heijde, D.M., Van Der Linden, S., et al. (2002) Psoriatic arthritis: performance of rheumatologists in daily practice. *Ann Rheum Dis.* 61: 219–224

Guile, D. and Young, M. (2001) Apprenticeship as a conceptual basis for a social theory of learning. In: Paechter C, Preedy M, Scott D, Soler J (eds) *Knowledge. Power and Learning* (pp.56–73). London: Paul Chapman Publishing

Haist, S.A., Griffith, C.H., Hoellein, A.R., Talente, G., Montgomery, T., and Wilson, J.F. (2004) Improving students' sexual history inquiry and HIV counselling with an interactive workshop using standardized patients. *J Gen Intern Med.* 19: 549–553

Haist, S.A., Wilson, J.F., and Pursley, H.G. (2003) Domestic violence: increasing knowledge and improving skills with a four-hour workshop using standardized patients. *Acad Med.* 78: S24–S26

Halbach, J.L. and Sullivan, L.L. (2005) Teaching medical students about medical errors and patient safety: evaluation of a required curriculum. *Acad Med.* 80: 600

Hanson, M., Tiberius, R., Hodgens, B., et al. (2002) Adolescent standardized patients: method of selection and assessment of benefits and risks. *Teach Learn Med.* 14: 104–113

Harden, R.M. (1990) *The OSCE—a 15 year perspective.* Montreal: Can-Heal Publications

Harden, R.M. and Gleeson, F.A. (1979) Assessment of clinical competence using an objective structured clinical examination (OSCE) *Med Educ.* 13: 41–54

Hardoff, D. and Schonmann, S. (2001) Training physicians in communication skills with adolescents using teenage actors as simulated patients. *Med Educ.* 35: 206–210

Hobgood, C., Sherwood, G., Frush, K., Hollar, D., and Maynard, L. (2010) Teamwork training with nursing and medical students: does the method matter? Results of an inter-institutional, interdisciplinary collaboration. *Quality Safety Health Care.* 19: e25

Hoppe R.B. (1995) Standardized (simulated) patients and the medical interview. In: M. Lipkin Jr, S.M. Putnam, and A. Lazare (eds) *The Medical Interview*. New York: Springer Verlag

Irajpour, I., Norman, P., and Griffiths, P. (2006) Interprofessional education to improve pain management. *Br J Community Nursing.* 11: 29–32.

Ker, J.S., Dowie, A., Dowell, J., et al. (2005) Twelve tips for developing and maintaining a simulated patient bank. *Med Teach.* 27: 4–9

Ker, J., Mole, L., and Bradley, P. (2003) Early introduction to interprofessional learning: a simulated ward environment. *Med Educ*, 37: 248–255

Kleinman, D.E., Hage, M.L., Hoole, A.J., and Kowlitz, V. (1996) Pelvic examination instruction and experience: a comparison of laywomen-trained and physician-trained students. *Acad Med*, 71: 1239–1243

Kneebone, R. (2005) Evaluating clinical simulations for learning procedural skills: a theory-based approach. *Acad Med.* 80: 549–553

Kneebone, R., Kidd, J., Nestel, D., Asvall, S., Paraskeva, P., and Darzi, A. (2002) An innovative model for teaching and learning clinical procedures. *Med Educ.* 36: 628–634

Kneebone, R.L., Kidd, J., Nestel, D., et al. (2005) Blurring the boundaries: scenario-based simulation in a clinical setting. *Med Educ.* 39: 580–587

Kneebone, R., Kidd, J., Nestel, D., and Darzi, A. (2007) Complexity, risk and simulation in learning procedural skills. *Med Educ*, 41: 808–814

Kolb, D.A. (1984) *Experiential Learning: Experience as the Source of Learning and Development.* Englewood Cliffs, NJ: Prentice Hall

Kurtz, S., Silverman, J., and Draper, J. (2005) *Teaching and Learning Communication Skills in Medicine* (3rd edn). Oxford: Radcliffe Medical Press

Ladyshewsky, R. (1999) Simulated patients and assessment. *Med Teach.* 21: 266–269

Lane, C. and Rollnick, S. (2007) The use of simulated patients and role play in communication skills training: A review of the literature to August 2005. *Patient Educ Counselling.* 67: 13–20

Lane, J.L., Ziv, A., and Boulet, J.R. (1999) A pediatric clinical skills assessment using children as standardized patients. *Arch Pediatr Adolesc Med.* 153: 637–644

Linssen, T., Van Dalen, J., and Rethans, J.J. (2007) Simulating the longitudinal doctor-patient relationship: experiences of simulated patients in successive consultations. *Med Educ.* 41: 873–878

Linssen, T., Bokken, L., and Rethans, J.J. (2008) Return visits by simulated patients. *Med Educ.* 42: 536

Maguire, G.P. and Rutter, D.R. (1976) History taking for medical students. 1. Deficiencies in performance. *Lancet.* 2: 556–558

Madan, A.K., Caruso, B.A., Lopers, J.E., and Gracely, E.J. (1998) Comparison of simulated patient and didactic methods of teaching HIV risk assessment to medical residents. *Am J Prevent Med.* 15: 114–119

Makoul, G. (2003) The interplay between education and research about patient-provider communication. *Patient Educ Counselling.* 50: 79–84

Mann, S., Marcus, R., and Sachs, B. (2006) Lessons from the cockpit: How team training can reduce errors on LandD. *Contemp Obstet Gynecol.* 51: 34–42

Mann, K.V. (2011) Theoretical perspectives in medical education: past experience and future possibilities. *Med Educ*, 45: 60–68

McGraw, R.C. and O'Connor, H.M. (1999) Standardized patients in the early acquisition of clinical skills. *Med Educ*, 33: 572–578

McManus, I., Richards, P., and Winder, B. (1998) Clinical experience of UK medical students. *Lancet.* 351: 802–803

McNaughton, N., Tiberius, R., and Hodges, B. (1999) Effects of portraying psychologically and emotionally complex standardised patient roles. *TeachLearn Med.* 11: 135–141

Naftulin, D.H. and Andrew, B.J. (1975) The effects of patient simulations on actors. *J Med Educ.* 50: 87–89

Norman, G.R., Tugwell, P., and Feightner, J.W. (1982) A comparison of resident performance on real and simulated patients. *J Med Educ.* 57: 708–715

Osler, W. (1905) The hospital as a college. In: H.K. Lewis (ed.) *Aequanimatus. and Other Addresses.* H.K. Lewis: London, Chapter XVI

Owen, A. and Winkler, R. (1974) General practitioners and psychological problems. An evaluation using pseudopatients. *Med J Aust.* 2: 393–398

Pham, H.H., Simonson, L., Elnicki, D.M., Fried, L.P., Goroll, A.H., and Bass, E.B. 2004. Training U.S. medical students to care for the chronically ill. *Acad Med.* 79: 32–40

Rees, C.A., Sheard, C., and McPherson, A. (2004) Medical students' views and experiences of methods of teaching and learning communication skills. *Patient Educ Counselling.* 54: 119–121

Rethans, J.J. (1998) Needs assessments in continuing medical education through standardised patients. *J Cont Educ Health Prof.* 18: 172–178

Rethans, J.J., Gortor, S., Bokken, L., and Morrison, L. (2007) Unannounced standardised patients in real practice: a systematic literature review. *Med Educ.* 41(6): 537–549

Rethans, J.J., Norcini, J., Baron-Moldonado, M., et al. (2002) The relationship between competence and performance: implications for assessing practice performance. *Med Educ.* 36: 901–909

Rollnick, S., Kinnersley, P., and Butler, C. (2002) Context-bound communication skills training: development of a new method. *Med Educ.* 36: 377–383

Rothman, A. and Cusimano, M. (2000) A comparison of physician examiners', standardized patients', and communication experts' ratings of international medical graduates' English proficiency. *Acad Med.* 75: 206–211

Rull, G., Rosher, R.B., McCann-Stone, N., and Robinson, S.B. (2006) A simulated couple aging across the four years of medical school. *Teach Learn Med.* 18: 261–266

Simpson, M., Buckman, R., Stewart, M., et al. (1991) Doctor-patient communication: the Toronto consensus statement. *BMJ.* 303: 1385–1387

Spencer, J and McKimm, J. (2010) Patient involvement in Med Educ. In: Swanwick, T. (ed) *Understanding Medical Education: evidence. theory and practice* (pp. 181–194). Oxford: John Wiley and Sons

Stewart, M., Brown, J.B., Boon, H., Galagda, J., Meredith, L., and Sangster, M. (1999) Evidence on patient-doctor communication. *Cancer Prev Control.* 3: 25–30

Stillman, P.L., Regan, M.B., Philbin, M., and Haley, H.L. (1990) Results of a survey on the use of standardized patients to teach and evaluate clinical skills. *Acad Med.* 65: 288–292

Stillman, P.L. (1993) Technical issues: logistics. AAMC. *Acad Med.* 68: 464–468

van der Vleuten, C. and Swanson, D. (1990) Assessment of clinical skills with standardised patients: state of the art. *Teach Learn Med.* 2: 58–76

Van Ments, M. (1999) *The Effective Use of Role Play.* 2nd edn. London: Kogan Page

Van Ravesteijn, H., Hageraats, E., and Rethans, J.J. (2007) Training of the gynaecological examination in the Netherlands. *Med Teach.* 29: e93–e99

von Fragstein, M., Silverman, J., Cishing, A., Quilligan, S., Salisbury, H., and Wiskin, C. (2008) UK consensus statement on the content of communication curricula in undergraduate medical education. *Med Educ.* 42(11): 1100–1107

Vu, N.V., Steward, D.E., and Marcy, M. (1987) An assessment of the consistency and accuracy of standardized patients' simulations. *J Med Educ.* 62: 1000–1002

Vu, N.V., Marcy, M.M., Colliver, J.A,, Verhulst, S.J., Travis, T.A., and Barrows, H.S. (1992) Standardized (simulated) patients' accuracy in recording clinical performance check-list items. *Med Educ*, 26(2): 99–104

Wallace, P. (2007) *Coaching Standardized Patients for use in the Assessment of Clinical Competence.* New York: Springer Publishing

Wallach, P.M., Elnick, M., Bognar, B., et al. (2001) Standardized patients' perceptions about their own health care. *Teach Learn Med.* 13: 227–231

Wanggren, K., Pettersson, G., Rgycsemiczky, G., and Gemzell-Danielsoon, K. (2005) Teaching medical students gynaecological examination using professional patients—evaluation of students' skills and feelings. *Med Teach.* 27: 130–135

Watson, M.C., Cleland, J.A., Francis, J., Inch, J., and Bond, C.W. (2007) Communication skills training for medicine counter assistants to improve consultations for non-prescription medicines. *Med Educ*, 41: 450–459

Watson, M.C., Norris, P., and Granas, A.G. (2006) A systematic review of the use of simulated patients and pharmacy practice research. *Int J Pharmacy Pract.* 14: 83–93

Wenger, E. (1998) *Communities of Practice. Learning. Meaning and Identity.* Cambridge: Cambridge University Press

Wind, L.A., Van Dalen, J., Muijtjens, A.M., and Rethans, J.J. (2004) Assessing simulated patients in an educational setting: the MaSP (Maastricht Assessment of Simulated Patients) *Med Educ.* 38: 39–44

Woodward, C.A. (1998) Standardised patients: a fixed role therapy experience in normal individuals. *J Construct Psychol.* 11: 133–148

Woodward, C.A. and Gliva-McConvey, G. (1995) The effect of simulating on standardized patients. *Acad Med.* 70: 418–420

Zhang, C., Thompson, S., and Miller, C. (2011) A review of simulation-based interprofessional education. *Clin Simul Nursing.* 7: c117–e126

Ziv, A., Wolpe, P.R., Small, S.D., and Glick, S. (2003) Simulation-based Med Educ: an ethical imperative. *Acad Med.* 78: 783–788

第18章

基于工作的学习 Work-based learning

Clare Morris，Martina Behrens

译者：刘润青 审校：冯劭婷

深化学习的关键问题之一，在于如何认知和认可在工作场所中进行的学习。

Nigel Oswald

摘录自 Oswald N.，*Agenda for Change*：*agenda for learning change*，*Education for Primary Care*，16，pp. 644-647，

引言

医学将工作场所视为重要的学习阵地由来已久。强调工作场所是主要的学习场所可追溯到法国大革命时期，而巴黎的主宫医院（Hôtel-Dieu）则被视作临床医学的发源地（Calman，2006）。从那时起，世界各地临床医学的实践和学习都在床旁进行。几个世纪以来，在如何将书本知识与实践经验巧妙结合上，争论层出不穷。随着医学进入欧洲的大学，学术研究型医师（magister medicinae）与工匠型医师（medicus）的培养差异成为焦点（Calman，2006）。6个世纪以后，英国依然回荡着从前人们争论的声音。英国医学总会（GMC）将医生定义为同时具有学者、科学家、执业医师、专业人士等多个身份者（GMC，2009a）。人们观察到，不同的医学院校将理论与实践相结合的方式有所不同。一些院校选择传统的临床前-临床学习模式——这需要将知识前置（即学生在进入临床实习之前，需系统学习理论知识）。另一些院校则采用基于问题学习和以器官系统为中心的学习模式，试图整合不同类型的专业知识和临床经验。而不管采用哪种模式，无论医学知识和临床环境如何瞬息万变，在实践过程中学习、学以致用、从实践中吸取经验仍然是医务人员的工作重点（图 18.1）。这种“基于工作的学习”模式正是本章讨论的重点。Evans（2012，p. 6）认为此种学习模式“最好被理解为学习目的源自于工作情境的学习”。目前关于“基于工作的学习”的概念化阐释多样而宽泛，“对学习和工作这两种人类与社会基本过程之间的关系”进行了探索（Evans et al.，2011，p. 149）。

如何解释这种关系取决于观察者的视角。我们不可能指望这个问题有一个唯一的答案。但若从具有影响力的学科（如心理学和社会学）宏观把握，则会为“基于工作的学习”提供一种具有包容性的方式，Siebert（2012，p. 115）将此种情形描述为“同时面对模糊和不确定性、多元化和偶然性”。

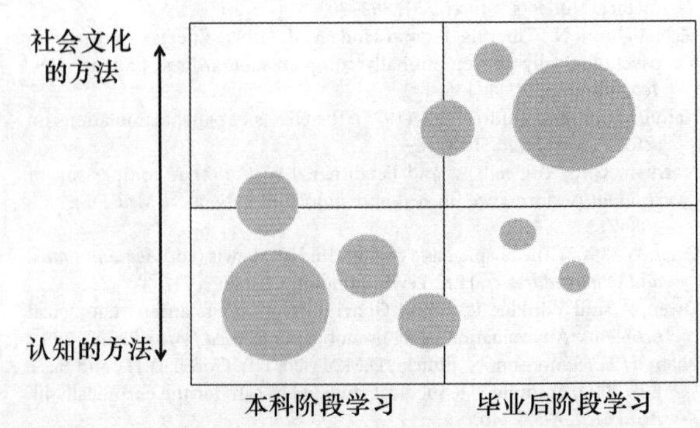

图 18.1 医学教育文献中基于工作的学习方法

在本章中，我们采用一种包容性定义，将学习视为：

> ……相结合的多个过程，在其间，人的身（包括基因遗传、躯体和生物学层面）、心（包括知识、技能、态度、价值观、情感、信仰和感官层面）会经历一个社会情境，这使其所感知的内容随之通过认知、情感或实践方面（或通过三者的任意组合）转化并融入个人的记忆档案中，进而脱胎换骨成为一个不一样（或更有经验）的人
>
> Jarvis，2006，p. 13

试想一下，一个快要下夜班的低年资医生，突然遇到一个情况十分危急的急诊（即上述的“社会情境”）。在这个紧要关头，他会根据自己先前的知识、经验和技能（上述的“心”）迅速做出行动决策。他会基于先前的知识、经验和技能和他的情感反应（包括疲劳感、自信程度和个人信仰）做出是否寻求帮助的决定。当然，组织工作流程、课程要求以及他与临床导师的关系类型等更广泛的情境问题也可能影响到他的行动决策。他在这一刻采取的行动不仅会对患者产生影响，而且还会对他从对情境的反应这个转变过程中所产生的学习形成影响。在认知方面，他对特定疾病进程的理解可能会进一步加深；在情感方面，他可能会对自己在压力环境下的工作方式产生新的见解；在实践方面，他作为复苏团队的一员，技能可能会获得提升。鉴于每个低年资医生（包括性格、过往、经历或境况等各个方面）均存在差异，因此每个人的学习也会有所不同。

在这些情境中学习的并不仅是个人，还有组织和更广泛的社会体系。那些与低年资医生一起工作的人可获得关于他们表现方面的新知识，以及从共同承担的工作中可能带来的专业技能。他们可能意识到其工作交接实践有待改善，但又很欣慰因为有团队支持，他们能很好地共同处理医疗紧急情况。或他们可从医疗层面找出值得关注的问题，为机构实践提供反馈。学习和工作之间的关系无疑是复杂的，这在许多医学教育文献中都有论述。下一节对此进行回顾。

医学教育文献中工作与学习的关系

“基于工作的学习”和“工作场所中的学习”这两个术语被认为在 20 世纪 80 年代“已被收纳进高等教育的词典中”（Evans et al.，2011）。当时的人们认为，将基于工作活动的学习融入高等教育中，是一种“认真参与并积极迎合我们这个时代的经济、社会和教育需求”的尝试（Boud and Solomon，2001，p. 3）。长期以来，基于工作活动的学习一直是包括医学专业在内的专业教育的特征，这种学习的时机和持续时间会受以下因素影响：课程模式的选择、工作场所可容纳的人员容量、监管机构的要求。在阅读医学教育文献的过程中，我们注意到，对工作-学习关系的理解和表达存在着多种倾向。

第一种倾向是，文献倾向于关注早期的职业塑造、毕业生是否为医疗工作做好准备。少有研究提出对与工作相关的连续学习的深刻见解，而这正是支撑医疗实践发展的根本所在。更资深的医务工作者继续为工作或从工作活动中学习的方式被边缘化，或被缩减为计算继续职业发展的小时数。然而，如果将基于工作的学习理解为“工作和学习这两个人类与社会基本过程之间的关系”（Evans，2012，p. 6），结果将会是每个医务工作者都将在其整个工作生涯中，通过工作学习并为工作而学习。基于工作的学习并不专属于特定的职业群体（如医疗专业人员）或处于工作生涯特定阶段的工作群体（如应届毕业生）。强调特定工作群体的学习者地位，可能会使学习和工作脱钩而将二者区别对待，却忽视了二者的相互建构关系。我们为了工作而学习，同样也从工作中学习；人为地区分工作服务的时间和教育活动的时间淡化了这种关系。因此，有必要更细致入微地阐释贯穿医疗专业人员整个职业生涯的工作和学习的关系的本质。

第二种倾向是强调教学和评价方法，而非学习本身。这也许是由于对本科教育及其把关功能的强调所致。但我们注意到，关注作为教育者的医生的职业发展的师资培训文献可能过于严格地遵循了“……分发让人在教学中照葫芦画瓢的教学配方和模式”的方法（Dewey，

1916，p. 170）。对可能是教学实践基础的学习的概念，人们关注甚少。一些评论家甚至认为教育话语毫无用处：“教师们要的是简单的信息、概念和引导，我们的责任是避免复杂性和促进实用性”（Steinert，2000，p. 48）。

这种观点遭到一些人的反驳，这些人对很多医学教育研究的非理论本质持批评态度。他们认为，为了理解和发展教育实践，人们需要拓宽对学习的概念理解与阐释（Swanwick，2005；Bleakley，2006；Bordage，2009；Morris and Blaney，2010）。我们支持这一立场。

最后一个倾向是关于医学中工作和学习关系本质方面的教育学论述有限。考虑到医学的学徒制具有悠久而丰富的历史传统，这一现象令人感到惊讶。在历史发展进程中，像医学这样的职业已经形成了对知识的创造、经验的获取进行自我调节的机制，并对课程进行了相应调整。医学的学徒制教学实践可能早已根深蒂固到只有当其不再具有可持续性或监管关系发生变化时，才需要将其明确化。

Beck 和 Young（2005，p. 183）对近年来人们在专业自主权、专业知识和身份认同体验方面所面临的挑战发表了强有力的评论，并对这些挑战带来的后果进行了探讨，“尤其是在专业自主权、专业知识和身份认同与知识、客户以及大多数人工作所在的组织结构之间的关系”方面。

人们在不断增加的工作和培训实践规章制度中，或许最容易观察到医学界、国家与社会之间关系的变化。英国的医学职业“现代化”就是这样一个例子，这引发了对医学毕业后教育的目的和实践的公众调查（Tooke，2007）。其与《明日医生》（*Tomorrow's Doctors*）的最新版本（GMC，2009a）都反映了当前政策出于对患者安全的考虑而对专业标准和责任的关注。人们对展示安全工作实践“证据”的需求，可能加速了全球范围内向胜任力导向的培训模式转变的进程。虽然这些变化背后的意图可能是好的，但却可能为基于工作的学习带来不良的后果。例如，在越来越重视风险规避的环境下工作的临床医生，或许不太可能将部分工作委派给比他们年资低的医生。如果工作和学习密不可分，这会减少低年资医生的学习 / 培训机会。而低年资医生在没有密切监督的情况下履行患者照护职责，可能会增加，而非减少他们的医疗实践风险。这一领域的教育学论述有限，医生们就无法用理论和概念资源武装自己或挑战政策制定者关于教育和培训医生之最佳方式的信条。

对医学教育中工作与学习关系的简要探讨表明，我们需要从三个层面深化对基于工作的学习的思考。首先，提供更细致入微的、贯穿整个职业生涯的医疗工作和学习关系的论述；其次，为关键的教育争论提供基础，以拓宽人们目前对学习的理解；最后，提供概念性工具，使医学界能够对快速变化的基于工作的学习环境做出有意义的反应。

改变医学教育和培训的方法

我们已经提出，当学徒制的传统医学教育方法（从理论输入开始）受到挑战时，基于工作的学习应成为焦点。新的监管安排让以往封闭的教学实践置于外部审查之下，而改变后的工作模式使学徒制难以为继。例如，在临床工作中引入轮班制，削弱了传统学徒制的培训关系纽带。稳定的社会、组织和个人体系对学徒制的持续起支持作用，这方面的例子在全球范围内俯拾即是。Flexner 改革在美国和加拿大创建了一个连贯的、可共享的医疗培训方法，并对全球的培训模式造成了影响（Flexner，1910）。1947 年成立的英国国家医疗服务体系（NHS）为规划医疗培训提供了条件，确保高年资医务人员充分履行培训职责。学徒制度在不确定时期和体制改革中被削弱，这会分散和减少医疗保健服务和资源供应（Morris，2011；Dornan et al.，2011）。例如，医疗实践的进步和人口统计数据的变化（如慢性病患病率的增加）支持了向社区医疗保健的转变。这给依赖医院床旁教学的系统带来了压力。可用于教学的床位数量减少了，而占用这些床位的患者的医疗需求却越来越复杂，超出了受训人员的处理能力范围。

学徒制的具体形式经历了几个世纪的演变，但可以被视为一种寻求将理论和实践元素相结合的方法。学徒的专业学科知识和基于工作的知识都同时得到提升，等于将古时候的学术研究型医师（magister medicinae）与工匠型医师（medicus）融合联通起来。基于牢固关系纽带的学徒制，不出所料地有助于个人和医学职业自身的身份认同建设。

这些融入专业的社会化过程，包括思考、感觉和行动的方式，通常被称为医学的隐性课程。7 个世纪以前，这些元素是可见的，那时的维也纳医学院学生被要求遵守与他们学习和实践方法相关的实践规则，并扩展到个人行为（Calman，2006）。虽然我们可能会发现关于“贤妻的特点”方面的指引已经过时了，但“对不要去参加聚会的提醒”以及“远离俗世的警示”（Calman，2006）与英国本科医学教育从第一天起就灌输给学生的怎样才适合行医的论述，有着异曲同工之妙：

> 医学生必须意识到，他们在临床环境之外的行为，包括在他们的个人生活中的行为，都可能对他们是否适合行医产生影响……任何时候的行为都必须配得上公众给予医学专业的信任（GMC，2009b，p. 7）。

期待学生表现得像已经在行医的医生一样的这种期望，与 1968 年发布、Todd 主笔的《皇家医学教育委员会报告》中的措辞存在差别，后者假定“本科课程的目标不是培养出一个医生的成品，而应该是培养出一个受过广泛教育的人，这个人可以通过进一步的培训成为一名医生”（Todd，1968，p. 23）。

我们建议，本科医学教育应继续作为在专家指导下的专科医师培养的起点。本科阶段的学习应视为为了日后能够顺利开展工作而进行的学习。在工作场所中的学习经历，能为医学生提供一瞥未来职业生活与医学实践的机会，并为在他们在大学期间所获得的知识提供丰富情境。临床实习能提供真实机会来演练思考和行动方式，但从用工角度看，学生不是医务工作者。“受过广泛教育”的毕业生只有通过毕业后阶段的进一步培养才能最终成为一名医生。毕业后阶段的学习可视为既是为了工作而学习，又是在工作中学习。知识被运用到工作活动中，同时又是培养方案里的课程内容。这里的“知识”包括存储在个人记忆中的每一种知识，具体包含基于先前经验、技能和敏感性（譬如如何才能成功解决问题，具体策略如何）的事实性知识（您所知道的）和实践性知识（您所知道要做的）等。学员将知识带到工作场所，并逐渐在医疗工作中承担更重大的责任和面对更复杂的问题。经验更丰富的医生依据工作场所的环境和条件决定将哪些类型的工作委派给学员，并确定哪些实践操作需要导师或上级医师监督。从实践和理论层面，都一贯要求学生去实践，而且“从教育学角度来看，只有基于事先投入的智力工作，并在整个表现过程中重新从事（的实践），才能成为工作”（Kerschensteiner，1950，p. 55）。

如果将工作的概念定义为一个渐进的发展过程，则更有经验的专业医师们将继续为工作而学习和从工作中学习。复杂的案例、不断变化的工作实践、新制定的临床方案和快速变化的知识库都能为专业实践的发展提供动力。在这里，新的知识来自这种工作实践，通过学术讨论、教育和研究活动进行传播。

从有关学习的文献中，我们能找到一些概念化的方法来区分在医学生涯的不同阶段之间工作和学习的不同关系。首先是 Sfard 有关学习的两个截然不同的隐喻：“学习即习得”和“学习即参与”（Sfard，1998）。前者强调个体学习者和知识与技能的获取，是对本科医学教育的一个很好的指导性隐喻。在这个隐喻下，学生要通过一系列评价过程证明自己已获得进入医疗行业所必需的知识和技能，并将获得的知识付诸实践。而“学习即参与”把焦点放在集体上，把学医看做“成为医生”和获得医疗界归属感的过程，并强调学习者充分参与群体工作。学习即参与的预期终点是学员能够充分参与医疗工作，对毕业后培养更具指导意义。医师只有通过充分参与医疗工作才能提高医疗水平，故学习即参与也许在医学事业的后期阶段会成为有关专业学习的主导性隐喻。

我们已经注意到，人们明显不愿参与关于基于工作的医学学习的教育学讨论。我们不像他们那样不情愿，因为我们深信，这种教育学讨论的发展，对于在医疗生涯的各个阶段维持和发展高质量的基于工作的学习机会至关重要。关于基于工作的学习的文献的详细和持续的批评超出了本章的范围，可参考其他文献［可参见 Malloch 等（2011）所著作品集等］。但为了厘清和强调医疗工作的学习价值，有必要了解关键的论点。下文在医学学习的情境下，对“基于工作的学习”的概念化的发展趋势进行回顾，以期反思并加强医学学习方法。

理解基于工作的学习

我们在有关“基于工作的学习”的文献中发现了两大教育思想流派，二者分别对应了 Sfard（1998，pp. 4-13）的两个对立的隐喻。从个体转向集体已被视为历史趋势（Hager，2011）。“学习即习得”这一隐喻包含了对学习的个体化描述，这种描述起源于心理学，可视为行为主义与认知理论的结合体。Hager 注意到了行为主义的早期影响，即“学习只能通过直接可见的东西来理解和解释”，并进一步假定“可以预先确定工作表现的观念仍然具备极强的诱惑力。这种虚假的希望在很大程度上巩固了胜任力导向的培训近期获得的大部分支持”（Hager，2011，p. 18）。

Illeris（2011）注意到，人们把注意力从职业资格转向了职业胜任力，认为后者具有更广泛的基础，可以充分体现一个人的实际能力。胜任力涵盖了先备知识、技能和经历，以及它们在工作活动中的应用。近期向基于胜任力的毕业后医学培训的转变，发生的范围很广泛，但批评声和有关医学培训本质的争论也随之四起（ten Cate and Scheele，2007）。人们提出了对以下问题的关切：基于胜任力的课程的还原论性质（Talbot，2004）、要培养的是医学专业人员的卓越能力而非胜任力（Tooke，2007），以及在多种场合下对多种胜任力进行评估而产生的“勾选框文化”（Collins，2010）。在理论层面，胜任力概念体现的是“好医生的宽泛的、一般的属性”（ten Cate and Scheele，2007），而在操作层面，能力概念体现在对胜任力的具体描述和相关的评估机制中。最近一项关于在医疗保健教育中如何使用该术语的分析（Fernandez et al.，2012）强调了区分胜任力的概念化和操作化的重要性，导致一些人提出要把胜任力的概念转变为“置信职业行为”（ten Cate and Scheele，2007）。如果我们愿意将某些工作委托给他人，那就表明我们对他人相应胜任力的认可。

行为主义原则很难应用于不可观察的行为（如思考），这时就要依靠认知理论的贡献。Hager（2011）引用 Chris Argyris 和 Donald Schon（1978）的著作，指出基于工作的学习的一些早期理论就源于认知理论这一思想流派。Schon（1983，1987）根据 Dewey（1916）的文章，对行动中和针对行动本身的反思做出了解释。Dewey 所提出的反射性行为的概念，概括的是“困惑”后的结果：个体在做出行为规划之前，会先仔细分析形势，找出问题所在，并假设可能的行为会导致什么结果。反思性行为与临床推理实践密切相关。关于医学中基于工作的学习的其他广泛流行的论述，都借鉴了 Kolb 提出的“体验式学习周期”（Kolb，1984）和 Knowles 对成人学习与成人教育学做出的解释（Knowles，1973）。Bleakley 等（2011）注意到，目前缺乏对这些医学教育文献中的原始文本进行的系统性、批判性研究，相关论述都过于简略，缺乏针对临床协作活动的复杂性的必要解释力。以 Schon 的论述为例，他对技术合理性提出了反对和批评，因为并非所有执业医师都会真正做到将理论应用于实践。他也一贯不赞同反思性实践的说法，指出医生的职业现状是复杂而混乱的。他探索了执业医师具备的专业素养，发现他们能在行动中不断反思，当实际情况脱离教科书的轨迹时，也能够做到随机应变。这与强制性的行为反思和完成反思档案袋相去甚远。Schon 的文字只反映出众多复杂的教育观点中的一个例子，还有许多观点没有得到翻译传播。

对于工作或基于经验的学习的行为和认知解释，有一种批评是，它们将学习描述为非情境性和非中介性。这些受到批评的说法在对学习的阐释过程中，既没有明确考虑环境的塑造或约束力，也没有经过经验更丰富或专家级别的他人的把关。相比之下，Vygotsky 提出的说法更具启发性，针对“更有知识的他人”的贡献，以及他们如何通过符号和其他工具来调控学习过程，他提出了一种新型的概念化方法（Vygotsky，1978）。Vygotsky 的贡献使思考的范围从个人对周围世界的理解方式转移到解释与他人（同辈、前辈和老师）共建知识的方式中去。因此，虽然学员可能还不能完全独立地从头到尾完成一项任务，但他们可以在必要时接受安全网支持和更有知识的其他人的指导。这描述了社会背景下（社会建构主义）的个体学习概念。社会认知理论还提供了对个人活动与环境本身相互作用的理解方法。例如，Bandura 着眼于个人、认知和环境（交互决定论）之间的动态相互作用，认为它们共同决定了个人的自我效能和随后的行为（Bandura，1977，1997）。学员独立工作的能力部分取决于自我效能以及在需要时环境中易获取的支持。

社会认知理论着眼于学习者与环境之间的相互作用，重点将学习解释为个人的内部过程。从一个场景到另一个场景的转移，被假定为一种给定条件，整体上也被视作是没有问题的。因此，知识的产生、获取和随后的使用的情境是独立于学习者和学习过程进行阐释的。目前尚缺少支持学习情境转换理论的研究，但心理学类型的理论仍在研究学习的文献中占据主流地位。Bransford 和 Schwartz（1999）强调了增加直接迁移可能性的策略，例如，确保学习的深度，不要停留在表面；将概念呈现于多个情境中，而非将概念局限在某一特定情境中；启发学生提问题（思考“如果……会怎样”），强调元认知，重点鞭策学生反思和探索问题解决的策略。强调基于问题的学习和基于案例的讨论模式，主张习惯性“反思”和临床推理技能的培养，似乎都支持这种情境迁移。但是，Colliver（2004）提出警告，医学教育中关于迁移的大规模（课程规模的）或小规模研究都不是结论性的。确实，有人认为，“有很多迁移失败的例子，这就可以让人认为正性迁移至少是一种相对罕见的结果”（Bransford and Schwartz，1999，p. 66）。

但是，该作者继续指出，这可能是因为研究重点放在了直接迁移上，因而忽视了“为未来学习做准备”中涵盖的一些关键迁移要素。此处他们指的是个体在知识丰富的环境中学习的能力，即利用现有资源（文档、文本和同事的支持），迅速适应新环境。这一定位可能需要我们重新思考有关“准备”的文献，我们会在下文详述此点。这些学习相关的观点可能存在局限性，但至少引发了有关迁移的讨论。在解释学习的内部-外部连续体的另一端，可以在社会文化理论中找到。这些理论认为，所有的学习都是处于具体情境中的，这从本质上否定了人们将知识和实践从一种工作环境带到另一种工作环境中的理论。

社会文化理论

Hager（2011）提出的第二类基于工作的学习借鉴了社会学和社会人类学理论。在学习的社会文化理论中，学习的构建不由个人获取知识的成功程度决定，而在于他们是否能够充分参与未来的工作，并融入工作群体。Becker 等（1997）对 20 世纪 50 年代美国医学培训的研究和 Sinclair（1997）近年对英国医学培训的分析，更充分地阐释了个人融入医疗职业环境、加深专业身份认同、提高实践能力的过程。可以说，对帮助人们借助这套理论理解基于工作场所的学习做出最重大贡献的是 Lave 和 Wenger。他们决心“拯救学徒制”（1991，p. 29），并提出“实践共同体”中“合法的边缘性参与”这个说法，利用这两个在一个短语中一前一后出现的概念，分析基于工作的学习。“合法的边缘性参与”重点关注新加入某一群体的个体（如进入本科医学学习阶段的高中毕业生或加入医学团队的学员）如何提升自身活动的目的性，提高准备度，并最终独当一面。工作活动的精心分配已成为吸引新工作者参与群体共同开展的复杂实践活动的一种教学策略。

Lave 和 Wenger（1991）使用“共同体”一词想点明的是群体的技术知识以及将群体维系在一起的社会关系。这样一来，他们探讨的就不是专家（experts）与新手（novices），而是新人（newcomers）与老手（old-timers），并概述了新加入某一群体的人会如何改变原来的某些活动，表明了实践的发展在各个职业阶段的工作者之间都是多方向的。他们的论述启发人们重新审视基于工作的学习的地位。在他们看来，工作已成为学习中课程内容的一部分，学习已渗透进日常工作的方方面面。他们的论述还可用于分析经验丰富的工作者进入新的工作角色、团队或组织时如何利用基于工作的学习机会。

Lave和Wenger的研究影响了对基于工作的学习的反思，但也不乏批评（Hughes et al.，2007；Cairns，2011）。Lave和Wenger自己也承认实践共同体的概念尚不完善，而且很难界定实践共同体的生命周期。这给那些努力寻找合适分析单元的研究者带来了挑战（Matusov，2007）。

实践共同体被说成是“友好而温和的”，这未能揭示学习的情感维度（Turnbull，2000）及权力关系对新人获得的工作活动类型的扭曲——这可能反过来会限制学习。他们的研究在分析新人如何获得群体工作上特别有益，但在分析专家实践者在群体之间的流动上尚待完善。其他人认为，这个概念本身是保守的，顶多只适用于解释如何通过渐进式发展逐步实现稳定的工作实践，不适用于实践迅速扩展的变革时期（Engestrom，2001；Hager，2005；Fuller，2007）。这可能会限制这个概念在发展新实践中的作用。

学习的社会文化理论的最大价值也许在于明确了工作场所和工作活动对学习提供的支持（Hager，2011）。Wenger（1998）丰富了实践共同体的概念。他研究了社会实践是如何支持“归属和成为”过程的（在思考工作场所如何支持身份认同时具有意义）。Billett（2002，2004）提醒人们注意考虑特定工作场所是否可能“邀请”学习者加入并提供支持，以及个人能动性如何影响工作者寻找和参与基于工作的学习机会。这些想法可以帮助我们思考为什么某些工作者比其他工作者能够获得更丰富的基于工作的学习机会。比如，受训年级者在工作中会有丰富多样的工作实践机会，而非受训年级者工作实践可能更局限，学习机会也因此受到限制。

另外，出于能力水平考虑，与那些无经验的学员工作者相比，非受训年级的、经验丰富的工作者会被赋予更大的工作范围、更复杂的工作。Fuller和Unwin（2004）在其“限制性-可扩展性学徒制连续体”中，也阐述了上述受限工作实践带来的受限学习。他们提出了一个有用的分析工具，让人们思考嵌入在日常工作实践中的学习机会。思考的结果可能会意外显示某些类型的工作者更具优势。

在医学教育文献中，有可能找到一些有意或无意地从社会文化视角出发的研究示例。最近发表的聚焦医疗场所中的学习的民族志研究越来越多。其中几个研究探讨了学生和住院医师如何利用不同类型的查房带来的学习机会。这些研究探索了不同的参与者能够在多大程度上识别病例讨论（morbidity and mortality rounds）中内在的学习机会（Kuper et al.，2010）、儿科查房中潜在的学习机会（Balmer et al.，2010）以及激发这些潜在机会所必需的策略（Prado et al.，2011）。这些研究共同提出了一个问题，即学员能够在多大程度上识别和获取工作场所活动中固有的学习机会，以及如何使这些活动更加有意而为。另有研究探索了可以在多大程度上将毕业后轮转期和本科生实习期概念化为实践共同体（Cornford and Cornford，2006；Morris，2012）。这两项研究都指出了学员和学生充分参与所在社区工作机会受到的限制。最近一项关于医学毕业生首次准备就职情况的研究也强调了这一点（Illing et al.，2008）。Roberts（2009）指出，这种向更大的医疗责任过渡的趋势可以被概念化为准备充分程度，这促使人们重新考虑工作的情境性，并质疑是否有可能做好充分的准备。社会文化视角也许提供了丰富的、情境化的基于工作的学习的描述，但依然缺乏对实践（和学习）在情境之间的迁移的描述。无论我们站在哪种视角，都需要进一步思考情境迁移带来的“问题”。

克服情境迁移中出现的问题

在Hager（2011）的分类和Sfard（1998）的隐喻中所包含的关于学习的观点都招致了批评，当我们不偏颇地利用这两种观点时，它们的价值就会提升。在专业教育领域，目前的研究在理解情境迁移概念方面所作的贡献是有限的。个体理论将情境迁移视为一个相对没有问题的概念。社会文化理论认为学习是全程在情境中进行的，而非先在一种情境中产生，再运用到另一种情境中去的间断过程。我们发现，医学教育文献中存在这种相互冲突矛盾的观点。例如，Brown（2010）做出了一个论述：这样一个关于学习的观点如何塑造了临床沟通技能的教学，以及情境迁移的过程（从教室到临床工作场所）本身存在哪些问题，因而需要基于工作的支持和监督。最近学界开始担忧医学毕业生对医疗实践的准备情况（Illing et al.，2008），并涌现了更多有关向更大医疗责任过渡的文献（Roberts，2009；Kilminster et al.，2011；Tallentire et al.，2011），让人们重新审视关于情境迁移的假设。

Eraut（2000，2004）进一步探讨了专业人员在其工作活动中获取和使用的知识类型。他将知识迁移中相互关联的各个阶段进行分解，逐个分析执业医师是如何认识到某些先备知识需要先根据实际情况做出转变，才能应用到场景中的（Eraut，2004）。这种联系也并非是自动形成的，因为知识生成的逻辑和情境有所不同。一个经典的例子是对“如今的医学生一问三不知”的哀叹。实际情况是这样的，一个理论知识储备极其丰富的医学生，却可能很难从其先备知识中识别出可应对实际工作场合中遇到的复杂问题相对应的知识点。

在包括护理和药学在内的一系列专业背景下，如何将知识运用到工作中的方法，已经成为许多探索“情境重构”概念研究的主题（Harris et al.，2007；Evans et al.，2011）。本研究基于四种模式的类型学，对基于工作的学习进行了有益的重新思考。这四种模式的类型学捕捉到了学习者在不同学习场境之间转移时，知识被情境重构的方式（Harris et al.，2007；Evans et al.，2011）。

当编码知识（通常是基于科目或学科的）被选择（通常会被简化）纳入正式的学习计划时，人们就可以看到知识**内容的情境重构**（content recontexualization）。例如，在一个本科课程中，涉及对课程内容、知识呈现顺序的选择等。关于什么应该（或不应该）被纳入最初的专业形成阶段的问题存在诸多争论，这通常反映出更广泛的社会政治和专业议题。例如，在 2003 年，继英国医学总会（GMC）（1999）的《医者为师》（*Doctor as Teacher*）出版之后，教学技能首次被纳入英国的本科课程中。上述课程内容的增加发生在“医学教育职业化”时期（Swanwick，2008），同时期，英国卫生部开展了“医疗事业现代化”项目，引入了更结构化、更正式的毕业后医学教育（DoH，2004）。

情境重构的第二种形式被称为**教学方法的情境重构**（pedagogic recontextualization），这发生在教师关于如何将基于学科和基于实践的知识整合在一起的决策阶段。在此阶段中，教师会选择以何种方式实施教学、开展学习和评估实践。在医学本科教育中的解剖学教学的实施地点和方法就是一个范例。剑桥大学（Cambridge University）依靠尸体解剖的教学形式（Blackman，2006），这与半岛医学院（Peninsula Medical School）采用活体与表面解剖（Mclachlan and Regan De Bere，2004），以及杜伦大学（Durham University）采用三维解剖成像技术（Patten，2007）进行解剖学教学的决定形成鲜明对比。三所大学选择了截然不同的教学方式，都提出了自己选择相应教学方式的合理性，并延伸到从教育学到社会政治学的范畴。选择继续进行尸体解剖教学的学校可能是为了遵循传统，而采用革新教学方式的学校是为了让教学中出现的解剖形式更符合临床实践情况。第二所学校特别考虑到解剖学知识产生的实践和情境会影响医学生将理论知识应用到实践中去的过程。其他在医学领域的教学方法情境重构例子可以在采用综合的、以系统为基础的和以问题为基础的课程中看到，每一种都反映了将以学科和以实践为基础的知识结合在一起的愿望。同样，模拟教学的广泛应用可被视为创造学习者、工作者综合运用各类型知识的空间，以弥合正式学习空间和工作场所间差距的有益尝试。

工作场所的情境重构（workplace recontextualization）的内涵包括工作场所的活动是如何支持知识发展的，其他工作者又是如何提供指引、监督、技能辅导和职业行为的启发式指导来支持学习者的知识发展的。临床实习或见习在多大程度上提供了真实的基于工作的学习体验还有待讨论，不过，它很早以前就成了早期职业培训的一项内容，这说明它的确有助于学习者将知识应用于实践。在英国医学总会为医学院校提供的三个版本的课程指导中，可以找到证明这一点的生动例子（GMC，1993，2003，2009a）。每个版本都对学生临床体验的时间安排、性质和组织方式提供了专门指导。最新的指南规定，至少要为学生提供一名辅导者，即每个学生都至少要与一名低年资医生一起工作，以帮助学生做好医学职业生涯的准备。

然而，工作场所的情境重构并不仅在医学生进入工作场所的过渡阶段发生。工作者转入一个新团队、新组织或更高的职位时，经常会遭遇一个不适期。他们会在这个节点寻求理解工作场所的实践，并确定他们如何能迅速地对这些实践做出有意义的贡献。如今人们越来越强调要有唾手可得的教育性督导、技能辅导和启发式指导，这或许从一个侧面反映出医疗保健人员流动性越来越高，在同一岗位停留时间越来越短的现状。最后，**学习者/雇员的情境重构**（learner/employee recontextualization）是指，工作者（无论是新进人员，还是经验丰富的医者）将自身所有的先备知识汇集并整合在一起，以理解、发展和重塑工作活动和身份认同的方法（Evans et al.，2011）。这一概念与 Bandura 描述的自我效能和 Billett 的个人能动性之间产生联系。学习者的情境重构可见于个人去建构意义的实践中，通常通过与周围其他工作者的对话中、经常在正式的支持结构之外实现。

人们通过回顾基于工作的学习相关文献中不同的意见，区分出了不同的教育思想流派。认知行为流派的文献让我们能够分析个人的学习轨迹并讨论将在一种情境中产生的知识运用到另一种情境中的方法。知识迁移流派的文献给予了警示，提醒我们这一过程很复杂，而且是非线性的。社会文化流派文献则提供了理解学习是如何在情境中发展，并通过在实践共同体的工作而产生的方法。对情境化学习的强调有效地平息了关于知识迁移的争论。最近关于探讨如何将知识运用到工作中的研究将这两种思想流派联系起来，提供了具有建设性的情境重构分类，这又反过来引导我们去检验可能支持整个医生职业生涯中专业实践发展的教学策略。从医学职业生涯中不同角度所产生的范例，已被用于说明学习理论会对现有实践起到怎样的启发作用。在提供这些范例时，人们会同时提出关于基于工作的学习在多大程度上被明确地重视和支持的问题。在本文最后一部分中，我们将重温医学生涯的三个阶段：初步职业塑造阶段、毕业后培训阶段、继续职业发展阶段。在每个阶段，我们都要思考如何能将这些关于学习的知识运用到工作中去，进而重新思考如何为“为医学工作而学习”和“从医学工作中学习”提供支持。表 18.1 节选并概述了有关基于工作的学习的文献中的一些理论贡献。

加强“为医学工作而学习”和“从医学工作中学习”

初步职业塑造阶段

英国医学生在大学的医学院学习知识，并主要在国家医疗服务体系（National Health Service，NHS）的场景中进行与工作相关的学习。英国医学总会（GMC）为临床实习安排提供指导和建议——学生在这些实习安排中要么作为患者照护的观察者，要么担任贡献者，“出现在提供医疗保健或相关服务的环境中”（GMC，2011a，p. 2）。

在辅导下实践（student assistantships and shadowing）是临床实习的特有形式。这种形式下，临近毕业的学生与低年资医生一起工作，并协助医生的日常工作。各类实习旨在帮助医学生为第一个医疗岗位做好准备，因此这些实习强调临床技能的预演并提高对医疗团队工作的参与度（GMC，2011a）。在工作场所的这些经历可让学生熟悉医疗环境、深刻地理解医疗实践，并获得机会来演练早期工作活动的各个方面。

仔细阅读 GMC 关于本科医学教育的指南（GMC，2009a，2011a）就可感觉到学习被视作广义的认知行为。《明日医生》（*Tomorrow's Doctors*）提倡开展可使学生“将理论和实践联系起来”的、基于学习结果的课程（GMC，2009a，p. 51）。《明日医生》在学习成果部分“反思、学习和教导他人”主题下，强调本科毕业生要能在整个职业生涯中通过系统而持续的反思来获取、应用和整合知识，并在必要时将反思转化为行动（GMC，2009a）。但对本科教育的终点，是从社会文化角度去解读的，旨在促进学员更多地参与和融入医疗工作场所、团队和实践中。在这些准则中存在着一种矛盾：医学院的主要责任被概述为要保护患者，使其

表 18.1　从基于工作的学习相关文献中精选的理论贡献及临床教育工作者所面临的问题

精选的理论贡献	临床教育工作者所面临的问题
将知识与经验联系起来 “反思性经验”的概念源于面对难题或困惑后引发的仔细分析、问题定义和将假设发展为行动计划（Dewey，1916） 教育学意义上的“工作”是一个知识持续积累的过程，积累的知识反过来指导工作，培养学员自我反思的习惯和能力（Kerschensteiner，1950） 将专业实践描述为专业技巧，以“行动中的知识”和“行动中的反思”为基础（Schon，1983）	当前的反思性实践概念与从前的论述是否一致？ 是否有可能“捕捉”反思性思想并将其转变为未来行动的计划（然后实现）？ 什么样的工作活动包含“反思性经验”？反思一定会导致（学习的）变化吗？
在知识与实践间建立联系 工作是将基于不同的价值观和逻辑的多种类型的知识应用于实践的过程。情境重构的过程在其中发挥了作用，并可得到不同教学法策略的支持（Harris et al.，2007，Evans et al.，2011）	我们在不同的学习场所和实践场所间转移时，该如何将不同形式的知识投入运用？ 在院校和工作场所中，什么样的课程和教学策略有助于融合“基于学科的知识”和“基于工作的知识”？ 哪些工作活动支持知识的发展和使用？（共同）工作者是否为此类发展提供支持？
在实践中学习 实践共同体中的“合法的边缘性参与”的概念（Lave，Wenger，1991；Wenger，1998）鼓励人们探索新人是如何成长为有目的共同群体活动的充分参与者的。工作成为学习课程的一部分 工作场所是否愿意“邀请”学习者加入、情境中的支持的分布存在很大的差异性。个体能动性会影响学习者和工作者认识、重视和参与基于工作的学习的程度（Billett，2002，2004） “学徒内容”可多可少，可落在“限制性-扩展性连续体”上的任一点；工作实践的组织、分布和支持方式，决定了学员在当前和未来能得到多少学习机会（Fuller and Unwin，2006）	我们组织的工作活动，在多大程度上促进了新人充分参与到群体活动中？我们该如何塑造工作场所，让每个新人都能获得公平的工作活动分配和平等的学习机会？ 我们在多大程度上认识并明确了工作活动对我们自己和他人的内在学习价值？我们如何才能更有效地实现这一点？ 我们如何改变不同形式的工作活动的“结构”，以提高工作活动的学习价值？ 存在哪些可能促进或阻碍个体工作者参与的因素？我们该如何利用这些因素？ 现有的工作场所给全体工作者提供的机会，具有多大程度的限制性或扩展性？

免受伤害（当患者参与学生培训时）；而这一点，连同人们对实践预演和准备的强调，使我们对某些学生实习活动的真实性和意义提出了质疑。

那么，在最初的职业塑造阶段，人们该如何加强基于工作的学习呢？关键在于内容和教学方法的情境重构。Evans 等（2011）提出，**逐步释放**是至关重要的支持原则，强调的是关注知识和工作场所各种要素的排序和融合。这支持了课程模式的转变，即从在前期猛灌知识的模式，转向知识和实践结合起来慢慢教的模式——如基于问题的、螺旋式和整合式课程模式。逐步释放在工作场所中同样重要。临床教师可成为知识的“经纪人”，帮助学生在从正式场合学到的知识和从实习中观察到的实践之间建立明确的联系（图 18.2）。

教学方法的情境重构，始于被认为存在问题的迁移、有人积极探索如何实现迁移的位点上。临床数据、叙事、纸质案例和基于案例的讨论的应用，可能有助于学习者超越知识生成的原始情境，实现各类概念性理解的发展。换一种思维来看待模拟技术在教学中的使用，将其视为教室和工作场所之间的中介环境，是另一种情境重构支持策略。考虑到知识被运用的方式以及实践可如何被进一步发展的问题，人们与其将模拟教学看作预演未来实践的地方，还不如将其视为重温经验的地方。用于床旁教学的各种传统教学法通过让学生在诊断、治疗和预后上反复思考，可使学生的临床思维得到训练，在模拟教学中这些传统教学法也能发挥作用。如果能获得知识渊博者的支持与帮助，并有机会积极参与到患者照护活动中，那么成

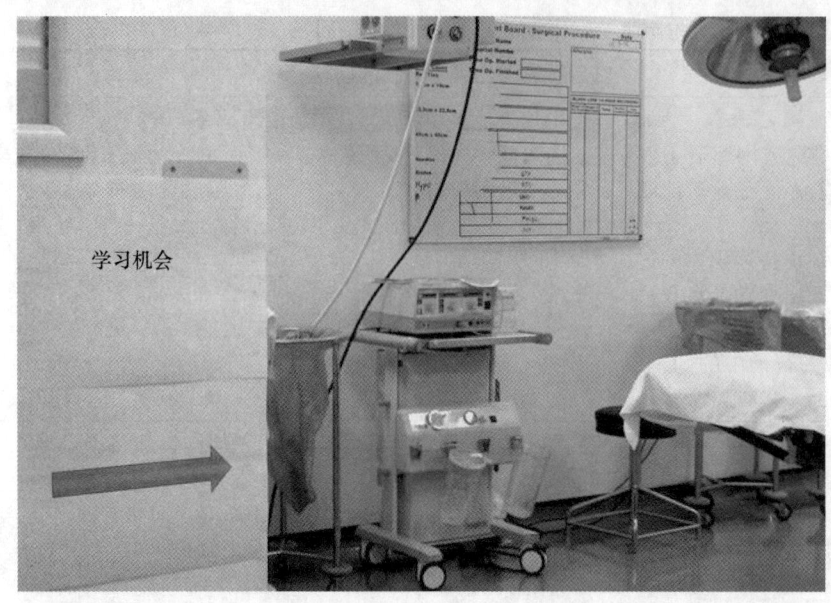

图 18.2 基于工作的学习机会

为医疗团队中的一员会极具意义。但为了让学生参与，专门制定计划，就意味着要花时间去考虑学生可能独立承担的工作的方方面面，尽管学生会得到支持。通过以上策略，学生会“应邀”共同承担工作中各方面的责任，临床实习的价值也会得到体现。

毕业后培训

在英国，毕业后医学培训方案由皇家学院、GMC 和各校研究生院制定，同时，这些部门也提供相应支持。毕业后医学培训在英国可大致分为三个阶段：基础阶段、核心阶段和专科培训阶段。在英国有超过 60 个医学专科，本章不会对所有培养方案和操作框架进行全面的情境分析。以下的评论在某种程度上也算是通过主题分析概括英国毕业后培训相关思想和实践的发展趋势。

在英国，毕业后医学教育组织方式的主要转变是从一个有一定期限的学徒制转变成以时间来衡量的基于胜任力的模式（Tooke，2007；Morris，2011）。可将此转变看作毕业后阶段学习从社会文化取向转向认知行为取向。毕业后培训方案采用基于学习结果的、评估胜任力的实践模式，这源于从医学院校毕业后头两年的基础阶段课程的引入。所有专科、所有培训阶段都采用或拓展了兼具形成性评价和终结性评价功能的基于工作的评价方式。培养方式改革的初衷是明确并捕捉通过工作而产生的学习。然而，课程实施中，重点在于确保工作场所允许学员获得特定的能力。二者的区别虽然微妙，却很重要。对于前者，工作场所是课程内容；而对于后者，课程是强加于工作场所的。

培训改革已成为政治审查和专业审查的重要主题；正式的评审和评估描述了在具体情境下，新培养方案的实施如何可能影响带教老师和学员的工作活动，带来一种迎合监管机构要求的“勾选框”文化（Tooke，2007，Collins，2010）。此处存在着一个冲突：基于工作的培养方案正式化后，会将注意力从通过工作而产生的学习转移到展示在工作时产生的学习。这无意中使工作的学习价值被低估了。研究表明，学员在认识工作活动的学习的隐性价值方面存在困难，这更说明了上述冲突的存在（Swanwick and Morris，2010）。工作的学习价值如何能在毕业后培训阶段被强化呢？

逐步释放（gradual release）仍然是促使学员逐步全面参与所加入的群体工作的一个支持性原则。这包括系统考虑如何将工作委派给学员，以支持他们在承担起越来越重大的责任和越来越复杂的工作时的学习与发展。与逐步释放类似的一些原则，为“责任分级”理念提供了依托。“责任分级”指“谨慎地增加学员有能力进行的实践；首先是在监督下进行实践，然后是独立地开展实践工作”（PMETB，2008，p. 36）。

逐步释放和责任分级在操作性技能培养上最容易实施，但这两个概念也同样适用于判断问题、解决问题的能力的培养，可通过基于案例的讨论等具体方法实施。值得注意的是，尽管正式文件支持增加工作量和责任，但现实往往不同（Roberts，2009；Kilminster et al.，2011）。将关注点从胜任力转移到扩大“置信职业行为”范围，会支持这种方法。同样，即将执行的在基础培训①期间将基于工作的评价转变为“监督式学习事件”，会加强这些工具原本预期的形成性评价功能。

工作场所的情境重构是临床和教育性监督的一个重要组成部分。临床导师的角色可以理解为使“通过工作产生的学习”变得明晰。工作场所的情境重构涉及病例汇报活动（如“在今天上午的查房中，思考一下检查结果如何导致我们对原计划的治疗策略进行调整”）和复盘（如“跟我谈谈你对这个病例的全程管理，说一说你是如何根据出现的新信息来调整诊疗措施的”）。工作场所的情境重构涉及反馈和临床医生的“有声思维”技术——指临床导师口头分享诊断推理过程，以及使学员能够针对问题提出自己的解决方案的启发式引导技术。教育监督可理解为，为确保学员获得丰富、广泛的学徒期学习而对工作活动进行的组织（Fuller and Unwin，2006）。这可以通过促进教师或督导小组来支持。他们认识到学员的发展是由一系列同事支持的，包括那些自己专业分组以外的同事。要将向更大的医疗责任转变的时期视为关键的强化学习时期，需要配以正式的支持；此外，还应逐步增加责任（Kilminster et al.，2011）。

继续职业发展

英国医学总会（GMC）负责监管英国医生的继续职业发展（continuing professional development，CPD）。每位医生都应积极提高实践技能，最近的指南草案（GMC，2011b）规定，CPD 活动中，有一些应以改进团队或组织中的实践为目标。GMC 正在根据对国际惯例和文献的系统回顾（GMC，2011c）对 CPD 进行探讨。他们的重点很明确——CPD 应确保医生为患者提供安全有效的照护。CPD 指南为实现这个目标提供了一系列参考，重点强调通过工作而产生的学习的特殊价值。此外，还在学术讨论及已出版的文献和灰色文献的基础上，着重强调反思是值得提倡的学习过程（GMC，2011b）。

医生通过工作活动提高业务能力所受到的关注，比医生在职业生涯其他阶段受到的关注要少得多。至少在英国的情况如此。然而，恰恰是在正式培训方案和评价制度要求之外的工作场所，却提供了最丰富的学习机会。有一种假设是医生会激活通过非正式工作产生的学习潜力。这种假设遭到了越来越强调评价、再认证的反驳。这些方法要求出示明确的证据证明职业发展活动已在一定时期内增强了医生的实践能力。这可能会在无意中贬低了丰富的、充满机会的“学习时刻”的价值——有时，与同事的一次偶然交谈或一个在“学习时刻”的“灵感忽现”，会为人们的专业实践提供崭新而重要的顿悟。如何能加强贯穿于医生整个工作生涯中的基于工作的学习呢？

工作场所的情境重构仍然很重要，在培训年级后继续提供督导或启发式引导会很有价值。如果工作量和团队的分散挤压了非正式的专业对话机会，则可能有必要通过制度化来确保机会的提供。例如，可将原本只是为了实现监管功能的评估改造为丰富的同行对话的机会，以支持实践技能的发展。偶尔开设联合门诊或组织考察其他机构，可以为学员提供反思自己的业务能力并向他人学习的机会。要重视交班、团队的病例汇报与复盘，将其视为支持个人业务和团队业务水平发展的沟通交流过程。一个 5 分钟的经验教训总结可以让自己和他人都更明晰。

职业生涯中工作活动的多样化带来了丰富的学习机会。变化可激发为工作而学习的热情，并提供在工作中学习的新机会。在同意给同事代班或在新的工作环境中承担部分工作时，可能对不同团队工作实践产生深刻的理解并形成日常工作环境中的实践经验。在选择担任明确的教育或临床领导者角色时，新的实践技能提升机会就会出现。同样地，对审计、治理和研究活动的积极参与可能会使可应用于工作的新知识应运而生。

---

① 指英国本科医学教育后的两年毕业后工作场所培训，是医学院教育和专科 / 全科培训的过渡期，参考 https：//foundationprogramme.nhs.uk/programmes/。——译者注

再谈为医疗工作而学习

本章探讨了在医疗工作生涯不同阶段工作与学习的本质关系问题，以及这些关系如何经由个人、组织和社会因素所塑造。我们认为，要在医疗领域开展基于工作的学习，当务之急是要开展教育学讨论。这种讨论必须超越对培养方案模式和教学策略的描述，并与有关学习的主要学术讨论相结合。这样，人们就有可能重新思考当前阶段基于工作的学习。在当前阶段，已产生变化的监管关系和工作情境使之前可持续的学徒制实践受到了威胁。人们已提出了克服知识和技能迁移中出现的问题的策略，同时也提出种种策略，重视和调动受训者通过工作产生的学习。最后，本章还提出了医学职业生涯中的各个阶段扩展基于工作的学习的价值的方法。医学拥有将工作场所视为重要学习阵地的悠久传统。医学的未来将依赖于贯穿于整个医学职业生涯的工作–学习关系的复兴。

结论

- 基于工作的学习是一种目的源于工作情境的学习模式。医疗人员在其整个职业生涯中都要在不断变化的工作情境中工作。因此，基于工作的学习在医疗人员职业生涯的各个阶段都占据至关重要的地位。
- 在本科医学教育情境中的学习，学界主要从认知维度去阐释；而对毕业后培训和继续职业发展情境中的学习，则主要从社会文化角度去阐释。我们只有将两者融合在一起，重新思考医学职业生涯各个阶段的学习，才能对医学教育中基于工作的学习模式形成全面的理解。
- 在整个卫生专业人员的职业生涯中，个体通过在不同的就业和学习场所之间移动来获取经验和知识。对于如何在事实性知识与实践性知识、技能以及敏感性之间建立联系，值得进一步的探索。情境重构的概念可能有助于这种探索。
- 关于工作和学习之间关系的讨论在医疗职业生涯的不同阶段各有不同。通常这样的讨论是基于胜任力以及一套新的实践改善要求的。目的源于工作情境的学习涉及更广泛的方面，如学习如何胜任当前的工作，学习如何胜任下一份工作，或学习在不同的情境中工作。因此，要扩大基于工作的学习的讨论范围，让基于工作的学习这个悠久的医学传统沿袭下去，让工作场所作为专业学习重要阵地的角色得到认可。

参考文献

Argyris, C. and Schon, D. (1978) *Organisational Learning: A Theory of Action Perspective*. Reading, MA: Addison-Wesley

Balmer, D., Master, C., Richards, B., Serwint, J., and Giardino, A. (2010) An ethnographic study of attending rounds in general paediatrics: understanding the ritual. *Med Educ.* 44: 1105–1116

Bandura, A. (1977) *Social Learning Theory*. New York: Prentice Hall

Bandura, A. (1997) *Self-efficacy: The Exercise of Control*. New York: W.H. Freeman

Beck, J. and Young, M. (2005) The assault on the professions and the restructuring of academic and professional identities: A Bernsteinian analysis. *Br J Sociol Educ.* 26(2): 183–197

Becker, H., Geer, B., Hughes, E. and Straus, A. (1997) *Boys in White*. 5th edn. New Jersey: Transaction Publishers

Billett, S. (2002) Workplace pedagogic practices: co-participation and learning. *Br J Educ Studies.* 50(4): 457–481

Billett, S. (2004) Learning through work: Workplace participatory practices. In H. Rainbow, A. Fuller, and A. Munroe (eds) *Workplace Learning in Context* (pp. 109–125). London: Routledge

Blackman, H. (2006) Anatomy and embryology in medical education at Cambridge University, 1866–1900. *Med Educ.* 40: 219–226

Bleakley, A. (2006) Broadening conceptions of learning in medical education: the message from team-working. *Med Educ.* 40: 150–157

Bleakley, A., Bligh, J., and Browne, J. (2011) *Medical Education for the Future. Identity, Power and Location*. London: Springer

Bordage, G. (2009) Conceptual frameworks to illuminate and magnify. *Med Educ.* 43(4): 312–319

Boud, D. and Solomon, N. (2001) *Work-based Learning: A New Higher Education?* Buckingham: SRHE and OUP

Bransford, J. and Schwartz, D. (1999) Rethinking transfer: a simple proposal with multiple implications. *Rev Res Educ.* 24(1): 61–100

Brown, J. (2010) Do the communication skills of medical students transfer to the workplace? *Acad Med.* 85(6): 1052–1059

Cairns, L, (2011) Learning in the workplace: communities of practice and beyond. In M. Malloch, L. Cairns, K. Evans, and B.N. O'Connor, (eds) *The Sage Handbook of Workplace Learning* (pp. 73–85). London: Sage

Calman, K. (2006) *Education, Past, Present and Future. Handing on Learning*. Edinburgh: Churchill Livingstone

Collins, J. (2010) *Foundation for Excellence: An Evaluation of the Foundation Programme*. London: Medical Education England

Colliver, J. (2004) Full-curriculum interventions and small-scale studies of transfer: implications for psychology-type theory. *Med Educ.* 38(12): 1212–1214

Cornford, C. and Cornford B. (2009) A qualitative study of the experiences of training in general practice: a community of practice? *J Educ. Teach.* 32(3): 269–282

Department of Health (2004) *Modernising Medical Careers—the next steps. The future of Foundation, Specialist and General Practice Training Programmes*. Department of Health: London

Dewey, J. (1916) *Democracy and Education. An introduction to the philosophy of education* (1966 edn), New York: Free Press

Dornan, T., McKendree, J., and Robbé, I. (2011) Commentary: medical education in a time of complexity, uncertainty and reflection. A coda to the Flexner Report. *Med Educ.* 45(1): 2–6

Engestrom, Y. (2001) Expansive learning at work: toward an activity theoretical reconceptualization. *J Educ Work.* 14(1): 133–156

Eraut, E. (2000) Non-formal learning and tacit knowledge in professional work. *Br J Educ Psychol.* 70: 113–136

Eraut, M. (2004) Transfer of knowledge between education and workplace settings. In H. Rainbird, A. Fuller and H. Munro (eds) *Workplace Learning in Context* (pp. 201–221). London: Routledge.

Evans, K., Guile, D., and Harris, J. (2011) Rethinking work-based learning: for education professionals and professionals who educate. In M. Malloch, L. Cairns, K. Evans, and B.N. O'Connor (eds) (2011) *The SAGE Handbook of Workplace Learning* (pp. 149–161). London: Sage

Evans, K. (2012) Introduction: working to learning in clinical practice. In V. Cook, C. Daly and M. Newman (eds) *Work-based Learning in Clinical*

Settings. Insights from socio-cultural perspectives (pp. 5–18). Abingdon: Radcliffe

Evans, K., Guile, D., and Harris, J. (2011) Rethinking work-based learning: for education professionals and professionals who educate. In M. Malloch, L. Cairns, K. Evans, and B.N. O'Connor, (eds) *The SAGE Handbook of Workplace Learning* (pp. 149–161). London: Sage.

Fernandez, N., Dory, V., Ste-Marie, L., Chaput, M., Charlin, B., and Boucher, A. (2012) Varying conceptions of competence: an analysis of how health sciences educators define competence. *Med Educ.* 46: 357–365

Flexner, A. (1910) *Medical Education in the United States and Canada* (The Flexner report) [online]. New York: Carnegie Foundation for the Advancement of Learning. http://www.carnegiefoundation.org/publications/medical-education-united-states-and-canada-bulletin-number-four-flexner-report-0 Accessed 14 April 2012

Fuller, A. and Unwin, L. (2006) Expansive and restrictive learning environments. In Evans, K., Hodkinson, P., Rainbird, H., and Unwin, L. (eds) *Improving Workplace Learning* (pp. 27–48). London, Routledge.

Fuller, A. (2007) Critiquing theories of learning and communities of practice. In J, Hughes, N. Jewson, and L. Unwin (eds) *Communities of Practice: Critical Perspectives* (pp. 17–29). London: Routledge.

General Medical Council (1993) *Tomorrow's Doctors: recommendations on undergraduate medical education.* London: GMC

General Medical Council (1999) *The Doctor as Teacher.* London: GMC

General Medical Council (2003) *Tomorrow's Doctors.* London: GMC

General Medical Council (2009a) *Tomorrow's Doctors: outcomes and standards for undergraduate medical education.* London: GMC

General Medical Council (2009b) *Medical Students: professional values and fitness to practice.* London: GMC

General Medical Council (2011a) *Supplementary Advice: clinical placements for medical students.* London: GMC

General Medical Council (2011b) *Draft CPD Guidance for Consultation.* London: GMC

General Medical Council (2011c) *Continuing Professional Development: the international perspective.* London: GMC

Hager P. (2005) Current theories of workplace learning: a critical assessment. In N. Bascia A. Cumming, A. Dannow, et al. (eds) *International Handbook of Educational Policy* (pp. 829–846). London: Kewer

Hager, P. (2011) Theories of workplace learning. In M. Malloch, L. Cairns, K. Evans, and B.N. O'Connor, (eds) *The Sage Handbook of Workplace Learning* (pp. 17–31). London: Sage.

Harris, J., Evans, K., and Guile, D. (2007) Project report: Putting Knowledge to Work: Integrating Work-based and Subject-based Knowledge in Intermediate-level qualifications (1)—An orientation and a Framework. [online]. http://www.wlecentre.ac.uk/cms/files/projects/reports/PR_Harris-Evans-Guile_2007.pdf Accessed 9 August 2012

Hughes J., Jewson N., and Unwin L. (eds) (2007) *Communities of Practice: Critical Perspectives.* London: Routledge

Illing, J., Morrow, G., Kergon, C., et al. (2008) How prepared are medical graduates to begin practice? London: GMC. [online] http://www.gmc-uk.org/FINAL_How_prepared_are_medical_graduates_to_begin_practice_September_08.pdf_29697834.pdf Accessed 9 August 2012

Illeris, K. (2011) Workplaces and learning. In M. Malloch, L. Cairns, K. Evans, and B.N. O'Connor, (eds) (2011) *The SAGE Handbook of Workplace Learning* (pp. 32–45). London: Sage

Jarvis, P. (2006) Towards a Theory of Human Learning. London: Routledge

Kilminster, S., Zukas, M., Quniton, N., and Roberts, T. (2011) Preparedness is not enough: understanding transitions as critically intensive learning periods. *Med Educ.* 45: 1006–1015

Kerschensteiner, G. (1950) *Der Begriff der staatsbürgerlichen Erziehung* [The concept of civic education]. Munich. Cited in: UNESCO: International Bureau of Education (1993) *The quarterly review of comparative education.* Paris, vol. XXIII, no. 3/4, 1993, p. 807–822

Knowles, M. (1973) *The Adult Learner. A Neglected Species.* (4th edn. Houston: Gulf Publishing

Kolb, D. (1984) *Experiential Learning.* Englewood Cliffs, NJ: Prentice Hall

Kuper, A, Nedden, N, Etchells, E., Shadowitz, S., and Reeves, S. (2010) Teaching and Learning in morbidity and mortality rounds: an ethnographic study. *Med Educ.* 44(6): 559–569

Lave, J. and Wenger, E. (1991) *Situated Learning: Legitimate Peripheral Participation.* Cambridge: Cambridge University Press

Malloch, M., Cairns, L., Evans, K. and O'Connor, B.N. (eds) (2011) *The SAGE Handbook of Workplace Learning.* London: Sage

Matusov, E. (2007) In search of 'the appropriate' unit of analysis for sociocultural research. *Culture Psychol.* 13: 307–332

McLachlan, J. and Regan De Bere, S. (2004) How we teach anatomy without cadavers. *Clin Teach.* 1(2): 49–52

Morris, C. and Blaney, D. (2010) Work-based learning. In T. Swanwick (ed.) *Understanding Medical Education* (pp. 69–82). Chichester: John Wiley & Sons Ltd

Morris, C. (2011) *From time-served apprenticeship to time-measured training: new challenges for postgraduate medical education.* Thesis presented in partial fulfilment for EdD, Institute of Education, University of London

Morris, C. (2012) Re-imagining 'the firm': clinical attachments as time spent in communities of practice. In V. Cook, C. Daly, and M. Newman (eds) *Work-based Learning in Clinical Settings. Insights from socio-cultural perspectives* (pp. 11–25). Oxford: Radcliffe

Oswald N. (2005) Agenda for change: agenda for learning change. *Educ Prim Care.* 16: 644–647

Patten, D. (2007) What lies beneath: the use of three-dimensional projection in living anatomy teaching. *Clin Teach.* 4: 10–14

PMETB (2008) *Educating Tomorrows Doctors. Future models of medical training; medical workforce shape and trainee expectations.* [online]. http://www.gmc-uk.org/Educating_Tomorrows_Doctors_working_group_report_20080620_v1.pdf_30375087.pdf Accessed 9 August 2012

Prado, H., Falbo, G., Falbo, A., and Figueiroa, J. (2011) Active learning on the ward: outcomes from a comparative trial with traditional methods. *Med Educ.* 45: 273–279

Roberts, T. (2009) *Learning responsibility? Exploring doctors' transitions to new levels of medical responsibility: Full Research Report.* ESRC End of Award Report, RES-153-25-0084. Swindon: ESRC

Schon, D. (1983) *The Reflective Practitioner.* New York: Basic Books

Schon, D. (1987) *Educating the Reflective Practitioner: Towards a new Design for Teaching and Learning in the Professions.* San Francisco: Jossey-Bass

Sfard, A. (1998) On two metaphors for learning and the dangers of choosing just one. *Educ Res* 27(2): 4–13

Siebert, H. (2012) Sustainability communication: a systemic-constructivist perspective. In J. Godemann and G. Michelsen, G. (eds) *Sustainability Communication. Interdisciplinary Perspectives and Theoretical Foundations* (pp. 109–115). London: Springer.

Sinclair, S. (1997) *Making Doctors. An Institutional Apprenticeship.* Berg: Oxford

Steinert, Y. (2000) Faculty development in the new millennium: key challenges and future directions. *Med Teach* 22(1): 44–50

Swanwick, T. (2005) Informal learning in postgraduate medical education: from cognitivism to 'culturism'. *Med Educ.* 39(8): 859–865

Swanwick, T. (2008) See one, do one, then what? Faculty development in postgraduate medical education. *Postgrad Med J.* 84: 339–343

Swanwick, T and Morris, C. (2010) Commentary: Shifting conceptions of learning in the workplace. *Med Educ.* 44: 538–539

Talbot, M. (2004) Monkey see, monkey do: a critique of the competency model in graduate medical education. *Med Educ.* 38(6): 580–581

Tallentire, V., Smith, S., Skinner, J., and Cameron, H. (2011) Understanding the behavior of newly qualified doctors in acute care contexts. *Med Educ.* 45: 995–1005

ten Cate, O. and Scheele, F. (2007) Viewpoint: competency-based postgraduate training: can we bridge the gap between theory and clinical practice? *Acad Med* 82(6): 542–547

Todd, T. (1968) *Report of the Royal Commission on Medical Education.* London: HSMO

Tooke, J. (2007) *Aspiring to excellence. Findings and Recommendations of the Independent Inquiry into Modernising Medical Careers*, London: MMC Inquiry.

Turnbull S (ed.) (2000) The role of emotion in situated learning and communities of practice. Working Paper 59. *Productive Learning at Work.* Sydney, Australia: Lancaster University Management School, University of Technology

Vygotsky L (1978) Tool and symbol in child development. In M. Cole, V. John-Steiner, S. Scribner, and S. Souberman (eds) *Mind in Society: the development of higher psychological processes* (pp. 19–30). Cambridge, MA: Harvard University Press,

Wenger, E. (1998) *Communities of Practice: Learning, Meaning and Identity.* Cambridge: Cambridge University Press

第19章

非住院医疗中的学习 Learning in ambulatory care

John Dent

译者：刘润青　审校：牛　颖

大多数专科中的大多数患者会因病情不重而接受居家管理，临床方法的教学组织必须考虑到这一点，合理利用门诊、日间患者治疗场所和家庭治疗。

DJ Jolley

转载自 *British Medical Journal*，DJ Jolley，'Bed numbers and good medical education'，292，p. 1596，Copyright 1986，经 BMJ 出版集团许可

引言

我们对医学教育有兴趣的原因也许是我们既想帮助学生学习，又想帮助临床医生教学。一般而言，医生和其他医疗专业人员具有某种教学本能（Hesketh & Laidlaw，2002），这是进一步教学指导和员工发展活动的基石。虽然医生往往有终身的住院教学经验，但在非住院医疗环境中的经验可能较为有限。考虑到繁忙的门诊环境，在这里开展教学可能面临时间限制和种种不便。正如 Skeff 所说（1988，p. S31）：

> 许多教师对教学有着内在的渴望和热情，却因为肩负多重责任而分心。如果不明确强调非住院环境中的临床教学的重要性，不难想象，他们专注于教学的时间将会减少。

2000 年，Fields 等写道：

> 和社会整体一样，当代医生务必要承担确保未来医生接受高质量医学教育的重任。如果实施得当，非住院教育可发挥其独特的优势，满足学生、执业医师，尤其是患者的需求。
>
> Fields et al.（2000）

本章提出六个基本问题，以帮助我们发展机会进行非住院医疗教学：

1. 为什么要在非住院医疗中进行教学？
2. 在非住院环境中能教什么？又能学什么？
3. 非住院医疗教学的场所都在哪里？
4. 如何帮助学生在非住院环境中学习？
5. 非住院医疗教学的适当时机是什么？
6. 谁可以在非住院环境中实施教学？

我们还提出了以下问题：

- 如何评价非住院环境中的学生？
- 如何评估非住院环境中的教学？

为什么要在非住院医疗中进行教学？

“非住院医疗涵盖医院内任何接收非住院患者的场所”（Dent，2005，p. 302）。非住院医疗可以提供医生、患者和学生会面的理想教学情境。医院实践的变化，导致适合本科教学的住院患者减少，而与此同时，要教的学生却越来越多。从 1970—1990 年，在处理急性病的专业科室，患者的住院时间从 11.3 天减少到 6.1 天；现在 70% 的医患接触都发生在非住院环境中（Lawson & Moss，1993）。住院患者要么出现紧急症状，正在接受积极的临床治疗或检查，

要么表现出超出本科核心课程范围的医疗问题。简言之，“与过去相比，住院部对实际医学实践的代表性可能有所降低。而且对于学生来说，跟过去相比，住院部也不再是习得基本临床医疗知识和解决问题的方法的理想场所”（Fincher and Albritton，1993）。早在 1986 年，Pergoff 就认识到住院教学面临的这些挑战，并呼吁变革，以调动更多资金和资源用于非住院医疗教学。要解决这些问题，就必须开辟新的教学场所（Bentley et al.，1989）。如果医院病房不能良好地呈现社会健康状况和疾病谱，那么，正如国王基金审查结论所说，“若要反映社会上健康和疾病的真实全景，就必须更多地将门诊患者和全科诊疗用于教学”（Towle，1991）。“在建造新设施时，应预留供门诊教学使用的空间”（Krackov et al.，1993）。如果非住院医疗要想成为现代医疗实践的重要方面，那么“跟随患者的教学”就很重要（Lawson & Moss，1993）。

时间已经过去近 20 年，但问题仍然没有解决。三级医院中适合教学的住院患者越来越少，而有教学需求的医学生却越来越多。Parry 等（2002）认为，临床教学需要突破三级医院这种传统的教学场所，到地区全科医院寻找机会。最近，英国医学总会（GMC）指示，临床教育“必须提供各种环境中的教学活动，比如医院、全科诊所、社区医疗服务机构等”（GMC，2009a）。

一些研究发现，非住院医疗的学习经历能有效提高学生的知识和技能水平（Frye et al.，1998）；也有研究发现，学生更喜欢门诊学习，而非住院学习（Lynch et al.，1999）。McLeod 等（1997）表示，住院教学更适合学生学习临床技能和疾病诊断；Kalet 等（1998）则发现，非住院医疗中学生与患者、教师之间的关系更好。不过，虽然看上去临床教学阶段为学生安排了足够多的与住院患者和门诊患者接触的时间，可是实际的接触时间很可能不足（McKergow et al.，1991；Davis & Dent，1994）。

病房里往往只有少数合适的患者供学生诊疗，且并不总能遇到适合教学的临床环境，教职工的工作压力也比较大，这些常常导致在病房开展的教学效果大打折扣。相比之下，门诊部门可以提供大量的常见病患者，他们更能代表一般医疗实践（Butterfield & Libertin，1993）。与住院患者不同，门诊患者通常无急重症；与模拟病人不同，门诊患者有临床病史，或许还有不断更新的检查结果。最后，现有大量文献表明，在不降低教学标准的前提下，本科医学教育可以在门诊和社区环境中安全地进行（Worley et al.，2004a；Lyon et al.，2006）。

在非住院环境中能教什么？又能学什么？

Stearns 和 Glasser（1993）提出，学生接触住院患者时，有机会学习病因学、病史、体格检查、实验室检查、治疗等方面的知识，而在非住院环境中，学生还有机会获得以下体验：

- 治疗的连续性
- 治疗环境
- 资源分配
- 健康教育
- 患者责任

学生能体验到治疗的连续性，以及跨学科医疗与基础医学和临床医学的整合；他们还有机会进行协作学习和自主学习、近距离观察医患沟通以及医生与其他医护人员之间的沟通（Irby，1995；Fields et al.，2000），见图 19.1。

尽管其中一些结果看起来很“软性”，但它们很重要。例如，针对医生的投诉往往是因为医生与同事之间缺乏适当的沟通，或医生没有对患者及其亲属做出充分的解释。几乎所有学习结果都可以在非住院教学场所显示或体验（Harden et al.，1997；Simpson et al.，2002）。最后，“非住院教学还可以让学生多次接触同一个临床问题，融会贯通，建立更复杂的知识体系”（Sprake et al.，2008）。与病房教学相比，门诊环境可为学生反思、导师反馈、形成性评价创造更多机会。

非住院教学场所都在哪？

三级教学医院和地区全科医院都能为学生提供接触非住院患者的学习机会。

传统场所

依照传统，在三级教学医院开展的医学院

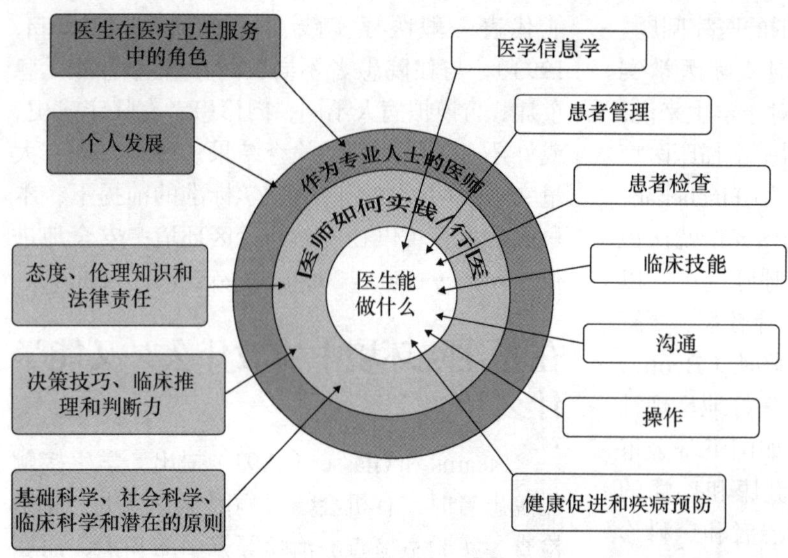

图 19.1 苏格兰医生的 12 项学习成果

J.G. Simpson，J. Furnace，J. Crosby et al. The Scottish doctor—learning outcomes for the medical undergraduate in Scotland：a foundation for competent and reflective practitioners，Medical Teacher，2002，24，pp. 136-143。版权归 Informa Healthcare 2002 所有，经 Informa Healthcare 获准使用。

本科临床教学以住院患者为中心。非住院医疗的学习，往往仅仅局限在门诊诊所，是内科或外科实习的一部分。

其他教学场所

若临床教师有相关安排，或是有学生积极主动争取，学生们则有机会到其他门诊场所学习，不过此类学习机会是偶然发生的，并无定期的、有组织的计划。其他可供教学的非住院场所包括：

- 与理疗师、职业治疗师、言语治疗师、营养师或矫形师一同进行的患者治疗活动。
- 筛查诊所，如产前诊所、婴儿保健诊所（well-baby clinic）或儿科日间诊所。
- 跨专业诊所，如在糖尿病诊所，学生可以接触各种医护辅助人员，包括专科护士、营养师、足科医生和验光师。
- 临床检查部门——如内镜检查室，由医生或执业护士带着做内镜检查，学生会获得上、下消化道内镜和膀胱镜检查的经验。

其他场所包括放射科、肾透析科、输血科、儿童发展中心和日间手术室。

因此，有必要开阔思路，发现可能适合教学的非住院新场所。有趣的是，在难以找到合适机会接触儿科患者时，学生发现在儿科病房游戏区和门诊候诊区可以接触到患儿（Bardgett & Dent，2011）。

不管合适的教学场所在哪里，最重要的都是制定一套结构化的综合教学方法。以下提示可供参考：

- 确定可用空间和资源
- 接触在那里工作的热情同事
- 制定结构化的教学计划
- 安排适当数量的学生在某一时间参加课程
- 提供教师发展机会并倾听反馈
- 让教学场所的医疗卫生服务提供者掌控教学

日间手术室教学

Dunnington（1990）在回顾日间手术室（DSU）的手术类型后发现，一些独特的临床经验只能在非住院手术环境中观察到。

在过去的 20 年里，医疗服务的变化使得住院的外科手术患者数量减少了 25% ～ 50%（DaRosa et al.，1992）。随着外科手术和麻醉技术不断进步，患者住院日变短、日间手术增加成为可能，日间外科手术的数量有所增长。这促使资源重新分配和外科教学调整。日间手术室成为了更主要的教学场所，尤其是在教学医院专科化程度不断提高，住院患者典型性变差的情况下（Schwartz，1992；Dunnington and DaRosa，1994）。

尽管存在这样的动因，Seabrook 等（1997）报告 DSU 仍然是尚未充分利用的非住院教学场所。在对 227 个 DSU 的调查中发现，仅有 45% 的 DSU 用于教学，学生每周现场学习时间超过了一天的 DSU 只有 7%。教学往往缺乏结构化，在手术室进行，以学生跟着外科医生学习为主。

可以从技能培训的角度看待这种可能未充分利用的学习资源。Nakayama 和 Steiber（1990）报告，学生在毕业前往往没有练习过基本的外科技能。Lossing 和 Groetzsch（1992）、Seabrook 等（1998a）都报告了对学生进行术前洗手、穿衣、戴手套、器械操作、缝合、切割和吻合等专业技能指导的积极效果，学生在此类培训后技能提升。2009 年，Kellet 等报告了原本以小班教学的手术室“礼仪”课程如何利用现有的手术室空间，在一天内向整个年级的 160 名三年级医学生讲授刷手、穿衣、戴手套。

已经有一些在日间手术室开展的、以学生为中心的结构化学习项目，学习内容包括术前评估、诊断、麻醉和手术程序以及跨专业术后恢复和后续随访（Seabrook et al.，1998a；Hannah & Dent，2006）。重要的是，在当前的工作环境中，尚未发现此类教学计划对患者照护产生负面影响（Rudkin et al.，1997）。实际上，患者在手术前平均要等待 3 小时，可以在这段时间利用患者进行教学（O'Riordan & Clark，1997）。

新场所

教学诊所

从常规的全科医生转诊信中挑选出符合学生学习需求的有特定疾病的患者，请他们去专门的教学诊所就诊。他们会被事先告知就诊时会有学生在场，就诊时间会比平时长。不过，他们将有机会就临床问题向专家咨询，如果有需求，患者还有机会在咨询结束时，与专家进行私下交流。

模拟病人临床教学

模拟病人可用于非住院环境中的临床技能练习。进行模拟病人教学之后，可以借助录制的诊疗过程视频为学生提供反馈（Myung et al.，2010）。

在一项研究中，让三年级医学生与标准化的血管病病人或与未经选择的常规门诊患者进行 4 小时的接触。研究发现，与常规门诊患者相比，标准化血管病病人在解决问题和临床技能的教学方面更有效，学生满意度和自信心也更高（Sullivan et al.，2000）。

非住院或社区医疗课程

Latta 等（2013）描述了一项针对九个医学学科的四年级和五年级学生的课程。该课程在毗邻临床技能实验室的模拟诊所进行，内容包括临床技能复习和围绕受邀的门诊患者进行的教学（并与病房教学相结合）。Kurth 等（1997）描述了一种结构化的学生学习模式，通过促进主动的自主学习来帮助学生适应门诊或社区临床环境。他们报告，该模式增强了跨临床场所的标准化学习，并提高了教学的成本效益。

站点培训

在某皮肤科腿部溃疡门诊教学中，利用候诊室空间和多个旁边的房间，让学生到不同站点进行包括复习学习资料、采集患者病史、护士带教检查、视频学习、同伴互助技能练习、计算机化自评等类似 OSCE 的学习过程（Stewart，2005）。

门诊教学中心（ACTC）

这是一个特别开发的结构化临床教学活动设施，有临床导师和来自临床志愿者库的非急性患者参与教学（Dent et al.，2001b）。

诊断和治疗中心（DTC）

这些区域中心的设施可以为学生提供各种非住院医疗机会，包括门诊咨询、康复和治疗课程，学生还能参加临床检验和日间手术（Dent et al.，2007）。

非住院医疗教学中心课程

ACTC 的开发是为了满足已确定的课程需求，包括体格检查练习、临床医学和基础医学的整合、批判性思维和判断。基于系统的课程以选定的临床志愿者和受邀的导师为基础，由 ACTC 管理员协调。建立志愿患者库以支持临床教学课程至关重要。这些“前患者”有真实的临床病史，体格检查结果可能显示身体有恙，但并无严重不适，也无需入院治疗。根据学生的学习需求，可以邀请有不同疾病的患者轮流参加。提供差旅费和一定的认可或赞赏能够很好地回报志愿者的教学参与。患者库协调员要对志愿患者进行招募、选拔、培训和分类，然后根据需要邀请他们参加教学课程，报销费用，并做好考勤记录。

非住院医疗教学中心管理员需要：

- 监督设施的日常运行，并接待使用非住院医疗教学中心的预订
- 总结患者的临床病史和治疗方法
- 收集并列出每天所需的额外的教学材料，对课程进行补充，为整合学习提供支持
- 以常驻非住院教学机构为中心

学生可以在每周的系统课程中参加一次 ACTC 课程，每次看 1 ～ 2 个不同系统疾病的患者。

诊断和治疗中心课程

在英国，一些地区全科医院已被重新委托在地区层面提供诊断和治疗设施，这就避免了门诊患者的三级医院转诊（网上邮件，2002；Walters，2003）。这种新的门诊医疗资源可用于学生教学（图 19.2）。

在邓迪附近一个农村诊断和治疗中心进行的临床选修实习，使得最后一年的学生在一系列门诊、康复和日间手术诊所进行 4 周的转科（Henderson，2005）。诊断和治疗中心的各学科临床工作人员担任导师，每周还提供两次由临床技术导师和全科医师进行的补充性临床教学（Dent et al.，2007）。Worley 等（2004b）尤其认为，这种以社区为基础的非住院医疗实习是传统教学医院临床培训的可靠替代方案。

我们如何帮助学生在非住院环境中学习?

非住院医疗场所是医疗服务提供者的工作场所，必然会以治疗病患为中心，因而乍一看可能并不欢迎学生参观。这一受监管的医疗环境中存在的教学障碍可能包括：患者接待量大、时间紧、学生独立接诊的场地不足、患者疾病的不可预测性。实施教学的难点可能包括：让学生熟悉工作场所，观察学生的表现并给予适当的反馈。

若要在医疗服务和教学工作之间实现平衡，需要制定适当的策略。良好的教学实践包括：营造适宜的环境，促进学生与患者之间的直接交流，观察学习者的表现，及时提供反馈，以及鼓励学习者在活动中和活动后对自己的学习承担更多的责任（Sprake et al.，2008；Ashley et al.，2008）。

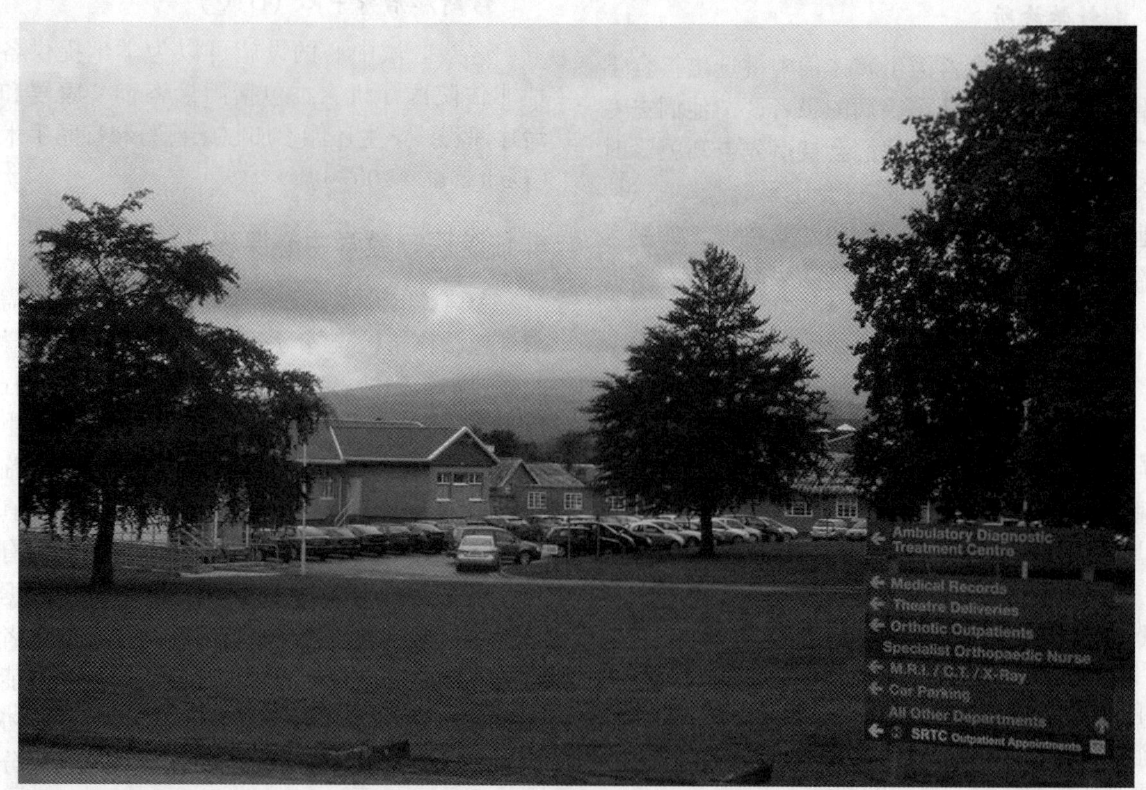

图 19.2 非住院医疗中心

在门诊部诊室

Feltovich 等（1987）表示："在大多数情况下，学生似乎都被安插在现有的诊所或教学模式中，而为实现学生最大教育收益做出的努力不足"。为使学生完全融入门诊部的常规工作中，可以借助许多方法，包括：让学生事先学习、上岗前评估其当前的学习能力、创造性地安排患者的预约时间。为学习者和临床医生同时安排患者，可能是利于解决此问题的方法（Regan-Smith et al.，2002）。

临床教师可能需要在出诊前向学习者介绍情况，使学生为预期的学习机会做好准备；并与学生讨论学习策略；策略可包括自主学习、出诊后的研讨或一个小型研究项目，以激发进一步的学习。上述活动均不应对正常接诊时间产生负面影响。

学生人数的不断增加，意味着门诊可提供的学生与患者一对一接触的时间变少。Ferenchick 等（1997）提出了五种策略，对学生和导师创新思维以解决问题有些许帮助：

1. "波浪式" 安排患者预约
2. 引导学习者适应患者
3. 让学习者在诊室进行案例展示
4. 运用 "一分钟导师" 的微技巧（Lipsky et al.，1999）
5. 有效地反思自身教学，形成有效的教学笔记供将来使用

但是，繁忙的门诊可能让人无所适从。Meadows（1979）发现："可悲的是，这个最重要的教学场所，也是患者需求和学生需求冲突最激烈的地方"。在这种情况下，应该找到多种模式管理学生群体，使教学发挥最大作用。那么门诊部可以用哪些简单策略辅助教学呢？以下是对不同数量学生的临床教学的管理模式（Dent，2009）。

旁观

所有参与的学生观察临床医生诊治患者，但在这种拥挤的情况下，通常无法与患者直接进行交流。

分散

学生观察某个患者的整个诊治过程，然后轮流到另一个房间独立接诊患者。

监督

先由学生单独与选定的患者问诊，然后再由临床医生监督学生们的表现。

汇报

学生先对患者进行独立诊疗，然后到主诊室向临床医生汇报该病例。

图 19.3 展示了在门诊诊室管理学生的模式。

说到底，选择最合适的教学模式取决于：

- 临床医生的参与人数
- 可用的房间数

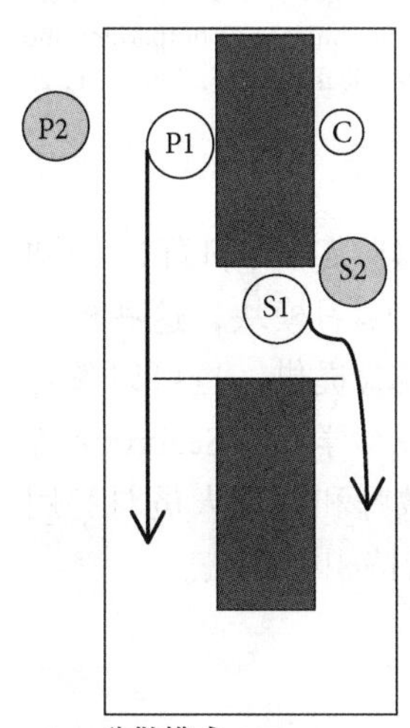

分散模式：
初诊后，学生轮流独立接诊患者

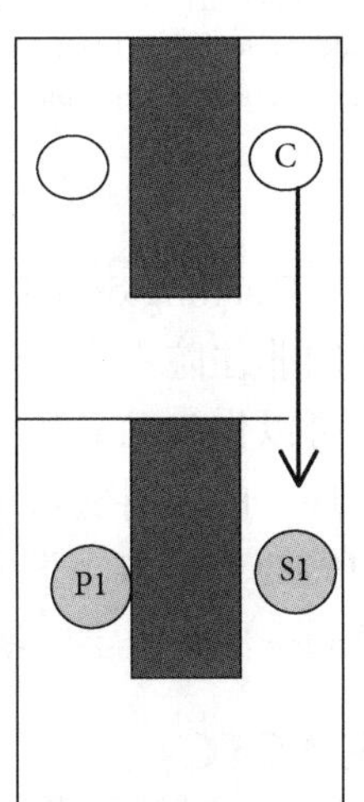

监督模式：
学生在导师的监督指导下为选定的患者看病

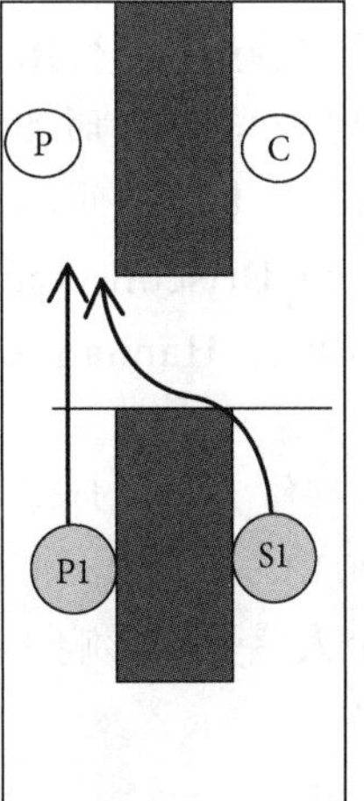

汇报模式：
学生独立为患者看病，并向临床医生汇报

C指临床医生，P指患者，S指学生

图 19.3　在门诊管理学生的模式

该图发表在 A Practical Guide for Medical Teachers，JA Dent and RM Harden，2009，版权归 Elsevier 所有

- 在场学生的人数和先备经验
- 预期的患者数量

在繁忙的非住院环境中进行有效教学的其他方法包括（Sprake et al.，2008）：

- 委托任务：教师把接诊的后半程交给学生来做，并观察其表现。
- 直接观察：让学习者旁观整个医患诊疗过程，着重观察医生分析病史和体格检查的特定部分，随后师生共同讨论。
- **高效转向（productive diversion）**：先由学生们接待患者名单下方的某位新患者，在预约门诊时间到时，学生将该患者转交给临床医生。
- 教育处方：将一些问题留给学生自己研究，并在之后展示答案。
- 趁热打铁：随时准备即时反馈和解答问题。

Ashley 等（2008）确定了 18 项更为详细的实用建议，以支持学生在门诊诊室或全科医生手术中学习（图 19.4）。

在临床检查室

放射科、血管评估和内镜检查都可以为学生提供与非住院患者接触的学习机会。学生可以携带结构化的记录本，记录患者及其病情，或者通过工作簿回答患者管理的问题，这两种方法都有助于学习（Dent et al.，2007）。

在日间手术室

学生可以跟踪观察患者整个就诊过程。从进入门诊，到与多学科团队互动进行术前评估和准备，再到手术过程中与麻醉师和外科医生互动，最后是包括出院计划和回归社区的后续护理的术后护理（O'Driscoll et al.，1998；Seabrook et al.，1998a；Hannah and Dent，2006）。

对于学生来说，将手术室作为学习环境可能存在较多困难（Lyon，2003），包括：

- 手术室的物理环境和对个人感受的影响
- 学生需要完成的教学任务
- 与手术室教职工的社会关系

图 19.5 所示的 12 条关于在日间手术室开展临床教学的建议可能有助于避免这些问题（Dent，2003）。

- 将学生视为怕您的人，将患者视为对学生热情的人。
- 平易近人，友好而不专横。
- 要知道，学生也许更愿意成对参与。
- 告诉他们会从您这里学到什么，您对他们的期望是什么。
- 确保每个患者都同意学生在场，并让学生知道征求了患者意见。
- 在接待患者之前，让学生熟悉患者。
- 如果时间和空间允许，先让学生单独与患者接触。
- 向学生简要介绍情况，或提供书面模板，指导他们的问诊 / 检查流程。
- 注意家具摆放位置让每个人都有参与感，并便于良好的眼神交流。
- 利用与学生的互动，为患者营造一个舒适、轻松的氛围。
- 鼓励学生与患者直接进行言语交流，使学生积极主动地参与诊治。
- 小心处理敏感问题的问诊，让学生参与能造福患者而不是伤害患者。
- 让学生代您动手操作所有力所能及的工作。
- 利用体格检查帮助学生与患者建立联系。
- 让他们练习汇报病例。
- 通过谈话，了解他们的知识水平，并据此满足他们的学习需求。
- 如果他们在回答问题时似乎遇到困难，请帮助他们理解您的问题。
- 结束前听取学生执行任务的情况、总结并强调关键信息。

图 19.4 帮助门诊诊室或手术室中的医学生学习的小提示

引自 J Ashley，P.，Rhodes，N.，Sari-Kouzel，H.，Mukerjee，A.，and Dornan，T.，'They've all got to learn'. Medical students' learning from patients in ambulatory（outpatient and general practice）consultations'，Medical Teacher，2009，31，2，pp. 1-8

Dunnington（1990）建议，外科部门必须转向非住院手术的结构化学习模块，这些模块既可以作为独立的整体经验提供，也可以整合到现有的外科实习中传授给学生。Seabrook 等（1998b）报告，学生、教师和管理人员对利用日间手术室教学的新举措持积极看法。

在 ACTC

经验表明，如果有现成的额外的教学资源，ACTC 的导师会更自如。这些内容可能包括：简要介绍与本节课相关的志愿患者的病史

准备
1. 确定学生可以在日间手术室中实现的学习目标
2. 争取机构支持，成立代表所有相关方的行动指导小组
3. 决定哪一年的课程从非住院教学中获益最大，以及可以容纳多少学生
4. 确定选择合适患者的方法
5. 确定学生为患者实施诊疗的空间
6. 在技能培训中心中预留空间
7. 为教职工提供教学发展机会
教学
8. 提供学习指南 / 日志
9. 聘请日间手术室导师 / 主管
10. 为学生提供反思、讲授和评价的机会
评估
11. 评估学生、导师和日间手术室教职工的反馈意见
12. 与有关各方讨论研究和发展的机会

图 19.5　在日间手术室开展临床教学的 12 条建议
数据引自 Dent，J.A.（2003）Twelve tips for developing a clinical teaching programme in a day surgery unit.Med Teach.25：364-367.

的、经过编辑的病例记录或总结；用于讨论患者管理的相关检查的实验室报告；图像（X 线片、CT、磁共振和临床照片）；如需回顾学校首选的临床检查方法比可能会需要的视频记录；以及供学生练习基本临床技能的诊断设备（Dent et al.，2001a）。

导师应抓住机会，帮助学生将其在非住院医疗课程中积累的临床经验整合到他们在其他地方学到的材料中。

可以参照学生早年的课程材料进行纵向整合。横向整合可结合目前在其他临床场景诊疗过的病例。

充分利用学习机会的教育策略

成功的非住院教学课程的关键在于采用结构化的教学方法。“必须挑选和制定适当的教学策略，以促进学生的学习，并最大程度地挖掘这些非住院场所提供的资源和机会”（Dent，2005）。需要制定策略，促进学生的学习，并找出学生与患者接触的广度和深度上可能出现的不足（Gruppen et al.，1993）。教育策略可能包括图 19.6 展示的内容。

结构化日志

可以按照课程学习结果或领域来安排学

结构化日志和档案袋（Patil and Lee，2002；Buckley et al.，2009）
整合学习
学习指南（Mires et al.，1998；Roth et al.，1997；Latta et al.，2013）
基于任务的学习（Harden et al.，1996）
临床成果记录
学习契约（Parsell，1997；Chan and Chien，2000）
学生的微技能（Lipsky et al.，1999）
以学习者为中心的方法（Wolpaw et al.，2003）
患者历程记录簿（Hannah and Dent，2006）
焦点讨论（DaRosa et al.，1997）

图 19.6　教育策略

习（Dent & Davis，1995）。EPITOMISE 日志（Dent，2009）以苏格兰医生的 12 项学习结果（Harden et al.，1997；Simpson et al.，2002）为基础，将学生的学习重点放在与非住院医疗中出现的各种患者有关的机会上。每遇到一个患者，学生都要自问三个问题：

- 你看见了什么？
- 你做了什么？
- 你学到了什么？

首字母缩略词 EPITOMISE 可帮助学生在接触患者时，关注全部学习结果：

E　代表伦理（ethics）和询问 / 沟通技能（enquiry）
P　代表体格检查（physical examination）
I　代表检验 / 检查（investigations）和解释结果（interpretation of results）
T　代表技术性操作（technical procedures）
O　代表备选诊断（options of diagnosis），又称临床判断（clinical judgement）
M　代表管理（management）和多学科团队（multidisciplinary team）
I　代表信息处理（information handling）
S　代表科学（sciences），包括基础和临床科学
E　代表教育（education），包括患者教育和对自身的教育

学生们记录自己与每名患者的互动和学习，然后反思下一步需要做什么，以进行更深层次的学习。

学习指南

奥塔哥大学（University of Otago）为学

生提供了结构化的工作手册，记录他们在非住院医学整合课程中的学习和操作性技能情况（Latta et al.，2013）。

明尼苏达大学医学院列出包含学习目标的一个页面的“非住院医疗工作表”，学生和导师在接触每个患者时都要填写该表格（Roth et al.，1997）。邓迪大学介绍了由两部分组成的妇产科学习指南（Mires et al.，1998），该指南涵盖主题（topic）、课程（programme）、学习要点（issues for learning）、临床任务（clinical tasks）和评价（assessment）等内容（缩写为TOPICAL方法）。在第二部分，即回应部分中，学生提交一份结构化的病例报告。

基于任务的学习（TBL）

基于任务的学习帮助学生在课程的临床阶段通过理解各种规定任务背后的概念和机制来学习（Harden et al.，1996）。

临床成果记录簿

学生需要证明自己具有完成一系列规定任务的能力。良好的日志对每项任务都有几个详细的描述词，通过这些词可以对单个学生在不同场合中的能力进行跟踪评估。

学习契约

Parsell（1997）介绍了一本指导学员和导师之间建立学习契约关系的低年资医生手册。具体指导包含双方共商学习目标课程，并有正式的回顾是否达标的机制。研究者发现该策略可以提高参与某护理专业学位课程中的学生的自主性和积极性，增加学生与临床导师之间的分享（Chan and Chien，2000）。

学生的微技能

Lipsky等（1999）介绍了学生在门诊活动前后该如何发挥主动性，利用“微技能”促进自己的学习。

以学习者为中心的方法

Wolpaw等（2003）介绍的“SNAPPS”方法要求学生：

- 总结病史
- 缩小鉴别诊断的范围
- 分析鉴别诊断
- 与导师深入探讨问题
- 计划管理
- 选择一个病例相关问题进行自主学习

患者历程记录簿

在日间手术室中，学生需要描述在门诊跟患者互动、术前评估、手术过程、术后恢复和随后的临床患者随访中的学习要点。

焦点讨论

定期与临床教师进行诊前、诊后讨论，可以激发学生对接诊患者相关问题的高阶思维。

其他资源

虚拟病人

这种方法能够提供基于计算机的交互式临床情景，特别有助于提高学生的临床推理技能（Cook and Triola，2009）。在西澳大利亚农村医学院，虚拟病人的病例通过在线或DVD的方式呈现，以填补学生在偏远或农村地区工作的临床经验空白，并通过后续的研讨，进一步讨论这些病例，更大程度地发挥这一资源的价值（Edelbring et al.，2012）。

录制学生接诊患者视频

学生小组和导师可以实时观看某学生向患者询问病史或行临床检查的视频资料，之后再由问诊学生本人回顾。系统呈现的同行点评和导师反馈及学生根据视频做出的自评，对学生本人来说都是极其宝贵的学习经历（Dent and Preece，2002）。

非住院医疗教学的合适时机是什么?

学生的非住院医疗学习可以从观察门诊医疗活动开始，逐渐过渡到在监督下的技能练习，最后发展到积极参与门诊医疗活动。非住院医疗实习对处于任何学习阶段的学生都有帮助。对于低年级学生来说，较早接触临床是创新型课程的重要特征（Harden et al.，1984），为他们提供了解临床的机会、体验和兴奋点，这些往往能激发学习。对于中年级学生来说，ACTC可以充当一座桥梁，连接临床技能中心的模拟学习和真实临床场景中真实医患接触中的学习。高年级学生则有机会接受学徒制教学，与临床医生一起参与到非住院医疗工作中，这也许可以借助平行诊室实现（Worley et al.，2000；Lake and Vickery，2006；Phinney and Hager，1998）。

谁可以在非住院环境中实施教学?

为了利用非住院医疗中出现的教育机会，临床导师必须保持足够的敏锐度，以“捕捉教学时机”（Bowling，1993）。热情和善良的特质能在很大程度上成就优秀的临床教师。

在非住院教学项目，特别是 ACTC 中，并不是所有的教学或督导都需要由内容专家或专业临床医生完成。

助教

对教学感兴趣的学生也可以参与。一些中心在一定期限内委派助教，助教可在接受临床培训的同时，参加医学教育证书类或文凭类课程的教学。这种委任经历可能开启新的学术生涯。

其他医护专业人员

其他医护专业的同事，如物理治疗师或儿科护士教育者，可以站在自己专业的角度，解释与临床问题相关的患者诊疗的某些方面（Bardgett and Dent，2011）。

同伴辅助学习计划（PALS）

高年级学生可应邀担任朋辈导师，与临床志愿者一起，协助低年级学生进行体格检查和病史采集，为教学项目作出贡献（Ross and Cameron，2007）。

临床导师

全科医生和各专科的医院医生都能帮助学生练习临床病史采集和检查。资深及退休临床医生的教学工作可以为教学项目提供宝贵的指导，尤其是在 ACTC 情境中。已有相关人士描述了一个 DSU 教学公司，该公司在医学教育专家的带领下，组建多专业的导师团队，专注于学生的主动学习和技能发展（Seabrook et al.，1998b）。

患者

在医生向患者做出简要解释并获得其知情同意之后，各类患者都能参与到项目中（Howe and Anderson，2003）（表 19.1）。

教师发展

纵然个体热情和积极性在教学中起着主导作用，文献也介绍了其他几种有效教学的辅助因素（Irby et al.，1991），比如了解医学院的课程和学习目标，以及目前的临床经验如何与学生先前的知识相适应；条理清晰；小组教学技能、临床监督技能；临床胜任力；角色示范作用和职业特点。

Anderson 等（1997）调查了 14 名参与非住院医疗教育教师发展的医学教育工作者。课程主要采用工作坊的形式，强调教学过程。他们建议课程应强调预先指导和计划、指导教师充分利用反思等指导后学习方式并训练学习者和其他临床工作人员在学习过程中更好地与教师们合作。而其他信息共享的方法，如简报和海报，可能比增加会议次数更受临床医生欢迎（Ker and Dent，2002）。最近，GMC 在其关于医学院的 QABME 报告中，对邓迪大学的新手入门系列手册给予高度评价（GMC，2009b）。手册以简单易懂的方式简要介绍了如何在不同地点加强临床教学（Dent and Davis，2008）。

表 19.1　患者和非住院教学

新患者 学生在场时，可能会遇到前来门诊的新患者就诊。这些患者的临床问题没有根据教学目的进行过筛选，因此会出现许多不适合学生现有学习需求的情况
经过筛选的患者 可从全科医生新转诊的门诊患者中选择与学生当前学习需求相关的合适的患者，并邀请他们去专门的教学诊所就诊
患者库中的患者 可以从不需要紧急医疗服务的既往患者中招募志愿者，组建患者“库”。可根据病灶所在身体系统对库中患者进行分类，并在基于系统的课程中，邀请患者参加学生课程中的适当部分（Brush and Moore，1994，Dent et al.，2001b）
标准化病人或模拟病人 标准化病人或模拟病人可能用于专门的教学诊所，展现特定的特点，让学生对特定技能进行专门练习（Myung et al.，2010）

Schofield 等强调对教师发展采用全面的、不限类别的方法（2010），该方法认为，对医学生开展教学并不仅是医学院的专利，应和不同程度地参与教学的其他医疗行业临床人员共享。教师发展资金的来源正变得多样化，这种邀请所有利益相关方参与的、涉及人群更广泛的教师发展方式正变得越来越合理。

如何评价非住院环境中的学生？

纸质版和电子版日志提供了连续评价学习的资料，有助于学生与导师互动，也评价了学习活动并提供了反馈（Patil and Lee，2002）。Denton 等的文献综述指出，“理想的日志应该是经济、切实可行且易被学生接受的，并且方便快速精准地核对相关数据，以便及时分析并反馈给学生和实习带教老师”（Denton et al.，2006）。

Buckley 等（2009）对学习档案袋进行了全面概述；电子学习档案袋有助于减少文书工作、提高反馈的即时性和有效性（Duque，2003）。

重点笔记（Peltier et al.，2007）已用于帮助学生学习病史采集和体格检查技能。

一场正式的小型临床评估演练（mini-CEX）需要 15 ～ 25 分钟，因此很难在常规门诊时间内进行。但学生们喜欢微型临床评估演练的即时反馈，这能让他们发现自身的长处和短板，有助于提高自身技能（Norcini et al.，2003）。

直接观察操作技能法（DOPS）是专门为评价实践技能而设计的评价方法。学习者在对真实患者执行操作流程时接受直接观察，评价者根据核查表对流程的具体部分进行评价并给予反馈（Wilkinson et al.，1998；Norcini and Burch，2007）。

视频复盘提供了自我复盘、同伴批评和导师反馈的机会（Dent and Preece，2002）。

图 19.7 展示了一些非住院医疗学习者评价方式。

纸质版和电子版日志
纸质版和电子版学习档案袋
重点笔记
微型临床评估演练
视频复盘

图 19.7 非住院医疗教学学习者评价方式

如何评估非住院环境中的教学？

东卡罗来纳大学写了一篇比较非住院教学体验和住院教学体验的报告（Lynch et al.，1999）。该报告共收集了 5 个临床见习单位 72 名学生的评估问卷，历时 12 个月。报告表明，在非住院场所的体验更令人舒适，威胁性更小，且有更好的时间安排；非住院场所可以明晰学生角色和责任，具备更多的监督教学机会。其他研究表明，与住院教学相比，医学生在非住院医疗场所可以见到更多样化的患者问题（McLeod et al.，1997），而且对教育价值的评分也更高（McLeod et al.，1999）。Hajioff 和 Birchall（1999）发现，92% 的学生更愿意单独接诊患者。

教学活动的开展会在多大程度上影响医疗和临床效率？在管理式医疗环境中，重要的是任何新的教学要求都不得对患者的福祉或医生和实践场所的生产力产生负面影响。规范学习并强调学生自主学习的教学模式可以提高非住院医疗教学的成本效益（Kurth et al.，1997）。当学生在场时，非住院患者的咨询时间没有受到不良影响（Hajioff and Birchall，1999；Usatine et al.，2000；Walters et al.，2008），患者满意度也没有降低（Simon et al.，2000）。

在回顾毕业班学生日志时，Davis 和 Dent（1994）发现，学生在门诊教学中比在查房中能学到更多东西，尽管两个场景的学习机会都未被充分利用。尽管外科手术并发症更容易出现在病房中，但不同的场景并不会给学习结果带来差异。Papadakis 和 Karawa（1993）发现，在非住院医疗环境中不太可能进行解决问题和治疗技能方面的教学。

ACTC 的问卷反馈发现，中级学习阶段学生喜欢专注的氛围，以及直面真实患者而非模拟病人的机会，也喜欢个人辅导和反馈。如果导师事先了解患者情况，且有额外的教学资源，会很乐意教学。患者乐于为教学项目做贡献，也很高兴有机会与学生谈论自己的疾病和体验（Dent et al.，2001a）。Steward 等（2005）发现，虽然不同的场所在给学生提供不同的学习成果方面都显示出了各自的优势，但与常规门诊相比，学生更喜欢 ACTC。

通过对 DTC 课程的问卷调查进行回顾发现，高年级学生尤其喜欢小组学习的机会，完整的学习体验让他们做好准备迎接自己的第一个临床岗位。临床医生特别喜欢有学生陪伴。尤其要注意的是，DTC 中的学生实习，需要有可靠的信息技术设施支持独立学习（Dent et al.，2007）。

Parry 等（2002）发现，学生认为地区医院比传统的教学医院有更友好、更支持学习的环境，能提供更多的亲手实践机会。

结论

以下六个问题可以帮助我们考虑非住院学习的各个方面：

- 我们为什么要在非住院医疗中进行教学？

  由于种种原因，三级转诊教学医院里适合教学的住院患者越来越少，但需要教授的学生却越来越多。医学院现在应该认识到非住院医疗机构在医疗方面发挥着更广泛的作用，并应该充分利用非住院医疗的教学机会。

- 在非住院环境中能教什么？又能学什么？

  以结果为中心的教育引出了一系列以前未能在课程中教授的胜任力，其中一些技能在非住院医疗场景中更容易教授。

- 非住院教学场所在哪里？

  传统的非住院教学场所，如门诊诊室、治疗室等唾手可得；此外，其他场所，如内镜室和放射诊疗套间、日间手术室通常也可用于教学。在某些情况下，可创建专门的非住院教学中心或非住院教学项目。

- 如何帮助学生在非住院环境中学习？

  有必要采取适当的管理策略，以提高学生在工作场所的出勤率。可以采用多种教育策略，最大限度地增加学生的学习机会，如结构化日志、学习指南、在线支持等。

- 非住院教学的合适时机是什么？

  低年级学生可尽早接触体现各种常见临床问题的患者，这会让他们受益匪浅。对于中级学生来说，ACTC 可以充当一座桥梁，连接临床技能中心的模拟学习与真实临床场所中的学习。对高年级学生，可采用学徒制，让他们与临床医生一起到各种非住院医疗场所中去学习。

- 谁可以在非住院环境中实施教学？

  各种医疗专业人员和学员都可以帮助教学，如有教师发展计划，所有人都将从中受益。

参考文献

Anderson, W.A., Carline, J.D., Ambrozy, D.M., and Irby, D.M. (1997) Faculty development for ambulatory care education. *Acad Med.* 72: 1072–1075

Ashley, P., Rhodes, N., Sari-Kouzel, H., Mukerjee, A., and Dornan, T. (2008) 'They've all got to learn'. Medical students learning from patients in ambulatory (outpatient and general practice) consultations. *Med Teach.* 31: e24–e31

Bardgett, R.J.M. and Dent, J.A. (2011) Teaching and learning in outpatients and beyond: how ambulatory care teaching can contribute to student learning in child health. *Arch Dis Child Educ Pract Ed.* 96: 148–152

Bentley, J.D., Knapp, R.M., and Petersdorf, R.G. (1989) Education in ambulatory care—financing is one piece of the puzzle. *N Engl J Med.*320: 1531–1534

Bowling, J.R. (1993) Clinical teaching in the ambulatory care setting: how to capture the teachable moment. *J Am Osteopath Ass.* 93: 235–239

Brush, A.D. and Moore, T.G. (1994) Assigning patients according to curriculum: a strategy for improving ambulatory care residency training. *Acad Med.* 69: 717–719

Buckley, S., Coleman, J., Davison, I. et al. (2009) The educational effects of portfolios on undergraduate student learning: a Best Evidence Medical Education (BEME) systemic review. BEME Guide No. 11. *Med Teach.* 31: 281–298

Butterfield, P.S. and Libertin, A.G. (1993) Learning outcomes of an ambulatory care rotation in internal medicine for junior medical students. *J Gen Intern Med.* 8: 189–192

Chan, S.W. and Chien, W.T. (2000) Implementing contract learning in a clinical context: report on a study. *J Adv Nursing.* 31: 298–305

Cook, D.A. and Triola, M.M. (2009) Virtual patients: a critical literature review and proposed next steps. *Med Educ.* 43: 303–311

DaRosa, D.A., Dunnington, G.L., Sachdeva, A. J., et al. (1992) A model for teaching medical students in an ambulatory surgery setting. *Acad Med.* 67(10 Suppl): S45–S47

DaRosa, A.D., Dunnington, G.L., Stearns, J., Ferenchick, G., Bowen, J.L., and Simpson, D.E. (1997) Ambulatory teaching 'lite': less clinic time, more educationally fulfilling. *Acad Med.* 72: 358–361

Davis, M.H. and Dent, J.A. (1994) Comparison of student learning in the outpatient clinic and ward rounds. *Med Educ.* 28: 208–212

Dent, J.A. (2003) Twelve tips for developing a clinical teaching programme in a day surgery unit. *Med Teach.* 25: 364–367

Dent, J.A. (2005) AMEE guide Number 26: Clinical teaching in ambulatory care settings—making the most of learning opportunities with outpatients. *Med Teach.* 27: 302–315

Dent, J.A. (2009) Ambulatory care teaching. In J.A. Dent and R.M. Harden (eds) (2009) *A Practical Guide for Medical Teacher*. 3rd edn. pp. 104–112. Edinburgh: Elsevier.

Dent, J.A. and Davis, M.H. (1995). Role of ambulatory care for student-patient interaction: the EPITOME model. *Medical Education* 29:58–60

Dent, J.A. and Davis, M.H. (2008) *Getting started…a practical guide for clinical teachers*. 3rd edn. Dundee: Centre for Medical Education, University of Dundee

Dent, J. and Preece, P. (2002) What is the impact of participating students of real-time video monitoring of their consultations skills? *Br J Educ Technol.* 33: 349–351

Dent, J.A., Angell-Preece, H. M., Ball, H.M., and Ker, J.S. (2001a) Using the ambulatory care teaching centre to develop opportunities for integrated learning. *Med Teach.* 23: 171–175

Dent, J.A., Ker, J.S., Angell-Preece, H.M., and Preece, P.E. (2001b) Twelve tips for setting up an ambulatory care (outpatient) teaching centre. *Med Teach.* 23: 345–350

Dent, J., Skene, S., Nathwani, D., Pippard, M., Ponnamperuma, G., and Davis, M. (2007) Design, implementation and evaluation of a medical education programme using the ambulatory diagnostic and treatment centre. *Med Teach.* 29: 341–345

Denton, G.D., DeMott, C., Pangaro, L.N., and Hemmer, P.A. (2006) Narrative review: use of student-generated logbooks in undergraduate medical education. *Teach Learn Med.* 18: 153–164

Dunnington, G.L. (1990) The outpatient clinic as a critical setting for surgical clerkship training. *Teach Learn Med.* 2: 212–214

Dunnnington, G.L., and DaRosa, D.A. (1994) Changing surgical education strategies in an environment of changing healthcare delivery systems. *World J Surg.* 18: 734–737

Duque, G. (2003) Web-based evaluation of medical clerkships: a new approach to immediacy and efficacy of feedback and assessment. *Med Teach.* 25: 510–514

Edelbring, S., Brostrom, O., Henriksson, P., et al. (2012) Integrating virtual patients into courses: follow-up seminars and perceived benefit. *Med Educ.* 46: 417–425

Feltovich, J., Mast, T.A., and Soler, N.G. (1987) A survey of undergraduate internal medicine education in ambulatory care. *Proceedings of the Annual Conference of Residents in Medical Education.* 26 137–141

Ferenchick, G. Simpson, D. Blackman, J. DaRosa, D., and Dunnington, G. (1997) Strategies for efficient and effective teaching in the ambulatory care setting. *Acad Med.* 72: 277–280

Fields, S.A., Usatine, R., and Steiner, E. (2000) Teaching medical students in the ambulatory setting. *JAMA.* 283: 2362–2364

Fincher, R.M.E. and Albritton, T.A. (1993) The ambulatory experience for junior medical students at the Medical College of Georgia. *Teach Learn Med.* 5: 210–213

Frye, E.B., Hering, P.J., Kalina, C.A., Grodinsky, D.J., Lloyd, J.S., and Nelms, D.S. (1998) Effect of ambulatory care training on third-year medical students' knowledge and skills. *Teach Learn Med* 10: 16–20

General Medical Council (2009a) *Tomorrow's Doctors.* London: General Medical Council

General Medical Council (2009b) *Quality Assurance of Basic Medical Education. Report on Dundee Medical School, University of Dundee.* November, pp. 7 and 11. London: General Medical Council

Gruppen, L.D., Wisdom, K., Anderson, D.S., and Woolliscroft, J.O. (1993) Assessing the consistency and educational benefits of students' clinical experiences during an ambulatory care internal medicine rotation. *Acad Med.* 9: 674–680

Hajioff, D. and Birchall, M. (1999) Medical student in ENT outpatient department: appointment times, patient satisfaction and student satisfactions. *Med Educ.* 33: 669–673

Hannah, A. and Dent, J.A. (2006) Developing teaching opportunities in a day surgery unit. *Clin Teach.* 3: 180–184

Harden, R.M., Davis, M.H., and Crosby, J.R. (1997) The new Dundee medical curriculum: a whole that is greater than the sun of the parts. *Med Educ.* 31: 264–271

Harden, R.M., Laidlaw, J.M., Ker, J.S., and Mitchell, H.E. (1996) Task-based Learning: An Educational Strategy for Undergraduate, Postgraduate and Continuing Med Educ. AMEE Education Guide No. 7 (Association for Medical Education in Europe)

Harden, R.M., Sowden, S., and Dunn, W.R. (1984) Some educational strategies in curriculum development: the SPICES model. *Med Educ.* 18: 284–297

Henderson, J. (2005) Featured day surgery units: Developing an ambulatory surgical unit within Stracathro hospital, Tayside. *JOne-Day Surg.* 15: 45–47

Hesketh, E.A. and Laidlaw, J.M. (2002) Developing the teaching instinct. *Med Teach.* 24: 239–240

Howe, A. and Anderson, J. (2003) Involving patients in medical education. *BMJ.* 327(7410): 326–328

Irby, D.M. (1995) Teaching and learning in ambulatory care settings: a thematic review of the literature. *Acad Med.* 70: 898–931

Irby, D.M., Ramsay, P.G., Gillmore, G.M., and Schaad, D. (1991) Characteristics of effective clinical teachers of ambulatory care medicine. *Acad Med.* 66: 54–55

Kalet, A., Schwartz, K.A., Capponi, L.J., Mahon-Salazar, C., and Bateman, W.B. (1998) Ambulatory versus inpatient rotations in teaching third year medical students internal medicine. *J Gen Intern Med.* 13: 327–330

Kellet, C.F., Stirling, K.J., McLeod, R., Dent, J. and Boscainos, P. (2009) Development of an undergraduate medical student theatre etiquette course. *Int J Clin Skills.* 3: 70–72

Ker, J.S. and Dent, J.A. (2002) Information-sharing strategies to support practicing clinicians in their clinical teaching roles. *Med Teach.* 24: 452–465

Krackov, S.K., Packman, C.H., Regan-Smith, M.G., Birskovich, L. Seward, S.J., and Baker, S.D. (1993) Perspectives on ambulatory programs: barriers and implementation strategies. *Teach Learn Med.* 5: 243–250

Kurth, R.J., Irigoyen, M., and Schmidt, H.J. (1997) A model to structure student learning in ambulatory care settings. *Acad Med.* 72: 601–606

Lake, F.R. and Vickery, A.W. (2006) Teaching on the run tips 14: teaching in ambulatory care. *Med J Aust.* 185: 166–167

Latta, L., Tordoff, D., Manning, P., and Dent, J. (2013) Enhancing clinical skill development through an ambulatory medicine teaching programme: an evaluation studya, Med Teach. in press

Lawson, M. and Moss, F. (1993) *Sharing good practice:* innovative learning and assessment. 26th November. London: King's Fund Centre

Lipsky, M.S., Taylor, C.A., and Schnuth, R. (1999) Microskills for students: twelve tips for improving learning in the ambulatory care setting. *Med Teach.* 21: 469–472

Lossing, A. and Groetzsch, G. (1992) A prospective controlled trial of teaching basic surgical skills with 4th year medical students. *Med Teach.* 14: 49–52

Lyon, P. (2003) Making the most of learning in the operating theatre: student strategies and curricular initiatives. *Med Educ.* 37: 680–688

Lyon, P., McLean, R., Hyde, S., and Hendry, G.D. (2006) The student experience of learning in a rural clinical environment. AMEE 2006, Genoa, Italy, Conference Abstracts, September 2006, p. 38

Lynch, D.C., Whitley, T. W., Basnight, L., and Patselas, T. (1999) Comparison of ambulatory and inpatient experiences in five specialties. *Med Teach.* 21: 594–596

Mail Online (2002) £68M boost for day surgery. [online] www.dailymail.co.uk/health/article-133698/68m-boost-day-surgery.html Accessed 3 April 2012

Meadows, S.R. (1979) The way we teach…Paediatrics. *Med Teach.* 1: 237–243

McKergow, T., Eagan, A.G., and Heath, C.J. (1991) Student contact with patients in hospital: frequency, duration and effects. *Med Teach.* 13: 39–47

McLeod, P.J., Meagher, T., Tamblyn, R.M., and Zakarian, R. (1997) Are ambulatory care-based learning experiences different from those on hospital clinical teaching units? *Teach Learn Med.* 9: 125–130

McLeod, P.J., Meagher, T.W., and Tamblyn, R. (1999) How good is the ambulatory care clinic for learning clinical skills? Students' and residents' opinions differ. *Med Teach.* 21: 315–317

Mires, G.J., Howie, P.W., and Harden, R.M. (1998) A 'topical' approach to planned teaching and using a topic-based study guide. *Med Teach.* 20: 438–441

Myung S.J., Kang, S.H., Kim, Y.S., et al. (2010) The use of standardised patients to teach medical students clinical skills in ambulatory care settings. *Med Teach.* 32: e467–e470

Nakayama, D.K. and Steiber, A. (1990) Surgical interns' experience with surgical procedures as medical students. *Am J Surg.* 150: 341–343

Norcini, J.J., Black, L.L., Duffy, F.D., and Fortna, G.S. (2003) The mini-CEX a method of assessing clinical skills. *Ann Intern Med.* 138: 476–481

Norcini, J. and Burch, V. (2007) Workplace-based assessment as an educational tool: AMEE Guide No. 3. *Med Teach.* 29: 855–871

O'Driscoll, M.C.E., Rudkin, G.E., and Carty, V.M. (1998) Day surgery: teaching the next generation. *Med Educ.* 32: 390–395

O'Riordan, D.C. and Clark, C.L. (1997) Potential availability of patients in a short stay ward for medical student teaching. *Ann Roy Coll Surg Engl.* 79(1): Suppl, 15–16

Papadakis, M.A. and Kagawa, M.K. (1993) A randomized, controlled pilot study of placing third-year medical clerks in a continuity clinic. *Acad Med.* 68: 845–847

Parry, J., Mathers, J., Al-Fares, A., Mohammad, M., Nandakumar, M., and Tsivos, D. (2002) Hostile teaching hospitals and friendly district general hospitals: final year students' views on clinical attachment locations. *Med Educ.* 36: 1131–1141

Parsell, G. (1997) Hand books, learning contracts and senior house officers: a collaborative enterprise. *Postgrad Med.* 73: 395–398

Patil, N.G. and Lee, P. (2002) Interactive logbooks for medical students; are they useful? *Med Educ.* 36: 672–677

Peltier, D., Regan-Smith, M., Wofford, J., Wheton, S., Kennebecks, G., and Carney, P.A. (2007) Teaching focused histories and physical exams in ambulatory care: multi-institutional randomised trial. *Teach Learn Med.* 19: 244–250

Pergoff, G.T. (1986) Teaching clinical medicine in the ambulatory setting. An idea whose time may have finally come. *N Engl J Med.* 314: 27–31

Phinney, A.O. and Hager, W.D. (1998) Teaching senior medical students in an office setting: the apprentice system revisited: a cardiologist's perspective. *Connecticut Med.* 62: 37–41.

Regan-Smith, M., Young, W.W., and Keller, A.M. (2002) An effective and efficient teaching model of ambulatory education. *Acad Med.* 77: 593–599

Roth, C.S., Griffiths, J.M. and Fazan, M.J. (1997) A teaching tool to enhance medical student education in ambulatory internal medicine. *Acad Med.* 72, 440–441.

Ross, M.T. and Cameron, H.S.C. (2007) AMEE Guide 30: Peer assisted learning: a planning and implementation framework. *Med Teach.* 29: 527–545

Rudkin, G.E., O'Driscoll, M.C.E., and Carty, V.M. (1997) Does a teaching programme in day surgery impact on efficiency and quality care? *Aust N Zeal J Surg.* 67: 883–887

Schofield, S.J., Bradley, S., Macrae, C., Nathwani, D., and Dent, J. (2010) How we encourage faculty development. *Med Teach.* 32: 883–886

Schwartz, R.W., Donnelly, M.B., Young, B., Nasj, P.P., Witte, F.M., and Griffen W.O. Jr. (1992) Undergraduate surgical education for the twenty-first century. *Ann Surg.* 216: 639–647

Seabrook, M.A., Lawson, M., and Baskerville, P.A. (1997) Teaching and learning in day surgery units: a UK survey. *Med Educ.* 31:105–108

Seabrook, M. A., Lawson M., Malster, M., Jolly, J., Rennie, J., and Baskerville, P.A. (1998a) Teaching medical students in a day surgery unit: adapting medical education to changes in clinical practice. *Med Teach.* 20: 222–226

Seabrook, M.A., Lawson, M., Woodville, S., and Baskerville, P.A. (1998b) Undergraduate teaching in a day surgery unit: a 2-year evaluation. *Med Educ.* 32: 298–303

Simon, S.R., Peters, A.S., Christiansen, C.L., and Fletcher, R.H. (2000) The effect of medical student teaching on patient satisfaction in a managed care setting. *J Gen Intern Med.* 15: 457–461

Simpson, J.G., Furnace, J., Crosby, J., et al. (2002) The Scottish doctor—learning outcomes for the medical undergraduate in Scotland: a foundation for competent and reflective practitioners. *Med Teach.* 14: 136–143

Skeff, K. (1988) Enhancing teaching effectiveness and vitality in the ambulatory setting. *J Gen Intern Med.* 3(Mar/Apr Supplement): S26–S33

Sprake, C., Cantillon, P., Metcalf, J. and Spencer, J. (2008) Teaching in an ambulatory care setting. *BMJ.* 337: 690–692

Stearns, J. A. and Glasser, M. (1993) How ambulatory care is different: a paradigm for teaching and practice. *Med Educ.* 27: 35–40

Stewart, C.I.L, (2005) Getting started in the ambulatory care teaching centre. In J.A. Dent and M.H. Davis (eds.) *Getting started... A Practical Guide for Clinical Teachers* (pp. 6–7). 2nd edn). Dundee: Centre for Medical Education, University of Dundee

Stewart, C.I.L., Preece, P.E., and Dent, J.A. (2005) Can a dedicated teaching and learning environment in ambulatory care improve the acquisition of learning outcomes? *Med Teach.* 27: 358–363

Sullivan, M.E., Ault, G.T., Hood, D.B., et al. (2000) The standardized vascular clinic: an alternative to the traditional ambulatory setting. *Am J Surg.* 179: 243–246

Towle, A. (1991) *Critical Thinking: the Future of Undergraduate Medical Education.* London: King's Fund Centre

Usatine, R.P., Tremoulet, P.T., and Irby, D.I. (2000) Time-efficient preceptors in ambulatory care settings. *Acad Med.* 75: 639–642

Walters, L., Worley, P., Prideaux, D., and Lange, K. (2008) Do consultations in rural general practice take more time when practitioners are precepting medical students? *Med Educ.* 42: 69–73

Walters, R. (2003) Diagnostic and treatment centres: the future of healthcare? Architects for Health [online] 13 May, 1–3. http://www.architectsforhealth.com/2003/05/diagnostic-and-treatment-centres-the-future-of-healthcare/ Accessed 21 March 2013

Wilkinson, J., Crossley, J., Wragg, A., Mills, P., Cowan, G., and Wade, W. (1998) Implementing workplace-based assessment across the medical specialties in the United Kingdom. *Med Educ.* 42(4): 364–373

Worley, P., Silagy, C., Prideaux, D., Newble, D., and Jones, A. (2000) The parallel rural community curriculum: an integrated clinical curriculum based on rural general practice. *Med Educ.* 34: 558–565

Worley, P., Esterman, A., and Prideaux, D. (2004a) Cohort study of examination performance of undergraduate medical students learning in community settings. *BMJ.* 328: 207–209

Worley, P., Prideaux, D., Strasser, R., March, R., and Worley, E. (2004b) What do medical students actually do on clinical rotations? *Med Teach.* 26: 589–590

Wolpaw, T.W., Wolpaw, D.R., and Pap, K.K. (2003) SNAPPS: a learner-centred model for outpatient education, *Acad Med.* 78: 893–898

第 20 章

医学人文教育 The humanities in medical education

John Spicer，Debbie Harrison，Jo Winning
译者：李　佳　审校：唐　健

医学人文与教育理论

教育目标

本章阐述医学人文背后的理论，但首要目标是“呈现而非讲述”。通过给出的示例和简短的叙述，展示如何向学生提出挑战，让他们构建新的方式来理解身份认同以及其他承载于文化上的范式，例如健康与疾病、正常与病态、治疗与治愈。

医学人文与公共卫生保健的各个阶段都息息相关，包括临床互动、政策制定以及服务的有效设计和提供。如图 20.1 所示，这个领域的研究有助于学生在三个关键层面的学习。

临床医生通过经验的积累得到专业能力发展；现在，医生培养途径是将一个本科生培养为娴熟并博学的临床实践者的连续体，体验式学习的意义也更加重大。本章要强调的是从教室和技能中心里掌握基础知识和技能的体验。这样的体验在体验式学习（Kolb，1984）及其相关理论（Honey and Mumford，1982；Hudson，1967）等模型中得到了体现。

培养抽象概念理解能力，有助于更全面地挑战和探索证据
培养批判性分析技能，有助于理解多层次叙事
让他们成为患者的伙伴，更主动、全面地深入到患者叙事或病史中

图 20.1　医学人文如何帮助学习者

临床医生的工作环境涉及在真实环境中实际存在的人，但是他们所采用的技能取决于他们自己的文化和社会背景、所受的教育以及鼓励他们发展的方式。在经典的体验式学习中，存在大量位于实用主义和理论主义之间的，或者说由积极实验者与抽象概念化者提炼的汇聚性知识。因此，体验式学习适用于理科。而相反的是，发散性知识是在行动者、反思者（或称实在体验者与反思观察者）中产生的。发散性知识在文科更为常见。

尽管该模型并非没有争议（Race，2005），但它已被证明在医学教育中有用，经受了时间考验。在医学教育中，汇聚性 / 发散性的范式可作为理论验证，用来证明对“文”的重视能促进更具正规形式的“理”的学习（Halperin，2010）。最后，我们需要注意“课程”的含义。传统上，课程描述的是一份目录或课程大纲，这在英国毕业后教育课程中体现得很明显。Stenhouse（1975）提出了对课程更有效和更深入的理解，这一理解描述了从需求评价到实施，再到最终评价和评估的整个学习过程。这个学习过程将临床医生和患者体验联系在了一起。

迄今为止，医学人文一直关注促进教学和学习体验的具体方法，而这往往依赖于教师的参与。这不一定非得是限制性的。作为一门学科的医学人文，与将终身学习理解为探索之旅的更具进步主义（不论是字面意义上还是比喻意义上）的理念完美契合。

推动医学人文教育的力量

在监管层面和组织层面，是什么力量推动医学人文发展，并使其成为医学教育核心课程？在英国，本科和研究生阶段的医学培训由为大学和研究生院提供指导的英国医学总会（GMC）负责。英国医学总会发布的《明日医生》（GMC，1993）可说是英国大学医学教育指导方针。在这份文件里，英国医学总会背书了特殊学习模块（special study module，SSM）的课程内容，指出："希望以后的学生会对学习语言、文学或医学史产生兴趣。"这份发布于 1993 年的指南提出，这个模块的课程应该是选修课，但是在 2003 年（GMC，2003）发布的指南，已经要求学生必须完成一定比例的选修课（student-selected components，SSCs）。认为总课程时间中，四分之一到三分之一的时间应该是用于学习选修课，而选修课中，三分之二的时间"必须用于学习与医学有关的学科，包括基于实验室的课程、临床课程、生物学课程、行为学课程、研究类课程或与医学有关的人文课程"。

2009 年的指南（GMC，2009）中没有具体提到医学人文教育，只是建议应该使"学生通过深入探究所选科目，促进自身智力发展"，且这些课程所需时间不少于总课程时间的 10%。尽管如此，医学人文学习的潜在价值在全文多处得到强调，具体来说，是透过对临床沟通能力、职业素养和多样性的强调对医学人文进行了肯定。

在英国毕业后医学教育阶段，课程内容分别由两个阶段——基础阶段（获得医师资格后的两年培训）和专业培训阶段[①]——的培养方案规定。在 2007 年，英国开展了一个重大的回顾性工作，对英国医师的培养路径进行了回顾。之后，课程内容得到了确定。

从前文提及的指导性文件中，可以看出三个突出的问题。第一，应重视医学培训的背景和内容中理科与文科的天然联系。文理二元分科本身就不合逻辑，前人已从各个角度展开批评。一个最容易理解的例子是循证医学和价值医学之间的差异（RCGP，2007）。循证医学在实践中需要对统计方法、批判性评价和人群健康结果等方面[②]进行了解，但也有越来越多的人支持在医疗实践中也应该将个人价值观、患者价值观[③]考虑进去，从而为医疗决策提供参考。

作为质性概念，价值观念无法严格量化，因此需要不同的知识和技能，随之而来的是对临床结果测量方法的变革。最重要的是，质性概念[④]向医疗活动中临床医生的态度这一最具挑战性的方面提出了要求。理论上来说，之所以在上文描述的课程中包含医学人文，最有说服力的原因是：它培养了医务人员的人文主义。如果我们要把患者当作复杂的人而不是病例来对待，人文主义就至关重要（Shapiro et al.，2009）。在医学教育中，人文主义意味着在临床互动时必不可少的品质——同情、尊严和同理心。

第二，我们认为，医学人文在课程中的选修性质是违反直觉的，因为对于擅长实践价值医学的医生而言，概念分析和同理心的发展是普遍需要的。在整合课程中，医学人文在发展人文主义方面起着至关重要的作用，因此，仅仅作为选修模块或其他选修课是不够的（Oyebode，2010），要有一定的必修性质。最终，医学人文应被视为医学核心课程中的一部分（Grant，2002）。

第三，要结合其他相关研究领域来重新审视医学人文在医学课程中的定位。不应用医学人文来泛指所有非理科核心学科。在美国，艺术、批判理论、历史、法律、文学、音乐、哲学和神学都属于医学人文的范畴（图 20.2），但在欧洲，一般并非如此（AMEE，2011；Friedman，2002）。但医学人文的概念并不新鲜。不论什么培养方案都包含医学法律和伦理学必修课。这两门课程旨在培养有别于临床前阶段理科科目的思维方式。医学人文提供质性的分析模式，并纳入医学法律和伦理学，形成一个更广泛和更有力的学科。但如果将医学人文纳入医学教育，则需要对传统医学课程进行重新调整（图 20.3）。

① 包括专科医师和全科医师培训。——译者注

② 理科知识。——译者注

③ 文科素养。——译者注

④ 如价值观。——译者注

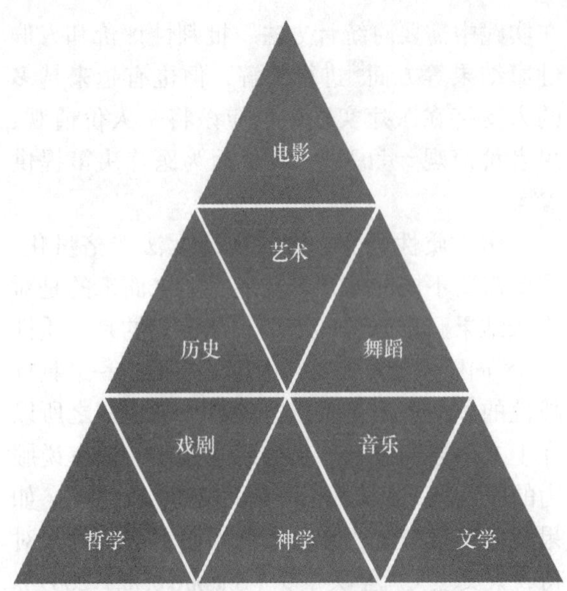

图 20.2 可用于医学教育的人文学科

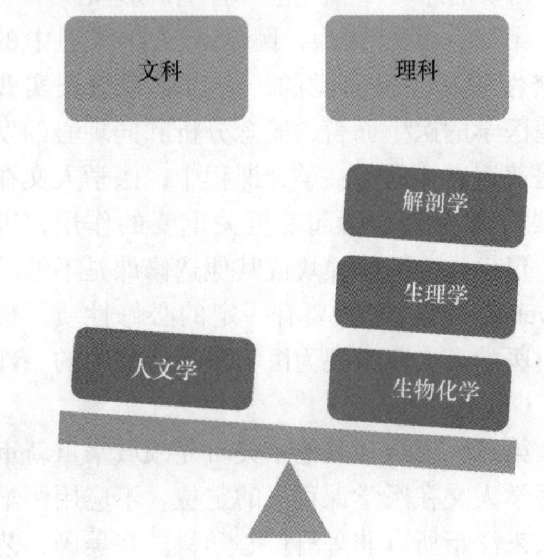

图 20.3 医学课程

在对教学内容和方法展开分析之前，从个人和专业发展方面简要探讨医学人文对医务人员的意义。我们将从表达患病和痛苦的语言入手。

隐喻：表达思想和情感的主要语言

医学人文告诉我们，隐喻（metaphor）是表达思想和情感的主要语言，所以也是患病和痛苦的自然语言。正如 Donald Freeman（2012）所言：

> 元领域是完全经过系统化或者适应了某种文化的经验，隐喻将元领域中的结构映射到抽象的目标领域中。我们是通过一段旅途、一年或一天的经历来构思对生活的抽象概念。

Freeman 继续说：

> 我们不会将 Robert Frost 的《雪夜林畔小憩》（*Stopping by Woods on a Snowy Evening*）理解为关于骑马的旅程，而会认为其与生活有关。我们把 Emily Dickinson 的《因为我无法为死亡而停止》（*Because I Could Not Stop for Death*）理解为一首关于人类生命终结的诗歌，而不是一趟马车之旅。

这种对隐喻的理解解释了为什么患者照护经常被描述或视为一个具有清晰叙事结构的过程：第一次接诊（开篇）和病史（倒叙）、诊断（发现）、治疗（迈向解决之路），以及满意或不幸的预后（幸福或悲伤的结局）。通过与患者分享这一过程的内涵，临床医生可以反思出一个具有普遍性的隐喻，即生命本身就是一段旅程，在这段旅程中，个体都在构建和重建自己的叙事，并对元叙事做出回应，这些元叙事描述了在更广泛的文化和历史背景下的人类经历。

共享隐喻的使用将同理心融入了临床互动，并促进了医患对已过去的或即将发生的事情，以及必须面对并希望克服的障碍的共识：在通往未知目的地的危险又可怕的道路上，患者不再独自一人。共享隐喻在患者的描述和临床解释之间建立了一种同理式联结，确保了临床医生倾听与听到的能力。

临床的表达方式与患者的表达方式之间的差异并非无法克服，但由于医学生被教授如何将充满情感的患者叙事转化为医学叙事时，缺乏二者间的同理式联结，前者含有丰富的图像和隐喻，而后者则基于病因、诊断、病理、治疗和预后，因此，关键信息可能会在两种叙事的互译中丢失。

认知语言学家解释道，通过参考更为具体和生动的图像，隐喻可以促进对一个概念和抽象领域（疾病和痛苦）的理解。在 Sarah Kane 有关于抑郁症的剧本《4:48 神经症》（*4:48 Psychosis*）（Kane，2001）中，当她说“隐喻的核心特征是真实性”时，也道出了未被命名的角色的意思。Kane 使用隐喻来达到毁灭性的效果，J. K. Rowling（1999）在儿童读物《哈利·波特》中对抑郁症身体表现的描述也是如此。摄魂怪以恐惧和痛苦为食。它们使受难者的世界变得冰冷和灰暗，用它们贪婪的吻吸走灵魂，只留下一个空壳。活着，除了孤独，没有任何感觉。

精神病学家和心理治疗师先驱 Alexis Brook 的工作证明了在临床环境中倾听隐喻的重要性。Brook 最初是一名医生，后来成为一名精神病学家，最后成为一名精神分析学家，他的临床生涯致力于研究语言和身体之间的联系。他发表的和暂未发表的有关肠道和眼部疾病的论文显示出一种独特的对心灵和躯体之间复杂关系的协调，也体现了对贯穿于患者自述中的身体隐喻和符号的深刻记录的协调。

1995 年，Brook 发表了关于眼疾的心理方面的临床论文。这篇论文根据他在朴次茅斯亚历山德拉皇后医院眼科和伦敦东部威尔街家庭医生诊所担任精神分析治疗师的工作经历写成。Brook 着手研究“眼部疾病的心理因素”。在对 50 位年龄在 9～81 岁的患者进行访谈后，得出了自己的发现。该队列的三分之二是女性。研究对象的眼部疾患可分为两组：一组患有眼部炎症性疾患，另一组眼部没有任何生理变化，但有严重的眼部疼痛感。

对于 Brook 来说，眼睛是人体的一个重要器官；是主体与外部现实联系的中心。他说，“眼睛”不仅是一个视觉器官，而且是个人与世界联系的最重要器官之一。根据 Brook 的说法：

> 日常语言表明，人们天生就认为眼睛和头脑是非常相似的。“我看到”也意味着“我了解”①。我们将问题可视化。“睁大眼睛”就是要在情感和智力上能意识到正在发生的事情。但是，如果我们无法接受一些事情，不想承认它，我们则“睁一只眼闭一只眼”。眼睛可以反映一个人性格的各个方面。我们可以“眼里饱含爱意”，也可以满是“深仇大恨”。我们可能会陷入盲目的愤怒中，眼神就可以杀死别人。眼神交流意味着建立一种关系，双眼对视意味着正在经历相互理解的过程。洞察意味着用眼睛传递给心灵内在的感受。

Brook 的临床工作体现了他对成语和隐喻的关注，以及对二者在表达心理与躯体之相关性上的关注。在圣马可医院消化内科，他继续仔细倾听患者的语言，并在 1991 年发表的论文《肠道不适和情感冲突》中，直接引用了患者的叙述来说明自己的发现，例如：

> D 女士，40 岁，魅力四射，事业有成，热爱娱乐，有 10 年的轻度腹部症状病史，在过去的一年中，一直遭受顽固性便秘和腹痛的折磨。Brook 通过一种“解读”的方式解释了这些症状，这种解读在文学分析领域并不奇怪。“她的便秘似乎是她迫切需要控制自己身体内部的表现。”许多女性将这种情况称为“害怕放手”或“害怕我的世界跌入谷底”（患者原话）。一名妇女主诉在其幼子去世后不久就开始严重的便秘。在描述对这一悲剧的感受时，她指着她的小腹说：“我把他放在这里了。”Brook 在这里将患者最后的描述解释为她拒绝放开死去的孩子，所以这种失去作为一种具体化的东西，通过身体症状表达出来。小腹既有肠，也有子宫。Brook（2008）在一篇未发表的论文《躯体患者的肠胃语言》中收集了胃肠病患者的语录，一位女士说：“我的整个肠子都在反抗。”另一名说：“我的腹部在尖叫和抱怨。”三分之一的人说：“我的腹部进行着一场战争，就像有很多人在战斗一样。我的整个系统都在叛逆，我的肠子沸腾了。”Brook 关于肠道语言的概念表明，内脏这个有形的实体，具有自己的语言或表达方式。他在临床工作中的基本前提是，如果医师开始考虑隐喻，以分析患者自述中所包含的比喻语言，身体的真相就会产生出来。

理解隐喻的能力可以是一种天赋，对那些医学专业人士，同时也是艺术、音乐和文学的爱好者（常常也是实践者）而言，往往自然就拥有这种天赋。但并非所有临床医生都天生能够解读隐喻，这就是医学人文在医学教育中发挥重要作用的原因。通过人文与医学的跨学科方法，可训练概念分析和批判性思维的技能以培养同理心。

这样的技能对于年轻医生来说是非常重要的，因为他们要在一个多元化的环境中为自己的职业生涯做准备，在这个环境中，多样性是对立的，是令人震惊的，这在伦理上被称为相对主义。相对主义，称得上是道德哲学中最复杂、最矛盾的一种理论：每个社会都有自己的道德，并且没有普遍的道德要求。如今，相对

① 英文都是 I see。——译者注

主义者的立场在道德上是中立的：索马里的女性割礼，北欧的终止妊娠以及穆斯林避免使用猪胰岛素。然而，采取不同宗教或世俗立场的人们对这种做法提出了挑战。

如今，全世界大多数地区都谴责女性割礼，并认为这是对普遍道德准则的侵犯。学生们可以正式学习英国禁止女性割礼的法律（《2003 年女性割礼法》）或应该学习医学总会的专业规则（2008）。然而，如果学生去反思当前和历史上这种做法的社会和道德背景，一定能获得更深入的见解。为此，学生要阅读相关经历的第一人称叙事、人类学文献、西方医学史，他们可能会发现，在维多利亚时代，外科医生对年轻的中产阶级女性行环切术，免得她们性欲过度旺盛，让自己和家人蒙羞。

看和说

“了解”身体的方式

16 世纪的佛兰德物理学家兼解剖学家维萨里（Andreas Vesalius）采取了全新的步骤，对盖仑医学中人体的主导范式提出了质疑，并进行了广泛的解剖实践，推动了 1543 年开创性的《人体结构》（*De humani corporis fabrica*）的出版。驱使着 Vesalius 挑战正统观念的似乎是一种无法抑制的“观察”的欲望，而且是以超越既往实践的方式，更深入地去“观察”身体的结构和功能。正如 Shigehisa Kuriyama 所说，通过解剖“了解”和理解人体的需求从根本上影响了西方生物医学实践，其方式与东方人对身体的理解以及医学实践的模式不同（Kuriyama，2002）。

Kuriyama 举了切脉的例子来说明这一点。他指出，切脉是东西方医学传统中共同“热衷的爱好”。在西方医学中，在多位解剖学家（包括盖仑）对神经、动脉和肌肉的解剖学进行了多次阐述之后，Kuriyama 认为“解剖学为想象脉搏的存在提供了可能性”。他认为，在解剖的具体事实之上建立起对身体的认识后，在观察到心脏和动脉并且对其进行概念化定义后，“解剖学塑造了手指的感觉”。西方医生拥有观察解剖开的身体而获得解剖学知识的特权，会基于解剖学知识来解读触觉体验。Kuriyama 发现，相比之下，“中国的著作证明了眼睛是错误的”，在中医中，不是通过视觉，而是通过触摸来了解身体（Kuriyama，2002，p. 22）。因此，脉搏的概念范围更广、更复杂，而切脉则要求临床医生手指能体会到更复杂的感觉，因为据说脉搏和脉动的细微差别可提供有关体内所有主要器官的诊断信息。

医学上的“凝视”

该讨论并不是要说明一种医学传统要优于另一种医学传统，毕竟我们可以从跨文化的方法中学到很多东西，而是要询问在临床环境中“观察”意味着什么，以及分析一名医生对患者的观察，其作用、权力结构和内涵是什么，通过这样的分析可以揭示出什么。

米歇尔·福柯（Michel Foucault，2007）的《临床医学的诞生》（1963）是对医学观察的开创性分析。在这本书中，这位 20 世纪的社会理论家对临床实践中的“观察行为和凝视”的历史进行了“考古”。通过描述医生的“长久的凝视”，福柯揭示了观察行为与知识产生的关系，折射出观察行为和权力之间的关系。福柯所述的“长久的凝视”蕴含着产生维萨里解剖实践式观察的潜在结果的种种方式。这些结果包含大量有关诊断及病体的生存体验的言语和解读。从理论上讲，这种长久凝视的力量在于它可以从临床体验中湮没甚至消除患者的声音。

对福柯的观念的回应部分取决于生物医学对真理和权威的主张。福柯认为，19 世纪人们对生物医学的信任日益增长的原因在于医学凝视[①]和言语生成[②]的并肩发展；在于“言与物之间建立了新的联盟”。观察的能力赋予了医生权力和表达的信心。让他们有权威和力量去表达患者病情的“真相”，而且表达得比患者自己更加准确。

福柯的分析质疑了临床实践中看与说之间关系的发生方式。在 19 世纪影响西方医学形成的各种现象中，法国医师、哲学家 Georges Canguilhem（1994）指出了“生理学观点”的兴起以及对临床观察所关注的细节进

① 即观察。——译者注

② 即诊断话语。——译者注

一步细化的追求。生理学关注的是“组织层面上的疾病”，然后使用新技术“将注意力更加集中在细胞上”（Canguilhem，1994，pp. 134-135）。Canguilhem 的结论是，该过程使患者从主体——具有能动性和自主权的人——转变为客体，转变成了需要进行研究、诊断和治疗的临床病例。他的结论是“客体”具有一个活生生的个体——但既不是生活的作者，也不是生活的主人的人的形态。为了生存，这个个体有时必须依靠一个调节者（Canguilhem，1994，p. 157）。

以上例子展示了临床凝视的权力与病人身份认同之间的关系。如本例所示，医学人文有助于将批判理论的绝对抽象思维应用于临床诊疗和实践。这一点也可以通过视觉艺术的案例来说明。2003 年，摄影师、慢性疼痛患者 Deborah Padfield 与伦敦圣托马斯医院 INPUT 疼痛管理室疼痛专科顾问医师 Charles Pithe 博士进行了一个合作项目。Paddfield 与一组慢性疼痛患者合作，制作了一组图片。这些图片比口头语言更全面、更准确地表达了他们的疼痛经历。最终，图片配上简短的患者自述，发表在《痛觉》杂志上（Padfield，2003）。Padfield 说，痛苦可以“将我们带回到文字还尚未形成的原始空间”（Padfield，2003，p. 18）。她认为，凡是口头语言无法表达出来的地方，都可以通过“视觉语言来联结生成者和观看者的潜意识”，产生更深刻的交流和联系（Padfield，2003，p. 18）。Padfield 将这一过程描述为联结“私人苦痛与医学理解、集体理解的桥梁”（Padfield，2003，p. 18）。

Padfield 的作品集中收录了患者 Nell Keddie 的案例。Keddie 的腰椎遭受了严重的挤压伤，引起了日益加重的不间断疼痛。一幅反映 Keddie 的图像使用破裂的玻璃来象征她体内的痛苦体验。这张由 Keddie 背部照片和覆盖其上的带有辐射状裂缝的玻璃板组成的复合图像，象征性地将无法看到但却真实存在的体内疼痛转化成了可视图像（图 20.4）。图像的制作对 Keddie 很有治疗意义：“当我晚上痛苦地醒来时，我不会被疼痛所控制和压垮，而是会思考如何在视觉上表现它。” Keddie 认为，自己的观察是最重要的。在制作图像时，她能从痛苦中抽离出来。正如 Padfield 所说：“图片将我们与潜意识的自我或言语产生前的自我联系起来，但将其转化为了客观的‘可读’对象，这样我们就能在远离痛苦的同时更加接近自身的体验。”

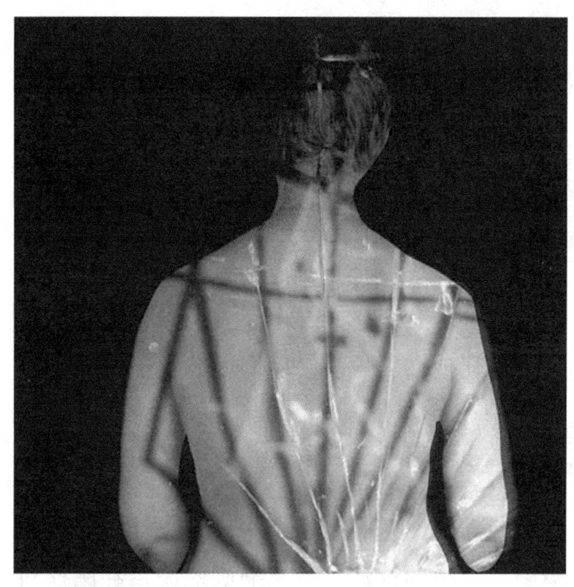

图 20.4 表达 Nell Keddie 痛苦的图像
经 Dewi Lewis Publishing 和 Deborah Padfield 授权

Charles Pither 考虑了此类图像对临床医生的意义。他说，患者描述了自己的疼痛并讲述了他们的故事之后，“疾病的生理和病理情况就优先于患者的主观体验了，人让位于疾病了”（Pither，2003，p. 125）。在 Canguilhem 之后，Pither 描述了对患者的认知从主体到客体的转变，以及其对患者与临床医生之间交流的影响。Pither 观察到，现在缺乏的是“患者生活经历和医生对这些经历的非评判性接受之间的衔接”。

那么，将视觉图像引入会诊中将如何改变这种动态衔接呢？Pither 认为，“增加视觉维度有助于这一过程，因为它可以让双方从第二个人的角度来想象和分享问题”。通过患者的观察将图像概念化，以产生一种主观的、具体化的疼痛和疾病体验的可视化效果。作为讨论的焦点，它可以赋予患者权力，同时为临床医生提供有助于诊断和治疗的实用工具。

倾听故事

患者自述和元叙事

患者的叙事是医学实践的重点。临床医生

需要学习倾听和解释患者的故事，但这种主观叙述经常被转化为公式化的叙述，例如，在轮诊时，临床医生将患者的话诠释成易于识别的医疗叙述（病例）提交给更高一级的医生。这个解释过程出现了与理解有关的重要问题。这样的医学“翻译”中丢失的内容可能正是诊断的关键之处（Brody，1994）。

医学专业的学生越多地倾听和理解患者如何构建他们的故事，他们就越会更好地了解到如何减轻疾病所带来的困扰（Engel et al.，2008）。在现代医学教学中，倾听和诠释通常是通过沟通技能实现的，这要求学生探索患者的叙述在哪些地方符合某些诊断、病理或干预措施。故事的构建，或更准确地说，在医疗对话中的共同构建（Launer，2002），是形成诊断和治疗关系的主要材料。

患者的故事经常反映出他们与医务人员的对话情况，而这些对话可以表现出是积极还是消极的经历。积极还是消极则部分取决于临床对话环境是充满同理心的还是完全隔离的。但是它们也受到更广泛的文化、社会和神学的元叙事的影响（Posen，2005）。Brody（2007）提出了一个模型，模型中将疾病叙事嵌入一系列的元叙事中，这可以帮助学生认识如何定位患者的故事并对其进行情境化。因此，患者疾病的病情与患者生活中的故事相吻合，而患者生活中的故事也与患者所生活的社会和文化的广泛叙事相吻合。

通过在患者的自传式叙述和医生的生物技术案例病史之间重新建立联系——在生物心理社会（整体）解读和据说是更为精确、严格的科学解读之间建立联系，这一节虽然文字简练，但却展示了可在跨学科分析中运用的强大分析工具。医学人文探索这些不同叙事的一种富有成效的方式是通过对历史上具有患者身份的艺术家的分析。如我们可能会思考作曲家的音乐如何反映和解释他们的病态：贝多芬的耳聋、肖邦的幻觉或罗伯特·舒曼的精神状态（Caruncho，2010；O’Shea，1990；Jensen，2001）。但是，音乐也可以在我们对现代临床对话的分析中发挥决定性作用。下一节详述。

语言的混乱、音乐和第三空间

为了将对戏剧《心灵病房》（*Wit*）（Edson，2010）和电影版《心灵病房》（Nicolls，2001）的分析置于情境中，我们首先考虑在临床互动中，作为患者一方和作为医生一方分别意味着什么。在这样的临床互动中，界定的角色可能会对沟通产生限制。巴林特（Michael Balint）（1957）在20世纪中叶提出的模型将临床对话过程想象为在“多语言”空间发生的过程。在该空间中医生和患者的“言语行为”不相符。用Balint的话来说，存在“危险的语言混乱”。该模型在Judith Butler（1997）的《精彩的演讲：表演的政治学》中再次出现，作者认为，任何言语，一旦被说出，都会立即将主体置于“演说者社群”之内。但是，尽管社群的概念可能暗示着稳定的情感联系、社会关系和凝聚力，但Butler认为，实际上，这个空间始终是“动荡的”，是可以改变和变形的。

Butler的书写于20世纪90年代末，关注的是当时的社会政治背景下的仇恨言论。正如Homi Bhabha所描述的那样：“在这个世界的黑暗中心，言语伤人、图像激怒人、言论被仇恨缠绕。”（Bhabha，1997）因此，它似乎不太可能成为帮助了解言论和语言在医生和患者之间的作用机理的理论框架。但对比Bulter和Foucault的工作，Bulter对言语能做什么提出的质疑很具有启发性。Bulter的“语言脆弱性”一词在应用于临床对话时，使我们能感觉到一个空间，在这个空间中，医生和患者成为了会话共同体，同时在这个空间中，语言的脆弱性可能发生于医生，也可能体现在患者身上。

Margaret Edson的剧作《心灵病房》于1995年在加利福尼亚首演。该剧戏剧化地体现了临床互动中的权力关系（Edson，2010），讲述了研究17世纪诗歌的教授Vivian Bearing的经历。她被诊断为转移性卵巢癌四期，积极地接受化疗。在《心灵病房》中说到的“那部分”是由于临床对话的缺陷而引发的问题，但从更广泛和哲学的角度来说，是由于人类语言无法传达具体的意义造成的。在开头的一个场景中，Harvey Kelekian博士向Bearing告知转移性癌症晚期的消息。这个场景中分裂的文字表达表现了医生和患者各自退回到自己意识中的方式。他们仅用耳朵来听对方说话，而非用心倾听。部分出于情感上的防卫，部分出于学术习惯，Bearing 捡了 Kelekian 使用的个别单词，思考它们的词源和构成。Kelekian 说："抗肿瘤药不可避免地会影响一些健康的细胞，包括从嘴唇到肛门的胃肠道细胞和毛囊。当然，我们将依赖于您的毅力来抵御更有害的副作用。" 而同时，Bearing 则在思考："antineoplastic（抗肿瘤）一词中，anti 表示对抗，neo 表示新，plastic 指塑造、成型。antineoplastic（抗肿瘤）即对抗新的塑造、成型。（……）毛囊。我的决心（……）有害的。似乎没有——"（Edson，2010，pp. 3-4）。

Bearing 听到了 Kelekian 的声音，但她的思维过程——她的情感过程——与 Kelekian 的言语行为发生相互作用，却也是相互平行的。看似奇怪的并列——"毛囊" 和 "我的决心"——明确了一个精确的时刻，在这一刻，Bearing 知道她真实的身体状态、她的疾病以及与之作斗争所需的条件，但是 Kelekian 在讲话时很少或根本没有考虑 Bearing 的情感状态。相反，他只是听但没有认真考虑患者对坏消息的消化过程，事实上，他完全忽视了这个过程。这部分剧情以戏剧性的形式鲜明地体现了在高度紧张的临床对话过程中语言、沟通和意义解读的复杂性，以及这个特殊的 "会话共同体" 的破裂。

告知坏消息和发表仇恨言论不是一回事，但在对患者施加的暴力的意义上，两者有相似之处：听出来者都要去吸收和理解针对自己的言论。听者的语言脆弱性真实存在。语言的脆弱性也隐含了她身体的脆弱性。Kelekian 用由生物医学科学话语构成的语言进行沟通，并拒绝使用这之外的语言，这使得 Bearing 成为了一个易受攻击的主体——临床凝视的对象。她自己的语言（其实是心理活动，但在剧本里用文字呈现了出来）则被临床医生切碎、打断。这一幕的台词——被打断、未说完的句子——象征着交流的空间变得二元对立起来。医生和患者成了各自受到限制的角色，还产生了误解。

我们可能会说《心灵病房》的文本完美诠释了 Balint 提出的临床对话中的语言混乱，同样，也应该说该剧进入了语言及意义解读中的难点等更深的领域，甚至进入了文学分析行为这个似乎可以捕获深刻和真实的意义，并去具体地修正意义的领域。在这一场景中，Kelekian 同意了 Bearing，紧随其后的是一个闪回，Bearing 想起了她的老师——"伟大" 的 E. M. Ashford——是这位学者激发了 Bearing 对 John Donne 复杂又虔诚的诗歌的严谨研读和激情。Ashford 教 Bearing 通过正确、准确地阅读 Donne 的语言，回归本源，来关注他作品的细微差别和形而上学的复杂性。剧本中使用的十四行诗是 Donne 的《圣十四行诗 6》。Ashford 给 Bearing 引荐了最严谨的学术版，并让她关注最后两行的简单的标点：

> Gardner 版的《圣十四行诗》要追溯到 1610 年 Westmoreland 的手稿。我保证，这并不是出于感性的原因，而是因为 Helen Gardner 是一名学者。诗的最后两行是："死不复存在，逗号，死亡终将死亡。除了呼吸，逗号，没有什么能将生命与永存分开。" 恢复了原始的标点符号后，在舞台上演出的不再是有惊叹号意味的死亡，而是一个逗号，一种暂停。

这段记忆让濒临死亡的 Bearing 产生了顿悟。最后，她听取了 Ashford 的建议去好好生活。她意识到，为了给自己的智力服务，她牺牲了自己的情感。这与临床实践的模式进行了强烈而有意的对照——Bearing 的学术驱动力反映了生物医学论文、研究和实践的驱动力。它们是一样的。像 Kelekian 一样，Bearing 也被束缚在科学解读中，以至于她忽略了最深奥的形而上的真理：生与死共存，只有一个停顿将之分隔开来——一个逗号——人类经验和时间中的小标点符号。

电影作为一种媒介，从早期的无声形式发展而来，它所使用的声音（音乐最常见），要么是专门的配乐，要么是由电影制片人选定的用于增强视觉感受的适当音乐。这不同于舞台制作。电影《心灵病房》的导演拥有丰富的音乐资源，他的选择具有启发性，提示可通过语言以外的形式实现更深层次的交流。

David Schwarz（1997）在他的《听的主体》一书中指出，音乐之所以会从内在影响我们，是因为音乐起着 "声音的信封" 的作用，并创造了一种超越语言形式的海洋版的感觉，在这种感觉中，“身体与外部世界的边界似乎以某种方式消失或被跨越”。对于Schwarz而言，这种具象化的快乐让他回想起婴儿时期被母体包裹和控制的记忆。而且，他还提出了“阈值穿越”这个说法，认为“阈值穿越”创造了一个倾听空间。在Schwarz的构想基础之上，我们可以说，音乐创造了一个内部空间，情感或情绪可以在其中移动。在电影中，它代表观众与屏幕上投影的图像之间的第三个密封空间。

音乐以语言结构所不具备的方式在身体内部或通过身体说话。音乐理论家David Lidov（2005）认为，音乐提供了一种“符号超越性”，这种超越性始于身体，并且没有完全离开身体：“在言语中，我们主要看到了抽象过程的最终极端”（他指的是“意义的解读”。用结构主义的术语来说，就是将所指与能指链接起来）。在音乐中，我们可以观察到一系列现象，“从即刻的生理表达到最纯粹形式的游戏”。他认为音乐体验始于身体。与提取抽象意义的言语不同，音乐源于身体并与之进行最充分的交流。

电影《心灵病房》中的音乐是Pärt的Spiegel im Spiegel（德文，直译为“镜中镜”）。在整部电影中都使用该作品，以强化深刻的启示和顿悟。其效果是引起观众的共鸣：音乐形式的留白提供了一个空间，观众在其中创造自己的情感意义。Pärt对此作品的理解是：“我将我的音乐比作包含了所有色彩的白光。只有棱镜才能把颜色分开并呈现出来；在这里，这个棱镜指的是听众的精神与想法”（Pärt，1999）。

Spiegel im Spiegel是为单钢琴和小提琴编写的，但是在《心灵病房》里使用的最终录音中，弦乐是由大提琴演奏的。乐曲是由主音三和弦（三和弦音）构成的：钢琴演奏三和弦，弦乐演奏高低音阶。三和弦把第三的概念作为一种建构原理。同样，钢琴和弦乐这两种音乐声调产生了对话、相遇和交流的感觉，在这种交流中，包含了二分的音乐，又产生了第三种音乐。

从1976年开始，Pärt一直在尝试他所谓的叮当声的技术。Pärt解释说，“在这里，我发现了三和弦系列，并将其作为我简单、基本的指导原则”。他将“叮当声”描述为试图分离出深层真理的尝试。这种真理可以从重复的三和弦的纯粹中感受到：

> 有时，在我寻找一些关于生活、音乐和工作问题的答案时，会走进“叮当声”之中寻找。在我的黑暗时刻，我有一种确切的感觉，那就是除了这一件事之外的一切都没有意义。复杂而多面的东西只会使我感到困惑，我必须寻找统一。统一又是什么？我该如何寻找它？完美事物的痕迹以多种形式出现——不重要的一切都消失了。“叮当声”就是这样……三和弦的三个音符就像钟声。这就是为什么我称其为“叮当声”。

Pärt在这里寻求的是第三个空间，这在临床互动中至关重要。心理分析学家Jessica Benjamin（2004）写道：“在我们想办法掌握两个方向时，我们从第三个位置开始，也即是从那两个方向之外的有利位置开始”（Benjamin，2004，p. 7）。她的分析模型很适合应用到临床对话上。对于Benjamin以及许多当代的心理学家来说，在治疗中以“一个交流双方”的角度对话需要承认我们人类互动的主体间性。“第三空间，”她写道，“是一个人在头脑中创造出来的，在二元之外的另一个参照点上的一切事物”（Benjamin，2004，p. 7）。在Benjamin关于第三空间的观点中，“认识不是由言语首先构成的；相反，它始于与另一个人分享一种图案或一种舞步的早前非语言体验”（Benjamin，2004，p. 16）。除了舞步这一概念外，Benjamin还将第三空间比作“和声或音乐维度”（Benjamin，2004，p. 18）。

回到Kelekian和Bearing的临床互动中的言语碰撞中，我们可以将Benjamin的模型应用于他们的对话方式以及他们进入和阻断对方讲话的方式中。从观众的角度来看，我们可以想象这一页剧本以“第三空间”概念作为指导被重写。这会创造一个“中间的空间”，揭示更深层次的意义，并使得医生/患者、说话者/对谈者、健康/生病这几个僵硬的二元对立和二元角色被瓦解，新的讲述和倾听的模式在貌似将两者隔绝开来的空白空间中浮现。

医学模式的“正常”

生物–心理–社会医学模式与生物医学模式的对比

在本章的前面部分，我们讨论了生物医学

叙事与以患者完整体验为基础的患者叙事之间的区别。在探讨了通过电影、音乐等各种方式讲述故事之后，我们现在回到叙事这个主题和医学写作上。

还原性医学写作最典型的例子之一是将患者的病史转变成为住院或门诊之用的片段陈述，病房和诊所的环境在记忆中被描述为“在沼泽中跳康康舞”（Tallis，2004）。医学专业的学生学习了如何从叙事中快速提取出临床上突出的要点，以便向上级医师提供确定进行最佳病情管理所需的核心叙事。过度工作和人员不足的环境（沼泽）促使着临床医生们尽可能快地“跳康康舞”。然而，当临床医生和患者之间可以分享更完整的叙述时，就会出现更丰富的传记式的叙事，在这种叙事中，两个（或更多）参与者之间存在连续性的关系。患者的故事很少能在一次互动中被完全挖掘出来。随着时间的推移，在一对一的互动中，多层面的关系变得明显起来，同理心和信任也因此建立了起来，故事也随着时间的流逝而改变。

对医学生而言，将程式化的生物医学上疾病的描述和随着时间的推移而出现的传记式描述进行对比是有益的（Shapiro，2011；Newman，2003）。两种描述在临床环境中都是有效的，但是两者的比较可以提高学生对差异的认识。传记式的描述更以患者为中心，或者至少与以患者为中心的医疗服务更加一致，而以患者为中心是全科医师照护的一部分（Reeve，2010）。在生物医学范式下，健康被描述为一组正常的过程标记（Gillies，2010）。患者叙述的故事被用于检查其身体是处于正常状态或与根据平均值（这里表示函数）得出的人群总体状况相异。将这一范式与将患者视为他们更复杂的传记式叙述的一部分的观点相比较，差异是显而易见的。这一对比启发我们，要将刻板的、技术性的对常态的看法转变为一种叙事，以加强对患者的照护。这并不是要贬低科学方法的必要性，而只是将其定位于对痛苦和经历的纵向和整体描述中。

这与虚构的痛苦的例子有明显的相似之处，因为读者或观众创造了第三个空间，对患者的了解比在与医生的对话中所传达的信息要多得多——就像在《心灵病房》中那样。在第三个空间中，我们了解了患者的患病过程。因此，可通过对生物医学和传记式叙事的平行研究，并结合虚构的例子，向学生揭示对叙事的阐释。

反思型医务人员

人们认为反思能力是临床医生的一项关键技能。Donald Schön（1983）将反思描述为“通过反思行为参与持续学习过程的能力”。医学人文通过概念分析和批判性思维的学习进一步发展这种有效的教学模式。

我们通过一个处理过的、在多方面困扰着临床实践的例子来探讨这一点。这个故事源自照护一位临终患者的临床实践的复合虚构叙事（框 20.1）。

在这样的故事中，医生在复杂的、具有情感挑战性的环境中提供临终照护。在这里，我们考虑医生的反应，因为同理心有时会让他们很痛苦。我们被告知，Bill 的疼痛是难治的，换言之，镇痛剂对他无效。Jeremay 医生知道在临终照护中 5% ～ 10% 的疼痛是难治性的，但这无助于他在面对垂死患者的疼痛时将他的个人反应与职业应对合理化。同时，也无助于他去理解在这种情况下痛苦的性质和目的。宗教观点可能具有价值（Williams，2001），在生命终结时从不缺乏受到神学启发的写作。作为一名反思性实践者，毫无疑问，Jeremay 医生将与他的同事讨论 Bill 病情的进展，并且在事后进行回想，考虑是否可能还有其他干预措施对未来的其他患者有所帮助。个人观点则更为复杂。Jeremay 医生感到很困扰，因为 Bill 和

框 20.1 实际例子——反思型医务人员

Jeremay 医生给患者 Bill Doggins 的家属打电话，他在 Bill 癌症晚期对其进行了照护。Bill 在被诊断为癌症时，是一名 45 岁的会计师。后来，他接受了化疗和手术，延长了 2 年的生命。他的最后一次发病持续了 1 个月，表现为无法治疗的疼痛等症状。在家人和一个初级照护团队的支持下，他得以在家中去世。Jeremay 医生打电话来想了解他家人的情况如何，但同时心里也想着一件巧合的事情，就是他和 Bill 的年龄相同，并且和 Bill 一样，几个月前失去了父亲。

自己的生活经历之间充满了巧合。通过超越病理过程的方式来了解患者的痛苦对 Jeremay 医生，甚至对他未来的患者都有帮助。

我们已经将音乐作为一种强大的思维和表达方式进行了讨论。Donne（2006）将生命末期的痛苦与歌剧《帕西法尔》中人物的痛苦进行了对比，并暗示 Wagner 的艺术使我们能够辨别出其他方式无法企及的真相。J. S. Bach（巴赫）在他创作的无伴奏小提琴奏鸣曲——夏康舞曲（Chaconne from the 2nd Violin Partita）中，对丧亲之本质进行了延伸思考。这首曲子被认为是对他第一任妻子 Maria Barbara 去世的回应。音乐的结构是西班牙古典舞风格，用一个主题加上各种变化形式，主要包括但不仅限于阴沉的小调。这样的一首曲子可以反映出丧亲后情感经历的典型阶段——从震惊到接受。通过一种帕萨卡里亚舞曲的重复形式，该乐曲也是对旋律和结构的阐述和变化的研究，提供了音乐结构和功能的多种视角，也与悲伤的亲人的新产生的视角产生了对比。这样的联系可能看起来有点异想天开，但它们具有广泛和启发性的学术意义，可能对医学学习者有所帮助（Bicknell，2002）。

大量的音乐都明显与生命的结束有关。几乎所有伟大的作曲家都写过作为基督教崇拜的一部分的安魂曲，但在所有文化中都有特定的、适合于描述死亡和垂死的音乐形式。这里的问题是，这种知识体系如何帮助 Jeremay 医生理解患者的死亡经历？如何帮助他走出由于同理心产生的痛苦？

本章是采取文字和印刷的形式，明显有别于音乐的形式，但是我们知道，听音乐是有治疗作用的，不管是临近死亡的病人，还是像 Jeremay 这样的主治医师，都是如此（O'Kelly，2002）。音乐可以促进分析过程，在某种意义上，夏康舞曲可能与在古典叙述中描述的丧亲过程产生共鸣。音乐也可能是启发式和体验式的，因为音乐可以激发进行临终关怀的临床医生的反思和对更多知识的追求（Stein，2004）。

这些临床医生反过来可以教给年轻的医生一项技能，这项技能既要基于科学知识，也要基于经验和智慧。尽管本章主要关注培训中的医生，但探索的主题应涵盖整个职业生涯及退休后的日子。退休的医生处于理想状态，可以反思他们一生的临床实践经验，并将与同情、尊严和同理心相关的经验和智慧传授给未来的医生。

教授医学人文

在最后一节中，我们将涉及各种教学方法，以及旨在成功实施医学人文项目的一系列经验和专业知识。总的来说，可以将这些方面视为对课程更广泛的解释。在此，我们强调，将医学人文纳入课程中需要具有良好的教学技能，但不一定需要特定的培训。话虽如此，根据我们的经验，对人文感兴趣的医学教师可以从特定的培训中受益，并且也喜欢这样的培训。

教学目的、方法论和环境

在本章涉及的医学人文教育中，传统的固有地偏向于说教的教学，不如 Knowles（1980）的成人教育学有用。Knowles 的成人学习六项原则尤其强调，内容应与体验相关，应该具有合理性并由体验驱动。诸多作者（Knight，2006；Friedman，2002）报告难以获得“对（一些）医学人文相关材料的积极看法”。本章说明了精心挑选的材料如何与医学教育产生直接联系，并与 Shapiro 等（2009）的思想相吻合。他们认为对饱受折磨的患者的考虑促进了借鉴人文来发展一套特定的方法和概念。这是医学生可用来加强理解和反思的资源。

理想条件下，教学方法应在帮助学习者理解所接触材料上保持一致。无论采用哪种教学方法，都应最大限度地发挥个体或团体对这些材料进行反思的潜力。根据环境的不同，教学风格可以在讲授式和辅助式之间切换。一场各种关于莫扎特可能死亡原因的正式讲课（Karhausen，2010）是很有价值的，如能结合对 Milos Forman 1984 年导演的电影《阿玛迪斯》（Amadeus[①]）的思考、倾听莫扎特的安魂曲、了解作曲家精神状态相关描述就更有意义了。这些对莫扎特的生平和作品的解读的例子，也可以说明启发式学习的价值。

① 莫扎特的中间名。——译者注

另一种教学风格与 Fenwick（2000）叙述里的“个人”有关，即探索学生对患者的经历产生的情感反应。无论参考什么标准，学习者都需要了解患者生活体验并校准自己的反应。在临床实习中直接通过个别患者学习是最好的方式。我们认为，能够有效接触任何一种人文学科都有助于理解患者生活体验。在表达这个意见时，我们承认学习在一定程度上包含认知和情感。就像音乐，常常能绕过认知，引起本能的、纯粹的情感反应。这就使得音乐成了这方面学习的宝贵资源（Levitin，2008；Newell and Haines，2003；Blood and Zatorre，2004；Panksepp et al.，2002）。

传统上，在课堂和实验室之后，接受培训的临床医生会继续在病房和诊所里向患者学习。这些场所代表了基本的教学环境，应对其意义进行思考与审问，以更好地理解场所如何影响临床互动的。除了这些传统的环境外，教师还可以将美术馆、剧院、音乐厅和电影院作为可以进行正式学习，且学习质量可以被评估的场所。

预期目标和评价

实施目标和评价的严格程度将取决于将人文纳入医学课程的程度。例如，在通过基于问题的学习来授课的情况下，将目标转化为探究平行主题的文学或戏剧案例就相对简单了（Grant，2002）。

第二种方法是使医学人文的内容与课程中更传统的方面保持一致。以莫扎特案例为例，通过一部关于他交响乐或歌剧的反思性作品可以引入核心的心理学或神经生理学的内容（Sloboda，1985）。这使得教师能够从一个创新的、意想不到的角度来安排这些学科的教学，激发学习者积极参与（Rauscher et al.，1995；Schellenberg，2005；Levitin，2009）。根据我们的经验，无论学生对古典音乐了解如何，“莫扎特效应”（听莫扎特的音乐可以提高某些听众的智商）都可以作为引入，引导他们热情地参与到课堂中（Jenkins，2001）。

迄今为止，作为本科或毕业后教育课程一部分的医学人文科目的正式评价标准一直是不一致的。这部分是因为医学人文本身代表了一个多样化的领域，也由于很难对较为抽象和概念化的学科进行评估，比如那些在本章开头被认定为人文学科的学科。但是，传统的形成性和终结性评价模式（如论文、作业和幻灯片展示）都是有效的。更现代的写作性评价（如学习档案袋和医学博客）也可体现学生的反思，同样行之有效。在制定评价方案时，医学人文让学习者还能够针对其他课程材料或与患者打交道的经验，提交具有原创性的作品或书面材料（包括编写的或创作的）。这些都可以纳入形成性或终结性评价。

医学人文面临的挑战之一是需要克服一种观念，这种观念认为所有知识评价都应符合当前的统计分析（Swanwick，2010）。只要明确指出每一项的评分标准，就可以对人文发展与专业实践之间的联系进行评价。参考用于人文学科学生作品的评价准则将有所帮助，但评价人员应注意，医学人文的主要目的是为将学生培养为医生的专业发展过程做出贡献，而不是把学生培养为艺术家。

通过收集与课程某一节或整个课程相关的反馈，可以在较低的探究水平下相对轻松地引入医学人文的研究。随着学生的教育水平升高，使用常规的医学教育方法来评价结果将面临更多挑战，而这时，人文学科评价方法将会有所帮助（例如，在教师同意下学生自行决定论文的主题）。

结论

- 如今，关于医学人文教育的文献非常丰富、多样且引人入胜。
- 人文学科提供了与科学不同的认知和情感体验，并提供了创新的教学方法。
- 在过去的 50 年里，医学教育的场所已经从报告厅和实验室发展到以问题为基础的学习中心和社区诊所，引入了不同的学习环境和形式。人文学科进一步扩展了这一转变，并协助了个人的意义建构过程。
- 根据 Naughton（2000）的研究，选修了人文课程的本科生更具批判性，更不容易相信缺乏证据的信息。这是发展探究式医学思维的成果，值得称赞。从人文角度来看，小组和自我评价也同样重要，这样的评价必须始终由受过培训的老师督导，但它也培养了具有独立思想的、能够融入并改变他们工作的临床环境的医者。

参考文献

Association of Medical Educators of Europe (AMEE) Conference (2011) Vienna Austria. AMEE 2011 Abstract Book p. 434

Balint, M. (1957) *The Doctor, His Patient and the Illness*. London: Pitman Medical Publishing Co. Ltd,), p. 26

Benjamin, J. (2004) Beyond doer and done to: An intersubjective view of thirdness. *Psychoanal Q*. 73: 5–46

Bhabha, H. (1997) In J. Butler (ed.) *Excitable Speech: A Politics of the Performative* London: Routledge

Bicknell, J. (2002) Can music convey a semantic content: a Kantian approach. *J Aesthetics Art Criticism*. 60(3): 253–261

Blood, A.J. and Zatorre, R.J. (2001) Intensely pleasurable responses to music correlate with activity in brain regions implicated in reward and emotion. *Proc Natl Acad Sci USA*. 98(20): 11818–11823

Brody, H. (1994) My story is broken, can you help me fix it: medical ethics and the joint construction of narrative. *Literature and Medicine*. 13: 79–92

Brody, H. (2007) Narrative ethics. In R.E. Ashcroft, et al. (eds) *Principles of Health Care Ethics* (pp. 151–158). Chichester: John Wiley & Sons Ltd

Brook, A. (1991) Bowel distress and emotional conflict. *J Roy Soc Med*. 84: 41

Brook, A. (1995) The eye and I: psychological aspects of disorders of the eye. *J Balint Soc*. 23: 13

Brook, A. (2008) Gut language of somatizing patients. Quoted in Julian Stern, 'Keeping the Gut in Mind', presented at 'Psychotherapy, Medicine and the Body: Alexis Brook Memorial Conference', Tavistock Clinic, London, 31st October. (Our thanks to Dr. Julian Stern for his generous sharing of this material)

Butler, J. (1997) *Excitable Speech: A Politics of the Performative*. London: Routledge

Canguilhem, G. (1994) The epistemology of medicine. In: *A Vital Rationalist: Selected Writings from Georges Canguilhem* (p. 135). New York: Zone Books

Caruncho, M.V. and Fernandez, F.B. (2011) The hallucinations of Frederic Chopin. *Med Humanities*. 37(1): 5–8

Chekhov A. Letter to Suvorin, 1888

Donne, John., (1572-1631), Holy sonnet XIV. [Online] http://www.luminarium.org/sevenlit/donne/sonnet14.php Accessed 26 February 2013

Dunn, K.L. (2006) Sickness, healing and opera: Wagner's Parsifal. *J Med Humanities*. 32: 7–10

Edson, M. (2010) *Wit*. London: Nick Hern Books

Engel, J.D. Zarconi, J., Pethtel, L.L., and Missimi SA. (2008) *Narrative in Health Care*. New York: Radcliffe Publishing

Evans, M. (2007) Medical humanities: an overview. In *Principles of Health Care Ethics*, Chapter 26. Chichester: JohnWiley & Sons Ltd

Female Genital Mutilation Act (2003) [Online] http://www.legislation.gov.uk/ukpga/2003/31/section/1 Accessed 26 February 2013

Fenwick, T.J. (2000). Expanding conceptions of experiential learning: a review of five contemporary perspectives on cognition. *Adult Educ Q*. 50(4): 243–272

Freeman, D. (2012) *Linguistics and Literature*. Linguistic Society of America. http://www.lsadc.org/info/ling-fields-lit.cfm Accessed 30 May 2012

General Medical Council (1993) *Tomorrow's Doctors*. London: GMC, para 29

General Medical Council (2003) *Tomorrow's Doctors*. London: GMC, para 41

General Medical Council (2008) *Personal beliefs and medical practice—guidance for doctors*. London: GMC, para 12–16

General Medical Council (2009) *Tomorrow's Doctors*. London: GMC, para 96

Gillies, J. (2010) Annual Conference report. Royal College of General Practitioners, Liverpool

Grant, V.J. (2002) Making room for medical humanities. *Med Humanities*. 28: 45–48

Halperin, E.C. (2010) Preserving the humanities in medical education. *Med Teach*. 32: 76–79

Foucault, M. (2007) *The Birth of the Clinic: An Archaeology of Medical Perception* (p. ix) (1st edn. 1963). London: Routledge

Friedman, L.D. (2002) The precarious position of the medical humanities in the medical school curriculum. *Acad Med*. 77(4): 320–322

Jenkins, J.S. (2001). The Mozart Effect. *J Royal Soc Med*. 94: 170–172

Jensen, E.F. (2001) *Schumann*. Oxford: Oxford University Press

Kane, S. (2001) *4:48 Psychosis*. In: *Complete Plays* (pp. 203–245). London: Methuen.

Karhausen, L.R. (2010). Mozart's 140 causes of death and 27 mental disorders. *BMJ*. 341: 1328–1329

Knight, L.V. (2006) A silly expression: consultants' implicit and explicit understanding of medical humanities: a qualitative analysis. *Med Humanities*. 32: 119–124

Knowles, M. (1980). *The Modern Practice of Adult Education: From Pedagogy to Andragogy*. Chicago IL: Follet

Kolb, D. (1984) *Experiential Learning*. Englewood Cliffs NJ: Prentice Hall, pp. 21–31

Kuriyama, S. (2006) *The Expressiveness of the Body and the Divergence of Greek and Chinese Medicine*. New York: Zone Books

Launer, J. (2002) *Narrative Based Primary Care: A Practical Guide*. Oxford: Radcliffe Press

Levitin, D.J. (2009) The neural correlates of temporal structure in music. *Music and Medicine*. 1(1): 9–13

Levitin, D.J. (2008) *This is Your Brain on Music*. London: Atlantic Books

Lidov, D. (2005) *Is Language a Music? Writings on Musical Form and Signification*. Bloomington, IN: Indiana University Press, p. 146

Naughton, J. (2000) The humanities in medical education: context, outcome and structures. *Med Humanities*. 26: 23–30

Newell, G.C. and Hanes, D.J. (2003) Listening to music: the case for its use in teaching medical humanism. *Acad Med*. 78(7): 714–719

Newman, T.B. (2003). The power of stories over statistics. *BMJ*. 327: 1424–1427

Nicolls, M. (dir.) (2001) *Wit* (HBO)

O'Kelly, J. (2002) Music therapy in palliative care: current perspectives. *Int J Pall Care Nurs*. 83): 130–136

O'Shea, J. (1990) *Music and Medicine*. London: Dent, p. 39 et seq

Oyebode, F. (2010) The medical humanities: literature and medicine. *Clin Med*. 10(3): 242–244

Padfield, D. (2003) *Perceptions of Pain*. Stockport: Dewi Lewis Publishing

Panksepp, J. and Bernatzky, G. (2002) Emotional sounds and the brain: the neuro-affective foundations of musical appreciation. *Behav Processes*. 60: 133–155

Pärt, A. (1999) CD liner notes for *Alina*. ECM Records

Pither, C.E. (2003) Unspeakable pain. In D. Padfield(ed.) , *Perceptions of Pain* (p. 125). Stockport: Dewi Lewis Publishing

Posen, S. (2005) *The Doctor in Literature: Satisfaction or Resentment*. Abingdon: Radcliffe Press

Race, P. (2005) *Making Learning Happen : A Guide for Post Compulsory Education*. Thousand Oaks CA: Sage, Chapters 1 and 3

Rauscher, F.H., Shaw, G.L., and Ky, K.N. (1995) *Listening to Mozart enhances spatio temporal reasoning: towards a neurophysiological basis. Neurosci Lett*. 185: 44–47

Reeve, J. (2010) *Interpretive Medicine: Supporting Generalism in a Changing Primary Care World*. London: RCGP

Royal College of General Practitioners (UK) (2007) section 3.3 [now updated 2012 at section 2.10] http://www.rcgp.org.uk/gp-training-and-exams/~/media/Files/GP-training-and-exams/Curriculum-2012/RCGP-Curriculum-2-01-GP-Consultation-In-Practice.ashx Accessed 28 March 2013

Rowling, J.K. (1999) *Harry Potter and the Prisoner of Azkaban*. London: Bloomsbury.

Schellenberg, E.G. (2005). Music and cognitive abilities. *Curr Dir in Psychol Sci*. 14(6): 317–320

Schön, D. (1983) *The Reflective Practitioner, How Professionals Think In Action*. New York: Basic Books

Schwarz, D. (1997) *Listening Subjects: Music, Psychoanalysis, Culture*. Durham, NC: Duke University Press

Shapiro, J. (2011) Illness narratives: reliability, authenticity and the empathic witness. *J Med Humanities*. 37(2): 68–72

Shapiro, J., Coulehan, J., Wear, D.,. and Montello M. (2009) Medical Humanities and their discontents: definitions, critiques and implications. *Acad Med*. 84(2): 192–198

Sloboda, J. (1985) *The Musical Mind: the Cognitive Psychology of Music*. Oxford: Clarendon Press

Stein, A. (2004) Music, mourning and consolation. *J Am Psychoanal Ass*. 52(3): 783–811

Swanwick, T. (ed.) (2010) *Understanding Medical Education: Evidence, Theory and Practice*. Chichester: John Wiley & Sons Ltd

Tallis, R. (2004) *Hippocratic Oaths: medicine and its discontents*. London: Atlantic Books

Williams, R. (2001) Living well, dying well (2). In M. Marinker (ed) *Medicine and Humanity* (pp. 117–124). London: Kings Fund

第 21 章

学习技能 Study skills

Raja C. Bandaranayake

译者：李 佳 审校：牛 颖

"不要仅仅阅读、背诵或模仿，要发自内心认识这些原理，努力学习以吸收这些知识。"

Miyamoto Musashi

引言

学习技能是医学生素养的重要组成部分，是他们终生行医的工具。尽管有许多学习技能指南可供参考，但当今世界各地医疗实践正发生诸多变化，给医学生们带来特别需求。本章将：

1. 概述影响医学生教育过程的一些医疗实践变化。

2. 讨论这些变化对学生必须掌握的学习技能造成的影响。

3. 提出教师帮助学生发展这些技能的方法。

本章后两部分将以有关学生学习方式的一般性学术进展的认识为基础，并将这些进展与医学生的特定需求联系起来。

医疗保健的发展趋势

知识的增长

医疗卫生领域的知识增长深刻地影响了向大众提供医疗服务的方式。知识前沿的不断延伸和对疾病预防与治疗的更优方法的不断探索，持续影响医疗实践。因此，不可能指望医务人员掌握有效医疗实践所需的全部知识和技能。

物理和化学知识的增长带来了应用于医学研究和治疗领域的技术和药理学的发展。可以毫不夸张地说，如果没有跟上时代发展中出现的新知识和新技能，二三十年前有资格行医的医学毕业生，在今天也无法有效行医。因此，越来越有必要对医生进行继续教育和强制性再认证，以确保医生已采取必要行动紧跟时代的进步。

医疗费用上涨

医疗保健的第二个趋势是医疗保健费用不断上涨，这种趋势影响了医学生教育，并间接影响了医学生有待发展的学习技能。其结果是，在三级教学医院这种常规临床训练场所中，患者住院时间越来越短，医学生仅能接触到患者总体疾病的一小部分，失去了从医疗团队提供的连续性医疗中学习的机会。可对刚毕业的医生而言，在真实的行医过程中不可或缺的正是医疗连续性。为克服这一严重缺陷，各国根据国情采取了不同策略。北美医学院校通常在非住院环境中进行培训，而其他很多发达国家则在社区医院和全科诊所开展培训。另一方面，自 1978 年《阿拉木图宣言》（WHO，1978）以来，发展中国家使用初级保健和社区环境开展培训已成为趋势。若医学生要从这些体验中受益，在上述场景中开展的培训都必须发展特定的学习技能。

公众意识的提高

在医疗保健变革中出现的第三个趋势源自公众越来越意识到自己有权享受最好的医

疗。不断提高的识字率和教育推动了该趋势，同时，信息技术的发展也是原因之一。医疗诉讼显著增加（尤其在发达国家）是该趋势造成的结果。另一方面，患者越来越倾向于自我治疗。下文讨论这些趋势对医学生教育的影响，以及对学生应被反复灌输的学习技能的性质带来的必然影响。

医学教育的发展

学习方法

从 Entwistle（1975）、Marton 和 Säljö（1976a，b）早期的研究开始，对学生学习的研究增加了我们对学生自学方法的了解。已确定的两种主要学习方法是表层方法和深层方法，前者被动获取知识（Morgan，1993），而后者涉及对所学内容的理解。深度学习是一个主动的过程，涉及“将新思想与已知知识联系起来、检验证据和材料的逻辑，并建立有机整体”（Entwistle and Entwistle，1992，p. 10）。毫无疑问，尽管医学实践中所需的诸多基本事实通过被动学习获得，但深层学习法更为可取。研究发现，学习者在给定情景下采用的学习方法取决于学习任务的性质，这对发展有效学习技能尤为重要。我们将举例说明，即使是事实性的知识，也可以通过教师合理安排学习任务、通过理解而非记忆来获得。

之后，学界发现，学生会运用学习策略以获得最佳成绩，例如，在学习中结合使用表层方法和深层方法（Laurillard，1979；Ramsden and Entwistle，1981）。

自主学习

自主学习（self-directed learning，SDL）涉及：

- 设定学习目标
- 制定尽可能有效实现目标的策略
- 在学习过程中通过自我测试来监控策略实施效果
- 在遇到阻碍时调整目标或策略（Butler and Winne，1995；Winne，1995）

自主学习一直是医学学习的必要条件，但知识大爆炸导致正式的医学课程无法涵盖医学生必须学习的所有知识，自主学习的需求也随之急剧增长。不论在医学院学习期间，还是在毕业后学习和继续教育期间，学生都需要掌握一套自学技能才能良好行医。

Knowles（1990）强调了在将表现结果作为目标的情境下，确定与未来行医相关的个人学习需求的重要性。学习者在确定并实施了适当的学习策略后，还必须收集证据证明目标实现。

研究表明，自主学习和内在动机相互依存：自主学习增加内在动机，而内在动机则鼓励学生在学习中更加独立（Corno and Mandinach，1983）。

教师在学生自主学习中的角色不是被动的，应帮助学生掌握学习技能，尤其是在毕业后培养和继续医学教育中。随着教师辅助作用逐步降低，学生自主学习的重要性显而易见。当前，在大多数国家，继续医学教育具有强制性，许多国家都设置了再认证程序。因此，在本科医学教育阶段培养医学生自主学习技能至关重要。

远程学习

医学教育中，另一个愈发明显的趋势是远程学习，尤其是医生继续教育中的远程学习，对医学生教育有着重要的影响。除了自主学习技能外，学生在本科医学教育期间还必须掌握与信息技术进步相关的技能。此外，面对大量信息，学生必须学习批判性评价和审慎选择阅读材料。对文献的评估需要先备知识，而学生的先备知识不如老师的丰富。但仅凭先备知识本身也不足以对文献进行评估，必须将先备知识与文献中的新知识联系起来（Pressley et al.，1997）。因此，批判性评价文献的重要技能很难学会。但该技能必须在校发展，不应推迟到医生在职阶段。人们对其重要性的认识不断加深，批判性的文献回顾课程越来越多地被纳入本科医学教育中。

与接受面授的学习者不同，远程学习者通过试错来发展学习技能。大多数远程学习手册的规约性与自主学习的原则背道而驰。规约性破坏了学习者的内在自主性（Knowles，1980；Candy，1990）。

Morgan 等（1998）确定的远程学习者应具备的高级通用技能为：

- 思维和推理技能：批判性、分析性、评价

性思维
- 研究技能：文献检索、有目的的阅读、主题建构
- 书面沟通技能：前后呼应的论文结构布局和令人信服的论点表达

医学本科生必须发展这些技能，但大多数医学课程很少关注。医学生的低阶认知技能大多通过选择题测试，而由于发展创造性和探究性技能的机会稀少，医学生的高阶通用技能得不到发展。

计算机辅助学习

计算机辅助学习（computer-assisted learning，CAL）涉及目前入校的大多数医学生都能适当掌握的一组技能。通常他们精于此道，只有少数人需要计算机技能培训。但在线学习涉及的不仅仅是计算机的使用。许多学生不具备有效获取和评估信息的技能，这是一组被称为信息素养的技能，它涉及认知、心理意识活动和态度等诸多成分（表 21.1）。认知技能包括（对书目来源的）回忆能力、（对实体布局的）理解能力和（分析、整合、评估所呈现信息的）批判性思维。意识活动（精神运动）能力包括设备操作。情感能力包括接受缺陷、愿意寻求帮助和韧性。

选修课程的学习

医学教育的一个重要进步是，越来越多的学生在必修课的基础上，都有机会在总课程里选修想学的内容。选修课程在过去的半个世纪中稳步增加，部分原因是 Illich（1984）和 Friere（1982）等教育哲学家呼吁给学生学什么和怎么学的自由。由于需要为所有医学生培养安全行医过程中必不可少的某些能力，这种学习自由在某种程度上受到限制。通过选修课程的学习可以提高自主学习的技能。

表 21.1 与信息素养有关的目标

范畴	学习目标
认知	回忆可用的书目来源和图书馆服务 为内容选择适当的术语 了解所需信息和资源的范围 制定检索策略 分析、整合和评估信息 将信息应用于当前的问题
意识活动 / 精神运动	使用各种检索方法 使用各种合适的检索媒介 灵活使用信息源
情感	接受个人在资源使用方面存在的不足 愿意在必要时请求帮助 搜索信息资源有韧性 遵守有关信息获取的法律和道德 遵守版权和知识产权相关法律

基于问题的学习

过去几十年的医学教育最重大的进展——基于问题的学习，会涉及前文已经探讨过的多项技能。当学生第一次遇到问题时，会被要求在解决问题的教学环节进行深度学习。将现有知识与学习小组伙伴获取的知识进行汇总，即可了解在知识方面存在哪些不足并阻碍了小组解决问题。然后，要求每个学生对指定的主题进行自学并在下一次小组会议上介绍新的学习成果。因此，除了解决问题的能力之外，学生还将发展团队合作、自主学习和教学的能力。

前几节所述的医学教育发展，对医学生完成本科医学教育要求所应习得的技能的性质产生了重大影响。下文讨论这些技能。

21 世纪医学生需具备的学习技能

学习技能的基础理论是教育各个领域研究的结果，有助于我们了解如何最有效地进行学习。一些研究在前面已经提到过。在远程学习领域也有许多研究，而许多本科生可能没有参加远程学习的经历。但是，这些研究的发现依然很重要，其原因有两个：
- 一是学生必须具备远程学习能力，为以后的医学教育各阶段做好准备。
- 二是这些研究的结果适用于在任意情境下发展自主学习技能。

如图 21.1 所示，本章介绍的学习技能被分为三大类。

制定学习计划的技能

医学生不断面临着一系列新的知识领域，对于他们来说，要想在本科训练中真正掌握所需的知识，就必须制定在限定时间（例如 1 周

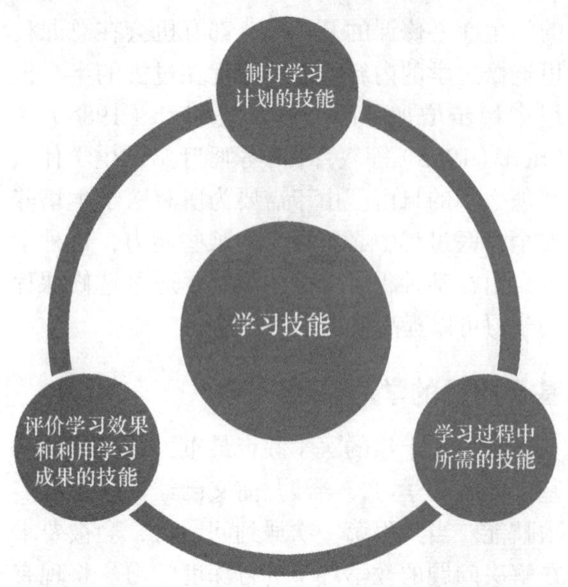

图 21.1　学习技能

或 2 周）内定期学习的计划，这一点至关重要。这需要安排学习的技能，同时兼顾学生的诸多个人因素。

确定学习内容

主要技能之一是确定优先的学习任务。优先任务在一定程度上取决于个人情况。学习的优先任务不应基于权宜之计，而应以学科内容的重要性、难度和及时性为基础（Bandaranayake，2009）。重要性又取决于：①学习内容在多大程度上对将来的实践有用；②学习内容在多大程度上是先前学习的延续；③学习内容在多大程度上是进一步学习的前提。难度取决于：①学生获取预备知识的程度；②内容的抽象度；③学生之前对该主题的接触状况。难度因学生对学科的偏好而有所不同。及时性取决于学生无法控制的因素，学生必须学会根据教师安排的活动的时间，通过制定时间表、排序、不同学科同步和评价来安排自己的学习计划。

成为有效自主学习者的第一个先决条件是有能力识别自身弱点，并针对弱点进行自学。识别此类弱点的一种方式是参考教师通过形成性评价提供给学生的个人反馈。另一种方式是学生通过与同伴讨论，意识到与同伴相比，自己在某些领域的学习还存在不足。第三种方法是让学生去解决问题或将所学应用到新的情境，并从中自行认识。

识别和获取学习资源

自主学习者的下一个任务是制定相应策略以弥补发现的知识缺陷，这涉及实现目标的一套学习方法。为此，学生必须对可供学习的资源有所了解。笔者最近的一次个人经历可提供一些启示。在某医学院用示教解剖标本代替解剖过程多年后，一组学生请求笔者允许他们在课表时间之外进行尸体解剖。根据学生学习最佳方式具有差异性原则，笔者欣然应允，这让学生颇感意外，因为他们原本不知道竟然也可以用这种模式学习。学生们很乐意在课余时间自行解剖，而且毫无疑问，从中受益匪浅。

检索信息的技能不仅局限于识别学习资源。目前可从各种资源中获得信息，但有效的自主学习者必须具备使用这些资源的技能。如有必要，需向学生展示如何通过图书馆网络或互联网获取信息。定位不同来源的信息所需的技能包括使用图书馆归档系统、参考索引、扫视阅读材料以确定其相关性和重要性的技能以及便于后续检索的引用技能（Saunders et al.，1985）。

有效的自主学习者会“设定现实的目标并利用一系列资源”（Paris and Byrnes，1989，p. 169）；通过试错法确定最适合自己的策略，并在自学时实施这些策略。Gorsky 等（2004）发现，在远程教育课程中，学生通常先独立学习，只有当独立学习无法进行或学习不充分时，学生才与同伴合作学习，并与教师互动。面对新的学习情境时，自主学习者运用相关策略的能力与反思意识有关（Prawat，1989）。因此，对于自主学习者来说，在开始小组学习或寻求老师帮助之前，反思存在的不足非常重要。

批判地审查检索到的信息

批判性思维是医学生需要发展的重要能力。当前，信息浩瀚如海，医生在做出治疗方案之前，要批判性地评价获取的信息。因此，必须有意识地让学生接触能锻炼和发展批判性思维的情境。自主学习者在面对大量不同来源的信息时，也需要进行批判性思考，以便选择最适合自己的信息。只有对特定话题有一定了解的人才有批判性思维。由于学生不像专家那样具有广泛的背景知识和经验，其批判性思维能力可能有限。但重要的是，如果学生想有效地学习，就必须在培训早期发展批判性思维能力。

可以通过布置作业，要求学生对相关文献进行批判性评论来进行批判性思维训练。认真负责的学生不仅要回顾文献，还要填补在作业中遇到的知识空白。其结果是，深度学习得到了加强，长期记忆能力得到了提高。

管理和存储相关信息

学生几乎不可能在记忆中存储自学中获得的所有信息。他们必须建立一套既能识别关键点并将其储存在记忆中、又能总结和存储有关资料以备将来参考的系统。一种简单也是常见的做法，就是在没有充分鉴别的情况下，将认定的文献进行复印以备日后使用。应当避免这种做法。如因后勤原因，例如时间不够或拿不到原始材料，学生被迫复印未经审查的材料，则应尽快对其进行学习，突出要点并在索引卡上做笔记。这样可以避免在批判性学习期间费力地翻阅成堆的影印材料。总结内容的时候，也需要事先了解相关内容。

学习过程中所需的技能

理解式学习

在医学领域，学生需要记住大量信息。换字母顺序造词、关键词和图像等记忆辅助手段有助于不加理解地记忆事实（Hattie et al., 1996），但理解却是专业实践必需的。以下示例有助于说明这一点。

脑干中的迷走神经核很复杂。学习解剖的学生可能会用简单的助记术来记住它们的位置，但并不了解其中的基本原理。在实践中，学生可能用助记术回忆位置。另外，进行深度学习的学生可能无法立即回想起这些位置，但是可以通过将发育中的神经管鼻翼和基底板中功能核群的位置（包括第四脑室区域的变化）与迷走神经的功能相联系来确定其位置。

这些知识将帮助深度学习的学生确定所有脑神经的中央连接位置（图 21.2）。如果在第四脑室区域的神经管存在先天缺陷，这个学生就能推断出迷走神经核可能位于脑干异常部位。换句话说，学生可以将现有的学习应用到新的情境中，而那些使用助记术辅助记忆的表层学习者则无法做到这一点。对于学生而言，重要的是要理解，而不仅仅是记忆。对学生而言，即便如解剖学这类需要记忆很多事实的学科，也要尽量理解知识点，而不是仅凭记忆。这就是为什么“有用的”解剖学超出了相关性范畴，因为理解可能需要学习本身并不直接适于实践的内容（Bandaranayake，2010）。

培养学生在没有老师解释时，可以更加有效地培养自行决定如何理解某些事实的技能。实现这样的理解的另一个好处是，学生可以学习整合不同学科的知识，这是实践中必不可少的技能。在脑神经的例子中，为了实现理解，学生需要整合大体解剖学、胚胎学和生理学知识。

反思所学

Boud 等（1985，p. 19）将反思性学习定义为：个人从经历中进行探索以获取新的理解和评价的智力和情感活动。学生经常抱怨基础科学课程的乏味，部分原因是相关性的问题。缺乏反思的时间和机会也可能导致学生对课程不满。如果要培养学生对所学内容进行反思，就必须向他们展示如何将所学内容与已知内容联系起来，并要求他们用自己的语言总结新知识（Bandaranayake，2011，p. 71）。

学习是学习者的内在活动，是理解和处理现实问题的手段，这一点必须重视。例如，刚检查过肝硬化患者的临床学生可通过自学了解该疾病及其后果。在反思时，学生应尝试用自学的新知识解释刚刚检查过的患者的症状和体征。他们甚至可能会进一步反思自己的生活习惯，并将其与新知识联系起来。善于反思的学生能看到学习和生活之间的联系。

学生的学习档案袋除为之后的教师评价提供学习活动的永久记录之外，还可以有效地鼓励学生对学习进行反思性评价（Buckley et al., 2009）。因此，学习档案袋不应只包含对经历的描述，还应包括学生对每次经历的反应。

应用与解决问题

教师在布置作业时经常要求学生练习将新知识应用到新情境中。在数学学习中，该技能是通过学生解决以前从未遇到过的数字问题来练习的。医学生在医院病房和门诊行医时观察到知识与技能的实际应用，因为每个病例都是

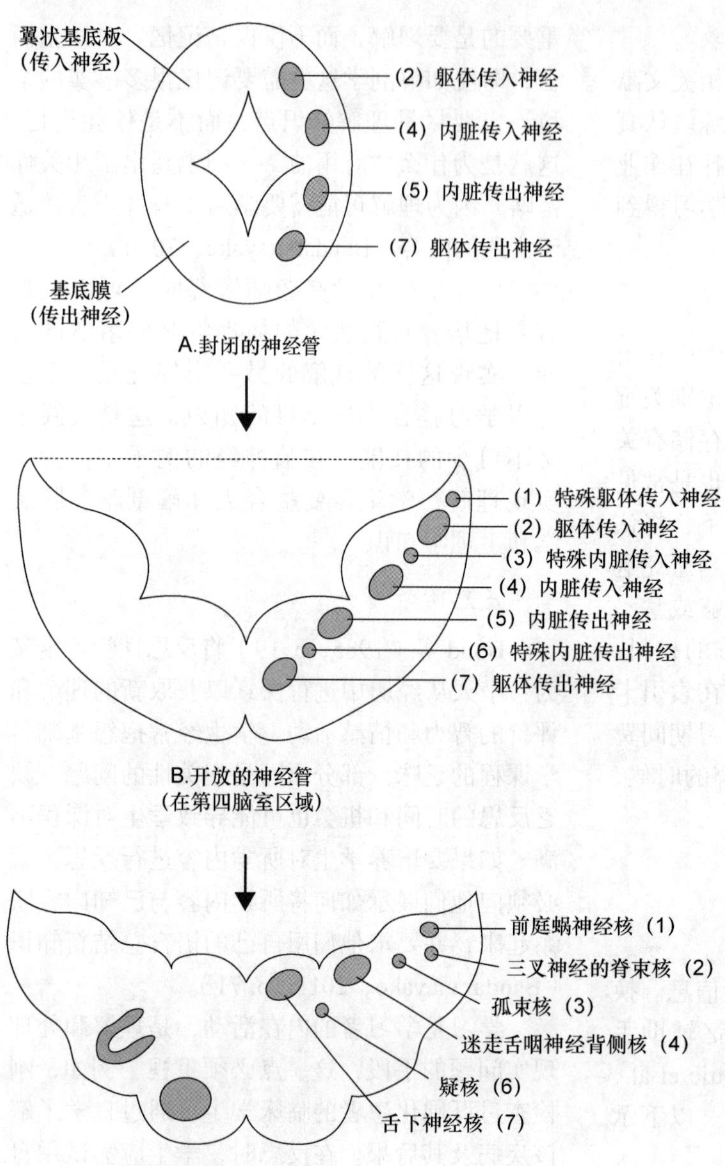

图 21.2 延髓中脑神经的中央连接

新情况。他们观察临床医生在制定疾病管理计划时将所学应用于每个新情境中。临床学生每次接待患者时都会模仿临床医生。同样的做法可以有效地在自学时采用。当前，在医学领域有许多教科书、参考书和期刊鼓励学习者将所学知识应用到与每个学科相关的问题上。解决问题的尝试会强化新学的知识，并促其转化为长期记忆。

Marton 和 Säljö（1984，p. 48）发现，课本中的问题要求学习者重新审视新学的知识，但这种做法推动的是表层学习而不是深度学习，因为答题方式使学生不经过深度学习就回答了夹杂在文本中的问题。找到答案成为首要任务，而学生没有将答案与文本的实质联系起来。相反，Marton 和 Säljö 建议学习者应该将正在学习的材料与现实世界的某些方面联系起来。如果文本中包含问题或活动，就有必要以这样一种方式来构建它们，即要求学习者将所读到的内容应用到自身的或其他情境中，而不仅仅是回忆所学的内容。这对于远程学习手册来说尤其重要。但应记住，学生能将知识迁移到某一新情境并不能代表能够将相同的知识迁移到相关的另一种情境中（Bransford et al., 1986）。正因如此，学习了体内胆红素形成知识的学生可能会解释溶血性黄疸，但不会解释阻塞性黄疸。

整合学习

整合学习是指课程的不同组成部分，不论属于哪个学科、器官系统或是学习阶段，都以有意义且相关的方式被学习者联系起来（Bandaranayake，2011，p. 2）。教师将知识联系起来有助于培养学生的整合能力，但如果知识的整合由学生来做，学习则会非常有效。Pace（1958）指出目标的整合性也需要批判性思维。整合学习技能和批判性思维技能是互补的。一方面，学生有意识地在孤立的信息片段之间寻找有意义的关联将极大地促进创造性思维的培养；另一方面，有创造力的学生总是在看似不相关的内容之间寻找联系，从而使自己的整合思维能力得到培养。在溶血性黄疸的例子中，能够用胆红素形成的知识解释溶血性黄疸发病机制的学生，如果有意识地将现有知识与在胆道系统解剖中学到的新知识联系起来解释阻塞性黄疸的发病机制，就必然会培养整合技能。

在自学时，学生不应只满足于课堂学习内容。他们应尽可能地将当前的学习与之前的课堂知识联系起来。例如，在研究肾单位不同部分的功能时，即使已经学过肾单位的组织学结构，也应将其各部分的功能与其组织学结构联系起来，解释结构与功能之间的关系。这样一来，学生就发展了横向整合的技能。此外，他们应明确这些知识如何解释每个部分的功能紊乱。同样，临床学生应通过自学来重新研究曾学过的正常和异常的结构和功能，以解释肾病的临床方面。这两项活动都促进了纵向整合。

整合有助于学习，这一点以两个公认的学习原则为基础（Bandaranayake，2011，p. 33）：

- “对相关性的感知可以激发并促进学习”
- “对知识的立即应用可增强长期记忆”

形成概念图是训练整合能力的有效方法（Novak and Cañas，2006）。概念图是显示与特定学科相关的概念及概念之间的关系的图示。学习者可以在自学时画出这样的图示，以突显正在学习的特定领域中新概念之间的关系。虽然概念本身并不难构建，但解释它们之间的关系所涉及的心理活动成就了有效学习。Novak 和 Cañas 认为，教师甚至可以提供一些概念，让学生来绘制示意图，同时，也不影响学生参与的整合活动，尽管提供概念可能会抑制学生的创造性思维。

创造性思维技能

创造性思维技能要求学习者将看似不相关的事物联系起来，以得出新东西。Koestler（1964）把这类心理活动称为“异类联想”。如果将两种不同的经历组合在一起，可能会产生更大的意义，通过异类联想激发创造力。创造力被认为是高水平的有意义的学习（Novak and Cañas，2006）。如果整合学习鼓励学生对重要问题形成自己的观点和见解，就能培养学生的创造性思维。这种特质的发展取决于学习经历的性质：如果它是教师主导的，那么即使知识整合得到增强，创造力也会受到抑制。

创造性思维是医师的重要特质，理应成为医学教育的主要目标。

评价学习效果和利用学习成果的技能

自我评价

只有进行了自我评价，自主学习才算完成。一般认为自我评价是学习过程的最后一步，但实际上，学习者在整个学习过程中（虽然是无意识地）都在评价自己的学习。实际上，我们可以在自主学习过程中参考对学习的形成性评价和终结性评价。学习者在学习过程中从自己或从他人那里寻求并获得反馈时，就是在做形成性自我评价。在学习过程结束时对自己应用所学的能力的评价类似于终结性评价。两种自我评价对于有效自主学习都必不可少。

自主学习者应对所学内容进行自我解释。这是反思的一种形式，也是评价自主学习的有效手段。自我解释对使用已阅读材料解决后续问题有积极影响（Bielaczyc et al.，1991）。解决问题涉及将所学材料应用到新的情境中，自我解释产生的理解也有助于解决问题。

对计算机辅助学习的研究表明，如果学习者完全掌控学习，且在教学中没有获得反馈，往往会因为无法掌握知识而退出学习；而在教学中获得知识反馈的同伴更有可能坚持下去，一直到掌握知识为止（Steinberg，1989）。我们还将在学习技能培养中的教师作用视角下，进一步考虑反馈的重要性。

与同伴一起教学和讨论

评价一个人学习的有效方法是他能否将知识教给同伴。教学还有一个优势：医学生在教患者、社区和团队其他成员时能练习教学。而教学工作在以后的职业生涯中一定会出现。

通过了解预期标准并确认知识差距，小组互动会极大地提高个人学习能力。在小组中进行的人际交流对小组成员都有帮助。学生如果被要求向同伴解释艰涩的概念或过程，则更容易先认真学习，因为在小组讨论中肯定会有人提问和评论。正如 Brown 和 Campione（1986，p. 1066）所指出的那样，“解释工作常促使其以新的方式评估、整合和阐述知识”。这种情况下的自学过程会激发整合、阐述和自我评价。在以问题为中心的学习中，在第二次辅导课上，学生根据第一次辅导课确定的学习需求，分享自己的收获，从而实践教学技能。

学生如果要给同伴讲某个话题，就要运用必要的辅助手段，通过自我解释进行教学准备和教学排练。在计划和实施教学的过程中进行的主动学习有助于学生长期掌握所学内容。

在某些情况下，约在某个时间的定期小组会议很难实现，“异步讨论系统”——一个基于文本的计算机通信工具，可以支持不同时空的协作学习（Kear，2004），并已用于远程学习技术。最近，有人（Inuwa et al.，2011）将该技术的改良版用于解剖学教学，获得了一年级学生的高度认可。通过电子通信系统，在伙伴论坛中，学习独立于导师进行学习。Evans 和 Nation（1989）指出了学生对话对填补其知识空白、鼓励深度学习、寻找信息（如即将进行的考试的性质）的重要性。

同伴讨论还具有激发学习，使学生在讨论过程中与同伴保持同等水平的效果。一些学生的竞争精神激励他们比同伴投入更多。另一些人可能不愿在小组中表现出自己的无知，努力学习以避免尴尬。还有一些人可能真心希望在小组活动中贡献自己的力量。不管什么原因，自学先于同伴讨论，这对学生有利，老师应该利用这种方式为学生安排互动式课堂。

教师在发展自学技能中的作用

自学是由学生完成的，但并不能免除教师的责任。相反，教师在培养学生的自学技能方面可以发挥重要作用。

培养深度学习技能

如果教师希望学生在自学中发展深度学习技能，可以通过各种方式促成这一点。

首先，如有必要，老师必须纠正学生的学习观念。Säljö（1979）发现，成年学生的学习观念多种多样，在他们看来，学习是：知识的增长，记忆、掌握必要时需使用的事实、技能和方法，在主题的各个部分之间建立相互联系，并以不同的方式解释和理解现实。教师必须告诫学生：仅仅是知识的积累是不够的，而且效率低下。学生必须学会通过识别学科各组成部分之间的联系来整合所学内容，以便将所学知识应用到现实世界的问题中去。教师可以给学生举例说明知识是如何整合和应用的。

教师促进深度学习的第二种方式可通过适当的课程设计实现。在一些课程中，老师系统地涵盖了学生需要了解的所有内容，并没有为学生提供培养深度学习技能的空间。这些课程中，学生会复习课堂笔记，这助长了学生的表层学习。课程设计时应在教师讲述中穿插学生对尚未涵盖的主题进行自学的机会。例如，在某讲座中，有一些问题没有答案，这就给学生提供了自学的机会。为了促进深度学习，必须将与无解问题相关的目标阐释清楚，并且设计课堂，让学生不止步于回忆知识。

给学生布置整合不同学科和激发思考的作业，也可以促进深度学习。将某学科与另一学科联系起来需要学生对各科知识有更深的理解，除非教师已经为学生做了学科间联系。无解的课堂作业能促进深度学习。对远程学习者，Holmberg（1986）建议通过布置总结、批判性评价、证明结论合理和建立概念联系的作业促进深度学习。

许多人发现，作业和考试中的选择题倾向于培养表层学习者，而结构合理的开放性试题则更可能促进深度学习（Thomas and Bain，1984；Scouller，1998）。不幸的是，许多结构不完善的开放式问题并没有锻炼学生联系概念的能力，而是促进了表层学习，因为可以用考查记忆的选择题代替它们。即使是选择题也可具有联系不同学科的能力。如果在作业中设置了问题，这些问题应该测试理解、应用和解决问题的能力，而不是记忆力。当然，在布置了这样的作业后，老师务必检查并向学生提供反馈。

增强学生的自我效能感

Bandura（1977）将自我效能定义为一个人相信自己在特定情况下取得成功的能力。Prat-Sala 和 Redford（2010）认为，关注学生的自我效能感可能有助于改善学生的学习方法。自我效能感高的学生将艰巨的任务视为需要征服的挑战，而自我效能感低的学生通常回避困难的任务。一些自我效能感低的学生可能受刺激而更多地学习，以克服低效能感。因此，在某些情况下，一个人的效能感较低也可能有助于学习。

老师在提高学生对自身效能认识方面的作用是帮助他们设定学习目标，并对他们的学业努力提供反馈。目标的设立不但可以为自主学习指明方向，还能提供学生成绩的衡量标准。短期目标的成功实现也有助于提高学生的效能感。

加强自主学习

学生的自主学习取决于许多因素，包括教师采取的方法（Pratt，1988）。Candy（1990，p. 224）指出，“成人学习者可以判断和评估学习情境的需求……调整学习策略以满足他们所认为的任务的要求”。教师可以表明分配给学生的任务的性质，并通过学生承担任务时教师控制最小化来影响学生学习策略。如果目标明确，老师可以帮助每个人制订学习计划并确定监控进度的方法。由于自主学习需要在医学院逐步培养，因此随着学生在校学习成熟化，教师的控制程度可逐渐降低。

令人惊讶的是，Lockwood（1986）发现，许多成年的远程学习者都没有得到关于如何准备自学、阅读、做笔记或写文章的建议。而得到过这些学习活动的建议的人表示，他们愿意听取这些建议。

培养学生的创造力

对于医生来说，创造力十分重要，这就要求老师必须为学生提供机会发展这一特质。让学生在作业中解决可能缺乏背景知识的问题，可以作为培养创造性思维的方法。

另一种方法是鼓励学生做创造性写作，要求他们在不参考已发表文献的情况下撰写原创文章（“思想随笔”），这种做法在医学教育中很少使用。创造性写作还有一个更大的优势，那就是可以进一步培养学生的写作技能。但在学生评价过程中，随着选择题逐渐取代自由问答题，这一优势在医学生中似乎正在减弱。

培养创造性思维技能的另一方法是单独或分组进行学生科研项目。分组研究迫使每个学生进行创造性思考。这些项目可与学生社会活动中的田野调查联系起来。此类科研项目将产生额外收益，促进学生面向社区发展。

向学生提供有关其表现的反馈

反馈可以来自内部（学生在学习时自行产生），也可以来自外部（老师和同伴的反馈）。当学习者意识到预期的表现与实际成绩之间存在差异时，就会寻求外部反馈。Butler 和 Winne（1995）建议，教师给出的反馈不仅应和学习内容有关，而且还应该与学生采用的自学策略有关。Schunk 和 Gunn（1986）认为，自主学习者更有可能将成功或失败归因于策略的有效性，而不是学习能力或付出的努力。因此，讨论自学方法跟指出学习成果至少同样重要。然而，Pressley 等（1984）发现，对策略的反馈在儿童中比在成人中更有价值，因为后者可能尝试过不同的学习策略，并已经采用了对自己最有效的策略。

反馈对于纠正知识和理解上的错误用处较大，而对于巩固正确的知识用处较小，除非学生对知识的正确性存有疑问（Kulhavy，1977）。反馈的性质决定了它的有用性：对于事实性信息，正确答案就足够了（Phye，1979），而对于更高阶的认知技能，反馈应该更具描述性。对作业的反馈应该是描述性的，而不仅仅是定量分数或字母等级。应告知学生其作业的优点和缺点，并提出改进建议。

研究普遍表明，学生听取外部反馈的效果大于内部反馈（Bangert-Drowns et al.，1991）。这可能是因为学生通常不能对自己的学习进行很好的监控。Pressley 等（1990）发现大学生对自己回答问题的能力表现出过度自信，对自己在理解方面存在的问题认识不足。

给学生的反馈应该具有图 21.3 所示的特征。

布置作业

作业有两种类型：阅读和写作。上文已经提到阅读作业的重要性——它需要学生批判性思考。如果将这种阅读作业分配给学生，则老师应评估每个学生对所分配作业的批判能力。一种方法是，对每个学生的批判性思考进行评价。如果学生小组规模较大，这将是耗时的过程。另一种策略是指定一两个学生在教师在场时，带领（而不是展示）小组对指定的阅读材料进行批判，并提炼小组中每个成员的意见。这样，教师就可以对每个成员的批判能力有清晰的认识。

在许多课程中，学生科研项目是作为小组活动进行的。虽然这促进了小组成员之间的交流，但也为落后者提供了依靠进取学生的可乘之机。在面对大批学生时，个人科研项目可能更难以管理。尽管 Slavin（1983）认为，基于个人贡献的群体奖励会增强小组成员之间的合作，但如果进行小组研究项目，教师应根据每个小组成员为完成任务所付出的努力适当地对其进行奖励。涉及小组内合作又涉及小组间竞争的任务，似乎能比个人任务带来更高的平均成绩（Johnson et al.，1981）。

- 切合实际：关注学生可以改进的方面，不超出学生的能力范围
- 明确，指出具体的潜在改进领域，避免泛化和抽象
- 对学生的个人目标保持敏感
- 及时和迅速，因为一旦反馈不及时，学生从反馈中学习的动力可能会减弱（Crooks，1988，p. 457）
- 清晰、真实、准确而且非操纵式
- 不带个人评判色彩，避免带有价值观的陈述，不强加权威

图 21.3　好的反馈的特点

为了尽可能取得最好成绩，学生们通常喜欢有策略的学习方法。作业的完成程度取决于学生对作业重要性的认识（Laurillard，1979）。教师应该确保向学生灌输这样一种信念：圆满完成作业是完成课程的重要组成部分。

帮助学生备考

在学生为即将到来的考试做准备时，应鼓励其采用深度学习方法。影响备考的最有力因素是学生会根据学校以往的考试预测试卷问题的性质。“考试驱动学习”这句格言确实是正确的，尤其是在重大考试中。因此，对于学校而言，发展考试文化至关重要，这种文化应该要求学生在答题时表现出理解、整合、应用、批判性思维和解决问题的能力。尽管在许多问题中不可避免地要对记忆能力进行测试，但重点应该放在更高阶的认知能力上。

Morgan（1993，p. 95）强调了老师将要求清晰地传达给学生以助其学习的重要性。明确的学习目标是形成清晰预期的前提。如果教师没有表明包含在目标中的某些内容，那么与“未涵盖”部分相关的目标也应该是清晰的，使得独立学习者即使没有上过老师的课也能知道老师的期望。在一篇关于课堂测试对学生学习影响的文献综述中，Crooks（1988，p. 442）指出，人们普遍认为，“教师制定的测试中强调的认知水平往往低于教师陈述的目标的水平”。他提出的证据表明，在评价中使用高水平问题可以提高学习、记忆、迁移和兴趣水平，并促进学习技能的培养，除非这些问题对学生来说太难或太模糊。

清晰性的第二个要求与问题的分类级别有关。通常考查记忆类型问题的学校，如果要求学生在高利害考试中回答测试较高阶认知能力的问题而不让事先练习是不公平的。所谓的“模拟考试”是在重要考试前提供练习机会的好办法。但是，在考试之后，应与学生讨论其内容（问题的答案）和过程（学生应如何准备和回答此类问题）。

第三个要求是对使用的评分系统性质的要求。尤其是在使用通过 / 不通过评分法对学生有很大影响的高利害考试中，必须尽量提供机会使学生们得到好成绩。为了达到这个目的，

学生应该了解考试题目的权重、考官采用的评分系统、标准设定的方法以及失败的后果。

真正的综合性问题可以测试学生联系不同领域内容的能力，类似于他们在现实生活中管理患者时所采用的联系方式。尽管许多医学院用多学科的考试代替了以单一学科为基础的考试，但前者往往在一份考卷中包含了来自不同学科的一系列问题，而并没有在每个问题中检测学科之间的联系。学生继续按科目进行自主学习，缺少整合学习的动力（Bandaranayake，2011，p. 83）。因此，出题者必须设置检测学科内部和学科之间联系的问题。

开设学习技能课程

学习技能课程在医学院并不常见。我们假设学生知道在这个阶段该如何学习。对于在进入医学院之前已经进行了本科学习的学生而言，这个假设可能是正确的，但在许多国家，学生中学毕业后直接进入医学院学习，并沿用了在中学的做法。尽管有时这些做法是可取的，但许多学生仍需要适应医学院的学习方式。即使是已经开始本科学习的学生也可能没有被灌输良好的学习习惯。此外，如前所述，医学生所需的学习技能与其他学生所需的学习技能在某些方面可能有所不同。

基于上述原因，医学训练初期的学习技能课程对所有学生都有利。给此课程的建议是，医学生初步了解之前讨论的一些学习原理，然后对每种必备的学习技能加以练习。

由于讲座是常见的教学方法，因此学生应掌握记笔记的能力。许多学生无法熟练地记笔记，有效的技巧需要长时间学习。Aiken 等（1975）发现包含在笔记中的信息比不含在其中的信息更容易记得长久。如果操作得当，听讲座时做笔记有助于学习，因为在转录成笔记之前，学生需要先听取和加工老师给出的信息。不过，较常见却效果甚微的做法是将信息不经加工直接记录下来。Kiewra 等（1991）建议，除记笔记之外，学习技能课程还应教授理解策略。

McGee（1991）的一项研究表明，给医学预科学生开设的简短的学习技能课程取得了积极成效。而 Ramsden 等（1987 年）发现，一门提高大学生学习技能的课程使学生更多地使用表层而不是深度学习方法，他们将这一发现归因于该课程让学生更加了解测试过程的本质，而这种做法鼓励了表层学习。因此，除非评价过程也鼓励采用深度学习方法，否则学习技能课程本身不大可能改善学生的学习习惯。

在讲授学习技能课时，最好使用医学领域的例子进行示范和实践，以提高学生兴趣，并使之大致了解即将开始的学习的性质。医学生明白将沟通技能课程与医学学科内容进行整合的意义。同样，他们也会认识到将学习技能课程与医学学科内容整合的意义。

结论

- 知识的增加、技术的发展、医疗保健费用的上涨以及公众意识的提高改变了医疗保健和医学教育，这就要求 21 世纪的医学生发展一套学习技能，以顺利地度过医学教育的各个阶段。
- 在制订自学计划时，学生应能够决定先学什么、识别和获取学习资源、检索和批判地审查信息，以便于日后使用的方式管理信息。
- 在学习原始材料时，学生必须采取深度学习法，反思所学知识，把新知识与先备知识相结合，并将所学应用到新的情境中。
- 创造力、自我解释、自我评价和为同伴教学是未来医生应具备的重要技能。

参考文献

Aiken, E.G., Thomas, G.S., and Shennum, W.A. (1975) Memory for a lecture: effects of notes, lecture rate and information density. *J Educ Psychol*. 67: 439–444

Bandaranayake, R.C. (2009) Study skills. In: J.A. Dent and R.M. Harden (eds) *A Practical Guide for Medical Teachers* (Chapter 50. p. 386). Edinburgh: Churchill Livingstone

Bandaranayake, R.C. (2010) The place of anatomy in medical education (Viewpoint: Throwing the baby out with the bath water!) AMEE Guide Supplement 41.3. *Med Teach*. 32: 607–609

Bandaranayake R.C. (2011) *The Integrated Medical Curriculum*. London: Radcliffe

Bandura, A. (1977) Self-efficacy: Toward a unifying theory of behavioral change. *Psychol Rev*. 84(2): 191–215

Bangert-Drowns, R.L., Kulik, C.C., Kulik, J.A., and Morgan, M.T. (1991) The instructional effect of feedback in test-like events. *Rev Educ Res*. 61: 213–238

Bielaczyc, K., Pirolli, P., and Brown, A.L. (1991) *The Effects of Training in Explanation Strategies on the Acquisition of Programming Skills*. Chicago: American Educational Research Association Annual Meeting, Chicago

Boud, D., Keogh, R. and Walker, D. (eds) (1985) *Reflection: Turning Experience into Learning*. London: Kogan Page

Bransford, J., Sherwood, R., Vye, N., and Reiser, J. (1986) Teaching thinking and problem solving. *Am Psychol.*41: 1078–1089

Brown, A.L. and Campione, J.C. (1986) Psychological theory and the study of learning disabilities, *Am Psychol.* 41: 1059–1068

Buckley, S., Coleman, J., Davison, I., et al. (2009) The educational effects of portfolios on undergraduate student learning: a BEME systematic review. BEME Guide No. 11. *Med Teach.* 31(4): 282–298

Butler, D.L. and Winne, P.H. (1995) Feedback and self-regulated learning: a theoretical synthesis. *Rev Educ Res.* 65(3): 245–281

Candy, P.C. (1990) *Self-direction for Lifelong Learning: A Comprehensive Guide to Theory and Practice.* San Francisco: Jossey-Bass

Corno, I. and Mandinach, E.B. (1983) The role of cognitive engagement in classroom learning and motivation. *Educ Psychol.* 18: 88–108

Crooks, T.J. (1988) The impact of classroom evaluation practices on students. *Rev Educ Res* 58: 438–481

Entwistle, N.J. (1975) How students learn: information processing, intellectual development and confrontation. *Higher Educ Bull.* 3: 129–148

Entwistle, A. and Entwistle, N. (1992) Experiences of understanding in revising for degree examination. *Learn Instruct.* 2 (1): 1–22

Evans, T.D. and Nation, D. (1989) Dialogue in the theory, practice and research of distance education. *Open Learn.* 4(2): 37–46

Friere, P. (1982) *Pedagogy of the Oppressed.* Harmondsworth: Penguin

Gorsky, P., Caspi, A., and Trumper, R. (2004) Dialogue in a distance education physics course. *Open Learn.* 19(3): 265–277

Hattie, J., Biggs, J., and Purdie, N. (1996). Effects of learning skills interventions on student learning: a meta-analysis. *Rev Educ Res.* 66(2): 99–136

Holmberg, B. (1986) Improving study skills for distance students, *Open Learn.* 1(3): 29–33 and 52

Illich, I. (1984) *Deschooling Society.* Harmondsworth: Penguin Books

Inuwa, I.M., Taranikanti, V., Al-Rawahy, M., and Habbal, O. (2011) Perceptions and attitudes of medical students towards two methods of assessing practical anatomy knowledge. *Sultan Qaboos Univ Med J.* 11(3): 383–389

Johnson, D.W., Maruyama, G., Johnson, R., et al. (1981) Effects of cooperative, competitive and individualistic goal structures on achievement: A meta-analysis. *Psychol Bull.* 89: 47–62

Kear, K. (2004) Peer learning using asynchronous discussion systems in distance education. *Open Learn.* 19(2): 151–164

Kiewra, K.A. (1991) Aids to lecture learning. *Educ Psychol.* 26(1): 37–53

Knowles, M. (1980) *The Modern Practice of Adult Education: From Pedagogy to Andragogy*, New York: Cambridge

Knowles, M. (1990) *The Adult Learner: A Neglected Species.* 4th edn. Houston: Gulf Publishing, p. 174

Koestler, A. *The Act of Creation*, London: Penguin, 1964, p. 13.

Kulhavy, R.W. (1977) Feedback in written instruction. *Rev Educ Res.* 47: 211–232

Laurillard, D. (1979) The process of student learning. *Higher Educ.* 8: 395–409

Lockwood, F. (1986) Preparing students for distance learning. *Open Learn.* 1(1): 44–45

Marton, F. and Säljö, R. (1976a) On qualitative differences in learning. I. Outcome and process. *Br J Educ Psychol* 46: 4–11

Marton, F. and Säljö, R. (1976b) On qualitative differences in learning. II. Outcome as a function of the learner conception of the task. *Br J Educ Psychol.* 46: 115–127

Marton, F. and Säljö, R. (1984) Approaches to learning. In: F. Marton, D. Hounsell and N. Entwistle (eds) *The Experience of Learning* (pp. 36–45). Edinburgh: Scottish Academic Press.

McGee, H.M. (1991) Study skills instruction in medical school. *Irish Med J.* 84(3): 100–101

Morgan, A. (1993) *Improving your Students' Learning: Reflections on the Experience of Study.* Open and Distance Learning Series, London: Kogan Page.

Morgan, C.J., Dingsdaf, D., and Saenger, H. (1998) Learning strategies for distance learners: do they help? *Dist Educ.*19(1): 142–156

Musashi M. (1645) The Water Book. http://en.wikiquote.org/wiki/Miyamoto_Musashi#The_Water_Book. Accessed 26 February 2013

Novak, J.D. and Cañas, A.J. (2006) The theory underlying concept maps and how to construct and use them, Technical Report IHMC 2006-1 (Rev 01-2008) Florida Institute for Human and Machine Cognition [Online] http://cmap.ihmc.us/Publications/ResearchPapers/TheoryUnderlyingConceptMaps.pdf Accessed 21 March 2013

Pace, C.R. (1958) Educational objectives, In: N.B. Henry (ed.) *The Integration of Educational Experiences*, 57th Yearbook of the National Society for the Study of Education, Part III (Chapter IV, pp. 69–83). Chicago, IL: University of Chicago Press.

Paris, S.C. and Byrnes, J.P. (1989) The constructive approach to self-regulation and learning in the classroom. In: B.J. Zimmerman and D.H. Schunk (eds) *Self-regulated Learning and Academic Achievement: Theory, Research and Practice* (pp. 169–200). New York: Springer-Verlag

Phye, G.D. (1979) The processing of informative feedback about multiple-choice test performance. *Contemp Educ Psychol.* 4: 381–394

Prat-Sala, M. and Redford, P. (2010) The interplay between motivation, self-efficacy and approaches to studying. *Br J Educ Psychol.* 80: 283–305

Pratt, D.D. (1988) Andragogy as a relational construct. *Adult Educ Q.* 38(3): 160–172

Prawat, R.S. (1989) Promoting access to knowledge, strategy and disposition in students: a research synthesis. *Rev Educ Res.* 59(1): 1–41

Pressley, M., Ghatala, E.S., Woolshyn, V., et al. (1990) Sometimes adults miss the main idea and do not realize it: confidence in responses to short-answer and multiple-choice comprehension questions. *Reading Res Q.* 25: 232–249

Pressley, M., Levin, J.R., and Chatala, E.S. (1984) Memory strategy monitoring in adults and children. *J Verbal Learn Verbal Behav.* 23: 270–288

Pressley, M., Yokoi, L., van Meter, P., et al. (1997) Some of the reasons why preparing for exams is so hard: what can be done to make it easier? *Educ Psychol Rev.* 9(1): 1–38

Ramsden, P., Beswick, D., and Bowden, J. (1987) Learning processes and learning skills. In: J.T.E. Richardson, M.W. Eysenck and D.W. Piper (eds) *Student Learning: Research in Education and Cognitive Psychology* (pp. 168–176). Milton Keynes: Open University Press & Society for Research into Higher Education

Ramsden, P. and Entwistle, N.J. (1981) Effects of academic departments on students' approaches to studying. *Br J Educ Psychol.* 51: 368–383

Säljö R. (1979) Learning in the learner's perspective: 1. Some commonsense assumptions, Report No. 76, Goteberg, Sweden: University of Goteberg, Institute of Education

Saunders, K., Northup, D., and Mennin, S.P. (1985) The library in a problem-based curriculum. In: A. Kaufman (ed.) *Implementing Problem-Based Medical Education* (pp. 71–88). New York: Springer

Schunk, D.H. and Gunn, T.P. (1986) Self-efficacy and skill development: influence of task strategies and attributions. *J Educ Res.* 79(4): 238–244

Scouller, K. (1998) The influence of assessment method on students' learning approaches: MCQ examination vs assignment essay, *Higher Educ.* 35: 453–472

Slavin, R.E. (1983) When does cooperative learning increase student achievement? *Psychol Bull.* 94: 429–445

Steinberg, E.R. (1989) Cognition and learner control: a literature review, 1977–1988, *J Computer Based Instruct.* 16: 117–121

Thomas, P.R. and Bain, J.D. (1984) Contextual dependence of learning approaches: the effects of assessments. *Hum Learn.* 3: 227–240

Winne, P.H. (1995) Inherent details in self-regulated learning, *Educ Psychol.* 30: 173–187

World Health Organization (1978) *Primary Health Care*, Report of the International Conference on Primary Health Care, Alma Ata, USSR, 6–12 September, 1978. Geneva: World Health Organization

第 5 部分

监督　Supervision

第 22 章

教育监督 Educational supervision

Susan Kilminster，David Cottrell

译者：傅淼渟 审校：王筝扬

多数关于监督的教义以及几乎与之相关的所有文献，都强调了应将监督过程看成“激励成长”而非“呵护成长”的重要性。

John Launer

摘录自 Launer J，“Reflective practice and clinical supervision：neutrality and honesty” Work Based Learning in Primary Care，4，4，pp. 384-386，© Radcliffe Publishing，2006，授权

引言

医师需要从工作中学习，为此，他们需要半自主地进行实践练习。为了让医师能在安全的医疗工作环境中学习，教育监督至关重要。本章将对监督的概念进行定义，并解释它的作用。本章还将概述医学教育中不同形式的监督，以及不同监督模式的理论框架基础。

医疗实践中监督的相关证据

在工作中学习是毕业后医学教育与培训的基础。本质上来说，学生是通过练习如何行医来学做医师。每个医学培训项目都包含正式的教学活动，接受培训的医学学员须完成独立的学习，但培训的最重点则是他们需要把握在适度监督下进行医学实践的机会。虽然监督在医学教育中至关重要，却可能是在临床教学中最少被研究与发展的部分。本章将综述目前对监督的认识与研究依据，探讨其对医师培训的意义，并总结如何培养监督的实践新思路。

英国与大多数国家一样，基础阶段和毕业后的培训都需要教育监督和临床监督。虽然我们对监督以及监督者的角色和职责仍缺乏清晰的认识，但现在对于毕业后培训中各个层级的要求，已有明确的表述。英国医学总会对监督提出了具体建议（GMC，2009，2012）：首先必须在轮转期间为每个学员配备一名教育与临床的监督者；有时这两种角色可以由同一个监督者担任，但必须对其不同的职责加以区分。对于专科学员这一层级，医疗卫生机构必须将监督式培训当成一项核心工作来对待。《金指南》（MMC，2010）中指出，此类监督既可确保患者安全，又可促进医疗工作者队伍发展（即监督具有教育功能）。基础培训项目的指南（MMC，2012）明确指出教育监督、临床监督和培训过程通常会重叠，因此同一个人会在不同时间段内，在各种监督角色之间转换。例如，某个学员既可以是其他低年资学员的监督者，而自己正在接受他人监督。

关于医师监督的医学文献表明，普遍的共识是监督具有两个主要目的：确保患者安全和促进专业发展。学界似乎已经达成共识：监督举足轻重，对学员非常重要。但对于监督的实际含义、监督期间监督者和被监督者该如何行事，以及何时开展监督、频度几何等问题，目前都还颇有争议。监督通常被认为有助于初级医师的培训和发展，并体现在医师的等级关系之中。另外，顾问医师和全科医师的培训虽然也纳入继续职业发展计划之中，但他们之间的同行监督实际上并没有被探讨或研究过。本章

的后半部分将关注医学监督的相关文献中的两条主线：

- 对学员实施有效监督的指导意见
- 列举监督与患者安全之间关系的实证证据

然后，我们将关注一些监督模式的理论框架，探讨这些新概念的含义利于我们加深对工作场景中学习过程的认识。

有效的监督和毕业后培训

人们通常认为监督具有教育、支持和管理三个功能，但是在管理功能方面存在一些争议。在一些有关监督的文献中，存在一种将监督关系进行理想化的倾向，而忽略实践中现实的部分。一些作者认为，相互信任对于形成监督关系至关重要，因此所谓管理或等级关系的存在无必要，且监督关系中的具体内容必须保密。然而，在医学领域甚至整个卫生行业中，监督关系都存在管理关系；而且如果存在医疗伤害风险时，监督关系不可能绝对保密。因此，英国医学总会出台的《从医指南》和《金指南》中明确指出：监督、评价和（工作）表现审核之间联系紧密。

英国现行的毕业后培训指南指出，教育监督者应负责监督学员的培训过程，即监管培训计划中的一系列培训岗位，而临床监督者则负责监督日常临床实践。该指南还强调，监督是为了确保患者安全并促进学员专业学习和发展。当然，学员的能力水平和相关经验不同，培训背景和专业设置也各异，因此监督内容和层级也会相应地有所差异。监督者需要自行判断决定：是否有必要与学员同处一室，以便直接监督；亦或只需在学员附近，随时提供帮助；还是就留在医院某处或其他初级保健机构即可，能够先通过电话立即指导，并短时间内到达患者处（本地监督）；也可以随时通过电话提供建议，并只在适当的时机来到学员身边指导帮助（远程监督）。Grant 等（2003，pp. 140-149）分别调研了监督者和学员在监督过程中开展的活动类型与频率，最后发现监督过程在执行中的差别较大。此结论已被其他多位学者所证实（Daelmans et al.，2004；Hore et al.，2009；Mourad et al.，2010；O'Brien et al.，2006；Wells et al.，2009）。

已有大量研究调查了监督的层级和类型，同时关于如何有效监督的指南也纷纷出台，让学员和监督者在实践层面有所进益（Anderson et al.，2011；Dwyer et al.，2011；Launer and Hogarth，2011；McKimm and Forrest，2010；Rudland et al.，2010；Swanwick et al.，2010）。总体而言，监督者和学员一致认为，最常见也最富成效的监督活动是单个病例讨论的过程；此外，直接监督也很重要（即监督者在场并直接观察临床过程）（Kilroy，2006；Lewis et al.，2009）。一项有关急诊医学实践中实施直接观察的综述中包含的少量研究显示，开展直接观察使得高年资医师能更早介入患者照护的过程，这可能与改善患者的结局和医疗决策相关（Craig，2011，pp. 60-67）。但也现象有表明，直接监督越频繁，看病的速度可能越慢，从而导致患者等待时间越长，病情更可能恶化。然而长期来看，学员若能接受更多直接监督和反馈，专业技能会大为精进，两者影响可以抵消。

与此同时，学习环境和监督关系紧密性也非常重要（Busari et al.，2005；Van der Zwet et al.，2010；Wimmers et al.，2006）。有些研究表明，远程监督是否可行，要看监督者与学员之间的关系是否紧密（Wearne，2005；Hudson et al.，2011）。监督者和学员对监督次数和类型的感受可能存在偏差。例如 Julyan（2009，p. 51）发现，在精神病学的学员和他们的监督者的报告中，约 70% 的观点是一致的，但学员们还是常会认为自己受到的监督少于监督者的报告。Chur-Hansen 和 Maclean（2007，pp. 273-275）发现，澳大利亚的精神病学监督者们对学员的合理期望值意见不一。学员们也常说，他们接受的监督不足，还会从不同角度批判监督过程，尤其是针对监督者实施监督的承诺（Bruijn et al.，2006；Lloyd and Becker，2007）。

图 22.1 中呈现的特点概括了目前对“监督是否到位”的总体共识。

对于如何成为有效监督者也有一致的共识：

- 让学员参与患者照护过程
- 与学员建立良好关系
- 提供指导并提出建设性反馈意见
- 给学员操作机会
- 提供学员评估患者的机会

良好的监督取决于：
- 学员和监督者的态度和承诺
- 监督关系质量
- 进行直接监督
- 进行有效反馈
- 专用于监督会面的时间
- 定期进行监督会面

图 22.1　良好的监督

- 赋予学员责任

图 22.2 展示了监督中存在的问题。

但是，如何将这些零散特点有机结合，最终达成有效监督，目前专家们还众说纷纭。前期对关于监督的研究（Kilminster et al.，2007，Busari and Koot，2007；Bruijn et al.，2006）总结认为，对学员有效监督取决于监督者与学员的关系如何（图 22.3）。

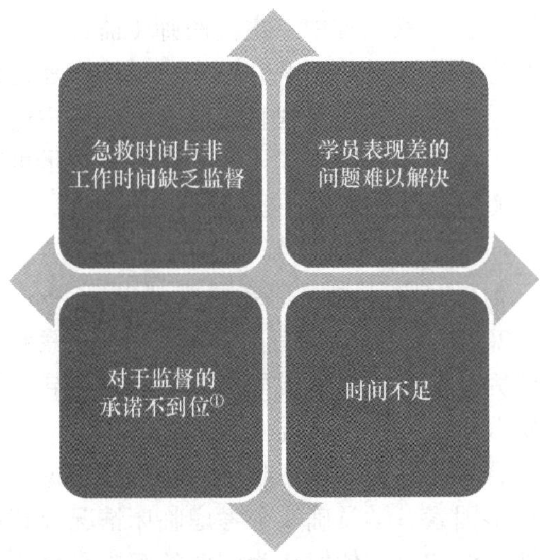

图 22.2　监督中的问题

直接监督（学员和监督者共同工作、互相观察）对患者结局与学员发展有正面影响。
监督中的建设性反馈至关重要，应经常开展。
应建立监督机制，并定期进行监督会面。在监督关系开始时，对监督会面的内容达成一致并确定学习目标。
监督的连续性很重要。
监督可用于临床问题处理、教学与研究、行政管理、宗教关怀服务、人际交往技能、个人发展及对实践过程的反思，包括对监督过程的反思等。
监督过程应全面考虑各方意见。

图 22.3　监督关系

但实际上，监督过程要比该文献所阐述的要复杂得多。例如，一方面要让学员有机会实践，另一方面要保护患者安全，因此在临床教育中，这两者之间常常存在矛盾。监督者必须要不断通过判断来决定哪些工作可以指派学员去完成，自己需要采取什么程度的监督级别（Sterkenburg et al.，2010；ten Cate and Scheele，2007）。与此同时，被监督者（学员）也可能转变成为监督者，对他人做出类似的决定（Jelinek et al.，2010）。优秀的监督者会帮助学员通过监督其他更低年资的学员来提高他们的监督技能。职责与监督的程度也随时间（如非工作时间）、环境、专业、当地惯例与文化，以及先前经验不同而发生变化。其原因首先是临床小组成员是持续流动的；其次职责范围并不总是很明确。比如，某些场合下如在夜班的紧急情况下，临床小组中原本资历最浅的医师可能成为那时资历最深的医师，日间的等级和权力关系被打乱。随着更多轮班工作的出现以及低年资医师参与到顾问医师小组中，这意味着旧式的学徒制模式越来越罕见，学员也发现更难向不熟悉的高年资医师开口求教。更有甚者，学员可能因为担心他人对自己的看法，而不愿寻求帮助，或者努力掩饰其知识或经验方面的不足。这种行为明显影响到患者安全。

监督与患者安全

有说服力的定量研究证据表明，监督对患者结局起到积极作用，而缺乏监督则对患者有害，可能导致患者的意外并发症和死亡率增加（Kilminster et al.，2007）。最近在北美完成的一项对临床监督效果的系统综述显示，监督有助于改善患者预后以及学员学习效果（Farnan et al.，2012）。一项关于儿童脑膜炎球菌感染的病例对照研究（Ninis et al.，2005）发现了与患者死亡相关的三个因素中包括缺乏对低年资医师的监督这一条（另外两个因素则是：未让儿科医师接诊，以及未给予足够剂量的正性肌力药物）。总体而言，过去 30 年的经验证据表明，直接监督对于患者安全以及学员培养都非常重要，尤其是当监督者还能给予学员针对性的反馈之时。

① 不重视监督。——译者注

在此期间，许多研究尝试量化评估监督过程对患者结局的影响。例如，在 20 年前，一项大规模综述中的证据表明，患者死亡人数增加与对低年资医师的监督减少有关，在外科、麻醉、急诊、产科和儿科中的情况都是如此（McKee and Black，1992）。研究者强调，有证据表明，当学员没有接受监督的情况下，患者照护中的医疗过程将会受到不良影响，即使有些学员声称他们的专业能力得到了提高。McKee 和 Black（1992，pp. 549-558）还指出，学员在没有适当监督的情况下难以学到正确的临床实践方法。因此，在没有监督情况下获得临床经验可能会降低诊治水准。最近一些研究调查了在进行心脏外科手术这样的复杂任务时对学员进行密切监督的效果（Guo et al.，2008；Shi et al.，2011），在胃肠道肿瘤外科领域也有类似相关研究（Yamamoto et al.，2009）。这些研究表明，尽管这些监督程序可能会延长学员完成手术操作的时间，但治疗效果是合格的，并与监督者直接实施手术的效果相当。

在美国进行的一些研究也为直接监督的重要性提供了有力证据。在哈佛的五家教学医院中，研究人员调查了监督对医疗照护质量的影响（Sox et al.，1998）。研究者观测了各种指标，包括学员是否遵守诊疗流程指南（通过病例回顾来评估）、患者满意度及患者投诉等。此项研究调查了 7 个月内在被研究医院就诊的 3667 例患者，疾病诊断包括腹痛、哮喘或慢性阻塞性肺疾病、胸痛、手撕裂伤、头部外伤以及阴道出血；学员事先不了解研究目的；所有患者均接受现场问卷调查；研究人员随机选择了其中部分患者，进行为期 10 天的随访。研究者根据病例组合、病情紧急程度的不同，对分析方式进行了调整。通过分析这些指标，研究人员发现，当住院医师受到直接监督时（即当高年资医师与他们一起看病时），诊疗的质量更高。更早的一项研究比较了高年资医师和学员对同组患者的诊疗报告，并着重关注了病史采集、疾病严重程度的评估、诊断、治疗和随访计划等几个方面（Genniss and Genniss，1993）。当高年资医师亲自看病时，往往在病情判断上要比学员发现的更严重，他们也常修正学员的诊断和治疗计划。只要高年资医师看过患者，就会对学员的评估更严格。虽然作者也意识到研究设计存在一定不足，但最终他仍得出结论，与亲自看过患者的监督者相比，只依赖学员报告的监督者对住院医师技能和患者管理过程评估存在显著差异。Fallon 等（1993，pp. 560-561）调查了在某一年某家医院每项与创伤相关手术操作的情况，并评估了高年资医师参与程度。结果发现，高年资医师参与程度与患者死亡或并发症发生率相关。研究结果还表明，学员经验越不足，监督效果就越大。Griffiths 等（1996，pp. 106-108）比较了不同经验水平的医师在新生儿重症监护病房中给患儿进行的检查（X 线检查、动脉血气分析和血液电解质检查）。他们发现，随着工作负担变重，合格的新手医师会开出更多的动脉血气分析检查，这种现象在缺少监督时尤为显著。此外，最近的一项研究（Iwashyna et al.，2011）表明，在一家医院中，主治医师（监督者）对实验室检查数量的影响并不大；虽然作者也指出，这项研究是在重视直接监督的环境中进行的。因此，作者认为或许实验室检查数量可以作为衡量监督效果的一项指标。

研究证据显示监督会影响患者结局和安全，但学员并不总是愿意寻求帮助。Kennedy 等（2009，pp. S106-111）进行了一项观察和访谈研究，调查医学学员如何以及何时会寻求临床实践中的支持。研究清楚地表明，学员在寻求监督者帮助前，除了临床问题外还考虑了其他许多因素。学员确实会考虑临床情况及其重要性，但如果当他们认为问题的解决是自己力所能及的，他们就不愿意寻求帮助。学员是否主动寻求帮助还受到监督者因素和学员因素的共同影响；学员会考虑监督者是否可及、是否友善，也会考虑自己独立行医的期望，并希望监督者给予自己积极的评价。另一项对监督失效情况的类似问卷调查发现，监督失效主要有两个原因。一是监督者没有回应学员对指导和支持的需求，二是学员也没有主动寻求帮助。作者认为，临床环境的影响很大，以至与保证患者安全相比，学员更重视在他们前辈面前表现自己（Stewart，2007；Ross et al.，2011）。研究发现，学员可能会认为寻求帮助会影响到他们的职业信誉，甚至职业发展，这些结论在前期的一些研究中也得到了证实（Somers et al.，1994；Jolly and McDonald，1986；Arluke，1980），在最新的问卷调查研究中也有显现（Friedman et al.，2010）。这些发现具有重要的实际意义。学员遇到不确定时应当寻求帮助，但监督者是否能够营造一种让学员在寻求帮助时倍感支持的氛围也同样重要。

刚才提到的研究都集中在患者照护的操作性方面，在情感等其他方面的相关研究要少得多。Iedema 等（2009，pp. 1750-1756）认为，学界过度关注了操作性测量指标在患者安全中的作用，忽略了对医疗照护的情感和叙事评估。情感和叙事对患者安全也至关重要，是培养“医师”身份认同的“媒介”。通过这种媒介，可以维持团队成员间高度凝聚力的关系，这是医学职业素养的重要组成部分，而且有助于医师通过相互交流处理各种不良事件，排解抑郁情绪（p. 1750）。Iedema 等（2009）分析了年轻麻醉医师们的“恐慌”故事，这是临床实践中“意料之外、常规之外”的故事，引起了医师们的情感反应。研究者发现了故事中的三个线索：身份、教育和情感。随着医师讲述他们的故事，更多地坦白他们的感受，讲出所面临的难题，这三条线索便随之逐渐展开。起初，谈话与恐慌无关，故事常是对情况幽默而客观的描述，还有一个故事性的结尾。这使得恐慌情绪得到了平复，还提供了一种如何适应恐慌的方法。这种讲述方式突出了故事的道德和教育作用。这样的恐慌故事在学员成长为麻醉医师的道路上具有警示作用。随着讨论继续进行，故事更多地表现主人公的感受与内心矛盾，以及暴露出他们对于难题的束手无策，并更多地强调这些经历对个人的影响。此项研究中，作者讲述了医师如何与他们的同事共担忧虑，并认为“这对于年轻医师来说至关重要。年轻医师要接受失败，准备好承担后果，并学会‘倾听’自己监督的学员倾诉类似的犹疑与担忧”（p. 1755）。实际上，这样的谈话可以强化医师间的临床伙伴关系，更有利于患者安全。任何有关监督的话题，都绕不开这些对问题的讨论。Engel 等（2006，pp. 86-93）发现，学员与同事和监督者进行讨论对于他们学习如何处理差错非常关键。他们强调，批判性反思是有效监督的关键特征。

总而言之，我们已经清楚地知道，监督对患者照护过程既有短期好处，也有长期益处。短期的好处是有资深而经验丰富的临床医师参与医疗过程，改善决策的制定。学员可以通过有效的监督来提高专业水平，从而为患者带来中长期的益处。

理论观点

我们目前对监督和监督实践的理解与假设受到诸多因素的深刻影响，包括社会学习理论与榜样示范、反思性实践、认知学徒制模式以及行为模式（图22.4）。下文简要介绍各影响因素。

榜样示范作用的相关思想常在与监督相关文献中体现。其基本假设是，观察他人特定的行事方式会影响并导致个体也以类似的方式行事。这些观点源于 Bandura（1977，1986）提出的社会学习理论，其重点是强调个体作为榜样的作用。这种方法的缺陷在于，在关注个体能动性的同时，削弱了对学员个体与工作环境之间相互影响的关注。

反思性实践是基于 Donald Schon（1983，1987）提出的在行动中反思与行动后反思的研究成果。这些结论最初在护理领域被广泛应用，现也已越来越多地被其他医疗行业所接受。如今，它们常成为反思性档案袋（reflective

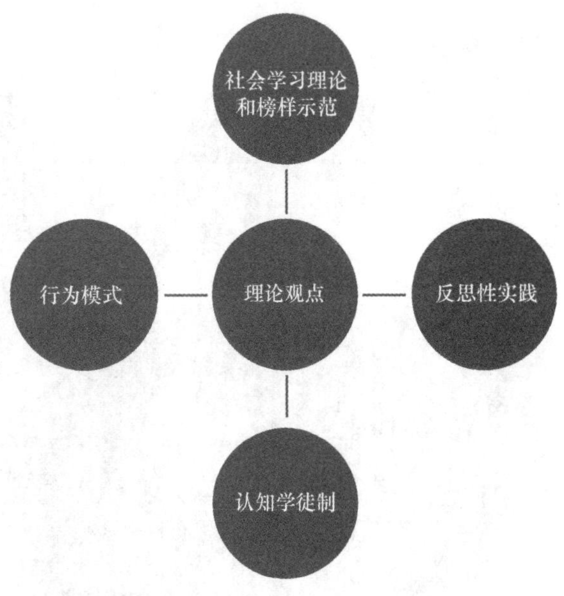

图 22.4 理论观点

portfolio）的一部分内容。反思性实践促使学员思考如何在工作中与患者（有时是与临床团队的其他成员）齐心协力以及他们的干预和与患者互动的结果。在一些监督模式中，反思性实践被视为监督过程的必要组成部分。

认知学徒制模式下，可通过榜样示范法（即专家演示或用语言解释技能或任务）、脚手架法（即让学员分阶段完成任务或在一定支持下学习）、指导减退法（逐渐减少指导与支持，直到学员可以独立执行任务）来培养技能。这种方法侧重于通过观察、反馈和其他干预措施开展训练，旨在提高学员的专业表现。O'Neill 等（2006，pp. 348-354）进行了一项旨在了解监督者采用何种方法帮助医学生和住院医师在临床环境中学习的观察性问卷调查研究。他们发现在实践中，监督者主要采用榜样示范法和近距离监督法来训练学员。Stalmeijer 等（2009，pp. 535-546）研究了学生在见习过程中的认知学徒制模式。他们使用了一套指导模型，其中包括榜样示范、教练技巧、脚手架法、衔接、反思和探索等训练方法。他们发现榜样示范、教练技巧和衔接法最常用，而脚手架法、反思和探索仅在长期培训中使用。本研究存在的一个问题是，监督者运用不同方法的差异性很大。作者得出结论，该模型可用于评估、反馈、自我评价和师资培训。

行为模式依赖于学习契约及其他类似的针对学员学习和表现的管理方法。虽然文献展示了基础假设和实际做法中的各种问题（ten Cate and Scheele，2007），但行为模式在医学中的应用已经十分普遍。

监督实践中，以上所有方法的要素都经常出现，且频繁与管理审查方法结合使用。这样的方法可能会限制学员的独立行动，也存在一定风险。Kennedy 等（2005，pp. S106-111）研究了临床学习中渐进自主性作用的相关理论观点和经验证据。研究者认为，尽管支持渐进式独立能力发展原则的相关证据有限，但从心理学、社会学、教育学和医学教育视角出发的不同理论观点都清楚表明，渐进式独立能力发展对于学习至关重要。提到的每一种理论方法都可以对学习产生积极影响，但都有局限性，都倾向于解读个体化学习过程，简化、忽视实践过程的复杂性（图 22.5）。因此，人们开始关注实践共同体和情境化学习的理念，并尝试借此解决部分复杂的现实问题。这些观点强调实践是学习的基础，且可通过“参与”的隐喻含义来理解这一点（Sfard，1998；Hager and Hodkinson，2009）。学习通常被定义为一种“正在成为”的过程。它意味着在专家的指导下参与适当的相关练习。知识、技能和价值观是在实践中习得的，无法与实践过程分离（Lave and Wenger，1991；Wenger，1998；Bleakley，2005；Dornan，2005）。

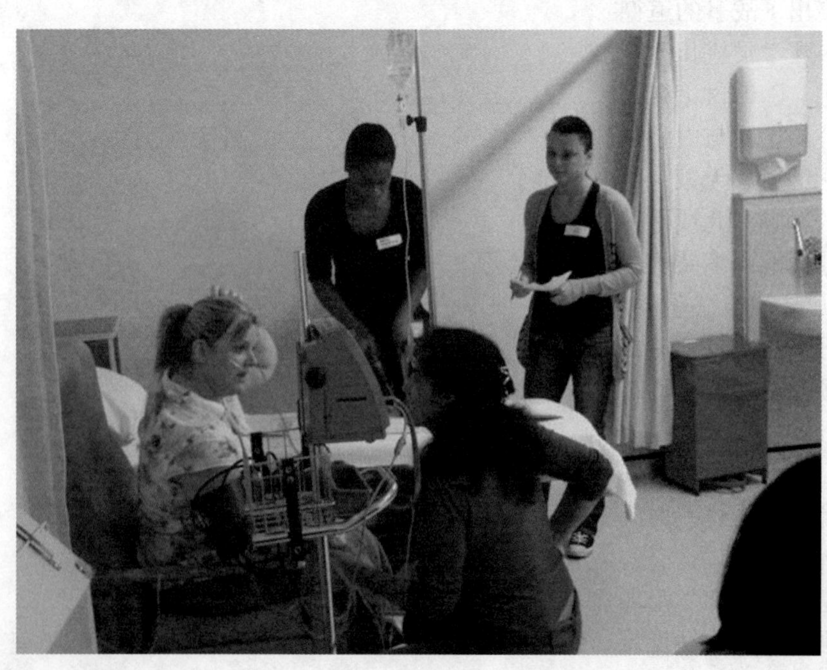

图 22.5 实际行动中监督

医学监督模型

许多学者尝试开发一些模型来解释医学监督的特点。例如，Deketelaere 等（2006，pp. 908-915）提出了一个有助于理解临床期间的学习过程的概念框架。该框架源自对临床实习期间学习过程的研究。他们提炼了关于监督的五个组成部分，并认为在临床学习的经历中，这些要素之间存在动态张力。这五个部分是：

- 临床实习的日程（工作和学习的平衡）
- 监督者的态度（评估者还是指导者）
- 培训场所的文化（重视工作还是重视培训）
- 实习生的学习态度（被动还是主动）
- 学习过程的性质（非正式还是正式）

学生必须不断对照这些要素进行“（重新）定义和（重新）定位”。Deketelaere 等（2006）认为，这些组成部分既提供了概念化临床学习的方法，又为提高临床实习学习质量、强化监督与支持提供了结构化的参考。

Kennedy 等（2007，pp. 1080-1085）在加拿大一家医院的急诊科和病房进行了观察性研究。该研究主要对两种监督系统下进行的临床活动进行抽样调查，以建立监督模式的概念模型。研究区分了与患者照护直接相关的监督活动和其他类型的监督活动（比如正式教学），使用了“临床监管”一词来描述监督者参与临床活动以保证诊疗质量的过程，详细阐述了临床监管的三种类型：常规监管（有计划地监控临床工作）、回应式监督（针对学员在活动中的需求进行监管）、后台监督（不让学员直接意识到被监督）。他们认为，使用这三种模式来划分临床监管，为监督者向学员给出具体建议提供了框架，并为测量临床监督效果提供了可行性方案。

Iedema 等（2010，pp. 286-291）研究了低年资医师经历过的监督，包括他们所经历的监督类型、频率和监督关系的性质。他们发现，监督很少是按计划进行的，更多情况下是作为医疗过程的一部分。低年资医师既想接受必要情况下的监督与帮助，也愿意获得独立练习的机会。Iedema 等得出结论，监管既要结构化又要动态化：要定期开展讨论与进行反思；也需要关注每个低年资医师的需求，还要在“手把手教学”与“放手”之间做调整平衡。研究者认为这有助于低年资医师进入“安全学习区”。

其他模型似乎过于简化和工具化，忽略了实践中监督的复杂性。有些研究者尝试开发量化工具。例如，Byrne 等（2010，pp. 1171-1181）介绍了一种调查工具，可以量化：

- 学员对“案例”的理解程度
- 监督者通过对学员的反馈在诊治患者中起到的作用
- 监督者的投入时间

有些人认为，引入新的要求或评价将产生直接影响，并发生评价者想要的改变。但是，事情往往没那么简单。比如，Daelmans 等（2006，pp. 51-58）报告了一项培训中期评价项目对学生的反馈和监督带来的意外影响。在学生接受评价过程中，监督者几乎没有跟进监督和反馈。尽管学生们表示希望得到更多的监督和反馈，但却很少主动要求监督者监督和反馈。

虽然 Deketelaere、Kennedy 和 Iedema 提出的模型确实具有一定的解释价值，但研究的重点仍是个人，在某种程度上关注的是监督者-学员二元关系，仍未能充分解释实践过程中的细节，也没有解释学习何以成为实践不可或缺的一部分。任何监督模型的基础都是对学习与知识的理解和假定。医学教育中的许多主流观点都假定知识是个体独立获得的。但更近期出现的工作场景学习理论表明，知识是存在于环境中的，是被建构的。临床实践过程是学习的基础，是情境化的。监督是临床实践的一部分，因此也是情境化的。

该分析采用实践基础上的社会物质性方法，具有三个关键特征（Fenwick et al., 2011）。首先，分析要包括整个系统，而不是特定的医疗活动。其次，要考虑系统中人与情境间的相互作用和关系。最后，把知识和学习嵌入到具体行为和互动之中。例如，对处方差错的调查需要了解监管制度、在特定地点开处方的操作和决策过程，以及开处方的实际过程，而不仅仅是将重点放在医疗专业人员知识和（或）实践的缺陷上。其中与监督有关的是，监督应像实践一样，要结合情境，且要按医疗实践来分布。这意味着需要将整个背景、具体的实地操作，以及临床团队的作用和参与度纳入考量，而不仅仅要关注监督者-学员二元关系。认识到医疗实践与监督是分布式的，可以减少低年资医师和监督者因为各司其职而互相孤立的状况。

结论

- 监督的目的是确保患者安全并促进学员的专业发展和学习。
- 职责和监督的层级因时间、环境、专业、实践和文化，以及过往的经验而有所差异。
- 监督不仅限于监督者-学员的二元关系，还会被特定背景下的活动、实践和文化深刻影响，认识到这一点很重要。
- 监督与临床活动不可分割，既要考虑情境的影响，又要考虑临床活动特点的影响。

参考文献

Anderson, F., Cachia, P.G., Monie, R., and Connacher, A.A., (2011) Supporting trainees in difficulty: a new approach for Scotland. *Scottish Med J.* 56(2): 72–75

Arluke, A. (1980) Roundsmanship: inherent control on a medical teaching ward. *Social Sci Med* 14A: 297–302

Bandura, A. (1977) Self-efficacy: toward a unifying theory of behavioral change. *Psychol Rev.* 84: 191–215

Bandura, A. (1986) *Social Foundations of Thought and Action: A Social Cognitive Theory.* Englewood Cliffs, NJ: Prentice-Hall

Bleakley, A. (2005) Stories as data, data as stories: making sense of narrative inquiry in clinical education. *Med Educ.* 39(5): 534–540

Bruijn, M., Busari J.O., and Wolf, B.H. (2006) Quality of clinical supervision as perceived by specialist registrars in a university and district teaching hospital. *Med Educ.* 40(10):1002–1008

Byrne, J.M., Kashner, M., Gilman, S.C., et al. (2010) Measuring the intensity of resident supervision in the Department of Veterans Affairs: the Resident Supervision Index *Acad Med.* 85(7): 1171–1181

Busari, J.O. and Koot, B.G. (2007) Quality of clinical supervision as perceived by attending doctors in university and district teaching hospitals. *Med Educ.* 41(10): 957–964

Busari, J.O., Weggelaar, N.M., Knottnerus, A.C., Greidanus, P.M., and Scherpbier, A.J.J.A. (2005) How medical residents perceive the quality of supervision provided by attending doctors in the clinical setting. *Med Educ.* 39(7): 696–703

Chur-Hansen, A. and McLean, S. (2007) Supervisors' views about their trainees and supervision. *Aust Psychiatry.* 15(4): 273–275

Craig, S. (2011) Direct observation of clinical practice in emergency medicine education. *Acad Emerg Med.*18: 60–67

Daelmans, H.E.M., Hoogenboom, R.J.I., Donker, A.J.M., et al. (2004) Effectiveness of clinical rotations as a learning environment for achieving competences. *Med Teach.* 26(4): 305–312

Daelmans H.E., Overmeer R.M., van der Hem-Stokroos H.H., Scherpbier A.J., Stehouwer C.D., and van der Vleuten C.P. (2006) In-training assessment: qualitative study of effects on supervision and feedback in an undergraduate clinical rotation. *Med Educ.* 40(1): 51–58

Deketelaere A., Kelchtermans G., Struyf E., and De Leyn P. (2006) Disentangling clinical learning experiences: an exploratory study on the dynamic tensions in internship. *Med Educ.* 40(9): 908–915

Dornan, T., Scherpbier, A., King, N., and Boshuizen, H. (2005) Clinical teachers and problem-based learning: a phenomenological study. *Med Educ.* 39(2): 163–170

Dwyer, A.J., Morley, P., Reid, E., and Angelatos, C. (2011) Distressed doctors: a hospital-based support program for poorly performing and 'at-risk' junior medical staff. *Med J Aust.* 194(9): 466–469

Engel, K.G., Rosenthal, M. and Sutcliffe, K.M. (2006) Residents' responses to medical error: coping, learning and change. *Acad Med.* 81(1): 86–93

Fallon Jr, W.F., Wears, R.L., and Tepas III, J.J. (1993) Resident supervision in the operating room: does this impact on outcome? *J Trauma.* 35: 560–561

Farnan, J.M., Petty, L.A., Georgitis, E., et al. (2012) A systematic review: the effect of clinical supervision on patient and residency education outcomes. *Acad Med.* 87(4): 428–442

Fenwick, T., Edwards, R. and Sawchuk, P. (2011) *Emerging Approaches to Educational Research: Tracing the Socio-material.* London: Routledge

Friedman, S.M., Sowerby, R.J., Guo, R., and Bandiera, G. (2010) Perceptions of emergency medicine residents and fellows regarding competence, adverse events and reporting to supervisors: a national survey. *Can J Emerg Med Care.* 12(6): 491–499

General Medical Council (2009) *Good Medical Practice.* London: GMC

General Medical Council (2012) *Leadership and Management for All Doctors.* London: GMC

Genniss, V.M. and Genniss, M.A. (1993) Supervision in the outpatient clinic: effects on teaching and patient care. *J Gen Intern Med.* 8: 378–380

Grant, J. Kilminster, S.M., Jolly, B., and Cottrell, D. (2003) Clinical supervision of SpRs. Where does it happen, when does it happen and is it effective? *Med Educ.* 37(2): 140–149

Griffiths, C.H., Desai, N.S., Wilson, E.A., Powell, K.J., and Rich, EC. (1996) Housestaff experience, workload and test ordering in a neonatal intensive care unit. *Acad Med.*71: 106–110

Guo, L.R., Chu, M.W.A., Tong, M.Z.Y., et al. (2008) Does the trainee's level of experience impact on patient safety and clinical outcomes in coronary artery bypass surgery? *J Cardiac Surg.* 23(1): 1–5

Hager, P. and Hodkinson, P. (2009) Moving beyond the metaphor of transfer of learning. *Br Educ Res J.* 35(4): 619–638

Hore, C.T., Lancashire, W., and Fassett, R.G. (2009) Clinical supervision by consultants in teaching hospitals. *Med J Aust.* 191(4): 220–222

Hudson, J.N., Weston, K.M., and Farmer, E.A. (2011)Engaging rural preceptors in new longitudinal community clerkships during workforce shortage: a qualitative study. *BMC Fam Pract.* 12: 103

Iedema, R., Brownhill, S., Haines, M., Lancashire, B., Shaw, T., and Street, J. (2010) 'Hands on, Hands off': a model of clinical supervision that recognises trainees' need for support and independence. *Aust Health Rev.* 34(3): 286–291

Iedema, R. Jorris, C., and Lum, M. (2009) Affect is central to patient safety: the horror stories of young anaesthetists. *Soc Sci Med.* 69: 1750–1756

Iwashyna, T.J., Fuld, A., Asch, D.A., and Bellini LM. (2011)The impact of residents, interns, and attendings on inpatient laboratory ordering patterns: a report from one university's hospitalist service. *Acad Med.* 86(1): 139–145

Jelinek, G.A., Weiland, T.J., and Mackinlay, C. (2010) Supervision and feedback for junior medical staff in Australian emergency departments: findings from the emergency medicine capacity assessment study. *BMC Med Educ.* 10: 74.

Jolly, B.C. and Macdonald, M.M. (1986) Practical experience in the pre-registration year in relation to undergraduate preparation. *Proc Ann Conf Res Med Educ.* 25: 171–176

Julyan, T.E. (2009) Educational supervision and the impact of workplace-based assessments: a survey of psychiatry trainees and their supervisors. *BMC Med Educ.* 9: 51

Kennedy, T.J., Lingard, L., Baker, G.R., Kitchen, L., and Regehr, G. (2007) Clinical oversight: conceptualizing the relationship between supervision and safety. *J Gen Intern Med.* 22(8): 1080–1085

Kennedy, T.J.T., Regehr, G., Baker, G.R., and Lingard, L.A. (2005) Progressive independence in clinical training: A tradition worth defending? *Acad Med.* 80(10): S106–S111

Kennedy, T.J., Regehr, G., Baker, G.R., and Lingard, L. (2009) Preserving professional credibility: grounded theory study of medical trainee's requests for clinical support. *BMJ.* 338: 128

Kilminster, S.M., Jolly, B.C., Grant, J., and Cottrell, D. (2007) AMEE Guide No. 27: Effective educational and clinical supervision. *Med Teach.* 29(1): 2–19

Kilroy, D.A. (2006) Clinical supervision in the emergency department: a critical incident study. *Emerg Med J.* 23(2): 105–108

Launer, J. and Hogarth, S. (2011) What is good supervision? *Postgrad Med J* 87(1030): 573–574

Launer, J. (2006) Reflective practice and clinical supervision: neutrality and honesty. *Work Based Learning in Primary Care.* 4(4): 384–386

Lave, J. and Wenger, E. (1991) *Situated learning: Legitimate Peripheral Participation.* Cambridge: Cambridge University Press

Lewis, G,H., Sullivan, M,J., Tanner, R., et al. (2009) Exploring the perceptions of out-of-hours training for GP registrars in Wales. *Educ Prim Care.* 20(3): 152–158

Lloyd, B.W. and Becker, D. (2007)Paediatric specialist registrars' views of educational supervision and how it can be improved: a questionnaire study. *J Roy Soc Med.* 100(8): 375–378

McKee M. and Black N. (1992) Does the current use of junior doctors in the United Kingdom affect the quality of medical care. *Soc Sci Med.* 34: 549–558

McKimm, J. and Forrest, K. (2010) Using transactional analysis to improve clinical and educational supervision: the Drama and Winner's triangles. *Postgrad Med J.* 86(1015): 261–265

MMC (2010) *A Reference Guide for Postgraduate Specialty Training in the UK.* 4th edn. http://www.mmc.nhs.uk/pdf/Gold%20Guide%202010%20Fourth%20Edition%20v08.pdf Accessed 29 March 2012

MMC (2012) *Foundation Programme Curriculum.* http://www.foundationprogramme.nhs.uk/pages/home/training-and-assessment Accessed 29 March 2012

Mourad, M., Kohlwes, J., Maselli, J., Auerbach, A.D., and MERN Group (2010) Supervising the supervisors—procedural training and supervision in internal medicine residency. *J Gen Intern Med.* 25(4): 351–356

Ninis, N., Phillips, C., Bailey, L., et al. (2005) The role of healthcare delivery in the outcome of meningococcal disease in children; case- control study of fatal and non-fatal cases. *BMJ.* 330: 1475

O'Brien, M., Brown, J., Ryland, I., et al. (2006) Exploring the views of second-year Foundation Programme doctors and their educational supervisors during a deanery-wide pilot Foundation Programme. *Postgrad Med J.* 82(974): 813–816

O'Neill, P.A., Owen, A.C., McArdle, P.J., and Duffy, K.A. (2006) Views, behaviours and perceived staff development needs of doctors and surgeons regarding learners in outpatient clinics. *Med Educ.* 40(4): 348–354

Ross, P.T., McMyler, E.T., Anderson, S.G., et al. (2011) Trainees' perceptions of patient safety practices: recounting failures of supervision. Joint Commission. *J Qual Patient Safety.* 37(2): 88–95

Rudland, J., Bagg, W., Child, S., et al. (2010) Maximising learning through effective supervision. *N Zeal Med J.* 123(1309): 117–126

Schon, D. (1983) *The Reflective Practitioner; How Professionals Think in Action.* London: Temple Smith

Schon, D.(1987) *Educating the Reflective Practitioner.* San Francisco,CA: Jossey-Bass

Sfard, A. (1998) On two metaphors for learning and the dangers of choosing just one. *Educ Res.* 27(2): 4–13

Shi, W.Y., Hayward, P.A., Yap, C.H., et al. (2011) Training in mitral valve surgery need not affect early outcomes and midterm survival: a multicentre analysis. *Eur J Cardio-Thorac Surg.* 40(4): 826–833

Shojania, K.G., Fletcher, K.E., and Saint, S. (2006) Graduate medical education and patient safety: a busy—and occasionally hazardous—intersection. *Ann Intern Med.* 145(8): 592–598

Somers, P.S., Muller, J.H., Saba, G.W., Draisin, J.A., and Shore, W.A. (1994) Reflections on action: medical students' accounts of their implicit beliefs and strategies in the context of one-to-one clinical teaching. *Acad Med.* 69: 584–587

Sox, C.M., Burstin, H.R., Orav, E.J., et al. (1998) The effect of supervision of residents on quality of care in five university-affiliated emergency departments. *Acad Med.* 73: 776–782

Stalmeijer, R.E., Dolmans, D.H.J.M., Wolfhagen, I.H.A.P., and Scherpbier, A.J.J.A. (2009) Cognitive apprenticeship in clinical practice: can it stimulate learning in the opinion of students? *Adv Health Sci Educ.* 14(4): 535–546

Sterkenburg, A., Barach, P., Kalkman, C., Gielen, M., and ten Cate, O. (2010) When do supervising physicians decide to entrust residents with unsupervised tasks? *Acad Med.* 85(9): 1408–1417

Stewart, J. (2007) Don't hesitate to call—the underlying assumptions. *Clin Teach.* 4: 6–9

Swanwick, T., McKimm, J., and Clarke, R. (2010) Introducing a professional development framework for postgraduate medical supervisors in secondary care: considerations, constraints and challenges. *Postgrad Med J.* 86(1014): 203–207

ten Cate, O. and Scheele, F. (2007) Competency-based postgraduate training: can we bridge the gap between theory and clinical practice? *Acad Med.* 82(6): 542–547

Van der Zwet, J., Hanssen, V.G.A., Zwietering, P.J., et al. (2010) Workplace learning in general practice: Supervision, patient mix and independence emerge from the black box once again. *Med Teach.* 32(7): 294–299

Wearne S. (2005) General practice supervision at a distance—is it remotely possible? *Aust Fam Phys.* 34(Suppl 1): 31–33

Wells, C.W., Inglis, S., and Barton, R. (2009) Trainees in gastroenterology views on teaching in clinical gastroenterology and endoscopy. *Med Teach.* 31(2): 138–144

Wenger, E. (1998) *Communities of Practice. Learning, Meaning and Identity.* Cambridge: Cambridge University Press

Wimmers, P.F., Schmidt, H.G., and Splinter, T.A.W. (2006) Influence of clerkship experiences on clinical competence. *Medl Educ.* 40(5): 450–458

Yamamoto, S., Uedo, N., Ishihara, R., et al. (2009) Endoscopic submucosal dissection for early gastric cancer performed by supervised residents: assessment of feasibility and learning curve. *Endoscopy.* 41(11): 923–928

第23章

指导 Mentoring

Erik Driessen，Karlijn Overeem

译者：傅淼渟　审校：王筝扬

指导意味着鼓励学生先进行建构性反思，再探索其他行动方案。

Robert Alliott

引自 *British Medical Journal*，Robert Alliot，'Facilitatory mentoring in general practice'，313，pp. S2-7006，copyright 1996，经 BMJ Publishing Group Ltd. 许可转载

引言

已有多项研究证明了指导对医疗和医学教育的助益：它对职业生涯、工作效率、工作满意度、职业准备和基于工作场所的学习均有积极作用（Driessen et al.，2011a）。指导可减轻顾问医师、全科医师和住院医师的工作负担，有广阔的前景。要知道，医师们的工作难度愈来愈高、压力日益增大，他们不仅要出色地完成患者救治工作，要推进医学研究，同时还要教育并培训他们未来的同事。因此医学生、住院医师和正式医师会越来越容易受到职业倦怠和压力的侵扰也就不奇怪了，这在医学专业人士越来越多的抱怨声中也可见一斑（Shanafelt and Habermann，2002）。用来开展医学教育的工作场所和积极的学习环境可以促进学习与持续的专业发展，进而帮助学生和医学专业人员成功地在当今医疗领域所处的复杂而竞争激烈的环境中生存与成长（Memon and Memon，2010）。虽然以上证据表明，指导可以减轻医师和学员的负担，但也有文献提出，在医学实践和医学教育中，指导这一方法还未被广泛接受并实施。如要让指导充分发挥作用，我们还有很长的路要走。Sambunjak 等针对指导进行了系统性文献综述（2006，p. 1113）。文章表明，有导师的医学生占比不足 50%，而这一比例在部分医学专科中仅有 20%。瑞士最近的一项研究表明，自 Sambunjak 的综述以来，情况并没有太大改变，只有 37%～50% 的住院医师报告自己有导师（Stamm and Buddeberg-Fischer，2011）。

就像生活中我们知道很多事情有益，但没有去实行。尽管有充分的证据表明指导是有益的，但这一方法仍没有得到充分应用。对此的一种可能的解释是，指导还存在许多未能回答的问题、未知的挑战以及潜在的风险。本章将介绍相关文献，讨论指导活动、导师和学员各自应扮演的角色和承担的任务，以及指导计划如何实施，为指导活动及其在本科、毕业后教育和继续医学教育中的潜在作用提供一些有益信息。首先，我们先探讨导师和指导的定义。

自 20 世纪 70 年代中期以来，各种文献已经提出了 20 多种关于导师和指导的定义（Berk et al.，2005）。这些定义间差别巨大，表明各方难以达成专业共识，难以给出一个普遍接受的定义。2005 年，约翰·霍普金斯大学的教师指导委员会提出了以下定义：

> 指导关系是在非正式 / 短期或正式 / 长期的连续过程中，拥有经验、知识、技能和（或）智慧的教师给另一位教师或学生提供建议、信息、指导、支持，给他们提供个人职业发展的机会。
>
> Berk et al.（2005，p. 67）

导师则被定义为“提供优质支持、建议和咨询者”，或“当初级成员采取行动、做出行为时为其提供指导和建议者”，或“分享关于某种特定职业或工作场所经验、知识和智慧者”（Memon and Memon，2010）。

本章取指导的广义解读，将其定义为与情形和场景有关的、依赖制度的一套哲学，常采用以目标为导向的方法。其范围包括：引导大学新生平稳度过从高中到大学的过渡阶段，以及优化本科生在工作场所学习的效果，再到为住院医师提供职业支持，并帮助医疗从业人员解决棘手问题等。有些情况下，引导与咨询是指导的重要方面，此时“教练”“监督”和“指导”这些术语几乎可以互换使用。将这些概念划等号是合理的，因为导师的任务确实涉及教练和监督。本章中使用的术语“指导”涵盖了上述所有方面（图 23.1）。读者若对复杂的概念边界感兴趣，推荐阅读 Launer（2006）对指导、教练和监督三者差异和相似性的全面论述。现在，我们将把目光投向指导相关的研究证据。

关于指导的相关研究

我们将从三个角度来介绍有关指导的文献研究，包括指导对学员、导师以及对组织的影响。此外，我们将针对指导一直未被充分应用这一问题给出不同的解释。我们参考了有关卫生职业教育的文献，考察了管理和组织类文献，这些领域研究指导问题已经有一段历史了。

学员

我们前面提到 Sambunjak 等 2006 年发表的综述，其研究重点是关于指导对医学生和医师职业发展的影响。在八项关于指导、职业引导和个人发展之间关系的研究中，有五项指出，指导是影响各学科的学生、专科培训医师和医务人员职业发展的重要强化因素。在另一篇综述中，Sambunjak 等（2010）发现有 9 项研究支持这一结论：指导制度影响学生受到专科培训的机会。另 21 项研究中学员报告，指导对于引导研究、提高效率和获得成功有明显的作用。但这些发现中许多是横断面研究，依靠参与者的自我报告，缺乏对照组，因此人们可能会质疑其结果是否可靠。Steiner 等（2004）报道的结果则更具说服力。他们在控制了其他预测影响因素后得出研究结论：持续的指导是职业发展的重要决定因素。继 Sambunjak 的综述，一些研究使用了对照组的方法，提供了更可靠的结果。Buddeberg-Fischer 和 Herta（2006）表明，短期或长期的成功指导可以提高学员的职业发展和社交技能，并增强他们从事科学事业的兴趣。其他研究也表明了职业成功与拥有一名或多名导师之间的密切关系，尽管这与职业满意度没有关联（Stamm and Buddeberg-Fischer，2011）。Ramanan 等（2006）证明，在内科住院医师中，有导师的医师做好职业准备的可能性几乎是没有导师的 2 倍。Feldman 等（2010）发现工作满意度和自我效能感与指导之间存在关联。其他研究则说明，对医学生的其他有益影响因素包括：学会包容不同或矛盾的想法，学会克服挫折和障碍，对学习保持开放和灵活的态度（Lingam and Gupta，1998）。接下来，本章将讨论基于工作场所的学习中导师的重要性。导师们对学生不直接评判，只提供建议，一对一指导，在安全环境中为学生创造各方面的学习机会（Lee et al.，2006）。类似的综合性指导方法，例如 360° 反馈法，也在许多住院医师培训项目中被采用，同时还可以对合格医师的表现进行形成性评价。事实证明，指导既可以有效支持基于工作场所的学习，又是采用 360° 反馈法后评价进步程度的重要预测指标（Overeem et al.，2009）。英国在 2003 年基于工作场所的学习项目中引入了 360° 反馈法，用于评价全科医师的表现，目的是激励全科医师提高医疗实践，并养成终身学习的技能。参与项目的全科医师接受了由训练有素的

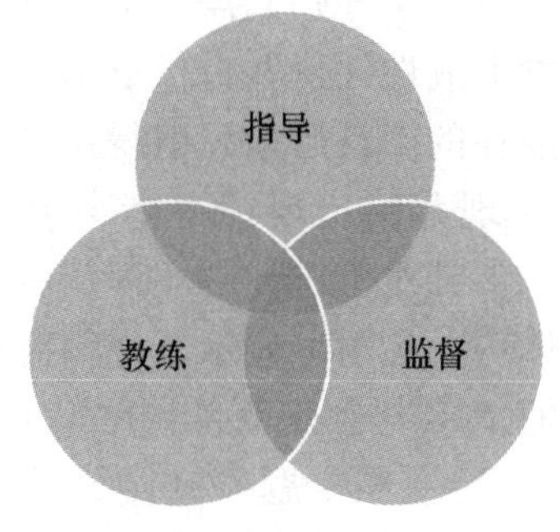

图 23.1　指导、教练和监督

导师（评估者）进行的形成性评价访谈，其目的是帮助全科医师进行自我反思。全科医师们表示，评价确实带来了医疗实践的改善，大多数人也表示评价提高了他们的继续专业发展水平（Bruce et al.，2004）。另一项研究的参与者提到，受尊敬的同伴（导师）的评价对评估过程至关重要，评价者的独立性也非常重要（Finlay and McLaren，2009）。在商务领域中，参与指导项目已被证实可以促进专业发展，学员更可能拿到文凭，体现出更高的工作满意度。Hansford 等（2002）得出结论，指导项目可以提高工作满意度、促进工作动力、促进职业晋升（Ehrich et al.，2002）。

然而，质量低、实施差的指导过程会带来负向的结果，抵消之前文献所指出的正面意义。Ehrich 和 Hansford（1999）将此称为“指导的阴暗一面”，而 Sambunjak 等（2010）则将此称为“指导的功能失调”。指导的消极作用可能是多种因素带来的：专横的指挥、过强的竞争、利用学生、结构性问题，如利益冲突或指导缺乏连续性。其他因素也会给指导带来负面结果，比如学生面对问题做出选择前，导师心中已有既定答案；导师要求学生只达到特定结果即可，或临床导师可以决定学生能否被住院医师项目录用等（Sambunjak et al.，2010）。

指导对导师的益处

无疑，个人利益并不是导师参与指导的首要原因。但导师也可以从这项无私的工作中受益，这一点也无可置疑。导师受益情况如图 23.2 所示。

一项针对承担导师工作的高年资医师的问卷调查显示，这些医师认为，成为导师后，他们从参与到这个体系中获益（Conner et al.，2000）。另一项最近的调查聚焦于作为导师的高年资医师参与 360° 反馈项目。调查结果显示，64% 的参与者称，他们从指导同事中获益匪浅，尤其是访谈技巧和表达反馈意见的能力得到了提升（Overeem et al.，2010a）。一项关于同伴评价体系的初步研究得出了类似的结论。这项针对英国全科医师的研究发现，相比于学员（被评价者），导师（评价者）更倾向于认为指导是一种回报丰厚的教育经历（Lewis et al.，2003）。导师们非常看重其他全科医师（学员）面临问题时分享的经验，这有助于他们自己在面临类似问题的时候优化想法、提升实践。Sackin 等（1997）报告，同伴指导可提高全科医师的知识技能，从而减轻他们的压力。

从学员的经验中学习
通过与学员分享经验学习
提升自己的访谈技巧
目睹学员成长，内心获得满足

图 23.2 导师的获益

一项推进研究职业生涯的学术项目导师提到，他们很乐意有机会给学生提供指引并为学生赋能，给未来播种（Ludwig and Stein，2008）。导师们也会体验到个人的满足和提升专业上的认可（Keyser et al.，2008），还会对自己的专业重燃热情（Garmel，2004）。

指导对医疗机构的益处

成员的满足感对所有医疗机构来说都无比珍贵，对医学研究机构、医院、医学院校都是如此。一方面导师可以提高学员的职业满足感，让学员感觉备受珍视，另一方面医师的工作满足感可以带来更好的医疗服务。通过以上逻辑可以得出结论，指导可以间接提高医疗卫生的质量。临床管理方面，Young（1999）认为，指导的介入如能帮助医师解决遇到的棘手问题，就会起到积极作用。一项荷兰的同伴指导项目显示，指导能改善医院内部的人际关系，对医院有正面意义（Overeem et al.，2010a）。参与此项目的医师表示，担任导师的角色使得他们看待问题更加客观，不再对同事抱有偏见，并加深了他们对同事的了解，加强了团结协作与相互尊敬。导师们需经常对基于工作场所的学习做形成性评价并提供反馈，由此也会产生一些潜在的不良后果，值得认真思考。评价同事的表现并给出反馈可能会引起紧张关系，这在一项针对英国导师（评估者）的研究中就有所体现。参与者表示，他们对项目本身有热情，但情感上会有障碍和负担（Boylan et al.，2005）。另一项专题研究中，导师们也提到这种在行为表现评价的程序中，评判某个同事的工作给他们带来的紧张关系与不适感（Murie et al.，2009）。有导师称“感觉自己总是带去坏消息”。

指导的障碍

作为一种帮助医学生、住院医师和执业医师的手段，指导并未被充分利用。这就需要对作为导师或者学员身份加入指导项目会遭遇哪些正式或非正式的障碍进行彻底调查（图 23.3）。Sambunjak 等（2010）区分了三种主要阻碍：个人因素、关系性因素、结构性因素。

个人因素与导师或学员的个人特质有关，比如学员或许善于或不愿意进行自我反思。一项案例报告分析了一名 31 岁的内科医师和一位 50 岁的教授之间渐入佳境的师徒关系。导师称，学员一开始“难以接受自己的不足，并难以做出有效改变”，甚至导致学员取消了和导师间的讨论约定（Rabatin et al.，2004）。这种情况对导师掌握引发思考、深入提问、监测进展的技巧提出了很高的要求。除非导师有很强的责任心和优秀的指导能力，否则这种情况下的指导很有可能失败（Rabatin et al.，2004）。Taherian 和 Schelarchian（2008）描述了“导师对学员采取居高临下态度的倾向”更有可能导致指导功能失调的现象，所以导师应该有所警惕，避免这种风险。一项英国学生的调查发现，学生们表示如果导师对于学生应该怎样做选择事先已有答案，那么指导将更难奏效（Hauer et al.，2005）。导师的任务并不是告诉学生在特定情况下应采取怎样的行动，而是帮助学员对自己的选择进行反思，进而使得学生可以自己做出决定，得出结论。可掌握这种技能对医师来说尤为困难。一项定性研究显示，医师们是这样解释的，他们在临床工作中需要给出干预措施，提供具体解决方案，而这与导师的启发式任务截然相反（Overeem et al.，2010a）。Memon 和 Memon（2010）在外科训练中做的一项调查体现了指导的另一重障碍。因为在当下的环境中，这种障碍显得尤为强大，即寻求指导会被看做是弱者的表现，是不能在训练中解决问题的表现。这种环境下，暴露自身的弱点可能会有损医师的职业前景。

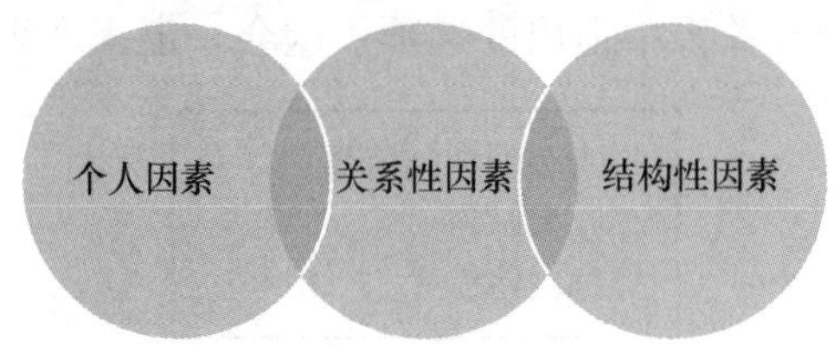

图 23.3　指导的障碍

第二种障碍即关系性因素，指导师-学员之间的关系可能会导致指导的功能失调。有两种关系性障碍：导师学员之间不匹配，以及导师学员之间存在竞争。前一个情况在一项针对美国学术机构中教职人员的定性调查中有所显示。几位学员都强调了导师-学员之间“融洽关系”的重要性。指导作为一种人际关系，“可能同我们和朋友或家人之间的关系一样地复杂和私人化”。导师与学员之间的共同利益，以及种族或性别的不同还会把原本就复杂的人际关系更为复杂化（Jackson，2003）。匹配导师与学员时，是否应该刻意避免两者之间身份背景的不同？虽然很多研究都涉及这个问题，但目前尚无定论。有些研究强调导师与学员身份背景相同非常重要（Thomas，2001），但近期一项调查也显示，住院医师或教职人员的身份背景不同，对指导的满意程度并无影响（Ramanan et al.，2006）。在数学系学生中进行的一项调查显示，基于种族和性别的相似性匹配导师和学员并不会影响学术成果或满意程度（Blake-Beard et al.，2011）。然而，其他研究指出，虽然不同身份背景的导师也能为学员提供重要帮助，但来自弱势群体背景的学员找到同样背景的老师很重要，很多研究发现在这种情况下，具有相同背景的老师能提供重要的社会心理支持，给同样作为少数群体一员的学员在工作或者学术领域脱颖而出做出榜样（McAllister et al.，2009）。另一个导致指导功能失调的关系性因素则是与导师在长期的指导关系中，逐渐积累对学员个人情况、工作信息的了解相关。这种信息可能会被导师有意或无意地透露给其他人，并可能导致各种各样的不良后果，或者导致信任关系的破坏，或者涉及把机密信息透露给其他导师（Garmel，2004），或者利用学员的研究思路反过来与学员争夺研究项目经费（Taherian and Shekarchan，2008；Straus et al.，2009；William et al.，2004）。导师如果参与学员表现评价，也会产生严重威胁到导师-学员关系的问题。这可能让导师不得不泄露学员的隐私信息，或者不得不去告知学员坏消息（Overeem et al.，2010a）。

让导师、学员对指导关系不够满意的最后一类原因是结构性因素，其中包括缺少时间（Straus et al.，2009；William et al.，2004）、缺乏连续性、利益冲突（Hauer et al.，2005），以及缺乏（经济）支持和管理层的认可（Straus et al.，2009）。在同 21 位学员与 7 位导师的访谈中，Straus 等发现缺乏时间是阻碍充分指导的唯一关键因素。医学生则认为医学教育的组织，或者更确切地说，是临床前培训与临床培训的脱节，是良好指导关系的阻碍（Hauer et al.，2005）。在学习的第一年，学生们没有真正关心他们未来的职业，等到他们开始关心时就已经非常忙碌，没有足够时间建立合适的师徒指导关系。学生们提到的另一个结构性阻碍因素是课程与见习轮转的时间太短，这阻碍了学生与临床教师之间发展长期的指导关系（Hauer et al.，2005）。最后一点是导师的缺乏或缺位，或者学员们难以找到导师。这是一个多因素的问题：医院教职员工因为时间限制、缺乏激励等因素难以成为导师。机构对指导项目也没有热情，而医学生、住院医师和医师也不知该如何找到导师（Hauer et al.，2005；Stratus et al.，2009；William et al.，2004）。为了厘清医疗机构如何才能更好地促进指导的实施，下文介绍一些组织中的指导模式。

指导模式

在本章开头，我们用大量证据解释了指导对职业发展、工作满意度、学习成效、工作表现的益处，也证明了为何正式的指导项目很少被采用，学员们也难以开始建立一段指导关系。这两者之间的矛盾让我们非常担忧。在我们看来，指导过于重要，不能只让学员们自己去建立指导关系（Driessen et al.，2011a）。我们强烈建议把指导纳入到医学教育中去。

有许多研究支持并主张开展指导，但正式和非正式的指导项目仍然很少，这让人不得不担忧。如果指导不被纳入（教育）机构中，就只能让一小部分医师、住院医师和医学生受益。研究结果也与我们的担忧一致。很多研究强调，需要采取组织性措施，来应对有效指导的结构性障碍。一项研究聚焦不平等对学员的影响，并发现来自少数群体的住院医师明显比他们的同龄人更不容易与导师建立指导关系（Ramanan et al.，2006）。另一项研究揭示了性别的影响，发现相比于男性同事，女性医师更难利用指导带来的正面作用（Stamm and Buddeberg-Fisher，2011）。作者推测这可能是由于女性不如男性那么自信，因此更不愿提出占用高年资医师时间的要求，或者由于男性更注重职业发展，更容易主动寻求导师的支持。后一种解释得到了证据支持：研究发现男性医师的导师在组织层次结构中的职位高于女性医师的导师（Stamm and Buddeberg-Fischer，2011）。为确保所有学生、住院医师和医师都能从适当的指导中受益，我们建议，正式的指导项目应由负责医疗卫生专业人员的教育和培训的组织来制定。

我们将讨论正式指导项目的三种模式（Driessen et al.，2011a）：按需分配导师模式、指定导师模式和导师网络模式（图 23.4）。

在第一种模式中，初级学员（学生、住院医师和专科培训医师）可以从一组训练有素且受尊敬的高级医师（研究专家、顾问医师或住院医师）中选择一名导师。对学员来说，这种模式的益处在于，他们有权主动选择一位愿意建立良好关系的导师。但是，这种优势也有一个缺点，那就是它依靠学员采取主动，而正如前文所解释的那样，这最多只能在一定能程度上解决指导利用不足的问题。

指定导师模式，是指为学员分配一位导师，而学员对指导者的选择没有任何发言权。指导关系可能会持续一段时间，甚至会维持到整个培训计划结束。但随不同时期的指导目标的变化，学员可能还会有不同的导师。为避免前面提到的关系性障碍，应为导师和学员提供从指导关系中退出的选项。这会一定程度满足

按需分配导师模式
指定导师模式
导师网络模式

图 23.4 指导模式

学员的愿望。在最近的一项研究中，学员非常倾向于自己选择导师而不是被强行指派导师，因为他们认为分配导师只会导致肤浅且并不完善的师生关系（Straus et al.，2009）。

另一种模式是导师网络模式，它符合发展网络理论。由 Higgins 和 Kram（2001）提出的发展网络理论指出，由于组织和社会的变化，如今学员应该在组织内外结交多个导师。学员可能在医疗部门中获得临床导师的指导，来帮助自己反思学习经历并设定学习目标。而学生若想获得职业建议，则还可以向部门以外经验丰富的医师寻求指导。对于这类模式，部分论文作者也区分了所谓主要导师和次要导师的概念。主要导师与学员有着情感纽带，能让学员感受到更深刻的经历体验。主要导师的优势在于，他们与学员在一起度过大量时间，所以能通过给予学员赞许与肯定来为学员赋能。主要导师还起到榜样作用，让学员知道还有其他针对反思学习经历的方法（Freeman，1998）。相比之下，学员与次要导师的关系则更侧重于工作关系以及职业指导。次要导师可能会建议学员参加某些培训项目，帮助学员解决工作上的问题，或在某些技能方面指导与训练学员（Lee，2007）。

有文献提供了一些实施正式指导项目的方法示例（Buddeberg-Fischer and Herta，2006）。在下一部分中，我们将详细讨论以继续职业发展为目标的指导示例。

评估和形成性评价系统

以促进职业发展为目标的指导项目中，有两个范例值得讨论。一个是 2001 年英国引入的针对国家卫生服务（NHS）聘用的顾问医师和全科医师的评估体系；另一个是荷兰为顾问医师引入通过同行指导对工作表现开展评价的体系（Conlon，2003；Overeem et al.，2010a）。要求医师全面审核他们的专业活动，并发现他们表现的优缺点。此过程分三个步骤（图 23.5）。第一步，医师从不同来源得到有关自己在不同场合的工作表现的信息。自 2007 年以来，英国和荷兰开始使用全方位反馈（MSF）方法，从各个方面来收集医师的工作表现信息。还有一些其他信息来源，如医疗工作审查、视频会诊和患者满意度调查的结果等。第二步，将第一步中收集到的信息进行分析并将结果传达给被评估者。导师在此步骤中起主要作用。质量改进研究已经证实了导师促进下的相互反馈的效果（Winkens et al.，1995）。第三步，把之前步骤得出的新颖而深刻的洞见用于制定改进目标并持续跟进。质量改进研究发现，后续跟进非常重要（Grol，2011）。为了让反馈效果最大化，理想情况下，应把每次反馈整合到一个可持续监测的系统中，比如系统性进展评估。所以说，后续跟进的范围不限于制定改进目标并监测其是否实现，而是囊括了提供反馈后的所有流程。这可以发展成为一种通过持续的指导来提升实践的过程。

研究结果表明，大多数医师都感到指导与评价系统给自己的专业发展带来了帮助，并且在接受评价之后，大多数人的工作表现都会提高（Overeem et al.，2010b）。被评估医师认为，英国这种评估方法的最大好处是，可以与愿意提供帮助的同事共同反思自己的专业表现（Boylan et al.，2005）。荷兰评估项目包括就合作、沟通、管理等相关问题和导师交流，其对话内容保密。参与项目的医师表示，与导师讨论自己的反馈结果有助于自己更好地接受评估结果，由此做出改变，提升专业表现（Overeem et al.，2009）。一项心理学研究证实，激发反思的访谈可以提高自我效能感（Kluger and Van Dijk，2010）。在商业环境开展的研究报告显示，得到全方位反馈并有导师帮助的经理比那些同样接受全方位反馈但未获得指导的经理进步更大（Smither et al.，2003）。

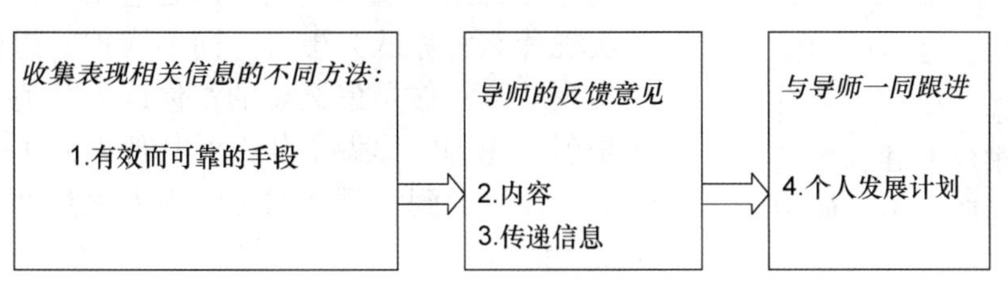

图 23.5 形成性评价系统的要素和程序

导师在表现评价和评估中的工作既困难又重要。导师必须确保学员将反馈纳入他们的自我理解体系中，这是学员得以改进实践的关键前提。导师需要掌握一些技巧来达成目的，而现实中的部分导师常对如何运用这些技巧缺乏经验（Lewis et al.，2003；McKinstry et al.，2005），所以针对导师的培训很重要。

下面，我们将讨论导师如何帮助学员从经验中学习。

导师如何帮助学员从经验中学习

一个人能从经验中学到多少取决于他的自我分析能力和批判能力（Driessen et al.，2008）。Eva 和 Regehr（2008）认为，反思意味着，“对自己已经面临过或正在面临的问题，有意识且刻意地再次思考、探索、阐释，获得自己对问题的理解，而不仅仅是试图解决问题”。以往研究已得到明确的证据，表明学习者往往难以反思自己的经验（Driessen et al.，2003）。太多的情况表明，要想从反思中学习，导师的帮助至关重要。导师能提出恰当的问题，助推学员，把思维聚焦到某一点，并提供表现反馈，帮学员制定并形成学习目标（Driessen，2011b）。关键事件能为反思提供丰富的资源，暴露现有的隐患，启发深刻的见解。经验丰富的导师能发现这样的事件，帮学员打开思路，揭示趋势、照亮盲点（Egan，2002）。要想有效地指导学员反思，需要导师在过程访谈中运用高超的沟通能力。下面，我们将详细讨论导师在访谈中所需的指导技能。

我们在此提出的指导策略基于荷兰医学教育协会制定的关于毕业后医学教育过程访谈的指南（Driessen et al.，2011c）。根据指南，过程访谈的主要目的是指导学员，讨论他们在职业发展中是如何进步的。所以说，导师的任务主要是教练，是提出问题而不是给出答案。在职业发展的指导方面，尤为有效的办法是，导师帮助学员对自己的表现进行自我反思，并利用其结果来制定新的学习目标。学员应积极寻求有关自己表现的信息和反馈，以便开展自主学习。导师也应鼓励学员寻求反馈并利用反馈来推动学习。可根据学员的经验水平，使用以下几种策略。指导新手学员时，应采用更加结构化的方法，并将重点放在具体的细节以及可实操的学习目标与主题上。随着学员资历渐深，与导师关系会更平等，讨论的问题更宏观，导师和学员共同思考专业性实践的标准，并依照这个标准讨论学员的表现和进步。

有文献综述聚焦医师和住院医师自我评价的质量，并表明，他们的自我评价非常容易受偏见的影响（Davis et al.，2006）。因此，Eva 和 Regehr（2008）强调了通过外部评价确认自我评价的重要性。对于导师而言，重要的是要促进学员刻意地从其他来源寻求反馈和信息来引导他们的学习过程。这可以帮助学员对自己的表现进行真实的评价，有效地引导他们努力提高自己的表现。可以使用以下策略来促进学员寻求反馈、加强自我反思（Driessen，2011b）：

- 创造安全的学习环境。不要批评那些承认自己弱点的学员。相反，要让他们放心，认识到：他们还是学员，无需表现得尽善尽美。
- 导师在会见的开场时，可以与学员聊聊他们的近况，让学员放松，感到导师很关心他们的生活。问这些问题也很重要，因为学员的近况可能对他们的工作与表现影响很大。
- 促使学员给出具体的观察结果。大多数人在描述自己或他人的表现时往往会泛泛而谈。以下问题可以使访谈重点关注特定情况或事件：你做了什么？什么进展顺利？是什么导致进展受阻？你是如何解决此问题的？这有什么影响？
- 鼓励学员搜集与他们学习和工作进展有关的信息和反馈。基于工作场所的评价或患者调查可能是可靠的评估信息反馈来源。关于这方面有用的问题是：哪些可及的信息支持这一点？哪些可及的信息与此矛盾？
- 鼓励学习者拓展视野。相关问题包括：你想实现什么？你认为患者、同事或护士想要实现什么？你是怎么想的？你认为其他人是怎么想的？你做了什么？其他人做了什么？你感觉到了哪些情绪？别人感觉到了哪些情绪？

另一个重要的策略要鼓励学员反思。通过反思自己的学习和表现，学员可以对情况与事件有新的、更好的理解。导师和学员可仔细研究反馈信息，发现规律，弄清前因后果，以达成目的。如果学员已经采用一些方法来达到目标，那策略应重点聚焦于此，并探究这些策略是否恰当有效。学员还可考虑该目标是否适合当前状况，也应被鼓励从道德和伦理方面对已有经验和学习目标进行反思

正如前文所述，导师的任务是促使学员反思经验，汲取教训。为了这个目的，导师没必要知道所有正确答案，重要的是提出正确的问题。要提出促进反思的问题，可从以下方面入手（Driessen，2011b）：

- 方法或策略：你使用了哪些方法或策略来实现目标？你为什么使用这些方法或策略？哪些方法或策略有效？哪些无效？你是否认为在其他情况下这种方法或策略会带来不同结果？
- 关于目标：你想达到什么目的？你成功了吗？你认为怎样才算作成功？为什么这个目标很重要？
- 道德反思：你认为其他人（患者、同事、护士）对结果满意吗？他们主要关心什么？
- 质疑差异点：从你的档案中袋发现，你对自己的进步很满意，但是你说话时的表情可没让我看出这一点。关于这方面的能力，你的自我评价和同事对你的评价不太一样，你知道为什么会这样吗？你的目标和你的档案袋中显示的要提高的方向不太一致。你没有努力达成上一次访谈中你表示要追求的目标。
- 建立联系：你注意到这种特定情况与其他情况间有哪些相似和不同？这种情况会更经常发生吗？什么时候发生？你发现规律了吗？你知道为什么给出这样的反馈吗？这和你自己的分析有相似之处吗？

分析先前的行动可能会促使寻求替代策略，或者导致放弃原始目标。对新目标和替代的策略应给出清晰而详细的定义。最近的一项研究表明，设定目标可以促进学习，并且导师在这方面也可以起到重要作用（Overeem et al.，2009）。与没有导师的学员相比，与导师共同工作的学员制定的目标更具体，取得的进步更明显（Smither et al.，2003）。要实现的目标、要做出的改变须记录在个人发展计划（PDP）中，确保这些目标在之后与导师会面中得以讨论。如果导师和学员都致力于实现目标，显然对目标的实现将更加有效。个人发展计划往往制定得比较模糊，导师应确保学员尽可能制定具体的目标，并提出实现目标的详细策略。可以使用 SMART 方法：目标应该具体（specific）、可衡量（measurable）、可实现（achievable）、务实（realistic）、设定时间节点（time-scaled），这样可以增加实现目标的概率。

到目前为止，我们已经从导师的角度研究了指导，谈到了有哪些重要沟通技巧，应该使用哪种指导策略。现在，我们转向学员的角度：为了让指导更加成功，给个人发展带来更大帮助，学员应该怎么做？

学员视角下的指导

实现成功指导的前提是学员主动引导指导关系，告诉导师他们的需求，以及他们更喜欢怎样的指导方式（Zerzan et al.，2009）。学员应意识到，指导关系不是一成不变的，指导关系的每个阶段都需要不同的方法。Ragins 和 Kram（2007）定义了指导的四个阶段：启动、培养、分离和重新定义。在启动阶段，导师和学员互相了解，并讨论他们对指导过程的设想。当导师和学员相识后，可以通过实际的指导过程来开个好头。之后就进入培养阶段。而由于个人或组织原因，当参与者的需求发生转变，就进入分离阶段。

个人需求的变化通常与学员的独立性增加

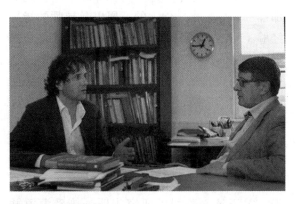

图 23.6 实际指导

有关，这使得指导关系向同伴关系转变。如果当学员完成了（一个阶段的）培训，或者学员或导师调动到了另一个部门时，又或组织发生变化时，都会导致组织性变更的发生。许多指导关系在分离阶段之后结束，如果这种关系带有很强的社会心理成分，它可能会继续进入重新定义的阶段。在这一阶段，虽然可能偶有辅导或咨询，但总体上指导功能逐渐消失，导师和学员会成为朋友和（或）同事。

下面我们将讨论学员在每个阶段怎样促成满意的指导关系。

启动阶段

学员应对自己的目标和对导师的期待有清晰的认识。学员还应对他们期望得到的指导以及他们的职业规划保持心态开放与态度坦诚（Detsky and Baerlocher，2007）。学员或许倾向于说那些他们认为导师想听的内容，但这样的结果是，指导反而难有成效。例如，即使导师是知名的科学家，如果学员对研究这条职业道路不感兴趣，不应该假装兴趣浓厚。在开始寻找导师之前或在第一次与指定导师见面之前，学员应仔细考虑他们的兴趣和理想所在。除了考虑目标，学员还可考虑合适的指导风格。他们可以通过回顾自己早期的受指导经验，考虑哪些方面的因素可以造就一段成功的指导关系。在与导师的第一次面谈中，学员应讨论他们对指导的性质、强度、责任的期望，以及希望导师和学员在这种指导关系中分别做些什么。

有时，导师由教育机构或雇主分配。但其他情况下，学员需要自己找导师。选择导师时，学员应仔细考虑——像文献中所提到的那样——导师指导他人的意愿以及导师的指导经验（Allen，2007）。也就是说，学员要考虑潜在导师的过往经历：这位导师指导过多少学员？在他们的领域是否成功？此外，他们还应该考导师的性别、年龄和在组织中的职位之类的因素。

培养阶段

在培养阶段，指导关系才被逐渐建立起来。关于这一阶段的研究表明，热爱学习并从导师那里寻求建议和指导的学员能建立更为积极的指导关系（Turban，2007）。这意味着，以学习为导向的学员将从指导中受益更多。他们倾向于把犯错误、不安全感和面对困难视为学习过程中不可或缺的一部分，因此很愿意告诉导师这些问题。而相反，以表现为导向的学生则不太会将错误看作学习过程的一部分，因此不愿让自己的错误引起导师的注意。在此阶段，培养安全性和支持性学习氛围可能会促使学员向学习导向型发展。学员可以认真准备与导师的会面，搜集有关他们表现和学习的信息，认真思考这些问题，对工作学习进行自我反思，最好能以书面形式表达，这样能促进良好指导关系的形成。学员对自己的表现、所遇到的问题有所反思，产生与自己表现相关的疑问，这些是与导师进行对话的良好起点。对于学员而言，重要的是思考对他们而言重要的问题和事情，而不是专注于猜测导师认为重要的事情。还有一点也很有帮助，就是学员准备好议程，并将其在会面之前发送给导师。培养良好的指导关系的一大障碍是日程太满，难以安排时间，导师与学员的见面时间被取消。提前计划并安排会议可以避免这种情况。学员可以主动监控双方对时间表的遵守情况。如果学员在培养阶段发现和自己的导师不能和谐相处，则可考虑终止指导关系，寻找另一位导师（最好是一位采用不同指导方式的导师）。

分离阶段

一般来说，在课程、培训计划或导师参与的活动结束，导师或学员接受另一份工作时，指导关系会自然走到终点，也可能会在学员能够独立开展工作，无需指导，并进入职业生涯的下一个阶段时终止。此时，指导关系进入重新定义阶段，并转变为更稳定的关系。在此阶段，学员应该对自己以专业人士身份开展独立工作的能力充满信心。学员最好不要让指导关系逐渐消失，而是和导师谈一谈这段指导关系的结束。

在前文中，我们多次谈及一点忧虑：有效实施的指导计划数量非常稀少。鉴于此类指导计划的重要性，我们将参考相关文献对这一问题进行详细讨论。

如何实施指导计划

关于医疗卫生质量改善的文章常报道，实现变革充满困难。文献显示，大多数变革措施都是针对医疗卫生体系中的个体专业人员的，但是这些措施能否成功还可能取决于其他因素，比如个人因素（Grol et al.，2007）。而在医学院、医院或医学研究机构中，成功实施指导计划要满足许多条件。下文逐条阐明。

明确阻碍因素

有关医疗卫生质量改善措施的文献表明，在干预措施的计划阶段，就应将潜在阻碍因素纳入考虑范围（Bosch et al.，2007）。这个结论同样适用于教育干预措施及改善医疗卫生专业人员的表现和幸福感的指导等干预措施。因此，理想情况下，在制定新的指导计划之前，计划制定者应明确潜在阻碍并确定应对方法。之前，我们讨论了不理解指导获益、缺乏时间、缺乏（经济）激励和组织性问题等各种阻碍。可以通过焦点小组或与利益相关者（未来的导师和学员）进行个别访谈来明确障碍。项目制定者应采取措施来预防、抵消或改善障碍的预期影响。对明确的所有障碍都应予以认真考虑。例如，如利益相关者无法认识指导价值，项目制定者可提供指导相关文献来说服他们，证明他们会从指导中获益（Mahayosnand，2000）。

不切实际的期望

Garmel 等的研究结果表明（2004），指导工作有一个先天缺陷，即导师和学员双方都抱有不切实际的期望。为了规避这一个问题，可邀请不同利益相关者代表组成委员会，负责制定指导目标，并向导师和学员解释这些目标（Keyser et al.，2008；Coates，2004）。委员会还可详细解释导师的任务和工作要求，确立导师应扮演的角色。

选拔和培训导师

正如前文所述，指导充满挑战，但也愉悦人心、令人受益。因此导师需要具备各种沟通技巧，比如积极倾听，积极应对并鼓励反思。其中有些技巧与访谈技巧部分重合，而访谈技巧是医师看病时也要用到的。但其中有一点关键性区别。面对患者时，医师需要诊断出患者的问题并确定应采取的措施，而面对学员时的沟通则需要提供更少的指示、更多的指导。并非每个人都喜欢或适合导师这个角色。所以我们建议选择沟通技巧出色，并愿意与学员合作的人担任导师。Keyser 等（2008）提出了以下两个选择研究型导师的标准：学员研究兴趣方向的经验与接触。尽管研究型导师显然需要研究经验，但不是所有类型的指导都要求导师在学员感兴趣的领域经验丰富。例如，医学生可以由行为科学家和非临床科学家指导（Driessen et al.，2003）。

导师应接受专门的沟通技巧培训。Johnson 等（2010）指出，导师培训应包含以下基本要素：定义导师团队的概念、应扮演的角色和所承受的期望、明确指导工作的回报和挑战、如何与学员有效沟通、如何平衡好工作与生活、理解学员多样性所产生的影响。无论具体指导项目的目的如何，这些要素都是普适的。此外，导师培训还可能包括具体指导目标相关要素，例如如何支持学员研究，如何促进学员职业成功和提高工作表现等。

匹配导师和学员

几位研究者提出了一个正式的导师-学员匹配程序（Keyser et al.，2008；Overeem et al.，2010a），这些文献反复说明，导师与学员之间的良好匹配是导师-学员关系和谐的前提。但是，没有可靠规则与要求能保证导师和学员之间完美搭配。我们建议，对导师和学员进行正式匹配，但要给双方退出选项，允许导师和学员再次匹配。关于匹配，导师和学员都应该意识到多样性这个问题，因为“许多跨种族指导关系”会出现“保护性犹豫”，即双方都避免提及“敏感问题”（Thomas，2001）。

来自导师同伴的反馈

导师可能面临许多不同的挑战（例如，必须认同来自不同背景的学员）。并非所有导师都会意识到问题所在，或相信他们可以更好地指导。可举办同伴反馈交流会，鼓励导师反思自己的表现并与同事分享经验（可帮助他们改善指导)。

安排一位与导师和学员都可以讨论问题的机密顾问

导师和学员都可能遇到棘手的情况(例如,代表导师或学员违反保密原则)。导师和学员应能向其他人寻求帮助或建议来处理这种情况。一名机密顾问还可以汇总需要在组织层面解决的近期常见问题。

对导师的激励

如前所述,指导的一个主要障碍是缺乏时间、缺乏经济激励措施,以及缺乏学术认可。可使用各种激励措施来鼓励人们担任导师,如机构认可、职业发展、经济奖励和受保护时间(Keyser et al.,2008;Straus et al.,2009;Sambunjak et al.,2010)。

评估实施过程:打开干预措施的黑匣子

许多质量改进研究表明,设计成功的干预措施的关键是打开干预措施的黑匣子,换句话说就是过程评估(Hulscher et al.,2003)。过程评估是一种重要的工具,能深入了解干预措施、干预措施的实施情况以及参与干预者的体验。指导项目必须接受过程评估,这一点至关重要。

结论

- 指导对于医师和学员职业发展的多个重要方面均有益。
- 指导仍然没有得到充分利用,特别是在少数群体专业人士及女性中。
- 正式指导项目的制定和实施有助于促进指导在医学界广泛使用。
- 导师应善于提出问题而不是给出答案。
- 成功指导的前提是学员掌握主动权,并引导指导关系。

参考文献

Allen, T.D. (2007) Mentoring relationships from the perspective of the mentor. In: B.R. Ragins, and K.E. Kram (eds) *The Handbook of Mentoring at Work: Theory, Research and Practice* (pp. 123–147). Los Angeles: Sage Publications

Berk, R.A., Berg, J., Mortimer, R., Walton-Moss, B., and Yeo, T.P. (2005) Measuring the effectiveness of faculty mentoring relationships. *Acad Med.* 80: 66–71

Blake-Beard, S., Bayne, M.L., Crosby, F.J., and Muller, C.B. (2011) Matching by race and gender in mentoring relationships: keeping our eyes on the prize. *J Soc Issues.* 67: 622–643

Bosch, M., Van Der Weijden, T., Wensing, M., and Grol, R. (2007) Tailoring quality improvement interventions to identified barriers: a multiple case analysis. *J Evaluation Clin Pract.* 13: 161–168

Boylan, O., Bradley, T., and McKnight, A. (2005) GP perceptions of appraisal: professional development, performance management, or both? *Br J Gen Pract.* 55: 544–545

Bruce, D., Phillips, K., Reid, R., Snadden, D., and Harden, R. (2004) Revalidation for general practitioners: randomised comparison of two revalidation models. *BMJ.* 328: 687–691

Buddeberg-Fischer, B. and Herta, K.D. (2006) Formal mentoring programmes for medical students and doctors—a review of the Medline literature. *Med Teach.* 28: 248–257

Coates, W.C. (2004) An educator's guide to teaching emergency medicine to medical students. *Acad Emerg Med.* 11: 300–306

Conlon, M. (2003) Appraisal: the catalyst of personal development. *BMJ.* 327: 389–391

Connor, M.P., Bynoe, A.G., Redfern, N., Pokora, J., and Clarke, J. (2000) Developing senior doctors as mentors: a form of continuing professional development. Report of an initiative to develop a network of senior doctors as mentors: 1994–99. *Med Educ.* 34: 747–753

Davis, D.A., Mazmanian, P.E., Fordis, M., Van Harrison, R., Thorpe, K.E., and Perrier, L. (2006) Accuracy of physician self-assessment compared with observed measures of competence: a systematic review. *JAMA.* 296: 1094–1102

Detsky, A.S. and Baerlocher, M.O. (2007) Academic mentoring—how to give it and how to get it. *JAMA.* 297: 2134–2136

Driessen, E., van Tartwijk, J., Vermunt, J., and van der Vleuten, C. (2003) Use of portfolios in early undergraduate medical training. *i.* 25: 18–23

Driessen, E., van Tartwijk, J., and Dornan, T. (2008) The self critical doctor: helping students become more reflective. *BMJ.* 336: 827–830

Driessen, E.W., Overeem, K., and van der Vleuten, C.P.M. (2011a) Get yourself a mentor. *Med Educ.* 45: 438–439

Driessen, E., Overeem, K., and van Tartwijk, J. (2011b) Learning from practice: mentoring, feedback and portfolios. In T. Dornan, K. Mann, A. Scherpbier, and J. Spencer (eds) *Medical Education Theory in Practice* (pp. 211–227). Edinburgh: Elsevier

Driessen, E., Kenter, G., de Leede, B., et al. (2011c) Richtlijn voortgangsgesprek in de medische vervolgopleiding (the Guideline for Progress Interviews in postgraduate medical education). *Tijdschrift voor Medisch Onderwijs.* 30(6 Suppl 3): 51–62

Egan, G. (2002) *The Skilled Helper.* Pacific Grove, CA: Thomson

Ehrich, L.C. and Hansford, B. (1999) Mentoring: pros and cons for HRM. *Asia Pacific J Hum Resources.* 37: 92–107

Ehrich, L., Tennent, L., and Hansford, B. (2002) A review of mentoring in education: some lessons for nursing. *Contemp Nurse.* 12: 253–264

Eva, K.W. and Regehr, G. (2008) 'I'll never play professional football' and other fallacies of self assessment. *J Contin Educ Health Prof.* 28: 14–19

Feldman, M.D., Arean, P.A., Marshall, S.J., Lovett, M., and O'Sullivan, P. (2010) Does mentoring matter: results from a survey of faculty mentees at a large health sciences university. *Med Educ Online.* 15: doi: 10.3402/meo.v15i0.5063

Finlay, K. and McLaren, S. (2009) Does appraisal enhance learning, improve practice and encourage continuing professional development? A survey of general practitioners' experiences of appraisal. *Qual Prim Care.* 17: 387–395

Freeman, R. (1998) *Mentoring in General Practice.* Oxford: Butterworth-Heinemann

Garmel, G.M. (2004) Mentoring medical students in academic emergency medicine. *Acad Emerg Med.* 11: 1351–1357

Grol, R.P.T.M., Bosch, M.C., Hulscher, M.E.J.L., Eccles, M.P., and Wensing, M. (2007) Planning and studying improvement in patient care: the use of theoretical perspectives. *Milbank Q.* 85: 93–138

Grol, R. and Wensing, M. (2011) *Implementatie: Effectieve verbetering van de patiëntenzorg.* Amsterdam: Reed Business

Hansford, B., Tennent, L., and Ehrich, L.C. (2002) Business mentoring: help or hindrance? *Mentoring & Tutoring: Partnership in Learning.* 10: 101–115

Hauer, K.E., Teherani, A., Dechet, A., and Aagaard, E.M. (2005) Medical students' perceptions of mentoring: a focus-group analysis. *Med Teach.* 27: 732–734

Higgins, M.C. and Kram, K.E. (2001) Reconceptualizing mentoring at work: a developmental network perspective. *Acad Manage Rev.* 26: 264–288

Hulscher, M.E.J.L., Laurant, M.G.H., and Grol, R.P.T.M. (2003) Process evaluation on quality improvement interventions. *Qual Saf Health Care.* 12: 40–46

Jackson, V.A., Palepu, A., Szalacha, L., Caswell, C., Carr, P.L., and Inui, T.

(2003) 'Having the right chemistry': a qualitative study of mentoring in academic medicine. *Acad Med.* 78: 328–334

Johnson, M.O., Subak, L.L., Brown, J.S., Lee, K.A., and Feldman, M.D. (2010) An Innovative program to train health sciences researchers to be effective clinical and translational research mentors. *Acad Med.* 85: 484–489

Keyser, D.J., Lakoski, J.M., Lara-Cinisomo, S., et al. (2008) Advancing institutional efforts to support research mentorship: a conceptual framework and self-assessment tool. *Acad Med.* 83: 217–225

Kluger, A.N. and Van Dijk, D. (2010) Feedback, the various tasks of the doctor, and the feedforward alternative. *Med Educ.* 44: 1166–1174

Launer, J. (2006) Supervision, *Mentoring and Coaching: one-to-one learning encounters in medical education.* Edinburgh: ASME Understanding Medical Education

Lee, A. (2007) Special section: how can a mentor support experiential learning? *Clin Child Psychol Psychiatry.* 12: 333–340

Lee, J.M., Anzai, Y., and Langlotz, C.P. (2006) Mentoring the mentors: Aligning mentor and mentee expectations. *Acad Radiol.* 13: 556–561

Lewis, M., Elwyn, G., and Wood, F. (2003) Appraisal of family doctors: an evaluation study. *Br J Gen Pract.* 53: 454–460

Lingam, S. and Gupta, R. (1998) Mentoring for overseas doctors. *BMJ.* 317: S2-7151

Ludwig, S. and Stein, R.E.K. (2008) Anatomy of mentoring. *J Pediatr.* 152: 151–152

Mahayosnand, P.P. (2000) Public health E-mentoring: an investment for the next millennium. *Am J Public Health.* 90: 1317–1318

McAllister, C., Harold, R., Ahmedani, B., and Cramer, E. (2009) Targeted mentoring: evalutation of a program. *J Soc Work Educ.* 45: 89–104

McKinstry, B., Peacock, H., and Shaw, J. (2005) GP experiences of partner and external peer appraisal: a qualitative study. *Br J Gen Pract.* 55: 539–543

Memon, B. and Memon, M.A. (2010) Mentoring and surgical training: a time for reflection! *Adv Health Sci Educ Theory Pract.* 15: 749–754

Murie, J., McCrae, J., and Bowie, P. (2009) The peer review pilot project: a potential system to support GP appraisal in NHS Scotland? *Educ Prim Care.* 20: 34–40

Overeem, K., Driessen, E.W., Arah, O.A., Lombarts, K.M., Wollersheim, H.C., and Grol, R.P. (2010a) Peer mentoring in doctor performance assessment: strategies, obstacles and benefits. *Med Educ.* 44: 140–147

Overeem, K., Wollersheim, H., Driessen, E., et al. (2009) Doctors' perceptions of why 360-degree feedback does (not) work: a qualitative study. *Med Educ.* 43: 874–882

Overeem, K., Lombarts, M.J., Arah, O.A., Klazinga, N.S., Grol, R.P., and Wollersheim, H.C. (2010b) Three methods of multi-source feedback compared: a plea for narrative comments and coworkers' perspectives. *Med Teach.* 32: 141–147

Rabatin, J.S., Lipkin, M., Rubin, A.S., Schachter, A., Nathan, M., and Kalet, A. (2004) A Year of mentoring in academic medicine. *J Gen Intern Med.* 19: 569–573

Ragins, B.R., and Kram, K.E. (2007) The roots and meaning of mentoring. In B.R. Ragins and K.E. Kram (eds) *The Handbook of Mentoring at Work: Theory, Research and Practice* (pp. 3–15). Los Angeles: Sage Publications

Ramanan, R.A., Taylor, W.C., Davis, R.B., and Phillips, R.S. (2006) Mentoring matters. Mentoring and career preparation in internal medicine residency training. *J Gen Intern Med.* 21: 340–345

Sackin, P., Barnett, M., Eastaugh, A., and Paxton, P. (1997) Peer-supported learning. *Br J Gen Pract.* 47: 67–68

Sambunjak, D., Straus, S.E., and Marusic, A. (2006) Mentoring in academic medicine: a systematic review. *JAMA.* 296: 1103–1115

Sambunjak, D., Straus, S., and Marusic, A. (2010) A systematic review of qualitative research on the meaning and characteristics of mentoring in academic medicine. *J Gen Intern Med.* 25: 72–78

Shanafelt, T. and Habermann, T. (2002) Medical residents' emotional well-being. *JAMA.* 288: 1846–1847; author reply 7

Smither, J.W., London, M., Flautt, R., Vargas, Y., and Kucine, I.V.Y. (2003) Can working with an executive coach improve multisource feedback ratings over time? A quasi-experimental field study. *Personnel Psychol.* 56: 23–44

Stamm, M. and Buddeberg-Fischer, B. (2011) The impact of mentoring during postgraduate training on doctors' career success. *Med Educ.* 45: 488–496

Steiner, J.F., Curtis, P., Lanphear, B.P., Vu, K.O., and Main, D.S. (2004) Assessing the role of influential mentors in the research development of primary care fellows. *Acad Med.* 79: 865–872

Straus, S.E., Chatur, F., and Taylor, M. (2009) Issues in the mentor-mentee relationship in academic medicine: a qualitative study. *Acad Med.* 84: 135–139

Taherian, K. and Shekarchian, M. (2008) Mentoring for doctors. Do its benefits outweigh its disadvantages? *Med Teach.* 30: e95–e99

Thomas, D.A. (2001) The truth about mentoring minorities. Race matters. *Harv Bus Rev.* 79: 98–107, 68

Turban, D.B. and Lee, F.K. (2007) The role of personality in mentoring relationships. In B.R. Ragins and K.E. Kram, (eds) *The Handbook of Mentoring at Work: Theory, Research and Practice* (pp. 21–50). Los Angeles: Sage Publications

Williams, L.L., Levine, J.B., Malhotra, S., and Holtzheimer, P. (2004) The good-enough mentoring relationship. *Acad Psychiatry.* 28: 111–115

Winkens, R.A.G., Pop, P., Bugter-Maessen, A.M.A., et al. (1995) Randomised controlled trial of routine individual feedback to improve rationality and reduce numbers of test requests. *Lancet.* 345: 498–502

Young, G. (1999) General practitioners' experiences of patients' complaints. Mentoring should be more widespread. *BMJ.* 319: 852–853

Zerzan, J.T., Hess, R., Schur, E., Phillips, R.S., and Rigotti, N. (2009) Making the most of mentors: a guide for mentees. *Acad Med.* 84: 140–144

第24章

职业素养 Professionalism

John Goldie，Al Dowie，Phil Cotton，Jill Morrison

译者：傅淼渟　审校：王筝扬

榜样是有感染力的，可以由老师传承到学生。

William Gull

转载自 *British Medical Journal*，William W. Gull，
'Introductory Address on the Study of Medicine'，2，p. 425，copyright 1874，
经英国医学杂志出版集团有限公司许可。

医学中的职业素养

西方医学中的职业素养可以追溯到希波克拉底。传统上，职业素养意味着一个职业对一系列价值观的公开承诺与坚守（Cruese et al.，2000），而职业一词源自拉丁文 profeteri，意为宣誓或坦白。这个词首先被罗马皇帝克劳狄斯的宫廷医师或药剂师斯克里波尼乌斯用在处方书中，而首次把人性与同情或才干等美德联系起来（Pellegrino and Pellegrino，1988）。这不是西方独有的现象，在几乎同时代的印度和东方医学中，医师的职业素养也非常重要（Sethuraman，2006；Nishigori，2007）。同时，职业素养的含义和定义也常随着历史和文化而改变（Hodges et al.，2011）。

西方的职业、医学、法律和教士的原型，都是大学与中世纪欧洲的手工业行会的产物。到 19 世纪中叶，大多数发达国家的医学职业都联合起来，形成国家层面的协会，通过实行伦理准则来约束其成员的行为。他们成功游说政府建立医学执照制度，由此保证他们对"对抗疗法"医学实践的垄断（Krause，1996）。在劳动力市场中，医学职业享有"市场保护"，可以把潜在的竞争者排除在此职业之外，让其成员充分享有经济收入的安全保障，从而把医学作为终身职业，做出长期承诺与坚守。这也让医学职业对自己的工作有了控制权。理论上，这样的保护让医学职业的成员可以把精力完全集中在工作上，为患者与社会的福祉做出贡献（Friedson，1994）。

医学已经成了职业素养概念化的模范。在医学中，professionalism 既可理解为一条伦理准则（职业素养），又可视为一个过程（职业化）（Freidson，1970a）。为了把职业（profession）与其他工作（occupation）区分开来，早期社会学家主要研究了职业的主要特征与特质（Jones，2003）（图 24.1）。如今多数社会学家都认为各种职业是相似的社会形式，差异不在类别上，只是在程度上有差别。

> 其成员掌控下的不断更新且零散的知识体系
> 垄断服务市场
> 对工作条件拥有自主权，不受国家及资本掌控
> 由伦理规范指导
> 将利他主义作为核心动机，更看重工作表现，而非经济回报
> 培训，尤其是高等教育阶段的培训时间长、跨度久，其内容、标准由该职业确定

图 24.1　早期社会学家所确立的职业的主要特性

从图 24.1 中的特征可知，医学话语中涌现出的医学职业素养（medical professionalism）有三大支柱（Irvine，1997；Arnold and Stern，2006）：专业水平、道德素养和服务精神。

社会会保证职业的自主性，而这有赖于该职业的从业者将社会利益和个人利益置于该职业利益之上。这是一种信托关系，而非利他主义。利他主义要求自我牺牲式的服务，把利用专业知识帮助他人的普通德性发展到极致（Freidson，1994；O'Neill，2002）。医疗职业的自主性一方面受伦理准则约束，另一方面受法律 / 法令框架所规定的执照颁发、条例或指南的制约（Wynia et al.，1999；Pellegrino and Relman，1999）。西方医学的发展趋势与西方社会如出一辙，都从司法形式的权力——讲究的是权利与义务（例如伦理准则），转换到规范化权力与监管权力——讲究的是规范（Foucault，1980）。监管权分散在社会网络中，而非集中在英国医学总会这样的控制机构手中。监管权发挥作用的一种方式是按照人们对自己的理解来对人进行分类。个体受规则与规范的制约，而规则与规范则源于对职业的认识。个体会选择接受专家话语的影响，而专家的权威基于理性。通过这种方式来传达非官方的规则、隐性价值观、利益以及态度，而这些东西会在日后的日常互动中被复制与强化（de Montigny，1995）。鼓励个人通过制度性话语（如皇家内科医师学会的“医学职业素养”）塑造的自我反思来审视自己，寻找反常迹象（Foucault，1982；Hodges，2004；Hodgson，2005）。

医学职业在平衡资本主义力量和国家力量的基础上蓬勃发展（Krause，1996）。职业通过适应不断变化的政治与经济环境，维持其“市场庇护所”，保持其地位与特权。而这需要职业内部有足够的保持其作为一个整体的凝聚力，保护职业的公众形象，防止雇主或政府控制其成员的工作。许多因素有助于保持凝聚力（Friedson，1994）：

- ◆ 成员享有的独特的、尊贵的公众身份，这也是成员之间团结互助的基础
- ◆ 鼓励人们把该职业作为终生事业、做出长期承诺的严苛准入标准与训练
- ◆ 医学教育的社会化经历
- ◆ 促进成员团结的伦理准则

近些年，在北美与欧洲，医学职业和社会之间的关系产生了裂痕。Gerstl 和 Jacobs（1976，p. 1）等认为，这可能是职业化、去职业化、复职业化周期循环中的一部分。由于医学职业失去了公众信任，并丧失了自我约束能力，其自主性也遭到了威胁（Stevens，2000）。这是由一系列因素造成的，比如消费主义的兴起，通过医疗服务赚取利润的思潮开始显现。这些都会损害所谓的信赖关系（Cruess and Cruess，1997）。其他社会性和制度性因素也会影响现今人们对职业素养和职业行为的反思，这些因素包括（Irvine，1997；Castellani and Wear，2000）：

- ◆ 医学知识和技能的快速增加
- ◆ 信息技术领域的革新
- ◆ 媒体越来越多的关注，并大肆宣传医疗过失和医疗事故，比如布里斯托儿科心脏外科丑闻事件
- ◆ 医疗照护理念的改变，如跨学科团队协作、共同照护等
- ◆ 医疗照护管理方式的飞速改变
- ◆ 医生态度的转变，比如工作–生活平衡问题、强制减少工作时间
- ◆ 女性医学从业者增多

这些发展促使职业素养成为医学职业的首要问题之一。医学职业的适应性反应，是重新确认它最基本的价值观，并重新对其服务本质做出承诺（Calman，1994；American Board of Internal Medicine，1995；Cruess and Cruess，1997；Irvine，1999；Accreditation Council for Graduate Medical Education，1999；Medical Professionalism Project，2000；CanMEDS，2000；Sox et al.，2002；GMC，1993，2002，2003；Hilton and Slotnick，2005；RCP London，2005；Project Team Consilium Abeundi，2005）。有些学者对职业素养与职业化持批评态度，他们认为，这种对职业素养的强调，把医生与医学领域其他工作区分开来，不过是为了显示医生的权力，将其合法化，维持其在医疗保健市场中的垄断地位（Martimiankis et al.，2009）。也有人认为这不过是医生们企图继续定义并控制一些医学基础概念，比如说什么是健康、疾病与治疗（Larson，1977）。有趣的是，推动

职业素养重新定义者往往是职业内部最有权力、级别最高者，且以男性为主。这就是Witz所说的（1992, p. 61）“在特定社会的特定历史时间点，带有阶级特权的男性角色所促成的职业化项目”的一个绝佳案例。职业化过程或许可以部分代表社会、性别与文化等不平等现象在社会中形成并维持的过程（Martimiankis et al.，2009）。

职业化也增强了学院式权威，比如英国医学总会有权制定医学实践的标准（GMC，2002），也有权引入针对所有执业医生资格的重新考核制度（Jones，2003）。作为在社会中扮演的角色的职业素养不再强调个体的特质与行为特征，而是注重职业作为一个整体所扮演的角色。但是个体的不专业行为会对职业产生影响。把医生社会化，让他们一生恪守伦理准则，坚守职业行为，这有利于公众利益与每个职业个体，也有利于整个行业（Swick，2000）。

关于这个话题的讨论中，Castellani和Haffery（2006，p. 3）提出了与传统紧密相关，并由层级观念驱动的所谓“怀旧式职业素养”。我们则认为，考虑到职业素养内在的理想化倾向，“浪漫式职业素养”一词更为合适。若关注职业素养的规范化定义，无论基于特性、行为还是角色来下定义，都可能忽略情景、制度、社会经济学与政治等因素，并导致对行为准则的过度强调（Martimiankis et al.，2009）。职业素养的建构非常复杂，维度繁多，并随历史时间阶段和文化背景而发生变化。在个人层面、人际层面、社会-制度层面，职业素养建构都涉及众多因素，这些因素还相互影响。Freidson（1970b，1986）表示，医生们所在的医疗机构中的文化与价值观比当初在医学院校的经历更能决定性地影响他们的行为。

个体行为的塑造不仅源于自身的认知与性格，还是对特定学习与工作中包含的各种情况与环境现象的回应。环境与行为的相关性比潜在态度与行为的相关性还要强（Wallace et al.，2005；Rees and Knight，2007）。医生们会参照机构中的规范和传统来塑造自己的行为，并赋予它们意义。而这些规范和传统往往受到更广泛的经济与政治因素的影响。在日常的互动过程中，这些行为被不断复制与强化。通过这个过程，社会结构被复制，文化得以传播，社会控制机制得以发挥作用（Giddens，1984）。这不一定是单向的过程。后现代的观点是，共同的组织文化源于共同工作过程中的每个个体各自所独立拥有且互相影响的知识总和。而意义不是通过传承得来，而是被建构出来的，文化则可以被持续地重复创造（Tierney，1997）。

职业素养不是一个一成不变的概念，因此无法被独立地定义、讲授和评估。职业素养是在社会互动过程中构建产生的体系，并依靠制度的结构得以存续（Martimiankis et al.，2009）。因此，职业素养拥有一种分布式特性，最好放在“系统考量”中理解，而不是从个体和个人动机角度来看待。相比于主流医学职业人士通过列举行为特点来定义职业素养，或相比于道德哲学家Huddle那样把医学职业素养看作医学道德发展（Huddle，2005），这种看待职业素养的角度视野更开阔。应制定一种易于接受、表述明晰的关于医学职业素养的操作性定义，并定期审视与改进。应从个体、制度、互动等多种层面来定义职业素养的概念，并依照职业人士与社会的广泛对话来发展这个概念（Cohen，2006）。一些职业素养项目发起者，如渥太华国际会议工作组（Hodges et al.，2011），则从另一种角度理解职业：基于系统理论的一套复杂的科学方法，可以提供多层次的分析，也有助于理解医学职业素养（Hafferty and Levinson，2008）。这些理论提倡采用非还原论、非线性的方法，使用从微观到宏观的多层次分析方法来研究复杂现象（Fogelberg and Frauwirth，2010）。

作为医学教育中一个领域的职业素养

随着医学专业重新审视其伦理和专业责任，加上医学教育被视作重要的补救手段（Hafferty，2009），职业素养也开始成为医学教育的重要问题（Swick et al.，1999；Ginsburg et al.，2000；Maudsley and Strivens，2000；Wear and Castellani，2000；Stevenson et al.，2001；Arnold，2002；Hilton and Slotnik，2005；Veloski et al.，2005；Stern，2006；Holtman，2008；Thistlethwaite and Spencer，2008；Cruess et al.，2009；Martimiankis，

2009；Hafferty and Castellani，2009；van Mook et al.，2009a；Wilkinson et al.，2009；Hodges et al.，2011）（图 24.2）。

以往的传统是，医学教育在非正式和隐性课程中加入职业素养教育。Hafferty（1998，p. 404）将非正式课程定义为“在教师与学生之间，无脚本、临时的、高度依赖人际关系的教与学形式”。隐性课程则在概念上被定义为“在组织结构和文化层面产生的种种影响”。其影响的结果并非总与预期一致。从教育的早期阶段，学生就与同龄人、老师、科学家、实验室工作人员、其他医生、护士、其他医疗卫生专业人、辅助人员和患者进行互动。这些互动发生在已形成既定惯例的社会机构中，例如大学、医院、临终关怀医院和社区医疗组织。这些互动大多包含在规律的、日常的专业实践中。在这些互动中，学生会受到榜样的正面或负面影响。尤其是进入见习阶段的学生，可能会目睹各种各样的事件与行为，它们或积极或消极地挑战着他们的伦理和职业认同。关于毕业后医学生经历的文献数量不多，且大多关注医学生的两难困境，主要依赖医学生对事件频率和严重程度的记忆，很少注重事件性质的影响（Ginsburg et al.，2002；Baldwin et al.，2006）。van Mook 等（2009b）对医学生遇到的最明显的两难困境进行了分类，我们将在下文进行讨论。

施暴与辱骂

自 20 世纪 50 年代以来，有关医学生的施暴与辱骂就已见诸报端（Eron，1955）。Baldwin 等（1991；Baldwin and Daugherty，1997）指出，在美国医学院校和住院医师培训项目中，非职业行为是普遍存在的。其他关于美国和芬兰的医学院校教育以及北美的毕业后医学教育的研究也有类似的发现（Sheehan et al.，1990；Silver and Glicken，1990；Uhari et al.，1994；Cook et al.，1996）。Monrouxe 等（2011）在英国进行的一项广泛调查发现，有 16.2% 的临床实习前的医学生和 56.1% 的见习医学生遭受过口头辱骂；有 16.2% 的临床前医学生和 53.3% 的见习学生称自己遭受过性歧视和性骚扰，其中 14.9% 的临床实习前医学生和 39% 的见习医学生称还受到过其他形式的歧视；83.3% 的见习医学生和 36.2% 的临床实习前医学生在最近的 12 个月中，经历过非直接的隐性虐待情况，例如感到被导师忽略或回避，没有学习机会，或被临床医生在患者面前羞辱；70.9% 的见习医学生和 22.4% 的临床前医学生声称目睹了其他学生被虐待。

非职业的学习环境会引发冲突

Hicks 等（2001）采用问卷调查以及随访小组把医学生在临床学习环境中遇到的伦理挑战的情况分为三类：

1. 医学教育与患者治疗的优先级冲突
2. 赋予医学生超出其能力范围的责任
3. 认为医学生参与的患者照护不合格

还有其他的伦理挑战因素，包括沟通不畅、物化患者、缺乏问责、治疗水平下降、对患者

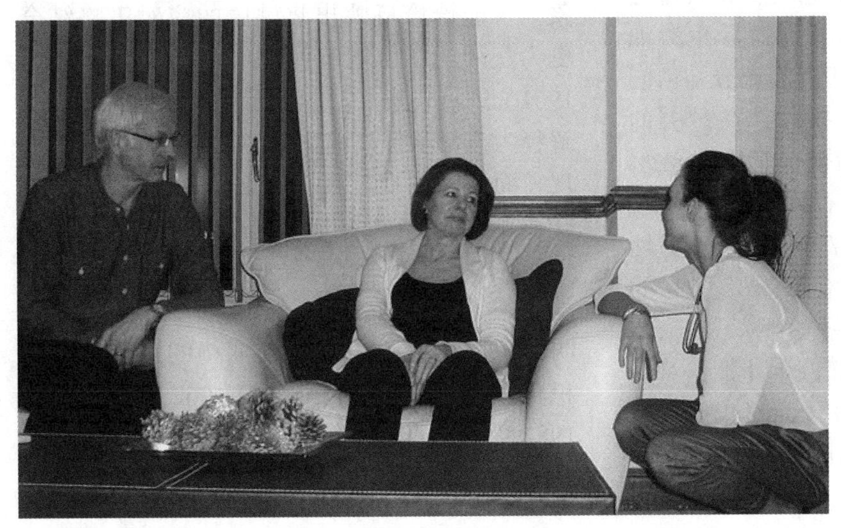

图 24.2 医学教育中的职业素养

缺乏尊重、未能遵守职业规范，以及导师间不和殃及学生的情况（Ginsburg et al.，2002）。

Feudtner（1994）的研究发现，98%的学生听到过医生用贬义词来形容患者。Monrouxe等（2011）发现，23.1%的临床实习前医学生和59.8%的见习医学生报告自己曾做过有损患者安全或尊严的行为，如让患者在本无必要的情况下长时间暴露身体，或在自己没有足够能力且缺乏监督的情况下行医。36%的临床实习前医学生和81.4%的见习医学生称目睹过临床医生侵犯患者安全或尊严。Roberts等（2004）比较了医学生和住院医师的观点，发现伦理冲突被视作普遍状况：58%的受访者表示伦理冲突场景发生的频率很高。其中女性和高年资学员遭遇这种情况的概率最高。

学习获益却导致患者受到伤害

当医学生和受训医师参加日常的患者照护时，可能会导致职业中的困境。患者可能无法从中受益，甚至会受到伤害（Hicks et al.，2001）。让学生/学员和医生接受合适的培训对他们个人及整个社会都有潜在益处，但这种获益必须与患者所受潜在伤害及尊重患者自主权进行权衡（Jagsi and Lehman，2004）。如今医疗卫生市场竞争激烈，经验不足的受训医生可能是诊治效率低下的重要因素，所以教学医院的经济成本也很高（Rich et al.，1990）。

一般来说，患者也怀有利他主义的信念，相信这种做法对他们自己和社会的潜在获益大于风险，因此愿意参与其中（Magrane et al.，1996）。医学生的教师必须把握风险和获益之间的平衡，以此来决定是否同意医学生参加患者照护。而这也必须得到患者的充分知情同意。但Monrouxe等（2011）报告，在过去的12个月中，0.8%的临床实习前医学生和8.2%的见习医生在未经女性患者有效同意情况下，对女性患者进行了私密检查/操作。对于男性患者的这一数字分别为0.9%和8.2%。2%的临床前医学生和20.7%的见习医生称，在未经患者有效同意的情况下，临床医生让他们对女性患者进行私密的检查/操作。而对于男性患者，这个数字分别是2%（临床实习前医学生）与21%（见习医生）。

难以判断新近观察到的行为是否符合职业要求

医学生要面对那些以前从未观察过的行为。想知道什么行为可以接受，而什么行为存在伦理争议，这对医学生来说是很困难的（Robins et al.，2002），甚至那些愿意坚守已宣誓遵守的职业道德的学生也难以做出判断（Brainard and Brislen，2007）。这影响到医学生如何解释他们目睹的行为。

目睹或遭受过不公正对待的医学生变得更加愤世嫉俗（Sheehan et al.，1990），这可能导致他们在医学院学习期间出现道德败坏的情况（Sheehan et al.，1990；Wear et al.，2006）。Feutender等（1994）的研究发现，61%的见习医学生目睹过不道德的行为，58%的人声称做过不道德的事情，67%的人称对自己在医学生时代做过的事情感到内疚。62%的学生认为他们的道德原则在学习过程中受到过侵蚀。Satterwhite等（2000）的调查发现，认为“医生贬损患者的评论”是恰当的学生占比从第一年的24%上升到第四年的55%。在英国，Cordingley等（2007）还发现，见习医学生经常遇到挑战其伦理的情况。不道德的行为可能伴随着对患者“道德排斥”的行为（Brass et al.，1998，p. 17），例如黑色幽默（Fox and Lief，1963；Bosk，1979）或给患者贴贬义标签（Becker et al.，1961；Bosk，1979；Feudtner et al.，1994，Satterwhite et al.，2000），这些行为不尊重患者，并在情感上疏远患者（Holtman，2008）。

然而，医学生中道德引领稳定地消逝现象，可能恰恰反映出将健康的应对策略结合更为实用的工作规范作为导向（Becker et al.，1961）的重要意义。职业精神背离通常可以被解释为道德学习过程中一种正常社会机制的表现，而这种表现依赖于其普遍性与情景条件，并影响着个体和环境的道德健康（Bandura，1986）。职业精神背离是职业素养的社会生态学的一部分（Holtman，2008）。偏差理论表明，偏差可以划定规范性期望的边界，成为积极的社会资源（Erikson，1962；Durkheim，1982）。问题出现在“规范性漂移”（Holtman，2008，p. 236），局部实践与整体规范之间的脱钩可能是导致高科技事故的重要前因（Snook，2000）。任何一个适应性良好的人的行为习惯中就包含了同时处理各种矛盾规范性期望的能力（Holtman，2008）。

将职业素养融入现代医学课程

人们对传统医学教育局限性越来越多地表达不满，也越来越怀疑其培养“合格”毕业生的真实能力（Callahan，1999，p. 3），而且，从更广泛的政治和经济层面也对医学职业有所顾虑。这些因素促使美国医学院校协会（AAMC）发布了《医生通用专业教育报告》（AAMC，1984），而英国医学总会也发布了《明日医生》报告（GMC，1993）。美国医学院校协会和英国医学总会都强调了传授职业素养、评估职业行为的重要性。英国医学总会建议将职业素养纳入培养课程的主题中，并且在所有医学院校都建立“行医适合性”评估委员会来甄别不适合医学专业的学生，不论他们的学习成绩高低（GMC，2003）。研究表明，在医学院学习期间发生的医学生背离职业行为现象与之后正式行医过程中出现问题有关联（Papadakis et al.，2005，2008）。对这种背离职业行为的识别和补救为预防将来出现某些问题提供了条件。

实施职业素养的教学进展缓慢。Barry 等（2000）对医学生、住院医生和医生进行的问卷调查发现，有 73% 的受访者表示接受过低于 10 小时的职业素养正规课程教学。Arnold（2002）发现，只有一半的美国医学院确定了 4 ～ 9 个职业素养的要素，并制定了书面的评估标准和方法。Stevenson 等（2006，p. 1075）发现英国 28 所医学院中有 23 所制定了“态度目标”，但只有 19 所使用某种形式的评估方法来衡量这些目标是否实现。职业素养和道德教育正式纳入培训课程可以提高学生的认识。Wagner 等（2007）发现医学生认为，与患者的关系及与患者和同事的交流对他们特别重要。尽管大多数学生热情饱满，以服务为导向，并愿意造福他人（Brainard and Brislen，2007），但他们不一定会认为自己有义务在这些方面采取相应行动（Hafferty，2002）。

培养课程设计

如何将职业素养融入医学培养课程中，目前尚无明确共识（van de Camp，2004；Goldie，2008；Holtman，2008；van Mook et al.，2009a；Wilkinson et al.，2009；Passi et al.，2010）。近年来，结果导向的培养课程日益受到重视。有人说，为了“在日益复杂的医疗环境中，面对不断变化的患者和公众期望，面对雇用机构越加苛刻的要求，为了帮助医学毕业生做好准备”，与其他培养方法相比，以结果为导向的培养计划有极大的优势（Harden et al.，1999，p. 7）。结果导向的教育方法明确规定了教育结果，并由结果决定课程内容、组织形式、教学方法和教学策略。教育结果还为评估提供参考，并影响教育环境。

教育结果

事实证明，给职业素养制定教育结果是很困难的。医学教育注重对相对稳定、受环境因素影响较小的能力要素开展教学、学习和评估，例如临床实践所需的知识与技能。而对较为动态、受环境影响大的能力如职业素养，则很难评定其结果（van Mook et al.，2009c）。例如，最新版的《明日医生》（GMC，2009）将职业素养相关的教育结果按知识、技能、态度和行为一一列举。但很多对于现代职业素养的定义都要求在价值观和自我认同的层面上进行变革，这对教育者有着重要的教育意义。目前的教育结果是从个人、机构和互动三个层面定义的，如要进一步细化，则需要在价值观和自我认同方面开展更深入的学习。

教学内容

Cruess 等于 2009 年提议将以下领域的内容纳入正式的职业素养课程中：

- 职业素养的本质
- 职业素养的历史根源
- 社会出现职业的原因
- 维持职业地位所必须承担的义务
- 医学与社会间的契约以及与职业素养的关系

还需要嵌入社会学观点，以提高认识，鼓励在职业素养的动态性、个人行为与更广泛的系统性考量之间的关系方面开展反思。Martimiankis 等（2009）建议职业素养的教学应明确以下几点：

- 职业素养的构建对于医生的身份至关重要
- 构成职业素养的因素并非一成不变
- 职业素养是一种与性别、种族和阶级相关的权力
- 职业化行为会产生深远的影响

教授方法与策略

职业素养的教学应横向和纵向整合入医学培养课程中（Goldie et al.，2007，2008；Cruess et al.，2009；van Mook et al.，2009a，b，c）。整合的目的是显示职业素养无所不在，并传达出职业素养对于当好医生的重要性。

理论考量

把职业素养的教学置于理论背景之下，可以促进产生更系统的教学方法（Steinert，2009）。我们会阐述许多相关理论，这些理论支持医学课程中的有效的职业素养教学。以下几节对这些理论进行概述。

情境化学习理论

情境化学习理论（Lave and Wenger，1991）是对学徒制的一种阐释，它提供了有效的模型来辅助课程设计：在实践中学习是“情境化”的，学习者能在真实的情境中培养知识和技能，在学习的同时也被他们渴望的职业文化所吸引（Maudsley and Strivens，2000）。

其中一个关键概念是合理的边缘性参与。学习者首先进入实践共同体的外围，并逐渐充分参与其中。他们以一种学习的方式加入进来，既学习实践的文化，又被所实践的文化吸引。关键在于有机会观察并参与到问题框架中，并了解知识是如何被建构起来的。于是，学习者不断调整现有的指导思想和行动的模式，并随着时间的流逝变得更加详细、复杂和综合（Kenny et al.，2003）。学习者认识到自己的学习需求，并渴望成为真正的从业者，这种动机促使他们学习并参与实践。

合理的边缘性参与让学习者发现榜样。榜样的力量是学习者实践活动的基础，也有助于促进实践活动。通过对榜样的观察，学生了解到要观察的目标是什么，如何解读观察的结果，以及如何使用合适的措辞和动作将这些信息传达给患者和同事，换言之，学生学会了一种存在的方式（行医的方式）。这也说明了行为和知识如何受到其应用环境的影响（Johnson and Pratt，1998）。

来自备受尊重的榜样的同伴压力是强大的工具。可是，正如我们所看到的，负面的榜样也有浸透性与破坏性。角色榜样也会促进自我认同的改变（Kenny et al.，2003）。

有效的角色榜样包括如下特征（Steinert，2009）：

- 临床胜任力，包括技术知识和技能、人际交往能力以及合理的临床思维和决策能力。
- 教学技能，包括人际交往能力及是否能提供反馈与反思机会，来促进以学生为中心的学习。
- 个人素质，例如同情心、诚实、正直、对行医和教学的热情。

对榜样的学习是通过观察和反思来进行的。主动反思，常以抽象方式表达思想，会导致潜意识中的思考和感觉被带入意识中，并主动地将其转化为原则和行动。另一种过程也同样有效，就是让学生把观察到的行为无意中整合到其信念模式和行为之中（Epstein et al.，1998）。

学习不仅是在特定的实践中获得能力，还涉及身份认同的磨合与形成。学习者参与相关实践共同体，发展自我身份认同。身份认同是由互动过程的叙事构建的。这些叙事可以帮助学生理解自己的经历，并根据文化和社会期望来解释他们对新身份的认同（Lawler，2008）。因此，塑造身份认同可以提供意义与连贯之感（McAdams，1993），还可为行为提供指导（Ricoeur，1992）。无论从普通的谈话，还是关于学生生活的“宏大故事”，这些叙事都常对身份认同的形成产生影响（Monrouxe，2009，p. 44）。要为学生提供开阔的教学空间，以协助他们理解并加强不断发展变化的身份认同（Atkinson，1995）。重要的是从课程计划伊始，就要提供这样的空间。虽然反思性日记是有用的工具，但还需要有互动性的情境，才能检验各种观点，培养学生理解其不断发展的职业身

份认同（Monrouxe，2009）。

提供反馈也很重要。Pratt 等（2006）发现，接受培训的医生会利用对表现的反馈和榜样，来证明自己的职业身份认同。身份认同理论认为，个人通过他人的反馈来形成自己的意义（Stryker and Stratham，1985）。这种反馈被称为反映性评价，与个人的自我认知或一致，或不同（Kiecolt，1994）。Burke（1991）指出，在反映性评价与个人的自我认知不一致时，行为会有所改变，让两者一致。然而，Swann（1987）也发现，如果当个人意识到改变行为意味着要改变自我认知时，就不愿改变行为。或者他们倾向于寻找能验证自我认知的人，从他们那里得到反馈。

学习被视为一个动态过程。当学习者建立并修正其行为模式的同时，实践共同体也在发生改变。每个学习者都是共同体的一员，而学习会超越个体认知结构的发展，以反映社会和共同体工作更大的变化。

对“情境化学习”观点的主要批评是针对其低估了反思对体验的作用。Maudsley 和 Strivens（2000）建议，要使情境学习模型对医学教育更有用，应该考虑在模型中补充加入反思的过程。本科课程的目的应是提供与学习阶段相合适的机会，以获取体验，并加以反思（Dreyfus and Dreyfus，1980；Leach，2002）。要有结构化的机会，让学生能在安全的环境中讨论专业问题（Wear and Castellani，2000；Maudsley and Strivens，2000；Inui，2003；Goldie et al.，2007）。

反思性实践

反思性实践者的概念指出，理论与实践相互提供参考。Schön（1983，1987）在这个领域的理论得到了最广泛的认可。他主张，经验丰富的专业人士可以围绕其能力来构建精通的领域，然后再在这些精通领域内进行不断实践，最终达到近乎自动化水平。Schön 称此为“从行动中学习”（1987，p. 25）。有时专业人士也会遇到意想不到的结果或意外。此时会触发两种类型的反思：“行动中反思”和“对行动反思”（1987，p. ix）。“行动中反思”发生在行动期间，由三个部分组成：

1. 从不同角度重新定义并解决问题
2. 确定此问题处于现有模式的什么位置
3. 理解问题表现的要素和影响，弄清解决方案及其后果

“对行动反思”则依照经验，重新审视事件，考虑发生了什么、学到了什么以及如何将这些新学到的知识再次融入“从行动中学习”的概念中。反思性实践不仅仅只是思考性实践，而是有目的地将思考实践转化为一种潜在学习的过程。此外，反思性实践也不仅限于核查知识成分，还包括场景中的情感因素。但是，它没有考虑必须快速做出决定的场景，且能运用反思范围极为有限的情况。在这些情况下，最好将反思看作一种直觉性地借鉴以往经验的元认知过程，而非刻意的行为。

要想让学生养成反思性实践所需的技能，就必须要让学生有机会获得这些技能。教师要先示范，讲授并演示这些技能。教师促进了学生感知选项和选择的能力，以“构建并重新构建问题”（1987，p. 250）。教师还帮助学生反思自己的行为和选择，并思考哪些价值观可能影响他们的选择。最后，教师还帮助学生批判性地思考所学内容，并将其整合到现有知识体系中。一旦学生获得足够的经验和见识，老师的角色就转变成为促进性的，对学生发生“重构”的情况进行建设性观察与评论，让学生意识到自己反思的过程（Kaufman et al.，2000）。

批判性思维是开展批判性反思的前提。小组学习在培养批判性思维方面特别有效（Maudsley and Strivens，2000）。Monrouxe 和 Rees（2011）发现，医生带领的鼓励对职业素养反思的小组教学，会让学生们对职业素养有详细深入的理解。相反，学生若主要通过讲课来学习，对职业素养的理解就会简单、肤浅。

Brookfield（1987）坚持认为，批判性思维因人而异，并以情感为中心，受到内在和外在动机影响。他警告，不要在未经学生同意的情况下强迫他们进行批判性思考。他在促进批判性思维的经验法则中强调，并不存在标准的方法。多样性是必不可少的，完美是不可能达到的，学习者的满意度仅仅是目标之一，冒险（例如，认识到机会性的教学时机）很重要。他为批判性思维的提倡者提出了一些建议：

- 确认学习者的自我价值
- 认真倾听
- 表示支持
- 对学习者的想法和行动有所反思与反应
- 激励学习者
- 定期评估过程
- 帮助学习者与志趣相投的人建立社交联系
- 成为批判性的教育者
- 提高对于如何学习成为批判性思考者的认识
- 成为学生批判性思考的榜样

批判性思维的范围不仅限于认知、理性和智力方面，还要让学习者意识到自己已在童年、青春期和医学院学习期间未经批判性思考就已同化与内化了很多预设、信念和价值观。批判性意识可以让学习者意识到自己的行为，并摆脱社会和文化对其行为举止的束缚，即拥有 Berger（1965，p. 25）所说的社会学意识。一些批判性理论家进一步提出，这种意识会导致社会性的行动（Carr and Kemmis，1983；Freire，1985）。目前普遍认为，职业素养的教学目的之一，就是让学生意识到，作为医生的他们在社会正义方面应承担社会责任，或许还包括采取相应的行动，尽管最近美国医学教育者对此观点还有争议（Kanter，2011）。

但在帮助学生探索自己的态度时，学生无意识所产生的问题可能会影响人际关系互动。这要求教师能够识别矛盾，明确界限。许多情况下，教师要接受适当的培训，这会对医学院的资源有所要求。

体验式学习

体验式学习的定义很重要，因为某种程度上所有学习过程都可以被视作体验式学习。Eraut（2006，p. 107）将"体验式学习"一词缩小范围，表示从印象水平开始理解经验，因此需要更长时间进行反思。大多数体验式学习模型都认为，根据学习者的性格不同，会有更深程度、更进一步的反思过程发生。最著名的模型是 Kolb（1984）提出的。Kolb（1984）描述了四种主要环境：情感导向环境（感觉）、符号导向环境（思考）、感知导向环境（观看）、行为导向环境（操作）。他认为，在这些环境中的学习任务包括理解并转化经验。理解经验有两个组成部分：具体经验（通过感觉获知）和抽象的概念化经验（间接性和象征性）。转化经验包括两个过程，即反思和行动。如果鼓励学习者应用所有四个部分，学习则会得到增强。

体验式学习可以帮助学习者将其先前的知识、能力、价值观和信念同促进新学习的现有体验联系起来。体验式学习还使学生自己主动承担起学习的责任，并将学习从学术模式转移到学生最终可操作的环境中。老师的角色则取决于所在学习环境的导向作用。例如，在以情感为导向的环境中，活动针对的是学习者，他们将体验成为一名执业医生的感觉，老师则作为榜样。在以行为为导向的环境中，活动的重点是让学习者将他们的能力应用到实际问题或实践中，老师则充当导师。

职业身份认同源于长期将体验与对体验的反思相结合（Hilton and Slotnik，2005）。如前所述，医学教育旨在提供适合各种学习阶段的机会，让学生获取体验并进行反思。要提供结构化的机会，使学生能够在安全的环境中讨论专业问题。

自主学习

自主学习是成人教育的基础概念之一。自我指导可以给学习者更多自主权，这在学习者逐渐发展自我以充分参与到实践共同体的过程中尤其重要。这会促进成功的反思性实践，促进体验式学习。自主学习也是基于档案袋学习的基本属性。

学习者确定目标，找到合适的资源，制定学习策略，评估学习结果，就是自主学习。自主学习是适合成年人的学习方式。自主学习将促进自由、自主、独立、以学习者为中心，提高学习相关性。学习是学习者的责任。老师的作用是促进学习者学习（Tennant，1997）。

学习者必须有机会培养并练习成为自主学习者所需的技能，包括提问题和对新信息的批判性评估的能力。自我指导的基本技能是批判性地反思自己的学习过程和经验。学习者要练习并培养反映他们各方面学习的能力，以确定额外的学习需求。要促进自主学习，可以创建支持性的学习环境，使学习者可以放心地提出问题并承认自己对问题不理解（Tennant，

1997；Kaufman et al.，2000）。许多医学教育工作者都将自主学习作为本科生和继续职业发展计划的一部分，作为终身学习的先决条件（Tennant，1997；Kaufman et al.，2000）。但是，自我指导的能力和动机会随学习环境的变化而变化（Candy，1991；Merriam and Caffarella，1999）。自主导向学习的可能程度取决于学习的主题、社会、文化，以及教育背景、过去的经验、自我概念和相关的学习技巧（Greveson and Spencer，2005）。

社会化理论

社会化本质上是关于如何通过学习成为“自己人”。不存在单一的社会化理论。它随着时间的流逝以及跨越不同学科而有所演进。有许多种类与维度的社会化类型，例如初级 / 次级、儿童 / 成人、性别或宗教信仰。职业社会化是成人或次级社会化的一种形式。探索职业素养的教与学时，可以借鉴许多社会化理论的基本原理（Hafferty，2009）：

医学教育被视为职业文化的场所，并直接与社会化概念联系起来（Hafferty，2009）。社会化与职业培训不同。职业培训包括学习特定的知识、技能和行为。社会化理论在解决这些问题的同时，还涉及对自我形象和身份的培训。社会化从根本上讲既是个人转变的过程，也是个人转变的结果。

现代主义者把文化看作象征性和工具性活动的总和，认为文化存在于组织之中，并产生共同认可的意义。社会化被视为个人收获并吸收对这些活动理解的过程。文化被认为是相对恒定的，可以通过理性来理解。因此，组织文化教给个人如何做事、可期待什么结果以及成功或失败的含义是什么。有些人逐渐能够胜任，有些人则不能（Tierney，1997）。

然而，后现代主义的世界观拒绝理性主义观点，拒绝认为现实是固定的、可理解的、可被发现的。它也反对个人的身份一成不变，只待组织打上烙印这个观点。文化被他们视为参与者对组织活动的解释，而不仅仅是活动的总和。它实际上不是对世界的定义，而是对有组织的世界中多种可能性期待的综合。尽管历史和社会力量可能限制变革，但文化则对挑战和变革持开放态度。从这个角度来看，社会化涉及的是解释性的过程。在这个过程中，新员工会依照他们各自独特的背景以及组织的当前情况来理解组织文化。这不仅仅只是在不变的场景中进行一系列有计划的学习活动，而不顾个人和群体的身份认同，让他们只是接二连三地获知一些不变的事实。相反，这些事实是可从不同角度去解释的，意义是被创造的而不是被传播的，文化也在不断地被重建（Tierney，1997）。

隐性课程与 Schein（1992）的职业文化模型紧密结合。Schein 提出可以通过审视文化的核心价值和前提假设来解释并理解文化。该模型提出文化存在于三个相互作用的水平上：

- 人为规定——这些是文化中可见的元素，例如着装要求、使用听诊器之类的工具以及组织结构等。这些能被不属于该文化的人们所部分理解，但不能全面理解。要了解其起源，必须关注该文化信奉的价值观。
- 信奉的价值观——这些价值观通常是该文化的主要人物（例如英国医学总会）所拥护的价值观。这些价值观在正式课程中也很突出。他们试图通过有影响力的机构来定义现代的职业素养。信奉的价值观必须植根于成员的共同假设前提，否则会出现问题。
- 假设前提——这反映了文化中的共同价值观。假设前提通常被默认，被当作理所当然的，成员不一定对其有所注意。核心假设前提可以关系到工作与生活平衡或最大化收入的重要性。如果这些假设与所拥护的价值观发生冲突，可能会导致人心低落和精神幻灭。

社会化过程中发生的许多事情之间都很有默契。在这个过程中，那些寻求加入群体的人会变得和群体内部的人一样，把那些对外人来说不寻常、非常规或不协调的地方，看成非常普遍而理所当然的事。当这些情况以细微且渐进的方式展开时，效果最佳。虽然正式的组织仪式可以促进传播团体价值观和规范（比如“白大褂”仪式），然而影响最大的其实是日常那些非戏剧性的活动（van Maanen and Barley，1984）。非正式课程中有很多这样的活动。

医学教育充满挑战和压力，正如之前所说，学生可能遭受欺凌和虐待。不易受环境压力影响的学生，就是那些渴望成功地成为医学界一员并具备高成就感的人。因此，他们是社会化的“完美对象”。一种贬低内省和反思的医学文化加剧了这一点，直到最近才有所改变（Hafferty，2009）。某些形式的社会化现象不那么明显。医学教育可能成为一种重新社会化的形式，原因如下：

- 其结构：分层级而宽泛。
- 其机构设置通常与Goffman（1961，p. 4）的“机构整体”概念相关联，其中成员几乎生活的每个方面都受到该机构的控制并被测算以实现其目标。
- 其认知与情感需求（Hafferty，2009）。

重新社会化是一个主动的社会过程，在这个过程中，通过操纵环境可以产生新的思维、行动和价值判断（Hafferty，1991）。当个人受到反复的、有目的的压力时，这种过程最有可能发生。而重新社会化的潜在危险也需要被关注。

教学方法

Passi等（2010）在对职业素养教学方法的综述中确定了三个重要的主题：

1. 培养以患者为中心的方法
2. 重点鼓励反思性实践的培养
3. 培养伦理方法用于实践

文献中描述的教学方法如图24.3所示，但很少涉及单独的个体评价方法以及它们之间的比较（Passi et al.，2010）。

体验式学习：反思性实践
临床接触，以及导师反馈
本科伦理教学
基于问题的学习
角色扮演练习
床旁教学
教育档案袋收集
诊疗录像分析
重要事件分析
工作坊：互动式讲座
人文写作：阅读与患者和医生有关的文学
导师指导项目

图24.3 用于职业素养的教学方法

我们建议，不应将本科伦理教学归为职业素养的教学方法。伦理实践是职业实践所不可或缺的一部分，需要沿着相似的路线发展。我们建议那些想要深入研究医学培养计划中伦理和法律课程的读者参考阅读Dowie和Martin的文献（2011）。

教育环境

组织文化可以促进职业行为，也可以颠覆它。医学教育所处的社会环境很容易受到医学机构内部和医疗系统氛围的影响（Cruess and Cruess，2009）。

尽管正规教学很重要，但在非正式和隐性课程中，职业素养教育更具可操作性，且大多数学习都在此时发生。非正式课程和隐性课程在传递职业价值观方面比正式课程作用更大（Stern，1998）。要优化正规课程的效率必须最大程度地利用非正式和隐性课程的教学潜力，并控制其负面影响。

解决非正式和隐性课程的问题，需要医学院校和医疗机构负责人主动认识到职业素养的重要性。这传达了一个重要的信息。他们应当在决定教学方法和分配教学空间、教学时间和经济资源时，体现出他们的支持与重视（Cruess and Cruess，2009）。建议任命项目领导者来建立并指导实施职业素养的教学计划。领导者应得到由学者、教师、职业素养及其评估专家组成的工作组或委员会提供的支持和帮助。在临床教学单元中工作的不同年龄段的学生和医生是重要的利益相关者，也应参与该过程。这或许可以打消他们内心对职业素养的怀疑（Hafferty，2002）。

学生们拥有反思并挑战机构惯例的潜力，而这些机构（例如医学院）的行为和实践方式常受传统文化的强烈影响（Monrouxe，2009）。为应对这一挑战，机构和个体成员需要意识到现有的权力关系，并制定策略以增强学生作为实践共同体的外围成员和机构层面的贡献度。这些内容需要在医学职业相关的论述中有所反映。

教师培训项目应既针对个人，也针对组织层面（Wilkerson and Irby，1998）。在个人层面上，他们可以：

- 解决那些可能阻碍职业素养教学的态度和想法
- 传播关于职业素养核心内涵以及开展有效教学与评估实践的知识
- 培养职业素养教学和评估的技能

参与学习的个人需要反思自己的学习方式并促进他人学习。这可能会涉及对个人与小组反思中对价值观相关经验的识别。更大规模的学术界应在“实践共同体”这一层级反思职业素养和职业价值观。医学教育者应该放眼于外部，并向其他那些辅助专业学习，来整合经验和反思以促进道德成长和价值观的深化（Inui et al.，2009）。

在组织一级，教师培训可能会帮助：

- 明确职业素养的共同愿景以及如何开展教学并评估
- 为职业素养的教与学创造机会
- 解决可能阻碍正式、非正式和隐性课程中职业素养教学的系统性问题

Kotter（1996）概述了以下在组织层面促进变革的步骤：

- 建立紧迫感
- 组成强有力的指导联盟
- 建立愿景
- 传达愿景
- 授权其他人根据愿景行动
- 达成短期胜利
- 巩固所得并产生更多变革
- 在文化中固定新方法

学生接受教育的社会和物质环境是已被刻意营造的。组织起来的目的通常是为了满足教学人员的需要或医疗体系的效率，而没有明确注意到他们所传达的道德价值观。还需要反思那些影响学生行为的制度化规范和惯例（Du Gay et al.，2000）。Schein 的模型可用于审视组织的文化、了解文化元素并分析根深蒂固的假设与通用做法之间的关系。然后可尝试通过以下方式改变文化：更改基本假设以适应组织所信奉的价值和人为规定。基于第三代活动理论（Engestrom，2007）的另一种可行方法是引入“变革实验室”这种干预措施，目的是实现组织的日常实践和社会结构中的变革。

结论

- 职业素养的定义基于历史和文化。
- 近年来，北美和欧洲的医学职业与社会之间的关系有所扰动。为了对此有所回应，西方医学界已经开始重新定义职业素养。
- 已有的定义可被概括成“浪漫化职业素养”。它侧重于规范性定义，而忽略了环境、制度以及社会经济和政治观点在定义形成中的影响。职业素养是权力的纽带，涉及性别、种族和阶级。它具有一种分布式的属性，最好放在“系统性考量”中来理解，而不是只被看作个人及其动机的反映。
- 关于医学教育应如何教授并促进职业素养的学习，目前尚无明确共识。
- 尽管正式教学很重要，但在非正式和隐性课程中，职业素养才得以传授，并且大多数学习都在此进行。要优化正规课程的效率必须最大程度地利用非正式和隐性课程的教学潜力，并控制其负面影响。
- 职业素养的教与学是教育者、学生、医学与其他卫生专业人员，以及医学教育相关机构的共同责任。还需要在更广泛的社会合作中开展。
- 医学教育并不是补救一切的灵丹妙药。

参考文献

Accreditation Council for Graduate Medical Education (1999) Enhancing residency education through outcomes assessment: General competencies. *ACGME Outcome Project*. [Online] http://www.acgme.org/outcome/comp/compFull.asp Accessed March 2013

American Association of Internal Medicine Committee on Evaluation of Clinical Competence (1995) *Project Professionalism*. Philadelphia: ABIM

Arnold, L. (2002) Assessing professional behaviour: yesterday, today and tomorrow. *Acad Med*. 77(6): 502–515

Arnold, L. and Stern, DT. (2006) What is medical professionalism? In: D.T. Stern (ed) *Measuring Medical Professionalism* (pp. 15–39). New York: Oxford University Press

Association of American Medical Colleges (1984) Physicians for the twenty-first century. Report on the General Professional Education of the Physician. Washington, DC: AAMC

Atkinson, P. (1995) *Medical Talk and Medical Work*. London: Sage

Baldwin, D.C. and Daugherty, S.R. (1997) Do residents feel 'abused'? Perceived mistreatment during internship. *Acad Med*. 72: S51–S53

Baldwin, D.C. and Daugherty, S.R. (2006) Using surveys to assess professionalism in individuals and institutions. In: D.T. Stern (ed) *Measuring Medical Professionalism* (pp. 95–117). New York: Oxford University Press

Baldwin, D.C., Daugherty, S.R., and Eckenfels, E.J. (1991) Student perceptions of mistreatment and harassment during medical school. A survey of ten United States schools. *W J Med*. 155(2): 140–145

Bandura, A. (1986) *Social Foundations of Thought and Action: A Social Cognitive Theory*. Englewood Cliffs, NJ: Prentice-Hall

Barry, D., Cyran, E., and Anderson, RJ. (2000) Common issues in medical professionalism: room to grow. *Am J Med*. 108(2): 136–142

Becker, H.S., Geer, B., Hughes, E.C., and Strauss, A.L. (1961) *Boys in White: Student Culture in Medical School.* Chicago IL: University of Chicago Press

Berger, P. (1965) *Invitation to Sociology*. New York: Anchor Books

Bosk, C. (1979) *Forgive and remember: Managing medical failure*. Chicago: University of Chicago Press

Brainard, A.H. and Brislen, H.C. (2007) Viewpoint: learning professionalism: a view from the trenches. *Acad Med.* 82(11): 1010–1014

Brass, D.J., Butterfield, K.D., and Skaggs, B.C. (1998) Relationships and unethical behaviour; A social network perspective. *Acad Manage Rev.* 23: 14–31

Brookfield, S.D. (1987) *Developing Critical Thinkers: Challenging Adults to Explore Alternative Ways of Thinking and Acting.* Milton Keynes: Open University Press

Burke, P.J. (1991) Identity processes and social stress. *Am Sociol Rev.* 56: 836–849

Callahan, D. (1999) Medical education and the goals of medicine. *AMEE Medical Education Guide No 14*, 3–4

Calman, K. (1994) The profession of medicine. *BMJ.* 309: 1140–1143

Candy, P.C. (1991) *Self-Direction for Lifelong Learning: A Comprehensive Guide to Theory and Practice.* San Francisco: Jossey-Bass

CanMEDS. (2000) Extract from the CanMEDS 2000 Project Societal Needs Working Group Report. *Med Teach.* 22(6): 549–554

Carr, W. and Kemmis, S. (1983) *Becoming Critical: Knowing Through Action Research*, Waure Ponds: Deakin University Press

Castellani, B. and Hafferty, F. (2006) The complexities of professionalism: a preliminary investigation. In: A. Wear, J.M. Aultman (eds) *Professionalism in Medicine: Critical Perspectives* (pp. 3–23). New York: Springer.

Castelani, B. and Wear, D. (2000) Physicians views on practicing professionalism in the corporate age. *Qual Health Res.* 10(4): 490–506

Cohen, J.J. (2006) Professionalism in medical education, an American perspective: from evidence to accountability. *Med Educ.* 40: 607–617

Cook, D.J., Liukus J.F., Risdon, C.L., Griffith, L.E., Guyatt, G.H., and Walter, S.D. (1996) Residents' experiences of abuse, discrimination and sexual harassment during residency training. *CMAJ.* 154(11): 1657–1665

Cordingley, L., Hyde, C., Peters, S., Vernon, B., and Bundy, C. (2007) Undergraduate medical students' exposure to clinical ethics: a challenge to the development of professional behaviours? *Med Educ.* 41(12): 1202–1209

Cruess, S. R. and Cruess, R.L. (1997) Professionalism must be taught. *BMJ.* 315: 1674–1677

Cruess, R.L., and Cruess S.R., (2009) Principles for designing a program for the teaching and learning of professionalism at the undergraduate level. In: R.L. Cruess, S.R. Cruess, and Y. Steinert (eds) *Teaching Medical Professionalism*. New York: Cambridge University Press, pp. 73–93.

Cruess, R.L., Cruess, S.R., and Johnston, S.E. (2000) Professionalism: an ideal to be sustained. *Lancet.* 356(9224): 156–159

Cruess, R.L., Cruess, S.R., and Steinert, Y. (eds) (2009) *Teaching Medical Professionalism*. New York: Cambridge University Press, pp. 31–53

de Montigny, G. (1995) The power of being professional. In: A. Manicom, M. Campbell (eds) *Knowledge, Experience and Ruling Relations* (pp. 209–220). Toronto, ON: University of Toronto Press

Dowie, A., and Martin, A. (2011) Ethics and law in the medical curriculum. *AMEE Curriculum Guide. No 53.* Dundee, UK: Association for Medical Education in Europe

Dreyfus, H.L., and Dreyfus, S.E. (1980) *A Five Stage Model of the Mental Activities Involved in Directed Skill Acquisition*. Berkeley, CA: University of California Press

Durkheim, E. (1982) Rules for the distinction of the normal from the pathological. In: S. Lukes (ed.) *The Rules of Sociological Methods and Selected Texts on Sociology and its Method* (pp. 85–108). New York: Free Press

Du Gay, P., Evans, J., and Redman, P. (2000) *Identity: a Reader*. London: Sage

Engestrom, Y. (2007) Putting Vygotsky to work. The change laboratory as an application of double stimulation. In: H. Daniels, M. Cole, and J.V. Wertsch (eds) *The Cambridge Companion to* Vygotsky (pp. 362–382). Cambridge: Cambridge University Press

Epstein, R.M., Cole, D.R., Gawinski, B.A., Pitrowski-Lee, S., and Ruddy N.B. (1998) How students learn from community-based preceptors. *Arch Fam Med.* 7: 149–154

Eraut, M. (2006) *Developing Professional Knowledge and Competence.* 3rd edn. Oxford: Routledge Falmer

Erikson, K.T. (1962) Notes on the sociology of deviance. *Social Problems.* 9: 307–314

Eron, L.D. (1955) Effect of medical education on medical students' attitudes. *J Med Educ.* 30(10): 559–566

Evetts, J. (2006) Short note: the sociology of professional groups: new directions. *Curr Sociol.* 54: 133–143

Feudtner, C., Christakis, D.A., and Christakis, N.A. (1994) Do clinical clerks suffer ethical erosion? Students' perceptions of their ethical and personal development. *Acad Med.* 69: 670–679

Fogelberg, D., and Frauwirth, S. (2010) A complexity science approach to occupation: moving beyond the individual. *J Occup Sci.* 17(3): 131–139

Foucault, M. (1980) Truth and power. In: C. Gordon (ed), trans C. Gordon, L Marshall, J, Mepham, and K. Soper. *Power/Knowledge* (pp. 109–133) Hemel Hempstead: Harvester Wheatsheaf

Foucault, M. (1982) The subject and power. In: H. Dreyfus and P. Rabinow (eds) *Michael Foucault: Beyond Structuralism and Hermeneutics* (pp. 208–226). Chicago: Chicago University Press

Fox, R.C. and Lief, H. (1963) Training for 'detached concern'. In: H.I. Lief(ed) *The Psychological Basis of Medical Practice* (pp. 12–35). New York: Harper and Row

Freire, P. (1985) *The Politics of Education: Culture, Power and Liberation.* London: Macmillan

Freidson, E. (1970a) *Professional Dominance: the Social Structure of Medical Care.* New York, NY: Atherton Press

Freidson, E. (1970b) *Profession of Medicine: a Study of the Sociology of Applied Knowledge.* New York: Harper & Row

Freidson, E. (1986) *Professional Powers: a Study of Institutionalization of Formal Knowledge.* Chicago, IL: University of Chicago Press

Freidson, E. (1994) *Professionalism Reborn: Theory, Prophecy, and Policy.* Cambridge: Polity Press

General Medical Council (1993) *Tomorrow's Doctors.* London: GMC

General Medical Council (2002) *Good Medical Practice.* London: GMC

General Medical Council (2003) *Tomorrow's Doctors: Recommendations on undergraduate medical education.* London: GMC

General Medical Council (2009) *Tomorrow's Doctors.* London: GMC

Gerstl, J. and Jacobs, G. (1976) *Professions for the People. The Politics of Skills.* New York: New Schenkman Publishing Company

Giddens, A. (1984) *The Constitution of society: Outline of the Theory of Structuration.* Cambridge: Polity Press

Ginsburg, S., Regehr, G., Hatala, R. et al. (2000) Context, conflict and resolution: a new conceptual framework for evaluating professionalism. *Acad Med.* 75(10): S6–S11

Ginsburg, S., Regehr, G., Stern, D., and Lingard, L. (2002) The anatomy of the professional lapse: bridging the gap between traditional frameworks and students' perceptions. *Acad Med.* 77(6): 516–522

Goffman, E. (1961) *Asylums: Essays On The Social Situation Of Mental Patients And Other Inmates.* Garden City NY: Doubleday

Goldie, J., Cotton, P., Dowie, A., and Morrison, J. (2007) Teaching professionalism in the early years of a medical curriculum: A qualitative study. *Med Educ.* 41: 610–617

Goldie, J. (2008) Integrating professionalism teaching into undergraduate medical education in the UK setting. *Med Teach.* 30(5): 513–527

Greveson, G.C. and Spencer, J.A. (2005) Self-directed learning—the importance of concepts and contexts. *Med Educ.* 39: 348–349

Gull, W.W. (1874) Introductory address on the study of medicine. *BMJ.* 2: 425

Hafferty, F.W. (1991) *Into the Valley: Death and the Socialization of Medical Students.* New Haven, CT: Yale University Press

Hafferty, F.W. (1998) Beyond curriculum reform: Confronting medicine's hidden curriculum. *Acad Med.* 73(4): 403–407

Hafferty, F.W. (2002) What medical students know about professionalism. *Mount Sinai Med J.* 69(6): 385–397

Hafferty, F.W. (2009) Professionalism and the socialization of medical students. In: R.L. Cruess, S.R. Cruess, Y. Steinert (eds) *Teaching Medical Professionalism* (pp. 53–73). New York: Cambridge University Press

Hafferty, F.W. and Castellani, B. (2009) A sociological framing of medicine's modern-day professionalism movement. *Med Educ.* 43: 826–828

Hafferty, F.W. and Levinson, D. (2008) Moving beyond nostalgia and motives: toward a complexity science view of medical professionalism. *Perspectives Biol Med.* 51(4): 599–615

Harden, R.M., Crosby, J.R., and Davis M.H. (1999) An introduction to outcome-based education. *Med Teach.* 21(2): 7–14

Hicks, L.K., Lin, Y., Robertson, D.W., Robinson, D.L., and Woodrow, S.I. (2001) Understanding the clinical dilemmas that shape medical students' ethical development: questionnaire survey and focus group study. *BMJ.* 332(7288): 709–710

Hilton, S.R. and Slotnik, H.B. (2005) Proto-professionalism: how professionalisation occurs across the continuum of medical education. *Med Educ.* 39: 58–66

Hodges, D. (2004) Medical student bodies and the pedagogy of self-reflection, self-assessment, and self-regulation. *J Curriculum Theorizing.* 20: 41–51

Hodges, B.D., Ginsburg, S., Cruess, R. et al. (2011) Assessment of professionalism: recommendations from the Ottawa 2010 Conference. *Med Teach.* 33(5): 354–363

Hodgson, D. (2005) 'Putting on a professional performance': performativity, subversion and project management. *Organization*. 12: 51–68

Holtman, M.C. (2008) A theoretical sketch of medical professionalism as a normative complex. *Adv Health Sci Educ*. 13: 233–245

Huddle, T.S. (2005) Teaching professionalism: is medical morality a competency? *Acad Med*. 80(10): 885–891

Inui, T.S. (2003) *A flag in the Wind: Educating for Professionalism in Medicine*. Washington DC: Association of American Medical Colleges

Inui, T.S., Cottingham, A.H., Frankel, R.M., Litzelman, M.D., Suchman, A.L., and Williamson, P.R. (2009) Supporting teaching and learning of professionalism—changing the educational environment and students' 'navigational skills'. In: R.L. Cruess, S.R. Cruess, Y. Steinert (eds) *Teaching Medical Professionalism* (pp. 108–125). New York: Cambridge University Press

Irvine, D. (1997) The performance of doctors: Professionalism and self regulation in a changing world. *BMJ*. 314: 1540–1542

Irvine, D. (1999) The performance of doctors: the new professionalism. *Lancet*. 353: 1174–1177

Jagsi, R. and Lehmann, L.S. (2004) The ethics of medical education. *BMJ*. 329(7461): 332–334

Johnson, J. and Pratt, D.D. (1998) The apprenticeship perspective: modelling ways of being. In: D.D. Pratt et al. (eds) *Five Perspectives of Teaching in Adult and High Education* (pp. 83–104). Malabar, FL: Kreiger Publishing

Jones, I.M. (2003) Health professions. In: G. Scambler. (ed) *Sociology as Applied to Medicine* (pp. 235–248). London: Saunders

Kanter, S.L. (2011) On physician advocacy. *Acad Med*. 86(9): 1059–1060

Kaufman, D.M., Mann, K.V., and Jennett, P.A. (2000) *Teaching and Learning in Medical Education: How theory can inform practice*. Edinburgh: ASME

Kenny, N.P., Mann, K.V., and MacLeod, H. (2003) Role modelling in physicians' professional formation: reconsidering an essential but untapped educational strategy. *Acad Med*. 78: 1203–1210

Kiecolt, K.J. (1994) Stress and the decision to change oneself: A theoretical model. *Soc Psychol Q*. 57: 49–63

Kotter, J.P. (1996) *Leading Change*. Boston (MA): Harvard Business School Press

Kolb, D.A. (1984) *Experiential learning: Experience as the Source of Learning and Development*. Englewood Cliffs (NJ): Prentice Hall

Krause, E.A. (1996) *Death of the Guilds*. New Haven, CT: Yale University Press

Larson, M.S. (1977) *The Rise of Professionalism: A Sociological Analysis*. Berkeley, CA: University of California Press

Lawler, S. (2008) *Identity: Sociological Perspectives*. Cambridge: Polity Press

Lave, J. and Wenger, E. (1991) *Situated Learning. Legitimate Peripheral Participation*. Cambridge: Cambridge University Press

Leach, D.C. (2002) Competence is a habit. *JAMA*. 287:243–244

Magrane, D., Gannon, J., and Miller, C.T. (1996) Student doctors and women in labour: attitudes and expectations. *Obstet Gynaecol*. 88(2): 298–302

Martimiankis, M.A., Maniate, J.M., and Hodges, B.D. (2009) Sociological interpretations of professionalism. *Med Educ*. 43: 829–837

Maudsley, G. and Strivens, J. (2000) Promoting professional knowledge, experiential learning and critical thinking for medical students. *Med Educ*. 34: 535–544

Medical Professionalism Project (2000) Medical professionalism in the new millennium: a physician's charter. *Lancet*. 359: 520–522

Merriam, S.B. and Caffarella, R.S. (1999) *Learning in Adulthood*. San Francisco: Jossey-Bass

Monrouxe, L. (2009) Identity, identification and medical education: why should we care? *Med Educ*. 44: 40–49

Monrouxe, L. and Rees, C. (2011) Differences in medical students' explicit discourses of professionalism: acting, representing, becoming. *Med Educ*. 45(6): 585–602

Monrouxe, L., Rees, C., Wells, S., and Linford, H. (2011) Medical Students' Professional Dilemmas UK Questionnaire: Report to Head of Schools. ASME Annual Scientific Meeting. Edinburgh, July 2011

McAdams, D. (1993) *The Stories We Live By*. New York, NY: Guilford Press

Nishigori, H. (2007) Professionalism learned from BUSHIDO. 39th Annual Meeting Japanese Society for Medical Education. Iwate, Japan

O'Neill, O. (2002) *A Question of Trust*: The BBC Reith Lectures 2002. Cambridge: Cambridge University Press

Papadakis, M.A., Arnold, G.K., Blank L.L., Holmboe, E.S., and Lipner, R.S. (2008) Performance during internal medicine training and subsequent disciplinary action by state licensing boards. *Ann Intern Med*. 148(11): 869–876

Papadakis, M.A., Teherani, A., Banach, M.A., et al. (2005) Disciplinary action by medical boards and prior behaviour in medical school. *N Engl J Med*. 353(25): 2673–2682

Passi, V., Manjo, D., Peile, E., Thistlethwaite, J., and Johnson, N. (2010) Developing medical professionalism in future doctors: a systematic review. *Int J Med Educ*. 1: 19–29

Pellegrino, E.D. and Pellegrino, AA. (1988) Humanism and ethics in Roman medicine: translation and commentary on a text of Scribonius Largus. *Literature and Medicine*. 7: 22–38

Pellegrino, E.D. and Relman, A.S. (1999) Professional medical associations: ethical and practical guideline. *JAMA*. 282(10): 984–986

Pratt, M.G., Rockmann, K.W., and Kaufmann, J.B. (2006) Constructing professional identity; The role of work and identity learning cycles in the customization of identity among medical residents. *Acad Manage J*. 49(2): 235–252

Projectteam Consilium Abeundi (2005) In: Luijk, S.J. (ed) *Professional Behaviour: teaching, assessing and coaching students*. ISBN 90-5278-442-6

Rees, C.E. and Knight, L. V. (2007) The trouble with assessing students' professionalism: Theoretical insights from sociocognitive psychology. *Acad Med*. 82: 46–50

Rich, E.C., Gifford, G., Luxenberg, M., and Dowd, B. (1990) The relationship of house staff experience to the cost and quality of inpatient care. *JAMA*. 263(7): 953–957

Ricoeur, P. (1992) *Oneself as Another*. Chicago, IL: University of Chicago Press

Roberts, L.W., Green Hammond, K.A., Geppert, C.M., and Warner, T.D. (2004) The positive role of professionalism and ethics training in medical education: a comparison of medical student and resident perspectives. *Acad Psychiatry*. 28(3): 170–182

Robins, L.S., Braddock, C.H., and Fryer-Edwards, K.A. (2002) Using the American Board of Internal Medicine's 'Elements of Professionalism' for undergraduate ethics education. *Acad Med*. 77(6): 523–531

Royal College of Physicians (2005) *Medical Professionalism in a Changing World*. RCP. London

Satterwhite, R.C., Satterwhite, W.M., and Enarson, C. (2000) An ethical paradox: the effect of unethical conduct on medical students' values. *J Med Ethics*. 26(6): 462–465

Schein, E.H. (1992) *Organizational Culture and Leadership*. Hoboken NJ: John Wiley & Sons Inc.

Schon, D.A. (1983) *The Reflective Practitioner: How Professionals Think in Action*. New York: Basic Books, Inc.

Schon, D.A. (1987) *Educating the Reflective Practitioner: Toward a New Design for Teaching and Learning in the Professions*. San Francisco, CA: Jossey-Bass

Sethuraman, K.R. (2006) Professionalism in medicine. *Regional Health Forum*. 10(1): 1–10

Sheehan, K.H., Sheehan, D.V., White, K., Leibowitz, A., and Baldwin, D.C. (1990) A pilot study of medical student 'abuse'. Student perceptions of mistreatment and misconduct in medical school. *JAMA*. 263(4): 533–537

Silver, H.K. and Glicken. A.D. (1990) Medical student abuse. Incidence, severity, and significance. *JAMA*. 263(4): 527–532

Sox, H. (2002) Medical professionalism in the new millennium: a physician charter. *Ann Intern Med*. 136(3): 243–246

Snook, S.A. (2000) *Friendly Fire: The Accidental Shoot Down of US Blackhawks over Northern Iraq*. Princeton: Princeton University Press

Steinert, Y. (2009) Strategies for teaching and learning professionalism. In: R.L. Cruess, S.R. Cruess, and Y. Steinert (eds) *Teaching Medical Professionalism* (pp. 31–53). New York: Cambridge University Press

Stern, D.T. (1998) In search of the informal curriculum: when and where professional values are taught. *Acad Med*. 73: S28–S30

Stern, D.T. (ed) (2006) *Measuring Medical Professionalism*. New York: Oxford University Press, pp. 3–15

Stevenson, A., Adshead, L., and Higgs, R. (2006) The teaching of professional attitudes within UK medical schools: reported difficulties and good practice. *Med Educ*. 11: 1072–1080

Stevenson, A., Higgs, R., and Sugarman, J. (2001) Teaching professional development in medical schools. *Lancet*. 357: 867–887

Stevens, R.A. (2000) Themes in the history of medical professionalism. *Mount Sinai J Med*. 69(6): 357–362

Stryker, S. and Stratham A. (1985) Symbolic interaction role theory. In: E. Aronson and G. Lindzey (eds) *Handbook of Social Psychology* (pp. 311–378). New York: Random House

Swann, W.B. (1987) Identity negotiation: Where two roads meet. *J Personality Soc Psychol*. 53: 1038–1051

Swick, H.M., Szenas, P., Danoff, D., and Whitcomb, M.E. (1999) Teaching professionalism in undergraduate medical education. *JAMA*. 282(9): 830–832

Swick, H.M. (2000) Toward a normative definition of medical professionalism. *Acad Med*. 75: 612–616

Tennant, M. (1997) *Psychology and Adult Learning*. 2nd edn. Routledge: London

Thistlethwaite, J.E. and Spencer, J.A. (2008) *Professionalism in Medicine*.

Abingdon, UK: Radcliffe Publishing Ltd
Tierney, W.G. (1997) Organizational socialization in higher education. *J Higher Educ.* 68: 1–16
Uhari, M., Kokkonen, J., Nuutinen, M. et al. (1994) Medical student abuse: an international phenomenon. *JAMA.* 271(13): 1049–1051
van de Camp, K., Vernooij-Dassen, M.J.F.J., Grol, R.P.T.M., and Bottema, B.J.A.M. (2004) How to conceptualize professionalism. *Med Teach.* 26(8): 696–702
van Maanen, J. and Barley, S.R. (1984) Occupational communities: culture and control in organizations. In: B.M. Staw, L.L. Cummings (eds) *Research in Organizational Behavior* (Vol 6 pp. 287–365). Greenwich, CT: JAI Press
van Mook, W.N., van Luijk, S.J., O'Sullivan, H., et al. (2009a) The concepts of professionalism and professional behaviour; Conflicts in both definition and learning outcome. *Eur J Intern Med.* 20(8): e85–e89
van Mook, W.N., de Grave, W.S., van Luijk, S.J., et al. (2009b) Training and learning professionalism in the medical school curriculum: Current consideration. *Eur J Intern Med.* 20(8): e96–e100
van Mook, W.N., de Grave, W.S., Wass, V., et al. (2009c) Professionalism: evolution of the concept. *Eur J Intern Med.* 20(8): e81–e84
Veloski, J.J., Fields, S.K., Boex, J.R., and Blank, L.L. (2005) Measuring professionalism: a review of studies with instruments reported in the literature between 1982 and 2002. *Acad Med.* 80: 366–370
Wagner, P., Hendrich, J., Moseley, G., and Hudson, V. (2007) Defining medical professionalism: a qualitative study. *Med Educ.* 41(3): 288–294
Wallace, D., Paulson, R., Lord, C., and Bond, CJ. (2005) Which behaviours do attitudes predict? Meta-analysing the effects of social pressure and perceived difficulty. *RevGen Psychol.* 9: 214–227
Wear, D., Aultman, J.M., Varley, J.D., and Zarconi, J. (2006) Making fun of patients: medical students' perceptions and use of derogatory and cynical humour in clinical settings. *Acad Med.* 81(5): 454–462
Wear, D. and Castellani, B. (2000) The development of professionalism: curriculum matters. *Acad Med.* 75: 602–611
Wilkerson, L. and Irby, D.M. (1998) Strategies for improving teaching practices: a comprehensive approach to faculty development. *Acad Med.* 73(4): 387–396
Wilkinson, T.J., Wade, W.B., and Knock, L.D. (2009) A blueprint to assess professionalism—results of a systematic review. *Acad Med.* 84: 551–558
Witz, A. (1992) *Professions and Patriarchy*. London: Routledge
Wynia, M.K., Latham, S.R., Kao, A.C., Berg, J.W., and Emanuel, L.L. (1999) Medical professionalism in society. *N Engl J Med.* 314(21): 1612–1616

第 25 章

住院医师担任教师 The resident as teacher

Tzu-Chieh Yu，Susan E. Farrell，Andrew G. Hill

译者：周文静　审校：王筝扬

因此，根本问题不是“住院医师是否能担任教师？”而是“住院医师如何才能成为好教师？”

Mark Barrow

经 Mark Barrow 许可转载，‘The House Officer as a Medical Educator’，Academic Medicine，40，7，pp. 714，版权归美国医学院协会会刊和 Wolters Kluwer，1965。

引言

住院医师担任医学教师的作用是独特的，应该鼓励和支持他们，并为他们提供正规培训，使他们成为有效且高效的临床监督者和教师。本章介绍了住院医师教师的重要作用及他们可能面临的挑战和成功所需的素质。此外，本章还对住院医师教学能力培养项目计划及如何提高教学知识、技能和行为方面的有效性进行了最新的综述。最后，本章提供实用的技巧，以指导读者完成如何设计和实施住院医师担任教师计划所涉及的基本步骤。

住院医师担任教师：角色、动机和挑战

在过去的 40 年里，住院医师担任教师的角色具有重要的意义（Hill et al.，2009），并逐步扩展成许多不同的职能和责任。住院医师参与教学的动机各不相同，但担任临床教师和监督者也面临着挑战，例如如何实现（教学）与临床责任最佳的平衡。只有了解了住院医师担任教师的这些特点，才能规划和实施教育培训计划和组织政策，以更好地支持住院医师教师，满足他们的职业发展和学习需求。

人们普遍认为，住院医师在本科生医学教育中发挥着至关重要的作用。作为医学生的临床教师和监督者，住院医师的优势在于他们与医学生在临床中相处的时间多，督导更直接，在年龄和专业发展程度上与学生相近（Bordley & Litzelman，2000）。医学生认为住院医师是他们最重要的临床培训者（Remmen et al.，2000），并将多达三分之一临床教育归功于实习医师和住院医师的教学（Barrow，1966；Lowery，1976；Bing-You & Sproul，1992）。相应地，住院医师花费多达 25% 的时间对医学生和低年资同事进行监督、教学和评估（Bing-You & Sproul，1992；Brown，1970；Hafler，2003）。

在 20 世纪 90 年代，随着住院医师教师培训干预措施的增多，住院医师作为教师的职业发展越来越受欢迎（Brown，1971），一些医学认证机构也开始认识到住院医师作为一个独特的、基本的临床教师群体，应得到认可和支持。这些机构包括美国毕业后医学教育认证委员会（ACGME，2011）、医学教育联络委员会（LCME，2011）、加拿大皇家内科和外科医师学会（2005）和英国医学总会（2006）。在当

今的“专业实践”多元概念中，教学除了是一项重要的个人责任外，还与其他一些能力联系在一起，包括医学和技术知识、基于实践的学习，以及人际关系和沟通技巧。

由住院医师提供的教学和监督有一些显著的特点。最明显的是，住院医师教师以指导实践为主，而临床教师和主治医师的教学往往以理论为主（Stark，2003）。住院医师教学的重点是对患者的日常管理，很少类似于高年资临床医师那种典型的关注深入讨论和解决问题的教学风格（Tremonti & Biddle，1982）。一项对妇产科见习的研究发现，医学生在住院医师指导的课程中进行的体检和床旁检查性操作明显多于临床教师的课程（Johnson & Chen，2006）。这样一来，住院医师的教学贡献是对高年资临床医师教学的补充，而不是重复（Bordage，1994；Bordage & Lemieux，1991；Wilkerson et al.，1986）。

住院医师的亲和力也有别于高年资主治医师（Kaji & Moorehead，2002），后者可能会被医学生和其他医护人员视为高高在上的领导和权威人物。而住院医师常常花时间在指导患者的管理，并向患者、医学生、低年资同事和多学科医疗团队成员解释临床决策背后的科学道理，使所有的工作得以协调。

住院医师常“边做边教”，不只单纯教学。事实上，他们不断地交换和组合他们的“医师”“学习者”和“教师”角色，以应对临床环境中不断变化的期望（Busari & Scherpbier，2004）。例如，在主治医师在场的情况下进行的大查房，要求住院医师扮演“医师学习者”的角色，并表现出临床胜任力，以及获取新知识和技能的热情。相比之下，在工作查房期间，同一位住院医师就成了患者床旁的“医师＋教师”，他在努力提供高效的患者医疗服务的同时，还监督和教导实习生，并促进医学生的参与和教育。这种多任务处理的能力使住院医师成为时间管理和临床优先级安排的好榜样。临床工作角色的性质限制了他们的教学和自学时间，而有能力的住院医师善于在快节奏的住院临床实践环境中整合学习和教学（Vu et al.，1997）。

人们认为住院医师也可以向医学生和低年资同事传授“非正式”或“隐性”课程，主要是在正常工作时间以外的接触时间，当主治医师不在场时进行（Stern，1998）。隐性课程常与正式的结构化课程一起教授，这是一套平行的知识和技能，建立在临床工作和学习环境的价值观、规范和期望之上。对于学生医学职业素养的部分培训来自住院医师在即兴教学中开展的非正式和隐性课程（Stern，1998）。比如，住院医师和学生边吃饭边聊天，一起在急诊室工作，或在病房里走动时，趁机反思和讨论工作的性质和同情心、诚实和责任心等价值观的意义。

即使不讨论这些问题，住院医师也会通过榜样的作用和引导来帮助医学生和实习生认识这些问题（Remmen et al.，2000；De et al.，2004；Whittaker et al.，2006）。研究发现，这种“现实生活”中不定期地对实用技能的示范和指导，会显著影响医学生在最后一年中对“行医准备度”的自我评估（Gome et al.，2008；Cave et al.，2009；Sheehan et al.，2005）。更重要的是，住院医师的指导会影响医学生未来的职业选择（Schwartz et al.，1991）。这一点在外科专业的提升上表现得尤为明显（Ek et al.，2005；McCord et al.，2009；Musunuru et al.，2007；Nguyen & Divino，2007；Ehrlich & Seidman，2006）。

除了影响学习者对知识和技能的习得，住院医师还有助于帮医学生和实习医师创造一个积极和轻松的学习环境，传达一种热情，并形成紧跟研究进展的习惯（Miller，1980）。据了解，住院医师通过调整自己的教学方式、对学习者的进步和福祉表现出关心和兴趣、发挥榜样作用来影响学生的学习环境（Hutchinson，2003）。通过这些方式，住院医师可以提高学习者的满意度、参与度和兴趣（Whittle et al.，2007；Bassaw et al.，2003）。Hammoud等（2004）在密歇根大学附属医院妇产科实施了住院医师师资培训工作坊后发现，医学生认为该院的整体见习质量有所提高。同样，对杰斐逊医学院普外科实习生开展的一项连续五年的研究发现，三年级医学生对见习的总体评价受到住院医师教学的三个具体方面的影响：住院医师尊重学生、提供教学经验、发挥榜样作用

（Xu et al.，1998）。

住院医师的教学动机有很多因素，包括强烈的内在责任感（Busari et al.，2002；Wilkerson et al.，1986）。住院医师也表示，临床教学是令人愉快的，并认为这是自己经历和教育的重要组成部分，为他们提供了修正先前临床知识和技能、促进自主学习的机会（Apter et al.，1988；Sheets et al.，1991；Greenberg et al.，1984；Busari et al.，2000；Seely et al.，1999）。这种积极性是必需的，因为住院医师教师对临床教学的兴趣和责任感最终影响着临床教学的效果（Wilkerson et al.，1986；Bing-You & Harvey，1991）。对佛蒙特大学医学院 83 名医学生的调查表明，大多数住院医师在参与住院医师培训之前就对临床教学产生了兴趣（Bing-You & Sproul，1992）。调查发现，80% 的受访者渴望在医学院期间就能教同龄人，93% 的人计划在住院医师培训期间继续承担教学职责。此外，接受调查的学生中 90% 表示有兴趣在接受住院医师培训前就参加正式的教师培训，以提高教学技能。

参与教学的一个常见动机是住院医师认为教学有利于促进自己的个人学习（Apter et al.，1988；Greenberg et al.，1984）。从理论上讲，教学可以让临床教师了解医学教育过程，这可以强化和提高他们自己的授课、认知和临床技能（Irby，1994）。在实践中，有证据证实，临床教学确实可以培养住院医师的自主学习能力，让他们有机会对自己已经掌握的知识和技能进行复习、重组和巩固。研究发现，外科住院医师参与正式教学可以提高他们的知识获取能力，独立于听课和自学因素（Pelletier & Belliveau，1999），而且他们在正式考试中的表现与其评定的教学能力正相关（Seely et al.，1999）。

尽管住院医师表示出对教学的热情，认为教学不仅能让学生受益，也能让自己受益，但在其参与临床教学的过程中，仍有一些挑战给他们造成障碍。住院医师报告，医学生的存在会使他们更加难以履行临床职责（Greenberg et al.，1984）。住院医师面临的主要挑战之一是，努力将赋予他们的多重角色和责任按优先顺序排列时所引起的冲突（Yedidia et al.，1995）。再加上作为教师的信心不足，或者成为临床教师前的准备不足，以及缺乏资深临床医师的支持，都是住院医师参与临床教学的主要障碍（Apter et al.，1988；Busari et al.，2002）。因此，住院医师担任临床教师很可能需要大量的鼓励、支持和认可，因为住院医师在培训期间本身就需要情感支持，同时他们又被学生依赖，感受到有义务去培养学生并给予其支持（Yedidia et al.，1995）。

住院医师担任教师的特质

有效且令人印象深刻的住院医师教师拥有许多不同的特质，我们已经使用了多种方法来确定这些特质，并希望让所有住院医师通过培养获得这些特质。大多数研究都涉及主要的利益相关者——住院医师、医学生、高年资临床医师、医学教育专家和住院医师培训项目主任，并且使用了问卷调查、访谈和专题小组讨论等方法（Dunnington & DaRosa，1998；Katzelnick et al.，1991；Susman & Gilbert，1995；White et al.，1997）。有一小部分的研究主要基于理论和观察。

作为评估住院医师教师需求的一种方式，Wilkerson 等（1986）观察了 14 名在住院医师第一年和第二年的工作查房情况，发现住院医师表现出的最频繁的教学行为是床旁患者照护相关行为。住院医师示范了如何与患者适当互动，并核查临床发现。他们还发现，在床旁以外的地方，住院医师经常需要应用讲课技巧，但并没有习惯性地表现出给予反馈、提出引导问题或应用参考文献的技巧。利用这些信息，他们为住院医师开设了有关临床教学的课程。为了实现相同的目标，Katz 等（2003）通过观察住院医师在妇产科门诊与医学生的教学互动，并以包含 18 项条目的核查表来记录行为，评价了住院医师的教学技能需求，发现住院医师可以高效地管理时间，热心地教导学生，并为学生做好专业榜样，但在给予反馈、规划未来的学习和引导学习者适应周围环境方面存在不足。

Busari 等在这方面的研究也做出了重要贡献。他们探究了住院医师（Busari et al.，2002）和主治医师（Busari et al.，2003）对于住院医师教师必备技能和认知（表25.1）的看法。做出类似贡献的其他研究也不少。Brown等（1970）发现住院医师教师要求接受教学方法、公共演讲和学生评价方面的培训。Rotenberg等（2000）也有类似发现。他们认为外科住院医师需要有时间管理能力、理解学生的正式学习目标的能力、了解何时何地适于开展教学的能力，以及如何培养良好团队关系的能力。接受调查的住院医师表示，拥有正确的临床教学态度也是重要的住院医师教师特质。

归根结底，作为住院医师教师最严格的评价者，医学生的感受和洞察对于明确哪些是住院医师教师的优秀特质非常重要（Tonesk，1979）。最常接受住院医师教学的医学生和住院医师在住院医师担任教师所需具备的能力、信心和动机上达成了一致意见（Henry et al.，2006）。Elnicki和Cooper（2005）在72名三年级医学生完成4周普通内科轮转时进行了调查，发现学生对住院医师教学效果的评价，与住院医师是否发挥榜样示范作用、是否积极回应学生、是否示范了有效的患者教育、对临床知识和技能的信心，以及教学热情等因素的相关性最大。

表25.1 住院医师有效开展教学所需技能

住院医师的建议（Busari et al.，2002）	主治医师的建议（Busari et al.，2003）
呈现信息的能力 传授知识的能力 解决问题的能力	1. 教学技巧 ◆ 设定教学目标 ◆ 解释概念的能力 ◆ 激发学习者的学习热情
给予学习者反馈的能力	2. 沟通 ◆ 与医学生互动的能力 ◆ 提供反馈的能力
	3. 临床技能 ◆ 有效地执行和教授临床技能 ◆ 进行文献检索，解答临床问题，并传授此技能
	4. 态度 ◆ 以适当的职业行为与学生、患者和护理人员互动中 ◆ 专业责任
	5. 自我评价 ◆ 评价自己担任医师的能力 ◆ 评价自己担任临床教师的能力
	6. 时间管理技巧
	7. 评价同伴和学生

基于目前对住院医师角色和责任的理解，教师还需要具备几个特质，包括将教学和对学习者的监督融入诊疗中的能力。这一点得到了Irby的认可。他发现那些成功地将临床和教学责任结合起来的主治医师通过完成三项任务来实现将教学和对学习者的监督融入诊疗。这三项任务是“诊断患者”“诊断学习者”和“教导学习者”（Irby，1992）。住院医师需要实践性和实用性俱佳的教学策略，使他们能够同时进行教学，并为患者提供照护。Bordley和Litzelman（2000）认为，不应因学生加入团队，就要求住院医师改变日常工作或减少临床工作。

可用一种有组织且结构化的方法来明确指导医学生的住院医师的职责与素质，即将临床见习分解为几个阶段，每个阶段都要制定一套具体的教学和监督技能。Kates和Lesser（1985）提出，可将具体任务系统地划分为监督学生的四个不同阶段（表25.2）。Alseidi（2007）提出了一个类似的结构，该结构也将学生见习过程分为四个阶段。为了创造互利和愉快的教学体验，住院医师和医学生应力求满足每个阶段内的条件。

医学专业内不同的临床环境也对形成住院医师所需具备的教学综合素质产生了一定的影响。例如，外科专业的住院医师要在手术室、门诊部、病房和急诊室工作，教学时间可能会因此受到很大的限制。如果他们想成为成功的教师，需要借助教学技能克服这个障碍，Jamshidi和Ozgediz（2008）为时间有限的外科住院医师提出了一套实用的教学理念、技能和技巧，包括识别教学时刻的能力、榜样垂范的能力、通过“出声思维”为学习者提供临床医师思维的能力、使学生成为教师的能力、预先安排教学时间的能力，以及为学习期望提供初始导向的能力。

让住院医师和实习医师在自己的知识尚未巩固的时候指导医学生，他们可能会觉得教学

表 25.2 住院医师教师在学生见习阶段的角色和职责

见习阶段	描述	住院医师教师职责
准备工作	在学生见习开始前	住院医师应熟悉见习的学习目标，协调自己的临床工作，抽出时间进行教学
协调与计划	住院医师和医学生会面，以明确角色和期望	住院医师应能明确交代对学生的期望，并评估他们之前的知识和经验
工作	住院医师和医学生一起工作，并严格依照先前商定的期望和学习成果	在这一阶段，住院医师需要具备一系列的教学技能，包括根据不同临床环境调整教学、指导学生临床和操作技能、提供定期反馈、激励学生独立学习，并树立职业素养的榜样
结束	住院医师进行学生评价、反馈和遣散	住院医师应进行学生评价和反馈

水平不够，因为他们觉得没有信心来满足学生的各种学习需求（Yedidia et al.，1995）。但在强调住院医师“知道”和“理解”的同时，成功的住院医师教师也需要偶尔承认“不知道”，这也是教学经验的一部分。

培养有效的住院医师教师的干预方法

认识到培训临床教师有助于有效开展教学是医学教育的最显著的新进展之一。住院医师担任教师计划最早是在 20 世纪 60—70 年代提出，90 年代开始被学界广泛认可（Brown，1971），其是提高住院医师教学技能的一种手段。在 2001 年，Morrison 等（2001）进行了一项调查，发现美国 55% 的住院医师培训计划中包括正式的教师培训内容。

但在住院医师师资培训的课程设置和实施方法上可能有很大的不同，在如何对其进行评价上也有很大的不同。目前对于如何开发、实施和评估这些课程，以及对课程所产生影响的认识，源于教学理论、方法学研究、实践经验和专业知识等方面的进展。

课程内容、结构和授课方式

学界公认的住院医师教师需要具备的能力和教学技能繁多，但应该优先掌握哪些能力和技能，学界尚未达成共识。由此可见，住院医师师资培训课程在干预重点和课程内容上存在巨大差异。课程结构和授课方式上，也有很大的差异。关于住院医师师资培训课程的另一个特殊因素是，这些课程是应侧重于特定专科的住院教师，还是采用通用的跨学科模式。

带教教师培训计划纳入了理论概念和实践技能的培训。培训中除了需要关注个人学习和教学风格的显著特点，以及各种“以学习者为中心”或者“以教师为中心”的知识传授方法外，还需要关注教学原理、哲学及成人学习理论。常用的教学实践技能和技巧包括：指引学习方向、教学、床旁教学、精神运动技能教学、手术室教学、结构式教学课，以及讲座课程等。给予有效反馈和学习者评价也是在许多课程的特色。虽然大多数住院医师担任教师的课程都是理论与实践相结合，构建成多个培训模块，但也有少数课程注重提高某项教学能力。例如，Furney 等（2001）为住院医师教师实施了一个简短的一小时课程，重点是关于 Neher 的“一分钟导师”教学小技巧模式，Frattarelli 和 Kasuya（2003）开发了一个 4.5 小时的课程，旨在指导住院医师如何促进基于问题学习中的小技巧的掌握。

在一些住院医师教学能力培养项目的课程中也可以找到“教学职业素养”这样的概念，概括起来，核心内容就是“如何改善学习氛围”（Rubak et al.，2008）以及“怎样才能成为一名好教师”（Hammoud et al.，2004）。这些模块认识到住院医师需要为他们在那些“非正式”课程中的教学角色做好准备，并向学生、患者和同事展示教师关怀的态度和专业的行为。除了让住院医师学习担任教育者之外，住院医师担任教师的课程也已与其他专业发展课程紧密结合在一起。主题包括领导力、计划和时间管理技能、指导和职业发展咨询（Wipf et al.，1999；Susman & Gilbert，1995；Rubak et al.，2008；Busari et al.，2006b）。

在已评估的住院医师担任教师的课程方案中，在参与者、授课环境、评估教育价值和效果的方法上都存在显著差异。有的只招募住院医师，有的则让教师与住院医师一起参与（Pandachuck et al.，2004；Rubak et al.，2008）。各类培训课程的结构既有单次培训也有多次培训，或由工作坊组成，其持续时间和频率也各不相同，时间跨度为数周或数月。另外还包括密集的多日脱产培训（Litzelman et al.，1994），或者为期1个月的专科培训项目（Troupin，1990）和选修课程（Weissman et al.，2006）。"补修"课程也是一些住院医师教学能力培养项目的特色内容，补修课程会在主要的初始课程之后提供回顾和反馈。例如，Roberts 等（1994）在儿科住院医师教师参加为期两天的脱产培训后的6个月，为他们开展了1小时的补修。

培训课程中的教学方法包括讲座和小组讨论，以及更具交互性的角色扮演和模拟培训活动。此外，还围绕住院医师教师所面临的常见挑战，设置了包含标准化学生的教学情景。许多教学活动涉及在实际培训干预之前、期间和之后使用模拟教学环节的影音记录，让住院医师开展自我反思和检查改进之用。表25.3概述了效果良好的住院医师教师培训课程的构成和教学方法，这些培训对参与者的教学知识、技能和行为有着显著影响。

有效性的评估和证据

对住院医师教学能力培养项目课程的评估随着课程的发展而取得进展，评估特点是包含一系列不同的考核工具和终点。目前已尝试系统地综述和总结越来越多的证据，以说明住院医师教师培训课程的教育影响力（Busari & Scherpbier，2004；Dewey et al.，2008；Wamsley et al.，2004；Morrison & Hafler，2000）。然而，由于所描述培训方案和评估策略之间存在明显的差异，且研究普遍缺乏严谨性，这些尝试受到了阻碍（Hill et al.，2009）。因此，对于成功培训课程的共同特点以及住院医师教学能力培养项目方案是否真正具有总体的影响，尚未得出结论。此外，关于住院医师教师培训课程最终如何影响由他们带教和监督的学生的学习效果的研究也十分有限。这些问题仍然是未来研究工作的重点。

医学教育学家通常将教育结果抽象化为学习者进阶的一系列层级模型。这种以"结果为中心"的模型为各培训项目的协调者和设计者提供了一套关于干预措施的原理、目标和预期结果，以及如何实现这些结果所需的投入和流程相关的总结性知识。一个经常使用的框架是用于确定评价终点和测量教育干预影响的"大小"的柯氏（Kirkpatrick）"学习模型"。它的基本结构为评估医学教育干预措施与调整提供了适当的基础，将住院医师作为教师所特有的学习结果和能力分为不同的层级（表25.4）。共有四个层级，每个层级都有明确的成就标准，为教育工作者、培训项目协调员和研究者提供了探索住院医师师资培训效果的架构。

在柯氏模型的基本层面上，干预方法应带来主观反应，并改变参与者的感受和态度。一些住院医师师资培训项目已被证明可以提高带教教师的教学热情，并在一段时间内提高他们作为教师的信心（Litzelman et al.，1998；Lawson & Harvill，1980；Edwards et al.，1986，1988；Dunnington & DaRosa 1998；Jewett et al.，1982）。尽管主观和定性的测量结果不经常像客观结果那样受到重视，但这类结果往往揭示了重要而又容易被忽视的细节（Johnson et al.，1996）。住院医师教学能力培养项目的成功取决于住院医师对课程和授课方式的接受程度，以及他们对所提供培训的重视程度。实际上，新近接受培训的住院医师的态度和自认的能力可能会影响到其未来是否参与教学（Janicik et al.，2001）。

住院医师对教学工作是否有所准备也影响他们对教学的喜爱和热情。Morrison 等（2005）发现，在住院医师教学能力培养工作坊开办1年后，住院医师表示，他们对教学有更大的热情，更多采用以学习者为中心、富有同理心的方法，同时对教学原则和技能也有了更丰富的理解。而未接受正规的师资培训者不喜欢教学，计划未来参与教学的不多，常会因临床时间紧张而感到沮丧，并且对学习者表现出冷嘲

表 25.3 经过评估的住院医师教学能力培养课程和授课方法举例

信息来源	专业	结构	课程
（Lawson & Harvill，1980）	家庭医学、内科	13× 每周 1 小时的课程，（= 13 小时）	五个教学套餐： 目标和计划；讲授方法；讨论提问；示范技术视听材料；讲课
（Snell，1989）	内科	5×3 小时的研讨会（= 15 小时）	六种住院医师教学技巧： 大组教学（讲座）；小组教学（引导讨论）；一对一教学（辅导）；床旁和临床教学；反馈的艺术；教学方式和学习方式
（Katzelnick et al.，1991）	精神病学	1 天的工作坊	多个主题，包括： “住院医师担任教师的重要性”；“学习的基本概念”；“教学在精神病学中的作用”；“组织和呈现有效的课程”；“任务导向的小组学习”；“基于问题的学习原则”；“床旁临床教学与监督”；“对精神科医学生的评估”；“应对问题学生”
（Litzelman et al.，1994）	内科	2 天脱产学习	斯坦福大学教师发展计划（SFDP）临床教学部分
（Spickard et al.，1996）	内科	3 小时的工作坊	两个核心教学主题： **1.** 学习氛围：激发学习者参与讨论和决策；判断学习者对病例的理解水平 **2.** 提供反馈：传达教师对学习者表现的评估结果
（Dunnington & DaRosa，1998）	普外科	3 次课程，持续 2 天（= 10.5 小时）	7× 教学模块： 成人学习原则或教学小技巧；床旁教学；反馈技能；教授精神运动技能；临床教学；手术室教学；高年资住院医师担任管理者
（Wipf et al.，1999）	内科	3×2 小时的课程（= 6 小时）	多个主题，包括： 培养团队领导力技能；进行有效工作查房；与主治医师互动；练习教学技能；医学生教学；使用反馈和评估；处理不良行为
（Furney et al.，2001）	内科	1 小时的培训	1 分钟导师教学模式 — “五步小教学技巧”
（Morrison et al.，2004）	家庭医学、内科、儿科	1×3 小时的小型脱产学习 + 10 次 1 小时的课程（= 13 小时）	— 将教育与医疗结合起来（BEST）： 八个模块（领导力 / 榜样示范；指引学习者；提供反馈；床旁教学；教学过程；住院教学；教学规划；讲课） — 探索“教学时刻” — “五步小技巧”模型
（Busari et al.，2006a）	儿科、妇产科	2 天工作坊	六个教育模块： 有效教学；自我认识和教学能力；反馈技能；评估已有知识；问题解决；时间管理
（Gaba et al.，2007）	妇产科	6×1.5 小时的工作坊（= 10.5 小时）	临床教学的三功能模式： 为学习训练做准备；实施训练；处理突发事件
（Moser，2008）	内科、儿科、妇产科	8 小时课程 + 7×1 小时的课程，超过 6 个月（= 15 小时）	— “师资培训”教学技能项目： “为什么住院医师可以成为优秀的教师”；“一分钟导师”；“我们如何获得最好的学习效果？”；“五分钟教学策略”；“如何给出有效反馈”；“给学生定位目标和期望”；“怎样才算是一个好的问题？” — 通过角色扮演、头脑风暴、反思和小组讨论，培养教学引导技能
（Hill et al.，2012）	不适用	1.5 天的工作坊	四个学习模块： 临床教学的一般原则；床旁教学；提供有效的反馈；进行有效的讨论；领导和授课

表 25.4 修订版柯氏"学习模型"框架

一级	反应	学员对学习经历、学习组织、教学形式、学习内容、教学方法、教学质量的看法
二级	学习 态度改变；知识或技能的改变	参与者对教与学的态度或看法的变化 改进知识：获得新的概念、程序和原则 改进技能：获得新的思考或问题解决方法，以及精神运动和社交技能
三级	行为 行为改变	记录将学习成果转化到工作应用的情况。学习者显示应用新知识和技能的意愿
四 A 级	结果 改变系统 / 组织中的实践	指组织内因教育培训而发生的更广泛的变化
四 B 级	结果 发现被培训的教师所指导的学习者、学生、同伴发生的变化	指教育干预直接促进医学生、住院医师同伴学习或表现的改善

引自 Hill，A. G.，Yu，T. C.，Barrow，M. & Hattie，J.，'A systematic review of resident-as-teacher programmes'，*Medical Education*，43，pp. 1129-1140，2009，经医学教育研究协会和 Wiley 许可。

热讽和指责（Morrison et al.，2005）。这表明，住院医师教学能力培养的一个主要目标不是将住院医师转变为完全成熟的临床教师，而是用基本的教学知识和技能武装他们，使他们能够自信地参与并享受师生互动的乐趣，并最终形成个性化的教学风格。

为了达到柯氏模型的中级水平，师资培训应该在参与者的知识、技能和行为方面带来可测量的改善，有大量证据表明，住院医师教学能力培养项目达到了这些标准（Hill et al.，2009）。各种各样的评估方法已经被用来证明这一点，包括参与培训的住院医师的自我评价，以及课程引导者、独立"专家"、标准化学生、同行、真实学生、实习医师的评价。运用事后、事前和回顾性研究的设计很常见，但也有比较性研究，其中包括几项随机对照试验（Jewett et al.，1982；Morrison et al.，2004；D'Eon，2004；Dunnington & DaRosa，1998）。研究者试图使用有效评估的工具和核查清单，以及在实际或录像记录的教学过程中对住院医师进行直接观察。笔试和客观结构化的教学考试也经常用作标准的量化方法，以评估住院医师教学能力培养措施是否带来教学能力的提高。

客观结构化教学考试仿照客观结构化临床考试（OSCE）模式，但强调对教学知识和技能的演示和应用能力（Zabar et al.，2004）。它的开发旨在为教师和住院医师的教学技能提供标准评估，被广泛认为是目前最客观的工具，并对基于结果的研究做出了重大贡献。客观结构化教学考试已被用于评估若干培训项目的有效性（Dunnington & DaRosa，1998；Gaba et al.，2007；Morrison et al.，2004；Zabar et al.，2004），并一直在努力提高其信度和效度（Morrison et al.，2002；Prislin et al.，1998）。标准化学习者和标准化病人一样，经过培训，可以塑造具有挑战性的学习者形象，也可以对住院医师教师进行评分并提供反馈。当客观结构化教学考试不用于评价能力时，也可以作为结构化的教学场景，用于提高住院医师和教师的教学表现。其定性评价总体上是积极的（Trowbridge et al.，2011）。但在研究之外使用客观结构化教学考试的弊端是耗费时间和经费（Morrison & Hafler，2000）。

客观结构化教学考试仍是一个人工设定的环境，但一些研究发现，在住院医师教学能力培养过程中获得的教学技能可以转移到现实临床环境中。通过招募医学生和实习生作为学习者-观察者，在前后干预和对照研究中对住院医师师资培训项目的有效性进行了评价。例如，让三年级的医学生使用 Irby 和 Rakestraw（1981）开发的临床教学评估工具对半天工作坊后住院医师的教学技能进行评价（Edwards et al.，1988）。与对照组相比，参加过工作坊的住院医师在9个评估项目中的4个项目

（“知识”“组织能力”“临床技能示范”和“整体教学效果”）中获得了显著的高分。一些类似的研究也表明，住院医师教师参加培训后，评价结果有所改善（Moser，2008；Wipf et al.，1999；Pandachuck et al.，2004）。使用评定量表开展评估的潜在挑战包括使用哪种评估工具，以及如何更好地让评分者以客观和独立的方式完成评估。

衡量住院医师教学效果最具说服力的标准，也许就是评估他们的学生是否达到了学习目标。如果不能很好地理解住院医师的教学能力是如何影响学习者表现的过程，就很难确定提高住院医师的教学技能是否真的能提高学习者的临床工作表现（Morrison & Hafler，2000）。Thomas 等（2002）的研究表明，对住院医师教师进行简短的关于临床技能教学原则的指导，再加上专家演示常用的体格检查技能，使医学生在住院医师监督下参加 OSCE 的表现得到显著提高。然而该研究规模较小，也没有对住院医师教学能力培养进行全面描述。

最近，Hill 等（2012）试图通过为实习医师[①]实施为期 1.5 天的住院医师教学工作坊，来证明住院医师教学技能的提高与学生成绩的提升之间是否存在关联。他们发现，实习医师对临床教学的态度和观念有所改善（Yu et al.，2010），教学行为也有明显进步（Hill et al.，2012）。但令人失望的是，医学生的 OSCE 成绩在实现外科实习的学习目标上并没有明显的改善（Hill et al.，2012）。因此，在柯氏模型的最高层级上，支持住院医师教学能力培养的证据是有限的（Hill et al.，2009）。但重要的是，柯氏模型等注重结果的模型几乎没有深入关注某项教育方案产生预期结果的过程，以及哪些基本机理阻碍或促成实现这些结果。这些模型也无法捕捉到任何意外的影响和结果，以使得研究者对培训项目的价值有更丰富、更全面的了解。因此，在此阶段，有以下几点推测。

为了剖析其发现的一些可能原因，Hill 等（2012）提出了除住院医师担任教师适宜性之外的几个重要考量。首先，他们质疑住院医师教学能力培养项目是否真的有潜力立即改善医学生正式学习的结果。他们指的是高年资临床医师教学技能培养项目。与住院医师教学能力培养项目一样，这些干预措施提高了临床教师和主治医师的教学技能，但几乎没有证据表明它们会对学生的表现和学习结果产生积极的影响（Steinert et al.，2006）。医学生具有很强的适应能力和自我激励能力，无论他们接受什么样的教学，都有能力实现评估的学习结果。即便是最优秀的临床教师，也只能在他们的学习过程中扮演有限的角色。

其次，正如 Hill 等所指出的（2012），住院医师向学生传授的临床技能和知识不一定是正式的课程评估所要考查的内容。人们普遍认为，住院医师在“非正式”课程中教授了很大一部分技能和知识，这些技能和知识集中在患者管理的日常方面（手术技能、患者沟通、任务优先级排序）（Tremonti & Biddle，1982）。不详细描述不同学科的住院医师如何对医学生和实习生的学习环境做出贡献，研究人员就无法对其教学贡献的有效性做出结论性的评价。

设计和实施培训项目的实用技巧

关于住院医师教学技能培养项目的大量文献资料显示，这项教育工作上的努力正在成为对毕业后医学教育项目主管和医学教师具有吸引力的项目。此外，他们有责任帮助住院医师实现成为最好的医师应具备的所有技能和行为。可见，教学能力可加强学员（住院医师）与其他学员和患者的沟通能力。因此，对住院医师进行教学能力培训，是促进、加强、维持医疗行业发展的必然选择。然而，由于住院医师教学能力培养项目长期影响力证据不足，在设计和实施这些资源密集型培训时，应同时进行详尽的规划，并对住院医师的培训需求和医院所需的预期结果开展现实的评价。

在设计住院医师教师培训项目时，需要考虑若干问题和挑战。其中包括关于培训内容、实施及评价方法的决策，例如：

- 哪些教育内容将是重点？如何界定和实施？
- 准备向住院医师传授哪些教学技能和行为？
- 住院医师将会在哪些情况下运用这些技能？
- 该培训项目将如何实施？
- 相对于预期的目标和结果，该如何评估培

① 在美国指第一年住院医师。——译者注

训项目的影响效果?

这些问题的答案将取决于培训项目的预期目标以及可用于实施和评估的资源。

在设计培训项目时，首先要做的决策之一就是确定重点内容。项目内容是否应包括住院医师与学习者日常互动的一部分的各专业的特定知识、技能或行为？还是应专注于培训教与学的互动、医患关系构建等通用专业行为？这些通用专业行为包括：反映人际交往技能的住院医师职业行为垂范、与患者及家属的伦理互动、培养基于实践的学习和改进计划、基于系统的跨专业实践，以及提供有效反馈的重要性等。如能组建一个内容兼顾通用教学技能和行为、特定专业教学技能和行为的平衡的培训课程也是合理的。

一个培训方案的内容广度可以很宽泛，对这个内容的初步决定应基于住院医师个人成长关键教学行为技能需求评价、住院医师主要教学对象的学习需求、医院的教育目标等。此外，还应考虑有无课程教师、其专业能力水平、有无必要的教育资源（包括课程经费、住院医师培养方案中是否有时间用于住院医师带教、教学空间与课程材料）。

在确定培训内容以及培训的教学方法时，应考虑住院医师开展教学的情境。住院医师被要求在现有的职责范围内学习和练习新的教学技能，他们需要了解为什么教学技能对他们的个人发展是非常重要且是有益的。他们需要有信心，相信他们将获得与教育有关的知识和技能，这些知识和技能对他们来说是可行的，并且可以在日常工作中应用。

另外，教学情境的决定也可能受到住院医师担任患者医疗服务的主要提供者（因此可以对学习者产生最大的教育影响）的临床场景的影响，同时，也受到一些需要强化教学的特定区域的影响。例如，是否有必要强化住院医师在门诊、住院病房查房，或在临床环境中的特定区域如手术室、急诊科或操作区域中的教学？界定教学情境将为在该课程中传授和实践的教学技能和方法的后续决定提供参考。

最后，应认真考虑教授一些与住院医师日常工作和患者照护责任最相适应的知识和技能。教育“工具箱”中所包括的适应性强、可被高效应用的教学技能，都是课程中最需要关注的部分。那些最常用且与住院医师角色相一致的教学技能往往是以患者为中心的教学，包括床旁教学（或当患者在场时的教学）、临床病例讨论和操作教学。许多住院医师项目还希望他们能够主持小组教学讨论，并为更多的学习者讲课。大多数临床教学任务和以患者为中心的教学行为，都可让住院医师获得直接的培训机会，让他们认识到专业榜样示范和为学习者提供有效反馈的重要性。

确定培训项目内容的优先次序后，项目主管就应开始评估实施方案所需的现有资源。这些资源包括项目经费、人员、住院医师培训内可用于教学的时间、教学空间，以及项目所需的设备和材料。在人员方面，最好为培训项目引入担任培训内容和教学法方面的专家的教师和教育者。可能需要招募和培训教师来指导住院医师小组实践新的教学技能、养成在应用新技能挑战时进行个人反思的习惯，并为住院医师适应新的教学技能在临床工作场所中的应用提供个性化的反馈和看法。新上任的在临床教育环境中实践的专科医师也是潜在的教师，他们可以展现出拥有坚实教学背景的重要性，并为未来的教学需求提供真实的情景。

在任何毕业后培训课程中，时间都是一种重要的资源，而住院医师教学能力培养项目的目的及其预期成果需要切合实际（考虑到允许的时间）。显然，住院医师教学能力培训范围越宽泛，所需的时间就越长。需要注意的是，虽然文献表明，一次性的住院医师教学能力培养强化课程可以对住院医师的信心和新的教学行为的应用产生立竿见影的效果，但许多教学行为如果没有机会通过补修课程和持续的反馈获得支持，则无法长期（大于6～10个月）维持。理想的情况是，将住院医师教学能力培养课程分次分期融入住院医师培训。这种长期的培养方式适于对技能的持续培养和强化，并可经常性回顾、讨论和解决现实工作中的教学挑战。虽然需要大量的时间，但这种融入住院医师培训的长期的教学能力培训，向住院医师表明了在其住院医师培养的学术环境中教学的重要性和价值。

实施住院医师教学能力培养方案时，如

果体验式学习原则与住院医师教学能力培养内容和预期结果相适应，那么就应该遵循体验式学习原则。住院医师作为学徒在临床环境中学习了很多医学知识。他们习惯于主动学习，这种学习的出发点是他们需要理解医学以照护患者。他们也通过利用反复获得的临床体验来提高自己的临床技能。住院医师教学能力培养应遵循类似原则。

可以考虑采用符合住院医师工作体验的临床教学案例小片段（clinical teaching case vignettes），以引发住院医师对教学技能的兴趣和求知欲。应首先激活作为临床环境中的教师和学习者的住院医师已有的关于临床教学经验的知识。对于住院医师和教师来说，临床工作中的教学挑战是实实在在的，但培训教师应以身示范临床教学并非是不可逾越的任务。为住院医师分享他们在教学角色上的成功、挑战或困惑。提供一个安全的、无评判性的环境，让住院医师可以坦诚地做出教学贡献。在住院医师教学的共同挑战中培养相互间的尊重，并在重点是共同习得和实践新技能的可行的、旨在解决问题的协作式讨论中应对挑战。

向住院医师提供对他们工作有实际意义的循证教育原则和教学技能的信息。鼓励他们提出问题，然后创造练习的机会。在促进共享式学习的小组中，将时间投入到住院医师的主动教学技能的实践中，并允许其拥有个人反思和反馈的时间。根据所教授的技能，练习内容可包括指导志愿者学生、标准化病人和进行练习录像的个人回顾（图 25.1）。录像带回顾和同伴、教师的协作式反馈，重点是关注积极的教学行为和应对挑战、解决疑难问题的思路。应进一步让他们反思新的学习内容，并思考如何调整和改进教学技能。最后，开展关于“如何在现实环境中适应新的教学技巧”的个人或小组式的头脑风暴应该有助于住院医师具象化并设置与学生之间的教学互动场景。

为第一次在临床工作岗位上成为教师的住院医师提供持续的督导、一对一的观察、咨询以及反馈十分重要。在正式培训课程结束后，培训教师应同意继续为住院医师遇到困难的教学场景提供建议，以支持他们实现培训课程的成果。

结论

- 帮助住院医师履行教学的重要使命，是医学教育长期推动和传授临床知识及医学专业人员核心特征——重视沟通、自我反思和培养——的基础。
- 住院教师的角色很复杂，也很有挑战性。他们既要具备临床能力，又要有能力将自己的临床知识和技能传授给学员，同时还要保证患者医疗和安全。
- 住院医师教学能力培训项目已成为新教师发展的一个重要手段，并产生了许多积极的影响，包括改善住院医师对临床教学的态度和看法，以及增强教师的信心、知识、技能和行为等。
- 有效的住院医师教学能力培训项目需要有预先的计划和准备，并仔细评估住院医师需求，还要配备有足够专业知识的专职协调者和引导者，以及全面的评价计划。

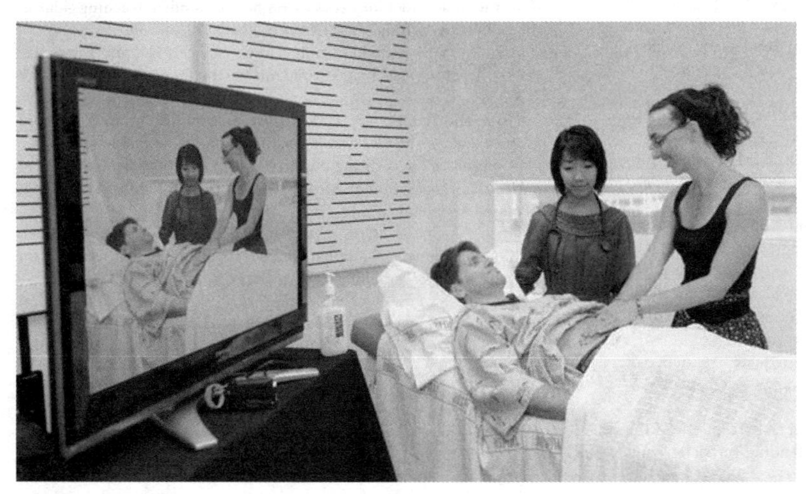

图 25.1 一位住院医师参与了担任教师的培训课程，视频记录下了她在模拟床旁教学场景中直接观察她的学生展示临床技能的过程
由奥克兰大学 Susan Hawken 博士提供

参考文献

Accreditation Council for Graduate Medical Education (2011) *Accreditation Council for Graduate Medical Education. Common Program Requirements, Effective July 2011* [Online]. http://www.acgme.org/acWebsite/dutyHours/dh_dutyhoursCommonPR07012007.pdf Accessed 12 September 2011

Alseidi, A. (2007) The resident-student teaching encounter: a structured method. *Am J Surg.* 193: 784–785

Apter, A., Metzger, R., and Glassroth, J. (1988) Residents' perceptions of their roles as teachers. *J Med Educ.* 63: 900–905

Barrow, M.V. (1965) The house officer as a medical educator. *J Med Educ.* 40: 712–714.

Barrow, M. (1966) Medical students' opinions of the house officer as teacher. *J Med Educ.* 41: 807–810

Bassaw, B., Roff, S., Mcaleer, S., et al. (2003) Students' perspectives on the educational environment, Faculty of Medical Sciences, Trinidad. *Med Teach.* 25: 522–526

Bing-You, R.G. and Harvey, B.J. (1991) Factors related to residents' desire and ability to teach in the clinical setting. *Teach Learn Med.* 3: 95–100

Bing-You, R.G. and Sproul, M.S. (1992) Medical students' perceptions of themselves and residents as teachers. *Med Teach.* 14: 133–138

Bordage, G. (1994) Elaborated knowledge: a key to successful diagnostic thinking. *Acad Med.* 69: 883–885

Bordage, G. and Lemieux, M. (1991) Semantic structures and diagnostic thinking of experts and novices. *Acad Med.* 66: S70–S72

Bordley, D.R. and Litzelman, D.K. (2000) Preparing residents to become more effective teachers: a priority for internal medicine. *Am J Med.* 109: 693–696

Brown, R.S. (1970) House staff attitudes towards teaching. *J Med Educ.* 45: 156–159

Brown, R S. (1971) Pedagogy for surgical house staff. *J Med Educ.* 46: 93–95

Busari, J.O. and Scherpbier, A.J. (2004) Why residents should teach: a literature review. *J Postgrad Med.* 50: 205–210

Busari, J.O., Prince, K.J., Scherpbier, A.J., van der Vleuten, C.P., and Essed, G.G. (2002) How residents perceive their teaching role in the clinical setting: a qualitative study. *Med Teach.* 24: 57–61

Busari, J.O., Scherpbier, A.J.J.A., van der Vleuten, C.P.M., and Essed, G.E. (2000) Residents' perception of their role in teaching undergraduate students in the clinical setting. *Med Teach.* 22: 348–353

Busari, J.O., Scherpbier, A.J., van der Vleuten, C.P., and Essed, G.G. (2003) The perceptions of attending doctors of the role of residents as teachers of undergraduate clinical students. *Med Educ.* 37: 241–247

Busari, J.O., Scherpbier, A., van der Vleuten, C.P.M. and Essed, G.G.M. (2006a) A Two-day Teacher-Training Programme for Medical Residents: Investigating the Impact on Teaching Ability. *Adv Health Sci Educ.* 11: 133–144

Busari, J.O., Scherpbier, A.J.J.A., van der Vleuten, C.P.M., Essed, G.G.M., and Rojer, R. (2006b) A description of a validated effective teacher-training workshop for medical residents. *Med Educ Online.* 11: 1–8

Cave, J., Woolf, K., Jones, A., and Dacre, J. (2009) Easing the transition from student to doctor: how can medical schools help prepare their graduates for starting work? *Med Teach.* 31: 403–408

D'eon, M.F. (2004) Evaluation of a teaching workshop for residents at the University of Saskatchewan: a pilot study. *Acad Med.* 79: 791–797

De, S.K., Henke, P.K., Ailawadi, G., Dimick, J.B., and Colletti, L.M. (2004) Attending, house officer, and medical student perceptions about teaching in the third-year medical school general surgery clerkship. *J Am Coll Surg.* 199: 932–942

Dewey, C.M., Coverdale, J.H., Ismail, N.J., et al. (2008) Residents-as-teachers programs in psychiatry: a systematic review. *Can J Psychiatry.* 53: 77–84.

Dunnington, G.L. and Darosa, D. (1998) A prospective randomized trial of a residents-as-teachers training program. *Acad Med.* 73: 696–700

Edwards, J.C., Kissling, G.E., Plauche, W C. and Marier, R.L. (1986) Long-term evaluation of training residents in clinical teaching skills. *J Med Educ.* 61: 967–970

Edwards, J.C., Kissling, G.E., Plauche, W.C., and Marier, R.L. (1988) Evaluation of a teaching skills improvement programme for residents. *Med Educ.* 22: 514–517

Ehrlich, P.F. and Seidman, P.A. (2006) Deconstructing surgical education-teacher quality really matters: implications for attracting medical students to surgical careers. *Am Surg.* 72: 430–434

Ek, E.W., Ek, E.T., and Mackay, S.D. (2005) Undergraduate experience of surgical teaching and its influence on career choice. *ANZ J Surg.* 75: 713–718

Elnicki, D.M. and Cooper, A. (2005) Medical students' perceptions of the elements of effective inpatient teaching by attending physicians and housestaff. *J Gen Intern Med.* 20: 635–639

Frattarelli, L.C. and Kasuya, R. (2003) Implementation and evaluation of a training program to improve resident teaching skills. *Am J Obstet Gynecol.* 189: 670–673

Furney, S.L., Orsini, A.N., Orsetti, K.E., Stern, D.T., Gruppen, L.D., and Irby, D.M. (2001) Teaching the one-minute preceptor. A randomized controlled trial. *J Gen Intern Med.* 16: 620–624

Gaba, N.D., Blatt, B., Macri, C.J., and Greenberg, L. (2007) Improving teaching skills in obstetrics and gynecology residents: evaluation of a residents-as-teachers program. *Am J Obstet Gynecol.* 196(87): e1–e7

General Medical Council (2006) *Good medical practice* [Online]. http://www.gmc-uk.org/guidance/good_medical_practice/index.asp Accessed 4 September 2011

Gome, J.J., Paltridge, D., and Inder, W.J. (2008) Review of intern preparedness and education experiences in General Medicine. *Intern Med J.* 38: 249–253

Greenberg, L.W., Goldberg, R.M., and Jewett, L.S. (1984) Teaching in the clinical setting: factors influencing residents' perceptions, confidence and behaviour. *Med Educ.* 18, 360–365.

Hafler, J.P. (2003) Residents as teachers: a process for training and development. *J Nutr.* 133: 544S–546S

Hammoud, M.M., Haefner, H.K., Schigelone, A., and Gruppen, L.D. (2004) Teaching residents how to teach improves quality of clerkship. In: CREOG/APGO 2004 Annual Meeting, 3–6 March 2004 Lake Buena Vista, FL

Henry, B.W., Haworth, J.G., and Hering, P. (2006) Perceptions of medical school graduates and students regarding their academic preparation to teach. *Postgrad Med J.* 82: 607–612

Hill, A.G., Yu, T.C., Barrow, M., and Hattie, J. (2009) A systematic review of resident-as-teacher programmes. *Med Educ.* 43: 1129–1140

Hill, A.G., Srinivasa, S., Hawken, S., et al. (2012) Impact of a resident-as-teacher workshop on teaching behavior of interns and learning outcomes of medical students. *J Grad Med Educ.* 4(1): 34–41

Hutchinson, L. (2003) Educational environment. *BMJ.* 326: 810–812

Irby, D.M. (1992) How attending physicians make instructional decisions when conducting teaching rounds. *Acad Med.* 67: 630–638

Irby, D. (1994) What clinical teachers in medicine need to know. *Acad Med.* 69: 333–342

Irby, D. and Rakestraw, P. (1981) Evaluating clinical teaching in medicine. *J Med Educ.* 56: 181–186

Jamshidi, R. and Ozgediz, D. (2008) Medical student teaching: a peer-to-peer toolbox for time-constrained resident educators. *J Surg Educ* 65: 95–98

Janicik, R.W., Schwartz, M.D., Kalet, A., and Zabar, S. (2001) Residents as teachers. *J Gen Intern Med.* 16(suppl): 101

Jewett, L.S., Greenberg, L.W., and Goldberg, R.M. (1982) Teaching residents how to teach—a one-year study. *J Med Educ.* 57: 361–366

Johnson, C.E., Bachur, R., Priebe, C., Barnes-Ruth, A., Lovejoy, F.H., and Hafler, J.P. (1996) Developing residents as teachers: process and content. *Pediatrics.* 97: 907–915

Johnson, N.R. and Chen, J. (2006) Medical student evaluation of teaching quality between obstetrics and gynecology residents and faculty as clinical preceptors in ambulatory gynecology. *Am J Obstet Gynecol.* 195: 1479–1483

Kaji, A. and Moorehead, J.C. (2002) Residents' perspective. Residents as teachers in the emergency department. *Ann Emerg Med.* 39: 316–318

Kates, N.S. and Lesser, A.L. (1985) The resident as a teacher: a neglected role. *Can J Psychiatry.* 30: 418–421

Katz, N.T., Mccarty-Gillespie, L., and Magrane, D. M. (2003) Direct observation as a tool for needs assessment of resident teaching skills in the ambulatory setting. *Am J Obstet Gynecol.* 189: 684–687

Katzelnick, D.J., Gonzales, J.J., Conley, M.C., Shuster, J.L., and Borus, J.F. (1991) Teaching psychiatric residents to teach. *Acad Psychiatry.* 15: 153–159

Lawson, B.K. and Harvill, L.M. (1980) The evaluation of a training program for improving residents' teaching skills. *J Med Educ.* 55: 1000–1005

Liaison Committee on Medical Education (2011) *Functions and Structure of a Medical School* [Online]. http://www.lcme.org/functions2011may.pdf Accessed 9 September 2011

Litzelman, D.K., Stratos, G.A., Marriott, D.J., Lazaridis, E.N., and Skeff, K.M. (1998) Beneficial and harmful effects of augmented feedback on physicians' clinical-teaching performances. *Acad Med.* 73: 324–332

Litzelman, D.K., Stratos, G.A., and Skeff, K.M. (1994) The effect of a clinical teaching retreat on residents' teaching skills. *Acad Med.* 69: 433–434

Lowery, S.F. (1976) The role of house staff in undergraduate surgical education. *Surgery.* 80: 624–628

Mccord, J.H., Mcdonald, R., Sippel, R.S., Leverson, G., Mahvi, D.M., and Weber, S.M. (2009) Surgical career choices: the vital impact of mentoring. *J Surg Res.* 155: 136–141

Miller, G.E. (1980) *Educating Medical Teachers.* Cambridge, MA: Harvard

University Press
Morrison, E.H. and Hafler, J.P. (2000) Yesterday a learner, today a teacher too: residents as teachers in 2000. *Pediatrics.* 105: 238–241
Morrison, E.H., Friedland, J.A., Boker, J., Rucker, L., Hollingshead, J., and Murata, P. (2001) Residents-as-teachers training in the US residency programs and offices of graduate medical education. *Acad Med.* 76: S1–S4
Morrison, E.H., Boker, J.R., Hollingshead, J., Prislin, M.D., Hitchcock, M.A., and Litzelman, D. K. (2002) Reliability and validity of an objective structured teaching examination for generalist resident teachers. *Acad Med.* 77: S29–S32
Morrison, E.H., Rucker, L., Boker, J.R., et al. (2004) The effect of a 13-hour curriculum to improve residents' teaching skills: a randomized trial. *Ann Intern Med.* 141: 257–263.
Morrison, E.H., Shapiro, J.F., and Harthill, M. (2005) Resident doctors' understanding of their roles as clinical teachers. *Med Educ.* 39: 137–144
Moser, E.M. (2008) Chief Residents as educators: an effective method of resident development. *Teach Learn Med.* 20: 323–328
Musunuru, S., Lewis, B., Rikkers, L.F., and Chen, H. (2007) Effective surgical residents strongly influence medical students to pursue surgical careers. *J Am Coll Surg.* 204: 164–167
Nguyen, S.Q. and Divino, C.M. (2007) Surgical residents as medical student mentors. *Am J Surg.* 193: 90–93
Pandachuck, K., Harley, D., and Cook, D. (2004) Effectiveness of a brief workshop designed to improve teaching performance at the University of Alberta. *Acad Med.* 79: 798–804
Pelletier, M. and Belliveau, P. (1999) Role of surgical residents in undergraduate surgical education. *Can J Surg.* 42: 451–456
Prislin, M.D., Fitzpatrick, C., Giglio, M., Lie, D., and Radecki, S. (1998) Initial experience with a multi-station objective structured teaching skills evaluation. *Acad Med.* 73: 1116–1118
Remmen, R., Denekens, J., Scherpbier, A., et al. (2000) An evaluation study of the didactic quality of clerkships. *Med Educ.* 34: 460–464
Roberts, K.B., Dewitt, T.G., Goldberg, R.L., and Scheiner, A.P. (1994) A program to develop residents as teachers. *Arch Pediatr Adolesc Med.* 148: 405–410
Rotenberg, B.W., Woodhouse, R.A., Gilbart, M., and Hutchison, C. R. (2000) A needs assessment of surgical residents as teachers. *Can J Surg.* 43: 295–300
Royal College of Physicians and Surgeons of Canada (2005) *The CanMEDS 2005 physician competency framework* [Online]. http://www.royalcollege.ca/portal/page/portal/rc/common/documents/canmeds/resources/publications/framework_full_e.pdf Accessed 22 March 2013
Rubak, S., Mortensen, L., Ringsted, C., and Malling, B. (2008) A controlled study of the short- and long-term effects of a Train the Trainers course. *Med Educ.* 42: 693–702
Schwartz, M., Linzer, M., Babbott, D., Divine, G.W., and Broadhead, E. (1991) Medical student interest in internal medicine. Initial report of the Society of General Internal Medicine Interest Group Survey on Factors Influencing Career Choice in Internal Medicine. *Ann Intern Med.* 114: 6–15
Seely, A.J., Pelletier, M.P., Snell, L.S. and Trudel, J.L. (1999) Do surgical residents rated as better teachers perform better on in-training examinations? *Am J Surg.* 177: 33–37
Sheehan, D., Wilkinson, T.J., and Billett, S. (2005) Interns' participation and learning in clinical environments in a New Zealand hospital. *Acad Med.* 80: 302–308
Sheets, K.J., Hankin, F.M. and Schwenk, T.L. (1991) Preparing surgery house officers for their teaching role. *Am J Surg.* 161: 443–449
Snell, L. (1989) Improving medical residents' teaching skills. *Ann Roy Coll Phys Surg Can.* 22: 125–128
Spickard, A., 3rd, Corbett, E.C., Jr., and Schorling, J.B. (1996) Improving residents' teaching skills and attitudes toward teaching. *J Gen Intern Med.* 11: 475–480
Stark, P. (2003) Teaching and learning in the clinical setting: a qualitative study of the perceptions of students and teachers. *Med Educ.* 37: 975–982
Steinert, Y., Mann, K., Centeno, A., et al. (2006) A systematic review of faculty development initiatives designed to improve teaching effectiveness in medical education: BEME Guide No. 8. *Med Teach.* 28: 497–526
Stern, D.T. (1998) In search of the informal curriculum: when and where professional values are taught. *Acad Med.* 73: S28–S30
Susman, J.L. and Gilbert, C.S. (1995) A brief faculty development program for family medicine chief residents. *Teach Learn Med.* 7: 111–114
Thomas, P. S., Harris, P., Rendina, N., and Keogh, G. (2002) Residents as teachers: outcomes of a brief training programme. *Educ Health.* 15: 71–78
Tonesk, X. (1979) The house officer as a teacher: what schools expect and measure. *J Med Educ.* 54: 613–616
Tremonti, L.P. and Biddle, W.B. (1982) Teaching behaviors of residents and faculty members. *J Med Educ.* 57: 854–859
Troupin, R.H. (1990) The mini-fellowship in teaching. A senior resident elective. *Invest Radiol.* 25: 751–753
Trowbridge, R.L., Snydman, L.K., Skolfield, J., Hafler, J., and Bing-You, R.G. (2011) A systematic review of the use and effectiveness of the Objective Structured Teaching Encounter. *Med Teach.* 33: 893–903
Vu, T.R., Marriott, D.J., Skeff, K.M., Stratos, G.A., and Litzelman, D.K. (1997) Prioritizing areas for faculty development of clinical teachers by using student evaluations for evidence-based decisions. *Acad Med.* 72: S7–S9
Wamsley, M.A., Julian, K.A., and Wipf, J.E. (2004) A literature review of 'resident-as-teacher' curricula: do teaching courses make a difference? *J Gen Intern Med.* 19: 574–581
Weissman, M.A., Bensinger, L., and Koestler, J.L. (2006) Resident as teacher: educating the educators. *Mt Sinai J Med.* 73: 1165–1169
White, C.B., Bassali, R.W. and Heery, L.B. (1997) Teaching residents to teach. An instructional program for training pediatric residents to precept third-year medical students in the ambulatory clinic. *Arch Pediatr Adolesc Med.* 151: 730–735
Whittaker, L.D., Jr., Estes, N.C., Ash, J., and Meyer, L.E. (2006) The value of resident teaching to improve student perceptions of surgery clerkships and surgical career choices. *Am J Surg.* 191: 320–324
Whittle, S.R., Whelan, B., and Murdoch-Eaton, D.G. (2007) DREEM and beyond; studies of the educational environment as a means for its enhancement. *Educ Health.* 20: 7.
Wilkerson, L., Lesky, L., and Medio, F.J. (1986) The resident as teacher during work rounds. *J Med Educ.* 61: 823–829
Wipf, J.E., Orlander, J.D., and Anderson, J.J. (1999) The effect of a teaching skills course on interns' and students' evaluations of their resident-teachers. *Acad Med.* 74: 938–942
Xu, G., Wolfson, P., Robeson, M., Rodgers, J.F., Veloski, J.J., and Brigham, T.P. (1998) Students' satisfaction and perceptions of attending physicians' and residents' teaching role. *Am J Surg.* 176: 46–48
Yedidia, M.J., Schwartz, M.D., Hirschkorn, C., and Lipkin, M., Jr. (1995) Learners as teachers: the conflicting roles of medical residents. *J Gen Intern Med.* 10: 615–623
Yu, T.C., Srinivasa, S., Steff, K., et al. (2010) Attending a house officer-as-teacher (HOT) workshop changes attitudes and perceptions towards clinical teaching. *Focus on Health Professional Education: A Multi-Disciplinary Journal.* 12: 86–96
Zabar, S., Hanley, K., Stevens, D.L., et al. (2004) Measuring the competence of residents as teachers. *J Gen Intern Med.* 19: 530–533

第26章

学生学习教学 Students learning to teach

Michael T. Ross，Terese Stenfors-Hayes

译者：左右　审校：张雯汐　王妍

于患者而言，最可靠的事是将自己的健康交付给一个从事医学教育的人。欲授业者，必须学之以恒。

Charles Mayo

引自 Mayo Clinic Proceedings，2，Charles Mayo，'Proceedings of the Staff Meetings of the Mayo Clinic'，p. 233，Copyright Elsevier，1927

学生为什么要学习教学？

文献中列举了许多医学生要学习开展教学工作的理由，最重要的是加强对患者的医疗服务。如果临床医生们受过教学培训，并具有教学积极性，那么他们的学生及学员更有可能接受高质量的教学，更有可能提供高质量的医疗服务。优秀的教师可以帮助患者和同事满足他们自身的需求，既能传授知识，也能帮助他们增强对自身能力和自我效能的信心（Roter，2000；Dandavino et al.，2007）。增加临床教学还可以通过增多患者与医生、医学生交谈和提问的时间，让患者感受到被重视，从而直接提升医疗服务。

当代医学毕业生也越来越多地学习如何进行教学。他们的学习范围既涉及特定的教学角色，又包含更通用的教学法则（如 Bharel and Jain，2005；James et al.，2006；Mann et al.，2007；Rodrigues et al.，2008；Hill et al.，2009；Ostapchuk et al.，2010；Qureshi et al.，2013）。第 25 章中我们深入探讨了毕业后学生教学。这也让一个问题浮出水面——医学生是否真的需要在本科期间学习如何进行教学，或是可以在本科毕业后再进行这方面的学习。但如果我们期望毕业生能在第一天工作就有效地开展教学，那么在他们毕业后才开始接受教学培训则为时已晚。教学是一项复杂的活动，需要具备大量的技能才能有效地掌握，医学生们需要尽早开始通过刻意练习来学习和积累经验（Ericsson，2004）。因此，很多卫生保健服务机构有更多理由希望医学生学习如何进行教学。而学生本身也可能想要学习如何进行教学——为了解决他们自己的学习需求、出于自身职业目的或利益，或者仅因他们喜欢教学，认为它有意义。图 26.1 及其后内容进一步探讨了一些支持学生学习如何教学的原因。

因为希望医学毕业生具备对患者进行健康教育的能力

研究证明，良好的患者教育和以患者为中心的医疗服务可以优化健康结局（Stewart，1995；Stewart et al.，2000；Adams，2010）。人们通常期望医学生学习如何对患者进行健康教育。许多国家的医学生已经接受了多年此类培训和能力评估。这项内容通常是本科课程的一部分，归类于交流或咨询技巧，但没有明确地被视作“教学”。例如，英国医学总会要求

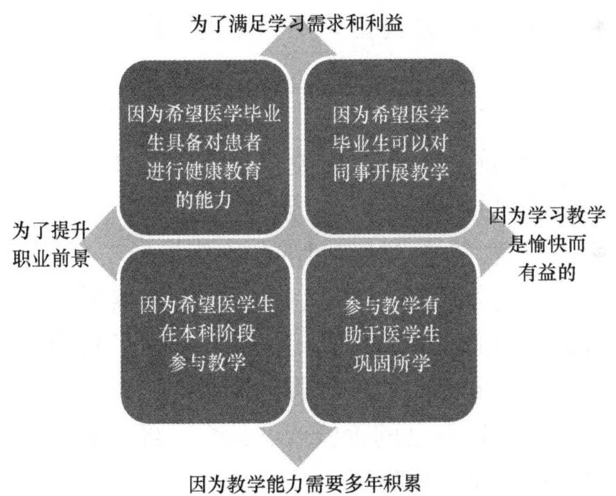
为了满足学习需求和利益
因为希望医学毕业生具备对患者进行健康教育的能力
因为希望医学毕业生可以对同事开展教学
为了提升职业前景
因为学习教学是愉快而有益的
因为希望医学生在本科阶段参与教学
参与教学有助于医学生巩固所学
因为教学能力需要多年积累

图 26.1 本科生应学习如何进行教学的原因

所有新毕业的医学生能够“为患者提供解释、建议、保障和支持”（GMC，2009，p. 19）。同样，加拿大医学委员会要求所有医学毕业生都应有能力“促进他人（患者、卫生专业人员、社会）学习，并将其作为职业责任的一部分”［Medical Council of Canada，2009，Physician as Scholar，Objective 3（《作为学者的医师》目标三）］。

因为希望医学毕业生可以对同事开展教学

国家监管机构、医疗体系或当地机构都可能要求医学生学习如何进行教学。例如，GMC 现在还要求所有英国医学专业的应届毕业生有能力：

> 有效地充当导师和教师的角色，完成包括评估、考核、审查同伴，以及提供有效反馈等工作，并抓住各种机会强化这些技能
>
> GMC（2009，p. 27）。

即使没有相关法规要求医学生学习教学，人们也通常会期望医学生接受相关培训。在近期的一个欧洲项目中，医学学者、毕业生和学生之间达成了强烈共识，即所有欧洲医学毕业生都应具有“进行教学的能力”（Cumming and Ross，2008，p. 17）。教学也是在欧洲各医学生组织合作编写的《欧洲本科医学核心课程》（*the European Core Curriculum*）中的九个方面之一（Hilgers and De Roos，2007；Rigby，2007）。许多其他作者在文献中也提出了教学相关的课程（如 Pasquale and Pugnaire，2002；Dandavino et al.，2007；Zijdenbos et al.，2011）。苏格兰的最新研究发现，医生们普遍在毕业后的第一年开始进行教学工作（Ross，2012），具体包括以下三个主要领域：

- 随机的非正式教学
  - 让医学生参与日常实践
    - 鼓励医学生学习、观察和实践
    - 评估医学生临床实践并给予指导
    - 回答医学生的提问
    - 在医学生面对困难或压力时提供支持
    - 将任务或责任委派给医学生
  - 指导医学生独立诊疗
    - 为学生寻找患者资源
    - 让学生参与接诊患者
  - 观察或评估医学生并提供反馈
    - 床旁教学
    - 指导学生进行临床操作
    - 考查学生的知识和临床推理能力
  - 随时为医学生提供小型辅导
  - 指导同年资或低年资的医生
  - 指导护士、护理专业学生及相关保健人员
- 预先安排的半正式教学
  - 带领学生参观实习
  - 预先安排的以案例为基础的课程
  - 为在校生累积工作经验
  - 在工作以外为学会和朋友进行教学
  - 预先安排的形成性评价（如客观结构化临床考试）
- 有组织的正式教学
  - 有正式教学计划的授课
  - 临时替代没有时间的高年资教师授课
  - 有正式课表的临床技能课程
  - 举办演讲或讲座
  - 负责组织教学活动
  - 准备学习资源

随着年资增长，医生除了在毕业后就开始进行的日常教学活动之外，通常会承担更多教学任务及角色，具体包括讲师、辅导员、临床监督者、导师、顾问和考官等。这些教学活动、角色头衔以及所需培训都可能有很大的不同。其中一些角色可能定义明确，并易与其他临床和教学角色区分开来，但有些角色可能

很难界定和区分（Stenfors-Hayes et al.，2010，2011；Stenfors-Hayes，2011）。

因为希望医学生在本科阶段参与教学

许多医学生在本科期间就开始教学（Soriano et al.，2010），尤其是在各类的同伴互助学习（peer-assisted learning，PAL）活动中（Ross and Cameron，2007）。大多数人是自愿参与这样的PAL活动及其相关培训的。一些机构已将PAL深深嵌入课程设计之中，学生都会完成相关培训，并以本科生身份参与教学（Ten Cate，2007；Zijdenbos et al.，2011）。人们通常还希望医学生以本科生身份对患者进行健康教育，不过这种指导通常是在模拟或监督下进行，而非独立进行。

因为参与教学有助于医学生巩固所学

以教学为的目的的学习要比以考试为目的学习更加有效（Bargh and Schul，1980）。实际上，讲授某些内容可以进一步加强学生对知识的学习，并且会显著改善理论考试和实践考试结果（Knobe et al.，2010）。PAL指导者表示自己经常主动为他人讲解内容的原因之一是这个过程可以帮助自己修正或巩固所掌握的知识。学习如何进行教学的医学生和受训者可能会产生不同的思维方式并以不同的方式进行临床实践（Weiss and Needlman，1998）。

学生学习教学意味着什么？

我们问学生“学习如何开展教学意味着什么”。这个问题就如同我们问学生“为什么要开展研究”或“为什么要承担医疗工作”一样，都非常难以回答。例如，充足的知识储备是开展教学的重要先决条件，但仅掌握知识还远远不够。正如Miller（1990）和其他许多研究人员所强调的，了解一门技能或方法，和能够将它演示或执行出来，二者之间有着明显的差别。Shulman（1987）则认为教师需要具备以下七个领域的知识：

- 讲授内容相关知识（在此处特指医学知识）
- 掌握一般的教学知识（如教学组织和管理的原则和策略）
- 掌握课程设计相关知识
- 了解教学方法相关知识（教学内容与教学方法的结合）
- 了解教学对象
- 了解教学环境和相关背景知识（如医院或教室的环境或社区文化）
- 关于教育的目标、目的和价值观

上述知识有助于教师为学生提供适当的培训。许多人认为第八个领域“关于自身的知识”也非常重要。教师需要重点关注自我意识，并反思自己的价值观、信念、经验和偏好对教学工作的影响。

教学通常被概念化为教师和学生在报告厅、教室或床旁一同参与的工作，在图26.2中表示为共同活动。从这个角度来说，人们对于教学的预期可能仅仅是学习如何讲课、如何带领小组或如何与学生讨论病例。但这些都只是学习教学的部分内容。除此之外还要了解学生的先备知识（prior knowledge）、学习目标、关注点，以及他们可以独立开展的学习活动。同时，这种粗浅的理解忽略了每个教师的性格、经验和技能；忽略了教师所进行的其他不涉及学生的教学活动，如备课、教学资源建设和评估；忽略了实际的教学内容以及教与学的各个方面。实际上，可以通过选择和优化这些因素来最大程度地提高教学质量。图26.2中的模型提供了广泛的关于教与学的综合观点，可以帮助我们更好地考量学习教学意味着什么（Ross and Stenfors-Hayes，2008a，b）。

教师的教学理念就是他们对教学意义的理解。教学理念可以从信念（包括自我认知）、目标和行动的角度来考虑（Pratt and Associates，1998）。在考虑学生如何学习教学，并对表26.1进行扩展时，以下三个相关方面会对我们有所帮助。

明确教师角色

尽管临床教师可能会无意识地通过角色示范和非正式互动进行教学，但教学最好为有目的开展的正式活动（Cruess et al.，2008）。学生必须将教学看作他们期望掌握的技能，这样才能刻意练习并提升教学技能（Ericsson et al.，1993；Ericsson，2004）。因此，学生学习如何进行教学的先决条件就是相信它的可能性，并

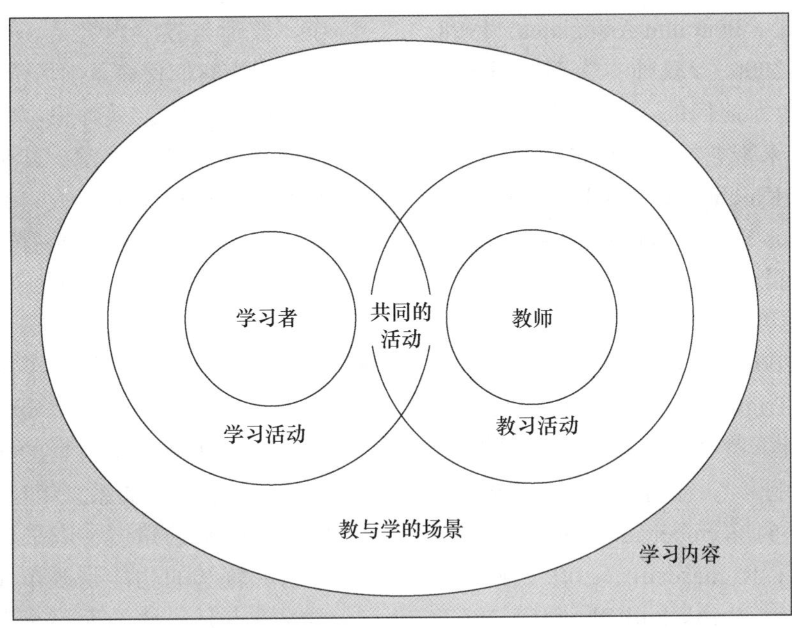

图 26.2　教与学模型

转载自 Michael T. Ross，Terese Stenfors-Hayes，‘Development of a framework of medical undergraduate teaching activities’，Medical Education，42，9，pp. 915-922，2008，经 Wiley 许可使用

表 26.1　培养学生的教学观

信念	学生需要相信自己可以通过学习成为教师
目标	学生的教学目标需要有广度和深度，并结合每个课程的要求
行动	学生需要掌握教学技巧并具备教学能力

确信自己会在现在或未来承担教学的工作。然而近期的研究发现，许多低年资医生和医学生并不认为教学是自己工作的一部分（Ross，2012）。甚至许多从事教学工作的高年资医生都认为自己是“教书的医生”，而不是“教师”（Stone et al.，2002；Higgs and McAllister，2007；Taylor et al.，2007）。但大多数医生确实承担了教学工作，而且教学工作有时还与医疗服务及其他工作产生了冲突（Rotem and Bandaranayake，1981；McInnins，2000；Stark，2003；MacDougall and Drummond，2005；Young，2006；Taylor et al.，2007；Schofield et al.，2010）。例如，临床医生可能会同时需要对患者和学生负责，如果二者之间发生冲突，他们就可能需要同时扮演不同角色，或是在二者之间排出优先顺序（Higgs and McAllister，2005）。指导学生学习教学的相关人士需要认识到，新增的教学角色可能为学生带来潜在冲突，他们需要帮助学生认识和管理这种多重角色下的内在压力（Lieff et al.，2012）。

在 19 世纪 90 年代，学者们就已经注意到教师角色未被充分重视的问题（Calman，2007）。直至今天，我们仍然很少专门讨论教学，而仅仅把它当作是一件医生所做的事情（Rotem and Bandaranayake，1981；Handal，1999；Young，2006）。学习如何进行教学不仅局限于内容学习，还涉及职业素养的培养。将自己当作教师的临床医生可能更喜欢教学，会更多地从事教学工作，并会被学生和其他教师认为是好教师（Starr et al.，2003）。这表明，尽早让学生明确自己的教学角色是很重要的。发展学生的职业认同及定义其多重角色，对学生的幸福感以及与同事和患者的关系有着深远的影响（Monrouxe，2010）。将学习教学列入本科课程，这可能有助于增强未来毕业生对其教师身份的认同，从而提高教学质量。

明确教学理念

医学生学习如何开展教学，需要对什么是教学、教学的作用有一定的了解，这个问题的答案并不简单。对教学的本质和目的有多元的理解，这种理解上的差异将影响教师看待事物的模式，以及他们对其所见所闻进行解读的方式和行为模式（Pratt and Associates，1998；Entwistle et al.，2000）。教师本人对教师这份工作的理解将会为他们的工作提供方向和依据，为他们展望未来教学形式提供了解。教师当前教学学科（Knight and Trowler，2000）及学科背景（Jarvis-Selinger et al.，2006）对其价值观、信念和教学理念会产生影响。有证据表明，教师的教学理念会影响其教学方式（Prebble et al.，2004）。这也将间接影响他们所教学生的学习（Trigwell et al.，1999；Martin et al.，2000）。因此，教师出于自身的发展策略，经常会有意地影响参与者的教学理念（Trigwell and Prosser，1996；Kember and Kwan，2000；Ho et al.，2001；Richardson，2005；Knight and Bligh，2006；Bulik and Shokar，2007；Åkerlind，2008）。甚至有人指出："如果不改变教师的教学理念，就不可能从根本上改变教学质量"（Kember and Kwan，2000，p. 469）。

高等教育领域中，许多研究强调了教学方法之间存在的差异。其中，以教师为中心的教学方法，关注教师会采取哪些方式来使得自身的表达更加清晰、有针对性；而以学习者为中心的方法，则更关注学习者的过往学习经验以及他们对教学的适应，以此优化学生的学习和发展（Kember，1997；Kember and Kwan，2000；Wood，2000；Samuelovicz and Bain，2001；Åkerlind，2004；Postareff and Lindblom-Ylänne，2008；Weurlander and Stenfors-Hayes，2008）。在不同的情况下，教师的目标是完全不同的。并且大多数研究表明：以学习者为中心的方法比以教师为中心的方法更好（Pratt et al.，1998）。但我们并不支持这种两极化的二分法。我们提出关于良好教学的五种观点，主要包括：

- 从传播学的角度，良好的教学是用结构化的方式清晰而准确地把教学内容呈现给学生。教师和教学内容，以及如何有效地呈现内容、实现目标是其重点内容。
- 从学员的角度，学习者应当与教师互动，并逐渐习得与教师相似的思考和行动模式，以及采取与教师相似的社会模式和方法，通过榜样模仿、提问和反馈的方式完成工作。教师与教学内容是一个不可分割的整体，因为它们代表了学习价值和知识。
- 从发展的角度，教师根据学生当前的知识和经验来设计和教学，其重点是帮助学生发展批判性思维和个人自主能力。这要求教师以一种欣赏的眼光看待学生针对学习内容提出的看法，现有知识可以受到质疑，教师的权威性也可商榷。
- 从培养的角度，它强调了教师为学生创建安全的支持性环境的重要性，这种环境应最大程度地减少学习者的挫败感，而强调情感支持、人际关系、相互信任和尊重。
- 从社会变革的角度，应采用更广泛的批判立场。教学的功能是改革实践。因此，教学的重点是集体的而不是个人的。这种看法鼓励学生进行自我批评，并授意他们去成为社会变革的推动者。

Pratt 等（1998）认为，这五种观点在本质上不存在优劣之分，并且每种观点都或多或少地与实际教学的背景、文化和规则有关。这个观点和图 26.2 的模型之间存在关联，都涉及学生、教师、学习背景和实际情况之间相互依存，以及选择教学活动时需要考虑的各种因素。每个观点都具有合理的认识论和哲学基础，并且适合于某些特定的学习者、学习环境和学习目的。通常情况下，其中的某一种特定观点在特定时间会占据首要地位，但教师通常会介绍多种教学观点。

许多资源和工具可以帮助新手教师广泛地进行相关思考，以构建他们自身对教学目的的认知和观点。这其中最著名的一个例子可能就是 Trigwell 和 Prosser（2004）的教学清单方法（approaches to teaching inventory），他们的理论体系区分了以教师为中心和以学生为中心的不同教学方法。另一个例子是教学观点清单（teaching perspectives inventory），这个清单是根据 Pratt 的研究得出的，它区分了我们之前所列出的五个平行的教学概念（Collins and Pratt，2011；Pratt and Collins，2012）。这两种工具都已被大量教师在不同的环境中广泛应用，并为不同的教学观提供了通俗易懂的介绍。

达到预期教学效果

教学的目标是否达成，可以通过具体的方法来进行考量，包括教学活动、课堂教学、课程体系及教学计划。尽管从概念上讲，教学目的可能是多种多样的，但在实际规划课程时，教师通常会尝试框定他们希望教授的特定内容。医学教育中的特定内容通常是指特定学习计划的预期成果，或者是学生将形成的能力，以及在课程结束时评价医学生已经具备该能力。因此，学习教学的学生既需要能够预判教学结束后学生们掌握的学习成果或获得的能力，还需要认识到将实际的教学、学习、评价和评估等过程与教学计划紧密结合的重要性（Biggs，1996）。此外，这些未来的教师还需要了解他们日后所要面对的学生期望达到的熟练程度、深度和实践的运用水平（Harden，2007）。

在大部分教学环境中，学生和大多数的高年资医学教师在教学活动开始之前，已经基本达成共识，包括预期学习成果和需具备的能力。学生有时在短时内就能学会这些知识。因此，他们很可能对学习过程中遇到的每个困难，以及是哪些因素帮助他们高效地完成学习留下深刻印象，并且还可能从他们同龄人的经历当中吸取经验和教训。对构建性教学法的理解可以帮助新手教师们思考哪些形式的教学活动最有可能帮助学生达成预期结果，而不是生搬硬套那些他们曾经接触过的教学形式，也不是要全面的教科书式地提供主题所有相关的细节。

学习技巧和方法

有大量不同的教学方法可用于讲授、学习及实践。参与医学生教学的教师首先开展的教学活动包括提供学习资料、示教、督促学习、评价和反馈（Ross and Stenfors-Hayes，2008b）。很多人还会参加一些非正式的教学活动，如介绍课程背景，或教学活动管理，包括课程引领和开发，以及学生和教师招募。大多数教师还参加了个人学习和社区建设活动，包括正式培训、网络活动和教学研究，尽管在一开始他们可能不会认为这些活动属于教学（Ross and Stenfors-Hayes，2008b）。经常参加此类活动（尤其是正规培训）能够为教师们的实际教学活动提供支持，让他们为教学做好准备。

学生如何学习教学？

学生可以通过多种方式学习如何进行教学，也能通过学习本科课程来实现这一目标。这包括学习如何指导患者、将现有知识与从其他地方学习到的内容融会贯通、向榜样学习并吸取经验，以及通过实践积累教学经验——其中最常见的就是参与各种形式的同伴互助学习（PAL），以及参加具体的教学培训（图 26.3）。

学生学习如何开展患者教育

医学生已经详细学习了如何进行患者教育，并有能力去执行。指导患者和指导同伴之间有很多相似之处，这两种模式中学习和积累的一些技能都同样适用于其他教学环境（Cohen and Dennick，2009；O’Sullivan and Irby，2011）。例如，以患者为中心的医疗观和以学生为中心的教学观紧密相连（Smith et al.，2007）。同样，经验丰富的医生与学生或实习生之间，以及医生与患者之间的关系都可能因双方能力差异而变得复杂（Ong et al.，1995）。这是医生和教师需要仔细考虑的问题。此外，为了赢得患者的信任并提供有效的医疗服务，医生必须要与患者之间建立融洽的关系（Tate，2009）。考虑到医学教师与学生或学员之间的关系，有效的教学也需要建立在融洽关系和彼此信任的基础上（Neighbour，2004）。有一些原则能够保证良好的沟通，例如沟通者应当促进双方进行对话，而非单向传递信息，沟通者应当根据沟通结果进行计划和思考，以及不断更新自己的沟通计划，而非坚持原本的线性计划，这些原则都可以应用于对患者和同伴的指导（Dandavino et al.，2007）。学生从临床培训或与患者互动中获得的经验，都可以轻松地从教学和学习的角度加以反思和再利用，由此来促

学生学习如何开展患者教育
融会贯通所学知识到教学中
角色榜样教育和自我提升
积累教学经验
教学培训

图 26.3 学生学习如何开展教学

进教学能力的提高。这两类教学的目的都是帮助其接受者，即患者和学生进行个体学习、提高自我效能、避免发展依赖性（Roter，2000）。

融会贯通所学知识到教学中

医学生在本科期间已经学习了足够多的专业内容，这些内容其实与如何进行教学有关，但通常不会被贴上这样的标签。之前我们已经介绍过与指导患者相关的临床交流，但是其他相关的方面，例如如何把一个坏消息告诉给患者，也可以应用于给学生或受训者提供复杂反馈上（Tate，2009）。一些伦理原则，比如同意原则、保密原则、受益原则、非恶意原则、患者自主原则和社会公正原则等对于教育和临床实践来说也十分重要（Campbell et al.，2005）。本科医学课程的其他内容，例如团队合作、文献检索和评论、撰写报告和论文、进行展示汇报、时间管理、反思性实践、同伴评价、同伴反馈，以及继续职业发展，也都与教学学习有关。

角色榜样教育和自我提升

医学生通常也会接触到各种各样的教师，他们势必会从这些教师身上学到示范和教学经验（MacDougall and Drummond，2005；Knight et al.，2006）。这其中可能包含了正面的、学生们想效仿的优秀教学范例，但也有可能包含了负面的、他们想谨慎避免重蹈覆辙的教学范例。有证据表明，用“严谨的角色示范”来累积学生的教学经验，并让他们接触到良好的教学范例，可以对学生的学习产生积极影响（Cruess et al.，2008）。当然，这样的教学范例并不限于医学教师，还可以包括学生们以前的中小学教师、体育教练、家庭成员，甚至是医学生自己作为患者接触到的医生。

积累教学经验

教学是一项复杂的活动。大量文献证实参与各种复杂活动具有积极意义，因为学生可以由此积累经验并进行刻意练习（Schön，1983；Kolb，1984；Ericsson et al.，1993；Ericsson，2004；Van de Wiel et al.，2011）。有人甚至会认为，没有实际的教学经验就不可能学会如何进行教学。缺乏实践经验的学生没有相关的自身经历用于反思和提高，也更难在参加正规培训时从中获益。实际教学经验不仅可以为学生们提供学习和练习教学技能的机会，影响个人不断发展的职业素养，改变学生们对待教学和学习的态度，还可以促进学生“实践智慧”的发展（Carr，2000；Korthagen et al.，2001；Shulman，2007）。这种实践智慧（希腊文：phronesis）只基于个人经验并针对特定情况而产生，通常具体而主观。它与更综合、更抽象的科学知识（希腊文：episteme）有很大的不同，科学知识往往可以通过听课或读书直接进行学习（Korthagen et al.，2001）。因此，在理想情况下，要学习如何指导患者和同伴的学生应该通过实际教学来积累实践经验，这样的实践经验也可以帮助学生建立对于自己教师身份的认同感（Stone et al.，2002）。本科医学生要积累教学经验可以采取不同的形式，最常见的就是各类的PAL活动（图26.4）。还没有PAL经验的学生们，则可以反思他们在其他任何情况下的教学经验，例如在家指导弟妹，教别人如何进行一项体育项目，或带领学生团队的经历。无论是否有过教学经历，他们都可以反思他们的学习过程，也就是他们的教师教导他们的过程。

教学培训

学生们参加教师培训的动力和目标将因他们的教学观而异。注重在教学当中传递信息的学生可能对演讲技巧更感兴趣，而注重长远发展的学生则可能更关注如何通过教学

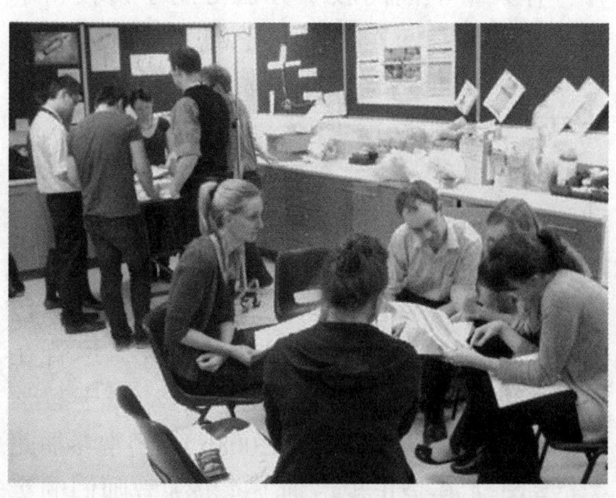

图26.4 学生们参加流体平衡主题的PAL活动

使得学生们习得并养成批判性思维和反思习惯（Åkerlind，2003）。随着时间的推移，医学教师们在自身职业发展方面的重点已经从技能练习、教学辅助具准备和交流技术转移到鼓励以学生为中心的学生自主学习、协作学习和创建更有利于学生的学习环境上（Wilkerson and Irby，1998；McClean et al.，2008）。现今的教学活动包括小组讨论、答疑、指导、反思日记、自我评价、学生和同伴反馈、角色扮演、重大事件分析、见习和学术活动等（Knight，2002；Prebble et al.，2004；Steinert et al.，2006；McClean et al.，2008；McLeod and Steinert，2010）。上述所有活动也都可以供学习教学的学生使用。其他潜在的活动还包括分析学生教学录像、团队合作教学及反馈与反思，以及参加教育学文献的阅读小组或研读会。为了深入理解教学，反思是先决条件（Tigelaar et al.，2008）。深入思考的范畴框定在对所学内容的实践范围之内（Boud and Walker，1998）。当思考内容与思考者自身经历密切相关时，能取得更好的效果（Sharpe，2004）。这一理论再次证实了在理想的情况下，学生在参加正式教学培训之前应该具备一定教学经验的观点。

同伴互助学习

同伴互助学习可以定义为“来自相似社会群体的非专业教师通过彼此指导互相帮助来进行学习”（Topping，1996，p. 322）。因此，PAL 活动中总有非专业教师从事某种形式的教学工作，但不包括与教学无关的小组活动。不同专业和年级的医学生通常也都会被认为是同伴，因为他们在专业活动和职业发展阶段中都属于相似的社会群体（Ross and Cameron，2007）。医学教育中的 PAL 术语尚未标准化。其实际使用的替代术语包括“同伴教学”“学生互助”或“补充教学”，还有各种各样的术语描述 PAL 的参与者和具体活动。不过在本章中，我们所描述的是离散式 PAL 计划或项目。在这种形式的 PAL 中，指导者通过交互或会话的方式协助被指导者学习。但一个公认的事实是在某些 PAL 项目中，指导者仅提供学习材料，或只在线上讲授答疑，不和参与者直接沟通。而在交互式 PAL 活动中，成员身份可随时在指导者和学生之间切换。

PAL 这种教学形式在本科医学教育中非常普遍，其应用最早可追溯到公元前 340 年亚里士多德采取的教学模式（Wagner，1982）。PAL 没有明确规范的“正规”形式，也不常出现在各种报道中。但在过去的几十年里，大量文献都涉及 PAL 相关的研究。这些研究涉及很多学科领域和培训阶段，并包括许多不同的教学方法和教学策略：如复习指导、基于问题的学习的引导、为学生提供支持、形成性评价和反馈、终结性评价、讲座和制作学习资料。

文献表明，来自同伴的与来自经验丰富教师的教学质量存在差异。比较同伴教学者与专业教师的研究表明，在某些情况下，由同伴指导的学生可以取得与教师指导相同甚至更好的学业评估结果和考试成绩（如 Perkins et al.，2002；Knobe et al.，2010）。但有时，同伴指导效果完全不如专业教师指导效果（Rogers et al.，2000）。与任何其他教学方法一样，PAL 教学在任何特定情况下都会具有不同的优势和劣势，因此所有新的 PAL 方案都应接受严格监管和评估，确保能够达到预期的结果。我们鼓励未来的 PAL 计划制定者先查找相关文献，寻找与自己学科相关的 PAL 实例，并遵循前人的 PAL 计划和实施项目的模板框架，例如 Ross 和 Cameron（2007）的 PAL 问题框架。

PAL 的优势

文献中大多数的 PAL 实例显示，PAL 指导者和学生都表示喜欢参加 PAL 活动，并认为在活动中获益良多。Topping 和 Ehly（2001）认为，PAL 成功与否及其有效性受到认知、沟通、组织、情感和社会等方面因素影响。认知因素包括皮亚杰理论中所说的“认知冲突”，这一冲突的来源是指导者或学生的个人理解、信念、假设受到了挑战（Piaget，1973）。认知因素还包括维果斯基（Vygotsky）的“脚手架学习”（scaffolded learning）理论，建议经验较为丰富的指导者去帮助他们仍在“最近发展区”（zone of proximal development）的同伴（Vygotsky，1978）。与专业教师相比，同伴导师与学生之间具有“认知上的一致性”，能更好地理解学生遇到的困难（Ten Cate and Durning，2007）。同时，这些同伴指导者们还可以在以教学为目的的准备过程中重新学习知识，将知识结构化，并从准备过程中获益（Bargh and Schul，1980；Ten Cate and Durning，200）。沟通因素与指导者必须去回忆、构建和表达他们对内容的理解有关。这也许是他们第一次以这样的方式回顾，并与他们的同伴一起完成倾听、解释、质疑、澄清、简化、概括和假设等相关任务（Topping，1996）。组织因素则与学生花费在学习上的更多时间有关。在许多情况下，如果除了核心课程之外还设计有其他课程，学生就可以从培训教师或PAL指导者那里获得额外的知识。如果PAL小组的规模较小，学生就能获得更多即时反馈。教学过程中学生还可以获得各种奖励。这些奖励既可以是内在的、精神层面的满足（例如收获兴趣、多样性、享受、目的感），也可以是外部的收益（例如，PAL有时会带来额外的权益、额外的机会，甚至是作为指导者所收获的物质回报）。学生的情感和社会因素包括一个放松的、非正式的学习环境。在这样的环境中，学生可以自由发言，甚至可以提出“愚蠢”的问题。由于在PAL的过程中，指导者在知识和能力上仅仅略微强于学生们，因而整个学习过程中的角色榜样塑造和学习动机都有所加强，而且隐性知识传播也会增加（Snyder，1970；Lockspeiser et al.，2008）。对于指导者而言，PAL似乎也从角色理论和自决理论的角度引起了他们对自尊的感知需求。这意味着，作为一个相对意义上的“专家”，PAL指导者将在教学过程中逐渐提高自我感知，然后使自身能力、自主性、自尊心和教学动机都得到了增强，变得更像一个真正的专家（Ten Cate and Durning，2007）。从制度的角度，PAL帮助学生了解教学，并积累实践经验。它可以填补核心课程中的空白，为学生提供团队合作、领导力和增加责任感的宝贵实践经历，还可以帮助学生发展同理心和职业素养，并增强对核心课程的参与感。也有文献报道，在某些情况下使用PAL指导代替专业教师可以节省成本，但这也构成一定隐患。

PAL的潜在问题和缺点

PAL最大的潜在问题是指导者的知识深度不足。他们可能会给学生提供不正确或不完整的信息。指导者可能在对应学科缺乏足够的经验，不能清楚地展示所授知识；也可能无法判定核心内容，从而导致作为信息接收者的学生信息过载，或者使学生对他们到底需要学些什么感到困惑（Topping，1996；Rogers et al.，2000）。许多PAL计划通常需要额外的成本投入和额外的专职人力资源，但也有人担心在某些情况下，PAL指导者被用作廉价劳动力来取代专职教师进行既定课程的教授。这对PAL指导者和学生来说都不是一件好事。医学教育文献中提到的有关PAL的另一个争议就是与同伴互相进行的体格检查。虽然报道显示，同伴体格检查可以给学生带来各种明显的益处，但并非所有学生都愿意为同伴检查，或接受同伴检查，而且还存在同伴带来的压力、强迫行为、尴尬，甚至不当行为的可能性（Chang and Power，2000；Rees et al.，2005；Wearn et al.，2008；Rees et al.，2009）。在制定PAL计划时，我们应当尽早考虑这些潜在的问题和弊端，从而尽量避免或将它们最小化。

PAL的计划和实施

Ross和Cameron（2007）开发了一个基于问题的框架体系，以引领课程开发者和PAL组织者依据此框架开发课程。此框架体系中问题的答案构成了一个基本的PAL蓝图。这些问题涉及PAL的背景、领导者和目标、参与者的招募和培训、PAL会议的形式和安排、对PAL进行评估和研究的方法、资源的影响、潜在的弊端和问题，以及PAL时间表的制定和执行。这些问题的详细信息和有效示例可参考Ross和Cameron的著作（2007）。

评价学生教学能力

教师如何确定学生是否学会了教学？迄今为止，文献中很少提到对学生的教学能力所进行的正式评价。这种现状可能会改变，因为学校为响应外部要求将开始证明其毕业生均具备合格的教学能力。在为数不多的评价相关内容中，最常见的方法是参考来自 PAL 接受者的反馈，也包含同行和专业教师的观察评定、对参与者获得的评价结果的仔细审查以及参与者的自述自评。也可使用 OSCE 形式评估教学，具体实施中，既可采用传统 OSCE 中的孤立站点形式（Zabar et al.，2004），也可采用多站点客观结构化教学考试（objective structured teaching examination，OSTE）形式（Morrison et al.，2002；Wamsley et al.，2005）。在大学，通常会使用教学档案袋来评估教师的教学工作（Centra，2000；Seldin et al.，2010）。此评估既遵循教学档案袋原则，又基于教学实践原则（参考 Snadden and Thomas，1998；Ben-David et al.，2001）。教师会逐渐将各种有关其教学的依据、反馈和个人反思纳入教学档案袋中。这种做法可有效推动教师发展反思性实践，也可作为关注和评估教师自我发展的一种方式，或用于对学生的评价。例如，将这种评估方式在本科早期阶段与教学进行组合，并将其用于毕业后培训及以后的课程。

将对教学的学习根植于课程中

如今，许多医学院校都明确要求毕业生具有教学能力，但我们在文献中依旧没有发现针对教学能力的课程开发实例。例如，荷兰乌特勒支大学医学中心已经为所有高年级医学生开设了为期 1 周的教师培训必修课程（Ten Cate，2007；Zijdenbos et al.，2011）。伦敦玛丽女王大学医学和牙科学学院推出了为期 2 天的教学实践和理论培训计划（Cook et al.，2010）。爱丁堡大学已经为所有医学专业四年级学生开设核心教学入门课程，以及一系列多样的 PAL 项目，供学生自愿作为指导者或联合组织者参加。每个项目都配有定制的 PAL 指导培训和支持。他们的这一核心导论课围绕图 26.2 所示的模型介绍了一些基本教育理论，并与该课程中所涉及的其他教学相关内容进行了明确联系，介绍了各种 PAL 机会并鼓励学生自愿参与这些项目。学生在不同的 PAL 项目中所进行的教学包括在实用解剖课程中进行演示、教授一系列的临床操作和技能、解读心电图和 X 线片、为大三学生提供建议和支持、设计并组织 OSCE 评价，以及帮助开发教学资源和复习辅导材料。爱丁堡大学的 PAL 项目自 2003 年开始实施以来，在许多方面都取得了成功。但学生们参与辅导的程度参差不齐，对学生的教学能力评价也很少，并且学生所受培训、评估和所积累的经验也都因个人参与度和参与项目种类各异。例如，在 2009—2010 学年，所有四年级的 260 名学生都有足够多的机会参与 PAL 项目并担任指导，但评估显示只有 2/3 的学生实际参与到了其中。而很多担任 PAL 辅导者和组织者的学生还参加了多个项目。人们常说，考核评价能促进学习。评估发现，许多学生没有选择参加 PAL，因为他们知道这一活动中没有考试，也不强制参加。正在努力解决上述问题。

结论

- 近年来，文献中越来越强调医学生学习教学的重要性，医学生通常从毕业起甚至毕业前就要负责患者教育和同伴教学。
- 对教学的学习不仅包括教学内容、具体的教学技术和教学技能，还应囊括以下方面：发展教师身份认同、深入了解教学目的和性质，充分了解学习者，以及理解教学背景的重要性。
- 要确保所有医学生都学会如何进行教学，并不意味着学校必须将教学作为必修课纳入核心课程。本章介绍了另一种可充分利用学生先前所学知识和现有训练内容的实用主义方法。医学生已经学会如何指导患者、如何进行良好的沟通、行为举止如何既专业又符合伦理要求，而且身边环绕着可学习效仿的榜样。许多医学生也有机会通过 PAL 进行教学，并积累实践教学经验。
- 如果希望医学生学习教学，那么需要让他们在本科早期阶段就知道有这个期待。除了接受教学专门训练以外，他们还要抓住实践机会积累教学经验。

参考文献

Adams, R.J. (2010) Improving health outcomes with better patient understanding and education. *Risk Manage Healthcare Policy.* 2010(3):

61–72
Åkerlind, G.S. (2003) Growing and developing as a university teacher—variation in meaning. *Studies Higher Educ.* 28: 375–390
Åkerlind, G.S. (2004) A new dimension to understanding university teaching. *Teach Higher Educ.* 9(3): 363–375
Åkerlind, G.S. (2008) A phenomenographic approach to developing academics' understanding of the nature of teaching and learning. *Teach Higher Educ.* 13(6): 633–644
Aspegren, K. (1999) BEME Guide No.2: Teaching and learning communication skills in medicine—a review with quality grading of articles. *Med Teach.* 21(6): 563–570
Bargh, J.A. and Schul, Y. (1980) On the cognitive benefits of teaching. *J Educ Psychol.* 72(5): 593–604
Ben-David, M.F., Davis, M.H., Harden, R.M., Howie, P.W., Ker, J., and Pippard, M.J. (2001) AMEE Guilde No. 24: Portfolios as a method of student assessment. *Med Teach.* 23(6): 535–551
Bharel, M. and Jain, S. (2005) A longitudinal curriculum to improve resident teaching skills. *Med Teach.* 27(6): 564–566
Biggs, J.B. (1996) Enhancing teaching through constructive alignment. *Higher Educ.* 32: 347–364
Boud, D. and Walker, D. (1998) Promoting reflection in professional courses: the challenge of context. *Studies Higher Educ.* 23(2): 191–206
Bulik, R.J. and Shokar, G.S. (2007) 'Coming about!'—a faculty workshop on teaching beliefs. *Teach Learn Med.* 19(2): 168–173
Busari, J.O., Scherpbier, A.J.J.A., van der Vleuten, C.P.M., and Essed, G.E. (2000) Residents' perception of their role in teaching undergraduate students in the clinical setting. *Med Teach.* 22(4): 348–353
Calman, K.C. (2007) *Medical Education: Past, Present and Future*. Edinburgh: Elsevier
Campbell, A., Gillet, G., Jones, G. (2005) *Medical Ethics*. 4th edn. Oxford: Oxford University Press
Carr, D. (2000) *Professionalism and Ethics in Teaching*.. London: Routledge
Centra, J.A. (2000) Evaluating the teaching portfolio: a role for colleagues. *New Directions Teach Learn.* 83: 87–93
Chang, E.H. and Power, D.V. (2000) Are medical students comfortable with practicing physical examinations on each other? *Acad Med.* 75(4): 384–389
Cohen, S. and Dennick, R. (2009) Applying learning theory in the consultation. *The Clin Teach.* 6: 117–121
Collins, J.B. and Pratt, D.D. (2011) The Teaching Perspectives Inventory at ten years and 100 000 respondents: reliability and validity of a teacher self-report inventory. *Adult Educ Q.* 61(4): 358–375
Cook, V., Fuller, J.H., and Evans, D.E. (2010) Helping students become the medical teachers of the future—the doctors as teachers and educators (DATE) programme of Barts and the London School of Medicine and Dentistry, London. *Educ Health.* 23(2): 1–6
Cruess, S.R., Cruess, R.L., and Steinert, Y. (2008) Role modeling—making the most of a powerful teaching strategy. *BMJ.* 336: 718–721
Cumming, A.D. and Ross, M.T. (2008) *The Tuning Project (medicine)—learning outcomes/competences for undergraduate medical education in Europe*. Edinburgh: The University of Edinburgh. http://www.tuning-medicine.com Accessed 23 April 2012
Dandavino, M., Snell, L., Wiseman, J. (2007) Why medical students should learn how to teach. *Med Teach.* 29: 558–565.
Entwistle, N., Skinner, D., Entwistle, D., and Orr, S. (2000) Conceptions and beliefs about 'good teaching': an integration of contrasting research areas. *Higher Educ Res Dev.* 19(1): 5–26
Ericsson, K.A. (2004) Deliberate practice and the acquisition and maintenance of expert performance in medicine and related domains. *Acad Med.* 79(10 Supplement): S70–S81
Ericsson, K.A., Krampe, R.T., and Tesch-Römer, C. (1993) The role of deliberate practice in the acquisition of expert performance. *Psychol Rev.* 100(3): 363–406
GMC (2009) *Tomorrow's Doctors: outcomes and standards for undergraduate medical education*. London: The General Medical Council
GMC (2011) *Developing teachers and trainers in undergraduate medical education: advice supplementary to Tomorrow's Doctors (2009)*. London: The General Medical Council
Handal, G. (1999) Consultation using critical friends. *New Directions Teach Learn.* 79: 59–70
Harden, R.M. (2007) Learning outcomes as a tool to assess progression. *Med Teach.* 29: 678–682
Higgs, J. and McAllister, L. (2005) The lived experiences of clinical educators with implications for their preparation, support and professional development. *Learn Health Soc Care.* 4(3): 156–171
Higgs, J. and McAllister, L. (2007) Being a clinical educator. *Adv Health Sci Educ.* 12: 187–199
Hilgers, J. and De Roos, P. (2007) European Core Curriculum-the Students' Perspective, Bristol, UK, 10 July 2006. *Med Teach.* 29: 270–275
Hill, A.G., Yu, T.C., Barrow, M., and Hattie, J. (2009) A systematic review of resident-as-teacher programmes. *Med. Educ.* 43: 1129–1140
Ho, A., Watkins, D., and Kelly, M. (2001) The conceptual change approach to improving teaching and learning: an evaluation of a Hong Kong staff development programme. *Higher Educ.* 42: 143–169
James, M.T., Mintz, M.J., and McLaughlin, K. (2006) Evaluation of a multifaceted 'resident-as-teacher' educational intervention to improve morning report. *BMC Med Educ.* 6: 20
Jarvis-Selinger, S., Collins, J.B., and Pratt, D.D. (2006) Do academic origins influence perspectives on teaching? *Teach Educ Q.* 34(3): 67–82
Kember, D. (1997) A reconceptualisation of the research into university academics' conceptions of teaching. *Learn Instruct.* 7(3): 255–275
Kember, D. and Kwan, K.P. (2000) Lecturers' approaches to teaching and their relationship to conceptions of good teaching. *Instruct Sci.* 28: 469–490
Knight, P. (2002) *Being a Teacher in Higher Education*. Maidenhead, UK: Society for Research in Higher Education and the Open University Press
Knight, L.V. and Bligh, J. (2006) Physicians' perceptions of clinical teaching: a qualitative analysis in the context of change. *Adv Health Sci Educ.* 11(3): 221–234
Knight, P., Tait, J., and Yorke, M. (2006) The professional learning of teachers in higher education. *Studies Higher Educ.* 31(3): 319–339
Knight, P.T. and Trowler, P.R. (2000) Department-level cultures and the improvement of learning and teaching. *Studies Higher Educ.* 25(1): 69–83
Knobe, M., Münker, R., Sellei, R.M., et al. (2010) Peer teaching: a randomised controlled trial using student teachers to teach musculoskeletal ultrasound. *Med Educ.* 44: 148–155
Kolb, D.A. (1984) *Experiential Learning. Experience as the source of learning and development*. New Jersey: Prentice-Hall
Korthagen, F.A.J., Kessels, J., Koster, B., Lagerwerf, B., and Wubbels, T. (2001) *Linking Practice and Theory: the pedagogy of realistic teacher education*. Mahwah, New Jersey: Lawrence Erlbaum Associates Inc. Reprinted 2008, New York: Routledge
Lieff, S., Baker, L., Mori, B., Egan-Lee, E., Chin, K., and Reeves, S. (2012) Who am I? Key influences on the formation of academic identity within a faculty development program. *Med Teach.* 34(3): e208–e215
Lockspeiser, T.M., O'Sullivan, P., Teherani, A., and Muller, J. (2008) Understanding the experience of being taught by peers: the value of social and cognitive congruence. *Adv Health Sci Educ.* 13: 361–372
MacDougall, J. and Drummond, M.J. (2005) The development of medical teachers: an enquiry into the learning histories of 10 experienced medical teachers. *Med Educ.* 39(12): 1213–1220
Mann, K.V., Sutton, E., and Frank, B. (2007) Twelve tips for preparing residents as teachers. *Med Teach.* 29: 301–306
Martin, E., Prosser, M., Trigwell, K., Ramsden, P., and Benjamin, J. (2000) What university teachers teach and how they teach it. *Instruct Sci.* 28: 387–412
Mayo, C.H. (1927). Proceedings of the Staff Meetings of the Mayo Clinic 2: 233
McClean, M., Cilliers, F., and van Wyk, J.M. (2008) Faculty development: yesterday, today and tomorrow. *Med Teach.* 30(6): 555–584
McInnins, C. (2000) Changing academic work roles: the everyday realities challenging quality in teaching. *Qual Higher Educ.* 6(2): 143–152
McLeod, P. and Steinert, Y. (2010) The evolution of faculty development in Canada since the 1980s: coming of age or time for a change? *Med Teach.* 32: e31–e35
Medical Council of Canada (2009) *Objectives for the qualifying examination*. https://apps.mcc.ca/objectives_online/objectives.pl?lang=english&role=scholar Accessed 23 April 2012
Miller, G.E. (1990) The assessment of clinical skills / competence / performance. *Acad Med.* 65(9 Supplement): S63–S67
Monrouxe, L.V. (2010) Identity, identification and medical education: why should we care? *Med. Educ.* 44(1): 40–49
Morrison, E.H., Boker, J.R., Hollingshead, J., Prislin, M.D., Hitchcock, M.A., and Litzelman, D.K. (2002) Reliability and validity of an objective structured teaching examination for general resident teachers. *Acad Med.* 77(10): S29–S32
Neighbour, R. (2004) *The Inner Apprentice: an awareness-centred approach to vocational training for general practice*. 2nd edn. Abingdon: Radcliffe Medical Press
O'Sullivan, P.S. and Irby, D.M. (2011) Reframing research on faculty development. *Acad Med.* 86 (4): 421–428
Ong, L.M.L., de Haes, J.C.J.M., Hoos, A.M., and Lammes, F.B. (1995) Doctor-patient communication: a review of the literature. *Soc Sci Med.* 40 (7): 903–918
Ostapchuk, M., Patel, P.D., Hughes Miller, K., Ziegler, C.H., Greenberg, R.B.,

and Haynes, G. (2010) Improving residents' teaching skills: a program evaluation of residents as teachers course. *Med Teach.* 32: e49–e56

Pasquale, S.J. and Pugnaire, M.P. (2002) Preparing medical students to teach. *Acad Med.* 77(11): 1175

Perkins, G.D., Hulme, J., and Bion, J.F. (2002) Peer-led resuscitation training for healthcare students: a randomised controlled study. *Intens Care Med.* 28: 698–700

Piaget, J. (1973) *Memory and Intelligence* (English translation). London: Routledge and Kegan Paul

Postareff, L. and Lindblom-Ylänne, S. (2008) Variation in teachers' descriptions of teaching: broadening the understanding of teaching in higher education. *Learn Instruct.* 18: 109–120

Pratt, D., Associates (1998) *Five Perspectives on Teaching in Adult and Higher Education.* Malabar, Florida: Krieger Publishing

Pratt, D. and Collins, J.B. (2012) *Teaching Perspectives Inventory.* http://www.teachingperspectives.com Accessed 5 May 2012

Prebble, T., Hargraves, H., Leach, L., Naidoo, K., Suddaby, G., and Zepke, N. (2004) Impact of student support services and academic development programmes on student outcomes in undergraduate tertiary study: a synthesis of the research. Wellington, New Zealand: Ministry of Education. Online: http://www.educationcounts.govt.nz/__data/assets/pdf_file/0013/7321/ugradstudentoutcomes.pdf Accessed 23 April 2012

Qureshi, Z., Ross, M.T., Maxwell, S., Rodrigues, M., Parisinos, C., and Hall, H.N. (2013) Developing junior doctor-delivered teaching. *Clin Teach.* 10(2): 118–123

Rees, C.E., Bradley, P., Collett, T., and McLachlan, J.C. (2005) 'Over my dead body?': the influence of demographics on students' willingness to participate in peer physical examination. *Med Teach.* 27(7): 599–605

Rees, C.E., Wearn, A.M., Vnuk, A.K., and Bradley, P. (2009) Don't want to show fellow students my naughty bits: medical students' anxieties about peer examination of intimate body regions at six schools across UK, Australasia and Far-East Asia. *Med Teach.* 31: 921–927

Richardson, J.T.E. (2005) Students' approaches to learning and teachers' approaches to teaching in higher education. *Educ Psychol.* 25(6): 673–680

Rigby, E. (2007) Taking forward aims of the Bologna Declaration: European core curriculum—the students' perspective. *Med Teach.* 29: 83–84

Rodrigues, J., Sengupta, A., Mitchell, A., et al. (2008) The South-East Scotland foundation doctor training programme—is 'near-peer' teaching feasible, efficacious and sustainable on a regional scale? *Med Teach.* 31(2): 51–57

Rogers, D.A., Regehr, G., Gelula, M., Yeh, K.A., Howdieshell, T.R., and Webb, W. (2000) Peer teaching and computer-assisted learning: An effective combination for surgical skill training? *J Surg Res.* 92(1): 53–55

Ross, M.T. (2012) Learning about teaching as part of the undergraduate medical curriculum: perspectives and learning outcomes. Doctor of Education Thesis. Edinburgh: The University of Edinburgh

Ross, M.T. and Cameron, H.S.C. (2007) AMEE Guide 30: Peer assisted learning: a planning and implementation framework. *Med Teach.* 29: 527–545

Ross, M.T. and Stenfors-Hayes, T. (2008a) What do Medical Teachers do? *Clin Teach.* 5(3): 159–162

Ross, M.T. and Stenfors-Hayes, T. (2008b) Development of a framework of medical undergraduate teaching activities. *Med. Educ.* 42(9): 915–922

Rotem, A. and Bandaranayake, R. (1981) Difficulties in improving medical education: a framework for analysis. *Higher Educ.* 10(5): 597–603

Roter, D. (2000) The enduring and evolving nature of the patient-physician relationship. *Patient Educ Counsell.* 39: 5–15

Samuelovicz, K. and Bain, J.D. (2001) Revisiting academics' beliefs about teaching and learning. *Higher Educ.* 41: 299–325

Schofield, S.J., Bradley, S., MacRae, C., Nathwani, D., and Dent, J.A. (2010) How we encourage faculty development. *Med Teach.* 32(11): 883–886

Schön, D.A. (1983) *The Reflective Practitioner: How Professionals Think in Action.* London: Temple Smith

Seldin, P., Miller, J.E., and Seldin, C.A. (2010) *The teaching portfolio: a practical guide to improved performance and promotion / tenure decisions, 4th edition.* San Francisco: Jossey-Bass

Sharpe, R. (2004) How do professionals learn and develop? Implications for staff and educational developers. In Baume D, Kahn P (eds) *Enhancing Staff and Educational Development* (pp. 132–153). London: Routledge Falmer

Shulman, L. (1987) Knowledge and teaching: foundations of a new reform. *Harv Educ Rev* 57(1): 1–22

Shulman, L. (2007) Practical wisdom in the service of professional practice. *Educ Res* 36(9): 560–563

Simpson, J. and Weiner, E. (1989) *The Oxford English Dictionary*, 2nd edn. Oxford: Clarendon Press

Smith, S., Mitchell, C., andBowler, S. (2007) Patient-centered education: applying learner-centered concepts to asthma education. *J Asthma* 44(10): 799–804

Snadden, D. and Thomas, M. (1998) The use of portfolio learning in medical education. *Med Teach.* 20(3): 192–199

Snyder, B.R. (1970) *The Hidden Curriculum.* New York: Alfred A. Knopf, Inc

Soriano, R.P., Blatt, B., Coplit, L., et al. (2010) Teaching medical students how to teach: a national survey of students-as-teachers programs in US medical schools. *Acad Med.* 85(11): 1725–1731

Stark, P. (2003) Teaching and learning in the clinical setting: a qualitative study of the perceptions of students and teachers. *Med Educ.* 37: 975–982

Starr, S., Ferguson, W.J., Haley, H.-L., and Quirk, M. (2003) Community preceptors' views of their identities as teachers. *Acad Med.* 78(8): 820–825

Steinert, Y., Mann, K., Centeno, A., et al. (2006) A systematic review of faculty development initiatives designed to improve teaching effectiveness in medical education: BEME Guide No. 8. *Med Teach.* 28(6): 497–526

Stenfors-Hayes, T., Hult, H., and Dahlgren, L.O. (2010) What does it mean to be a good teacher and clinical supervisor in medical education? *Adv Health Sci Educ.* 16(2): 197–210

Stenfors-Hayes, T., Hult, H., and Dahlgren, L.O. (2011) What does it mean to be a mentor in medical education? *Med Teach.* 33(8): e423–e428

Stenfors-Hayes, T. (2011) Being and becoming a teacher in medical education. PhD thesis. Stockholm: Karolinska Institutet

Stewart, M.A. (1995) Effective physician-patient communication and health outcomes: a review. *Can Med Ass J.* 152(9): 1423–1433

Stewart, M.A., Brown, J.B., Donner, A., et al. (2000) The impact of patient-centered care on outcomes. *J Fam Pract.* 49(9): 805–807

Stone, S., Ellers, B., Holmes, D., Orgren, R., Qualters, D., and Thompson, J. (2002) Identifying oneself as a teacher: the perceptions of preceptors. *Med Educ.* 36: 180–185

Tate, P. (2009) *The Doctor's Communication Handbook*, 6th edn. Abingdon: Radcliffe Publishing Ltd

Taylor, E.W., Tisdell, E.J., and Gusic, M.E. (2007) Teaching beliefs of medical educators: perspectives on clinical teaching in paediatrics. *Med Teach.* 29(4): 371–376

ten Cate, O. (2007) A teaching rotation and a student teaching qualification for senior medical students. *Med Teach.* 29: 566–571

ten Cate, O. and Durning, S. (2007) Dimensions and psychology of peer teaching in medical education. *Med Teach.* 29: 546–552

Tigelaar, D.E.H., Dolmans, D.H.J.M., Meijer, P.C., de Grave, W.S., and van der Vleuten, C.P.M. (2008) Teachers' interactions and their collaborative reflection processes during peer meetings. *Adv Health Sci Educ.* 13(3): 289–308

Topping, K.J. (1996) The effectiveness of peer tutoring in further and higher education: A typology and review of the literature. *Higher Educ.* 32(3): 321–345

Topping, K.J. and Ehly, S.W. (2001) Peer assisted learning: a framework for consultation. *J Educ Psychol Consult.* 12(2): 113–132

Trigwell, K. and Prosser, M. (1996) Changing approaches to teaching: a relational perspective. *Studies Higher Educ.* 21(3): 275–284

Trigwell, K. and Prosser, M. (2004) Development and use of the approaches to teaching inventory. *Educ. Psychol Rev.* 16(4): 409–424

Trigwell, K., Prosser, M., and Waterhouse, F. (1999) Relations between teachers' approaches to teaching and students' approaches to learning. *Higher Educ Res Devel.* 27(2): 143–153

Van de Wiel, M.W.J., Van de Bossche, P., Janssen, S., and Jossberger, H. (2011) Exploring deliberate practice in medicine: how do physicians learn in the workplace? *Adv Health Sci Educ.* 16: 81–95

von Fragstein, M., Silverman, J., Cushing, A., Quilligan, S., Salisbury, H., and Wiskin, C. (2008) UK consensus statement on the content of communication curricula in undergraduate medical education. *Med Educ.* 42: 1100–1107

Vygotsky, L.S. (1978) *Mind in society: the development of higher psychological processes.* Cambridge, MA: Harvard University Press

Wagner, L. (1982) *Peer Teaching: Historical Perspectives.* Westport, CT: Greenwood Press

Wamsley, M.A., Julian, K.A., Vener, M.H., and Morrison, E.H. (2005) Using an objective structured teaching evaluation for faculty development. *Med Educ.* 39: 1143–1172

Wearn, A.M., Rees, C.E., Bradley, P., and Vnuk, A.K. (2008) Understanding student concerns about peer physical examination using an activity theory framework. *Med Educ.* 42: 1218–1226

Weiss, V. and Needlman, R. (1998) To teach is to learn twice. Resident teachers learn more. *Arch Pediatr Adolesc Med.* 152(2): 190–192

Weurlander, M., Stenfors-Hayes, T. (2008) Developing medical teachers' thinking and practice: impact of a staff development course. *Higher Educ Res Devel.* 27(2): 143–153

Wilkerson, L. and Irby, D.M. (1998) Strategies for improving teaching practices: a comprehensive approach to faculty development. *Acad Med.* 73(4): 387–396

Wood, K. (2000) The experience of learning to teach: changing student teachers' ways of understanding teaching. *J Curriculum Studies.* 32(1): 75–93

Young, P. (2006) Out of balance: lecturers' perceptions of differential status and rewards in relation to teaching and research. *Teach Higher Educ.* 11(2): 191–202

Zabar, S., Hanley, K., Stevens, D.L., et al. (2004) Measuring the competency of residents as teachers. *J Gen Intern Med.* 19: 530–533

Zijdenbos, I., Fick, T., and ten Cate, O. (2011) How we offer all medical students training in basic teaching skills. *Med Teach.* 33: 24–26

第 27 章

医学教育中的患者参与
Patient involvement in medical education

Angela Towle，William Godolphin

译者：金琪灵　审校：袁文青　王　妍

我独一无二；我不止是一个诊断结果。不要先入为主！请花时间倾听、理解并给我提供备选方案。我希望您能成为我的引路人。

Reproduced from a Tweet from a group of interprofessional students and mentor with a chronic condition，in a Health Mentors Program summarizing their key message as a group for a symposium to share their learning. With kind permission from Diane Desjardins（patient teacher），Milena Semproni，Jennifer Lukomskyj，Amy Le，and Lindsey McCloy（students）

引言

在医学教育中，患者一直有所参与，但过去他们一般只在学生学习和实践的过程中以类似学习工具的被动角色参与。除了作为“临床教材”和扮演教学辅助的传统角色，患者其实能为医学教育作出更大贡献。有关这些贡献的第一份综述来自 Spencer 等（2000）。此后，多篇综述从理论和实践等方面探讨患者参与医学教育（Wykurz and Kelly，2002；Repper and Breeze，2007；Morgan and Jones，2009；Jha et al.，2009a；Towle et al.，2010；Spencer et al.，2011）。通过总结 1970—2011 年间发表的 400 余份文献，我们形成了关于医学教育的全面参考书目供读者阅览（Towle and Godolphin，2012）。

本章重点关注患者的**主动参与**，即清楚地认识自己承担了独特的教学角色的患者以自身对健康、疾病或残障的专业知识和体验为基础，参与教学、评价和课程开发。模拟病人，即模拟出其未亲历的症状、疾病或生活经历的正常人或患者，不在本章的讨论范围。我们纳入了标准化病人的例子，他们展示的是自己的真实经历，例如协助妇科检查教学的女性患者。但我们必须承认标准化病人是灰色地带。本章讨论的患者参与不包括作为学习资源的患者故事（叙事）以及患者参与的匿名反馈评价。最后还要澄清的是，本章的患者参与也排除了临床情景下的非正式学习，因为患者在这种情境下主要以接受治疗为目的，其角色仍然是被动的。

患者的主动参与在医学教育的各个阶段都有体现，包括本科教育、毕业后教育、继续职业发展（continuing professional development，CPD）和岗位培训。患者主要参与包括本科生教学和精神健康专业毕业后教学。理论上，患者可以在医学教育的许多方面做出贡献，包括直接进行教学、参与整体大纲和课程设置及教育项目管理、招生与选拔、学生评价、课程评估（Tew et al.，2004）。研究显示，患者的主要贡献在于参与课程的实施，而较少参与课程设计和学生评价（Jha，2009a）；目前患者很少参与其他教学活动。在护理教育和社工教育中，患者参与范围更加广泛（Repper and Breeze，2007）。

早前关于患者主动参与教学的案例中，患者作为临床技能指导老师。在历史最悠久的项目中，患者讲授妇科检查或肌肉骨骼检查（Towel et al.，2010）。在过去二十年中，专业教育者利用患者的专业经验，在许多方面丰富了学生所接受的教育。患者的参与提供了独一无二的学习经验，使得课程不再为生物医学模式所限。尽管多数医学院校只关注一个或有限范围内的几个患者群体，但事实上能够分享其疾病或残障生活经历的患者范围非常广泛。通常，会有一位或几位患者受邀来到课堂或辅导小组，讲述他们的故事，回答学生的问题。其中包括人类免疫缺陷病毒感染者、癌症患者、残障人士、心理/精神疾病患者以及照护者（Anderson et al.，2011；Wittenberg-Lyles et al.，2011）。患者可能会与教师一同指导教学（Solomon et al.，2005）。家庭学习小组计划允许学生与患者进行一段时间的长期互动，从而使学生能够在社区背景下学习各种病症（Shapiro et al.，2009）。患者参与的宗旨，可能在于提倡人文主义精神和以患者为中心的医疗服务（Kumagai，2008），或培养学生以更积极的态度面对弱势群体，例如遭到歧视或接受医疗服务不足的群体。现有的工作坊包括：①由患学习障碍的职业演员所发起的工作坊；②患有慢性疾病子女的父母提供的教学（如Hall and Hollins，1996；Blaylock，2000）。而基于社区的项目则包括年长者导师项目——学生与安享晚年的老年人组成学习小组（Stewart and Alford，2006）、健康导师项目——学生以学习小组形式向慢性疾病患者学习（Collins et al.，2011）、学生或住院医师的实习项目——学习对象是市中心贫困居民和为他们提供服务的机构工作人员（Anderson and Lennox，2009；Sturm et al.，2011）。患者可以帮助或领导特定主题的CPD活动，例如胎儿酒精综合征主题活动，也可以参与策划CPD的委员会（British Medical Association，2008）。

本章将解释为何应让患者主动参与医学教育，展示患者作为教师的较为完善的方法，回顾患者参与改善医学教育结果的证据，并以一份患者参与实践指南作为结尾。

用语：称呼、含义、术语

为求统一，我们对以下术语进行定义：①患者：包括有健康问题的人及卫生健康服务的使用者；②患者的照护者：包括护理人员、父母和家人；③健康人：包括社区成员、公民或非医学专业人士。我们采用“患者”作为概括性术语，因为它得到了最为广泛的认可。然而，“患者参与”这一用语不乏模糊与争议。

语言不仅传递价值观和信念，同时也能反映已有的权力关系。“患者”这个词有其情感导向。它在大多数人脑海中都与消极状态、病态和丧失能力有关。因此，它与近来强调“患者赋权”（patient empowerment）、“活跃患者”（activated patient）的言论格格不入。在英国，涉及健康或提供社会保障服务时，“患者”这一称谓已越来越多地被“使用者”（user）或“服务使用者”（service user）所取代。然而在包括北美在内的其他地方，“使用者”一词又会让人联想到违法吸毒。在英国也有一些人认为，“服务使用者”仍然不够主动，不能包括那些不能使用或无权使用医疗服务的人（McLangulin，2009），而且这个称呼暗含了对技术服务的强调，而非以医患关系为中心的整体医疗。

在某些医疗行业中，“客户”（client）是最理想的用词，也象征着最理想的医患关系。但此外，还可以有“消费者”“心理消费者”“某种疾病的病患”（如HIV感染患者）、“幸存者”“积极分子”“康复期人士”或“经验专家”等说法。人们在考虑自身与医疗系统关系时的用词，根据他们所就诊的医生、所患的疾病及发展程度而有所不同，也可能因此有个人的、情感上的意义（Speed，2006）。例如，与癌症或精神疾病作斗争的人将自己视为幸存者，这也是他们希望外界对待自己的方式，因此衍生出了幸存者相关的一系列文献。统一术语的缺乏对教育者来说会产生重要的影响，因为词语可以导致强烈情感的涌现而造成沟通与合作方面的障碍；我们无论使用何种术语，都会定下一种权力维度和控制体系（McLanghlin，2009），术语所描述的不只是人，更是关系。每个称呼都带着不同的意义，没有任何一个作为“患者”的替代用语能被所有人接受。不可避免的术语多样性增加了学术研究的复杂程度，造成文献检索的困难并使写作和谈论相关主题变得复杂。

此外，参与健康职业教育的“患者”并不一定都正处于患病或接受治疗的状态。有许多健康人也能提供有价值的视角或分享其经历，例如老年人、慢性疾病患者或残障人士的照护者、正常孩子的家长、特定种族的人、难民、边缘化或劣势人群（如无家可归者或新近移民者）。“非医学专业人士”（layman，相对专家而言）一词可能涵盖的范围更广，但它暗示了对专业性的否定。就我们的经验来说，即使不能就任何其他术语达成一致意见，人们也普遍不喜欢“非医学专业人士”这个词。还有一些称呼，如“公民”“社会成员”或“公众”，但它们都无法将卫生专业人士和非专业人士区分开来。

术语之复杂也体现在对担任教师的患者的多种称谓上，包括主动参与医学教育或其他健康相关职业教育的患者。例如，患者可以是老师、教育者、指导者、教学助理、职业患者、导师、伙伴或咨询专家。许多关于患者参与的方案都建立了内部使用的术语库，而这些词语的意义彼此并不完全一致。这就给文献检索带来困难，在使用类似但不完全相同的检索词时，会遗漏许多相关文献。

分类体系

患者参与的教学方案种类繁多，这需要一个分类体系。如果没有这样的体系和框架，就无法统一描述患者在医学教育中所承担的角色，进而增加学术交流的难度。在已发表的文献中，常常很难完全确定患者在教育项目中的角色，尤其是主动参与的程度、其教师身份是否明确以及参与决策的程度。例如，医学院校早期常常通过学习小组的方式与慢性病患者、孕妇、家庭或社区机构建立联系；有些情况下，患者、家庭或社区机构的教师或导师的身份比较明确，而另一些情况下，他们的角色是受访者。角色不同，预期的教学成果会大不相同。目前已经研究出几个分类体系，可以一致地描述和比较不同的方案。这些体系也可以用来追踪历史变化，以回答患者参与医学教育的角色或程度等问题。

剑桥框架（Spencer et al.，2000）的建立是为了促进患者参与医学教育的讨论。它基于患者、学生和教师互动的情况和环境，考虑以下几方面要素：

人物：患者的背景、文化和经历，他们的家庭和护理者

方式：患者的角色是被动还是主动，参与类型，参与时长，督导力度

内容：医学教育的内容，包括问题类型（概括还是具体）以及将要学习的知识、技能和价值观

场所：互动的地点，如社区、病房或诊所

剑桥框架可以作为课程设计的工具，以回顾并监督患者主动参与的程度。但这一框架尚未得到验证。

作为教师的患者：教育多样性需求

Tew 等（2004）描述了课程设计和实施中的五级“参与度阶梯”，一级参与度最低（“无参与”），五级参与度最高（“伙伴关系”）。这一工具在心理 / 精神健康教育与培训的背景下开发完成，但也可以用于其他教育项目，在教育教学各阶段均适用。

一级：无参与——课程的设计和实施都没有咨询患者或让其参与。

二级：初步参与——与本地患者和照护者建立联系，邀请他们讲述自己的故事，并偶尔咨询他们课程计划相关的问题，但他们没有机会参与整体课程的设计。

三级：较多参与——患者和照护者能够定期为教育培训的多个方面做出贡献，并得到一定补偿和支持。但制定关键教育决策时仍可能把患者与照护者排除在外。

四级：合作关系——患者和照护者可能对关键讨论和决策有所贡献，他们的贡献为所有相关方所承认。参与和支持的方案逐渐制定。

五级：伙伴关系——所有团队在明确的合作价值观基础上，共同开展系统性战略合作。所有关键决策都由大家共同做出。用于支持和培训的基础设施有经费支持并到位。

已有研究开发出一种分类体系，用于整合剑桥框架和“参与度阶梯”，并进行了实践研究。这一分类学确定出六种教育角色，并为每种角色确定出六种和参与程度相关的属性（Spencer et al.，2011）。

患者参与医学教育的原因

患者参与医学教育的原因多种多样，依职业、国家和时期有所不同（图 27.1）。整体上来说，让患者参与的决策发源于社会文化的变迁与相应的政策需求。我们将讨论三种原因，它们并不严格排斥彼此，但各自扎根于不同的理论体系。需要指出的是，在撰写本文时，患者主动参与医学教育的发展更多的是基于上述原因，尚缺乏充足的教育理论以及有益教学或健康的强力证据。

公众和患者参与医疗体系：政府和专业政策要求

公众和患者参与医疗的重要性在许多国家都得到了承认。随着医疗消费主义的日益壮大，公众对服务、政策和研究的意见得到越来越多的征询。英国政府在过去 20 年间，将公众和个体患者置于医疗的中心地位，随后的政策文件也强调“患者引领服务”，要以选择、参与和伙伴关系为基础。在此背景下，英国政府近期明确了其期望：患者和照护者应当在医学专业人士的教育和培训中有所参与。这一政策导向已得到接纳和采用。虽然医学教育不像护理与社会服务那样紧迫需要患者参与，但英国医学总会确实要求提供医学教育项目中患者反馈的质量数据。较大的政策变化发生在精神健康领域：最初是在精神护理领域，随后扩展到社会服务、精神病学和临床心理学领域。这些政策变化导致了大量提案的设立，在制度上使英国在患者参与医学教育方面独树一帜。

然而无论国家政策如何，几乎所有的卫生健康职业都支持以患者为中心的实践，允许患者参与决策，关注患者偏好、生活境况和患病体验。在患者参与教育、患者参与照护和改善健康结局之间，至少在概念上是存在联系的。但“以患者为中心”一般被构建为从角色榜样医生那里学来的、通过医学教育者提供的结构化医学教育不断强化的、而非来自患者的一套价值观和美德；但有趣的是，“以患者为中心”的理念却并非来自患者（Bleakley and Bligh，2008）。

高等教育机构的社会责任：道德要求

当今社会越来越重视综合性大学和医学院校教育体系与社会实际需求之间的差距（Towle and Godolphin，2011a）。提出社会参与，标志着学术机构意识到有效应对社会不断变化的卫生服务需求的必要性。患者参与医学教育是医学院校纳入社区意见的方式之一。提出学习面向社区 / 社群 / 社会的服务源自健康不平等问题，这是在道德层面上社会需要解决的问题，在美国尤其如此。积极调动患者或社区参与，本身并非学习如何提供服务的先决条件，但社会人群在参与中扮演着多种多样的角色，从照护的被动接受者（传统的医疗服务提供者-患者关系）到反思研讨会的推动者，甚至导师以及学生的评价者。近来，北美医学院校将是否提供学习服务的机会纳入医学教育认证标准。然而，提供服务或接触机会与建立社会合作伙伴关系还有相当大的距离，后者要求社会人员作为导师和教师融入医学教学（Hunt et al.，2011）。还有一些患者参与倡议，例如在美国的年长者导师计划，主要源于改善底层人民医疗的需要。

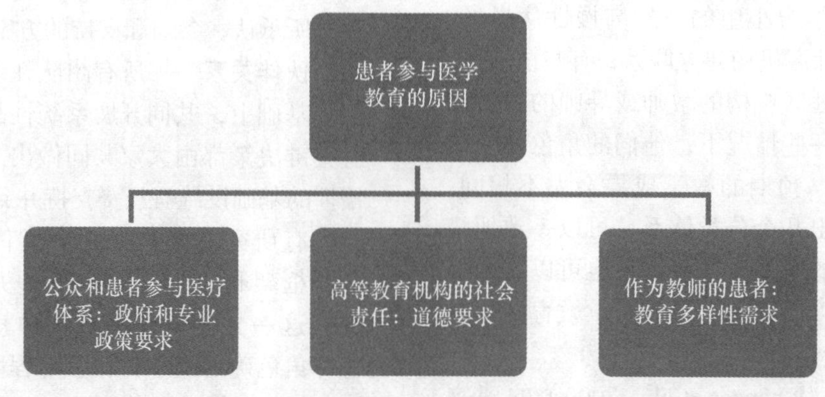

图 27.1 患者参与医学职业教育的原因

患者作为教师：教育多样性需求

患者担任教师角色时，会提供多样的专门知识（Wykurz and Kelly，2002）。之所以承认患者为教师，部分原因在于将专业人士与患者之间的交流视作“专家会面”，这一概念最早由 Tuckett 等学者提出（1985）。卫生专业人士可以传授生物医学专业知识，患者则可传授其个人专门知识和文化背景，以及关于疾病或残障的生活经验知识。在慢性疾病负担逐渐增长的情况下，在课程中融入心理社会内容变得尤为重要，因为慢性疾病主要照护提供者是患者和家庭，且每日的照护绝不仅限于生物医学方面（Towel and Godolphin，2011b）。在某些学科中，患者的专门知识用于填补临床教师的稀缺，或为学生创造能够练习临床技能的轻松的学习环境。

理论视角

患者参与的动力很大程度上来自社会变革与政策导向。在医学教育相关文献中，很少有基于学习理论的患者参与研究。患者作为教育者，挑战了专业权威，由此引发相关社会问题，如学生如何将患者作为互动的学习同伴而非被动的学习对象，迄今仍未得到妥善解决（Rees et al.，2007）。这种学习不仅意味着患者要更主动地参与，还需要学生与患者之间动态互动。Henriksen 和 Ringsted（2011）的研究有助于了解患者参与如何促进学生向患者学习。两位研究者访谈了职业治疗和物理治疗专业学生，了解在缺乏教师的情况下，他们向关节炎患者教师学习的情况，结果表明学生在课程内容、教学形式和与患者的关系等方面均有获益。在课程内容方面，患者教师提供了患风湿病的真实状况和个人观点；在教学形式方面，患者的指导与反馈使学生的学习更加透彻；此外，与专业教师比较，患者教师与学生间的权力关系更加平等，在保证学习正当性的同时，也允许学生出现错误和问题（Henriksen and Ringsted，2011）。

社会文化学习理论中，学习是融于社会文化背景中的。它与传统的个人知识获取形成对比，可有效支持向患者学习的做法。在学习中纳入患者参与，也符合社会组织（而非高等教育机构）对学习的定义（Bacon，2002）：例如，教师会有“师者”“个人”的自我定位，而社会成员则有着“习者”“集体”的自我定位。情境化学习（Lave and Wenger，1991）等理论论述权力关系、身份认同、角色和话语权等方面问题，这些都与患者参与息息相关。Katz 等（2000）的工作充分展示了如何运用社会文化视角，在一个允许参与者对一个道德困境发表不同观点的对话论坛中，探索学生如何与患者合作学习，而非把患者当做学习对象来学习。Rees 等（2007）利用社会文化学习理论，证明学生和患者都是医学实践共同体中正当的边缘参与者，他们所提出的建议将会促进专业人士与患者之间的积极合作。这种合作的结果可能会在医学教育领域产生真正的新知识。类似地，Bleakley 和 Bligh（2008）提出了一个合作产生新知识的理论模型，以文本理论、身份建构理论和基于工作的学习理论为基础，主要关注知识产生过程中，学生与患者合作时对患者病症的解读。在这个模型中，教师的任务从被动地传递知识变为主动地促进学生成长，教育过程成为一种“有专家支持的互利性对话”。

患者参与医学教育的原因

可以基于理论进行探索的另一个领域是在健康专业教育背景下，患者可以贡献哪些知识。关于专业教师发展的理论或患者教师的一些文献不在本章的讨论范围。对患者教师的讨论需要基于更大的背景，即在现代社会中，医学专业知识的现状、大众知识的价值和独特性，以及这两种知识类型是否截然不同（McClean and Shaw，2005）。相近研究还讨论了生物医学研究中，患者参与的附加价值（Caron-Flinterman et al.，2005）。他们使用“体验性知识”一词来指代源自患者的特有知识。当个体患者将自身经历，包括患病、照护和治疗的经历，有意或无意地转化为有助于管理疾病的个人见解时，患者特有知识就产生了。当患者超越了个人经验的限制，共享这些知识时，基于体验的专门知识也就产生了。Caron-Flinterman 等（2005）提出的专门知识理论和知识效度对学术研究与教学实践同样适用，并具有重要意义，可用于确定选择患者教师的标准（发展体验性知识的阶段；患者与同伴群体分享体验性知识的程度）以及专业教师对患者教师的态度（对患者拥有的知识的有效性的看法）。

患者参与医学教育的实例

我们列举四个实例说明患者作为教师参与医学教育的各种方式，包括临床技能患者教师项目、年长者导师项目、精神病患者教师项目、患者家长教师项目（图 27.2）。这些例子基于统一主题而选择，以便读者可以形成对照，得出一些结论。其他例子可参考以下学者的综述：Wykurz 和 Kelly（2002）、Repper 和 Breeze（2007）、Morgan 和 Jones（2009）、Jha 等（2009a）、Towle 等（2010）、Spencer 等（2011）以及 Towle 和 Godolphin（2012）。

临床技能患者教师项目

本节所述情况仅局限在患者保持原本身份，用其身体及亲身体验进行教学的范围内（虽然他们可能已经接受过培训，知道如何以标准化方式进行教学）。需要注意的是标准化病人、模拟病人和讲授临床沟通技巧的患者三者间角色可能存在重叠。

体格检查技能

患者导师（patient instructor，PI）项目始于 20 世纪 70 年代初期，患者在项目中讲授体格检查和沟通技巧。这一计划是教育学家针对临床医生教授基本临床技能时所发现的问题而提出的。值得注意的是，学生在其中的表现很少得到观察和反馈（Towle et al.，2010）。早期研究已证明该计划的接受度、短期效果和成本效益。因为学生与患者间的级别差异小于学生与临床医生间的差异，患者导师可以为学生提供一个轻松的学习环境，使学生不会面临太大的压力。最早的项目都让患者导师以原本身份出现（正常人或具有特定体征症状的人）；但到 20 世纪 70 年代末，Barrows 等发展出了复杂的模仿技术，为今天标准化病人的各种广泛用途奠定了基础（Wallice，1997）。在男性和女性私密部位检查和骨骼肌肉检查之外的领域，PI 渐渐式微，但近来又有复兴之势，部分原因是其成本效益得到了公认（基本体格检查技能的讲授十分昂贵）。

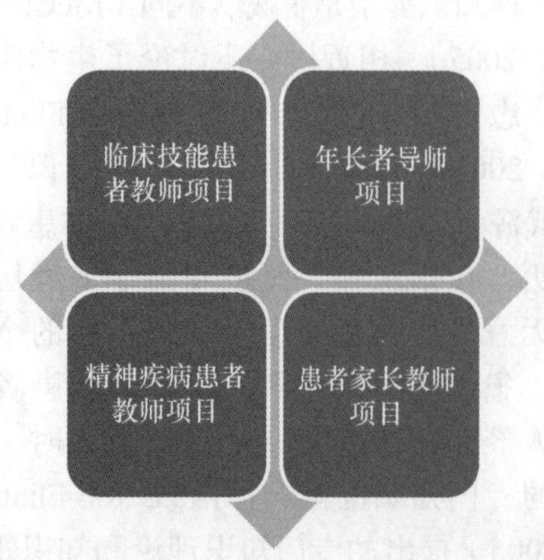

图 27.2 患者参与医学教育的实例

私密部位检查

私密部位检查包括骨盆、乳房、睾丸和直肠检查，但大多数文献描述的是患者教授妇科检查。20 世纪 60 年代后期出现的首个妇科助教（gynecology teaching associate，GTA）项目是受 Barrows 的早期工作启发而成的（Kretzschmar，1978）。至 20 世纪 80 年代初，GTA 的使用已在北美医学院校中得到普及；也有邀请男性助教来讲授生殖系统和直肠检查的项目，但并不如妇科检查项目那么广泛。荷兰、瑞典、比利时、澳大利亚和英国最近才采用了 GTA 计划。该计划之所以能取得成功并经久不衰，原因有学生学习这些技能时面临的焦虑，也有讲授和评估私密部位检查时所面临的伦理问题。事实上，仍有学生报告被要求在未经同意的麻醉妇女身上进行学习，这意味着患者仍在不当地被用作学习工具（Rees and Monrouxe，2011）。GTA 项目的目标可能不仅仅包括技术性技能和沟通技巧，更包括对妇女及其体检和避孕等健康问题的态度。另一个目标是减少学生和患者的焦虑。总体上，学生对其经历表示高度满意，没有学习压力，能够及时得到针对其表现的建设性反馈；学生临床技能的提高也有令人信服的证据（Jha et al.，2010）。

肌肉骨骼检查

关节炎教育者计划是发展最成熟、制度最完善、使用最广泛的患者教师 PI 计划之一。

关节炎患者可以在该计划中讲授和评估肌肉骨骼检查（全部或特定关节）。自 20 世纪 80 年代以来，PI 计划已传播到美国、加拿大和澳大利亚等国家，最近在瑞士和英国也逐渐发展。对 PI 计划长期、稳定的资金支持主要来自制药公司。患者（患者教师、患者伙伴、患者教育者或关节炎教育者）接受来自医师的严格、结构化和标准化的专业培训。这种培训高度重视解剖学并使用标准化核查表，对关节检查效果进行可靠性评估（Gruppen et al.，1996）。这些作为教师的患者，自主性受到限制，但在某些项目中，也会讲授社会心理问题以及罹患关节炎的生活体验。学习者通常是尚未进入临床阶段的医学生，但有些项目也针对具有一定临床水平的学生、毕业后培训学员和物理治疗专业学生。关节炎教育者的参与形式一般为伴有互动式小组讨论和计算机辅助的学习。然而，由于项目设计和评估方法的差异，很难得出关于关节炎患者参与结果的有力结论。在比较研究中发现，学生更喜欢接受专科医师的授课，但一些项目由于缺乏专科医师而雇用了关节炎教育者。患者教的学生通常与专科医师教的学生具有同等的查体技能水平（Oswald et al.，2011a），尽管教学风格有所不同（Oswald et al.，2011b）。学生对患者授课的满意度很高，目前没有观察到患者作为教师产生的不利影响。

年长者导师项目

面对人口的迅速老龄化，2000 年美国医学院校出现了年长者导师项目（senior mentor programmes，SMP）。SMP 作为老年医学课程的一项延伸，旨在改善学生对老年人的态度，减少年龄歧视。目前至少正在开发 20 个项目，其首要目的都是给学生提供与老年人的相处体验。John A Hartford 基金会和美国医学院联合会在 2000—2005 年间开展了第一批项目。由于这些项目取得了鼓舞人心的成果，其他医学院也相继采用或设立自己的 SMP。《老年社会学和老年医学教育》（*Gerontology and Geriatrics Education*）专刊发表了对 8 个原始项目的详细说明（Stewart and Alford，2006）。SMP 的形式差异很大，包括时间（从一天到四年）、必修/选修，以及与医学院校课程的整合程度。大多数项目同时具有社会活动和作业任务，并由学生和导师通过访谈或标准化评估工具（例如药物审查）共同完成。项目的不同之处在于师生关系。然而随着学术研究的进展，学生和导师需要不断应对角色关系的变化。在历时 3 ～ 4 年的项目中，部分学生感到在临床期间难以继续维持与导师的关系，不能继续履行 SMP 的义务。

SMP 邀请基本健康、生活在社区中且没有认知问题的老年人参与。大多数项目招募导师似乎没有困难，有些计划还有候补名单，但如何招募到具有种族和社会经济多样性的导师，是所有人都头疼的问题。在其他“患者导师”计划中也经常出现这个问题。学生和导师对 SMP 的接受度很高，学生对待老年人的态度变得更为积极，并且有一些迹象表明，这种体验会促进学生的同理心和形成以患者为中心的理念（Eleazer et al.，2009）。例如，Breytspraak 等学者（2008）发现，医学生和年长者导师之间发展出了一种代际关系，其特征是情感互惠（同情、亲密）、方式互惠（如建议、楷模、支持）以及探索异同。SMP 项目提高了老年社会学的可见度和接受度，而且经济、易于操作，所以似乎还在医学院校持续开展（Eleazer et al.，2009）。

帮助医师改善老年人服务的另一种模式是“长者委员会”（Katz et al.，2000），社会中的老年人受邀担任“年长者教师”，倾听在老年病科轮转的住院医师陈述其在照顾老年患者时面临的实际困难。年代和文化截然不同的参与者之间要建立对话关系，这具有一定的挑战，必须特别注意准备工作。不幸的是，“患者作为教育者”倡议常常无疾而终，原因有很多种，例如，所需工作量不可持续、拥护者离开、缺乏机构支持（包括资金）或该项目因时间限制而不能长期进行。

精神疾病患者教师项目

精神疾病患者参与了医学生和实习精神病医生、精神科护士、临床心理学家、社会工作者和跨专业精神健康小组的教育。Livingston 和 Cooper（2004）提供了相关综述，Tew 等（2004）提供了相关实用指南。大多数文献都涉及了患者参与非医师培训，并且多数来自英国。2005 年，英国皇家精神病医学院在学员选择、培训计划、经验分享、访谈技巧培训以及表现反馈等多个方面，要求在精神病学毕业后培训计划中将患者和照护人员的参与作为必要条件（Fadden et al.，2005）。精神病患者已经意识到，他们的参与可以使学员将精神健康与现实生活联系起来，从而消除学员对精神疾病的神秘感和臆想；他们也能通过呈现精神健康的积极方面来抵消媒体的负面报道，并说明精神健康的多样性、希望和康复（Dogra et al.，2008）。

尽管大多数精神病学学员认为了解患者的观点会有所裨益，但他们也担心患者观点的代表性及其对医生权威性的潜在影响。出于对客观性的担忧，很少有学员支持患者成为评价者。事实上，精神病患者作为教师参与教学活动引发了最棘手的问题。例如，人们对精神病的普遍刻板印象——包括无理取闹和不负责任——使精神病患者作为教育者的可信度受到怀疑。在当前的医疗模式中，医生或心理咨询师通过专业权威和专业知识对精神病患者给出“无行为能力”的诊断，而在精神病医院接触精神病患者，并不能改善人们的固有观念，将患者视为平等伙伴或社区成员（Scheyett and Kim，2004）。另外，患者参与教学挑战了专业人士的权威地位，并提出建立新的价值观念，倡导医生或心理咨询师、患者和照护人员之间形成三方合作伙伴关系，让彼此的贡献都得到认可、重视和尊重（Fadden et al.，2005）。学者们感到难以在课堂上与精神病患者合作，这是因为他们先入为主地认为患者存在不可预测性、需要被监护，甚至可能无法满足教学需求（Felton and Stickley，2004）。然而，那些真正尝试与患者合作的人会发现，他们能够更加了解自己对精神疾病的偏见、预设和认知（Bennett and Baikie，2003）。

“调停对话”等技术被用以改变参与双方的态度，将过去关系紧张的两方召集在一起，共同讨论某个存在争议的问题，并建立相互理解。这一技术需要关注沟通过程并营造安全的分享环境（Scheyett and Kim，2004）。为使精神病患者的参与合法化，人们已经开发出了许多方法，例如培训、合作教学、患者教师资格的认证，以及诸如“患者学者”等学术任命（Simons et al.，2007）。但是，从患者到学者的这种转变，令人质疑患者的价值，因为他们已经远离了其亲历经验，也就不能代表其他罹患精神病的个体。在这个方面，患者两面碰壁，他们作为患者被戴上无能、无理的帽子，作为教育系统的专业人员也不能被完全接受（Felton and Stickley，2004）。

患者家长教师项目

家长担任教师的项目可以使学员对患慢性病或残疾儿童的生活形成整体了解，从而促进以家庭为中心的照护。家长教师还可能指导专业人士，为在跨部门、跨专业的工作环境中与家庭的合作做好准备。最常见的模式是对一位家长及其患有慢性病的子女进行一次性的家庭访问，以及未进入临床阶段的学生随访某个家庭一段时间（例如孕期）的家庭学习小组计划。美国医学院校提供了一些最先进、最悠久的例子。家长作为教师的身份得到公开认可并融入课程。例如在儿科住院医师的培训中（Blasco et al.，1999）、儿科见习中（Johnson et al.，2006）或贯穿于整个本科课程体系中（Hanson and Randall，2007）。每个项目中，家长都以多种角色参与，通常包括课程开发、小组讨论、访谈和家庭拜访。项目通常涉及一个家长核心组，它可以是预先存在的社会倡导团体（例如“佛蒙特州的家长组织”），也可以是专门创建的团体。这些团体与教师共同决定课程、提供候选家长，并且通常负责招募、培训新的家长教师，为他们提供支持。这些项目的报告强调了其包容性的发展过程，也描述了其教学活动。但在学生反应方面，尚缺乏接受度之外的信息。家长可能承担的其他角色包括：培养访谈技巧、表演和角色扮演、分享作为患者的体验（例如，学生陪同患儿家长去诊所看病，借此观察患儿家长的体验），以及开展互利互惠的服务-学习活动（例如，学生提供喘息照护[①]）（Blaylock，2000）。

患者参与其他卫生专业项目

患者参与医疗和社会照护专业人士的培

① respite care，指让家长喘息一口气的临时代理照护。——译者注

训，尤其是精神健康专业人士的培训，已在许多国家中成为普遍做法。但这一做法仅在英国和澳大利亚才有强制性（后者程度更低）。英国强制要求护士、助产士和家访护士（health visitors）预注册阶段的教学邀请患者参与。自2003 年开始，英国建立了社会工作学位，并将社会工作教育中的患者参与写入规章制度。在患者参与医学教育存在的障碍和机遇方面，英国经验提供了系统全面的参考。护理、社会工作和精神卫生等专业，患者参与教育最多，2005 年，一场有关患者参与的医疗卫生专业教育国际会议中，也有来自药学、职业疗法、物理疗法、按摩疗法和心理学等专业的参会者（Farrell et al.，2006）。患者参与的目的是促进以患者为中心的社会模式，尤其是针对精神病患者。其主要目标在于消除态度障碍、匡正刻板印象、解决社会排斥问题并纠正历史性的权力失衡。例如，在社会工作教育中，基本价值观包括尊重、平等、伙伴关系、社会包容性和增加自主权。患者教师的参与旨在改变患者与社会工作者之间（或实习机构内学生与患者之间）的权力分配，因为现有的分配方式阻碍了患者分享经验知识或为社会工作知识体系基础做出贡献（Anghel and Ramon，2009）。

虽然在一些研究中已经显示出患者参与教学的益处（Barnes et al.，2006），但几乎没有证据表明它能对学生的学习产生持续影响。将患者参与教学作为强制性要求，已导致很多情况下的参与变成了形式主义，从而无法对教学关系中现有的权力结构提出根本性的挑战（Felton and Stickley，2004）。患者参与教学还使高等教育在发展真正伙伴关系方面存在的障碍更加突显：机构层面需要具备以下条件，包括战略性领导和指导、确保开放本地关系和网络资源，以及为支持患者参与提供创造性的解决方案和基础设施（Gutteridge and Dobbins，2010）。中央兰开夏大学（University of Central Lancashire）的患者参与计划是机构层面持续实施患者参与最为成熟的例子之一，该计划涉及全部教师，旨在使患者和照护人员参与医学院所有院系的卫生和社会护理专业人员的培训（McKeown et al.，2010）。

患者参与的效果

有关患者参与存在一个普遍问题，就是缺乏明确且可衡量的教学效果指标。从公认的定量和定性研究标准来看，文献的质量普遍较低（Towle et al.，2010）。大多数研究都是描述性的。尽管患者参与的短期效果在部分项目中有所评估（主要是临床技能教学），但具有严格实验设计的研究很少。大多数文献仅在实施（一般是一个试点项目）后不久，对干预措施进行一次描述，并附带初步评估数据（通常是学生满意度和患者意见）。Morgan 和 Jones（2009）以及 Jha 等学者在其综述（2009a）中指出：目前的研究中，存在一些对学生和患者教师短期获益的证据，但仍缺乏对学生或医疗系统长期影响的证据。方法学缺陷、目标或预期结果缺乏特异性和多样性等问题令学者们很难就患者参与的有效性得出强有力的一般性结论。以下各节中将列举主要问题和相关研究。

学习者视角

大多数研究得出的结论是：学习者对患者参与教学的满意度很高。学生发现的益处包括切身体会、深化对患者观点的理解、提高沟通技巧、增强与患者交谈的信心，以及感到学习环境更加安全，尤其是有密切肢体接触的检查（Jha et al.，2009a，2010）。有研究通过调查比较方案实施前后学生的看法，发现学生对弱势群体的需求更加敏感。在慢性病、残疾儿童、家庭成员参与、精神疾病和老年护理方面，学生的预期和态度也有所改善（Towle et al.，2010）。然而上述观点尚缺乏独立验证。有研究指出，在学习体格检查技能方面，患者教师和医生教师的讲授效果一样好（Oswald et al.，2011a）。

尽管很少有文献报道学生在完成课程之后的学习情况，但有证据表明，患者的教学对学生技术性技能（Coleman et al.，2003）、人际交往能力、同理心和针对患者的个性化处理方法具有持久影响（Klein et al.，2000）。但针对后续实践影响的研究很少。在一项关于硕士水平卫生专业人员社区心理健康课程的后续研究中，所有参与者都描述了他们如何通过实践促进了患者的参与程度，而且与对照组相比，其患者中有较高比例得到了以患者为中心的良好评估和照护计划（Barnes et al.，2006）。

文献中报道的少数负面情况几乎全部出现在与精神疾病患者见面后，相关因素包括感到态度敌对、观点不一致、缺乏代表性，以及对反馈的看法不一（Morgan and Jones，2009）。另一些研究显示，学生有时会担心成为患者的负担。学习小组和指导计划会让学生与患者形成长期接触。当患者的健康状况恶化时，学生的情感承受能力很可能受到挑战。教师对学生的支持以及正式结束学生与患者的关系可能对学生的情感承受有所帮助（Towle et al.，2010）。

患者教师视角

患者之所以能够受益，是因为他们认为自己对疾病和医疗体系的经验应该被纳入医学教育之中；他们喜欢回报社区，并认为自己的体验能够使未来的卫生专业人士和患者受益（Stacy and Spencer，1999）。患者报告了相关益处，包括提高自尊心、能力、疾病陈述力、形成对自身问题的新见解，以及对医患关系更深的理解（Walters et al.，2003）。年长者导师很享受学生的陪伴。大多数患者认为学生对他们的态度良好。

患者担任新角色所带来的问题包括：担心重新体验负面经历、担忧被学生评判，以及担心学生在学习报告中如何真实地再现他们的经历（Towle et al.，2010）。知情同意和保密是患者和照护人员的主要关注点，但相关道德伦理规范并未得到很好的解决（Jha et al.，2009a）。这些担忧可以通过适当的准备工作来解决：明确说明项目目的和患者参与的重要性，获得患者知情同意，只把与学习相关的、必需的医学信息提供给学生，并提供有关保密的严格准则（Towle et al.，2010）。但患者的善意被利用的潜在问题已经被提及（Stacy and Spencer，1999），少数文献报道了负面事件，包括对心理健康的影响（Livingston and Cooper，2004）和隐私部位检查等方面（Jha et al.，2010）。

卫生专业人士视角

很少有研究关注“患者教师”项目中卫生专业人士的观点。大多数专业人士认为学生得到了宝贵的学习经验、接触到患者的重要问题、学会了解患者的观点，并获得了与患者互动的宝贵技能（图27.3）。尽管他们支持由患者来教学，但在这些项目中，患者教师能投入多少时间令他们感到担忧（Towle et al.，2010）。而扩大患者在课程开发或学生正式评价中的作用的提议，很少获得专业人士的支持（Jha et al.，2009b）。

对卫生专业教育者的具体负面影响尚无记录。一些专业人士对患者参与持消极态度，这种态度常常与精神病患者相关（Livingston and Cooper，2004）。有些学者担心患者可能受到负面影响，如心理压力、情绪波动和身体疲劳等，但这方面的研究很少，尚未得出定论（Gecht，2000）。有人认为患者被医生选中参与教学可能使其感到一种必须投入的义务，换言之，患者认为这种投入会让他们得到特殊治疗，从而模糊了专业界限（Walters et al.，2003）。也有人担忧反复讲自己故事的患者可能变得不适合教学（Jha et al.，2009b）。这些担忧是否合理，还需更多研究进行确认。

实施方法

在精神健康教育（Tew et al.，2004）和社会工作（Levin，2004）领域，英国已经制定出相应实践指南。INVOLVE指南旨在促进患者参与健康研究，其中包含了与高等教育有关的信息（http：//www.invo.org.uk）。尚无有关患者如何参与医学教育的“工作指导”资源，但英国医学协会（2008）发表了一些可供参考的

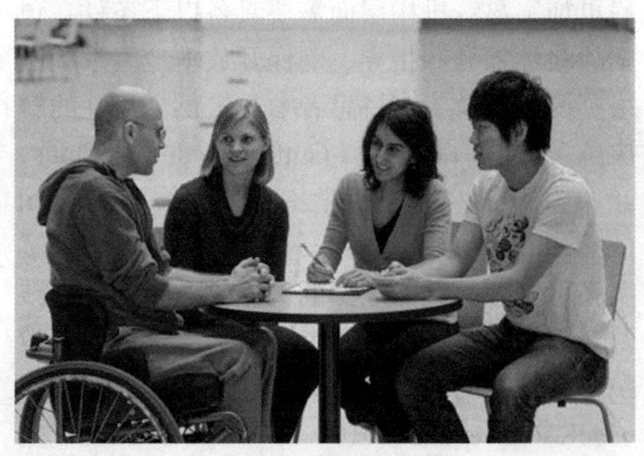

图27.3 患者正在参与医学教育

指南，并在其中讨论了保密和知情同意等重要伦理问题。

每个指南都以自己的方式归纳关键任务，但是都涉及领导力（需要人牵头）、专用资金、患者招募（多样性和代表性）、患者支持、培训和监督的基础设施、雇佣和签约、付款和支出、能力建设、评估等关键问题。这些指南为发起和维持患者参与的人提供了很好的参考资源。但如果能够配套专门的项目支持和发展人员，可能会更有效地促进这些活动。英国已经建立了患者参与教学发展工作网络，该网络已经发布了针对高等教育机构的指南（Developers of User and Carers in Education，2009）。促进患者参与医学教育的相关工作者发挥着联络医学教育机构与社会的作用，因此也被称为文化代理者或边界跨越者。许多学术机构认为，在促进与社区组织的伙伴关系、克服巨大的权力失衡时，它们的角色至关重要。

社会照护研究所（Institute of Social Care，Levin，2004）编写的指南为患者参与教学的准备工作提供了实际指导：

- 在发展合伙关系的过程中，应尽早讨论确定患者参与的价值和原则，这会让每个人都从中受益。
- 如果参与有着全面的策略设计，即使进度滞后或过程复杂，新角色也更容易加入。
- 有效的参与需要患者、教学人员、管理人员、学生和其他人员以全新的方式共同努力——这是发展的大好机会。
- 只有资源（人力、时间、金钱和支持）得到保障，项目才能正常运行。
- 参与的积极促进和维持不是一次性的。建立互相尊重、目的明确的关系，对实际问题给予关注，需要投入一定的时间。
- 参与者需要有热情、态度友善。最开始时，符合条件且主动参与者数量可能很少。扩大参与是一项关键任务。

参与、协作和合伙关系这几个词一般可以通用。然而与社会上的人们在真正的伙伴关系下合作，对学术界而言挑战不小。一系列主要制度壁垒会妨碍社会成员真正参与高等教育。这些阻碍包括学术界的等级性质、刻板印象、歧视、评估、认证过程、专业术语、对“知识”的定义，以及不合适的支付和支持系统（Basset et al.，2006）。大学虽然不遗余力地促成社会参与和伙伴关系，但仍高高在上地认为，社会获得的益处是源自其自身的专业知识（Towle and Godolphin，2011a）。学者们很少讨论社会参与对学术界的好处，或大学可能因此发生的变化——“大学与社会彼此分享双方所有的不同形式的资产和社会资本”（McKeown et al.，2010，p. 52）。北美“社会-校园健康合作组织”认识到学术界和社会之间较难建立真正的伙伴关系，因此制定了一系列合作原则，这些原则已在国际范围内得到了认可和应用（请参见 http：//www.ccph.info）。

以若干个“患者教师”项目为基础，我们提出了一个框架，其中包括在计划阶段必须要考虑的问题（表 27.1）。

此处将对患者参与的相关重要实际问题进行详细讨论。

招募

患者的招募可以通过家庭医生或诊所、患者倡导或支持小组、社区机构或报纸等多种方式进行。根据我们的经验，招募最好通过患者支持小组这类组织进行，特别是那些职责中包含同伴支持等教育活动的组织。我们也建议学者们花些时间，与当地组织建立良好的工作关系。大多数非营利组织在招募各种职位的志愿者方面都相当专业，它们对招募患者教师会有很大帮助。多样性和代表性是两个需要考虑的重要因素。如何招募到文化或种族上足够多样的群体是一个特别难以解决的问题。我们已知的障碍包括：语言不通、大多数患者支持小组的人群分布存在偏差、某些文化背景一向把医生放在高位、家人担心如果暴露疾病（尤其是精神疾病）会在社区中丢脸，以及学术界和社会边缘化人群之间的权力失衡（Warren and Boxall，2009；Yeung and Ng，2011）。患者经历是个性化的，而且某些患者会有特定的问题，造成其不具有代表性。尽管某些计划确实招募到了符合特定标准（例如具备良好沟通技巧）的患者，但文献总体上对选拔患者没有什么实质性的讨论，也没有多少研究在选择患者时真正运用了 Williamson（2007）

表 27.1 患者教师项目规划框架示例

内容	需要考虑的问题
理论依据	患者参与教育的原因是什么？它符合教育机构的理念吗？社区是否表达了利益需求？预期的结果 / 益处是什么？
机构 / 组织背景	谁是领导者 / 支持者？是否与社区志愿者 / 组织已有合作？该课程如何适用于现有课程大纲？项目是为了研究还是为了课程开发？
规划	如何组织人员进行规划（规划委员会的职责是什么？领导团队？教师、患者、学生的参与，决策如何制定？）？有哪些可用资源（启动资源、后续资源）？项目是否为试点？学生的身份和数量？必修还是选修（如果是选修，如何选择学生）？
招募患者教师	患者的角色是什么（职位描述）？如何招募患者（社区组织、卫生专业人员、传单、口口相传、网站）？如何筛选患者？谁是筛选的负责人（选择标准、招募过程）？如何保证代表性和多样性？
课程与评价	哪些是课程目标（以及由谁决定）？患者在教学中扮演什么角色？教学课程的设计与次数？学习活动是什么？如何评价学生？评价人是谁（患者角色）？学习地点是什么（教室、诊所还是社区）？
患者教师的准备和支持	项目定位（书面和口头信息）是个人性质还是团体性质？培训（患者教师在项目开始和持续过程中都需要接受哪些技能培训）？如何支持（支持会议、出现问题时的联系人、课程和学生进度的通知）？如何认可（荣誉称号、报酬、证书、答谢活动）？
运行	人员素质要求，如协调、管理（岗位描述、新员工、现有职位、借调）、相关资质要求（需要专业上的还是管理行政上的）？
项目评估与研究	评估 / 研究的问题是什么？方法（调查、访谈、焦点小组、反思记录）是什么？数据使用的伦理、保密和知情同意？知识所有权和传播？
可持续发展	从单个项目转向持续项目？成为机构的固定项目？通过资金、人力、空间提供机构支持？

所总结的理念。

准备和培训

患者参与医学教育需提前做好准备，大家普遍公认准备的重要性，但准备的方法、持续时间和强度各不相同。患者有时会了解学生需要达到的学习目标。卫生专业人员也可能会对患者进行某种形式的培训。高强度培训通常出现在体格检查技能教学中。培训似乎可以减轻患者对其教学角色的焦虑感，让他们的参与显得更专业。然而，如何避免针对患者的培训变成专家单方面的指点，以协作模式开展培训是很少有人关注的问题。Moss 等（2009）提供了一种模式，其中患者和照护人员在确定培训需求和开发课程时发挥主导作用，课程学员同时包括患者和学术人员。我们已经发现，医学教育者可通过与将教育作为使命之一的患者组织合作，招募到许多已经具备辅导、同伴支持、汇报等技能的患者。这些技能使患者能够快速进入专业教师的角色。

回报与地位

对患者教师的付费模式包括无支付、只报销费用、报销费用加酬金、按小时付费等。一些患者不希望获得报酬，他们认为自己对教学做出了贡献，这种满足感作为回报已经足够了；另一些患者则认为这种参与在压榨他们。提供薪酬意味着患者地位的提高，得到更加正式的认可，负责教学的领导者必须说明相关政策和做法。患者收取患者参与酬金可能会影响他们领取相关福利金，这需要一事一议并进行定期回顾。同时，机构的传统政策和做法可能会带来不便，带来报销速度变慢等问题，尤其是对那些社会边缘群体而言（Gutteridge and Dobbins，2010）。机构对患者的认可可以通过学术认可来体现，如为患者提供正式学术职位，或邀请其成为文章共同作者（Simons et al.，2007）。但对患者教师的适当认可面临的根本矛盾是：如果我们以学术界承认的形式提供认可，是否会将患者变成“教授”，使他们成为“我们中的一员”，不再凸显患者的特殊性和价值？

留用和可持续发展

大多数项目都得到了患者的积极反馈，他们希望反复参与其中。从计划阶段就有患者参与的项目、认可患者参与、定期向患者报告项目和学生的进展的项目留用患者情况最好。项目要想可持续发展，关键在于有培训患者、帮助患者巩固技能的资源，以及致力于共同目标的教师。在一项针对 59 项“患者教师”项目的未发表的研究中，我们发现可持续发展的最重要因素是领导力、机构支持和资金。Spencer 等（2011）的案例研究为如何持续运行代表不同患者角色的项目提供了参考。

未来发展方向

文献中不断有学者发表新的患者教师项目相关研究，这说明患者在医学教育中的主动参与越来越多。我们仍在不断探索患者能够提供的经验和专门知识，也在探索如何与患者和社会进行真诚的合作。例如，在加拿大的不列颠哥伦比亚大学，我们与患有精神疾病、失语症、关节炎、癫痫和艾滋病的患者合作，为跨专业的学生群体开发了由患者主导的工作坊，其中教师只负责支持而不参与指导（Towle and Godolphin，2013）。患者教师不仅要举办工作坊，还需负责确定他们觉得重要、需要由他们来讲的主题。其结果是，这些患者教师讲授的主题更为多样，包括：慢性疾病的日常体验和病程体验、患病体验的多样性、对伴侣和家庭的影响、体格检查技巧、诊断的困难、羞辱和刻板印象、同伴支持、康复、日常生活实用技能、医护支持建议，以及社区中的支持小组。

但是，医学教育文献中描述的大多数项目都是一次性的教育项目，其影响是有限的。如果希望将患者的伙伴关系作为促进医学教育的基础，那么必须思考可持续发展的策略：患者参与课程要求学院脱离象牙塔，以脚踏实地的方式与社区组织互动，在机构层面发展真正的伙伴关系。我们建议医学教育者向其他专业学习，系统了解所面临的机会和挑战。这样做的重要结果之一在于认可社会上拥有独特专门知识者所做的贡献。患者的参与将促使大学对知识的权威性、专门知识的本质和教师的角色进行新的思考和讨论，并将影响目前对高等教育中的教学的性质的讨论，即教学到底是一种学术活动，还是一种基于研究的职业（Towle and Godolphin，2011a）。

通过学术思考和实践，医学教育中的患者参与将不断发展壮大，也将促进对职业素养、人本主义、叙事能力、以关系为中心的照护、身份认同形成、道德发展和反思能力等相关领域的深入讨论。

结论

- 医学教育中的患者主动参与广泛存在，且不断增多。
- 让患者参与的决策源于社会文化变迁和相关政策需要。
- 我们仍需发展符合实际的学习理论，并检验其长期益处。
- 患者教师的出现会带来一些在传统的医学教育领域中不易出现的实际问题。
- 患者教师切实参与教学对医学教育者和学术机构都将产生影响。

参考文献

Anderson, E.S., Ford, J., and Thorpe, L. (2011) Learning to listen: improving students' communication with disabled people. *Med Teach*. 33: 44–52

Anderson, E.S. and Lennox, A. (2009) The Leicester model of interprofessional education: developing, delivering and learning from student voices for 10 years. *J Interprof Care*. 23: 557–573

Anghel, R. and Ramon, S. (2009) Service users and carers' involvement in social work education: lessons from an English case study. *Eur J Soc Work*. 12: 185–199

Bacon, N. (2002) Differences in faculty and community partners' theories of learning. *Michigan J Comm Service Learn*. 9: 34–44

Barnes, D., Carpenter, J., and Dickinson, C. (2006) The outcomes of partnerships with mental health service users in interprofessional education: a case study. *Health Soc Care Comm*. 14: 426–435

Basset, T., Campbell, P., and Anderson, J. (2006) Service user / survivor involvement in mental health training and education: overcoming the barriers. *Soc Work Educ*. 25: 393–402

Bennett, L. and Baikie, K. (2003) The client as educator: learning about mental illness through the eyes of the expert. *Nurse Educ Today*. 23: 104–111

Blasco, P.A., Kohen, H., and Shapland, C. (1999) Parents-as-teachers: design and establishment of a training programme for paediatric residents. *Med Educ*. 33: 695–701

Blaylock, B.L. (2000) Patients and families as teachers: inspiring an empathic connection. *Families, Systems and Health*. 18: 161–176

Bleakley, A. and Bligh, J. (2008) Students learning from patients: let's get real in medical education. *Adv Health Sci Educ: Theory Pract*. 13: 89–107

Breytspraak, L.M., Arnold, L., and Hogan, K. (2008) Dimensions of an intergenerational relationship between medical students and mentors-on-aging. *J Intergen Relat*. 6: 131–153

British Medical Association, Medical Education Subcommittee (2008) *Role of the Patient in Medical Education*. http://bma.org.uk/-/media/Files/PDFs/Developing%20your%20career/Becoming%20a%20doctor/Role%20of%20patient.pdf Accessed 14 March 2013

Caron-Flinterman, J.F., Broerse, J.E.W., and Bunders, J.F.G. (2005) The experiential knowledge of patients: a new resource for biomedical research? *So Sci Med*.60: 2575–2584

Coleman, E.A., Lord, J.E., Heard, J.K., et al. (2003) The Delta project: increasing breast cancer screening among rural minority and older women by targeting rural healthcare providers. *Oncol Nursing Forum*. 30: 669–677

Collins, L., Arenson, C., Jerpbak, C., Kane, P., Dressel, R., and Antony, R. (2011) Transforming chronic illness care education: a longitudinal interprofessional mentorship curriculum. *J Interprof Care*. 25: 228–230

Developers of User and Carer Involvement in Education (2009) Involving service users and carers in education: the development worker role. Guidelines for higher education institutions. http://www.mhhe.heacademy.ac.uk/silo/files/ducie-guidelines.pdf Accessed 19 March 2012

Dogra, N., Anderson, J., Edwards, R., and Cavendish, S. (2008) Service user perspectives about their roles in undergraduate medical training about mental health. *Med Teach*. 30: 152–156

Eleazer, G.P., Stewart, T.J., Wieland, G.D., Anderson, M.B., and Simpson, D. (2009) The national evaluation of senior mentor programs: older adults in medical education. *J Am Geriatr Soc*. 57: 321–326

Fadden, G., Shooter, M., and Holsgrove, G. (2005) Involving carers and service users in the training of psychiatrists. *Psychiatr Bull*. 29: 270–274

Farrell, C., Towle, A., and Godolphin, W. (2006) *Where's the Patient's Voice in Health Professional Education?* Vancouver: Division of Health Care Communication, University of British Columbia

Felton, A. and Stickley, T. (2004) Pedagogy, power and service user involvement. *J Psychiatr Mental Health Nurs*. 11: 89–98

Gecht, M.R. (2000) What happens to patients who teach? *Teach Learn Med*. 12: 171–175

Gruppen, L.D., Branch, V.K., and Laing, T.J. (1996) The use of trained patient educators with rheumatoid arthritis to teach medical students. *Arthritis Care Res*. 9: 302–308

Gutteridge, R. and Dobbins, K. (2010) Service user and carer involvement in learning and teaching: a faculty of health staff perspective. *Nurse Educ Today*. 30: 509–514

Hanson, J.L. and Randall, V.F. (2007) Advancing a partnership: patients, families, and medical educators. *Teach Learn Med*. 19: 191–197

Hall, I.S. and Hollins S. (1996) The Strathcona Theatre Company: changing medical students' attitudes to learning disability (mental handicap) *Psychiatr Bull* 20: 429–430

Henriksen, A.-.H. and Ringsted, C. (2011) Learning from patients: students' perceptions of patient-instructors. *Med Educ*. 45: 913–919

Hunt, J.B., Bonham, C., and Jones, L. (2011) Understanding the goals of service learning and community-based medical education: a systematic review. *Acad Med*. 86: 246–251

Jha, V., Quinton, N.D., Bekker, H.L., and Roberts, T.E. (2009a) Strategies and interventions for the involvement of real patients in medical education: a systematic review. *Med Educ*. 43: 10–20

Jha, V., Quinton, N.D., Bekker, H.L., and Roberts, T.E. (2009b) What educators and students really think about using patients as teachers in medical education: a qualitative study. *Med Educ*. 43: 449–456

Jha, V., Setna, Z., Al-Hity, A., Quinton, N.D., and Roberts, T.E. (2010) Patient involvement in teaching and assessing intimate examination skills: a systematic review. *Med Educ*. 44: 347–357

Johnson, A.M., Yoder, J., and Richardson-Nassif, K. (2006) Using families as faculty in teaching medical students family-centered care: what are students learning? *Teach Learn Med*. 18: 222–225

Katz, A.M., Conant, J.L., Inui, T.S., Baron, D., and Bor, D. (2000) A council of elders: creating a multi-voiced dialogue in a community of care. *Soc Sci Med*. 50: 851–860

Klein, S., Tracy, D., Kitchener, H.C., and Walker, L.G. (2000) The effects of the participation of patients with cancer in teaching communication skills to medical undergraduates: a randomised study with follow-up after 2 years. *Eur J Cancer*. 36: 273–281

Kretzschmar, R.M. (1978) Evolution of the Gynecology Teaching Associate: an education specialist. *Am J Obstet Gynecol*. 131: 367–373

Kumagai, A.K. (2008) A conceptual framework for the use of illness narratives in medical education. *Acad Med*. 83: 653–658

Lave, J. and Wenger, E. (1991) *Situated Learning: Legitimate Peripheral Participation*. Cambridge, UK: Cambridge University Press

Levin, E. (2004) *Involving Service Users and Carers in Social Work Education*. London, UK: Social Care Institute for Excellence, Resource Guide No 4. http://www.scie.org.uk/publications/guides/guide04/files/guide04.pdf Accessed 19 March 2012

Livingston, G. and Cooper, C. (2004) User and carer involvement in mental health training. *Adv Psychiatr Treat*. 10: 85–92

McClean, S. and Shaw, A. (2005) From schism to continuum? The problematic relationship between expert and lay knowledge—an exploratory conceptual synthesis of two qualitative studies. *Qual Health Res*. 15: 729–748

McKeown, M., Malihi-Shoja, L., and Downe, S., supporting the Comensus Writing Collective. (2010) *Service User and Carer Involvement in Education for Health and Social Care*. Oxford, UK: Wiley Blackwell

McLaughlin, H. (2009) What's in a name: 'client', 'patient', 'customer', 'consumer', 'expert by experience', 'service user'—what's next? *Br J Soc Work*. 39: 1101–1117

Morgan, A. and Jones, D. (2009) Perceptions of service user and carer involvement in healthcare education and impact on students' knowledge and practice: a literature review. *Med Teach*. 31: 82–95

Moss, B., Boath, L., Buckley, S., and Colgan, A. (2009) The fount of all knowledge: training required to involve service users and carers in health and social care education and training. *Soc Work Educ*. 28: 562–572

Oswald, A.E., Bell, M.J., Wiseman, J., and Snell, L. (2011a) The impact of trained patient educators on musculoskeletal clinical skills attainment in pre-clerkship medical students. *BMC Med Educ*. 11: 65

Oswald, A.E., Wiseman, J., Bell, M.J., and Snell, L. (2011b) Musculoskeletal examination teaching by patients versus physicians: how are they different? Neither better nor worse, but complementary. *Med Teach*. 33: e227–e235

Rees, C.E., Knight, L.V., and Wilkinson, C.E. (2007) 'User involvement is a *sine qua non*, almost, in medical education': learning with rather than just about health and social care service users. *Adv Health Sci Educ: Theory Pract*. 12: 359–390

Rees, C.E. and Monrouxe, L. (2011) Medical students learning intimate examinations without valid consent: a multicentre study. *Med Educ*. 45: 261–272

Repper, J. and Breeze, J. (2007) User and carer involvement in the training and education of health professionals: a review of the literature. *Int J Nursing Studies*. 44: 511–519

Scheyett, A. and Kim, M. (2004) 'Can we talk?': using facilitated dialogue to positively change student attitudes towards persons with mental illness. *J Teach Soc Work*. 24: 39–53

Shapiro, D., Tomasa, L., and Koff, N.A. (2009) Patients as teachers, medical students as filmmakers: the video slam, a pilot study. *Acad Med*. 84: 1235–1244

Simons, L., Tee, S., Lathlean, J., Burgess, A., Herbert, L., and Gibson, C. (2007) A socially inclusive approach to user participation in higher education. *J Adv Nurs*. 58: 246–255

Solomon, P., Guenter, D., and Stinson, D. (2005) People with HIV as educators of health professionals. *AIDS Patient Care and STDs*. 19: 840–847

Speed, E. (2006) Patients, consumers and survivors: a case study of mental health service user discourses. *Soc Sci Med*. 62: 28–38

Spencer, J., Blackmore, D., Heard, S., et al. (2000) Patient-oriented learning: a review of the role of the patient in the education of medical students. *Med Educ*. 34: 851–857

Spencer, J., Godolphin, W., Karpenko, N., and Towle, A. (2011) *Can patients be teachers? Involving patients and service users in healthcare professionals' education*. London UK: The Health Foundation, www.health.org.uk Accessed 19 March 2012

Stacy, R. and Spencer, J. (1999) Patients as teachers: a qualitative study of patients' views on their role in a community-based undergraduate project. *Med Educ*. 33: 688–694

Stewart, T. and Alford, C.L. (2006) Older adults in medical education—senior mentor programs in U.S. medical schools. *Gerontol Geriatr Educ*. 27: 3–10

Sturm, L.A., Shultz, J., Kirby, R., and Stelzner, S.M. (2011) Community partners as co-teachers in resident continuity clinics. *Acad Med*. 86: 1532–1538

Tew, J., Gell, C., and Foster, S. (2004) *Learning from Experience. Involving Service Users and Carers in Mental Health Education and Training*. UK: Higher Education Academy/National Institute for Mental Health in England/Trent Workforce Development Confederation. http://www.mhhe.heacademy.ac.uk/resources/learning-from-experience-guide-and-updates/ Accessed 19 March 2012

Towle, A., Bainbridge, L., Godolphin, W., et al. (2010) Active patient involvement in the education of health professionals. *Med Educ*. 44: 64–74

Towle, A. and Godolphin, W. (2011a) A meeting of experts: the emerging roles of non-professionals in the education of health professionals. *Teach Higher Educ*. 16: 495–504

Towle, A. and Godolphin, W. (2011b) The neglect of chronic disease self-management in medical education: involving patients as educators. *Acad Med*. 86: 1350

Towle, A. and Godolphin, W. (2012) Patient involvement in health professional education: a bibliography 1975–2012. Division of Health Care Communication, University of British Columbia. http://www.chd.ubc.ca/dhcc/node/207 Accessed 28 February 2013

Towle, Aand, Godolphin, W. (2013) Patients as educators: Interprofessional learning for patient-centred care. *Med Teach.* T35: 219–223

Tuckett, D.M., Boulton, M., Olson, C., and Williams, A. (1985) *Meetings between Experts. An Approach to Sharing Ideas in Medical Consultations.* London, UK: Tavistock Publications Ltd

Wallace, P. (1997) Following the threads of an innovation: the history of standardized patients in medical education. *Caduceus (Springfield, Ill..,* 13: 5–28

Walters, K., Buszewicz, M., Russell, J., and Humphrey, C. (2003) Teaching as therapy: cross sectional and qualitative evaluation of patients' experiences of undergraduate psychiatry teaching in the community. *BMJ.* 326: 740–745

Warren, L. and Boxall, K. (2009) Service users in and out of the academy: collusion in exclusion? *Soc Work Educ.* 28: 281–297

Williamson, C. (2007) 'How do we find the right patients to consult?' *Qual Prim Care.* 15: 195–199

Wittenberg-Lyles, E., Shaunfield, S., Goldsmith, J., and Sanchez-Reilly, S. (2011) How we involved bereaved family caregivers in palliative care education. *Med Teach.* 33: 351–353

Wykurz, G. and Kelly, D. (2002) Developing the role of patients as teachers: literature review. *BMJ.* 325: 818–821

Yeung, E.Y.W. and Ng, S.M. (2011) Engaging service users and carers in health and social care education: challenges and opportunities in the Chinese community. *Soc Work Educ.* 30: 281–298

第 6 部分

阶段　Stages

第 28 章

本科医学教育 Undergraduate medical education

H. Thomas Aretz，Elizabeth G. Armstrong

译者：金琪灵 审校：陈 勤

青年人到 17 岁时，已经接受了良好的初步教育，随后六年内可以接受良好的医学教育，其中包括类似当今学徒制的几个月（而非五年）的学习。

Charles Carter（Carter，1844，p. 593）

引言

本科医学教育（undergraduate medical education，UGME）一直经历着重大的变化和改革（Aretz，2011；Frenk et al.，2010；Putnam，2006）。本书其他章节已经介绍了本科教育的多个方面，本章重点关注本科医学教育的两个问题：

- 回顾自 20 世纪 70 年代以来的一些重大改革，并根据与医疗服务的关系将其分类。为了使读者了解相关历史背景，本文简要回顾西方医学教育发展史。
- 不断发展的、将基于价值观和成果的规划与资源和质量管理导向的实施相结合的本科课程设置三阶段模型。

本科医学教育的背景

正如 Frenk 等所指出（2010，pp.1929-33），在过去的 100 年内，医学教育经历了从以科学为基础到以患者或问题为基础，再到以系统为基础的转变。Frenk 等认为教学、制度和社会背景同时发生了变化：过去的本科医学教育"基地"是大学，之后是学术医疗中心，现在已经转变为分布于整个医疗服务体系。与此同时，教学从以科学为重点，转变为以患者和问题为导向，强调应用能力。近年来为满足社会需求，进一步转变为以胜任力和结果为导向的模式。这些变革都是为了适应世界各地医疗保健及其供给的巨大变化。

医疗领域影响医学教育的主要驱动因素包括（Irby and Wilkerson，2003；Bligh，1999；Frenk et al.，2010）：

1. 人口结构和疾病谱的变化，尤其是从急性疾病向慢性疾病的转变
2. 医学知识、疗法和技术的变化
3. 医疗服务的变化，尤其是从住院治疗到门诊治疗的转变
4. 医务工作者角色、医务人员组成，以及临床和基础医学教师角色的变化
5. 社会和消费者期望和要求的变化，包括医疗结果、质量、安全和成本

我们将探讨各种驱动因素如何影响教育干预和教育创新，以及未来趋势将如何继续影响本科医学教育的演变。此外，我们对教育学的理解发生了很大的改变，教育技术也有了重大的革新。这方面的主要变化包括：

- 对学习过程的神经生物学和心理学有了更深的理解
- 学习管理系统的应用

- 数字化教学资料的使用，包括远程学习
- 模拟和标准化病人的使用

20 世纪 70 年代以前的医学教育

世界上本科医学教育的主要模式起源于中世纪的欧洲大学模式，而欧洲大学模式又起源于古希腊、古罗马和古中东的经典医学教育。在古典时代（Kudlien，1970a），医学从“家族业务”变成了一门可以传授给外人的学科。当医学被确立为独立于哲学的单独学科后，人们对于理论和实践之间的争论几乎立刻明显起来。在整个古代，人们认为医学不仅是一门科学，也是一门手艺，其拉丁语 physicus 指的就是在哲学和理论方面接受过训练的博学的医生，而 medicus 仅仅指照顾他人的人。当时包括亚里士多德、盖仑和希波克拉底在内的几位重要人物的著作，成为了几个世纪以来医学教育的核心教材（Talbot，1970）。值得注意的是，中世纪伊斯兰教的医学教育（Hamarneh，1970）更好地平衡了理论和实践之间的关系，并建立了第一批全面运转的学术医疗中心（包括向社会中的弱势群体提供社区服务的机构）。Abu Bakr Muhammad ibn Zakariya al-Razi 在其著作中界定了患者与医生之间的关系，并阐述了医生的职业精神。Ibn Sina（Avicenna）对其进行了传承和发扬，编写成了《医学经典》（*Canons of Medicine*）。这本书日后成了整个中世纪的主要教科书，内容包括运动、环境影响和药物测试标准等现代话题（Jacquart，2008）。

随着文艺复兴的到来，医学逐渐发展出了更为科学的方法（O’Malley，1970）。医学及医学教育的科学基础在 19 世纪牢固地确立下来，并开始出现标准化课程，以确保符合其公共使命（Coury，1970）。“学术自由”（即科学和教学不受国家和教会的影响）的概念以及医学教育准入要求都是在那个时期形成的。开创性的 Flexner 报告（Flexner，1910）将系统和科学的方法作为医学教育的基础引进美国，取代了之前盛行的学徒模式［两年后 Flexner 发表了一份关于欧洲医学院校的报告（Flexner，1912）］。但要指出的是，Flexner 当时并没有打算创立一个纯粹的科学模式，并消除所有形式的学徒制；实际上他明确反对这样做（Flexner，1925）。

这段简短的医学教育史凸显的一些基本主题，至今仍是我们讨论的话题：

- 理论的作用是什么？如何与实践相平衡？
- 谁来决定培养方案——大学还是社会？
- “软技能”的重要性是什么？或者更宽泛一点来说，医学及医学教育应该涵盖哪些领域？
- 谁来决定医学教育的准入条件？谁来决定毕业标准？
- 在医疗服务体系中，医学生应该在何处学习技艺？
- 医学教育是为了追求学术造诣还是为职业生涯做好准备？

自 20 世纪 70 年代以来本科医学教育的主要变化

过去的 30 年里，许多报告和立场文件为医学教育改革提供了强有力的论据，指出需要对医学教育进行改革，以满足医疗实践和健康促进的要求（Muller，1984；General Medical Council，1993，2003，2009；Neufeld et al.，1998；Association of American Medical Colleges，1998；Maudsley et al.，2000；Josiah Macy Jr. Foundation，2009；The Association of Faculties of Medicine of Canada，2010）。《医学教育者》（*Medical Teacher*）期刊（Gibbs，2011）用了整期的页面，专门探讨医学教育的社会责任，提出医学教育应该对利益相关方负责。世界上很多国家和地区一致认为，本科医学教育（目前在很多国家仍包括为期一年的实习期）虽然不足以帮助医学生为独立执业做好准备，但仍是在监督下进行医疗实践（即毕业后教育）的基础。这一认知使人们更加关注本科医学教育的目的、范围和预期成果。

下文不会孤立地列出各种创新和干预措施，而要将前文提到的重大医疗保健趋势和人们对于学习的理解的变化作为背景，阐述教育干预措施及其预期的结果和影响（表 28.1）。囿于篇幅，本章无法对表 28.1 所列的所有干预措施和创新举措进行总结和分析，只能集中讨论试图解决多种医疗挑战以及对医学教育影响最大的创新举措。

表 28.1 影响本科医学教育期望结果和期望影响的医疗和教学法的主要趋势

趋势	干预措施	期望结果	期望影响
人口结构和疾病谱变化，特别是从急性疾病向慢性疾病的转变和人口老龄化	◆ 专题课程（如老年病学） ◆ 增加门诊和社区医疗机构教学 ◆ 纵向临床见习 ◆ 新建以社区医疗为基础的医学院校	◆ 管理慢性疾病的能力 ◆ 更好地理解老年人的需求，包括康复需求 ◆ 更好地理解卫生系统内的互动	◆ 更好地管理慢性疾病和“生活习惯性”疾病 ◆ 更好地诊疗老年人 ◆ 更好地利用医疗资源
医学知识、疗法和技术的变化及其对患者医疗、医务人员和社会的影响	◆ 整合课程及跨学科课程 ◆ 职业素养课程 ◆ 人文和伦理 ◆ 社区教育和项目 ◆ 与工程、科技院系的联系	◆ 诊疗中更好地利用相关科学知识 ◆ 提高临床推理能力 ◆ 扩展知识广度和深度 ◆ 专业、符合伦理学的行为，包括沟通技能 ◆ 理解全人照护和社区诊疗 ◆ 理解技术的作用	◆ 以患者为中心（以医患关系为中心）以及以社区为中心的医疗服务 ◆ 循证医学 ◆ 提高医生的业务能力和医德医风 ◆ 反思性实践 ◆ 诊疗和诊疗管理的专家系统
医疗服务供给的变化，特别是从住院治疗向门诊治疗的转变	◆ 纵向临床见习 ◆ 非住院和社区临床见习 ◆ 农村见习 ◆ 以社区为基础和以医院为基础的医学院	◆ 更好地理解纵向医疗和医疗保健系统 ◆ 能够在社区和农村开展业务 ◆ 恰当的学习环境和教育关注点	◆ 在多个环境和服务中适当提供和协调医疗服务 ◆ 为农村和城市人口提供适宜的医疗服务 ◆ 改善整个医疗服务体系的服务水平
医务人员角色、医务人员组成以及临床和基础科学教师角色的变化	◆ 基于团队的学习 ◆ 跨学科课程 ◆ 课程整合 ◆ 跨专业教育 ◆ 教师发展 ◆ 提高晋升标准 ◆ 基于使命的管理 ◆ 医学教育研究机构 ◆ 医学教育项目 ◆ 联合 MD-MBA/MPH 项目	◆ 团队精神 ◆ 跨专业的理解及协作性实践 ◆ 改善教学和学习 ◆ 回顾教育使命 ◆ 教育学术 ◆ 教育指导 ◆ 具有管理技能和系统思维	◆ 跨学科和跨专业的患者医疗 ◆ 专为特定需求设计的医疗团队 ◆ 重新定义学术医学在医疗系统中的作用 ◆ 为师资分配和资源分配建立恰当的激励机制 ◆ 教育研究 ◆ 减少成本、履行社会责任
社会和消费者期望和要求的变化，包括医疗服务的结果、质量和患者安全	◆ 关注健康促进 ◆ 解决这一问题的专题课程 ◆ 联合学位项目 ◆ 注重评价和新的评价模式 ◆ 基于胜任力的课程设置 ◆ 社会问责和医学教育 ◆ 模拟	◆ 促进健康而不仅仅是治愈疾病 ◆ 改善胜任力和能力以更好地“认证”毕业生 ◆ 理解质量管理和患者安全的原则 ◆ 理解医疗经济学原则 ◆ 新的职业生涯	◆ 适合社会的医疗服务 ◆ 改善人口健康 ◆ 改善医疗服务质量和患者安全 ◆ 降低医疗成本 ◆ 多面手：在改进和管理医疗体系的各个重要方面均具备胜任力
学习的科学技术的改变	◆ 基于问题的学习和案例为基础的学习 ◆ 个性化和发展性学习 ◆ 补修项目 ◆ 学习社区 ◆ 学习管理系统 ◆ 在线互动教学 ◆ 模拟	◆ 以学生为中心的教育环境 ◆ 更高效和有效的学习 ◆ 批判性思维和临床推理 ◆ 学习更有动力 ◆ 主动学习 ◆ 在安全环境下实践 ◆ 增强辅导和引导 ◆ 数据和知识的有效管理 ◆ 实践共同体	◆ 终身学习 ◆ 对变化的适应能力 ◆ 更好地解决问题能力和创新能力

趋势一：人口结构和疾病谱的变化尤其是从急性疾病向慢性疾病的转变（以及人口老龄化）

世界各地的疾病谱正在发生巨大改变，各地的预期寿命几乎都在逐渐增长。虽然急性疾病尚未完全消失，但有效管理慢性疾病已成为医疗服务体系和现代医学教育的一个主要目标（Maeshiro，2010）。为此，人们总结了慢性疾病诊疗教学经验（Holman，2004），确定了老年人诊疗所需的基本胜任力（Leipzig，2009），并利用课程设置中的专题教学来培训医学生。老年医学不是一门独立授课的学科，反而经常被编入各种学科的多门课程中。尽管人们对该领域的许多目标已经达成一致，但是在优先事项和教育方法上仍存在重大分歧（Pham，2004）。医学教育部门的组织架构在传统上支持以学科为基础的课程设置，这给专题课程设计带来巨大挑战，导致专题课程缺乏可靠的组织机构支撑。

纵向临床体验和临床见习模式已越来越常见（Norris，2009），或是作为传统分科见习的补充（Peters，2001），或是完全替代传统的分科见习（Ogur，2007）。然而最近的一项调查显示，只有22%的美国学校采用纵向临床见习模式（LCME，2011）。本段引用的前三篇文献报告的初步结果表明，纵向临床见习模式下，患者感受更好，学生更易接受、慢性病诊疗能力得到提高，更倾向于选择初级保健医师作为职业，但在标准化测试中，学生的得分并无差别。文献回顾（Ogrinc，2002）显示，非住院纵向临床见习模式的有效性证据很少，尚需更严格的研究。

趋势二：医学知识、疗法和技术的变化及其对患者医疗、医务人员和社会的影响

近年来，医学知识和技术的进步呈指数级增长。如何通过与临床实践相关的、有意义的方式传授如此广泛的专业知识，如何确保医务人员遵循伦理规范，使其不因个人利益而过度使用这些治疗和技术，是近年来本科医学教育关注的主要内容。本节关注本科医学教育为应对这一趋势采取的两大主要变革措施：一是课程整合以确保学生对核心课程的理解，二是开设职业素养课程以培养品德良好的医生。

“没有人能够掌握医学的方方面面”——这句话至少可追溯到1800年前（Kudlien，1970a，b，p. 25）。尽管课程整合（Harden，2000）中，整合程度有深有浅，但课程整合的本意是将本科医学教育从以学科为基础转变为以跨学科为基础（Harden et al.，1984；Bligh，1999）。整合的目的是确定所有毕业生都要掌握的核心知识（Bligh，1995）和基本技能、要具备的恰当态度、要得到的必要体验（Harden et al.，1997，McNeil et al.，2006），同时减少冗余教学内容，并强调之后的患者医疗中，与患者建立联系和人际关系。

早期整合课程设置强调基础科学的跨学科教学。典型案例包括凯斯西储大学的以器官为基础的基础科学课程设置（Wile & Smith，2000）。这其实在很大程度上是一种横向整合。生物-心理-社会医学模式（Engel，1977）旨在整合医疗过程中的心理和社会因素，并通过“纵向”角度分析问题。该模型不仅通过在科学课程设置中纳入全新的内容，以解决单纯的生物医学模式的缺陷，并且还带来了贯穿整个培养过程的纵向思维——纵向整合课程设置。这种整合形式日后得到了进一步完善。回顾早期的课程创新举措（Siu et al.，1985）可见，结果并不乐观，也不能证明这些措施带来任何明显改善。然而，现代课程设置模型和设计都以整合为目标，特别是理论和实践的结合。其基本目标是创造“一个整体，而不是简单的叠加”（Harden et al.，1997，p. 264），通过纵向整合学习内容（如螺旋式课程设置）、在学习过程中借助纵向专题、问题为基础或临床表现为基础的方法，使学生从一开始就接触到临床环境。研究表明，课程整合提高了学生的诊断技能（Papa & Harasym，1999）。

一项美国研究（Papadakis et al.，2004）发现医生职业生涯中受到的惩罚与其在校临床见习期间出现的问题呈正相关。学者指出，在医学院中存在“非正式”或“隐性课程”（Hafferty，1998，p. 403）（即正式教授内容、实际实践、学生日常体验的价值观的不一致）（Gaufberg et al.，2010）。Coulehan（2005，pp.

892-898）指出，仅仅依靠在正式教学中讲授职业素养，而不在临床和教育环境中体现，是无法达到预期效果的。针对该问题的补救措施（Coulehan，2005；Stern & Papadakis，2006）包括改革招生标准，创新教学和评估方法，注重角色榜样、社区服务、自我意识培养。针对自我意识，学界开展了广泛的研究，发现新手的元认知能力特别差，无法自我判断个人能力（Kruger & Dunning，1999），但是提升新手的这些能力能够改变此状况。已有证据表明社区服务能够帮助学生逐渐实现在本专业的社会化（Dornan et al.，2006）。人们也开发了相应的准确检测不专业行为的评估方法（Hemmer et al.，2000）。在设计本科医学教育、规划教育项目和体验时，需要考虑到教学环境的方方面面。我们需要注意机构文化、教师发展、教师参与，并从以患者为中心的诊疗转向“以关系为中心”的诊疗，认识到情感因素在医疗服务中对患者和医生的影响（Dobie，2007，pp. 423-424）。

近期，医疗服务中非诊断和非治疗技术手段应用越来越多，比如信息科技、数据库、远程医疗、移动医疗及一般的通信技术，这些都不断对未来的医学教育战略提出了挑战。研究表明，学生在这些领域都感觉自我准备不足（Jamshidi & Cook，2003）。医学研究所（Committee on the Health Professions Education Summit，2003）和世界卫生组织（WHO）（Pruitt & Epping-Jordan，2005）已宣布信息和通信技术是未来医务人员的核心能力。

趋势三：医疗服务供给的变化，尤其是从住院治疗向门诊治疗的转变

随着医疗技术的进步，疾病谱从急性疾病向慢性疾病的转变，以及控制医疗成本的需要，医疗服务持续地从住院部转向门诊。经济合作与发展组织（OECD）所有国家的平均住院时间每年都在持续下降，尽管各国之间仍存在重大差异（OECD，2011）。这导致医院收治的急性期病例过多，越来越多的患者在院外接受治疗，使得学生无法体验完整的治疗过程。在 1 个月内，只有不到 0.1% 的高危人群在学术医疗中心住院（Green，2001）。这代表绝大多数的医疗服务都发生在学术医疗中心之外，而本科医学教育仍然在医疗中心开展。近来为了解决这一问题，人们采取的相关措施包括开展非住院医学教育和社区医学教育。

社区医学教育旨在满足以下几个方面的需求：体现理论知识的意义、体验初级医疗、逐步培养职业价值观、超越个人水平[①]去理解医疗和提供诊疗。最佳证据医学教育（BEME）对早期社区体验进行系统回顾（Dornan et al.，2006）发现，以上目标已经部分实现。学生确实能够更好地理解其职业角色，并能更好地自我反思，同时了解了医疗保健系统的运行情况，特别是初级医疗的作用。这些体验也有助于招募初级医疗人员。由于在许多教学医院中可能没有初级医疗和社区医疗服务，因此其教学需要融入新的、传统上非学术性的教学场所，如初级医疗医师诊所、管理式医疗组织（Moore et al.，1994）及公立社区诊所。将社区医疗和非住院医疗体验纳入现代课程模式已有一段时间（Harden et al.，1984），也是很多本科医学教育认证机构所要求的。

为了提供以社区为基础的医学培训，更实质性和根本的解决方法是创建全新的以社区为基础的学校，通常是农村学校。可以是独立学校，也可以是现有大学的分校（Hurt & Harris，2005；Rabinowitz et al.，2008；Strasser et al.，2009；Worley and Murray，2011）。在这种学校中开展临床教学，课程分散在社区环境，往往需要信息和通讯技术支持，以确保在不同社区的学生得到相同的课程体验并做好质量控制（Hurt & Harris，2005；Rourke，2002）。一项关于美国农村医学教育项目的分析（Rabinowitz et al.，2008）显示，农村教育项目增加了农村地区执业医生数量。在澳大利亚的研究也得到了同样的结果。澳大利亚的研究显示，学生对实践体验的满意程度并不会直接转化为职业选择，因为农村地区的工作场所明显没有吸引力（Eley & Baker，2006）。有针对性地从农村和贫穷地区招收学生是解决社区医疗服务需求的另一策略（Eley & Baker，2006）。毫无疑问的是，随着更多的医疗服务进入社区，医学教育将越来越多地涉及医院以外的非

① 即从人群视角。——译者注

传统教学场所。这不仅需要更新教学内容和教学方法，还需要构建新的组织架构（Hurt & Harris，2005），充分利用信息技术并做好教师发展。

趋势四：医务工作者角色、医务人员组成，以及临床和基础科学教师角色的变化

医疗和医学教育传统上注重医生和患者之间一对一的关系，但是现代医疗越来越复杂，因此需要跨学科和跨专业的团队合作。研究发现，在医院整体医疗服务（O'Leary et al.，2011）、手术室（Hull et al.，2012）、重症监护室（Mayer et al.，2011）、老年和长期护理（Rand Europe and Ernst & Young，2012）及初级保健（Gumbach & Bodenheimer，2004）方面，通过综合和跨学科的团队合作能够带来更好的患者治疗效果。此外，非医生的医务人员的角色也发生了转变。新技术、医疗服务体系的需求以及诊疗方面的转变创造了新的职业（如病例管理人员），而医生的一些传统角色也在逐步被执业护士和辅助人员（如医生助理）所补充或取代。社区卫生工作者和经过培训的非专业人员正逐渐成为许多医疗服务匮乏地区的医疗团队的有机组成部分（Frenk et al.，2010）。这些发展变化对团队合作和跨专业教育提出了更高的要求。

在转变专业角色的同时，临床和基础科学教师的非教学责任分别受到临床职责要求和越来越多的科研时间的显著影响。这些变化也导致了对学术医疗中心的使命和医学教育学术进行重新审视和强调。

小组学习和教学，无论是作为基于问题的学习（PBL）、基于团队的学习（TBL）、小组项目、模拟培训的一部分，还是病房团队的一部分，都已经成为本科医学教育的主要内容。小组学习是为了促进团队合作，为医疗实践做好准备。虽然已有证据显示小组学习可以提高个人学习水平（如果小组必须要在学习过程中解决问题并互相指导），但对于本科医学教育而言，团队合作本身并不是重要的教学目标（Morrison et al.，2010）。团队合作本身需要特定的知识、技能、态度以及有利条件（Hackman，1990），而这一般都不是本科医学教育课程中强调的要点。将"一个团队的专家转变成一个专家团队"是一项艰巨的任务，需要吸取其他领域的技术和经验（Burke et al.，2004，p. 96）。在本科医学教育中，很少看到有团队能够满足一个"真正的"团队的条件，即由两人或两人以上组成，具有互补的技能，有共同的奋斗目标，并建立起一整套明确个人责任的绩效目标（Morrison et al.，2010，p. 255）。

TBL试图解决其中的一些问题。多项研究表明，如果按照预期应用该方法，将会收获积极的学习成果，使学习者更投入、更有准备，并提高解决问题和团队协作能力（Parmelee，2010）。TBL和所有其他教学方法一样，需作为深思熟虑的教育策略的一部分，以帮助学生达到预期效果（Parmelee & Michaelsen，2010）。需要对TBL进行进一步研究以评估其有效性，并需遵循报告研究结果的相关规范（Haidet et al.，2012），否则无法得出有意义的结论。

为了支持建设协作医疗服务环境，人们对跨专业教育（IPE）越来越感兴趣（Hean et al.，2012）。近期出版物（Frenk et al.，2010；Health Professions Network Nursing and Midwifery in Human Resources for Health，World Health Organization，2010）明确表示，IPE是为患者提供更好的医疗服务中很重要的一步。通过对美国各地临床见习中采用IPE的态度进行回顾研究，可以发现几乎一半的临床见习主任对IPE持怀疑态度，而81%的临床见习没有正式的IPE课程（Liston et al.，2011）。在本科医学教育中纳入纵向IPE课程，对其态度变化进行研究，初步显示出积极的结果，但是没有显著的长期效果（Curran et al.，2010）。在某些国家，如瑞典，跨专业病房已展现出巨大的潜力和早期的积极成果——学生更容易接受，能够更好地理解职业角色，也容易形成积极的态度（Hylin et al.，2007；Pelling et al.，2011）。尽管本节开头提到，在某些领域中跨专业团队培训确实有效，但最近对IPE文献进行系统回顾发现，其对本科医学教育的影响好坏参半（Reeves et al.，2010；Hammick et al.，2007），其他人也指出需要对此进行更严格的研究（Thistlethwaite，2012）。与此同时，跨

专业教育联盟（2011）发布了一份白皮书，概述了跨专业实践的四个领域和具体能力（价值观和伦理、沟通、角色和责任以及团队合作）。该文明确区分了专业能力、基本能力和跨专业能力，对今后本科医学教育课程的规划和实践具有一定的指导意义。

医学院校教师的经典模式，有时被称为学术界的“三重威胁”或“三条腿的凳子”（科研、教学和临床实践）已经越来越难实现。日益增加的临床责任及科研中的竞争环境和时间投入迫使教师们做出选择。大家公认教学是“苦差事”，而临床收入和科研论文才是“硬通货”。Ludmerer（2004，pp.1163-1164）认为，缺乏“以学生为中心的医学教育”不是资源的问题，而是价值观和态度的问题。过去的20～30年，人们对何为学术研究进行了重新定义（Boyer，1990），特别是医学教学领域的学术研究（Fincher et al.，2000）。一些论著已经开始明确界定医学教育工作者的能力和学术活动，为教学专业化提供基础，并为教师晋升提供必要的学术认可（Simpson et al.，2007；Srinivasan et al.，2011；Milner et al.，2011）。

这些出版物为设计和实施以能力为基础的教师发展方案提供了宝贵的框架，满足了教师和医学院校本身的需求。一项 BEME 综述（Steinert et al.，2006）指出了成功方案的特定特征，如体验式学习、创建同伴关系及使用多种教学和学习方法。

趋势五：社会和消费者期望和要求的变化，包括医疗结果、质量和患者安全

社会正在重新定义医生在医疗保健系统中的作用，包括医生在健康促进和宣传方面的作用。这符合 WHO 对健康的定义，即健康是“身体上、精神上和社会适应上的完好状态，而不仅仅是没有疾病和不虚弱”（WHO，1948）。患者越来越了解自己的医疗选择，也有更多途径获得健康信息和结果数据，从而可以对比特定的医疗机构和医生个人。由美国医学研究所发布的报告（Kohn et al.，1999）显示。对医疗差错的关注及对患者安全和质量的重视，都对医学教育提出了更高的质量控制要求，并由此导致成果和胜任力导向的教育改革（Harden，2002）。此次，还将重点放在了在安全环境中——如模拟和使用标准化病人——开展能力评价和实践上。

Robyn Tamblyn（1999，pp.9-25）认为，临床胜任力是医学教育的主要成果，并与其他决定因素一起，成为良好医疗实践和正向医疗卫生结果的先决条件。正是这一论点导致了课程设计转变为以结果和胜任力为导向。Frank 等（2010，p. 636）提出了如下定义：胜任力导向教育（CBE）是帮助医生做好实践准备，通过分析社会和患者需求，提高产出成果的能力和实践能力的一种途径。这个定义不再强调培训时长，转而强调问责制、灵活性、以学生为中心。图 28.1 展示这种教学项目的主要内容。

本科医学教育的评价已经发生了很大的变化，也有大量关于各种能力的评价方法的文献。学界概述了总体的评价方法（Crossley et al.，2002；Epstein & Hundert，2002；Epstein，2007），并关注了胜任力的评价方法（Holmboe et al.，2010）。也出版了相关手册，用于指导特定胜任力的评价（Rider et al.，2007）。可以这样说，米勒金字塔（即“知道”>“知道如何”>“展示如何”>“做”）已经成为医学生和专业人员评价的基础（Miller，1990）。然而，院校仍在努力对表现——即金字塔中的“做”这一部分进行评价（Wass et al.，2001）。随着评价成为医学教育日益突出的一部分，人们开始关注其范围和意义（Huddle & Heudebert，2007；Brooks，2009）以及其现实可行性（Schuwirth et al.，2002）。虽然最理想的胜任力，如 ACGME 要求的胜任力被认为“与医疗质量目标有关”（Swing，2007，p. 652），然而却没有关于健康结果的数据可用。对住院医师培训主任进行调查已经成为替代指标（Paolo & Bonaminio，2003；Wilkinson & Frampton，2004），其中，评价方法与临床表

学习结果对学生和教师都是明确、透明的
课程设计确保了可以实现这些目标
针对这些胜任力的发展设立了明确的里程碑事件，减少对培训时长的要求
通过评价保证胜任力的获得和展示

图 28.1 基于胜任力的成果课程设置特点

现有着一定的关系。

标准化病人和模拟越来越多地运用到评价，如客观结构化临床考试（OSCE）中。除了提供标准化和可控的测试环境，这样做的主要目的之一是让学生在安全的实践环境中开展医疗实践，并方便教师观察。学者对在OSCE中使用标准化病人已进行了多次回顾（Barrows，1993；Whelan et al.，2005），并介绍了其局限性和优越性。然而利用好标准化病人的反馈尚未完全实现（Bokken et al.，2009），尽管已有证据显示标准化病人的反馈能够提高临床技能，并创造积极的学习环境（Park et al.，2011）。

随着更多的设计复杂、成本效益良好、针对特定任务的模拟器的问世，模拟（图28.2）在医疗培训中越来越常见。Issenberg等的BEME综述（2005）得出结论，模拟器是有用的，其效果变得越来越明显，尽管其在本科医学教育中与临床结局直接相关的情况非常少（Okuda et al.，2009）。模拟器未来必定会成为本科医学教育不可或缺的一部分，但如何最合理地使用模拟器及其与临床结局的关系仍有待进一步研究。

趋势六：学习的科学和技术的变化

在理解神经科学、学习理论和教育干预措施之间的关系方面，人们已经取得了巨大的进步（Friedlander et al.，2011）。如辅助批判性思维和临床推理能力培养的概念图等工具（Charlin et al.，2012），以及成为教育方案设计基础的体验式学习理论（Armstrong & Parsa Parsi，2005）只是其中的两个例子。学界重点关注认知心理学原理在专业知识发展中的应用（Regehr & Norman，1996）。专业教育的一个关键目标就是专业知识的发展。在教育中应用信息技术以及设计学习管理系统（LMS）需要对学习理论及其在线上或虚拟学习体验中的应用有深刻的理解。

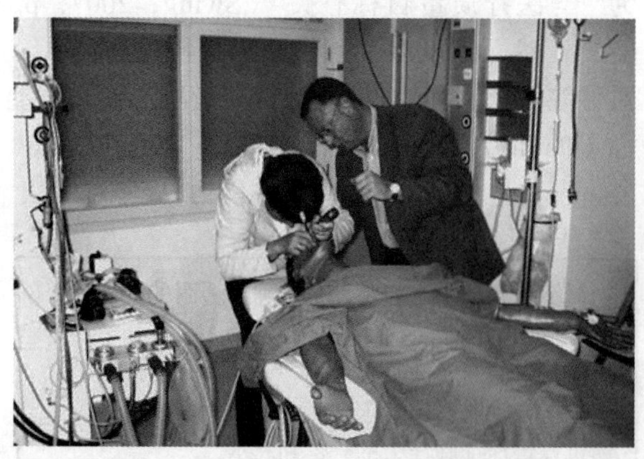

图28.2 通过学习如何使用模拟器插管，提高个人能力和患者安全性

本章不详述这些主题。本章重点介绍近年来本科医学教育中两个有代表性且非常重要的例子：PBL和在线教育。前者是近50年来医学教育中最根本、最普遍的改革，是基于学习理论进行教育干预的例子；后者是颠覆传统教育模式的一个例子。

1969年，加拿大新建的一所医学院McMaster大学将PBL作为其三年课程的基础（Neville & Norman，2007）。最初，PBL的教学基础有三个基本原则（Schmidt，1989）：激活先备学习、学习如何在场景中应用，以及通过进一步体验进行阐述（O'Neill et al.，2002）。随着PBL的经验不断增加，其他方面也变得愈加明显，如知识结构、学习动机和小组本身的效果（Schmidt，1993）。这都符合Barrows（1986，pp. 481-486）最初提出PBL时的目标。已经有很多文章研究了PBL的有效性或有效性缺乏问题（Albanese & Mitchell，1993；Vernon & Blake，1993；Albanese，2000；Colliver，2000；Antepohl et al.，2003），而这些荟萃分析的结果仍然互相矛盾。多年来，人们发现不是所有叫PBL的课程都是有可比性的——这也造成了文献中的混乱，有时也导致了结果互相矛盾。最近的两篇文献综述（Neville，2009；Koh et al.，2008）采用统一定义的PBL案例（Maudsley，1999），得出了一些不同的结论。通过对PBL学校的毕业生进行标准化测试，发现学生知识获取方面似乎没有差异，尽管有在临床考试中发挥更好的趋势（Blake et al.，2000）。PBL课程学生的知识回忆能力可能较弱，但是其知识应用能力可能更强（Neville，2009）。PBL课程的学生似乎更擅长"应对不确定性"、"更容易理解医疗服务的法律和道德因素"、"沟通技巧更好"，并且"自我继续学习能力更强"（Koh et al.，2008，p. 39）。在这种背景下，再来看本科医学教育PBL发源地

McMaster 大学的课程设置演变是很有意思的。McMaster 大学自 1969 年以来一共经历了两次课程设置改革，分别是在 1983 年和 2004 年（Neville and Norman，2007）。McMaster 大学认为尽管概念已经嵌入病例中，但是丰富的临床场景将课程的讨论焦点集中在临床方面，而不是基本的概念上。在不偏离原本的基本教育理念的情况下，基于对数据和所需结果的充分了解，学校对课程设置、病例和 PBL 课程进行了重大改革。由此可见，要持续地根据实地情况收集数据，开展基于数据的改革和改进。

在线学习在医学教育中被越来越广泛地接受。Chumley-Jones 等（2002，pp. S86-S93）、Ruiz 等（2006，p. 209）在其文献综述中发现，在线学习在获取知识方面至少等同于传统学习方法，有时在保持知识方面更胜一筹。从多项研究中可以明显看出，在线会议、课程和项目的设计必须有良好的教学效果，并充分利用媒体的特殊作用。必须利用其不受时间和空间限制的优势（Ruiz et al.，2006）；利用交互式媒体（Issa et al.，2011）；结合各种方法，在网上提供信息，并注重面对面环境下的互动和应用（Masie，2002）；使资源得到更广泛的利用，特别是在资源匮乏地区的应用［MedEdPortal®（2012）］；支持在线协作（Quattrochi et al.，2002）；以及使用学习管理系统收集知识获取和学习活动的数据（Johnson et al.，2004）。可以这样说，教育及其他技术在本科医学教育中将发挥越来越大的作用，研究如何最好地发挥这些技术的最大效益将至关重要。

小结

本科医学教育在不久前还是完全由大学独立掌控的学术行为，为了更好地服务于不断变化的社会需求，本科医学教育需要进行相应的改变。毕业生进入的医疗行业变得日益复杂并且不断变化，为了应对这一问题，我们引进了众多创新和教育发展措施。前面的章节主要强调为了影响未来的医疗行业，我们采取了一些尤为重要的变革和创新措施。这一进程已日益全球化，本地的本科医学教育通过学生和教师交流、与国际学校建立全球伙伴关系、纳入全球卫生课程以及培养医生成为全球公民等形式，扩大自己的边界。希望这有助于促进全球各地的思想交流，因为只有通过实验、开展新模式和持续创新，才能找到最高效的医生培训方法，同时保留对其专业重要且固有的价值观。

下一节将讲述本科医学教育的课程规划和实施方法，该方法结合了以结果为导向的方法及将制度和专业价值转化为现实的方法。Kern 等（2009，pp. 5-9）发表了现已被广泛应用的课程规划六步法，其中概述了从需求评估到维护和质量保障的各个步骤；希望下一节能够为未来课程规划和维护提供指导意见。

本科医学教育课程规划和实施模式

课程设置可以从几个方面来看：

- **课程设置是一个渐进的过程。**为了规划和理解课程，需要了解其历史背景，社会、文化和监管背景。医学教育从来不是凭空造出来的，需要将其深深扎根于其所处的地区和环境之中。
- **课程是“教育机构灵魂的有形体现”。**这句匿名的话强调了一个事实，即一所院校的培养方案需要反映该院校的价值观和原则。关注这一方面将缓解正式和非正式课程之间的诸多矛盾，同时为所有利益相关者达成共识奠定坚实的基础。
- **课程作为一种产品，反映的是学校的水平。**课程设置不仅仅包括内容和方法，也包括计划、实施、操作和不断改进的过程。
- **课程的产物，即毕业生胜任力和特点。**课程产出内容必须满足利益相关者的需求。这也就意味着，我们从一开始就必须了解这些需求，并通过教育规划和评估的系统方法来衡量我们是否实现了自己的目标。
- **课程是资源配置和资源管理的记录。**学术活动和项目的资源分配需要与价值观、激励措施和优先事项保持一致，并从开始就介入，成为规划过程的一部分。

另外，所坚持的价值观如果得不到资源分配的支持，那就毫无意义了。

以下章节将按照系统设计框架（图 28.3）描述课程设置规划的三个阶段所涉及的各个方面。

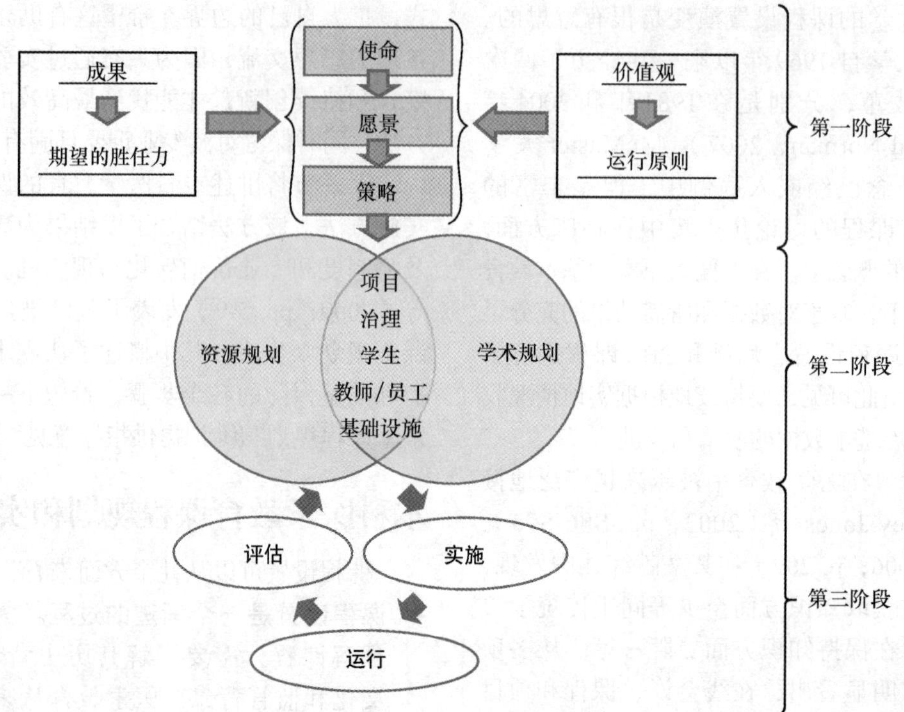

图 28.3 医学教育规划的系统方法模型

第一阶段：使价值观与教育结果保持一致
第二阶段：制订计划，同时考虑到如何执行
第三阶段：不断改进实施和运行过程

第一阶段：使价值观与教育结果保持一致

1938 年，Ludwig Mies van der Rohe 成为芝加哥 Armour 研究所主任，他在就职演讲中对学生说："真正的教育不仅关注实际的目标，也关注价值观……目标能够保障我们的物质生活，价值观却能使我们拥有精神生活"（Mies van der Rohe，1938）。课程设置规划需要确保这两个教育目标都可以实现。价值观需要转化为运行的原则，目标需要转化为期望毕业生拥有的胜任力。预期的教育结果和胜任力必须遵循且满足社会的需要。在确定学校或课程的愿景和使命之前，我们需要做好需求评估（同时要考虑到监管方面的限制和要求）。作为胜任力运动的一部分，许多国家及其认证机构都出台了本科医学教育最低能力标准，但这些规定并不包括本科医学教育需要完成的所有内容。并非每个学校都能满足社会的所有需求。近年来，个别特色学校的发展显示，特定的需求和领域可以并且应该得到满足。

以美国 Mercer 大学医学院（MUSM）（2002）为例。MUSM 的愿景是"提高优质医疗服务的可及性，改善佐治亚州居民的健康状况，并成为初级保健、农村和社区医务人员教育的引领者"。这段话清晰地表达了 MUSM 想要达成的目标，以及未来的学校发展目标。MUSM 的使命是"教育医生和医务人员，以满足佐治亚州农村和医疗资源匮乏地区的初级保健和医疗服务需求"（Mercer University School of Medicine，2002），而这也正是 MUSM 为实现其愿景所需要做的。使命可以让人们想象其毕业生将会是什么样子，将会是如何地与众不同，以及学校将如何培养相应的品质，但要注意，使命的陈述要简短有力。与很多其他学校一样，MUSM 随后确定了旨在支持其愿景和使命的核心价值观（Mercer University School of Medicine，2002），在本例中，已经确定了价值观和宏观的目标（成果），有待继续完成的就是把成果转化为胜任力，将价值观转化为运行原则。

毕业生的胜任力需要支持预期成果，这要基于社会需求，并建立在特定的教育和专业发展阶段的预期水平上。学校可以个性化自主制定毕业生胜任力（G2010 Project Group，2010）。此外还可根据监管部门的要求，对密切相关的既定胜任力进行采纳和调整。MUSM选择了第二种路线。在2005年采纳了ACGME胜任力模式（Mercer University School of Medicine，2011），但根据学校本身的目标对该模式进行了修改，以使其能够“反映MUSM毕业生的知识、技能、行为和态度”（Mercer University School of Medicine，2011，p. 52）。并考虑到新出现的适用于各地医务人员的全球胜任力清单，采用了公认基准和标准的既定框架，同时允许根据使命和当地情况进行调整。如果某些胜任力缺失，可以进行补充。

将价值观转化为运行原则进一步加强了课程规划的“凝聚力”，而这些运行原则为每一个参与课程规划制定的人员提供了指导和操作指南。整个过程可以分为三个步骤：

1. 第一步是在共同价值观上达成一致。学校内有多个利益相关方（基础科学家、临床医生、非医生的医务人员、学生、住院医师培训主任、患者、捐赠人和校友），这些人重视的东西各不相同。对于初级保健医生来说，全科诊疗可能是最重要的，而对于科研人员来说，可能医学的科学基础才是最重要的。因此最开始应创立一整套共同的组织价值观，并得到所有利益相关者的支持。
2. 第二步是根据这些价值观制定运行原则，使其成为课程规划的有机组成部分。例如，如果“协作”是价值观之一，那么相应的运行原则可以是：“课程需要在多方面整合资源：结合基础科学与临床；结合生物、心理、社会；结合学校与社区；结合初级医疗与专科”；且“课程设置需要促进行业内的交流、合作与尊重”。第一个原则重点强调课程设置内容本身，以及各领域的整合和协调，第二个原则强调创造不仅支持课程设置进程，也支持专业态度和合作实践的发展文化氛围。运行原则应不仅适用于管理学术课程内容和方法，也应适用于管理学生招生和学生生活、教师发展和促进、组织建设、基础设施和制度建设以及资源分配等方面的问题。
3. 第三步是确定支持学生培养胜任力并反映机构价值观的教学原则。如果“合作”是重要的价值观，那么课程设置中就必须包括基于团队的教学方法。在这一阶段，教学原则可能要求课程内包含“支持合作学习的方法”，但是并没有规定具体的教学策略。具体的教学策略需要根据课程设置及活动的各个阶段来进一步制定，同时考虑到预期成果、可利用的资源和当地的限制因素。

第二阶段：制订计划，同时考虑到如何执行

需求要与学校的能力和资源相匹配，保证学校能够切实履行承诺。第二阶段是将代表着使命的价值观和原则转化为执行的过程。因此，图28.3中第二阶段用两个部分重叠的圆圈来代表学术规划和资源规划。由于规划要经历多次迭代，就要在每一步都审查资源需求，以确保可行。

第一步涉及课程蓝图的确定，包括：

- 基本模式（如螺旋式、基于器官-系统、基于疾病或基于临床表现）（Papa & Harasym，1999；Bligh，1999）
- 课程阶段
- 纵向主题

例如，螺旋式课程设置可能有三个经典阶段：基础科学（如解剖学、生物化学和生理学）、临床前科学（如病理学、病理生理学和药学）以及临床科学（如内科、外科和儿科学）。纵向主题可能包括学术研究、社区医疗和专业发展。课程蓝图包含课程设置、课程设置顺序和长度以及课程设置各阶段所占的时间比例要求。完成课程蓝图后，就能确定每一阶段期望的胜任力水平，从而确定各个课程不同阶段的成果指标（G2010 Project Group，2010）。进而确定教学策略，包括评价策略。在这个阶段，制定“原型周”的时间表可能有好处，因为时间表可以体现不同阶段和不同主题下各个教育策略的时间分配情况（Armstrong，1997，p. 141），同时也规定了课表中用于课外活动、学习、反思和机构或社区服务的时间。通过这种方法，可以对所需资源进行初步评估。

需要谨记的资源类型包括：

- 人力资源：
  - **教师**：需要多少教师？需要多长时间？需要如何培训？全职还是兼职？有什么晋

升或激励政策？是否有新的职业机会？

- **工作人员**：需要哪些行政和支持人员？还需要增加哪些专业人员（如生物统计学家、教育专家和心理学家）？
- **患者**：需要哪些类型的患者？标准化病人需求情况？

- 组织架构：未来是否需要新的组织架构？规划、实施和运行需要哪种组织架构？是否需要新政策和新程序？
- 设施：现有设施是否支持计划的教育策略？临床设施是否适合教学？是否需要特殊设施（如模拟器或临床技能实验室）？设备需求？
- 系统：各种策略需要什么样的信息技术？是否需要内部开发？
- 资金：是否有足够的资金用于规划和运行？各种方案的成本是多少？

改革现有课程设置和创新课程设置需要初步和持续的沟通。规划和实施课程设置的人员需要了解内部和外部的政治背景。需要说服、邀请加入或是协商谈判的盟友、对手或中立方是哪些人？ Bland 等（2000，pp. 575-594）研究了医学院校中课程设置改革的成功因素，并强调了使命、目标、领导力、政治和组织成员的参与等“软性因素”在课程设置开发、规划和实施中的重要性。由于学校几乎所有成员都会以这样或那样的方式受到课程设置的影响，因此利益相关者之间保持顺畅沟通并得到及时反馈至关重要。

多年来，项目管理文献一直强调，早期的领导参与和组织共识对项目的成功和效率至关重要（Hayes et al.，1988）。课程设置规划也是如此。在进行到具体的操作层面之前，花时间讨论问题非常重要（然而，这并不意味着不该确立明确的时间进度表）。这一重要阶段为课程设置的实施和运行奠定了重要基础。

第三阶段：实施运行并不断改进

图 28.3 中的第三阶段是一个循环（类似于质量改进循环）。评价一个课程设置改革是否成功，要看其目标和成果的实现情况。Kern 等（2009，pp. 84-182）描述了课程设置实施、传播、维护及评估过程。以下部分将强调此阶段的三个方面：

- 整合课程的组织设计
- 创立成功的团队
- 创建质量体系

现代课程应该是综合性和发展性的，需要各有关群体之间密切合作，策划、实施和运行各种课程和活动。横向和纵向整合关注的是某一学年某一门课程中教学活动的协调一致。各个小组需要建立这种意识，即“拥有”各种不同主题或课程的小组可以称之为“团队”。为了确保遵守规则、制定明确的目标、避免重复和遗漏，需要建立协调机制，并且将知识、技能、态度和体验合理地建立在过去的基础之上。以下这个例子可以清楚地说明在一门课程设置中如何进行内容整合。

本章作者受邀参与一所新建立的医学院的早期课程设置规划，该学校选择在前两年以器官为基础的模式进行临床前教学——第一年讲授正常的结构与功能，第二年讲授异常的结构与功能。共有八个纵向主题（包括解剖学、生理学、药理学和生物化学）和八个器官系统（包括肺、心血管和胃肠道）。要求每个器官系统和主题的教师确定与该领域密切相关的最重要的概念，形成一个系列。肺这一章的概念可以包含吸气、呼气和气体交换过程中的正常和异常功能。完成之后，概念就可以互相“匹配”，以确保“最佳匹配”。这种方法确保了“全覆盖、无遗漏”，同时最大限度减少了重复冗余。同时，在开展基于器官的课程时，纵向主题（如解剖学和生理学）也需要与整个器官系统一起组成连贯和全面的课程。在临床学习的这几年中，课程整合通常比较困难，但是如报告者—解读者—处置者—教育者（RIME）模型（Pangaro，2006）这样的发展模型，已经在尝试解决这个问题。学习和评价的发展性方法（ten Cate et al.，2004）也需要进行类似的主动管理。

本章建议的组织框架能够帮助负责课程实施和运行的团队进行有效运作。清楚地了解过去发生了什么，正在发生什么，最重要的是，下一步将会发生什么，这对于每天面对学生的教师来说，是实施成功的教育方案的最重要因素。“团队领导者”，如课程、见习、职位和其他教育活动的负责人需要：

- 明确自己的目标，且遵守运行原则
- 需要给予团队成员适当的激励以完成工作
- 并获取充足的物质资源，尤其是时间（Hackman & Walton，1986）

缺乏以上任何条件，都可能使教师和工作人员感到沮丧，并使学生无法获得理想的教育体验。这一课程框架绝不应该阻止实验和创新。相反，清晰理解团队任务、适当给予指导，不教条执行相关规定，可促进和鼓励实验，从而获得最佳解决方案。

最后，学校如何确定课程设置及其相关措施正在发挥作用？课程设置是否真正做到了协调高效？团队和教师是否实现了各自的目标？学校是否在教育事业中蓬勃发展？结果是否产生了预期影响？这些都是质量改进系统试图解决的问题。随着工业和其他领域的质量改进工作变得越来越普遍，也越来越有必要，医学院校同样面临将质量管理原则应用到工作中的压力。有学者建议使用来自工业的模型（Armstrong et al.，2004）来指导医学教育的规划和实施，其他学者则报告了采用和修改工业质量管理模型运用到课表（Stratton et al.，2007；Dalt et al.，2010）和课程设置（Goldman et al.，2012）管理中。在全系统的基础上对教育管理采取更全面的方法是非常有必要的（McOwen et al.，2009）。

大多数医学院校收集了大量评估数据，但通常只将这些数据用于有限的目的（如教师晋升），很少会成为全面系统的质量管理方法的一部分。全面的系统评估应该包含以下方面。

- 学生职业成功、品行和满意度的数据和信息，而不仅仅关注其学术上是否成功；
- 应该关注未来雇主满意度和患者治疗结果，而不仅仅看毕业生就业情况；
- 应该关注教师参与和成长，而不仅仅看学生的反馈；
- 应该关注课程设置创新和与时俱进，而不仅仅看课程设置内容的多少；
- 应该关注团队文化建设和机构的成长，而不仅仅看获得了多少科研经费；
- 应该关注社会需求、履行社会使命，而不仅仅看排名（图 28.4）。

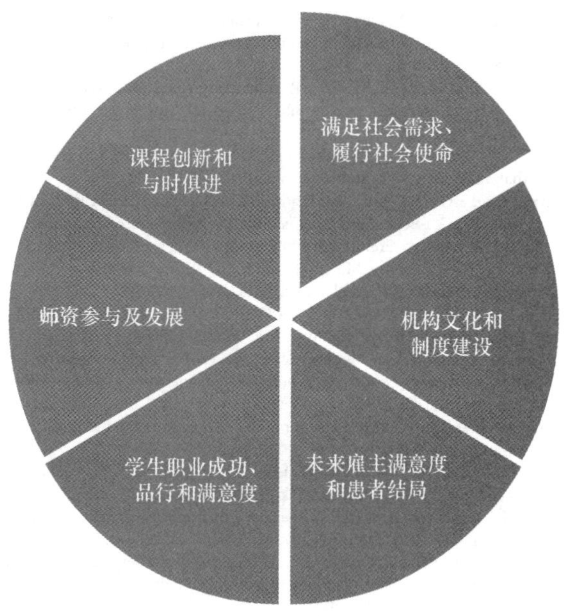

图 28.4　需评估的新目标

总之，课程设置规划和实施是一个复杂的过程，需要采取协调一致的组织方法，大多数时候需要对组织文化、结构和职能进行大刀阔斧的改革。仅仅改革课程内容的课程设置规划是完全不够的。社会需求、使命和价值观奠定了基础；切合实际、基于证据的规划将使命转化为具体的策略；以质量提高原则为基础的精细实施让课程设置更动态多变、更切合需求和数据，且不断变化。

结论

- 过去的 40 年里，医疗保健、生物医学科学和教育学发生了巨大改变，这也要求本科医学教育随之变化。
- 这些变化带来了诸多创新。
- 目前这对患者和人群健康的影响和结果尚不确定。
- 需要在教育研究方面作出巨大努力，从而在社会问责制的背景下解决这些问题。
- 未来的教育规划需要确保达到预期结果，符合社会价值观，谨慎使用资源，并建设健全的质量改进系统。

参考文献

Albanese, M. (2000) Problem-based learning: why curricula are likely to show little effect on knowledge and clinical skills. *Med Educ.* 24: 729–738

Albanese, M.A. and Mitchell, S. (1993) Problem-based learning: a review of literature on its outcomes and implementation issues. *Acad Med.* 68: 52–81

Antepohl, W., Domeij, E., Forsberg, P., and Ludvigsson, J. (2003) A follow-up of medical graduates of a problem-based learning curriculum. *Med Educ.* 37: 155–162

Aretz, H.T. (2011) Some thoughts about creating healthcare professionals that match what societies need. *Med Teach.* 33: 608–613

Armstrong, E.G. (1997) A hybrid model of problem-based learning. In D. Boud and G. Feletti. (eds.) *The Challenge of Problem-based Learning* (pp. 137–150). 2nd ed. London: Kogan Press

Armstrong, E.G., Mackey, M., and Spear, S. (2004) Medical education as a process management problem. *Acad Med.* 79: 721–728

Armstrong, E.G. and Parsa Parsi, R. (2005) How can physicians' learning styles drive educational planning. *Acad Med.* 80: 680–684

Association of American Medical Colleges (1998) *Learning Objectives for Medical Student Education. Report I. Guidelines for Medical Schools.* Washington, DC: AAMC

Barrows, H.S. (1986) A taxonomy of problem-based learning methods. *Med Educ.* 20: 481–486

Barrows, H.S. (1993) An overview of the uses of standardized patients for teaching and evaluating clinical skills. *Acad Med.* 68: 443–451

Biggs, J.S. and Wells, R.W. (2011) The social mission of Australian medical schools in a time of expansion. *Aust Health Rev.* 35: 424–429.

Bland, C.J., Starnaman, S., Wersal, L., Moorhead-Rosenberg, L., Zonia, S., and Henry, R. (2000) Curricular change in medical schools: how to succeed. *Acad Med.* 75: 575–594

Bligh, J. (1995) Identifying the core curriculum: the Liverpool approach. *Med Teach.* 17: 383–390

Bligh, J. (1999) Curriculum design revisited. *Med Educ.* 33: 82–85

Blake, R.L., Hosokawa, M.C., and Riley, S.L. (2000) Student performances on step 1 and step 2 of the United States Medical Licensing Examination following implementation of a problem-based learning curriculum. *Acad Med.* 75: 66–70

Bokken, L., Linssen, T., Scherpbier, A., van der Vleuten, C., and Rethans, J.J. (2009) Feedback by simulated patients in undergraduate medical education: a systematic review of the literature. *Med Educ.* 43: 202–210.

Boyer, E.L. (1990) *Scholarship Revisited. Priorities of the Professoriate.* The Carnegie Foundation for the Advancement of Teaching. New York, NY: John Wiley & Sons Inc.

Brooks, M.A. (2009). Medical education and the tyranny of competency. *Persp Biol Med.* 52: 90–102

Burke, C.S., Salas, E., Wilson-Donnelly, K., and Priest, H. (2004) How to turn a team of experts into an expert medical team: guidance from the aviation and military communities. *Qual Saf Health Care.* 13: 96–104

Carter, C.T. (1844) Observations on the clauses and provisions of Sir James Graham's Medical Bill *Prov Med Surg J.* s1–8: 593

Charlin, B., Lubarsky, S., Millette, B., et al. (2012) Clinical reasoning processes: unravelling complexity through graphical representation. *Med Educ.* 46: 454–463

Chumley-Jones, H.S., Dobbie, A., and Alford, C.L. (2002) Web-based learning: sound educational method or hype? A review of the evaluation literature. *Acad Med.* 77(10 suppl): S86–S93

Colliver, J.A. (2000) Effectiveness of problem-based learning curricula: research and theory. *Acad Med.* 75: 259–266

Committee on the Health Professions Education Summit (2003) A.C. Greiner, and E. Knebel, (eds) Institute of Medicine of the National Academies. Health Profession Education: A Bridge to Quality. Washington, DC: The National Academies Press

Coulehan, J. (2005) Viewpoint: Today's professionalism: engaging the mind but not the heart. *Acad Med.* 8: 892–898

Coury, C. (1970) The teaching of medicine in France from the beginning of the seventeenth century. In C.D. O'Malley (ed.) *The History of Medical Education* (p. 123). UCLA Forum in Medical Sciences, Number 12. Berkeley: University of California Press

Crossley, J., Humphris, G., and Jolly, B. (2002) Assessing health professionals. *Med Educ.* 36: 800–804

Curran, V.R., Sharpe, D., Flynn, K., and Button, P. (2010) A longitudinal study of the effect of an interprofessional education curriculum on student satisfaction and attitudes towards interprofessional teamwork and education. *J Interprof Care.* 24: 41–52.

Dalt, L.D., Callegaro, S., Mazzi, A., et al. (2010) A model of quality assurance and quality improvement for post-graduate medical education in Europe. *Med Teach.* 32: e57–e64

Dobie, S. (2007) Reflections on a well-traveled path: self-awareness, mindful practice, and relationship-centered care as foundation for medical education. *Acad Med.* 82: 422–427

Dornan, T., Littlewood, S., Margolis, S.A., Scherpbier, A., Spencer, J., and Ypinazar, V. (2006) How can experience in clinical and community settings contribute to early medical education? A BEME systematic review. *Med Teach.* 28: 3–18

Eley, D. and Baker, P. (2006) Does recruitment lead to retention? Rural clinical school training experiences and subsequent intern choices. *Rural Remote Health.* 3 February, 6: 511

Engel, G.L. (1977) The need for a new medical model: a challenge for biomedicine. *Science.* 196: 129–136

Epstein, R.M. (2007) Assessment in medical education. *N Engl J Med.* 356: 387–396

Epstein, R.M. and Hundert, E.M. (2002) Defining and assessing professional competence. *JAMA.* 287: 226–235

Fincher, R.M., Simpson, D.E., Mennin, S.P, et al. (2000) Scholarship in teaching: an imperative for the 21st century. *Acad Med.* 75: 887–894

Flexner, A. (1910) Medical education in the United States and Canada: a report to the Carnegie Foundation for the Advancement of Teaching. New York: Carnegie Foundation for the Advancement of Teaching; Bulletin No. 4

Flexner, A. (1912) Medical Education in Europe: A Report to the Carnegie Foundation for the Advancement of Teaching. New York, NY: The Carnegie Foundation for the Advancement of Teaching; Bulletin No. 6

Flexner, A. (1925) *Medical Education: a Comparative Study.* New York: MacMillan

Frank, J.R., Mungroo, R., Ahmad, Y., Wang, M., de Rossi, S., and Horsley, T. (2010) Toward a definition of competency-based education in medicine: a systematic review of published definitions. *Med Teach.* 32: 631–637

Frenk, J., Chen, L., Bhutta, Z.A., et al. (2010) Health professionals for a new century: transforming education to strengthen health systems in an interdependent world. *Lancet.* 376: 1923–1958

Friedlander, M.J., Andrews, L., Armstrong, E.G., et al. (2011). What can medical education learn from the neurobiology of learning? *Acad Med.* 86: 415–420.

G2010 Project Group (2010) *Blueprint G2010. Revised Medical Curriculum RuG. The Groningen University.* [Online] http://www.rug.nl/umcg/onderwijs/g2010/blueprintg2010.pdf Accessed 12 March 2012

Gaufberg, E., Batalden, M., Sands, R., and Bell, S. (2010) The hidden curriculum: what can we learn from third year medical student narratives reflections? *Acad Med.* 85: 1709–1716

General Medical Council (1993) *Tomorrow's Doctors. Recommendations on Undergraduate Medical Education.* London: Education Committee of the General Medical Council

General Medical Council (2003) *Tomorrow's Doctors.* London: General Medical Council

General Medical Council (2009) *Tomorrow's Doctors. Outcomes and Standards for Undergraduate Medical Education.* London: General Medical Council

Gibbs, T. (2011) Medical Teacher. Social Accountability Special Issue. *Med Teach.* 33, Vol. 8, pp. 605–679

Goldman, E.F., Swayze, S.S., Swinehart, S.E., and Schroth, W.S. (2012) Effecting curricular change through comprehensive course assessment: using structure and process to change outcomes. *Acad Med.* 87: 300–307

Green, L.A., Fryer Jr., G.E., Yawn, B.P., Lanier, D., and Dovey, S.M. (2001) The ecology of medical care revisited. *N Engl J Med.* 344: 2021–2025

Gumbach, K., and Bodenheimer, T. (2004) Can health care teams improve primary care practice? *JAMA.* 291: 1246–1251

Hackman, J. R. and Walton, R. E. (1986). Leading groups in organizations. In P.S. Goodman (ed.), *Designing Effective Work Groups* (pp. 72–119). San Francisco: Jossey-Bass.

Hackman, J.R. (ed.) (1990) *Groups That Work (and Those That Don't). Creating Conditions for Effective Teamwork.* San Francisco: Jossey-Bass

Hafferty, F.W. (1998) Beyond curriculum reform: confronting medicine's hidden curriculum. *Acad Med.* 73: 403–407

Haidet, P., Levine, R.E., Parmelee, D.X., et al. (2012) Perspective: Guidelines for reporting team-based learning activities in the medical and health sciences literature. *Acad Med.* 87: 292–299

Hamarneh, S. (1970) Medical education and practice in medieval Islam. In C.D. O'Malley (ed.) *The History of Medical Education* (pp. 39–72). UCLA Forum in Medical Sciences, Number 12. Berkeley: University of California Press

Hammick, M., Freeth, D., Koppel, I., Reeves, S., and Barr, H. (2007) A best evidence systematic review of interprofessional education: BEME guide no. 9. *Med Teach.* 29: 735–751

Harden, R.M., Davis, M.H., and Crosby, J.R. (1997) The new Dundee medical curriculum: a whole that is greater than the sum of its parts. *Med Educ.* 31: 264–271

Harden, R.M., Sowden, S., and Dunn, R.W. (1984) Educational strategies in curriculum development: the SPICES model. *Med Educ.* 18: 284–297

Harden, R.M. (2000) The integration ladder: a tool for curriculum planning and evaluation. *Med Educ.* 34, 551–557

Harden, R.M. (2002) Developments in outcomes-based education. *Med Teach.* 24: 117–120

Hayes, R.H., Wheelwright, S.C., and Clark, K.B. (1988) *Dynamic Manufacturing* (p. 279). New York: The Free Press

Health Professions Network Nursing and Midwifery in Human Resources for Health, World Health Organization. (2010) *Framework for action on interprofessional education and collaborative practice.* WHO, Geneva. [Online] http://whqlibdoc.who.int/hq/2010/WHO_HRH_HPN_10.3_eng.pdf Accessed December 2010

Hean, S., Craddock, D., Hammick, M., and Hammick M. (2012) Theoretical insights into interprofessional education: AMEE Guide No. 62. *Med Teach.* 34: e78–e101

Hemmer, P.A., Hawkins, R., Jackson, J.L., and Pangaro, L.N. (2000) Assessing how well three evaluation methods detect deficiencies in medical students' professionalism in two settings of an internal medicine clerkship. *Acad Med.* 75: 167–173

Holman, H. (2004) Chronic disease—the need for a new clinical education. *JAMA.* 292, 1057–1059

Holmboe, E.S., Sherbino, J., Long, D.M., Swing, S.R., and Frank, J.R. for the International CBME Collaborators. (2010) The role of assessment in competency-based medical education. *Med Teach.* 32: 676–682

Huddle, T.S. and Heudebert, G.R. (2007). Taking apart the art: the risk of anatomizing clinical competence. *Acad Med.* 82: 536–541

Hurt, M.M. and Harris, J.O. (2005) Founding a new college of medicine at Florida State University. *Acad Med.* 80, 973–979

Hull, L., Arora, S., Aggarwal, R., Darzi, A., Vincent, C., and Sevdalis, N. (2012) The impact of nontechnical skills on technical performance in surgery: a systematic review. *J Am Coll Surg.* 214: 214–230

Hylin, U., Nyholm, H., Mattiasson, A.C., and Ponzer, S. (2007) Interprofessional training in clinical practice on a training ward for healthcare students: a two-year follow-up. *J Interprof Care.* 21: 277–288

Interprofessional Education Collaborative Expert Panel (2011) *Core Competencies for Interprofessional Collaborative Practice: Report of an Expert Panel.* Washington, DC: Interprofessional Education Collaborative

Irby, D.M. and Wilkerson, L. (2003). Educational innovations in academic medicine and environmental trends. *J Gen Intern Med.* 18: 370–376

Issa, N., Schuller, M., Santacaterina, S., et al. (2011) Applying multimedia design principles enhances learning in medical education. *Med Educ.* 45: 818–826

Issenberg, S.B., McGaghie, W.C., Petrusa, E.R., Lee Gordon, D., and Scalese, R.J. (2005) Features and uses of high-fidelity medical simulations that lead to effective learning: a BEME systematic review. *Med Teach.* 27: 10–28

Jacquart, D. (2008) Islamic pharmacology in the middle ages: theories and substances, *Eur Rev.* 16: 219–227

Jamshidi, H.R. and Cook, D.A. (2003) Some thoughts about medical education in the twenty-first century. *Med Teach.* 25: 229–238

Johnson, C.E., Hurtubise, L.C., Castrop, J., et al. (2004) Learning management systems: technology to measure the medical knowledge competency of the ACGME. *Med Educ.* 38: 599–608

Josiah Macy Jr. Foundation (2009) *Revisiting the Medical School Educational Mission at a Time of Expansion.* New York: Josiah Macy Jr. Foundation

Kern, D.E., Thomas, P.A., and Hughes, M.T. (eds). (2009) *Curriculum Development for Medical Education. A Six-Step Approach.* 2nd edn. Baltimore: The Johns Hopkins University Press

Koh, G.C.-H., Khoo, H.E., Wong, M.L., and Koh, D. (2008) The effects of problem-based learning during medical school on physician competency: a systematic review. *CMAJ.* 178: 34–41

Kohn, L.Y., Corrigan, J.M., and Donaldson, M.S. (eds) (1999) *To Err Is Human: Building a Safer Health System.* Institute of Medicine, Washington, DC: National Academy Press

Kruger, J. and Dunning, D. (1999) Unskilled and unaware of it: how difficulties in recognizing one's own incompetence lead to inflated self-assessments. *J Personality Soc Psychol.* 77: 1121–1134

Kudlien, F. (1970a) Medical education in classical antiquity. In C.D. O'Malley (ed.) *The History of Medical Education* (pp. 3–37). UCLA Forum in Medical Sciences, Number 12. Berkeley: University of California Press

Kudlien F. (1970b) Medical education in classical antiquity. In C.D. O'Malley (ed.) *The History of Medical Education* (p. 25). UCLA Forum in Medical Sciences, Number 12. Berkeley: University of California Press

LCME Annual Questionnaire, Part II (2011) *U.S. Medical Schools Offering One or More Longitudinal Clerkships. AAMC Curriculum Reports.* [Online] https://www.aamc.org/download/271138/data/longitudinalclerkships.pdf Accessed 27 March 2012

Leipzig, R.M., Granville, L., Simpson, D, et al. (2009). Keeping granny safe on July 1: Consensus on minimum geriatric competencies for graduating medical students. *Acad Med.* 84: 604–610

Liston, B.W., Fischer, M.A., Way, D.P., Torre, D., and Papp, K.K. (2011) Interprofessional education in the internal medicine clerkship: results from a national survey. *Acad Med.* 86: 872–876.

Ludmerer, K.M. (2004) Perspective: Learner-centered medical education. *N Engl J Med.* 351: 1163–1164

Maeshiro, R., Johnson, I., Koo D, et al. (2010) Medical Education for a Healthier Population: Reflections on the Flexner Report from a public health perspective. *Acad Med.* 85: 211–219

Masie, E. (2002). Blended learning: the magic is in the mix. In: Rossett A (ed.). *The ASTD E-Learning Handbook* (pp. 58–63). New York: McGraw-Hill

Maudsley, G. (1999) Do we all mean the same thing by 'problem-based learning'? A review of the concepts and a formulation of the ground rules. *Acad Med.* 74: 178–185

Maudsley, R.F., Wilson, D.R., Neufeld, V.R., et al. (2000) Educating future physicians for Ontario: Phase II. *Acad Med.* 75: 113–126

Mayer, C.M., Cluff, L., Lin, W.T., et al. (2011) Evaluating efforts to optimize TeamSTEPPS implementation in surgical and pediatric intensive care units. *The Joint Commission Journal on Quality and Patient Safety.* 37: 365–374.

McNeil, H.P., Hughes, C.S., Toohey, S.M., and Dowton, S.B. (2006) An innovative outcomes-based medical education program built on adult learning principles. *Med Teach.* 28: 527–534

McOwen, K.S., Bellini, L.M., Morison, G., and Shea, J.A. (2009) The development and implementation of a health-system-wide evaluation system for education activities: build it and they will come. *Acad Med.* 84: 1352–1359

MedEdPortal (2012) Association of American Medical Colleges, Washington, DC [Online] https://www.mededportal.org/ Accessed 10 May 2012

Mercer University School of Medicine (2002) [Online] http://medicine.mercer.edu/about/mission/ Accessed 17 May 2012

Mercer University School of Medicine (2011) *Medical Student handbook 2011–2012*, pp. 52–55. [Online] http://medicine.mercer.edu/mu-medicine/academics/catalogs/upload/studenthandbook.pdf Accessed 17 May 2012

Mies van der Rohe, L (1938) Speech to architecture students. Armour Institute, Chicago 1938. [Online] http://www.scribd.com/doc/91739267/Mies-speech-to-architecture-students-IIT-1938 Accessed 27 June 2012

Miller, G.E. (1990) The assessment of clinical skills/competence/performance. *Acad Med.* 65: 563–567

Milner R.J., Gusic, M.E., and Thorndyke, L.E. (2011) Perspective: Toward a competency framework for faculty. *Acad Med.* 86: 1204–1210

Moore, G.T., Inui, T.S., Ludden, J.M., and Schoenbaum, S.C. (1994) The 'teaching HMO': a new academic partner. *Acad Med.* 69: 595–600

Morrison, G., Goldfarb, S., and Lanken, P.N. (2010) Team training of medical students in the 21st century: would Flexner approve? *Acad Med.* 85: 254–259

Muller, S. (chair) (1984). Physicians for the twenty-first century: report of the project panel on the general professional education of the physician and college preparation for medicine (GPEP). *Journal of Med Educ.* 59 (11 Pt 2): 1–208

Neufeld, V.R., Maudsley, R.F., Pickering, R.J., et al. (1998) Educating future physicians for Ontario. *Acad Med.* 73: 1133–1148

Neville, A.J., and Norman, G.R. (2007) PBL in the undergraduate MD program at McMaster University: three iterations in three decades. *Acad Med.* 82: 370–374.

Neville, A.J. (2009) Problem-based learning and medical education forty years on. A review of its effects on knowledge and clinical performance. *Med Principles Pract.* 18: 1–9

Norris, T.E., Schaad, D.C., DeWitt, D., Ogur, B., and Hunt D.D. (2009) Consortium of Longitudinal Integrated Clerkships. Longitudinal integrated clerkships for medical students: an innovation adopted by medical schools in Australia, Canada, South Africa, and the United States. *Acad Med.* 84: 902–907

O'Leary, K.J., Buck, R., Fligiel, H.M., et al. (2011) Structured interdisciplinary rounds in a medical teaching unit: improving patient safety. *Arch Intern Med.* 171: 678–684

O'Malley, C.D. (1970) Medical education during the Renaissance. In C. D. O'Malley (ed.) *The History of Medical Education* (pp. 89–102). UCLA Forum in Medical Sciences, Number 12. Berkeley: University of California Press

O'Neill, P.A., Willis, S.C., and Jones, A. (2002) A model of how students link problem-based learning with clinical experience through 'elaboration'. *Acad Med.* 77: 76–85

Ogrinc, G., Mutha, S., and Irby, D.M. (2002) Evidence for longitudinal ambulatory care rotations: a review of the literature. *Acad Med.* 77: 688–693

Ogur, B., Hirsh, D., Krupat, E., and Bor, D. (2007) The Harvard Medical School-Cambridge integrated clerkship: an innovative model of clinical education. *Acad Med.* 82: 397–404

Okuda, Y., Bryson, E.O., DeMaria, S. Jr., et al. (2009) The utility of simulation in medical education: what is the evidence? *Mount Sinai J Med.* 76: 330–343.

Organization for Economic Co-operation and Development (2011) *Health at a glance 2011. OECD indicators (2011)* [Online] http://www.oecd.org/dataoecd/24/8/49084488.pdf Accessed 28 March 2012

Pangaro, L. (2006) A shared professional framework for anatomy and clinical clerkships. *Clin Anat* 19: 419–428

Papa, F.J. and Harasym, P.H. (1999) Medical curriculum reform in North America, 1765 to the present: a cognitive science perspective. *Acad Med.* 74: 154–164

Papadakis, M.A., Teherani, A., Banach, M.A., et al. (2004) Disciplinary action by medical boards and prior behavior in medical schools. *N Engl J Med.* 353: 2673–2682

Park, J.H., Son, J.Y., Kim, S., and May, W. (2011) Effect of feedback from standardized patients on medical students' performance and perceptions of the neurological examination. *Med Teach.* 33: 1005–1010

Paolo, A.M. and Bonaminio, G.A. (2003) Measuring outcomes of undergraduate medical education: residency directors' ratings of first-year residents. *Acad Med.* 78: 90–95

Parmelee, D.X. (2010) Team-based learning: moving forward in curriculum innovation: a commentary. *Med Teach.* 32: 105–107

Parmelee, D.X. and Michaelsen, L.K. (2010) Twelve trips for doing team-based learning (TBL). *Med Teach.* 32: 118–122

Pelling, S., Kalen, A., Hammar, M., and Wahlström, O. (2011) Preparation for becoming members of health care teams: findings from a 5-year evaluation of a student interprofessional training ward. *J Interprof Care.* 25: 328–332

Peters, A.S., Feins, A., Rubin, R., Seward, S., Schnaidt, K., and Fletcher, R.H. (2001) The longitudinal primary care clerkship at Harvard Medical School. *Acad Med.* 76: 484–488.

Pham, H.H., Simonson, L., Elnicki, M., Fried, L.P., Goroll, A.H., and Bass, E.B. (2004) Training U.S. medical students to care for the chronically ill. *Acad Med.* 79: 32–41

Preamble to the Constitution of the World Health Organization as adopted by the International Health Conference, New York, 19–22 June, 1946; signed on 22 July 1946 by the representatives of 61 States (Official Records of the World Health Organization, no. 2, p. 100) and entered into force on 7 April 1948. [Online] http://www.who.int/about/definition/en/print.html Accessed 2 May 2012

Pruitt, S.D. and Epping-Jordan, J.E. (2005) Preparing the 21st century global healthcare workforce. *BMJ.* 330: 637–639

Putnam, C.E. (2006) Reform and innovation: A repeating pattern during a half century of medical education in the USA. *Med Educ.* 40: 227–234.

Quattrochi, J., Pasquale, S., Cerva, B., and Lester, J. (2002). Learning Neuroscience: An Interactive Case-Based Online Network (ICON). *J Sci Educ Technol.* 11: 15–38

Rabinowitz, H.K., Diamond. J.J., Markham, F.W., and Wortman, J.R. (2008) Medical school programs to increase the rural physician supply: a systematic review and projected impact of widespread replication. *Acad Med.* 83: 235–243

Rand Europe, Ernst & Young, LLP. (2012) *National Evaluation of the Department of Health's Integrated Care Pilots. Final Report: Full Version.* Prepared for the Department of Health. March 2012. [Online] http://www.rand.org/content/dam/rand/pubs/technical_reports/2012/RAND_TR1164.pdf Accessed 30 March 2012

Reeves, S., Zwarenstein, M., Goldman, J., et al. (2010) The effectiveness of interprofessional education: key findings from a new systematic review. *J Interprof Care.* 24: 230–241

Regehr, G. and Norman, G.R. (1996) Issues in cognitive psychology: implications for professional education. *Acad Med.* 71: 988–1001

Rider, E.A., Nawotniak, R.H., and Smith, G. (2007) *A Practical Guide to Teaching and Assessing the ACGME Core Competencies.* Marblehead (MA): HCPro, Inc.

Rourke, J.T.B. (2002) Building the new Northern Ontario rural medical school. *Aust J Rural Health.* 10: 112–116

Ruiz, J.G., Mintzer, M.J., and Leipzig, R.M. (2006) The impact of e-learning in medical education. *Acad Med.* 81: 207–212

Schmidt, H.G. (1993) Foundations of problem-based learning: some explanatory notes. *Med Educ.* 27: 422–432

Schmidt, H.G. (1989) The rationale behind problem-based learning. In H. G. Schmidt, M. Lipkin Jr., M.W. de Vries, and J.M. Greep (eds.). *New Directions for Medical Education* (pp. 105–111). New York: Springer-Verlag

Schuwirth, L.W.T., Southgate, L., Page, G.G., et al. (2002) When enough is enough: a conceptual basis for fair and defensible practice performance assessment. *Med Educ.* 36: 925–930

Simpson, D., Fincher, R.M., Hafler, J.P., et al. (2007) Advancing educators and education: defining the components and evidence of educational scholarship. *Med Educ.* 41: 1002–1009

Siu, A.L., Mayer-Oakes, S.A., and Brook, R.H. (1985) Innovations in medical curricula: templates for change? *Health Affairs.* 4(2): 60–71

Srinivasan, M., Li, S.T.T., Meyers. F.J., et al. (2011) 'Teaching as a competency': competencies for medical educators. *Acad Med.* 86: 1211–1220

Steinert, Y., Mann, K., Centeno, A., et al. (2006) A systematic review of faculty development initiatives to improve teaching effectiveness in medical education: BEME guide no. 8. *Med Teach.* 28: 497–526

Stern, D.T. and Papadakis, M. (2006) The developing physician—becoming a professional. *N Engl J Med.* 355: 1794–1799

Strasser, R.P., Lanphear, J.H., McCready, W.G., Topps, M.H., Hunt, D.D., and Matte, MC. (2009) Canada's new medical school: the Northern Ontario School of Medicine: social accountability through distributed community engaged learning. *Acad Med.* 84: 1459–1464

Stratton, T.D., Rudy, D.W., Sauer, M.J., Perman, J.A., and Jennings, C.D. (2007) Lessons from industry: one school's transformation toward 'lean' curricular governance. *Acad Med.* 82: 331–340

Swing, S.R. (2007) The ACGME outcome project: retrospective and prospective. *Med Teach.* 29: 648–654

Talbot, C.H. (1970) Medical Education in the Middle Ages. In C.D. O'Malley (ed.) *The History of Medical Education* (pp. 73–87). UCLA Forum in Medical Sciences, Number 12. Berkeley: University of California Press

Tamblyn, R. (1999) Outcomes in medical education: what is the standard and outcome of care delivered by our graduates? *Adv Health Sci Educ.* 4: 9–25

ten Cate, O., Snell, L., Mann, K., and Vermunt, J. (2004) Orienting teaching toward the learning process. *Acad Med.* 79: 219–228

The Association of Faculties of Medicine of Canada (2010) *The Future of Medical Education in Canada (FMEC): a Collective Vision for MD Education.* Ottawa: The Association of Medical Faculties of Canada

Thistlethwaite, J. (2012) Interprofessional education: a review of context, learning and the research agenda. *Med Educ.* 46: 58–70

Vernon, D.T.A. and Blake, R.L. (1993) Does problem-based learning work? A meta-analysis of evaluative research. *Acad Med.* 68: 550–563

Wass, V., van der Vleuten, C., Shatzer, J., and Jones, R. (2001). Assessment of clinical competence. *Lancet.* 357: 945–949

Whelan, G.P., Boulet, J.R., McKinley, D.W., et al. (2005) Scoring standardized patient examinations: lessons learned from the development and administration of the ECFMG Clinical Skills Assessment (CSA). *Med Teach.* 27: 200–206

Wile, M.Z. and Smith, C.K. (2000) Case Western Reserve University School of Medicine. In: *Medical Education: Ten Stories of Curriculum Change.* New York: Milbank Memorial Fund. [Online] http://www.milbank.org/reports/americanmedicalcolleges/0010medicalcolleges.html#casewestern Accessed 28 March 2012

Wilkinson, T.J. and Frampton, C.M. (2004) Comprehensive undergraduate medical assessments improve prediction of clinical performance. *Med Educ.* 38: 1111–1116

Worley, P. and Murray, R. (2011) Social accountability in medical education—an Australian rural and remote perspective. *Med Teach.* 33: 654–658

第 29 章

毕业后医学教育 Postgraduate medical education

Jamiu O.Busari，Ashley Duits
译者：金琪灵　审校：程化琴

如果说我们从过去十年的改革中学到了什么，那就是：不能简单地将毕业后医学教育塞入轮转实习，要周密计划和认真设计。

Graeme Catto

引自 *British Medical Journal*，Catto G，‘Specialist registrar training：Some good news at last’，320，p. 817，版权 2000，获得 BMJ 出版有限公司许可。

引言

毕业后医学教育是医师在获得正规的医学院校毕业证书后，在自己选择的特定专业领域培养多种胜任力的阶段。毕业后医学教育的起源类似于学徒制，青年医师在（临床）学习环境中与经验丰富的同事（或老师）一起工作，后者也负责指导和监督前者。毕业后医学教育培训要在当地大学、专家委员会和（或）国家医学会或毕业后医学教育研究所所制定的相关法规指导下开展。

过去几十年中，毕业后医学教育的培训方法日益融合，既注重实践训练又注重理论学习。在欧洲、北美和澳大利亚的课程改革浪潮中，现代医学教育理念正在发挥越来越大的作用［WFME，2003；CPMEC，2006；GMC，2009；Royal College of Physicians and Surgeons of Canada(加拿大皇家内科与外科医师学会)，2005；SDMCG，2000；Reenen van et al.，2009］。

改革的结果是出现了许多复杂的教育项目，增加了临床或实践轮转安排、专家监督、理论教学、研究经历、系统评价与教育评估。大学与其他教育机构、监管机构、医学学会和协会之间的互动日益紧密，这也促进了毕业后培训理念的全球融合。上述情况也受到医师流动性增加、医疗工作国际化程度快速加深的影响。

毕业后医学教育的历史

西方医学教育的起源可以从希腊罗马时代一直到追溯到中世纪早期基督教、穆斯林和犹太当局的影响。在 16—17 世纪，医学教育和培训是由德高望重的医师主导的，例如：描述身体循环的英国医师威廉·哈维，指出心脏有四腔室、肝有两叶、血管起源于心脏而非肝的弗拉芒（今比利时）外科医师和解剖学家维萨里，以及最早观察并描述单细胞生物（当时他称之为微动物，现在我们称之为微生物）的荷兰微生物学家列文虎克。

这种趋势一直延续到 20 世纪初，在科赫、魏尔啸和巴斯德等 19 世纪科学家的一系列新发现之后，医学教育才开始发生重大变化。但 20 世纪初期，对医学教育发展影响最大的是威廉·奥斯勒（William Osler）和亚伯拉罕·弗莱克斯纳（Abraham Flexner），两人被公认为当今医学教育的先驱。

毕业后医学教育的先驱

威廉·奥斯勒爵士（Sir William Osler，

1849. 7.12—1919.12.29）是一位医师，是约翰·霍普金斯医院的创立教授之一，也是该院首位内科学教授及内科创立者。他建立了第一个住院医师专业培训计划，也是将医学生带出课堂进行床旁教学的第一人（Epstein and Hundert，2002）。

亚伯拉罕·弗莱克斯纳出生于美国肯塔基州路易斯维尔（1866.11.13—1959.9.21），是美国教育家。他于 1910 年发布的《弗莱克斯纳报告》彻底改变了美国的医学教育（Flexner，1910）。报告对美国的医学教育状况进行了调查，引发了意义深远的医师培养模式改革，关停了大多数乡村医学教育机构，仅仅保留了两所非裔美国人医学院。具有讽刺意味的是，被关停的学校中有一所就是弗莱克斯纳家乡的路易斯维尔国立医学院（Johnston，1984）。

弗莱克斯纳之后又在欧洲进行了一个类似的医学教育研究。Bonner（2002，pp.182-186）称，弗氏的工作"在欧洲的知名度几乎可与美国相媲美"。他得到了洛克菲勒基金会的资助，致力于重新建设美国的医学院。Bonner 还表示："弗莱克斯纳在医学教育发展史中产生了决定性的影响，并在美国一些最著名的医学院中留下了长久的烙印"。值得注意的是，弗莱克斯纳担心"认证组织制定的严格标准会让医学课程变得过于繁多"，使医学生在学习过程中"少有闲暇时间用于阅读、工作或思考"。（Bonner，2002）。

《弗莱克斯纳报告》的影响

《弗莱克斯纳报告》创建了一直延续至今的单一的医学教育模式。他在报告中写道，"医学教育既涉及学习内容，也涉及学习方法。学生只有学会了方法，才能有效地学习"（Bonner，2002）。尽管这份报告已有百余年历史，但其中的许多建议在今天仍然适用，尤其是将医师视为"社会工具……其功能很快就变成社会的、预防性的了，而非仅仅是个体化的、治疗性的"。图 29.1 所示北美医学界的当今状况，很大程度上都是受该报告影响所致。

- 中学毕业后接受至少 6 年（最好 8 年）专业培养才能成为医师
- 严格遵循科学方法并完全基于人体生理学和生物化学的医学培训、完全遵循科学研究规程的医学研究（Beck，2004）
- 医师专业能力显著提高（Barzansky，1992）
- 建立医学院须得到州政府许可，现有医学院规模受州政府监管
- 美国医学会各州分会负责监管州内所有的普通（conventional）医学院
- 行医在美国和加拿大是一种高薪并受人尊敬的职业

图 29.1 北美医学界现况

毕业后医学教育的定义

如本章前文所述，毕业后医学教育是医学教育一个特定时间段的培训，无法完全与继续医学教育（CME）或继续职业发展（CPD）分开（图 29.2）。在医学科学和医疗卫生服务不断发展的背景下，为了满足不断变化的社会和个人需求，医护人员的角色不断被重新塑造和发展，是一个终生的过程。这一过程始于医师以学生身份入读医学院，并贯穿其医学职业生涯。

尽管很难给出毕业后医学教育的简明定义，但对该概念比较合适的描述是：在完成本科医学教育之后，医师在经验丰富的医师的监督下接受训练，以便为独立开展医疗专业实践活动做好准备。它包括预注册、职业或专业训练，以及面向不同专业的专科医师、亚专科医师训练和其他正式的训练项目。在完成正式的毕业后培训后，学生通常会获得学位和毕业证书。总体而言，毕业后医学教育常常不仅要学习临床实践，还需要接受一些理论教育，后者可以以多种方式来组织。理论教育可以通过当地医学教育项目开展，也可以通过区域性、国家或国际理论课程实现。多数情况下，这些项目由大学、专家委员会、医学会以及毕业后医学教育学院或研究所负责管理。

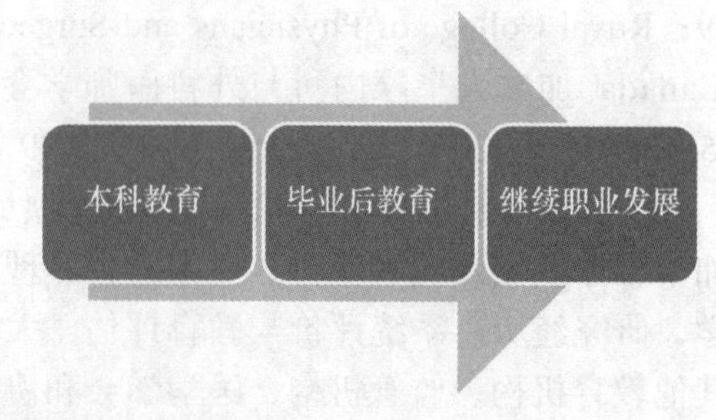

图 29.2 医学教育连续统一体

而继续职业发展则是指完成正规本科医学教育后，不断发展医疗实践本身所需的多方面胜任力的过程。继续职业发展涉及多个领域的知识和技能（如医学、管理、社会或个人）以确保高质量的专业表现。尽管继续职业发展常用于指代毕业后医学教育之后的教育，但它实际上更为广泛，涵盖了医师本科毕业后的整个职业生涯，以自主学习为特点，而少有本科时期的监督式培训。

毕业初期医学教育与高年资专科医师培训

毕业后医学教育正在发生重大改革，过去的学徒制学习模式受到了挑战。现在的毕业后医学教育严格规定了住院医师每周的学习时间以及培训的总时长。医学生从本科教育、毕业后教育到专科医师培养各个阶段的课程需要相互衔接。这一过程旨在培养能够改善公众健康并能不断创新医疗技术的经过完整培训的医师。

医学文献中有大量关于如何最好地开展医学教育及如何评估毕业后医学教育结果的教育理论。优质的医学教育和培训包含许多不同的要素，并且需要明确培训项目的参加者学习后要具备哪些胜任力。评价系统应紧密结合课程内容，保证公平、可靠和有效。课程内容应反映医师应具备的技能、知识、关怀和行为，临床教师必须具有相应的教学技能和态度。另外，毕业后医学教育和培训还应该要对医师所在社会的多样性有所反映。这包括以患者为中心的照护、以学习者为中心的教育，以及社会上人人平等获得教育和培训机会。

尽管毕业后医学教育的目标本质上比较宽泛，但专科医师培训的主要目的在于，为已完成基础培训的医师提供教育项目，为他们今后独立执业或在学术部门担任顾问医师或资深专家做准备。

尽管实习医师的需求依他们今后要从事的医疗工作类型有所不同，但他们都需要有机会参与各种具有挑战性的临床实践。这样的机会将帮助他们发展自己的临床技能，直到能熟练地独立执业，并能持续性地满足他们包括参与原创研究在内的学术追求。所有受训的高年资专科医师都需要管理、教学和多学科团队合作的经验。培训必须在组织完善的当地培训项目中进行，将提供多样化的培训场所，并受熟练称职的教师监督。

受训医师在接受广泛的临床体验、参与学术和研究工作、教学、管理和审核后，应能本着科学客观的精神开展专业实践，并评估其整个职业生涯中的专业发展。他们应养成自主学习的习惯，以便日后能够积极参与继续职业发展活动。

但高年资专科医师培训也面临一些挑战。近期针对高年资专科医师课程和评价的一项探索性研究（Bullock et al.，2004）发现，培养方案、教学方法、评估之间明显缺乏联系。此外，作者发现，人们普遍认为培训的主要目的应该是培养优秀的外科医师或临床医师，而顾问医师必须具备的更广泛的团队合作、教学、管理、与患者和其他员工沟通等技术和能力在已有课程中尚未得到体现。人们越来越意识到医学中这些方面的重要性（General Medical Council，1998；Department of Health，2001），但对现有培养方案的重视并不够。第三个问题是，评价的重要性——毕业后医学考试的质量、信度和效度受到质疑。这项研究的作者认为，如果高年资专科医师培训旨在为培养顾问医师做准备，就需要与各方达成一致，制定覆盖面更广的关键技能，并将其反映在培养方案中。

毕业后医学教育的变化和趋势

在过去一百年中，毕业后医学教育一直以住院医师培训为基础，这一概念是由杰出的医师兼教育家奥斯勒、弗莱克斯纳、Welch 和霍尔斯泰德（Halsted）等提出的。但在此之前，医学教育并不存在规范的结构。因此，学生能否获得所需的医学知识和技能，主要取决于教授或“师傅”的心血来潮。这是因为当时的医学教育采用学徒制，教授希望甚至要求学生采取一种虚拟契约式的顺从态度。不幸的是，在这段职业生涯阶段，其他人能够为学生提供的教育都太过短暂，几乎可以忽略不计。

19 世纪末，约翰·霍普金斯医院（Johns Hopkins Hospital）著名的四大名医之一——外科医师威廉·霍尔斯泰德（William Halsted）努力推行一种“住院医师”教育模式，以弥补非结构化教育的不足。住院医师培训是医学培训的一项重要进步。霍尔斯泰德推崇的住院医师培训的基本要求是医师在固定的培训时间内接受结构化的教育内容、真正接触患者、进一步提高培训期间受训医师担负的医疗责任，以及完成正规培训后进行一段时间的监督下实践。霍氏还引入了一个遴选过程，根据成绩选择住院医师，并制定了一套有明确时长和内容的课程，主要通过逐渐增加受训者担负的医疗责任来实现学习。

通过话语的类比，我们可以更好地了解毕业后医学教育多年来的发展（Hodges，2006）。Hodges认为，话语是人们用来看待世界的思维模型。它们就像镜头或滤镜，通过赋予我们工作的意义，帮助我们以特定的方式与他人沟通，帮助我们维护世界的秩序。Hodges认为，18世纪一个称职的医师需是行会的成员，随身携带放血用的刀片和催吐剂，行医的主要目标是调节人体的体液平衡；在19世纪，一名称职的医师是拄着拐杖的绅士，他们通过观察患者的舌头、闻患者的尿液进行诊断。在当时，很少有女性从事医疗行业。到了1950年，一名称职的医师（大多数仍是男性）的形象是身穿白大褂，与女性患者的丈夫讨论患者的健康状况，对临终患者隐瞒真实的诊断，以避免不必要的麻烦。在21世纪，医学界不再将放血、闻尿和隐瞒诊断视为良好的临床实践。

Hodges认为，多年来在医师的实践和培训中发生变化的不是医师的行医能力，而是构建医疗实践的话语。这句话引发了我们对什么是“合格的医疗实践”以及医学教育如何演变的反思和重新审视。20世纪60年代以前，评估医师能力的话语主要基于医师能否牢牢掌握基础知识并将其应用于治疗典型疾病，而在20世纪90年代之后，对医师能力的理解则演变成了医师临床执业的熟练程度。20世纪80年代见证了一系列转变，包括推动问责制模式，以及评估机构和医学教育工作者的爆炸式增长。结果就是这一时期衡量医师能力的话语中心在于测试的心理测量学信度。而自20世纪90年代以来，评估医师能力的方式已经转向基于医师利用档案袋和反思性练习（例如日记、反思写作和学习契约）进行有效反思的能力（Callaghan et al.，2007）。

奥斯勒和弗莱克斯纳在20世纪宣扬的许多理念都极大地影响了毕业后医学教育的定义，尤其在美国、加拿大和英国。这些理念的主要内容包括：所有医学生都应接受严格的生物医学科学培训，在培养方案的临床前和临床阶段都要有；医学教育应在多学科大学进行，临床经验和临床教学则应通过正式临床见习和轮转来获取。

这些理念还引发了医学课程框架的若干变化，促进了课程的广泛改革，并在多国催生了基于医学胜任力（competency）的医学培训模式的建立（GMC，2009；Cooke et al.，2010）。尽管过去30年间，许多毕业后医学培训项目整合了多种改革方案，但也出现了关于毕业后医学教育改革的一些问题（GMC，2009；Bleakely et al.，2011）。

其中一些问题与日益增多的科学和医学知识的管理相关，包括单个学科的知识体量和相关学科的数量（即知识管理问题）；将学科知识看作一个个支离破碎的竖井里的内容，而非紧密连接的整体的倾向（**即整体知识与原子化**[①]**的知识问题**）；年轻医师有很好的知识基础，但在实践和临床技能方面储备不足，缺乏基本的人际交往技能（**即认知技能和临床技能问题**）。其他问题还包括患者、政策制定者和雇主不断变化的期望（**社会问责问题**）、医疗保健服务供给的变化（**基于价值的医疗保健问题**）（Porter，2010）、正规毕业后教育和培训如何在多学科中发展（**专业医疗教育问题**），以及基于团队的跨专业照护的重要性（**基于团队的学习和实践问题**）。以下是针对这些问题采取的一系列措施：

- 为本科生和（或）毕业后教育课程开发基于结果的框架和标准。例如《明日医生》、加拿大对医学专家的教育定位（CanMEDS）、世界医学教育联合会、“苏格兰医师”、荷兰框架（Dutch Kaderbesluit）、瑞士胜任力框架。以上这些框架定义了医学生毕业必须获得的基本教育结果（Sottas，2011；

① 指碎片化。——译者注

WFME，2003；Frank，2005；GMC，2009；SDMCG，2000；Reenen van et al.，2009）。这些框架要求毕业生具备特定的能力，而非依据本地决策或学生在医疗培训机构提供服务时间长短来决定学生是否合格。

- 整合课程通常以器官或系统为基础。整合可以是横向的（将传统上在临床前 / 临床阶段教授的学科分别进行横向整合），也可以是纵向的（跨不同的培养年度整合，甚至可以跨临床前 / 临床阶段整合），或两者兼而有之。纵向整合课程以早期的临床接触和贯穿整个课程的“科学”[①]内容为特征。
- 不是所有学生都以相同的方式学习，因此有必要提供多样化的课程模式。
- 我们需要认识到学生理解和运用知识的能力至关重要。
- 增加在社区环境中的教育，不再将教育完全局限在医院中实施。
- 发展更稳健可靠的评价方法，这包括通过标准设定程序得出及格分数，并根据课程成果制定评价蓝图。
- 在培养方案中更重视伦理和职业行为的相关内容
- 教学和培训专业化。

基于胜任力的培训

尽管以上大多数概念已成为全球范围内毕业后医学教育的基础，但对医师专业胜任力的评价标准从未统一。住院医师培训制度的一个主要缺点是，过去每个专业的培训时长是根据专家医师的意见决定的，很少有人关心学习某个手术或彻底了解某种疾病治疗所需的实际时间，因此无法衡量培养人们所期望的胜任力所需的时长。专科医师培训（fellowship）是为弥补这些缺陷而设立的，但它和常规的毕业后培训项目一样，培训时长是主观决定的，医师胜任力和专业素养是否达标的最终决定权掌握在项目负责人手里。

目前的毕业后医学教育情况已经发生了变化，许多医疗机构都采用了基于胜任力的医学教育模式，它作为一种教育过程，可以保证学生对特定技能、知识和态度的获取和应用。而这些知识、技能和态度都是医师在医疗实践中所必需的。需要注意的是，确定这些技能和知识是否已经获取，看的并不是培训了多久或是学员有了多少临床接触，而是看学员需要习得什么才能胜任医疗实践，以及学员是否已习得全面照护一个患者的能力。胜任力的获得是一个独立的过程，不能认为所有学生都会以相同速度进步。某些学员可能在所需培训时长还未到达时就已经获得了所需的胜任力。

区分综合胜任力与单一胜任力

过去十年中，“胜任力”（competency）已成为毕业后医学教育中的常见概念，其定义以及在医学教育中的应用值得深入研究。同样重要的是，如果要细分的话就要区别所谓“综合胜任力”（competence）和“单一胜任力”（competency），这可能在论及个人的综合胜任水平和个人在特定领域的胜任水平时都会引发争议。

“综合胜任力”（competence）是一个通用术语，指的是一个人执行任务的整体能力，是一个人在进行特定工作、发挥特定职能时需要了解和执行的内容（Clinton et al.，2005）。Epstein 和 Hundert 认为，医学综合胜任力是“在日常实践中习惯性和明智地使用交流、知识、技术技能、临床推理、情感、价值观和反思，以造福于所服务的个人和社区”（Epstein and Hundert, 2002）。综合胜任力不是一项成就，而是一种终身学习的习惯（Leach，2002b）。综合胜任力被视为情境性的，它反映了一个人的能力其在特定情况下要执行的任务之间的关系（Leach，2002a；Klass，2000）。常见的环境因素包括行医环境、患者表现的症状的性质、患者受教育的程度，以及患者和医师的其他人口统计学特征。综合胜任力的许多方面，例如采集病史和临床推理能力，也都依具体情境而变，不一定在所有情况下都能适用。因此，会出现受训者的临床推理能力在其知识基础良好的领域表现不错（Bordage and Zacks，1984），但在陌生领域则尚需提高的情况（Busari and Arnold，2009；Bordage and Zacks，2002）。综

① 此处的“科学”相当于我国的基础医学。——译者注

合胜任力也是发展性的。思维、行为习惯和实践知识都是通过特定的实践（Ericsson，2004）和对经验的反思（Epstein, 1999, 2003）获得的。

另一方面，单一胜任力（competency）是指个人在执行任务时表现出的特定能力，例如领导力，它涉及个人知识、技能和态度的共同运用。单一胜任力不是减少专业资格的价值，而是试图用一种标准化的知识、技能和能力组合，来评估医师在特定领域的表现。尽管整体胜任力和单一胜任力存在差异，但在评估一个人的整体"工作属性"时，二者都很重要（Worth-Butler et al.，1994）。

毕业后医学教育的发展和实施

多份文献报告表明，医师的专业胜任力与他所服务的社区确定的医疗重点并不匹配。僵化和过时的医学教育项目是造成这种情况的部分原因。由于存在不匹配问题，随着时间的推移，本科和毕业后医学课程也发生了重大变化。特别值得注意的是，从以科学为基础的课程（20世纪初）过渡到以问题为基础的课程（20世纪末），最终落到基于结局或胜任力的课程，这种转变是由于医学和非医学相关期望的变化导致的（Frenk et al.，2010），见图29.3。

毕业后医学教育如今突出强调的所有变化，一方面是希望使当今医师的培训任务与现代临床实践和变化、社区健康需求相统一，另一方面则是要使之与整个社会的文化期望相统一。人们还期望现代医师拥有有效应对当前医疗保健挑战所需的特定能力，其中包括老龄化和不断变化的患者群体特征、慢性病和新发传染病、患者赋权、行为多样性以及文化多样性（Trappenburg，2006）。这些特殊的挑战需要我们对医师应该表现出的职业素养给出明确定义，为此，多个团体也尝试制定明确的职业素养原则。

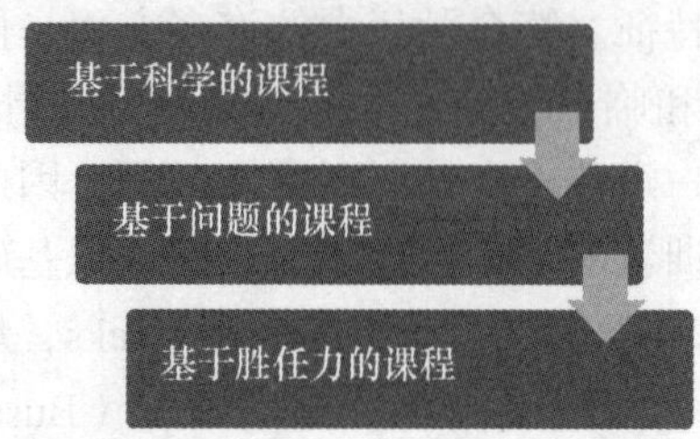

图29.3 课程的演变

欧洲内科医学联合会、美国内科医师学会、美国内科医学学会（ACP-ASIM）基金会和美国内科医学委员会（ABIM）基金会在这一方向上做出了努力。他们发起了医师职业素养计划（medical professionalism project），提出了几项基本原则（患者福利至上、患者自主和社会公正）以及以患者利益为中心的一系列重点专业责任（专业胜任力、诚实、保密、适当医患关系、照护质量、照护可及性、公平资源管理、科学追求和信任）。此外，他们还坚决倡导改善医疗服务质量、促进健康公平、提高成本效益的努力。显然，现代医师作为专业人士，应该满足患者个体和社会的需求（Medical Professionalism Project，2002）。

还有一些关键问题需要解决。一方面，需要开发可靠的评估工具，并开展教师培训，保证评估工具能在实践中得到有效运用（Nasca and Heard，2010；Ginsburg et al.，2010）。虽然直接观察和形成性反馈都是教师应该具备的基本教育技能，但另一方面，作为学习者则需要掌握自我评价等技能，而且自己要成为个人学习计划的推动者。因此，课程、评价过程和评价系统必须具有整体一致性，并配备具有确定性的测量工具，以确保学生获得的知识能够有效应用于患者照护。

课程

要在毕业后医学教育中引入基于胜任力的医学教育，就需要在培训的所有阶段都进行重大改革。毕业后医学教育的最终目标应该是证明学习者可以继续下一阶段学习培训，或是可作为自主的医学专业人士开展医学实践（Iobst et al.，2010）。由于判断受训者是否完成课程的标准从轮换时长转变为了是否获得各种特定能力，基于胜任力的医学教育主要关注点也落在了教育结果上，并给予了教育项目和学生学习方法更多自由。在这样的情境下，学生成了推动教育进程的主要负责人。

由于评价程序的要求严格且具体，应该让教师积极参与课程制定过程。此外，考虑到工作场所的要求，课程在日常临床实践中的可行性也需要得到保障。医学教育机构显然应该确保教育活动成为临床教师日常工作的组成部分。除了专业性和实际操作要求之外，保证课程与本国法律系统架构相一致也非常重要。

最后，在设计基于胜任力的课程时，有几种教育模式可采纳（Ringsted et al.，2003；Leung，2002；Scheele et al.，2008）。例如，课程内容被划分为逻辑单元或主题。这些主题是通过学生需要完成的（并接受评价的）任务或活动定义的，具体的评价方法基于 CanMEDS 规定的角色（Scheele et al.，2008）。由此可以更有效地建立相应的轮转计划。

教学技巧

Bloom 在约 50 年前就提出，对概念内容的学习可以发生在各个专业级别：从简单背诵我们并不真正理解的信息，到能够罗列、讨论、分析、在各种情境下使用这些信息，并在遇到类似问题时外推其用法（Bloom，1974）。因此，在临床学习的环境中，如果我们希望学生真正掌握所学的临床知识，并能在临床环境中合理使用，就不能让他们止步于了解某一话题的内容，而要给他们实践的机会。

教学的目的是促进学生学习，保证学习者达成学习过程的预期目标。但如果教学的重点放在主题内容和教学主体之上，这种教学就是以教师为中心、以内容为导向的教学。教师在此种情况下是关键人物，主要负责信息传递。如果教学重点不在于信息的传递或者知识的传授，而是促进学习，那么这样的教学就是以学生为中心、以学习为导向的教学。成人学习模型清楚地展示了后一种方法，此时学习的责任落在学习者身上，学习者被暴露在能够引起知识和经验回忆的特定环境或刺激之下。这种教学过程需要刺激学习者去学习，将他们当作成人来尊重和认可。教师在这一过程中的被动角色也激发和诱导了学习者学习的意愿。

采用何种教学方法常常取决于教学客体，例如接受教学者可能是大三医学生这样的新手，也可能是有一定临床经验的毕业后学员。为水平有所差异的学生群体创造有意义的学习经验时，采用的方法可能与水平相同的学生群体有所不同。例如，水平相同的学生群体常常有着相似的背景和经历，而水平有差异的群体同时包括毫无经验的新生和经验丰富的专科培训医师，这会为教师带来更大的挑战。

除了具备必要的教学技能外，临床教育工作者还应了解不同的教学方法在特定情况下的不同效果。此外，鉴于在主校区之外进行教学的需求越来越多，远程学习所需的教育策略同样重要。

当前的毕业后医学教育，许多教师的教学和评价技能有待提高。因此有必要反复实施培训项目，不断提高教育者的教学能力。教师应当定期接受特定培训，确保学生表现的评价标准有明确的定义，从而保证能给出可靠、可重复的有效评价。上述的评判标准还应该考虑包括文化和社会背景在内的当地情况。已有多份报告证明该方法的可靠性，甚至有报告建议应强制高年资医师接受临床培训课程（Mortensen et al.，2010）。课程中由同事（其也是受训者）负责的教学应予以特别关注，因为部分受训者虽然年资较高，但仍可能无法完全胜任监督工作。

最后，敲定某一教育过程使用的教学方法时，确定课程的具体学习成果也会有所帮助。这些具体学习成果也可以称作课程的“预期学习成果”，所用方法基于教学内容（内容）、教学对象（学生）、教学之前学生的胜任力水平（前驱知识），以及教学完成后希望学生达到的胜任力水平（理想学习成果）而选择（图 29.4）。

评价

有效评价是毕业后医学教育的核心要求之一，涉及学生、教师、教育机构、患者和社会的多个方面。评价不仅对需要反馈的学生很有必要，同时也能作为教师和教育机构业绩

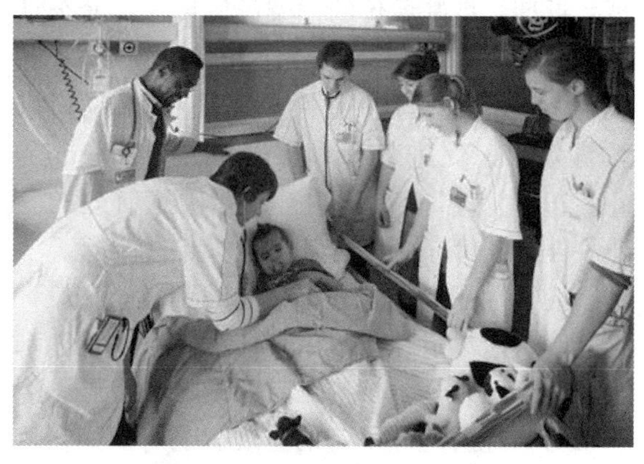

图 29.4　正在开展的毕业后医学教育

的证明，有利于实现遵守官方认证机构的规定（Norcini et al.，2011）。

根据米勒金字塔，评价应该具备直接性，目的是清晰展示出专业发展所达水准。评价过程本身需要划定明确的胜任力水平，帮助学生在培训项目的不同阶段取得进步。因此，鉴于学习者的学习速度有所差异，培训项目需要具备一定的灵活性（ten Cate and Sheele，2007）。设立这类项目面对的挑战在于，这类课程的关键在于如何制定一个多维度的课程大纲，满足所有的要求和定义，并清晰记录及促进教师和学习者之间的互动。

评价过程应该纳入学生的自我评价。自我评价即所谓“解读自身表现的数据，并将其与显性或隐性标准相比较”（Epstein and Hundert，2002），还要根据胜任力的要求清楚地表达出来。学生的自我评价可能存在偏倚，因此应辅以表现评判标准和（或）全方位反馈（Regehr and Eva，2006；Davis et al.，2006），也应该获得外源反馈的支持，包括教师的反馈（Wall et al.，2012）。安全的学习环境是培养学生自主行动的先决条件（Bellande et al.，2010）。

随着时间的推移，大量评价工具（涉及不同的医学胜任力领域）、教育方法和技术创新影响了毕业后教育的评价。但选择有效教育方法、评价方法和评价工具的具体标准仍需确定。为了有效地将评价引入毕业后医学教育，可行性（如临床时间表是否能空出足够时间来进行足量的评价和反馈）、评价分数准确性等问题均需仔细考量。“较新”的胜任力应予以特别注意，它们反映了社会对医师角色期望的变化，包括患者中心化、专业态度、责任和伦理。近期，良好评价的框架已发展出一套公认标准，能够衡量个体评价和系统评价的效度 / 相关性、可重复性 / 一致性、等价性、可行性、教育效果、促进效果和接受程度（Norcini et al.，2011）。需要指出的是，要确定有效的专业胜任力评价标准，还需要进一步的研究。

应特别注意用于评价目的的工具。在设计工具时，应尽量让学习者具体地展示其能力水平。尽管已有学生评价工具的设计和发展已经非常努力地避免评价者的主观影响［例如在培评估报告（ITER）、临床考试、客观结构化技术性技能评价（OSATS）和迷你临床评估演练（mini-CEX）］，但它们都仍需大量评价者的判断（Chaudhry et al.，2008）。尽管对可用工具的心理测量学特征的要求仍有争论，但很明显，教师应该在有效使用和解释这些工具方面接受适当的培训（Ginsburg et al.，2010）。

胜任力评价中，“档案袋”是一个相对重要的新工具（Friedman Ben David et al.，2001）。档案袋收集的是学习证据，它的引进旨在提高学生的责任感，激发自我评价。学习证据主要包括学生评价项目的结果和所获知识技能。这样，学生和对应教师就可以对档案袋进行回顾和评论。回顾结束后，就可以为后续培训阶段设计个人发展计划。

教师身负的临床责任会限制其教育活动，这个问题也需要注意，有效处理这些限制的安排应该得到支持。有研究者主张，一般胜任力应该通过特定行动的观察结果［如置信职业行为（EPA）］来进一步定义，从而减小理论和实践之间的隔阂，使日常工作环境中的一般胜任力更加具体，方便教师评价（ten Cate and Sheele，2007）。本质上，就是要找出某一学科或特定轮转下的具体教育目标，并选择一组最简洁的具体观察结果或 EPA 来评价学生在特定领域的胜任力，通过日常实践中任务的重要性、特征和风险来区分等级（Scheele et al.，2008）。另外，也需要注意健康管理者、健康促进者和合作者等“新”角色的评价。

一般情况下，评价过程应该同时考量总体结局和具体结局。总体结局考查的是学生相对培养方案定义的胜任力而言进展如何，具体结局关注的是基于患者照护的医学专业能力。因此，对照学生个人发展不同来源证据的综合系统（例如使用档案袋）会对教师评价过程有所帮助，也能促进师生共同制定针对性的个人发展计划。

最后，对学生的最终评价应能阐明他们是否已具备充分能力，可承担患者照护的专业责任，且评价最好在提供照护期间通过直接观察给出。

反馈

在基于胜任力的住院医师培训中，学习

路径不分等级，应该在教师和学生可以轻松互动的安全环境中进行。受训者应积极参与个人培训计划的制定，其中应包括导师的多次准确反馈，并且教师应在必要时协助这一过程。基于胜任力的毕业后医学教育要求反馈是形成性的（不同于传统的毕业后医学教育的终结性方法）。此外，教师对学生高频率地直接观察有利于保证反馈的准确性，这一点已得到公认。技术发展使得这一要求更为灵活，增加了延时直接观察的可能（Klein et al.，2012）。

认证

认证是保证毕业后医学教育质量和问责制的关键要素。有趣的是，对其有效性的研究最近才多了起来（Norcini and van Zanten，2010）。一项好的认证过程要求运用可靠的外界认证标准对毕业后医学教育进行定期评估。这种不断评估改进的过程还要求相关的认证主体确保受训人获得的胜任力与患者、社区的个人和群体医疗保健需求相关（WFME，2003）。此外，评估过程中，评估社会责任以及公众参与应当有助于将专业结果与社会需求相统一。世界卫生组织认为，医师培训的社会责任是，“指导其教育、研究和服务活动，以解决他们所服务社区、地区和（或）国家的健康问题”（Fleet et al.，2008）。还有为数不多的人所知的一点也值得注意：1910 年的《弗莱克斯纳报告》已经强调了医师与其所服务社区的契约关系，以及为社会奉献的重要性。

理想情况下的认证过程应该考虑当地的问题，而非只追求行政上的合规。他们应该尽己所能不断提高质量——在有效、高效、创新性地开发培训项目时，可以同时采用或严格、或松散、或强制的标准（Norcini and Banda，2011）。

挑战

如今，教师培训对培训项目的成功至关重要。若要达成期望的目标，设置的课程和培训理念必须与工作和学习环境（或称“隐性课程”）相契合（Hafferty，1998；Lempp and Seale，2004）。近期一项关于医学教育中利益相关方的开创性研究提出，基于胜任力的新毕业后医学教育项目需要考虑四个要素（Wallenburg et al.，2010）。这四个要素分别是问责、教育、工作和生活的平衡以及信任。问责关注培训项目的透明性和可追责性，要求对培训进行正式监督和监管。教育强调教育过程的正式化，并且比其他视角更为强调住院医师自主学习的责任。有趣的是，工作生活平衡视角关注专业人员工作与生活的平衡。在这一视角下，当下非常突出的兼职问题不出所料受到了极大的重视。最后一个要素——基于信任的视角，与基于榜样和信任的医学培训的经典观点有关。

如果能清晰理解现有教师和其他利益相关方已有的观点，将极大地促进有效的教师培训项目的设计。另外还需意识到，培训医院类型（研究型医院或地方医院）也会影响教师和教育环境。不同类型的医院在医学教育和日常患者照护的优先级别上有所差异（Wallenburg et al.，2010）。总而言之，若要有效实施基于胜任力的培训项目，就需要细致考量有效改变管理的策略。

但从部门和医师个人的角度，毕业后医学教育如何（以及是否）充分影响教育文化以有效确保与日常实践相关的教学和学习，仍不清楚。近期一份关于丹麦毕业后医学教育改革的报告显示，在三年半的时间里，在日常临床培训活动和教育文化中只能观察到有限的影响（Mortensen et al.，2010）。特别是观察到对结构性教育问题的影响很小，例如课堂出勤率和个人学习计划的制定。因此，需要进一步加强研究以设计改善毕业后医学教育环境的有效方法。

毕业后医学教育环境测试（PHEEM）和荷兰住院医师教育氛围测试（D-RECT）等评估工具可以用来测量教育环境的状况（Wall et al.，2009；Boor et al.，2011）。认证机构还应强调教育性课程和临床培训的重要性，并将其与其他学术课程或教育项目放在同等重视的地位，因为这将对教育环境产生积极影响。

质量保障在毕业后医学教育中仍是重中之重，为此我们强烈建议采用国际上公认的质量保障系统，如 WFME 标准（WFME，2003）。这将促进定期和标准的国家和国际评估、比较和基准测试（Soemantri et al.，2010）。

基于胜任力的毕业后医学教育面临的真正挑战之一，是从传统的、固定时间的、模式化的培训向胜任力导向的灵活的培训转变，并允许提前或延迟完成培训——取决于个人在各方面能力的进步。由于其专业性和医学教育的连续性，毕业后医学教育应当让学生做好通过继续职业发展项目进行终身学习的准备。利用虚拟模拟器和线上学习等技术进步提供的新学习技术，有助于提高培训的灵活性，并为教师和学员提供新的教育机会。

最后，不断进行的医学教育评估和研究还会继续为新的培训提供关键信息，帮助判断项目所需胜任力的合适度和可行性。医学教育最佳证据（BEME）计划（Issenberg et al.，2005）是这一领域非常重要的成果。用于衡量学员胜任力的不同工具的有效性也是学界关注点。美国的里程碑计划（Mile Stone Project）正在解决这一问题（Nasca and Heard，2010）。

结论

- 现代医师应具备根据整个社会不断变化的期望满足患者和公众的健康需求、管理好照护的胜任力。
- 有效的毕业后医学教育应当使用基于胜任力的培训方法和可靠有效的评价策略。
- 安全的学习环境是现代毕业后医学教育的前提。
- 教师和临床人员应接受充分的培训，并在其教学和设计教育结果的熟练度上接受定期评估。
- 临床教师应积极参与课程开发，以保障其在临床工作场所实施的可行性。

参考文献

Barzansky, B. (1992) *Abraham Flexner: Lessons from the past with applications for the future*. New York, Westport, CT: Greenwood Press

Beck, A.H. (2004) STUDENTJAMA. The Flexner report and the standardization of American medical education. *JAMA*. 291: 2139–2140

Bellande, B.J., Winicur, Z.M.,, and Cox, K.M. (2010) Commentary: Urgently needed: a safe place for self-assessment on the path to maintaining competence and improving performance. *Acad Med*. 85: 16–18

Bleakely, A., Bligh, J., and Browne, J. (2011) *Medical Education for the Future: Identity, power and location*. Dordrecht: Springer

Bloom, B.S.E. (1974) *Taxonomy of educational objectives : The classification of educational goals handbook 1: Cognitive domain* New York: Longman

Bonner, T. (2002) *Iconoclast: Abraham Flexner and a Life in Learning*. Baltimore, MD: Johns Hopkins University Press

Boor, K., van der Vleuten, C., Teunissen, P., Scherpbier, A., and Scheele, F. (2011) Development and analysis of D-RECT, an instrument measuring residents' learning climate. *Med Teach*. 33: 820–827

Bordage, G. and Zacks, R. 1984. The structure of medical knowledge in the memories of medical students and general practitioners: categories and prototypes. *Med Educ*. 18: 406–416

Bordage, G. and Zacks, R. (2002) *Clinical Reasoning*. Dordrecht, the Netherlands: Kluwer Academic

Bullock, A.D., Burke, S.E., and Wall, D. (2004) Higher Specialist Training: a study of curriculum and assessment within four specialties. *Med Teach*. 26(2): 174–177

Busari, J.O., and Arnold, A. (2009) Educating doctors in the clinical workplace: unraveling the process of teaching and learning in the medical resident as teacher. *J Postgrad Med*. 55: 278–283

Callaghan, K., Hunt, G., and Windsor, J. (2007) Issues in implementing a real competency-based training and assessment system. *N Z Med J*. 120: U2510

Chaudhry, S.I., Holmboe, E., and Beasley, B.W. (2008) The state of evaluation in internal medicine residency. *J Gen Intern Med*. 23: 1010–1015

Clinton, M., Murrells, T., and Robinson, S. (2005) Assessing competency in nursing: a comparison of nurses prepared through degree and diploma programmes. *J Clin Nurs*. 14: 82–94

Cooke, M., Irby, D.M., and O'Brien, B.C. (2010) *Educating Physicians : a call for reform of medical school and residency*. San Francisco, CA: Jossey-Bass; Chichester: John Wiley & Sons Ltd[distributor]

CPMEC (2006) *Australian Curriculum Framework for Junior Doctors* [Online]. http://curriculum.cpmec.org.au/index.cfm Accessed 5 March 2013

David, T.J. and Patel, L. (1995) Adult learning theory, problem based learning, and paediatrics. *Arch Dis Child*. 73: 357–363

Davis, D.A., Mazmanian, P.E., Fordis, M., Van Harrison, R., Thorpe, K.E., and Perrier, L. (2006) Accuracy of physician self-assessment compared with observed measures of competence: a systematic review. *JAMA*. 296: 1094–1102

Department of Health (2001) *Working together – learning together. A framework for lifelong learning for the NHS*. London: DOH

Epstein, R. (2003) Mindful practice in action (I): Technical competence, evidence-based medicine, and relationship-centered care. *Families. Systems.. and Health*. 21: 1–9

Epstein, R.M. (1999) Mindful practice. *JAMA*. 282: 833–839

Epstein, R.M. and Hundert, E.M. (2002) Defining and assessing professional competence. *JAMA*. 287: 226–235

Ericsson, K. (2004) Deliberate practice and the acquisition and maintenance of expert performance in medicine and related domains. *Acad Med*. 79: S70–S81

Fleet, L.J., Kirby, F., Cutler, S., Dunikowski, L., Nasmith, L., and Shaughnessy, R. (2008) Continuing professional development and social accountability: a review of the literature. *J Interprof Care*. 22(Suppl 1): 15–29

Flexner, A. (1910) Medical Education in the United States and Canada: A report to the Carnegie Foundation for The Advancement of Teaching. *Carnegie Foundation Bulletin*. New York: Carnegie Foundation

Frank, J.R. (ed.) (2005) The CanMEDS 2005 physician competency framework. Better standards. Better physicians. Better care. Ottawa: The Royal College of Physicians and Surgeons of Canada [Online] http://www.royalcollege.ca/portal/page/portal/rc/common/documents/canmeds/resources/publications/framework_full_e.pdf Accessed 6 March 2013

Frenk, J., Chen, L., Bhutta, Z.A., et al. (2010) Health professionals for a new century: transforming education to strengthen health systems in an interdependent world. *Lancet*. 376: 1923–1958

Friedman Ben David, M., Davis, M.H., Harden, R.M., Howie, P.W., Ker, J., and Pippard, M.J. (2001) AMEE Medical Education Guide No. 24: Portfolios as a method of student assessment. *Med Teach*. 23: 535–551

Ginsburg, S., McIlroy, J., Oulanova, O., Eva, K., and Regehr, G. (2010) Toward authentic clinical evaluation: pitfalls in the pursuit of competency. *Acad Med*. 85: 780–786

GMC (1998) *Maintaining Good Medical Practice*. London: General Medical Council

GMC (2009) *Tomorrow's Doctors: Outcomes and standards for undergraduate medical education*. London: General Medical Council

Golub RM. (2010) Are you sure this is right? Insights into the ways trainees act, feel, and reason. *JAMA*. 304(11): 1236–1238

Hafferty, F.W. (1998) Beyond curriculum reform: confronting medicine's hidden curriculum. *Acad Med*. 73: 403–407

Hodges, B. (2006) Medical education and the maintenance of incompetence. *Med Teach*. 28: 690–696

Iobst, W.F., Sherbino, J., Cate, O.T., et al. (2010) Competency-based medical education in postgraduate medical education. *Med Teach*. 32: 651–656

Issenberg, S.B., McGaghie, W.C., Petrusa, E.R., Lee Gordon, D., and Scalese, R.J. (2005) Features and uses of high-fidelity medical simulations that lead to effective learning: a BEME systematic review. *Med Teach*. 27: 10–28

Johnston, G.A., Jr (1984) The Flexner Report and black medical schools. *J Natl Med Assoc*. 76: 223–225

Klass, D. (2000) Reevaluation of clinical competency. *Am J Phys Med Rehabil*. 79: 481–486

Klein, D., Staples, J., Pittman, C., and Stepanko, C. (2012) Using electronic clinical practice audits as needs assessment to produce effective continuing medical education programming. *Med Teach.* 34: 151–154

Leach, D.C. (2002a) Building and assessing competence: the potential for evidence-based graduate medical education. *Qual Manag Health Care.* 11: 39–44

Leach, D.C. (2002b) Competence is a habit. *JAMA.* 287: 243–244

Lempp, H., and Seale, C. 2004. The hidden curriculum in undergraduate medical education: qualitative study of medical students' perceptions of teaching. *BMJ.* 329: 770–773

Leung, W.C. (2002) Competency based medical training: review. *BMJ.* 325: 693–696

Medical Professionalism Project (2002) Medical professionalism in the new millennium: a physicians' charter. *Lancet.* 359: 520–529

Mortensen, L., Malling, B., Ringsted, C., and Rubak, S. (2010) What is the impact of a national postgraduate medical specialist education reform on the daily clinical training 3.5 years after implementation? A questionnaire survey. *BMC Med Educ.* 10: 46

Nasca, T.J., and Heard, J.K. (2010) Commentary: trust, accountability, and other common denominators in modernizing medical training. *Acad Med.* 85: 932–934

Norcini, J., Anderson, B., Bollela, V., et al. (2011) Criteria for good assessment: consensus statement and recommendations from the Ottawa 2010 Conference. *Med Teach.* 33: 206–214

Norcini, J.J., and Banda, S.S. 2011. Increasing the quality and capacity of education: the challenge for the 21st century. *Med Educ.* 45: 81–86

Norcini, J., and Van Zanten, M. (2010) An overview of accreditation. certification. and licensure processes. In P. Peterson and E. Barry McGaw (eds) *International Encyclopedia of Education.* 3rd edn. Oxford: Elsevier

Porter, M.E. (2010) What is value in health care? *N Engl J Med.* 363: 2477–2481

.Reenen Van, R., Rooyen Den, C., and Schelfhout-Van Deventer, V. (2009) *Modernisering medische vervolgopleidingen: nieuw kaderbesluit CCMS* [Online]. Koninklijke Nederlandsche Maatschappij tot bevordering der Geneeskunst. http://knmg.artsennet.nl/artikel/Modernisering-medische-vervolgopleidingen-nieuw-kaderbesluit-CCMS.htm Accessed 5 March 2013

Regehr, G., and Eva, K. (2006) Self-assessment, self-direction, and the self-regulating professional. *Clin Orthop Relat Res.* 449: 34–38

Ringsted, C., Ostergaard, D., and Scherpbier, A. (2003) Embracing the new paradigm of assessment in residency training: an assessment programme for first-year residency training in anaesthesiology. *Med Teach.* 25: 54–62

Scheele, F., Teunissen, P., Van Luijk, S., et al. (2008) Introducing competency-based postgraduate medical education in the Netherlands. *Med Teach.* 30: 248–253

SDMCG (2000) Learning Outcomes for the Medical Undergraduate in Scotland: A foundation for competent and reflective practitioners. In: The Scottish Deans' Medical Curriculum Group (ed.) [Online] http://www.scottishdoctor.org/node.asp?id=phase1 Accessed 6 March 2013

Soemantri, D., Herrera, C., and Riquelme, A. (2010) Measuring the educational environment in health professions studies: a systematic review. *Med Teach.* 32: 947–952

Sottas, B. (2011) Learning outcomes for health professions: the concept of the Swiss competencies framework. *GMS Z Med Ausbild.* 28: Doc11

ten Cate, O. and Scheele, F. (2007) Competency-based postgraduate training: can we bridge the gap between theory and clinical practice? *Acad Med.* 82: 542–547

Trappenburg, M. (2006) Societal neurosis in health care. In J.W.K.T Duyvendak and M. Kremer (eds) *Policy. People and the New Professional: De-Professionalisation and Re- Professionalisation in Care and Welfare.* Amsterdam, the Netherlands: Amsterdam University Press

Wall, D., Clapham, M., Riquelme, A., et al. (2009) Is PHEEM a multi-dimensional instrument? An international perspective. *Med Teach.* 31: e521–e527

Wall, D., Singh, D., Whitehouse, A., Hassell, A., and Howes, J. (2012) Self-assessment by trainees using self-TAB as part of the team assessment of behaviour multisource feedback tool. *Med Teach.* 34: 165–167

Wallenburg, I., Van Exel, J., Stolk, E., Scheele, F., De Bont, A., and Meurs, P. (2010) Between trust and accountability: different perspectives on the modernization of postgraduate medical training in the Netherlands. *Acad Med.* 85: 1082–1090

WFME (2003) Postgraduate medical education. *World Federation for Medical Education. Global standards for Quality Improvement.* Copenhagen: World Federation of Medical Education

Worth-Butler, M.M., Murphy, R.J.L., and Fraser, D.M. (1994) Towards an integrated model of competence in midwifery. *Midwifery.* 10: 225–231

第30章

继续职业发展 Continuing professional development

Karen V. Mann，Joan M. Sargeant

译者：张皓楠　审校：程化琴

医师获得学位后继续接受的教育是其教育中最重要的部分。

转载自 Boston Medical and Surgical Journal，131：140，1894

引言

1993 年，继续职业发展（continuous professional development，CPD）一词在英国首次出现（Karle et al.，2011）。CPD 是卫生专业人员为了给患者和公众提供更好的医疗服务而维持、发展、提升知识、技能、专业表现和人际关系的一系列教育活动（Davis et al.，2003；2009；Insitute of Medicine，2010）。CPD 由更狭隘和传统的传授式继续医学教育（CME）概念演变而来，不仅针对临床领域，还涉及其他专业实践能力（如沟通、协作和职业素养），强调自我主导的终身学习和从实践中学习（Stanton，1997）。其总体目标是加强对患者的照护和改善患者的健康。本章主要使用 CPD 这个术语（CPD 通常包含 CME 活动），但在传统术语 CME 更恰当之处也使用 CME。

虽然 CPD 历来不如本科和毕业后教育引人注目，但它已成为教育连续统一体中时间最长、也可说是最重要的部分。社会的期望、对患者安全的承诺以及知识增长的速度和广度，都使医师需要保持和不断提高自身的能力。当今的 CPD 有以下几个特点：众多的学习机会；自学和其他指导性学习相结合；教育形式多样，既有同步教育，也有异步教育。如今，CPD 已经超越了医学知识，扩展到了专业角色各个方面的发展。成人的发展是贯穿一生的，不仅局限在会议和教室里，也发生在工作场所和实践过程中。人们越来越明白在实践中学习才是根本，而不是学会实践（Sfard，1999）。此外，CPD 的重心正从单纯的学习转向实践的改进、质量改进和知识转化。最后，已经建立了大量的研究组织，探索如何促进医师职业生涯发展的学习，以及如何评价学习的效果。

概述

本章旨在阐述 CPD 的理论基础，描述 CPD 的传统模式和新兴模式、其价值的证据基础、对该领域的近期影响。笔者希望介绍该领域正在发生的、改变了 CPD 的内容和教育方法的重大转变。首先，概述对 CPD 理解的发展过程，然后简要介绍所依据的理论和框架。对医师如何学习的关注已经转移到如何将这种学习转化成实践，为了顺应这一转变，笔者选择了一些方法来帮助理解这种转化是如何促成的。本章也探讨知识转化、质量改进（QI）和 CPD 之间正在在发展的关系，提供有关 CPD 的理论依据以及从业者可采用的各种教与学的方法的信息。鉴于 CPD 在国际上的发展，本章还将探讨 CPD 的外部影响和监督管理，以及医师在保持能力方面所需的技能。

理论基础

CPD 中有效学习的目标是医师能够恰当地将新学习的内容融入到实践中，以此提高医疗质量。因此，CPD 教育者面临的挑战是，了解医师如何学习，并制定支持有效学习的教育干预措施和计划。

理解医学中学习的方式深深根植于医学的实证主义传统。这些方式也反映了医学对自主性和个体性的重视，在他们强调个体学习者上就可见一斑。因此，毫不意外，CME 在正式诞生后的几十年里，主要强调新知识的传播及将新知识补充到每个人已有的知识中，使他们“与时俱进”。该模式认为，医师必须拥有足够的知识来调整医疗行为，以提升实践质量和患者的健康水平。

在理解医生是如何学习的方面有一个前哨事件。这个事件回应了抛给 20 世纪 80 年代北美继续教育领导者的一个问题——“CME 有用吗？”这个问题很简单，却反映了人们意识到一些医师没跟上医学发展进度，实践能力不足。

对 CME 的质疑引发了一项关于“医师生活中的改变和学习”的研究（Fox et al.，1989）。研究访谈了 356 名医师，让他们回顾了最近的学习经历，以及他们是如何学习的。研究者收集了近 800 个个人学习事件，并据此形成了一个学习和改变的模型。该模型使人们对医师是如何学习的理解发生了巨大转变，对于 CME 如何支持和促进医师有效地学习、如何提高医师将学习用于医疗实践能力的理解都有了新的认识。

该研究的几项发现对如今我们理解医师的学习都很有帮助。这项研究明确了几个促成医师学习的因素：职业因素、个人因素和社会因素。职业因素对学习的促进最大，包括渴望提高工作胜任力，渴望在临床工作中有更好的表现。个人因素，如对幸福的渴望，以及与同事之间的关系等社会因素也很重要。改变的程度和难度各不相同，有的影响很小，通常是为了应对监管，有的影响较大，甚至具有革命性。该模型还描述了医师确认自己学习需求的方式以及当前和期望表现之间的差距的方式。最后，学习改变包括三个阶段：准备改变、做出改变、维持改变。该研究及其生成的模型提供了一种理解学习的方法，该方法超越了知识的获取，还突出了将新的学习进行有效整合的复杂性。

其他几种学习方法也对 CPD 的发展起了指导作用，下面几节将介绍这些方法。

成人学习理论与原则

成人学习理论（adult learning theory），或成人教育学（andragogy，Knowles，1980）的基础是三个主要假设：

1. 成人学习者有更丰富的经验；
2. 他们更多的是受到内部的欲望和目标的驱使，而不是外部的目标和奖励的驱使；
3. 他们有动力去学习与自己在日常生活中所承担角色和目标有关的实际事务。

虽然成人学习理论受到了批评（Norman，1999），但它提出的几种教学方法都被认为是 CPD 中的重要方法（Mann et al.，2011），包括自主学习和终身学习、反思和反思性实践、体验式学习、探究式学习。成人学习原则能为制定教育干预措施提供重要的基础（Hean et al.，2009）。

自主学习和终身学习

医师自主持续学习的重要性与日俱增，尤其在知识、信息增长速度不断提高，实践中出现不可避免的变化和改进的情况下。虽然这两种学习方法并不完全一样，但它们的目标一致，即专业人员能够确定自己的学习需求，收集资料来满足学习需求，开展新的学习，并评估学习的有效性。这种方法的一个平行目标是，学习者在他们的职业生涯中能自我主导，有动力去确定需求并继续发展。

CPD 中，学习者可以自主选择课程和学习资源，可以在工作过程中进行自主学习。自我指导和自我调节是社会对专业人员期望的基本

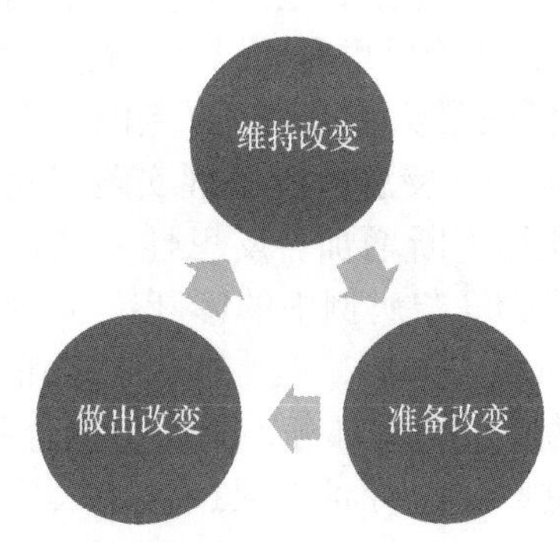

图 30.1　改变的阶段

内容。在医学教育连续统一体的早期阶段，几乎所有医学教育都说明了自我指导和自我调节的重要性，并提出了培养具有自我指导和自我调节能力的医学毕业生的目标（Candy，1991）。

反思性实践和从体验中学习

从体验中学习的重要性早已得到公认，这种假设是各级医学教育中普遍存在的学习方法的基础，可以追溯到弗莱克斯纳报告中的建议（Flexner，1910）。Kolb（1984）认为从体验中学习是一个循环，既包括具体的体验，也包括学习者通过反思、抽象的概念化、在实践中应用学习的机会进行转化的过程。

我们目前对从体验中学习的认识很大程度上受到了 Schön（1987）的影响。他基于对专业人员以及他们在工作过程中是如何学习的研究，提出了反思性实践者的概念，指出他们通过两种类型的反思来学习。Schön 的模型包括一个循环，从个人通过正式和非正式的学习获得知识开始，称为"行动中的知识"。专业人员在遇到实践中的常见挑战时可以使用这类知识，但有时会出现意外情况，引发两种反思性思考。第一种是"行动中的反思"，Schön 将其描述为"当下"的思考，这种行动中的反思可能会在当时做出一些小的调整。在 Schön 看来，第二种反思活动更为重要，发生在事件之后，他称之为"对行动的反思"，这时专业人员可以重温刚发生的事件，目的是发现任何可能产生的新知识，并将其融入行动中的知识中去。其他模型也提出了类似的迭代学习周期，特别是 Boud 等（1985）的模型。

对一些人来说，更具反思性的方法似乎与医学中的逻辑-演绎临床推理和诊断模型背道而驰，也不能自如地融入更科学的认知方式。然而，随着反思和反思性实践在学习中的作用越发明显，人们对其有了新的认识（Mann et al.，2009），反思和反思性实践对实践产生贡献的证据不断增加。反思性方法已经被证明可以减少复杂病例中的诊断错误（Mamede and Schmidt，2008），是临床推理和专业知识发展的一个组成部分，有助于整合新知识，并能在更广泛的背景下促进对个人实践的理解。最后，反思已成为自我调节的重要组成部分，特别是在促进接纳和提供反馈两个方面（Sargeant et al.，2008，2009）。在整个医学教育连续统一体中，在目标陈述、介绍和使用用于学习和评价的档案袋中，都可以看到其更受欢迎的证据。最值得注意的是，CPD 要求活动提供者和参与者展示反思活动才能获得活动的认证（Royal College of Physicians and Surgeons of Canada，2012；College of Family Physicians of Canada，2012）。

在实践中学习和基于工作的学习

最近，人们越来越关注通过参加专业实践活动而发生的学习。研究人员开始全面探索基于工作的学习和评价（Norcini and Burch，2007）。它们在 CPD 层面上的重要性，既与对工作过程中发生的学习的新认识有关，也与不断增强的专业监督和监管有关，这些监督体现了对保持临床能力的重视。

Eraut（2000，2007）和 Billett（2001，2004）的著作有助于我们了解工作中的学习，两人都认为，学习发生在与他人的互动中，并与工作场所存在的特定文化和环境密切相关。

自我调节、自我意识和自我评价

自我调节对医师的社会期望和专业期望都至关重要。自我调节在职业层面上很有意义；然而，就其与学习的相关性而言，大多数研究都是在个人层面上开展的。持续改进、保持能力、终身学习和基于工作的学习等都依赖于专业人员的自我评价能力。文献一致表明，个人不善于准确评价自己的表现（Eva and Regehr，2005）。研究者为了理解人们进行自我评价的复杂方式，提高该活动的有效性，已经开展了大量工作（Sargeant et al.，2010）。尽管不准确，但个人对自己表现的自我评价会对他们开展学习、寻求反馈以及他们对反馈的接受和使用产生重大的影响。对 CPD 提供者来说，加强自我评价对于医务人员持续发展和提升胜任力至关重要。

在实践共同体中学习：基于社会文化视角

在医学教育，尤其是 CPD 中，学习以学习者个人为中心。医师独立开展几乎所有的学习，这种做法没什么不妥，但现在大量的医师为了保持和改进临床实践能力，选择集体学习。这种学习方法是从基于问题的学习模式演变而来的（Premi et al.，1994）。他们遵循相似的教育原则：学习动机原则、小组分享经验和知识的原则、认识与理解相结合的原则。之后不久诞生的社会文化理论为医学教育提供了重要的启示。这些理论认为学习是参与实践共同体的结果：学习者从实践共同体的边缘开始，随着知识获得和责任承担，逐渐成为共同体的核心成员（Lave and Wenger，1991；Wenger，1998）。在这种学习观中，知识是协作发展的，并在整个社区中分享和传播，在实践共同体中学习的医师能够共同分享、评估、构建知识。

复杂性理论

支持 CPD 中学习的理论也认识到学习发生环境的重要性，复杂性理论和系统理论起源于社会心理学（Ross et al.，1991）。这些理论认为个人、社会系统、环境是动态互动的。相比之下，今天的医疗保健系统是牢固地建立在传统的科学基础上的，医师和其他医疗卫生人员传统上是向患者“提供”照护，患者则对照护作出反应（Sweeney，2002）。医学教育也是如此：教育者向学习者“提供”课程，学习者则通过使用新知识改进自己的工作来做出回应。线性模型忽视了个体因素之间的相互作用，忽视了价值观和个人及社会影响的重要性。

这样的线性模型不再适用于医疗和教育，而复杂性理论为理解它们提供了一个有用的视角。其主要原则包括：

1. 复杂系统由多部分组成，通过观察各部分之间的相互作用可加深理解；
2. 各部分之间的交互会产生不可预测的行为；
3. 复杂系统与环境相互作用，并受环境影响；
4. 系统各组成部分之间的相互作用是非线性的。

把握这些概念有助于我们理解医学教育及其所处医疗保健系统的动态变化，以及外部系统和环境对学习和变化的影响。

指导实践变革的理论

行为的改变是一项复杂的工作，需要关注认知、情感、情绪等方面，以及学习和变革的实践方面。下面将讨论已有的提高变革的可能性方法。

Davies、Walker 和 Grimshaw（2010）对理论在规范的传播策略的设计、严格的评估结果的解释中的使用进行了系统回顾。作者发现，在干预设计中使用理论是不合理的，并敦促更明确地使用理论来理解改变的障碍，设计有效的干预，并探索中介和调节变量及其影响。

本文将介绍三种方法：

- PRECEDE 模型（Green and Kreuter，1991）
- 变化阶段理论（Prochaska and DiClemente，1983）
- 计划行为理论（Ajzen，1991）

PRECEDE 模型：教育诊断和评估中的诱发、强化、促成因素

PRECEDE（predisposing，reinforcing and enabling causes in educational diagnosis and evaluation）模型（Green and Kreuter，1991）最初是在健康教育领域发展起来的，旨在提供一种系统性方法，帮助人们规划、实施和理解影响健康教育方案效果的因素，尤其是在行为改变方面的效果。

影响变化的因素有三组：诱发因素为变革提供基础和动力，包括知识、态度和信念；促成因素提升做出改变的条件，例如相关技能、已经获得和可以获得的资源和支持；强化因素对变革具有持续的激励作用，例如提醒、“充电”学习、其他人（尤其是同伴）的积极回应。PRECEDE 模型能有效地指导、评估 CME 干预措施和健康行为相关干预措施在各个领域的效果。

变化阶段理论

变化阶段理论认为行为变化是一个动态过程，而不是一个单一的事件。一个著名的例子就是 Prochaska 和 DiClemente（1983）提出的跨理论模型，通常被称为“准备好改变”模型。这个模型最初是针对成瘾行为而开发的。它确定了一个人成功改变行为的五个阶段，分

别是思考前期、思考期、准备期、行动期、维持期。“准备好改变”模型是激励性访谈的基础，卫生专业人员可以用它来帮助患者改变不健康的生活方式。医师的医疗实践行为也被证明是根深蒂固的，且对变化具有抵抗力，因此这一模型也已应用于医师。

处于不同变化阶段的个人可能需要不同的方法，这是模型的关键点之一。在思考前期和思考期，仅仅提供信息可能是有用的；但在准备期和行动期，可能需要技能培训、建议或支持来帮助他们克服遇到的障碍。一旦新的行为发生，就可以通过提供支持和强化行为的环境来帮助维持这一行为。

计划行为理论

计划行为理论（Ajzen，1991；Ramsay et al.，2010）已广泛用于预测个体行为，且一直是最常用的理解职业行为决定因素的理论之一。在这个理论中，个人的行为意向是行为的近端预测因子。影响意向的因素有三个：态度（个人对行为的总体评价）、主观规范（个人自身对实施或不实施目标行为造成的社会压力的估计）、自认的行为控制（个人觉得能够实施该行为的程度）。自认的行为控制有两个方面：一是个人对行为的控制程度；二是个人对能够实施该行为的信心程度。自认的行为控制也会对行为造成直接影响。Grimshaw 等（2011）已经大量使用该模型探索特定的实践行为。

影响行为改变的领域

英国心理学家从个人和组织行为变化的多个理论框架出发，采用严格的程序识别并明确了影响行为和行为变化的 12 个领域以及每个领域中的结构（Michie et al.，2005）。这些领域包括知识；技能；社会职业角色和身份；相信能力；相信结果；动机和目标；记忆、注意力和决策过程；环境背景和资源；社会影响；情绪；行为调节；行为性质。值得注意的是，其中只有知识和技能两个领域在传统的继续教育方案中有所涉及。其他影响变革的 10 个领域并不在传统教育的范畴之内，这有助于解释为什么单靠教育往往不会导致表现的变化和改进。

对 CPD 专业人员的启示

Lewin 说“没有什么比一个好的理论更实用”（Lewin，1951），但将理论直接转化为实践通常是困难的。教育中存在着许多学习相关的概念，希望预测和解释无穷无尽的变化，从而使理论向实践的转化变得更加复杂。不过，我们能从这些概念中选取指导实践的一些重要原则。表 30.1 总结了这些原则。

CPD 的设计、实施与评估

前文讨论了医师如何以及为什么要学习和改变，现在转向 CPD 的设计与实施。

传统上，CPD 是使用源自一般教育理论和实践的课程设计模型来设计和实施的。Kern 等（1998）的模型包含六个步骤：确定问题、进行需求评估、根据确定的需求设定目标、选择适合目标的教育策略、实施和评估、提供可能指导课程的反馈。下文简要介绍每个步骤（Davis et al.，2003）。

确定问题是指确定要解决的临床问题或健康问题，如儿童肥胖。需求评估是为了确定特定环境下目标受众（如家庭医师、专科医师、医疗团队）面临问题的具体特征。需求评估可以是主观的（例如调查目标受众对自己学习需求的看法和印象），也可以是客观的（比如来自实践的审核、群体健康与表现等的统计数据）。根据需求评估的结果，确定教育活动的具体目标，选择适当的学习策略。例如，简短的教学课程可以更新知识，而基于案例的讨论或其他解决问题的活动可以促进对知识的理解和应用。如果要获得新的技能（无论是临床技能还是沟通技能），学习策略都应包括有反馈的技能练习的机会。

虽然上述模型适合正式的集体 CPD 方案规划，但 CPD 也可以作为个人发起和设计的活动，在个人层面进行。Moore（2008）总结了关于个人如何学习的理论和证据，构建了一个包含五个步骤的过程：识别学习机会、寻找资源、参与学习、尝试使用所学知识、将所学知识融入实践。越来越多的人关注医师的自主学习和从实践中学习，这样的模型有助于对其进行描述。

表 30.1 学习和变革的理论、观点、框架对 CPD 的影响

理论、观点和框架	对 CPD 的影响
聚焦于学习为主的观点	
课程开发（Kern et al.，1998）	设计、实施和评估学习活动是一个以需求识别为起点的系统过程
成人学习理论（Knowles，1980）	经验、个人目标和实际需求激励个体学习
自我指导和终身学习（Candy，1991）	学习者能够识别自己的学习需求、开展学习、评估学习
聚焦于行为改变的观点	
知识转化（Graham and Logan，2006；Granham et al.，2006）。	学以致用与行为改变的过程十分复杂，需要充分了解个体与系统的影响。教育只是促进改变的众多方式之一
改变的 PRECEDE 模型（Green and Kreuter，1991）	影响个人行为改变的三组因素：诱发、促成、强化
改变或预备改变的阶段（Prochaska and DiClemente，1993）	个体在做出改变时可能会经历五个阶段：思考前期、思考期、准备期、行动期、维持期
计划行为理论（Aizen，1991）	个体的改变意愿是个体实际改变的最佳预测值，主要受三大个体因素的影响：态度、主观规范和自认的控制
影响行为改变的心理领域（Michie et al.，2005）	在已知的 12 个影响改变的个体和机构因素中，只有两个直接受到教育的影响：知识和技能。这进一步凸显了影响行为改变的复杂性
同时聚焦于学习和行为改变的观点	
医师生活中的学习与改变（Fox et al.，1989）	多种因素共同影响医师的学习及其改变实践的能力。改变是一个过程而非一个事件
反思性实践和从体验中学习（Kolb，1984；Schön，1987）	学习通过体验发生，从实践中学习，在学习的基础上改变自己的实践，反思不可或缺
自我调节和自我评估（Eva and Regehr，2005；Sargent et al.，2010）	自我调节是专业实践的基础，但个体普遍不善于评价自己的表现。外部反馈和对反馈的反思有助于人们进行自我评价
在实践中学习和在工作场所学习（Eraut，2007；Billet，2004）	学习在工作过程中发生，也就是说，人们在专业实践活动中进行学习，如何使这种学习变得明确可行仍面临挑战
实践共同体（Wenger，1998）	学习是一种社会活动，个人可以参与实践共同体进行学习
复杂性（Sweeney and Griffiths，2002）	环境因素和个人因素都会影响学习及一个人改变的能力和意愿

表 30.2 提供了一种根据目标人群的规模考虑 CME 活动的方法，并举例说明了一些策略。在介绍这些类型的方案之前，先简要回顾一下有效的 CPD 的证据。

表 30.2 基于学习者数量的 CME 战略

人群规模	CPD 项目的类型
大型群体	讲座、会议、网络研讨会
小型群体	工作坊、小组学习、文献研读会
个人学习	学术详解、审核与反馈、文献阅读、文献综述

CPD 活动的有效性

评估 CPD 活动对医师的医疗实践和患者的影响是确定其有效性的核心。15 年前，Davis 等（Oxman et al.，1995；Davis et al.，1995）为确定传统教育活动的影响，进行了一系列系统综述。他们发现，讲座等说教式课程是传统 CME 的支柱，在促进实践变革方面效果最差。小组讨论是更为有效的方式，有助于成员之间的互动，可以提供干预支持。在讨论中，可以将多种活动相结合，成员之间可以相互提醒补充等。

其他研究者（Mazmanian et al.，2009；Davis et al.，2009；Grol et al.，2003）则更广泛地

探讨了 CPD 对改善患者疗效的影响。最近的 Cochrane 综述表明，参加会议或研讨会可以改善医师的表现和患者的预后，这仅仅是可观察到的微小效果（Forsetlund et al.，2009）。一些 CPD 提供者提供了各种其他的循证学习形式，包括实践审核、学术详解、提醒，但这些形式的学习活动可观察的效果通常也不大，或者效果一般（Davis et al.，2009；O'Brien et al.，2007）。

CPD 活动

基于以上证据，现在简要回顾一下表 30.2 中列出的学习活动。大型群体活动包括传统的 CPD 集会中的讲座、学术会议、医院部门的临床巡诊。视频会议、计算机、互联网使得大型团体活动有了新的形式。网络研讨会是使用各种软件进行的实时交互式会议，与会者能够听到和看到讲演，并通过文本和（或）语音与演讲者和其他与会者进行互动，使当地和全球各地的人都能参与同一项活动。大型研讨会最适合共享信息，例如提高对新证据和新趋势的认识。通过互动（如准备用于讨论的案例，提出问题让参与者两三人一组讨论，或通过直接提问，激发个体对实践的反思），可以使这些会议更有效地帮助医师考虑如何应用实践中的新信息。

常见的小组活动包括工作坊、文献研读会和其他正式的小组学习会议。工作坊是通过与其他参与者的互动以及所提供的材料来学习。由于互动程度高，工作坊被认为能更有效地改变医师的态度和观念，从而使医师了解如何改变他们的实践活动。工作坊还能有效地帮助医师学习和练习沟通交流、人际交往、批判性思维、患者管理等技能。

文献研读会是一种教育性团体，参与者聚在一起讨论、评论某篇研究论文，通常由一个人负责提出评论并领导讨论。

基于实践的小组学习是加拿大的一个项目，是通过医疗实践基金会官方认证的 CME 项目（Practice Based Small Group Information，2012）。通过训练有素的引导者和循证材料，小组进行病例讨论，学习各种临床问题的处理。讨论还可以激发对自己实践的反思，提出应用新知识和改变实践的策略（Armson et al.，2007）。

个人活动包括期刊阅读、学术详解、实践审核和反馈等。在学术详解方面，训练有素的专业医护人员深入医师的执业环境中，提供特定主题的教育，学术详解的介绍者一般是药剂师，也可以是护士或医师（图 30.2）。课程通常一对一进行，也可以以小组形式进行，可以根据学习者的需要调整课程形式，并鼓励讨论。所提供的信息严格以证据为基础，而且会考虑各方面信息的平衡。系统性回顾发现，学术详解引起实践变化的绝对增长率约为 6%（O'Brien et al.，2007）。使用学术详解的医师报告，基于证据的方法使他们更严格地评估来自其他 CME 项目、医药代表和期刊文章的信息，而并未更加严格地评估专科医师建议（Allen et al.，2007）。

在实践审核中，个别医师对患有特定健康问题（如糖尿病）患者的记录进行审核，判断自己是否符合临床实践指南或标准；然后，他们会收到自己的治疗方案与标准治疗方案进行比较的反馈。这不是传统的 CME 活动，但可以通过将自己的实践与标准比较进行学习；当存在差距时，可以激发人们改变自己的实践（O'Brien et al.，2007）。

对教育成果的评估

无论是小组学习还是个人学习，对 CPD 的评估都与学习目标挂钩，即如何衡量目标的实现情况。评估教育成果的传统框架包括四个层次：参与者的反应、学习到的内容（知识和技能）、行为改变、对组织的影响。在 CPD 中，对组织的影响包括了对患者预后的影响

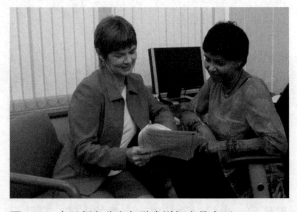

图 30.2 在医师办公室与学术详解人员会面

（Kirkpatrick，2007）。

Moore（2003，2008）扩展了四级 Kirkpatrick 框架，创建了一个六级模型来评估 CPD 活动的教育成果。他增加了“参与”作为第一个层次，最重要的是，通过纳入米勒的胜任力进阶金字塔（Miller’s pyramid，Miller，1990），扩展了学习的层级。这些级别区分了认识的方式：即“知道”、“知道如何”、“展示如何”和“做”，这些区别有助于思考获得知识的结果。

知识转化和成果评估

评估 CPD 对医师在实践中的行为或表现的影响以及对组织和患者预后的影响，也将 CPD 与正在发展之中的知识转化（knowledge translation，KT）——又称为应用科学——联系起来。KT 泛指在实践中应用知识的方式，特别是在临床实践中应用证据，以改善患者预后，提供更有效的医疗服务，加强医疗保健系统（Graham et al.，2004）。KT 活动的重点是使个体医师和各类卫生专业人员能够通过应用最佳证据来改变他们的做法，改善患者的治疗效果（Eccles et al.，2005）。

KT 和 CPD 的最终目标都是改善患者照护和照护结果，但实现目标的途径不同。对于 CPD 来说，如前文所述，传统的路径是教育和学习。对于 KT 来说，除了教育之外，还可以采取干预措施，而干预能更直接地促进行为改变。然而，鉴于 CPD 和 KT 改善患者照护和改善健康的共同目标，应适时考虑 CPD 和 KT 的相互借鉴。据估计，现在有 30% ～ 40% 的患者没有得到基于最佳证据的治疗，20% ～ 50% 以上的患者得到的治疗是不恰当的（Grol，2001；Grol et al.，2003；McGlynn et al.，2003）。如果新的临床证据能够改善医疗效果，那么提高证据在实践中的应用策略就显得至关重要，无论是通过教育（CPD），还是其他干预措施（KT）。

Graham 等（2006）确定了一个将知识转化为行动的七步循环，即知识到行动（knowledge-to-action，KTA）循环，该循环源自一篇综述，其中回顾了个人行为的计划行动理论，确定了上述理论中的共同要素。KTA 循环的步骤是：确定问题，根据当地情况调整知识，评估知识使用的障碍；选择、调整、实施干预措施；监测知识使用情况；评估结果；知识的应用。CPD 的共同要素是确定问题、聚焦问题、规划适当的干预措施、实施干预、评估结果。KT 活动的重点是行为改变和具体确定并减少障碍，其中只有一个障碍可能是缺乏知识。

为了进一步强调变化的复杂性，Harrison（2004）提出了一个基于系统的框架，用于增强 CPD 并将新证据转化为医师的实践，这是出于对患者安全和成本上升的担忧。与复杂性理论类似，系统理论关注的是系统及其组成部分如何从环境中接收信息，对其进行处理，并向环境输出信息。关系很重要（包括个人之间，以及个人与组织之间的关系）。Harrison 提出了六种系统在将新信息转化为医师实践中的相互作用，强调改变实践的困难性。

无论是教育还是其他干预措施的元分析都有助于确定和比较干预的结果，但它们不能真正帮我们理解为什么有些干预有效而有些无效，也没有考虑环境的影响。需要使用一些方法来理解特定干预是否有效和为什么有效。定性研究无论是单独进行，还是作为混合方法研究的组成部分，都有助于探讨影响干预效果的因素及其结果，包括个人因素和社会环境因素。例如，Kennedy 等（2004）介绍了一项在 CPD 干预后进行的研究，探讨新知识在事件中的转化。他们用选择题来测试知识的掌握程度，用接诊标准化病人来测试医疗行为，然后用访谈来考查知识与行为之间的差异。有两个因素解释了将知识应用到实践的差距：确定性和紧迫感。从而提示，在 CPD 干预中关注这两个因素，可以提高新知识在实践中的应用。值得注意的是，传统的 CPD 内容并不包括确定性和紧迫感这两个概念。

现实主义评估（Pawson and Tilley，1997）是研究复杂社会环境中复杂社会干预措施的综合方法（如繁忙的医疗环境中的教育或行为改变）。现实主义评估关注这样几个问题：“方案为什么有效？对什么群体有效？在什么情况下有效？”除了结果之外，这种评估还特别关注干预措施有效与否的解释性因素，但在比较结果研究中这些因素通常被忽视。现实主义评估认识到，实现结果的是干预措施和环境之间的相互作用，而不仅仅是干预措施本身。我们相信这种视角对CPD和KT大有裨益（Sales，2009）。现实主义评估也是以理论为基础，力求明确干预措施、环境因素和结果之间的关系。其目标与当下的趋势是一致的，即CPD研究应更多地以理论和科学为基础，涵盖对环境和影响条件的研究（Institute of Medicine，2010）。

CPD的外部影响

影响CPD的提供和医师参与CPD的因素有很多（图30.3），这些因素既有正式的组织要求，也有非正式的系统变化（如质量改进和患者安全运动）。正式影响主要是国家CPD项目认证、维持认证的专业要求和重新核检的监管要求。下文首先讨论这些影响，再讨论新出现的影响，包括质量改进、患者安全和跨专业教育、教育连续统一体的相互关系。

CPD/CME活动的国家认证

美国和加拿大对CPD有国家认证要求，从而影响了医学院、专业协会和其他组织提供的正规CPD课程的结构和内容。美国进行认证的组织是CME认证委员会（ACCME）（2012b）。传统上，这两个国家都要求设计CPD方案时要对目标人群进行需求评估，设立一个包括目标人群代表在内的规划委员会；课程要具有互动性；内容不受私营企业影响；要对方案进行评估。加拿大和美国近期在这些要求上增加了一项重要内容，即评估应能证明该方案确实影响了医师的实践行为。这是为了响应公众和政治要求，即正式的CPD需要发挥更大的影响，需要产生行为的改变，最终要能改善患者照护和医疗效果（Institute of Medicine，2010）。

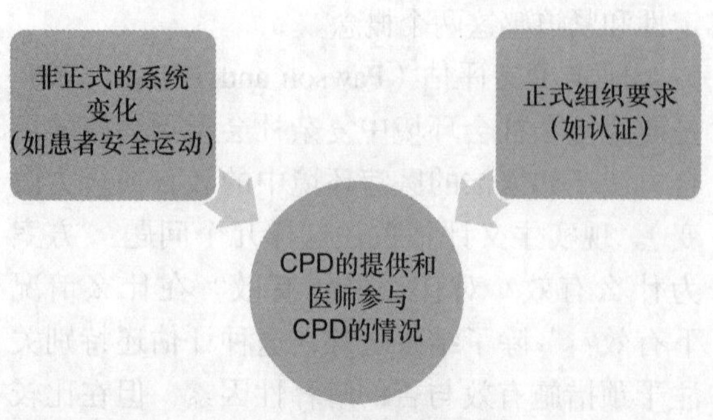

图30.3 影响CPD提供和医师参与的外部因素

这些要求的影响是，CPD计划正在从以分享新知识为目标的单纯“学习”活动转变为以改变医师实践为目标的“行为改变活动”和知识转化干预。因此，CPD活动和评估的重点是对实践的改变。关注行为改变的策略包括自述报告，如教育干预后的“改变的意向”问卷（Wakefield et al.，2003）。问卷结果将制成审核图表，来确定干预是否改变了对患者的治疗和治疗效果（O'Brien et al.，2007）。

认证的维持

许多国家的专业协会和监管协会都为医师提供了有关CPD的数量和类型、专业和实践评估以及它们必须参与的其他活动的指导和要求。

在加拿大，加拿大家庭医师学会（CFPC）和加拿大皇家内科与外科学会（RCPSC）这两个负责认证的机构已经认识到终身学习的必要性，将其作为保持能力的基本组成部分，并据此予以认证。它们的认证维持方案要求其成员参与并记录它们的CPD活动（College of Family Physicians of Canada，2012；Royal College of Physician and Surgeon of Canada，2012），非会员医师也能参与这些方案，它们为CPD提供了一个基于加拿大标准的框架。

针对专科医师的RCPSC专科医师认证维持（MOC）计划（RCPSC，2012）是一项循证教育计划，它是基于终身学习的原则，旨在支持、加强和促进MOC计划参与者的CPD活动。该计划的参与者负责设计和实施与其专业角色和职责相关的个人CPD计划。MOC计划提供记录学习活动和结果的策略和工具，从而加强实践，帮助制定未来的学习计划。MOC的主要目的是使专家能够建立循证医学实践，提高专科诊疗质量。此外，MOC还能识别、记录、评估学习成果和实践的改进情况，以便重新颁发执照、确定执业资格。

在RCPSC的MOC中，学习活动可以分为三个部分：①小组学习——经认证的小组学习活动，如巡诊、文献研读会、会议等。②自我学习——根据需要进行有计划地学习（如进修、个人学习项目）；搜寻新证据（如阅读、互联网检索）；通过对标准或患者安全的贡献进行系统学习（如制定实践指南、质量委员会）。③评价——正式的知识评估或绩效评价（图表审核、全方位反馈、模拟）。

MOC 项目通过这三大类活动，推广了一种学习文化，在医师的所有角色角度内，对知识、能力、表现进行反思、询问、同行评审和评价。这些审查与强调医师根据他们的实践和表现进行反思和学习相一致。虽然大型会议或会议中的小组学习仍然被认可并作为学习活动的一部分，但已不再是主要模式。

同样，CFPC 认证维持计划 MAINPRO（CFPC，2012）已经从仅为团体活动提供 CME 学分，过渡到为个人反思性实践和改进活动提供学分，在这些活动中，医师记录一个实践问题，为解决该问题对文献进行学术性精读，并描述研究结果将如何影响他们的实践。

而美国内科医学会（ABIM）要求另一种表现评价模式，即参与表现改进模块（PIMs）（ABIM，2012；Duffy，2008）。PIMs 包括对个人实践进行格式化的审核、完成患者和办公系统调查问卷、审查实践发现的汇编报告、医师对报告的反思、制订实践改变的计划及监测进展。同样，其重点是从实践中学习并改进自己的实践。

英国的重点是收集个人表现的标准化数据，并据此制定个人学习计划。英国医学总会（GMC）定义了何为良好医疗实践（GMC，2012a），在收集多重数据的基础上，确定学习需求的指南和原则，帮助制定、实施、评价、记录学习计划和学习活动。医师通过全方位反馈、患者问卷、重大事件、实践回顾等方式收集表现数据。然后与同行教练或导师共同讨论他们的发现，找出与医疗实践的差距，制定个人学习计划（GMC，2012b）。

这些努力中有一个共同主题，那就是朝着医师个人基于实践的学习转变。具体做法是，通过诊疗实践和专业互动确定学习需求，并通过计划、实施、评价来满足这些需求。虽然讲座仍是及时和合适的信息传递方式，也是一种学习方法，但基于实践的个性化自主学习的概念正逐渐成为主流。

注重表现评价

个人表现评价与从实践中学习的理念相一致，现在也成为了学习和改进的数据来源。依法向公众保证医师能力的监管机构，现在正式将参与它们的表现评价项目与医师的发展和实践改进联系起来。如加拿大阿尔伯塔省和新斯科舍省实施了“医师成就评价”，其他省份也在考虑实施这种全方位反馈方案，向每位医师提供一份保密报告，将他们的个人得分与省平均分进行比较。医师应利用这些强制性评价结果，计划和实施自己的继续发展和工作改进。

如前所述，英国 GMC 要求使用一系列活动收集有关个人表现的数据，随后制定个人学习计划。ABIM 同样要求其成员根据实践评价的结果制定改进计划。使用来自个人实践的数据来为持续学习和发展提供信息得到了越来越多的重视。

有依据的自我评价

有目的地收集自己的实践数据，对自己的临床表现进行评价十分重要。研究表明，人们普遍不善于评价自己的表现（Kruger et al.，1999），医师也不例外（Davis et al.，2006）。这意味着，在缺乏客观实践数据的情况下，医师对自己实践和学习需求的评价往往存在缺陷，无法为确定实践差距提供可靠来源。作为回应，人们提出了“有依据的自我评价”这一概念，描述了从业者和学习者有目的地收集、分析、解释数据，用于支持自我评价和自主学习（Sargeant et al.，2010；Lockyer，2011）。这需要来自病历审核、全方位反馈和患者调查等可靠来源的外部数据。此外，由于各种原因，通过开展关于医师成果的讨论、指导医师制订学习和改进计划，医师也能获益（Sargeant et al.，2011；Nichol，2006）。

质量改进、患者安全、跨专业教育的影响

质量改进举措

质量改进（QI）整合了组织和跨学科层

面的方法，改进了医疗机构内的系统和流程（Deming，1986）。与CME类似，QI旨在通过解决系统和患者照护中出现的问题，改善医疗服务和患者预后。CPD和QI计划之间存在许多协同的机会，在确定教育方法如何帮助解决医疗保健问题时，两者可共同发挥作用（Kitto et al.，2011，2013；Shojania et al.，2012）。美国正率先通过国家认证标准将CPD与QI计划正式联系起来（ACCME，2012a；AAMC，2012）。美国医学院校协会（AAMC）的目标是为CPD专业人士提供指导，帮助他们将CME从主要以会议为基础的模式，转变为采用最佳教育方法、质量改进、表现改进（PI）原则的模式，缩小与临床实践的差距。

患者安全

与QI计划类似，患者安全计划旨在减少出错的可能性，改善患者照护和结果。相关文献表明，大多数医疗错误是可避免的，加强卫生专业人员之间的合作可以预防大多数错误（IOM，2000）。同一篇文献还指出，传统医疗模式中，各部门和专业人员各自为政，可能增加患者风险，降低医疗质量。因此，也强调了跨专业教育与协作的必要性。

跨专业教育和协作实践

提供更多协作照护，开展基于团队的实践——这两项工作发展势头不断加强。事实上，过去几年出现了一些有影响力的报告，认为跨专业教育（IPE）和协作实践是解决患者安全问题、传染病和慢性病、应急和灾难医学的关键，也是满足心理健康需求、全球所需的训练有素的医疗保健提供者的的关键（WHO，2010；Frenk et al.，2010）。2011年，跨专业教育协作组织确定了协作实践的四大核心能力，分别是价值观和伦理、角色和责任、跨专业交流和跨专业团队合作、基于团队的医疗服务（Interprofessional Education Collaborative，2011a）。该组织还提出了一套促进IPE能力发展的建议（IEC，2011b）。

事实证明，继续教育中的跨专业教育比较复杂，制定与所有卫生专业人员相关的发展方案具有一定挑战。有报告显示，医师不太可能参加真正意义上的跨专业活动（Mann et al.，2009）。有趣的是，是否对医疗活动产生有益影响的证据，大多是在已取得执照的情况下展示的，而最近的Cochrane审查所评估的证据显示对医疗活动的影响一般（Reeves et al.，2010）。

跨专业教育协作组织（2011b）确定了几项强化因素，包括重视照护质量、关注患者、医疗改革的前景、老龄化社会、快速发展的科学知识。然而，缺少学习的榜样、现有的报销制度、后勤障碍、对变革的抵制、不同的专业文化，阻碍了学习向工作场所的转移和参与学习的积极性（Schmitt et al.，2011）。就CPD而言，还存在着制定适当的评价、认证流程和标准的挑战。

在Schmitt等（2011）看来，专业人士的IPE模式应该更加精细复杂，而不是重复之前所学的内容，或者补救之前未接触过的内容。

医学教育连续统一体的相互关系

最后，我们强烈支持CPD与其他层级的医学教育之间建立更紧密的联系（Association of American Medical Colleges，2012）。许多挑战是各层级医学教育都共同面临的，具体而言，这些挑战包括选择适当且最佳的循证教育策略；提供可用于提高学习和表现的反馈机会；开发和利用有效的评估策略；支持批判性思维、自我评价，明确并清晰地表达学习需求；认识到发展“临床专家”之外的角色的必要性。各层级都面临着如何培养社会责任感、专业胜任力和职业认同感的挑战。将医学教育的三阶段连续统一体作为整体来考虑，有助于我们系统考虑各层级教育之间如何互补，如何相辅相成。尤其是CPD，它包含了对临床胜任力和在实践中有效学习的理解，可以指导学生在本科和毕业后教育阶段做好准备。

结论

- 改变医师行为是一项复杂的工作，需要考虑到认知、情感或情绪以及学习和改变的现实因素。它是一个过程，而非一个单独的事件。
- 知道该做什么是远远不够的。改变医师医疗实践中的行为需要确定学习需求，并制定适当策略帮助学习者实现这些需求。

- 医师学习者除了知识，还需要多种元认知技能，包括反思的能力、自我评价实践和表现的能力，以及自主学习的能力。
- 各种各样的教育策略都可以支持学习者的学习，要想实现最佳效果，就必须仔细选择和恰当地运用所选择的学习策略。
- 这一领域正在发生重大的转变，内容和教育方法都在发生变化，其重点是医疗实践的改变和改善了患者的健康。

参考文献

Accreditation Council for CME (ACCME) (2012a) *Why should providers engage within a system or framework for quality improvement?* [Online] http://www.accme.org/education-and-support/video/faq/why%C2%A0should-providers-engage-within-system-or-framework-quality Accessed 12 April 2012

Accreditation Council for CME (ACCME) (2012b) *Accreditation criteria.* [Online] http://www.accme.org/requirements/accreditation-requirements-cme-providers/accreditation-criteria Accessed 12 April 2012

Accreditation Council for CME (ACCME) (2012c) *Recommendations by focus area.* [Online] https://www.aamc.org/initiatives/cme/lifelong/ Accessed 12 April 2012

Allen, M., Ferrier, S., O'Connor, N., and Fleming, I. (2007) Family physicians perceptions of academic detailing: a quantitative and qualitative study. *BMC Med. Educ.* 7 (36): 1–9

Ajzen, I. (1991) The theory of planned behaviour. *Organizational Behaviour and Human Decision Processes.* 50: 179–211

American Board of Internal Medicine. (2012) *American Board of Internal Medicine.* [Online] http://www.abim.org/pim/ [Accessed 12 April 2012].

Armson, H., Kinzie, S., Hawes, D., et al. (2007) Translating learning into practice: lessons from the practice-based small group learning program. *Canadian Family Physician*, 53 (9), 1477–1485.

Association for American Medical Colleges. (2012) *Continuing Education and Performance Improvement (CE/PI)* [Online] https://www.aamc.org/initiatives/cme Accessed 12 April 2012

Billett, S. (2001) Learning through work: workplace affordances and individual engagement. *J Workplace Learn.* 13: 209–214

Billett, S. (2004) Workplace participatory practices: conceptualizing workplaces as learning environments. *J Workplace Learn.* 16: 312–324

Boud, D., Keogh, R., and Walker, D. (1985) *Reflection: Turning Experience into Learning.* London: Kogan Page

Candy, P.C. (1991) *Self-Direction for Lifelong Learning: a Comprehensive Guide to Theory and Practice.* San Francisco CA: Jossey-Bass

College of Family Physicians of Canada (2012) *Continuing Professional Development (CPD)* [Online] http://www.cfpc.ca/CPD/ Accessed 12 April 2012

Davies, P., Walker, A.E., and Grimshaw, J.M. (2010) A systematic review of the use of theory in the design of guideline dissemination and implementation strategies and interpretation of the results of rigorous evaluations. *Implement Sci.* 5: 14

Davis, D., Barnes, D.E., and Fox, R. (2003) *The Continuing Professional Development of Physicians: From Research to Practice.* Chicago IL: AMA Press

Davis, D., Bordage, G., Moores, LK., et al. (2009) The science of continuing medical education: terms, tools, and gaps: effectiveness of continuing medical education: American College of Chest Physicians Evidence-Based Educational Guidelines. *Chest.* 135(Supplement 3): 8S–16S

Davis, D. and Galbraith, R. (2009) American College of Chest Physicians Health and Science, Policy Committee. Continuing medical education effect on practice performance: effectiveness of continuing medical education: American College of Chest Physicians Evidence-Based Educational Guidelines. *Chest.* 135(Supplement 3): 42S–48S

Davis, D.A., Mazmanian, P.E., Fordis, M., et al. (2006) Accuracy of physician self-assessment compared with observed measures of competence: a systematic review. *JAMA.* 296: 1094–1102

Davis, D.A., Thomson, M.A., Oxman, A.D., and Haynes, R.B. (1995) Changing physician performance. a systematic review of the effect of continuing medical education strategies. *JAMA.* 274: 700–705

Deming, W.E. (1986) *Out of Crisis.* Cambridge, MA: Massachusetts Institute of Technology

Duffy, F.D., Lynn, L.A., Didura, H., et al. (2008) Self-assessment of practice performance: development of the ABIM practice improvement module. *J Continuing Educ Health Prof.* 28(1): 38–46

Eccles, M., Grimshaw, J., Walker, A., Johnston, M., and Pitts, N. (2005) Changing the behavior of healthcare professionals: the use of theory in promoting the uptake of research findings. *J Clin Epidemiol.* 58(2): 107–112

Eraut, M. (2000) Non-formal learning and tacit knowledge in professional work. *Br J Educ Psychol.* 70: 113–136

Eraut, M. (2007) Learning from other people in the workplace. *Oxford Rev Educ.* 33: 403–422

Eva, K. and Regehr, G. (2005) Self-assessment in the health professions: a reformulation and research agenda. *Acad Med.* 80(10): S46–S54

Flexner, A. (1910) *Medical Education in the United States and Canada.* Washington DC: Science and Health Publications

Forsetlund, L., Bjorndal, A., Rashidian, A., et al. (2009) Continuing education meetings and workshops: effects on professional practice and health care outcomes. *Cochrane Database Systematic Reviews England.* 2, 2, CD003030

Fox, R., Mazmanian, P., and Putnam, R.W. (1989) *Change and Learning in the Lives of Physicians.* New York: Praeger

Frenk J, Chen, L., Bhutta, Z.A., et al. (2010) Health professionals for a new century: transforming education to strengthen health systems in an interdependent world. *Lancet.* 376: 1923–1958

General Medical Council (2012a) *Good Medical Practice.* [Online] http://www.gmc-uk.org/guidance/good_medical_practice.asp Accessed 12 April 2012

General Medical Council (2012b) Draft CPD guidance for consultation. [Online] http://www.gmc-uk.org/Draft_CPD_guidance_for_consultation_Oct_11.pdf_44814603.pdf Accessed 12 April 2012

Graham, I.D. and Logan, J. (2004) Innovations in knowledge transfer and continuity of care. *CJNR.* 36(2): 89–103

Graham, I.D., Logan, J., Harrison, M.B., et al. (2006) Lost in knowledge translation: time for a map? *J Cont Educ Health Prof.* 26(1): 13–24

Green, L.W. and Kreuter, M.W. (1991) *Health Promotion Planning: An Educational and Environmental Approach.* Toronto: Mayfield Publishing Group

Grimshaw, J.M., Eccles, M.P., Steen, N., et al. (2011) Applying psychological theories to evidence-based clinical practice: identifying factors predictive of lumbar spine x-ray for low back pain in UK primary care practice. *Implement Sci.* 6: 55

Grol, R. (2001) Successes and failures in the implementation of evidence-based guidelines for clinical practice. *Med Care.* 39: 1146–1154

Grol, R. and Grimshaw, J. (2003) From best evidence to best practice: effective implementation of change in patients' care. *Lancet.* 362: 1225–1230

Harrison, R.V. (2004) Systems-based framework for continuing medical education and improvements in translating new knowledge into physicians' practices. *J Cont Educ Health Prof.* 24: S50–S62

Hean, S., Craddock, D., and O'Hallaran, C. (2009) Learning theory and interprofessional education. *Learn Health Social Care.* 8: 250–262

Institute of Medicine (2000) *To Err is Human: Building a Safer Health System.* Washington, DC: National Academic Press

Institute of Medicine (2010) *Redesigning Continuing Education in the Health Professions.* Washington DC: National Academies Press

Interprofessional Education Collaborative (2011a) *Core Competencies for Interprofessional Collaborative Practice.* Report of an Expert Panel. May 2011. Washington DC

Interprofessional Education Collaborative (2011b) *Team Based Competencies. Building a Shared Foundation for Education and Clinical Practice.* Proceedings of a Conference. 16-17 Feb 2011. Washington DC

Karle, H., Paulos, G., and Wentz, D., (2011) Continuing professional development: concepts, origins and rationale. In: D. Wentz (ed.) *Continuing Medical Education: Looking Back, Planning Ahead* (pp. 281–290). Lebanon NH: Dartmouth College Press

Kennedy, T., Regehr, G., Rosenfield, J., Roberts, SW., and Lingard, L. (2004) Exploring the gap between knowledge and behavior: a qualitative study of clinical action following an educational intervention. *Acad Med.* 79: 386–393

Kern, D.E., Thomas, P.A., Howard, D.M., and Bass, E.B. (1998) *Curriculum Development for Medical Education: A Six-Step Approach.* Baltimore, MD: Johns Hopkins University Press

Kitto, S.C., Sargeant, J., Reeves, S., and Silver, I. (2011) Towards a sociology of knowledge translation: the importance of being dis-interested in knowledge translation. *Adv Health Sci Educ.* 17: 289–299

Kitto, S., Bell, M., Peller, J., et al. (2013) Positioning continuing education: boundaries and intersections between the domains continuing education, knowledge translation, patient safety and quality improvement. *Adv Health Sci Educ.* 18; 144–156

Kirkpatrick, J.D. (2007) *Implementing the Four Levels: A Practical Guide for Effective Evaluation of Training Programs*. San Francisco CA: Berrett-Koehler

Knowles, M. (1980) *The Modern Practice of Education: From Pedagogy to Andragogy*. 2nd edn. New York, NY: Cambridge Books

Kolb, D. (1984) *Experiential Learning: Experience as the Source of Learning and Development*. Englewood Cliffs, NJ: Prentice Hall

Kruger, J. and Dunning, D. (1999) Unskilled and unaware of it: how difficulties in recognizing one's own incompetence lead to inflated self-assessments. *J Personality Soc Psychol.* 77: 1121–1134

Lave, J. and Wenger E. (1991) *Situated Learning. Legitimate Peripheral Participation*. Cambridge, UK: Cambridge University Press

Lewin, K. (1951) *Field Theory in Social Science: Selected Theoretical Papers*. New York NY: Harper and Row

Lockyer, J, Armson, H., Chesluk, B., et al. (2011) Feedback data sources that inform physician self assessment. *Med Teach.* 33(2): e113–e120

Mamede, S., Schmidt, H., and Penaforte, J.C. (2008) Effects of reflective practice on the accuracy of medical diagnoses. *Med Educ.* 42: 468–475

Mann, K., Dornan, T., and Teunissen, P. (2011) Perspectives on learning. In T. Dornan, K. Mann, A. Scherphier, and J. Spencer (eds) (2011) *Medical Education: Theory and Practice* (pp. 17–38). Edinburgh UK: Elsevier

Mann, K., Gordon, J.J., and MacLeod, A.M. (2009) Reflection and reflective practice in health professions education: a systematic review of the literature in the health professions. *Adv Health Sci Educ Theory Pract.* 14: 595–621

Mann, K., Sargeant, J., and Hill, T. (2009) Knowledge translation in interprofessional education: what difference does IPE make to practice? *Learn Health Soc Care.* 8: 154–164

Mazmanian, P.E., Davis, D.A., and Galbraith, R. (2009) American College of Chest Physicians Health and Science Policy Committee. Continuing medical education effect on clinical outcomes: effectiveness of continuing medical education: American College of Chest Physicians Evidence-Based Educational Guidelines. *Chest.* 35: 49S–55S

McGlynn, E.A., Asch, S.M., Adams, J., et al. (2003) The quality of health care delivered to adults in the United States. *N Engl J Med.* 348: 2635–2645

Michie, S., Johnston, M., Abraham, C., et al. (2005) Making psychological theory useful for implementing evidence based practice: a consensus approach. *Qual Safety Healthcare.* 14: 26–33

Miller, G.E. (1990) The assessment of clinical skills/competence/performance. *Acad Med.* 65: S63–S67

Moore, D.E. (2003) *A Framework for Outcomes Evaluation in the Continuing Professional Development of Physicians*. United States: American Medical Association

Moore, D.E. (2008) *How Physicians Learn and How to Design Learning Experiences for Them: an approach based on an interpretive review of evidence*. Proceedings of a Conference: Continuing Education in the Health Professions. New York NY: Josiah Macy, Jr. Foundation, pp. 30–63

Nelson, M.S. (1995) The physician as learner: linking research to practice. *JAMA.* 274(9): 775

Nichol, M.B. (2006) The role of outcomes research in defining and measuring value in benefit decisions. *J Managed Care Pharm.* 12(6): 19–23

Norcini, J. and Burch, V. (2007) Workplace-based assessment as an educational tool: AMEE Guide No. 31. *Med Teach.* 29: 855–871

Norman, G. (1999) The adult learner: a mythical species. *Acad Med.* 74: 886–889

O'Brien, M.A., Rogers, S., Jamtvedt, G., et al. (2007) Educational outreach visits: effects on professional practice and health care outcomes. *Cochrane Database Systematic Reviews.* 4, CD000409

Oxman, A.D., Thomson, M.A., Davis, D.A., and Haynes, R.B. (1995) No magic bullets: a systematic review of 102 trials of interventions to improve professional practice. *Can Med Ass J.* 153: 1423–1431

Pawson, R. and Tilley, N. (1997) *Realistic Evaluation*. Thousand Oaks CA: Sage Publications Inc

Practice Based Small Group Information (2012) *The Foundation for Medical Practice Web Site*. [Online] http://www.fmpe.org/en/programs/pbsg.html Accessed 12 April 2012

Premi, J., Shannon, S., Hartwick, K., Lamb, S., Wakefield J., and Williams J. (1994) Practice-based small-group CME. *Acad Med.* 69: 800–882

Prochaska, J.O. and DiClemente C.C. (1983) Stages and processes of self-change of smoking: toward an integrative model of change. *J Consult Clin Psychol.* 51: 390–395

Ramsay, C.R., Thomas, R.E., Croal, B.L., et al. (2010) Using the theory of planned behaviour as a process evaluation tool in randomized trials of knowledge translation strategies: a case study from UK primary care. *Implement Sci.* 29: 71

Reeves, S. Zarenstein, M., Goldman, J., et al. (2010) The effectiveness of interprofessional education: key findings from a recent systematic review. *J Interprof Care.* 24: 230–241

Ross, L. and Nisbett, R.E. (1991) *The Person and the Situation: Perspectives of Social Psychology*. Philadelphia: Temple University Press: McGraw-Hill

Royal College of Physicians and Surgeons of Canada (2012) *A Continuing Commitment to Lifelong Learning: A Concise Guide to Maintenance of Certification*. [Online] http://royalcollege.ca/moc Accessed 6 March 2013

Sales, A. (2009) *Quality Improvement*. Oxford UK: Blackwell Publishing Ltd

Sargeant, J., Mann, K., Sinclair D, van der Vleuten C., and Metsemakers, J. (2008) Understanding the influence of emotions and reflection on multi-source feedback and use. *Adv Health Sci Educ Theory Pract.* 13: 275–288

Sargeant, J., Armson, H., Chesluk, B., et al. (2010) The processes and dimensions of informed self-assessment: a conceptual model. *Acad Med.* 85: 1212–1220

Sargeant, J., McNaughton, E., Mercer, S., Murphy, D., Sullivan, P., and Bruce, D.A. (2011) Providing feedback: exploring a model (emotion, content, outcomes) for facilitating multisource feedback. *Med Teach.* 33: 744–749

Schmitt, M., Baldwin, D.C., and Reeves, S. (2011) Continuing interprofessional education. Collaborative learning for collaborative practice. In D. Wentz (ed.) *Continuing Medical Education: Looking Back, Planning Ahead* (pp. 300–316). Lebanon NH: Dartmouth College Press

Schön, D. (1987) *Educating the Reflective Practitioner*. San Francisco CA: Jossey-Bass

Sfard, A. (1999) On two metaphors for learning and the dangers of choosing just one. *Educ Res.* 27: 2–13

Shojania, K.G. (2012) Continuing medical education and quality improvement: a match made in heaven? *Ann Intern Med.* 156: 305–308

Stanton, F., and Grant, J. (1997) *The Effectiveness of Continuing Professional Development*. London England: Joint Centre for Medical Education and Open University

Sweeney, K., and Griffiths, F. (eds) (2002) *Complexity and Healthcare: An Introduction*. Abingdon, UK: Radcliffe Medical Press Ltd

Wakefield, J., Herbert, C.P., Maclure, M., et al. (2003) Commitment to change statements can predict actual change in practice. *J Cont Educ Health Prof.* 23: 81–93

Wenger, E. (1998) *Communities of Practice*. Cambridge UK: Cambridge University Press

World Health Organization (2010) *Health Professions Networks, Nursing and Midwifery Human Resources for Health. Framework for Action on Interpersonal Education and Collaborative Practice* (WHO/HRH/HPN/10.3). Geneva, Switzerland: World Health Organization

第 31 章

补修 Remediation

David Mendel，Alex Jamieson，Julia Whiteman

译者：张皓楠　审校：廖凯举

我们应当尽可能地帮助表现欠佳的医生重新执业。

Donald Irvine

转载自 *British Medical Journal*，Donald Irvine，'Th e performance of doctors. II：Maintaining good practice，protecting patients from poor performance'，314，p. 1613，Copyright 1997，经 BMJ 出版集团有限公司许可。

背景

在医疗实践中，补修被定义为"通过评价、调查、审查或评估，解决表现问题（知识、技能、行为），使医疗从业人员有机会回到安全的实践中去的过程"（Academy of Medical Royal Colleges，2009，p. 2）。通常情况下，医疗从业人员的补修由三个部分组成：识别表现不足之处、提供教育干预措施、重新评价表现（Hauer et al.，2009）。

在考虑如何对医疗从业人员进行补修之前，我们将首先探讨如何定义和识别表现欠佳，然后考虑可能的潜在原因。

对表现欠佳的定义和识别

医生表现欠佳可能会对患者治疗造成影响，保护患者免受这种影响，在过去十年里得到了越来越多的认可，也构成了临床管理的一个部分，而临床管理是医疗服务确保其医疗标准的过程。从接受本科医学教育到退休，任何职业阶段都可能出现表现欠佳的情况。

受过训练的医生要接受督导，人们可能因此认为表现不佳的医生会受到管理。然而，不少因素阻碍了对该群体的表现问题做出反应，例如，对究竟表现多差才值得关注的不确定性、对挑战的恐惧、缺乏文件记录、缺乏补修（Dudek et al.，2005）。Paice（2006）描述了受训者遇到困难的早期迹象，包括病房暴怒和"玩消失"；这些都应引起相应的反应，提高督导水平，关注潜在原因。

在完成专科培训后，医生的表现应该接受定期检查，类似于航空公司管理飞行员的模式，尽管公众期望甚至认为这一模式正在得到应用，但这种新近出现的理念还在发展中（St George et al.，2004）。

医生表现欠佳的判断节点和判断方法并没有统一的标准，因此医生表现欠佳的比例是不确定的（Williams，2006，p. 174）。现有的评估项目主要在三个级别上开展（Finucane et al.，2003）：

- 一级——使用鉴定、同行评审、重新认证执照考核等方式，对所有医生进行评估。
- 二级——针对一些"高危"群体，如年长的医生、偏远地区医疗从业人员。
- 三级——评估执业表现受到质疑的个体，例如被投诉或受到惩戒的个体。

英国医学总会（GMC）根据其发布的"良好医疗实践"指南（GMC，2008）评估医生表现，该指南规定了所有执业医生应达到的标准，制定了三级"执业适应性"评估，该评估相当稳健，能够对各种质疑做出可辩护的解释（Southgate et al.，2001）。然而，监管者一般只收到了对少数执业医生的投诉（GMC，2011；NCAS，2009）。

一级评估，如加拿大对执业医生的同行评审（Goulet et al.，2002；Hall et al.，1999；McAuley et al.，1990；Norton and Faulkner，1999），可能会显示表现不佳的发生情况。Williams（2006）根据医疗过失、医疗诉讼、质量控制、病历研究，估计医生表现欠佳的比例在 6% ～ 12%。迄今为止，在英国的研究并没有发现表现欠佳普遍存在（Bahrami and Evans，2001；Joesbury et al.，2001；Taylor，1998），但英国计划从 2012 年底开始，以再次认证的形式对所有医生进行一级筛查，他们将参考五年为一个周期的年度评估，主要由训练有素的同行进行，并将来自其他临床管理过程中的表现信息也纳入考虑。目前尚不清楚该举措与其他一级筛查计划相比如何（如加拿大的同行审查访问或美国的重新认证执照考核）。

Finucane 等（2003）在 2001 年调查了加拿大、澳大利亚、新西兰和英国的评估项目。所有评估都由法定监管机构进行，有些监管机构刻意与执照颁发机构保持一定距离。一级评估是对所有医生进行的筛查，而高风险的第三级评估需要进行繁琐的评估。评估工具千差万别，需要在信度和效度以及成本和可接受性之间进行权衡。最常用的方法有病例讨论、医生访谈、病历审查、使用标准化 / 模拟病人和直接观察。

监管机构的评估一般只是介绍表现情况，并没有解释为何会出现表现欠佳的情况（Cox et al., 2006）。英国国家临床评估服务（NCAS）提供的评估服务，旨在为医生执业中存在的问题寻求整体解释，并聚焦于医生工作情境（National Patient Safety Agency，2006）。对 NCAS（2009）8 年来的案例进行分析发现，医生执业表现存在的问题包括临床诊疗困难、行为不当、健康问题，其中大多数涉及不止一个领域，意味着补修需要解决的不仅仅是知识和技能。在补修之前进行全面综合的三级评估，理论上十分具有吸引力，但伴随的开支和迟滞降低了其可接受性和可行性。

识别从业者表现欠佳的方法可能会产生重要后果，侵扰性的评估项目可能损害专业人员的士气，而针对风险群体的评估可能具有歧视性（St George et al.，2004）。从业者之所以关注评估，是因为对他们执业行为的标准和期望的变化，或他们所承担的责任的增加，而不是因为他们的实际表现发生了任何变化。大多数补修项目将重点放在了少数医生上，监管者收到了对这些医生的投诉，他们的问题可能处在极端情况。目前尚不能确定资源是否与潜在需求相匹配，而不是与确定的需求相匹配，也不确定是否能涉及最合适的医生（Humphrey and Locke，2007）。

医生执业表现的决定因素

在考虑了如何识别表现欠佳后，我们现在将从一些理论思考开始，阐述决定医生表现的因素。

Miller（1990）在讨论临床技能评价时，提出了一个金字塔模型，即知识（“知道”）和胜任力（“知道如何”）是执业表现（“表现如何”）和行动（“做”）的基础。Rethans 等（2002）提出应将“表现如何”视为“胜任力”，而不是“执业表现”，虽然 Miller 金字塔提出可以用胜任力预测执业表现，但实际上，这种关系更加复杂，还会受到系统和个人因素的影响。Klass（2007）还介绍了能力和表现的“情境”模型（而非“归因”模型）：它承认医生的执业表现受到复杂的影响，并存在波动。

医生执业表现的决定因素可分为个人（内部）因素和工作相关（外部）因素（Cox et al.，2006，p. 159），下文将评估模型中每个要素的作用（表 31.1）。

表 31.1 医生执业表现的决定因素

个人（内部）因素	工作相关（外部）因素
健康状况	氛围
性格和态度	文化
接受的本科教育	团队工作和领导力
继续职业发展的影响	工作负荷、睡眠和轮班

个人因素

健康状况

健康状况对医生执业表现的影响受到的关注相对较少（Harrison and Sterland，2006），但据估计高达15%的医生在职业生涯的某个阶段，执业能力会因为健康问题受到影响。2010年，GMC收到的不良表现报告中，有8%涉及健康问题，包括心理和行为疾病、身体疾病、生病时的适应过程。在2007年12月—2009年3月期间，NCAS调查的1472位医生中，24%的执业表现问题都与健康有关，其中心理健康问题和酗酒问题尤为突出（National Patient Safety Agency，2009）。

世界各地的调查表明，医生可能不愿意就自己的健康问题咨询同事（Harrison and Sterland，2006）。心理健康问题、压力和情绪问题在相当多的少数群体中存在，自我处方也很普遍（Bruguera et al.，2001；Davison and Schattner，2003）。

GMC（2011）和NCAS（2009）都收到了更多的老年医生表现不佳的报告，北美也出现了相同的情况（Kohatsu et al.，2004）。已知认知能力会随着年龄的增长而下降，而认知障碍在表现不佳的医生中是一个重要的考量因素。Gibson等（2006）指出，对认知的评估是复杂、多方面的。在这种情况下，目前还没有能够评估医生认知状态的快速问卷调查，此外，神经精神医学和神经心理学循证支持的专科职业健康评估也十分必要。

在加拿大安大略省，45名表现欠佳的医生中，有不少人存在认知障碍，这足以解释他们未能通过补修改善执业表现（Turnbull et al.，2006）。作者指出，对于已经按照年龄进行匹配的人群，以神经心理学评分为衡量指标低估了认知障碍所带来的损害。如果衡量指标作为与年龄相独立的衡量标准，能更有力地预测胜任力测试的成绩和补修的成效。可以说，补修前的神经心理测试能够节省宝贵的补修资源，无需将资源花费在那些可能更适合转行或退休的医生。

众所周知，与一般人群或其他职业相比，医生承受更高的职业压力，抑郁和药物滥用情况更严重，精神错乱的水平和人格障碍的程度相似（Firth-Cozens，2006a）。高于阈值的压力持续影响着约28%的医生，而在普通人群中这一比例为18%（Firth-Cozens，2003），压力也影响着患者照护（Firth-Cozens，2001；Taylor et al.，2007）。

药物和酒精滥用是重要的健康问题，已知这一问题在相当数量的少数人中普遍存在，这也可能影响医生的工作表现（Brooks et al.，2011）。压力、容易获得药物、医生普遍存在的个性特征以及社会上药物滥用日益普遍的风气，都是药物滥用的潜在原因（Ghodse and Galea，2006）。NHS从业人员健康项目（NHS Practitioner Program）（2010）为伦敦的医生提供了全面的专科服务，该项目在运作的第一年就接待了184名患者，其中62%有心理健康问题，36%有成瘾问题，仅2%有身体问题。

性格和态度

对分裂型人格的医生以及如何管理其行为的描述起源于北美（Swiggart et al.，2009）。在美国，分裂型行为可被视为对压力的一种功能失调的反应，是监管机构收到投诉的主要原因（Adshead et al.，2011）。

人格五因素模型，也就是所谓的“大五模型”得到了广泛的研究，被认为是工作表现的良好预测指标（Barrick et al.，2001）。认真的特质包括勤奋工作、有组织、自律，这些是最持续有效的工作表现预测指标，并被推荐为衡量医学生职业素养的工具（McLachlan et al.，2009）。情绪的稳定性，即在压力下的韧性和放松，也是工作表现的预测因素。外向性可能与面向客户的职业表现有关，这些职业包括许多医学领域（Firth-Cozens and King，2006）。人格特征可能呈现出U形曲线，在任何极端都可能具有反作用（Firth-Cozens and King，2006）。分裂型行为可能来自于过分表现优势。

被推荐进行补修的医生经常表示他们受到了不公正的待遇，还可能会表现出情绪反应，这与丧失职业地位有关，在丧亲中也会出现（Whiteman and Trompetas，2005）。慢性愤懑综合征指的是因觉察到某种不公正行为引起的愤怒、沉思和无助等慢性症状（Sensky，2009）。这种情况可能是一种创伤后症状，由某个特定的生活事件引发，在这种情况下，权力感会因为觉察到的严重不公正而受挫（Linden et al.，2008）。

医学教育和继续职业发展

院校教育

沟通技能教学是现在大多数医学院校的核心课程［《明日医生》（GMC，2003）］。人们认识到，向医学生传授沟通技巧可以提高他们的人际关系建立、组织管理、时间管理、患者评估、协商和共同决策等方面的技能（Paice，2006；Yedidia et al.，2003）。此外，英国的医学本科生现在有机会进行小组学习和自主学习，尽可能将学习与实践联系起来，每一年的课程都有与患者接触的机会（GMC，2003，paras 100-105）。这些都有助于让大学生为以后的职业生涯做好准备，在他们的职业生涯中，有效的团队合作、从实践中学习的能力、对实践进行批判性反思的能力都是保持良好执业水平的关键（Steward，2009，p. 234）。

这与前几代医生的培养过程形成了鲜明的对比，之前的医生的本科教学以事实为基础，以说教的方式进行，不教授沟通技巧，医学文化中盛行的风气倾向于将"不切实际的期望（对他们自己）、否认、不直接沟通的模式、僵化和孤立"强加给学生（McKegney，1989）。这种早期形成的专业经验，再加上其他因素，例如孤立的临床实践情况下，可能会使执业医师没有准备好迎接挑战，无法应对不断增加的患者需求和责任感，也无法维持临床实践标准。

继续职业发展（CPD）

完成毕业后专业培训后，医生承担了更大程度的自主权，同时也承担了持续学习的个人责任。

英国在过去的 10 ～ 15 年里，已经形成了学习文化，在这方面对从业人员产生了有利的影响。在 1998 年出版的《首席医疗官对全科医生继续职业发展的评论》（Calman，1998）中，政策制定者对终身学习的概念、跨专业团队学习的价值、个人发展计划指导学习、将学习与实践联系起来的价值、以证据为基础的学习、各级教育领导力的重要性这几项都表示了认可（图 31.1）。英国于 2002 年引入了 NHS 评估系统（Department of Health，2002），这提升了医生对多种形式的继续职业发展的性质和价值的认识和理解（Schostak et al.，2010），因此，在过去的 15 年里，政策环境变得更有利于促进和推动医学领域的继续职业发展。

外部因素

氛围和文化

在组织内部，"氛围"一词用于描述工作环境的体验，"文化"一词用于描述价值观念，这些价值观念的表现形式包括等级制度、非正式的实践、固定程序、行话等形式的共同话语（West and Spendlove，2006）。虽然组织文化似乎会对个人表现产生明显影响，但缺乏高质量的研究来证明其直接影响（West and Spendlove，2006）。

然而，证据表明国家文化可能十分重要。

在英国医学总会收到的投诉中，无论是在欧盟（EU）还是在欧盟体系外，具有国际初级医学资质的医生，都比那些在英国取得初级医疗资质的医生更容易收到有重大影响的决定（停职或开除）（Humphrey et al.，2011）。2010 年，有资质的非英裔医生比起他们的有资质的英裔同事，并不会更容易成为 GMC 收到投诉的对象，虽然 GMC 掌握的种族数据不完整，但目前没有证据表明种族与医生面临投诉的可能性相关（GMC，2011）。对于在英国之外取得资质的非白人医生，英国 NCAS 收到的投诉更多，但并未发现在英国取得资质的非白人医生遭到投诉的比例过高（对在医院和社区

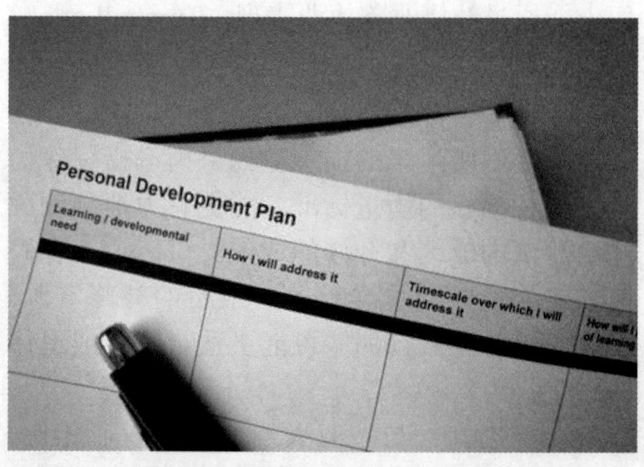

图 31.1 制定个人发展计划

工作的各种族医生进行了对比，但全科医生未对比，因为无种族相关数据）（National Patient Safety Agency，2009）。

虽然必须谨慎地解释这些数据，但可以认为文化可能在医学毕业生的国际工作困难中起了重要作用。不同国家的医疗保健实践差异很大，医学理论和实践与文化传统紧密交织在一起（Hofstede et al.，2010）。文化的各个维度，即在童年时期所学的深层价值体系，虽然因人而异，但在不同国家呈现出明显的趋势（Hofstede et al.，2010）。这些维度的基础是对价值偏好的大规模调查。这些调查可以帮助我们了解医生在自己的文化之外工作所经历的困难（Freeman and Jalil，2011）。

举例来说，“权力距离”是指人们在社会中被期望的行为和被平等对待的程度。在“高权力距离”社会中，医生与其带教老师的关系建立在假定权威的基础上，他们可能并不熟悉在“低权力距离”社会的期望中，学习者以自我为导向，而且更愿意挑战教师的主张。类似的考虑适用于与患者的关系，也适用于协商中权力和决策的共享程度。文化的一些维度可能牵涉与尊重界限、什么是正直、治理标准如何有关的其他困难。

语言能力对国际医学毕业生来说也是一个问题（GMC，2011）。

团队工作和领导力

团队是共同负责特定任务的一群人，他们的有效性通常用投入-过程-产出模型来理解。证据表明在创建团队时的一些投入因素以及一些过程因素可以最大限度地提高各个成员的有效产出。这些因素包括反思运作的时间、通过容忍建设性冲突和不确定性而产生的创造力、相互支持、有效的领导力（West and Borrill，2006）。

领导力可以被有效地定义为“为人们创造条件，使他们能够单独地和集体地发展，以实现重要目标”（Pendleton and Furnham，2012，p. 2）。在补修的情境下，我们关注的是领导力对团队成员的影响，虽然良好的领导力可能有助于患者照护（Firth-Cozens，2006b），但消极的领导力特质可能是过分表现优势的结果，会造成混乱。领导压力会导致不良适应模式，这种模式与人格障碍中的夸张反应类似（Pendleton and Furnham，2012，p. 146）。

另一个与人格相关的问题是“傲慢综合征”，它被认为是由于处于权力地位的个人过度自信，导致鲁莽、不注意细节和焦躁不安（Owen，2006）。虽然 Owen（2006）的研究关注的是政治家，但在分裂型医学领导者身上，也可以观察到同样的功能障碍行为。

工作负荷、睡眠和轮班

工作负荷、睡眠不足和轮班工作经常共同作用，一起对医生的表现产生负面影响，并可能造成严重后果（Smith，2006）。举例来说，研究表明，对于在重症监护室工作的初级医生，如果减少他们 24 小时以上的长时间轮班，就能减少严重医疗错误的发生（Landrigan et al.，2004）；腹腔镜外科医生的速度和准确性在整晚待命后会受到影响（Grantcharov et al.，2001）；而在睡眠不足 6 小时的情况下，外科医生会有更高的手术并发症发生率（Rothschild et al.，2009）。

然而，减少工作时间和轮班时间可能会无意中产生新的问题，以《欧洲工作时间指令》为例，其执行就给轮值制和培训时间的有效性带来了困难，尤其是在一些主要处理急性期疾病的专科（Temple，2010）。

医疗照护需要 24 小时提供，而长时间工作和睡眠不足对工作表现的影响可以通过系统性的干预措施（如改变工作模式）或单独措施（如注重睡眠卫生等）来改善。

然而，尽管已经进行了广泛的研究，仍不能确定一个人能够安全工作多长时间、不同轮班制度的影响，以及哪些个人干预措施能有效减少轮班和夜间工作的负面影响（Smith，2006）。

什么是有效补修?

在探索了影响医生执业表现的因素之后，现在将重点关注补修过程以及我们对其有效性的了解。下文先讨论补修背后的教育学理论，然后回顾支持常见干预措施的证据。

教育学理论

从概念上看，有三种广泛重叠的学习理

论。行为主义（联想）观点强调学习是一个过程，建构主义（认知）观点强调学习是发展理解，而情境观点强调学习是一种社会实践（Mayes and De Freitas，2007）。下文将沿着评价、改变的动机、学习到再评价的思路来讨论影响补修的教学法的具体问题。

在补修之前，应进行全面或限于关注特定领域的评价，并描述学习需求，但不一定能得到相关医生的认可，因为不同医生对表现不佳的潜在原因可能有不同的考虑。学习者的动机由期望和价值决定，外在因素包括社会动机，内在因素则基于对学科的兴趣（Biggs，2003）。在补修中，有力的外在动机可能来自于监管机构在医生职业生涯的作用，以及伴随的医生地位和权力的丧失。这种外在的动机可能会有所帮助，但并不一定意味着医生对真正改变有浓厚的兴趣。

试图理解学习者的观点的"现象学"研究（Biggs，2003），借鉴了 Marton 和 Saljo（1976）的研究成果。这两位学者观察到了"深度"和"表面"的学习方法。深度学习反映了对学科的真正兴趣，而表面学习则意味着死记硬背，两者形成鲜明对比。这描述的是完成特定任务的方法，而不是学习者本身的属性。对成功的补修来说，利用对学习和发展新技能的真正浓厚兴趣似乎十分重要。而在一般情况下，这需要让医生从苦闷和被动的感觉中走出来，真正掌握自己的学习（Whiteman and Jamieson，2007）。动机式访谈法能够调动学习者，比对立的方法更有帮助（Cohen and Rhydderch，2007）。通过制定个人发展计划能够创建个人课程，促进医生自主学习（Whiteman and Jamieson，2007）。当转行或退休成为最现实的选择，即使有继续从事医疗事业的强烈动机，也可能对补修效果无积极影响。

学习者一般倾向于朝着评价的要求努力，设计良好的课程就会利用这个规律。评价应该与项目的目的和目标建立明确的联系，要求通过深入学习取得成功，即实现"建设性协调"（Biggs，2003）。对于医生的补修来说，这意味着对能力和表现情况进行现实场景下的重新评估，通常包括模拟问诊，并配合应用性知识的笔试、在工作场所评价中直接观察实践活动等方式进行。

体验式学习是大多数补修方案的基石，可以看作一个循环过程，学习者通过体验、反思、在现有理论的基础上构建知识，然后在新的情况下重新应用所学知识（Kolb，1984）。在这种建构主义理念中，以反馈和强化为例，行为主义的技术手段得到了广泛使用。有效的反馈需要描述的是具体的行为，而不是个人。"以议程为导向的成果分析"符合这一标准，它鼓励学习者寻求帮助，商定目标，描述性地回顾工作表现，提出备选方案。这降低了在小组工作时负面反馈的风险，在一对一的情况下也是有效的（Silverman et al.，2004）。

对学习风格的分析被称为"元认知"，在全科医学教育中非常受欢迎，可以为我们在学习风格上提供有用的见解。这些分析基于对学习周期内活动的偏好。这些偏好可能与个性有关，例如，外向者更喜欢积极和务实的活动，而内向者则更倾向于反思和推理（Kolb，1984）。有许多可供选择的工具，它们的可靠性和合理性各不相同，但对它们实际效用的质疑一直存在（Coffield et al.，2004）。提供关于有效性的证据，在方法上具有挑战性。由于个性是表现不佳的因素之一，进行个性评估也可能会有所帮助（Cohen and Rhydderch，2007）。

一对一的学习者-培训师关系是补修中的典型关系，小组合作通常起到补充作用，但可能存在成本问题，以及找到合适场所的问题。讲座以低廉的成本向大量学习者提供信息，但它说教式的、以教师为中心的特点可能存在风险（Biggs，2003），而在培养复杂技能方面，讲座本身是否有效仍然存疑。在线学习是一种替代方式，在实践中，它有可能成为一种传递信息的手段，而不是一种教育手段（Biggs，2003，p. 213），但它可能与其他模式（如小组工作）有效地"融合"起来（Littlejohn and Pegler，2007）。在利用课程进行补修的情况下，建立明确的目标，反思如何在实践中使用这些学习，都能促进深度学习。

建构主义者认为学习是一种复杂的结果，它由学习者的认知和投入、教师的方法共同决定，还会因学习材料的不同而变化（Biggs，2003；Ramsden，2003）。这一概念认识到学习涉及多种影响因素，不是规定性地提倡任何一种方法，而是把重点放在学习者要达到的目标上。Freire（1996，p. 60）的警句“自由教育（liberating education）描述的是认知的行为，而不是信息的传递”，正是对这一理念的补充。

到目前为止，已经介绍的补修教学法以建构主义和行为主义为基础，但情境式方法也很重要。它强调学习作为一种社会实践的重要性。学习者被视为“实践共同体”中的“合法的边缘参与者”，在这个共同体中，他们从实践有限的技能到负责更复杂、更完整的实践任务（Lave and Wenger，1991）。在补修中，之前独立的医生从完全参与者降级为边缘参与者，而他们能否在再培训中取得进展，决定了他们未来能否作为正式成员重新融入医学界。这一社会化过程涉及态度、价值观和行为模式的建立，有表现困难的医生经常在表现不佳和功能失调的团队中工作，对他们来说，在一个新的实践共同体中工作可能会有所帮助。在补修结束时，为新团队中的个体提供持续的支持，使其能继续保持改进后的实践，这点十分重要，也具有一定挑战性。

证据

在回顾了支持补修的教育学理论之后，我们现在要考虑的是哪些干预措施已被证明有效，这一领域的研究少于对评价的研究（Cohen and Rhydderch，2007）。

我们参考了 Kirkpatrick（1998）的四个层级的教育成果衡量框架，其基础是：

- 一级——学习者对教学的反应
- 二级——学习者在知识、技能、态度上的变化
- 三级——实践中的行为改变
- 四级——组织和客户的结果

“指导”“教育监督”“临床监督”“教练”等描述补修过程的各种术语，在相关组织和文献中被互换使用，而且使用方式不一致；如果能明确定义其目的，会很有帮助（Clark et al.，2006）（图 31.2）。根据从业人员的需求和对患者安全的潜在风险，补修性干预通常分为三种不同的模式。在医生继续执业的同时，提供专业支持，诸如指导和监督等，这可能适用于

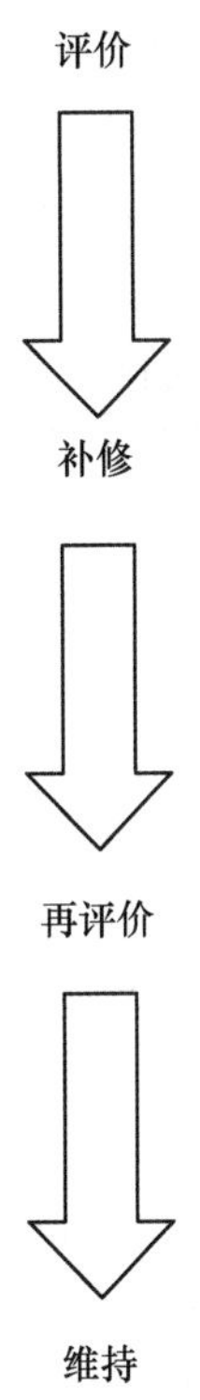

图 31.2 补修的过程

执业问题相对较小的医生，他们工作的环境较为安全。对于有效执业有较大困难，或者在潜在的不安全环境中工作的从业人员，可能需要进行全面的再培训，这种情况在培训实践中经常出现。最后，对于被监管机构停职的从业人员，可能需要提供服务以外的支持（Whiteman and Jamieson，2007，p. 667）。

下文将回顾在补修中常用的干预措施，着重于各种情况下支持其有效性的证据，然后讨论国际上补修项目的实例。我们假设，补修之前能解决任何影响工作表现的健康问题，必要时提供持续的健康支持，并与职业卫生部门协商，在工作场所进行适当的合理调整。

指导和教练

指导可以被定义为“由更有经验的同事提供定期引导和支持”（Clark et al.，2006），可能提供有关职业规划、人际关系以及临床问题上的帮助。指导关系严格保密，导师不需要撰写关于指导对象的报告（GMC，2010）。导师通常（但不一定）与被指导者在同一组织或领域工作（Oxley and Standing Committee on Postgraduate Medical and Dental Education，

1998)，指导关系通常依照自愿建立。该术语在文献中被广泛用于描述各种监督关系，这一点颇为令人不解（Oxley et al.，2003）。

教练可以简单地定义为"释放一个人的潜能，使其尽可能提高自己的表现"（Clark et al.，2006）。教练重点关注从形成性角度提高表现，和指导一样，教练关系一般情况下也是自愿和保密的。

一篇关于指导与医生益处的综述（Oxley et al.，2003）指出，有关这一主题的大部分文献来自美国，主要关注师资队伍建设。英国的研究者们非常推崇"指导"，普遍认为指导是有益的，但没有特别提及补修措施中的指导，似乎还缺乏对表现不佳的指导的研究（Purkiss et al.，2008）。

荷兰的一项研究（Overeem et al.，2010）利用来自同行的360°全方位反馈报告，研究了医生表现评价中的同行指导，结果发现，虽然导师使用了鼓励反思的策略，使被指导者能够将同行的意见纳入自我评价中，但被指导者表示，很难忽视自己对同事的看法。

从经验上看，对一些有表现困难的医生进行指导是有意义的，尤其是当人际关系、团队合作和职业选择等问题突出时，但无法引用证据来证明这种干预的好处。监管机构通常将指导规定为补修措施的一部分（GMC，2010）。目前还不清楚指导关系是否会因为被规定、非自愿而受到影响。

临床和教育监督

如何定义监督，区别"临床监督"与"教育监督"，都存在诸多困难。临床监督的广义定义是"执业的专业人员之间的交流，旨在促进专业技能的发展"（Clark et al.，2006）。这就有意涵盖了各种各样正式和非正式的情况，留下了监督和问责的问题。Proctor（1994）认为，当监督侧重于规则和标准时，它是规范性的；当它侧重于发展时，是形成性的；当它试图支持同事履行职责时，它是有用的，也允许根据情况平衡每个要素。确保患者安全、促进职业发展也是监督的重要目标，主要包括三个职能：教育、支持、管理（Kilminster and Jolly，2000，p. 829）。

教育监督是指"在得到认可的培训中进行的有组织的临床监督"（Clark et al.，2006）。教育监督除了有支持性和发展性作用外，还有规范性职能，即根据所需标准评估进展情况并提供报告。也有学者认为它类似于一系列定期评估的过程（Lloyd and Becker，2007，p. 375）。

一些已发表的证据关注监督的益处，但这些证据通常具有高度的环境特定性，目前有研究讨论了监督在外科（Fallon et al.，1993）、急诊医学（Sox et al.，1998），以及门诊部门（Gennis and Gennis，1993）的益处。只有有限的证据表明教育监督的好处，这一概念相对较新，这些研究采取了较为广泛、较少实践的方法（Kilminster and Jolly，2000），关注实习环境而没有具体涉及补修措施。

补修项目

近期的一项调查关注澳大利亚、加拿大、新西兰、英国、美国的补修项目，概述了主要英语国家的现行做法（Humphrey and Locke，2007）。调查的 15 个项目在以下方面差别很大：

- 时期，大多数项目是在过去十年中成立的
- 规模，有 9 个项目每年评估的医生少于 20 名
- 资金
- 项目建立的驱动力

大多数项目的目标都集中在改善医生执业不足之处，但这些项目没有强调具体不足的领域，而是关注整体执业表现方面，并在这个层次上有所不同。只有少数项目提及"改善"，将其定义为"增加、提高、增强或提升知识的价值"（Humphrey and Locke，2007）。

这些项目评估了健康、个性、认知能力等对工作表现的潜在影响，各种项目在评估程度上各不相同，除了威尔士的个人支援中心（Cohen et al.，2005），其他项目制定的补修过程还停留在教育层面。NCAS 的特别之处在于它不仅关注个人，还提出关于团队工作的建议（Berrow et al.，2007）。直接参与补修过程的情况各不相同，虽然离职评估一般是系统性的且比较紧张，但没有寻求有关结果的信息。这些项目都没有采取任何长期的系统性随访，因此无法评估它们在维持表现改善上有多大成效，也无法评

估它们能否在未来有效地消除最初的顾虑。

一些证据与 CPD 干预措施的有效性相关，总体上表明，当干预措施考虑到主动学习，提供练习新技能、获得个体化反馈意见的机会时，这些干预措施效果最好（Mansouri and Lockyer，2007）。相对而言，很少有研究专门关注补修的结果。

Hauer 等（2009）对整个医学职业生涯中的补修措施进行了专题回顾，发现有 7 项对医学生的研究，2 项对毕业后接受培训医生的研究，这些研究都使用针对知识和技能的考试来评价和再评价参与者。因此，属于柯氏（Kirkpatrick）培训评价模型的第二级（学习评价），没有评价行为的变化。回顾中发现了 4 项对执业医生进行补修的研究，均来自加拿大。没有一项研究使用柯氏培训评价模型的第四级（成果评价），即改善患者的预后，但有 3 项研究显示了行为的积极改变。这些研究都没有设立对照组，即没有接受补修的但存在工作表现问题的一组医生，潜在的观察者偏差造成了方法上的缺陷。

安大略省的一项小型研究发现（Hanna et al.，2000），对 5 名中等至严重表现不佳的医生进行为期 3 年的个性化补修，其中包括最先进的、在其他情况下也有明显益处的教育干预措施，但研究结果是负面的。1 名医生的情况有所好转，3 名医生的情况却恶化了。作者推测，考虑到受试者年龄较大，可能会出现认知能力下降，影响结果。另一项研究提出了一致的建议：在对年长医生实施广泛的补修项目之前，最好先进行认知评估（Turnbull et al.，2000；Turnbull et al.，2006）。

再评价表现

由于监管机构和其他参与补修的机构已经制定了强有力的评价方法，这些方法能够有效应对法律质疑，但矛盾的是，比起那些经历普通 CPD 的医生，测量接受补修的医生的结果可能更加容易。然而，通过评价可能说明学习和行为在某一特定终点发生了变化，但不一定能确保变化在实践中的维持，也不能确保患者健康状况的改善。Hauer 等（2009）指出，目前缺乏对补修短期结果和长期结果的研究，为此他们深感遗憾。

将证据付诸实践

现在我们将从文献中提炼出主题，为实践中对表现不佳的补修提供切实可行的建议。不言自明，我们的第一要务永远是患者的安全。

从本科学习到退休，在医学生涯的任何一个阶段，都可能出现执业表现的问题。根据经验，尽早解决这些问题很有意义，解决学员表现不佳的正式政策也能促进问题的解决（Anderson et al.，2011；Lusznat et al.，2010）。在医生完成了专业培训后，管理就变得更加棘手：表现不佳的普遍性、如何才能最有效地识别表现不佳，以及补救资源最好集中在哪里，仍然不确定。随着临床管理体系不断发展，医生的再认证等制度的出现，使医学专业所担负的责任增加，这个问题日益重要。

我们认为，工作表现不佳的决定因素十分复杂，包括个人和系统因素，以及知识和技能。多种因素的存在带来了特殊的挑战，鉴于许多案例的复杂性，对表现不佳的医生开展教育工作需要高超的技巧和非凡的耐心。许多接受补修的医生对此不满，认为他们没有得到评估机构的公正对待。一些人试图在难以接受的工作环境中工作，他们的行为不无道理，可以通过监督来支持个别医生解决这些复杂的问题（Whiteman and Jamieson，2007），而伦敦总铎区专业支持小组（London Deanery Professional Support Unit）利用了基于叙事和系统技术的模式提供监督（Launer and Halpern，2006）。

与评价相比，补修中的教育干预研究较少，一些文献综述强调，虽然在不同领域有许多良好的实践，但往往缺乏统一的方法。

从教育学的角度来看，如果从业者表现不佳，需要补修性干预，那么他们改变自身状况的关键就是掌控自身学习的能力。首先，他们需要清楚地了解自己的情况，然后才能开始改变。其次，他们需要认识到自己积极参与学习的重要性。Freire（1996，p. 33）通过“实践：对世界的反思和行动以改变世界”，明确指出了个人积极参与的重要性。Freire

（1996，p. 90）的觉悟观念（来自葡萄牙语conscientização），即批判性意识的觉醒是改变的前提，与Knowles（1973，p. 45）的成人教育思想类似。Knowles对成人教育的第一个假设是“自我概念：随着一个人的成熟，他的自我从一个依赖他人者变成一个自我导向者”。

除了这种自我导向之外，自主实践者/学习者还需要理解经验作为学习资源的价值，不仅从个人角度思考，还要作为团队的一员去理解。大多年长医师接受的传统本科医学教育是以说教式教学为基础的，他们可能很难适应这种成人教育，如果他们在之后的职业生涯中处于某种程度的隔离状态，没有接触过关于学习的最新理念，阻碍可能更大。他们需要能够在以实践为基础的跨专业临床病例讨论时，相信自己的和其他人的经验，这些经验是所有参与者专业学习的合理来源。Kolb（1984）对个人体验式学习的概念进行了深入的研究。Lave和Wenger很好地介绍了基于团队学习的价值和本质（1991，p. 15）：

> 学习的过程是在参与的框架中进行的，而不是在个人的头脑中。这意味着，除其他因素外，它也受到共同参与者的不同观点的影响。在这个定义下，“学习者”是一个共同体，或至少是那些参与到学习环境中的人。可以说学习分布在共同参与者之间，而不是一个人的行为。

最近的一项研究表明，如果一个医师在临床上表现不佳，那么他也很可能同时具有两个孤立性的特征：很少参与教育活动、缺乏洞察力（Holden et al.，2012）。针对这类从业人员的补修项目面临着巨大的挑战。

补修是一个容易引起争论的领域，需要明确的界限、清楚的问责范围和能够抵御挑战的决策。由独立于评估机构的机构提供补修措施可能有助于实现这一目标（Cohen and Rhydderch，2007），在整个过程中，清晰、基于证据的资料文件至关重要。

结论

- 从院校教育到毕业后教育，再到退休，也就是在医学生涯的任何阶段，医生都可能存在执业表现问题。
- 医生执业表现不佳的普遍性如何，怎样最有效地识别表现不佳，以及补修资源最好集中在哪里，这些问题仍不确定。
- 表现不佳的决定因素很复杂，一般包括个人和系统因素以及知识和技能。
- 与评价相比，关注补修中的教育干预的研究相对较少，而且现有的研究在方法上常常缺乏统一性。
- 对表现令人担忧的医生开展教育工作具有一定挑战性，需要高超的技巧和非凡的耐心。
- 许多教育学理念都可以应用于补修中，医生洞察力的培养和改变的意愿至关重要。

参考文献

Academy of Medical Royal Colleges, The Academy Remediation Working Group, London (2009) *Remediation and Revalidation* [Online] http://www.aomrc.org.uk/publications/statements/doc_download/63-remediation-and-revalidation.html Accessed 15 March 2012

Adshead, G., Old, P., and Wadman, K. (2011) Personality and behaviour. In: *NCAS Annual Conference 2011: Disruptive behaviour—Tackling concerns about practitioner behaviour*. [Online] www.ncas.nhs.uk/EasySiteWeb/GatewayLink.aspx?alId=128942 Accessed 22 March 2013

Anderson, F., Cachia, P.G., Monie, R., and Connacher, A.A. (2011) Supporting trainees in difficulty, a new approach for Scotland, *Scottish Med J.* 56(2) 72

Bahrami, J. and Evans, A. (2001) Underperforming doctors in general practice: a survey of referrals to UK Deaneries. *Br J Gen Pract.* 51(472): 892

Barrick, M.R., Mount, M.K., and Judge, T.A. (2001) Personality and performance at the beginning of the new millennium: What do we know and where do we go next? *Int J Selection Assess.* 9(1–2): 9–30

Berrow, D., Humphrey, C., Field, R., et al. (2007) Clarifying concerns about doctors' clinical performance: what is the contribution of assessment by the National Clinical Assessment Service? *J Health Org Manag.* 21(2–3): 333–343

Biggs, J. (2003) *Teaching for Quality Learning at University*. 2nd edn. London: Open University Press

Brooks, S.K., Chalder, T., and Gerada, C. (2011) Doctors vulnerable to psychological distress and addictions: Treatment from the Practitioner Health Programme. *J Ment Health.* 20(2) 157–164

Bruguera, M., Guri, J., Arteman, A., Grau Valldosera, J., and Carbonell, J. (2001) Care of doctors to their health care: Results of a postal survey, *Medicina Interna.* 117(13): 492–494

Calman, K. (1998) A Review of Continuing Professional Development in General Practice, a report by the Chief Medical Officer , Department of Health [Online] http://www.publications.doh.gov.uk/pub/docs/doh/cmodev.pdf Accessed 23 February 2012

Clark, P., Jamieson, A., Launer, J., Trompetas, A., Whiteman, J., and Williamson, D. (2006) Intending to be a supervisor, mentor or coach? Which, what for and why? *Educ Prim Care.* 17: 109–116

Coffield, F., Moseley, D., Hall, E., and Ecclestone, K. 2004, Should we be using Learning Styles? What research has to say to practice. [Online] http://www.voced.edu.au/content/ngv12401 Accessed 15 March 2012

Cohen, D. and Rhydderch, M. (2007) Assessment when performance gives rise to concern. Abingdon: Radcliffe Publishing, p. 150

Cohen, D., Rollnick, S., Smail, S., Kinnersley, P., Houston, H., and Edwards, K. 2005, Communication, stress and distress: evolution of an individual support programme for medical students and doctors. *Med Educ.* 39(5): 476–481

Cox, J., King, J., Hutchinson, A., and McAvoy, P. (2006) *Understanding Doctors' Performance.* Abingdon: Radcliffe Publishing

Davidson, S.K. and Schattner, P. L. 2003, Doctors' health-seeking behaviour: a questionnaire survey. *Med J Aust.* 179(6): 302–305

Department of Health (2002) Appraisal for General Practitioners: Guidance. [Online] http://www.dh.gov.uk/en/Publicationsandstatistics/Publications/PublicationsPolicyAndGuidance/DH_4006979 Accessed 9

December 2007
Dudek, N.L., Marks, M.B., and Regehr, G. (2005) Failure to fail: the perspectives of clinical supervisors. *Acad Med.* 80(10): S84
Fallon, W.F., Wears, R.L., and Tepas III, J.J. (1993) Resident supervision in the operating room: does this impact on outcome? *J Trauma.* 35(4): 556
Finucane, P.M., Bourgeois-Law, G.L.A., Ineson, S.L., and Kaigas, T.M. (2003) A Comparison of Performance Assessment Programs for Medical Practitioners in Canada, Australia, New Zealand, and the United Kingdom. *Acad Med.* 78(8): 837–843
Firth-Cozens, J. (2001) Interventions to improve physicians' well-being and patient care. *Soc Sci Med.* 52(2): 215–222
Firth-Cozens, J. (2003) Doctors, their wellbeing, and their stress. *BMJ.* 326(7391): 670–671
Firth-Cozens, J. (2006a) A perspective on stress and depression. In: J. Cox, J. King, P. Hutchinson, et al. (eds) *Understanding Doctor's Performance* (pp. 22–37). Abingdon: Radcliffe
Firth-Cozens, J. (2006b) Leadership and the quality of healthcare. In: J. Cox, J. King, P. Hutchinson, et al. (eds) *Understanding Doctors' Performance* (pp. 123–133). Oxford: Radcliffe
Firth-Cozens, J. and King, J. (2006) Are psychological factors linked to performance? In: J. Cox, J. King, P. Hutchinson, et al. (eds) *Understanding Doctors' Performance* (pp. 67–77). Abingdon: Radcliffe
Freeman, R. and Jalil, M. (2011) 5th Meeting of UK Performance Group hosted by Wessex Deanery, 19 May 2011, Unpublished
Freire, P. (1996) *Pedagogy of the Oppressed.* London: Penguin Books
Gennis, V.M. and Gennis, M.A. (1993) Supervision in the outpatient clinic. *J Gen Intern Med.* 8(7): 378–380
Ghodse, H. and Galea, S. (2006) Misuse of drugs and alcohol. In: J. Cox et al. (eds) *Understanding Doctor's Performance* (pp. 38–45). Abingdon: Radcliffe
Gibson, K., Kartsounis, L., and |Kopelman, M. 2006, Cognitive impairment and performance. In: J. Cox, J. King, P. Hutchinson, et al. (eds) *Understanding Doctors' Performance* (pp. 48–60). Abingdon: Radcliffe Publishing
GMC (2003) *Tomorrow's Doctors.* [Online] http://www.gmc-uk.org/education/undergraduate/tomorrows_doctors_2009.asp Accessed 15 March 2012
GMC (2008) GMC: Guidance on Good Practice. [Online] http://www.gmc-uk.org/guidance/index.asp Accessed 5 March 2013
GMC (2010) Glossary of Terms used in Fitness to Practise Actions. [Online] http://www.gmc-uk.org/Glossary_of_Terms_used_in_Fitness_to_Practise_Actions.dot.pdf_25416199.pdf Accessed 5 March 2013
GMC (2011) The State of Medical Education and Practice 2011. [Online] http://www.gmc-uk.org/publications/10471.asp Accessed 15 March 2012
Goulet, F., Jacques, A., Gagnon, et al. (2002) Performance assessment. Family physicians in Montreal meet the mark! *Can Fam Phys.* 48(8): 1337
Grantcharov, T.P., Bardram, L., Peter, F.J., and Rosenberg, J. 2001, Laparoscopic performance after one night on call in a surgical department: prospective study. *BMJ.* 323(7323): 1222–1223
Hall, W., Violato, C., Lewkonia, R., et al. (1999) Assessment of physician performance in Alberta: the Physician Achievement Review. *CanMed Ass J.* 161(1): 52
Hanna, E., Premi, J., and Turnbull, J. (2000) Results of remedial continuing medical education in dyscompetent physicians. *Acad Med.* 75(2): 174–176
Harrison, J. and Sterland, J. (2006) The impact of health on performance. In: J. Cox, J. King, P. Hutchinson, et al. (eds) *Understanding Doctors' Performance* (pp. 4–21). Abingdon: Radcliffe
Hauer, K. E., Ciccone, A., Henzel, T. R., et al. 2009, Remediation of the deficiencies of physicians across the continuum from medical school to practice: a thematic review of the literature. *Acad Med.* 84(12): 1822
Hofstede, G.H., Hofstede, G.J., and Minkov, M. (2010) *Cultures and Organizations: Software for the Mind.* New York: McGraw-Hill Professional
Holden, J., Cox, S., and Hargreaves, S. (2012) Avoiding isolation and gaining insight, [Online] http://careers.bmj.com/careers/advice/view-article.html?id=20006663 BMJ Careers Accessed 23 February 2012
Humphrey, C., Hickman, S., and Gulliford, M.C. (2011) Place of medical qualification and outcomes of UK General Medical Council fitness to practise process: cohort study. *BMJ.* 342: 1817
Humphrey, C. and Locke, R. (2007) *Provision of Assessment and Remediation for Physicians About Whom Concerns Have Been Expressed: An international survey.* London: National Clinical Assessment Service
Irvine, D. (1997) The performance of doctors. II: Maintaining good practice, protecting patients from poor performance. *BMJ.* 314: 1613
Joesbury, H., Mathers, N., and Lane, P. (2001) Supporting GPs whose performance gives cause for concern: the North Trent experience. *Fam Pract.* 18(2): 123
Kilminster, S.M. and Jolly, B.C. 2000, Effective supervision in clinical practice settings: a literature review. *Med Educ.* 34(10): 827–840
Kirkpatrick, D.L. (1998) *Evaluating Training Programs: The Four Levels.* San Francisco: Berrett-Koehler
Klass, D. (2007) A performance-based conception of competence is changing the regulation of physicians' professional behavior. *Acad Med.* 82(6): 529–535
Knowles, M. (1973) *The Adult Learner: A Neglected Species.* Houston, TX: Gulf Publishing
Kohatsu, N.D., Gould, D., Ross, L.K., and Fox, P.J. (2004) Characteristics associated with physician discipline: a case-control study. *Arch Intern Med.* 164(6): 653
Kolb, D.A. (1984) *Experiential Learning: Experience as the Source of Learning and Development.* New Jersey: Prentice-Hall
Landrigan, C.P., Rothschild, J.M., Cronin, J.W., et al. (2004) Effect of reducing interns' work hours on serious medical errors in intensive care units. *N Engl J Med.* 351(18): 1838–1848
Launer, J. and Halpern, H. (2006) Reflective practice and clinical supervision: an approach to promoting clinical supervision among general practitioners. *Work Based Learn Prim Care.* 4(1): 69–72
Lave, J. and Wenger, E. (1991) Practice, person, social world. In: J. Lave, and E. Wenger *Situated Learning—Legitimate Peripheral Participation* (pp. 45–54). Cambridge: Cambridge University Press
Linden, M., Baumann, K., Rotter, M., and Schippan, B. (2008) Diagnostic criteria and the standardized diagnostic interview for posttraumatic embitterment disorder (PTED). *Int J Psychiatry Clin Pract.* 12(2): 93–96
Littlejohn, A. and Pegler, C. (2007) *Preparing for Blended e-Learning.* London: Routledge
Lloyd, B.W. and Becker, D. (2007) Paediatric specialist registrars' views of educational supervision and how it can be improved: a questionnaire study. *JRSM.* 100(8): 375
Lusznat, R., King, J., and du Boulay, C. (2010) The Wessex Deanery Strategy for Professional Support. [Online] http://www.wessexdeanery.nhs.uk/docs/Professional%20Support%20Strategy%202011.doc Accessed 5 March 2013
Mansouri, M. and Lockyer, J. (2007) A meta-analysis of continuing medical education effectiveness. *J Continuing Educ Health Prof.* 27(1): 6–15
Marton, F. and Saljo, R. (1976) On qualitative differences in learning: I and ll. *Br J Educ Psychol.* 46(1 & 2) 4–11, 128–148
Mayes T and De Freitas S (2007) Learning and e-learning: The role of theory. In: H. Beetham and R. Sharpe (eds) *Rethinking Pedagogy for a Digital Age: designing and delivering e-learning* (pp. 13–25). London: Routledge
McAuley, R.G., Paul, W.M., Morrison, G.H., Beckett, R.F., and Goldsmith, C.H. (1990) Five-year results of the peer assessment program of the College of Physicians and Surgeons of Ontario. *CMAJ.* 143(11): 1193
McKegney, C.P. 1989, Medical education: a neglectful and abusive family system. *Fam Med.* 21(6): 452
McLachlan, J.C., Finn, G., and Macnaughton, J. (2009) The conscientiousness index: a novel tool to explore students' professionalism. *Acad Med.* 84(5): 559
Miller, G.E. (1990) The assessment of clinical skills/competence/performance. *Acad Med.* 65(9): s63–s67
National Patient Safety Agency (2006) *National Clinical Assessment Service. Establishing the effectiveness and value of NCAS services.* [Online] http://www.ncas.npsa.nhs.uk/EasySiteWeb/GatewayLink.aspx?alId=9410. Accessed 15 March 2012
National Patient Safety Agency (2009) *NCAS Casework The first eight years.* [Online] http://www.ncas.npsa.nhs.uk/news/first-eight-years/ Accessed 15 March 2012
Norton, P.G. and Faulkner, D. (1999) A longitudinal study of performance of physicians' office practices: data from the Peer Assessment Program in Ontario, Canada. *The Joint Commission Journal on Quality Improvement.* 25(5): 252
Overeem, K., Driessen, E.W., Arah, O.A., Lombarts, K.M., Wollersheim, H.C., and Grol, R.P.T.M. (2010) Peer mentoring in doctor performance assessment: strategies, obstacles and benefits. *Med Educ.* 44(2): 140–147
Owen, L.D. (2006) Hubris and nemesis in heads of government. *J Roy Soc Med.* 99(11): 548
Oxley, J., Fleming, B., Golding, L., Pask, H., and Steven, A. (2003) Mentoring for doctors: enhancing the benefit, Improving Working Lives for Doctors, Doctors Forum. London: Department of Health
Oxley, J. and Standing Committee on Postgraduate Medical and Dental Education (1998) *Supporting Doctors and Dentists at Work: an enquiry into mentoring.* London: SCOPME.
Paice, E. (2006) The role of education and training. In: J. Cox et al. (eds) *Understanding Doctors' Performance* (pp. 78–90). Abingdon: Radcliffe

Pendleton, D. and Furnham, A. (2012) *Leadership All you Need to Know*, Basingstoke: Palgrave McMillan

Practitioner Health Programme (2010) *NHS Health Practitioner Programme. Report on the first year of operation*. London: NHS Specialised Commissioning Group

Proctor, B. (1994) Supervision—competence, confidence, accountability. *Br J Guidance Counselling*. 22(3): 309–318

Purkiss, V., Poll, D., Hill, K., Young, D., and Tinker, R. (2008) The development of a team to provide mentorship for underperformance. *Educ Prim Care*. 19(2): 197–201

Ramsden, P. (2003) *Learning to Teach in Higher Education*. 2nd edn. London: Routledge

Rethans, J.J., Norcini, J.J., Baron-Maldonado, M., et al. (2002) The relationship between competence and performance: implications for assessing practice performance. *Med Educ*. 36(10): 901–909

Rothschild, J.M., Keohane, C.A., Rogers, S., et al. (2009) Risks of complications by attending physicians after performing night time procedures. *JAMA*. 302: 14, 1565.

Schostak, J., Davis, M., Hanson, J., et al. (2010) *The Effectiveness of Continuing Professional Development*. London: College of Emergency Medicine

Sensky, T. (2009) Chronic embitterment and organisational justice. *Psychother Psychosom*. 79(2): 65–72

Silverman, J., Kurtz, S., and Draper, J. (2004) *Skills for Communicating with Patients*. 2nd edn. Abingdon: Radcliffe

Smith, L. (2006) Workload, sleep and shift work. In: J. Cox, J. King, P. Hutchinson, et al.(eds) *Understanding Doctor's Performance* (pp. 134–158). Abingdon: Radcliffe

Southgate, L., Cox. J., David, T., et al. (2001) The assessment of poorly performing doctors: the development of the assessment programmes for the General Medical Council's Performance Procedures. *Med Educ*. 35(Suppl 1): 2–8

Sox, C.M., Burstin, H.R., Orav, E.J., Conn, A., et al. (1998) The effect of supervision of residents on quality of care in five university-affiliated emergency departments. *Acad Med*. 73(7): 776

St George, I., McAvoy, P., and Kaigas, T.B. (2004) Assessing the competence of practicing physicians in New Zealand, Canada, and the United Kingdom: progress and problems. *Fam Med*. 36(3): 172–177

Steward, A. (2009) *Continuing your Professional Development in Lifelong Learning*. London and New York: Continuum

Swiggart, W.H., Dewey, C.M., Hickson, G.B., Finlayson, A.J., and Spickard Jr, W.A. 2009, A plan for identification, treatment, and remediation of disruptive behaviors in physicians. *Frontiers Health Serv Manag*. 25(4): 3

Taylor, C., Graham, J., Potts, H., Candy, J., Richards, M., and Ramirez, A. (2007) Impact of hospital consultants' poor mental health on patient care. *Br J Psychiatry*. 190(3): 268

Taylor, G. (1998) Underperforming doctors: a postal survey of the Northern Deanery. *BMJ*. 316(7146): 1705

Temple, J. (2010) Time for training: a review of the impact of the European Working Time Directive on the quality of training. London: Medical Education England

Turnbull, J., Carbotte, R., Hanna, E., et al. (2000) Cognitive difficulty in physicians. *Acad Med*. 75(2): 177–181

Turnbull, J., Cunnington, J., Unsal, A., Norman, G., and Ferguson, B. (2006) Competence and cognitive difficulty in physicians: a follow-up study. *Acad Med*. 81(10): 915–918

West, M. and Borrill, C. (2006) The influence of team working. In: J. Cox, J. King, P. Hutchinson, et al. (eds) *Understanding Doctors' Performance* (pp. 106–122). Abingdon: Radcliffe

West, M. and Spendlove, M. (2006) The impact of culture and climate in healthcare organisations. In: J. Cox, J. King, P. Hutchinson, et al. (eds) *Understanding Doctors' Performance* (pp. 91–105). Abingdon: Radcliffe

Whiteman, J. and Jamieson, A. (2007) Remediation with trust, assurance and safety. *Educ Prim Care*. 18(6): 665–673

Whiteman, J. and Trompetas, A. (2005) Deanery performance work in primary care, In: I. Hastie and N. Jackson (eds) *Postgraduate Medical Education and Training: A guide for primary and secondary care* (pp. 177–184), Abingdon: Radcliffe Publishing

Williams, B.W. (2006) The prevalence and special educational requirements of dyscompetent physicians. *J Cont Educ Health Prof*. 26(3): 173–191

Yedidia, M.J., Gillespie, C.C., Kachur, E., et al. (2003) Effect of communications training on medical student performance. *JAMA*. 290(9): 1157–1165

第 32 章

医学教育中的过渡期 Transitions in medical education

Michiel Westerman，Pim W. Teunissen
译者：张皓楠 审校：廖凯举

了解医学生和预注册家庭医生的都会承认，在毕业后培训初期，在 2 周内学到的东西比当本科生 6 个月学到的还要多。因为在毕业后培训初期，要面对很多棘手的情况。

NRC Roberton

转载自 *British Medical Journal*，NRC Roberton，‘LMSSA：a back door entry into medicine？’，294，p. 1096，Copyright 1987，经 BMJ 出版集团有限公司许可。

引言

过渡是一把双刃剑。医学生和医生从医学教育的一个阶段过渡到下一个阶段，或者从一个岗位转换到另一个岗位，必须应对各种变化，既可能是细微到难以察觉的变化，也可能是惊人的巨大变化。比如，过渡期可能认识新的同事，在新的环境中找到自己的工作节奏，了解礼仪、传统和常规上的差异，学习新的技能和知识来满足不同患者群体的需求，处理他人对自己的印象。简言之，过渡既带来了威胁，也带来了机遇。Wilkie 和 Raffaelli 认为，个人很可能没有意识到，每一次过渡都涉及“对我们是谁、我们是什么这两个基本问题的重新审视”（Wilkie and Raffaelli，2005，pp. 107-114）。这一调整过程虽然提供了学习的机会，但也可能导致压力，甚至引起严重的职业倦怠（Bogg et al.，2001；Teunissen and Westerman，2011a）。

在本章中，我们将过渡期定义为：医学生或医生在其职业生活空间中，可能经历的某种形式的间断期；为了应对新的情况，不得不发展新的行为或改变职业生活空间的变化时期。过渡可能对所谓的医学教育连续体中的个体产生影响，除此以外，它一直是许多课程重新设计，甚至教育范式转变的驱动力。而且医学生和医生对转型的看法也是了解医学教育体系优劣的一扇窗户。以转型为研究对象，既具有科学意义，又具有实践意义（Teunissen and Westerman，2011b）。我们永远无法消除过渡，因此，了解平稳和颠覆性过渡的过程能提供宝贵的经验教训，帮助未来的医生做好履行职责的准备，指导他们更好地适应职业继续教育。从科学的角度来看，过渡是一个处于许多学科交叉点上的研究课题。社会学、人类学、组织学和社会心理学等领域在研究人们如何适应新环境和应对过渡方面有着悠久的历史。医学教育中的过渡提供了一个高度相关的场景，其他领域的理论概念可以在这个场景中得到检验和完善。

本章探讨了医学教育连续体中三种主要过渡的性质（Molenaar et al.，2009）：从临床前教育到临床教育的过渡，从医学生到低年资医师的过渡，以及从注册医生到专科医师或全科医生的过渡。本文并不包括从高中到医学院的过渡或其他较小的过渡，例如专科培训学员在不同专科间的轮转（Bernabeo et al.，2011）。

本文将首先回顾医学教育连续体中三种主要过渡的起源，再详细阐述每种过渡的科学现状。在此文献综述的基础上，本文将描述医学教育研究者如何将过渡这一概念转化为研究中重点解决的问题。我们将其与社会学、组织学和教育学领域的过渡的问题化过程进行对比。对研究过渡的方法进行比较，能为理解医学教育领域的过渡带来许多实践和研究意义的启示。

医学教育中的过渡及其起源、演变和特点

医学教育中过渡的历史

20 世纪初，医学教育迈入重大改革的门槛。1908 年，医学教育委员会（1904 年由美国医学会成立）邀请卡耐基教育发展基金会对美国和加拿大的医学院及其教学质量进行调查。当时有 150 多所医学院，大多都是营利性学校，全国各地医学教育的质量差别很大。大量医生没有得到充足的训练就进入医疗实践，导致实践中存在巨大差异，有时医疗质量较差（Beck，2004）。20 世纪初，医学领域开始出现系统化实证医学的科学方法，美国医学会为了将这一方法充分应用于医学培训，不断探索，艰难前进。教育家弗莱克斯纳（Abraham Flexner）应邀调查了北美和加拿大所有的医学院，评估了医学教育体系并提出了改革建议。回顾过去，弗莱克斯纳的报告对全世界医学课程的设计产生了重大影响，为当今医学教育连续体中医学生和医生面对的许多过渡奠定了基础（Frasnter，1910）。

弗莱克斯纳在他革命性的报告中建议，在数年的解剖学、生理学和病理学等领域的临床前培训之后，接下来应是在教学医院内所接受的临床阶段的医学培训。学生必须在临床前的几年里接受正式的分析推理训练，特别是在自然科学领域，至今仍然如此（Cooke et al.，2006）。弗莱克斯纳认为，学生在掌握了分析推理之后，必须进入临床环境，他认为“事实仅仅存在于患者身上，所以医学生必须接触患者”（Flexner，1910）。在临床阶段，经验丰富的医生可以指导学生们从真实的患者身上学习，培养他们的临床和诊断技能。于是，发生了医学教育从临床前阶段到临床阶段的过渡。我们现在所知道的毕业后医学培训在弗莱克斯纳的时代并不存在，当时只有少数医生从医学院毕业后专门从事某一学科的学习。然而，弗莱克斯纳已经预见到了高级培训和专科化的价值。生物医学科学知识的迅速发展和扩展，催生了医学毕业后教育课程的制度化。于是，新的过渡期随之出现，一个是学生离开医学院，作为低年资医师接受毕业后医学培训的过渡，另一个是在完成专科培训后，开始从事专科医师或全科医生工作的过渡。

医学教育文献中描述了每一个过渡期存在的主要问题，下文将介绍这些问题以及它们是如何随着时间的推移而发展的。

三种主要过渡的特点及其发展情况

从临床前训练到临床医学训练的过渡

在整个 20 世纪，全世界的医学课程基本上都以弗莱克斯纳的报告为基础，包括 3 ～ 4 年的临床前教育，然后在教学医院接受一段时间的临床训练。大多数医学院都设置了传统的讲座式课程，在这些课程中，学生可以学到解剖学、生理学和病理学的基本知识，为他们的临床训练做好准备。然而，在 20 世纪 60 年代末，加拿大出现了以学生为中心的基于问题的学习方法（PBL），并在随后的几十年里发展成为了全世界医学教育的新教学视角（Neville and Norman，2007；Norman and Schmidt，1992；Walton and Matthews，1989）。此外，本科课程在 20 世纪 90 年代进入了另一个改革进程，从教育过程导向模式转变为教育结果或胜任力导向模式（Harden，2002，2007；Newble et al.，2005）。

学习场所变化和角色不确定性问题

多年来，学生们都经历着从临床前训练到临床训练的动态过渡期。许多学生报告，虽然从真实的患者身上学习令人激动，激励着他们学习，但这种紧张的过渡也让他们倍感压力（Prince et al.，2005；Walker et al.，1981）。这种过渡造成的紧张和压力可以用多种原因解

释。首先，学生并不确定自己在临床环境中的角色和责任，因此很难适应在临床中的角色及责任。这可能开始于一些最基本的问题，比如学生们因为不知道其他同事的身份，不知道他们是护士、专科医生还是顾问医师，因而不知道如何称呼他们（O'Brien et al., 2007）。此外，学生进入临床培训阶段后，工作时间突然增加，可用于学习的时间有限（但他们仍需通过考试）（Radcliffe and Lester，2003）。这是学习导向与工作表现导向之间冲突的迹象之一，前者主要存在于以大学为场景的医学教育中，后者主要存在于以工作场所为场景的医学培训中（Teunissen and Westerman，2011b）。

从非临床培训转入医学院临床阶段还存在另一个问题，即学生难以将知识转化为实践。学生们觉得很难调动和使用他们之前积累的知识和技能进行临床推理（Brown，2010；Prince et al.，2000）。学习场所的变化和角色不确定性问题一直是过渡研究的主题之一，大部分研究主要比较来自 PBL 课程和来自传统的讲座式课程的学生对临床实践的准备水平。这些研究得出了矛盾的结果。接受 PBL 课程教育的医学生似乎比接受讲座式课程的学生更自信，对临床工作场所中的新奇事物也不那么畏惧，受到角色不确定性的困扰更小（Hayes et al.，2004；O'Neill et al.，2003）。另外，PBL 的一个目标是将基础科学和应用科学结合起来，激发学生的临床潜能。但研究并没有显示 PBL 课程成功实现了这种整合（Prince et al.，2000）。研究表明，临床前的知识和技能水平与进入临床培训阶段的表现没有关联（van Hell et al.，2008）。这意味着，仅仅用因为缺乏知识和技能而没有准备好，不能解释将知识和技能迁移到临床环境中的困难。相比之下，更个性化的特征似乎对过渡的进展非常重要。学习场所变化问题的一个可能解释是，学生需要改变自己的学习方式。大学期间，结构化的课程允许学生有条不紊地内化医学知识和技能，而进入临床后，学生要应对繁忙的临床环境，还要负责自己的学习和发展（Teunissen and Westerman，2011a）。为此，学生需要发展一种更加自主的、能控制自己的发展的体验式学习方式。White 的一项研究表明，PBL 似乎确实有助于医学生培养自我调控的学习能力，而拥有这些能力的学生更乐于创建自己的学习（White，2007）。

个人的角色

如前所述，进入临床培训阶段的过渡过程，似乎很大程度上取决于学生个人如何处理与期望、角色、社会融合有关的不确定性。几项研究探究了能够促进平稳过渡的个人特点，比如，研究发现成熟的学生表现出更高的自信水平，这是因为在先前生活经历中练就了顽强坚韧的性格，面对这些不确定性，不太可能被吓得不知所措（Shacklady et al.，2009）。另一个例子是，女生认为过渡带来了更多挑战，认为与男生相比，她们需要在患者照护方面展现出更高的能力才能克服医院中男性占主导地位的文化（Babaria et al.，2009）。

为了使医学生更好地为临床培训做准备，一些医学院开设了过渡相关课程，其中涵盖了基本临床技能、知识和任务，以及学生应用不同应对策略的能力（Jacobs et al.，2005；Matheson et al.，2010；O'Brien and Poncelet，2010；Poncelet and O'Brien，2008）。学生对这些课程非常满意，但缺少足够的证据支持这些过渡相关课程的有效性。

从医学生到低年资医师或毕业后教育培训的过渡

20 世纪 90 年代，伴随以学生为中心的 PBL 教学法出现的是早期接触临床的引入。早期接触临床是指在医学生涯的早期阶段，在社会或临床背景下接触真实患者（Littlewood et al.，2005）。实施纵向整合的医学课程旨在缓解从医学生到低年资医师，或从医学生直接进入毕业后教育的过渡带来的压力（Wijnen Meijer et al.，2010）。已有研究证明早期接触临床会影响医学生毕业后职业选择，对他们能否获得毕业后培训资格也有影响（Dornan et al.，2006；Yardley et al.，2010）。此外，有迹象表明早期接触临床可以提高医学生的自我意识和信心，促进他们向临床环境的过渡（Dornan and Bundy，2004）。即便有早期临床经验和垂直整合课程，如何应对从医学院到毕业后教育的过渡仍然是医学生涯中的一个问题。下文将讨论这一过渡过程中的突出问题。

准备程度和角色认同

多项研究发现，刚获得执业资格的医生在工作初期面临各种挑战。首先，这些医生可能在多个方面缺乏准备。他们可能没有充分掌握开处方、启动治疗等基本医疗技能，或指导糖尿病患者胰岛素使用等实践技能（Conn et al.，2003；Matheson and Matheson，2009；Nikendei et al.，2008；Wall et al.，2006）。其他研究者发现，这些医生还可能缺少时间管理和沟通技巧（如如何告知患者坏消息）上的准备（Bogg et al.，2001；Hannon，2000）。

过渡之所以紧张，可能与医生感觉到自己在临床或非临床领域内的准备不足有关，此外，低年资医师也面临着认同新角色和新责任的挑战（Brennan et al.，2010；Tallentire et al.，2011）。前文介绍了从临床前培训转入临床培训会出现角色和定位的不确定性，与这里的角色定位挑战非常相似。然而，该挑战的重点并不在于低年资医师不确定其他团队成员的角色，而在于他们不确定自己在患者照护中的地位和责任。低年资医师经常会感到需要承担的责任与自认为准备好承担的责任存在量上的差距（Tallentire et al.，2011）。低年资医师对新角色的适应，不仅受到执行实际医疗任务时的不确定性的影响（Brown et al.，2007），还因为与患者关系的改变而雪上加霜（Prince et al.，2004）。这些挑战体现了低年资医师的角色转变面临的种种问题。他们从主要专注于自身专业发展的学习者转变为对患者负有临床责任的照护者（Teunissen and Westerman，2011b）。低年资医师常常觉得自己提供的患者照护不够理想，意识到自己没有将工作体验作为学习的机会，因此感到内疚和迷茫（Hannon，2000）。1961 年发表的著名社会学著作《白衣男孩》（*Boys in White*，Becker et al.，1961）中描述了这种新职业角色认同带来的挑战，作品描述了医学生如何努力确定自己的专业角色、如何努力完成诊疗任务及对自己在这个过程中学习成长的期待。

紧张的阶段

这些来自准备不足的压力和角色认同中的挑战共同作用，造成过渡紧张。英国的一项研究结果显示，25% 的低年资医师存在职业倦怠（Bogg et al.，2001）。15 年前的一项研究也报告了类似的结果，28% 的低年资医师有抑郁的迹象（Firth-Cozens，1987）。低年资医师表示，在应对各种压力源和不确定性时，能否在初期获得支持至关重要（Calman and Donaldson，1991；Lempp et al.，2004）。为了进一步了解低年资医师过渡过程中的影响因素，一些研究调查了某些个人特质产生的影响，以及这些特质促进或阻碍转型的机制。比如，低年资医师的“责任心”和“外向性”人格特质得分与其自认的对实践的准备程度呈正相关，而“神经质”得分则与自认的准备程度呈负相关（Cave et al.，2009）。此外，一些学生缺乏灵活性、害羞或者缺乏兴趣，可能不愿意为了学习提出问题，也可能不参加团队诊疗活动，这些学生进入专业角色的过程可能更加缓慢（Wilkinson and Harris，2002）。针对低年资医师起步难的问题，大多数研究者表示，应采取课程改革或转型相关课程等干预措施让学生平稳过渡。然而，20 世纪 60 年代对转型期的研究和本段所述的最新研究发现存在很多相似之处，这表明不能仅仅通过课程改革或干预措施来避免这种过渡期压力，还要采取其他方法来解决问题。近期文献明确指出，这一阶段不仅仅是一个充满潜在威胁的压力期。相关研究者强调过渡期不可避免，但可将其作为一个独特的为个人提供快速发展的学习机会（Kilminster et al.，2010，2011；Teunissen and Westerman，2011a）。

从专科培训生到顾问医生的过渡

从专科培训生到在医院中独立执业的顾问医师[①]的转型，是医学教育道路上最后一个明显的重大转变。如前所述，弗莱克斯纳时代，

---

① 顾问医师（consultant physician）是英国完成了专科培训的高年资医师，一般在医院中工作，负责领导多学科团队，负责病例的最终诊断和治疗方案制定等。为全科医生转诊来的患者诊疗提供咨询工作，扮演全科医师顾问角色。职责相当于我国的主任医师。一般一个科室只有一位顾问医师。

参考皇家内科医师学会官网定义：https：//www.rcplondon.ac.uk/education-practice/advice/consultant-physicians

殷峻 . 从英国的医疗和医学教育体系谈全科医师的培养 . 教育教学论坛，2016，30：3.——译者注

毕业后教育还没有制度化，只适用于少数医学毕业生。此后，世界各地毕业后教育课程迅速发展，几乎所有医学院都在本科之后建立了为期数年的从家庭医学到神经外科的专科教育项目。最初，这些专科培养主要采取学徒制模式（Ludmerer and Johns，2005；Sylvia et al.，2008），但自 20 世纪 90 年代中期以来，世界各地毕业后医学教育逐渐转向以胜任力为基础的课程（Bannon，2006；Ludmerer and Johns，2005；Scheele et al.，2008）。一些关注向顾问医师过渡的研究中，大多数研究人群都没有接受过胜任力导向课程训练，因此，我们无法确定毕业后教育阶段向胜任力导向的课程转变会如何影响从专科培训生到顾问医师的过渡。此外，比起前面介绍的其他过渡，有关向顾问医师转型的文献相对匮乏。

硬币的两面

新的顾问医师完成专科培训，独立承担顾问医师职责，标志着漫长的教育道路的结束，同时也标志着医学生涯新阶段的开始。新的顾问医生认为需要辩证地看待这一过渡，他们体验到成功，收获了成就感，但同时也面临高度的不确定性和痛苦（Westerman et al.，2010）。他们需要承担照护患者的最终责任，处理好管理性工作，担任教育督导。一些研究报告指出，新上任的顾问医师认为他们接受了临床专科培训，具备充足的医学知识和技能，做好了充分的准备，但遇到财务、领导、管理、教育等非临床任务时，还是感到准备不足、手足无措（Beckett et al.，2006；Brown et al.，2009；Higgins et al.，2005；McKinstry et al.，2005；Morrow et al.，2009；Westerman et al.，2013）。这些医生进入陌生的医院、新的环境，面对的是新的同事、组织结构、医院文化，以及不熟悉的任务和责任（Westerman et al.，2010）。

过渡成为顾问医生的过程以及向最终责任的转变，都充满新奇，因此，该过渡是一个为了使自己适应新形势，从根本上重新审视“我是谁和我要扮演什么角色”的过程（Brown et al.，2009；Wilkie and Raffaelli，2005，pp. 107-114）。这种重新审视标志着职业认同的发展过程，职业认同的发展开始于转型期，贯穿于担任顾问医师工作的头几年。

有些研究介绍了旨在缓解过渡期紧张的干预措施。这些干预或通过为新顾问医师提供咨询与支持（Roberts et al.，2002），或提供发展非临床技能的特定培训（MacDonald and Cole，2004）。此外，有人认为，更好地衔接毕业后培训和作为顾问医师职业生涯初期这两个阶段，可能会使过渡期不那么紧张（Brown et al.，2009）。这些干预措施的有效性还有待研究。

有关过渡的不同视角

本节将从医学、社会心理学、组织研究、教育学四个角度出发，提出看待过渡的四种不同视角。下文将介绍这些不同视角下如何形成过渡的概念和开展相关研究，以期为讨论如何看待和处理医学教育连续体中的过渡提供参考框架。同时，我们可以利用来自医学以外研究领域的见解来指导未来的相关研究或干预措施，促进或促使医疗专业人员从转型中受益（图 32.1）。

这四种不同的视角来自不同的文献领域，它们在转型方面都有着不同的研究传统和研究方法。为了便于对这些不同视角的见解进行比较和分类，这里使用福柯提出的问题化概念（Alvesson and Sandberg，2011）。福柯将问题化描述为以不同的方式思考既定事实或情况并将既定事实或情况视为问题。通过批判性地反思某一情况，并将其作为问题呈现给自己，就会得到概念化该情况的新方式，进而得到该问题的新答案（Healy，2005）。本文介绍四个领

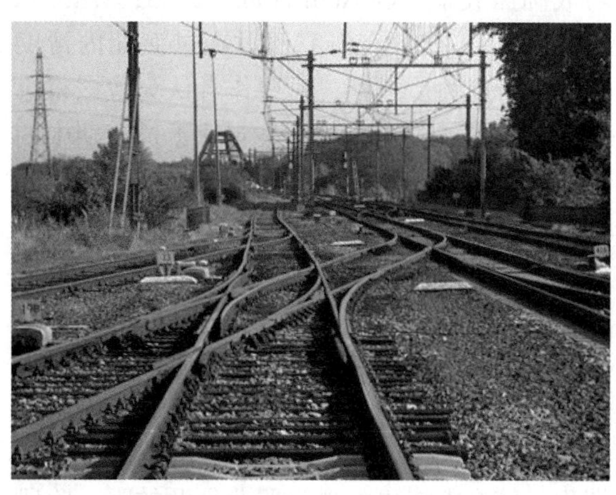

图 32.1 医学教育中的过渡
经 Tom Visée 许可转载

域中每一个领域问题化的特征，为制定医学领域过渡的不同方法和相应的未来研究议程铺平道路。下面的每一段都将描述各领域如何将过渡概念化及过渡的问题化方式。

首先，从医学教育文献的视角探索学界如何研究前文所述的三种主要过渡。其次，从社会心理学和社会学研究这两个角度来分析过渡。社会心理学研究起源于针对过渡的个体心理学方法，这种方法主要研究人们如何看待和应对生命周期中的变化。社会学研究从背景和组织的角度将过渡概念化，研究新人如何过渡进入新的工作环境中。最后，介绍有关的社会文化教育学理论，以及这些理论对人们如何在新环境中学习发展的看法。

过渡：医学教育连续体的中断

多年来，针对医学教育连续体中的不同过渡，已经有稳定数量的论文发表，但论文总量相对较少。这些论文中，大多数都从个体的角度描述过渡，即从正在过渡的人的角度来描述。总的结论是，在医学发展道路中，过渡是一个充满压力和问题的阶段（Teunissen and Westerman，2011a）。它通常被认为是连续统一体的意外中断。目前提出的干预措施都关注改变课程，更好地协调培训与专业医学教育轨道的下一阶段，使二者更加一致。此外，研究过渡似乎是为了从效率和准备程度方面评估之前的培训。比如，有几项研究调查了以学生为中心的课程，考查接受这种课程培训的学生是否比接受传统课程培训的学生具有更好的沟通技巧或临床技能（O'Neill et al.，2003；Willis et al.，2003）。很少有研究探讨在过渡期内帮助个体的可能性。近期，一些作者认为应该将过渡看作学习的机会，而不是对处于过渡期中的个体的威胁（Kilminster et al.，2011；Teunissen and Westerman，2011b）。

主流观点将过渡视为威胁或问题，这往往会导致干预措施以消除过渡为目的。更确切地说，这种观点认为过渡期内出现的问题是个人准备不足的结果。因此，在医学教育领域，学者们一直推测，解决问题的答案可能在于改变课程，使个人能更好地为职业生涯的下一阶段做准备。

过渡：人类发展的关键特征

在社会心理学和社会学研究中，学者们对人类发展秉持不同态度。本文的第二个视角源于这些研究领域，通常被称为过渡心理学或生命历程社会学。在这两个学科视野下，人类发展与各种过渡密不可分（George，1993）。过渡的定义是个体在其生活空间中遭遇的需要新的行为反应来有效应对的间断时期（Adams et al.，1976；Blair，2000；Higgins，1995）。因此，不同的生活事件都可能引发过渡，比如入学、结婚、离婚、为人父母、退休或进入新的工作岗位。

下文的概念框架和过渡模型详细介绍过渡过程中的不同阶段和其中的心理过程。Adams 等提出了七阶段转换模型，介绍了不同的过渡期及其对人的自尊的影响（Adams et al.，1976）。Nicholson 的模型更加注重实用性，他认为过渡是一个包含准备、遭遇、调整和稳定四个阶段的循环过程（Nicholson，1990，pp. 83-108）。例如，一个医学生通过了为进入临床环境做准备的临床前培训（第一阶段），当他进入临床环境时，会面对大量新的任务和期望（第二阶段），为了完成这些新任务，学生需要做出调整和改变（第三阶段），之后，再进入一个新的稳定阶段（第四阶段）。

过渡心理学和生命历程社会学将过渡看作心理发展过程，因此，学者们针对对发展有促进作用或阻碍作用的个体心理特征开展了大量研究。比如，一些研究表明，外向（Kling et al.,2003；Schlossberg,1981）或乐观（Brissette et al.，2002）等性格特征与更平稳的过渡和更低的压力水平相关。此外，Vardi 还发现，自尊和内控型性格（internal locus of control）也与平稳过渡相关。内控型性格指的是个人对于自己能在多大程度上控制或改变影响自己的事件的信念（Vardi，2000）。

当我们应用福柯问题化的概念时，我们可以假定过渡心理学和生命历程社会学将过渡看作人类发展的启动程序，为个体提供适应和成长的可能性。过渡阶段是这种人类发展观点的核心，而在医学教育领域中，过渡通常被视为应有效预防的一种威胁，两种观点形成了鲜明的对比。因此，心理学视角下的过渡可以为我们提供启示和工具，更好地支持和指导个人完成过渡。医学教育研究和个体发展方法中的过渡存在共同之处，它们都忽视了过渡期个体与个体之间的关系和过渡所处的环境。如果将个性特征看作预测过渡进展的有力因素，当这些特征长期稳定时，可能或多或少会导致对过渡期采取静态方法。而关于过渡的社会文化观点认为，个体和新的环境是相互关联和不断变化的，与上述观点相矛盾。

组织环境中的过渡

关于过渡的第三种观点来自组织心理学，确切地说是组织社会化研究。这一研究领域源于 Maanen van 和 Schein（1979）的工作，并逐渐发展成为人力资源管理中的一个地位稳固的兴趣领域。组织社会化关注的是学习内容和过程，新人可以通过这种学习在组织中发展，从而进入新的角色或新的职位（Chao et al.，1994）。

学者们开展了多项研究，深入了解新人在新环境中进行社交和融入社会的方式，以便提高员工参与度、生产力和对组织的满意度（Saks and Gruman，2011）。Morrison 认识到，组织中的新人会积极寻找信息，在以下四个特定领域发展自己：任务掌握、角色明确、文化适应和社会融合（Kammeyer-Mueller and Wanberg，2003；Morrison，1993，pp. 173-183）。这些领域与转型在医学教育中面临的最大障碍非常相似，其中，角色明确和文化适应两个领域在不同的医学转型研究中都尤其突出（Brown et al.，2009；Tallentire et al.，2011；Westerman et al.，2010）。这些有关新人发展适应新的环境的概念和医学教育中的过渡的特点存在相似性，这说明了这些启示对于帮助医学生或过渡期医生的干预措施是有效的。

组织社会化研究中描述过渡的另一个关键特征是将过渡看作一个社会过程，在这个过程中，与新同事的互动和关系的形成对于减少新人角色的不确定性至关重要，有助于促进融合和社会化的过程（Fang et al.，2011；Feldman，1976；Morrison，2002；Yellin，1999）。20 世纪 60 年代，Becker 的著作《白衣男孩：医学院的学生文化》面世，其中就已经承认了社会化和过渡作为社会过程的重要性，Becker 在书中描述了医学生在进入临床环境后，如何努力适应和融入环境，与临床指导老师、护士和同学们进行交流合作（Becker et al.，1961）。

当我们将问题化的方法应用于组织社会化的过渡视角时，可以得出以下结论。过渡是一种社会过程，在这个过程中，新人处于寻找信息的状态，这些信息可能与他们的新任务、新角色和现行文化有关。大多数组织社会化研究的基本原理是提高和改进组织内新人的生产力和参与度。这种方法为支持过渡期个人提供了宝贵的见解和策略，尽管如此，对角色明确和社会互动的关注并没有解决医学教育领域中存在的过渡问题。例如，医学生很难将先前获得的知识迁移到临床推理的实践中去。

建构主义教育学视角下的过渡

本文回顾的第四种关于过渡的观点是教育学观点。教育学是教与学的科学，涵盖了一系列的观点，这里重点讨论 Piaget 和 Vygotsky 的建构主义理论之间的联系。

Piaget 作品的一个重要特征是对平衡的基本需求。虽然 Piaget（1896—1980）是一位生物学家，但他主要研究认知发展过程和智力的本质。Piaget 仔细观察了儿童应对问题和具有挑战性任务的方法，了解他们如何解决问题和完成挑战性任务。他描述了儿童和成人与所处环境的互动会如何形成体验，这些体验既可能符合儿童的参考心理模型，也可能不符合。如果一种体验符合预期，这种体验就很容易被同化，也就是个体把外界刺激所提供的信息——符合预期的体验——整合到自己原有认知结构内。然而，当个体发现自己处于过渡阶段，他们可能会经历新的、意想不到的事情，平衡就会被破坏。个体相当于本文所述的医学生或医生。不同个体对不平衡的反应不同，可能会困惑或愤怒，但最终会通过学习、改变行为或改变环境来找到新的平衡（Piaget，1950）。改变的范围可能取决于体验的新奇性和个人选择投入新环境的努力程度（Newell and Simon，1972）。

另一位建构主义理论家 Vygotsky，常被称为社会文化学习理论之父，他把学习和教学概念化为一种社会和文化现象，而不是发生在个人头脑中的过程（Kozulin et al.，2003）。Vygotsky 提出了“最近发展区”（ZPD）的概念，指“独立解决问题所达到的实际发展水平（真实水平）与在成人指导下或与更有能力的同伴合作解决问题所达到的潜在发展水平（潜能水平）之间的差距”（Vygotsky，1978，pp. 79-91）。

Chaiklin 指出了“最近发展区”概念中与医学教育中的过渡具有一致性的几个方面（Chaiklin，2003）。通过这些与过渡相关的特征可以清楚地看到，ZPD 的概念为医学教育提供了另一种看待过渡的视角。Chaiklin 区分了客观的 ZPD 和主观的 ZPD。客观 ZPD 相当本文所述的个体需要在特定时期内形成的、使其能顺利进入下一阶段的心理机能。如刚进入专科培训的医生（specialist registrar）必须培养诊断和治疗患者的能力，并准备好为影响患者的决策负责。此外，大部分专科培训医师也到了成家和买房的年龄。这些方面的转变并不仅限于任何一个医生，它们的存在也不取决于医生的差异，因此属于客观 ZPD。主观 ZPD 指的是个人能力满足下一阶段要求的程度。它有助于确定个人需要发展的方面。Vygotsky 提出的 ZPD 解释了为什么人们面对同样的过渡会有不同的反应。从问题化的视角出发，ZPD 关注的是特定过渡期中个人的潜力及其内在要求，而不是已经具备的能力。在使用 ZPD 的概念时，人们着眼于过渡的可能结果，而不是倒回去寻找过渡期存在的原因。这个概念既体现了对个人能力的重视，也考虑到了过渡环境所提供的可能性和限制，并将二者有机结合。

干预措施和未来研究方向

本章介绍医学教育连续体中的三种主要过渡，分别是从临床前医学培训到临床医学培训的过渡，从医学生到专陪医生的过渡，以及从专科培训医生到能在医院独立实践的顾问医师的过渡。医学职业生涯中，这些过渡期要求极度严格，存在许多具有挑战性的新事物，从未知的任务和伴随着责任的新角色，到新的环境和不熟悉的同事，这些新事物构成了过渡期的特征。过渡的强度则体现在高压力水平和倦怠上，这两点也被诸多报告反复讨论（Bogg et al.，2001；Firth-Cozens，1987）。

有关这些过渡的研究能够提供有用的信息，有助于衡量培训计划内容与医学生涯下一阶段实际工作之间的一致性，从而评估医学教育体系的优劣。在医学教育领域，过渡被概念化为应得到修正的现存问题或潜在威胁，最常见的修正方法是课程改革。毋庸置疑，医学教育必须使准医生们做好最佳准备，使他们具备未来职业生涯所需的医学知识和通用能力，这至关重要。然而，这些建议措施往往忽略了过渡是在环境和文化中进行的，通常伴有鲜明的社会特征和不确定性，而这些不一定会因课程改革而改变。将过渡作为个人问题来处理，认为培训能使个人准备得更加充分，从而解决问题的理念没有考虑到过渡过程中心理和社会力量的作用。本章回顾了从其他学科的角度认识过渡的方法，这些方法可以为未来的研究和干预措施的发展提供参考。前文介绍了一些来自心理学和社会学文献的观点，说明了如何将过渡当作个人发展的机会，并承认过渡期的个人与其应对策略、通过预先培训所做的准备、过渡的环境、过渡的社会文化特征之间存在复杂的相互作用。

干预措施

多种因素之间错综复杂的相互作用是过渡的特点之一，包括通过培训做好的准备、影响个人认知和应对策略的心理特征，以及来自同事、朋友和组织的支持等背景因素，因此可以采取多种干预措施帮助过渡期的医疗专业人员。

显然，无论医学培养方案是针对院校教育阶段还是毕业后教育阶段，都应努力使课程内容和医学生涯下一阶段所需的能力之间达到最佳一致的水平。培养方案既要注重医学概念上的胜任力和医学实践胜任力，也要注重沟通、协作、管理和职业技能等通用能力。如果将过渡看作所有医生的职业生涯中反复出现且不可避免的阶段，认为过渡阶段可能有一定价值，那么为了应对过渡，一些准备工作必不可少。虽然许多课程鼓励自主学习，但必要的技能却很少能得到有意识的训练。更明确地重视主动学习和应对即将来临的过渡期所需的技能，可能会对许多医学生和医生有所裨益。

人格特征和应对策略等心理因素在过渡期中起到重要的促进作用或阻碍作用，这些因素并不太可能因为课程改革或过渡课程而发生改变。因此，另一类干预措施的目的是增加对过渡期个体的支持和指导，具体对象包括处在过渡期的医学生、专科培训医师、顾问医师。导师指导、同伴支持小组、入学时提供的组织情况介绍项目等多种措施都能实现支持和指导的目的。比如，Roberts 等发现对新入职的精神科医师进行指导，有助于他们适应新的工作岗位（Roberts et al.，2002）。组织心理学研究文献还提供了另一个例子，证明组织社会化活动能够有效地让新员工参与到组织中，提升新人的幸福感（Saks and Gruman，2011）。

这些干预措施的目的都是缓解过渡期面临的压力，使员工更好地具备新职位所需的技术和能力，或增加过渡期间的支持。我们可以推测出第三种干预措施的存在，但这种干预措施可能更难实现。这种干预措施与 Chaiklin 对 Vygotsky 最近发展区的描述相吻合（Chaiklin，2003），旨在增强学生和学员的能力，使他们更好地适应和应对新的环境、角色和系统，并将过渡作为个人快速发展的机会。

未来研究方向

未来研究医学职业发展道路上的过渡有多种可能性，本文将简要讨论几种方向。在介绍这些未来研究的具体领域之前，我们呼吁未来的研究者，应首先阐述过渡期内出现的某些现象，而不仅仅是描述这些现象。研究者要在概念框架的基础上进行深入的阐释型研究，确定事物如何以及为什么与现有理论相联系（Bordage，2009；Cook et al.，2008）。目前，对过渡过程中的许多问题的理解仍然不够深入，因此，制定以促进过渡为目标的措施成为了一项艰巨的任务。本文介绍了不同的理论观点——从涵盖人类发展的心理学概念，到组织管理学文献中关于新人进入新环境的概念，这些理论观点可作为未来医学领域过渡研究的概念框架。

正如本章所述，通过预先培训做好的准备、影响个人感知和应对策略的心理特征、环境因素之间存在着的复杂相互作用，都构成了过渡的特征。为了更好地理解过渡，可以根据这种相互作用来确定未来研究的具体领域。首先，未来的研究可以关注实习生或顾问医师如何应对他们所面临的颠覆性因素和变化，确定哪些应对策略或心理特征可以促进或抑制过渡期的进展。其次，在过渡过程中的环境因素方面，未来的研究可以关注社会支持的作用，将重点放在医院如何能最好地促进新人融入组织上。再次，过渡期及过渡期相关研究提供了一个新的视角，有助于观察医学培养方案的有效性，并可以作为课程的评估工具。因此，过渡研究能够调查预先培训对过渡过程的影响。比如，未来的研究可以探讨通用胜任力在过渡期中的重要性，也可以调查胜任力导向医学教育的效果。胜任力导向教育是否比基于过程的、以学习为基础的、以知识获取为中心的传统课程更能切实帮助准医生为适应现实世界和应对不断变化的社会需求做好准备？此外，对医学职业发展道路上的过渡的深入理解，有助于基于证据的干预措施的实施，也拓展了未来研究的领域，形成了新的研究方向。研究可以关注导师指导项目或同伴支持小组对过渡期个人的有益影响。最后，未来的研究可以深入探索将过渡视为学习机会的方法（Kilminster et al.，2011），进一步调查如何将过渡从威胁转变为学习机会，以及如何在学习过程中更好地指导学生和新手医生度过这一阶段。

研究过渡需要综合多种方法，无论是定性研究，还是定量研究，大多数关于过渡的研究都是基于横断面的研究设计。然而，横断面的研究设计不能对过渡过程进行实际调查，而正是这些过程构成了过渡的本质（Thomson and Holland，2003）。因此，应该用纵向设计的研究来调查个体在过渡过程中的进展。在纵向跟踪调查的后续随访中，可以根据研究问题收集定性和定量数据。最后，对学生或实习生进行跟踪调查可以从个人经验和认知中归纳出适用于更大群体的概念或见解，从而更好地了解医学职业生涯中的过渡。

结论

- 在从医学教育的一个阶段过渡进入下一个阶段时，个人必须应对各种变化，包括新的临床和非临床任务、新的角色及其伴随的责任、新同事等。

- 教育、心理和环境因素之间复杂的相互作用是医学教育过渡的显著特点。
- 可以将过渡作为折射当前医学教育体系优劣的棱镜。
- 当代医学教育认为过渡是应加以预防的威胁，而非个人和专业发展的机会。
- 在解决如何支持过渡期个体的问题上，来自心理学的相关研究具有重要的启示作用。

参考文献

Adams, J., Hayes, J., and Hopson, B. (1976) *Transition, understanding and managing personal change*. Martin Robertson and Company, London.

Alvesson, M., and Sandberg, J. (2011) Generating research questions through problematization. *Acad Manag Rev*. 36: 247–271

Babaria, P., Abedin, S., and Nunez-Smith, M. (2009) The effect of gender on the clinical clerkship experiences of female medical students: results from a qualitative study. *Acad Med*. 84: 859–866

Bannon, M. (2006) What's happening in postgraduate medical education? *Arch Dis Childh*. 91: 68–70

Beck, A.H. (2004) The Flexner Report and the Standardization of American Medical Education. *JAMA*. 291: 2139–2140

Becker, H.S., Blanche, G., Hughes, E.C., and Strauss, A.L. (1961) *Boys in White: Student Culture in Medical School*. Chicago: University of Chicago Press

Beckett M., Hulbert D., and Brown R. (2006) The new consultant survey 2005. *Emerg Med J*. 23: 461–463

Bernabeo, E.C., Holtman, M.C., Ginsburg, S., Rosenbaum, J.R., and Holmboe, E.S. (2011) Lost in transition: the experience and impact of frequent changes in the inpatient learning environment. *Acad Med*. 86: 591–598

Blair, S.E.E. (2000) The centrality of occupation during life transitions. *Br J Occup Ther*. 63: 19–25

Bogg, J., Gibbs, T., and Bundred, P. (2001) Training, job demands and mental health of pre-registration house officers. *Med Educ*. 35: 590–595

Bordage, G. (2009) Conceptual frameworks to illuminate and magnify. *Med Educ*. 43: 312–319

Brennan, N., Corrigan, O., Allard, J. et al. (2010) The transition from medical student to junior doctor: today's experiences of Tomorrow's Doctors. *Med Educ*. 44: 449–458

Brissette, I., Scheier, M.F., and Carver, C.S. (2002) The role of optimism in social network development, coping, and psychological adjustment during a life transition. *J Personality Soc Psychol*. 82: 102–111

Brown, J. (2010) Transferring clinical communication skills from the classroom to the clinical environment: perceptions of a group of medical students in the United Kingdom. *Acad Med*. 85: 1052–1059

Brown, J., Chapman, T., and Graham, D. (2007) Becoming a new doctor: a learning or survival exercise? *Med Educ*. 41: 653–660

Brown, J., Ryland, I., Shaw, N., and Graham, D. (2009) Working as a newly appointed consultant: a study into the transition from specialist registrar. *Br J Hosp Med (Lond)*. 70: 410–414

Calman, K.C. and Donaldson, M. (1991) The pre-registration house officer year: a critical incident study. *Med Educ*. 25: 51–59

Cave, J., Woolf, K., Jones, A., and Dacre, J. (2009) Easing the transition from student to doctor: how can medical schools help prepare their graduates for starting work? *Med Teach*. 31: 403–408

Chaiklin, S. (2003) The zone of proximal development in Vygotsky's analysis of learning and instruction. In A. Kozulin, B. Gindis, V.S. Ageyev, et al. (eds) *Vygotsky's Educational Theory in Cultural Context* (pp. 39–64). Cambridge: Cambridge University Press

Chao, G.T., O'Leary-Kelly, A.M., Wolf, S., Klein, H.J., and Gardner, P.D. (1994) Organizational Socialization: Its content and consequences. *J Appl Psychol*. 79: 730–743

Conn, J.J., Dodds, A.E., and Colman, P.G. (2003) The transition from knowing to doing: teaching junior doctors how to use insulin in the management of diabetes mellitus. *Med Educ*. 37: 689–694

Cook, D.A., Bordage, G., and Schmidt, H.G. (2008) Description, justification and clarification: a framework for classifying the purposes of research in medical education. *Med Educ*. 42: 128–133

Cooke, M., Irby, D.M., Sullivan, W., and Ludmerer, K.M. (2006) American Medical Education 100 Years after the Flexner Report. *N Engl J Med*. 355: 1339–1344

Dornan, T. and Bundy, C. (2004) What can experience add to early medical education? Consensus survey. *BMJ*. 329: 834

Dornan, T., Littlewood, S., Margolis, S.A., Scherpbier, A., Spencer, J., and Ypinazar, V. (2006) How can experience in clinical and community settings contribute to early medical education? A BEME systematic review. *Med Teach*. 28: 3–18

Fang, R., Duffy, M.K., and Shaw, J.D. (2011) The organizational socialization process: review and development of a social capital model. *J Manag*. 37: 127–152

Feldman, D.C. (1976) A contingency theory of socialization. *Adm Sci Q*. 21: 433–452

Firth-Cozens, J. (1987) Emotional distress in junior house officers. *BMJ*. 295: 533–536

Flexner, A. (1910) *Medical Education in the United States and Canada: A report to the Carnegie Foundation for the Advancement of Teaching [Carnegie Foundation Bulletin No.4]*. New York: Carnegie Foundation for the Advancement of Teaching

George, L.K. (1993) sociological perspectives on life transitions. *Annu Rev Sociol*. 19: 353–373

Hannon, F.B. (2000) A national medical education needs' assessment of interns and the development of an intern education and training programme. *Med Educ*. 34: 275–284

Harden, R.M. (2002) Developments in outcome-based education. *Med Teach*. 24: 117–120

Harden, R.M. (2007) Outcome-based education: the future is today. *Med Teach*, 29, 625–629.

Hayes, K., Feather, A., Hall, A. et al. (2004) Anxiety in medical students: is preparation for full-time clinical attachments more dependent upon differences in maturity or on educational programmes for undergraduate and graduate entry students? *Med Educ*. 38: 1154–1163

Healy, P. (2005) Foucault: Problematization, Critique and Dialogue. In P. Healey (ed.) *Rationality, hermeneutics, and dialogue: toward a viable postfoundationalist account of rationality* (pp. 64–87). Aldershot: Ashgate Publishing Ltd

Higgins, E.T. (1995) The four a's of life transition effects: attention, accessibility, adaptation, and adjustment. *Social Cognition*. 13: 215–242

Higgins, R., Gallen, D., and Whiteman, S. (2005) Meeting the non-clinical education and training needs of new consultants. *Postgrad Med J*. 81: 519–523

Jacobs, J.C., Bolhuis, S., Bulte, J.A., Laan, R., and Holdrinet, R.S. (2005) Starting learning in medical practice: an evaluation of a new Introductory Clerkship. *Med Teach*. 27: 408–414

Kammeyer-Mueller, J.D. and Wanberg, C.R. (2003) Unwrapping the organizational entry process: Disentangling multiple antecedents and their pathways to adjustment. *J Appl Psychol*. 88: 779–794

Kilminster, S., Zukas, M., Quinton, N., and Roberts, T. (2010) Learning practice? Exploring the links between transitions and medical performance. *J Health Organ Manag*. 24: 556–570

Kilminster, S., Zukas, M., Quinton, N., and Roberts, T. (2011) Preparedness is not enough: understanding transitions as critically intensive learning periods. *Med Educ*. 45: 1006–1015

Kling, K. C., Ryff, C. D., Love, G., and Essex, M. (2003) Exploring the influence of personality on depressive symptoms and self-esteem across a significant life transition. *J Pers Soc Psychol*. 85: 922–932

Kozulin, A., Gindis, B., Ageyev, V.S., and Miller, S.M. (2003) Socio-cultural theory and education: Students, teachers and knowledge. In A. Kozulin, B. Gindis, V.S. Ageyev et al. (eds) *Vygotsky's Educational Theory in Cultural Context* (pp. 1–12). Cambridge: Cambridge University Press

Lempp, H., Cochrane, M., Seabrook, M., and Rees, J. (2004) Impact of educational preparation on medical students in transition from final year to PRHO year: a qualitative evaluation of final-year training following the introduction of a new year 5 curriculum in a London medical school., *Med Teach*. 26: 276–278

Levinson, D.J., Darrow, C., Klein, E., Levinson, M., and McKee, B. (1978) *The Seasons of a Man's Life*. New York: Ballantine Books

Littlewood, S., Ypinazar, V., Margolis, S. A., Scherpbier, A., Spencer, J., and Dornan, T. (2005) Early practical experience and the social responsiveness of clinical education: systematic review. *BMJ*. 331: 387–391

Ludmerer, K.M. and Johns, M.M.E. (2005) Reforming graduate medical education. *JAMA*. 294: 1083–1087

Maanen van, J. and Schein, E.H (1979) toward a theory of organizational socialization. *Res Organ Behav*. 1: 209–264

MacDonald, J. and Cole, J. (2004) Trainee to trained: helping senior

psychiatric trainees make the transition to consultant. *Med Educ.* 38: 340–348
Matheson, C. and Matheson, D. (2009) How well prepared are medical students for their first year as doctors? The views of consultants and specialist registrars in two teaching hospitals. *Postgrad Med J.* 85: 582–589
Matheson, C., Matheson, D., Saunders, J., and Howarth, C. (2010) The views of doctors in their first year of medical practice on the lasting impact of a preparation for house officer course they undertook as final year medical students., *BMC Med Educ.* 10: 48
McKinstry, B., Macnicol, M., Elliot, K., and Macpherson, S. (2005) The transition from learner to provider/teacher: the learning needs of new orthopaedic consultants. *BMC Med Educ.* 5: 17
Molenaar, W. M., Zanting, A., van Beukelen, P. et al. (2009) A framework of teaching competencies across the medical education continuum. *Med Teach.* 31: 390–396
Morrison, E.W. (1993) Longitudinal study of the effects of information seeking on newcomer socialization. *J Appl Psychol*, 78: 173–183
Morrison, E. W. (2002) Newcomers' relationships: the role of social network ties during socialization. *Acad Manage J*, 45, 1149–1160.
Morrow, G., Illing, J., Burford, B., and Kergon, C. (2009) Are specialist registrars fully prepared for the role of consultant? *Clin Teach.* 6: 87–90
Neville, A.J.M. and Norman, G.R.P. (2007) PBL in the undergraduate MD program at McMaster University: three iterations in three decades. *Acad Med.* 82: 370–374
Newble, D., Stark, P., Bax, N., and Lawson, M. (2005) Developing an outcome-focused core curriculum. *Med Educ.* 39: 680–687
Newell, A. and Simon, H.A. (1972) *Human problem solving*. Englewood Cliffs, NJ: Prentice Hall
Nicholson, N. (1990) The transition cycle: causes, outcomes, processes and forms. In Fisher, S., and Cooper, C.L. (eds) *On the Move: the Psychology of Change and Transition* (pp. 83–108). New York: John Wiley & Sons Inc.
Nikendei, C., Kraus, B., Schrauth, M., Briem, S., and Junger, J. (2008) Ward rounds: how prepared are future doctors? *Med Teach.* 30: 88–91
Norman, G.R. and Schmidt, H.G. (1992) The psychological basis of problem-based learning: a review of the evidence. *Acad Med.* 67: 557–565
O'Brien, B., Cooke, M., and Irby, D.M. (2007) Perceptions and attributions of third-year student struggles in clerkships: do students and clerkship directors agree? *Acad Med.* 82: 970–978
O'Brien, B.C. and Poncelet, A.N. (2010) Transition to clerkship courses: preparing students to enter the workplace. *Acad Med.* 85: 1862–1869
O'Neill, P.A., Jones, A., Willis, S.C., and McArdle, P.J. (2003) Does a new undergraduate curriculum based on Tomorrow's Doctors prepare house officers better for their first post? A qualitative study of the views of pre-registration house officers using critical incidents. *Med Educ.* 37: 1100–1108
Piaget, J. (1950) *The Psychology of Intelligence*. London: Routledge
Poncelet, A. and O'Brien, B. (2008) Preparing medical students for clerkships: a descriptive analysis of transition courses. *Acad Med.* 83: 444–451
Prince, K.J., Boshuizen, H.P., van der Vleuten, C.P.M., and Scherpbier, A.J. (2005) Students' opinions about their preparation for clinical practice., *Med Educ.* 39: 704–712
Prince, K.J., Van de Wiel, M., Scherpbier, A.J., van der Vleuten, C.P.M., and Boshuizen, H.P. (2000) A qualitative analysis of the transition from theory to practice in undergraduate training in a PBL-medical School. *Adv Health Sci Educ Theory Pract.* 5: 105–116
Prince, K.J., Van de Wiel, M., van der Vleuten, C.P.M., Boshuizen, H.P., and Scherpbier, A.J. (2004) Junior doctors' opinions about the transition from medical school to clinical practice: a change of environment. *Educ Health.* 7: 323–331
Radcliffe, C. and Lester, H. (2003) Perceived stress during undergraduate medical training: a qualitative study. *Med Educ.* 37: 32–38
Roberts, G., Moore, B., and Coles, C. (2002) Mentoring for newly appointed consultant psychiatrists. *Psychiatr Bull.* 26: 106–109
Saks, A.M. and Gruman, J.A. (2011) Getting newcomers engaged: the role of socialization tactics. *J Manag Psychol.* 26: 383–402
Scheele, F., Teunissen, P., Van, Luijk, S. et al. (2008) Introducing competency-based postgraduate medical education in the Netherlands. *Med Teach.* 30: 248–253
Schlossberg, N.K. (1981) A model for analyzing human adaptation to transition. *Couns Psychol.* 9: 2–18
Shacklady, J., Holmes, E., Mason, G., Davies, I., and Dornan, T. (2009) Maturity and medical students' ease of transition into the clinical environment. *Med Teach.* 31: 621–626
Sylvia, R.C., Richard, L.C., and Yvonne, S. (2008) Role modelling—making the most of a powerful teaching strategy. *BMJ.* 336: 718–721
Tallentire, V.R., Smith, S.E., Skinner, J., and Cameron, H.S. (2011) Understanding the behaviour of newly qualified doctors in acute care contexts. *Med Educ*, 45, 995–1005.
Teunissen, P.W. and Westerman, M. (2011a) Opportunity or threat; ambiguity in the consequences of transitions in medical education. *Med Educ.* 45: 51–59
Teunissen, P.W. and Westerman, M. (2011b) Junior doctors caught in the clash: the transition from learning to working explored. *Med Educ.* 45: 968–970
Thomson, R. and Holland, J. (2003) Hindsight, foresight and insight: The challenges of longitudinal qualitative research. *Int J Soc Res Methodol.* 6: 233–244
van Hell, E.A., Kuks, J.B., Schonrock-Adema, J., van Lohuizen, M.T., and Cohen-Schotanus, J. (2008) Transition to clinical training: influence of pre-clinical knowledge and skills, and consequences for clinical performance. *Med Educ.* 42: 830–837
Vardi, Y. (2000) Psychological empowerment as a criterion for adjustment to a new job. *Psychol Rep.* 87: 1083–1093
Vygotsky, L.S. (1978) Interaction between learning and development. M. Lopez- Morillas, (Trans) In M. Cole, V. John-Steiner, S. Scribner, et al. (eds) *Mind in Society: The Development of Higher Psychological Processes* (pp. 79–91). Cambridge, MA: Harvard University Press
Walker, L.G., Haldane, J.D., and Alexander, D.A. (1981) A medical curriculum: evaluation by final-year students. *Med Educ.* 15: 377–382
Wall, D., Bolshaw, A., and Carolan, J. (2006) From undergraduate medical education to pre-registration house officer year: how prepared are students? *Med Teach.* 28: 435–439
Walton, H.J. and Matthews, M.B. (1989) Essentials of problem-based learning. *Med Educ.* 23: 542–558
Westerman, M., Teunissen, P.W., Fokkema, J.P.I., et al. (2013) The transition to hospital consultant and the influence of preparedness, social support, and perception; a structural equation modeling approach. *Med Teach.* Mar 25. [Epub ahead of print]
Westerman, M., Teunissen, P.W., van der Vleuten, C.P.M., et al. (2010) Understanding the transition from resident to attending physician: a transdisciplinary, qualitative study. *Acad Med.* 85: 1914–1919
White, C.B. (2007) Smoothing out transitions: how pedagogy influences medical students' achievement of self-regulated learning goals. *Adv Health Sci Educ Theory Pract.* 12: 279–297
Wijnen-Meijer, M., ten Cate, O.T., van der Schaaf, M. and Borleffs, J.C. (2010) Vertical integration in medical school: effect on the transition to postgraduate training. *Med Educ.* 44: 272–279
Wilkie, G., and Raffaelli, D. (2005) In the deep and: making the transition from SpR to consultant. *Adv Psychiatr Treat.* 11: 107–114
Wilkinson, T.J. and Harris, P. (2002) The transition out of medical school—a qualitative study of descriptions of borderline trainee interns. *Med Educ.* 36: 466–471
Willis, S.C., Jones, A., and O'Neill, P.A. (2003) Can undergraduate education have an effect on the ways in which pre-registration house officers conceptualise communication? *Med Educ.* 37: 603–608
Yardley, S., Littlewood, S., Margolis, S.A., et al. (2010) What has changed in the evidence for early experience? Update of a BEME systematic review. *Med Teach.* 32: 740–746
Yellin, L.L. (1999) Role acquisition as a social process. *Sociol Inquiry.* 69: 236–256

第 7 部分

选拔　Selection

第 33 章

医学教育、培训和实践中的选拔 Selection into medical education, training and practice

Fiona Patterson

译者：陈心航　审校：吴红斌

医学教育的守门人必须总是在充满悔恨的告别中来回顾他们一直在做什么吗?

Henry Dicks

转载自 *British Medical Journal*，Henry V. Dicks，'Medical Education and Medical Practice'，2，p. 818，Copyright 1965，并获得 BMJ Publishing Group Ltd 的许可。

引言

选拔是准入医学教育的第一步评价，人们对如何最好地设计和验证选拔的方法和体系越来越感兴趣。已经发表了大量的相关研究论文，以探索可作为学生在医学院表现预测因素的选拔方法，并且有最新研究探索毕业后培训的选拔实践。本章概述了与选拔相关的关键概念以及医学教育中不同选拔方法的相对准确性。在这段概述之后，还对未来的研究议题提出了一些想法。

选拔考试中使用的评价与专业执照考试中的评价不同。在执照考试中，目标是评价培训结束时的能力，由受过培训的考官对个人胜任某项工作的能力做出判断。从理论上讲，所有候选者都可以通过评价。相比之下，在选拔情境中，如果候选者的数量超过了可供职位的数量，那么评价将依据个人排名。如果竞争激烈，有能力的候选者可能不会被给予机会。

在选拔评价中，目的是预测谁将成为一名合格的医生；换句话说，就是在培训开始前识别那些能成功完成培训的人员。此外，本科和毕业后的选拔目标可能不同；本科课程选拔主要侧重于学业能力，毕业后选拔更侧重于工作适应力。不能假设只有学业能力强的人才能通过医学培训成为好医生——其他技能和素质也需要从一开始就具备。在教育和培训的后期，某些能力和属性可能会变得更加重要，比如领导力和决策能力。

最近，关于医学院校的录取过程有很多争论（Prideaux et al.，2011）。面对有限的学生名额和大量的申请者，传统上，大多数院校在入学程序中依赖学业标准。普遍而言，学习成绩高几乎是最低的入学要求。这是基于这样一个假设，即一个好医生只要具备良好的学业能力，其所需要的技能是可以训练的。然而，研究人员认识到，未来的临床医生不应该仅仅根据学业表现标准来选拔（Greengross，1997；Hughes，2002；Reede，1999）。这是遵循了认知（如临床知识）和非认知属性（如同理心、沟通、正直）之间所谓的（有些人为的）标准来划分的（Prideaux et al.，2011）。从概念上来说，一个关键问题是院校是应该选拔那些将成为成功学生的人还是那些将成为合格临床医生的人（McManus，2003）。显然，作为学生的成功和作为医生的胜任力并不相互排斥，前者不一定是后者的条件。

在针对毕业后阶段现有的有限研究证据

中，选拔标准在专业内部和专业之间有所不同，在国家内部和国家之间也有所不同。设计选拔体系的一个重要考虑因素是主要利益相关者对所用方法的反馈（例如，对使用面试和智商测试的反馈）。这涉及选拔制度的政治有效性，其中利益相关者对所用方法的接受程度是决策的一个重要方面；利益相关者不仅包括申请者和招生人员，还包括更广泛的利益相关者，如政府、监管机构和公众（Patterson et al.，2012a）。

选拔中的关键概念

选拔过程

图 33.1 概述了设计和实施选拔体系所涉及的主要元素。该过程开始于对与目标角色表现相关的知识、技能、能力和素质的全面分析。该信息用于构建人员规范（以及适当的工作描述）。这用于决定哪些选拔工具最适合用来引出与选拔标准相关的申请者行为。在决定申请一个职位（或医学院校的一个位置）时，申请者将进行自我选拔，在那一步他们可以对自己的技能和能力是否适合特定的角色做出明智的判断。

这种深入的工作分析是产生有效选拔过程的基石，因为其目的是精准地确定合适的选拔标准。在工作分析研究中，研究人员使用各种方法，如直接观察和对新进入人员的访谈（Patterson et al.，2000）。已经在适合初级职业阶段（例如，进入专业培训）定义了这些标准后，这些信息被用于指导筛选选拔方法。该分析的输出应详细说明目标工作中的职责，并提供关于申请人所需的特定胜任力和特征的信息。

进行全面工作分析的重要性不容低估，一些人将工作分析描述为组织成功运作所需的几乎所有人力资源活动的基础（Mirabile，1990；Morgeson & Campion，1997；Oswald，2003；Siddique，2004）。在毕业后医学生选拔的背景下，在英国进行的工作分析研究已经确定了除临床知识和学业成就之外的广泛特质，需要考虑这些特质以确保医生在他们具有特殊才能的专业内接受培训和开展工作（Patterson et al.，2008）。这些发现支持这样一种观点，即识别所有专业共有的通用核心

技能（能力）和区分专业的专业特定能力

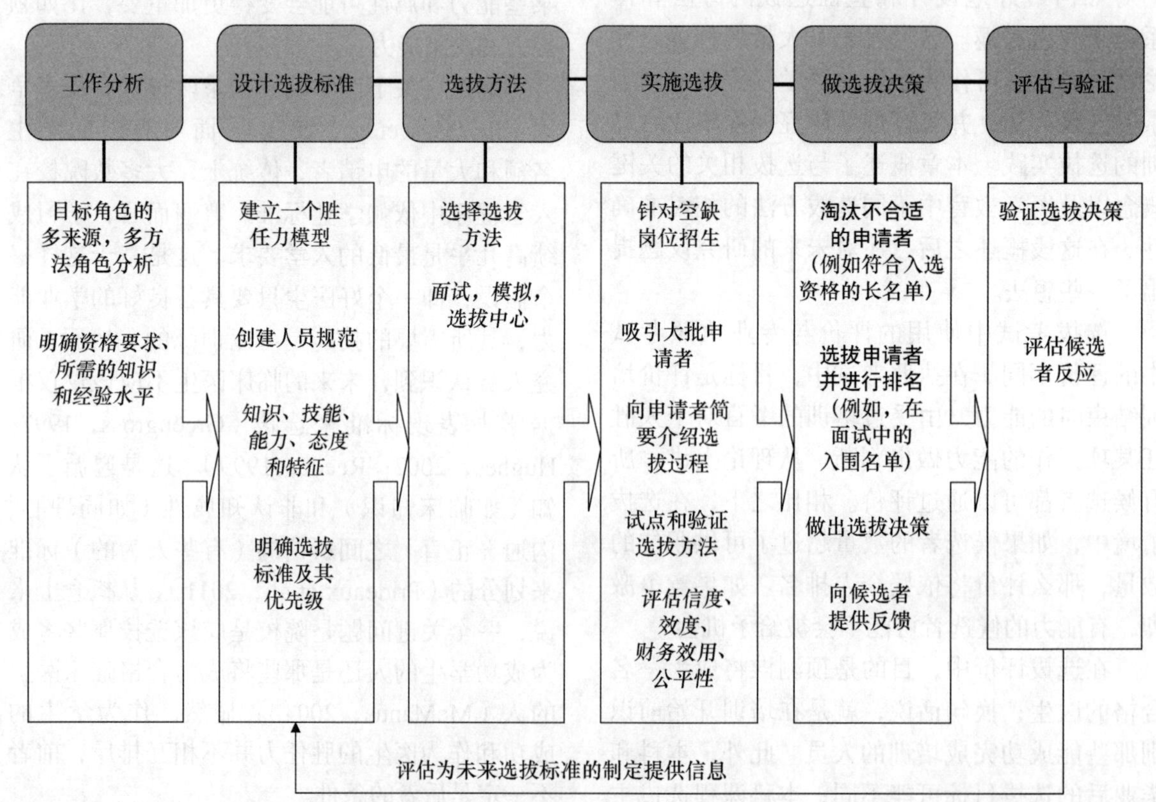

图 33.1 选拔过程

将有助于制定完整的毕业后医学生选拔标准，并为可靠、有效且合法的选拔体系提供基础（Patterson et al.，2008）。一旦做出选拔决策，指定的申请者将进入培训，应使用与初始选拔标准相关的学员表现信息来检验选拔工具的预测有效性（即选拔分数与后续培训评价和工作表现的关联程度）。

图 33.1 强调最佳选拔实践是一个双向选择的过程。为了吸引最好的学员，医学院校和医院都愈发意识到评估候选者对选拔过程的反应是至关重要的，尤其是在公平观念方面。由于大量的资源经常花费在选拔上，因此应评估其效用。此外，在选拔时收集的信息可用于为学员设计个性化的发展计划。

选拔中最佳实践的核心要素是明确的，但研究表明，这一过程中有两个要素往往没有得到有效实施。首先，许多组织未能进行彻底的工作分析，以准确识别与目标角色的胜任表现相关的关键知识、技能和行为。其次，验证类研究很少在组织中进行，因为它们既耗时又难以管理。这些研究通常需要跟踪学员从接受选拔到进入医学院进修到获得高级职位后几年内的表现。在医学教育和培训领域，有关本科生的选拔方面已经开展了更多的验证类研究。在这方面，研究已经探索了各种认知因素（例如以前在知识测试中的学习成绩）对考试成绩的预测有效性（Ferguson et al.，2002）。由于涉及标准化评价，用于判断医学院校表现的标准可能更容易被观察到。

研究表明，选拔的最佳实践是一个反复的过程。评估研究的结果应该用于审查初始的选拔标准和选拔方法的选择。另外，反馈可用于对选拔体系进行持续改进，以提高准确性和公平性。

在选拔和标准问题中开展有效性研究

开展有效性研究实际上很复杂，因为研究人员很少使用一个单一的预测因素来做出选拔决策。申请者将根据多种选拔标准（取决于他们在教育过程中所处的阶段）接受评判。鉴于医生角色的多面性，招生人员可能会设计多种选拔工具来评价选拔标准。因此，招生人员必须决定申请者是否必须在所有选择标准（非互补性）上获得高分，或者在某些标准上的高分是否可以弥补另一个标准上（互补性）的低分。实际上，招生人员可能会根据工作角色的性质为各种选拔标准分配不同的权重。例如，如果临床知识是最重要的标准，而申请者没有达到某个分数，则不可能进一步考虑选择他们。

理论上，评价效标相关效度（即选拔测量的分数预测未来结果的程度）的方法是使用预测性（或追踪调查）的研究设计。这种设计包括为候选者收集预测信息（从选拔工具，如面试评分，考试成绩），然后跟踪收集他们的表现数据（如在他们就业后第一年的表现或在医学院校的考试表现）。然后，通过检验选拔中的分数和后续标准数据之间的相关性（例如，通过相关的基于工作的评价）来评价预测效度。Cohen（1988）将效度系数定义为在 $r = 0.1$ 以下为弱，在 $r = 0.3$ 以下为中等，在 $r = 0.5$ 以上为强。研究表明，在实地研究中获得超过 $r = 0.5$ 的效度系数是不寻常的（Salgado et al.，2001）。然而，研究一致表明，效度系数远小于 $r = 1.0$ 可以为改进选拔实践提供基础（Anastasia & Urbina，1997）。这意味着选拔和标准数据之间相对较低的相关性仍然可以提供有用的信息来推动选拔程序的改进。

在实践中开展验证类研究存在许多问题。一个主要问题是获取适当的公开数据来验证选拔过程。通常，用于测量工作角色表现的标准与用于选拔的标准不匹配。相反，有时标准和预测因素是相似的（例如，使用基于知识的测试来预测医学院校中的考试表现），这可能导致常见方法差异和内容重叠的问题。理想情况下，在进行预测性有效性研究之前，预测分数不应用于做出选拔决策。实际上，这很难实现，因此对于进行适当的验证来说，进行预试验至关重要。框 33.1 给出了在选拔中进行有效性研究时需要考虑的三个重要误差来源，包括抽样、测量精度和范围限制方面的问题。

选拔程序的效度

任何单一的有效性研究都不可能对选拔方法的效度提供明确的答案。这是因为特定的研究只能在相关人员的样本上开展，并且必须

框 33.1 有效性研究中的误差来源

抽样误差

如果在有效性研究中使用相对较小的样本，所获得的结果可能会受到样本中少数异常结果的过度影响。

随着样本量的增加，可以获得更可靠的结果。

测量精度差

在验证过程的预测阶段（即选拔方法）和标准阶段（即工作表现）对特质的测量都存在非系统性误差。获得分数中的这种误差（不可靠性）将降低预测值和标准值之间观察到的相关性上限：误差是非系统性和随机的，因此预测因素或标准分数的这一要素将不会与任何因素系统地相关联。这意味着随着信度的降低，预测因素和标准之间的最大可能相关性将降低。

受限的分数范围

有效性研究中使用的样本人群可能无法提供针对预测因素或标准或两者一起在理论上可能的全部范围的分数。有限的分数范围在限制两个变量之间的线性相关的大小上具有直接的统计效应。因此，与不可靠性一样，样本中的范围限制有助于降低观测到的相关系数的大小。

在特定的时间使用特定的措施开展。因此，可能存在特定的因素，如抽样、测量和研究的时机，它们会以某种方式影响结果。为了评价特定选拔程序的效度，需要进行不止一项研究设计，从而使误差最小化。大多数选拔系统结合了几个预测因素，如申请者在面试中的分数，以及学业成就等。

在有效性研究中，一个关键的考虑是增加另一个预测因素在提升选拔过程的预测能力中的价值。这被称为增值效度。例如，招生人员可能想知道使用个性测试（而不是仅仅依靠面试分数）将如何提高效度。关于特定选拔工具的增值效度信息是有价值的，因为它允许组织进行包含附加工具的成本效益分析。

候选者反应与组织公正理论

候选者对不同招生方法的反应至关重要（Hausknecht et al., 2004）。大量的研究试图确认申请者对选拔方法的看法。研究倾向于使用组织公正理论解释影响申请者反应的不同因素。分配公正聚焦于两个方面的感知，一是公平（即选拔结果与申请者的预期一致）；二是平等（即申请者在选拔过程中拥有相同机会的程度）。程序公正是指选拔过程的形式特征，如提供的信息和反馈、选拔过程的工作相关性以及参与选拔过程的员工的能力水平（即招聘人员的有效性）（Anderson et al., 2001）。

四个主要因素似乎是导致申请者积极申请的原因，这些程度上在一定与选拔方法有关。四个主要因素是：

- 基于全面的工作分析并呈现与工作相关
- 不侵犯个人隐私
- 不要违背程序或分配公正的期望
- 允许申请者亲自与招生人员会面

研究文献还表明，申请者更希望拥有多种机会来展示他们的技能（如在选拔中心），且更喜欢对所有申请者进行一致管理的选拔系统。特别是当竞争比率很高时，申请者的反应和候选者对公平竞争的期望十分关键。

在医学选拔的情境下，研究人员使用组织公正理论来检验候选者对英国毕业后选拔过程的反应（Patterson et al., 2011b）。研究人员发现，候选者认为高仿真的选拔方法（如选拔中心和工作模拟）比起低仿真的方法（如机器标记的临床问题解决测试和情景判断测试）更与工作相关，也更公平。然而，这给组织带来了一个公正方面的困境，因为虽然高仿真的选拔方法更容易产生积极的候选者反应，但它们也比低仿真的选拔方法昂贵得多，尤其在大规模的选拔背景下。因此，在设计选拔系统时，应同时考虑成本和公正的视角（Patterson et al., 2011b）。在实践中，大多数选拔系统使用不同工具的组合来平衡过程的效度和实用性。

公平

公平的选拔和招募基于以下三个原则：①具有客观且有效的标准（通过适当的工作分析制定）；②由训练有素的人员进行准确、标准化的评价；③监测结果（图 33.2）。研究探讨了选拔程序对弱势群体（如少数族裔群体和妇女群体）的公平程度。首先，应该明确的是，一项测试不会仅仅因为不同分组的成员在测试中获得不同的分数而被定义为不公平或有偏见。男性和女性身高的平均数值不同，这并

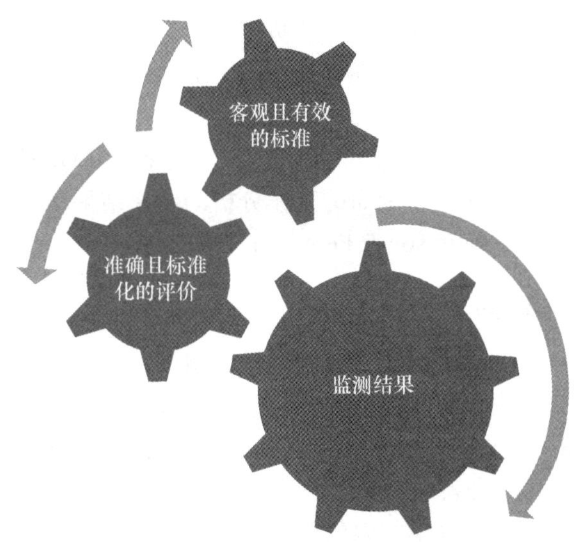

图 33.2　公平的选拔与招募

不意味着量尺是不公平的测量工具。然而，由于对选拔标准来说与工作相关很重要，如果工作可以由任何身高的人来做，那么用身高作为选拔标准是不公平的。通常情况下，选拔方法与工作表现的相关程度可以通过有效性研究来估计。因此，公平和效度显然是密切相关的。

研究发现，在成就方面的国际差异是医学教育的一贯特征（Woolf et al.，2011）——特别是在毕业后考试中，国际医学毕业生的分数往往低于国内医学毕业生（Eva et al.，2010）。然而，研究人员尚未能对这一现象背后的影响因素提供令人满意的解释。

选拔方法

在过去的几十年中，几个不同职业群体的研究人员概述了许多不同的选拔方法（Campion et al.，1997；Lievens & Thornton，2005；Salgado & Anderson，2002）。人们非常重视确认哪些方法是最可靠且有效的。然而，当前医学选拔的思想主张从关注方法的效度转向开发多方法选拔体系和程序性方法（van der Vleuten & Schuwirth，2005）。以下部分回顾了医学选拔中最重要的方法以及选拔体系设计的概念。

面试和多站式小型面试

在各种专门性职业的选拔过程中，面试无处不在（Campion et al.，1997）。面试在选拔过程的不同阶段中被使用，可以作为唯一的选拔方法，也可以与其他方法结合使用。面试可能在以下方面有所不同：

- 目的
- 持续时间
- 实施方式（例如电话、面对面、视频、电脑网络摄像头）
- 面试官人数（即一对一或小组）
- 结构化程度（即非结构化、半结构化或结构化）

研究一致表明，效标效度对于面试非常有效，其面试特征表现为结构化、基于全面的角色分析提出相关和标准化的问题、选用一组在最佳面试技术实践和和运用有效评分标准方面受过培训的面试官（Campion et al.，1988；Goho & Blackman，2006；McDaniel et al.，1994）。

Meta 分析研究发现结构化面试是工作表现的有效预测因素（McDaniel et al.，1994；Wiesner & Cronshaw，1988）。研究证据还表明，结构化面试比认知能力测试具有更高的增值效度（Cortina et al.，2000；Schmidt & Hunter，1998），并导致不同族裔群体之间相对较小的差异（Bobko et al.，1999）。对面试进行结构化也可能增加组织为选拔结果成功辩护的机会（Posthuma et al.，2002）。

另一方面，面试容易出现潜在的偏见和误差，包括：

- 刻板印象
- 首因效应（例如，仅根据第一印象做出判断，而不是让候选者有机会展示他们的技能——“我马上就知道他们是否是对的人”）
- 光环和晕轮效应（例如，选拔工具受到申请者的一个积极或消极特征的过度影响）
- 宽容

所有这些方面都有可能使得面试官对候选者的评价有偏差（Edwards et al.，1990）。

不幸的是，非结构化面试仍然被广泛用于各种专业的选拔，尽管它们的信度和预测效度低，且法律辩护性差（Klehe，2004；Terpstra et al.，1999；Williamson et al.，1997）。尽管有证据支撑面试是一般工作表现的良好预测因素，但对医学院准入面试的信度和效度的研究有限。Meta 分析显示，在一段持续 14 年时期内，医学院结构化选拔面试的评价者内部信度（即面试官对相似面试表现给出相似分数的程度）为 0.27 ～ 0.38(Kreiter et al.,2004)。此外，在面试形式和他们声称要测量的特征之间已经确认具有高度的差异性，这意味着不同类型的面试可能评价不同的应试者特征（Albanese et al.，2003）。此外，毕业后面试被证明易受面试官偏见的影响，即如果候选者的个性问卷得分与面试官相似，他们将获得优先评级（Quintero et al.，2009）。然而，一项关于加拿大牙科协会结构化面试的发展和实施的 5 年纵向研究（Meredith et al.，1982）表明，可以通过以下方式实现评价者内部信度平均达到 0.81：

- 进行全面的工作分析，以识别关键胜任力
- 使用关键事件技术来开发相关的结构化面试问题
- 适当培训面试官

这一发现表明，面试的信度和效度大小如何取决于实施全面的工作分析，以及根据已确定的胜任力与主要利益相关者合作开发面试问题的方法。

多站式小型面试（multiple mini-interview，MMI）是一种相对较新的方法，可以用来为医学院校招生面试。MMI 建立在客观结构化临床考试（OSCE）的形式上。MMIs 包括一系列简短的考站，每个考站使用一个标准化的简短面试场景和一个评分员（面试官）。MMI 的主要目的是克服传统面试技术的重测信度问题（Eva & Reiter，2004）。

国际上许多中心已经对 MMI 进行了研究，并且已经证明其具有良好的信度和效度（Eva et al.，2004a，b，2009；Roberts et al.，2008）。此外，候选者和面试官的反应都是积极的（Kumar et al.，2009；Razack et al.，2009）。MMI 已在全球多家学校成功实施（Harris & Owen，2007；Lemay et al.，2007；Roberts et al.，2008），并已被证明在毕业后职位的选拔合适人选方面是可靠且有效的（Hofmeister et al.，2009）。正在探究为医学和牙科专业选拔学生的 MMI 的财务效用（van der Vleuten，1996）。然而，最初的发现表明，MMIs 是有成本效益的，但比传统的面试需要更多的物理空间（Rosenfeld et al.，2008）。对于 MMIs 作为本科生和毕业后医学选拔工具的信度、可行性和可接受性正在形成共识（Dore et al.，2010；Dowell et al.，2012；Prideaux et al.，2011）。尽管有人认为，为了使 MMI 方法有效，MMI 考站的设计应与全面的工作分析的研究结果紧密结合（Patterson & Ferguson，2012）。

推荐信

大规模的实证研究一致表明，推荐信在预测工作表现方面往往不可靠且无效（McCarthy & Goffin，2001；Ferguson et al.，2003；Muchinsky，1979）。尽管有这些发现，推荐信在包括医学在内的各种专业选拔中被广泛使用，并且很可能在选拔过程中继续被用作附件材料（Muchinsky，1979；IRS Employment Review，2002）。现实中，即使推荐信在区分候选者方面往往很差，雇主们仍倾向于看重介绍信。在医学选拔的情境下，推荐人（或个人陈述）能提供的可靠证据是有限的，并且没有证据表明推荐人表达的东西与面试不同（Prideaux et al.，2011）。有趣的是，推荐信中报告出的低分数却可以提供信息。实际上，招生人员倾向于将推荐信用作学习经历记录，而不是用来给候选者排名。

在英国，本科生申请者被允许使用推荐信。然而，鉴于最近数据法规的变化，其信度往往令人怀疑，因为数据法规取消了以前一直存在的保密性（Hughes，2002）。在预测效度的研究中，Ferguson 等（2003）表明，通过大学和学院招生服务（UCAS）获取的推荐信不能预测临床前或临床工作表现。但是，各医学院校对通过 UCAS 申请获取的推荐信的重视程度有所不同（Parry et al.，2006）。

简历和申请表

简历通常是申请者和组织之间建立联系的最起始形式，并对随后的选拔过程产生影响。简历通常包括“硬性”可验证的条目，如教育和工作经验，以及“软性”条目，例如候选者的兴趣。然而，尽管它们被广泛使用，但简历的非标准化本质使得它们的预测效度是有问题的（Highhouse，2008）。

申请表经常被用作简历的替代品，它是面

向入围候选者的一种更结构化的选拔方法。通过申请表获得的信息以系统性的方式收集，使招生人员更容易客观地评价候选者是否适合某一特定职位，并对申请者们进行比较。申请表内容可能包括个人信息、教育背景、以往工作经验以及通过工作分析确定的胜任力等问题。申请表是选拔过程中至关重要的一部分，获取的信息质量因申请表的设计而异。研究表明，结构化的申请表可以提供关于候选者的有效信息，并且只要它们是根据基于工作分析获取的适当选拔标准来设计的，那么除了临床问题解决测试之外，它们也可以作为预测未来表现指标的增值效度（Patterson et al.，2009a）。然而，申请表的效度受到发展中的在线资源行业和提供问题标准答案的组织方面的威胁（Plint & Patterson，2010）。

学业记录

在一些国家，学业标准是医学院校选拔学生的主要考虑因素。传统上，医学院校选拔学生是基于预测或实际的期末考试结果，如英国的 A 级成绩。使用 A 级成绩进行选拔的一个问题是难以对获得 A 级成绩中类似高分的学生进行区分（McManus et al.，2005）。另一个担忧是，进入医学院校是具备排他性的，部分原因是 A 级成绩可能反映了学校教育类型和社会阶层（Nicholson，2005）。在美国和加拿大，学生申请医学院校是本科毕业后（研究生起点）。然而，诸如平均绩点（GPA）之类的学习成绩仍然是选拔的主要标准，尽管它们通常与其他预测因素如医学院入学考试（MCAT）相结合考虑。

一些研究者已经表明，学术标准，如 A 级成绩，与辍学率、职业发展，以及在毕业后资格考试和专科培训考试中的成功相关（Arulampalam et al.，2007；Ferguson et al.，2002；Lumb & Vail，2004；McManus，1997；McManus & Richards，1986；McManus et al.，2005）。这些发现与早期的研究形成对比，后者质疑学业评价的长期预测效度（Reede，1999）。研究表明，入学前的学习成绩，如 A 级成绩或平均绩点，与医学院校阶段的学习表现有关联（Kreiter & Kreiter，2007）。然而，入学前的学习成绩与医生表现的长期结果指标之间的关系仍不太清楚（Ferguson et al.，2002；McManus，1997）。

一般心智能力和能力倾向测试

在选拔程序中，对一般心智能力（GMA）的测试和对特定认知能力的测试（例如数字、语言和空间推理）越来越受欢迎（Hodgkinson & Payne，1998；Ryan et al.，1999；Salgado et al.，2001）。GMA 和认知能力测试是工作表现和各种职业培训成功的强有力预测指标（Bertua et al.，2005；Salgado et al.，2003）。然而，由于 GMA 测试会导致测试成绩的显著种族差异，因此人们对其公平性有所担忧（Murphy，2002；Outtz，2002）。

能力倾向测试是标准化测试，旨在测量一个人发展技能或获取知识的能力。它们被用来预测特定活动的未来表现（Cronbach，1984）。与 GMA 测试一样，能力倾向测试会测量个人在广泛的智力范围内的整体表现。能力倾向测试通常包括测量更专业能力的项目，例如语言和数字技能。这些可以用来预测学术、培训或工作表现。能力倾向测试，包括特定的能力测试和知识部分，在医学领域越来越受欢迎。在英国，对区别对待 A 级成绩的担忧导致了额外的选拔方法的引入，如特定的医学知识测试（Parry et al.，2006）和智力倾向测试（例如牛津医学院入学考试）。在几个国家，使用能力倾向测试来为医学院校选拔医学生的情况也在增加（McManus et al.，2005）。不过，毕业后阶段的发展有些不同，在这个阶段的选拔很少使用能力倾向测试。这并不奇怪，因为大多数申请者，尤其是美国的申请者，已经通过了准入医学院校的能力倾向测试，因此存在获得多余信息的风险。在这个阶段，可以说，高水平的认知能力是预测谁将成为合格医生的必要条件，但不是充分条件。

在选拔的背景下——特别是在扩招方面——重要的是在以下方面区分 GMA：

- 晶体智力（即通过学校教育获得的基于知识的智能）
- 流体智力（即基于生物学的认知技能，如处理速度或归纳推理）（Ackerman，2003；

Ackerman & Heggestad，1997；Blair，2006）

有人认为，流体智力测试应该用于医学院校招生，以扩大入学机会，从而识别未受教育的原始人才（Tiffin et al.，2012）。然而，其他研究人员认为，基于知识的测量可能是后续考试表现的更好预测（McManus，2005）。

人格量表

在过去的20年里，对于诸多的工作岗位，个人性格和相关测试在人员选拔中的使用大幅增加（Barrick et al.，2001；Ones et al.，2007）。经过几十年的研究，人格研究者们已经一致认同了一个关于人格特征的通用分类法，即大五模型，它基于五个因素或特征：

- 外向型（即外向、善于社交、易冲动）
- 情绪稳定型（即平静、放松）
- 亲和型（即值得信任，善于合作，乐于助人）
- 尽责型（即勤奋，尽职，有条理）
- 开放型（即有艺术细胞，有修养，有创造力）

一些研究表明，人格测量与工作或学习表现之间存在重要关系（Barrick et al.，2001）。特别是尽责型人格已被证明是临床前医学院校考试成绩的积极预测因素（Ferguson et al.，2003；Ferguson et al.，2000；Lievens et al.，2002），这显示了对基于知识的评价的增值效度（Ferguson et al.，2000；Ferguson et al.，2003）。尽管如此，使用人格测试来评价申请者的特征仍有争议。批评者认为，人格特质对工作表现的预测效度通常很低（Tett et al.，1999），并且组织选用的人格测试通常没有经过深思熟虑（Murphy & Dzieweczynski，2005）。此外，还有人担心"假装"或以社会期望的方式回应会损害人格测试的效度（Birkeland et al.，2006；Rosse et al.，1998），尽管也有证据表明情况并非总是如此（Hough et al.，1990）。

在医学领域，对过度依赖学业预测的担忧导致了对替代性选拔方法的探索。具体来说，人们对人格测试在本科选拔中的作用越来越感兴趣。个人特质评价（PQA）已在澳大利亚和苏格兰的医学院校选拔中进行了试点（Nicholson，2005），并已证明在区分候选者方面是有效的（Lumsden et al.，2005；Powis，2009；Powis et al.，2005）。但是，进一步研究PQA的预测效度和结构效度是必要的（Prideaux et al.，2011）。实际上，在高利害选拔中，最佳实践是使用人格评价来推动面试中更聚焦的提问，而不是只作为一种孤立的筛选工具。

情景判断测试

医学中的选拔实践往往只关注学业能力的评价，然而研究清楚地表明，一系列非学术特质（如正直、同理心和韧性）对于临床医生的有效表现也非常重要（Lumsden et al.，2005；Prideaux et al.，2011）。即便如此，也很难用评价大量医学专业申请者所需的尺度来测量非学术特质。例如，在评价非学业特质时，面试和选拔中心的信度是可变的（Albanese et al.，2003；Patterson & Ferguson，2012）。此外，几乎没有研究证据证明人格问卷在选拔中的预测效度（Prideaux et al.，2011）。

为了满足评价非学业特质的需求，招生人员寄希望于情景判断测试（situational judgement tests，SJTs）。这些测试已经被证明是许多职业群体中流行的选拔工具（Lievens et al.，2008），因为越来越多的研究表明SJTs是评价一系列非学业特质的有效且可靠的方法（Christian et al.，2010；Lievens & Sackett，2007；Patterson et al.，2012）。

SJTs通常是机器可标记的测试，旨在评价个人对工作场所遭遇情况的判断。向候选者展示一组假设的基于工作的情景，并要求他们对可能的反应做出判断。SJT情景通常来自工作分析研究（Patterson et al.，2009a），以确保测试内容能反映候选者在工作中可能面临的最重要情况。SJTs中使用的情景与测试在给定情况下什么是有效行为的意识有关。SJTs中可以使用多种反应形式，通常分为以下两种：①基于知识的（即您应该做什么/什么是最佳选项）；②行为倾向（即您最有可能做的事情）。可以采用书面（低仿真）或基于视频（中等仿真）的形式来呈现反应选项（Christian et al.，2010；Lievens et al.，2008）。与面试和人格测试不同，SJTs提供了一种客观评价非学业特质的标准化方法。这使得在候选者之间进行比较成为可能，同时由于这些情景与工作相关，更促进了候选者的积极反应（Lievens & Sackett，2007）。

越来越多的证据表明，SJTs 是评价一系列专业特质的有用方法，且这些特质已被证明是医学领域工作表现的重要预测因素（Koczwara et al.，2012；Lievens & Patterson，2011；Patterson et al.，2009b）。例如，一项测量同理心、正直和韧性的 SJT 用来选拔申请参加英国全科医学培训的医生（Plint & Patterson，2010），另一项 SJT 在比利时用来测量申请者在医学院招生阶段的人际交往意识（Lievens et al.，2005a）。SJTs 不仅提供了一种客观的方法来可靠地评价非学业特质，而且与其他替代方法（如选拔中的模拟病人）相比，其成本也较低。

选拔中心

选拔中心（SC）是一种选拔方法，而不是一个场所。SCs（通常被称为评价中心）包括一系列选拔技术，如书面练习、面试和工作模拟，以评价候选者的一些关键技能、态度和行为。候选者通常由多名评价者分组或单独评价。SC 与 OSCE 有所不同。在一项 OSCE 中，每个考站都评价某位候选者一项关键技能，且通常由一名评价者进行观察。相比之下，SC 允许候选者在多种情况下（面试、工作模拟或书面练习）展示某项关键技能，并由许多受过培训的评价者进行观察。因此，可以进行更公正、更可靠的评价（由于多个观察者多次观察了关键行为）。通过精心的设计，信度和效度以及积极的候选者反应应当同等地增加（Jefferis，2007）。

SCs 在第二次世界大战期间首次使用，用于选拔军事人员。然而，直到 20 世纪 50 年代，这一想法才发展成为一种选拔方法，当时美国公司 AT & T 使用 SCs 来识别具有管理潜力的人。从那时起，SCs 已被广泛用于招募。SCs 在毕业生招募中尤其受欢迎，IRS Employment Review 估计，当年超过一半的招聘人员和超过 95% 的大型组织使用选拔中心的方法招聘了超过 10 000 名毕业生（IRS Employment Review，2004）。直到最近，SCs 才被用于医学领域（Patterson et al.，2001）。在英国，Patterson 等率先使用 SC 来选择 GPs，在这种情况下的结果显示出了良好的预测效度（Patterson et al.，2005）。这项工作已经扩展到选拔参加其他专业的毕业后培训的医生，如妇产科和儿科（Randall et al.，2006a，b）。Patterson 等还尝试在英国的毕业生进入医学院校阶段的选拔中试点应用了 SCs（Kidd et al.，2006）。

研究表明，一个精心设计和运行的 SC 可以有效预测多种职业的工作表现（Damitz et al.，2003；Lievens et al.，2005b；Schmidt & Hunter，1998；Schmitt et al.，1984）。如上所述，由于 SCs 利用了不同测试的组合（使用多特征、多方法的方式），并使用标准化评分系统来衡量选拔标准，因此在信度和效度方面有所提高。评分应直接与选拔标准联系起来（而不是测试分数），并且收集的信息应由训练有素的评价者根据不同情况进行解释。执行良好的 SCs 比认知能力测试具有更高的效度（Dayan et al.，2002；Krause et al.，2006；Lievens et al.，2003），并且它们往往会受到候选者的正面评价（Macan et al.，1994；Rynes & Connerley，1993）。因此，要想使 SC 不辜负其声誉并具备良好的成本效益，精心设计和实施至关重要（Algera & Grueter，1989；Woodruffe，2000）。

表 33.1 总结了关于不同选拔工具实用性的研究证据。列出的每种方法的证据，还包括对所有职业群体使用程度的估计，以及申请者对每种方法的可能反应。请注意，这些方法的使用程度存在国际差异，这也受到就业法规差异的影响。

选拔体系的设计

选拔体系的设计集中在一个整体的评价方

表 33.1　不同选拔方法的相对精度

选拔方法	效标相关效度的证据	申请者反应	使用范围
结构化面试	高	中立到积极	高
认知能力	高	消极到中立	中等
人格测试	中等	消极到中立	中等
工作样本测试	高	积极	低
选拔中心	高	积极	中等
书面测试	低	消极到中立	低
推荐信	低	积极	高

案上，包括一系列方法（每种方法都有其独特的心理测量学特性）来决定对候选者的选拔。选拔体系设计的重点不是单一评价方法能增加多少效度；更确切地说，它涉及针对不同的目的，哪种选拔方法是最有效的。

选拔体系设计的目的是开发一个定制的选拔过程，该过程使用多种方法来评价通过多源、多方法工作分析确定的相关胜任力。例如，对毕业后培训中选拔体系设计的使用，相关研究表明，比起单独使用任何某一种措施，将特定领域知识测试、低仿真SJTs和高仿真选拔中心结合使用，能提供更高的增值效度（Lievens & Patterson，2011）。此外，为了使选拔体系可信，所有与工作相关的利益相关者都应参与设计过程中的每一步，从工作分析到选拔方法的设计，再到结果措施的设计。这种利益相关者的参与增加了选拔体系的情境相关性，并促进组织在选拔方案中更具自主权。框33.2通过描述从本地化选拔到国家协调的标准化定制评价的转变，概述了与构建新选拔体系的信度和利益相关者的自主权相关的一些困难。有许多因素会有助于选拔体系设计的成功。值得注意的是，不仅仅选拔方法必须共同所有和确认，支持流程的体系也是成功的关键（Plint & Patterson，2010）。

选拔体系设计中的关键问题是效用和成本效应，特别是在有大量申请者体系中，因为这可能严重限制使用某些选拔方法的机会（Prideaux et al.，2011）。在开发定制选拔措施上的投资一开始可能是昂贵的，但从中期到长期来看，这种投资可以转化为显著的效用收益。例如，从手动评分的申请表方法转换到与主要利益相关者合作开发的机器标记测试可以显著降低成本（Lievens & Patterson，2011；Irish et al.，2011；Patterson et al.，2009a，b）。

有一个特别的考虑因素也与国家医学院校的选拔息息相关：政治效度。政治效度与组织外部的利益相关者群体对其选拔体系的设计和开发的影响有关（Patterson & Zibarras，2011；Patterson et al.，2012b）。例如，在大多数国家，在开发医学选拔体系时，必须考虑到各种观点，其中包括专业工会、监管机构、专业团体、雇主协会、公众、政治家和政府。这意味着任何新的选拔体系的设计、开发和实施都需要得到各类重要利益相关者的认可，他们通常对如何管理选拔实践持有不同的看法。

框33.2 从医学选拔的“美好旧时光”到专业定制评价

在英国，毕业后培训的选拔通常会涉及大量非结构化简历的入围名单，随后是一系列非结构化的小组面试，其针对每个医学专业采用不同非标准化的人员规格（Plint & Patterson，2010；Field，2000）。这种标准化的缺乏以及对医学院校表现评定的重视导致了法律上的挑战（Highhouse，2008）。从选拔的角度来看，研究发现，单靠医学院校的表现不能有效地预测毕业后专业培训的成功（Ferguson et al.，2002；McManus et al.，2003），因为还需要关注其他特质（Eva & Reiter，2005）。

在2006年，采用了全国统一的选拔方法，为每一个毕业后专业制定了标准化的人员规格，在2007年，建议在SCs的基础上开展针对各专业的评价（Tooke，2007）。SCs使用多特征、多方法的方式（Lievens et al.，2003），根据各种标准评价候选者，被认为具有高度的信度和预测效度（Schmidt & Hunter，1998；Robertson & Smith，2001）。基于这一建议，利用国际最佳实践方法和关键利益相关者的参与，为进入英国医学专业培训制定了公平和公开的全国选拔方案。通过使用SCs和机器标记测试，新的全国选拔方案显示出了良好的预测效度（Patterson et al.，2009b；Gale et al.，2010）、良好的候选者反应（Gilliland，1993）和招生成本的大量减少（Crawford，2005）。尽管取得了这些积极的成果，一些英国医生仍然将全国协调招生过程之前的时期称为“美好旧时光”。这表明得到利益相关者的认同是多么重要，并突显了在开发新的选拔体系时让所有利益相关者群体参与到全部阶段的重要性。

目前，有一些选拔实践显示出很少或没有预测效度（例如，准入医学院校的抽签系统，或高级别选拔的推荐报告）。然而，这些做法在政治上被认为是有效的，因为各类重要的利益相关者群体都认为它们是可信的。例如，引入医学选拔抽签系统解决了医学院校扩招中的政治考虑，因为抽签系统消除了社会经济地位、受教育机会和家庭收入等变量带来的影响。类似地，使用非结构化推荐报告来选拔更高水平的毕业后培训，可以解决雇主获取高级医生对候选者性格的个人评价，因为这通常被认为比高仿真选拔工具的表现更可信。虽然选拔方法可能在政治上被认为是有效的，但这并不能保证其预测效度（这可以凭借经验来证明）。这意味着，尽管利益相关者可能对选拔方法感到满意，但仍有选错人的风险。

解决这一问题的方法是通过有效的选拔系统设计，例如探索医学领域扩招的方案。例如，英国的医学院校正努力将英国临床能力测试（UKCAT）作为招生过程的一部分，以试图减少某些社会经济群体面临的相对劣势（Tiffin et al.，2012）。尽管英国努力通过高等教育扩招来提高社会流动性，但获得医疗服务的机会仍然主要局限于那些来自优势背景的人（只有 5% 的入学者的父母是非专业背景）。另外，对医学教育的大力推动也导致了 2006 年 UKCAT 的发展。UKCAT 评价如口头推理和决策分析等技能，旨在确保候选者具有从事医学职业最适合的心智能力（图 33.3）。在美国，一些学校制定了社区外联项目，其中包括了特殊的准备和丰富的方案；这些都是在招聘和留住人才的综合战略范围内进行的（Acosts & Olsen，2006）。通过将这些额外的培训和评价项目纳入选拔体系设计，现在更多来自弱势背景的社会经济群体成员有机会被医学院录取（Thomson et al.，2003）。

未来研究

医学选拔是一个相对较新的研究主题，仍然有许多未知领域。医学学科正在发生巨大变化，与许多专业相关的技能也在迅速改变。例如，在外科学中，腹腔镜和其他技术的使用改变了许多手术操作。随着技术的飞速发展，变革的步伐可能会继续加快。因此，由于医生的职业道路漫长而复杂，很难为医学生选拔明确合适的选拔标准，这些标准也与未来的医生相关。研究必须涉及更多的工作分析研究，以确定与一般医生相关的知识、技能、能力和态度，并探索各专业之间的差异。在许多国家，对患者满意度的日益重视突出了对同理心和沟通技能的需求，在这些方面，医生寻求患者的合作。这样，鉴于医学牵涉一条特殊的职业道路，因此对从事医学职业的个人要求很高。

设计准确的选拔系统是一个复杂的过程。应该承认，医学教育和培训是一个持续的过程，选拔测试的预测效度可能在职业生涯的所有阶段都不稳定。一个因素可能被确定为本科培训的重要预测因素，但可能不能预测专业培训的各个方面。例如，尽责型人格是本科生临床前培训的积极预测因素，但却是本科生临床表现的消极预测因素（Ferguson et al.，2003）。同样，其他证据表明，开放型人格对 GP 培训表现很重要，但对本科生培训表现并不重要。真正的挑战是整合这些知识，开发从本科生选拔到专业培训选拔内部可靠的选拔系统。

未来的研究必须考虑当代成人智力发展和技能获取的理论模型，这些模型试图整合认知和非认知因素。PPIK 理论就是其中一种模型

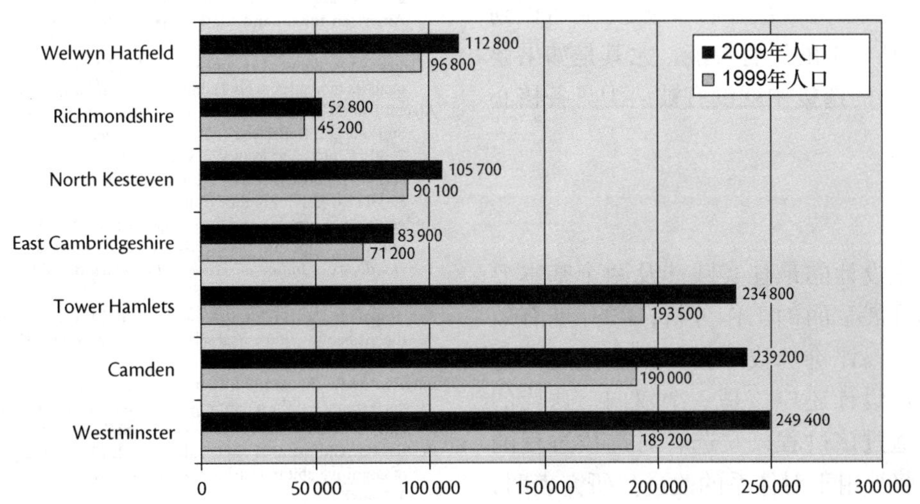

图 33.3　UKCAT 问题样例

转载自 Brian Holmes、Marianna Parker 和 Katie Hunt 所著 *Score Higher on the UKCAT*，2012，p. 83，得到牛津大学出版社的许可。

（Ackerman，1996），该模型断定成人的智力是一种包含四个因素的函数：

- 加工（process，例如基本的心智能力，如处理速度）
- 人格（personality，例如外向型或尽责型）
- 兴趣（interests，例如，对科学或艺术的偏好）
- 知识（knowledge，例如，A级中所包含的事实性知识）

具体来说，PPIK理论提出了一个理解成人智力功能的发展轨迹，其中人格、智力和兴趣同时运作。例如，一个人的兴趣可能会影响他们追求的知识类型。这种方法可能有助于我们理解人们学习医学的动机，以及他们对以后专业培训的选择和能力。

在参与医学培训的选拔途径之前，应该先获取准确的职业信息。自我选拔的过程是至关重要的，未来这一领域势必会开展进一步研究。在探索选拔相关的研究文献时，值得注意的是，关于高级别职务任命的研究很少。未来的研究必须解决这一领域，特别是在顾问医生层面。在这一层面上，所需的胜任力还可能包括团队领导力、资源管理能力和政治意识。未来的研究应该探索如何在整个培训过程中最好地设计选拔体系。所有专业的选拔可能都关注通用技能（即作为医生的基本技能，包括认知、非学术和行为技能）。在培训开始时，这些信息应该用于指导本科医学生选拔标准的设计。不应假设经历了医学职业道路的一部分（例如，从刚毕业到初步专业培训）就认为申请人具备进入下一阶段（例如，从专业培训到高级别职务任命）的所有技能，尤其是如果候选者在一开始的选拔中就没有被认为具备核心能力。

结论

- 选拔体系设计的最佳实践涉及两个基本要素：①开展全面的工作分析；②开展有效性研究，以评价选拔工具的预测效度。选拔体系的设计还应该是一个双向、迭代的过程。通过该过程，候选者对选拔过程的评价也将被用于对体系的改进。研究表明，候选者倾向于使用高仿真的选拔方法，例如在选择中心进行模拟练习。对于院校来说，这可能是一个"公平困境"，因为他们还需要平衡实施高仿真选拔方法的成本和实施具有足够效度的低仿真选拔方法的成本，如机器标记的能力倾向测试。
- 深入的工作分析可以为特定的角色确定合适的选拔标准，这是构建有效选拔体系的基础。该分析应详细说明目标工作中的职责，并提供关于工作人员所需胜任力和特征的信息。选拔标准的确定也应用于指导选拔方法的选择。
- 一旦做出选拔决策，并且任命的申请者已经开始上岗，就应该收集关于其工作表现的信息。该信息应与原始选拔标准相关联，以便检验选拔工具的预测效度。
- 关于各种认知因素对医学院校阶段考试表现的预测效度，已经有相当多的研究。相对而言，对预测医生在医学职业生涯后续阶段表现的因素的预测效度的研究较少。未来需要进一步的研究来探索选拔方法可以在多大程度上预测一系列长期的工作表现和培训结果。

参考文献

Ackerman, P.L. (1996) A theory of adult intellectual development: Process, personality, interests, and knowledge. *Intelligence*. 22(2): 227–257

Ackerman, P.L. (2003) Cognitive ability and non-ability trait determinants of expertise. *Educ Res.* 32(8): 15–20

Ackerman, P.L. and Heggestad, E.D. (1997) Intelligence, personality, and interests: evidence for overlapping traits. *Psychol Bull.* 121(2): 219–245

Acosts, D. and Olsen, P. (2006) Meeting the needs of regional minority groups: the University of Washington's programs to increase the American Indian and Alaskan native physician workforce. *Acad Med.* 81(10): 863–870

Albanese, M.A., Snow, M.H., and Skochelak, S.E. et al. (2003) Assessing personal qualities in medical school admissions. *Acad Med*, 78(3), 313–321.

Algera, J. and Grueter, M. (1989) Job analysis for personnel selection. In: M. Smith and I. Robertson (eds) *Advances in Selection and Assessment* (pp. 7–30). Chichester: John Wiley & Sons Ltd

Anastasia, A. and Urbina, S. (1997) *Psychological Testing*. 7th edn. Upper Saddle River, NJ: Prentice Hall

Anderson, N., Born, M., and Cunningham-Snell, N. (2001) Recruitment and selection: Applicant perspectives and outcomes. In N. Anderson (ed.) *Handbook of Industrial Work and Organizational Psychology* (pp. 200–218). London: Sage

Arulampalam, W., Naylor, R.A., and Smith, J.P. (2007) A hazard model of the probability of medical school drop-out in the UK. *Roy Stat Soc.* 167: 157–178

Barrick, M.R., Mount, M.K., and Judge, T.A. (2001) Personality and performance at the beginning of the new millennium: What do we know and where do we go next? *Int J Selection Assess.* 9: 9–30

Bertua, C., Anderson, N., and Salgado, J. F. (2005) The predictive validity of cognitive ability tests: A UK meta-analysis. *J Occ Org Psychol.* 78(3): 387–409

Birkeland, S.A., Manson, T.M., Kisamore, J.L., et al. (2006) A meta-analytic investigation of job applicant faking on personality measures. *Int J Selection Assess.* 14: 317–335

Blair, C. (2006) How similar are fluid cognition and general intelligence? A developmental neuroscience perspective on fluid cognition as an aspect of human cognitive ability. *Behav Brain Sci.* 29: 109–160

Bobko, P., Roth, P.L., and Potosky, D. (1999) Derivation and implications of a meta-analytic matrix incorporating cognitive ability, alternative predictors, and job performance. *Personnel Psychol.* 52(3): 561–589

Campion, M.A., Palmer, D.K., and Campion, J.E. (1997) A review of structure in the selection interview. *Personnel Psychol.* 50: 655–702

Campion, M.A., Pursell, E.D., and Brown, B.K. (1988) Structured interviewing: raising the psychometric properties of the employement interview. *Personnel Psychol.* 41(1): 25–42

Christian, M., Edwards, B., and Bradley, J. (2010) Situational judgement tests: constructs assessed and a meta-analysis of their criterion-related validities. *Personnel Psychol.* 63: 83–117

Cohen, J. (1988) Statistical power analysis for the social sciences. 2nd edn. London: Earlbaum.

Cortina, J.M., Goldsten, N.B., Payne, S.C. et al. (2000) The incremental validaity of interview scores over and above cognitive ability and conscientiousness scores. *Personnel Psychol.* 53(2): 325–351

Crawford, M.E. (2005) Reassuring evidence on competency based selection. *BMJ.* 330(7493): 714

Cronbach, L.J. (1984) *Essentials of Psychological Testing.* 4th edn. New York: Harper and Row

Damitz, M., Manzey, D., Kleinmann, M. et al. (2003) Assessment center for pilot selection: Construct and criterion validity and the impact of assessor type. *Appl Psychol.* 52(2): 193–212

Dayan, K., Kasten, R., and Fox, S. (2002) Entry-level police candidate assessment center: An efficient tool or a hammer to kill a fly? *Personnel Psychol.* 55: 827–849

Dicks, H.V. (1965) Medical education and medical practice. *BMJ.* 2: 818

Dore, K.L., Kreuger, S., Ladhani, M., et al. (2010) The reliability and acceptability of the Multiple Mini-Interview as a selection instrument for postgraduate admissions. *Acad Med.* 85(10): 60–63

Dowell, J., Lynch, B., Till, H., et al. (2012) The multiple mini-interview in the U.K. context: 3 years of experience at Dundee. *Med Teach.* 34(4): 297–304

Edwards, J.C., Johnson, E.K., and Molidor, J.B. (1990) The interview in the admission process. *Acad Med*, 65(3): 167–177

Eva, K. and Reiter, H. (2004) Where judgement fails: pitfalls in the selection process for medical personnel. *Adv Health Sci Educ.* 9(2): 161–174

Eva, K.W. and Reiter, H.I. (2005) Reflecting the relative values of community, faculty and students in the admissions tools of medical school. *Teach Learn Med.* 17: 4–8

Eva, K., Reiter, H., Rosenfeld, J., et al. (2004a) The relationship between interviewers' characteristics and ratings assigned during a multiple mini-interview. *Acad Med.* 79(6): 602–609

Eva, K., Rosenfeld, J. and Reiter, H. et al. (2004b) An admissions OSCE: the multiple mini-interview. *Med Educ.* 38(3), 314–326.

Eva, K., Reiter, H., Trinh, K. et al. (2009) Predictive validity of the multiple mini-interview for selecting medical trainees. *Med Educ.* 43(8): 767–775

Eva, K., Wood, T., Riddle, J. et al. (2010) How clinical features are presented matters to weaker diagnosticians. *Med Educ.* 44(8): 775–785

Ferguson, E., Sanders, A., O'Hehir, F., et al. (2000) Predictive validity of personal statements and the role of the five factor model of personality in relation to medical training. *J Occ Organis Psychol.* 73: 321–344

Ferguson, E., James, D., and Madeley, L. (2002) Factors associated with success in medical school: systematic review of the literature. *BMJ.* 324(7343): 952–957

Ferguson, E., James, D., O'Hehir, F., et al. (2003) Pilot study of the roles of personality, references, and personal statements in relation to performance over the five years of a medical degree. *BMJ.* 326(7386): 429–432

Field, S. (2000) Vocational training; the dawn of a new era? *Educ Gen Pract.*11: 38

Gale, T.C.E., Roberts, M.J., Sice, P.J., et al. (2010) Predictive validity of a selection centre testing non-technical skills for recruitment to training in anaesthesia. *Br J Anaesth.* 105(5): 603–609

Gilliland, S.W. (1993) The perceived fairness of selection systems: An organizational justice perspective. *Acad Manag Rev.* 18(4): 694

Goho, J. and Blackman, A. (2006) The effectiveness of academic admission interviews: an exploratory meta-analysis. *Med Teach.* 28(4): 335–340

Greengross, S. (1997) What patients want from their doctors. In: I. Allen, P. Brown, and P. Hughes (eds) *Choosing Tomorrow's Doctors* (pp. 9–12). London: Policy Studies Institute

Harris, S. and Owen, C. (2007) Discerning quality: using the multiple mini-interview in student selection for the Australian National University Medical School. *Med Educ.* 41(3): 234–241

Hausknecht, J.P., Day, D.V., and Thomas, S.C. (2004) Applicant reactions to selection procedures: An updated model and meta-analysis. *Personnel Psychol.* 57(3): 639–683

Highhouse, S. (2008) Stubborn reliance on intuition and subjectivity in employee selection. *Industrial Organiz Psychol.* 1(3): 333–342

Hodgkinson, G.P. and Payne, R.L. (1998) Graduate selection in three European countries. *J Occ Organiz Psychol.* 71(4): 359–365

Hofmeister, M., Lockyer, J., and Crutcher, R. (2009) The multiple mini-interview for selection of international medical graduates into family medicine residency education. *Med Educ.* 43(6): 573–579

Hough, L.M., Eaton, N.K., Dunnette, M.D., Kamp, J.D., and McCloy, R.A. (1990)Criterion related validities of personality constructs and effect of response distortion on those validities. *J Appl Psychol.* 75: 581–595

Hughes, P. (2002) Can we improve on how we select medical students? *J Roy Soc Med.* 95(1): 18–22

Irish, B., Carr, A.S., Sowden, D., et al. (2011) Recruitment into specialty training in the UK [Online] (updated 12 Jan 2011) http://careers.bmj.com/careers/advice/view-article.html?id=20001789 Accessed 28 June 2012

IRS Employment Review (2002) Of good character: supplying references and providing access. *IRS Employment Review.* 754: 6–34

IRS Employment Review (2004) Graduate Recruitment 2004/05: upturn and optimism. *IRS Employment Review.* 811: 8–40.

Jefferis, T. (2007) Selection for specialist training: what can we learn from other countries? *BMJ.* 334: 1302–1304

Kidd, J., Fuller, J., Patterson, F., et al. (2006) Selection Centres: Initial description of a collaborative pilot project. Proceedings for the Association for Medical Education in Europe (AMEE) Conference, September, Genoa, Italy

Klehe, U.C. (2004) Choosing how to choose: Institutional pressures affecting the adoption of personnel selection procedures. *Int J Selection Assess.* 12(4): 327–342

Koczwara, A., Patterson, F., Zibarras, L., et al. (2012) Evaluating cognitive ability, knowledge tests and situational judgement tests for postgraduate selection. *Med Educ.* 46(4): 399–408

Krause, D.E., Kersting, M., Heggestad, E., et al. (2006) Incremental validity of assessment center ratings over cognitive ability tests: A study at the executive management level. *Int J Selection Assess.* 14: 360–371

Kreiter, C. and Kreiter, Y. (2007) A validity generalization perspective on the ability of undergraduate GPA and the medical college admission test to predict important outcomes. *Teach Learn Med.* 19(2): 95–100

Kreiter, C., Yin, P., Solow, C., et al. (2004) Investigating the reliability of the medical school admissions interview. *Adv Health Sci Educ.* 9(2): 147–159

Kumar, K., Roberts, C., Rothnie, I., et al. (2009) Experiences of the multiple mini-interview: a qualitative analysis. *Med Educ.* 43(4): 360–367

Lemay, J.-F., Lockyer, J., Collin, V., et al. (2007) Assessment of non-cognitive traits through the admissions multiple mini-interview. *Med Educ.* 41(6): 573–579

Lievens, F. and Patterson, F. (2011) The validity and incremental validity of knowledge tests, low-fidelity simulations, and high-fidelity simulations for predicting job performance in advanced-level high-stakes selection. *J Appl Psychol.* 96(5): 927–940

Lievens, F. and Sackett, P. (2007) Situational judgment tests in high-stakes settings: issues and strategies with generating alternate forms. *J Appl Psychol.* 92(4): 1043–1055

Lievens, F. and Thornton, G.C. (2005) Assessment centres: recent developments in practice and research. In: A. Evers, O. Smit-Voskuijl, and N. Anderson (eds) *Handbook of Personnel Selection* (pp. 243–264). Oxford: Blackwell

Lievens, F., Buyse, T., and Sackett, P. R. (2005a) The operational validity of a video-based situational judgment test for medical college admissions: Illustrating the importance of matching predictor and criterion construct domains. *J Appl Psychol.* 90(3): 442–452

Lievens, F., Van Keer, E., and De Witte, M. (2005b) Assessment centers in Belgium: The results of a study on their validity and fairness. *Psychologie du Travail et des Organisations.* 11: 25–33

Lievens, F., Peeters, H., and Schollaert, E. (2008) Situational judgment tests: a review of recent research. *Personnel Rev.* 37(4): 426–441

Lievens, F., Coetsier, P., De Fruyt, F., et al. (2002) Medical students' personality characteristics and academic performance: A five-factor model perspective. *Med Educ.* 36: 1050–1056

Lievens, F., Harris, M., Van, K., et al. (2003) Predicting cross-cultural training performance: the validity of personality, cognitive ability, and dimensions measured by an assessment center and a behavior description interview. *J Appl Psychol.* 88(3): 476–489

Lumb, A. and Vail, A. (2004) Comparison of academic, application form and social factors in predicting early performance on the medical course. *Med Educ.* 38(9): 1002–1005

Lumsden, M., Bore, M., Millar, K., et al. (2005) Assessment of personal qualities in relation to admission to medical school. *Med Educ.* 39: 258–265

Macan, T.H., Avedon, M.J., Paese, M., et al. (1994) The effects of applicants' reactions to cognitive ability tests and an assessment center. *Personnel*

Psychol. 47: 715–738
McCarthy, J.M. and Goffin, R.D. (2001) Improving the validity of letters of recommendation: An investigation of three standardized reference forms. *Military Psychol.* 13(4): 199–222
McDaniel, M.A., Whetzel, D.L., Schmidt, F.L., et al. (1994) The validity of employment interviews: A comprehensive review and meta-analysis. *J Appl Psychol.* 79(4): 599–616
McManus, I.C. (1997) From selection to qualification: how and why medical students change. In: I. Allen, P. Brown, and P. Hughes (eds) *Choosing Tomorrow's Doctors* (pp. 60–79). London: Policy Studies Institute
McManus, I.C. (2003) Commentary: How to derive causes from correlations in educational studies. *BMJ.* 326(7386): 429–432
McManus, I.C. and Richards, P. (1986) Prospective survey of performance of medical students during preclinical years. *BMJ.* 293(6539): 124–127
McManus, I.C., Smithers, E., Partridge, P., et al. (2003) A levels and intelligence as predictors of medical careers in UK doctors: 20 year prospective study. *BMJ.* 327(7407): 139–142
McManus, I.C., Powis, D., Wakeford, R., et al. (2005) Intellectual aptitude tests and A-levels for selecting UK school leaver entrants for medical school. *BMJ.* 331(7516): 555–559
Meredith, K.E., Dunlap, M.R., and Baker, H.H. (1982) Subjective and objective admissions factors as predictors of clinical clerkship performance. *Med Educ.* 57(10, Pt 1): 743–751
Mirabile, R.J. (1990) The power of job analysis. *Training.* 27(4): 70–72,74
Morgeson, F.P. and Campion, M.A. (1997) Social and cognitive sources of potential inaccuracy in job analysis. *J Appl Psychol.* 82(5): 627–655
Muchinsky, P.M. (1979) The use of reference reports in personnel selection: a review and evaluation. *J Occ Psychol.* 52(4): 287–297
Murphy, K.R. (2002) Can conflicting perspectives on the role of g in personnel selection be resolved? *Human Performance.* 15(1–2): 173–186
Murphy, K.R. and Dzieweczynski, J.L. (2005)Why don't measures of broad dimensions of personality perform better as predictors of job performance? *Human Performance.* 18: 343–357
Nicholson, S. (2005) The benefits of aptitude testing for selecting medical students. *BMJ.* 331(7516): 559–560
Ones, D.S., Dilchert, S., Viswesvaran, C., et al. (2007) In support of personality assessment in organizational settings. *Personnel Psychol.* 60(4): 995–1027
Oswald, F.L. (2003) Job analysis: Methods research and applications for human resource management in the new millennium. *Personnel Psychol.* 56(3): 800–803
Outtz J (2002) The role of cognitive ability tests in employment selection. *Human Performance.* 15: 161–171
Parry, J., Mathers, J., Stevens, A., et al. (2006) Admissions processes for five year medical courses at English schools: review. *BMJ.* 332(7548): 1005–1009
Patterson, F. and Ferguson, E. (2012) Testing non-cognitive attributes in selection centres: how to avoid being reliably wrong. *Med Educ.* 46(3): 240–242
Patterson, F. and Zibarras, L. (2011) Exploring the construct of perceived job discrimination and a model of applicant propensity for case initiation in selection. *Int J Selection Assess.* 19(3): 251–257
Patterson, F., Ferguson, E., Lane, P., et al. (2000) A competency model for general practice: implications for selection, training, and development. *Br J Gen Pract.* 50(452): 188–193
Patterson, F., Ferguson, E., Lane, P., et al (2001) A new competency based selection system for general practitioners. *BMJ.* 323: 2–3
Patterson, F., Ferguson, E., Lane, P., et al. (2005) A new selection system to recruit general practice registrars: preliminary findings from a validation study. *BMJ.* 330(7493): 711–714
Patterson, F., Ferguson, E., and Thomas, S. (2008) Using job analysis to identify core and specific competencies: implications for selection and recruitment. *Med Educ.* 42(12): 1195–1204
Patterson, F., Baron, H., Carr, V., et al. (2009a) Evaluation of three short-listing methodologies for selection into postgraduate training in general practice. *Med Educ.* 43: 50–57
Patterson, F., Carr, V., Zibarras, L., et al. (2009b) New machine- marked tests for selection into core medical training: evidence from two validation studies. *Clin Med.* 9: 417–420
Patterson, F., Denney, M.-L., Wakeford, R., et al. (2011a) Fair and equal assessment in postgraduate training? A future research agenda. *Br J Gen Pract.* 61(593): 712–713
Patterson, F., Zibarras, L., Carr, V., et al. (2011b) Evaluating candidate reactions to selection practices using organisational justice theory. *Med Educ.* 45(3): 289–297
Patterson, F., Lievens, F., Kerrin, M., Zibarras, L., and Carette, B. (2012a) Designing selection systems for medicine: Implications for the political validity of high stakes selection methods. *Int J Selection Assess.* 20(4): 486–496
Patterson, F., Ashworth, V., Zibarras, L., et al. (2012b) Evaluating the effectiveness of situational judgement tests to assess non-academic attributes in selection. *Med Educ.* 46(9): 850–868
Plint, S. and Patterson, F. (2010) Identifying critical success factors for designing selection processes into postgraduate specialty training: the case of UK general practice. *Postgrad Med J.* 86(1016): 323–327
Posthuma, R.A., Morgeson, F.P., and Campion, M.A. (2002) Beyond employment interview validity: a comprehensive narrative review of recent research and trends over time. *Personnel Psychol.* 55(1): 1–81
Powis, D. (2009) Personality testing in the context of selecting health professionals. *Med Teach.* 31(12): 1045–1046
Powis, D., Bore, M., Munro, D., et al. (2005) Development of the personal qualities assessment as a tool for selecting medical students. *J Adult Cont Educ.* 11(1): 3–14
Prideaux, D., Roberts, C., Eva, K., et al. (2011) Assessment for selection for the health care professions and specialty training: Consensus statement and recommendations from the Ottawa 2010 Conference. *Med Teach.* 33(3): 215–223
Quintero, A., Segal, L., King, T., et al. (2009) The personal interview: assessing the potential for personality similarity to bias the selection of orthopaedic residents. *Acad Med*, 84(10): 1364–1372
Randall, R., Davies, H., Patterson, F., et al. (2006a) Selecting doctors for postgraduate training in paediatrics using a competency based assessment centre. *Arch Dis Childh.* 91(5): 444–448
Randall, R., Stewart, P., Farrell, K., et al. (2006b) Using an assessment centre to select doctors for postgraduate training in obstetrics and gynaecology. *Obstet Gynaecol.* 8(4): 257–262
Razack, S., Faremo, S., Drolet, F., et al. (2009) Multiple mini-interviews versus traditional interviews: stakeholder acceptability comparison. *Med Educ.* 43(10): 993–1000
Reede, J.Y. (1999) Predictors of success in medicine. *Clin Orthopaed Rel Res.* 362: 72–77
Robertson, I.T. and Smith, M. (2001) Personnel selection. *J Occ Organiz Psychol.* 74(4): 441–472
Roberts, C., Walton, M., Rothnie, I., et al.(2008) Factors affecting the utility of the multiple mini-interview in selecting candidates for graduate-entry medical school. *Med Educ.* 42: 396–404
Rosenfeld, J., Reiter, H., Trinh, K., et al. (2008) A cost efficiency comparison between the multiple mini-interview and traditional admissions interviews. *Adv Health Sci Educ.* 13(1): 43–58
Rosse, J.G., Stecher, M.D., Miller, J.L., et al. (1998)The impact of response distortion on pre-employment personality testing and hiring decisions. *J Appl Psychol.* 83: 634–644
Ryan, A.M., McFarland, L., and Baron, H. (1999) An international look at selection practices: nation and culture as explanation for variability in practice. *Personnel Psychol.* 52(2): 359–392
Rynes, S.L. and Connerley, M.L. (1993) Applicant reactions to alternative selection procedures. *J Business Psychol.* 7(3): 261–277
Salgado, J.F. and Anderson, N. (2002)Cognitive and GMA testing in the European Community: Issues and evidence. *Human Performance.* 15: 75–96
Salgado, J., Anderson, N., Moscoso, S., et al. (2003) A meta-analytic study of general mental ability validity for different occupations in the European community. *J Appl Psychol.* 88(6): 1068–1081
Salgado, J.F., Viswesvaran, C., and Ones, D. (2001) Predictors used for personnel selection: an overview of constructs, methods, and techniques. In: N. Anderson, D. S. Ones, H. K. Sinangil, et al. (eds) *Handbook of Industrial. Work and Organizational Psychology.* Volume 1 (pp. 99–165). London: Sage
Schmidt, F.L. and Hunter, J.E. (1998) The validity and utility of selection methods in personnel psychology: Practical and theoretical implications of 85 years of research findings. *Psychol Bull.* 124(2): 262–274
Schmitt, N., Gooding, R.Z., Noe, R.A., et al. (1984) Meta-analyses of validity studies published between 1964 and 1982 and the investigation of study characteristics. *Personnel Psychol.* 37: 407–422
Siddique, C. (2004) Job analysis: a strategic human resource management practice. *Int J Human Resource Manag.* 15(1): 219–244
Terpstra, D.A., Mohamed, A.A., and Kethley, R.B. (1999) An analysis of Federal court cases involving nine selection devices. *Int J Selection Assess.* 7(1): 26–34
Tett, R.P., Jackson, D.N., Rothstein, M., et al. (1999) Meta-analysis of bi-directional relations in personality-job performance research. *Human Performance.* 12: 1–29
Thomson, W., Ferry, P., King, J., et al. (2003) Increasing access to medical education for students from medically underserved communities: one program's success. *Acad Med.* 78(5): 454–459
Tiffin, P.A., Dowell, J.S., and McLachlan, J.C. (2012) Widening access to UK medical education for under-represented socioeconomic groups: modelling the impact of the UKCAT in the 2009 cohort. *BMJ.* 344: e1805
Tooke, J. (2007) Aspiring to Excellence: Findings and recommendations

of the independent inquiry into modernising medical careers. *MMC Inquiry* [Online] (Updated 28 Feb 2008) http://www.mmcinquiry.org.uk/ Accessed 28 June 2012

van der Vleuten, C.P.M. (1996) The assessment of professional competence: developments, research and practical implications. *Adv Health Sci Educ.* 1: 41–67

van der Vleuten, C. and Schuwirth, L. (2005) Assessing professional competence: from methods to programmes. *Med Educ.* 39: 309–317

Wiesner, W.H. and Cronshaw, S.F. (1988) A meta-analytic investigation of the impact of interview format and degree of structure on the validity of the employment interview. *J Occ Psychol.* 61(4): 275–290

Williamson, L.G., Campion, J.E., Malos, S.B., et al. (1997) Employment interview on trial: Linking interview structure with litigation outcomes. *J Appl Psychol.* 82(6): 900–912

Woodruffe, C. (2000) *Development and Assessment Centres: Identifying and Developing Competence.* 3rd edn. London: Institute of Personnel and Development

Woolf, K., Potts, H.W., and McManus, I.C. (2011) Ethnicity and academic performance in UK trained doctors and medical students: Systematic review and meta-analysis. *BMJ.* 342: 901

第34章

医学教育中的辍学 Study dropout in medical education

Gilbert Reibnegger，Simone Manhal
译者：陈心航 审校：吴红斌

将工作做得好的回报是有机会做得更多。

Jonas Salk（1956）

引言

医学教育是一个涉及重大公共利益的重要问题（Finucane & McCrorie，2010；Walsh，2011）；它对于培训新的医生，从而确保持续和连续的医疗保健至关重要。医学教育比大多数其他学习项目都要昂贵。要想在医学教育中取得成功，学生需要具备强大的个人特征和能力，包括认知和非认知两方面。因此，医学教育中的辍学是关乎社会、医学院校、医学专业以及学生个人及其家庭的一个重要话题。

在公共资助的医学教育中，辍学意味着社会的经济损失：直接原因是投资损失，间接原因是进入医疗保健系统的所需新医生数量可能有减少的风险。对于医学院校来说，没有毕业就辍学的学生会导致直接的经济损失，更危险的是，还将承担公共财政的减少以及因此降低未来教学质量的风险。医学院校的高辍学率可被视为该机构教育系统有所不足和薄弱的一个指标。学生流失浪费了学校的资源，并对其余学生和教职工的精神面貌造成不利影响（Simpson & Budd，1996）。对于个别学生和他们的家庭来说，辍学会造成经济损失，还可能发生更严重的后果，如由于缺乏正式资格而减少未来的就业机会。此外，严重的心理问题可能源于情感创伤和令人沮丧的失败经历。

因此，所有利益相关者、社会、医疗行业、医学院校以及医学教师和学生都有充分的理由要将医学教育中的辍学率保持在尽可能低的水平（图34.1）。

有些令人惊讶的是，关于医学教育中辍学问题的科学研究文献相对较少：关于医学辍学科学研究的第一份系统综述刚刚发表（O'Neill et al.，2011a）。本章总结了有关辍学问题的一些最新科学研究。本章并不一定能对现有的相关文献提供详尽的描述；相反，我们将试图找出最有希望被发现的辍学预测因素。一般来说，在许多科学研究中，辍学不是作者感兴趣的主要变量；更确切地说，大多数情况下，研究人员主要是为了确定学习成功的预测因素和决定因素，例如，通过更好的学业成就、更高的分数或更快的学习完成来衡量。因此，没有毕业就直接辍学的问题经常

辍学会导致						
情感创伤	减少的就业机会	学校中士气低落	中断医疗保健的劳动力规划	损失给学校的资助	社会经济损失	学生和家庭经济损失

图34.1 为什么辍学现象很重要

被视为次要问题。

除了对相关文献进行说明，我们还将关注大多数关于学习成功或辍学的可获得论文中所采用的统计方法，我们会提供一个论据来更多地使用所谓的等待时间分析技术（在临床医学中称为“生存分析”），因为这些统计工具似乎特别适合分析研究依赖时间的现象（如学习成功或辍学）所涉及的“等待时间”。

对问题严重性的粗略估计

医学教育辍学率的评估因学生入学和毕业之间的时间间隔过长而变得复杂。然而，在许多国家，医学院校的流失率相当低。因此，录取的选拔过程可能是成为一名医生的主要障碍（Carlson，1991；Spooner，1990）。正如我们稍后将展示的那样，奥地利的医学教育体系构成了这一规则的一个罕见例外，因为该国直到 2005 年前一直实行的是开放录取政策，带来的结果是有超过 50% 的极高辍学率。

在英国，医学生的早期流失率估计在 0.5% ～ 13%（Green et al.，1993）。相比之下，来自美国的数据表明，该风险介于 2% ～ 16%（Daugherty et al.，1990；Fogelman & Van der Zwagg，1981；Gupta，1991；Herman & Veloski，1981；Hojat et al.，1996；McCaghie，1990；Stetto et al.，2004；Strayhorn，1999），另外，澳大利亚和新西兰的数据取值范围介于 8% ～ 14.8%（Collins & White，1993；Lipton et al.，1988；Neame et al.，1992；Powis et al.，1988；Ward et al.，2004）。据报道，在荷兰，这一数值介于 12.3% ～ 20.1%（Cohen-Schotanus et al.，2006；Urlings-Strop et al.，2009 年），南非的一项研究报告了 16.7% 的辍学率（Iputo & Kwizera，2005）。

医学教育中辍学现象的潜在预测变量

在医学教育以及其他教育领域中，辍学通常被认为是一个复杂的现象，并且许多因素可能导致学生未能完成课程。因此，在文献中筛选可能作为辍学预测因素的变量，会产生许多潜在的因素，这些因素部分与学生个人和（或）社会人口学特征相关，部分由医学院校、教育特征和其他原因决定。

几十年来，路径分析模型（Tinto，1975，1987，1992）一直是大学研究中最主要的辍学理论。根据这一理论，学生的学习准备和他们在学习项目中的学术和社会融合是留级或退学的最强有力的决定因素。Tinto 的理论还指出，还有一些附加因素，包括学生的个人特征，如入学资格、心理特质等，以及更多其他外部因素，如家庭背景等。但是，理论中并未充分包含教育变量。

Simpson 和 Budd（1996，pp. 172-178）对可能导致医学教育辍学现象的一些原因进行了有趣的概述：他们进行了一项调查，回顾性地评价了 1983—1992 年一所医学院校所有早期辍学学生的记录。

在研究期间，有 238 名学生未能完成他们的医学教育学业。这些学生占该时期 1714 名总录取学生数的 14%。在辍学的学生中，有 146 名（61%）男性和 92 名（39%）女性，但在录取的学生中，有 891 名（52%）男性和 823 名（48%）女性。因此，男性辍学的概率明显更高（$P = 0.0018$）。238 名学生中有 112 名（47%）自愿退出学习项目，126 名（53%）因学业原因被要求退学。因此，学业困难是辍学现象的最常见原因。辍学学生中，71 名（30%）报告了个人问题；21 名（9%）为同时存在个人和学业问题；20 人（8%）因病辍学；13 名学生记录了精神或心理问题。

有趣的是，辍学的最重要原因是学生对医学职业的看法发生了变化，或者他们或他们的老师认为他们不适合医学。相应地，有 2 名学生辍学的原因是他们无法处理尸体解剖。一些学生报告说，他们从未想去学习医学，但是被家人说服了。

Simpson 和 Budd（1996，pp. 172-178）的研究也很有趣，他们试图跟踪学生从该项目辍学后的进一步发展：168 人（71%）转到另一个学位课程；其中 140 人选择了理科学位；21 人转文科学位；6 人转另一所医学院校（2 人转牙科）；1 人去了兽医学院。其余 70 名学生的结果未知。

另一项对现有文献的系统综述发现，先前的学习表现也是学习成功的一个很好但不是完美的预测因素（Ferguson et al.，2002）。但是这份报告也指出，除了之前的学习表现之外，其他可能预示着医学教育成功的数据不足。

Arulampalam 等（2004a，pp. 492-503）对影响英国医学生在第一年学习期间辍学的因素进行了研究；他们共分析了 51 810 名学生。根据对 1985 年和 1986 年进入医学院校的学生开展的分析，他们的研究重点是入学第一年的辍学问题（Arulampalam et al.,2004b）；他们发现，大约一半的辍学现象发生在学习的第一年，并且第一年辍学的影响因素造成的影响不同于其在后期辍学中造成的影响。遵循 Tinto 的路径分析模型（Tinto，1975，1987，1992），研究者纳入了控制变量，包括学生先前的学习准备、他们的社会背景和个人特质，还包括先前的资质和就读学校的类型。

第一年的总辍学率被确定为 3.8%。男性被认为是辍学的一个危险因素；在其他因素不变的情况下，男性辍学的可能性要高 0.3%。相比之下，与 19 岁以前相比，入学年龄超过 21 岁与辍学风险降低 1.2% 相关。

在 Arulampalam 等（2004a，pp. 492-503）的研究中，医学生的家庭背景并不是辍学的重要预测因素，但有一个例外：父母从事医生职业与的辍学风险降低 0.75% 有关。这可以反映出这些学生对学习的更大投入和（或）更好的准备以及先前的信息。

同样，在进入医学院校之前拥有学术学位是降低辍学风险的一个强有力的预测因素。在这类人群中，辍学率降低了约 2%。虽然原始数据表明社会背景对辍学风险有显著影响，但多变量分析表明，事实上，先前在学校的资质是辍学的独立预测因素，并且通过与社会背景的统计关联，它确实造成了一定观察到的影响。有趣的是，生物学、化学和物理学的高分被发现是医学教育第一年退学率较低的预测因素：在其中一门学科中取得高一级的成绩可以将辍学风险降低 0.38%。有趣的是，在英语等其他学科的高成绩与辍学风险并不相关。值得注意的是，除了生物、化学和物理以外，其他学科成绩好的学生更有可能退出医学教育学业，并更有可能转到其他学位课程。此外，分析表明，学校类型对辍学概率没有显著影响，在高中成绩和学校类型的影响之间也没有任何统计学上显著的相互作用。

同一批研究者后来发表了另一项研究（Arulampalam et al.，2007），他们扩大了调查范围，一方面包括了 1990—1992 年开始医学学业的三个队列，另一方面包括了 1998—2000 年开始医学学业的三个队列。同样，第一年辍学率是一个有趣的变量。这项后续研究的一个主要目标是对十年来的分析结果进行比较。

作者首先指出，医学教育录取的学生人数显著增加：1990—1992 年期间，平均每年录取 4125 名学生，而在后一组的三年期间，这一数字上升到 4876 名。重要的是，辍学率也从早期队列的 3.5% 上升到后期队列的 4.9%。因此，早期发现的结果与后来的结果相比有一些巨大的差异，例如，虽然在 1990—1992 年的队列中，男性的辍学率较低（为 3.33%，对比女性的 4.05%），但在后来的队列中，男女之间差别不大，而如今男性的辍学率比女性高 0.09%。

年龄对早期队列的影响不显著，但对晚期队列的影响显著。在 1998—2000 年开始的队列中，作者基于多变量模型将“默认学生”定义为 18 或 19 岁的白人女性，没有残疾，并且社会背景中父母双方都不是医生。对于这个“默认”组，辍学率为 3.1%。

虽然在早期队列中没有发现国外留学生对辍学率的显著影响，但在晚期队列中，国外女性留学生比普通女性学业退学的可能性低 1.9%。

还有一点与 Tinto 关于社会融合作用的理论（Tinto，1975，1987，1992）相一致，即各组各队列中生活在校园里的学生的辍学率都降低了约 1.7%。没有发现残疾是辍学的重要预测因素。早期队列中没有记录种族背景，但后期队列中记录了。印度女性的辍学风险比高加索女性低约 1.9%；对于印度男性和高加索男性，没有发现差异。其他少数族裔的辍学率降低 0.8%。在女性样本中，父母从事医生工作的“保护性”效果得到了证实（辍学率降低了约 1%）；在男性样本中，没有观察到任何影响。

在他们的第一次调查中，作者再次发现了在进入医学教育学业之前有学术学位的显著影响，这些学生的辍学风险比离校生低 2.4%。

同样，先前资质的重要性，特别是在生物

学方面，也得到证实。生物学每多一个 A 级成绩，退学风险降低 0.86% 左右；化学和物理的相应数值都约为 0.5%。此外，无论年级高低，学过数学的学生辍学率降低了约 0.5%。

有趣的是，对数据的进一步深入分析表明，并非所有观察到的学生特征都能够解释辍学率在学习期间的增长；相反，这种增长大部分可能归因于医学院校的影响。作为解释，作者提到了不太有效的招生政策、不断变化的课程、攻读医学院校的更高成本以及学生和学校特征之间日益严重的不匹配。当然，未观察到的学生特征也可能是导致辍学率增长的原因。总之，作者认为住在校园里、父母是医生，以及更好的资质是医学教育中高保留率的主要预测因素。

Yates 和 James（2007，pp. 65-73）试图确定本科课程中表现不佳的风险因素。他们在调查中纳入了连续三年进入他们项目的所有 594 名医学生。在此期间，录取标准没有改变，所有学生在收集数据之前都已经结束了课程。19 名学生在头两年离开或终止了他们的课程，9 名学生没有完成他们的临床课程。另外 34 名学生成为医生前花了比通常多 5 年的时间。不幸的是，这项研究主要关注学习表现的好坏，没有对辍学现象进行单独分析。较差的学习表现被发现是临床前课程表现不佳的预测因素，而非高加索人种与临床课程中更多的问题相关（从始至终是一个风险因素）。男性和延迟录取的学生表现不佳的风险也更高。

录取和学生选拔

过去十年发表的大多数关于医学教育辍学的研究中，都把研究重点放在学生入学时的个人特质与学习成功或辍学之间的联系上。因此，选拔录取攻读医学学业的学生是这些研究的主题。

毫不奇怪，录取前医学生的选拔被认为是本科医学教育学习成败的主要决定因素，因此也是后续专业行为的主要决定因素［*Lancet*（Editorial），1984；Lazarus & Van Niekerk，1986］。人们普遍认为，医学教育过程需要为医疗卫生服务人员构建适当的知识、技能和态度，这必须建立在坚实的基础上，如被录取入学的申请者的认知能力和个人特质。当然，医学院校新生的选拔至关重要（Sade et al.，1985）。例如，O'Neill 等近期的文献综述（2011a，pp. 440-454）详细分析了 13 项关于医学生辍学的关键调查，发现这 13 篇论文中只有 1 篇没有将先前的资质、入学考试成绩或面试成绩视为辍学的潜在预测因素。

因此，在医学教育入学前选拔学生对辍学也很重要。在筛选现有文献时，可以发现三个不同的科学研究问题：

- 选拔学生对比开放录取，各有什么影响？
- 主动选拔与仅通过非区分性随机方法如抽签来控制可供的学习名额相比如何？
- 不同的选拔方法如何相互比较？

我们将分别考虑这些问题（图 34.2）。

选拔学生对比开放录取，各有什么影响？

如今，几乎在所有国家的医学教育录取都是受限制的。然而，几十年来，奥地利的大学录取体系是一个例外。每一个成功通过中学教育的奥地利公民通常都有权被他们想要攻读的任何大学学科录取，包括医学。正如在许多其他研究中一样，医学开放录取导致了相当令人不满的结果；由于大学和学院的能力和资源有限，根本无法适应学生人数的稳步增长，导致学习条件很差。对其他限制和问题，学生和教师也都感到沮丧，例如大规模讲课占主导地位，小组学习和床旁教学只是例外，而不是常态。因此，有 50% 或更多的奥地利医学生的学习时间超过了计划下的 6 年，其中大约一半的学生失败并退出了医学教育。

如 Reibnegger 等最近所描述的（2010，2011），来自其他国家的学生只有在证明他们也在其原籍国被同一门学科录取后，才能被奥

选拔学生对比开放录取，各有什么影响？
主动选拔与仅通过非区分性随机方法如抽签来控制可供的学习名额相比如何？
不同的选拔方法如何相互比较？

图 34.2 可能影响辍学现象的因素

地利大学录取。由于欧盟其他成员国的公民也包括在这些规定中，这违反了欧洲法律。2005年，欧洲法院裁定，奥地利的外国学生进入其大学的政策必须改变。法院做出判决后，担心奥地利医科类大学会涌入过多德国学生；在人口约为奥地利10倍的德国，想接受医学教育会受到基于中学成绩的选拔体系的限制，而且在这两个国家，母语都是德语。为了避免这种情况，奥地利修改了法律；对于包括医学和牙科在内的一些学科学习来说，录取考试和限制学习场所在法律上成为可能。

全国医学教育录取政策的这一根本性变化使“现实生活实验”成为可能，即与开放录取相比，通过录取考试对一些有趣的现象（如学习进步和辍学）开展医学生选拔影响相关的科学研究。格拉茨医科大学率先报告了详细的分析（Reibnegger et al.，2010，2011）（图34.3）。在那所医学院，为了选拔申请者，制定了录取考试。该考试基于申请者在综合性多项选择题测试中的表现：主要部分是针对中学水平的生物、化学、数学和物理知识。此外，该测试包括对科学文本理解的评价，自2010年以来，还包括一个情景判断测试。在该测试中，出示给申请者一个描述医学情境下关键事件的小插图，然后必须从几个可能的选项中选择最佳选项。

这项新录取考试对学习过程的影响（Reibnegger et al.，2010）以及对辍学的影响（Reibnegger et al.，2011）确实是巨大的。例如，在2002—2003学年至2004—2005学年开始的未被选拔和开放录取的早期学生队列中，能够成功完成学习项第一部分（计划为前两个学习学期）的学生比例仅为20%～25%，而在2005—2006学年至2007—2008学年开始的被主动选择的后期学生队列中，这一比例平均上升至80%以上。通过对2532名学生数据的生存分析，选拔程序相对于开放录取的效果被证明是非常显著的：半参数Cox比例风险技术（Cox，1972）产生了4.47的风险比（SE，0.28，$P < 0.0001$），这意味着在整个观察时间内，选拔出的学生完成第一部分研究的“风险”是开放录取学生的4～5倍。鉴于一个人在时间t之前“存活”（即没有经历终止事件），“危险”或“危险率”被定义为在时间t发生的关注事件（此处：成功完成第一部分的学习）的每单位时间的瞬时条件率。

不出所料，辍学率明显受到录取政策变化的影响：这一研究是来自2002—2003学年至2008—2009学年所有2860名医学学位课程学生的历史数据，观察持续到2010年2月底（Reibnegger et al.,2011）。其中开放录取1971人，经考试录取889人。在观察期内，1971名公开招生的学生中有764人（38.8%）辍学，而889名选拔出的学生中只有41人（4.6%）辍学。两组之间的差异非常显著。当然，人们必须牢记开放录取的学生有更长的观察期；然而，明确说明时间变量的生存分析技术证实了使用选拔程序的压倒性显著效果。例如，对数据的Cox回归分析得出的风险比为0.145（SE

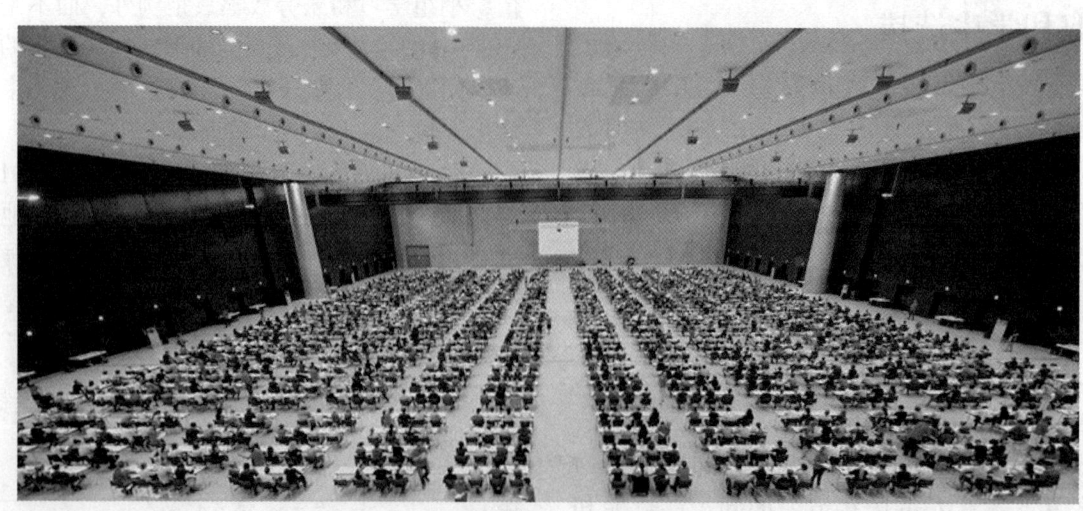

图34.3 超过1700名申请者在市政厅中参加了奥地利格拉茨医科大学2011年的入学考试

0.0234）；也就是说，在选拔的学生群体中，辍学风险仅为公开招生学生的 14.5%，95% 置信区间为 10.6% ～ 19.9%。

同样的分析中，当辍学的可能预测因素包括性别和年龄时，研究发现选拔过程的缺乏能作为学业辍学的最主要预测因素，这一结果具有统计学显著性。分开看，选拔的风险比及其 95% 置信区间为 0.139（0.1 ～ 0.2），同等地，选拔缺乏的风险比及其 95% 置信区间为 0.139^{-1} = 7.2（5.2 ～ 9.8），大于 20.89 岁的第 75 百分位年龄的风险比及其 95% 置信区间为 1.9（1.7 ～ 2.2），另外，女性的风险比及其 95% 置信区间为 1.7（1.4 ～ 1.9）。显然，年龄和性别是辍学风险的重要调节因素，但与学生选拔的存在与否相比，它们的影响相对较小。

此外，在一项使用公开和选拔性录取作为阶层变量的 Cox 回归分析中，性别和年龄的影响仅在开放的学生中仍然显著；在选拔的学生中，这两个变量都不再重要。使用灵活参数 Royston-Parmar 生存分析可以获得相同的结果（Royston & Parmar，2002）。

有趣的是，Reibnegger 等（2011，pp. 1040-1048）在奥地利开放录取的情境下发现的性别和年龄的这些影响，与 Arulampalam 等（2004a，pp. 492-503）在英国医学生的研究中发现的这些变量的影响正好相反。在 2005 年之前的奥地利开放录取的情况下，女性和年龄较大群体表现的辍学风险明显较高，而在英国环境下，这些变量预示着较低的风险。这种差异突显了两种研究截然不同的历史环境；毫不奇怪，经过几十年的开放录取后，大学系统的情况与长期稳定存在的系统的情况完全不同，大学系统中现有学习名额的数量是事先确定的，选拔学生的方法也有所不同。

可以肯定地得出结论，在进入医学教育之前，选择过程的存在与否是决定辍学风险的最重要因素之一，即使它不是最大的因素。然而，Reibnegger 等的调查（2010，2011）没有回答有关最佳选拔方法的重要问题。所观察到的效果是否仅由于现有招生名额的限制造成，即是否由于录取的学生人数与现有资源和能力能更好地匹配，学习情况就得到了改善？（请注意，在格拉茨医科大学，2005 年之前，每年开放录取的新生人数平均为 700 名，而自实施选拔程序以来，每年该项目只录取 336 名学生。）还是选拔方式也有显著的独立贡献？

下一节讨论的问题是，与基于申请者的认知或非认知能力的主动选拔过程相比，随机选拔是否具有同样的降低辍学率的潜力。

主动选拔与随机录取

有些人认为，选拔过程很相似，随机选拔录取的学生最终可能会产生与现有选拔程序所选拔的学生相似的学习成绩。Norman（2004，pp. 79-82）特别质疑自我陈述报告、面试和其他录取方法的使用，这些方法一直被证明价值有限。

自 20 世纪 70 年代以来，在荷兰，学生是国家随机选拔出来的，在这种抽签中，学生的录取概率随机决定，但也受学校分数的影响；你的分数越高，你得到的机会就越多。自 1999 年以来，最优秀的学生可以不受限制地进入医学院校，医学院校也可以根据其他标准选拔多达 50% 的学生。Urlings-Strop 等（2009，pp. 175-183）利用这个独特的国家情况，在伊拉斯谟医学院进行了一个有趣的对照实验：他们进行了一项前瞻性研究，比较了通过选拔录取的 389 名学生和通过加权抽签录取的 938 名学生。2001—2004 年的四个学年学生们组成了这个队列。选拔是一个两步的过程，结合了学生的非认知和认知能力。主要的学习结果指标是辍学率、每年由学分决定的学习率以及每年第一次考试的平均分数。在文章中，作者描述了研究的第一个结果，他们分析了使用抽签选择策略 4 年后收集的数据。在录取的 1327 名学生中，有 164 名学生学业成绩不及格，总辍学率为 12.3%。作者得出结论，在临床前阶段，对于抽签录取的学生来说，从医学院校辍学的相对风险是被选拔学生的 2.6 倍（95% 置信区间为 1.6 ～ 4.2）。

在后来的研究中（Urlings-Strop et al.，2011），调查范围扩大到包括医学院校的临床阶段。通过第二次分析，与被选拔的学生相比，抽签录取学生的辍学率高 1 倍，这一点可以得到证实。此外，选拔出的学生成绩较高；

他们取得了很高的分数，是抽签录取学生的约1.5倍。

根据Urlings-Strop等的结果（2009，2011），我们有充分的证据表明，与基于个人特征的主动选拔相比，随机选拔在降低辍学率方面显然没有那么有效。此外，主动选拔的学生的学业成绩比随机录取的学生要好。

不同选拔方法对医学教育辍学现象的影响

学生入学时的资质通常被认为是学习成功或辍学的重要预测因素。在考察已发表的文献时，我们面临的问题是在不同环境中使用的选拔过程和标准的广泛异质性：一些人更重视认知属性，而另一些人则主要关注人格测试、能力倾向测试等（Benbassat & Baumal，2007）。

一名学生入学前的资质应该如何衡量？我们是应该依据学习成绩，还是应该通过主动测试录取学生？在后一种情况下，我们应该如何构建测试？我们应该专注于认知能力、明确知识，还是应该依赖于能力倾向测试、面试或对申请者心理社会特征的其他测量？

基于认知特征的选拔通常是通过标准化知识测试的平均成绩或表现来衡量的，如北美的医学院入学考试（MCAT）。该考试于1928年推出，并经历了连续的修订以改进其内容和预测效度（Association of American Medical Colleges，2012；Callahan et al.，2010；McCaghie，2002），又如澳大利亚的毕业后医学院入学考试以及英国的相关考试（Australian Council for Educational Research，2012）。非认知品质通常包括申请者可能需要的所有其他品质。这样的品质清单似乎永无止境，一项文献综述确定了80多种这样的品质（Albanese et al.，2003）。尽管在选拔医学生时，对于认知特征与非认知特征的相对权重有不同的观点，但大多数作者都认为，包括学习成绩和个人特征在内的广泛评价是可取的（Institute for International Medical Education，2002）。Eva等（2009，pp. 767-775）最近提出了强有力的论点，即认知测试和非认知测试虽然有时看起来相互独立，但最终并没有真正在个人身上产生相互排斥的特征。这一相互排斥的特征是指，认知测试总是产出反社会的“书虫”，或者非认知测试选拔出没有理性思维能力的社会“蝴蝶”。相反，随着对医学教育越来越深入的研究，在认知和非认知领域之间寻求独立性变得更加困难。

关于辍学问题，现有的大多数调查一致认为，入学资质较差预示着辍学风险较高（Arulampalam et al.，2004a，b，2007；Gough & Hall，1975；Powis et al.，1992；Strayhorn，1999；Urlings-Strop et al.，2009；Ward et al.，2004）。正如O’Neill等所概述的（2011a），在13篇质量评价的论文中，有9篇发现了较低的入学资质，其辍学率的优势比在1.65～4.00之间。观察到入学资质和辍学风险之间设有关联或关联很小（Cohen-Schotanus et al.，2006；Iputo，2005）。

最近，O’Neill等（2011b，pp. 1111-1120）在2002—2007年间，对丹麦南部大学录取的1544名医学生的六个后续队列中的录取考试和最高成绩选拔进行了比较。一半的学生是根据他们之前的最高成绩被录取的，另一半参加了一个综合录取考试，包括一个广泛领域的知识测试，他们还必须参加一个半结构化的面试。辍学被定义为在学校开始学习后两年内因任何原因终止学业。单变量和多变量逻辑回归分析显示，各种社会人口学变量都不是独立的辍学预测因素。根据录取考试（而不是根据高分）录取的学生、上公立中学的学生和填志愿时优先选择医学的学生辍学率较低。

总之，可以肯定地说，关注更好的入学资质——认知和（或）非认知方面——是防止过早退出医学教育的有效方法；O’Neill等的研究论文（2011b，pp. 1111-1120）甚至表明，依靠录取前测试选拔似乎优于纯粹依赖以前的学习成绩。

其他考虑因素

显而易见的是，几十年来，不同的研究者试图确定医学教育中辍学的各种预测变量。在前面的部分，我们讨论了一些潜在的因素，主要集中在学生的选拔和他们的入学资质上。在本节中，我们将总结除了与选拔和录取测试相关的变量以外的其他变量导致的结果。

社会人口学变量

根据 O'Neill 等的文献综述（2011a，pp. 440-454），在 13 篇关于医学教育辍学的质量评价论文中，有 10 篇认为性别是一个潜在的预测因素，但只有 3 篇报告了性别与辍学风险之间的联系（Arulampalam et al.，2004a，b，2007；Stetto et al.，2004）。然而，结果是矛盾的。在公开录取的奥地利学生中（Reibnegger et al.，2011），女性被发现有更高的辍学风险，但在通过知识测试选拔后录取的奥地利学生中，这种影响消失了。同样，年龄的影响尚不清楚。几项研究调查了种族变量，但还是没有确凿的证据支持或反对种族的显著影响。社会阶层从未被发现是辍学的一个明确指标，除了父母中有一方是医生会与辍学风险较小有关，至少在女性样本中是这样（Arulampalam et al.，2004a，b，2007）。

很少有研究将心理或感知变量作为辍学的潜在预测因素；有迹象表明，更灵活、更自立、更“厚脸皮”和“不受拘束”的学生更有可能成功地完成医学教育（Ward et al.，2004）。已经有 1 篇关于美国和加拿大医学生心理困扰的几个指标的系统文献综述，但不幸的是，没有证据表明心理问题对辍学的潜在影响（Dyrbye et al.，2006）。

学业竞争似乎也指向医学教育辍学的更高风险（Hojat et al.，1996；Stetto et al.，2004）。还有一项发现，即在预期的时间段内，辍学和学生未能掌握课程之间有着非常密切的联系。此外，在学业开始时至少一门基础科学课程不及格或在学习的第一年中只取得低成绩也是更高辍学率的重要预测因素。

一些研究表明，主动学习课程或基于问题的课程可能会带来更好的学习效果，既能缩短毕业时间，又能降低辍学率（Iputo & Kwizera 2005；Schmidt et al.，2009）。

医学教育研究中辍学现象及相关问题调查的失效时间分析技术

对学生完成学习项目的成功或失败的调查不可避免地要涉及长时间的观察。因此，从开始学习到毕业或辍学的“等待时间”构成了这类研究中的一个重要变量。当考察关于辍学和医学教育相关主题的可用文献时，很明显各种类型的回归分析（主要是用于单变量和多变量的线性或逻辑回归方法）被用于统计分析。然而，专门设计用于处理依赖时间的数据的某一组统计学方法却很少应用。因此，在本节中，我们将对这些方法进行简要总结，这些方法在临床医学中以“生存分析”为主题而闻名，我们还将给出为什么这些方法有希望解决在医学教育研究中遇到的这类问题的相关论点。

生存分析——或者更概括地说，失效时间分析——代表了临床研究人员广泛使用的统计学领域。生存分析不仅告知研究人员各组患者的平均生存时间，而且——可能更重要的是——还能够对影响和调节生存时间的单个或多个预测因素进行定性识别和定量描述。

但是，在医学教育研究中，很少使用这种统计分析。遗憾的是，在教育研究中，我们经常遇到依赖时间的数据。通常，对学生的基本观察是从一个明确的事件（例如，学习项目或课程的开始）到另一个明确的事件（例如，毕业、获得明确的胜任力、通过明确的考试，或者——消极地——辍学）所经过的时间。这段时间称为等待时间。

是什么让等待时间显得特别？为什么“正常”的统计数据常常不足以处理这样的数据？首先，等待时间分布总是正（不存在“负等待时间”），并且经常是强偏态和非高斯的。例如，虽然某个队列的大部分学生将或多或少地在课程规定的时间毕业，但可能有一些学生需要非常长的时间才能成功：学习课程的完成时间分布往往呈正偏态。其次，在等待时间问题中，统计中的截尾现象很普遍。原因可能是我们希望分析我们的数据，而不是等到最后一个学生已到达了终点事件。有些学生可能在毕业前就辍学了。我们应该如何进行这样的观察？这样的学生应该从我们的分析中删除吗？然而，这可能会带来重大的统计学问题。此外，没有到达终点事件的个人仍然能贡献出有价值的信息。让我们假设，等待时间是从学业开始到毕业的时间。3 年后退学的学生会有一个 3

年的截尾观察，因为我们知道其等待时间是3年加上一段不确定的时间。

等待时间分析由一组非参数、半参数和参数统计方法组成，旨在处理这两个典型的问题。最常见的情况是，我们不知道可用数据背后的理论等待时间分布。分析等待时间的最直接方法是所谓的“乘积极限法”，为了纪念它的发明者，这种方法也被称为Kaplan-Meier法，它不做任何关于潜在分布的假设，而是以一种非参数的方式解决问题（Kaplan & Meier，1958）。该方法仅在事件实际发生的离散时间点提供事件发生或不发生的累积概率的估计。因为我们没有假设等待时间的具体分布，所以我们不知道这些概率在实验中观察时间点之间的行为。为了使Kaplan-Meier程序结果的图形可视化，通常会使用阶跃函数。此外，半参数Cox回归方法没有对等待时间的分布作出明确的假设（Cox，1972）。然而，通过应用所谓的比例风险假设，该方法能够估计一个或多个不同标度质量（区间数字、序数和名义数字）的解释变量对风险函数的预测强度，这以最巧妙的方式强调了事件发生或不发生的累积概率。因此，对潜在重要预测变量的单个或组合预测效应的单变量和多变量分析很容易进行，甚至可能包含依赖时间的预测变量。“半参数”是由于没有对基线累积概率进行参数假设，但潜在预测变量的影响是以参数形式建模的，因此参数是通过将模型与观测数据拟合来估计的。事实上，在医学的大多数应用中，Kaplan-Meier（用于估计累积概率，即“生存”或“失败”曲线）和Cox方法（用于判断单独或组合预测因素的预测强度）的结合已经成为最先进的方法。

等待时间分析的参数模型对观察到的等待时间的分布函数做了明确的假设。因此，我们假设等待时间遵循一个分布，其概率密度函数可以明确地表示为某些参数的函数，这些参数可以通过将模型拟合到观察数据来确定。与Kaplan-Meier方法或Cox模型获得的生存者曲线相比，参数模型一旦拟合，就可以很容易地构建平滑曲线，例如事件发生或不发生的概率密度函数或风险函数。在过去几十年里，至少在医学领域，与非参数和半参数模型相比，很少使用经典参数模型。造成这种情况的主要原因之一是这些模型缺乏灵活性，这在许多情况下妨碍了对现实生活数据集的满意拟合。最近，开发出来许多统计工具，克服了经典参数模型的局限性（Royston & Parmar，2002）。幸运的是，这些技术上更先进的模型很容易在主要的商业统计软件包中获得（Royston & Lambert，2011）。

这些最近的发展引起了人们的极大兴趣，因为如果手头上有合适的参数模型，会比（半）参数方法有几个优势：它们能够估计基线累积概率函数，并且能将方差以平滑、连续的方式表示出来（这些函数不仅是在离散时间点定义的阶跃函数，而且能随时间平滑地变化）。因此，对许多其他重要特征，如风险和概率函数、风险和概率差函数、风险比等的“平滑”估计和可视化已经变得可行。

在最近关于医学教育中的学习成功和学习失败的研究中，我们成功地运用了生存分析方法（Reibnegger et al.，2010，2011），并且根据我们的经验，我们建议在医学教育研究领域更好地利用这些统计技术。等待时间分析能够对依赖时间的现象提供重要的见解，并且它能够以统计学上正确的方式确认潜在的预测变量及其相对优势，也可以在中期分析场景或数据截尾的情况下进行识别。构建有意义的预测模型是可能的：在给定时间起点或之前测量的几个协变量的值的情况下（在我们的案例中，这可能是学习项目或特定课程的开始），这些典型的多元回归模型能够预测未来的结果。

等待时间分析有许多优秀的参考资源。比如Kleinbaum和Klein（2005）的文章。商业统计软件包的理论和实际应用在最近的一本书里也有介绍（Cleves et al.，2008）。

结论

- O'Neill等（2011b，p. 1116）根据他们最近对医学教育辍学现象的研究得出了结论——根据现有文献——“入学资质较低……似乎是辍学的唯一一致的预测因素”。
- 考虑到奥地利的经验（Reibnegger et al.，2011），我们可以补充说，到目前为止，与高辍学风险相关的最强有力的因素是选拔过程的存在与否。毫无疑问，开放录取是最糟糕的选择，它将导致辍学率超过 50% 甚至更高，高得不可接受。

- 如何选拔的问题仍然悬而未决；例如，最近发表的有趣的研究表明，将学习成绩与结构化面试相结合可以提供额外的预测能力（Lambe & Bristow，2011）。
- 学生的选拔一直是一个热门话题，政府相关管理者和医学院校的领导与专家应该意识到他们对医学申请者和整个社会的责任（Norman，2004）。

参考文献

Albanese, M.A., Snow, M.H., Skochelak, S.E., Huggett, K.N., and Farrell, P.M. (2003) Assessing personal qualities in medical school admissions. *Acad Med.* 78: 313–321

Arulampalam, W., Naylor, R.A., and Smith, J.P. (2004a) Factors affecting the probability of first year medical student dropout in the UK: a logistic analysis for the intake cohorts of 1980-92. *Med Educ.* 38, 492–503.

Arulampalam, W., Naylor, R.A., and Smith, J.P. (2004b) A hazard model of the probability of medical school dropout in the United Kingdom. *J Roy Stat Soc.* 167: 157–178

Arulampalam, W., Naylor, R.A., and Smith, J.P. (2007) Dropping out of medical school in the UK: explaining the changes over ten years. *Med Educ.* 41: 385–394

Association of American Medical Colleges (2012) Medical College Admission Test. [Online] https://www.aamc.org/students/applying/mcat Accessed 22 March 2012

Australian Council for Educational Research. Graduate Australian Medical School Admissions Test. [Online] http://www.gamsat-ie.org/ Accessed 22 March 2012

Benbassat, J., and Baumal, R. (2007) Uncertainties in the selection of applicants for medical school. *Adv Health Sci Educ.* 12: 509–521

Callahan, C.A., Hojat, M., Veloski, J., Erdman, J.B., and Gonella, J.S. (2010) The predictive validity of three versions of the MCAT in relation to performance in medical school, residency, and licensing examinations: a longitudinal study of 36 classes of Jefferson Medical College. *Acad Med.* 85: 980–987

Carlson, C.A. (1991) International medical education. Common elements in diverging systems. *JAMA.* 266: 921–923

Cleves, M., Gutierrez, R., Gould, W., and Marchenko, Y. (2008) *An Introduction to Survival Analysis Using Stata.* 2nd edn. College Station (Texas): Stata Press

Cohen-Schotanus, J., Muijtjens, A.M.M., Reinders, J.J., Agsteribbe, J., van Rossum, H.J.M., and van der Vleuten, C.P.M. (2006) The predictive validity of grade point average scores in a partial lottery medical school admission system. *Med Educ.* 40: 1012–1019

Collins, J.P., and White, G.R. (1993) Selection of Auckland medical students over 25 years: time for change. *Med Educ.* 27: 321–327

Cox, D.R. (1972) Regression models and life tables (with discussion). *J Roy Stat Soc.* 34: 187–220

Daugherty, S.R., Eckenfels, E.J, and Schmidt, J.L. (1990) Longitudinal analysis of admission decisions. *Acad Med.* 65: S1–S2

Denenberg, D. and Roscoe, L. (2001) *50 American Heroes Every Kid Should Meet!* Millbrook Press, Minneapolis, p. 99

Dyrbye, L.N., Thomas, M.R., and Shanafelt, T.D. (2006) Systematic review of depression, anxiety, and other indicators of psychological distress among U.S. and Canadian medical students. *Acad Med.* 81: 354–373

Eva, K.W., Reiter, H.I., Trink, K., Wasi, P., Rosenfeld, J., and Norman, G.R. (2009) Predictive validity of the multiple mini-interview for selecting medical trainees. *Med Educ.* 43: 767–775

Ferguson, E., James, D., and Madeley, L. (2002) Factors associated with success in medical school: systematic review of the literature. *BMJ.* 432: 952–957

Finucane, P., and McCrorie, P. (2010) Cost-effective undergraduate medical education. In: K. Walsh (ed.) *Cost effectiveness in Medical Education* (pp. 5–13). Abingdon: Radcliffe,

Fogelman, B.Y.S., and Van der Zwagg, R. (1981) Demographic, situational and scholastic factors in medical school attrition. *South Med J.* 74: 602–606

Gough, H.G., and Hall, W.B. (1975) An attempt to predict graduation from medical school. *J Med Educ.* 50: 940–950

Green, A., Peters, T.J., and Webster, D.J. (1993) Preclinical progress in relation to personality and academic profiles. *Med Educ.* 27: 137–142

Gupta, G.C. (1991) Student attrition. A challenge for allied health education programmes. *JAMA.* 266: 963–967

Herman, M.W., and Veloski, J.J. (1981) Premedical training, personal characteristics and performance in medical school. *Med Educ.* 15: 363–367

Hojat, M., Gonnella, J.S., Erdmann, J.B., and Veloski, J.J. (1996) The fate of medical students with different levels of knowledge: are the basic medical sciences relevant to physician competence? *Adv Health Sci Educ.* 1: 179–196

Institute for International Medical Education (2002) Global minimum essential requirements in medical education. Report of the Core Committee. *Med Teach.* 24: 130–135

Iputo, J.E., and Kwizera, E. (2005) Problem-based learning improves the academic performance of medical students in South Africa. *Med Educ.* 39: 388–393

Kaplan, E.L., and Meier, P. (1958) Nonparametric estimation from incomplete observations. *J Am Stat Ass.* 53: 457–481

Kleinbaum. D.G, and Klein, M. (2005) *Survival Analysis. A Self-Learning Text.* (2nd ed.) New York (New York): Springer Science + Business Media, LLC.

Lambe, P., and Bristow, D. (2011) Predicting medical student performance from attributes at entry: a latent class analysis. *Med Educ.* 45: 308–316

Lancet (Editorial) (1984) Medical student selection in the UK. *Lancet.* 24: 1190–1191

Lazarus, J. and van Niekerk, J.P. (1986) Selecting Medical Students: a rational approach. *Med Teach.* 8: 343–357

Lipton, A., Huxham, G., and Hamilton, D. (1988) School results as predictors of medical school achievements. *Med Educ.* 22: 381–388

McCaghie, W.C. (1990) Perspectives in medical school admission. *Acad Med.* 65: 136–139

McCaghie, W. (2002) Assessing readiness for medical education: evolution of the Medical College Admission Test. *JAMA.* 288: 1085–1090

Neame, R.L., Powis, D.A., and Bristow, T. (1992) Should medical students be selected only from recent school-leavers who have studied science? *Med Educ.* 26: 433–440

Norman, G. (2004) Editorial—The morality of medical school admission. *Adv Health Sci Educ.* 9: 79–82

O'Neill, L., Hartvigsen, J., Wallstedt, B., Korsholm, L., and Eika, B. (2011b) Medical school dropout—testing at admission versus selection by highest grades as predictors. *Med Educ.* 45: 1111–1120

O'Neill, L.D., Wallstedt, B., Eika, B., and Hartvigsen, J. (2011a) Factors associated with dropout in medical education: a literature review. *Med Educ.* 45: 440–454

Powis, D.A., Neame, R.L.B., Bristow, T., and Murphy, L.B. (1988) The objective structured interview for medical student selection. *BMJ.* 96: 765–768

Powis, D.A., Waring, T.C., Bristow, T., and O'Connell, D.L. (1992) The structured interview as a tool for predicting premature withdrawal from medical school. *Aust N Z J Med.* 22: 692–698

Reibnegger, G., Caluba, H.-C., Ithaler, D., Manhal, S., Neges, H.M., and Smolle, J. (2010) Progress of medical students after open admission or admission based on knowledge tests. *Med Educ.* 44: 205–214

Reibnegger, G., Caluba, H.-C., Ithaler, D., Manhal, S., Neges, H.M., and Smolle, J. (2011) Dropout rates in medical students at one school before and after the installation of admission tests in Austria. *Acad Med.* 86: 1040–1048

Royston, P, and Lambert, P.C. (2011) *Flexible Parametric Survival Analysis Using Stata: Beyond the Cox Model.* College Station (Texas): Stata Press

Royston, P., and Parmar, M.K.B. (2002) Flexible parametric proportional-hazards and proportional-odds models for censored survival data, with application to prognostic modelling and estimation of treatment effects. *Stat Med.* 21: 2175–2197

Sade, R.M., Stroud, M.R., Levine, J.H., and Fleming, G.A. (1985) Criteria for selection of future physicians. *Ann Surg.* 201: 225–230

Schmidt, H.G., Cohen-Schotanus, J., and Arends, L.R. (2009) Impact of problem-based, active learning on graduation rates for 10 generations of Dutch medical students. *Med Educ.* 43: 211–218

Simpson, K.H. and Budd, K. (1996) Medical student attrition: a 10-year survey in one medical school. *Med Educ.* 30: 172–178

Spooner, C.E. (1990) Help for the gatekeepers: comment and summation on the admission process. *Acad Med.* 65: 183–188

Stetto, J.E., Gackstetter, G.D., Cruess, D.F., and Hooper, T.I. (2004)

Variables associated with attrition from Uniformed Services University of the Health Sciences Medical School. *Military Med.* 169: 102–107

Strayhorn, G. (1999) Participation in a pre-medical summer programme for under-represented minority students as a predictor of academic performance in the first three years of medical school: two studies. *Acad Med.* 74: 435–447

Tinto, V. (1975) Dropout from higher education: a theoretical synthesis from recent research. *Rev Educ Res.* 45: 89–125

Tinto, V. (1987) *Leaving College: Rethinking the Causes and Cures of Student Attrition*. Chicago: University of Chicago Press

Tinto, V. (1992) Student attrition and retention. In: B.R. Clarke, and G. Neave (eds) *Encyclopedia of Higher Education* (pp. 1697–1709). 3rd edn. Oxford: Pergamon Press

Urlings-Strop, L.C., Stijnen T., Themmen, A.P.N., and Splinter, T.A.W. (2009) Selection of medical students: a controlled experiment. *Med Educ.* 43: 175–183

Urlings-Strop, L.C., Themmen, A.P.N., Stijnen T., and Splinter, T.A.W. (2011) Selected medical students achieve better than lottery-admitted students during clerkship. *Med Educ.* 45: 1032–1040

Walsh, K. (2011) Test results can predict more than just test results. *Med Educ.* 45: 538

Ward, A.M., Kamien, M., and Lopez, D.G. (2004) Medical career choice and practice location: early factors predicting course completion, career choice and practice location. *Med Educ.* 38: 239–248

Yates, J., and James, D. (2007) Risk factors for poor performance on the undergraduate medical course: cohort study at Nottingham University. *Med Educ.* 41: 65–73

第 8 部分

评价　Assessment

第 35 章

评价原则　Principles of assessment

Lambert W. T. Schuwirth，Julie Ash

译者：刘润青　审校：江哲涵

我们需要在真实的环境中进行评价，其中有许多复杂因素。

Cees van der Vleuten

引自 Medical Education，Lisa Pritchard，‘Accidental Hero’，39，pp. 761-762，Copyright 2005，获得 Association for the Study of Medical Education and Wiley 授权

引言

您是一家学术型医院的临床医生。一名学生正在您的指导下进行临床轮转。他检查了一位名叫约翰逊先生的患者。该学生告诉您，他已测得约翰逊先生的血压为 160/100 mmHg。这位学生还告诉您，他已经告知约翰逊先生，他的血压太高了，应该立即治疗，如果治疗不及时，他将来肯定会患上严重的心血管疾病。

您想知道该学生的判断是否完全正确。

好吧，其实他的判断并不准确。这位学生犯了严重的错误。首先，人们一致认为单项血压测量不足以得出结论（Llabre et al., 1988）。其次，您不知道测量血压的操作是否正确。学生是否用对了袖带和操作技巧？再次，这位学生是有多大的自信敢预测某人将来肯定会患上心血管疾病。最后，该信息可能严重影响患者的心态，下次血压测量值可能会更高。学生在抽样（仅一次）过程中可能出了错，尤其可能在测量技术、预测效度和所谓的结果效度上都出现了错误。我们甚至还没有讨论使用袖带、听诊器和血压计来测量某人血压的有效性问题。

下面是另一个案例。

您是一家学术型医院的临床医生。一名学生在您的指导下实习。他参加了您负责的学科考试，必须获得至少 60% 的分数才能通过考试，而他的得分是 59%。对学生进行检验的目的是确定他未来是否能成为一个好医生。您告诉学生，他考试不及格，必须加倍努力，否则他不会成为一名好医生。

我们想知道您的判断是否完全正确。

好吧，实际上您的判断不对。在这种情况下，你犯了和第一个案例中的学生一样的错误，只是所处的情境不同。一次测试是永远不够的，因为单次可能会存在很多抽样误差。考试的结构可能并不完善，会涉及与医学能力无关的方面，例如，某些考试题目可能会使具有良好考试技巧的学生受益。至少可以说，仅凭一次考试结果就断言某个人能或不能成为一名好医生，是缺乏根据的。最后，每次考试在开始之前就会对学生的学习行为产生影响。

本章将介绍关于测试和评价的一些基本原则，这些原则将有助于在设计、实施或更改评价计划的一部分或整个计划时做出明智的决定。

评价的目的

评价从来不是无目的、无根据的，始终要从特定的目的出发。这一点看似显而易见，但确实要求任何参与设计或调整评价项目的人都要清楚地认识到项目的目的。只有这样，才能对评价方案的质量进行可靠评估，即该项目在多大程度上实现了自身目的的有效性和效率（图 35.1）。

当然，最明显也是最常被提及的评价目的是：确定学生在课程中是否学到了足够的知识，能否进入下一个学习阶段或毕业。尽管形成性评价和学习评价取得了许多进步，但仍十分有必要牢记这一目的。社会期望并经常资助教育工作者“培养”出合格的专业人才，因此有权要求我们对毕业生的质量负责。同时，学生个人也希望了解他们的表现如何，以及他们最终成为足够胜任的专业人员的可能性有多大，尽管他们经常表示出对考试的反感。然而，核心问题不在于这是否是一个有价值的目标，而是如何最好地实现这一目标。如果一个评价方案仅仅依靠一系列的选拔性测试，将测试结果相加来决定毕业生的质量水平，那么即使是在较高年级，其有效性也会受到质疑。举例来说，我们可以假设那些没有能力成为专业人才的学生会在较低年级时被筛选出来。若将整个评价方案的目标进行延续，定位在发现极少数的高年级“坏学生”上，这是一种资源的极大浪费，且得不到什么回报。在医学上，这通常被描述为需要处理的问题。

但当然，大多数人都认为，一个评价方案足以敦促学生学习，这一设想不无道理。更有一种普遍的看法是，评价对学生学习的推动力甚至比正式课程的推动力更强（Cilliers et al.，2012；Frederiksen，1984；Newble and Jaeger，1983）。通常情况下，作为老师的我们会批评学生这种功利的学习态度，认为这样的学生不会成为我们想真正教育出的学者或专业医师（Boud，1990）。

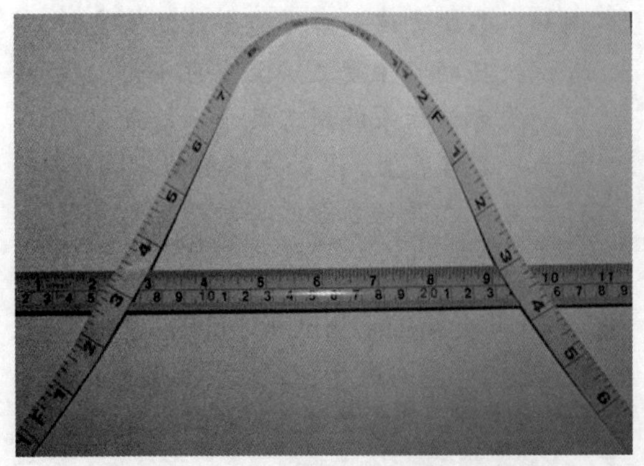

图 35.1 评价

但坦率地说，这种态度无济于事，我们鼓励所有医学教育者对此事进行进一步思考。首先，我们需要扪心自问，这些功利学生的表现是否真的不专业。许多学生的确意识到，为考试而学习确实与为成为一名好医生而学习有所不同（Cilliers et al.，2010），但他们也知道，如果不专门为考试而学习，就永远没机会成为一名医生。我们大多数人都认识到，在进行一项以发表为目的的科学研究和进行一项我们有兴趣的科学研究之间，有时会出现同样的困境。此外，不久前被提出的第二点考虑（Boud，1990）是，我们的评价是否真的能促进学生成为我们希望的那种终身自主学习者，培养他们形成“正当的”学术价值观和习惯。很显然，如果评价方案只是在一段课程结束时确定学生是否学到了足够的知识，它就只能让学生知晓自己达到了课程的最低标准，而依旧不明白自己到底该如何成为最好的医生。在课程的关键时刻提供如此有限的信息，并不能促进有效利用评价引导学生学习。

因此我们可以说，如果评价的目的是引导学生的学习向理想的方向发展，那么评价就需要持续下去，并有计划地进行（Dannefer and Henson，2007；Fishlede et al.，2007；Schuwirth and van der Vleuten，2011；van der Vleuten and Schuwirth，2005）。这样的评价需要有参考意义，既要让学生了解现阶段的专业发展状况，还要让他们知晓如何最好地提升自己的专业。评价前效应、真评价效应和评价后效应见图 35.2（Gielen et al.，2003）。

不过，可以肯定的是，关于评价究竟如何推动学生学习的实证文献还是很少的。Newble 和 Jaeger（1983）提供了为数不多的比较系统的报告，介绍了他们学院的评价变化如何导致学生学习行为的改变；但他们的设计无法准确地解读是哪些因素施加了这种影响。这同样适用于 Frederiksen（1984）经常被引用的概览在评价开始前的一段时间，学生对评价的期望会对其学习产生影响，这种影响被定义为**评价前效应**。学生们对评价的期望可能源于前几次考试的体验、教师的授课过程或学生间的小道消息。
真评价效应与学生参加考试时的学习有关。考试期间，学生必须记住之前学过的内容。这是一个主动的过程，可以使题目更好地储存在学生的记忆中，便于事后检索回忆（Larsen et al.，2008）。
评价后效应涉及评价结果（成绩）引发的学生学习行为，以及对应试者长处和不足的反馈。

图 35.2　评价的学习效果

文件中报告的研究。最近，Cilliers 等的研究（Cilliers et al.，2010，2012a，b）介绍了一个模型，该模型试图解释影响学生学习的评价因素之间的关系、该影响的发挥机制以及可能产生的后果。这些研究表明，评价和学习之间的关系比人们直觉上认为的要复杂得多，但是，进一步的研究已经证明了这个模型在不同的情况下都是可靠的（Cilliers et al.，in press a，b）。

从这些研究中可以得出一些一般性的经验。

首先，在考察评价的相关因素时，不仅要考虑评价的内容和形式（Hakstian，1971；Stalenhoef-Halling et al.，1990），还要考虑每个评价部分的时间安排及其在监管结构中的作用（Cohen-Schotanus，1999）。例如，补偿性规则会使一些最初表现良好的学生在以后的评价中有所松懈，而共轭性规则（要求通过每一次考试）则可以使每次考试的努力程度降到最低（及格就行）。

第二个值得关注的因素是接受评价的学生的个人解释和经历。虽然文献中有充分的证据表明，选择题和开放题考查的内容并没有本质区别（Norman et al.，1987；Norman，1989；Schuwirth et al.，1996；Ward，1982），但学生依然将它们视为不同类型的考试，并表示对二者的备考方式有所不同（Hakstian，1971；Stalenhoef-Halling et al.，1990）。

最后要考虑的因素是评价的指导作用。Cilliers 等（2010，2012）将认知加工活动（即学生如何学习材料）和元认知调节活动（如学习行为的分配、分布和数量）的性质区分开来。

因此，如果想改变学生的学习过程，仅仅改变评价过程是不够的，还需要转变学生的学习观念，以及他们控制学习过程的能力。

当然，如果我们仅仅收集却不充分利用所有这些宝贵的评价信息，效率就会很低。对我们评价得出的综合信息进行评价，也可以看出反映教育质量的一些情况。例如，如果大多数学生考试不及格，则需要对教育质量或评价进行进一步调查。教育质量问题的另一个指标是模式的突破，例如一个年级组的课程进展一直都很顺利，却突然卡在了某个主题上。这也许是对该特定主题进行更深入探讨的充分理由。在此我们要强调的是，这些结果只能作为一个标志，还需要进一步的信息收集，才能判定该主题的教育质量。尤其是在学生人数较少的情况下，各小组的成绩可能存在差异，但这并不意味着存在教育问题。

另一种相当流行的描述评价目的的方式是形成性和终结性功能之间的区别。在此，形成性功能指的是评价过程为学生提供的所有信息，以改善他们的学习，并为教师提供信息，以改进他们的教学。其中，形成性功能指的是评价过程提供所有信息，以便学生改进学习，教师改进教学。终结性功能表示评价的决策功能。以前，大家都认为不应该把形成性功能和终结性功能混在一起，这主要是因为终结性功能会掩盖形成性功能。换句话说，已经通过测试的学生不会再考虑这些反馈，因为这些反馈已经与他们无关。

但如果我们从“以评促学”的角度来对待评价，这就带来了一个问题（Schuwirth and van der Vleuten，2011；Shepard，2009；van der Vleuten and Schuwirth，2005）。在这种情况下，评价被视为学习过程中不可或缺的一部分，用于优化每个学生的学习。很明显，为了使任何评价能够产生这样的影响，它必须带有利害关系并有一定的意义，才能被认真对待，而且评价的教育意义也需要最大化。要做到这一点，离不开一个统一的评价程序，让大多数乃至全部评价都要结合形成性和终结性两种功能（Schuwirth and Van der Vleuten，2012a；van der Vleuten and Schuwirth，2005；Van der Vleuten et al.，2012）。这种更宏观的程序很有必要，因为纯粹的终结性评价（在其极端的意义上，这意味着只告诉学生他们是否通过了）能提供的信息太少，根本无法成为评价方案的有用补充。而纯粹的形成性评价（完全没有利害关系）可能不会受到老师和学生的重视，因为它的结果如何无关紧要，但都需要为它做许多准备性工作。这就需要制定一些规则，将形成性评价和终结性评价有机结合。首先，必须区分评价时刻和决策时刻。评价时刻可以提供信息，并为病历卷宗或档案添加信息，直到需要对学生的进步做出判断的时刻（Dijkstra et al.，2010，2012；van der Vleuten and Schuwirth，2005）。一个项目中的所有评价都会指向一个高利害决策，因此，每项评价本身都有一定的风险。其次，当考试会影响和改善学生的学习时，评价分数和有效学习的证明都需要成为终结性功能的要素。换句话说，终结性信息应包括学习和提升的证据。比如说，如果用一次迷你临床评估演练（mini-CEX）（Norcini et al.，1995，2003）提供反馈，不仅每次的分数要有分量，用于进度决策，而且还要评价学生是否真的利用反馈制定并实现了自己的学习目标。如果学生没做到，评价结果就需要体现出这一点。所有这些都必须是终结性功能的目标，当然，最后要确定，这是否敦促了学生改进自己的学习目标和行为，并达到了标准。

最后，应当营造一个安全的学习和评价环境，包容学生犯的错误，并为他们的学习提供帮助。说起来容易做起来难，因为许多学生都很优秀，他们以前因为优异的考试成绩获得了许多奖励。然而，对学习方案的评价将要求他们更多地采用以学习为导向的方法，在这种方法中，错误可以帮助他们明确自己的学习需求，这并非易事。

评价方法

确定评价方案质量的一个方法是评估其在多大程度上实现了既定的目的（Brown，2004；Dijkstra et al.，2010），也就是如何运用和结合不同的评价工具以达到评价计划的目的的。

通常，评价方案包括多种评价形式，如选择题测试、口试、计算机测试、论文等。这一点出人意料，因为有充分证据表明，决定评价实际效果的是评价内容而非评价形式（Norman et al.，1985；Norman，1989；Schuwirth et al.，1996；Schuwirth and van der Vleuten，2011；Ward，1982）。“健康成年男性正常的血红蛋白水平值的下限是什么（以 mmol/L 为单位）？”这是一个开放性问题，但很难被认为可以挖掘高阶认知能力，人们反而会认为框 35.1 中的问题可以实现这一点。

这是一道选择题，但人们很难说这是一个单纯的事实。第一个例子描述了一个简单而切题的事实，第二个例子提出了一个审议或类比。我们想强调的是，这并不是一个什么更相关的问题——事实或审议——但很明显，有很好的支持性证据表明，无论响应形式如何（Schuwirth and van der Vleuten，2009），基于案例的题目与孤立的题目都能引起不同的思维活动（Schuwirth et al.，2001）。

从中得到的最重要的启示是，在设计评价时，必须首先关注题目问的是什么，然后关注答案的获取形式（响应形式）（Schuwirth and van der Vleuten，2009）。当然，响应形式必须与刺激匹配。一道选择题描述了患者主诉疲劳、多尿和烦渴的案例（目的是评价学生是否会下意识地诊断为糖尿病）：“你应自然想到以下哪种诊断？”这道题是一个典型的例子，可以说明上述提问和响应形式之间的错位。

框 35.1 选择题

研究人员做了一项预测效度的研究。为此，她将本科医学课程第一年测试的结果与四年后 10 个不同轮转的实际实习生总评分进行了比较。她研究了 300 名学生的成绩，发现其中 20 名学生在其临床实习期间获得的总体评价不理想。在这 20 名学生中，有 16 名（80%）在第一年的第一次考试中成绩也不理想。如果我们把这 80% 的数字与流行病学参数进行比较，用第一年的测试作为诊断测试，那么这个数字最能代表：

A. 灵敏度
B. 特异度
C. 阳性预测值
D. 阴性预测值
E. 相对危险度
F. 归因危险度
答案：灵敏度

如果响应形式必须匹配提问，那么在出题者需要出一道反向匹配二者的题目时，就会出现问题，比如要求他们只出选择题。出一道可以检验学生高阶认知能力的选择题并不容易（Case and Swanson，1996），这需要同时引用一个案例，并提问学生如何决策（Schuwirth et al.，1999，2001）。这可能会让出题者倾向于提出一些简单的基本问题（Downing and Haladyna，1997；Elstein，1993；Ferland et al.，1987；Harden et al.，1976；Joorabchi and Chawhan，1975；Kolstad and Kostad，1985）。我们认为，这也是人们普遍误以为封闭式题型（选择题只是其中一个例子）不适合评价高阶认知能力或临床推理能力的主要原因之一。另一个原因是所谓的线索效应。线索效应的概念在 20 世纪 50 年代中期被首次提出（Hurlburt 1954），是指与开放性问题相比，学生在作答选择题时，只需辨识出正确的选项就能正确回答，而无需靠自主思考回想答案。在这个领域的大量研究中（Anbar，1991；Blackwell et al.，1991；Bridgeman，1992；Case and Swanson，1993；Forsdyke，1978；Hettiaratchi，1978；Hull et al.，1995；Hurlburt，1954；Joorabchi and Chawhan，1975；Kolstad and Kostad，1985；Maguire et al.，1997；McCarthy，1966；McCloskey and Holland，1976；Newble et al.，1979，1995；Norman et al.，1985，1987，1996；Peitzman et al.，1990；Rothman and Kerenyi，1980；Ruch and Stoddard，1925；Schuwirth et al.，1996；Veloski et al.，1993；Ward，1982），最好的结论是：一般来说，开放性测试的分数低于考核内容相近的选择题分数，但分数之间的（弱化）相关性是完美的（1.00）。换句话说，开放性问题可能更难一些，但与选择题所能引出的信息相比，开放性问题并不能提供关于答题者的独特信息。在此需注意，以上比较的前提是考核内容相似，此时，考核形式是唯一的研究因素。此研究得出的结果并未否定我们此前提出的建议，即先确定考核内容，然后选择最合适的形式。评价方法的另一大类是基于观察的方法，包括口试、客观结构化临床考试（OSCE）、迷你临床评估演练（mini-CEX）和其他基于工作场所的评价方法。这种评价的关键在于，评价者需根据自己观察到的学生表现给出评价或评分。这里要注意几个重要原则。

首先是评价者的主观性并不意味着评价不可靠。长期以来，人们认为 20 世纪 60 年代以前不规范的口试或床旁检查的不可靠性是评价者的主观性造成的。这使得 OSCE 在世界范围内广受欢迎（Harden and Gleeson，1979）。然而，对 OSCE 的研究表明，非结构化考试的不可靠性很大程度上不是由于考官的主观判断，而是由于案例的特殊性（Swanson，1987；Swanson and Norcini，1989；van der Vleuten and Swanson，1990）。案例或领域的特殊性是指，应试者在某一特定案例或 OSCE 考站的表现，对任何其他特定案例的表现预测较差（Eva et al.，1998；Eva，2003；Swanson et al.，1987；Swanson and Norcini 1989），这是个难题。首先，因为它是违反直觉的。我们希望解决临床问题需要的是学生具备一种通用能力，尤其是可以在课堂上教授的那种通用能力。因此，我们并不希望看到解决临床问题的某种能力不是通用的，而是特异性地取决于对当前问题的具体认识（Chase and Simon，1973；Chi et al.，1982；Polsen and Jeffries，1982）。使这一观念成为常识需要相当长的时间，这只是因为违反直觉的研究结果比通过直觉的研究结果需要更长的时间，才能渗透到教育实践中。其次，这说明我们不能依靠短期测试。众所周知，由于领域的特殊性，基于一个案例或仅有几个题目的高利害测试是不可靠的（Clauser et al.，2008；van der Vleuten et al.，1991）。

对核查表和评定量表的比较研究进一步揭示了主观性对可靠性的影响（Hodges et al.，1999）。在 OSCE 的最初设计中，建议采用核查表的方法来实现评价的客观性。但是，这引起了教师的极大关注，因为他们经常感到，虽然他们在核查表上的所有方框内都打了勾，但他们的个人判断是，学生的表现并不理想。比较核查表和评定量表的研究表明，总体评定量表总体上具备更高的可靠性（Hodges et al.，1999）。这一发现遵循教师的直觉，很容易用于教育实践。

因此，总的来说，如果设定一定的结构

（但不要太多），在不同的案例或任务中进行良好的抽样，并安排训练有素的考官，结合足够的学科知识判断考生的表现，那么就可以认为基于观察的评价是可靠而有效的。

这些原则催生了基于工作场所的评价方法，如迷你临床评估演练（mini-CEX）（Norcini et al.，1995；Norcini et al.，2003）和操作技能直接观察法（DOPS）。以上都是基于这样一种理念：专家考官在真实的环境中观察考生的临床表现，可以对成绩做出判断。同样，核心问题是要获得足够的个人意见，以便就考生的能力和（或）表现水平做出可靠的决定。通常需要为此进行 7 ～ 11 次观察（Williams et al.，2003）。

我们要提到的最后一点是考官及其作用。在前文中，我们经常提到专家考官。越来越清楚的是，这种专业知识不仅指医学内容专业知识（这当然是必需的），还指代其作为考官的专业知识。研究越来越多地表明，考官的专业知识在很大程度上类似于诊断学的专业知识（Berendonk et al.，2012；Govaerts et al.，2011；Govaerts et al.，2012）。因此，基于观察的良好评价，尤其是高利害评价，需要对考官进行广泛的培训。

心理测量学

长期以来，心理测量学一直是评价的核心，可以说，心理测量学已经主导了我们设计和实施评价的方式。然而，在过去几年中，人们越来越意识到，需要更全面地看待评价的质量，而不应仅仅拘泥于心理测量学（Dochy and McDowell，1997；Hodges，2006；Schuwirth and van der Vleuten，2006，2012b）。这并不是说要取消心理测量学这一评估评价质量的指标，相反，心理测量学仍会在评价中占有重要地位。因此，在本节中，我们想先讨论效度、信度或概化原则，然后再讨论其他方法。

效度

效度通常可解释为，一个测试或评价实际可以在多大程度上实现其测评目的，以及可以多好地解释测试结果的意义（Downing and Haladyna，2004）。这听起来可能比实际情况要容易，因为除了身高等诸如此类的指标以外，很多我们在评价中想要测量的东西都无法直接观察到，而只能根据考生的行为来推断（Cronbach and Meehl，1955）。比如，我们需要通过观察学生的职业行为推断其职业素养；对于学生的知识储备，我们也需如此推断。我们对学生具备的知识水平感兴趣，但是只能测试出他们可以在测试中展示出来的知识。

效度的最直观方法是所谓的效标效度，即测试的分数是否可以很好地预测学生未来的表现（C. F，Kane，2001）。当医学教育者被问及这些新的教育方法和评价到底能在多大程度上培养出更好的医生时，这往往是他们的基本回答思路。对于医学教育中的评价来说，提出这个问题也许并不奇怪，毕竟它与诊断性检查的预测值是如此地相似。不过，二者还是有区别的。流行病学有一个金标准，即可以明确测量或观察到的结果。在教育评价中，以下几个原因让金标准难以实现。第一点是我们上文提过的，我们无法直接观察到需要评价的特征，而只能凭借观察到的东西做出推断。这意味着，我们还需要一个验证金标准方法，而且此方法也需要其对应的一个金标准验证，以此类推，我们就需要一系列金标准，从而导致验证研究的无限循环。第二个原因是医疗能力是一个非常模糊且多方面的概念，需要知识、技能、解决问题的能力、态度、职业素养、现实主义、元认知调节技能等要素。因此，不可能定义一个单一的可测量参数用作比较测试结果的结果度量。

这使得我们对教育领域效度的思考发展到第二个阶段，即效度的判定需要专家的综合判断。以职业素养为例，职业行为的评价指标包含专家们一致认为构成职业行为的那些项目和判断。对这种方法的主要批评是，专家的判断可能因各种偏见而存在缺陷（Plous，1993），这种缺陷会在要求评价者验证自己的评估时尤为凸显。不过，这种方法始终没有被完全放弃（Ebel，1983），它仍然在我们的蓝图绘制、项目建设和质量控制方面提供支持。换句话说，它可以帮助我们在测试中建立效度。

Cronbach 和 Meehl（1955）主张采用构念效度的方法。在这一思路中，我们要评价的特征被视为构念，即我们假设存在却无法直接观察到的人类特征，我们将某些特征归于这一类。最著名的心理构念是智力。智力无法被直接观察到，但我们认为它在所有人类中都存在且可测量。我们还假设了智力的某些特点，例如，聪明的人学习得更快，具有更好的记忆能力并且能够更好地处理抽象概念。典型的临床构念是血压。血压不能被直接观察到，您可能严重怀疑是否确实存在收缩压 120 mmHg、舒张压 80 mmHg 的身体现象，但是我们可以测得血压并采取措施进行干预（Llabre et al.，1988）。由此可见，首先，任何评价都只能对某个目标有效，而本身却可能无效，就像温度计只是一种有效的测量温度的工具，而不能测量钠含量一样。第二点更为重要，我们要认识到，在开始验证一种仪器之前，我们需要针对该构念建立一个良好的理论框架。

例如，如果想验证一种假定用于测量临床问题解决的新工具，我们首先要明确临床问题解决的定义及其特征。在这种情况下，我们就得查阅有关问题解决的认知学方面的文献，明确：

- ◆ 知识的作用（Boshuizen and Schmidt，1992；Chi et al.，1982；Ericsson and Charness，1994；Eva，2004）
- ◆ 脚本的使用（Boreham，1994；Marewski et al.，2009；Schmidt and Boshuizen，1993b）
- ◆ 效率提高的影响
- ◆ 中介效应（研究发现，在基于长时间模拟的评价中，中介的表现常常比专家更好）（Schmidt et al.，1988；Schmidt and Boshuizen，1993a）

第二步是收集证据来支持我们的论点，证明我们的新评价方法确实评价了我们想要评价的构念。根据 Popper 的可证伪性标准，我们需要设计一个最有可能驳斥效度的批判性实验。只有当这些证伪企图失败时，我们才能为效度提供进一步的证据。从中可以清楚地看出，效度永远不可能 100% 地实现，也不能 100% 地保证，就像一个科学理论从未被 100% 证明一样。

最后，我们要强调目前关于效度的最主流理论，这是由 Kane（Kane，2001，2006）提出的。在他看来，证明效度需要一连串论证，将原始观察结果与构念联系起来。其中，有四种类型的推论很重要。第一个推论是从观察到得分，例如，考官给出的分数或判断是否真正反映了他们的真实判断，比如，他们是否会为了避免额外的工作量，而让本该考试不及格的学生通过考试。第二个推论是关于所谓的全域分数观测值的代表性问题，全域分数是指学生在完成该主题所有可能的相关题目的情况下会得到的分数。第三个推论是从全域分数到目标领域。在我们的例子中，此推论表现为临床决策，即观察到一个学生在一系列案例中做出了正确的选择，这让我们推断该学生是一个好的决策者。最后一个推论是，一个能在在很多情况下做出正确决定的学生是依据良好的临床推理，而非歪打正着猜到的（Schuwirth and van der Vleuten，2012a）。

信度

我们之所以在上一节强调 Kane 的理论［而不是 Messick（Messick，1994）等其他理论］，主要是因为 Kane 的理论很好地证明了信度（作为从观测分数到全域分数的第二种推断的衡量方法）和效度之间的关系。它表明，一种评价方法如果不可靠，就不是有效的（如果一系列论证中缺少一个基本步骤，那么整个论证就不成立），但也说明了为什么一种评价方法虽无效（如果其他论证中的一个论证不成立），却依然可以可靠。因此，我们认为有必要用一个单独的章节来阐述信度。

在有关评价的主流理论中，分数的“再现性”概念被用作信度的衡量标准。再现性是指，第二个类似测试的分数是否与当前测试的分数相当。测试理论使用了平行测试的概念。这是一次假设检验，主题相同，选用难度相同的不同问题。假设学生先参加原始测试，再参加平行测试，且两个测试都具备极高的信度，那么这两次测试的分数就会相近。

那么怎样才算“分数相近”？您可能想到了与再现性相关的三个层次的结论。第一种，也是最不严格的一种，就是同样的学生在第一次考试中合格或不合格，在平行考试中也会合格或不合格。第二种是两次测试中，成绩从最好到最差的学生排名顺序是完全一致的。第三种，也是最严格的一种，是学生在原始测试和平行测试中会获得相同的分数，比如一个在原始测试中获得 63% 分数的学生，在平行测试中也会获得 63% 的分数。

不幸的是，这种平行测试是一种假设性的测试，当我们想在非假设性的现实世界中使用它时会出现问题。因此，为了达到这种测试-再测试的相关性，可以使用二分法，即将测试随机分成两半，通过计算分半的相关性，将这两半的所有学生的分数进行比较。准确地说，这种相关性必须根据测试长度进行修正，因为每一半的测试只包含原始测试题目数量的一半。另一个需要注意的是，即使保证了分割的随机性，每个分割出来的部分也只是所有部分中的一个，因此可能导致虚假的高或低的相关性。另一种方法是尽可能多地将测试分成两半，并取所有相关性的平均值；或将测试分割成尽可能多的部分，再取所有组间相关性的平均值（Haertel，2006）。后者是著名的克仑巴赫系数（Cronbach's alpha）的基础，是最常用也是最常被误用的信度度量方法（Cronbach and Shavelson，2004）。

到目前为止，我们习惯上认为，这种方法听起来很可靠。但实际上，它还是存在一些不那么明显的局限性，因此我们有必要强调一二。首先，分半的相关性和克仑巴赫系数是基于测试-再测试相关性的概念，因此它们没有考虑到原始测试和平行测试之间可能存在的难度差异。所以，当人们想对一个测试进行推断时（比如学生在平行测试中是否会获得相同的分数），相关性的方法是不够的，可能会高估实际信度，也可能导致在给学生打分时出现严重错误。这意味着，对于标准参照评分（可能是教育测试中最常用的），基于相关性的方法会高估真实的可重复性（Colliver et al.，1989）。第二个需要考虑的重要因素是，系数（alpha）等测量方法实际上是基于测验的内部一致性、题目之间的相互关系及测验-再测验的相关性。所以，它们只有在假设整个全域（测试只是其中一个样本）内部一致的情况下，才能成为信度合适的衡量标准。为了进一步解释这一点，我们需要解释每一个测试都只是一个几乎无限的相关题目全域中的其中一个题目样本，因此如果我们认为内部一致的测试才是可靠的，我们就会说我们希望全域是内部一致的。如果测试题目必须在考生的知识水平上彼此一致，并且预期它们会得出描述该知识的单一结果或数字，那么我们假设：如果学生回答了全域中的所有问题，我们也能用单一结果或数字描述该考生的知识水平。因此，只有在我们假设样本所在的全域具有内部一致性时，测试-再测试和内部一致性方法才具有一定信度。这一概念也许看上去很抽象，但可以通过临床类比阐明（Schuwirth and van der Vleuten，2012a）。请设想以下情景：我们正使用试管中的均质血样，测试新开发的血红蛋白测试仪的信度。我们从试管中取出三个子样本，用新仪器做三次独立的血红蛋白测定。血样是均质的，因此我们假设重复测量会得到相同的结果，但如果结果不同，我们就会理所当然地认为新仪器不可靠。但是，如果我们从红细胞沉降率（ESR）列中取出三个子样本，一个来自血浆部分，一个来自白细胞部分，一个来自红细胞部分，而我们对这三个血红蛋白的测量结果都是一样的，我们也会怀疑仪器的信度，因为我们期望得到不同的结果。由此可见，我们对全域本质的期望（是像试管一样均质，还是像 ESR 列一样可变）决定了我们能否使用内部一致性作为信度的衡量标准。在基于胜任力的教育环境中，人们越来越意识到，这不仅仅是一种哲学上的思维游戏，关于胜任力的本质及其同质性的争论持续不断（Albanese et al.，2008；Govaerts，2008）。

概化理论是一种更为灵活的信度方法（Brennan，1983）。这种理论的基础是：在一次考试中，学生的分数存在差异，或者更好的表述是存在方差，这种方差一部分是学生能力的差异导致的，一部分是考试其他方面的差异导致的。这种差异成分的例子是题目难度的系统方差和考官宽容度的系统方差。

- 前者比如：对所有学生来说，问题 1“哪个肺有三叶？”都比问题 2“说出胰岛素的氨基酸序列”容易
- 后者中，更严格的考官常被比作鹰，而更宽容的考官则是鸽子

从所有考试题目的所有考生的得分中，可以估算出方差的所有成分对总方差的贡献。当然，不同的成分会随测试类型的不同而变化。

例如，在一个标准的选择题测试中，方差成分如图 35.3 所示。

在我们的例子中，错误无法从人 × 题目的交互作用中分离出来；例如，没有办法从数据中判断出学生 A 是否真的认为题目 2 比平均水平难，还是他们只是分心了。

显而易见，要想做好概化分析，研究者必须清楚方差需要包含哪些具体成分。在一个每站都有两名考官的 OSCE 中，有学生（P）、案例（I）、考官（J）及其所有的双向互动效应（PI、PJ、IJ），还有一个三方行动间效应（PIJ），PIJ 又与一般性错误交织在一起。研究者还必须决定因素是交叉的还是嵌套的，是随机的（即从理论上无限的全域中抽取）还是固定的（从有限的全域中抽取）。这些都决定了研究者可以做出哪些概化类型，需要我们仔细考虑，不可以随意做决定。此处可以举个例子说明这一点。如果研究者想确定，在给学生提供整个全域的可测试题目（概化术语中的容许观测，或流行病学术语中的危险人群）时，他们的分数是否会相同，那么系统性的题目难度必须纳入分析。另外，如果研究者只想推断学生在测试中的成绩排名是否与他们在全域测试中的一致，则可以不考虑题目方差成分，但依然需要考虑非系统性的交互作用。所以根据不同类型的概化，有些因素需要包括在内，有些因素则要排除在外。这与所谓的经典测试理论形成鲜明对比，在经典测试理论中，除其他外，还使用了二分法和克仑巴赫系数。在这个理论中，信度推论（测试–再测试相关性）或多或少地内置于程序中。

经典测试理论和概化理论这两种理论方法，是估计测验作为一个题目或任务样本是否足够可靠的两种主流心理测量学方法，即测验分数是否对全域分数有足够的代表性。更笼统地说，它们告诉我们样本的广度和规模是否足够大，使我们能够得出关于学生的可再现的结论；也就是说，如果我们向学生展示了样本题目所在的全域，也能得出一样的结果。在大多数论文和专业讨论中，评价中所指的“信度”表示心理测量意义上的信度。此外，它常常被看作第二个有效性推论的同义词，即从观测到的分数到全域分数的推论（Kane，2006）。遗憾的是，人们似乎常常会忘记，还可以提出其他非心理测量的论点来支持这种推论。在下一段中，我们将描述其他方法。

正如前文所说，最经常使用的信度论证是建立在假设全域具有同质性的基础上的。这就引出了一个问题：“如果我们有理由假设全域不是同质的呢？”或者“如果我们不能或不想用数字，而想用档案袋来表达评价结果呢？”在这种情况下，最好是想出一些对策，仔细判断

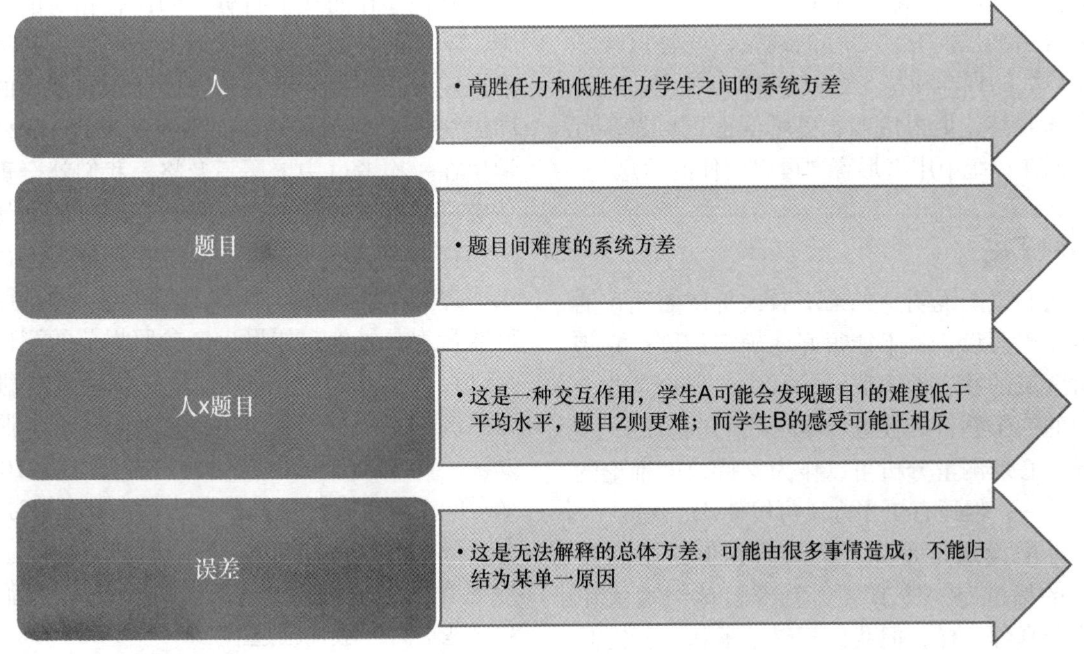

图 35.3 方差的可能成分

是否需要更多的信息来代表全域，或者信息是否达到了饱和。这相当于不过度诊断或过度测试的诊断原则。在我们的医学培训中，如果患者的诊断和（或）治疗已得到充分确定，或者额外诊断程序的结果不太可能改变我们的诊断，则不必进行额外的诊断测试。为来确定一个新的观察结果是否真的能提供独特的信息，这个观点是看待“信度”的另一种方式（此处用引号表示我们并不是指严格意义上的心理测量的信度）。例如，在档案袋评价中，这就意味着，考官们不一定都要同意彼此的观点。事实上，当附加另一位考官的判断，的确不会给我们提供关于学生档案质量的独特信息时，我们就可以说达到了“信度”（Driessen et al.，2005）。因此，在这种方法中，考官可能会有所不同，每位考官都会强调学生档案质量的不同方面，但如果再增加几名考官，也不太可能为我们提供更多独特的观点，那么就没必要再收集更多的批语了，我们可以放心地认为目前的测试已具有足够的全域代表性。

最后，越来越多的信度也可以在组织框架中获取。例如，可以通过使用组织程序和安全网来确保评价是全域分数的最佳代表。上述程序包括第二意见、申诉程序、监督评价员、认真记录评判和保证透明度。这些正当的程序措施、良好的评价员培训和评价员足够的专业知识积累，都能确保教师或认证委员会根据评价结果得出的任何有代表性的结论，能够反映学生在更大的样本和整个全域中的表现。基本上，这意味着结论值得信赖、更可信也更可靠，可靠一词在传统中用来形容“可以信任的信息”。

标准设定

我们试图说明，如果不对评价试图涵盖的内容作出假设，就不能很好地确定信度；它需要对全域的性质做出假设，其中，评价是此全域中的一个题目或任务样本。我们试图进一步解释，心理测量分析可以作为支持效度推论的方法之一，但还有更多方法可以使用。

标准设定也是如此。虽然我们常常希望设定的标准是一个真理，就像地球绕着太阳转这个真理一样，但我们不得不承认，标准是人为构建的（Norcini and Shea，1997）。今天被认为是好医生的，在50年前可能不是；现在被认为是好的解剖学工作知识，可能不同于30年前我们认为是好的解剖学工作知识。因此，可以说，整个标准设定的过程，主要是一个充分把握我们目前对学生和毕业医生的期望值的过程。这就表明标准设定并没有一个一成不变的最佳方法。我们甚至会进一步认为，不可能有一种单一的标准设定方法是所有评价方法的最佳选择。相反，我们想说的是，对于每一种评价方法，或许对于每一种情况，都需要选择或调整到一种具体的标准设定方法。在现有的30多种方法中，应考虑每种方法（Berk，1986；Cusimano，1996；Livingston and Zieky，1982）的优缺点。对于为什么某种标准设定方法最适合手头的评价，必须提出合理的、有统计学支持的论据。

到目前为止，您可能已经注意到，我们甚至根本没有使用标准设定的绝对或相对方法等术语。这是有充分理由的，因为在原则问题上，它们之间并没有太大的区别。这两种方法都是从“边缘生”假设开始的。在Angoff（1971）、Nedelsky（1954）、Ebel（1972）、边界理论、边缘回归（Kaufman et al.，2000；Kramer et al.，2003）、对比组等比较绝对的方法中，评价者们要形成一种意见，认为可以从一个边缘生身上得到什么；而在Hofstee（1983）以及其他“在曲线上打分”的比较相对的方法中，学生的分数是用来体现边缘生的。两类标准设定方法在概念上的重合还体现在评价的共同做法上。举例来说，如果我们发现100%的学生在一次考试中屡屡不及格，我们就会重新考虑这次考试的标准设定是否合理。而即使老师们宣称考试难度不大，只考相关材料，最终也不得不降低标准，当然，这也是一种参照规范的行为。另外，如果一个参照规范的测试反复进行会得到100%的通过率，则需要仔细检查测试内容是否过于简单，这就是标准参照的方法。因此，如果没有任何一种方法是100%绝对的，也没有任何一种方法是100%相对的，那么最好从各种方法的其他方面来证明我们在特定情况下所要使用的方法的合理性。我们只对这些进行一般性描述。

论证某套标准对某项测试是否合理的第一

个依据是其再现性。但要注意的是，在评价的信度中，主要推论是，同一学生在另一个测试中是否会达到相当的结果，而在标准设定中，问题是另一组考官是否会在同一组题目上达到相当的标准。在这一领域已经开展了有趣的工作。例如，Norcini 和 Shea 证明了 Angoff 标准设定程序的再现性（Norcini and Shea，1992）。Angoff 程序要求一个评委小组审查一个测试的所有题目，并尝试为每个题目估计一个假设的边缘生（一个勉强及格的学生）回答问题的正确率（Angoff，1971）。Norcini 等的研究表明，如果同一组考官在大约 1 年后执行 Angoff 程序，不仅会在同一测试上得出相似的标准，而且由类似专家组成的不同小组也会在同一测试上做出相同的决定（Angoff，1971）。在另一项研究中，他们证明了改变 Angoff 考官的精细分科并不会显著影响对边缘生的成绩估计，其中，Angoff 考官的职能是评判一个涵盖广泛内容领域的测试（Norcini et al.，1988）。

由此，可能会有人得出以下结论：Angoff 具备一定的稳定性，因此也是最好的方法，但事实未必如此。例如，Verhoeven 等证明了，Angoff 专家组给出的临界分数在刚毕业的医生和有经验的教师之间存在较大差异（Verhoeven et al.，2002）。他们的研究表明，并不是任何小组都可以做到这一点，Angoff 评级的信度取决于执行程序的考官的信度。因此，可以说，如果考官不能确立其作为专家设定标准的信度（比如因为他们没有与学生充分接触，无法想象边缘生的情况，或者因为他们缺乏理解题目的学科知识），那么这个标准就不可靠。

第二个因素是决定在测试之前还是之后设定标准。尽管出于逻辑上的原因，需要在测试开始之前设定标准，但可接受性问题通常起着主要作用。在开始测试之前选择一种能够产生标准的方法，就排除了使用任何从结果中得出的方法（例如任何曲线上的评分法）或需要直接观察学生成绩的方法［如 OSCE 中的边界回归法（Kaufman et al.，2000）］。因此，我们建议谨慎行事，避免排除潜在的有效方法；为了取悦学生、教师或其他利益相关方，而不是选择最有意义的方法，不一定是教育中最好的论点。更重要的论点是制定标准时使用的信息是否有效。依靠考官对边缘生的想象，以及学生在某一题目上的表现，不如根据实际观察表现更有说服力。正是出于这个原因，一些研究者主张在第二轮 Angoff 考试中将实际表现数据作为对考官额外的现实检查（Norcini，2003）；也正出于这个原因，对于 OSCE 来说，边界回归法比 Angoff 法更有说服力（Kaufman et al.，2000；Kramer et al.，2003）。

在标准设定中，不仅考官的信度很重要，而且标准所依据的信息的信度也很重要。对于以学生实际表现为基础的方法，必须有足够的学生数据作为规范的基础。尚未设定明确的临界信度，使得该临界值以上的标准参考方法足够可信，但很明显 10 太小了，而 10000 又太大了。在某种特定情况下，检验这 1 点的一个好办法是：比较同一组学生两次同等测试中合格和不合格的比例波动。例如，Verhoeven 等证明，不同大学的学生群体之间，题目分数的相关性远高于可比的后续测试中学生群体内部的这种相关性（Verhoeven et al.，1998）。这意味着，在他使用进度测试的研究中，两批 250 名医学生之间的可比性远高于连续两次进度测试（van der Vleuten et al.，1996）。

当然，巨大的信息量有助于增加基础信息的信度。应抓住一切机会，在考试前后向考官或标准制定者提供有用的信息（Norcini and Shea，1997；Norcini，2003）。管理整个评价领域的一般规则也适用于标准设定，此一般规则指：决策带来的影响越大，所需的信息就越丰富（Dijkstra et al.，2012）。当然，需要确保额外信息得到正确处理。例如，可以将实际的测试结果反馈给 Angoff 小组，并给考官改变评分的机会，但必须注意不要引导他们为了与实际表现数据保持一致而调整自己的判断。简而言之，增加额外的信息源可以减少达到标准过程中的随机误差，但必须注意不要引入系统偏差。信度分析中会显示出增加的误差，而偏倚无法显示。所以，我们需要建立一个好程序，以保证标准设定过程的质量，这一点怎么强调都不为过。

最后一点是尽职调查的问题。Norcini 和 Shea（1997）就这一方面做了很明确的介绍。标准对利益相关者来说必须是可信的。与某一统计程序自动产生的标准相比，一个费力不讨好、需要许多专家努力的过程更具有利益相关者的信度。同样，标准设定程序必须易于向所有利益相关者解释。有时会提出一些复杂的方法，这些方法看起来合理，但难以解释。

结论

- 评价始终是一个收集信息以判断考生的进步或胜任力的问题。评价不能在真空中设计或实施，也不能在没有思考什么是反思或临床推理的情况下，就对其做出评价。
- 如果说评价是一个对考生形成价值判断的过程，那么这个过程应该产生一系列论证，支持我们如何利用可以观察到的考生的情况（即他们的行为）来推断我们所认为的他们的胜任力。因此，我们不仅可以通过观察职业行为来推断出专业价值，还可以通过观察选择题的分数来推断出考生的知识水平。
- 收集不同类型的信息，将其以不同方式结合，这一想法是当前流行的程序性评价概念的基础（van der Vleuten and Schuwirth，2005；Van der Vleuten et al.，2012）。
- 没有任何一个工具可以独立地描绘出考生胜任力的全貌，因此一个项目中需要安排多种方法。
- 没有任何一种方法是完美的，这就需要把各种方法结合起来，用一种方法的优点弥补另一种方法的缺点。这样的方法组合包含甚广，甚至可以明晰医疗胜任力这样一个难以捉摸的概念。
- 最后类比一下医疗保健。为了精准把握胜任力的概念，而不把胜任力解构成“原子”，应该建立广泛而灵活的评价方案，这就像医疗保健中的一系列诊断方法能够把握健康的概念，而不必把健康的概念解构成原子一样。任何关于患者健康的结论，都类似地基于定量、定性、演绎、归纳、概率、权威论证相结合，它们的优势来自于一致性、透明度和信度。单一的方法和单一的理论研究路径可以用来支持这个过程，但绝不能起主导作用。

参考文献

Albanese, M.A., Mejicano, G., Mullan, P.,et al. (2008) Defining characteristics of educational competencies. *Med Educ.* 42 (3): 248–255

Anbar, M. (1991) Comparing assessments of students' knowledge by computerized open-ended and multiple-choice tests. *Acad Med.* 66(7): 420–422

Angoff, W.H. (1971) Scales, norms and equivalent scales. In: R.L. Thorndike (ed.) *Educational Measurement* (pp. 508–600). Washington DC: American Council on Education

Berendonk, C., Stalmeijer, R.E., and Schuwirth, L.W.T. (2012) Expertise in performance assessment: assessors' perspectives. *Med Educ.* Advanced EPub, doi: DOI 10.1007/s10459-012-9392-x

Berk, R.A. (1986) A consumer's guide to setting performance standards on criterion-referenced tests. *Rev Educ Res.* 56(1): 137–172

Blackwell, T., Ainsworth, M., Dorsey, N., et al. (1991) A comparison of short-answer and extended-matching questions scores in an OSCE, *Acad Med.* 66(9): s40–s42

Boreham, N.C. (1994) The dangerous practice of thinking, *Med Educ.* 28: 172–179

Boshuizen, H. and Schmidt, H.G. (1992) On the role of biomedical knowledge in clinical reasoning by experts; intermediates and novices. *Cogn Sci.* 16: 153–184

Boud, D. (1990) Assessment and the promotion of academic values. *Studies Higher Educ.* 15(1): 101–111

Brennan, R.L. (1983) *Elements of Generalizability Theory.* Iowa City IA: ACT Publications

Bridgeman, B. (1992) A comparison of quantitative questions in open-ended and multiple-choice formats. *J Educ Measurement.* 29(3): 253–271

Brown, S. (2004) Assessment for learning. *Learn Teach Higher Educ.* 1; 81–89

Case, S.M. and Swanson, D.B. (1993) Extended-matching items: a practical alternative to free response questions. *Teach Learn Med.* 5(2): 107–115

Case, S.M. and Swanson, D.B. (1996) Constructing written test questions for the basic and clinical sciences. (http://www.nbme.org/publications/item-writing-manual-download.html) Accessed 6 March 2013

Chase, W.G. and Simon, H.A. (1973) Perception in chess. *Cogn Psychol.* 4(1): 55–81

Chi, M.T.H., Glaser, R., and Rees, E. (1982) Expertise in problem solving. In: R.J. Sternberg (ed.) *Advances in the Psychology of Human Intelligence* (pp. 7–76). Hillsdale NJ: Lawrence Erlbaum Associates.

Cilliers, F.J., Schuwirth, L.W., Adendorff, H.J., Herman, N., and van der Vleuten, C.P. (2010) The mechanisms of impact of summative assessment on medical students' learning. *Adv Health Sci Educ.* 15: 695–715

Cilliers, F.J., Schuwirth, L.W.T., and van der Vleuten, C.P.M. (2012a) A model of the pre-assessment learning effects of assessment is operational in an undergraduate clinical context. *BMC Med Educ.* 12(9): DOI: 10.1186/1472-6920-12-9

Cilliers, F.J., Schuwirth, L.W.T., Herman, N., Adendorff, H.J., and van der Vleuten C.P.M. (2012b) A model of the pre-assessment learning effects of summative assessment in medical education. *Adv Health Sci Educ.* 17: 39–53

Cilliers, F.J., Schuwirth, L.W.T., and van der Vleuten, C.P.M. (in press a) Evidence for the validity of a model of the pre-assessment learning effects of consequential assessment. *Med Educ.* in press

Cilliers, F.J., et al. (in press b) Generalizability findings for a model of the pre-assessment learning effects of assessment in new contexts. *Med Teach.* in press

Clauser, B.E., Margolis, M.J., and Swanson, D.B. (2008) Issues of validity and reliability for asessments in medical education. In: Holmboe ES and Hawkins RE (eds) *Evaluation of Clinical Competence* (pp. 10–23). Philadelphia, PA: Mosby Elsevier

Cohen-Schotanus, J. (1999) Student assessment and examination rules. *Med Teach.* 21(3): 318–321

Colliver, J., Verhulst, S., Williams, R., et al. (1989) Reliability of performance on standardized patient cases: a comparison of consistency measures based on generalizability theory. *Teach Learn Med.* 1(1): 31–37

Cronbach, L.J. and Meehl, P.E. (1955) Construct validity in psychological tests, *Psychol Bull.* 52(4): 281–302

Cronbach, L. and Shavelson, R.J. (2004) My current thoughts on coefficient alpha and successor procedures. *Educ Psychol Measurement.* 64(3): 391–418

Cusimano, M.D. (1996) Standard setting in medical education. *Acad Med.* 71(10 Suppl): S112–S120

Dannefer, E.F. and Henson, L.C. (2007) The portfolio approach to competency-based assessment at the Cleveland Clinic Lerner College of Medicine. *Acad Med.* 82(5): 493–502

Dijkstra, J., van der Vleuten, C.P.M., and Schuwirth, L.W.T. (2010) A new framework for designing programmes of assessment. *Adv Health Sci Educ.* 15: 379–393

Dijkstra, J., Galbraith, R., Hodges, B., et al. (2012) Expert validation of fit-for-purpose guidelines for designing programmes of assessment. *BMC Med Educ.* 12(20): DOI 10.1186/1472-6920-12-20

Dochy, F.R.J.C. and McDowell, L. (1997) Introduction: assessment as a tool for learning. *Studies Educ Eval.* 23(4): 279–298

Downing, S.M. and Haladyna, T.M. (1997) Test item development: validity evidence from quality assurance procedures. *Appl Measurement Educ.* 10(1): 61–82

Downing, S.M. and Haladyna, T.M. (2004) Validity threats: overcoming interference with proposed interpretations of assessment data. *Med Educ.* 38(3): 327–333

Driessen E., Van der Vleuten, C.P.M., Schuwirth, L.W.T., et al. (2005) The use of qualitative research criteria for portfolio assessment as an alternative to reliability evaluation: a case study, *Med Educ.* 39(2): 214–220

Ebel, R.L. (1972) *Essentials of Educational Measurement*. Englewood Cliffs, NJ: Prentice-Hall

Ebel, R.L. (1983) The practical validation of tests of ability. *Educ Measurement: Issues Pract.* 2(2): 7–10

Elstein, A.E. (1993) Beyond multiple choice questions and essays: The need for a new way to assess clinical competence. *Acad Med.* 68(4): 244–248

Ericsson, K.A. and Charness, N. (1994) Expert performance. *Am Psychol.* 49(8): 725–747

Eva, K.W. (2003) On the generality of specificity. *Med Educ.* 37: 587–588

Eva, K.W. (2004) What every teacher needs to know about clinical reasoning. *Med Educ.* 39: 98–106

Eva, K.W., Neville, A.J., and G.R., Norman (1998) Exploring the etiology of content specificity: Factors influenceing analogic transfer and problem solving., *Acad Med.* 73(10): s1–s5

Ferland, J.J., Dorval, J., and Levasseur, L. (1987) Measuring higher cognitive levels by multiple choice questions: a myth?, *Med Educ.* 21(2): 109–113

Fishlede, A.J., Henson, L.C., and Hull, A.L. (2007) Cleveland Clinic Lerner College of Medicine: An innovative approach to medical education and the training of physician investigators. *Acad Med.* 82(4): 390–396

Forsdyke, D.R. (1978) A comparison of short and multiple choice questions in the evaluation of students of biochemistry. *Med Educ.* 12(5): 351–356

Frederiksen, N. (1984) The real test bias: Influences of testing on teaching and learning. *Am Psychol.* 39(3): 193–202

Gielen, S., Dochy, F., and Dierick, S. (2003) Evaluating the consequential validity of new modes of assessment: The influences of assessment on learning, including pre-, post- and true assessment effects. In: Segers M, Dochy F, and Cascallar E (eds) *Optimising New Modes of Assessment: In Search of Qualities and Standards* (pp. 37–54). Dordrecht: Kluwer Academic Publishers

Govaerts, M.J.B. (2008) Educational competencies or education for professional competence? *Med Educ.* 42(3): 234–236

Govaerts, M.J.B., Schuwirth, L.W.T., Van der Vleuten, C.P.M., et al. (2011) Workplace-based assessment: effects of rater expertise. *Adv Health Sci Educ.* 16(2): 151–165

Govaerts, M.J.B., Van de Wiel, M.W.J., Schuwirth, L.W.T., Van der Vleuten, C.P.M., and Muijtjens, A.M.M. (2012) Raters' performance theories and constructs in workplace-based assessment. *Adv Health Sci Educ.* Epub, doi: DOI 10.1007/s10459-012-9376-x

Haertel, E.H. (2006) Reliability. In: Brennan RL (ed.) *Educational Measurement* (pp. 65–110) Westport: ACE/Praeger

Hakstian, R.A. (1971) The effects of type of examination anticipated on test preparation and performance. *J Educ Res.* 64(7): 319–324

Harden, R.M. and Gleeson, F.A. (1979) Assessment of clinical competence using an objective structured clinical examination (OSCE). *Med Educ.* 13(1): 41–54

Harden, R.M., Brown, R.A., Biran, L.A., et al. (1976) Multiple choice questions: to guess or not to guess, *Med Educ.* 10: 27–32

Hettiaratchi, E. (1978) A comparison of student performance in two parallel physiology tests in multiple choice and short answer forms, *Med Educ.* 12: 290–296

Hodges, B., Regehr, G,, McNaughton, N., Tiberius, R., and Hanson, M.(1999) OSCE checklists do not capture increasing levels of expertise, *Acad Med.* 74(10): 1129–1134

Hodges, B. (2006) Medical education and the maintenance of incompetence, *Med Teach.* 28(8): 690–696

Hofstee, W.K.B. (1983) The case for compromise in educational selection and grading. In: S.B. Anderson and J.S. Helmick (eds) *On Educational Testing* (pp. 109–127). San-Francisco: Jossey-Bass

Hull, A.L., Hodder, S., Berger, B., et al. (1995) Validity of three clinical performance assessments of internal medicine clerks. *Acad Med.* 70(6): 517–522

Hurlburt, D. (1954) The relative value of recall and recognition techniques for measuring precise knowledge of word meaning, nouns, verbs, adjectives. *J Educ Res.* 47(8): 561–576

Joorabchi, B. and Chawhan, A.R. (1975) Multiple choice questions. The debate goes on. *Br J Med Educ.* 9(4): 275–280

Kane, M.T. (2001) Current concerns in validity theory. *J Educ Measurement.* 38(4): 319–342

Kane, M.T. (2006) Validation. In: Brennan RL (ed.) *Educational Measurement* (pp. 17–64). Westport: ACE/Praeger

Kaufman, D.M., Mann, K.M., Muijtjens, A.M.M., et al. (2000) A comparison of standard-setting procedures for an OSCE in undergraduate Medical Education. *Acad Med.* 75: 267–271

Kolstad, R.K. and Kostad, R.A. (1985) Multiple-choice test items are unsuitable for measuring the learning of complex instructional objectives. *Scientia Paedagogica Experimentalis.* 22(1): 68–76

Kramer, A., Muijtjens, A., Jansen, K., et al. (2003) Comparison of a rational and an empirical standard setting procedure for an OSCE. *Med Educ.* 37: 132–139

Larsen, D.P., Butler, A.C., and Roediger, H.L. (2008) Test-enhanced learning in medical education. *Med Educ.* 42: 959–966

Livingston, S.A. and Zieky, M.J. (1982) *Passing Scores: A manual for setting standards of performance on educational and occupational tests.* Princeton NJ: Educational Testing Service

Llabre, M.M., Ironson, G.H., Spitzer, S.B. et al. (1988) How Many Blood Pressure Measurements Are Enough? An application of generalizability theory to the study of blood pressure reliability. *Psychophysiology.* 25(1): 97–106

Maguire, T.O., Skakun, E.N. , and Triska, O.H. (1997) Student thought processes evoked by multiple choice and constructed response items. In: Scherpbier, A., Van der Vleuten, C., Rethans, J.. and Van der Steeg, L. (eds) Advances in Medical Education: Proceedings of the seventh Ottawa Conference on Medical Education (pp. 618–621). Dordrecht, The Netherlands: Kluwer Academic Publishers

Marewski, J.N., Gaissmaier, W., and Gigerenzer, G. (2009) Good judgements do not require complex cognition. *Cognitive Processing.* 11(2): 103–121

McCarthy, W.H. (1966) An assessment of the influence of cueing items in objective examinations. *J Med Educ.* 41: 263–266

McCloskey, D.I. and Holland, R.A. (1976) A comparison of student performances in answering essay-type and multiple-choice questions. *Med Educ.* 10(5): 382–385

Messick, S. (1994) The interplay of evidence and consequences in the validation of performance assessments. *Educ Res.* 23(2): 13–23

Nedelsky, L. (1954) Absolute grading standards for objective tests. *Educ Psychol Measurement.* 14(1): 3–19

Newble, D.I., Baxter, A., and Elsmlie, R.G. (1979) A comparison of multiple-choice tests and free-response tests in examinations of clinical competence. *Med Educ.* 13: 263–268

Newble, D.I. and Jaeger, K. (1983) The effect of assessments and examinations on the learning of medical students. *Med Educ.* 17: 165–171

Newble, D.I., van der Vleuten, C.P.M., and Norman, G.R. (1995) Assessing clinical problem solving. In: J. Higgs and M. Jones (eds) *Clinical Reasoning in the Health Professions* (pp. 168–178). Oxford: Butterworth-Heinemann Ltd

Norcini, J.J. (2003) Setting standards on educational tests. *Med Educ.* 37: 464–469

Norcini, J.J. and Shea, J.A. (1992) The reproducibility of standards over groups and occasions. *Appl Measurement Educ.* 5: 63–72

Norcini, J.J. and Shea, J.A. (1997) The credibility and comparability of standards. *Appl Measurement i Educ.* 10(1): 39–59

Norcini, J.J., Shea, J.A., and Kanya, T.D. (1988) The effect of various factors on standard setting, *J Educ Measurement.* 25(1): 57–65

Norcini, J., Blank, L.L., Arnold, G.K., et al. (1995) The Mini-CEX (Clinical Evaluation Exercise);a preliminary investigation. *Ann Intern Med.* 123(10): 795–799

Norcini, J.J, Blank, L.L., Duffy, F.D., et al. (2003) The mini-CEX: A method for assessing clinical skills. *Ann Intern Med.* 138(6): 476–481

Norman, G.R. (1989) Reliability and construct validity of some cognitive measures of clinical reasoning. *Teach Learn Med.* 1(4): 194–199

Norman, G., Swanson, D., and Case, S. (1996) Conceptual and methodology issues in studies comparing assessment formats, issues in comparing item formats. *Teach Learn Med.* 8(4): 208–216

Norman, G., Tugwell, P., Feightner, J., et al. (1985) Knowledge and clinical problem-solving. *Med Educ.* 19: 344–356

Norman, G.R., Smith, E.K.M., Powles, A.C., et al. (1987) Factors underlying performance on written tests of knowledge, *Med Educ.* 21: 297–304

Peitzman, S.J., Nieman, L.Z., and Gracely, E.J. (1990) Comparison of 'fact-recall' with 'higher-order' questions in multiple-choice examinations as predictors of clinical performance of medical students. *Acad Med.* 65(9 Suppl): S59–S60

Plous, S. (1993) *The Psychology of Judgment and Decision Making.* New York: McGraw-Hill

Polsen, P. and Jeffries, R. (1982) Expertise in problem solving. In: R.J. Sternberg (ed.) *Advances in the Psychology of Human Intelligence* (pp. 367–411). Hillsdale NJ: Lawrence Erlbaum Associates

Pritchard, L. (2005) Accidental hero. *Med Educ.* 39(8): 761–762

Rothman, A.I. and Kerenyi, N. (1980) The assessment of an examination in pathology consisting of multiple-choice, practical and short essay questions. *Med Educ.* 14(5): 341–344

Ruch, G. and Stoddard, G. (1925) Comparative reliabilities of five types of objective examinations. *J Educ Psychol.* 16: 89–103

Schmidt, H.G. and Boshuizen, H.P. (1993a) On the origin of intermediate effects in clinical case recall. *Memory Cogn.* 21(3): 338–351

Schmidt, H.G. and Boshuizen, H.P. (1993b) On acquiring expertise in medicine. Special Issue: European educational psychology. *Educ Psychol Rev.* 5(3): 205–221

Schmidt, H.G., Boshuizen, H.P.A., and Hobus, P.P.M. (1988) Transitory stages in the development of medical expertise: The 'intermediate effect' in clinical case representation studies. *Proceedings of the 10th Annual Conference of the Cognitive Science Society*. Montreal, Canada: Lawrence Erlbaum Associates, pp. 139–145

Schuwirth, L.W.T. and van der Vleuten, C.P.M. (2006) A plea for new psychometrical models in educational assessment. *Med Educ.* 40(4): 296–300

Schuwirth, L.W.T. and van der Vleuten, C.P.M. (2009) Written assessment. In: J.A. Dent and R.M. Harden (eds) *A Practical Guide for Medical Teachers.* 4th edn. Edinburgh: Churchill Livingstone

Schuwirth, L.W.T. and van der Vleuten, C.P.M. (2011) Programmatic assessment: from assessment of learning to assessment for learning. *Med Teach.* 33(6): 478–485

Schuwirth, L.W.T. and van der Vleuten, C.P.M. (2012a) Assessing competence: extending the approaches to reliability. In: Hodges, B.D. and Lingard, L. (eds) *The Question of Competence* (pp. 113–130). Ithaca NY: Cornell University Press

Schuwirth, L.W.T. and van der Vleuten, C.P.M. (2012b) Programmatic assessment and Kane's validity perspective. *Med Educ.* 46(1): 38–48

Schuwirth, L.W.T., van der Vleuten, C.P.M., and Donkers, H.H.L.M. (1996) A closer look at cueing effects in multiple-choice questions. *Med Educ.* 30: 44–49

Schuwirth, L.W.T., Blackmore, D.B., Mom, E.M.A., et al. (1999) How to write short cases for assessing problem-solving skills. *Med Teach.* 21(2): 144–150

Schuwirth, L.W.T., Verheggen, M.M., Van der Vleuten, C.P.M., et al. (2001) Do short cases elicit different thinking processes than factual knowledge questions do? *Med Educ.* 35(4): 348–356

Shepard, L. (2009) The role of assessment in a learning culture. *EducRes.* 29(7): 4–14

Stalenhoef-Halling, B.F., Van der Vleuten, C.P.M., Jaspers, T.A.M., et al. (1990) A new approach to assessing clinical problem-solving skills by written examination: Conceptual basis and initial pilot test results. In: W. Bender, R.J. Hiemstra, A. Scherpbier, et al. (eds.) *Teaching and Assessing Clinical Competence, Proceedings of the fourth Ottawa Conference* (pp. 552–557). Groningen, The Netherlands: Boekwerk Publications

Swanson, D.B. (1987) A measurement framework for performance-based tests. In: I. Hart and R. Harden (eds) *Further Developments in Assessing Clinical Competence* (pp. 13–45). Montreal: Can-Heal publications

Swanson, D.B. and Norcini, J.J. (1989) Factors influencing reproducibility of tests using standardized patients. *Teach Learn Med.* 1(3): 158–166

Swanson, D.B., Norcini, J.J., and Grosso, L.J. (1987) Assessment of clinical competence: written and computer-based simulations. *Assess Eval Higher Educ.* 12(3): 220–246

Van der Vleuten, C.P.M. and Swanson, D. (1990) Assessment of clinical skills with standardized patients: State of the art. *Teach Learn Med.* 2(2): 58–76

Van der Vleuten, C.P.M. and Schuwirth, L.W.T. (2005) Assessing professional competence: from methods to programmes. *Med Educ.* 39(3): 309–317

Van der Vleuten, C.P.M., Norman, G.R., and De Graaf, E (1991) Pitfalls in the pursuit of objectivity: issues of reliability. *Med Educ.* 25: 110–118

Van der Vleuten, C.P.M., Verwijnen, G.M., and Wijnen, W.H.F.W. (1996) Fifteen years of experience with progress testing in a problem-based learning curriculum. *Med Teach.* 18 (2): 103–110

Van der Vleuten, C.P.M., Schuwirth, L.W.T., Driessen, E.W., et al. (2012) A model for programmatic assessment fit for purpose. *Med Teach.* 34: 205–214

Veloski, J., Rabinowitz, H., and Robeson, M. (1993) A solution to the cueing effects in multiple choice questions: the Un-Q-format. *Med Educ.* 27: 371–375

Verhoeven, B.H., Verwijnen, G., Scherpbier, A., et al. (1998) An analysis of progress test results of PBL and non-PBL students. *Med Teach.* 20(4): 310–316

Verhoeven, B.H., Verwijnen, G., Muijtjens, A., et al. (2002) Panel expertise for an Angoff standard setting procedure in progress testing: item writers compared to recently graduated students. *Med Educ.* 36: 860–867

Ward, W.C. (1982) A comparison of free-response and multiple-choice forms of verbal aptitude tests. *Appl Psychol Measurement.* 6(1): 1–11

Williams, M., Klamen, D, and McGaghie, W. (2003) Cognitive, social and environmental sources of bias in clinical performance ratings. *Teach Learn Med.* 15(4): 270–292

第 36 章

标准设定 Setting standards

Danette W. McKinley，John J. Norcini
译者：李佳 审校：江哲涵

良好的决策应该基于了解和知识，而非单纯的数字。

柏拉图，早期对话

引言

测试有多种目的。一些情况下，教师可以利用测试来检验学生学到了什么。其他时候，测试被用来提供反馈或者确定哪些候选人被项目录取，哪些人能获得执照，或者获得其他资格。当然，测试还可用于学生对教师团队的评价。尽管评价的目标可能有所不同，但在教育项目中，有关个人胜任力或专业程度的结论通常与这些测试有关。

在这些评价中，由某个标准得出来的分数将成功与失败区分开来，并将理想水平的特征性描述转化为适用于特定测试的数字。本章的目的是提供一个有关方法类型的详细描述，用于决定测试成绩和像"胜任力"这样的构念之间的关系。本章将首先阐明分数和标准之间的区别。接下来将概述当前医学教育中使用的评价方法，并介绍常见评价目标。这些信息将作为背景，引出随后有关标准设定方法的详细介绍。

分数与标准

在描述各种标准设定方法之前，应先确定分数和标准之间的区别。这些术语经常被随意使用，并且以多种方式定义。在本章中，分数用于描述考生在某种潜在特征或连续学习过程中的表现。而标准是指为达到特定目的所需做出的表现（Kane，1998b；Norcini，1994；Norcini and Guille，2002）。标准反映的是一种想法或者构念的概念化过程。例如，在医学院毕业考试中，标准反映了那些被认为具备"胜任力"晋升到下一级别培训的人的理想特征。

分数和标准之间的区别是理解及格分数设定过程的基础。从某种意义上说，及格 / 不及格的临界点让标准具有可操作性。标准的性质将根据评价的目的而变化。

评价目的和利害关系

当评价的目的是收集个人相关信息（例如课堂测试），或对考生在实现教学目标方面的进展进行反馈时，评价的利害关系通常很低，这意味着测量误差不太可能对被测者有重大不利影响。即使评价结果用以确定是否达到教学目标（例如，系内部或系之间），其教学也可能很小。然而，使用评价结果做出重要决策时（例如毕业、晋升、维持现状），评价的教学更高，测量误差则难以容忍（American Educational Research Association，1999）。在这些高利害的决策环境中，必须采取更严格的措施来确保由评价得出的推论是合理的，结论是公正的。

尽管在某些情况下必须设置及格分数（例如执业考试），但出于各种原因，这样的标准设定受到了批评。一种批评是，评审成员面临的任务似乎是不可能完成的，也就是说，将标准概念化，然后预测考生的表现可能超出了评审成员的能力（Shepard，1980）。另一种批评是，关于考生需要知道多少才能达到所定义的概念标准，评审成员可能提供了他们自身的意见，而不是基于他们对证据的判断（Zieky，2001）。但是，某些评价的目的不仅在于确定知识或能力水平，还提供与符合所定义的专业程度标准的人员有关的信息。当要以排序的方式解释关于考生名次的评估结果时，有必要制定标准（Hambleton，2001）。与评价相关的目的和利害关系对于标准的设定都至关重要。目的首先推动了对标准的需求，并与利害关系一起决定了评价过程的可信度和严格性。如下一节所述，评价目的和利害关系也可能影响标准类型的选择。

标准类型

标准有两种类型：相对标准（有时称为常模参照）和绝对标准（有时称为标准参照）（Livingston and Zieky，1982）。相对标准建立在对参评人员进行比较的基础上。比如，当要根据通过测试的人数或百分比设置分数线时，标准是相对的。这种类型的标准设定通常用于数量有限的职业选拔或入学考试中。

相对标准很少用于高利害测试（例如毕业、资格或执照考试），因为考生的能力和评价的内容都会随时间变化。为避免此方法的缺陷，在能力测试中更常使用绝对标准设定方法。

通过确定必须正确回答（或正确执行）才能通过测试的材料数量来设置绝对标准。例如，如果必须正确回答多项选择题中 75% 的题目才能通过测试，那么这样的标准属于绝对标准。如果使用绝对标准，所有考生都可能通过，也可能都不及格。

标准设定过程的指导框架

需要做出决定的评价有多种目的，包括选拔、学生测试、执照、初次资格认定或注册，以及对能力的持续评价。在设定标准的过程中，重要的是要考虑到：

1. 谁设定标准？
2. 标准设定者使用的方法
3. 收集到的证据是否足够支持分数线的设定（Norcini and Shea，1997）

本节将概述控制分数线选择和实施的关注点。

谁设定标准？

被选为标准设定者的特征可能对最终标准的可信度和可辩护性影响最大（Norcini and Shea，1997）。对于那些对考生来说有很大利害关系的考试，让几个不同的标准设定者参与其中是很重要的。他们必须熟悉评价的目标或目的，并且应该在该领域内知识渊博（Jaeger，1991）。根据评价的目的，理想情况下，他们中应该包括与该学科相关的各种角色（例如教师、临床医生、学术人员、全科专家、专科医师）。此外，他们应在个人特征（例如年龄、种族和性别）方面保持平衡。最后，任何可能出现利益冲突的标准设定者（例如在评价中出现的产品的制药公司代表）都应当排除在外。

使用哪种标准设定方法？

选择评价中的及格线这一过程有助于证明该标准及其相关分数线的可信度（Norcini and Guille，2002；Norcini and McKinley，2009）。选择的方法应该易于向参与该评价过程的人员解释，并应得到研究的支持。评价过程应设计良好，以达到评价目标。参与各方应该认真考虑（尽职审查）。基于全局判断并迅速完成任务的方法并不完全站得住脚，但是评价过程也不需要花费很多时间。该过程应表明，在标准的概念化和与该标准相关分数的确定方面付出了巨大的努力。以下是对在标准设定过程中这些理想特性的详细说明。

以信息为基础

设定标准的方法可以完全基于结果，也可以完全基于专家的判断，或两者进行结合。在医学教育中，很少有“金标准”可用，因此很少仅根据经验结果来评价学生或专业人员的分数。但是，也有一些例外。在入学考试中，结果数据（例如，成功完成一门课程）是可用的。在这样的情况下，通常将使用相对标准。

许多方法允许只根据专家的判断来评分，

而不考虑成绩数据或排序（如问题的难度或通过率）。给出数据时，标准设定过程中的一些参与者可能会感到不舒服，他们认为数据歪曲了他们的判断而引入了“偏见”，这是他们不希望看到的。应该强调的是，分数线的设定方法并不是要确定“真相”，而是要根据专家的判断来进行合理的决策。基于所有可用信息的决策可信度更高。因此，根据成绩数据进行专家判断的过程是可取的。

与评价目标保持一致

方法必须产生与评价目的相一致的标准。当目的是选拔出一部分考生时，应使用可以产生相对标准的方法。目的是判断能力时，应使用产生绝对标准的方法。

展示“尽职审查”过程

要求参与标准设定过程的人员深思熟虑，这将显示出其尽职尽责，为最终结果增加可信度。太短的过程不太可能使利益相关者信服，而太长的过程低效且昂贵。

以研究为基础

当用于标准设定的方法得到先前研究文献的支持时，所产生的结果将更加可信。理想情况下，研究应该表明，与其他方法产生的分数线相比，以研究为基础得到的分数线是更合理的，在不同的评审组中重复测试得到的分数是相同的，不存在潜在的偏倚效应，并且分数线对测试难度和内容的差异敏感。

易于描述和执行

如果该方法易于解释和实施，则该过程可以得到增强。如果评审的任务太具有挑战性，结果发生变化的可能性就会增加。使用易于解释且在逻辑上简单明了的流程可减少对评审人员的培训时间，从而为实现先前所述的“尽职审查”留出更多时间。它还可能增加评审人员的共识和一致性，从而确保决策的公正性。

哪些证据支持该标准?

在设定标准时，“合格”医师或“不合格”医学生的性质和定义会随时间、地点和许多其他因素而变化。因此，教育测试标准反映的是在特定的评价及其目的之下，考虑到社会和专业而做出的判断。因为标准以判断为基础，并且没有“金标准”可用于确定令人满意的表现或能力，所以无法确定是否设定了“正确”的分数线。因此，收集证据，建立分数线的可信度和可辩护性是至关重要的。

《教育和心理测试标准》（American Educational Research Association，1999）提供了有关特定标准的详细信息，来判断与测试后果相关的证据的质量（例如，是否有任何与评价项目相关的好处，如改善患者健康结局）。这些后果通常是评价方案组成部分所确定的分数线的直接结果。收集证据以支持基于评价分数的决策效度是判断评价方案质量的一个重要组成部分。

这种关于效度的观点是建立在一系列对评价分数解释的支持性主张和假设之上的（Kane，2006）。Kane 的证明效度的推论证据链的四个组成部分分别为评分、概化、外推和解释 / 决定。该证据链的“解释 / 决定”部分要求获取证据，以支持在对分数的解释中所需的理论框架。此外，在采用决策规则（例如通过 / 不通过）的情况下，应收集支持该评价程序的证据，以及随后对被评价者进行排名或分类的效果。

收集数据以提供证据来支持对分数的解释是评价程序中的重要组成部分。根据对评价专家的采访，Dijkstra 等（2010）开发了设计评价程序的框架，其中包含了“采取行动”的部分。通过使用多种评价工具，可以获得不同来源的大量数据。当需要做出高利害决策时，建议使用来自多个评价的数据（American Educational Research Association，1999）。解释数据时采取措施，给收集的信息赋予价值。基于数据的最终决策可能会从“通过-不通过”的决策到提供反馈和补救措施。

标准设定的方法

设定绝对标准的方法通常有两类：以测试为中心和以考生为中心（Livingston and Zieky，1982；Jaeger，1989；Hambleton et al.，2000）。以测试为中心的标准设定方法要求评审人员根据测试内容做出决定，而以考生为中心的方法则将重点放在考生的表现上。在 20 世纪 80 年代，提出了将绝对方法和相对方法相结合的方法，这些方法称为折中方法。本节将介绍几种以测试为中心、以考生为中心和折中的方法，以及每种方法的优缺点。表 36.1 提供了这些标准设定方法的简要说明。

选择分数线设定的方法将取决于许多因素，包括有能力做出判断的专家的可及性、测试材料、测试结果以及开会和整理标准设定结果的时间。虽然有广泛的研究比较了各种方法，但没有结果表明使用一种方法优于另一种方法。虽然无法确定“最佳”方法，但是在评估分数线设定的过程中应考虑一些因素。除了本章前面指出的支持标准设定过程的可信度的因素（适合目的；以知情判断为基础；展示尽职审查；得到研究的支持；易于理解和实施）（Norcini and Shea，1997；Norcini and Guille，2002；Norcini and McKinley，2009），还有许多其他准则可用于评价标准设定过程及其结果的形成。Hambleton（2001）提供了在标准设定过程的整体评估中要考虑因素的综合列表。

以测试为中心的方法

以测试为中心的方法使用实际考试材料来确定分数线。这些方法在多项选择题考试中已经得到了广泛研究，也有一些研究使用了构念题型和其他基于表现的评价来研究这些方法。

表 36.1 标准设定方法说明

类型	方法	说明
以测试为中心的方法	Nedelsky（1954）	评审人员需要确定考生可以排除的不正确选项
	Angoff（1971）	评审人员需要知道选择正确选项的考生的百分比；或者他们需要知道考生的回答是否正确（是 / 否）
	Ebel（1972）	评审人员的任务是提供重要性和难度的等级。在每一类范围内，评审人员会估计回答正确的边缘性考生的百分比
以考生为中心的方法	对比组	使用不同的衡量标准，将考生分为两类或更多类，并比较利益相关方评价的分数，以确定重叠程度。某类考生（例如，能力类）中分数的中位数（50% 的点）可决定分数线。另外，评审小组成员可以在不知道分数的情况下查看考生的表现，从而确定该表现是合格还是不合格。分数线则是这两类分数分布的交集
	边界小组	专家观察考生（或审查其表现），确定这是否意味着不及格、明显通过或处在通过边缘。分数线是表现处于“通过边缘”群体的分数的中位数
	广义的以考生为中心的测试（Cohen et al.，1999）	通常来说，在广义的以考生为中心的测试中，评审小组成员会审查考生的表现，并在评定量表上为两个或两个以上的表现点评分。评级用于生成回归模型，在该模型中，评审人员的评级用于预测分数线
	分析性判断（Plake and Hambleton，2001）	审查小组成员将表现分为两个或多个类别。一种类别中，表现的平均分数即分数线。此方法通常用于设定测试级别标准。
折中方法	Hofstee（1983）	审查小组成员需要确定 1. 可接受的最低不及格率 2. 可接受的最高不及格率 3. 可接受的最低分数线 4. 可接受的最高分数线 将所有评审小组成员的判定结果取平均值，并与分数分布进行图形比较，以上四个数据点与分数分布图的交点决定测试内容的分数线，以识别出分数在及格线边缘的考生可以识别并排除的不正确选项

在医学教育领域中最广泛研究的三种方法是 Nedelsky（1954）、Angoff（1971）和 Ebel（1972）的方法。有趣的是，这些研究人员并没有研究分数线的设定。在大多数情况下，他们用来确定及格分数的方法次于他们的工作重点，实际上，对 Angoff 方法的描述原来只是一个脚注。尽管如此，这些方法仍为进一步研究设定分数线提供了基础。

Nedelsky 法

该方法以猜测的假设为基础，因此只能与多项选择题一起使用，并且要求评审人员考虑错误的答案（Nedelsky，1954）。任务涉及审查测试内容，以识别出分数在及格线边缘的考生可以识别并排除的不正确选项。该方法假定分数在及格线边缘的考生会通过先排除不正确的选项，从而减少选择最终答案时需要考虑的选项数量。也就是说，该方法假设分数在及格线边缘的考生能够排除某些选项，在剩下的选项中随机猜测（Livingston and Zieky，1982）。

计算及格分数有两个步骤。第一步，对于每个问题，排除不正确的选项。然后，在及格线边缘的考生的预期分数可计算为 1 除以剩余选项的数量。例如，如果有一个五项选择题，并且排除了其中两个选项，则这一个问题得分为 1/3 或 0.33。第二步，将所有题目的这种期望分数汇总，可生成整个测试的分数线。这两个步骤可以为一位评审成员提供分数线。为了将这些分数结合起来，可以对每个评审员得出的测试水平分数取平均数。或者，可以计算所有评审员分数的中位数。这个值将不受评审员的极端值（最低值或最高值）影响。

Maguire 等（1992）提供了将 Nedelsky 方法应用到加拿大医学委员会资格考试（多项选择题测试）的案例。其中的基本原理是，对选项进行排除与临床推理过程相符，是勉强及格的学生也能够排除多项选择题中的危险或不合理的选项。他们建议对题目级别的估计进行修正，在现有的题目级别估计中，正确答案的权重为 2，合理的干扰因素（“边缘生”可能选择的干扰因素）的权重为 1。题目得分为 1 除以权重之和。他们发现，对于在两个不同的考试管理部门中使用的 57 个题目来说，在分数线上达成一致意见是合理的。他们的结论是，考虑到结果的稳定性以及评估任务方法的适当性，采用经修正的 Nedelsky 评价方法是可靠的。

Angoff 法

Angoff（1971）描述了通过以下方式设定及格分数的方法：设定分数线的小组成员阅读题目，并确定能力最低的考生能否选择正确的答案。首先，需要定义“能力最低的考生”。然后，逐题审查所有测试资料，并就能力最低的考生能否正确回答题目做出判断。评审成员们预测能力最低的候选人能够正确回答的题目数将会成为分数线的划分标准。Angoff 在一个补充说明中承认，审查成员可能很难简单地回答能力最低的候选人是否能够选择正确的答案。为了避免这个潜在的问题，他建议可以考虑一些能力最低的考生，并确定能够正确回答题目的考生比例。这样，他们可以对能力最低的考生选择正确回答的概率进行估计，评审人员估计的平均值将会成为分数线。

随着时间的推移，这种方法经过改善之后，也用于使用测试题目的样本对考生的训练过程中。根据两套数据为评审成员提供反馈：一是同行估计，二是考生表现汇总。通常，随后会进行讨论，参与者可以更改其估算值。训练一旦完成，评审人员通常需要独立对每个任务和考生进行评分，然后分享和讨论他们的评分。讨论之后，他们可以自由更改评分。在使用以表现为基础的评价数据的标准设定研究中（Norcini et al.，1993），评委需要确定能力最低的考生能够充分完成任务的概率。平均每个评委的分数以获得每个案例的及格分数，从而得出总体的及格分数，每个案例的平均值就是预计的测试水平分数线。

Yudkowsky 等（2008）将原始的 Angoff 方法与改良后的版本进行了比较，在改良后的版本中，评审人员能够对处于及格分数边缘的考生能否充分完成任务的问题做出“也许”的回答。作者想要研究，让评审人员注意到处于及格线边缘的考生可能有 50% 的机会正确完成任务，会产生什么影响。他们发现，在作为研究重点的标准化病人检查中，大约 10% 的检查表题目被评为“可能”，这表明评审人员们使用这个选项的方式是有限的，标准设定任务的“认知复杂性”降低了（Yudkowsky et al.，2008，p. S15）。作者得出的结论是，该方法是传统Angoff法的一种有效的替代方法，传统Angoff法要求评审人员估算能够正确执行任务或正确回答某道问题的处于及格线边缘考生的百分比。

相反，Jalili等（2011）发现，与传统的Angoff（是/否）方法相比，三级Angoff产生的分数线高得令人无法接受，而且判断的一致性明显较低。也就是说，对于这些作者研究的客观结构化临床考试（OSCE）来说，三级Angoff方法的结果更具可变性。他们得出的结论是，尽管该方法被视为“教师友好型”方法（Jalili et al.，2011，p. 1207），所产生的分数线将导致让人无法接受的极高的不及格率。这表明有必要进行额外的研究，来确定使用原始和改良的Angoff方法的合理性。

Ebel 法

Ebel（1972）提出，及格分数的确定应考虑到题目内容的相关性及其难度。通过这种方法，评审人员可以确定能力最低的考生的特征并审查考试内容。然后，他们可以评估每道题目，并根据内容相关性的重要程度和题目的难易程度分类。当所有题目都分好类以后，评审人员将估计假设的在每个类别（即容易的基本题目、容易的重要题目等）中选择正确答案的能力最低的考生比例。

这里介绍的三种以测试为中心的方法具有某些共同点：

- 那些熟悉假设的处于分数线边缘的考生特征的人需要判断考试题目或考试内容。
- 处于分数线边缘考生的特征决定了标准。
- 评审人员要接受所选方法的培训。
- 判断是单独进行的，可以进行讨论以促进共识。
- 合并各种判断以选择一个分数线。

是否应该向评审人员提供表现的数据，这一问题存在争议；一些批评者认为，引入表现数据会阻止方法的“绝对化”。然而，研究表明，在缺乏表现数据的情况下，评审人员设立的分数线高得不切实际（Downing et al.，2006；Clauser et al.，2009）。因此，对于已经进行的考试，建议为评审人员提供表明题目难度的数据。一种策略是为所有考生提供正确答案的比例（p 值）及总考试分数中最低的1/5的 p 值，以显示试题的区分度有多高。或者可以让评审人员在第一轮不知道正确答案的情况下对题目分级，而在第二轮中给他们答案和数据。这就类似于让他们自己参加考试，可能会影响他们对题目难度和相关性的看法。

使用这些方法进行多项选择题的标准设定研究需要花费很多时间。培训、实践、提供经验信息以及从主题专家那里获得调整后的判断的成本很高，并且后勤支持性工作也很复杂。Nedelsky方法不能在没有给评审人员提供错误选项的评价中使用，而只能用于多项选择题考试。Ebel方法可能涉及多次会议，因为需要确定相关性和难度等级。Angoff方法已用于标准化病人和OSCE考试，通常在病例级别使用，并且通常使用评价历史记录和体格检查技能的工具。Downing等（2003）提供了四种方法的比较，发现他们研究的四种方法产生了不同的分数线。他们得出的结论是，Angoff（1971）提出的被称为“直接边界”法的原创方法是可以接受的，而且重要的是，这种方法便于医学教育者实施。

三种以测试为中心的方法共有的一个特点是要求评审人员估算能选择正确答案的应试者的百分比。应用以测试为中心的方法来确定分数线来对表现进行评价（例如观察、标准化病人检查）可能会很麻烦。将这些方法应用在基于表现的评价中可能要花费更长的时间，这使得招募和留住专家评审更加困难。由于“正确”的答案可以通过许多不同的方式得到，所以开放式题目不适合这个判断任务。此外，评审人员的任务是选择正确的响应和消除干扰，与确定具有合格表现的考生百分比的任务没有多少相似之处。在一项研究中，要求小组成员提供用于对每个任务进行评分的三个维度上的预期得分（Hambleton and Plake，1995），作者指出，小组成员将Angoff方法应用于基于表现的评估中，并希望制定一项政策，这项政策要求，为了通过整体考试，考生需要完成指定数量的任务。小组成员还认为，该方法迫使评价分离为独立的各个部分。他们更喜欢按任务查看考生的表现，以便衡量各维度上的表现模式。这表明小组成员倾向于在任务水平上对表现进行评价，而不是根据任务级别的评分标准进行评价。

基于表现的评价方法中另一具有挑战之处是，由于测试时间有限，可以提供的任务相对较少。在不同的任务中，考生的表现会有很大的不同。由于在合理的时间内能够提供给考生的任务较少，在基于表现的评价中经常关注任务的特异性（Haertel and Linn，1996）。任务的特异性会降低考生分数的一致性，也会减少结果的概化（Traub，1994）。任务特异性的问题需要对相当多的任务进行审查，以使合格分数能够概化为感兴趣的构念。在计划标准设定的过程时，确保所选择的用于审查的表现能够代表整个分数范围，且任务能够代表那些确定测量的内容区域的任务是很重要的。

尽管存在这些问题（任务的特异性和评审任务的性质），Angoff 方法也常在经过修改之后，用于基于表现的评价中（Dauphinee and Blackmore，1994；Morrison et al.，1996；Norcini et al.，1993）。在某些基于表现的测量中（例如沟通技巧），其他方法可能更合适。将这些方法应用于基于表现的评价可能需要相当长的时间，使得招募和留住该过程中的专家评委变得更加困难。在本章的下一部分，我们概述了替代的方法，这些方法根据考生而不是测试内容做出判断。

以考生为中心的方法

有一些方法被用于多项选择题和基于表现的评价中，侧重于对考生的表现进行审查。与以测试为中心的方法一样，这些方法也需要对代表合格（和不合格）表现的知识和技能进行说明。以考生为中心的方法包括对比分组法（Livingston and Zieky，1982）、边界分组法（Livingston and Zieky，1982）、广义的以考生为中心法（Cohen et al.，1999）、考生论文选拔法、整体或小册子方法、分析判断法、优势特征法、捕获判断性策略法和直接判断法（Hambleton et al.，2000）。本章的重点是医学教育中更常用的以考生为中心的方法，Hambleton 等（2000）给出了更全面的概述。在下一节中，将就对比分组法、边界分组法、广义的以考生为中心法，以及分析判断法进行一般性描述。

对比分组法

对比分组法要求审查小组成员对考生的表现进行审核，并将考生的整体表现归类为可接受或不可接受（Livingston and Zieky，1982）。传统上，考试以外的信息用于将考生划分为这两类（Hambleton et al.，2000）。设定表现标准的考试得出的分数被用来生成分布（每个类别一个），然后对分布进行比较以确定它们的重叠程度。这是通过将在每个测试类别中和每个分数水平上被认为是“合格”的考生的百分比制成表格来实现的。合格分数是大约 50% 的考生能合格的分数。当没有预先定义组别的外部测量时，使用此方法可能具有挑战性。

这种方法的一种变体是让审查小组成员在不知道考生成绩的情况下判断他们在感兴趣的测试中的表现。小组成员需要审查考生表现的样本，并确定样本是否能够代表考生的表现合格或不合格。然后，根据表现被判定为合格还是不合格，将分数线确定为两个得分分布的交集。另一种变体是将评定表现合格的评审人数进行回归，并将合格分数设定在 50% 的小组成员将该表现评定为合格的这一分数上（Burrows et al.，1999）。

Shea 等（2009）创新性地将该方法应用到教师评价中。在这项研究中，审查小组成员熟悉晋升和任命所需的教学职责和素质。学生提供的基于网络的反馈和报告可按部门、教师等级和环境（即教学或临床）向教师提供。评审的任务是将教师表现的档案记录分为四类：“超优”“优秀”“满意”和“不满意”。通过计算所有评审人员的平均值，并确定两个相邻组的平均得分之间的平均值，可以确定每个类别的得分。例如，如果“超优”的平均分数是 85%，而“优秀”的平均分数是 80%，则“超优”类别的分数线将是 82.5%。作者发现，结果是可重复的，标准与期望相符，并且所产生的信息对于确定有资格晋升的教师以及还需要进步的教师很有用。

边界分组法

与以测试为中心的方法一样，边界分组法要求识别“边界”考生的特征（例如知识、技能和能力）。“边界”考生是指知识和技能不够充分，但也并非不足的考生（Livingston and Zieky，1982）。审查小组成员将实际考试成绩分为不合格、合格与不合格的边界、合格。然后将及格分数设定为边界考生组的中位数（即第50个百分位数）（例如，Rothman and Cohen，1996）。研究证实了这种方法的信度和适用性，特别是在临床技能表现的测试方面（Rothman et al.，1996），但它要求专家们在进行测试或录制测试视频时对表现进行评分。实施时应包括大量考生，以减小与分数线相关的统计误差。也就是说，对于较小的样本，在判断什么构成了不合格表现时的差异可能更大，增大了与分数线相关的误差。当测试较少的一组考生时，其他方法可能会更有用，并且可产生更可靠的分数线。

广义的以考生为中心法

在由Cohen等（1999）提出的这种方法中，审查小组成员使用等级量表对考生的回答样本进行评估。等级可以分为两个类别（例如，资格足够或不足够）或几个类别（例如，最低、一般熟练、熟练、精通）。评定量表与特定评价所需的类别相关。判断和测试分数用于“建立评定量表和测试分数量表之间的一种函数关系（线性或非线性）”（Cohen et al.，1999，p. 347）。作者认为，这种方法“试图通过使用所有评分等级来设定每个分数线，提高以考生为中心的标准设定效率”（Cohen et al.，1999，p. 347）。将广义的以考生为中心法与对比分组法和边界分组法进行比较时，在这种方法中，所评级的样本代表感兴趣的测试的全部分数范围。这种方法的另一优点是它不依赖于另一种标准度量来确定组别。作者还认为，该方法不需要对比分组法和边界分组法所需的大量样本。由于所有被评级的表现都包含在了分数线的估计中，如果较小的样本量能代表测试分数的范围，那么可以对样本进行评级。

一种类似的方法是边界回归法，它的优势是能够使用所有考生的成绩。在这种方法中，检查表分数会根据考官在考试过程中的总体评分进行回归（Wood et al.，2006）。这种方法的优势是能够对所有考生评分。评定量表的中点用于预测每个评定点的分数线，然后取平均值以得出测试标准。被研究过的一种类似方法是，让评审人员将每一项表现评定为“合格”或“不合格”。回归分析用于确定评定点评分，在该评分中，有50%的评审人员将表现评定为“足够”，而50%的评审人员将表现评定为“不足够”（McKinley et al.，2005）。这些方法将需要使用统计软件，根据审查小组成员（或考官）的判断得出及格分数。这种方法的另一潜在问题是，它以审查小组成员的判断和测试分数之间的关系为基础。只要存在线性（或非线性）关系，就可以得出及格分数。如果审查小组成员判断之间的差异不能归因于评价任务不同，那么与最终分数线相关的误差将很高，并意味该过程存在缺陷（例如，对标准或任务内容的定义）。

分析判断法

Plake和Hambleton（2001）描述了一种方法，该方法根据审查小组成员对考生表现样本进行分类来确定分数线。在评价的每个任务中都会提供考生的表现样本，它们代表了整个分数范围。审查小组成员不知道考生的分数。在他们的研究中，进行了七个分类：

> 分类表上的标签确定了表现评价表上的位置，比如低于基本、基本、熟练和精通；然后每一个类别可以进一步划分为例如低等、中等、高等。
>
> Plake and Hambleton，2001，p. 209

当评价包含多个组成部分（例如病史采集、体格检查和沟通技巧）时，此方法特别有用。评价的每个组成部分均进行独立评级。在进行最初的评分之后，小组成员讨论他们的评分，并确定小组成员评分之间的巨大差异。讨论的目的是允许小组成员提供其理由，因为有一些考生的回答可能被其他小组成员忽略。基于表现的各个类别的分数线是该类别中表现的平均分数：

> 例如，为了设定“熟练”的标准，所有分类为良好和熟练度低的都用于计算平

均分数。该平均分数用作表现标准。

Plake and Hambleton，2001，p. 290

作者指出，使用这种方法的实地测试结果很好。审查小组成员（和政策制定者）对这种方法感到满意，因为它依赖于专家（在这种情况下，是课堂老师和学校行政人员）对学生实际表现进行评估的判断。他们指出，该方法的劣势包括需要大量表现样本，以及选择和管理所有所需样本涉及的后勤工作。

Ross 等（1996）在标准化病人检查的标准设定研究中使用了类似的方法。在研究中，一旦评审人员为每个案例提供了评分，就要求他们根据审查过的表现样本确定每个考生的测试水平。根据概化分析结果得出的评分一致性和基于 kappa 系数计算得出的一致程度表明，评审人员能够一致地执行任务。此外，作者能够确定评审人员在制定测试水平标准时使用了补偿模型。也就是说，一项任务的较差表现可以被另一项任务的更好表现所抵消。当对任务分数进行平均计算来产生总测试分数时，此发现可能非常重要。

这里介绍的以考生为中心的方法的优势是，它要求小组成员对实际的考生表现进行评分。小组成员对实际的表现做出判断，而不是假想一个体现了标准描述的考生。这种为基于表现的评价设定分数线的整体方法与评分任务非常相似。然而，要确保对考试任务和考生的表现进行充分的抽样调查，在后勤上将是一个挑战。

无论是使用以测试为中心的方法还是以考生为中心的方法来确定分数，有时都会使用其他信息来支持做出判断并确定最终分数线。折中方法由此得到发展，其明确地结合了测试结果（不及格率）和测试内容。这些方法可以用来设定及格分数，或用于在审查小组成员提供他们的判断后进行调整（Cizek，1996）。本章的下一部分介绍了两种用于设设及格分数的折中方法。

折中方法

尽管标准设定小组成员的结果是确定分数线的最重要的因素，但通常也会使用其他信息来确定将要应用于考试的最终分数线（Geisinger，1991；Geisinger and McCormick，2010）。一种信息类型是分数线得到的及格 / 不及格率。Hofstee（1983）、Beuk（1984）和 De Gruijter（1985）提出的折中方法明确要求小组成员同时考虑分数线和及格（或不及格）率。每种方法都假设评审人员对“可接受”的分数和通过率有自己的看法。

Hofstee 提出，被选中的分数线只是所有可能的分数线中的一个。另外，绘制出所有可能的不及格率也是可行的。为确保小组成员考虑了这些数据，对所设定的标准（例如最低能力或熟练程度）进行了讨论，对考试过程的详细信息进行了审查，并要求小组成员回答以下四个问题：

1. 可接受的考试不及格学生的最低百分比是多少？（最小失败率；f_{min}）
2. 可接受的考试不及格学生的最高百分比是多少？（最大失败率；f_{min}）
3. 被认为通过的可接受的最低正确分数百分比是多少？（最低分数线；f_{min}）
4. 被认为通过的可接受的最高正确分数百分比是多少？（最高分数线；f_{min}）

这四个数据点是通过对所有评审的分数进行平均得出的。根据标准设定小组的四个判断，将通过测试中设定分数值的考生的百分比绘制成图，并呈现了四个数据点。图 36.1 提供了 Hofstee 方法的应用示例。在此示例中，有 140 名学生参加了包含 50 个题目的年终测试。图中的曲线根据测试中正确的得分百分比显示了预计的不及格率。教师被询问了前面列出的四个问题：

1. 可接受的考试不及格学生的最低百分比是多少？平均百分比 20%
2. 可接受的考试不及格学生的最高百分比是多少？平均百分比 30%
3. 被认为通过的可接受的最低正确分数百分比是多少？平均百分比 60%
4. 被认为通过的可接受的最高正确分数百分比是多少？平均百分比 75%

利用评审人员给出的信息，可以得出两个点：可接受的最低不及格率和可接受的最高正确分数百分比的交点；可接受的最高不及格率和可接受的最低正确分数百分比的交点（图 36.1）。这两个点可以创建一条与曲线相交的

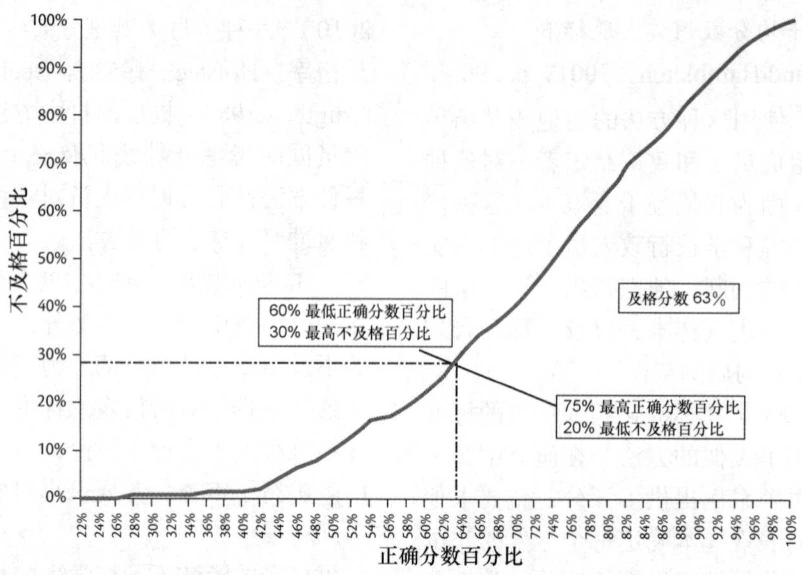

图 36.1 Hofstee 标准设定方法示例

线，而曲线由正确率百分比和预测的不及格率决定。沿着从交点到 x 轴（正确分数的百分比）的虚线找到及格分数。沿从交点到 y 轴（不及格百分比）的虚线找到不及格率。

Beuk（1984）在对 Hoffstee 方法的改进中，建议审查小组成员报告在得出最终得分时应在何种程度上考虑他们的每项判断（图 36.2）。也就是说，小组成员需要回答他们的决定以考生为导向或者以考试为导向的程度。计算出分数线和及格率的均值和标准偏差。绘制平均及格率和平均分数线图。确定图上这两个点相交的点。折中的方法包括使用通过率的标准差与分数线的标准差之比。

分数分布与根据斜率生成的线相交形成的点构成分数线。De Gruijter（1985）进一步建议对审查小组成员提出另一个有关这两种判断的不确定性水平的问题。Beuk 和 De Gruijter 的方法尚未在医学教育文献中报道，但是 Hofstee 方法已被许多研究人员使用。

Schindler 等（2007）报告了“成功”使用 Hofstee 方法为外科实习生设定了分数线。因为目标是为实习生的整体设定分数线而不是个别的评价（多项选择题考试、客观结构化临床考试、实习生等级、职业素养评分），所以标准设定小组认为使用 Hofstee 方法是合适的。采用多个相关的评价方法，小组将设立补偿性标准，尽管对于职业素养的评价可能会导致失败。在回答 Hofstee 方法中的四个问题之前，小组成员回顾了所有学生以及前几年未及格的学生的分数分布、评分标准和考试材料。作者发现，评审人员之间共识很高，并且将合格率应用于先前的实习生数据是合理的。

实施和评估方法

在选择评审人员参加标准设定的过程时要考虑几个因素。首先是确保利益相关者群体有足够的代表性。在医学教育中，当重点是评价临床知识时，专家组通常由执业医师和医师教育者组成。这种方法可确保评审人员是所涉内容领域的专家，并熟悉被评价者的典型需求（Jaeger，1991）。

其次，所任命的评审人数也与有关专家小组成员代表性的结论相一致。如果评审人数足够多，则可以将其分为几类，从而可以对结果的概化进行分析，并对考试资料和考生表现进行审查（Hambleton，2001）。只要有可能，就把小组成员分成几个亚组，以便比较所得到的分数，并检查小组之间判断的一致性。确定与判断相关的错误是这一过程的重要组成部分（American Educational Research Association，1999；Geisinger and McCormick，2010）。有必要收集有关专家小组成员资格和特征的信息，以证明他们掌握专业知识，并表明主要利益相关方在这一过程中发挥了作用。

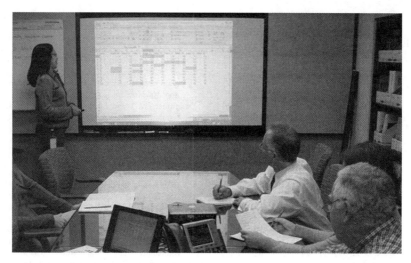

图 36.2　设定标准

在该方法中，对评审人员进行培训是至关重要的（Kane，1998a；Hambleton，2001；Raymond and Reid，2001）。培训一般包括讨论表现标准和评价目的，以及定位和了解所选方法。通常，小组成员自己会参加考试或考试的一部分。已有研究证明，培训的质量与分数线的稳定性有关（Norcini and Shea，1992）。应由小组成员在整个过程中对标准设定方面的研究进行评估。也就是说，评审人员应向引导者提供反馈，说明他们对所确定的表现标准的理解以及对过程结果的信心。为了预测在培训或在时间和资源分配方面出现的任何问题（例如材料空间、开发数据收集工具），应对该过程进行初步研究。进行实地试验一定能够预测到问题，并能对所需时间作出现实的估计。

对过程的详细描述提供了表现标准的适当性证据，也提供了用于推导分数线的方法。描述中应包括有关参与者培训的信息和表现类别（标准）的明确说明。在可行的情况下，作为得出分数线的一部分，提供给参与者的数据应包括对结果或对考生的影响信息。

最后，收集有关表现标准的效果的证据。这些证据包括有关程序的信息、判断的一致性、小组成员提供的反馈，以及与具有类似知识和技能的其他措施的比较。许多研究人员采用了一种方法来验证标准设定研究产生的分数线（Sireci，1995；Sireci et al.，1997；Violato et al.，2003）。Violato 等（2003）将聚类分析的结果与使用 Nedelsky 方法推导出的多项选择题测试分数线相比较，也与使用 Ebel 方法设定分数线的基于表现的评价方法相比较。他们发现，聚类分析的结果能够支持在眼视光学中使用的测试方法，并且统计分析的结果与基于 Ebel 方法得到的结果更加一致。因为聚类分析可根据测试结果统计并确定两个或多个组，所以他们的研究是收集有关所得分数线有效性实证证据的示例。表 36.2 概述了评价标准设定过

表 36.2　评估标准设定过程的指南

以信息为基础	评价目的和所用方法的类型是提供给小组成员的信息的基本要素 向参与者提供有关该过程的后果和得出的分数线的数据
与评价目标保持一致	在对表现评价目标标准和评价计划目标进行定义时，一致性很有必要。确定分数线方法的选择应与评价目标直接相关：从考生中选择预定数量需要使用相对标准；实施概念性的标准（例如“卓越”）要求使用绝对标准
展示“尽职审查”过程	对参与者进行培训必不可少。实践该方法需要足够的时间，包括就标准的定义达成一致意见需要的时间。虽然比较随意，但审查小组成员的仔细考虑确保了这些判断不会反复无常
以研究为基础	应使用文献中已报道的方法，如果进行了修订，应对修订后的方法进行初步试验
易于描述和执行	评审人员应该彻底理解这项任务。应征求执行反馈，以评估他们对这个过程的理解和信心。应提供对过程的详细说明及其结果

程的准则。

设定表现标准在教育和执照认证方面有着悠久的历史。方法的比较、各种因素对最终得分的影响以及标准设定方法的创新应用都在文献中有所介绍。方法的选择应与评价的目的和内容相关。没有研究表明某种方法在所有情况下都是最好的（Livingston and Zieky，1982；Downing et al.，2006）。已存在协助选择方法和评估过程的指南。重要的是要记住，标准设定包括在特定情况下做出的判断，并没有"正确"的答案。相反，在此过程中，重要的是要认真考虑有关分数线设定的相关因素。这可能包括：考虑标准是否应具有补偿性、考试和分数线（或者测试分数线）的使用随着时间的推移产生怎样的影响，专业的变化如何影响结果的呈现，以及如何处置那些没有通过评价的人。

结论

- 标准设定是将所要求的表现水平的特征描述转换成一个适用于特定测试的数字的过程。
- 标准设定方法的选择取决于评价的目标和利害程度。
- 因为分数线由相关的判断得出，所以可以将其任意分类。但是，判断不能是反复无常的。
- 一个成功的标准设定过程是以信息为基础的，与评价目标保持一致，展示了严格的尽职审查，并以研究为基础，易于描述和执行。
- 符合这些标准的方法有很多种，通常分为两类：以测试为中心的方法和以考生为中心的方法。

参考文献

American Educational Research Association (1999) *Standards for Educational and Psychological Testing*. Washington DC: American Educational Research Association

Angoff, W.H. (1971) Scales, norms, and equivalent scores. In: R.L. Thorndike (ed.) *Educational Measurement* (pp. 508–600). Washington, DC: American Council on Education

Beuk, C.H. (1984) A Method for Reaching a Compromise Between Absolute and Relative Standards in Examinations. *J Educ Measurement.* 21(2): 147–152

Burrows, P.J., Bingham, L., and Brailovsky, C.A. (1999) A modified contrasting groups method used for setting the passmark in a small scale standardised patient examination. *Adv Health Sci Educ: Theory Pract.* 4(2): 145–154

Cizek, G.J. (1996) Setting passing scores. *Educ Measurement: Issues Pract.* 15(2): 20–31

Clauser, B.E. and Clyman, S.G. (1994) A contrasting-groups approach to standard setting for performance assessments of clinical skills. *Acad Med.* 69(10 Suppl): S42–S44

Clauser, B.E., Mee, J., Baldwin, S.G., Margolis, M.J., and Dillon, G.F. (2009) Judges' use of examinee performance data in an Angoff standard-setting exercise for a medical licensing examination: an experimental study. *J Educ Measurement.* 46(4): 390–407

Cohen, A.S., Kane, Michael T., and Crooks, T.J. (1999) A generalized examinee-centred method for setting standards on achievement tests. *Appl Measurement Educ.* 12(4): 343–366

Dauphinee, W.D. and Blackmore, D.E. (1994) Setting minimal passing standards for the qualifying examination of the Medical Council of Canada: the transition from norm-referencing to criterion-referencing. In A.I. Rothman and R. Cohen (eds) *Proceedings of the Sixth Ottawa Conference on Medical Education* (pp. 245–247). Toronto: University of Toronto Bookstore

De Gruijter, D.N.M. (1985) Compromise Models for Establishing Examination Standards. *J Educ Measurement.* 22(4): 263–269

Dijkstra, J., Van der Vleuten, C.P.M., and Schuwirth, L.W.T. (2010) A new framework for designing programmes of assessment. *Adv Health Sci Educ,* 15(3): 379–393

Downing, S.M., Lieska, N.G., and Raible, M.D. (2003) Establishing passing standards for classroom achievement tests in medical education: a comparative study of four methods. *Acad Med.* 78(10 Suppl): S85–S87

Downing, S.M., Tekian, A., and Yudkowsky, R. (2006) Procedures for establishing defensible absolute passing scores on performance examinations in health professions education. *Teach Learn Med.* 18(1): 50–57

Ebel, R. (1972) *Essentials of Educational Measurement.* 2nd edn. Englewood Cliffs NJ: Prentice-Hall

Geisinger, K.F. (1991) Using standard-setting data to establish cutoff scores. *Educ Measurement Issues Pract.* 10(2): 17–22

Geisinger, K.F. and McCormick, C.M. (2010) Adopting cut scores: post-standard-setting panel considerations for decision makers. *Educ Measurement Issues Pract.* 29(1): 38–44

Haertel, E. and Linn, R. (1996) Comparability. In G. W. Phillips (ed.) *Technical Issues in Large-Scale Performance Assessment* (pp. 59–78). Washington, DC: National Center for Education Statistics, US Department of Education

Hambleton, R.K. (2001) Setting performance standards on educational assessments and criteria for evaluating the process. In G. Cizek (ed.) *Setting Performance Standards: Concepts, Methods, and Perspectives* (pp. 89–116). Mahwah NJ: Lawrence Erlbaum Associates

Hambleton, R.K., Jaeger, R.M., Plake, B.S., and Mills, C. (2000) Setting performance standards on complex educational assessments. *Appl Psychol Measurement.* 24(4): 355–366

Hambleton, R.K. and Plake, B.S. (1995) Using an extended Angoff procedure to set standards on complex performance assessments. *Appl Measurement Educ.* 8(1): 41–55

Hofstee, W.K.B. (1983) The case for compromise in educational selection and grading. In S.B. Anderson and J.S. Helmick (eds.), *On Educational Testing* (pp. 109–127). San Francisco: Jossey-Bass

Jaeger, R.M. (1989) Certification of student competence. In R.L. Linn (ed.) *Educational Measurement* (pp. 485–514). New York: American Council on Education and Macmillan

Jaeger, R.M. (1991) Selection of judges for standard-setting. *Educ Measurement Issues Pract.* 10(2): 3–14

Jalili, M., Hejri, S.M., and Norcini, J.J. (2011) Comparison of two methods of standard setting: the performance of the three-level Angoff method. *Med Educ.* 45(12): 1199–1208

Kane, M.T. (1998a) Choosing between examinee-centered and test-centered standard-setting methods. *Educ Assess.* 5(3): 129–145

Kane, M.T. (1998b) Criterion bias in examinee-centered standard setting: some thought experiments. *Educ Measurement Issues Pract.* 17(1): 23–30

Kane, M.T. (2006) Validation. In R.L. Brennan (ed.) *Educational Measurement* (pp. 17–64). Westport CT: American Council on Education and Praeger

Livingston, S.A. and Zieky, M.J. (1982) *Passing Scores: A manual for setting standards of perfromance on education and occupational tests.* Princeton, NJ: Educational Testing Service

Maguire, T., Skakun, E., and Harley, C. (1992) Setting standards for multiple-choice items in clinical reasoning. *Eval Health Prof.* 15(4): 434–452

McKinley, D.W., Boulet, J.R., and Hambleton, R.K. (2005) A work-centred approach for setting passing scores on performance-based assessments. *Eval Health Prof.* 28(3): 349–369

Morrison, H. McNally, H., Wylie, C., McFaul, P., and Thompson, W. (1996) The passing score in the objective structured clinical examination. *Med Educ.* 30(5): 345–348

Nedelsky, L. (1954) Absolute grading standards for objective tests. *Educ Psychol Measurement.* 14(1): 3–19

Norcini, J.J. (1994) Research on standards for professional licensure and certification examinations. *Eval Health Prof.* 17(2): 160–177

Norcini, J.J. and Guille, R. (2002) Combining tests and setting standards. In G.R. Norman, C.P.M. Van der Vleuten, and D.T. Newble (eds) *International Handbook of Research in Medical Education* (part two, (pp. 811–834). Kluwer International Handbooks of Education. Dordrecht, the Netherlands: Kluwer Academic Publishers

Norcini, J.J. and McKinley, D.W. (2009) Standard setting. In J.A. Dent and R.M. Harden (eds) *A Practical Guide for Medical Teachers* (pp. 311–317). Edinburgh; New York: Elsevier Churchill Livingstone

Norcini, J.J. and Shea, J.A. (1992) The reproducibility of standards over groups and occasions. *Appl Measurement Educ.* 5(1): 63–72

Norcini, J.J. and Shea, J.A. (1997) The credibility and comparability of standards. *Appl Measurement Educ.* 10(1): 39–59

Norcini, J.J. Stillman, P.L., Sutnick, A.I., et al. (1993) Scoring and standard setting with standardized patients. *Eval Health Prof.* 16(3): 322–332

Plake, B.S. and Hambleton, R.K. (2001) The analytic judgement method for setting standards on complex performance assessments. In G. Cizek (ed.) *Setting Performance Standards: Concepts, Methods, and Perspectives* (pp. 283–312). Mahwah N.J.: Lawrence Erlbaum Associates

Raymond, M.R. and Reid, J. (2001) Who made thee a judge? Selecting and training participants for standard setting. In G. J. Cizek (ed.) *Setting Performance Standards: Concepts, Methods, and Perspectives* (pp. 119–158). Mahwah NJ: Lawrence Erlbaum Associates

Ross, L.P. Clauser, B.E., Margolis, M.J., Orr, N.A., and Klass, D.J. (1996) An expert-judgment approach to setting standards for a standardized-patient examination. *Acad Med.* 71(10 Suppl): S4–S6

Rothman, A.I., Blackmore, D., Cohen, R., and Reznick, R. (1996) The consistency and uncertainty in examiners' definitions of pass/fail performance on OSCE stations. *Eval Health Prof.* 19(1): 118–124

Rothman, A.I. and Cohen R. (1996) A comparison of empirically- and rationally-defined standards for clinical skills checklists. *Acad Med.* 71(10 Suppl): S1–S3

Schindler, N., Corcoran, J., and DaRosa, D. (2007) Description and impact of using a standard-setting method for determining pass/fail scores in a surgery clerkship. *Am J Surg.* 193(2): 252–257

Shea, J.A. Bellini, L.M., McOwen, K., and Norcini, J.J. (2009) Setting standards for teaching evaluation data: an application of the contrasting groups method. *Teach Learn Med.* 21(2): 82–86

Shepard, L. (1980) Standard setting issues and methods. *Appl Psychol Measurement.* 4(4): 447–467

Sireci, S.G. (1995) *Using Cluster Analysis to Solve the Problem of Standard Setting.* New York: US Department of Education, Educational Resources Information Center (ERIC): ERIC Documents (ED395991)

Sireci, S.G., Robin, F., and Patelis, T. (1997) *Using Cluster Analysis to Facilitate the Standard Setting Process.* Chicago IL: Educational Resources Information Center (ERIC) (ED414292)

Traub, R.E. (1994) Facing the challenge of multidimensionality in performance assessment. In A.I. Rothman and R. Cohen (eds) *Proceedings of the Sixth Annual Ottawa Conference on Medical Education* (pp. 9–11). Toronto: University of Toronto Bookstore

Violato, C., Marini, A., and Lee, C. (2003) A validity study of expert judgment procedures for setting cutoff scores on high-stakes credentialing examinations using cluster analysis. *Eval Health Prof.* 26(1): 59–72

Wood, T.J., Humphrey-Murto, S.M., and Norman, G.R. (2006) Standard setting in a small scale OSCE: a comparison of the modified borderline-group method and the borderline regression method. *Adv Health Sci Educ.* 11(2): 115–122

Yudkowsky, R., Downing, S.M., and Popescu, M. (2008) Setting standards for performance tests: a pilot study of a three-level Angoff method. *Acad Med.* 83(10 Suppl): S13–S16

Zieky, M.J. (2001) So much has changed: how the setting of cutscores has evolved since the 1980s. In: G. Cizek (ed.) *Setting Performance Standards: Concepts, Methods, and Perspectives* (pp. 19–52). Mahwah NJ: Lawrence Erlbaum Associates

第 37 章

选择评价工具 Choosing instruments for assessment

Sean McAleer，Madawa Chandratilake

译者：黄镜谕　审校：江哲涵

没有单一的考试形式可以保证可接受性、可行性、效度和信度，但要注意识别并明确每种方法的优缺点，评价的目标应有助于教师选择有用的测试范围。

Stella Lowry

引言

医生所需的专业能力是多种多样的。由于没有一种神奇的评价工具可以对所有评价工具进行评价，因此有几种评价工具，即评价工具包用于评价每个医学教育项目中的学生或学员。选择工具的基本步骤是确定评价的目的。对于一个给定的目的，没有任何一种评价工具是 100% 合适或不合适的。相反，在全面实现有关目的方面，某些工具比其他工具更有力。在设定评价目的时，应考虑到任务的教育性、程序性和道德性。

尽管每项评价的最终目标都是为进一步学习提供反馈，但传统上，将评价一分为二：提供反馈（形成性），做出通过 / 失败决定（终结性）（Epstein，2007）。传统上，对后者的重视程度更高，即对学习的评价（Lynch et al.，2004）。然而，人们越来越重视为了学习的评价，即评价的主要目的是为将来的学习和发展提供反馈（Lynch et al.，2004）。基于标准的终结性评价对于确保医疗行业的社会责任至关重要。同样，应该给学生关于他们的能力和行为的有意义的反馈。尽管每种评价工具的主要目标可能是形成性的或终结性的，但评价工具的整体工具包应同时考虑这两个方面。

直到最近，医学教育中的评价主要集中在医学知识、实践技能和临床技能上。职业素养一直是这类评价中的机会性和隐含性成分，对通过 / 不通过决定的影响最小（Arnold，2002；Ginsburg et al.，2000）。随着对医学的社会责任日益重视，患者必须确信医生既安全又专业（Boelen and Woollard，2009）。因此，适合行医的定义为临床胜任力、没有伤害和职业素养（Parker，2006）。故而，该工具包应含有涵盖所有这些结果的工具。

人们普遍认为"评价驱动学习"，尤其是在本科和毕业后教育阶段（Epstein，2007）。因此，所选择的工具应强调教师期望学生遵循的在教育上理想的方向。例如，如果在病房中分配了更多的时间来学习临床技能，并且使用多选题（MCQ）考试对学生进行了知识评价，那么相比训练临床技能，他们更有可能使用图书馆。相反，如果使用客观结构化临床考试（OSCE）进行评价，他们将在病房上花费更多的时间来学习临床技能。因此，评价应反映课程结果中表达的教育理想的方向。

一旦确定评价目的后，应评价一系列可用的工具以选择最合适的工具。

选择工具

选择评价工具时要解决的重要问题是什么、为什么、如何、在哪里、谁以及何时。前三个是关键问题，应按顺序回答。什么决定结果和能力；为什么要求设定目的（例如形成性、终结性或两者兼有）；方法取决于什么和原因，并有助于确定评价方法（书面、实践或两者兼有）。这三个重要的问题会影响后三个问题：哪里（评价环境）、谁（评价者，例如老师、同伴或患者）以及何时（时间，例如在课程中或课程结束时）。

Miller（1990）提出的评价临床能力的框架被广泛用作有意义地讨论各种评价工具的手段。在他的框架中，知识和知识水平代表了知识领域。在知识水平上，评价集中于低阶思维（即记忆和理解能力），而在知识水平上，评价则集中于高阶思维（即诸如解决问题的思维能力）。通常，这些能力的水平是在检查室或计算机组件环境中远离患者的地方进行评价的。正如所显示的那样，水平，即评价能力的证明。评价通常在使用模拟材料（例如人体模型和模拟病人）的模拟环境（例如临床技能中心）中进行。对于考生的实际表现水平是在真实患者的参与下，在工作场所等真实环境中评价的。本文概述了如何使用不同的评价工具，并假设按照它们应该的方式使用。评价项目的质量将决定每种工具评价的最终水平（例如，欠完善的 OSCE 站可能仅评价知识而不是能力）。

认知能力评价

使用书面和口头工具评价认知能力。在书面评价工具中，预计考生将构建其答案：论述题，改进后的论述题，简答题，或从给定的选项列表中选择答案（例如，多项选择题）。

结构化试题

论述题

“就像小说一样，论述是一种文学工具，可以说出几乎所有事物的一切”（Huxley，1959，前言）。就其用作评价工具而言，这句话确实是不恰当的。论述题是一种书面评价形式，一直被使用。它被用来评价知识，但已显示出许多缺点，在大多数情况下，这些缺点大大超过了优点。现在它在医学院中很少使用，虽然它易于设置，但标记很费时，得分也很难保持一致。例如，两个阅卷员对同一篇论述题给出的分数相差很大的情况很常见。除非您能证明足够的信度，否则最好避免使用论述题（Schuwirth and van der Vleuten，2003）。许多论述题考试都使用双重标记。测试信度的一种方法是看每个评分者给出的分数是否一致。还有与充分采样有关的问题。如果您有广泛的学习结果，那么您将需要设置多个论述标题以确保具有代表性的抽样。

我们何时应该考虑将论述题作为评价方法？有多种情况倾向于论述题的方式。例如，如果只对少数学生进行评价，那么时间因素就不再是问题了；或者如果学习成果侧重于书面表达和组织技能，那么可以考虑论述题形式（Ebel，1972）。它们对于探索对某些主题（例如安乐死）的态度也很有用。但是，最重要的是检查您是否可以通过更客观的笔试来更好地衡量学习结果，如果没有，那么可以选择论述题。

如果您决定使用论述题，请考虑以下事项：

- 确保问题清楚地定义了对学生的要求。
- 不允许论述题具备选择性，即明确所有论述题必须得到回答。
- 为了帮助提高评分者间信度，开发一个基于理想答案的评分网格。
- 对如何处理无关的材料有明确的政策，并让学生知道。无关材料将阻止他们写下他们所知道的关于这个主题的一切。
- 不要用论述题来评价客观性记忆——这可以通过其他测试来达到最好的效果。

改进后的论述题

改进后的论述题（modified essay question，MEQ）在 20 世纪 80 年代的本科和毕业后医学教育中非常流行（Feletti and Smith，1986；Rabinowitz，1987）。它以临床实践中发生的情境为基础，旨在检验问题解决和临床决策。常见的 MEQ 类型涉及 8 ～ 10 个论述题——每个问题的答案可能在50～200个单词不等。一般流程为给出一个案例情境，然后是一个相关的问题。论述主要是根据临床情境展开的一些开放性问题。要构建这样的考试，人们将（一如既往地）着眼于学习结果，并开发与这些结果相关的情境。然后，所有的问题都应该由您的同事审阅，并对每个达成一致的问题给出全面的回答。这个过程将允许有明确的评分计划，确保比冗长的论述题更好的信度。框37.1给出了基于通用实践的MEQ设计示例。

显然，场景更详细，问题更具体，但您可以看到如何使用10或12个问题来解决很多问题。MEQs也可以用来帮助学习（例如，作为讲座的额外资源或小组讨论的催化剂）。

有人批评MEQs无法针对较高认知技能的评价（Palmer and Devitt，2006），有证据表明，精心构建的MCQs比MEQs更能评价较高的认知水平（Khan and Aljarallah，2011）。

简答题

在回答论述题时，学生可以自由编写想写的东西，但使用简答题（short answer questions，SAQ）可以使学生面临的任务更加结构化，并且可回答的范畴更有限。SAQ要求学生为给定的问题提供一个简洁的答案，通常是几个词或最多一两个句子。答案中需要的信息越多，确保高度的信度就越困难。SAQ通常易于构建，猜测的可能性较低，可以相当有效地涵盖多种结果，是用于衡量客观记忆或信息综合的一种方法。但是也存在局限性。很难解决复杂的问题。构造只有一个正确答案的问题是很有挑战性的，而预期所有可能的正确答案并不像看起来那么容易。

框37.1 MEQ示例

问题1：Jenny Smith是30岁的女性，已与Jehn结婚3年。他们一直试图建立家庭，但都没有成功。Jenny来找您询问……

您将如何处理Jenny的要求？您的担心是什么？

问题2：第二天她的丈夫Jehn来找您谈论他们的关系。他要求您提供有关建议。

您将如何处理这种情况？

SAQ有多种可用形式。有些使用案例插图，然后是与所述场景相关的特定问题：这个患者有什么病？还应考虑其他哪些治疗方法？其他形式只会问一个直接的问题：如苏格兰人死亡的三个主要原因是什么？它们可以用于小测验、自我评价和进展测试（Rademakers et al.，2005）。构造SAQ时，请确保题项简短明了，并尽可能使用直接问题。还建议使用一种精确的结构化评分方案。对于数值答案，始终确保您指定所需的值单位。请向考生指出所要求的回答长度，例如“您的答案应不超过20个字”，以及要提供的分数。

SAQ可以用计算机给分，但这是一个机械过程，所用的评价标准将在回答中寻找答案。如果答案的内容很复杂，并且答案的书写方式不只一种，那么它们将不适合这种给分方式。但是，如果答案是准确且简短的，那么计算机给分就可行（Leacock and Chodorov，2003；Siddiqi et al.，2010）。

选择答题类

判断题

判断题曾经是一种广泛采用的选择题，主要是因为它们能够覆盖较大的内容区域并且相对容易构建（Chandratilake et al.，2011）。它们以多种形式存在；最常见的形式是一组题干（通常是4～5个题干），每一个题干都要由考生指出对或错。但是，自从20世纪80年代末以来，这种形式已经失去了流行性，因为教育研究人员强调了它的一些局限性。事实证明，在许多评价环境中做出通过还是不通过是不合适的（Downing，1992）。主要突出的缺点如下：

- 猜出正确答案的可能性很大（Downing，1992）。由于答案要么是“对”，要么是“错”，一个完全不了解题目的考生有0.5的概率答对。因此，考生仅凭猜测就可以在整个考试中获得50%的分数。猜测的机会越大，信度越低（Nnodim，1992）。虽然评价者试图通过给不正确的答案打负分来阻止猜测，但是信度并没有提高。实际上，给负分在教育上是不明智的；惩罚在一定程度上不会像奖励所鼓励行为那样阻止这种行为；所得的分数不能反映考生的实际表现；给负分往往会使冒险者受益（Chandratilake et al.，2011）。

- 通常，评价者的目的是为知道正确答案的人打分。但是，在判断题为对 / 错的情况下，考生仍然可以通过识别一个选项是错误的来得分，但仍然不知道正确的答案是什么（Downing，1992；Frisbie，1973；Schuwirth and van der Vleuten，2003）。
- 此题型在区分高、低能力方面无能为力（Downing，1992）。在医学教育中，知识测试不仅用于做出通过 / 不通过的决定，还用于对通过考试的考生进行排名，并对表现出色的人给予奖励。因此，测试的辨别能力，即考试区分高分学生和低分学生的能力是很重要的。若干研究（Ebel，1980；Oosterhof and Glasnapp，1974）表明，与其他形式的选择答题类相比，判断题评价形式的辨别能力更低。如果给予负分数，则可以进一步降低对判断题的区分能力。
- 专注于绝对正确或错误的领域可能会导致所做的评价受限于细碎知识（Case and Swanson，2002；Downing，1992）。在使用判断题形式时，陈述应为绝对对或绝对错。但是，对于许多临床问题，没有这样明确的区分。对错 / 形式不适合评价“灰色区域”。因此，对错 / 形式倾向于评价细碎事实，而不是评价解决临床问题的能力（Downing，1992；Downing et al.，1995；Scouller and Prosser，1994）。虽然记住事实是必不可少的，但医学教育的最终目标是解决临床问题（Spencer and Jordan，1999）。此外，与其他选择答题类形式相比，评价人员在尝试建立对错陈述时，尤其是侧重于解决问题的陈述时，往往会产生更多的技术缺陷（Albanese，1993；Schuwirth and van der Vleuten，2003）。这些可以为善于应试者提供便利（Scouller and Prosser，1994）。
- 此题型可能不鼓励学习一般的主题领域（Schuwirth and van der Vleuten，2004）。以对 / 错形式评价的考生试图记住特定的材料，但是即使他们得到了答案的反馈，也不会阅读主题内容（Rees，1986）。因此，此形式不利于深度学习。

多选题（MCQ）

MCQ 可能是最著名的客观测试题，它由词干和（或）线索以及许多选项组成，通常为 5 个选项（Case and Swanson，1998）。有两种基本类型——正确答案类型和单个最佳答案类型。框 37.2 给出了这两种类型的示例。

您可以从框 37.2 中的示例中看到，单一最佳答案类型可能会带来问题，因为开发一个显然最佳的选项可能具有挑战性。总是要确保您有足够的证据来支持您的正确答案。这个问题能提高认知水平，而不仅仅是回忆客观事实。

MCQ 的优势已得到充分证明（Collins，2006；McCoubrie，2004；Palmer and Devitt，2006）。如果精心设计，它可以衡量一系列的学习结果，确保所选题目是测量目标的良好样本。这些考试易于评分，而且许多 MCQ 考试现在都是在线进行的（Nicol，2007），这使得大量学生能够以低成本的方式进行考试（Bull and McKenna，2004）。它们可以用来评价不同的认知水平，可以被设计成用于诊断目的，还可以被用于鼓励深度学习（Draper，2009；Johannesen and Habib，2010；Schultheis，

框 37.2 MCQ 示例

正确答案类型

谁写了 *The Greatest Benefit to Mankind*？

A. Cole Porter
B. Roy Porter
C. Hall Porter
D. Suzi-May Porter
E. Oh Mr. Porter
答案：B. Roy Porter

最佳答案类型

一名 2 岁的女孩曾出现过发热性疾病，并且此前两次均证实患有尿路感染，再次诊断为肾盂肾炎。哪一个是最适合进行的检查？

A. 顺行肾盂造影
B. CT 扫描
C. DMSA 扫描
D. 肾-输牛管-膀胱 X 线造影
E. IVU
答案：C. DMSA 扫描

1998）。另一个优点是通过软件包可以很容易地获得表现统计数据。

但是，人们倾向于使用“记忆”类型的问题，这只会鼓励机械学习。设置问题来评价布鲁姆分类法（Bloom's taxonomy，1956）的更高级别需要时间和精力。因为固定的选项不允许自由回答，所以不容易检验创造性。构建四个看似合理的干扰项也很困难。具有两个或三个明显不正确的选项的MCQ会增加猜对的概率。构造MCQ时，有一些重要的事情要做。题干应该有意义，并以简洁明了的方式描述问题。一个问题必须包含一个最佳或正确的答案。尽可能避免使用否定词干，并确保所有的选项在语法上都与词干相关联。尽量避免使用诸如“以上所有”或“以上任何一个”之类的术语。对于前者，所有需要做的就是确定两个正确的选项，这将表明“以上所有”是正确的答案。用后者作为正确答案只是测试考生排除错误答案的能力。另外，避免使用不精确的术语，例如有时、频繁或经常，因为它们对不同的解释持开放态度。制造有效的干扰选项可能是一项具有挑战性的任务。Just（2009）指出，如何构造干扰选项将影响问题的难度水平。四个合理的干扰选项将减少猜测正确答案的概率。基于常见学生错误或误解的干扰选项可以证明是理想的。另一个技巧是确保所有选项的长度大致相似。

扩展匹配题

扩展匹配题（entended matching questions，EMQs）是一种修改后的MCQ，它有五个以上的选项（Case and Swanson，1993）。标准EMQ格式由四个部分组成：主题、选项列表、多个题干和导语。主题是EMQ涵盖的一般主题，选项列表通常包含8～12个同类选项（例如诊断、研究或检测结果列表）。题干是临床片段。通常，标准EMQ中包含三个题干。导语是一个问题，学生必须选择一个最适合的选项。在结构合理的EMQ中，题目列表合理且简短，导语以问题形式出现，题干相对较长。在编写EMQ时，许多题项作者发现很容易从选择主题开始，然后依次进行顺序工作，编写导语，制定选项列表，拟题干以及通过同伴反馈来评审项目（Case and Swanson，1993）。对于标准EMQ，建议每个题干1分钟的测试时间。然而，在一个题干中提出的问题的长度和复杂性可能需要更长或更短的时间（Case and Swanson，1993）。框37.3展示了EMQ的示例。

我们建议在基础科学和临床医学中对EMQs进行评价（Case and Swanson，1998）。尽管这种形式已被用于评价客观性知识（Lukic et al.，2001），它可能是评价解决问题能力的最佳方法（Case and Swanson，1998；Coderre et al.，2004）。EMQ已成功用于形成性（Lukic et al.，2001）和终结性研究（Beullens et al.，2002）目的。事实证明，EMQ在评价临床推理方面是有效的（Beullens et al.，2005），特别是假设-演绎推论（Heemskerk et al.，2008）和临床决策（Case and Swanson，1993）。

EMQ形式具有许多实践和教育优势。它的结构性可能使编写问题相对容易（Case and Swanson，1993）。如果需要的话，选择的数量和一个题干可以方便地转换为一个最佳答案或

框 37.3 EMQ示例

主题：尿路感染

A. 顺行肾盂造影
B. CT扫描
C. DMSA扫描
D. DTPA
E. 螺旋CT
F. 髋关节肾图
G. 同位素GFR
H. IVU
I. X线造影
J. MAG 3扫描
K. MCUG
L. MRI
M. MRU
N. 逆行肾盂造影
O. 逆行尿道造影

对于以下每种情况，哪个是最适合执行的检查？

1. 之前有两次出现发热疾病和尿路感染的2岁女孩再次被诊断出患有肾盂肾炎。（C）
2. 一名7岁的跨位损伤患儿表现为尿潴留、阴囊肿胀和会阴挫伤。（O）
3. 已知患有中度高血压的7岁儿童从出生起就表现为持续的尿床。（M）

一个正确答案类型的 MCQ。主题可用于有意义且有代表性地组织评价内容（例如，患者介绍），从而提高评价的效度。与客观回忆相比，临床片段更能评价高阶思维（例如，问题解决）（Coderre et al.，2004）。由于有更多的选项和更少的猜测机会，EMQs 在区分高表现者和低表现者方面具有明显优势（Beullens et al.，2002；Case and Swanson，1993）。因此，在保持问题质量较高的前提下，可以用较少的项目和（或）较短的测试时间来获得较高的信度。学生获得的 EMQ 分数与 OSCE 等技能评价的分数高度相关（Wass et al.，2001b）。然而，为了提高质量，题项编写者可能需要接受培训，了解如何最好地撰写 EMQ。使用 EMI 评价客观知识可能并不划算，因为其他问题形式可能同样有效，而且制作起来也不费时间。

口试

在标准口试或口头测验中，两名或两名以上的主考人员在有限的时间内提出关于某一医学学科领域的问题（Jayawickramarajah，1985）。考试形式类似于面试，没有患者参与（Davis and Karunathilake，2005）。根据回答，主考人员对该考生进行独立评分或通过达成一致的评分（图 37.1）。口试可能是唯一的考试中不记录问题和回答的形式（Jayawickramarajah，1985）。

数十年来，口试一直被用于本科和毕业后医学教育中，以做出重大决策（例如，确定通过/不通过或授予功绩）。一些学者（Sandars，1998；Wass et al.，2003）认为，口试比其他评价方法更好地评价了对问题的深入了解、临床或实际解决问题的能力、沟通技巧和专业态度。在对知识的评价中，它可以有效地评价考生对答案的“构造”，而不是从一组给定的选项中选择答案——比如 MCQs（Chirculescu et al.，2007）。但是，由于多种原因，它们因被用作终结性评价方法而受到严厉批评。证据表明，口试主要评价客观记忆，而不是高阶思维，如解决问题或临床推理（Jayawickramarajah，1985）。这种形式本质上是主观的——问题可能基于考官当天的一时冲动（Cobourne，2010）。主考人在分配的时间段里对不同考生提出的问题具有偶然性，这就引起了效度和信度方面的问题。这些问题可能无法充分处理主题。由于没有向考生提出相同的问题，因此考生能力的比较或概化变得具有挑战性（Cobourne，2010）。在口试中，主考官可能会受到其他因素的影响，而不是受考生的实际表现的影响，如语言要求、焦虑程度、个人外表或个性，这些可能与临床能力没有关系（Davis and Karunathilake，2005）。但是，对口试进行结构化处理可以提高其信度（Tutton and Glasgow，1989）。如果每个考生都被同样的考官问同样的问题，这些考官都受过训练，并且使用了明确定义的标准，那么就会产生一个更加标准化的考试。要让两对考官在 30 分钟内向考生随机提问，另一种选择是 10 名考官每人花 6 分钟对一个考生提出自己的问题。

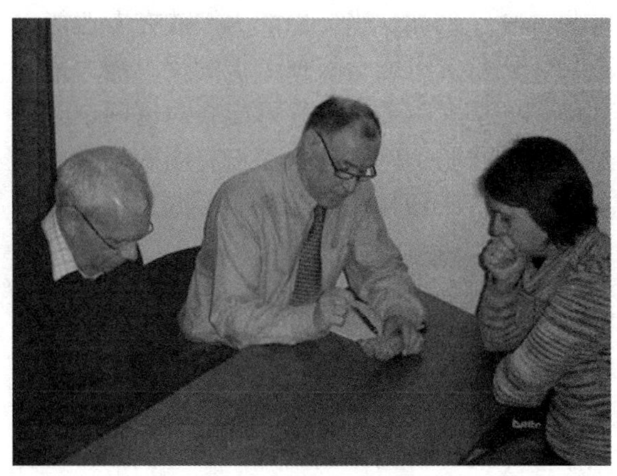

图 37.1　口试：评分者间信度可能是一个主要问题

在许多标准化口试中使用的座位安排可能会产生很大的冲突（Jayawickramarajah，1985）。在这种情况下，考生可能会觉得自己在证人席上受到特别咄咄逼人的律师的拷问。整个考试的设置可能会使考生比其他评价方法更具压力（Jayawickramarajah，1985）。然而，在本科阶段的口试并不一定被认为是一种不公平的评价方法，特别是对于那些为了获得优势或区别而面对这样的考试的学生（Duffield and Spencer，2002）。

尽管口试可能不适合本科和毕业后医学教育中的高利害评价，但它们仍可能对形成性目的有用，主要是因为它们为反馈提供者和接收者提供了一对一的密切联系（Cobourne，2010）。

临床能力评价

能力（例如，OSCE）和表现（例如，基于工作场所的评价）评价都主要在模拟或工作场所环境中使用结构化的临床观察。临床观察是通过引入检查表或评定量表来构建的。两者都包含一系列条目。检查单要求评价人员给出一个是 / 否的答案（例如，完成 / 未完成，观察到 / 未观察到），并且更擅长评价逐步完成的任务，因此，它们更适合培训的早期阶段（例如，在本科阶段评价基本临床任务）（Chipman and Schmitz，2009）。另一方面，评定量表要求评价者考虑每一步给定任务的质量。因此，它们比检查表更适合评价本科教育后期的临床技能，以及毕业后培训和继续医学教育期间的技能（Hodges et al.，1999；Regehr et al.，1998）。最重要的是，评定量表对评价态度和职业素养很有用。

评定量表

尽管这里的讨论主要集中在评定量表上，但是大多数原理也适用于清单的使用。

在评价方面，评定量表有一套有待判断的特征、素质、能力或结果，并规定了一套报告观察员判断的系统程序。对于评价者，他们为衡量所有学生或学员的同一组特征或结果提供了共同的参考框架。使用基于评定量表的评价有几个优点：它们很灵活，可以在多种情境中和不同时间使用；制定评定量表的成本相对较低；它们有潜力被用作提供反馈的基础；它们可以毫不费力地在工作场所环境中使用。但是，有几个缺点。它们需要由不止一个评价者完成，以使判断可信且可靠（例如，全方位反馈）。评定量表的预测效度仍然不确定。例如，没有确凿的证据表明，声称测量同理心和热情的评定量表会与未来对这一特质的测量有强烈的正相关性（Hemmerdinger et al.，2007）。

几种人为错误可能会威胁使用评定量表做出的判断，以至于偏见，见图 37.2（McLaughlin et al.，2009）。因此，在制定和使用评定量表时，应采取措施将这些错误最小化。

宽容错误

一些评价者可能比其他评价者更严格或更宽容，这会导致不公平。通过使用多个评价者并向评价者提供有关其评级的反馈，可以最大程度地减少该错误。

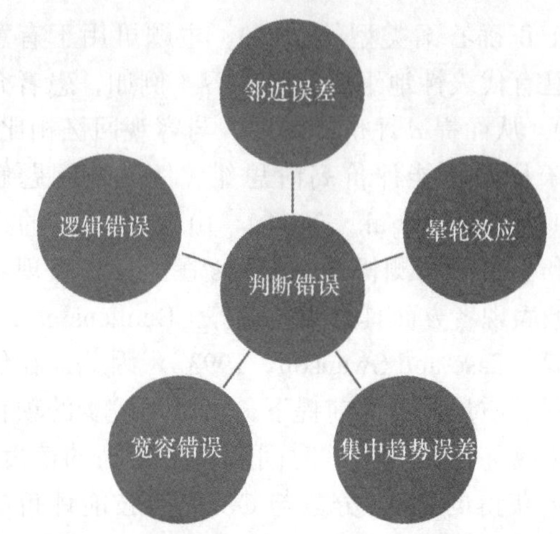

图 37.2 威胁判断的错误

集中趋势误差

某些评价者偏好选择评分表的中点而避免极端选项。将评定量表中的类别数量增加到五个以上（DeVellis，2003），并用适当的描述符来锚定类别（Archer et al.，2008），并提前为评价人员提供培训，将有助于减少这一错误。

晕轮效应

有时，被评价考生的表现可能会受到考生在训练期间的先前表现或行为的影响（McLaughlin et al.，2009）。当评价者将考生称为学生或受训者时，这种情况尤其会发生，但可以通过评价者培训将其减至最小。

邻近误差

当相关但截然不同的题目在评分标准中彼此相邻时，评价者对其中一项的判断可能会影响另一项。例如，当反思能力被放在专业能力之后，评价者可能会根据考生的反思能力来判断他们的职业素养，并且可能会对这两个题目给出相同或相似的评分，而没有明确地考虑职业素养。将密切相关的题目分开放置将是有效的对策。

逻辑错误

有时，尽管相关的题目（例如同理心和交流能力）被分开，评价者可能会因为他们对其中一个的评价而影响到另一个（例如，具有强烈同理心的人是一个很好的沟通者，反之亦然）。使评价者清楚每个题目所代表的构念将有助于最大程度地减少此错误。

此外，评审者在评价学生或学员时，可能没有实际观察具体的任务、行为或态度。在工作环境中，可能由于以下几种原因而发生这种情况：评价者没有足够的时间或与考生的互动来做出明智的判断，等级表中的条目过多，无法在结构化评价环境中观察到，或在正式培训中对评价的整合不良。

已经开发了一系列评价工具，如清单和（或）评定量表来评价临床能力。使用 OSCE 很大程度上评价了能力。较新的以工作场所为基础的评价可以有效地评价工作表现（在基于工作场所的评价一章中讨论）。

客观结构化临床考试（OSCE）

为了寻求公平、实用的技能评价方法，Harden 等（1975）开发了一种创新的工具来评价邓迪大学医学生的临床技能。Harden 和 Gleeson（1979）后来描述了这种方法，即学生在一组结构化的任务中移动，其中许多任务涉及模拟病人，评审者使用检查表观察。它可以测量许多能力：病史采集，体格检查，沟通技能，咨询技能，数据解释和临床实践操作。术语“考站”是用于描述所承担的具体任务的环境，大多数 OSCEs 包含 15 ～ 20 个考站，每个考站平均持续 5 ～ 10 分钟。所有学生都经过相同的考站，重要的是每个任务都可以在给定的时间内完成。同样重要的是，在考试前对所有的考站进行试点，这样主考人员就能熟悉评分时间表，并检查其后勤工作。有些考站不需要考官在场（例如数据或 X 线解释），重要的是，学生必须清楚地了解如何进行考查。要使模拟病人的表现保持一致，就必须对其进行全面的培训。也可以使用真正的患者或演员，但信息是相同的，他们必须对每个学生采取标准化的方法。

清单是完成任务需要执行的操作列表。它不应该太长，因为太多的条目会使它难以使用和影响评级者之间的相关性。如有必要，可以对清单进行加权，以确保关键条目对整体得分的贡献更大。让评审清单尽可能简单，只包括那些真正重要的步骤，并保持可能的回应范围最小，如成功执行、未执行。如果您想评价态度或职业价值观，那么您可以使用一个综合评定量表。在这里，评审者用一个等级来表示学生与患者的共情程度或融洽程度。量表的范围可以从 1 到 5 或 1 到 10，但是重要的是清楚地描述所使用的评分类型（Hodges and McIlroy，2003）。Regehr 等（1998）比较了综合评价和清单的心理测量学特性。他们得出结论，与清单相比，“专家评分的综合评价量表显示出更高的考站间信度、更好的建构效度和更好的结构效度。在与训练有素的专业考官联系的情况下，则可以考虑使用它们。图 37.3 显示了拥有 5 分钟站点的 18 个考站的 OSCE 形式。这样一来，在 90 分钟内即可对 16 名学生进行客观评价。

OSCE 现在全球范围内用于评价从精神病学到麻醉学各个专业的毕科后和本科生教育（Park et al.，2004；Hanna et al.，2005），同时它们也被广泛用于口腔医学、兽医学、护理学等专业领域（Mossey et al.，2005；Bark and Cohen，2002；Bark and Shahar，2006；McWilliam and Botwinski，2010）。OSCE 面临的挑战有招聘行政事务、技术和临床人员、寻找一种环境以相对私密的方式执行大量不同任务的环境确保各考站之间学生的顺畅流动，并为所有相关人员制定明确的指南。在 OSCE 中，需要提前做好计划，备份资源应该始终到位，因为在需要的时候设备出现故障的频率是惊人的。您应该预先计算成本——如果您没有资源或人力，那么运行 OSCE 的根本不可行的（Poenaru et al.，1997；Reznick et al.，1993）。

长病例

在传统的长病例中，考生需要与一个真实的患者面对面并进行体格检查，通常时间为 30 ～ 60 分钟（Ponnamperuma et al.，2009）。在这次考试中，考官不参加考试，应试者应收集和解释相关信息以做出诊断。随后，他们将自己的发现提交给一组审查员，并接受一个关于患者的非结构化访谈。考官根据考生陈述的结果以及他们在后续面试中的表现，对其进行综

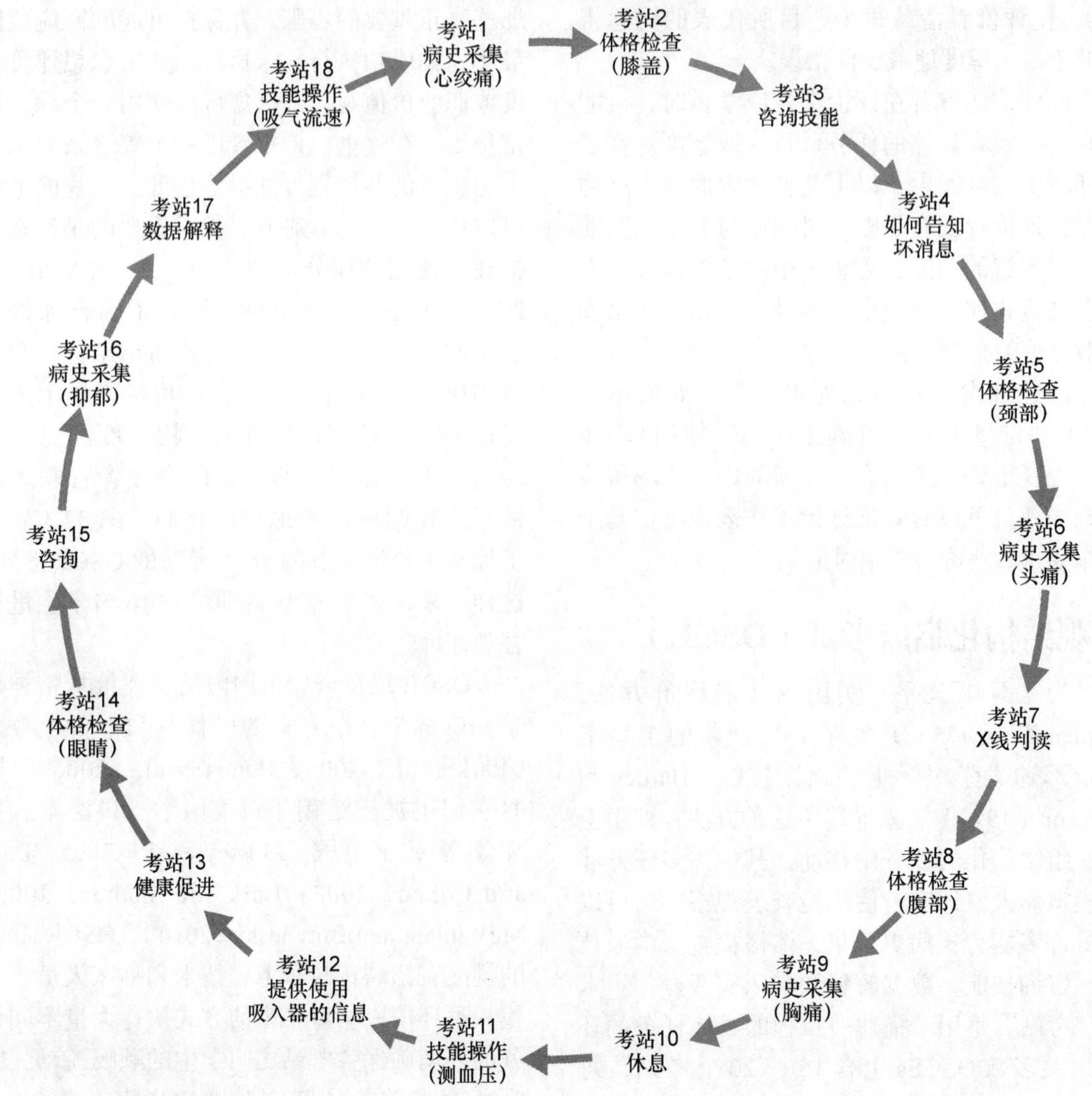

图 37.3 18 个考站 OSCE 的布局

合评价。这种评价方法主要用于最后一年的本科评价和毕业后教育评价（Wass et al.，2001a）。

这种评价方法的主要优势在于其情境真实性增强，因为它几乎类似于真正的医患咨询。在完整性方面，它有助于评价考生从整体上对患者进行处理的能力（Wass and van der Vleuten，2004）。它倾向于评价引出和解释相关信息、临床推理和解决问题的技能（Epstein，2007；Hardy et al.，1998）。这些不能通过口头或书面知识测试或短期技能评估（Hardy et al.，1998）。这些优势在一定程度上支持了其教育影响和效度。

然而，长期以来，人们因其严格的心理测量而受到批评，这引起了人们对其使用的质疑，尤其是在高利害的终结性评价中。通常，在长病例评价中，考生的临床胜任力取决于他们在单个患者中的表现，这仅代表一个核心临床问题。这样的表现既不能证实也不能预测考生处理不同临床问题或表现的患者的能力。解决临床问题的能力已被证明具有内容特异性（Eva，2011）。因此，需要几个有不同临床问题的患者充分地在一个特定的临床专科中，每个患者都应该被每个考生看到。实际上，不可能在每个考试环境中为所有考生提供相同的患者。在许多情况下，同一组中的两个考生看到的为两个不同的患者，即他们参加了两次不同的考试，这使得不可能在两个考生之间进行比较。长病例已被证明具有较差的信度。但是，主要问题是案例间的信度，而不是评价者间信度（Wass and van der Vleuten，2004）。简单地增加患者数量，并使同一组患者在长病例检查中对所有考生都有用，可能在时间、资源和伦理方面是不可能的（让几个考生检查同一个患者是不符合伦理的）。另一方面，仅根据未观察到的患者接触后的随访访谈来评价考生，可能只会评价考生的知识，而不能评价其临床能力（van der Vleuten，2000）。

为了克服其中的一些弱点，对长病例进行了修改，使其结构更加合理。当评审者观察到考生和患者之间的接触时，为观察给出的分数与最终的整体评分高度相关，但与为陈述给出的分数却相关性很低（Wass and Jolly，2001）。评审者之间关于观察部分的得分高于他们在汇报中的得分（Wass and Jolly，2001）。即使采用长病例的结构化格式，也可能需要每个考生至少 160 分钟的测试时间才能获得高利害考试可接受的信度，例如 0.8 的概化系数（Wass et al.，2001a）。

尽管心理测量学问题对使用这种形式进行终结性考试提出了挑战，但强烈建议用高度真实性、整体性的患者管理方法以及与真实患者的互动方式向学员和学生提供反馈意见（Ponnamperuma et al.，2009）。

短病例

在考试中，通常将短病例与长病例一起使用。它们是一系列基于系统或身体部位的考试，目的是评价考生引出体征的能力、使用正确的体格检查操作、解释体征，并与患者建立融洽关系（Hardy et al.，1998）。考生通常会在 10 ～ 15 分钟内检查 3 ～ 5 名患者（Hardy et al.，1998；Wass et al.，2001c）。考官根据每种情况的陈述对考生进行整体评分，但他们可能观察或未观察到考生的表现。与评价客观知识的问题相比，短病例已被证明能够引出不同的思维过程（Schuwirth et al.，2001）。如果简短的病例更加结构化，评分可能会更可靠，例如，如果评价者在考生表现期间观察考生的话（Wass et al.，2001c）。同样，如果某一考生完成的短病例数量不包括所有的器官系统，就可能产生表现的概化问题，会威胁形式效度。

结语

我们制作了一个基本表格（表 37.1），使您可以快速查看与每种工具及其应用领域相关的优缺点。当然，事情并不总是那么简单，表格只是一个可供选择的指南。

结论

- 确定您要评价的学习结果。
- 确定评价的目的，是终结性、形成性还是两者兼而有之。尝试在每次评价中提供有建设性的反馈。
- 并非总是可能将知识、技能和态度分开。您可能需要使用多个评价工具。
- 积极的教育影响和可行性与效度和信度一样重要。
- 评价越好，学习就越深入。

参考文献

Albanese, M.A. (1993) Type K and other complex multiple-choice items: An analysis of research and item properties. *Educ Measurement Issues Pract.* 12: 28–33

Archer, J., Norcini, J., Southgate, L., Heard, S., and Davies, H. (2008) mini-PAT (Peer Assessment Tool): a valid component of a national assessment programme in the UK? *Adv Health Sci Educ Theory Pract.* 13(2): 181–192

Arnold, L. (2002) Assessing professional behavior: yesterday, today, and tomorrow. *Acad Med.* 77(6): 502–515

Bark, H., and Cohen, R. (2002) Use of an objective, structured clinical examination as a component of the final-year examination in small animal internal medicine and surgery. *J Am Vet Med Ass.* 221(9): 1262–1265

Bark, H. and Shahar, R. (2006) The use of the Objective Structured Clinical Examination (OSCE) in small-animal internal medicine and surgery. *J Vet Med Educ.* 33(4): 588–592

Beullens, J., Struyf, E., and Van Damme, B. (2005) Do extended matching multiple-choice questions measure clinical reasoning? *Med Educ,* 39(4): 410–417

Beullens, J., Van Damme, B., Jaspaert, H., and Janssen, P. J. (2002) Are extended-matching multiple-choice items appropriate for a final test in medical education? *Med Teach.* 24(4): 390–395

Bloom, B.S. (1956) *Taxonomy of educational objectives: the classification of educational goals; Handbook I.Cognitive domain.* New York: McKay

Boelen, C. and Woollard, B. (2009) Social accountability and accreditation: a new frontier for educational institutions. *Med Educ.* 43(9): 887–894

Bull, J. and McKenna, C. (2004) *Blueprint for Computer-assisted Assessment.* London: Routledge Falmer

Case, S. and Swanson, D. (1993) Extended Matching Items: a practical alternative to free-response questions. *Teach Learn Med.* 5(2): 107–115

Case, S. and Swanson, D. (1998) *Constructing Written Test Questions for the Basic and Clinical Sciences.* Philadelphia: National Board of Medical Examiners

Case, S.M. and Swanson, D.B. (2002) *Constructing Written Test Questions for the Basic and Clinical Sciences.* Philadelphia: National Board of Medical Examiners

Chandratilake, M., Davis, M., and Ponnamperuma, G. (2011) Assessment of medical knowledge: The pros and cons of using true/false multiple choice questions. *Natl Med J Ind.* 24(4): 225–228

Chipman, J.G. and Schmitz, C. C. (2009) Using objective structured assessment of technical skills to evaluate a basic skills simulation curriculum for first-year surgical residents. *J Am Coll Surg.* 209(3): 364–370

Chirculescu, A.R.M., Chirculescu, M., and Morris, J. F. (2007) Anatomical

表 37.1 评价工具的优缺点

评价工具	应用领域	优点	缺点
论述题	更高的知识水平 也可以评价思维能力	易于构建	评分费时 写作能力会影响成绩 信度问题 主观 低内容效度
改进后的论述题	客观知识和理解 解决问题的能力	有效的形成性评价工具	构建可能很耗时 建议对评分者进行认真培训
简答题	客观知识和理解 解决问题的能力	避免提示和猜测	清晰的评分标准
判断题	客观知识和理解	容易评分 可用于涵盖广泛的内容领域	易受猜想的影响 反馈有限 鼓励机械学习
多选题	客观知识、理解和应用	内容效度好 信度高 容易评分	编写高阶问题可能具有挑战性 可能促进机械学习
扩展匹配题	客观知识、理解和应用 解决问题的能力	内容效度好 信度高 容易评分	编写高阶问题可能具有挑战性
口试	知识 也可以评价临床推理 / 职业素养	可用于区分边界学生 / 区分考生	耗时 可能不可靠主观 需要对考官培训
OSCE	临床技能 沟通交流	客观 良好的效度和信度	缺乏真实性 资源昂贵
短病例	临床技能 诊断技能	真实 有效的形成性评价工具	效度和信度问题
长病例	临床技能 诊断技能 临床推理	真实 全面的患者管理方法 可用作形成性评价工具	效度和信度问题

teaching for medical students from the perspective of European Union enlargement. *J Anat.* 210(5): 638–638

Cobourne, M.T. (2010) What's wrong with the traditional viva as a method of assessment in orthodontic education? *J Orthodont.* 37(2): 128–133

Coderre, S.P., Harasym, P., Mandin, H., and Fick, G. (2004) The impact of two multiple-choice question formats on the problem-solving strategies used by novices and experts. *BMC Med. Educ.* 4: 23

Collins, J. (2006) Writing multiple-choice questions for continuing medical education activities and self-assessment modules. *Radiographics*. 26: 543–551

Davis, M.H., and Karunathilake, I. (2005) The place of the oral examination in today's assessment systems. *Med Teach.* 27(4): 294–297

DeVellis, R.F. (2003) *Scale Development: Theory and Application.* London: Sage Publications

Downing, S.M. (1992) True-false, alternate-choice, and multiple-choice items. *Educ Measurement Issues Pract.* 11: 27–30

Downing, S.M., Baranowski, R.A., Grosso, L.J., and Norcini, J.J. (1995) Item type and cognitive ability measured: The validity evidence for multiple true-false items in medical specialty certification. *Appl Measurement Educ.* 8: 187–197

Draper, S.W. (2009) Catalytic assessment: understanding how MCQs and EVS can foster deep learning. *Br J Educ Tachnol.* 40(2): 306–315

Duffield, K.E. and Spencer, J.A. (2002) A survey of medical students' views about the purposes and fairness of assessment. *Med Educ.* 36(9): 879–886

Ebel, R.L. (1972) *Essentials of Educational Measurement.* New Jersey: Prentice Hall

Ebel, R.L. (1980) Are true-false items useful? In R. L. Ebel (ed.) *Practical Problems in Educational Measurement* (pp. 145–156). Lexington, MA: D.C. Heath

Epstein, R.M. (2007) Medical education—Assessment in medical education. *N Engl J Med.* 356(4): 387–396

Eva, K.W. (2011) On the relationship between problem-solving skills and professional practice elaborating professionalism (pp. 17–34). In C. Kanes (ed.) Dordrecht: Springer Netherlands

Feletti, G.I. and Smith, E.K.M. (1986) Modified essay questions—are they worth the effort. *Med Educ.* 20(2): 126–132

Frisbie, D.A. (1973) Multiple choice versus true-false: A comparison of reliabilities and concurrent validities. *J Educ Measurement.* 10: 297–304

Ginsburg, S., Regehr, G., Hatala, R., et al. (2000) Context, conflict, and resolution: a new conceptual framework for evaluating professionalism. *Acad Med.* 75(10 Suppl): S6–S11.

Hanna, M.N., Donnelly, M.B., Montgomery, C.L., and Sloan, P.A. (2005) Perioperative pain management education: A short structured regional anesthesia course compared with traditional teaching among medical students. *Regional Anesth Pain Med.* 30(6): 523–528

Harden, R.M. and Gleeson, F.A. (1979) Assessment of clinical competence using an objective structured clinical examination (OSCE). *Med Educ.* 13(1): 41–54

Harden, R.M., Stevenson, M., Downie, W.W., and Wilson, G.M. (1975) Assessment of clinical competence using objective structured examination. *BMJ.* 1(5955): 447–451

Hardy, K.J., Demos, L.L., and McNeil, J.J. (1998) Undergraduate surgical examinations: an appraisal of the clinical orals. *Med Educ.* 32(6): 582–589

Heemskerk, L., Norman, G., Chou, S., Mintz, M., Mandin, H., and McLaughlin, K. (2008) The effect of question format and task difficulty on reasoning strategies and diagnostic performance in Internal Medicine residents. *Adv Health Sci Educ.* 13(4): 453–462

Hemmerdinger, J. M., Stoddart, S. D., and Lilford, R. J. (2007) A systematic review of tests of empathy in medicine. *BMC Med Educ.* 7: 24

Hodges, B., and McIlroy, J.H. (2003) Analytic global OSCE ratings are sensitive to level of training. *Med Educ.* 37(11): 1012–1016

Hodges, B., Regehr, G., McNaughton, N., Tiberius, R., and Hanson, M. (1999) OSCE checklists do not capture increasing levels of expertise. *Acad Med.* 74(10): 1129–1134

Huxley, A. (1959) *Collected Essays.* New York: Harper and Row.

Jayawickramarajah, P.T. (1985) Oral examinations in medical education. *Med Educ.* 19(4): 290–293

Johannesen, M., and Habib, L. (2010) The role of professional identity in patterns of use of multiple-choice assessment tools, *Technology, Pedagogy and Education*, 19(1): 93–109

Just, S. (2009) Writing distractors for multiple choice questions. http://www.pedagogue.com/articles/writing_distractors_SBJ.htm Accessed 9 April 2013

Khan, M.Z., and Aljarallah, B.M. (2011) Evaluation of modified essay questions (MEQ) and multiple choice questions (MCQ) as a tool for assessing the cognitive skills of undergraduate medical students. *Int J Health Sci Qassim University.* 5(1): 45–50

Leacock, C., and Chodorov, M. (2003) C-rater: automated scoring of short answer questions. *Computers and Humanities.* 37(4): 389–406

Lowry, S. (1993) Medical education: assessment of students. *BMJ.* 306: 54

Lukic, I.K., Gluncic, V., Katavic, V., Petanjek, Z., Jalsovec, D., and Marusic, A. (2001) Weekly quizzes in extended-matching format as a means of monitoring students' progress in gross anatomy. *Ann Anat.* 183(6): 575–579

Lynch, D.C., Surdyk, P.M., and Eiser, A.R. (2004) Assessing professionalism: a review of the literature. *Med Teach.* 26(4): 366–373

McCoubrie, P. (2004) Improving the fairness of multiple-choice questions: a literature review. *Med Teach.* 26(8): 709–712

McLaughlin, K., Vitale, G., Coderre, S., Violato, C., and Wright, B. (2009) Clerkship evaluation—what are we measuring? *Med Teach.* 31(2): 36–39

McWilliam, P. and Botwinski, C. (2010) Developing a Successful Nursing Objective Structured Clinical Examination. *J Nursing Educ.* 49(1): 36–41

Miller, G.E. (1990) The assessment of clinical skills, competence and performance *Acad Med.* 65(9): s63–s67

Mossey, P.A., Newton, J.P., and Stirrups, D.R. (2001) Scope of the OSCE in the assessment of clinical skills in dentistry. *Br Dent J.* 190(6): 323–326

Nicol, D. (2007) E-assessment by design: using multiple-choice tests to good effect. *J Further Higher Educ.* 31(1): 53–64

Nnodim, J.O. (1992) Multiple-choice testing in anatomy. *Med Educ.* 26: 301–309

Oosterhof, A.C., and Glasnapp, D.R. (1974) Comparative reliabilities and difficulties of the multiple-choice and true-false formats. *J Exp Educ.* 42: 62–64

Palmer, E., and Devitt, P. (2006) Constructing multiple choice questions as a method for learning. *Anns Acad Med Singapore.* 35(9): 604–608

Park, R.S., Chibnall, J.T., Blaskiewicz, R.J., Furman, G.E., Powell, J.K., and Mohr, C.J. (2004) Construct validity of an objective structured clinical examination (OSCE) in psychiatry: Associations with the clinical skills examination and other indicators. *Acad Psychiatry.* 28(2): 122–128

Parker, M. (2006) Assessing professionalism: theory and practice. *Med Teach.* 28(5): 399–403

Poenaru, D., Morales, D., Richards, A., and O'Connor, H. M. (1997) Running an objective structured clinical examination on a shoestring budget. *Am J Surg.* 173(6): 538–541

Ponnamperuma, G.G., Karunathilake, I.M., McAleer, S., and Davis, M.H. (2009) The long case and its modifications: a literature review. *Med Educ.* 43(10): 936–941

Rabinowitz, H.K. (1987) The modified essay question—an evaluation of its use in a family medicine clerkship. *Med Educ.* 21(2): 114–118

Rademakers, J, Ten Cate, T.J., and Bär, P.R. (2005) Progress testing with short answer questions. *Med Teach.* 27(7): 578–582

Rees, P.J. (1986) Do Medical-Students Learn from Multiple-Choice Examinations. *Med Educ.* 20(2): 123–125

Regehr, G., MacRae, H., Reznick, R. K., and Szalay, D. (1998) Comparing the psychometric properties of checklists and global rating scales for assessing performance on an OSCE-format examination. *Acad Med.* 73(9): 993–997

Reznick, R.K., Smee, S., Baumber, J.S., Cohen, R., Rothman, A., Blackmore, D., and Berard, M. (1993) Guidelines for estimating the real cost of an objective structured clinical examination. *Acad Med.* 68(7): 513–517

Sandars, J. (1998) *MRCGP: approaching the new modular examination approach to the oral examination component.* Knutsford UK: Pastest.

Schultheis, N.M. (1998) Writing cognitive educational objectives and multiple-choice test questions. *Am J Health-System Pharm.* 55(22): 2397–2401

Schuwirth, L.W.T., and van der Vleuten, C.P.M. (2003) ABC of learning and teaching in medicine—Written assessment. *BMJ.* 326(7390): 643–645

Schuwirth, L.W.T., and van der Vleuten, C.P.M. (2004) Different written assessment methods: what can be said about their strengths and weaknesses? *Med Educ.* 38(9): 974–979

Schuwirth, L.W.T., Verheggen, M.M., van der Vleuten, C.P.M., Boshuizen, H.P.A., and Dinant, G.J. (2001) Do short cases elicit different thinking processes than factual knowledge questions do? *Med Educ.* 35(4): 348–356

Scouller, K. and Prosser, M. (1994) Students' experiences in studying for multiple choice question examinations. *Studies Higher Educ.* 19: 267–279

Siddiqi, R., Harrison, C.J., and Siddiqi, R. (2010) Improving teaching and learning through automated short-answer marking. *IEEE Trans Learn Technol.* 3(3): 237–249

Spencer, J.A. and Jordan, R.K. (1999) Learner centred approaches in medical education. *BMJ.* 318(7193): 1280–1283

Tutton, P J.M. and Glasgow, E.F. (1989) Reliability and predicitve capacity of examinations in anatomy and improvement in the reliability of viva voce (oral) examinations by the use of structured rating system. *Clin Anat.* 2(1): 29–34

van der Vleuten, C. (2000) Validity of final examinations in undergraduate medical training. *BMJ.* 321(7270): 1217–1219

Wass, V. and Jolly, B. (2001) Does observation add to the validity of the long case? *Med Educ.* 35(8): 729–734

Wass, V. and van der Vleuten, C. (2004) The long case. *Med Educ.* 38(11): 1176–1180

Wass, V., Jones, R., and van der Vleuten, C. (2001a) Standardized or real patients to test clinical competence? The long case revisited. *Med Educ.* 35(4): 321–325

Wass, V., McGibbon, D., and van der Vleuten, C. (2001b) Composite undergraduate clinical examinations: how should the components be combined to maximize reliability. *Med Educ.* 35(4): 326–330

Wass, V., van der Vleuten, C., Shatzer, J., and Jones, R. (2001c) Assessment of clinical competence. *Lancet.* 357(9260): 945–949

Wass, V., Wakeford, R., Neighbour, R., and van der Vleuten, C. (2003) Achieving acceptable reliability in oral examinations: an analysis of the Royal College of General Practitioners membership examination's oral component. *Med Educ.* 37(2): 126–131

第38章

以测试强化学习 Test-enhanced learning

Douglas P. Larsen，Andrew C. Butler

译者：黄镜谕 审校：李 力

通常，从脑中主动回忆事实要比没有事实印象好。

Edward Thorndike（Thorndike，1906，p. 123）

引言

一位住院总医师面临着艰巨的教育任务。其所在培训项目中的住院医师没有感觉到他们充分理解、认识或知道如何治疗罕见的代谢性疾病。住院总医师与在这一领域具有特殊专长的教师合作，创建了两个为时1小时的教学会议，以复习疾病。教师进行了充分的讲解并提供了多个具体案例。会议结束后，住院医师们感到他们已经学习了这些材料，并对他们的教育需求得到满足表示感谢。没有对此进行进一步探究。

该示例说明了医学教育中普遍存在的关于学习的基本误解，即在学习过程中（或紧随其后）的表现将得到维持的假设。学习过程中的客观评价（例如测试）和主观判断（例如精通的感觉）通常都不是学习长期留存的良好预测指标，因为它们反映了既定时刻知识的可得性，而不是知识在脑中存储的良好程度（Bjork and Bjork，1992）。这种误解导致了帮助临床医生获得并保留他们将来需要应用的大量医学知识的重要教育目标无法达成。

考虑到存在这种误解，教育者必须考虑以上现实生活中住院医师能记住会议中讲授的材料的可能性。根据我们从认知科学中学到的知识，答案可能很少或根本没有，这很麻烦，因为许多医学教育都是通过相似的方法和情况进行的。例如，美国大多数教学医院的住院医师每周至少要花8小时参加正式的教学会议。实际上，在美国，毕业后医学教育认证委员会（ACGME）强制要求这种形式（ACGME，2011，p. 7）。然而研究表明，参加过此类会议的临床医生与未参加过此类会议的同行之间在知识上没有差异（Cacamese et al.，2004；FitzGerald and Wenger，2003；Picciano et al.，2003；Winter et al.，2007）。在医学教育的各个层面都存在相同的问题。在临床实习之前，学生在课堂上花费了无数小时，然后在临床轮换期间每周在听理论课上花费数小时。监管机构要求执业的医生每年在继续医学教育会议上花费一定时间。

医学教育面临的挑战是开发和实施能够长期保留知识的学习方法，这些知识可以在将来灵活地调用和应用。本章回顾了一种称为以测试强化学习的方法（Roediger and Karpicke，2006a；Larsen et al.，2008；Roediger and Butler，2011）。以测试强化学习建立在以下发现上：从记忆中调取信息可产生出色的长期记忆，通常称为测试效应。尽管练习中信息调取通常是以某种测试来实现的，但是它可以采用多种形式，并且不仅限于传统的笔试或在线测试。认知科学和相关领域的大量研究表明测试效果是稳健且可重复的。实际上，有足够的证据以至于美国教育部的教育科学研究亦建议使用调取记忆的方式来促进各级教育的知识记忆（Pashler et al.，2007）。

本章的目的是介绍以测试强化学习的概念，回顾文献中的主要发现，并就如何在医学教育中实施以测试强化学习提供一些指导。

以测试强化学习概述

在教育中，测试通常是评价的代名词——大多数教育者和学生都将测试作为一种评价学生的学习并提供指导未来活动的反馈信息的工具（Black and William，1998）。正如在以测试强化学习中所概念化的那样，测试具有不同的目的：通过参加测试的行为来直接增加对内容的记忆和理解。进行测试时发生的记忆调取通常被认为是中立事件，类似于测量某人的体重。就像上称重秤不会改变一个人的体重一样，测试期间的记忆调取被认为是对一个人的知识进行采样，但是却不会改变知识。认知科学方面的研究表明，这种假设是错误的。相反，从记忆中检索信息的行为实际上会改变记忆（Bjork，1975），从而导致随着时间的流逝出现更好的记忆和更好的理解（Roediger and Butler，2011；Roediger and Karpicke，2006a）。尽管很难从评价中剥离测试，但是以记忆口诀的方式进行记忆调取的好处表明，测试是一种强大的学习工具。

测试效果研究的简要历史

练习记忆提取可促进长期记忆的想法可以追溯到很多世纪以前。考虑以下声明：“锻炼反复回忆某件事可以增强记忆力”。尽管这句话听起来好像可能是本章的一部分，但实际上是来自亚里士多德的经典记忆论著——《论记忆与回忆》（Hammond，1902，p. 202）。一百多年前，在一对照试验中证明了测试的记忆益处，这是第一个实证证明（Abbott，1909）。在接下来的 30 年中，教育心理学家对将这种现象应用于课堂产生了兴趣（Gates，1917；Jones，1923—1924；Spitzer，1939）。然而，尽管有许多重要的研究发表（Carrier and Pashler，1992；Glover，1989；Tulving，1967；Wheeler and Roediger，1992），但在 20 世纪后半叶，兴趣逐渐减少，针对测试效应的研究变得零星无几。最近，人们对该现象重拾兴趣（Roediger and Butler，2011；Roediger and Karpicke，2006a）。

稳健性和可重复性

最近的研究已经坚定地证明了该现象是稳健且可重复的。一个有力的例子来自 Karpicke 和 Roediger 最近的一项研究（2008，pp. 966-968），他们研究了使用闪记卡学习外国词汇的各种方法。他们给本科生斯瓦希里语-英语单词配对（例如 mashua-boat）并进行了反复学习和测试，直到每个单词配对成功出现。出现一次后，将其分配至四种附加练习中的一种：①重复学习和测试组；②仅重复学习组；③仅重复测试组；④没有进一步活动组。1 周后，对学生进行了最终的提示式回忆测试，在该测试中，当他们用斯瓦希里语单词提示时，他们必须回忆英语翻译。结果是惊人的。相对于仅重复学习和没有进一步活动的试验组，仅重复测试组会产生更高水平的正确回忆。有趣的是，额外的学习对记忆的影响很小或没有影响。重复学习和测试组与仅重复测试组相比，并没有提升正确的回忆，并且仅重复学习组比没有进一步活动组结果要好。

迅速积累的研究促使研究人员能够量化记忆提取实践的效果（Bangert-Drowns，Kulik and Kulik，1991；Phelps，2012；Rawson and Dunlosky，2011）。Phelps（2012，pp. 21-43）最近进行了一项 meta 分析，其中包括过去 100 年中进行的数百项研究。他发现与测试相关的平均效应大小是中等的（$d = 0.55$）或较大的（$d = 0.88$），具体取决于效应大小的计算方式。当测试更加频繁并且提供测试后反馈时，测试对成就的影响甚至更大。

关于测试效果的大多数研究都试图通过将其与重复研究的控制条件进行比较来检验记忆提取的好处（Butler and Roediger，2007；Carrier and Pashler，1992；Glover，1989）。再学习是一种理想的比较活动，因为它通常涉及对所有要学习的材料进行重新处理（而测试仅涉及对可以回忆的内容进行重新处理），因此在教育中很常见（Karpicke et al.，2009）。但是，可能招致批评的情况是，再学习相比测试更被认为是一种被动的任务。考虑到这种批评，最近的一些研究将记忆提取与其他更多的主动学习策略进行了比较，例如记笔记、概念图绘制、自我解释和各种口诀记忆技术（Fritz et al.，2007a；Karpicke and Blunt，2011；Larsen et al.，2013；McDaniel et al.，2009）。所有这些研究都发现测试相对于其他学习策略的好处。

大量研究还证明了测试效果的持久性。尽管许多研究使用相对较短的记忆留存间隔，范围从几分钟到几天，但其他研究却检验了更长的记忆保存间隔。这些研究已发现，在数周（Butler and Roediger，2007；Kromann et al.，2009；Rawson and Dunlosky，2011）到超过 6 个月（Carpenter et al.，2009；Larsen et al.，2009，2012，2013；McDaniel et al.，2011）后，测试仍具有可靠的益处。实际上，一项小型研究表明，记忆提取的好处可以持续长达 5 年的时间（Bahrick et al.，1993）。

概化

几个关于测试强化学习概化的重要变量也得到了很好的确立，这几个变量分别是学习者、学习材料和行为表现指标。对于学习者而言，测试效应已经在许多具有不同特征和能力的不同背景人群中得到检验。记忆提取的口诀辅助记忆的优势已在从儿童（Fritz et al.，2007b）到老年人（Tse et al.，2010）的各个年龄段人群中得到了证明。在医学生和住院医师中也观察到了测试带来的效应（Kromann et al.，2009；Larsen et al.，2012；Rees，1986；Larsen et al.，2009）。就学生知识和能力的差异而言，不论他们的先前知识水平（Carroll et al.，2007）或他们的记忆能力和智力（Brewer and Unsworth，2012）如何，测试似乎均能使学习者受益。但是，有迹象表明，具有较高先前知识、记忆能力和智力的个体可能会降低测试效果。

测试效应还可以推广到多种类型的学习材料上。传统的实验室研究通常使用简单的学习材料来测试，例如单词配对（Karpicke and Roediger，2008）或常识事实（Butler et al.，2008）。但是，已证明测试的好处可以扩展到各种更复杂的学习材料上。例如，研究发现使用文本（Kang et al.，2007）、讲座（Butler and Roediger，2007）、多媒体演示（Johnson and Mayer，2009）和导图（Carpenter and Pashler，2007）等可以产生测试效应。测试的益处似乎也扩展到了归纳函数学习（Kang et al.，2011）、确定鸟类种类（Jacoby et al.，2010）以及诸如复苏之类的各种技能（Kromann et al.，2009）。此外，重要的是要注意，这种现象似乎已经超越了知识领域，在诸如历史（Carpenter et al.，2009）、自然科学（McDaniel et al.，2007）和医学（Larsen et al.，2009）等多种学科的学习材料中得到观察。

最后，对概化至关重要的另一个变量是用于测试收益的结果指标。大多数测试效应研究都使用最终评价，该评价是对学习过程中所进行的相同测试的精确重复。近年来，研究人员已开始探索测试的效果是否超出了记忆信息的范围，而拓展到了对信息的理解和使用。知识迁移涉及将先前学习的信息应用于新环境（Barnett and Ceci，2002），这是教育目的的重要成果。许多测试效应研究表明，练习记忆调取可以改善知识迁移（Butler，2010；Johnson and Mayer，2009；Karpicke and Blunt，2011；Larsen et al.，2011；McDaniel，2012）。总体而言，这些研究表明，测试可以提高对学习内容的记忆和理解，从而可以将知识应用于各种情况。

理论机制

在讨论有关记忆提取的理论解释时，重要的是区分测试的直接影响和间接影响。测试的直接效果是指成功从记忆中提取信息的行为（即本章重点）所带来的进一步记忆和理解。相反，测试的间接影响是指测试可以影响学习的其他多种方式。例如，测试可以帮助学生评价他们知道和不知道的内容，提供有价值的反馈，可以用来指导将来的学习。此外，频繁的测试可以激发学生学习和上课的积极性（Fitch et al.，1951；Mawhinney et al.，1971），帮助他们避免直到最后一刻才开始学习（Michael，1991）。

最初提出的一种正式的解释测试效应的假设是针对学习材料呈现的差异。在许多早期测试效应研究中，实验组先学习材料然后进行测试，而对照组只学习材料，然后两组都进行最终测试以测量记忆情况。基于此，一些研究人员指出，测试组对材料进行了两次呈现（它们被重新呈现于他们在测试中获得的材料），而这种差异可能是产生效应的原因（Thompson et al.，1978；Slamecka and Katsaiti，1988）。但是，许多后续研究通过证明当对照组有机会重新学习该材料并且使该材料的总呈现量相匹配时，测试仍然可以带来益处（Carrier and Pashler，1992；Glover，1989；Karpicke and Roediger，2008）。

其他试图解释测试效应的理论都集中在记忆提取行为如何影响记忆上，这些理论可以分为两类。一类理论围绕这样一个思想，即测试的记忆优势来自对记忆提取过程中发生的对学习材料的再处理（Carpenter，2009；Pyc and Rawson，2009）。提取记忆信息时，将详细描述记忆过程并创建新的提取路径，从而更有可能在将来再次成功提取。提取信息所涉及的努力被认为是所发生的重新处理量的指标。这种提取做法的概念有助于解释为什么需要付出更多努力的主观题测试（例如，简短题测试）会比需要更少努力的记忆类客观题测试（例如，多项选择题）产生更好的记忆效果（Butler and Roediger，2007；Kang et al.，2007）。

第二类理论着眼于最初学习与最终测试之间的关系，并援引了一种称为适当迁移加工的原理（Morris et al.，1977；Roediger et al.，2002）。适当迁移加工原理认为，学习过程中参与的认知过程与记忆提取过程中所需的过程匹配时，记忆表现会得到提高。对于测试效应，该原理也适用，因为相对于再学习材料时的参与过程（传统的对照条件），进行初始测试时参与的认知过程为最终的记忆测试提供了更好的匹配。当考虑整体记忆如何在课堂外应用知识时，适当迁移加工原理建议学生应在学习期间参与记忆信息提取的活动。

总体而言，有足够的证据支持这两种理论，并且应注意的是它们并非相互排斥。理论的进一步发展仍在进行中，许多研究人员正在集中精力更好地理解记忆信息提取所产生益处的潜在机制。未来，我们希望这些心理理论能通过认知神经科学的新证据和观点进行充实，从而明确可能的大脑机制（Roediger and Butler，2011）。

最后，需要简要地介绍一些为解释测试的间接影响而提出的理论。对这些理论的全面回顾不在本章范围之内。但是，关于测试的间接影响的一类重要理论集中在元认知上。Agrawal 等（2012，pp. 326-335）认为，进行测试并查看反馈的行为会激发自我监督，以发现意想不到的结果。这种练习会影响随后的学习行为，从而有利于进一步学习和长期记忆（Kulhavy and Stock，1989）。同样，Pyc 和 Rawson（2010，p. 335；2012，pp. 737-746）提出测试可以使学习者发现他们用来编码的记忆信息的策略是否有效，他们称为中介效应假说。当学习者进行测试并未能提取到某一信息时，他们可以随后使用其他策略对信息进行编码。最后，Butler 等（2008，pp. 918-928）表明，测试后获得反馈可以帮助学习者更好地区分正确和错误的答案，从而有助于改善元认知。他们认为，反馈对于低置信度的正确答案很重要，因为它可以帮助学习者纠正元认知错误（即认为答案正确无误）。

以测试强化学习在医学教育中的实施

下一节讨论了一些影响记忆提取效果的因素，同时还提供了在教室和诊所中实施以测试强化学习的实用建议（图 38.1）。

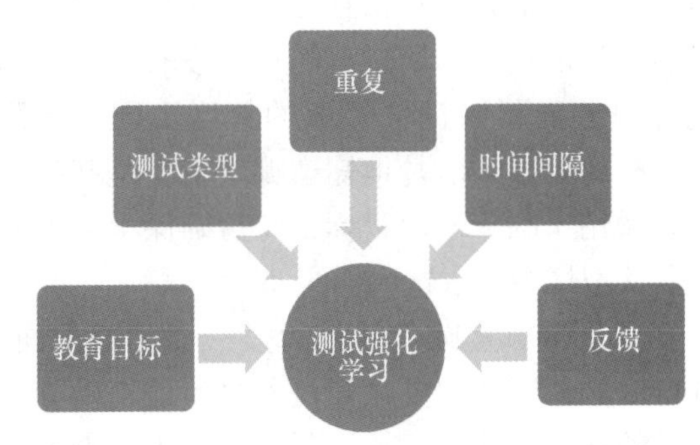

图 38.1　以测试强化学习的影响因素

使记忆提取与教育目标保持一致

在考虑实施以测试强化学习时，重要的是要认识到，记忆提取的原则可以广泛应用于除简单笔试之外的各种活动。例如，当学生口头回答问题，尝试诊断患者或展示外科技术时，就会进行记忆提取。该活动的关键方面是从记忆中提取信息、操作或技能。尽管教育者有多种可能的活动可供选择，但是必须针对教育目标量身定制记忆提取的形式，以便优化学习。与所有良好的教育计划一样，教育工作者必须问自己："我想让我的学生知道什么？我希望他们能做什么？"这些问题有助于确定给定情况下所需的学习类型。学习可以集中于陈述性事实、概念（事实的分组和分类）、原则（决定如何应用事实的规则）、解决问题（导致解决新情况的原理）或精神运动任务（Smith and Ragan，2005，pp. 78-82）。一旦确定了学习类型，教育者必须将记忆提取形式与所需的学习类型相匹配。

学习事实常常被嘲笑为一种"较低级"的学习形式。这一立场忽视了现实，即医学的许多实践都基于事实知识。例如，医生必须学习疾病的特征、药物剂量和副作用，以及在临床检验中什么构成"正常"和"异常"。关于以测试强化学习的许多研究都集中在学习和记忆事实知识上。例如，Larsen等（2009，pp. 1174-1181）在一次涵盖了两种不同神经疾病的诊断和治疗的教学会议之后，以2周为间隔研究了三个简答题的效果。他们发现，与重复学习相比，重复测试可以在6个月后更好地记忆这些事实。类似地，Turner等（2011，pp. 731-737）表明，在进行了生命支持课程后，与仅接受一次口试的对照组相比，通过电话中进行的四次未提前通知的口试在2个月时显著提高了事实知识的记忆。所进行的口试没有反馈，因此各组差异仅因记忆提取的程度不同。实际上，教育者必须清楚地知道哪些事实是基础知识并适用于临床学习目标，然后确保学习者有机会从记忆中提取这些事实。

概念学习是医学教育的另一个关键方面。进行医学诊断的主要认知任务之一是正确分类患者的症状和体征。该诊断过程基于患者根据"疾病脚本"与不同疾病类别所具有的相似性和差异，"疾病脚本"已成为从业人员对不同疾病的心理表征（Schmidt and Rikers，2007）。如果学习者要区分相似的疾病或确定相似的症状可能表明不同的诊断，则他们必须有机会就这些概念进行分类并确定如何将其应用于特定案例的练习（Smith and Ragan，2005，p. 178）。

认知心理学文献中研究测试对概念学习的影响的一种范式是使用鸟的类别识别（Jacoby et al.，2010）。在该领域的研究中，测试显示可以提高对鸟类已研究样本和新发现样本的识别，以及这些样本的分类。在这些情况下，测试被认为可以通过使学生练习识别用于区分鸟类的关键细节或分组特征来改善学习。这些发现很重要，因为它们证明测试可以提高参加测试人员识别关键要素之间关系的能力，而这是"更深层次"学习的关键特征（Marton and Saljo，1976）。

Jacoby等（2010，pp. 1441-1451）还证明了测试对受试者知识水平（即元认知）的意识的影响。他们发现，参加测试人员确定自己对材料的学习程度以及预测哪些分类任务比其他分类困难（被称为分类判断学习）的能力有所提高。这些发现与先前Agrawal等描述的（2012，pp. 326-335）关于测试对增强自我监督的影响，以及Pyc和Rawson提出的中介效应假说（2010，p. 335；2012，p. 737-746）紧密互补。预测分类难度能力的提高尤其对教育和临床实践均具有重要意义。如果学习者能够预测哪些概念很难分类，就可以指导他们对这些主题的进一步研究。在临床医学中，医疗从业者会更清楚何时进行特定的诊断可能会很困难，因此，他们会更加小心以免发生错误。

在医学教育中的实际应用方面，可以通过临床案例来测试概念。学习者必须面对足够多的案例，以便能够学习在异同之间做出区分。学习者应该看到适合该类别的示例，以及不适合该类别的相应示例（Smith and Ragan，2005，pp. 176-178）。在基于案例的学习中，通常只呈现一个案例，这不太可能使学习者制定一套清晰的规则以用于未来的案例。学习者需要反复的记忆提取尝试，以形成和验证关于他们所学信息之间关系的心理规则。

测试让学习者进行应用的练习可以促进知识的应用。尽管很少有研究针对如何使用测试来实现这些教育目标，但一些研究已开始调查记忆提取是否可以促进学习的转移（Butler，2010；Johnson and Mayer，2009；Karpicke and Blunt，2011；Larsen et al.，2012；McDaniel et al.，2009）。例如，Butler（2010，pp. 1118-1133）证明，对事实和概念的反复记忆提取提高了将知识应用于新情境的能力。在学习科学文字材料之后，向学习者提出了一些问题，要求他们从课本中提取事实和概念。1 周后在最终应用测试中的表现表明，与反复学习的事实和概念相比，被测事实和概念的学习迁移得到了改善。重要的是，另一项实验表明，进行重复测试的学习者能够更好地将他们学到的概念应用于新情况中的无关知识领域。

除了学习的纯粹认知领域外，测试还显示出在精神运动领域的记忆效果。医学教育文献中检验以测试增强学习的首批研究之一研究了考试对心肺复苏的影响。Kromann 等（2009，pp. 21-27）发现，与接受传统培训的学生相比，在心脏复苏课程结束时进行一次测试可以使 2 周时的记忆率提高近 10%。在 6 个月的随访中继续显示出对记忆的影响，临床相关影响大小为 $d = 0.40$（Kromann et al.，2010）。另一个示例是 Wayne 等所做的工作（2006a，pp. 251-256）。研究人员表明，内科医师进行基于模拟的重复记忆提取带来了对高级心脏生命支持流程的精熟掌握。保持这种掌握水平至少 14 个月没有显著降低（Wayne et al.，2006b）。重要的是，与未经模拟训练的住院医师相比，接受基于模拟的刻意练习的住院医师在心脏复苏中的真实生活表现要好得多（Wayne et al.，2008）.

正如我们的一些例子所表明的那样，医学教育中的记忆提取可能对患者接受的医疗照护产生直接影响。教育者应根据特定的教育目标计划并实施记忆提取实践。图 38.2 显示了一些示例。

测试类型

实施以测试强化学习的教育工作者必须使用能够产生最大影响的测试形式。测试可以分为两类：主观题测试和记忆类客观题测试（图 38.3）。生成型测试（例如简答题和论述题）涉及从记忆中生成应答。相反，辨别型测试（例如多项选择题和是非题）涉及从已提供的既定信息中选择应答。两种类型的测试均已显示可提升记忆率（McDaniel et al.，2011）。但是，生成型测试通常会产生比辨别型测试更长期的记忆（Glover，1989；Kang et al.，2007）。Butler 和 Roediger（2007，pp. 604-618）在观看了录像视频后，给了学生简答题或多项选择题。在 1 个月后的最终测试中测量记忆率时，最初进行简短回答测试的行为表现要优于最初进行多项选择题测试的表现。

生成型测试产生的卓越记忆率可以通过记忆提取所付出的努力这个观点来解释。也就是说，主观题测试往往需要花费大量的精力来产生信息，而辨别型测试仅涉及选择正确的信息。需要大量努力付出的一种生成型测试形式是自由回忆测试。自由回忆测试要求学习者以很少或没有提示的方式生成信息。例如，在一个自由回忆测试中，可能会让学生说出人体中所有的神经。自由回忆测试特别有效的原因之一是学习者必须调取信息的架构以及各个单

关于陈述性事实
用于对事实组进行分类的概念
将学习迁移到新的环境
用于解决问题的原则
在现场与患者互动
带有实际应用预期的在模型上学习的操作技能

图 38.2　记忆提取以帮助实现的教育目标示例

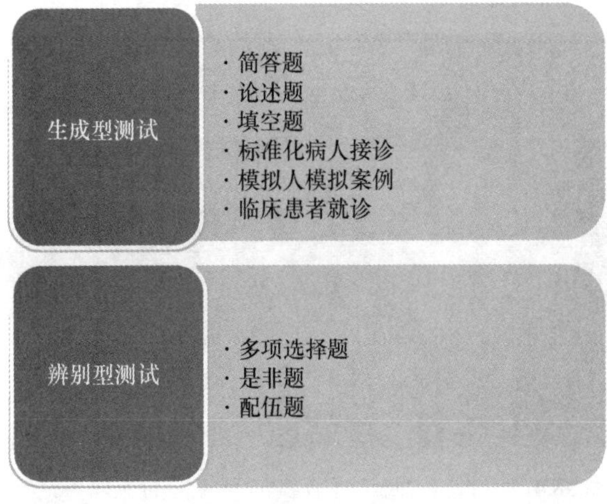

图 38.3　生成型和辨别型测试示例

个条目。结果，自由回忆测试可以诱使学习者建立更好的知识架构（Zaromb and Roediger，2010）。

尽管认知心理学研究通常使用相对简单的自由回忆测试（例如，论述题），但也可以通过许多更复杂的方式来实现自由回忆，这些方式直接对应于医学教育者针对的处理方式。这样的例子之一是在精神运动技能学习中使用器械模拟（Kromann et al.，2009，2010；Wayne et al.，2006b，2008）。在人体模型模拟中，学习者必须在仅有很少或没有明确的提示情况下来提取和应用他们的知识。当然，模型所表现出的各种症状和体征显然提供了一些隐含的线索，但是记忆提取在很大程度上是自我导向的，因为学习者必须记住信息（例如，医疗干预期间采取的具体步骤）以及信息的架构（例如，步骤的正确顺序）。

在医学教育中实施自由回忆的另一种方法是接诊标准化病人（图38.4）。在Larsen等的研究中（2012），学生们在一次教学中学习了必要的信息，以诊断和治疗三种神经系统疾病的患者。接下来，他们针对三个主题中的每个主题进行了三个学习活动中的一项：

- 参加简答题笔试
- 接诊标准化病人
- 通过一张复习表学习

每个活动都包含相同的信息。学习活动的主题是随机的分配。学生每周进行一次对应主题的活动，每个主题进行四次。在开始学习6个月后，学生参加了最终测试，其中包括

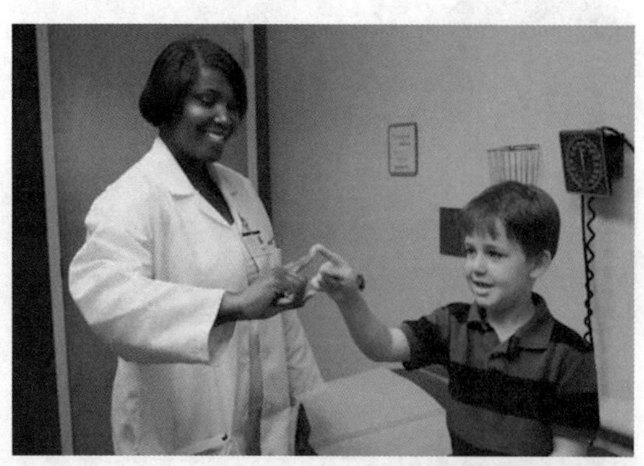

图38.4 应将接诊患者（真实的和模拟的）视为记忆提取的机会，并将其纳入以测试强化学习中

针对这三个主题中的每一个都接诊一名标准化病人。再1周后，他们完成了针对所有三个主题的最终书面简答测试。平均而言，标准化病人最终测试的结果是，通过接诊标准化病人去了解特定主题的学生的表现（59%）显著优于通过书面测试或学习复习表单去了解相同主题的学生（49%）。有趣的是，在最终的笔试中，通过标准化病人与笔试学习了解该主题的学生表现相当（平均记忆率为61%），并且均比通过复习表单学习该主题的学生（48%）要好。两种测试结果模式差异的一种可能解释是，相对于标准化病人测试，笔试为学生提供了更多线索。也就是说，通过见到标准化病人来学习本质上就像参加一次自由回忆测试——学生必须同时提取信息本身和进行信息组织。相反，通过参加笔试进行学习会使学生更加依赖于考试提供的线索。因此，当学生没有练习提取材料的架构时，相对于提供提示的最终笔试而言，他们在最终的标准化病人测试中难度更大。这一发现突出表明，需要确保学习期间提取的信息类型与将来需要提取和使用信息的方式匹配。

模拟或真实的接诊患者应按以下计划进行记忆提取。在某些情况下，接诊模拟病人所提供的结构化实践和反馈甚至相比于接诊实际的真实患者而言可能产生更好的结果。例如，Safdieh等（2011，p. 5634）通过比较一组接受学校标准课程的小组学习和理论授课，以及一组接受相同的标准课程以及一个在标准化病人身上练习神经系统体格检查的专项课程，检测了二年级学生在神经系统体格检查中的表现。最终结果测量是通过OSCE形式在其中让学生对标准化病人进行了神经检查。与接受标准课程的学生比，参与了标准化病人课程培训的学生表现得更好——具备2年以上的记忆保持效果。有趣的是，干预组甚至胜过完成神经科见习的对照组学生，后者有多次机会对实际患者进行神经检查。

Larsen等（2012）的发现也提示了导师引发的实践与学生引发的实践之间的有效性差异。在这项研究中，有71%的学生表示通过自我测验来学习复习资料。然而，尽管做出了这些努力，但研究组的表现却比书面测试组和

标准化病人组都差。虽然在未来的研究中需要对教师生成的测试和学生生成的测试之间的差异进行更彻底的探讨，但是有很多理由解释学生生成的测试可能不如教师生成的测试那么有益。首先，学生进行的测试通常在学生接触到材料后立即进行。例如，学生可以阅读一段文章，将其掩盖起来，然后尝试回忆刚刚读过的内容。或者，他们可能会听有关体检的理论授课，然后立即进行小组练习。在学习后立即进行回忆相对容易，高水平的表现会激起学生对学习的判断，并产生一种错觉（Bjork，1994）。但是，学习后立即的表现水平不能很好地提示将来的留存与记忆。

另一个潜在的问题是，当考虑记忆提取所需付出的努力时，从工作或短期记忆中立即进行提取要比从长期记忆中进行提取容易得多（Bjork，1994）。因此，预计由教师进行的测试所引起的更困难的回忆将产生更大的记忆效果。另一个可能会影响学生生成型测试相对于教师生成型测试的有效性的事实是，一旦学生成功回忆了一个题目，他们通常会停止自测（Kornell and Bjork，2008）。Karpicke 和 Roediger（2007，pp. 151-162）证明，在成功的初次回忆事件后重复提取会产生更好的记忆。反复的教师引发的测试可能会迫使学习者在自己停下来之后继续进行记忆提取。

总体而言，对有关测试指标类型的调查结果的回顾发现，一旦教育者确定了他们的教育目标，他们就必须充分考虑可以最好地帮助他们实现这些目标的记忆提取的类型。应将测试设计为要求学生去生成信息而不是去辨别信息。此外，未来以何种形式应用所学内容，则应将测试设计为近似该种形式的模式。考虑到最终的临床应用，模拟设备和模拟病人接诊似乎提供了更高的知识留存力，超过了书面测试所带来的记忆效果。但是，必须注意的是，可能是测试类型（自由回忆与提示回忆）推动了模拟测试的优势性。尽管对学生而言，自我测试比单纯通过重新阅读来学习材料更好，但教师必须认识到，将记忆提取的机会纳入正式课程的一部分可能比单纯依靠自我测试能产生更好的效果。

重复

教育者还必须考虑对学生进行测验的频率。尽管单次测试总比没有测试要好，但是重复测试将产生更好的长期记忆。上面讨论的几个示例显示了单次测试（尤其是在精神运动技能领域）如何具有持久的作用。Kromann 等（2010，pp. 395-401）表明，即使在 6 个月后，进行心脏复苏的单次试验也可以改善临床表现，并具有相关的临床显著性效果。Safdieh 等的研究（2011，p. 5634）显示，借助标准化病人进行的单次测试在大约 2 年后产生了出色的神经系统检查表现。显然，单次测试是有效的。

然而，大量研究发现，通过反复进行记忆提取，甚至可以实现更高水平的记忆。例如，随着成功记忆提取的次数增加，最终回忆率通常会提高（Karpicke and Roediger，2007；Wheeler and Roediger，1992）。Larsen 等（2012）的研究中还发现，成功学习事件的次数越多，初次学习 6 个月后知识留存的可能性就越高。考虑到重复原则时，本章第一部分描述的 Karpicke 和 Roediger（2008，pp. 966-968）的研究特别有启发性。需要注意的，在该实验中，学生对所有单词对的学习足够好，可以至少回忆一次——本质上是一次测试。结果清楚地表明，成功记忆提取后进行的其他研究无济于事，但首次成功记忆提取后进行重复测试产生了更高的记忆效果。

重复的记忆提取已嵌入刻意练习的概念中，即在特定领域中刻意努力提高表现对于成为该领域的专家至关重要。在模拟文献中，刻意练习已成为成功模拟的关键组成部分（Issenberg et al.，2005）。实际上，练习一词意味着反复努力。刻意练习包括明确定义的学习目标、重复的练习和明确的结果测量（McGaghie et al.，2011），它形成了一种反馈和监督的迭代过程，促进进一步的练习直到掌握为止。在最佳循证医学教育（BEME）中，对基于模拟的教育进行了回顾（Issenberg et al.，2005），发现刻意练习是改进患者医疗的关键因素。与传统课程相比，对模拟医学教育进行的 meta 分析（2011，pp. 706-711）显示了效果大小的相关系数为 0.71，即与传统课程相比，通过使用模拟进行刻意练习可以提高技能学习。尽管经过刻意练习有明显的好处，但它并不普遍适用。一项对加拿大所有麻醉住院医师的调查发现，虽然94%的住院医师在训练中使用了高保真人体模型模拟，但81%的住院医师报告并未重复使用模拟情景（Price et al.，2010）。

不幸的是，医学教育课程中很少规划了重复练习（更不用说重复记忆提取练习）。当人们考虑到一旦学会信息自然就会忘记的轨迹时，重复的重要性就变得显而易见。20世纪的心理学家艾宾浩斯（Ebbinghaus）是第一个描述遗忘曲线的人，在遗忘曲线中，大量的遗忘迅速发生，随后留存率则更加缓慢而稳定地下降（Ebbinghaus，1967/1885）。多年来，无数研究证实了艾宾浩斯的发现，Larsen等的研究证明了这一点（2009，pp. 959-966），他研究了每隔2周进行一次重复测试对住院医师在一次教学会议上学到的信息的长期记忆的影响。在这项研究中，从初次学习到有反馈的后续测试的2周后，留存率平均下降了24%。2周后的第三次测试没有发现进一步的下降，且行为表现略有提高。初学者学习6个月后，与第三次考试相比，最终考试成绩仅略有下降。因此，这些结果表明，住院医师最初确实忘记了一些信息，但是测试有助于减少遗忘。

总体而言，本节中回顾的发现表明，与单项测试相比，重复测试有助于促进更好的长期记忆。重复的记忆提取练习与反馈相结合，可以保持最初的学习，同时也可以促进进一步的学习，因此行为表现更好（Karpicke and Roediger，2007；Larsen et al.，2012，2013）。重复还可以使学习者充分利用反馈，并练习纠正错误。

时间间隔

重复原理与时间间隔或分布性实践的概念联系在一起。大量文献表明，与大规模练习相比，间隔练习可提高信息和运动性技能的保留率（Cepeda et al.，2006；Dempster，1989）。当在单次学习活动内（Pyc and Rawson，2009）、相比较单次学习活动中的多次学习活动间（Rohrer and Taylor，2006），以及在多个学习活动间使用较长的时间间隔而不是短间隔等情况（Carpenter et al.，2009）实施间隔学习会更有效。然而，我们无法对于多次练习之间的最佳时间间隔给出明确的建议，因为这种时间间隔似乎取决于对应需留存的信息。最近的meta分析表明，时间间隔区间为保留间隔的10%～20%可使记忆最大化（Cepeda et al.，2006，2008）。

Cepeda等的重要研究（2008，pp. 1095-1102）证明了学习过程中适当时间间隔的重要性。训练对象回忆32个不同的琐碎事实。接下来，他们被安排以0～105天的间隔接受第二次学习。在第二个学习环节中，要求他们就事实进行两次记忆提取，且每次之后都有反馈。在第二次学习后的第7天、35天、70天和350天，将受试者随机分配至最终回忆测试。结果表明，练习间隔（即初次和第二次学习之间的时长）和留存间隔（即上一次练习和最后一次回忆之间的时长）之间存在交互作用。间距的影响形成了一个不对称的U形函数。对于所有间隔，随着练习间隔的增加，最终测试表现（即留存率）会提高。但是，该获益在某一节点后开始逐渐减少，而该节点对于每个时间间隔而言都是不同的。因此，在效应开始下降之前发生的最大记忆点标志着最佳时间间隔点（倒U形的顶部）。

Cepeda等（2008，pp. 1095-1102）发现练习间隔和留存间隔之比为10%～20%可使保留最大化。对于7天、35天、70天和350天学习记忆而言，最佳的间隔区间分别为1天、11天、21天和21天。尽管尚不清楚这些确切的数字是否同样适用于所有类型的教育，但研究中证明的原理具有重要的实际应用价值。如果教育者希望学习者长时间（几个月到几年）保留信息，那么他们必须在数周和数月的时间内进行练习。

时间间隔的影响也已经在医学教育文献中得到证明。Kerfoot（2009，pp. 2671-2673）使用电子邮件发给泌尿科住院医师的涵盖了泌尿科核心主题的在线多项选择题，证明了与大规模学习相比，间隔学习在2年内的保留率更高。在另一项研究中，Schmidmaier等（2011，pp. 1101-1110）研究了一种以测试强化学习的范式，使用四个连续周期的简答题测试学生，每个周期都使用涵盖临床肾病主题的电子闪记卡进行。与仅自主重新学习了该材料的学生相比，使用重复测试的学生在初次学习后 1 周的提示记忆测试中的表现明显更好。但是两组之间在 6 个月时没有差异。这些发现与其他医学教育研究发现中的测试组与对照组之间的间隔为 2 ～ 6 个月有显著差异（Larsen et al.，2009，2012，2013；Turner et al.，2011）的结果相反。这些研究之间的主要差异显示了记忆能力的长期改善，而 Schmidmaier 等（2011，pp. 1101-1110）研究学习过程中测验的时间间隔。研究表明，1 ～ 2 周的时间间隔对于较长时间的记忆提取间隔有影响，而 Schmidmaier 等的研究（2011，pp. 1101-1110）使用的间隔时间短得多。这些研究的不同结果说明了 Cepeda 等的发现（2008，pp. 1095-1102）——学习过程中较长的时间间隔对于延长较长的保留间隔时间至关重要。

Larsen 等的研究（2009，pp. 1174-1181）使用了 2 周的测试间隔，并且在前 2 周内记忆率急剧下降。同一小组的后续研究（Larsen et al.，2012，2013）使用 1 周的测试间隔，并将测试事件的数量从 3 个增加到 4 个。最近的研究并没有显示以 2 周为间隔的初次学习过程中的表现显著下降。到这两项新研究的初始学习阶段结束时，学习表现均大于或等于学习后立即的表现。最终结果是最终测试具有更好的长期记忆（尽管将研究与其他多种差异进行了比较）。

尽管这些研究没有直接比较不同的测试间隔，但它们仍然说明了一个重要的实践要点。最佳间隔是一个微妙的平衡——下一次测试应延迟足够长的时间，以使人们需要努力促进记忆，但不要间隔过长而导致信息被遗忘。可能会以不同的速率忘记不同类型的记忆（即操作技能与事实知识）。因此，最佳练习间隔可能会根据学生需要学习的内容而有所不同。

反馈

为了使重复和时间间隔对从测试中学习产生最大影响，必须提供反馈。反馈是至关重要的，因为它可以帮助学习者缩小实际学习与期望学习之间的差距（Bangert-Drowns et al.，1991；Hattie and Timperley，2007）。测试后提供反馈使学生能够纠正错误记忆（Butler and Roediger，2008）并保持正确的回答（Butler et al.，2008）。尽管测试即使没有反馈也能提高记忆率（Glover，1989；Roediger and Karpicke，2006b；Karpicke and Roediger，2008），但是反馈可以增强测试的效果，尤其是当学习者无法获得正确答案时（Kang et al.，2007）。

在讨论反馈的益处之前，重要的是要强调即使没有反馈，测试也会增加记忆。许多研究发现，在没有反馈的情况下进行测试会增强实验室环境（Butler and Roediger，2008；Karpicke and Roediger，2010；Roediger and Karpicke，2006b）以及现实医学教育环境中的记忆率（Turner et al.，2011）。没有反馈的测试也会提高记忆率这一事实表明，记忆提取对记忆有直接影响，从而即使在没有进一步研究或接触信息的情况下也能改善记忆。

然而，与没有反馈的测试相比，在测试后提供反馈可以进一步提高记忆率（Butler et al.，2007；Butler and Roediger，2008）。例如，Karpicke 和 Roediger（2010，pp. 116-124）表明，在重复测试与反馈结合的情况下，与没有反馈的测试相比，记忆率提高了 25% 或更多。这一发现是通过研究反馈材料来改善学习这一测试的间接效果的一个实例。Agrawal 等（2012，pp. 326-335）证明了测试为监督学习提供了重要的机会，因为学生在面对测试问题时会意识到自己知识的局限性。反馈使学习者可以在这些认识的基础上继续学习，并将学习重点放在纠正错误上。在重新学习信息之前尝试进行记忆提取的行为对于有效地从反馈中学习可能十分重要。Kornell 等（2009，pp. 989-998）表明，如果学习者在研究问题的答案之前尝试但未能回答一个困难的问题，那么与他们学习并成功回答该问题相比，他们能记住的更多。学生对于通过测试的学习过程是有意识的。在 Larsen 等的研究中（2012），当被问及测试如何影响他们的学习时，他们报告说测试使他们能够验证自己的知识水平，纠正错误并致力于提高表现。

反馈的时机也可能是决定记忆率的重要因素。尽管许多教育工作者和研究人员认为必须立即提供反馈才能有效（Mory，2004），但最近的研究表明，延迟反馈可能更有益（Butler et al.，2007；Butler and Roediger，2008；Metcalfe et al.，2009）。但是，推荐延迟反馈的一个关键假设是，所有反馈都得到了充分处理。通常，在延迟给出反馈的情况下，学生往往没有针对事件进行完整反馈的动力。如果不能保证对反馈的充分处理，那么最好立即给出反馈。

反馈的形式可以与测试的形式一样多变。除了具有正式答案的传统形式的正式测试（无论是电子形式还是纸质形式）外，教育工作者还必须考虑模拟和临床实践。长期以来，反馈和复盘一直被认为是学习模拟的重要元素（Rudolph et al.，2008）。在临床环境中，测试可以采取临床医生带教过程中口头提问的形式进行，也可以采取接诊患者的形式进行。在所有这些情况下，教育工作者应考虑提供哪些类型的反馈。尤其是对于接诊患者，教育工作者必须考虑是否通过提供有意义反馈的方式来提供临床带教，是通过带教医师对临床活动的直接观察还是通过充分的讨论和随访实现。反馈会放大测试的直接影响，并使测试变成更加强大的学习支持措施。

结论

- 以测试强化学习是一种强大的学习工具，可以用来改善医学教育。
- 记忆提取可以采用多种形式，从笔试到实际的接诊患者。
- 所使用的测试形式应与教育目标紧密结合。
- 与辨别型测试（例如多项选择题测试）相比，生成型测试（例如简答案题、自由回忆测试或模拟）往往可以提高长期记忆。
- 尽可能使用随时间间隔开的重复记忆练习，时间间隔不能过长以防止遗忘，但间隔又要足够长以保证需要通过一定的努力去回忆。
- 每次测试后提供反馈，以促进学习并改善元认知。

参考文献

Abbott, E.E. (1909) On the analysis of the factors of recall in the learning process. *Psychol Monogr.* 11: 159–177

Accreditation Council for Graduate Medical Education (2011) *Common Program Requirements*. Chicago, IL: [Online]http://www.acgme.org/acWebsite/dutyHours/dh_dutyhoursCommonPR07012007.pdf Accessed 19 April 2012

Agrawal, S., Norman, G.R., and Eva, K.W. (2012) Influences on medical students' self-regulated learning after test completion. *Med Educ.* 46: 326–335

Bahrick, H.P., Bahrick, L.E., Bahrick, A.S., and Bahrick, P.E. (1993) Maintenance of foreign language vocabulary and the spacing effect. *Psychol Sci.* 4: 316–321

Bangert-Drowns, R.L., Kulik, J.A., and Kulik, C.C. (1991) Effects of frequent classroom testing. *J Educ Res.* 85: 89–99

Bangert-Drowns, R.L., Kulik, C.C., Kulik, J.A., and Morgan, M. (1991) The instructional effect of feedback in test-like events. *Rev Educ Res.* 61: 213–238

Barnett, S.M., and Ceci, S.J. (2002) When and where do we apply what we learn? A taxonomy for far transfer. *Psychol Bull.* 128: 612–637

Bjork, R.A. (1975) Retrieval as a memory modifier. In: R. Solso (ed.) *Information Processing and Cognition: The Loyola Symposium* (pp. 123–144). Hillsdale, NJ: Lawrence Erlbaum Associates

Bjork, R.A. (1994) Memory and metamemory considerations in the training of human beings. In: J. Metcalfe & A. Shimamura (eds) *Metacognition: Knowing about Knowing* (pp. 185–205). Cambridge, MA: MIT

Bjork, R.A., and Bjork, E.L. (1992) A new theory of disuse and an old theory of stimulus fluctuation. In: A. Healy, S. Kosslyn, and R. Shiffrin (eds) *From Learning Processes to Cognitive Processes: Essays in Honor of William K. Estes* (Vol. 2, pp. 35–67). Hillsdale, NJ: Erlbaum

Black, P., and William, D. (1998) Assessment and classroom learning. *Assessment in Education: Principles, Policy, and Practice.* 5: 7–74

Brewer, G.A., and Unsworth, N. (2012) Individual differences in the effects of retrieval from long-term memory. *J Memory Language.* 66: 407–415

Butler, A.C. (2010) Repeated testing produces superior transfer of learning relative to repeated studying. *J Exp Psychol: Learn Memory Cogn.* 36: 1118–1133

Butler, A.C., and Roediger, H.L., III (2007) Testing improves long-term retention in a simulated classroom setting. *Eur J Cogn Psychol.* 19: 514–527

Butler, A.C., and Roediger, H.L., III (2008) Feedback enhances the positive effects and reduces the negative effects of multiple-choice testing. *Memory Cogn.* 36: 604–616

Butler, A.C., Karpicke, J.D., and Roediger, H.L., III (2007) The effect of type and timing of feedback on learning from multiple-choice tests. *J Exp Psychol Appl.* 13: 273–281

Butler, A.C., Karpicke, J.D., and Roediger, H.L., III (2008) Correcting a metacognitive error: Feedback enhances retention of low confidence correct responses. *J Exp Psychol Learn Memory Cogn.* 34: 918–928

Cacamese, S.M., Eubank, K.J., Hebert, R.S., and Wright, S.M. (2004) Conference attendance and performance on the in-training examination in internal medicine. *Med Teach.* 26: 640–644

Carpenter, S.K. (2009) Cue strength as a moderator of the testing effect: The benefits of elaborative retrieval. *J Exp Psychol: Learn Memory Cogn.* 35: 1563–1569

Carpenter, S.K. and Pashler, H. (2007) Testing beyond words: Using tests to enhance visuospatial map learning. *Psychonomic Bull Rev.* 14: 474–478

Carpenter, S.K., Pashler, H., and Cepeda, N.J. (2009) Using tests to enhance 8th grade students' retention of U. S. history facts. *Appl Cogn Psychol.* 23: 760–771

Carrier, M., and Pashler, H. (1992) The influence of retrieval on retention. *Memory Cogn.* 20: 632–642

Carroll, M., Campbell-Ratcliffe, J., Murnane, H., and Perfect, T. (2007) Retrieval-induced forgetting in educational contexts: Monitoring, expertise, text integration, and test format. *Eur J Cogn Psychol.* 19: 580–606

Cepeda, N.J., Pashler, H., Vul, E., Wixted, J.T., and Rohrer, D. (2006) Distributed practice in verbal recall tasks: A review and quantitative synthesis. *Psychol Bull.* 132: 354–380

Cepeda, N.J., Vul, E., Rohrer, D., Wixted, J.T., and Pashler, H. (2008) Spacing effect in learning: A temporal ridgeline of optimal retention. *Psychol Sci.* 19: 1095–1102

Dempster, F.N. (1989) Spacing effects and their implications for theory and practice. *Educ Psychol Rev.* 1: 309–330

Ebbinghaus, H. (1967) *Memory: A Contribution to Experimental Psychology* (H. A. Ruger and C. E. Bussenius, Trans.) New York: Dover (Original work published 1885)

Fitch, M.L., Drucker, A.J., and Norton, J.A. (1951) Frequent testing as a motivating factor in large lecture courses. *J Educ Psychol.* 42: 1–20

FitzGerald, J.D., and Wenger, N.S. (2003) Didactic teaching conferences for IM residents: who attends, and is attendance related to medical certifying examination scores? *Acad Med.* 78: 84–89

Fritz, C.O., Morris, P.E., Acton, M., Voelkel, A.R., and Etkind, R. (2007a) Comparing and combining retrieval practice and the keyword mnemonic for foreign vocabulary learning. *Appl Cogn Psychol.* 21: 499–526

Fritz, C.O., Morris, P.E., Nolan, D., and Singleton, J. (2007b) Expanding retrieval practice: An effective aid to preschool children's learning. *Q J Exp Psychol*, 60, 991–1004.

Gates, A.I. (1917) Recitation as a factor in memorizing. *Arch Psychol.* 6(40): 1–104

Glover, J.A. (1989) The 'testing' phenomenon: Not gone but nearly forgotten. *J Educ Psychol.* 81: 392–399

Hammond, W.A. (1902) *Aristotle's Psychology: A Treatise on the Principle of Life: (De Anima and Parva Naturalia)* Macmillan: New York

Hattie, J. and Timperley, H. (2007) The power of feedback. *Rev of Educ Res.* 77: 81–112

Issenberg, S.B., McGaghie, W.C., Petrusa, E.R., Lee, G.D., and Scalese, R.J. (2005) Features and uses of high-fidelity medical simulations that lead to effective learning: A BEME systematic review. *Med Teach.* 27: 10–28

Jacoby, L.L., Wahlheim, C.N., and Coane, J.H. (2010) Test-enhanced learning of natural concepts: effects on recognition memory, classification, and metacognition. *J Exp Psychol Learn Memory Cogn.* 36: 1441–1451

Johnson, C.I. and Mayer, R.E. (2009) A testing effect with multimedia learning. *J Educ Psychol.* 101: 621–629

Jones, H.E. (1923–1924) The effects of examination n the performance of learning. *Arch Psychol.* 10: 1–70

Kang, S.H.K., McDaniel, M.A. and Pashler, H. (2011) Effects of testing on learning of functions. *Psychonomic Bull Rev.* 18: 998–1005

Kang, S.H.K., McDermott, K.B. and Roediger, H.L., III (2007) Test format and corrective feedback modulate the effect of testing on memory retention. *Eur J Cogn Psychol.* 19: 528–558

Karpicke, J.D., and Blunt, J.R. (2011) Retrieval practice produces more learning than elaborative studying with concept mapping. *Science.* 331: 772–775

Karpicke, J.D. and Roediger, H.L., III (2007) Repeated retrieval during learning is the key to long-term retention. *J Memory Language.* 57: 151–162

Karpicke, J. D. and Roediger, H. L., III (2008) The critical importance of retrieval for learning. *Science.* 15: 966–968

Karpicke, J. D. and Roediger, H. L. III (2010) Is expanding retrieval a superior method for learning text materials? *Memory Cogn.* 38: 116–124

Karpicke, J.D., Butler, A.C., and Roediger, H.L., III (2009) Metacognitive strategies in student learning: Do students practice retrieval when they study on their own? *Memory.* 17: 471–479

Kerfoot, B.P. (2009) Learning benefits of on-line spaced education persist for 2 years. *J Urol.* 181: 2671–2673

Kornell, N. and Bjork, R. A. (2008) Optimising self-regulated study: The benefits—and costs—of dropping flashcards. *Memory.* 16: 125–136

Kornell, N., Hays, M.J., Bjork, R.A. (2009) Unsuccessful retrieval attempts enhance subsequent learning. *J Exp Psychol Learn Memory Cogn.* 35: 989–998

Kromann, C.B., Jensen, M.L., and Ringsted, C. (2009) The effects of testing on skills learning. *Med Educ.* 43: 21–27

Kromann, C.B., Jensen, M.L., and Ringsted, C. (2010) The testing effect on skills might last 6 months. *Adv Health Sci Educ.* 15: 395–401

Kulhavy, R.W., and Stock, W.A. (1989) Feedback in written instruction: The place of response certitude. *Educ Psychol Rev.* 1: 279–308

Larsen, D.P., Butler, A.C., Lawson, A.L., and Roediger, H.L., III (2012) The importance of seeing the patient: Test-enhanced learning with standardized patients and written tests improves clinical application of knowledge. *Adv Health Sci Educ.* doi: 10.1007/s10459-012-9379-7 (published online ahead of print)

Larsen, D.P., Butler, A.C., and Roediger, H.L., III (2008) Test-enhanced learning in medical education. *Med Educ.* 42: 959–966

Larsen, D.P., Butler, A.C., and Roediger, H.L., III (2009) Repeated testing improves long-term retention relative to repeated study: A randomized, controlled trial. *Med Educ.* 43: 1174–1181

Larsen, D.P., Butler, A.C., and Roediger, H.L., III (2013) Comparative effects of test-enhanced learning and self-explanation on long-term retention. *Med Educ.* 47: 674–682

Marton, F. and Saljo, R. (1976) On qualitative differences in learning: I—outcome and process. *Br J Educ Psychol.* 46: 4–11

Mawhinney, V.T., Bostow, D.E., Laws, D.R., Blumenfeld, G.J., and Hopkins, B.L. (1971) A comparison of students studying-behavior produced by daily, weekly, and three-week testing schedules. *J Appl Behav Analysis.* 4: 257–264

McDaniel, M.A., Agarwal, P.K., Huelser, B.J., McDermott, K.B., and Roediger, H.L., III (2011) Test-enhanced learning in a middle school science classroom: The effects of quiz frequency and placement. *J Educ Psychol.* 103: 399–414

McDaniel, M.A., Anderson, J.L., Derbish, M.H., and Morrisette, N. (2007) Testing the testing effect in the classroom. *Eur J Cogn Psychol.* 19: 494–513

McDaniel, M.A., Howard, D.C., and Einstein, G.O. (2009) The read-recite-review study strategy: Effective and portable. *Psychol Sci.* 20: 516–522

McGaghie, W.C., Issenberg, S.B., Cohen, E.R., Barsuk, J.H., and Wayne, D.B. (2011) Does simulation-based medical education with deliberate practice yield better results than traditional clinical education? A meta-analytic comparative review of the evidence. *Acad Med.* 86: 706–711

Metcalfe, J., Kornell, N., and Finn, B. (2009) Delayed versus immediate feedback in children's and adults' vocabulary learning. *Memory Cogn.* 37: 1077–1087

Michael, J. (1991) A behavioral perspective on college teaching. *The Behavior Analyst.* 14: 229–239

Morris, C.D., Bransford, J.D., and Franks, J.J. (1977) Levels of processing versus transfer-appropriate processing. *J Verbal Learn Verbal Behav.* 16: 519–533

Mory, E.H. (2004) Feedback research review. In: D. Jonassen (ed.) *Handbook of Research on Educational Communications and Technology* (pp. 745–783). Mahwah, NJ: Erlbaum

Pashler, H., Bain, P., Bottge, B., et al. (2007) *Organizing instruction and study to improve student learning: A practice guide* (NCER 2007–2004) Washington, DC: National Center for Education Research, Institute of Education Sciences, US Department of Education

Picciano, A., Winter, R., Ballan, D., Bimberg, B., Jacks, M., and Laing, E. (2003) Resident acquisition of knowledge during a noontime conference series. *Fam Med.* 35: 418–422

Phelps, R.P. (2012) The effect of testing on student achievement, 1910–2010. *Int J Testing.* 12: 21–43

Price, J.W., Price, J.R., Pratt, D.D., Collins, J.B., and McDonald, J. (2010) High-fidelity simulation in anesthesiology training: a survey of Canadian anesthesiology residents' simulator experience. *Can J Anesthesiol.* 57: 134–142

Pyc, M.A., and Rawson, K.A. (2009) Testing the retrieval effort hypothesis: Does greater difficulty correctly recalling information lead to higher levels of memory? *J Memory Language.* 60: 437–447

Pyc, M.A., and Rawson, K.A. (2010) Why testing improves memory: Mediator effectiveness hypothesis. *Science.* 330: 335

Pyc, M.A., and Rawson, K.A. (2012) Why is test–restudy practice beneficial for memory? an evaluation of the mediator shift hypothesis. *J Exp Psychol Learn Memory Cogn.* 38 737–746

Rawson, K.A., and Dunlosky, J. (2011) Optimizing schedules of retrieval practice for durable and efficient learning: How much is enough? *J Exp Psychol Gen.* 140: 283–302

Rees, P.J. (1986) Do medical students learn from multiple choice examinations? *Med Educ.* 20: 123–125

Roediger, H.L., III and Butler, A.C. (2011) The critical role of retrieval practice in long-term retention. *Trends Cogn Sci.* 15: 20–27

Roediger, H.L., III and Karpicke, J.D. (2006a) The power of testing memory: Basic research and implications for educational practice. *Perspectives Psychol Sci.* 1: 181–210

Roediger, H.L., III and Karpicke, J.D. (2006b) Test-enhanced learning: Taking memory tests improves long-term retention. *Psychol Sci.* 17: 249–255

Roediger, H.L., III, Gallo, D.A., and Geraci, L. (2002) Processing approaches to cognition: The impetus from the levels of processing framework. *Memory.* 10: 319–332

Rohrer, D. and Taylor, K. (2006) The effects of overlearning and distributed practice on the retention of mathematics knowledge. *Appl Cogn Psychol*, 20: 1209–1224

Rudolph, J.W., Simon, R., Raemer, D.B., and Eppich, W.J. (2008) Debriefing as formative assessment: Closing performance gaps in medical education. *Acad Emerg Med.* 15: 1–7

Safdieh, J.E., Lin, A L., Aizer, J., et al. (2011) Standardized patient outcomes trial (SPOT) in neurology. *Med Educ Online.* 16: 5634

Schmidmaier, R., Ebersbach, R., Schiller, M., Hege, I., Holzer, M., and Fischer, M. R. (2011) Using electronic flashcards to promote learning in medical students: Retesting versus restudying. *Med Educ.* 45: 1101–1110

Schmidt, H.G., and Rikers, R.M.J.P. (2007) How expertise develops in medicine: knowledge encapsulation and illness script formation. *Med Educ.* 41: 1133–1139

Slamecka, N.J., and Katsaiti, L.T. (1988) Normal forgetting of verbal lists as a function of prior testing. *J Exp Psychol Learn Memory Cogn.* 14: 716–727

Smith, P.L., and Ragan, T.J. (2005) *Instructional Design.* Hoboken, NJ: John Wiley and Sons, Inc.

Spitzer, H.F. (1939) Studies in retention. *J Educ Psychol.* 30: 641–656

Thompson, C.P., Wenger, S.K., and Bartling, C.A. (1978) How recall facilitates subsequent recall: A reappraisal. *J Exp Psychol Human Learn Memory.* 4: 210–221

Thorndike, E.L. (1906) The principles of teaching based on psychology. New York: A. G. Seiler

Tse, C.-S., Balota, D.A., and Roediger, H.L. III. (2010) The benefits and costs of repeated testing on the learning of face-name pairs in healthy older adults. *Psychology and Aging*. 25: 833–845

Tulving, E. (1967) The effects of presentation and recall of material in free-recall learning. *J Verbal Learn Verbal Behav*. 6: 175–184

Turner, N.M., Scheffer, R., Custers, E., and Cate, O.T. (2011) Use of unannounced spaced telephone testing to improve retention of knowledge after life-support courses. *Med Teach*. 33: 731–737

Wayne, D.B., Butter, J., Sidall, V.J., et al. (2006a) Mastery learning of advanced cardiac life support skills by internal medicine residents using simulation technology and deliberate practice. *J Gen Intern Med*. 21: 251–256

Wayne, D.B., Siddall, V.J., Butter, J., Fudala, M.J., Wade, L.D., and Feinglass, J., (2006b) A longitudinal study of internal medicine residents' retention of advanced cardiac life support skills. *Acad Med*. 81: S9–S12

Wayne, D.B., Didwania, A., Feinglass, J., Fudala, M.J., Barsuk, J.H., and McGaghie, W.C. (2008) Simulation-based education improves quality of care during cardiac arrest team responses at an academic teaching hospital: A case-control study. *Chest*. 133: 56–61

Wheeler, M.A., and Roediger, H.L., III. (1992) Disparate effects of repeated testing: Reconciling Ballard's (1913) and Bartlett's (1932) results. *Psychol Sci*. 3: 240–245

Winter, R.O., Picciano, A., Bimberg, B., et al. (2007) Resident knowledge acquisition during a block conference series. *Fam Med*. 39: 498–503

Zaromb, F.M. and Roediger, H.L. (2010) The testing effect in free recall is associated with enhanced organization processes. *Memory Cogn*. 38: 995–1008.

第 39 章

评估学习者的需求　Assessing learners' needs

Casey B. White，Lou Ann Cooper，Mary Edwards，Jennifer Lyon
译者：黄镜谕　审校：李　力

教师可能出于多种原因进行学习需求评估，因此我们应定义其目的，并应确定进行需求评估所使用的方法以及对应发现的用途。

Janet Grant

转载自 British Medical Journal，Janet Grant，'Learning Needs Assessment：Assessing the Need'，324，p. 156，Copyright 2002，并获得 BMJ Publishing Group Ltd. 的许可。

引言

对学习者需求的评估是教育项目中富有挑战但又至关重要的组成部分。本章旨在为希望了解如何最好地对学习者需求进行评估并满足学习者需求的教育者提供参考。需求评估在整个教育过程中是动态且连续的，我们所讨论的需求评估是在包含教育和课程设计主要要素的大背景下进行的，这些要素包括：学习目标、教学与学习方法、指导、学习评价，以及项目评估。我们必须对学习者的需求就以上各点进行评价，才可以使教育发挥最大的作用（图 39.1）。

某些基本原则应贯穿整个教育连续体；本章作者在本开篇就会探讨这些问题，以免在随后的每个部分中重复强调。

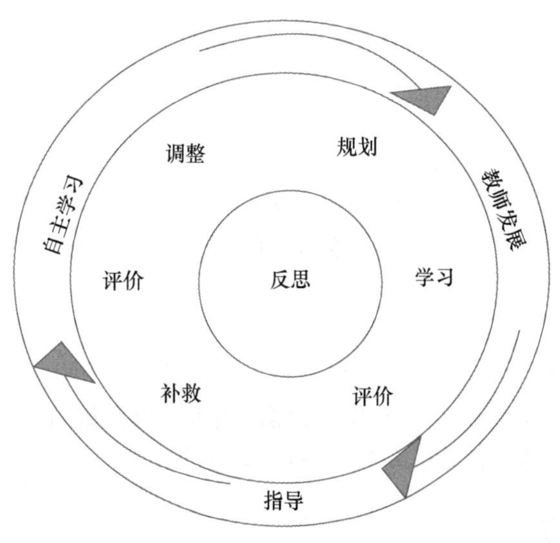

图 39.1　评估学习需求的循环

自我调节（或自我导向）学习

教育的主要功能应该是发展终身学习的技能，而自我调节是有效终身学习的重要组成部分（Zimmerman，2002）。因此，在医学教育和实践中，培养自主学习（自我调节学习）对于满足学生的需求至关重要，特别是在他们进入临床见实习和住院医师培训的过程中。自主学习是一个由三个阶段组成的循环：计划（根据目标选择策略）、实践（实施策略）和评估（确定每种策略在实现目标方面的有效性）。然后将评估结果用于下一个周期的调整（Zimmerman，2002；Chalkin，2003）。在将目标设定与自我调节策略联系起来以及自我调节策略与成就联系起来的研究中，有研究认为自主学习具有三个不同的要素（Pintrich，1995，1999）：

- 控制可用资源
- 控制或改变与学习有关的自我效能或焦虑
- 控制认知学习策略，例如深层处理（King，1996）

Zimmerman（2000）认为，自主学习涉及自我意识和自我激励，即使用特定步骤（例如设定目标和监控进步）以及应用自我激励特质（例如自我效能和内在兴趣）（Zimmerman，2000）。学习者可以在教师、导师和其他人的指导下整合、实践、测试和修正自我调节过程。随着有关学习中自我调节研究的不断发展，揭示了社会因素的影响，包括在教室或学习环境中与他人的联系和反馈（Patrick and Middleton，2002；Chalkin，2003），并且当学生在有助于培养自我调节能力的环境中，鼓励他们反思性地和策略性地参与学习活动，都有助于其进行自主学习（Butler，2002）。然而，尽管有证据支持，实施自主学习的做法仍然是教育工作者面临的挑战（Zimmerman et al.，1996）。

医学教育工作者可以通过主动和体验式学习活动（Kolb，1984；Lave and Wenger，1991）有意识地整合机会，从而帮助学生成为自主学习者（Baxter Magolda，1999），并练习设定目标和自我调节策略，从而强化有效学习（Pintrich，1999；Zimmerman，2000）。自主学习的关键是能够“诊断”自己的学习需求，并适当地满足这些需求。医学教育工作者必须准备好发挥自己的作用，以帮助学习者变得更能进行自我调节。这包括对了解基础理论和相关证据，在教、学和评方面做决策，以促进对自我调节行为的掌握，并向学习者提供反馈。

反思

关于反思性实践者的文献可以追溯到20世纪初（Dewey，1933）。尽管时间不短，但人们并未充分接受帮助学习者获得反思技能所付出的努力（Nothnagle et al.，2011）。部分原因是由于负责帮助学生学习如何进行反思的教师缺乏培训，从而导致对应技能的缺乏（McGrath and Higgins，2006）。

人们已经尝试了许多鼓励反思的方法（图39.2）。但是，即使留出时间促进反思，如果没有有效的引导、明确的目标和适当的学习环境，学生也将无法获得充分发展的反思性实践技能（Boud，2001）。

反思性写作任务（Wald et al.，2012）
讨论临床问题
刻意练习（Duvivier et al.，2011）
反思性实践小组（Platzer et al.，1997a，b）
疾病叙事（Charon and DasGupta，2011）
电子档案袋（Challis，2005）

图 39.2 鼓励反思的方法

实现与反思相关的学习结果的一个问题在于，临床前医学教育缺乏真正的医疗保健环境，这一缺点使得相关教学讨论和书面任务显得表浅（Law，2011）。但是，由于学生面临学习临床技能的压力，尝试在临床学生中开发反思性实践技能是困难的（Nothnagle et al.，2011）。

电子档案袋有希望解决这一问题。最近一篇文献综述中提到，档案袋可以帮助满足不同领域的学习结果，包括理论与实践相结合、组织技能的改善以及更好的自我意识和反思能力（Buckley et al.，2010）。

指导

对学习需求的形成性评估可以在单个学生与教师之间一对一互动的情况下有效地进行，尤其当互动是持续关系的一部分时。这样的指导关系被认为是学生发展的重要组成部分，学生长期表现出对导师指导的渴望（Hauer et al.，2005）。指导关系的结构可能会有所不同，具体取决于个人和专业需求、可利用时间，以及学生和教师的兴趣。文献中描述的四种模式包括：师徒式（由经验更丰富的专业人士授课）、克隆式（角色榜样；雕琢继任者）、哺育式（创建安全的环境）和伙伴式（同伴指导）（Ratnapalan，2010）。

不管导师关系是通过正式协议还是非正式协议建立的，要想成功，均需满足许多要求。有效的导师的素质包括：良好的人际交往能力、相关专业知识和经验、应对挑战和提供支持的能力、开放的思想、愿意花时间建立和培育这种关系（Taherian and Shekarchian，2008）。优秀的受训者必须通过责任担当、守时并遵循任务和建议来尊重导师付出的时间和精力。受训者必须愿意公开交流、以积极的态度接受批评、接受挑战、尊重与认同界限，并充分参与目标和决策制定（Rose et al.，2005）。

教师发展

许多教育项目之所以失败是因为直接参与教育学生的教师还没有做好充分的准备——他们缺乏教育理论方面的培训，因此无法将该理论应用于学习环境中（Cate et al.，2011；Wilkerson and Irby，1998）。院长通常会做出这样一种假设，即对教学感兴趣的教师自然具备诸如撰写学习目标、通过讨论引导学习、监控个人和团队进度、提供有效反馈等技能（Kogan et al.，2012），以及根据目标评价进展和成效的能力（Murdoch-Eaton and Whittle，2012）。此外，教师通常对如何解决学生遇到学业困难时所产生的问题的理解有限，特别是在学习更高阶的认知技能（如临床推理）时（Audetat et al.，2012；ten Cate et al.，2011）。

与教学技能的质量同样重要的是，帮助教师成为更好教师的项目的质量（Pernar et al.，2012；Stenfors-Hayes et al.，2011）。除了提供教学技巧信息的网站和出版物（McKeatchie and Svinicki，2005）外，参与医学教育的人员还可以参加自身所在机构（UVA，2012）、区域和国家级会议（AAMC/MERC，2012）举办的研讨会，并且越来越多的机构提供医学教育的学位项目（UIowa，2005；UIC，2011）。1996 年，全世界有 7 个这类硕士课程，截至 2013 年，共有 76 个。随着学位项目数量的增加，人们越来越期望未来的医学教育领导者需要这种更正式的学位证明（Tekian and Harris，2012）。

随着医学教育根据认证要求和医疗卫生服务的变化而发展，教师必须做好实施教育方法的准备，为学习者提供养成自主学习的机会，以便他们能够评估和解决自己的学习需求。人们越来越强调学习者参与自身学习并承担责任的方式。

规划

规划包括考虑要学习什么、如何学习以及如何评估学习。需求评价可帮助教育工作者确定要学习的知识——精心编写的学习目标可指导教师和学生实现这些目标。

需求评估

教师应当对学习需求进行评估，以收集有关学习者的信息，包括他们的先备知识水平或学习差距，并设计适当的干预措施（Kaufman et al.，1993；Morrison et al.，2006）。需求评估还提供有关先前指导有效性的数据，并可以为制定学习目标提供基础。反过来，学习目标将引导学习活动、评价方法和项目评估结果的相关选择。需求评估可以是正式的，也可以是非正式的，大多数同时包含两者（Grant，2002；Walsh，2006）。

非正式和正式的需求评估和数据收集方法为评估学习者在医学教育中的需求提供了灵活性（Grant，2002）。除了下面描述的需求评估类型之外，医学教育工作者还利用其他方法来确定需求，包括针对行动（或行动中）的反思、自我评价（日记、日志和定期审查）、同行评审、观察和实践评价（Grant，2002）。进行需求评估的一种常见做法是评估人群的健康需求，以使教育目标与人口的健康保持一致（Kanashiro et al.，2007）。

将正式的需求评估作为研究项目，可以帮助经验有限的医学教育者更好地为研究过程进行指导。需求评估的四个主要阶段是规划、数据采集、数据分析和报告（图 39.3）（Bradshaw，

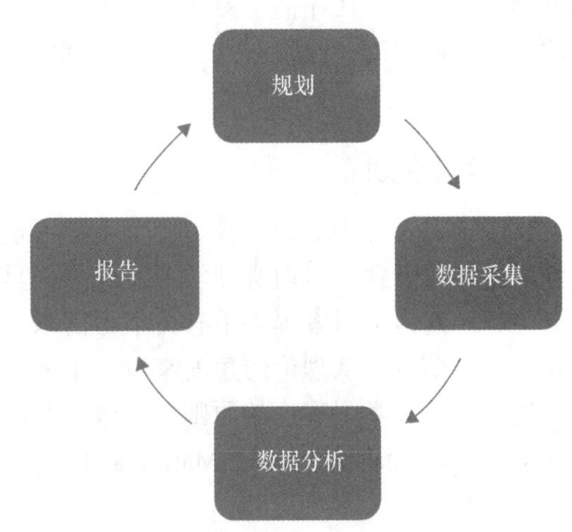

图 39.3 需求评估的阶段

1972；Grant，2002；Morrison et al.，2006）。进行正式的需求评估将指导计划过程，并确保在整个教学过程中都能反映出学习者的需求。

第一阶段是规划。在此阶段做出的决定包括选择参与者并确定数据采集和分析方法。

第二阶段是数据收集。该过程将涉及使用多种方法来收集定量和定性数据。收集的数据可以是标准参考的（将学习者的数据与预期标准进行比较），也可以是比较性的（将学习者的数据与同伴的数据进行比较）。

第三阶段是数据分析。这取决于收集的数据类型。对于定量数据，这意味着选择正确的统计检验。对于定性数据，这意味着需要审视言论提炼主题。

第四也是最后阶段是报告。结果应以最适合数据和受众的格式进行报告。

学习结果

来自需求评估的信息可为与课程计划和教学内容的发展有关的后续决策提供依据。制定以学习者为中心的教学中，最关键的一步也许是制定学习结果。学习结果具有多种功能。首先，学习结果指导教育工作者设计适合受众的有效学习方法。其次，学习结果指导有关评价学生学习的决策，因为此类评价应衡量学生是否已取得对应的结果。最后，明确表述预期结果的方式可以作为指导学生帮助其管理自身学习的指南。

分类法可以提供有用的指导。教育者将学习分为三个领域：知识、技能和态度（Bloom，1956；Harrow，1972；Krathwohl et al.，1964；Simpson，1972）。在评估学习者的需求并设计或调整教学内容时，必须对这三个领域都进行考虑。

个性化学习规划

在以学习者为中心的教育中，个人学习规划可以使学习者在学习内容和学习方式方面具有自主权。这为学习者提供了有关学习需求的自我生成的信息。从理论的角度来看，个人学习规划应与成人学习理论的原则相一致，并应协助学生进行更深入的学习（Marton and Säljö，1984a，b）。

个人学习规划有多种样式，但是一个共同的特点是学习者创建个人学习结果将会作为指导和评价他们自己学习的一部分（Challis，2000；Walsh，2006）。个人学习结果是学生自己开发的，且其意图是说明他们希望从教学中学到什么。学习规划还包括他们将用于获得学习结果的策略、评价进展的计划以及时间表。学习规划成功的关键是在制定计划时要有明确的指导和反馈，以及对已达成成果进展的反馈（Challis，2000）。

学习

学习理论与方法

现有各种各样的理论解释关于学习如何发生以及如何最好地提供支持学习的指导。多年来，更传统的方法是*行为主义理论*方法，该方法寻找可观察到的行为改变作为学习的证据（Skinner，1938；Watson，1914）。行为主义式的教学常以讲授为主，教师作为专家，向学习者传授知识。与行为主义理论相反，建构主义理论方法基于这样的信念：学习是互动的结果（Piaget，1950，1967；Shepard et al.，2005；Swanwick，2010）。以建构主义原则为基础的教学促进了学习者根据其先前的经验来建构新知识，并视学习者为学习过程中的积极参与者，而教师作为引导促进者。社会学习理论强调学习的社会情境（Lave and Wenger，1991；Swanwick，2010；Vygotsky，1978），通过这种学习，学生可以接触到真实的环境，在那里他们观察有经验的临床医生并适应环境。

近期医学院的课程重新设计的重点是采用更主动的学习方法（Abbott et al.，2010；Barondess，1985；Barzansky et al.，2000；Borkan et al.，2009；Cunningham et al.，2006；Des Marchais，1993；Fields et al.，1998；Jones et al.，2001；Miflin，1999）。主动学习中的特殊元素（例如，赋予学习者责任）有助于使学生为有望承担学习职责的临床见实习做好准备。作为住院医师，他们需要具备对自身知识和技能进行自我评价，并针对缺陷制定解决方案的能力。

学习可以是表层的，也可以是深度的（图39.4）。表层学习指在不进行概念整合的情况下

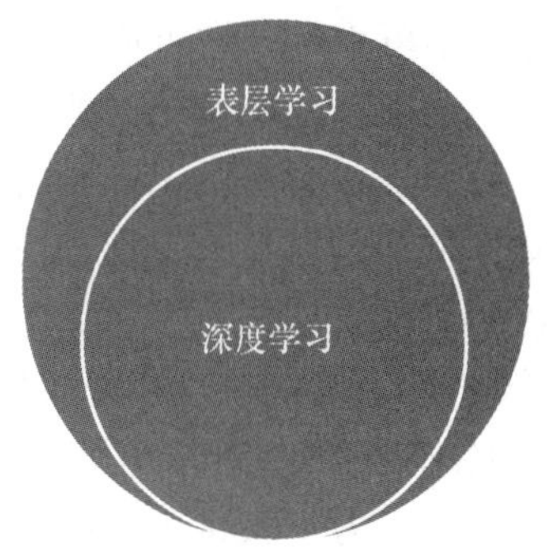

图 39.4 表层和深度学习

死记硬背离散数据，而深度学习则将新信息整合到现有知识中并进行概念连接（Heijne-Penninga et al.，2008；Papinczak et al.，2008；Svirko and Mellanby，2008）。医学生更偏爱于主动学习的方式（Śniadecki et al.，2011；Usmani et al.，2011；Van Hell et al.，2009），研究表明，将信息更紧密地整合到医疗实践中时，行为表现会得到改善，并且学习会更深入（Dornan et al.，2009；Findlater et al.，2012）。例如，一项研究发现，有 72% 的学生更喜欢借助主动学习技巧学习放射学（Zou et al.，2011）。

尽管主动学习有已知的好处，且学生偏爱在临床环境中学习，但这种学习方式对学生而言可能是一项具有挑战性的改变。教育者还需要付出额外的努力和规划，他们必须刻意确保这种方法能帮助学生达成结果（Abraham et al.，2011；Smith and Mathias，2007）。要养成积极的、批判性的、自主学习的学习习惯，学生和教师需要付出大量的努力、动力及具备足够的灵活性（Karakitsiou et al.，2012）。医学教育者需要评估学生的准备情况，需要了解如何鼓励主动学习和批判性思维能力，并仔细观察和准备对这些在向主动学习的过渡中苦苦挣扎的学生们给予支持。

学习类型

评估学习需求的一种方法是识别学生的学习类型。现有多种工具来进行个人学习偏好的确定，例如 VARK 清单（视觉、音频，读写、运动）（Fleming，2001）、Kolb 的学习风格清单（Kolb，1984）和 Myers Brigg 分类法（Myers and Myers，1980）。尽管大多数教育工作者都同意“针对他们最有效的教学方式或学习方式，不同的个体会有所不同”（Pashler et al.，2010），但关于调整教学方法以适应学生的学习类型是否能真正提高学习水平仍存在很大争议（Pashler et al.，2010）。越来越多的证据表明，许多学习者无法归类为一种特定的风格。个体不仅经常是多类型的（即不止一种类型的适宜学习），而且他们的偏好也会随着时间、情况和情境的不同而变化（Gurpinar et al.，2011）。例如，在对使用 VARK 清单的一年级医学生的研究中，研究人员发现，尽管学生确实偏爱某一特定的学习方式，但大多数人还是偏爱多种类型（Lujan and DiCarlo，2006）。总体而言，人们一致认为学生确实有学习偏好，也可以从接触各种学习类型中受益。提供各种类型的资源可为学习者提供选择并让其对学习有控制感，这对于养成自主学习习惯至关重要。

学习资源

在医学教育中，使用电子设备来提供学习资源已变得司空见惯，并提供了极大的灵活性，可以满足学生的需求并审查如何有效满足需求（Glicksman et al.，2009；Kröncke，2010；McNulty et al.，2009；Poulton et al.，2009）。随着技术的不断发展，提供及时访问重要信息的即时医疗移动资源正越来越多地规划在医学教育中（Boruff and Bilodeau，2012；Brunet et al.，2011；Chatterley and Chojecki，2010；Davies et al.，2012；Flannigan and McAloon，2011）。

了解学习偏好并进行调整以适应多种类型是评估学习者需求中重要且不断发展的要素。教师还应参与选择学习资源。他们应该评估学生是否具有寻找、评价和使用可用资源的技能，以确保他们成功的机会。

学习策略

正如学生对学习的偏好有所不同，其学习方式也有所不同。在这里，自主学习和动机很重要，因为学习策略往往是独特的，并且可能根据要学习的材料、时间、环境、可用资源和同伴互动而动态变化（Ward et al.，2011；Yeung and Dixon-Woods，2010）。例如，一个学生可能会采用一种方式来进行记忆，而采用另一种方式来发展实操技能。

具体的策略包括可视化、助记口诀和使用其他记忆设备、概念构建（将概念彼此叠加）、图表化（在内心或实际绘制）、动手演练（发展物理和心理记忆）或口语/听觉/讨论（Lonka et al.，1994；White and Gruppen，2007）。学习策略的选择与学习类型紧密相关，因为具有视觉学习能力的学生将更有可能选择更具视觉导向的学习方式。然而，在许多情况下，当同一位学生需要使用不同技术来习得一项技能或获得知识时，他将通过适应这种（不同的）学习策略来满足这一需求（Pandey and Zimitat，2007；Ward et al.，2011）。其他学习策略选择则着重于学习环境和时间安排。影响学生选择环境的因素可能包括噪声水平、单独学习还是集体学习、场地（室内还是室外）、私密性（家庭，图书馆，公共咖啡馆）、一天中的时间（或夜晚）、学习的时间长度以及学习的频率（White et al.，2007）。

在任何情况下，如果学生没有充分发展或运用他们的元认知技能，就会遇到困难，从而导致选择了不合适或不太有效的学习策略（Reid et al.，2005）。学生可能无法有效地将学习策略与学习类型、环境、时间、可用资源或其他个人或专业因素联系起来，特别是在动机不足的情况下。教师可以通过充当角色榜样，以及对学生学习活动提供额外指导、有效的形成性反馈和动机支持来提供帮助（Kenny et al.，2003；Maudsley，2001；McKimm and Swanwick，2009，White et al.，2007）。

学习环境

物理和心智层面的学习环境在医学教育中的重要性和影响已得到很好的证明（Boor et al.，2008；Genn，2001a，b；Roff，2005；Veerapen and McAleer，2010）。物理学习环境（包括校园、教室、图书馆、自习室、临床环境和实验室）通常受课程、学习需求和内容的影响。演讲厅等空间对于较大的团体活动是必需的，而安静的空间则可能更适合个体获取信息与数据。小组讨论在较小的空间中往往更有效，尽管有一些小组教学法（例如，独立思考-配对交流-公开分享）可以在较大的空间中发挥作用。对于体验式学习或情境化学习而言，情境是必不可少的，它可以是模拟的或真实的。学习环境中还存在情感、智力和个人因素，这些因素为学习者提供了鼓励的文化，同时在教育文化中培养探究、发现和协作的精神（Genn，2001a，b）。

临床情境是最真实、最具挑战性的环境。从更传统的临床前教育到临床培训的过渡可能给学生带来压力（Godefrooij et al.，2010；Prince et al.，2005）。尽管现实世界中的患者照护对于临床培训至关重要，但是当两者发生冲突时，患者照护胜过教育。因此，至关重要的是，临床情境中的学生必须具有管理自己的学习的技能，包括评价自己的优点和不足的能力（White et al.，2007）。

在评价学习者的需求时，重要的是要了解各种因素，包括：

- 学习发生的方式
- 学习类型如何影响教学方法
- 学习资源
- 学习策略
- 学习环境

这些元素相互作用影响学习的方式，会影响对学习者需求的评估。

评价

人们常说评价是课程的驱动力，这在很大程度上是因为评价在传达重要的课程结果方面发挥的作用不可或缺。为了确保有效，评价应该为学习者提供关于他们的优势和不足的有意义的反馈，然后学习者可以用来指导自己的学习；它还应向教师提供关键信息，以方便教师确定特定的学习需求。评价项目应经过严格审查，包括提供效度、信度、教育影响、成本和可接受程度等方面信息（Schuwirth and van der Vleuten，2010；Van der Vleuten et al.，1996）。

形成性和终结性评价

如果学生要在评估和处理自己的学习需求中发挥作用（且应该做到这一点），他们将需要反馈来评判自己的评价。尽管反馈可以采取多种形式，但通常将反馈定义为形成性或终结性。形成性反馈支持并促进学习，它旨在提升良好的行为表现并改善不良的行为表现

（Cantillon and Sargeant，2008）。终结性反馈是根据整体行为进行的成效记录，在教育经历结束时给出（Bienstock et al.，2007）。

形成性评价

在医学教育中，学习者一直抱怨他们没有得到足够的反馈（De et al.,2004）。有迹象表明，学习者在获得反馈时无法识别反馈，部分原因可能是教育者未提供有效的反馈（Bing-You and Trowbridge，2009）。尤其是我们所有人都有保护自我的心理需求，因此我们尝试以最好的眼光看待自己，这是许多人很难进行自我评价的原因之一（Baumeister，1998；Kruger and Dunning，1999）。像是人身攻击的负面反馈会引发诸如愤怒、内疚和自我怀疑之类的情绪。这些情绪反过来又会在认知层面阻碍原本学习者在学习层面上可以被内化、反思并用于改善行为表现的反馈（Bing-You and Trowbridge，2009）。

有足够的证据指导教师提供形成性反馈，以实现帮助学习者了解自己的优点和缺点的目标，从而提高他们的表现。简而言之，我们建议反馈应该是学习者和老师之间的双向对话；反馈应该及时进行，应是针对特定行为的第一手数据做出的反馈；应该用描述性和非评估性语言表达；并且应该解决决策和行动问题，而不是意图和解释（Ende，1983）。

终结性评价

在教育文献中，对终结性反馈的关注很少。由于终结性反馈涉及对成效的判断，而不是与标准相比，因此通常被负面地对待（Taras，2005）。这些判断是高利害的，并可能导致学生专注于学习以获得外部奖励，而不是激励他们为学习而学习（Joughin，2010）。这种外部动机也与表层学习有关，而深度学习通常是医学教育者希望与学生达成的目标（Entwistle，1997）。

关于终结性评价的另一个担忧是，所给的分数是否可以公平地代表学生的学习成就（Yorke，2010）。要判断的学习越复杂，准确建立衡量学习的标准就越困难。而让事情变得更加复杂的是，研究者认为，学习者可能无法直接、有意识地调取他们所知道的所有信息，因为知识是隐性的和分散的，并且可能不容易被正式评价（Knight，2002）。关于终结性评价的再一个担忧是，它可能与形成性评价完全分离（Taras，2005），以至于有些研究人员声称，终结性和形成性评价基于其不同的功能而分为“两个互斥的实体”（Bloom，1971）。

这些问题都与医学教育有关，尤其是在评价临床技能和知识方面。医学院竭力确保临床评分是明了和标准化的（Adler et al.，2011；Huntley et al.，2012；Karabilgin et al.，2012）。为了确保评价的有效性和可靠性，许多学校采用了客观结构化临床考试（OSCE），由经过培训的教师或标准化病人对表现进行评分。但是，经常用核查表来测量学员在 OSCE 中的表现可能会导致过于碎片化，这可能会威胁到效度，特别是在测量更复杂、更高阶的领域时（Gupta et al.，2011；Ponton-Carss et al.，2011；Weissman，2011）。

在进行终结性评价时，我们需要采取谨慎的方式以确保评分工具的信度与效度。为了避免基于不充分或不标准化的测量结果做出判断，研究人员建议使用多种方法来评价临床表现，确保有充分的观察依据作为终结性评价的基础，并建议通过教师发展的方式提高标准化程度（Gupta et al.，2011；Lee and Wimmers，2011）。

笔试（多项选择题）

使用“单个最佳选择”的多项选择题（MCQ）笔试让考生从一系列所有可能的选项中选择一个选项。所选选项必须代表内容领域（Downing，2002）并且没有命题技术缺陷（Downing，2005）。如果题目数太少或所采样的内容太窄，则会影响信度。MCQ 测试的信度对测试长度、选项的区分程度、时间因素以及应试者的同质性等方面敏感（Downing，2004）。

使用 MCQ 进行考试具有成本效益，并且可以有效地利用时间来评价知识及其应用。可以针对特定的学习目标定制本地开发的 MCQ 考试，其结果可用于评价各个学习者在形成性和终结性反馈方面的相对优势和不足。

课堂评价

课堂评价技术（classroom assessment techniques，CATs）旨在帮助教师及其学生根据课程目标来监控学习情况。CAT是一种注重学习而不是教学的形成性评价方法（Angelo and Cross，1993）。课程评价的过程着重于回答三个基本问题：

- 我要教什么基本知识、技能和态度（学习目标）？
- 我的学生学习得如何？
- 我的教学效果如何？

具体的技巧包括“一分钟表述”（您在这堂课上学到的最重要的东西是什么？）和“最困惑的点”（今天让您感到困惑的东西是什么？）（Angelo and Cross，1993；Holladay，2002）。CAT方法的重要元素包括向学生报告从他们的反馈中学到的知识，以及根据反馈修改教学方法的意愿。

CAT的显著优势是，评价后发现学生可能没有习得所学的内容，教师就不会感到惊讶。来自标准化测试表现的信息很难用于改善学习效果，因为通常这些信息的获取太迟而无用（Leahy et al.，2005）。CAT使教师有时间识别学习差距并在打分评价之前就进行处理。

工作场所评价

基于工作场所的评价在医学教育中至关重要，因为它涉及评价真实环境中的关键知识、技能和行为（Holmboe and Hawkins，2008）。通常，用于基于工作场所的评价的方法可分为以下三类：观察、临床病例讨论，以及来自同行、同事和患者的反馈（也称为360°评价）（图39.5）。

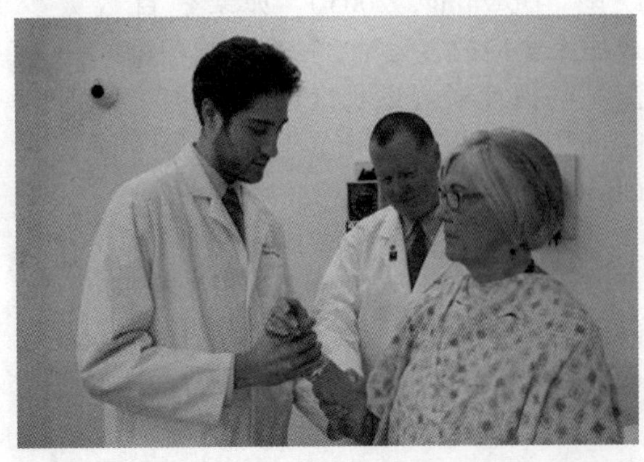

图39.5 评估临床环境中的学习需求

基于评分者的观察和评价，尤其是针对临床表现的评价，存在着明显的信度（和效度）问题（Van Der Vleuten，2000）。人类判断固有的偏见，已经体现在评价者在识别的行为、分辨真实胜任力的能力，甚至就某种已具备的胜任力需用何种行为和表现水平来证明的共识等方面具有明显差异（Sadler，2009；Williams et al.，2003；McGill et al.，2011）。这种评分的差异会影响学习者从临床教师那里获得的口头和书面反馈的可靠性（Kogan et al.，2012）。但是，基于工作场所的评价的一个重要因素是它提供了观察的机会，随后是形成性评价和反馈，它们对于识别学习者的需求以及制定解决这些需求的计划具有巨大的帮助。

目前，已有研究对于观察与行为表现提升的关系没有达成共识。但来自多源工作场所反馈的研究提供了将基于工作场所的评价与改进的行为表现联系起来的强有力证据（Fidler et al.，1999；Smither et al.，2005）。然而，一些研究发现，即使分数表明需要改变，多来源反馈的接受者也不大可能实践这种改变（Lockyer et al.，2003）。

工作场所评价的信度和效度还需要进一步的研究来检验。同时，基于观察来评价临床技能的评价者间信度较低，以及多来源反馈方法的探索和使用有限，这导致了OSCE的广泛使用。

客观结构化临床考试（OSCE）

OSCE用于医学教育以评价学生在病史采集、体格检查和专业行为中的知识、技能和态度。OCSE的历史可以追溯到20世纪70年代后期，当时被描述为“一种定时考试，在这种考试中学生与一系列模拟病人在各考站进行互动，各站可能涉及病史采集、体格检查、患者咨询或患者管理”（Harden and Gleeson，1979）。

OSCE通常具有一系列考站，每个考站都呈现了一种临床挑战。研究建议使用更多的考站和多个评分者以提高信度。OSCE考站通常使用标准化病人。有时这些人是训练有素的演员（Norman et al.，1982），但更多时候并非专业演员（Rubin and Philp，1998）。与实际患者相比，使用标准化病人具有优势，如通过标准化病人培训可减少向学生提出问题与挑战中的差异性（Norman et al.，1985），他们可以模拟会给真实患者带来困扰的情况，并且随时可以呈现并且具有一定的适应性。但标准化病人也有一些缺点，他们往往会因为没有体现真实患者的特性而成为“教科书式的病人”（Wallace et al.，2002），并且其成本可能很高（Hodges et al.，1997）。

OSCE 可以用来向学习者提供形成性或终结性反馈，从而可以弥补知识、技能和行为方面的差距。但是，他们也可以向教师提供有关课程中潜在弱点的反馈（Casey et al.，2009）。因为有证据表明，精心设计的 OSCE 是可行、可靠且有效的（Hodges et al.，1998），世界各地的医学院都采用 OSCE，美国国家医学考官委员会（USMLE, 2012）也采用 OSCE。但是，研究人员提醒，当 OSCE 在包含相对大量的考站并且使用多于 1 名考官评判行为表现时才最为可靠。

自我评价

自我评价作为一种促进学习的工具的使用和益处在学术文献中有充分的记载（Claxton，1995；Darrow et al.，2002；Schunk，1990）。自我评价是一种可以改善元认知发展和学术成就的技能。它也会对师生关系产生积极影响，进而促进学习。

自我评价还可以使学生对自己的学习更有责任感（Banta et al.，1996）。它可以鼓励学生识别并解决自己的学习需求。结合自我反思，自我评价可以帮助学生更好地了解作为学习者的自己，从而可以增加动力和知识（Wlodkowski and Ginsberg，1995）。即使按照专家设定的标准评价自己的进步，并开始将学习责任从教师转移到学生，也会有利于调整学习过程中的能力差异（Baxter Magolda，1999；Kegan，1994）。

教育者认为，自我评价必须认真地、有意义地融入课程中，才能获得益处。它必须成为“课堂上更常见的文化转变的一部分”（Shepard，2000）。实际上，自我评价通常是在比传统的课堂教学（教师讲课和学生做笔记）更为主动的教学方式的背景下进行描述的。此外，自我评价通常与以学生为中心的学习方法相结合，使学生参与制定个人学习档案袋和（或）承担同伴评价的责任。目前的研究已有各种关于自我评价正向结果的证据，包括改进的认知表现、非认知变化（Gordon，1992）、更独立的学习方法、提高自我评价的准确性、更好的批判性思维（King and Kitchener，1994；Baxter Magolda，1999）。

这些研究及其成果多年未应用于医学教育。但是，对终身学习的日益关注导致医学教育认证机构现在要求在医学教育的整个过程中改变教育实践。医学院应为学生提供主动学习的机会，将自我评价整合到形成性评价过程中，而住院医师应将形成性反馈和自我反馈纳入日常实践中（ACGME，2011）。现在学生通常参加协作学习、同伴教学、基于团队的学习和模拟学习等，所有这些都增加了他们对自己学习的责任，并整合了对目标进度的持续自我评价。

处于困难中的学习者

学习结果可指导评价，并应具体描述表明其对内容掌握程度达到满意的表现（Morrison et al.，2006）。当评价表明学生没有按预期掌握内容时，他们的自我效能和学习动机就会受到影响（Pintrich，2003）。同样重要的是，由于新内容是建立在先前内容的基础上，因此这种情况可能会带来持续出现缺陷的风险。

一旦确定了学习困难的学习者，就必须确定问题的根本原因，以便开始补修过程。问题学习者的问题可分为四类：情感性的、认知性的、结构性的和人际性的（Chesser-Smyth，2005；Cleland et al.，2010；Quirk，1994；Tooth et al.，1989；White et al.，2009）。情感问题是学习者处理影响他们的记忆、动机和注意力的外部个人问题的结果。认知问题包括书面交流、空间感知、口头交流、信息整合和知识获取等问题。认知学习问题的补救最直接，因为它们有明确的原因。结构化的学习问题与学习者的时间管理和学习技能有关。人际问题涉及与他人互动的困难（Quirk，1994；White et al.，2009）。

为了使补修成功，学习者须在帮助自己提高表现方面发挥出关键作用。对导致行为表现不符合预期标准的原因及行为表现不佳的根源进行反思十分重要。补修成功的学习者会将其表现归功于自己的努力，并相信他们可以对此进行掌控并因此提高自己的表现（Weiner，1980，1992）。应该鼓励学生反思他们的表现并讨论为什么没有达到期望（Saxena et al.，2009；Sayer et al.，2002；Winston et al.，2010）。

补修策略应基于问题本身的性质，具体策略包括额外的学术辅导、一对一的辅导、建立个人目标和学习计划、学习策略的复习以及在线辅导等。尽管通常在终结性评价中发现表现不佳后才进行补修，但在形成性评价后进行补修最有效（Cleland et al.，2010）。有效的自我评价为学习者提供了有关自身进步的重要信息。如果他们能够自我识别学习中的差距，那么他们本质上就是在识别学习需求，然后可以要求额外的支持和补修措施（White et al.，2009）。

评估

课程评估是“闭环”教育过程的重要组成部分，它可以确保课程的不断发展以满足学习者和机构的需求。为了确定可以改进教学和学习的课程领域，而不是专注于特定个体的学习需求，评估的目标通常与总体结果相关（Morrison，2003）。评估方法可以应用于单个教育模块或课堂活动、单个课程或见实习，甚至整个医学教育计划（Frye and Hemmer，2012）。

Kirkpatrick（2006）描述了一种评估框架，并在医学教育领域引起了关注。由 Freeth 等（2002）修改的 Kirkpatrick 评估等级包括：①反应（学习者满意度）；②学习结果（所习得的知识或技能的变化）；③行为（行为改进；在后续工作角色中采用的行为）；④结果（患者 / 健康结局）。该模型提高了在多个层面上衡量结果的价值，并在学习与知识和技能的应用之间做出了重要区分。它还认识到有必要使评估结果与机构目标保持一致。但该模型一直受到批评，因为它没有明确说明学习的情境和过程，并且假设较高级别收集的证据优于较低级别收集的证据（Holton，1996；Yardley and Dornan，2012）。

除了 Kirkpatrick 评估等级外，还有其他选择，包括对教育过程和情境变量的测量。以学习者为中心的 3P 学与教模型（Biggs，1993）包括：

- ◆ 预示（presage）因素（教育、教师和学习者个体特征的社会政治情境）
- ◆ 过程（process）因素（学习的策略 / 方法）
- ◆ 产出（product）因素（学习结果）

学生情境是指学生的动机、价值观和期望、学习类型以及先备知识和技能。教师情境包括教室或机构的教学环境、课程的结构和内容、教学方法以及评估。过程指在学习中由学生和教师之间的交互作用产生的形式。学习结果是预示因素和过程因素之间相互作用的结果。

在医学教育计划评估中经常使用的其他模型包括逻辑模型（Logic Model Development Guide，2003）和 CIPP（情境、输入、过程和产出）模型（Stufflebeam，2000）。逻辑模型基于系统理论，可以在教育项目或其各个组成部分的规划和评估中进行应用。CIPP 模型则将重点放在情境、输入和流程之间的过程中，提供了专注于项目改进的形成性评估。

评估方法应纳入定量和定性数据，以审查教育过程和结果。为了进行有效的决策，评估规划还应包括形成性和终结性方法。形成性评估的重点是审查计划活动和短期结果，并提供信息以改善教育计划（例如，中途更正）。项目评估往往侧重于学习结果，但了解学生如何学可以极大地提高他们的学习水平（Wilkes and Bligh，1999）。在终结性评估中，重点是通过审查中长期学习结果和过程目标来证明有效性，以及通过评估关键质量指标来确定价值（Cook，2010）。

结论

- ◆ 学习者需求评估是一个动态的周期性过程，贯穿于教育的所有阶段：规划、学习、评价和评估。
- ◆ 持续不断的教师发展对于有效的教学至关重要。
- ◆ 必须培养学习者的技能和习惯，以有效地监控学习者自己的学习进展、根据目标评价其行为表现，以及根据需要调整策略以实现学习目标。

◆ 外部反馈为学习者提供了有关他们学习进展的关键信息，在这种情况下，指导关系可以在该过程中提供帮助。

参考文献

AAMC/MERC (2012) *Medical Education Research Certificate (MERC) Program* [Online]. Washington, DC. https://www.aamc.org/members/gea/merc/ Accessed 7 January 2012

Abbott, A., Sullivan, M., Nyquist, J., Mylona, E., and Taylor, C. (2010) A 'medical student practice profile' as the foundation for a case-based curriculum revision. *Teach Learn Medic.* 22: 307–311

Abraham, R.R., Fisher, M., Kamath, A., Izzati, T.A., Nabila, S., and Atikah, N.N. (2011) Exploring first-year undergraduate medical students' self-directed learning readiness to physiology. *Adv Physiol Educ.* 35: 393–395

ACGME (2011) *The Accreditation Council for Graduate Medical Education Approved Standards* [Online]. ACGME. http://www.acgme-2010standards.org/index.html Accessed 24 May 2012

Adler, M.D., Vozenilek, J.A., Trainor, J.L., et al. (2011) Comparison of checklist and anchored global rating instruments for performance rating of simulated pediatric emergencies. *Simulation in Healthcare.* 6: 18

Angelo, T.A., and Cross, K.P. (1993) *Classroom Assessment Techniques.* San Francisco: Jossey-Bass Publishers

Audetat, M.C., Dory, V., Nendaz, M., et al. (2012) What is so difficult about managing clinical reasoning difficulties? *Med Educ.* 46: 216–227

Banta, T.W., Lund, J.P., Black, K.E., and Oblander, F.W. (1996) *Assessment in Practice: Putting principles to work on college campuses.* San Francisco: Jossey-Bass

Barondess, J.A. (1985) The GPEP Report: I. Preparation for Medical School. *Ann Intern Med.* 103: 138–139

Barzansky, B., Jonas, H.S., and Etzel, S.I. (2000) Educational programmes in US medical schools, 1999–2000. *JAMA.* 284: 1114–1120

Baumeister, R.F. (1998) *The Self.* New York: McGraw-Hill

Baxter Magolda, M.B. (1999) *Creating Contexts for Learning and Self-authorship: Constructive-Developmental Pedagogy.* Nashville, TN: Vanderbilt University Press

Bienstock, J.L., Katz, N.T., Cox, S.M., Hueppchen, N., Erickson, S., and Puscheck, E.E. (2007) To the point: medical education reviews—providing feedback. *Am J Obstet Gynecol.* 196: 508–513

Biggs, J.B. (1993) From theory to practice: a cognitive systems approach. *Higher Educ Res. Devel.* 12: 73–85

Bing-You, R.G., and Trowbridge, R.L. (2009) Why medical educators may be failing at feedback. *JAMA.* 302: 1330–1331

Bloom, B.S. (1956) *Taxonomy of Educational Objectives; the classification of educational goals.* New York: Longmans, Green

Bloom, B.S. (1971) *Handbook on Formative and Summative Evaluation of Student Learning.* New York: McGraw-Hill

Boor, K., Scheele, F., van der Vleuten, C.P.M., Teunissen, P.W., Den Breejen, E.M.E., and Scherpbier, A.J.J.A. (2008) How undergraduate clinical learning climates differ: a multi-method case study. *Med Educ.* 42: 1029–1036

Borkan, J., Feldmann, E., Dollase, R., and Gruppuso, P. (2009) Redesigning the clinical curriculum at the Warren Alpert Medical School of Brown University. *Med Health. Rhode Island.* 92: 300

Boruff, J.T. and Bilodeau, E. (2012) Creating a mobile subject guide to improve access to point-of-care resources for medical students: a case study. *J Med Lib Ass JMLA.* 100: 55

Boud, D. (2001) Using journal writing to enhance reflective practice. *New Directions for Adult and Continuing Education.* 2001: 9–18

Bradshaw, J. (1972) The concept of social need. *New Society.* 30: 640–643

Brunet, P., Cuggia, M., and Le Beux, P. (2011) Recording and podcasting of lectures for students of medical school. *Studies in Health Technology and Informatics.* 169: 248

Buckley, S., Coleman, J., and Khan, K. (2010) Best evidence on the educational effects of undergraduate portfolios. *Clin Teach.* 7: 187–191

Butler, D.L. (2002) Qualitative approaches to investigating self-regulated learning: contributions and challenges. *Educ Psychol.* 37: 59–63

Cantillon, P. and Sargeant, J. (2008) Teaching rounds: giving feedback in clinical settings. *BMJ.* 337: 1292–1294

Casey, P.M., Goepfert, A.R., Espey, E.L., et al. (2009) To the point: reviews in medical education—the Objective Structured Clinical Examination. *Am J Obstet Gynecol.* 200: 25–34

Chalkin, S. (ed.) (2003) *The Zone of Proximal Development in Vygotsky's Analysis of Learning Instruction.* Cambridge: Cambridge University Press

Challis, M. (2000) AMEE Medical Education Guide No. 19: Personal learning plans. *Med Teach.* 22: 225–236

Challis, D. (2005) Towards the mature ePortfolio: Some implications for higher education. *Can J Learn Technol* [Online], 31(3) Web.18. http://www.cjlt.ca/index.php/cjlt/article/view/93/87 Accessed 18 Apr 2012

Charon, R. and DasGupta, S. (2011) Narrative medicine, or a sense of story. *Lit Med.* 29: vii–xiii

Chatterley, T. and Chojecki, D. 2010. Personal digital assistant usage among undergraduate medical students: exploring trends, barriers, and the advent of smartphones. *J Med Lib Ass JMLA.* 98: 157

Chesser-Smyth, P.A. (2005) The lived experiences of general student nurses on their first clinical placement: A phenomenological study. *Nurse Educ Pract.* 5: 320–327

Claxton, G. (1995) What kind of learning does self-assessment drive? Developing a 'nose'for quality: comments on Klenowski (1995). *Assess Educ.* 2: 339–343

Cleland, J., Mackenzie, R., Ross, S., Sinclair, H., and Lee, A. (2010) A remedial intervention linked to a formative assessment is effective in terms of improving student performance in subsequent degree examinations. *Med Teach.* 32: 185–190

Cook, D.A. (2010) Twelve tips for evaluating educational programs. *Med Teach.* 32: 296–301

Cunningham, C.E., Deal, K., Neville, A., Rimas, H., and Lohfeld, L. (2006) Modeling the problem-based learning preferences of McMaster University undergraduate medical students using a discrete choice conjoint experiment. *Adv Health Sci Educ.* 11: 245–266

Darrow, A.A., Johnson, C.M., Miller, A.M., and Williamson, P. (2002) Can students accurately assess themselves? Predictive validity of student self-reports. *Update: Applications of Research in Music Education.* 20: 8–11

Davies, B.S., Rafique, J., Vincent, T.R., et al. (2012) Mobile Medical Education (MoMEd)—how mobile information resources contribute to learning for undergraduate clinical students: a mixed methods study. *BMC Med Educ.* 12: 1

De, S.K., Henke, P.K., Ailawadi, G., Dimick, J.B., and Colletti, L.M. (2004) Attending, house officer, and medical student perceptions about teaching in the third-year medical school general surgery clerkship. *J Am Coll Surg.* 199: 932–942

Des Marchais, J. (1993) A student-centred, problem-based curriculum: 5 years' experience. *Can Med Ass J.* 148: 1567

Dewey, J. (1933) *How We Think, a Restatement of the Relation of Reflective Thinking to the Educative Process.* Boston: D.C. Heath

Dornan, T., Boshuizen, H., King, N., and Scherpbier, A. (2007) Experience-based learning: a model linking the processes and outcomes of medical students' workplace learning. *Med Educ.* 41: 84–91

Downing, S. (2005) The effects of violating standard item writing principles on tests and students: the consequences of using flawed test items on achievement examinations in medical education. *Adv Health Sci Educ.* 10: 133–143

Downing, S.M. (2002) Threats to the validity of locally developed multiple-choice tests in medical education: construct-irrelevant variance and construct underrepresentation. *Adv Health Sci Educ.* 7: 235–241

Downing, S.M. (2004) Reliability: on the reproducibility of assessment data. *Med Educ.* 38: 1006–1012

Duvivier, R.J., van Dalen, J., Muijtjens, A.M., Moulaert, V.R., van der Vleuten, C.P., and Scherpbier, A.J. (2011) The role of deliberate practice in the acquisition of clinical skills. *BMC Med Educ.* 11: 101

Ende, J. (1983) Feedback in clinical medical education. *JAMA.* 250: 777–781

Entwistle, N. (1997) Reconstituting approaches to learning: A response to Webb. *Higher Educ.* 33: 213–218

Fidler, M., Lockyer, J.M., Toews, J., and Violato, C. (1999) Changing physicians practices: The effect of individual feedback. *Acad Med.* 74: 702–714

Fields, S.A., Toffler, W.L., Elliott, D., and Chappelle, K. (1998) Principles of clinical medicine: Oregon Health Sciences University School of Medicine. *Acad Med.* 73: 25

Findlater, G.S., Kristmundsdottir, F., Parson, S.H., and Gillingwater, T.H. (2012) Development of a supported self-directed learning approach for anatomy education. *Anat Sci Educ.* 5: 114–121

Flannigan, C., and McAloon, J. (2011) Students prescribing emergency drug infusions utilising smartphones outperform consultants using BNFCs. *Resuscitation.* 82: 1424–1427

Fleming, N.D. (2001) *Teaching And Learning Styles: VARK Strategies.* Christchurch, New Zealand: Neil Fleming

Freeth, D., Hammick, M., Koppel, I., Reeves, S., and Barr, H. (2002) *A Critical Review of Evaluations of Interprofessional Education..* London: UK Centre for the Advancement of Interprofessional Education

Frye, A.W. and Hemmer, P.A. (2012) Program evaluation models and related theories: AMEE Guide No. 67. *Med Teach.* 34: e288–e299

Assessment and Higher Education Student Outcomes: Policy, Practice and Research (pp. 79–90). Wellington, New Zealand: Ako Aotearoa

Carless, D., Joughin, G. Ngar-Fun, L., et al (2006) A conceptual framework for learning-oriented assessment. In D. Carless, G. Joughin, L. Ngar-Fun, et al. (eds) *How Assessment Supports Learning: Learning-orientated assessment in action* (pp. 7–15). Hong Kong: Hong Kong University Press

Carroll, M. (1995) Formative assessment workshops: feedback sessions for large classes. *Biochem Educ.* 23: 65–67

Chickering, A.W. and Gamson, Z.F. (1987) Seven principles for good practice in undergraduate education. *AAHE Bulletin.* [Online] www.aahea.org/aahea/articles/sevenprinciples1987.htm Accessed 12 March 2013

Daelmans, H.E.M., Hoogenboom, R.J.I., Scherpbier, A.J.J.A., Stehouwer, C.D.A., and van der Vleuten, C.P.M. (2005) Effects of an in-training assessment programme on supervision of and feedback on competencies in an undergraduate Internal Medicine clerkship. *Med Teach.* 27: 158–163

Denison, A.R., Currie, A.E., Laing, M.R., and Heys, S.D. (2006) Good for them or good for us? The role of academic guidance interviews. *Med Educ.* 40: 1188–1191

Dobson, J.L. (2008) The use of formative online quizzes to enhance class preparation and scores on summative exams. *Adv Physiol Educ.* 32: 297–302

Driessen, E., van der Vleuten, C., Schuwirth, L., Van Tartwijk, J., and Vermunt, J. (2005) The use of qualitative research criteria for portfolio assessment as an alternative to reliability evaluation: a case study. *Med Educ.* 39: 214–220

Elizondo-Montemayor, L.L. (2004) How we assess students using an holistic standardized assessment system. *Med Teach.* 26: 400–402

Ende, J. (1983) Feedback in clinical medical education. *JAMA.* 250: 777–781

Entwistle, N.J. and Entwistle, A.C. (1991) Forms of understanding for degree examinations: the pupil experience and its implications. *Higher Educ.* 22: 205–227

Epstein, R.M. (2007) Assessment in medical education. *N Engl J Med.* 356: 387–396

Fowell, S.L., Southgate, L.J., and Bligh, J.G. (1999) Evaluating assessment: the missing link? *Med Educ.* 33: 276–281

Gibbs, G. (1992) *Improving the Quality of Student Learning.* Bristol: TES

Gibbs, G. (2010) Using assessment to support student learning. Leeds Met Press. [Online] http://www.leedsmet.ac.uk/staff/files/100317_36641_Formative_Assessment3Blue_WEB.pdf Accessed 12 March 2013

Gibbs, G. and Coffey, M (2004) The impact of training of university teachers on their teaching skills, their approach to teaching and the approach to learning of their students. *Active Learn Higher Educ.* 5: 87–100

Gibbs, G. and Simpson, C. (2004) Conditions under which assessment supports students' learning. *Learn Teach Higher Educ.* 1: 3–30

Gitomer, D.H. and Duschl, R.A. (2007) Establishing multilevel coherence in assessment. *Yearbook of the National Society for the Study of Education.* 106: 288–320

GMC (2009) *Tomorrow's Doctors.* London: GMC

Gordon, M. (1991) A review of the validity and accuracy of self-assessments in health professions training. *Acad Med.* 66: 762–769

Gray, C.S., Hildreth, A.J., Fisher, C., et al. (2008) Towards a formative assessment of classroom competencies (FACCs) for postgraduate medical trainees. *BMC Med Educ.* 8: 61

Hafferty, F. (1998) Beyond curriculum reform: confronting medicine's hidden curriculum. *Acad Med.* 73: 403–407

Hattie, J.A. (1987) Identifying the salient factors of a model of student learning: a synthesis of meta-analyses. *Int J Educ Res.* 11: 187–212

Hattie, J. and Jaeger, R. (1998) Assessment and classroom learning: a deductive approach. *Assess Educ Principles, Policy and Practice.* 5: 111–122

Henderson, P., Ferguson-Smith, A.C., and Johnson, M.H. (2005) Developing essential professional skills: a framework for teaching and learning about feedback. *BMC Med Educ.* 5: 11

Hewson, M.G. and Little, M.L. (1998) Giving feedback in medical education: verification of recommended techniques. *J Gen Intern Med.*13: 111–116

Higgins, R.S.D., Bridges, J., Burke, J.M., et al (2004) Implementing the ACGME general competencies in a cardiothoracic surgery residency program using 360-degree feedback. *Ann Thorac Surg.* 77: 12–17

Hill, D.A., Guinea, A.I., and McCarthy, W.H. (1994) Formative assessment: a student perspective. *Med Educ.* 28: 394–399

Holmboe, E.S., Sherbino, J., Long, D.M., Swing, S.R., and Frank, J.R. (2010) The role of assessment in competency-based medical education. *Med Teach.* 32: 676–682

Kaufman D.M. and Mann, K.V. (2010) Teaching and learning in medical education: how theory can inform practice. In T. Swanwick (ed.) *Understanding Medical Education* (pp. 16–36). Oxford: Wiley-Blackwell

Kibble, J. (2007) Use of unsupervised online quizzes as formative assessment in a medical physiology course: effects of incentives on student participation and performance. *Adv Physiol Educ* 31: 253–260

Kluger, A.N. and DeNisi, A. (1996) The effects of feedback interventions on performance: A historical review, a meta-analysis, and a preliminary Francisco: Berren-Koehler

Knight, P.T. (2002) Summative assessment in higher education: practices in disarray. *Studies Higher Educ.* 27: 275–286

Kogan, J.R., Conforti, L.N., Bernabeo, E.C., Durning, S.J., Hauer, K.E., and Holmboe, E.S. (2012) Faculty staff perceptions of feedback to residents after direct observation of clinical skills. *Med Educ.* 46: 201–215

Kolb, D.A. (1984) *Experiential Learning: experience as the source of learning and development.* Englewood Cliffs, NJ: Prentice-Hall

Krathwohl, D.R., Bloom, B.S., and Masia, B.B. (1964) *Taxonomy of Educational Objectives, Handbook II: Affective Domain.* New York: David McKay Company

Kröncke, K.D. (2010) Computer-based learning versus practical course in pre-clinical education: Acceptance and knowledge retention. *Med Teach.* 32: 408–413

Kruger, J., and Dunning, D. (1999) Unskilled and unaware of it: how difficulties in recognizing one's own incompetence lead to inflated self-assessments. *J Personality Soc Psychol.* 77: 1121

Lave, J. and Wenger, E. (1991) *Situated Learning: Legitimate Peripheral Participation.* CambridgeUK; New York: Cambridge University Press

Law, S. (2011) Using narratives to trigger reflection. *Clin Teach.* 8: 147–150

Leahy, S., Lyon, C., Thompson, M., and Williams, D. (2005) Classroom assessment: minute by minute, day by day. *Educ Leadership.* 63: 19–24

Lee, M., and Wimmers, P.F. (2011) Clinical competence understood through the construct validity of three clerkship assessments. *Med Educ.* 45: 849–857

Lockyer, J., Violato, C., and Fidler, H. (2003) Likelihood of change: A study assessing surgeon use of multisource feedback data. *Teach Learn Med.* 15: 168–174

Lonka, K., Lindblom-YlÄnne, S., and Maury, S. (1994) The effect of study strategies on learning from text. *Learn Instruct.* 4: 253–271

Lujan, H.L., and DiCarlo, S.E. (2006) First-year medical students prefer multiple learning styles. *Adv Physiol Educ.* 30: 13–16

Marton, F., and Säljö, R. (1984a) Approaches to learning. In F. Marton, D. Hounsell, and N. Entwistle (eds) *The Experience of Learning: Implications for teaching and studying in higher education.* 3rd (Internet) edition (pp. 39–58). Edinburgh: University of Edinburgh, Centre for Teaching, Learning and Assessment

Marton, F., and Säljö, R. (1984b) Cognitive focus during learning. In F. Marton, D. Hounsell, and N. Entwistle (eds) *The Experience of Learning: Implications for teaching and studying in higher education.* 3rd (Internet) edition (pp. 56–80). Edinburgh: University of Edinburgh, Centre for Teaching, Learning and Assessment

Maudsley, R.F. (2001) Role models and the learning environment: essential elements in effective medical education. *Acad Med.* 76: 432

McGill, D.A., van der Vleuten, C.P., and Clarke, M.J. (2011) Supervisor assessment of clinical and professional competence of medical trainees: a reliability study using workplace data and a focused analytical literature review. *Adv Health Sci Educ Theory Pract.* 16: 405–425

McGrath, D., and Higgins, A. (2006) Implementing and evaluating reflective practice group sessions. *Nurse Educ Pract.* 6: 175–181

McKeatchie, W., and Svinicki, M. (2005) *Teaching Tips: Strategies, research, and theory for college teachers.* Boston: Houghton Mifflin

McKimm, J., and Swanwick, T. (2009) Assessing learning needs. *Br J Hosp Med.* 70: 349

McNulty, J.A., Sonntag, B., and Sinacore, J.M. (2009) Evaluation of computer-aided instruction in a gross anatomy course: A six-year study. *Anat Sci Educ.* 2: 2–8

Miflin, B.-M., Campbell, C.-B., and Price, D.-A. (1999) A lesson from the introduction of a problem-based, graduate entry course: the effects of difference views of self-direction. Medical Education 33: 801–807

Morrison, G.R., Ross, S.M., and Kemp, J.E. (2006) *Designing Effective Instruction.* Hoboken, NJ: John Wiley & Sons Inc.

Morrison, J. (2003) ABC of learning and teaching in medicine: evaluation. *BMJ.* 326: 385–387

Murdoch-Eaton, D., and Whittle, S. (2012) Generic skills in medical education: developing the tools for successful lifelong learning. *Med Educ.* 46: 120–128

Myers, I.B., and Myers, P.B. (1980) *Gifts Differing: Understanding Personality Type.* Mountain View, CA: Davies-Black Publishing

Norman, G.R., Neufeld, V R., Walsh, A., Woodward, C.A., and McConvey, G.A. (1985) Measuring physicians performances by using simulated patients. *J Med Educ.* 60: 925–934

Norman, G.R., Tugwell, P., and Feightner, J.W. (1982) A comparison of resident performance on real and simulated patients. *J Med Educ.* 57: 708–715

Nothnagle, M., Anandarajah, G., Goldman, R.E., and Reis, S. (2011) Struggling to be self-directed: residents' paradoxical beliefs about learning. *Acad Med.* 86: 1539–1544

Pandey, P. and Zimitat, C. (2007) Medical students' learning of anatomy: memorisation, understanding and visualisation. *Med Educ.* 41: 7–14

Papinczak, T., Young, L., Groves, M., and Haynes, M. (2008) Effects of a metacognitive intervention on students' approaches to learning and self-efficacy in a first year medical course. *Adv Health Sci Educ Theory Pract.* 13: 213–232

Pashler, H., McDaniel, M., Rohrer, D., and Bjork, R. (2010) Learning styles: Concepts and evidence. *Psychol SciPublic Interest.* 28: 105

Patrick, H., and Middleton, M. J. 2002. Turning the kaleidoscope: what we see when self-regulated learning is viewed with a qualitative lens. *Educ Psychol.* 37: 27–39

Pernar, L.I., Beleniski, F., Rosen, H., Lipsitz, S., Hafler, J., and Breen, E. (2012) Spaced education faculty development may not improve faculty teaching performance ratings in a surgery department. *J Surg Educ.* 69: 52–57

Piaget, J. (1950) *The Psychology of Intelligence.* London: Routledge, and Paul

Piaget, J. (1967) *Six Psychological Studies.* New York: Random House

Pintrich, P.R. (1995) Understanding self-regulated learning. *New Directions Teach Learn.* 1995: 3–12

Pintrich, P.R. (1999) The role of motivation in promoting and sustaining self-regulated learning. *Int J Educ Res.* 31: 459–470

Pintrich, P.R. (2003) A motivational science perspective on the role of student motivation in learning and teaching contexts. *J Educ Psychol.* 95: 667

Platzer, H., Blake, D., and Snelling, J. (1997a) A review of research into the use of groups and discussion to promote reflective practice in nursing. *Res Post-Compulsory Educ.* 2: 193–204

Platzer, H., Snelling, J., and Blake, D. (1997b) Promoting reflective practitioners in nursing: a review of theoretical models and research into the use of diaries and journals to facilitate reflection. *Teach Higher Educ.* 2: 103–121

Ponton-Carss, A., Hutchison, C., and Violato, C. (2011) Assessment of communication, professionalism, and surgical skills in an objective structured performance-related examination (OSPRE): a psychometric study. *Amn J Surg.* 202(4): 433–440

Poulton, T., Conradi, E., Kavia, S., Round, J., and Hilton, S. (2009) The replacement of 'paper' cases by interactive online virtual patients in problem-based learning. *Med Teach.* 31: 752–758

Prince, K.J.A H., Boshuizen, H., Van Der Vleuten, C.P.M., and Scherpbier, A.J.J.A. (2005) Students' opinions about their preparation for clinical practice. *Med Educ.* 39: 704–712

Quirk, R (1994), Educational issues in the design of courses based on competency standards: A discussion paper. St Leonards, New South Wales, Australia: NSW TAFE Commission Ratnapalan, S. (2010) Mentoring in medicine. *Can Fam Physician.* 56: 198

Reid, W., Duvall, E., and Evans, P. (2005) Can we influence medical students' approaches to learning? *Med Teach.* 27: 401–407

Roff, S. (2005) Education environment: a bibliography. *Med Teach.* 27: 353–357

Rose, G.L., Rukstalis, M.R., and Schuckit, M.A. (2005) Informal mentoring between faculty and medical students. *Acad Med.* 80: 344–348

Rubin, N.J., and Philp, E.B. (1998) Health care perceptions of the standardized patient. *Med Educ.* 32: 538–542

Sadler, D.R. (2009) Indeterminacy in the use of preset criteria for assessment and grading. *Assess Eval Higher Edu.* 34: 159–179

Saxena, V., O'Sullivan, P.S., Teherani, A., Irby, D.M., and Hauer, K.E. (2009) Remediation techniques for student performance problems after a comprehensive clinical skills assessment. *Acad Med.* 84: 669

Sayer, M., Chaput De Saintonge, M., Evans, D., and Wood, D. (2002) Support for students with academic difficulties. *Med Educ.* 36: 643–650

Schunk, D.H. (1990) Goal setting and self-efficacy during self-regulated learning. *Educ Psychol.* 25: 71–86

Schuwirth, L.W.T., and van der Vleuten, C.P.M. (2010) How to design a useful test: the principles of assessment. In T. Swanwick (ed.) *Understanding Medical Education: Evidence, Theory and Practice.* Oxford: Wiley-Blackwell

Shepard, L.A. (2000) The role of assessment in a learning culture. *Educ Res.* 29: 4–14

Shepard, L.A., Flexer, R.J., Hiebert, E.H., Marion, S.F., Mayfield, V., and Weston, T.J. 2005. Effects of introducing classroom peflormance assessments on student learning. *Educ Measurement Issues Pract.* 15: 7–18

Simpson, E. (1972) *The Psychomotor Domain.* Washington DC: Gryphon House

Skinner, B.F. (1938) *The Behavior of Organisms: An Experimental Analysis.* Cambridge, MA: B.F. Skinner Foundation

Smith, C.F. and Mathias, H. (2007) An investigation into medical students' approaches to anatomy learning in a systems-based prosection course. *Clin Anat.* 20: 843–848

Smither, J.W., London, M., and Reilly, R.R. (2005) Does performance improve following multisource feedback? A theoretical model, meta-analysis and review of empirical findings. *Pers Psychol.* 58: 33–66

Śniadecki, M., Kiszkielis, M., and Wydra, D. 2011. Surgery course evaluation. expectations of medical students in surgery rotation? From bench to bedside. *Polish J Surg.* 83: 554–561

Stenfors-Hayes, T., Hult, H., and Dahlgren, L.O. (2011) What does it mean to be a good teacher and clinical supervisor in medical education? *Adv Health Sci Educ Theory Pract.* 16: 197–210

Stufflebeam, D.L. (2000) The CIPP model for program evaluation. In: Stufflebeam, D. L., Madaus, G. F. and Kellaghan, T. (eds) *Evaluation Models: Viewpoints on Educational and Human Services Evaluation.* 2nd edn (pp. 325–365). Norwell, MA: Kluwer Academic Publishers

Svirko, E. and Mellanby, J. (2008) Attitudes to e-learning, learning style and achievement in learning neuroanatomy by medical students. *Med Teach.* 30(9-10): e219–e227

Swanwick, T. (Ed.) (2010) *Understanding Medical Education: Evidence, Theory and Practice.* Hoboken, NJ: Wiley-Blackwell.

Taherian, K. and Shekarchian, M. (2008) Mentoring for doctors. Do its benefits outweigh its disadvantages? *Med Teach.* 30: e95–e99

Taras, M. (2005) Assessment–summative and formative–some theoretical reflections. *Br J Educ Studies.* 53: 466–478

Tekian, A., and Harris, I. (2012) Preparing health professions education leaders worldwide: A description of masters-level programs. *Med Teach.* 34: 52–58

ten Cate, T.J., Kusurkar, R.A., and Williams, G.C. (2011) How self-determination theory can assist our understanding of the teaching and learning processes in medical education. AMEE Guide No. 59. *Med Teach.* 33: 961–973

Tooth, D., Tonge, K., and McManus, I. (1989) Anxiety and study methods in preclinical students: causal relation to examination performance. *Med Educ.* 23: 416–421

UIC (2011) *College of Medicine at Chicago: Master of Health Professions Education* [Online]. http://chicago.medicine.uic.edu/departments___programmes/departments/meded/educational_programmes/mhpe/ Accessed 22 January 2012

UIowa (2005) *University of Iowa Master in Medical Education (MME)* [Online]. http://www.uiowa.edu/admissions/graduate/programmes/programme-details/med-educ.html Accessed 25 May 2012

Usmani, A., Omaeer, Q., and Sultan, S.T. (2011) Mentoring undergraduate medical students: Experience from Bahria University Karachi. *J Pakistan Med Ass.* 61: 790

USMLE (2012) *United States Medical Licensing Examination* [Online]. Federation of State Medical Boards (FSMB) and National Board of Medical Examiners. http://www.usmle.org/ Accessed 24 May 2012UVA (2012) *'NXGen' Faculty Development: Teach the Teachers* [Online]. http://www.medicine.virginia.edu/education/medical-students/UMEd/faculty-development-nxgen-teach-the-teachers Accessed 8 January 2012

Van Der Vleuten, C. (2000) Validity of final examinations in undergraduate medical training. *BMJ.* 321: 1217–1219

Van der Vleuten, C., Verwijnen, G., and Wijnen, W. (1996) Fifteen years of experience with progress testing in a problem-based learning curriculum. *Med Teach.* 18: 103–110

Van Hell, E.A., Kuks, J.B.M., Raat, A., Van Lohuizen, M.T., and Cohen-Schotanus, J. (2009) Instructiveness of feedback during clerkships: Influence of supervisor, observation and student initiative. *Med Teach.* 31: 45–50

Veerapen, K., and McAleer, S. (2010) Students' perception of the learning environment in a distributed medical programmeme. *Med Educ Online.* 15: 51–68

Vygotsky, L. (1978) *Interaction between Learning and Development. Mind and Society.* Cambridge, MA: Harvard University Press

Wald, H.S., Borkan, J.M., Taylor, J.S., Anthony, D., and Reis, S.P. (2012) Fostering and evaluating reflective capacity in medical education: developing the REFLECT rubric for assessing reflective writing. *Acad Med.* 87: 41–50

Wallace, J., Rao, R., and Haslam, R. (2002) Simulated patients and objective structured clinical examinations: review of their use in medical education. *Adv Psychiatr Treat.* 8: 342–348

Walsh, K. (2006) How to assess your learning needs. *JRSM.* 99: 29–31

Ward, A., Litman, D., and Eskenazi, M. (2011) Predicting change in student motivation by measuring cohesion between tutor and student. *Proceedings of the* 6th *Workshop on the Innovative Use of NLP for Building Educational Applications* (pp. 136–141). Available from: ACM Portal ACM Digital Library

Watson, J.B. (1914) *Behavior: An Introduction to Comparative Psychology.* New York: H. Holt and Company.

Weiner, B. (1992) *Human Motivation: Metaphors, Theories. and Research.* New York: Sage Publications, Inc.

Weiner, E.S. (1980) 'The Diagnostic Evaluation of Writing Skills' (DEWS): Application of DEWS criteria to writing samples. *Learning Disability Quarterly.* 3: 54–59

Weissman, S.H. (2011) The difficulty of assessing students' competence in patient care. *Acad Med.* 86: 1485

White, C.B. and Gruppen, L.D. (2007). *Self-regulated Learning in Medical Education.* Edinburgh, UK: ASME—Association for the Study of Medical Education

White, C.B., Ross, P.T., and Gruppen, L.D. 2009. Remediating students' failed OSCE performances at one school: The effects of self-assessment, reflection, and feedback. *Acad Med.* 84: 651

Wilkerson, L., and Irby, D.M. (1998) Strategies for improving teaching practices: a comprehensive approach to faculty development. *Acad Med.* 73: 387–396

Wilkes, M., and Bligh, J. (1999) Evaluating educational interventions. *BMJ.* 318: 1269–1272

Williams, R.-G., Klamen, D.-A., and McGaghie, W.-C. (2003) Cognitive, social and environmental sources of bias in clinical performance ratings. *Teaching and Learning in Medicine.* 15: 270–292

Winston, K.A., Van Der Vleuten, C.P.M., and Scherpbier, A.J.J.A. (2010) At-risk medical students: implications of students' voice for the theory and practice of remediation. *Med Educ.* 44: 1038–1047

W. K. Kellogg Foundation (1998) *Logic Model Development Guide* [Online]. W. K. Kellogg Foundation http://www.wkkf.org/knowledge-center/resources/2006/02/wk-kellogg-foundation-logic-model-development-guide.aspx Accessed 4 April 2013

Wlodkowski, R.J., and Ginsberg, M.B. (1995) *Diversity. and Motivation: Culturally Responsive Teaching.* San Francisco: Jossey-Bass

Yardley, S., and Dornan, T. 2012. Kirkpatrick's levels and education 'evidence'. *Med Educ.* 46: 97–106

Yeung, K., and Dixon-Woods, M. (2010) Design-based regulation and patient safety: A regulatory studies perspective. *Soc SciMed.* 71: 502–509

Yorke, M. (2010) How finely grained does summative assessment need to be? *Studies Higher Educ.* 35: 677–689

Zimmerman, B.J. (2000) Attainment of self-regulation: A social cognitive perspective. In Boekaerts, M., Pintrich, P., and Zeidner, M. (eds) *Handbook of Self-regulation* (pp. 13–35). San Diego, CA: Academic Press,.

Zimmerman, B.J. (2002) Becoming a Self-regulated learner: an overview. *Theory into Practice.* 41: 64–72

Zimmerman, B.J., Bonner, S., and Kovach, R. (1996) *Developing Self-regulated Learners [electronic resource]: beyond achievement to self-efficacy.* Washington, DC: American Psychological Association

Zou, L., King, A., Soman, S., et al. (2011) Medical students' preferences in radiology education: a comparison between the Socratic and didactic methods utilizing powerpoint features in radiology education. *Acad Radiol.* 18: 253–256

第40章

医学教育中的自主学习 Self-regulated learning in medical education

Timothy J. Cleary, Steven J. Durning, Larry D. Gruppen, Paul A. Hemmer, Anthony R. Artino, Jr.

译者：赵　悦　审校：李　力

从一开始，能力再认证（revalidation）的目的就是让医生证明他们是与时俱进的，适合执业的，并通过实践中获得的证据进行有意义的反思来改进提升。

Graeme Catto

引言

大多数学员能成功地完成医学院和住院医师培训，并成长成为成功的医生，至少按照我们目前的表现标准是这样的。尽管这是对于我们的课程体系、评价、教学和学习实践的高度赞许，但医学教育工作者和研究人员认识到尚有许多仍待处理的挑战。例如，值得注意的是，相当一部分的学员和医生在实际临床情况表现不佳（Frellsen et al., 2008；Greenburg et al., 2007）。表现不佳可能在早期（如考试不及格）或者培训和实践的后期阶段（如做出错误的诊疗决策）出现（Institute of Medicine, 2000）。后一种尤其成问题，因其对患者照护产生不利影响。

我们不应把注意力仅仅放在表现不佳的专业人士身上，因为即使是可胜任的医生也需要通过终身学习来提升自己的能力。一些医学教育研究人员认为，医学教师必须向学员灌输一种信念，即专业责任意味着在整个职业生涯中不断努力提高自己的技能（Brydges and Butler, 2012）。在医学教育中，这些终身学习技能，如寻找专业发展机会，以及独立反思、实践和提高自己的医学能力，类似于有些人所说的自我导向的实践（Li et al., 2010；Slotnick, 2001；White and Gruppen, 2007）。不幸的是，医生往往对自己的长处和短处缺乏认识。他们可能表现出较弱的动机，并可能缺乏必要的策略性技能，从而主动和有策略地提高他们的能力（Eva and Regehr, 2005）。因此，通过开发有效的方式，使所有学生和医生参与这些反思和监督技能应该是医学教育的一个重要目标（Brydges and Butler, 2012）。

此外，还有一些人认为医学教育者需要重新审视用于评价受训者能力的评价类型，如选择题（MCQs）、客观结构化临床考试（OSCEs）和论文（Durning et al., 2011a）。这些评价类型对于评价知识、技能和态度的某些方面是有效的，但是对于产生反馈来报告需要补修活动等方面可能用处较小。因此，虽然常用的评价方法可能识别“有风险”的受训学员，但结果并不一定会提供量身定制的补修计划，在此类考试中的表现也不能解释学员结果的差异，如学业成就、临床能力和患者照护（Durning et al., 2011a）。另一个令人担忧的问题是，大多数医学教育研究倾向于要么在很大程度上是非理论性的，要么依赖于那些主要将学习者个人作为“失败”原因的理论，往往排除了环境或社会因素（Durning and Artino，2011）。

虽然这些与个体和环境因素相关的问题是相对独立的，且代表了医学教育者所面临的主要挑战。但从我们的角度来看，其中许多问题可以通过自我调节（自主性，self-regulation）理论及其研究来理解和应对。从社会认知的角度来看，自主学习（self-regulated learning，SRL）是一个多维度的过程，包含了一系列相互关联的、情境化的思想、行动和情感，人们策略性地使用这些思想、行动和情感来实现个人目标（Bandura，1986；Zimmerman，2000）。个人整合其思想、行动和情感，以便有效地管理和控制自己的学习和表现。自主学习的社会认知模型和其他社会认知框架已经被研究人员和医疗从业人员广泛用于指导多领域的评价和教学干预活动（Boekaerts et al.，2000；Zimmerman and Schunk，2011）。

首先，医学教育者需要重点考虑关于 SRL 的两个重要问题：

- SRL 是一个可以应用于几乎任何涉及行为表现和技能掌握的领域或活动的过程
- SRL 技能可以明确地通过教学、引导性实践和补修辅导来教授（Butler，1998；Graham and Harris，2009）

有了这些基本前提，SRL 的理论模型应该对医学教育者有吸引力，因为它们可以提供一个简明的框架来理解和解决我们所描述的医学教育中的许多棘手问题。

本章的目的是概述 SRL 理论和研究，并描述其与医学教育的关系。我们将回顾有关自主学习的不同理论视角之间的一些核心相似之处，但将重点放在社会认知视角上，该视角强调自主学习是一种连贯化的、特定情境的“循环”过程。我们会强调 SRL 的这种循环解释在概念和经验上的优势，并提供具体的例子来说明自主过程的每个组成部分。最后，我们就 SRL 为医学教育研究和实践提供了具体的指导原则，并讨论了该理论在领域内的广泛意义。

自主性理论

SRL 理论关注于解释个体在学习或表现时如何成为认知（思维和信念）、情感（情绪）、行为和环境的主宰（Carver，2004；Puustinen and Pulkkinen，2001；Vohs and Baumeister，2004；Zimmerman，2000）。如若审视关于 SRL 的所有理论模型就超出了本章的范围，但值得注意的是，关于人类动机的性质、环境和自律能力如何发展的作用的研究理论存在很大的差异（Zimmerman and Schunk，2001）。例如，信息处理理论（Winne，2001）把个人如何思考、解释和理解信息以及它们使用的优化学习的认知策略放在首位。在这种模式中，动机和环境的作用传统上没有得到足够的强调。事实上，在医学教育中，这些领域是常常被弱化的。相比之下，操作或行为理论倾向于将环境因素，如强化和榜样示范放在首要位置以解释行为（Mace et al.，2001），认知和信念不能直接测量，但不能弱化其作用。

关于 SRL 的几个核心方面也存在分歧，比如它是否主要是一个有意识的过程，或者自动性是否起着关键作用（Vohs and Baumeister，2004）。有趣的是后一点与最近临床推理文献中的论点相似，大多数研究者现在认为临床推理既具有自动的（非分析性推理）的部分，又具有需要花费精力的、有意识的过程（分析性推理）的部分（Norman，2005）。

尽管存在许多不同的自主性模型，我们主要关注共通和相似的方面（图 40.1）。许多理论家将 SRL 概念化为一个周期循环性反馈回路（Carver，2004；Winne，2001；Zimmerman and Schunk，2001）。虽然循环性的精确特质和具体过程在不同的理论观点中可能有所不同，但循环的核心功能是允许个人收集用于评价行

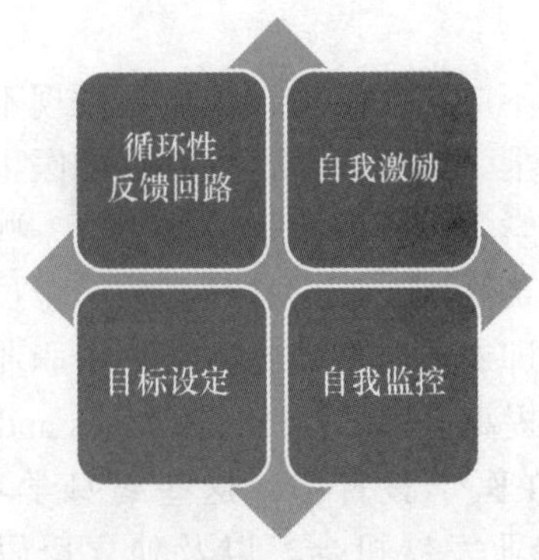

图 40.1 SRL 模型的核心特征

为表现的信息。从循环性的角度来看，当个体在执行一项活动的整个过程中学会以综合的方式使用不同的调节过程，如目标设定、自我监控和自我评价，学习或行为表现的质量就能最大化。因此，如果学生需要掌握静脉穿刺，自我调节的循环性预测则认为对其的精熟最有可能在他们练习静脉穿刺前的准备、在静脉穿刺活动中参与观察活动，并对操作的结果进行反思三个过程中产生（Cleary and Sandars，2011）。

当前许多 SRL 理论的第二个核心特征是，在学习过程中，个体的动机和他们自主性投入的质量（例如，努力、选择和坚持）之间存在着明确的联系。当代理论并不仅仅关注个人如何学习和表现；它们也解释了为什么那些个体选择这样做（Bandura，1997；Pintrich，2000；Zimmerman，2000）。尽管许多因素都与动机行为有关，但人们仍将重点放在环境的作用以及个人的自我动机信念上，包括：

- 完成特定任务的信心（自我效能）
- 兴趣或乐趣水平（任务兴趣）
- 能力随着时间的推移是固定的还是变化的（能力的概念）
- 他们挣扎或成功的原因（他们获得特定结果的因果归因）
- 他们进行活动的原因，例如出于学习或精熟（学习有其自身的奖励）还是出于外部原因（从导师那里获得好成绩）

医学教育文献已经认识到这些激励过程的重要性。最近的研究表明，采用目标导向（主要关注表现和结果）进行行为表现的学生，以及那些表现出低自我效能的人往往表现出较弱的成就和表现，而那些具备精熟导向（主要关注学习过程中的乐趣）和高度自信的人则表现出较高的成就和表现（Artino et al.，2012）。此外，前期研究表明，学生的自我效能信念与他们在医学院的表现有关（Artino et al.，2010，2011）。在相对于普通大众，更聚焦学生、住院医生和执业医生具有较高的倦怠率和抑郁率的研究中（Dyrbye et al.，2010；Goebert et al.，2009），产生了大量有力证据揭示研究人员需要进一步探索这些动机信念和其他因素如何影响学生参与和调节他们的学习。

第三，大多数 SRL 模型将自主学习描述为一种目标导向的活动。也即自我学习的人不会随意使用策略或随机尝试学习，而是有策略地和有目的地从事特定的行为，以获得明确的和有意义的个人成果。当个人设定目标时，例如以完美无缺的方式执行操作，他们会从动机和自主性这两个角度受益。就是说，个人目标使行为充满活力，因为它们代表了人们最终希望实现的目标。但是，个人目标也代表了个人确定自己是否获得成功或证明自己进步的标准，从而促进了自我评价的过程（Zimmerman，2008a）。

而 SRL 模型最重要的方面可能是对自我监控的强调（Epstein et al.，2008；Winne，2001；Zimmerman and Schunk，2001）。虽然自主性的个体有设定目标和参与具体学习活动的动力，但他们也努力追踪自己的行为和进步。自我监控在 SRL 模型中起着核心反馈机制的作用，因为个体正是通过这个过程来增强自我意识并收集必要的信息来有效地评价他们在特定任务中的表现。例如，与没有进行此类监督的学生相比，以图表显示他们在执行操作时犯下的错误数量的学生更有可能展现出对自身技能的更多认识（Epstein et al.，2008）。获取自我监控的行为表现数据对于能够准确地进行自我评价，并随后在未来的表现中采用调整策略是至关重要的。

SRL 的社会认知解读

虽然早些时候，有许多可行的 SRL 模型强调了如前所述的诸多特性，从我们的角度去考虑，会更关注其作为社会认知模型的部分，因为这样的一个框架似乎拥有许多直接与新兴的趋势和医学教育的主要目标相关的可取特征。首先，社会认知模型强调 SRL 是一种情境化的技能，可以被教授和提升（Bandura，1986）。鉴于医学教育和临床照护的复杂性（Bleakley et al.，2012），越来越多的证据表明，SRL 在不同情境下有所不同，个体通常会以不同的方式解读和回应类似的情况（Bong，2005；Cleary and Chen，2009；Hadwin et al.，2001；Winne and Jamieson-Noel，2002），这一点十分有意思。因此，要理解医学教育中的 SRL，就需要把这个过程放在明确定义的活动中。为了强调这一点，最近在医学教育领域的研究工作表明，医生往往会对主诉相同、潜在诊断相同的患者做出不同的反应，部分原因是情境特征的影响（Durning et al.，2010b，2012；Eva，2003；Eva et al.，1998）。

从信息处理的角度来看，将行为描述为社会事件会在许多方面表现出不同，这可以说是医学教育的普遍观点（Bleakley et al.，2012；Durning and Artino，2011）。与主要强调实施行为的行动者（例如学生）的知识或元认知技能相反，社会认知理论强调这些与行动者相关的变量如何与他们的行为以及他们学习或表现的环境相互作用。更具体而言，人类运行是根据个人（例如信念、期望、态度和先备知识）、行为（例如个人行为、选择和口头陈述）和环境因素（例如资源、行为后果、其他人和物理条件）（Bandura，1986）的相互影响。

社会认知模型的另一个优势是它强调间接体验式学习（通过观察他人执行任务进行学习）以及相应的榜样示范和演示的教学技巧的重要性。此外，教育心理学研究揭示了榜样示范作为教学工具的重要性（Schunk et al.，2008；Schunk and Swartz，1993），最近镜像神经元系统的发现（当看到某人独自完成任务时大脑相同区域的激活）也支持了该理论的对应内容（Glenberg，2011）。

最后，如前所述，SRL 的社会认知模型已经在多种大环境中予以研究和应用。尽管诸多自主学习干预项目均借鉴了不同的理论范式，但社会认知假说普遍体现在了这些项目中（Bembenutty et al.，2013）。就我们而言，医学教育者可以从社会认知理论的常规角度，以及从这个角度衍生的各种模型（包括 SRL 的动态、循环性解读）的概念中获益。

Zimmerman 的三相循环性反馈回路

社会认知领域的研究人员将 SRL 定义为实现个人目标而进行计划和周期性调整的自我生成的想法、感觉和行动（Zimmerman，2000）。对这个定义的剖析揭示了几个核心元素。例如，SRL 是一个目标导向的过程，涉及多个子过程的集成，比如自我监控和自我评价。该结论还表明，尽管 SRL 的来源可能有社会根源（如导师的影响），但在更基本的层面上，自我监控行为是由自身生成和导向的。然而，本章最重要的是“有计划并循环适应的”这个短语。这个短语提示着一个时间过程，在此过程中，个人在学习之前进行思考和规划，然后调整或改变其学习或表现以达到个人目标。这个概念类似于刻意练习，特别是当学员不再需要教练来成功地练习和执行任务的阶段（Ericsson，2006）。真正使个体在本质上具备自主学习能力的是他们在主动地和策略性地改变什么内容和以何种方式处理特定任务的能力。

在 Zimmerman 于 2000 年的观点中，自主性最适合于被概念化为一个循环过程，包括预先思考（任务前）、行为表现（任务中）和自我反思（任务后）。预先思考阶段的过程，包括个人发生在参与学习之前的目标和战略规划。例如，如果一个住院医生为了制定合适的目标而积极地回顾他的诊疗计划和每个患者的医疗问题，那么他就表现出了适应性的预先思考。预先思考过程不仅为学习或表现奠定了基础，而且往往成为衡量成败的基准或标准。

然而，从这种循环模型的角度来看，学员不会自动地将他们的战略规划付诸行动（即表现）。他们还需要拥有必要的动力，即个体对其能执行特定任务的能力有极高自信（自我效能），在活动中有享受或乐趣等积极观念（对任务的兴趣度），以及对从事这些活动将带来预期结果的强烈的信念（结果预期）时，则可能会实现他们在学习中的战略规划和进行其他类型的自主性过程。例如，一名医生参与了她所在医院成功的质量改进（QI）项目，她察觉到自己现在拥有了满足患者的需要的必要的技能（自我效能），并意识到此类型的活动对自身的效率和患者照护所带来的好处（预期结果），那么她更有可能在其他质量改进项目中参与投入。

在尝试学习或展示技能的过程中（行为表现或循环的“事中”阶段），高度自主性的个体不仅会实施他们预先考虑的规划和策略，而且会经常使用各种自我控制策略来管理他们的注意力、行为和学习。例如，一个医学院的学生正在努力寻找必要的时间学习生理学课程，或当学习期间变得越来越无聊或沮丧时，可能使用日历管理时间，或采取一系列的学习间休息或使用自我强化（例如，“如果我学习了两小时，我可以吃我最喜欢的甜点”）来保持注意力在学习。能自主学习的人也热衷于自我监控其自身的行为、想法和学习的潜在障碍。自我监控是反馈循环的信息枢纽，因为这是个人在行为表现之后做出适当判断和反应的基础。

在此反馈循环的最后阶段（“事后”阶段），学习者评价他们的目标是否达到（自我评价），识别出这种行为表现水平的原因（归因），并得出如何在未来学习或执行临床任务之前进行适应调整的结论（适应性推断）。自我反思尤其重要，因为在这个阶段学习可能会受阻，也可能会在挑战中继续前进。从概念化的角度来看，当一个人的反思性判断影响到他们后续学习的方式时，反馈循环的一次重复就完成了。

为了说明这三个循环阶段是如何发生的，现以 Smith 医生为例，他从事初级保健内科医师 13 年，所在单位属于一个中下收入的市郊里正不断蓬勃发展的医疗单位。他在执业中处理了不少的诊疗问题，并拥有一个良好的复杂病例转诊网络。通过以下的情境，Smith 医生被认为是一个能进行有效自主学习者。

预先思考——发现问题并制定战略规划

最近，当地卫生保健系统发布了一项治疗哮喘的新方案。多年来，Smith 医生一直留意医学期刊上有关哮喘的指南，并对它们进行了简略浏览。然而，最近他偶然听到几个同事在谈论他们各自医疗体系中实施的相似指南。当反思自己的实践时，他认识到自身实践偏离了这些推荐的指南（任务分析）。虽然乍一看，Smith 医生认为这种医疗实践的差异似乎对患者的预后并不重要，但在对他的职业目标和已建立的治疗方案进行更仔细的分析后，他意识到他的哮喘治疗方案不符合标准。此外，鉴于他意识到他的做法在今后几年将受到严格审查（任务价值），他认识到有必要根据建议的改变调整和变化他的做法。为了实现这一目标，Smith 医生确立了其首要目标，即根据最佳实践指南建立有效、明确的哮喘病治疗计划，并在 2 个月内完成。为了实现这一目标，他决定采取各种策略（规划），比如花时间阅读有关哮喘指南的内容、咨询他的呼吸科咨询医师，以及与同事进行非正式讨论。

对于预先思考的点评

哮喘治疗的变化帮助 Smith 医生真正认识到他需要预先思考阶段的过程来制定更明确的目标和策略。然而，促使 Smith 医生做出这些改变的是他对自身医疗实践的高水平的洞察力，以及他的动机信念。因为他认识到自己是一个有能力的、与时俱进的医疗执业人员，并且清楚地认识到做出这些改变的内在价值和重要性，Smith 医生感到必须做出改变。此外，尽管他对自己最初的哮喘指南的质量信心不足，但鉴于他长期的高成就的表现和对专业发展的付出，他对修改这些指南有强烈的意识。

执行阶段——实施规划和收集数据

为了执行他的计划，Smith 医生制定了一个具体的活动时间表来指导他的阅读和获得专科咨询的行为。他认为，最好的做法是在与同事交谈之前，对关键问题有一个坚实的知识基础。他用最开始的 2 周时间来复习重要文件，并对需要解决的关键主题做笔记（自我监控）。在回顾了建议的指南后，他开始与同事联系，并组织了几次工作午餐进行讨论和分析。然而，在这些会议上，许多高年资同事怀疑这些新方法的效用。他们还告诉 Smith 医生，他是在浪费时间。他记录了他们的感受以及他自己对这次会议的感受（自我监控）。他对所发生的事情感到沮丧，他进行了自我交谈以保持专注和动力。有趣的是，他的一位对当前实践更有知识的同事对这些指南的潜在影响非常热情。鉴于这位同事的观点与他自己的实践目标相一致，因此他安排了时间与该人进行单独交谈，以更加仔细地研究他的实施策略。

对于行为表现的点评

虽然本例中的行为表现阶段横跨了相当长的一段时间，但它有助于说明策略性思考和自我监控的重要性。Smith 医生没有被动地等待外部因素来激发他的行动，而是采用了各种自我控制策略（时间管理和自我对话）来指导他自己的活动，并支持他自身改变实践的动议。然而，在这个阶段，重要的不仅仅是使用策略来实现个人目标，还包括收集关于这些策略在实现个人目标方面有效程度的数据。通过记录自身和他人的行为，Smith医生将获得可以在周期性循环的下一阶段进行充分的自我评价的数据。

自我反思——决定成功和适应的需要

在分析了哮喘指南中的数据并与同事会面后，Smith医生制定了与相应指南和他的个人实践相符的哮喘方案。因此，他得出结论，他的调查计划是成功的，因为他实现了他的预想目标，即建立一个新的哮喘指导计划（自我评价）。他将他的计划的成功归因于他使用了许多不同的策略来收集信息，以及他使用了自我控制策略来保持对手头任务的专注。然而，在进行了这种反思之后，他也意识到需要将自己的目标从开发转向实施。Smith医生对自己实施新指导方针的能力很有信心，但他意识到必须制定新的目标和一套策略来确保成功实施（循环的下一个预先考虑阶段）。

对于自我反思的点评

Smith医生依靠在执行阶段收集的信息来帮助他评价他的计划是否成功，并决定他需要如何进一步开展。由于他认为他的计划是可行的，因此他需要采取必要的步骤来实施新的指导方针。故在循环性自主反馈循环的下一阶段，Smith医生选择在1个月内实施这些方案（目标），并在3个晚上的过程中对员工进行专业发展培训（战略计划）。此外，他决定将第1个月作为试点阶段，通过正式的评价程序（由患者、工作人员和同事填写问卷）来跟踪该计划的成功。这些数据将促进他对新指南的适当性和质量的自我评价和反思。

反馈回路的概念优势

SRL的循环解释的一个关键优势是，它在一个单一的解释框架内整合了动机、元认知和策略过程。最终，这种虽然相关但不同的过程的整合，允许一个人解决几个关键问题，这些问题是医学教育者感兴趣的（图40.2）。

SRL三相循环模型的另一个优点是强调了预先考虑的（事前）阶段过程。不同于主要关注自我反思的方法，循环的考虑提供了一个基础，以区分积极主动型、被动型或抵抗型的学习者。主动型学习者是指那些进行自我启动

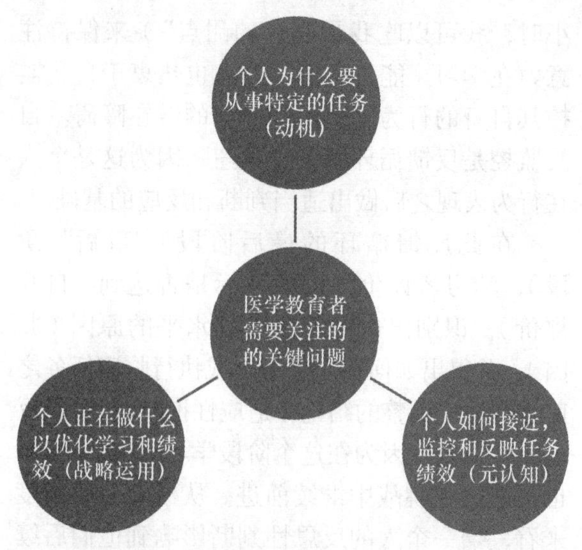

图40.2 针对医学教育者的主要指导问题

或预先开发策略性规划，从而达成明确的目标的人；而被动型学习者通常在事后才开始思考他们的学习方法。这种区别与医学教育尤为相关，因为很可能一些学生和专业人士只有在收到高利害结果（如考试不及格）的负面反馈时才会对自己的表现保持警惕。这并不是说被动调节是适应不良的，也不是说它不会促使人们参与随后的学习周期。相反，被动型调节者往往学习效率低下，而且往往难以保持积极性。这是因为行为表现标准界定不清和对如何改进缺乏认识。循环反馈模式也被证明是在不同领域和技能领域制定应用干预方案的有用方法；包括学术技能和慢病管理，如哮喘和心脏问题（Bonner et al.，2002；Butler，1998；Clark，2013；Cleary et al.，2008；Graham and Harris，2009）。尽管所有这些干预项目并没有直接结合Zimmerman的反馈模型的每一个组成部分，也不都是社会认知的，但它们都强调教授学习者在他们试图改进时如何以使监控思维和行动进入循环。鉴于有大量文献证明了这些自我调节干预在不同背景下的实证优势（Cleary et al.，2006；Schunk and Swartz，1993；Zimmerman and Kitsantas，1996，2002），我们相信这一类型的框架有解决医学教育中紧急问题的极大潜力。

自我调节过程与医学教育之间的关系

近十年来，医学教育研究者对自我评价、自我监督、元认知、自主学习和反思实践等概

念进行了研究；这些都与三相循环模型的各个组成部分相关（Brydges and Butler，2012）。自我评价，也被称为校准，包括对一个人执行某项活动能力的信念与在该活动的执行情况时的实际相符程度（Colthart et al.，2008；Dornan，2008；Eva and Regehr，2005；Ward et al.，2002）。自我评价很重要，因为它关系到个人的表现，强调个人对自身能力的理解，以及被要求完成的任务的行为表现和要求。虽然这些判断的准确性与循环中定义的几个指导过程（如任务分析、自我评价）有关，但自我评价的范围相对狭窄，因为它主要检查个人预测或后判断的准确性。元认知与自我评价有关，与个体对自身和任务的认识有关，也与个体控制认知以引导行为的能力有关（Flavell，1979；Veenman et al.，2003）。一些关键的元认知技能包括计划（预先思考）、监控（表现）和评估（反思）；反映循环回路的时期维度的过程。因此，尽管自我评价和元认知有重叠，但可以将元认知拓展为一个更广泛的构念，因为它包含了其他几种认知技能。也就是说，大多数理论家会认为元认知过程可被归入 SRL 这个更广泛的标签之下（Zimmerman，1995）。SRL 模型通过强调动机信念的作用、情境和环境因素的重要性以及情感、环境和认知的交互影响，趋向于超越传统的元认知框架。

医学教育的另一个重要领域是反思实践。反思性实践是指医生进行某种类型的批判性自我分析的过程，以便从他们的经验中学习，并对他们自己的行为以及这些行为如何影响自己和他人有更深入的了解（Mann et al.，2009）。反思的一个关键目标是使医生能够实现并保持对他们的经验的控制（Mann et al.，2009）。医学教育中的反思性实践文献符合环反馈循环中的自我反思阶段。然而，在医学背景下，作为反思性实践基础的子过程往往没有得到很好的定义，并且往往较少关注 SRL 模型的预先考虑和表现维度。因此，反思性实践与本章讨论的模型的某些方面是一致的，但同样在范围上要窄得多。

最后，自主学习（self-directed learning，SDL）是一个研究相当充分的构念，已被用于医学教育。SDL 被定义为“一个过程，在这个过程中，个人在有无他人帮助的情况下，主动诊断自己的学习需求、制定目标、确定人力和物力资源、选择和实施适当的学习策略，以及评估学习成果”（Knowles，1975，p. 18）。此外，在医学教育中的基于问题的学习（PBL）文献中，开发 SDL 技能常常被吹捧为此类教学方法的主要成果。显然，SDL 和 SRL 之间存在联系；这一联系已经在文献中明确地建立起来（Zimmerman and Lebeau，2000）。然而，有些人认为 SDL 是一个更广泛的概念，既涉及学习环境的设计特点，可以提供自我导向的机会，也涉及学习者的性格特点；而 SRL 模型通常指的是后者（Brydges and Butler，2012；Loyens et al.，2008）。无论如何定义 SDL 或 SRL，有些人都要求在两种文献之间进行更多的相互交流启发（Zimmerman and Lebeau，2000）。我们当然同意这一建议，因为我们怀疑医学教育研究者在他们的研究范式中经常不采用全面和综合的方法来进行理论应用。

与医学教育有关的 SRL 当下重要议题

本章提出的 SRL 概念符合医学教育的新兴研究，并为扩展和完善这一研究和专业实践提供了一些富有成效的想法。在这里，我们简要概述了教育心理学领域已经确立的、与医学教育明显相关的四种 SRL 研究-实践理念（图 40.3）。尽管在医学教育中有与这些研究实践理念相关的文献基础，但我们需要弱化这些尚未得到广泛研究的原则，因此必须探索和验证它们在多大程度上适用于医学背景。

多阶段的自我调节训练比狭义的自我调节干预更有效

跨学科研究表明，培训个人从事多阶段自我调节过程，相比当他们接受单阶段训练

多阶段自我调节培训比狭窄的自我调节干预更有效
有效的 SRL 干预采用情境化和特定任务策略
激励是一种可以改进的技能
策略性的反思性思维促进适应和改进

图 40.3 SRL 研究到实践的想法

（即事前、事中或事后）或完全未获训练时（Borkowski et al.，1988；Cleary et al.，2006；Schunk and Ertmer，1999；Schunk and Swartz，1993；Zimmerman and Kitsantas，1996，1997），会带来更大的动机（例如自我效能）、自我调节（例如策略运用、自我评价）和成就成果。换言之，个人倾向于表现出更高的水平，当他们学习如何集成和同时使用多个监管阶段过程，如目标设定（深谋远虑）、自我监督（性能）和归因（反思），而不是在执行一个任务时的一组更窄的流程。

为了说明运动技能多阶段训练的重要性，Cleary 等（2006）将 50 个是篮球新手的大学生随机分配给三个实验组之中的一组或对照组。实验组与 Zimmerman 反馈循环的三个阶段密切相关。因此，被分配到单一阶段条件下的参与者只接受了预先思考过程的培训（即设定过程目标）。被分配到两阶段条件下的参与者接受了预先思考和表现指导（即自我记录），而三阶段的参与者则接受了预先思考、表现和自我反思阶段过程的培训。

这项研究的一个重要发现是，三阶段和两阶段组的投球技能在练习中和测试后都比其他组表现得更好，尽管多阶段组的投篮明显更少。多阶段组的参与者练习投篮的次数比其他组少，因为他们被训练在练习中投入更多的时间和注意力来监控自己所使用的投篮策略。与 Zimmerman 博士的案例情境相似，循环反馈模型预测，当人们能够获得关于自己战略行为的自我监督信息时，他们将能够更好地调整自己的行为或建立新的目标和策略来改善未来的表现（Zimmerman，2000）。

医学教育研究人员现在已经开始研究自我调节过程，以及单一或较低程度上多个“调节”过程对行为表现结果的影响（Brydges et al.，2009；Kennedy et al.，2009；Mouton et al.，2010）。例如，在一项研究中，研究人员通过实验测试了自主支持环境和目标设定干预对学生缝合技能的影响（Brydges et al.，2009）。从我们的角度来看，研究人员继续评估多种自我调节过程对临床技能和整体专业实践的影响的程度将极大地有助于最终开发出包含此类过程的应用干预计划。

有效的 SRL 干预措施采用了情境化和任务特定的策略

虽然 SRL 似乎有一些稳定的维度，但有一项新兴的文献表明，个体的动机信念和调节行为因情境需求和特征而不同（Bandura，1997；Cleary and Chen，2009；Eva，2003；Eva et al.，1998；Kennedy et al.，2009）。在医学教育中，研究显示了教学环境和情境特征对学生的临床技能和监管过程的影响（Kennedy et al.，2009；Eva，2003；Eva et al.，1998）。例如，研究人员已经证明，由于自身以及环境和背景的因素，医疗培训人员感觉到在临床活动中独立行动的巨大压力（Kennedy et al.，2009）。其他研究人员表明，医师的诊断技能会受到实际临床工作的影响。也就是说，除了患者所呈现的病史和体格检查以外，其他事情都会影响他们的决策。例如，两个病人可能有相同的症状和相同的基本诊断，但医生可能无法得出相同的诊断和处置（Durning et al.，2010a，b；Eva，2003；Eva et al.，1998）。

除了认识到环境的重要性之外，大多数自我调节干预项目还包括 SRL 过程（目标设定、自我监控）和特定任务策略（例如使用概念图学习科学）的培训（Butler，1998；Cleary et al.，2008；Graham and Harris，2009）。尽管在应用的 SRL 干预计划中强调的各项调控流程（例如目标设定、监控、自我反思）存在很多重叠，但这些干预措施往往会根据具体内容领域和与这些领域相关的策略而有所不同。例如，尽管在高中情境中，调控过程强调以科学课为重点的干预（Cleary et al.，2008）和针对小学生的写作干预（Graham and Harris，2009）非常相似，基于科学课的干预涉及使用概念图和助记设备学习课程资料的指导，而写作干预则强调使用有效书写的五步或六步过程。提供情境化和针对特定任务的策略指导是几乎所有 SRL 干预计划的关键要素。

从我们的角度来看，为了使自我调节干预与医学教育相关，必须将这些过程“结合情境”或与感兴趣的特定任务相关来教授。同等重要或者可能更重要的是，对于每个标志性活动，特别是当活动的范围和要求不同时，应该教授学习者不同的学习策略。例如，采集精神病史的策略与实施微创手术所需采取的策略是完全不同的。

动机是一种可以提高的技能

在医学教育领域，许多学生、住院医生和执业医生不仅挣扎于展现基准熟练程度，而且也表现出对自己的不足缺乏认识（Eva and Regehr，2005）。从调控的角度来看，当学生不明白他们为什么挣扎，或者即使他们在挣扎，他们反思和提升表现的动机也会受到影响。循环反馈模型很重要，部分原因是它清楚地区分了个人从调控技能中学习的意愿或动力。从社会认知的角度来看，动机是一种以目标为导向的、需要人为启动并进行保持的活动（Zimmerman，2008a）。图 40.4 列举了动机的一些潜在来源。

在医学教育中，有几种教学方法可以影响学生的动机、信念和行为。例如，研究表明，在 PBL 教育环境中接受了 2 年教育的学生比在传统学习环境中接受教育的学生表现出更强的管理能力、独立性和总体动机（White，2007）。虽然效果很显著，但未来的研究应该更多地关注对关键动机过程的定量和定性测量，如自我效能、兴趣和目标取向（Artino et al.，2010，2011，2012；Artino，2012）。循证医学（EBM）的教学也可以作为学习和应用动机原则的基础。例如，为了在掌握循证医学原则的过程中建立学习者的自我效能，循证医学过程通常被分解为几个组成阶段（询问、获取、评价、应用），学习者先完成任务，使他们能够掌握每一个阶段，然后再把它们整合在一起（Straus et al.，2005）。这是至关重要的，因为精熟掌握的经验对提升个人执行特定任务的信心具有重要影响。

动机主要来自个人

- 对他们的能力和技能的自我认知（即自我效能；Pajares and Urdan，2006）
- 从事任务时的兴趣（即任务兴趣；Eccles and Wigfield，2002）
- 感知活动的重要性（即感知的媒介；Zimmerman，2000）
- 个人或专业目标（即目标导向；Pintrich，2000）

图 40.4　动力的主要来源

自我调节过程，包括目标设定和因果归因，也具有动机属性。一般来说，目标如果具体、个人自主产生、专注于过程的、具有等级结构（即包含短期和长期；Zimmerman，2008），方能产生最大程度的动力。目标的重要性已在教育心理学中明确确立，过程目标已成为医学教育研究中的一个关键主题（Bandura，1997；Brydges et al.，2009；Cleary and Sandars，2011；Zimmerman，2008a）。就因果归因而言，当个人认为他们对进行某项特定活动的行为是由于内部、可控、不稳定或不固定的因素所致时，他们往往表现出最适应的动力和行为表现状况。

动机研究的关键意义在于，要增强学生的动机，不仅要增强他们对任务执行的兴趣和对任务的价值（以及对价值的感知），而且还应帮助他们在学习之前和之后专注于学习过程，这一点很重要。当考虑到医学生和医生相对于普通大众的过度倦怠和抑郁程度（这些现象可能导致大量的不投入学习）时，动机干预在医学教育中的重要性进一步得到强调（Artino et al.，2010，2011，2012；Dyrbye et al.，2010；Goebert et al.，2009）。

策略性的反思性思维促进适应和改进

所有学习者曾几何时都表现出过低于他们个人期望的情况，例如考试不及格。尽管这可能会给高成就的学习者带来困扰，但当学习者未以合适的方式感知这些结果时，失败或次优表现可能会变得更加成问题。归因研究人员已经表明，学习者如何思考失败对他们的影响、动力和随后的策略行为具有重要的意义（Borkowski et al.，1988；Hall et al.，2006）。多项研究得出的最一致的发现认为，将表现不佳或失败归因于可控因素（例如努力和策略使用）的学习者倾向于表现出最理想的动力和成就。

归因研究人员还强调了将失败重新诠释为积极的内容可能会增强调控的经验的重要性（Hall et al.，2006）。因此，对于表现不佳的学习者，指导者帮助他们确定学习方式和表现之间的联系可能会有所帮助，并且重组他们对失败经历意义的思考。例如，可以鼓励学习者将

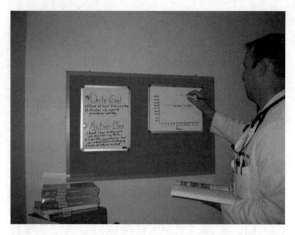

图 40.5 动态使用目标设定和自我监控作为临床实践的一部分

表现不佳视为成长的机会或尚未掌握技能的标志。此外，当学习者将不良表现归因于不可控制的因素（例如教师问题或任务难度）时，重要的是要验证这些因素在某些情况下可能是正确的，但是这种“难以改变”的因素则不那么重要，因为它们并不决定成功之路。

然而，适应性策略思维并不仅限于自我反思的思想和反应（归因）。受过严格调控的个人在学习之前和学习期间的计划和目标设定方面也具有战略意义，例如，通过调控他们在学习缝合时使用的策略。据我们所知，很少有研究直接调查学生在执行特定临床任务时的调控和策略思维的质量。在一项卓有成效的研究中，研究者通过使用情境化的评价方法，如直接观察、有声思考或微观分析访谈，更清晰地检验这些信念和行为模式（Cleary，2011；Durning et al.，2011a；Zimmerman，2008b）。

自我调节对医学教育的广泛影响

除了这些特定的研究到实践原则，SRL 可以更广泛地为医学教育领域提供信息。在这里，我们概述了 SRL 的循环模型对医学专业人士和教育工作者的广泛影响（图 40.5）

培育环境 – 人与人之间的相互交流

在医学领域，研究 SRL 和其他相关构念（例如自我评价）的兴趣日益浓厚（Brydges and Butler，2012；Durning et al.，2011a）。SRL 被认为受到一系列环境变量的影响，包括教室的物理特征、教学方法、社会属性人员的类型和性质（例如教师、导师或同辈）；甚至还有更精细的情境变量，例如期望医疗实习生执行的具体活动和任务。因此，社会认知理论对 SRL 的一个巨大优势是认识到虽然环境影响学生，但学生也可以主动影响和调整他们学习和表现的环境。从我们的角度来看，一个关键的问题涉及医学教育者解决这种互惠关系的双方所需要使用的策略。医学教育者如何创造学习环境，在学生中培养积极的、可适应的 SRL？反过来说，学生如何被授权巧妙地定位和管理这些情境，而不管他们的质量如何？仅仅以特定的方式安排环境来培养独立性和自我导向的行为并不一定能确保学生能够熟练地应付和处理这种程度的自主性。需要考虑的一些重要问题包括：

- 如何向学生提供以过程为导向的反馈，以促进适应性和策略性思考？
- 学生需要什么数量和质量的实践机会来帮助他们学习如何使用针对特定内容的策略和监管策略？
- 如何在医学培训的各个层次上组织学习活动，以提高自我效能和内在兴趣？
- 如何为学生提供辅导活动或自我调节的“指导”，以帮助他们应对个人学习或表现方面的挑战？

循环性 SRL 模型与医学教育理论和实践的相关性

医学教育者需要关注的的关键问题

来自一项重要的转化研究推荐了发展和实施多阶段自我调节干预，以递归的方式帮助个体思考他们的技能发展和学习。从某种意义上说，SRL 的多阶段循环性质与存在于医学教育中的非线性和复杂性相似，这在继续医学教育（CME）和终身学习倡议中得到了证实。此外，在医学教育中，存在着理论范式和指导方法，这些方法说明了对正确行为的“过程”方法。尽管创新传播理论（Rogers，2003）的起源、目的和关键的基本假设不同，但它与 SRL 的三阶段循环模型（Zimmerman，2000）所阐述的循环和面向过程的框架具有相同的特征。

让我们来看看 Smith 医生的情况，他是我们的初级保健内科医生。一个人在实践中采取改变的过程有五个阶段（Rogers，2003）。在第一阶段，意识阶段，Smith 医生最初接触了哮喘指南，但并没有收集很多关于它们的信息。在这个阶段，Smith 医生还没有被激发去寻找更多的信息，因为他还没有看到需要（动机）。第二个阶段是兴趣，这描述了 Smith 医生觉醒的动机，去更仔细地研究指南并寻求更多的信息。这种兴趣通常是由解决问题的需要驱动的，通常体现在患者的案例中。兴趣和所谓的任务价值这一概念是一种重要的动机结构，可以（而且应该）在医学教育背景下进一步加以探索（Artino et al.，2010，2011）。采用变更过程的第三个关键阶段是评估，在评估中，Smith 博士采用了指南的概念，并权衡了使用指南的优缺点。他必须决定是采用还是拒绝该指南，但研究表明，这是一个个人主义的阶段，在很大程度上取决于医生的经验、工作重点、同伴和环境（Bleakley et al.，2012；Brydges and Butler，2012）。从一般意义上讲，这前三个阶段对应于周期性模型的“之前”或“预见”阶段，因为它们共同涉及在执行任何更改之前将显示的准备活动和动机倾向。

第四阶段，即试验或实施，需要 Smith 博士实际使用指南的最初尝试。这些最初的努力通常是探索性的，因为 Smith 博士将寻求证据证明这种改变是否会带来更大的麻烦。此阶段的“寻求证据”部分类似于三阶段 SRL 模型的表现方面，即学习者实施策略的使用（自我控制）并尝试收集有关以下方面的自我监控或外部提供的信息：他们的技能和表现。变革理论的最后阶段（Rogers，2003）是采纳。在这一阶段，Smith 博士将尝试就实施指南的收益和成本得出结论。如果 Smith 博士认为做出此改变有强大的受益，并且他对此很有信心，因此他很可能会采纳这种做法。最后一个阶段类似于三阶段循环性模型的自我反思阶段（Zimmerman，2000），尤其是在自我评估和自适应推断方面。

SRL 模型和创新传播的五阶段模型之间的一般对应关系表明，“面向过程的反馈回路”的概念对医学教育者而言并不是完全陌生的概念。但是，我们认为，三阶段循环模型如此吸引人，并且可能适用于医学实践，因为它明确定义了每个阶段中的所有子过程，因此可以直接测量和改进此类过程。

SRL 理论作为广泛的解释框架

SRL 理论的另一个含义是它可以提供一个更广泛的框架，在其中嵌入调控功能的狭义方面，例如自我评价、元认知和自我反思性实践。SRL 理论可以帮助我们将医学教育研究中对自我评价的“准确性”的高度关注作为重点。这样一个三阶段的模型提醒我们，无论准确性如何，这些对技能或知识差距的自我判断都是 SRL 活动的关键驱动力。

此外，停止抱怨自我评价的准确性可能会很有用，因为糟糕的自我判断或预测可能并非故事的结局。实际上，这可能是制定有效干预措施的起点。我们知道自我评价和自我调节是可教技能的两种类型（Bembenutty et al.，2013；Bol et al.，2010；Zimmerman and Schunk，2011）。尽管就评价准确性培训的有效性而言，自我评价文献不尽相同，但仍有大量数据表明，前瞻性、表现和自我反思过程具有可塑性和可教导性，但这种过程可提高多个领域的表现（Zimmerman and Schunk，2011）。

在医学教育发展范围内的 SRL 理论

临床前教育

SRL 的三阶段模型对所有学习者都具有重要意义。在本科教育中，传统的教学范式通常不直接寻求提高学生的调控和解决问题的能力。有趣的是，鉴于医学教育的这一阶段通常涉及教学法或基于课堂的指导，这是许多 SRL 研究的基础。在医学院的早期阶段，SRL 可能不那么重要，部分原因是大多数课程和教育经历的结构化特性。本科课程表排满了必修的课程和活动，几乎不需要（或没有余地）学生就学习哪些主题做出独立抉择。从某种意义上讲，规划一个人的课程安排和活动计划是不需要 SRL 的。但是，即使在这种结构化的环境中，学习者也需要利用自我调节技能，这些技能对于管理多种需求、优化学习以及克服失败或挑战至关重要。

临床教育

当个人面临挑战时，例如当所使用的某种学习策略不再有效或学生从临床前教育过渡到临床教育时，SRL技能的重要性就变得尤为明显。当学习者试图使用在以授课为基础的课程中有效而在临床环境中无效的策略时，往往会出现从临床前环境到临床环境过渡的困难（Cartier et al.，2001；Woods et al.，2011）。在这一培训阶段，大多数学习活动都是在有真实患者的真实环境中进行的。在住院医师培训期间，这项学习变得至关重要。

案例——Brown医生

以Brown医生的情况为例，她是一位胸外科住院医师，她很高兴能进入培训的最后一年。尽管她很兴奋，但紧张的临床环境和她在与主治医生和高年资住院医生的互动中观察到的高期望值（自我监测）让她感到害怕。尽管她在手术工作和一般外科手术方面做得不错，但她知道她有很多关于胸外科技术（元认知监测）的知识需要学习。幸运的是，医院拥有一个设备完善的模拟中心和一套针对住院医师的系统课程。为了实现她掌握胸外科的目标，Brown医生计划在模拟中心"下班后"至少花三个晚上来完善她的外科技能（战略规划）。

为了确保有足够的时间在模拟训练室里度过，她计划在其他有空的晚上（自我控制或时间管理）进行所需的阅读。在模拟中心的某一次训练中，Brown医生感到担忧，因为她意识到自己在犯错误，并且由于没有获得反馈（元认知监控）而不确定如何纠正错误。不幸的是，当她的参加开始鼓励她在操作中扮演更重要的角色时，Brown医生感到自己的不足和准备不充分，因为她无法获得纠正错误所需的反馈和信息（自我效能低下）。

Brown医生——SRL视角的点评

Brown医生关于调节学习的决定在某种程度上是具备适应性的，而这是由许多因素驱动的。但是，住院医师培训结构性较差的环境以及她与主治医师开始接触时的技能和自我效能欠佳，成为学习的障碍。这种情况对Brown医生来说并不容易，因为在这种表现不明确的情况下，她很难确定自己与同龄人相比是否"达标"，更重要的是，她很难清楚地理解主治医师的期望。尽管这种情况与课程作业要求不同，但是SRL的过程是相同的。也就是说，个人成为自身学习的掌控者在很大程度上取决于他们进行有效的预见、表现和自我反思的程度。

可以说，只有当医生完全自主时，有效的SRL技能才变得最重要。医师在培训中学到的太多内容很快就过时了，因此，执业医师必须了解他们一生中的新发展。这些学习的大部分是由个别医生每天遇到的特定问题驱动的。讽刺的是，很少有研究致力于探究执业医师如何使用SRL。

自我调节和外部调节的学习

SRL的三阶段模型主要关注"自我"作为学习的推动者和发起者。但是，必须认识到，往往有许多强大的外在力量试图定义个人的学习目标。从某种意义上说，可以通过外部授权来取代SRL中的自我。许多文献都致力于将创新推进到实践中（包括教育、创新传播、学术细节）（Damschroder et al.，2009）。研究检视了在不同层面（个人教育、信息资源、促进初步采纳或巩固变革）的干预措施在产生变革方面的有效性，但往往侧重于从"群体"或"系统"层面而不是从个人的角度来看待问题。

以Smith医生为例，这种外在力量就是他工作所在的医疗卫生系统。其他力量包括专业协会、州政府法律、制药公司、患者权益团体、公共卫生组织、专家和政客。事实上，促进SRL的一个潜在的强大障碍是，学生或个别医生在不考虑他们自己的、自我确定的差距和优先事项的情况下，都有激烈的声音告诉他们应该学习什么。从我们的角度来看，这些外部力量本身并没有问题，除非学生或专业人士无法将这些期望注入到他们自己的预先思考、表现和反思阶段过程中。

研究意义和未来方向

最重要的是确定SRL研究对学龄人口和高等教育程度的结果如何转化为医学教育实践。

由于动机和 SRL 往往是情境化的结构，因而医学教育的任务和活动很可能对学生提出独特的要求，医学教育干预方案的性质应该反映这一点。从我们的角度来看，最重要的研究方向之一，实际上在本质上是相当广泛的，包括针对医学教育的每个不同阶段量身定做的针对特定情况的 SRL 干预措施的发展。

SRL 的最纯粹形式是个人主义活动，没有两个人需要同时获得完全相同的技能或知识。因此，SRL 研究可能会受益于独特的研究方法（检视个体内的过程的动态性，并将个体差异视为重要数据），而不是仅采用更为传统的非常规方法（对整个人群和群体进行检查，并将个体差异视为“误差方差”）。在评估 SRL 在医学环境中的发展方式，或检查干预措施对调控程序和行为的影响时，使用严格的案例研究设计或单参与者设计尤其重要。

医疗卫生的实际和应用重点将促使人们需要进行 SRL 研究，以将研究的范围从个人行为（学习部分）扩展到实际行为和实践变化（实现学习部分）。这样的研究比较困难，与许多依赖非语境化和广泛的衡量标准的 SRL 研究不同，例如自我报告调查表。将结果扩展到实际行为需要更全面的评估方法以及更复杂的研究设计，例如混合方法研究。

与 SRL 相关的现有医学教育研究大部分都集中在自我评价上，尤其是自我评价的准确性。然而，我们需要把注意力从对准确性的关注转移到对自我评价在 SRL 大背景下如何发挥作用的动力学的更广泛研究上。此外，我们认为，关于 SRL 的医学教育研究需要将其重点从本科教育扩展到研究生教育和继续职业发展。显然，在学生中检查 SRL 既重要又方便（就特定的受众而言），但是医学院的学习环境可能会受到限制，并且妨碍了对如何使用 SRL 指导临床实践环境中行为进行明确检查。在这些独立的临床实践环境中，对复杂 SRL 技能的需求可能最为突出，在医师发展的这个阶段中，我们应该检查 SRL 如何影响学习和表现。

结论

- SRL 是一个动态的、循环的过程，经常会因不同的情况和情境而变化。研究人员和医疗从业人员需要以高度关联的方式研究和应用这一概念。
- 有效的自主学习指导包括动机、元认知和策略过程的整合。该指导应使个人能够策略性地准备，参与并反思他们在相关任务或活动中的表现。
- 尽管 SRL 适用于医学教育的所有发展阶段，但无论挑战的具体阶段如何，当挑战、障碍和任务复杂性发生变化时，此过程就变得至关重要。
- 尽管近年来已在医学教育中研究了 SRL 的组成部分，但仍需要更加重视研究这一过程如何构成医学教育中许多新出现问题的基础。

免责声明

本章中表达的观点只是作者的观点及不一定反映军队大学，美国空军、海军、国防部或其他联邦机构的观点。

参考文献

Artino, A.R. (2012) Academic self-efficacy: From educational theory to instructional practice. *Perspect Med Educ.* 1: 76–85

Artino, A.R., Hemmer, P.A., and Durning, S. J. (2011) Using self-regulated learning theory to understand the beliefs, emotions, and behaviors of struggling medical students. *Acad Med.* 86: S35–S38.

Artino, A.R., La Rochelle, J.S., and Durning, S.J. (2010) Second-year medical students' motivational beliefs, emotions, and achievement. *Med Educ.* 44: 1203–1212

Artino, A.R., Dong, T., DeZee, K.J., et al. (2012) Achievement-goal structures and self-regulated learning: Relationships and changes in medical school. *Acad Med.* 87: 1375–1381

Bandura, A. (1986) *Social foundations of thought and action: A social cognitive theory.* Englewood Cliffs, NJ: Prentice Hall

Bandura, A. (1997) *Self-efficacy: The Exercise of Control.* New York: W.H. Freeman

Bandura, A. (2001) Social cognitive theory: An agentic perspective. *Ann Rev Psychol.* 52, 1–29.

Bembenutty, H., Cleary, T. J., and Kitsantas, A. (2013) *Applications of Self-Regulated Learning across Diverse Disciplines: A Tribute to Barry J. Zimmerman.* Charlotte NC: Information Age Publishing

Bleakley, A., Bligh, J., and Brice, J. (2012) *Medical Education for the Future: Identity, Power and Location.* New York: Springer

Boekaerts, M., Pintrich, P. R., and Zeidner, M. (eds) (2000) *Handbook of Self-regulation.* San Diego, CA: Academic Press

Bol, L., Riggs, R., Hacker, D. J., Dickerson, D., and Nunnery, J. (2010) The calibration accuracy of middle school students in math classes. *J Res Educ.* 21: 81–96

Bong, M. (2005) Within-grade changes in Korean girls' motivation and perceptions of the learning environment across domains and achievement levels. *J Educ Psychol.* 97(4): 656–672

Bonner, S., Zimmerman, B.J., Evans, D., Irigoyen, M., Resnick, D., and Mellins, R.B. (2002) An individualized intervention to improve asthma management among urban Latino and African-American families. *J Asthma.* 39(2): 167–179

Borkowski, J.G., Weyhing, R.S., and Carr, M. (1988) Effects of attributional retraining on strategy-based reading comprehension in learning-disabled students. *J Educ Psychol.* 80(1): 46–53

Brydges, R., and Butler, D. (2012) A reflective analysis of medical education research on self-regulation in learning and practice, *Med Educ.* 46: 71–79

Brydges, R., Carnahan, H., Safir, O., and Dubrowski, A. (2009) How effective is self-guided learning of clinical technical skills? It's all about process. *Med Educ.* 43: 507–515

Butler, D. (1998) The strategic content learning approach to promoting self-regulated learning: A report of three studies. *J Educ Psychol.* 90: 682–697

Cartier S., Plante A., and Tardif J. (2001) Learning by reading: Description of learning strategies of students involved in a problem-based learning program. http://eric.ed.gov/PDFS/ED452511.pdf Accessed 8 May 2013

Carver, C.S. (2004) Self-regulation of action and affect. In R. F. Baumeister and K. D. Vohs (eds) *Handbook of Self-regulation: Theory, Research, and Applications* (pp. 13–39). New York: Guilford Press

Clark, N.M. (2013) The use of self-regulation intervention in managing chronic disease. To appear in H. Bembenutty, T. J. Cleary, and A. Kitsantas (eds) *Applications of Self-Regulated Learning across Diverse Disciplines: A Tribute to Barry J. Zimmerman.* in press

Cleary T.J. (2011) Emergence of self-regulated learning microanalysis: Historical overview, essential features, and implications for research and practice. In B. J. Zimmerman and D. H. Schunk (eds) *Handbook of Self-Regulation of Learning and Performance* (pp. 329–345). New York, NY: Routledge

Cleary, T.J., and Chen, P. (2009) Self-regulation, motivation, and math achievement in middle school: Variations across grade level and math context. *J School Psychol.* 47(5): 291–314

Cleary, T.J., and Sandars, J. (2011) *Self-regulatory skills and clinical performance: a pilot study. Med Teach.* 33: e368–e374

Cleary, T.J., Zimmerman, B. J., and Keating, T. (2006) Training physical education students to self-regulate during basketball free-throw practice. *Res Q Exerc Sport.* 77: 251–262

Cleary, T.J., Platten, P., and Nelson, A. (2008) Effectiveness of the self-regulation empowerment program (SREP) with urban high school youth: An initial investigation. *J Adv Acad.* 20: 70–107

Colthart, I., Bagnall, G., Evans, A., et al. (2008) The effectiveness of self assessment on the identification of learner needs, learner activity, and impact on clinical practice: BEME Guide n. 10. *Med Teach.* 30: 124–145

Damschroder, L.J., Aron, D.C., Keith, R.E., Kirsh, S.R., Alexander, J.A., and Lowery, J.C. (2009) Fostering implementation of health services research findings into practice: a consolidated framework for advancing implementation science *Implement Sci.* 4: 50

Dornan, T. (2008) Self-assessment in CPD: lessons from the UK undergraduate and postgraduate education domains. *J Cont Educ Health Prof.* 28: 32–37

Durning, S.J., and Artino, A.R. (2011) Situativity theory: A perspective on how participants and the environment interact. *Med Teach.* 33: 1–12

Durning, S.J., Artino, A.R., Pangaro, L.N., van der Vleuten, C.P.M., and Schuwirth, L.W.T. (2010a) Reframing context in the clinical encounter: Implications for research and training in medical education. *Acad Med.* 85: 894–901

Durning S.J., Artino A.R., Boulet J., et al. (2010b) Contrasting the views of participants in the same encounter: are they the same? *Med Educ.* 44: 953–961

Durning, S.J., Cleary, T.J., Sandars, J.E., Hemmer, P.A., Kokotailo, P.K., and Artino, A.R. (2011a) Viewing 'strugglers' through a different lens: How a self-regulated learning perspective can help medical educators with assessment and remediation. *Acad Med.* 86: 488–495

Durning S.J., Artino, A.R., Pangaro L.N., van der Vleuten C., and Schuwirth L. (2011b) Context and clinical reasoning: understanding the situation from the perspective of the expert's voice. *Med Educ.* 45: 927–938

Durning S.J., Artino A.R., Boulet J., Dorrance K., van der Vleuten C., and Schuwirth L. (2012) The impact of selected contextual factors on experts' clinical reasoning performance. *Adv Health Sci Educ.* 17: 65–79

Dyrbye, L.N., Thomas, M.R., Power, D.V., et al. (2010) Burnout and serious thoughts of dropping out of medical school: a multi-institutional study. *Acad Med.* 85: 94–102

Eccles, J.S., and Wigfield, A. (2002) Motivational beliefs, values, and goals. *Ann Rev Psychol.* 53: 109–132

Epstein, R.M., Siegel, D.J., and Silberman, J. (2008) Self-monitoring in clinical practice: a challenge for medical educators. *J Cont Educ Health Prof.* 28: 5-1

Ericsson, K.A. (2006) The influence of experience and deliberate practice on the development of superior expert performance. In K.A. Ericsson, N. Charness, P.J. Feltovich and R.R. Hoffman (eds) *The Cambridge Handbook of Expertise and Expert Performance* (pp. 683–704). New York: Cambridge University Press

Eva, K.W. (2003) On the generality of specificity. *Med Educ.* 37: 587–588

Eva, K.W., Neville A.J., and Norman, G.R. (1998) Exploring the etiology of content specificity: factors influencing analogic transfer and problem solving. *Acad Med.* 73: S1–S5

Eva, K.W., and Regehr, G. (2005) Self-assessment in the health professions: a reformulation and research agenda. *Acad Med.* 80: S46–S54

Flavell, J.H. (1979) Metacognition and cognitive monitoring. *Am Psychol.* 34: 906–911

Frellsen, S.L., Baker, E.A., Papp, K.K., and Durning, S.J. (2008) Medical school policies regarding struggling medical students during the internal medicine clerkships: Results of a national survey. *Acad Med.* 83: 876–881

Glenberg, A.M. (2011) Positions in the mirror are closer than they appear. *Perspect Psychol Sci.* 6: 408–410

Goebert, D., Thompson, D., Takeshita, J., et al. (2009) Depressive symptoms in medical students and residents: A multischool study. *Acad Med.* 84: 236–241

Graham, S., and Harris, K. R. (2009) Almost 30 years of writing research: Making sense of it all with The Wrath of Khan. *Learning Disabilities Res Pract.* 24(2): 58–68

Greenburg, D.L., Durning, S.J., Cohen, D.L., Cruess, D., and Jackson, J.L. (2007) Identifying medical students likely to exhibit poor professionalism and knowledge during internship. *J Gen Intern Med.* 22: 1711–1717

Hadwin, A.F., Winne, P.H., Stockley, D.B., Nesbit, J.C., and Woszczyna, C. (2001) Context moderates students' self-reports about how they study. *J Educ Psychol.* 93: 477–487

Hall, N.C., Perry, R.P., Chipperfield, J.G., Clifton, R.A., and Haynes, T.L. (2006) Enhancing primary and secondary control in achievement settings through writing based attributional retraining. *J Soc Clin Psychol.* 25(4): 361–391

Institute of Medicine (2000) *To Err is Human: Building a Safer Health System.* Washington, DC: Institute of Medicine

Kennedy, T.J., Regehr, G., Baker, G.R., and Lingard, L.A. (2009) 'It's a cultural expectation...' the pressure on medical trainees to work independently in clinical practice. *Med Educ.* 43: 645–653

Knowles, M.S. (1975) *Self-directed Learning: A Guide for Learners and Teachers.* New York: Association Press

Li, S.-T.T., Paterniti, D.A., Co, J.P.T., and West, D.C. (2010) Successful self-directed lifelong learning in medicine: a conceptual model derived from qualitative analysis of a national survey of pediatric residents. *Acad Med.* 85: 1229–1236

Loyens, S.M.M., Magda, J., and Rikers, R.M.J.P. (2008) Self-directed learning in problem-based learning and its relationships with self-regulated learning. *Educ Psychol Rev.* 20: 411–427

Mace, F.C., Belfiore, P.J., and Hutchinson, J.M. (2001) Operant theory and research on self-regulation. In B. J. Zimmerman and D. H. Schunk (eds) *Self-regulated Learning and Academic Achievement: Theoretical Perspectives* (pp. 39–66) (2nd edn). Mahwah, NJ: Lawrence Erlbaum Associates

Mann, K., Gordon, J., and MacLeod, A. (2009) Reflection and reflective practice in health professions education: a systematic review. *Adv Health Sci Educ Theory Pract.* 14: 595–621

Mouton, C.-A.E., Regehr, G., Lingard, L., Merritt, C., and MacRae, H. (2010) Slowing down to stay out of trouble in the operating room: remaining attentive in automaticity. *Acad Med.* 85: 1571–1577

Norman, G. (2005) Research in clinical reasoning: past history and current trends. *Med Educ.* 39: 418–427

Pajares, F., and Urdan, T. (eds) (2006) *Self-efficacy Beliefs of Adolescents.* Greenwich, CT: Information Age Publishing

Pintrich, P.R. (2000) The role of goal orientation in self-regulated learning. In M. Boekaerts, P. R. Pintrich, and M. Zeidner (eds) *Handbook of Self-regulation* (pp. 451–502). San Diego, CA: Academic Press

Puustinen, M., and Pulkkinen, L. (2001) Models of self-regulated learning: A review. *Scand J Educ Res.* 45: 269–286

Rogers, E.M. (2003) *Diffusion of Innovations.* 5th edn. New York, NY: Free Press

Schunk, D.H., and Ertmer, P.A. (1999) Self-regulatory processes during computer skill acquisition: Goal and self-evaluative influences. *J Educ Psychol.* 91: 251–260

Schunk, D.H., and Swartz, C.W. (1993) Goals and progress feedback: Effects on self-efficacy and writing' achievement. *Contemp Educ Psychol.* 18(3): 337–354

Schunk, D.H., Pintrich, P.R., and Meece, J.L. (2008) *Motivation in Education: Theory, Research, and Applications.* 3rd edn. Upper Saddle River, NJ: Pearson Prentice Hall

Slotnick, H.B. (2001) How doctors learn: education and learning across the medical-school-to-practice trajectory. *Acad Med.* 76: 1013–1026

Straus, S.E., Richardson, W.S., Glasziou, P., and Haynes, R.B. (2005) *Evidence-Based Medicine: How to Practice and Teach EBM.* 3rd edn. Edinburgh: Churchill Livingstone.

Veenman, M.V.J., Prins, F.J., and Verheij, J. (2003) Learning styles: Self-reports versus thinking aloud measures. *Br J Educ Psychol.* 73: 357–372

Vohs, K.D., and Baumeister R.F. (2004) Understanding self-regulation: An introduction. In R. F. Baumeister and K. D. Vohs (eds) *Handbook of*

Self-regulation: Theory, Research, and Applications (pp. 1–12). New York: Guilford Press

Ward, M., Gruppen, L.D., and Regehr, G. (2002) Measuring self-assessment: Current state of the art. *Adv Health Sci Educ.* 7: 63–80

White, C.B. (2007) Smoothing out transitions: How pedagogy influences medical students' achievement of self-regulated learning goals. *Adv Health Sci Educ.* 12: 279–297

White, C.B., and Gruppen, L.D. (2007) *Self-regulated learning in medical education* (Vol. 21). Edinburgh: Association for the Study of Medical Education

Winne, P.H. (2001) Self-regulated learning viewed from models of information processing. In B. J. Zimmerman and D. H. Schunk (eds) *Self-regulated Learning and Academic Achievement: Theoretical Perspectives.* 2nd edn (pp. 153–190). Mahwah, NJ: Lawrence Erlbaum Associates

Winne, P.H., and Jamieson-Noel, D.L. (2002) Exploring students' calibration of self-reports about study tactics and achievement. *Contemp Educ Psychol.* 28: 259–276

Woods, N.N., Mylopoulos, M., and Brydges, R. (2011) Informal self-regulated learning on a surgical rotation: uncovering student experiences in context. *Adv Health Sci Educ Theory Pract.* 16: 643–653

Zimmerman, B.J. (1995) Self-regulation involves more than metacognition: A social cognitive perspective. *Educ Psychol.* 30: 217–221

Zimmerman, B.J. (2000) Attaining self-regulation: A social cognitive perspective. In M. Boekaerts, P.R. Pintrich, and M. Zeidner (eds) *Handbook of Self-regulation* (pp. 13–39). San Diego, CA: Academic Press

Zimmerman, B.J. (2008a) Goal setting: A key proactive source of academic self-regulation. In D.H. Schunk and B.J. Zimmerman (eds) *Motivation and Self-regulated Learning: Theory, Research, and Applications* (pp. 267–296). New York: Lawrence Erlbaum Associates

Zimmerman, B.J. (2008b) Investigating self-regulation and motivation: Historical background, methodological developments, and future prospects. *Am Educ Res J.* 45(1): 166–183

Zimmerman, B.J. and Kitsantas, A. (1996) Self-regulated learning of a motoric skill: The role of goal setting and self-monitoring. *J Appl Sport Psychol.* 8(1): 60–75

Zimmerman, B.J., and Kitsantas, A. (1997) Developmental phases in self-regulation: Shifting from process goals to outcome goals. *J Educ Psychol.* 89(1): 29–36

Zimmerman, B.J., and Kitsantas, A. (2002) Acquiring writing revision and self-regulatory skill through observation and emulation. *J Educ Psychol.* 94(4): 660–668

Zimmerman, B.J., and Lebeau, R.B. (2000) A commentary on self-directed learning. In D.H. Evensen and C.E. Hmelo (eds) *Problem-based Learning: A Research Perspective on Learning Interactions* (pp. 299–313). Mahwah, NJ: Lawrence Erlbaum Associates

Zimmerman, B.J. and Schunk, D.H. (eds) (2001) *Self-regulated Learning and Academic Achievement: Theoretical Perspectives.* 2nd edn. Mahwah, NJ: Lawrence Erlbaum Associates

Zimmerman, B.J. and Schunk, D.H. (2008) Motivation: An essential dimension of self-regulated learning. In B.J. Zimmerman and D.H. Schunk (eds) *Motivation and Self-regulated Learning: Theory, Research, and Applications* (pp. 1–30). New York: Taylor and Francis

Zimmerman, B.J. and Schunk, D.H. (eds) (2011) *Handbook of Self-regulation of Learning and Performance.* New York: Routledge

第 41 章

形成性评价 Formative assessment

Diana F. Wood

译者：王 丹 审校：李 力

在工作场所中使用形成性评价有助于反思和促进专业发展，使那些人们可能尚未意识到或宁愿隐藏的缺陷得以揭露。

Tim Swanwick

摘录自 Swanwick T，'Work based assessment in general practice：three dimensions and three challenges'，Work Based Learning in Primary Care，1，2，p. 99，© Radcliff e Publishing，2006，经许可

引言

在过去的三十年中，涌现了大量有关评价的文献，反映出评价在多方面的复杂性。早期的争议主要围绕评价是确定教育机构及其学习计划的一种手段，还是针对学生个体、他们的教师及对课程进展进行评价的手段。这被概括为评价的"双重职责"（Boud，2000）。这些功能在某种程度上被归类为熟悉的"终结性"评价和"形成性"评价，通常分别称为"评价学习成效"（assessment of learning）和"以评价促进学习"（assessment for learning）。简单地说，终结性评价衡量课程或学习计划结束时学习目标的实现情况，而形成性评价则向学习者提供有关其学习进展的反馈。进一步，终结性评价被视为提供学习和实现机构目标的"硬"证据，而形成性评价被视为帮助学生学习的"软"手段。如果我们认同所有评价从根本上与学习相关联，那么这种简单的划分方法就不尽人意。在程序性方法中，应将终结性评价与形成性评价联系起来，强化以学生为学习的中心。

许多学者已经肯定了评价的众多作用（Brown et al.，1997，p. 11）。通常，评价有三类功能：评价学习成效（学习结果评价）、以评价促进学习（学习过程评价）和为保障质量及标准的评价（图 41.1）。评价功能可能包括：

- 测量学生学习
- 给予分数
- 总结学生的个人成就
- 揭示进步的准备情况
- 满足外部监管者的要求
- 激励学生学习
- 提供反馈
- 诊断特定错误
- 关注和指导学生学习
- 帮助学生更有效地学习
- 指导课程开发
- 促进教师发展
- 为教育质量保障做出贡献

从表面上看，第一类可被认定为终结性评价，第二类是形成性评价，最后一组是针对机构目标及责任担当的评价。但是，仔细研究可以发现，尽管某些形式的评价与责任担当联系紧密，而另一些形式的评价与学生的学习则更为相关，但这两者间的区别并不明显。例如，评价学生成绩的终结性评价就很少将详细的情况反馈给学生，因为这些成绩是为了监测学生毕业相关成就而收集的。但是，准备和进行终结性评价的过程可以促进学习并强化知识（Rohrer and Pashler，2010）。学生也可以用期中

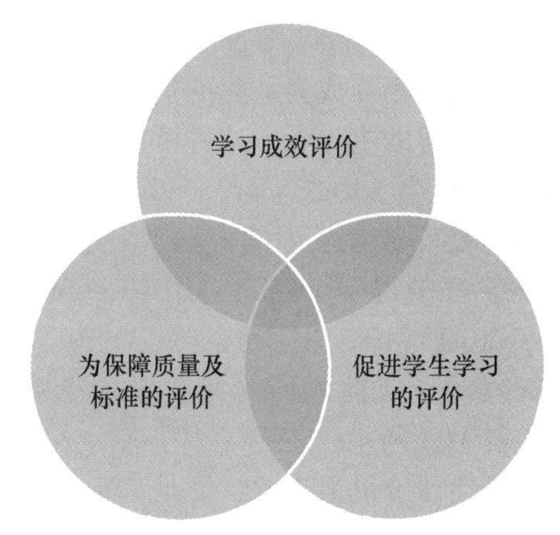

图 41.1　评价的功能

的终结性评价来聚焦未来的学习。此外，教师和机构应该对终结性评价结果进行分析，以明确课程薄弱环节或教师发展需求。相反，在经过形成性评价后，教师将对学生的课业表现和知识掌握程度有一定的了解，而外部认证组织非常看重在教学计划中提供全面的评价及其对学生学习的影响（GMC，2009；QAA，2011）。

众所周知，评价驱动课程的发展（Newble and Jaeger，1983；Ramsden，1992，p. 187）。评价也会影响学生的选择，学生将使用评价的权重来为各个课程的重要性进行排名，从而为每个课程分配学习时间。“隐性课程”的概念已被广泛用于解释学生在繁重课程中面对评价计划时的行为（Snyder，1971）。从本质上讲，学生有策略地进行表现，选择能满足评价方式学习途径，为通过特定的考试往往会拒绝深度学习方法，而采用记忆来应对。然而，研究者 Snyder 对教师角色的进一步观察并未得到广泛讨论，教师这一角色体现在教师试图通过设计不良的评价项目来促进学生以策略性（目标性）的方式来进行学习行为表现。深度学习包括对材料的理解和解释（Entwistle and Entwistle，1991），而设计良好的评价体系应促进深度学习方法的使用，确保理解和概念框架的建立，而不是针对事实的记忆。形成性评价和终结性评价都应与教学计划同时进行，而不仅是在课程结束时用以测试“学生学到的知识”。

评价不仅驱动课程体系，还驱动学习（Gibbs，1992；Rust，2002）。为了使评价计划的目标得以实现并对学习产生积极影响，必须提高所有评价的质量，无论是形成性的还是终结性的。van der Vleuten（1996）描述了评价的五个特征，每个特征具有同等的重要性和价值：信度、有效性、教育影响、成本和可接受性。精心设计的一系列形成性评价应具有较高的有效性、可接受性和低成本，并应对整体评价计划的教育影响做出重大贡献。形成性评价和终结性评价是同一活动的两个方面；在一个好的评价体系中，两者或多或少都可以发挥评价的所有作用。两者之间的主要区别在于所产生反馈的数量、性质以及应用该信息的方式。

在评价对学习的影响中，反馈有着至关重要的作用。形成性评价和终结性评价都产生反馈，各类反馈都有不同的重点，但都与前面所述的评价的三个主要功能有关。一般而言，终结性评价会产生大量的定量数据，包括分数、学习进展、能否毕业和其他数据，院校将这些数据用于保证教学质量及提供给外部监管者。形成性评价倾向于为学生个体、教师和课程设计团队提供更频繁和有价值的定性数据。

与形成性评价有关的许多文献都来自普通教育领域，包括学校、继续教育部门和高等教育部门。本章重点介绍形成性评价的一般原则，以及将其应用于医学教育中的原则。

形成性评价及其对学习的影响

Bell 和 Cowie（2001）描述了两种形式的评价，即定期计划的评价任务（“规划好的形成性评价”）和非正式的临时活动（“互动式的形成性评价”）。提供定期反馈的形成性评价并不是一个新的概念。长期以来，传统的大学教育都涉及每周任务的生成以及一对一的导师指导和即时反馈。而现代资源的限制和学生人数增加部分导致了这种非正式的交互式形成性评价减少（Gibbs and Simpson，2004）。

正式规划的形成性评价的定义是通过将其与学习和课程开发相联系为特征，尽管在实践中可能并没有明确意识到这一点。因此，形成性评价被 Bloom 等描述为（1971，p. 117）：“所有参与其中的学生、教师、课程制定者非常欢迎这种方法，因为他们发现评价对帮助他们改进自己想做的事情非常有用。”Sadler（1989）提出，当形成性评价的评价不与学习和课程关联时，它将直指问题的核心：

> 形成性评价关注如何通过判断学生学习成效（表现、作品或成就）来改变和减少学生的随机错误和低效的试错学习。

在一篇有影响力的评论中，Black 和 Wiliam 将形成性评价描述为通过提供反馈直接帮助学习的评价方式，该定义得到了广泛的认可。他写道，“老师和（或）他们的学生所进行的所有这些活动可以提供信息用作反馈，以调整他们所从事的教学活动”（Black and Wiliam，1998a）。最重要的是，形成性评价应该是一个活跃的过程，需要教师和学生的共同参与，其中评价所提供的证据用于促使教学适应学生的需求（Black and Wiliam，1998b）。

这些定义是在普通学校教育的情境下制定的。显然，学习环境在提供有效的形成性评价中起着重要的作用。在学校中，大多数学习是在课堂环境中进行的，师生之间的互动程度很高。在高等教育环境中，我们期望学生进行更独立的学习，并且由于上述原因，师生互动时间更加有限。课外环境中的自主学习是高等教育的基础，它与隐性（或非正式）课程的概念密切相关（Hafferty，1998；Atherton，2011）。除正式提供的学习方法和材料外，学生还使用各种其他的学习方法和材料（Zhang et al.，2011）。因此，学习环境会影响形成性评价的性质和有效性（Joughin，2004），并且在形成性评价的设计规划中必须予以考虑。

最近，Black 和 Wiliam（2009）对形成性评价的定义进行了完善，包括了五种至关重要的策略：

- “阐明和分享学习意图和成功标准”
- “进行有效的课堂讨论和其他学习任务，以激发学生的理解力”
- “提供反馈、促进学习者进步”
- “激活学生作为彼此的教学资源”
- “让学生成为自己学习的主导者”

这些策略所涵盖的活动比课堂提问和教学反馈要广泛，并且高等教育领域能直接适用。尤其要强调学生理解成功标准的重要性，这一因素已被公认为高等教育计划的重要特征（GMC，2009，p. 48；QAA，2006，p. 5），并且是英国全国学生调查的常规要素（2012）。希望学生能够相互成为彼此的资源并鼓励学生成为自己学习的主导者，这种希望也与成人学习的特点契合（Knowles，1980）。成人学习理论作为高等教育学中的一种重要学习理论，在医学教育中得到了广泛应用（Kaufman and Mann，2010）。

有效的形成性评价的特征来自一系列标准，如表 41.1 所示。

形成性评价最重要的特征是具备增强学习的潜力，尽管所报道的效应大小各不相同，而且近期还受到质疑（Bennett，2011）。这种批评反映出这方面缺乏统一的研究，其中包括学习者和教育环境的差异很大，反馈的性质和质量也各不相同。任何可观察到的学习增强的理论原因尚不确定，但大多数学者认为，形成性评价的发展理论应强调建构主义，并反映反馈对学习认知效果的理解（Yorke，2003）。表 41.1 中展示的是形成性评价与深度学习发展相一致的特征。Gibbs（1992）回顾了与深度学习和表面学习相关课程的特点。深度学习的特征包括学习的内在动机、主动学习和与他人的互动，以及可以通过形成性评价计划来巩固。形成性评价可以增强学习的另一种方式是，它鼓励学生将时间花在特定的学习领域上，即“任务时间” 原则（Chickering and Gamson，1987）。现有的证据表明，分配给某科目的时间、学生的“任务时间” 与学生的成绩之间存在直接的关系（Gibbs and Simpson，2004）。学生将他们的学习时间集中在评价的任务上（Gibbs，2010），表明形成性评价计划可以促进学习。频繁的形成性测试与终结性评价中分数的提高有关（Bangert-Drowns et al.，1991）。形成性评价也可用于提高学生的学习产出。例如，反复就多选题测试进行复习可能会鼓励学生采用表面的学习记忆方法，但是适当设计的任务将通过有效的深度学习策略使学生提高工作效率（Macdonald，2002）。

形成性评价作为加强学习手段的重要性，被以学习为导向的评价概念进一步发展（Carless，2007，2009）。以学习为导向的评价确定了将评价任务转变为学习任务的重要性，让学生参与评价并提供适当反馈，如下所示

表 41.1 有效的形成性评价

有效的形成性评价是	主动的 一种动态的互动 持续不断的整合在课程之中 非评判性的 无威胁的
对于学生而言，形成性评价是	发展性的 鼓励深度学习和强调理解 提供详细的反馈 确保将时间花费在必要的学习上 具有积极促进作用 促进自主学习 允许学生阐述自己的理解 提高自尊心 鼓励合作学习 识别不安全的因素 提供补救机会
对于教师而言，形成性评价	引导详细的反馈 促进自主学习 识别困难的学生 培养各种教学方法 发展教学技能
对于课程而言，形成性评价	应与终结性评价保持一致 提供对教学的持续评价 及时识别具有挑战性的主题领域 提供持续的质量保障
对院校而言，形成性评价	为院校提供学习成效的证据 展示多种评价方法 提出需要教师提升的领域 有助于高质量的汇总结果

摘录自‘Learning-oriented assessment：conceptual bases and practical implications’，David Carless，*Innovations in Education and Teaching International*，44，1，Taylor & Francis，2007 年版权所有，经 Taylor & Francis Ltd. 许可转载。

（Carless，2007）：

- “原理 1：评价任务应以激发学生的良好学习实践为目的”。
- “原理 2：评价应让学生主动关注标准、质量、他们自己和（或）同伴的表现”。
- “原则 3：反馈应具有及时性和前瞻性，以支持当前和未来的学习”。

因此，以学习为导向的评价形成了一个基础概念，在该概念中，学习被置于评价计划的中心，而不是成就的测量。这些原则与 Black 和 Wiliam（2009）的定义一致，共同构成了以学习者为中心的形成性评价基础。

形成性评价通过帮助学生进行自主学习并变成自主学习者，可以让学生获得终身学习的技能。在教授学生的过程中通过提高教学技巧以激励教师，并且形成性评价所提供的挑战与支持并存的动态交流也可能激励教师。总体而言，考虑到形成性评价对学生和教师的影响，这对双方都应是一次积极的经历。

形成性评价中的反馈

反馈对于形成性评价至关重要，它提供了将评价作为学习工具的途径。它鼓励学生和教师一起努力，以提高学生对一门学科的理解，并且以一种开诚布公的方式进行时，可使学生在讨论其困难和计划更好的学习方法时更有信心。反馈与学生的成绩呈正相关，是学习最重要的决定因素（Hattie，1987）；而反馈的质量也至关重要。低质量的反馈可能达不到效果，甚至可能有害（Black and Wiliam，1998a）。有效的、建设性的反馈可以增强学习经验并促进学习者的自主学习能力，而破坏性的反馈则会对学习产生深远的负面影响（Kluger and DeNisi，1996）。

有效的反馈

反馈是提供反馈的教师与接受反馈的学生之间的互动（Hattie and Jaeger，1998）。至关重要的是，这两项活动都需要学习特定的技能。反馈通常被定义为应对学生当前的知识或技能水平与期望目标之间的“差距”，只有在学生采取行动缩小差距时才能实现有效反馈（Ramprasad，1983；Sadler，1989；Rushton，2005）。为此，学生必须认识到教育目标，并有能力和采取必要的行动来实现这些目标。

从理论上讲，该过程蕴含着让学生可以识别并基于先备知识进行知识建构，是一种建构主义的方式。Vygotsky 的“最近发展区”（ZPD）定义了学生当前解决问题的能力与他们在更熟练的人员的适当指导下能够解决更复杂问题的能力之间的区域（Vygotsky，1978）。随着不断的学习，学生的学习水平将会螺旋式上升，然后教师会在以后的知识基础上做进一步的反馈，从而调整 ZPD。这种“社会建构主义”是通过外部指导来增强学生的内部学习过程的，这在 Kolb 的体验式学习相关著作中也得到了反映（Kolb，1984）。教师和学生之间的动态协作（不断确定和修改教育目标）是有效反馈的核心（Rust et al.，2005）。如果形成性评价仅是从教师向学生传递信息的一种手段，那么学生可能会难以理解，而且没有机会进行讨论和阐述。此外，这样的单向过程未能考虑到学生的信念及其自尊水平的重要性（Nicol and Macfarlane-Dick，2006）。一个有效的反馈过程要求学生发挥积极的作用，并发展自我调节的技能（Butler and Winne，1995）。它应该是具体的、非评判的、行为性的和描述性的，并在接近学习时间的支持性教育环境中提供。

这些原则为让学生成为自主学习者提供了一个框架。它们还阐明了教师在向学生提供其学习成果信息方面的作用。更为重要的是，它说明了对学生的期望，以及如何认识当前和预期成绩之间的差距（O’Donovan et al.，2001）。

形成性评价的原则适用于所有形式的评价工作。因此，实际上，仅仅给书面作业打分或发表评论（“好”；“令人失望”）本身并没有帮助，而描述作业好坏的原因并提供改进建议有助于帮助学生理解。在观察到的学习结果的结构（structure of observed learning outcome，SOLO）分类法中，Biggs 和 Collis（1982）描述了不具有特定内容的学生工作的反应层次结构，可以概括如下：

- 前结构：使用不相关的信息或无意义的反应。
- 单点结构：答案仅集中在某一个相关方面。
- 多点结构：答案侧重于几个相关功能，但它们并没有协调在一起。
- 关联结构：这几个部分被整合成一个连贯的整体，细节与结论相关，含义得以理解。
- 抽象拓展结构：答案概括超出给定信息的结构，更高阶的原理用于引入新的和更广泛的问题。

了解和实施 SOLO 或其他类似的框架，可以使教师清楚地了解不同的学业水平，从而在反馈实践中发展结构，还有助于学生使用深度学习方法发展与之相关的更高层次目标。因此，以这种方式给出的结构良好和建设性的反馈意见比简单的评判性陈述更有利于学习。

在反馈讨论的最后，教师应检查学生是否理解了所收到的反馈，并能正确解释反馈，且已制定明智的计划来解决所提出的问题。学生对反馈的理解可能存在偏差，无法反映教师的意图；因此花费时间进行确认以对两者之间的偏差进行厘清（Sender Liberman et al.，2005）。

教师对形成性评价的看法

形成性评价的许多特征同样可以归因于良好的教学本身，而来自学校环境的文献则强调在日常教学过程中经常使用反馈，因此对于许多人来说，这被视为其工作的内在部分。高等教育中的教师可能需要通过设定时间来更明确地进行形成性评价任务。很显然，对学校和高等教育部门的教师进行培训可以提高他们通过形成性评价来增强学生学习的能力（Gibbs and Coffey，2004；Mitchell，2006）。

不同教师的专业知识及其不同水平的技能和经验，特别是在提供反馈方面的技能和经验，是发展以学习者为中心的评价的重要特征。无论是教育专业的本科生还是从事持续专业发展的经验丰富的从业人员，任何水平的在培老师都受自己先前的反馈和评价经历的影响。这可能会影响他们接受提高反馈和形成性评价技能的方式以及速度。

最简单的形式是，教师可以对学生的任何工作进行回顾，根据预期标准进行评价并通过评分或定性反馈来进行判断。显然，教师在评价过程中的特征对评价过程的质量有着深远的影响。Sadler（1998）确定了“高胜任力”教师在形成性评价中所具有的六个重要特征，可以概括如下：

- 知识
- 对教学和对学生的态度
- 设计评价任务的技能
- 对标准的准确理解和对学生表现的期望
- 对评价工作进行判断的经验
- 提供有效反馈的专业性

学科知识是教学过程的基础，并有多种形式。教师应准确地理解事实性内容，并能在特定情况下评价学生全部或部分正确的回答。此外，教师会用个人经验以比较两种方式中哪种方式执行任务更好。有胜任力的教师对教学具有积极的态度，对学生具有同理心，并受到学生学习进步的激励。他们巧妙地设计各种评价任务，来促进深度学习和理解，并且通过解释评价目标并鼓励学生自己设计评价任务来使学生参与进来。与此相伴的是，他们了解标准和评价体系，并根据他们对课程难度和以前学生活动的经验，对学生的表现做出适当的期望。这需要汲取以往的经验，并要求教师在评价时保持认真——教师自己可以从学生的工作中学到新知识，但需要能够在整体判断框架中将这些概念化。最后，有胜任力的教师是提供有效反馈的专家，并且能反思自己在此过程中的作用。

在任何教师群体中，专业技能的水平因人而异。形成性评价是培养深度学习、自主学习和终身学习技能的重要方式。对于院校来说，它的重要性体现在为教师提供合适的教师发展计划，并且有一个良好的、包含了同行评审过程的和教学技能评价的教育质量保障系统。对于许多教师而言，培养建设性的反馈技能被视为其最重要的专业发展内容（Hewson and Little，1998）。

学生对形成性评价的看法

形成性评价是一个双向过程，教师和学生之间的互动是围绕有效反馈进行的。从最基本的意义上讲，这包括让学生理解的目标，并确保他们明白成功的要素。但是，如果形成性评价要发挥其作为学习驱动力的主要作用，那么就需要学生对过程本身有更高程度的参与。归根结底，形成性评价应该是一种学生提高自我表现并发展为具有高度自我调节水平的自主学习者的途径。从本质上讲，自主学习者能运用自己的知识、信念和认知技能，他们通过监控学习行为（并在必要时进行调整），生成自己的内部反馈机制并整合学习资源，利用这些知识有效地解释外部反馈（Butler and Winne，1995）。Nicol 和 Macfarlane Dick（2006）开发了一个模型，通过形成性评价过程中提供的反馈，证明了评价任务所需的外部结果与内部结果（如动机和理解）之间的关系。文献证据表明，具有较高自主性学习的学生是更有效的学习者，他们更加机智、更具毅力和更为成功。

一旦学生开始参加评价计划以提高学习水平，就有机会进一步提升形成性评价的作用。自我评价和同伴评价可以帮助学生以有意义的方式评价自己和他人的工作，在弥补通过有效反馈确定的差距方面尤为有效。自我评价要求学生了解评价标准（甚至在适当的时候参与他们自己的培养），并培养判断技能以回顾自己的工作。同伴评价使学生能够回顾和参考与他们自己处于相同学习水平的他人所产生的工作的价值。这样的过程使学生能够了解评价的目的，批判性地审查自己的工作，通过审查同伴的工作来充当评价者，并向同伴提供反馈或从同伴处接收反馈，所有这些都有助于培养自主学习技能。此外，同伴评价可以帮助学生认识良好的工作，并发展自我评价和反思的技能，这些技能对于成为终身学习者至关重要（Orsmond，2004；Carless et al.，2006）。

引入自我评价和同伴评价要求学生和教师之间进行良好的沟通，以便让学生了解评价标准并发展他们自己的判断和反馈技巧。这个过程本身对发展学生与老师的关系就很有价值。最初，自我评价和同伴评价可能会使学生望而却步，而且对自己和他人能力不准确的判断可能会带来问题。虽然大多数研究表明，学生给予的成绩与教师给予的成绩之间存在合理的相关性（Orsmond，2004），但很明显，对学生而言低估和高估自己以及他人都是问题（Boud and Falchikov，1995；Gordon，1991）。此外，这种评分行为似乎与成就相关，通常低成就的学生倾向于宽松地给自己和他人评分，而高成就的学生则对自己的工作过度批判，尽管他们将标准有效地应用于同伴的工作（Boud and Falchikov，1995；Ward et al.，2002；Langendyk，2006）。自我和同伴评价的研究结果难以解释，因为该过程中存在多种变量（就其本质而言），并且在不同水平上可能纳入、也可能未纳入实验和准实验研究。但是，可以得出两个主要结论。首先，学生的人口统计学特征、他们的成就水平，以及非常重要的一点——他们所拥有的评价方面的培训和经验，既影响他们的判断准确性，也影响着对该过程的积极态度。其次，有效的、非评判性的反馈的核心作用已被证明（Topping，2010）。

带有形成性评价的课程设计

精心设计的形成性评价应为学生和教师带来积极的体验。学生应该更有效地学习，发展出更高水平的自主权和自主控制能力，并在学习和整体成功方面取得更好的成绩，而所有这些都应激励教师。Martinez 和 Lipson（1989）提出了将教学与评价联系起来的重要性："我们构想了新一代具有指导意义的评价体系，这是一种测试和教学能够在其中相互补充和加强的体系"。前面描述的社会建构主义模型旨在解释评价过程对学习的影响，它意味着课程中的所有内容，包括预期的学习成果、教学方法和评价程序都已完全整合（Shepard，2000）。课程的"建构统一"（Biggs，2003）确保学生通过相关的学习活动来建构意义，确保教师创造合适的学习环境来支持学习活动，并通过将评价与预期的学习结果明确地联系在一起来促进学习。为了使教学机构内部形成建构统一，评价的各元素应在内部保持连贯性（Gitomer and Duschl，2007），应在策略上一起规划形成性评价与终结性评价，并且两者都应纳入课程设计和回顾中。一种程序性的评价方法应该在符合目的的一致结构中发展评价需求，以实现其三个主要目标（对学习的评价、评价促进学习、程序性为质量保障以及标准的评价）（Schuwirth and van der Vleuten，2011；van der Vleuten，2012）。

为了将评价体系成功地嵌入课程中，需要考虑许多关键特点。首先，参与课程计划的人员必须清楚课程的总体目标、课程各组成部分的明确预期学习成果，以及如何对其进行评价。其次，在该计划内，必须明确每项评价的教育目标和性质（形成性或终结性），并将其与学生的专业知识及其在课程各个级别的预期表现联系在一起。借助某一学习框架考虑这个过程是很有用的，其中最广为人知的是 Bloom 分类法（Bloom，1965）。从掌握基本知识到理解、分析、应用、综合和评价，描述了处理复杂信息的发展。高级阶段代表理解、整合知识与深度学习。在课程中不同时间进行的评价应反映这一进步，并且其形式必须根据所评价的内容和时间而有所不同。第三，整个评价计划应根据课程进行蓝图规划，以确保评价与学习成果相对应（Wass et al.，2007）。仔细的蓝图规划将确保内容被广泛且适当地采样，考虑到情境的特殊性，评价方法适合于预期的学习成果，并且计划中包括不同方法之间的一定程度的三角互补。最后，设计模块应清楚地说明将如何进行对教学、学习和评价的评估，从而确保质量以及未来的教学项目发展。

为确保课程模块的设计包含有评价、反馈和评估，应通过一种迭代的方式去审视和修改课程内容、学习成果和评价过程。应考虑到课程中某个特定点学生的预期水平，从而将该教学模块的目标转化为学习成果并以互动的方式与评价标准进行关联。对课程模块进行教学呈现并按设计进行评价后，对模块的评估包括对教学方法和学习成果的适宜性以及所用评价进行回顾。这种课程设计形式有利于整合式评价的发展，可以根据课程内容和教学方法来设计蓝图。评价程序与模块的设计和评价以及整个课程的明确关联也确保了将发生对评价过程本身的评估（Fowell et al.，1999）。此外，仔细的课程和评价标准意味着形成性评价的度量特征不会丢失，并且可以在信度、效度和教育影响方面充分考虑其效果。

教育机构的形成性评价

教育机构负有多种责任，包括对学生、家长 / 学术和非学术人员 / 外部监管者 / 专业机构以及地方和国家政府部门。在机构一级，评价是对外界承担责任的重要组成部分。正如前面所讨论的那样，评价的主要功能应该是承担责任还是增强学生的学习能力，一直是许多争论的源头。形成性评价和终结性评价在论证责任担当中都起着重要作用，并且有着千丝万缕的联系。如果终结性评价不能评价不同的学习水平和教学技能，那么会破坏以增强学生学习为目的的形成性评价和反馈计划，最终导致失败。相反地，如果评价的主要作用是提高学生的学习水平，那么终结性评价就应进行适当的调整，并与形成性评价保持一致，以更好地促进学生学习和改善机构成果。机构应从各种形式的评价中系统地收集信息，用于形成评价闭环；换言之，就是要从其评价系统生成的数据中学习，以便为有关未来课程、教学、学习和教师发展活动的决策提供依据。这就要求该机构的所有成员，不仅是学生和教师，还包括管理人员和其他非学术人员，都必须作为学习共同体的一部分参与评价过程（Walvoord, 2010）。这种从将评价视为机构内的一项单独活动变化，到将其作为组织的核心活动的变化，作为持续改进计划的一部分，已被贴上变革性评价的标签（Angelo，1999）。Wehlburg（2008）描述了构成转型过程的评价。它们可以概括为：

- 适当且侧重于机构的宗旨和教师或部门的预期结果
- 具有实际意义的、从评价中收集的数据可用于指导课程决策并聚焦需要变革的领域
- 可持续发展并作为机构日常工作周期的一部分而建立
- 灵活，允许将来进行修改，并作为质量和成就螺旋上升的一部分
- 应收集数据用于提高学生的学习质量，而不仅仅是作为机构的存储档案

为了使一个机构转变为学习共同体，其整体文化必须发生许多变化，包括发展全体成员之间的信任，通过确定共同的学习和评价目标来建立动力，发展对新概念的集体理解，并创建一系列指导方针，整个机构将以此为依据来提升以评促学（Angelo，1999）。此过程要求组织具有强大的学术领导才能和意愿，以促进对学习的评价，对教职员工以及学生进行必要培训，而不断的专业发展则需要持续的贯彻落实。

医学教育中的形成性评价

在医学教育各个阶段都要进行严格的审查，以便向外部监管者和公众证明医学生、实习医生和经验丰富的临床医生都持续保持能力。医学教育有诸多利益相关者，包括学生和培训学员、教师、大学医学院和其他教育机构、卫生服务行业雇主、外部监管者以及广大公众。尽管监管机构和公众越来越渴望获得成就和能力的终结性证据，但如先前讨论的，让形成性评价和终结性评价统一建构，以提高学习质量和质量保障的论点同样适用于院校教育、毕业后医学教育和继续医学教育。终身学习是医学职业的一个重要特征，而通过形成性评价促进的深度学习、自我评价、反思和自主学习等技能的发展，对于“学习型社会”至关重要（Boud，2000），特别是供医学生和医生在临床学习环境中进行职业发展。

基于结果的医学教育的出现促进了清晰明确的评价的产生，这些评价的性质各不相同，并为评价所适合的教育领域而设计。例如，英国医学总会将其针对大学生的学习成果分为三类：作为科学家的医生、作为执业者的医生和作为专业人士的医生（GMC，2009），大致相当于熟悉的知识、技能、态度和专业行为的测试领域。因此，需要多种测试形式来满足院校医学教育和毕业后医学教育评价需求。所有评价形式都有一套共同的标准（Norcini et al., 2011），无论它们是用于形成性评价还是终结性评价中。总之，它们应该是：

- 可靠、有效、可行、公平并有益于学习
- 具有与其目的和预期结果相符的内容和形式
- 反映内容广泛，能准确解释特定内容
- 根据明确定义的标准构建，并使用系统可靠的方法得出

医学生的教学活动发生在要求不同教学方法的广泛教育环境中，其重点通常从早期的理论讲授、实验室演示以及基于小组或以问题为导向的学习，演变为体验式学习和模拟教学，并辅以在高年级阶段和毕业后医学教育阶段学员培训课程中的自主学习。评价形式的选择应反映教学内容。形成性评价的方法可以应用于医学教育的所有领域。

形成性评价可以识别有学习困难的学生，从而为早期补救提供机会，这一点很重要，而且可以为学术指导面试或其他支持性干预提供基础（Denison et al., 2006）。进入医学院要求学生取得优异的毕业成绩、相比之前更高的学位或是通过医学院的评价考核。尽管新生有进取心和学习能力，但一小部分人会经历早期失败，而对于某些灾难性的情况，这会导致内

部的消极动机和进一步失败的循环。学生在中学考试中用于取得出色成绩的学习方式，可能是影响他们大学成绩的部分原因（Sayer et al.，2002）。许多学生既往在理论授课教学环境中学习，通常成为记忆理论知识的高手，然而这却不是进行深度学习的方式。作为医学生，从入学到课程学习，他们面临着不同的教学方法，旨在促进深度学习和理解。这些活动包括小组讨论、以问题为导向的学习或解决问题的练习。学生可能会发现这些挑战令人生畏。精心设计的形成性评价项目可帮助他们了解学习目标以及实现这些目标的方式。应该提供关于如何利用反馈以及发展自我评价和同伴评价的具体指导，以使他们从过程中获得最大收益。理想情况下，应该有关于形成性评价和反馈的课程，而一次讲座是不能提供足够的时间或表明该主题的性质和重要性的。早期的形成性评价认为，教师在一个学习小组内建立良好的反馈行为，在教育上更有价值（Henderson et al.，2005）（表41.2）。然而，即使对过程本身进行了教育，学生的态度转变也需要采用一个完整的形成性评价体系，该体系鼓励他们对自己的表现进行判断，并且不低估同伴的表现（Altahawi et al.，2012）。

大量关于形成性评价有效性的方法，描述了在学生早期阶段，不论群体还是小组，都证实了学生发现形成性评价的价值，例如在基础生物医学领域（Carroll，1995；Vaz et al.，1996；Stead，2005）、进展测试（Oldham，2007）、临床知识笔试评价（Hill et al.，1994）和早期的基于问题的学习（Rolfe and McPherson，1995）。在线测验已被证明是提供形成性评价的有效方法，可以提高某些学生随后的表现（Kibble，2007；Dobson，2008）。尽管学生对计算机辅助学习和测试的看法有所不同（Vogel and Wood，2002；Rudland et al.，2011），但关于通过上网获取学习资料用以“作弊”的担忧持续存在。

表 41.2 形成性评价技术的应用

形成性评价技术可以应用于医学教育的所有领域，包括以下方面：

- 知识
- 胜任力——在真实和模拟环境中的临床、沟通和实践技能
- 体验式学习——在医院的临床实习、一般实践、社区实习
- 档案袋学习

完整的形成性评价可能包括不同的测试形式，这种三角互证测量使教师可以对学生的表现进行更全面的评价

临床教育从医学院开始，一直持续到医生的整个工作生涯。基于胜任力的医学教育方法涵盖了所有形式的临床教学和学习，包括基础的模拟教学和复杂的技能学习，以及临床环境中其他体验式学习。专业知识的发展取决于定期的评价和反馈，基于胜任力的学习要求进行一系列评价，所有这些评价都应促进他们未来进一步的学习和发展（Wass et al.，2007；Epstein，2007；Holmboe et al.，2010）。在一个构建统一的课程中，为保证医学实践能力而设计的终结性评价也可以向学习者提供反馈。

对医学教育中反馈的许多研究，都来自于沟通技能的胜任力教学领域，这些原理已被推广到其他体验式和反思性学习环境中（Ende，1983；Pendleton et al.，1984；Neher et al.，1992；Silverman et al.，1996；Roy Chowdhury and Kalu，2004；Kurtz et al.，2005；Mohanna et al.，2011）。在医学界进行体验式学习的形成性评价和提供建设性反馈的原则与其他学科相同。它应该是持续的、频繁的、非评判性的和非正式的，并为学生提供与教师定期互动的机会，激励和鼓励他们进行深度学习（Wood，2010）。

日益复杂的模拟教学的发展不应阻碍临床环境中的学习，无论是基于医院的实习（临床见习和基于工作场所的学习），还是全科和社区环境中的学习。针对临床学生和学员，已经建立了各种不同形式的形成性评价体系，包括客观结构化临床考试、mini-CEX（图41.2）以及DOPS、问诊的观察、复盘、档案袋学习、360°反馈以及各种形式的组合，旨在为该过程提供更全面的方法（McKinley et al.，2000；Elizondo-Montemayor，2004；Higgins et al.，2004；Alves de Lima et al.，2005；Daelmans et al.，2005；Driessen et al.，2005；Gray et al.，

核心医学培训的迷你临床评估演练（mini-CEX）

mini-CEX是直接观察受训人员/患者的互动方式，主要用于评价临床和沟通技巧。

1.评价的环境（例如病房、门诊等）和病例摘要

2.请评论做得好的地方以及需要提升的地方。请写下让这次评价有效的建设性的意见，并识别需要学习和反思的方面。

咨询和沟通技巧	
体格检查	
临床判断	
组织/效率	

3.商定一致的行动计划

4.根据这一观察，请评价学员所显示的总体能力水平

评级	描述
□ 低于住院医师基础培训项目的预期水平	展示基本的咨询技巧，导致不完整病史和(或)检查结果。显示出接诊后有限的临床判断
□ 在住院医师基础培训项目/前期核心培训完成时达到预期水平	展示出良好的咨询技巧，获得适当的病史和(或)或检查结果。显示接诊后的基本临床判断
□ 在完成核心培训/前期高级培训时达到预期水平	表现出良好的咨询技巧，获得完好的病史和(或)或检查结果。显示出接诊后扎实的临床判断，与前期高级培训一致
□ 达到预期的高级培训水平	具有出色且及时的咨询技能，可以提供全面的病史记录和(或)检查结果，从而发现复杂或困难的情况。表现出接诊后良好的临床判断

图 41.2　在医学教育中发挥作用的形成性评价：英国联合皇家医学院医师培训委员会的 min-CEX 评价报告表
经 BMJ Learning 许可转载

2008；Rudolph et al.，2008）。基于观察的形成性评价是临床教育的核心，但很明显，学习者对形成性评价所得到的反馈，通常是一种负面的感受和反应。学习者反映缺乏反馈或反馈不佳，以及反馈不充分。有时，他们对反馈产生抵触情绪，特别是来自其他专业人士（如护士和辅助医务人员）的反馈（Higgins et al.，2004）。当反馈仅仅是正向时，不论建设性评论对未来表现有怎样积极的影响，学生的满意度都会更高（Boehler et al.，2006）。此外，学习者的情绪状态和对自己表现的评价会影响对反馈的感知。因此，如果教师的反馈与学习者的观点相抵触（即使教师反馈是正向的），那么学习者就更不容易接受，并可能在将来的评价中抵制建设性的形成性反馈。当在学习者和高年资教师之间进行双向评价时，这种现象也可能影响教师（Watling and Lingard，2012）。在其他情况下，如果学习氛围是充满冲突的或冷漠的，学生可能会感到无法寻求反馈。寻求学生和实习生对反馈的看法并采取行动是很重要的，这不仅是因为可以帮助学生获得反馈，而且可以培育院校内部的反馈文化（Archer，2010；Milan et al.，2011）。

结论

- 形成性评价或促进学生学习的评价应在各个阶段的教学计划中发挥重要作用。
- 形成性评价需要教师和学生的时间以及精力投入，并要求他们发展、练习和保持新的教育技能。
- 院校的投入对于培育频繁、持续和有效的形成性评价的学习文化环境而言至关重要。
- 在与教学、学习、课程开发和师资培训完全契合的项目中有效使用形成性评价，能够发展终身学习技能，并应对医学质量产生重大影响，最终带来更好的患者照护。

参考文献

Altahawi, F., Sisk, B., Poloskey, S., Hicks, C., and Dannefer, E.F. (2012) Student perspectives on assessment: Experience in a competency-based portfolio system. *Med Teach.* 34: 221–225

Alves de Lima, A., Henquin, R., Thierer, J., et al. (2005) A qualitative study of the impact on learning of the miniclinical evaluation exercise in postgraduate training. *Med Teach.* 27: 46–52

Angelo, T.A. (1999) Doing assessment as if learning matters most. *AAHE Bull.* 51: 3–6

Archer, J.C. (2010) State of the science in health professional education: effective feedback. *Med Educ.* 44: 101–108

Atherton, J.S. (2011) Managing the hidden curriculum. *Doceo; Hidden Curriculum.* [Online] http://www.doceo.co.uk/tools/hidden.htm Accessed 8 March 2013

Bangert-Drowns, R.L., Kulik, J.A., and Kulik, C.C. (1991) Effects of frequent classroom testing. *J Educ Res.* 85: 89–99

Bell, B. and Cowie, B. (2001) The characteristics of formative assessment in science education. *Sci Educ.* 85: 536–553

Bennett, R.E. (2011) Formative assessment: a critical review. *Assess Educ Principles, Policy Pract.* 18: 5–25

Biggs, J.B. (2003) *Teaching for Quality Learning at University*. 2nd edn. Buckingham: Open University Press/SRHE

Biggs, J.B. and Collis, K.F. (1982) *Evaluating the quality of learning: the SOLO taxonomy*. New York: Academic Press

Black, P. and Wiliam, D. (1998a) Assessment and classroom learning. *Assess Educ.* 5: 7–74

Black, P. and Wiliam, D. (1998b) Inside the black box: raising standards through classroom assessment. *PhiDeltaKappa International*. Phi Delta Kappan 80, No. 2 139–144, 146–148

Black, P. and Wiliam, D. (2009) Developing the theory of formative assessment. *Educ Assess Eval Accountability*. 21: 5–31

Bloom, B.S. (1965) *Taxonomy of Educational Objectives*. London: Longman

B.S., Bloom, J.T. Hastings, and G.F. Madaus (eds) (1971) *Handbook on the Formative and Summative Evaluation of Student Learning*. New York: McGraw Hill

Boehler, M.L., Rogers, D.A., Schwind, C.J. et al. (2006) An investigation of medical student reactions to feedback: a randomised controlled trial. *Med Educ.* 40: 746–749

Boud, D. (2000) Sustainable assessment: rethinking assessment for the learning society. *Studies Cont Educ.* 22: 151–167

Boud, D. and Falchikov, N. (1995) What does research tell us about self-assessment? In D. Boud (ed.) *Enhancing Learning through Self Assessment* (pp. 155–166). London: Kogan Page

Brown, G., Bull, J., and Pendlebury, M. (1997) *Assessing Student Learning in Higher Education*. London: Routledge

Butler, D.L. and Winne, P.H. (1995) Feedback and self-regulated learning: a theoretical synthesis. *Rev Educ Res.* 65: 245–281

Carless, D. (2007) Learning-orientated assessment: conceptual bases and practical implications. *Innovations in Education and Teaching International*. 44: 57–66

Carless, D. (2009) Learning-orientated assessment: principles, practice and a project. In L.H. Meyer, S. Davidson, R. Anderson, et al. (eds) *Tertiary Assessment and Higher Education Student Outcomes: Policy, Practice and Research* (pp. 79–90). Wellington, New Zealand: Ako Aotearoa

Carless, D., Joughin, G. Ngar-Fun, L., et al (2006) A conceptual framework for learning-oriented assessment. In D. Carless, G. Joughin, L. Ngar-Fun, et al. (eds) *How Assessment Supports Learning: Learning-orientated assessment in action* (pp. 7–15). Hong Kong: Hong Kong University Press

Carroll, M. (1995) Formative assessment workshops: feedback sessions for large classes. *Biochem Educ.* 23: 65–67

Chickering, A.W. and Gamson, Z.F. (1987) Seven principles for good practice in undergraduate education. *AAHE Bulletin*. [Online] www.aahea.org/aahea/articles/sevenprinciples1987.htm Accessed 12 March 2013

Daelmans, H.E.M., Hoogenboom, R.J.I., Scherpbier, A.J.J.A., Stehouwer, C.D.A., and van der Vleuten, C.P.M. (2005) Effects of an in-training assessment programme on supervision of and feedback on competencies in an undergraduate Internal Medicine clerkship. *Med Teach.* 27: 158–163

Denison, A.R., Currie, A.E., Laing, M.R., and Heys, S.D. (2006) Good for them or good for us? The role of academic guidance interviews. *Med Educ.* 40: 1188–1191

Dobson, J.L. (2008) The use of formative online quizzes to enhance class preparation and scores on summative exams. *Adv Physiol Educ.* 32: 297–302

Driessen, E., van der Vleuten, C., Schuwirth, L., Van Tartwijk, J., and Vermunt, J. (2005) The use of qualitative research criteria for portfolio assessment as an alternative to reliability evaluation: a case study. *Med Educ.* 39: 214–220

Elizondo-Montemayor, L.L. (2004) How we assess students using an holistic standardized assessment system. *Med Teach.* 26: 400–402

Ende, J. (1983) Feedback in clinical medical education. *JAMA*. 250: 777–781

Entwistle, N.J. and Entwistle, A.C. (1991) Forms of understanding for degree examinations: the pupil experience and its implications. *Higher Educ.* 22: 205–227

Epstein, R.M. (2007) Assessment in medical education. *N Engl J Med.* 356: 387–396

Fowell, S.L., Southgate, L.J., and Bligh, J.G. (1999) Evaluating assessment: the missing link? *Med Educ.* 33: 276–281

Gibbs, G. (1992) *Improving the Quality of Student Learning*. Bristol: TES

Gibbs, G. (2010) Using assessment to support student learning. Leeds Met Press. [Online] http://www.leedsmet.ac.uk/staff/files/100317_36641_Formative_Assessment3Blue_WEB.pdf Accessed 12 March 2013

Gibbs, G. and Coffey, M (2004) The impact of training of university teachers on their teaching skills, their approach to teaching and the approach to learning of their students. *Active Learn Higher Educ.* 5: 87–100

Gibbs, G. and Simpson, C. (2004) Conditions under which assessment supports students' learning. *Learn Teach Higher Educ.* 1: 3–30

Gitomer, D.H. and Duschl, R.A. (2007) Establishing multilevel coherence in assessment. *Yearbook of the National Society for the Study of Education.* 106: 288–320

GMC (2009) *Tomorrow's Doctors*. London: GMC

Gordon, M. (1991) A review of the validity and accuracy of self-assessments in health professions training. *Acad Med.* 66: 762–769

Gray, C.S., Hildreth, A.J., Fisher, C., et al. (2008) Towards a formative assessment of classroom competencies (FACCs) for postgraduate medical trainees. *BMC Med Educ.* 8: 61

Hafferty, F. (1998) Beyond curriculum reform: confronting medicine's hidden curriculum. *Acad Med.* 73: 403–407

Hattie, J.A. (1987) Identifying the salient factors of a model of student learning: a synthesis of meta-analyses. *Int J Educ Res.* 11: 187–212

Hattie, J. and Jaeger, R. (1998) Assessment and classroom learning: a deductive approach. *Assess Educ Principles, Policy and Practice.* 5: 111–122

Henderson, P., Ferguson-Smith, A.C., and Johnson, M.H. (2005) Developing essential professional skills: a framework for teaching and learning about feedback. *BMC Med Educ.* 5: 11

Hewson, M.G. and Little, M.L. (1998) Giving feedback in medical education: verification of recommended techniques. *J Gen Intern Med.*13: 111–116

Higgins, R.S.D., Bridges, J., Burke, J.M., et al (2004) Implementing the ACGME general competencies in a cardiothoracic surgery residency program using 360-degree feedback. *Ann Thorac Surg.* 77: 12–17

Hill, D.A., Guinea, A.I., and McCarthy, W.H. (1994) Formative assessment: a student perspective. *Med Educ.* 28: 394–399

Holmboe, E.S., Sherbino, J., Long, D.M., Swing, S.R., and Frank, J.R. (2010) The role of assessment in competency-based medical education. *Med Teach.* 32: 676–682

Kaufman D.M. and Mann, K.V. (2010) Teaching and learning in medical education: how theory can inform practice. In T. Swanwick (ed.) *Understanding Medical Education* (pp. 16–36). Oxford: Wiley-Blackwell

Kibble, J. (2007) Use of unsupervised online quizzes as formative assessment in a medical physiology course: effects of incentives on student participation and performance. *Adv Physiol Educ* 31: 253–260

Kluger, A.N. and DeNisi, A. (1996) The effects of feedback interventions on performance: A historical review, a meta-analysis, and a preliminary feedback intervention theory. *Psychol Bull.* 119: 254–284

Knowles, M.S. (1980) *The Modern Practice of Adult Education: from pedagogy to andragogy*. 2nd edn. New York: Cambridge Books

Kolb, D.A. (1984) *Experiential Learning. Experience as the Source of Learning and Development*. New Jersey: Prentice Hall

Kurtz, S., Silverman, J., and Draper, J. (2005) *Teaching and Learning Communication Skills in Medicine*. Oxford: Radcliffe Publishing Ltd, pp. 123–129

Langendyk, V. (2006) Not knowing that they do not know: self-assessment accuracy of third-year medical students. *Med Educ.* 40: 173–179

Macdonald, J. (2002) Getting it together and being put on the spot: synopsis, motivation and examination. *Studies Higher Educ.* 27: 329–338

Martinez, M.E. and Lipson, J.I. (1989) Assessment for learning. *Educ Leadership*. 46: 73–75

McKinley, R.K., Fraser, R.C., van der Vleuten, C., and Hastings, A.M. (2000) Formative assessment of the consultation performance of medical students in the setting of general practice using a modified version of the Leicester Assessment Package. *Med Educ.* 34: 573–579

Milan, F.B., Dyche, L., and Fletcher, J. (2011) 'How am I doing?' Teaching medical students to elicit feedback during their clerkships. *Med Teach.* 33: 904–910

Mitchell, J. (2006) Formative assessment and beginning teachers: ready or not? *Scottish Educ Rev.* 38: 186–200

Mohanna, K., Cottrell, E., Wall, D. and Chambers, R. (2011) Giving effective feedback. In K. Mohanna, E.. Cottrell, E. Wall and R. Chambers (eds) *Teaching Made Easy: a manual for health professionals*. Chapter 13. Oxford: Radcliffe Publishing

National Student Survey (2012) [Online] http://www.thestudentsurvey.com/ Accessed 8 March 2013

Neher, J.O., Gordon, K., Meyer, B., and Stevens, N. (1992) A five-step 'microskills' model of clinical teaching. *J Am Board Fam Pract.* 5: 419–424

Newble, D.I., and Jaeger, K. (1983) The effect of assessments and examinations on the learning of medical students. *Med Educ.* 17: 165–171

Nicol, D.J. and Macfarlane-Dick, D. (2006) Formative assessment and self-regulated learning: a model and seven principles of good feedback practice. *Studies Higher Educ.* 31: 199–218

Norcini, J., Anderson, B., Bollela, V., et al (2011) Criteria for good assessment: consensus statement and recommendations from the Ottawa 2010 Conference. *Med Teach.* 33: 206–214

O'Donovan, B., Price, M., and Rust, C. (2001) The student experience of criterion-referenced assessment. *Innovations in Education and Teaching International.* 38: 74–85

Oldham, J. (2007) Formative assessment for progress tests of applied medical knowledge: the role of the student. From the REAP International Online Conference on Assessment Design for Learner Responsibility, 29–31 May, 2007. [Online] http://www.reap.ac.uk/reap/reap07/Portals/2/CSL/feast%20of%20case%20studies/Formative_assessment_for_progress_tests_of_applied_medical_knowledge.pdf Accessed 12 March 2013

Orsmond, P. (2004) Self-and peer-assessment: guidance on practice in the biosciences. In S. Maw, J. Wilson, and H. Sears (eds) *Teaching Bioscience Enhancing Learning Series*. Leeds: The Higher Education Centre for Bioscience. [Online] http://www.bioscience.heacademy.ac.uk/ftp/teachingguides/fulltext.pdf Accessed 24 July 2012

Pendleton, D., Schofield, T., Tate, P., and Havelock, P. (1984) *The Consultation: an Approach to Learning and Teaching*. Oxford: Oxford University Press

Quality Assurance Agency for Higher Education (2006) Code of Practice for the Assurance of Academic Quality Standards in Higher Education. Section 6 Assessment of Students. [Online] http://www.qaa.ac.uk/Publications/InformationAndGuidance/Documents/COP_AOS.pdf. Accessed 24 July 2012

Quality Assurance Agency for Higher Education (2011) UK Quality Code for Higher Education. [Online] http://www.qaa.ac.uk/Publications/InformationAndGuidance/Pages/quality-code-A6.aspx Accessed 24 July 2012

Ramaprasad, A. (1983) On the definition of feedback. *Behav Sci*. 28: 4–13

Ramsden, P. (1992) *Learning to Teach in Higher Education*. London: Routledge

Rohrer, D. and Pashler, H. (2010) Recent research on human learning challenges conventional instructional strategies. *Educ Res*. 39: 406–412

Rolfe, I. and McPherson, J. (1995) Formative assessment: how am I doing? *Lancet*. 345: 837–839

Roy Chowdhury, R. and Kalu, G. (2004) Learning to give feedback in medical education. *Obstetrician and Gynaecologist*. 6: 243–247

Rudland, J. R., Schwartz, P., and Ali, A. (2011) Moving a formative test from a paper-based to a computer-based format. A student viewpoint. *Med Teach*. 33: 738–743

Rudolph, J.W., Simon, R., Raemer, D.B., and Eppich, W.J. (2008) Debriefing as formative assessment: closing performance gaps in medical education. *Acad Emerg Med*. 15: 1010–1016

Rushton, A. (2005) Formative assessment: a key to deep learning? *Med Teach*. 27: 509–513

Rust, C. (2002) The impact of assessment on student learning: how can research literature practically help to inform the development of departmental assessment strategies? *Active Learn Higher Educ*. 3: 145–158

Rust, C., O'Donovan, B., and Price, M. (2005) A social constructivist assessment process model: how the research literature shows us this could be best practice. *Assess Eval Higher Educ*. 30: 231–240

Sadler, D.R. (1989) Formative assessment and the design of instructional systems. *Instruct Sci*. 18: 119–144

Sadler, D.R. (1998) Formative assessment: revisiting the territory. *Assess Educ*. 5: 77–84

Sayer, M., Chaput de Saintonge, M., Evans, D., and Wood D.F. (2002) Support for students with academic difficulties. *Med Educ*. 36: 643–650

Schuwirth, L.W. and van der Vleuten, C.P. (2011) Programmatic assessment: from assessment of learning to assessment for learning. *Med Teach*. 33: 478–485

Sender Liberman, A., Liberman, M., Steinert, Y., McLeod, P., and Meterissian, S. (2005) Surgery residents and attending surgeons have different perceptions of feedback. *Med Teach*. 27: 470–472

Shepard, L.A. (2000) The role of assessment in a learning culture. *Educ Res*. 29: 4–14

Silverman, J.D., Draper, J., and Kurtz, S.M. (1996) The Calgary–Cambridge approach to communication skills teaching. 1. Agenda-led outcome—based analysis of the consultation. *Educ Gen Pract*. 7: 288–299

Snyder, B.R. (1971) *The Hidden Curriculum*. New York: Alfred A Knopf

Stead, D.R. (2005) A review of the one-minute paper. *Active Learning in Higher Education*. 6: 118–131

Swanwick, T. (2003) Work based assessment in general practice: three dimensions and three challenges. *Work Based Learning in Primary Care*. 1(2): 99

Topping, K.J. (2010) Methodological quandaries in studying process and outcomes in peer assessment. *Learn Instruct*. 20: 339–343

van der Vleuten, C. (1996) The assessment of professional competence: developments, research and practical implications. *Adv Health Sci Educ*. 1: 41–67

van der Vleuten, C.P.M., Schuwirth, L.W.T., Driessen, E.W., et al (2012) A model for programmatic assessment fit for purpose. *Med Teach*. 34: 205–214

Vaz, M., Avadhany, S.T., and Rao, B.S. (1996) Student perspectives on the role of formative assessment in physiology. *Med Teach*. 18: 324–326

Vogel, M. and Wood, D.F. (2002) Love it or hate it? Medical student attitudes to computer assisted learning. *Med Educ*. 36: 214–215

Vygotsky, L.S. (1978) *Mind in Society: The Development of Higher Psychological Processes*. Cambridge MA: Harvard University Press

Walvoord, B.E. (2010) *Assessment Clear and Simple: a Practical Guide for Institutions, Departments, and General Education*. San Francisco: Jossey-Bass

Ward, M. Gruppen, L., and Regehr, G. (2002) Measuring self-assessment: current state of the art. *Adv Health Sci Educ*. 7: 63–80

Wass, V., Bowden, R. and Jackson, N. (2007) The principles of assessment design. In N. Jackson, A. Jamieson, and A. Khan (eds) *Assessment in Medical Education and Training: a Practical Guide* (pp. 11–26). Oxford: Radcliffe Publishing Ltd

Watling, C.J. and Lingard, L. (2012) Toward meaningful evaluation of medical trainees: the influence of participants' perceptions of the process. *Adv Health Sci Educ*. 17: 183–194

Wehlburg, C.M. (2008) *Promoting Integrated and Transformative Assessment: a Deeper Focus on Student Learning*. San Francisco: Jossey-Bass

Wood, D.F. (2010) Formative Assessment. In T. Swanwick, (ed) *Understanding Medical Education* (pp. 259–270). Oxford: Wiley-Blackwell

Yorke, M. (2003) Formative assessment in higher education: Moves towards theory and the enhancement of pedagogic practice. *Higher Educ*. 45: 477–501

Zhang, J., Peterson, R.F., and Ozolins, I.Z. (2011) Student approaches for learning in medicine: what does it tell us about the informal curriculum? *BMC Med Educ*. 11: 87.

第 42 章

医学教育中的技术增强评价 Technology enhanced assessment in medical education

Zubair Amin

译者：刘 锐 审校：李 力

考试像火一样，是善仆，也是恶主。

Thomas Huxley

引言

本章的目的是简要描述技术在医学教育评价领域中，尤其是在高利害的终结性考试当中的应用情况。核心主题是教师如何合理地利用技术来增强医学教育中的评价，并使其发挥最佳作用。尽管这里引用的许多著作都与院校医学教育有关，但是其基本原理仍可以应用于毕业后和继续医学教育。"考生"一词是对于学习者、应试者、学生或受训者的一种通用称呼。

尽管技术对于评价流程的各个环节（比如题库维护、计划拟定、测验管理、统计分析和报告）的把控都发挥了巨大作用，但本章的主要重点是从医学教师的视角来看待医学教育评价中技术的应用。相比之下，教师更关心技术如何能够增强并扩展学生的能力素养。因此，本文主要探讨关于教学和临床实践上的新技术，包括机器的应用、新兴的教学过程或混合式新方法，以及有无人为互动等。这些创新或将起到辅助甚至强化现有评价手段的效果。

医疗保健和医学教育中技术的本质

医师、医学生和患者与技术的互动越来越紧密（Amin et al.，2011）。作为医疗保健或医学教育机构中的专业人员，我们与技术的互动可以在概念上分为三个重叠的维度：一是我们在个人和日常生活中使用的技术，例如计算机、移动计算设备和智能手机。二是我们在提供医疗服务过程中主要使用的技术，例如电子病历（EMR）、数字图像处理和存档系统。三是支持各种教育功能的技术，例如电子档案袋、PowerPoint 和一系列学习管理系统（图 42.1）。

尽管从用户的角度来看，普通人不会出于医疗保健的目的而专门购买一项技术或一套设备。但是，技术对医疗卫生服务的影响不应该被低估。根据最近发布的数据，移动电信设备的保有量已达到以前认为无法实现的水平（The Economist，2012）。如今，对于执业医师来说，前来就诊的患者对自身的健康状况有着非常全面的研究和了解，这已不足为奇。同样，患者或随行家属现在可以携带其健康状况的图像或临床事件（如癫痫发作或步态）的音频-视频记录。电子邮件或网上咨询的方式正成为面对面就诊的补充形式。虽然不像上述示例那样普遍，但是患者现在可以要求照护人员提供就医过程的视频或音频记录。在临床，指南、患者管理信息和其他支持资料的及时获取开辟了一种全新的方式，使临床医生和临床教育工作者与学生和受训者能够进行互 动（Honeybourne et al.，2006；Pluye et al.，

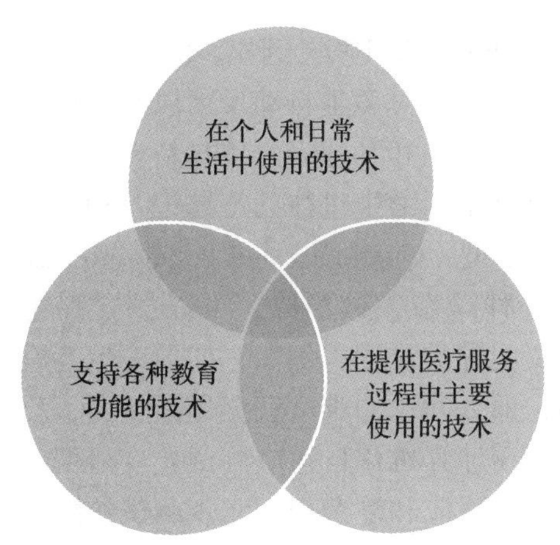

图 42.1　与技术的交互

2005）。台式电脑、笔记本电脑和其他移动设备的普及，彻底改变了学生完成作业的方式。现在，学生汇报、项目实施、临床报告和档案袋有在线研究的支持。在许多医院，学生访问临床数据库的权限不足，这些数据库里包括患者过去和现在的病历、实验室检查报告和放射影像图片等。在医学教育中出现了无数的模拟技术，不仅影响课程设置，而且影响了我们对学生的评价方式以及评价内容（Dauphinee，2012）。现在越来越不允许受训医生在未经模拟器训练的前提下，直接对患者实施诸如胸导管插入等技术性操作（Ziv et al.，2003）。

技术在医疗服务和医学教育领域无处不在。它的影响是全方位的、不间断和不断发展的（Ellaway and Masters，2008；Amin et al.，2011）。技术使学生以全新的方式进行学习。在此过程中，信息提供者（即教师）和信息接收者（即学生）之间的区别变得模糊。随着医疗服务与技术越来越多地交织在一起，作为有见识的评价者，我们有责任密切关注受训医生在临床实践中的表现（Amin et al.，2011），从而实现医学教育评价的真正目的。

定义技术

技术是一个复杂的概念，由于其性质、用途和应用的范围极其广泛（通常取决于语境），因此很难下一个统一的定义。美国国家生物技术信息中心（NCBI）将技术定义为“任何领域内为达成实际目标的科学知识的应用。它包括方法、技术和仪器”（National Center for Biotechnology Information）。因此，在定义技术时，我们应该将方法、技巧和工具考虑在内，这些元素相互共存且密切联系。智能仪器采用某种方法或通过某个过程来实现其预期目的。但是，这种相互作用的性质和大小是高度可变的。某些仪器或设备在很大程度上依赖于人–机的交互过程，未安装内置反馈机制的骨盆训练器就是一个典型的例子。“哈维”是一种心脏检查模拟器（Jones et al.，1997），它提供预先录制的心音、脉搏波形、血压和其他体格检查结果，是具有一定处理能力但没有任何内置反馈机制或交互作用的机器的示例。在医学教育中，麻醉模拟人的使用是一个更为高级的技术应用示例，它通常内置了具有强大处理能力的机器（Grenvik and Schaefer，2004）。此类先进的机器设备能够基于使用者的表现，改善使用者的最终学习结果，且向其提供实时反馈。这类智能设备中许多都具有自动评分系统，以评价使用者的胜任力水平。同样，医疗服务中使用的技术包括各种各样的机器和过程，它们以复杂的方式与人类进行互动，这些方式既可以是静态的也可以是动态的（Issenberg et al.，2005）。我们需要认识到教育和医疗服务中技术的多样性，以便将它们合理地应用于医学教育评价。

近期的历史

技术在评价中的应用，与计算机技术的普及性和可接受性基本保持一致。在初期阶段，技术在评价中的应用主要限于对大型考试的管理，尤其是其实施与管控过程（Pellegrino and Quellmalz，2010）。计算机技术可以更快地处理数据、传输考试材料，能够自动评分，具有更大的数据存储量且能保证环境安全（Norcini and McKinley，2007）。早期将计算机应用于评价的主要原因是其高效性：计算机技术促进了纸笔评价向以计算机为基础的多站点评价的迁移，后者更加高效、迅捷。如今，大多数基于计算机的考试都是某些国家和国际资格考试（如美国执业医师资格考试），以及级别稍低的其他专业考试（如由专业和亚专业委员会管理的在线考试）。对于世界上大多数医学院校来说，广泛采用基于计算机的考试仍然面临诸多障碍，如后勤需求、初始配置和后续维护相关的成本，以及对于考试系统的发展所投入的人力和财力。

当教育特征和优先事项与技术进步相融合时，评价技术便有了进一步发展。例如，考试编写工具允许出题人管理题目开发的整个周期，从编写题目到排序、存储和管理题目全过程（Questionmark，2012）。基于互联网的平台允许题目编写过程和审阅过程可以在多个地点同步进行，共用一套相同的标准，如内容覆盖率、难度和权重等，同时保持必要的安全性。如果题库足够大且维护良好，则可以根据预定的方案生成试卷。基于互联网的题库使许多医学院校可以与志趣相投的机构结成伙伴关系，以开发和维护共享这些题库（表 42.1）。IDEAL 联盟（国际增强评价和学习数据库）就是共享资源的一个范例，该联盟汇集了各种医学院校的试题并在合作伙伴之间共享（IDEAL Consortium，2009）。

抄袭检测软件可以分析提交的评价作品是原创的还是抄袭的（Dahl，2007）。这样的软件可以将提交的作品与其他已发表的作品、网上资料，甚至该学生或其他学生先前提交的作品进行比较，并生成原创性统计报告（Dahl，2007）。医学教育中需要进行抄袭检测的评价的例子有：患者书面记录、开卷考试、课题项目和档案袋。

随着编程质量的提高、计算机处理能力的强化、技术的广泛可及，以及更重要的是，教育者与技术专家之间的持续合作，将技术的最新进展应用到评价中来已成为可能（Pellegrino and Quellmalz，2010）。例如，引入交互式考试、自适应考试、对考生自动反馈以及在评价中纳入音频、视频和其他多媒体材料。计算机化自适应测试基于考生过往的答题记录和基本能力测评模型（Quellmalz and Pellegrino，2009）。这是一种动态考试形式，可以根据答题情况来改变问题的难度。例如，如果考生答题一直正确，那么问题的难度就会逐渐变高，反之亦然。由于计算机化自适应测试允许根据考生之前的考试反应和复杂程度实现测试的配置，因此它可以潜在地减少测试的时间。计划使用计算机化自适应测试进行终结性考试的医学院校，需要良好的心理测量学支撑，以确定达到某种等级所需的测试顺序和终点熟练程度。

表 42.1 计算机技术在评价中的应用示例

技术	已有报道的优势
考试编写	多地点协作和审阅
存储	与其他机构资源共享
问题试卷开发	基于互联网的平台让题目编写过程和审阅过程可以同步进行，共用一套相同的标准，如内容覆盖率、难度和权重等
自动标记	减少人为错误
统计分析和数据报告	试题统计，例如难度、区分度指标以及信度
考试后质量复审	标记问题以进行审核并创建等效的试卷
抄袭检测	作品原创性定量分析

我们不应认为评价技术的进步仅限于管理测试和使得数据处理更有效、更智能。早期技术开发的主要动力是希望提高运行效率和降低成本，但最近的技术进步为教育工作者提供了更多激动人心的机会，从而将评价的视野扩展到了“在各种政策报告中倡导的探索并促进一系列人类学习”（Quellmalz and Pellegrino，2009）。通过模拟医学，我们可以扩大评价中需要测试的领域范围，以涵盖重要的但先前被忽略的医师胜任力（Issenberg et al.，1999，Issenberg and Scalese，2007；Norcini and McKinley，2007）。技术的进步还使我们能够以比传统考试更高的真实性来测试患者的安全性、团队合作和专业间协作（Amin et al.，2011；Boulet，2008b）。将来，我们可以期待技术上的进步，将更现实的评价手段引入临床医学。可能有机会通过直接衡量患者预后来评价参加考核的医师（Dauphinee，2012；Issenberg et al.，1999）。

在评价中使用技术的优点

在医学教育评价中使用技术有很多潜在的优点（Issenberg et al.，1999；Gordon et al.，2001；Ziv et al.，2003）。

评价更广领域的胜任力

有人认为在评价中使用技术的优点之一是其能使临床教师对医师的某些胜任力领域进行评价，而这些胜任力的评价过去是无法实现的（Amin et al.，2011）。在以往的纸笔测试和用真实患者进行的考核中，许多与医师表现密切相关的基本技能被忽略了。例如，对紧急情况、急症照护、患者安全和团队合作等方面的评价要么无法实现，要么只能以很刻意的方式进行。模拟技术使医学教师能够以更现实的方式、更高的效率评价这些胜任力（Issenberg et al.，1999；McGaghie and Issenberg，2009）。模拟可以提供一种更接近实践的体验，并且可以用于模拟高危、罕见但重要的临床事件，这些事件的处理对于保证安全的医疗服务至关重要（Gordon et al.，2001；Boulet，2008b）。通过操作手术刀产生的遥测数据来评价外科医生的手术表现已成为可能（Fried et al.，2004）。高仿真模拟人可用来评价考生的临床决策能力和表现，该模拟人可以识别考生是否遵循了特定流程或做出了调整（Boulet et al.，2003）。

通过反馈改善学习

反馈对学习有很大的影响（Hattie and Timperley，2007）。为了符合评价的最佳实践（Norcini et al.，2011），在运用技术来设计和实施评价时，反馈应是一个着重考虑的因素。例如，模拟技术可以创建一个以学习者为中心的安全环境，在这种环境是允许犯错的，学习者还能获得即时反馈（Gordon et al.，2001；Issenberg et al.，2005；Boulet，2008a）。由于关注的核心是考生，因此模拟技术很容易提供反馈，并且更加关注考生的需求。线上考试中，考生可直接在线获得反馈。这种反馈对学习和技能习得的益处再怎么夸大也不为过（Veloski et al.，2006）。

行为表现的评价

评价行为表现（学生在现实环境中对真实患者进行的操作，以及他们的行为如何影响患者的诊疗）是评价的最终目标（Dauphinee，2012；Shapiro et al.，2004）。在表现水平方面，技术能使评价更进一步（McGaghie and Issenberg，2009）。例如，审核临床数据库和患者病情可用于监测医生的能力是否进步以及维持在一定水准；可以远程监控团队的行为表现；可以纵向跟踪质量保障的参数，如患者安全性和不良事件，以评价个人以及团队的行为表现。除了对结果的测量，过程指标同样可以得到评价，例如可评价对指南的遵循和偏离。尽管使用患者数据来评价医生表现的方式具有吸引力和可取性，但由于多种混杂因素可能会影响收集的数据质量和衡量此类复杂结构所固有的逻辑复杂性（Norcini，2005），因此这在很大程度上仍是一个未开发的领域。

教育和心理测量学考量

一些通用原则用来保证评价稳定可靠，当评价中运用技术时，这些原则也同样适用。只有在对基本评价原则进行了适当思考之后，才应考虑技术的运用。

效度

效度是评价中的首要考虑因素（Norcini et al.，2011）。在使用技术进行评价的情况下尤其需要关注效度，因为技术的不当运用可能会使评价目的不明。图 42.2 中概述了要问的问题。

举两个例子来说明技术可能会对评价的可靠性产生的不利影响。

在结合数字动画的计算机化评价中，要求考生确定心脏神经传导与心动周期之间的关系。在传导通路中给予了不同程度的阻滞，并要求考生根据通路中的阻滞得出心动周期的变化。图像的处理需要相当大的手动技巧。因此，该测试实际上是在评价应试者两个独立领域的能力：他们对心脏神经传导的掌握程度以及他们在图像处理方面的技能水平。尽管主要

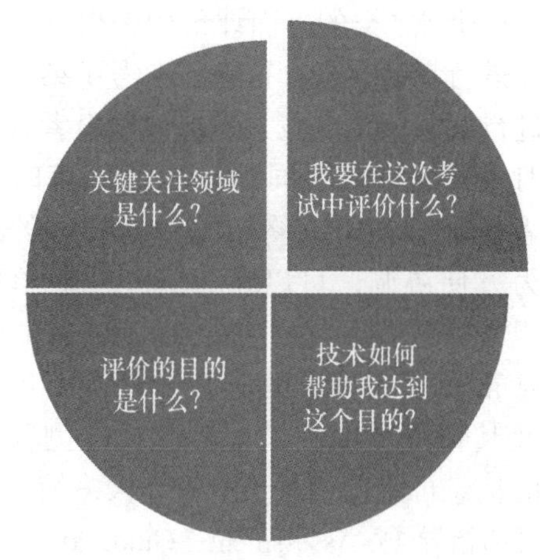

图 42.2　使用技术进行评价

目的是评价应试者的知识，但获得的测量数据却受到了无关因素的干扰。当然，如果测试的目的是同时评价被测者的知识水平和敏捷性，则该考试仍然具有较好的效度。

在基于技能的评价中，要求考生采集病史，选择有针对性的临床检查以及分析实验室检查结果。要求考生使用计算机上的预定义格式以文本形式总结其发现和意见。该任务的时间设置为 20 分钟，其中病史采集、体格检查和实验室结果分析为 15 分钟。剩余的 5 分钟用来将答案写到计算机上。这是一个无法观察的站点。打分只是基于考生对接诊的记录。考试后复审发现，有大量的考生不及格，因为他们不能按时完成笔记。此外，有些母语非英语的考生成绩也不佳。在这种情况下，评价的主要目的（衡量考生病史采集、进行体格检查和解释实验室检查数据的能力）被多个无关因素所掩盖，如语言能力和快速、准确打字的能力等。

创建并支持学习

评价的关键功能之一是支持学习（Norcini et al.，2011）。作为指导性的原则，在每次使用技术的评价中，评价人员都必须探索改善学习的机会并向考生提供反馈的机会（Veloski et al.，2006）。反馈的形式应包括成绩、通过 / 不通过的决定、发展性的信息（如测试中表现强弱的方面、有关纠正的建议以及进一步学习的建议）（Hattie and Timperley，2007）。

可以通过多种方式提供反馈。所提供的信息的格式、时间、性质和数量将取决于考试。例如，在诸如选择题（MCQ）或扩展型配伍题（EMQ）考试之类的书面评价中，根据考生答题情况进行自动评分，很容易在考试结束时对答案进行解释。在考核关于进行性患者管理的问题时，最好的做法同样是考核结束时向被检查者提供反馈。在终结性、高利害的考试中，为方便协调，可以在考试完成时单独或与小组一起提供反馈。提供给应试者的信息应包括正确的或标准的应答，以及不正确的应答及其错误原因。如果是形成性测验，则提供的信息可能包括关于准备进入终结性评价的建议和指导（e-Assessment：Guide to Effective Practice，2007）。

考试系统向学生提供的反馈水平可能包括（e-Assessment：Guide to Effective Practice，2007）：

- 仅整体结果
- 评价的整体分数，以及各部分的分数或结果
- 每道题的分数
- 对正确答案的反馈以及原因或解释
- 提示需要进一步学习并参考相关的学习材料或信息来源

支持模拟技术的重要原因之一，是因为它能够创造学习机会（Issenberg et al.，1999）。在基于模拟的评价中，比较容易识别考生的长处和短处，并在需要时提供补救性的指导。建议在此类考试中，评分方式应包括单项评分，而不仅仅是整体评分，这样可以及时发现考生在某个领域中的不足。同样，在考核过程中形成的书面定性意见对于准确把握弱项也非常宝贵。

技术还使负责提供教育的人员能够获得反馈（Quellmalz and Pellegrino，2009）。对教育工作者有用的信息包含学生的响应模式（包括他们的强项和弱项）、完成考试所花费的时间、考试中多次出现的弱项特征、特定考试题目中的表现（例如某种能力，该能力可以区分出表现较好和较差的学生）。

成本和实用性

评价中使用的一些技术创新的成本令人担忧（Vargas et al.，2007）。即使对于资源丰富的机构，技术设备的获取和维护成本也很高。而且，技术的快速周转会给已经超支的预算增加无法预料的负担（Greenhalgh，2001）。但是，某些替代品可以代替评价过程中的昂贵技术，同时不会影响到测试的真实性。

思考下面的例子：在某个考试中，考生需完成的任务是进行呼吸系统体格检查。尽管现在已有胸部体检的模拟人，但是费用昂贵。该技术多以标准化的方式描述检查结果，并且重复效果并不是很好。在这种情况下，使用真实或模拟病人可能会有用。相反，假设任务是对有潜在气胸的患者进行呼吸检查。让真实患者参与考试既不可行，也很难获得可以如实再现

的检查结果，尤其是关键的叩诊音。对此，可播放提前录制的异常叩诊音，并辅以模拟病人。这将大大降低考试成本，而无需考虑此模拟情境是否足够逼真。

成本越高并不一定意味着评价质量会更好。有时技术使用不当，甚至会危害评价质量。在有多种选择的条件下，选择何种工具应该基于评价的需要，而不是基于技术设备的可用性。

技术在书面评价中的应用

笔试仍然是医学教育评价的主要方式，因为它相对易于开发和实施。笔试具有相当标准化的评分方案，以及能在相对较短的时间内评价大量信息（Norcini and McKinley，2007；Schuwirth and Vleuten，2003）。毫不奇怪，评价中的许多早期技术创新都与书面评价有关，特别是在计算机化多选题（Pellegrino and Quellmalz，2010）。

笔试通常包括几种题型：封闭式多选题和扩展型匹配题；半结构化开放式问题，如简答题和改良论述题；或更开放性的问题，如长篇论述题（Schuwirth and Vleuten，2003；Amin et al.，2006）。人们担心仅设置多选题会使考试题目过度标准化（Pellegrino and Quellmalz，2010），考题成为简单的结构化问题，即“利用调取事实和使用算法方案操作”（Pellegrino and Quellmalz，2010）。此外，它们可能无法考查学生对复杂的、真实的临床问题的理解（Schuwirth and Vleuten，2003）。技术的进步使笔试得到改进，以扩展测试能力：可以创建带有多媒体的临床情境以更好地评价临床推理（Botezatu et al.，2010；Pellegrino et al.，2001）。

多项选择题

标准化多项选择题是静态的、多文字内容的问题，偶尔会包含图像、视听材料以及其他非临床或临床材料。在标准化多项选择题中使用技术的主要优势之一是，通过合理地结合多媒体材料来提高场景的仿真度（Dillon et al.，2004）。除了多媒体以外，在描述现实生活中的临床情境时，题目的仿真度还取决于临床场景中所提供的信息详细程度，以及提供给考生的信息是否经过解释或加工（Dillon et al.，2004）。

以下示例说明了仿真度级别的概念：带有解释性信息的简短临床场景可以是“一名 24 岁男性因呼吸窘迫急性发作被送往急诊室”。部分信息未经加工的版本则可能是“一名 24 岁的男性因呼吸困难被送往急诊室”，这种描述难度更大。经检查，在呼吸正常室内空气的条件下，他的心率为 96 次 / 分，呼吸频率为 32 次 / 分，氧饱和度为 93%。经检查，他有肋间和肋下间隙凹陷”。“凹陷”这一重要信息的出现，说明此时的临床情境是带有解释性的。仿真度较高的多项选择题会在题目中添加一个短视频，考生需要识别视频中有意义的内容并将其总结为呼吸窘迫的征象。

让我们创建具有更高仿真度和复杂度的多项选择题（框 42.1）。

通常，这种临床场景的评价，要求识别出患有急性呼吸窘迫的患者并做出初步诊断。这种评价需要模拟病人，因为不可能将真实的急性呼吸窘迫患者安排在考试当中。在许多情况下，由于协调上的困难，这种重要的临床情境可能无法得到测试。技术使我们能够克服这些协调上的困难（图 42.3）。

改良论述题（MEQ）

改良论述题最初是在 20 世纪 60 年代开发的，用于测试考生的临床推理和决策能力（Lim et al.,2007；Knox,1989）。在早期版本中，改良论述题是作为纸笔考试进行管理的，制作成试题册的形式。改良论述题一般先引入一个临床情境，即一个患者当前面临的状况，然后是相关问题。考生可在空白处作答。一旦作答，他们将转到下一页，其中将包含有关该患者的更多信息。在考生到达最后一页之前，需要回答许多问题（Knox，1989；Lim et al.，2007）。在回答改良论述题的过程中，考生要遵照典型的咨询步骤进行，即提出问题、采集病史、体格检查、完善初步鉴别诊断，然后下医嘱、制定治疗计划并进行沟通（Lim et al.，2007）。改良论述题的重要特征是临床咨询的现实写照，即可以按顺序获得信息，后续题目中提供的信息不能为前面题目提供答题线索（Lim et al.，2007；Knox，1989）。因此，一旦考生对某个题目作答，之后他们就不能回到这一部分。

框 42.1 具有更高的仿真度和复杂度的改良论述题

基本格式：

测试范畴之一：认识到患有急性呼吸窘迫的儿童的主要潜在疾病状况。

6岁女童，主诉"气促、咳嗽和流涕2天"于急诊科就诊。过去的6个月中，她有3次类似的发作，就医后嘱其服用止咳药。现经检查，其呼吸频率为44次/分，且伴有肋下凹陷，双肺野满布哮鸣音。

最可能的诊断是什么？

a）异物吸入

b）细支气管炎

c）肺炎

d）支气管哮喘

e）假膜性喉炎

（正确答案：d）

特征：相关信息以解释性的样式提供给学生。学生无需进一步解释临床检查结果。

中间样式：

测试范畴之一：解释急性呼吸窘迫儿童的病史和体格检查结果，并找出最可能的原因。

6岁女童，主诉"气促、咳嗽和流涕2天"于急诊科就诊。过去的6个月中，她有3次类似的发作，就医后嘱其服用止咳药。胸部体格检查显示以下结果（插入患者呼吸急促和肋下回缩的视频剪辑）。肺部听诊有以下发现（插入有长期呼气和呼气相哮鸣音的患者的音频片段）。

最可能的诊断是什么？

（相同的选项列表和正确的答案）

特征：相关信息以未加工的样式提供给学生。学生需要根据音频和视频剪辑来解释临床检查结果。

进阶样式：

测试范畴之一：解释急性呼吸窘迫患者的病史和体格检查结果，评价对治疗的反应，并确定最可能的原因。

6岁女童，主诉"气促、咳嗽和流涕2天"于急诊科就诊。

单击此处查既往史。

单击此处查看生命体征。

单击此处进行胸部视诊。

单击此处进行肺部听诊。

请点击此处进行给予 β_2 受体激动剂后的肺听部诊。

最可能的诊断是什么？

（相同的选项列表）

特征：仅向学生提供现病史。学生需要询问更多问题收集信息并自行解释检查结果。在使用 β_2 受体激动剂后播放音频片段，将使临床情境更具挑战性。

- 首先确定要测试的范围。
- 仅当音频和视频片段能够为临床情境带来价值时，我们才使用。
- 预先试答题以确保清晰度和软件兼容性。
- 要删除片段中能够识别出患者本人的数据。
- 请谨慎使用音频和视频，因为它们占用大量宽带，并可能降低计算机的运行速度。

图 42.3 在改良论述题中使用音频或视频片段的提示。

后来基于纸笔的改良论述题的改编包括，通过电子媒体（如 PowerPoint）在屏幕上呈现患者问题。所有考生都坐在考场中，同时使用 PowerPoint 向所有考生展示患者临床情况，然后出一个或几个题目。考生在指定的时间内用纸笔作答。一旦他们完成答题，计算机就会显示出新的信息。考生不得查看前面的幻灯片。使用计算机投影的优势包括图像质量更高、一致性更好，且可以插入音频、视频。但是，缺点是所有考生都需要在预定时间内逐一答题，而不论他们的能力和固有的个体差异如何。

基于计算机的改良论述题可以将信息顺序呈现给按自己的步调答题的考生。允许将多媒体纳入考试，并且可同时有开放性问题和封闭性问题（Lim et al.,2007）。尽管在普通教育中，基于语义分析的开放式答题计算机化评分已经有了发展（Quellmalz and Pellegrino，2009），但实际上，即使都是正确答案，拼写、语法结构和是否使用缩写也存在差异。在学生数量可控的高利害考试中，借助评分模板对开放式问题进行人工评分可能会更容易。

让我们回到急性呼吸窘迫的案例，并制定出顺序性的改良论述题（框 42.2）。

框 42.2 开发改良论述题

3 岁女童，主诉“呼吸急促、咳嗽和流涕 2 天”，就诊于急诊科。过去的 6 个月中，她有 3 次类似的发作，就医后嘱其服用止咳药。

问题 1：此时，您将考虑的前两种最可能的鉴别诊断是什么？

标准答案：哮喘或细支气管炎。

问题 2：您想立即测量哪些重要指标？最多说出四个。

标准答案：温度、心率、呼吸频率和血氧饱和度。回答血压不得分。

问题 3：该视频展示了急诊室中的患者。（插入一段关于呼吸窘迫患者的视频片段。）该患者有哪些相关的阳性表现？

标准答案：患者感觉痛苦，呼吸急促，须动用辅助呼吸肌呼吸，出现肋下和肋间回缩。

问题 4：分诊时，她的重要指标如下：体温 36.6 ℃，心率 132 次 / 分，呼吸频率 48 次 / 分，室内环境下血氧饱和度 88%。根据以上发现，该患者的动脉血样本中预期的 PaO_2 是多少？

a. 20 ～ 40 mmHg
b. 40 ～ 60 mmHg
c. 60 ～ 80 mmHg
d. 80 ～ 100 mmHg
e. 100 ～ 120 mmHg

正确答案：b

点评：在笔试中不可能问到最后一个问题，因为问题 4 中提供的信息给出了问题 2 的答案。另外，也可以将简短的、开放式的问题和改良论述题混合使用。

问题 5：您可以将患者的病史（包括生命体征）汇报给您的上级医师。您还提到您认为患者缺氧。上级医师表示同意。

您想提供哪两种直接的治疗措施？

标准答案：吸氧，给予雾化吸入 β_2 受体激动剂。

点评：本节提供了对先前问题的正确答案。这样可以防止学生因同样的错误而反复失分。

在高利害考试中实施基于计算机的改良论述题之前，需要解决一些支持性方面的问题。例如，同时运行许多高清视频可能会使 IT 系统变慢或崩溃。通过创建相同试卷的多个版本可以部分缓解这种情况，以便只有一定数量的考生可以同时观看视频。其他重要的支持考虑包括考试的安全性、考生身份验证、系统故障时的数据备份以及对个别考生计算机故障的处理。

以下是开发计算机辅助的改良论述题的一些技巧：

- 对于选定的重大主题，请谨慎地使用改良论述题。
- 改良论述题是用来评价知识的深度，而不是知识的广度。
- 包括简短的开放式和反应限制性题目的混合。
- 提供先前题目的线索或答案，以避免应试者因相同的错误而反复扣分。
- 请勿使用过多的视频或高清图像，以免耗尽可用网络带宽。
- 让学生在实际考试前练习样题。

虚拟病人（VP）

虚拟病人是对实际患者状况的在线互动模拟（Huwendiek et al.，2009）。虚拟病人可以定义为“可模拟现实生活中临床情况的特定计算机程序；学习者模仿医疗服务提供者，以获取病史、进行体格检查并做出诊断和治疗决策”（Cook and Triola，2009）。虚拟病人的一个显著特征是，该病例可以对考生的行为作出反应，即案例展开程度取决于考生所做出的决策（Ellaway et al.，2008）。这使虚拟病人与其他考查形式的题目区分开来，如复杂的、基于场景的多项选择题、改良论述题、模拟病人或其他模拟情况，这些案例的展开与考生行为无关。

在医学教育中使用虚拟病人的早期努力，仅限于学习和临时的形成性评价以及自我评价（Poulton and Balasubramaniam，2011；Cook and Triola，2009）。在学习和形成性评价中，虚拟病人已证明可以提高学习者的临床推理能力（Cook and Triola，2009）。虚拟病人在高利害、终结性考试中的经验有限。与静态的纸笔考试相比，虚拟病人在终结性考试中的优点包括（Huwendiek et al.，2009）能够展现更真实的临床情境；可评价高阶认知功能，如解决问题和决策能力；评价医疗错误（Ziv et al.，2005）和紧急医疗情况（Poulton and Balasubramaniam，2011）。

虚拟病人有时会用于终结性考试中，以测试临床推理（Cook and Triola，2009），在这种情况下，考生的回答将反映出他们的多种能力，包括能合理和有效采集病史、进行体格检查、开出符合成本-效益原则的实验室检查、制定始终如一的患者管理计划。由于临床推理是高度特定于情境的，因此应让专家根据量表对考生提供的答案进行评分或评级（与只有对与错的二分法应答方式相对）。这使得虚拟病人的评分方案在高利害考试中的应用一开始就很困难。虚拟病人的开发和维护成本也很高（Huang et al.，2007）。其他可以评价临床推理的潜在笔试形式包括内容丰富的多项选择题（Schuwirth and Vleuten，2003）、脚本一致性测试（Charlin et al.，2000）以及关键特征题（Page et al.，1995）。

虚拟病人的设计和复杂性是可变的（Ellaway et al.，2008；Cook and Triola，2009）。它们可以是串联式或分支式的。串联式设计指的是患者故事的线性模型，信息按组块有顺序地显示。每个信息块都有一个预设的终点（Huwendiek et al.，2009）。问题的形式可以是和多项选择题一样的封闭式，也可以是像改良论述题一样的开放式。在这种分支形式下，病例的信息呈现走向取决于学生所选择的应答方式。学生可以从分支选项中选择几个不同的终点（Huwendiek et al.，2009）。设计中的其他变体可能包括如何向学生提供信息以及材料的性质。例如，有关实验室检查结果的信息可以提供给学生，也可以在学生主动询问时提供给学生。图 42.4 显示了评价中虚拟病人的一些特征。

临床推理的评价 更加贴近现实的病例呈现 动态、交互式和灵活的形式 融合了多媒体 提供难以在真实患者身上进行的疾病评价机会

图 42.4 评价中虚拟病人的特征

电子档案袋

电子档案袋是基于网络的证据和材料的集合，这些证据和材料是考生一段时期内在导师的指导下整理的。电子档案袋可以由学生主导或教师主导，或两者结合。尽管电子档案具有很高的表面效度（Davis and Ponnamperuma，2010），但是出于对效度、信度和实用度的关注，电子档案袋在高利害终结性考试中受到了限制（Buckley et al.，2009；Roberts et al.，2002）。电子档案袋已被更成功地用于个人和专业人士的持续发展，以及对医生或实习生的重新认证和补修训练（Wilkinson et al.，2002）。

以下是电子档案袋相对于纸笔考试的优势：

- 灵活性：学生可以自定义电子档案袋，以反映他们的创造力、情境和评价目的。
- 多媒体材料：电子档案袋使受训人员可以拥有多媒体材料，例如与患者互动的音频或视频剪辑。
- 存储：纸笔档案袋需要较大的存储空间。
- 可移动性：电子档案袋中的数据可以从任意一台计算机上输入、查看、编辑和维护。
- 定位性：纸笔档案袋往往体积庞大且难以检索到相应内容；电子档案袋可轻松定位、检索。
- 受众访问程度不同：可以对电子档案袋系统进行自定义，以允许评价者以不同程度访问。

技术在行为表现评价中的应用

在行为表现评价中，技术有两种不同用途：

1. 在评价临床技能时使用模拟器和模拟技术。
2. 在工作场所行为表现评价中使用患者预后数据来进行评价。

模拟器与模拟

模拟可能最适合用于评价：

- 学生在紧急情况管理方面的能力
- 学生在诸如缝合等实用技能方面的能力
- 涉及患者的隐私的临床技能方面的能力，例如骨盆检查
- 在诸如分娩管理等重要场景下的团队表现（Amin et al.，2011；Issenberg et al.，2005）

图 42.5 给出了在评价中使用模拟的一些示例。

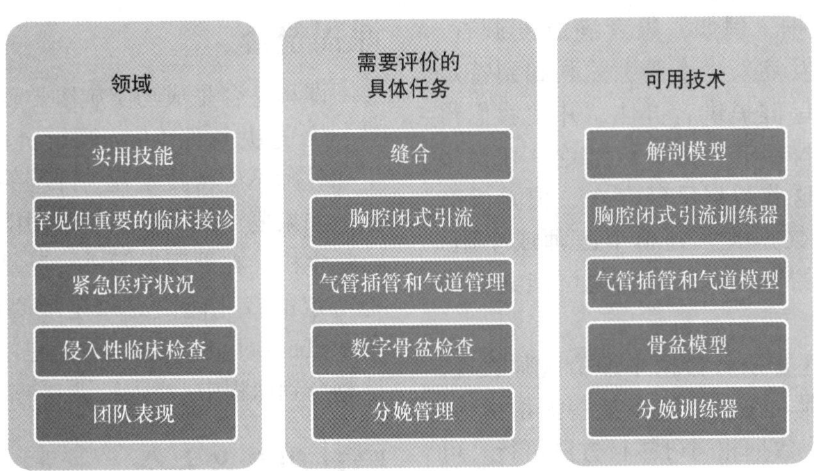

图 42.5　评价中的模拟

在评价中使用模拟技术存在一些挑战需要加以考虑（Boulet and Murray，2010）。首先，模拟技术倾向于以固定且不变的方式展现临床情况，而实际患者情境是多变的。这些属性可能对临床培训的早期阶段有用，侧重于掌握基本技能。但是，在以后的临床培训中，如果期望学生与真正的患者打交道，那么太多的标准化实际上可能对实际接诊造成不利影响，并使评价无效（Amin，2012）。其次，已经出现了一个新的共识，即模拟设备的简化和过度标准化并不利于展现可能是混乱且不可预测的实际临床状况（Kneebone，2009a；Kneebone，2009b）。一种可行的选择是混合模拟，它将不可预测性和复杂性与标准化任务结合在一起。混合技术的例子包括以患者为中心的模拟的开创性工作，其中无生命的模拟设备与真实的患者扮演者结合在一起，因此受训人员需要克服临床工作中常见的不可预测性和不确定性（Kneebone et al.，2005；Kneebone，2003）。最后，对于应用模拟技术的表现性评价，评分、评级和通过 / 失败标准的确定非常困难，是一个亟需研究的领域。使用模拟对考生的表现进行评分的过程包括审核内容核查表等具体过程、等级评分表评级等抽象过程以及接诊后患者状况等明确结果（Boulet and Murray，2010）。在基于核查表的评分系统中，内容专家（通常与评价专家一起）确定关键步骤，考生需要完成这些步骤才能被认为具备胜任力。尽管使用这种核查表可以提高打分的可靠性，但核查表本身的开发却容易出现许多潜在的错误，包括缺失关键步骤、引入非关键条目、歪曲的赋分、使不重要的任务比重要的任务获得更多的分数，并且在定义任务时不明确（Boulet and Murray，2010）。抽象等级评分表取决于专家对考生表现的判断，通常具有分级评分方案。由于这种评分量表的计分取决于考官的主观判断，因此必须对预期的能力水平和考官评分要求达成共识。在明确的基于结果的评分中，检查者在给定情况下的表现取决于患者状态的预期结果（例如，麻醉患者突然出现血氧饱和度下降后，血氧饱和度、心率和血压的改善）。但是，这取决于模型人对考生执行的治疗方案所做出现实反应的能力（Boulet and Murray，2010）。同样，将能够证实考生预期表现的患者结果确定为终点可能很难，因为这取决于内容专家的意见等其他因素。

尽管模拟技术为我们提供了许多评价医师能力的不同以往的机会，但它们并不适合评价每项临床任务。在将模拟技术整合到评价之前，考官需要牢记一些固有的局限性（Boulet，2008b；Amin et al.，2011）。决定是否成功的一个基本步骤是要确定考生的评价目的，并根据需要选择真实患者、模拟病人、模拟设备或其他技术创新或组合。

信息技术

信息技术能将患者结果数据与个人、团队或机构表现联系起来，是可在评价中应用的一种具有潜力的技术（Norcini et al.，2011；Dauphinee，2012）。信息技术可以使我们将各种患者结果数据（例如，患者满意度调查、住院时间或并发症发生率等）关联到到特定的医生或医疗保健提供者群体，并使我们得出有关个人或群组表现的有效结论。在许多临床环境中，这些数据已经存在，但是没有有效的方法将数据关联到单个医师或小组，并将医师介导的干预效果与其他可能共存的变量分离开来。

用患者和医疗服务数据来评价医师表现，其证据的水平是可变的。对于某些测量指标，如患者满意度，数据相当可靠且方法可行。可以用来评价医生表现的其他指标包括诊疗过程（如将患者转诊到戒烟诊所）、对标准操作方案的遵循（如按时完成免疫接种）和患者预后（如血压控制）。

然而，在我们建议在高利害终结性情况下广泛使用此类数据之前，需要大量的研究来回答几个关键问题（Norcini et al.，2011）。这些问题包括：患者诊疗的哪些方面最适合用来测量？医师直接对何种结果负责？需要多少患者才能获得可重复的结果？如何考虑混杂因素？

思考下面的例子：一家医院内部的多学科诊所希望使用患者数据来衡量单个医生的表现。该诊所决定将重点放在其全部糖尿病患者的糖化血红蛋白水平上。该诊所汇总了在其登记的所有患者的糖化血红蛋白水平，并将结果与国家指标进行了比较。但是，在进行任何有意义的解释之前，需要去除此事件中隐藏的混杂因素。例如，评价者将需要知道诊所的患者基本情况是否与国家标准相符；如何从一组医生中单独分离出一名医生的诊疗效果；以及为了使样本量足够，每个医生最少要接诊的患者数。

该领域还需要决策者改变思维方式，以使医学教育评价从单纯地专注于个体表现转变为关注团队内个体表现的方法。

教师培训

教师培训是成功地将技术纳入评价的关键。技术总是在变化的，我们必须持续对教师进行宣讲、培训和提供复习课程，以帮助教师跟上新兴技术的发展（Jeffries，2005）。

课程整合

课程整合是成功实施医学教育评价技术的另一个先决条件（Issenberg et al.，2005）。学生和教师不应将技术视为课程的附加要素。例如，如果要评价创伤患者的团队表现，则必须给学生机会在课程期间进行反复练习，并且这种特定的专业能力必须是核心课程的一部分（Issenberg et al.，2005）。还建议将技术螺旋式地整合到课程中。

隐私和患者安全

技术创新是双刃剑。它为多方收集数据提供了前所未有的机会，但也为滥用数据提供了可能。参与评价的任何人，包括患者、标准化病人、考生、考官和教师管理人员在内均可能是数据滥用的潜在受害者。评价政策应规定关于要收集的数据类型、可以访问数据的人员及目的，以及数据使用的限制（Pellegrino and Quellmalz，2010）。

结论

- 医学教师应在医疗保健和教育中采用可用的技术，以增强和扩大测试能力的范围。
- 统筹良好的评价的基本原则也适用于技术增强评价。
- 保留测试的效度是在评价中结合技术时应考虑的最关键因素之一。
- 技术可以简化评价任务，并提高评价管理整个周期中的效率。
- 合理地使用技术，可使基于书面和基于行为表现的评价都受益。

参考文献

Amin, Z. (2012) Purposeful assessment. *Med Educ.* 46: 4–7.

Amin, Z., Boulet, J.R., Cook, D.A., et al. (2011) Technology-enabled assessment of health professions education: Consensus statement and recommendations from the Ottawa 2010 conference. *Med Teach.* 33: 364–369

Amin, Z., Chong, Y.S. and Khoo, H. E. (2006) *Practical Guide to Medical Student Assessment.* Singapore: World Scientific Publishing Company.

Botezatu, M., Hult, H., Tessma, M. K. and Fors, U.G.H. (2010) Virtual patient simulation for learning and assessment: Superior results in comparison with regular course exams. *Med Teach.* 32: 845–850

Boulet, J. (2008a) Teaching to test or testing to teach? *Med Educ.* 42: 952–953

Boulet, J.R. (2008b) Summative assessment in medicine: the promise of simulation for high-stakes evaluation. *Acad Emerg Med.* 15: 1017–1024

Boulet, J.R. and Murray, D.J. (2010) Simulation-based assessment in anesthesiology: requirements for practical implementation. *Anesthesiology*. 112: 1041–1052

Boulet, J.R., Murray, D., Kras, J., et al. (2003) Reliability and validity of a simulation-based acute care skills assessment for medical students and residents. *Anesthesiology*. 99: 1270–1280

Buckley, S., Coleman, J., Davison, I., et al. (2009) The educational effects of portfolios on undergraduate student learning: a Best Evidence Medical Education (BEME) systematic review. BEME Guide No. 11. *Med Teach*. 31: 282–298

Charlin, B., Roy, L., Brailovsky, C., Goulet, F. and van der Vleuten, C. (2000) The script concordance test: a tool to assess the reflective clinician. *Teach Learn Med*. 12: 189–195

Cook, D.A. and Triola, M.M. (2009) Virtual patients: a critical literature review and proposed next steps. *Med Educ*. 43: 303–311

Dahl, S. (2007) Turnitin®. *Active Learn Higher Educ*. 8: 173–191

Dauphinee, W.D. (2012) Educators must consider patient outcomes when assessing the impact of clinical training. *Med Educ*. 46: 13–20

Davis, M.H. and Ponnamperuma, G.G. (2010) Examiner perceptions of a portfolio assessment process. *Med Teach*. 32: e211–e215

Dillon, G.F., Boulet, J.R., Hawkins, R.E. and Swanson, D.B. (2004) Simulations in the United States Medical Licensing Examination™ (USMLE™). *Quality and Safety in Health Care*. 13: i41–i45

e-Assessment: Guide to Effective Practice (2007) Qualifications and Curriculum Development Authority. London: Department of Education

Economist, The. (2012) Platform wars: a history of personal computing. *The Economist*. London: The Economist Newspaper Limited.

Ellaway, R. and Masters, K. (2008) AMEE Guide 32: e-Learning in medical education Part 1: Learning, teaching and assessment. *Med Teach*. 30(5): 455–473.

Ellaway, R., Poulton, T., Fors, U., McGee, J.B. and Albright, S. (2008) Building a virtual patient commons. *Med Teach*. 30: 170–174

Fried, G.M., Feldman, L.S., Vassiliou, M.C., et al. (2004) Proving the value of simulation in laparoscopic surgery. *Ann Surg* 240: 518–528

Gordon, J.A., Wilkerson, W.M., Shaffer, D.W. and Armstrong, E.G. (2001) 'Practicing' Medicine without risk: students' and educators' responses to high-fidelity patient simulation. *Acad Med*. 76: 469–472

Greenhalgh, T. (2001) Computer assisted learning in undergraduate medical education. *BMJ*. 322: 40–44

Grenvik, A. and Schaefer, J. (2004) From Resusci-Anne to Sim-Man: The evolution of simulators in medicine. *Crit Care Med*. 32: S56–S57

Hattie, J. and Timperley, H. (2007) The power of feedback. *Rev Educ Res*. 77: 81–112

Honeybourne, C., Sutton, S., and Ward, L. (2006) Knowledge in the Palm of your hands: PDAs in the clinical setting. *Health Information and Libraries Journal*. 23(1): 51–59

Huang, G., Reynolds, R. and Candler, C. (2007) Virtual patient simulation at U.S. and Canadian medical schools. *Acad Med*. 82: 446–451

Huwendiek, S., De leng, B.A., Zary, N., et al. (2009) Towards a typology of virtual patients. *Med Teach*. 31: 743–748

IDEAL Consortium (International Database for Enhanced Assessments and Learning) (2009) [Online]. http://temporary.idealmed.org/wp Accessed 14 March 2013

Issenberg, B.S. and Scalese, R.J. (2007) Best evidence on high-fidelity simulation: what clinical teachers need to know. *Clin Teach*. 4(2): 73–77.

Issenberg, S.B., McGaghie, W.C., Hart, I.R., et al. (1999) Simulation technology for health care professional skills training and assessment. *JAMA*. 282: 861–866

Issenberg, B.S., McGaghie, W.C., Petrusa, E.R., Lee Gordon, D. and Scalese, R.J. (2005) Features and uses of high-fidelity medical simulations that lead to effective learning: a BEME systematic review. *Med Teach*. 27: 10–28

Jeffries, P.R. (2005) A frame work for designing, implementing, and evaluating simulations used as teaching strategies in nursing. *Nursing Education Perspectives*. 26: 96–103

Jones, J.S., Hunt, S.J., Carlson, S.A. and Seamon, J.P. (1997) Assessing bedside cardiologic examination skills using 'Harvey', a cardiology patient simulator. *Acad Emerg Med*. 4: 980–985

Kneebone, R. (2003) Simulation in surgical training: educational issues and practical implications. *Med Educ*. 37: 267–277

Kneebone, R. (2009a) Perspective: simulation and transformational change: the paradox of expertise. *Acad Med*. 84: 954–957

Kneebone, R.L. (2009b) Practice, rehearsal, and performance. *JAMA*. 302: 1336–1338

Kneebone, R.L., Kidd, J., Nestel, D., et al. (2005) Blurring the boundaries: scenario-based simulation in a clinical setting. *Med Educ*. 39: 580–587

Knox, J.D.E. (1989) What is...a modified essay question? *Med Teach*. 11: 51–57

Lim, E.C.-H., Seet, R.C.-S., Oh, V.M.S., et al. (2007) Computer-based testing of the modified essay question: the Singapore experience. *Med Teach*. 29: e261–e268

McGaghie, W.C. and Issenberg, S. (2009) Simulations in assessment In Downing, S.M. and Yudkowsky, R. (eds) *Assessment in Health Profession Education* (pp. 245–268).New York: Routledge

National Center for Biotechnology Information. *Medical Subject Headings* [Online]. Available: http://www.ncbi.nlm.nih.gov/mesh/68013672 Accessed 20th Dec 2011

Norcini, J.J. (2005) Current perspectives in assessment: the assessment of performance at work. *Med Educ*. 39: 880–889

Norcini, J.J., Anderson, B., Bollela, V., et al. (2011) Criteria for good assessment: consensus statement and recommendations from the Ottawa 2010 Conference. *Med Teach*. 33: 206–214

Norcini, J.J. and McKinley, D.W. (2007) Assessment methods in medical education. *Teach Teach Educ*. 23: 239–250

Page, G., Bordage, G. and Allen, T. (1995) Developing key-feature problems and examinations to assess clinical decision-making skills. *Acad Med*. 70: 194–201

Pellegrino, J.W., Chudwosky, N. and Glaser, R. (eds.) (2001) *Knowing What Students Know: the science and design of educational assessment*. Washington DC: Board of Testing and Assessment, Center for Education, Division of Behavioral and Social Sciences and Education, National Academy Press

Pellegrino, J.W. and Quellmalz, E.S. (2010) Perspectives on the integration of technology and assessment. *J Res Technol Educ*. 43: 119–134

Pluye, P., Grad, R.M., Dunikowski, L.G., and Stephenson, R. (2005) Impact of clinical information-retrieval technology on physicians: a literature review of quantitative, qualitative and mixed methods studies. *Int J Medl Informatics*. 74(9): 745–768

Poulton, T. and Balasubramaniam, C. (2011) Virtual patients: a year of change. *Med Teach*. 33: 933–937

Quellmalz, E.S. and Pellegrino, J.W. (2009) Technology and testing. *Science*. 323: 75–79

Questionmark. (2012) http://www.questionmark.com/us/index.aspx Accessed 31 January 2012

Roberts, C., Newble, D.I. and O'Rourke, A.J. (2002) Portfolio-based assessments in medical education: are they valid and reliable for summative purposes? *Med Educ*. 36: 899–900.

Schuwirth, L.W.T. and van der Vleuten, C.P.M. (2003) Written assessment. *BMJ*. 326: 643–645

Shapiro, M.J., Morey, J.C., Small, S.D., et al. (2004) Simulation based teamwork training for emergency department staff: does it improve clinical team performance when added to an existing didactic teamwork curriculum? *Quality and Safety in Health Care*. 13: 417–421

Vargas, A.L., Boulet, J.R., Errichetti, A., et al. (2007) Developing performance-based medical school assessment programs in resource-limited environments. *Med Teach*. 29: 192–198

Veloski, J., Boex, J.R., Grasberger, M.J., Evans, A. and Wolfson, D.B. (2006) Systematic review of the literature on assessment, feedback and physicians' clinical performance: BEME Guide No. 7. *Med Teach*. 28: 117–128

Wilkinson, T.J., Challis, M., Hobma, S.O., et al. (2002) The use of portfolios for assessment of the competence and performance of doctors in practice. *Med Educ*. 36, 918–924.

Ziv, A., Ben-David, S. and Ziv, M. (2005) Simulation based medical education: an opportunity to learn from errors. *Med Teach*. 27: 193–199

Ziv, A., Wolpe, P. R., Small, S. D. and Glick, S. (2003) Simulation-based medical education: an ethical imperative. *Acad Med*. 78, 783–788

第43章

职业素养评价 Assessing professionalism

Richard Hays

译者：王　丹　审校：齐　心

那些对医学教育毫无贡献、主要以学生为营利目标、单纯应对考试的机构，应该关闭。

James Barr

背景

在过去的20年中，职业素养已成为本科和毕业后医学课程中的重要部分。在此之前，医学生和毕业后学员的教学和评价以生物医学和传统的临床学徒制学习为主。这些仍然必不可少，因为医学实践是遵循循证原则的应用性科学。例如，医学专业的毕业生需要具备强大的基础科学基础，这些领域的基础知识正不断扩展，诸如免疫学和分子遗传学等新兴领域。医学教育通过教学发展以应对如何在更短时间内进行更多学习的挑战，例如基于问题的学习，其采用小组学习、课程整合和增加学习者的责任感。

由此引发的关于课程和毕业生知识间差距的争论（例如，关于解剖学、病理学和开处方）在媒体上尤为突出。但是，医学教育提供者承受着医学实践其他方面的压力。当代的"良好医疗实践"从"专业人员"和"管理者"等角色的角度进行了更广泛的定义；大多数国家的医学委员会都对此有明确的记录（Frank et al.，1996；GMC，2006；Royal College of Physicians of Canada，1996；Accreditation Committee on Graduate Medical Education，2012；Australian Medical Council，2010a，b）。现在更强调医生需要了解人，重视多样性，从不同角度解释复杂信息，以更全面的视角看待健康并帮助患者做出选择。他们还必须了解社会和卫生系统，并据此来指导患者。此外，医学专业的毕业生，乃至医学生必须表现得如同专业人员一样，做出反映常见伦理和法律考量的决策。

现在，职业素养已被视为可以在基础医学教育中教授的内容（Swick，1999；Saultz，2007；GMC，2008；World Federation of Medical Education，2003），并且学生职业行为的任何问题都应在毕业前被识别和及时纠正。尽管管理仍然是实现社会对职业素养期望的重要策略（Cohen，2006；Irvine，2007），但医学教育有望在防止灾难性的职业素养失范方面发挥重要作用，例如布里斯托皇家医院的案例（Bristol Royal Infirmary Inquiry，2001；Casali and Day，2010；The Shipman Inquiry，2006）。因此，这些大大提高了对医学教育工作者和医学生的期望。

这增加了对职业素养的关注，超过了课程内容；它还提出了如何评价学习者是否已获得预期的专业知识和技能，并表现出预期行为的问题。因为职业素养领域不同于其他领域，这种扩展的评价更加复杂。目前关于如何做到最好还没有确切的答案，本章尝试回答职业素养评价相关的关键问题。

什么是职业素养?

对职业素养的详细描述是另一章的主题，但是在这里需要简要说明一下该领域的主要内容。医学界对职业素养没有普遍认可的定义。它的基础在于哲学，来源于希波克拉底、亚里士多德和苏格拉底等伟人。有趣的是，许多早期医生的身份，既是哲学家，也是医治者，而且许多人似乎在宗教信仰的边缘发挥作用。在大多数医学实践都关注在严重疾病或伤害（通常会导致死亡）的时代，这不足为奇。虽然知识基础已经大幅扩展，人类的干预更加有效，但是不确定性仍然很普遍，干预并不总能成功，并且所有人终将死亡，现代医生有时仍然带有些许神秘的光环。医生的成功很大程度上取决于有效的沟通和治疗之间的关系；大部分投诉源自沟通不畅（Katz et al.，2007）。除此之外，还可能需要加上复杂的关系、权力失衡、伦理、道德、社会公平以及更多的当代问题，例如配给制、技术使用以及循证与非循证实践的相对价值。此外，领导力和团队合作不佳对患者安全影响的考虑（Dupree et al.，2011）已成为更广泛的职业素养的一部分。由于卫生和法律制度的差异，不同文化和国家之间这些问题的组合也有所不同，因此对相同行为的看法在不同地方可能完全不同（Ho et al.，2011；Worthington and Hays，2012）。很难将个人特征和职业行为与这些更广泛的社会问题区分开来（Martimianakis et al.，2009），因此这些差异必须反映在任何一所医学院校的课程中。

拓宽医学教育课程被认为能够为现代实践提供更适当的准备，但是将职业素养发展为垂直课程的一部分已被证明具有挑战性。在讲座和研讨会中纳入职业素养内容相对容易，但效果可能有限。对于更注重临床经验的部分，学习者应该通过角色榜样以及将职业素养融入临床案例具体讨论之中来观察实际的职业素养。职业素养曾经被认为是课程的一小部分（例如 5% ～ 10%），但是现在在诸如《明日医生》（*Tomorrow's Doctors*）（GMC，2009）之类的文档中，作为三大领域之一，职业素养与其他两个领域高度融合。关于职业素养的一个长期存在的问题是：它针对态度，还是针对行为？答案可能两者皆是，但态度更难以测量。

职业素养的发展：从开始到成熟

直到最近，人们都认为随着医学生沉浸在临床环境中，职业素养会与之共同成长。这是合理假设，大多数医学学习者随着学术增长，有动力成为胜任的专业人员。他们很可能从利他主义开始。但是，他们对医疗职业的了解可能仅限于与医生的个人交往，以及电影和电视中对医学的刻画。后者很少能够反映现实，媒体对非同寻常和惊世骇俗的事情更感兴趣。因此，聪明等特质似乎比富有同情心更重要。尽管有时沟通不畅，也难称榜样，但在剧情中医生总能挽救生命。

此外，作为医学学习者的经历并非总是正向的，越来越多的证据表明，临床高年资医生的欺凌、恐吓式教学和冷漠行为仍然很普遍（Crutcher et al.，2011）。医学生通常很难应付患者的痛苦或死亡，并发展出一种情感屏障，可以提高相应的应对技巧，但这样会使他们显得冷酷无情（Rentmeester，2007）。这些经历构成了隐性课程的一部分（Hodges and Kuper，2012）。一些医学学习者可能从对职业素养的有限了解开始，接触到不良的榜样，然后对患者的痛苦习以为常。因此，需要指导学习者了解什么才是合适的行为。如今，对职业素养的发展有了更好的了解。Hilton 描述了从开始到成熟的职业素养发展阶段（Hilton and Slotnick，2005；Hilton and Southgate，2007），为医学生和毕业后学员在获得经验后应该达到的预期提供指导。

测量并选择医学院校应试者的职业素养：我们能够预防不良的职业素养吗?

医学生的选拔仍是一个有争议的话题。医学院接受的申请远远超出了他们的接受范围。因此，遴选过程就是要挑选学术能力强和积极性高的申请者。通常会将学业成绩和个人素质结合起来衡量。前者相对简单，因为申请人已经通过公认的专业考核，并且能够根据客观的分数来预测未来的学术表现，至少在医学课程的前半部分是这样的（Wilkinson et al.，2011；Donnon et al.，2007）。此外，部分国家要求医学院校使用对所有申请人开放的特定入学考试；特别在具有研究生入学考试的学校中非常常见，申请者必须参加医学院入学考试（Medical Colleges Admissions Test，MCAT）或澳大利亚医学院研究生入学考试（Graduate Australian Medical Schools Admissions Test，GAMSAT）（Association of American Medical Colleges，2011；Australian Council for Education Research，2011）。

后者，即个人素质更为复杂，因为个人素质包含一系列属性，包括职业素养的组成部分，例如人际交往能力、对角色的理解和团队合作能力。尽管他们在选择时强调了对与患者进行沟通的职业能力的关注，但它们难以衡量。医学实践“能力”的测试通常与理论测试相结合，例如医学本科入学考试（Undergraduate Medical Admissions Test，UMAT）、英国临床能力测试（UK Clinical Aptitude Test，UKCAT）（Wright and Bradley，2010）和医学专业入学考试（Health Professions Admission Test，HPAT）（Australian Council for Education Research，2012）。这些测试是有争议的，争议在于它们究竟测量了什么，只有有限的证据表明测试结果可以预测医学生在医学院或未来的表现（Coates，2008；Prideaux et al.，2011；Poole et al.，2012）。个人陈述和推荐信通常在申请阶段收集，但是少有证据证明它们的可靠性或有效性。面试被广泛用于评价人际交往能力和对更宽泛健康问题的认知，并且有证据表明，面试表现，尤其是使用“多站式小型面试”方法，可以预测医学生高年级和毕业后阶段的学业表现（Eva et al.，2009）。然而，面试也并不一定能发现某些人格特质，这些特质尽管不常见，但在学习者中难以管理。可能常常发现，这些评价彼此之间或与理论测量之间没有很好的关联。因此，在开始医学教育之前对潜在的职业素养进行测量，并不比在培训期间或以后的实践中测量更容易。

职业素养的当代问题

尽管倾向于将职业素养视为一种稳定的结构，其可以追溯到早期的哲学家时代，但支撑我们对职业素养理解的社会价值观会随着时间推移而发生变化。在单一文化社群中生活和工作的医生相对较少；相反，大多数医生必须尊重不同种族和宗教团体的健康理念，即使这些不同于他们自身的理念。否则，将被视为职业素养水平低下。职业素养的最新特征被称为文化胜任力（Ho，2011），可能取决于潜在、根深蒂固的态度。

新兴通信技术的发展是改变文化的一个例子，通信技术的发展远远超过现有法律和伦理框架。现在，可以很容易地在多台计算机上快速传输带有电子日期标记且可被长期记录的消息，并无法撤消或修改。人们很容易采取情绪化反应方式做出即时反应，使用最不理智的词汇，更糟的是，使用冒犯和中伤的词语。医学生和医学毕业生现在普遍携带着多个移动通信设备，几乎不断访问消息、电子邮件和网站。一些社会评论家将其描述为“技术诱发的注意力缺陷多动障碍”。这是正常的还是可以接受的行为？此外，一些学生在社交网站上邀请他们的老师成为朋友，但是接受邀请会使教师暴露于不恰当的信息中。教师不得不对社交网络上的信息做出回应，这要承担什么责任？年轻教师更熟悉新媒体，可能会更好地处理这种具有风险的情况（Chretien et al.，2011；Guseh et al.，2009）。现在已出现关于电子邮件和网络社交规则的指导意见（Snyder，2011；Australian Medical Association Council of Doctors in Training，2010），但这仍然是职业素养的新兴领域。

关于千禧世代和Y世代的著作也很多（White and Kiegalde，2011；Borges et al.，2010），现在大多数受过本科教育和专业培训的学习者都属于这一群体。与大多数高年资临床医生所属的“婴儿潮一代”相比，当前的医学生和医学毕业生更加强调自我，更可能阅读细则和辩论规则，并且更致力于实现工作与生活的平衡。这可能意味着责任感的不同，除非得到高薪或补休，他们会避免长时间的工作。因此，推荐明确的轮班，并且持续的照护由不经常进行个人互动的多个医生团队承担。这可能造成患者照护的碎片化，正如最初在英国引入《欧洲工作时间指导》时所见到的那样（Garvin et al.，2008）。虽然减少工作时间应当可以减少疲劳和（希望）减少错误，但是这种工作方式需要更多的工作人员，以及专业团队之间更有效的沟通。对于社会规范的这些变化仍然知之甚少，但在评价中应考虑这些职业素养的当代特征。

为什么要测量职业素养

评价职业素养的最简单的原因与伟大的名言有关："学习者会遵守我们检查的内容"（Norcini 在与 Cohen 交流后）。除非对职业素养进行评价，否则将职业素养纳入课程之中几乎毫无意义。医学生对职业素养的关注很常见，并且通常与学业成绩不佳有关（Hays et al.，2011）。另一方面，学业成绩优异并不一定意味着职业素养良好（West et al.，2007），因此评价范围需要足够广，能够评价所有的课程领域。已有研究证实，学生的问题行为与随后医生缺乏职业素养之间存在相关关系，这意味着要面临阻止问题医生毕业的压力（Papadakis et al.，2004）。这表明通过早期干预可以改善医疗质量和安全。

在这种情况下，早期干预包括教学、评价、补救或纪律处分。某些专业中将问题行为视为高兴过头或正常现象的宽容态度，现在已不再被接受。所有医学生，无论年龄大小都应该了解，自课程开始，他们就应该表现得像低年的专业人士一样。对职业素养的看法随着课程不断进展——从一开始就要求医学生的出勤、保密和尊重同事、患者以及教师，但校园内的着装要求可能比临床环境宽松。现在，有些医学院要求学生与学校之间签署双务合同（契约），以提供一个商定的底线。例如，英国医学院校和英国医学生协会共同制定医学生章程，并部分纳入 GMC 专著《学生实践守则》（GMC，2008）。

补救和纪律处分

即使现在越来越多的人认为有必要将职业素养作为一门重要课程进行培训，但若不能明确其信息，测量职业素养将毫无意义。这意味着经过职业素养测量，应该能够承担相应的结果。大多数学习者在转变为临床医师的过程中能够展现适当的职业素养。对于少数学习者（那些表现出问题行为的学习者），主要采取补救措施。与其他领域的课程一样，评价的主要目的是指导学习。学习者可能只需要接收有关问题的反馈，允许将其修正作为职业发展的一部分，提高自我意识，促进个人成熟。

但是，现实可能与这种理论方法不符。问题行为的补救可能比知晓缺陷更困难，当然知晓缺陷本身已经很困难了（Pell，2012；Hays，2012）。职业素养低的医生通常缺乏洞察力或改变能力（Hays et al.，2002a）。最近两篇针对医生行为表现的基于工作场所评价的综述显示，职业素养测量方面的研究相对较少（Miller and Archer，2010；Overeem et al.，2007）。只有多来源反馈导致行为改变的证据。尽管众所周知态度难以改变，但这种微弱效应的原因尚不清楚。如果补救措施失败，采取纪律处分同样难以奏效。大学管理不良职业行为的规程通常不会针对少数人才会犯的严重违反职业素养的行为而设计。面临可能的高风险纪律处分时，学生通常会聘请律师，并会试图利用过程错误或学校和大学法规措辞上的不匹配。在大多数违反职业原则的情况下，最好与非对抗性、形成性的方法相结合，为表现出严重违规和缺乏洞察力的学生保留更多对抗性纪律程序，例如考虑严重处分，甚至开除。但是，在轻微违规和重大违规之间存在一个灰色区域，并且很难准确权衡。

职业素养为什么难以衡量?

职业素养的几乎每个方面都有一个共同特征，即不易评价。在讨论职业素养的评价时，文献经常提到诸如"难以衡量"之类的术语。这源于几个原因。首先是职业素养的某些方面与态度有关，而态度不像行为一样容易观察。例如，一个人可能会对必须面对的特定种族、宗教或年龄的人群产生偏见。这些态度在他人面前公开表达时最明显，但也可以体现为对那些有偏见的人不屑一顾。后者比前者更容易测量，但基于对容易被冒犯人员的错误认知，会造成过低估计。另外，可以在不影响行为的前提下接受偏见，如这样不会对健康产生负面影响，也不会有需要调查的投诉和需要评价的问题。这种务实的立场是有争议的，因为并非每个人都会同意态度并不重要的观点。

更难发现的是所谓的制度化偏见，在这种情况下，可能没有明显的偏见行为，但是特定的群体受到明显不同的对待。这方面的例子是澳大利亚关于在原住民中降低冠状动脉手术率的辩论（Bradshaw et al.，2009）。有不止一种可能的解释，例如原住民不愿干预，可能是由于不理解这种选择或文化信仰的冲突。另一种解释是，农村和偏远地区的服务难以获得，类似于英国报道的邮政编码彩票的概念，在为贫困人口服务的医疗机构中，某些服务（例如癌症治疗）的获取更为困难（Graham et al.，2010）。再一个更令人担忧的解释是，医生有意或无意地做出决策，以减少干预的频率，理由是某些人群没有必要进行昂贵的干预。

其次，职业行为的评价是能力（展示）和行为表现（实践）的主要区别之一（Miller，1990）。因此，基于学习者在工作场所中所应有的状态，行为表现领域可作为能力领域的替代选择（Hays et al.，2002b）。这将职业素养的教学和评价重点转移到了工作场所。例如，在工作场所的日常活动中观察行为比在控制条件下观察行为更为重要，因为在繁忙的环境中难以长时间保持良好的行为而不暴露真实“本性”。另外，基于工作场所的评价未必会受到学习者的重视，因为它看起来像是需要完成的练习（Bindal et al.，2011）。

再次，许多态度不端而可能会有行为问题的人，在被观察的情况下，有足够的自我意识来规避问题行为的发生；自我评价需要外部的基准和指导（Hays，1990）。这意味着职业素养不佳更难被发现；如果表现为两人间的言语碰撞，或者单纯个人之间的冲突，抱怨可能被忽视。通常需要来自不同人的相同抱怨，才能发现问题。那些职业素养不佳、洞察力不强的人可能发生多次类似的投诉，而犯错者不认为是问题，很少去掩饰，因此更容易评价。

再其次，职业素养成绩与其他领域课程成绩之间通常存在很强的相关性。尽管人们倾向于认为较好的职业素养与较好的知识和技能相关联，但更可能的解释是在临床评价中可能会产生很强的晕轮效应（Haurani et al.，2007），尤其是临床和专业技能评价同时进行的趋势日益增长（Ponton-Carss et al.，2011）。因此，临床医生可能会高估学术实力强的学生的职业素养。

一个相关的问题是，临床教师可能不愿对学生做出不利的评价，除非他们表现出极端行为和明显异常。学生和临床高年资教师之间的直接接触往往有限，并且单个观察者观察到职业行为不佳的机会很少，尤其在多个场景中。许多人会觉得除非确定，否则不应做出负面评价，因为这样的负面评价可能会造成严重影响。没有人愿意记录可能会妨碍学习者职业发展的信息。相反，他们推迟做出负面评论，并希望别人会注意到。但是，这是一种错误的思维，因为学习者可能会在每次临床轮转中引起临床教师对职业素养的担忧，但是那些制定进度决策的人则一无所知。这种职业素养不佳的上报率低的趋势必须在教师培训中加以纠正。

最后，同伴评价在所有课程中都提出了巨大挑战，而职业素养这一块尤为显著。学习者在低利害的评价中可能比高利害的评价中更诚实，并且可能需要大量的参与才能有效地接受和参与同伴评价实践（Arnold，2007）。因此，与其他领域课程相比，教育计划应在更大范围内与学习者合作来教授和评价职业素养。

职业素养的评价原则

概述

在清楚测量什么、如何测量之前，教育工作者们必须在现有证据的基础上全力以赴。许多现有评价方法可用，而不是等待新的方法出现（Lynch et al.，2004）。职业素养应该经常被评价，从课程早期就开始，并且应该采用多种方法、从多个角度评价校园和工作场所内的知识、技能和行为。评价应该主要采用形成性评价的模式，以引导和鼓励其恰当的发展。这些原则总结在图 43.1 中，并建立在开发合理评价实践的通用方法和当前实践概述的基础之上

1. 职业素养应该在培训早期即开始进行评价
2. 职业素养应该经常评价，并贯穿整个培训计划
3. 职业素养应该从多个角度评价
4. 职业素养应该采用定量和定性的多种方法进行评价，包括笔试和临床评价方法
5. 职业素养应该尽可能在工作场所中评价
6. 职业素养应该采用形成性评价和终结性方式进行

图 43.1 职业素养的评价原则

（Newble et al.，1994；And erson et al.，2011）。这种通用方法中描述的步骤反映了职业素养的情景，并按照最合适的顺序列出；它们应当能够帮助教育工作者确定职业素养的评价内容、方式和时间。

由于职业素养不是一个单一概念，其包括与健康法规、伦理、社会价值观、关系和行为准则相关的一系列知识、技能和态度，因此有必要在每次评价时明确评价内容。例如，医学学习者几乎肯定要学习一些如何展现出专业行为的事实和原则。但是，并非所有知识都是相同的：职业素养知识分为两类。

第一类是所有毕业生都应该知道的内容，以便在如何展现出专业行为方面做出正确的决定。这通常称为工作知识，可以通过测试实际记忆知识的方法进行评价。米勒金字塔对此概念进行了说明，这是一个考虑到评价水平的有效框架（Miller，1990）（图 43.2）。

例如，我们可以使用多项选择题，如框 43.1。早期的课程以事实作为应用前提进行教授，多项选择题的应用有限：这种方法在综合课程中也较少使用。但是，该方法在形成性评价中可能会更有用，其目的是提供深度指示来引导学生学习。

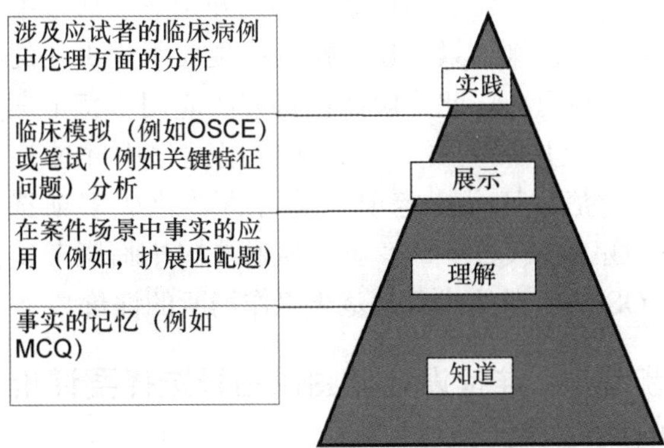

图 43.2 根据评价水平对职业素养进行评价
改编自 Miller G.，'The assessment of clinical skills/competence/performance'，Academic Medicine，65，9，S63-67，copyright 1990 已获 Wolters Kluwer 许可

第二类知识是不需要储存在记忆之中，可以通过简单地搜索书籍或在线资源来获取。学习者需要足够的知识来确定搜索内容和搜索位置。这类知识的评价方法是定义一项任务，允许应试者翻阅材料，然后做出回答。有多种与此任务相关的评价方法，在大多数情况下，它们是根据基于问题的学习课程来开发的，例如"三级跳"评价或"见过的案例"练习，这些通常在基于问题的学习课程中使用，框 43.2 提供了一个示例。

高年级学习者应当评估他们理解和运用知识的能力。这可以通过更高水平的笔试来实现评价，但更适合在模拟场景或工作场所中观察职业行为（图 43.3）。例如，包括要求应试者

框 43.1 MCQ 测试简单回忆的样题

首先对患者无害的要求已载入医学伦理。以下哪个词汇最好地诠释了该原则？

A. 不伤害
B. 宽宏大量
C. 仁慈
D. 无不当行为
E. 善行

框 43.2 知识应用的测试样题

1.（上午 9 时在内部网提供）

以下案例场景构成了今天下午笔试中一个问题的基础。

一名 13 岁女孩作为新患者，预约下班时间就诊全科医生，并告诉接诊台她嗓子疼。与医生见面后，她要求开具口服避孕药。她说她与 18 岁的男友发生了性关系。她独自一人来诊。

您的任务如下：

A. 分析情况以找出伦理困境。
B. 您有 4 小时来研究案例的背景并确定必要信息，以回答下午考试中进一步的问题。

2.（下午 1 时监考时提供）

C. 案例场景中呈现的伦理困境是什么？描述应考虑的伦理困境的组成部分。

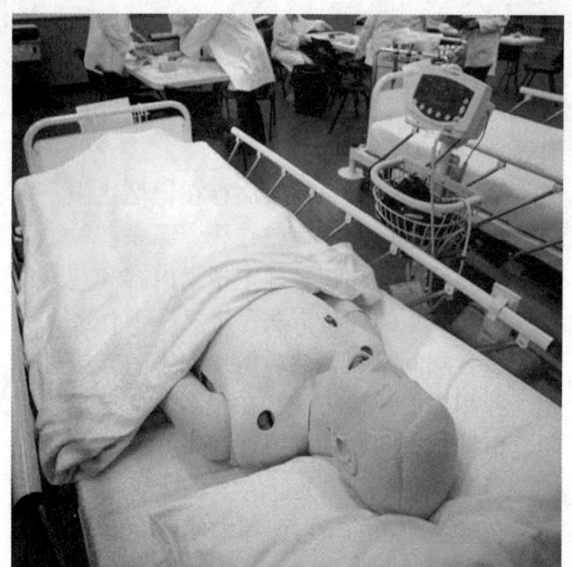

图 43.3 模拟可用于评价职业素养的某些方面
经邦德大学许可

征得患者对手术的知情同意，或将同事的担忧传达给上级的场景。对于即将毕业的学生，让他们识别并分析其参与的接诊患者中的伦理问题可能更合适。

因此，关于评价什么和怎么评价比许多人想象的要复杂。这个概述从是展示什么到怎么做，整个评价过程也需要遵循相同的流程。现在介绍开展评价的步骤。

步骤 1：定义测试内容——确定学习者应该能够解决的问题和执行的任务

定义个人评价的最佳依据是课程的预期学习成果。这是基于结果的学习，其中课程基于清晰且可测量的结果，适用于正在评价的每个阶段（Harden et al.，1999）。对此，重点是课程设计、实施和评价保持一致，因为这将有利于按照课程计划学习的学习者，而不是那些混日子的学习者。学习成效可能处于不同的水平。表 43.1 展示了成果的分级。较低级别的学习成果相对容易转换成个体评价项目，这是一个很好的起点。

学习成果应当反映课程领域，课程领域是对学习者和教师有意义的课程内容的概念性分组。定义课程领域的传统方法反映了 40 年前的原始方法（即知识、技能和态度），它们是使用不同方法评价相对独立的群体。一种更现代的方法将课程领域视为整体，反映了知识、技能和态度相互关联的现状。领域可以反映角色，例如，英国医学总会（2009）使用的“学者和科学家”“从业者”和“专业人士”等角色，或者加拿大采用的更广泛的角色模型。澳大利亚采用了另一种方法，内容包括“医学的科学基础”“健康与社会”“临床技能”和“职业素养”（Australian Medical Council，2010）。通过这些整合的方法，可以使用几种不同的方法评价课程领域。

表 43.1 学习成果的等级

预期学习成果的等级	描述
毕业	在国家医学委员会的毕业成果中列举了临床实践中符合职业和伦理的行为
年度 / 阶段结束	尊重不同种族和宗教团体的患者信仰
模块结束	能够应用分析框架解决伦理、道德和法律之间潜在冲突的伦理困境
每周结束	知晓常见健康问题的伦理、道德和法律之间的差异

暂且不谈领域组织方式的影响，一门课程很可能具有数百（如果不是几千）个预期的学习成果，每一个都有可能成为评价任务。评价职业素养的首要任务是将一些学习成果整合到评价项目中。如果学习成果设计合理、清晰且可测量，则更容易评价。例如，如果一个学习成果表明“承担行为的责任”，则评价项目的撰写者便会知道该从哪里开始——通过编写一个案例场景，让应试者展现应承担责任的正确知识。在此阶段如何将方法应用于特定案例场景并不重要，只有在应用过程中才能逐渐清楚，某个特定项目是否将转化成多项选择题（MCQ）、简答题、客观结构化临床考试（OSCE）考站或者是基于工作场所的评价。

步骤 2：准备设计蓝图以指导选择要评价的问题和任务

前几章中详细介绍的过程需要重复很多次，以编制出评价职业素养的试题库。理想情况下，一个题库拥有比单个评价集更多的试题，每项学习成果有多个试题，整个课程总计上千个试题。在编写试卷时，这提供了很多选择，允许考官选择不同的试题进行初试、延期考试和重考。理想情况下，这些应该放在一起，因为这有利于标准的等价。试题库越大，关于个别题目泄漏的担忧就越少。在医学教育中，告知不幸且意外的评价结果是场博弈。在一些网站上，应试者可以提交记住的试题及其认为的正确答案。学习者有时专注于研究过去的试题，而不是课程内容。也有报告称，学习者故意错过初试，以便他们在重考或延期考试之前可以事先了解考试内容，期待考试内容会有大量重叠，从而有机会获得更高的成绩。需要采取严密的考试保密措施，最大限度地减少作弊，确保公平。对于大多数机构而言，这是一个巨大的挑战，因为许多学习者并未意识到此类行为的严重性。

一旦建立了试题库，就需要将其转化为设计蓝图或文件，以建立课程领域和试题库之间的关联。这样可以确保课程与评价相一致。设计蓝图看起来像一个二维表，如表 43.2 所示，该表通过应试者预期的特定任务交叉列出了课程领域。第三个维度可能是覆盖面，以确保评价项目覆盖各个年龄段、男性和女性、种族群体和社会阶层。

这样组织的目的是指导试题编写和选择。对于实际编写，可以清晰对照设计蓝图看出哪些试题太多而哪些没有。选择试题时，设计蓝图使试题样本更容易反映课程。例如，如果一门课程的 20% 涵盖了职业素养，那么首先可以辨别出足够的试题可以评价职业素养，其次确保 20% 的试题评价职业素养。

步骤 3：选择最适合评价蓝图问题的测试方法

随着设计蓝图不断被填充，现在如何根据选定的评价方法开发试题就更加清晰（Jha et al.，2007；Veloski et al.，2005）。虽然开发职业素养新的评价方法似乎很有必要，但已有很多不错的方法（Deirdre，2004）。例如，“展现对不同背景患者的尊重”的试题，最合适的评价方法是观察应试者与真正少数族裔背景患者的交流，最好是在工作场所中观察。但是，这可能很难以标准化的方式进行评价，并且无法互相比较各个应试者，因此最可能的方法是在 OSCE 中对模拟患者进行标准化的问诊——现在，专门设计用于测试职业素养的考站已比较常见（Srinivasan et al.，2004）。

步骤 4：开发测试题填入设计蓝图

根据所选方法的特征，现在开发出大量的评价试题。例如，MCQ 可以基于简单、直接问题，也可以在其后添加案例场景。案例场景的添加提供了情境，有助于从简单的知识评价提升为知识应用的评价，并可以促进整合课程中的综合评价（Hays et al.，2009）。另外，它增加了阅读时间，减少了学习成果的抽样总数。此外，仅添加相关信息会提示应试者正确

表 43.2　评价设计蓝图的示例

	学者和科学家	从业者	专业人士
知识	MCQ：识别特定的周围神经损伤	EMQ：根据情景确定可能的胸痛病因	MCQ：分析伦理原则
病史采集与整合	OSCE：获取糖尿病患者准确的病史	工作场所：采用 mini-CEX 进行评价，从一系列真实患者中获取准确的病史	OSCE：尊重地对待模拟少数族裔的患者
制定处理措施	EMQ：解释测试结果，制定适当的处理计划	OSCE：解释对急性胸痛患者的发现	简答：报告可疑儿童虐待的依据
检查技能		OSCE 考站：准确测量血压	工作场所：敏感检查时，恰当人员陪同
循证实践	MCQ：解释检验数据	病例报告：同事间讨论，正确识别并评估患者常见临床情况的证据	工作场所：在涉及伦理和法理问题的复杂场景中，做出适当决策

EMQ，扩展匹配题；MCQ，多项选择题；OSCE，客观结构化临床考试

答案，而添加不相关信息可能会增加迷惑性。这在很大程度上取决于试题撰写者的技能。

评价试题最好由小型教师团队开发，以便检查措辞，减少歧义，验证答案，并根据应试者水平对题目进行校准。为了综合评价，试题编写团队应包括来自不同背景的代表。例如，临床背景下的伦理学问题最好由不同专业的伦理学家和临床医生共同撰写，因为这可以提高内容的准确性以及问题与现实世界的关联性。

将一个学习目标发展为多个评价试题很常见。例如，可以开发两个类似的MCQ，一个用于单纯评价知识，更适于评价低年医学生，另一个整合临床实践，更适合评估高年级学生。试题库需要一个用于反映学生水平的字段，以确保适当的试题可用于合适的应试者。此外，可以从相同场景中开发书面模拟（关键特征问题）和临床模拟（OSCE考站）两种方式。再者，试题库必须标记出考核相同目标的试题，以确保只选择了其中一题进行考核。这种多试题编写法是增加试题库中试题数量的有效方法。

编写试题的过程永无止境。尽管单个试题可以多次重复使用，并且可能作为考核质量保证的一部分，但每年都应该开发新的试题以反映已知的知识。重复使用的问题至少应每2年检查一次以确保其可用性。旧试题即使仍然正确，也应被淘汰；淘汰的试题是安全性要求不高的形成性评价的理想选择。

维持新颖、高质量的资源密集型试题库，促使一些学校共享试题。这些共享安排大多数是低成本的非正式合作，通常在国家或行政区域内进行，因为这增加了致力于共同成果框架的成员学校的全部问题的相关性。其他国际性评价库，例如国际增强评价和学习数据库（IDEAL）联盟和国际医学基金会（IFOM）（International Database for Enhanced Assessment and Learning，2012；National Board of Medical Examiners，2012）；前者是低成本、非商业的合作，而后者是由美国国家医学考试委员会运营、较高成本的专业服务。但是，在职业素养方面使用国际库存在一些缺陷，正如职业素养的本质和潜在专业、法律和社会框架在不同国家之间存在差异，对于国外的医学院而言，其中许多问题可能在背景或事实上都不准确（Worthington and Hays，2012）。

步骤5：根据设计蓝图选择评价任务

组卷应包括根据评价设计蓝图、格式、试题数量和课程主题的权重，从试题库中随机选择评价试题的过程。例如，年终考试可能旨在对3个课程主题进行同等评价，其中之一是职业素养。然后就如何评价职业素养做出决定：就本示例而言，决定将80%的职业素养采用基于工作场所的评价，在16站OSCE的2站中进行。剩余的20%通过笔试评价，在本示例中，大部分通过2个简答题中基于场景的问题，以及10个基于场景的MCQ问题评价。通过包含职业素养问题的多种方式向学习者传达了一个明确的信息，即职业素养很重要，但是聚焦在整合性、基于临床情景的问题，才能测量出能力和行为表现。

理想情况下，评价库中有超过10个针对职业素养的MCQ，因此，根据评价设计蓝图可从库中选择试题。以职业素养为主题的课程而言，设计蓝图表明可能大约33%的问题与医学伦理、职业行为和资源分配有关。一个计算机化的评价系统将根据数据库字段随机选择所需数量的问题，但这也可以手动完成。推荐最初选择的试题数量多于期望数量（例如增加10%～15%），必须仔细审核试卷中的错误，然后才能确定标准；通常会删除少量问题，留下正确题目。

评价只能建立在大量预期学习成果的基础上。评价的艺术在于在评价不足和评价过度之间维持平衡。评价不足可能导致无法充分判断是否达到毕业要求，而评价过度可能会鼓励学习者专注于评价而不是学习。学习成果与规划课程的主题权重匹配得越好，越容易评价。例如，同一国家的两所医学院，A学校总是设置两次180个问题的MCQ考试（无临床词干）和1次4站OSCE。B学校设置一次120题的MCQ考试（带有临床词干）和一次16站OSCE。这两所学校的学生会收到不同的信息。在A学校中，学生可能将评价解释为鼓励在考试前的几周复习书本，并减少参加临床实习。在B学校中，学生更有可能发现向患者学习是最好的方式，因此他们可能在临床实习的时间更长。这两种考核方法的评价效能不同（Van der Vleuten，1996）：两种方法均能达到高信度，但其有效性和教育影响不同。

步骤 6：为每次评价设定标准

现在，标准设定被认为是提高评价准确性的重要步骤。标准设定有几种方法，不同的方法具备不同特性。方法的详细介绍超出了本章的范畴，但可以在其他地方找到（Norcini，2003；Van der Vleuten，1996）。关于应试者应该如何表现的预期共识，与既往考试成绩的回顾性观点应在一定程度相结合。从评价职业素养的角度来看，至关重要的是，包括临床医生和伦理学家在内的教师群体应对特定级别的应试者（例如，低年级医学生、高年级医学生或毕业后学员）的期望标准和正确答案之间达成一致。这不是一个简单的过程，因为针对不同的人群可能标准不同，不同医学院校的考官有可能在相同的评价项目和测试中设定不同的标准（Boursicot et al.，2006）。此外，标准参照评价往往导致每次考试的及格线不同。在职业素养的背景下，标准设定仍然是一门艺术，也是一门科学。

步骤 7：测试管理

这在很大程度上是一个后勤任务，评价团队打印足够数量的试卷，聘请监考人员，监督应试者，收集评分表，然后输入结果。笔试常被用于伦理和职业素养水平测试，需要大量的时间和资源。对于基于工作场所的评价，可能需要临床医生接受培训后进行评价。

步骤 8：成绩管理以产生结果

最令人感兴趣的是边界组的成绩，因为所有评价成绩都包含误差范围，有时需要补救后进一步评价，才能确认应试者通过。特别值得关注的是边界组应试者，他们设法通过重考，但在后续评价中仍然表现得差强人意（Pell et al.，2012）。

步骤 9：根据结果做出决定

对于所有类型的评价，至关重要的是要有明确、前后一致的决策程序，并且在不同级别决策制定和（或）提出上诉的规章之间需要保持一致。对于医学院而言，这意味着学院、教职员工和整个大学的规章必须保持一致，以便指导医学院决策的规则与整个机构的规则保持一致；否则，学生的上诉很可能会成功。尽管这种一致性对于所有基于评价结果的决定都非常重要，但对于职业素养不佳的决定尤为重要。理想状态下，职业素养不佳的学生将无法通过考试，但是在许多情况下，职业素养有问题的学生在考试中对知识和技能做出了足够好的整体表现而通过了考试。这很大程度上取决于如何编写晋级规则，包括是否以及如何允许跨领域平衡成绩。有可能需要在晋级规则上给予职业素养更大的权重，例如设置职业素养评价关卡（当然这些规则需要依据现有的制度法规）。应试者往往会对不利的决定提出上诉，只有在程序不正确或不同级别的规则之间缺乏一致性的情况下，才能支持上诉。

适合评价职业素养的方法

许多评价方法并不特别适合评价职业素养，因为它们评价的多是理论知识，充其量评价模拟状态下发生的事情。尽管采用设计良好的 MCQ、结构化简答题和 OSCE 来评价职业素养成为可能，并能够合理评价，但需要强调的是应在工作场所中测量，只有在工作场所，应试者才能必须应用基本的知识和概念框架，并展现出适当的行为。有一些最近开发的模拟任务展现出较好前景（Stewart et al.，2010），但仍需努力开发出基于证据和工作场所的评价。然而，到目前为止，大多数基于工作场所的评价方法应用于形成性评价可能比终结性评价更有效（Mitchell et al.，2011），因此基于工作场所的小样本评价做出高利害决策时，必须格外小心。

基于工作场所的评价

在培评价

研究表明，对临床医生的行为表现大约进行 12 次同行评议才能产生可靠的评价（Ramsey et al.，1996），因此在培评价变得非常重要。评分员是由被评价者选择，还是集中分配，没有区别。这导致了主题上的许多变化，但是没有变化的是，学习者必须接受临床老师的评定。成绩汇总形成了关于学习者行为表现的决定。在某些情况下，成绩可能构成阻碍，影响进行中的正式笔试和临床考试；而在另一些情况下，成绩需要与其他考试成绩相结合，但在许多情况下，它们仅用作形成性评价，因为很难在培训中收集到足够的评价表，从而产生有效、可靠的结果。

多来源反馈

多来源反馈是一种在培评价的变型，它使用相同的问题，从学习者工作中接触的人群中专门寻求评分（Wood et al.，2006）。这些人员可能包括临床教师、同行、患者以及其他卫生专业、行政和技术人员，每个人都与学习者有职业接触。它是用于培训管理中使用的360°评价的一种变型，它基于这样一个前提，即通过与我们一起工作的人员（不论他们在组织结构中的地位如何）的正式反馈，提高我们的自我意识。来自多个角度的反馈可以产生有趣且有效的信息，有利于学习者的反思。例如，临床老师可能会认为某人与其他员工之间有着良好的关系，而这些员工报告说该人不尊重自己的工作，且对护士无礼。多来源反馈可能更适合形成性评价（Campbell et al.，2011）。

自我评价

在自我评价中，学习者思考并完成对自己行为表现的评价，然后将个人观点与教师、同伴、患者和其他卫生工作者的观点进行比较。个人通常不知道别人如何看待自己，关于差异的讨论可以促进自我意识，这是情商的重要组成部分（Goleman，1996）。自我评价很有趣，但并不总是可靠。有证据表明，自我评价用于形成性评价比终结性评价更诚实、准确，而行为表现较差者做出的自我评价更不准确（Lipsett et al.，2011）。

反思

反思是一个热门话题。这个概念很广泛，涉及多种方法。一种方法要求个人在有或没有外部反馈的情况下思考自己的行为表现。然后将这种想法记录下来，形成对经验教训的评述，以及对未来个人发展的影响。另一种可能最常用的方法，要求学习者反思从讨论中触发并学到了什么。在医学职业素养上，触发因素通常是学习者基于患者接诊而书写的临床病例报告。许多患者在展现临床问题的同时，也呈现出专业挑战，要求学习者识别这些问题并探讨其对自己学习的意义。例如，一名脑瘫致疾的青年成人患者准备接受骨科并发症的手术治疗。患者受到中年父母的照顾，他们花费了大量的时间和精力，但是当不需要他们服务时，他们会担心。年轻人想要更大的自主权，但是独立生活需要大量的资金。学员将被要求识别和讨论伦理问题，并就他们认为应该提供的医疗措施作出评论。

反思在评价中的作用存在争议。许多人认为，在涉及个人、诚信和隐私的情况下，反思更有效；而另一些人则认为，开诚布公地表达个人观点和信仰是至关重要的。评价，特别是终结性评价，可能会影响应试者的行为。例如，有一些有关应试者作弊行为的报道，他们编造个人反思经历，从线上下载反思文章，或者仅仅遵循一些网站上的反思准则（Hays and Gay，2011）。

其他基于工作场所的评价方法

可以批判性评价学习者的临床记录文档（Papadakis and Loeser，2006），这包括考察专业间交流的质量，寻找尊重和合作的证据。这样的评价可以由学习者或他们的老师来执行，同样有可能找到引发讨论和反思的因素。然而，这些费时的任务很难用于终结性评价，而且迄今为止在形成性评价中并没有显示出有效的证据（Overeem et al.，2007）。最近发展出一种对外科手术操作录像的分析，这有望作为追踪住院医师发展的一种手段（Larsen et al.，2005）。

学习档案袋

关于学习档案袋的文章很多（Buckley et al.，2009）。在这里，学习档案袋被定义为一个容器（文件夹、盒子或电子设备），可以在其中放置任何有助于学习的内容。因此，它实际上不是评价方法，而是一种用于收集一系列不同评价的形式。档案袋似乎更适合形成性评价，但是在终结性评价中也越来越多地使用。

为了满足形成性评价和终结性评价的双重要求，有些档案袋包含两部分：一部分仅供学习者使用的个人信息，另一部分用于正式评价。档案袋展示了各自的优势和挑战，它们可以提供指导学习者发展的有价值的信息，但它们也可能扭曲行为并诱导博弈。

评价职业素养的常见陷阱

值得强调的是评价职业素养时常遇到的陷阱。

尝试以终结性方式来使用形成性信息

评价职业素养的最佳方式是形成性评价，尽管仍然只有有限的证据表明形成性评价会产生有意义的长期变化（Overeem et al.，2007）。现在职业素养被认为是执业医师的关键部分，因此人们倾向于对职业素养采用终结性评价。然而，在这方面最好的建议是，对职业素养做出高利害决定时需要谨慎。极端的行为通常很明显，也常被委员会认为是不可接受的，但如果行为总是被归咎于单次孤立情况、性格冲突、个人压力或不成熟，情况就不那么明确了。使此类决策更加有效和可靠的方法是使用多种方法、通过多个来源收集信息。不同来源的相同信息更可能是在委员会讨论时获得认可的强有力的信息，包括在上诉过程中。

低估或高估经验和判断能力

通过临床医生评价学习者的职业素养是有效且高效的，并且可能通过学习者渴望成为的人们的角色示范而产生教育影响。另一方面，临床医生对在他们监督下观察到的学习者的行为有时需要做出复杂的判断。这可能会出错，主要是影响信度，但也会减少其他方面的效用。一些值得关注的行为可能与经验丰富的临床医生没有太大不同（Ainsworth and Szauter，2006），从而模糊了报告的门槛。学习者经常接触经验丰富的临床医生，会做出更好的判断，但是学习者无法与有经验的临床医生长期、频繁接触。影响因素包括临床团队工作时间缩短的影响（Garvin et al.，2008），医学教育需求扩大，要求几乎每名临床医生都需要进行教学和评价，包括经验不足和不愿意的人，以及倾向越来越多的低年资教师进行临床监督。临床医生很少报告对学习者关注的情况非常常见；他们可能会担心自己没有与学习者充分接触，从而无法确定，他们可能担心自己的性格造成冲突，或者可能会在不经意间损害职业生涯。工作场所中的所有资临床医生包括更多的低年临床医生，有必要进行培训，以支持有关行为的报告（至少在描述上）。

未能提供足够的有关潜在违规的定性信息

对潜在的不专业行为的报告往往描述不充分，通常只是简短的谴责性判断，例如“对患者傲慢无礼”。这种陈述提供的信息太少，可能会被当作“仅是一种观点”而受到质疑。更好的方法是让临床教师详细描述他们的行为及其对学习环境或患者体验的影响，例如，最好陈述情况：

> 在查房中，学生向患者询问了一些颇具攻击性的问题，并批评她吸烟。他在患者在场的情况下建议，她不应该接受昂贵的治疗，因为这种疾病在很大程度上是自我造成的。患者很不高兴，我不得不尽一切努力使她放心，无论她既往如何吸烟，我们都将尽最大努力治疗癌症。查房过后，我告诉学生，这种行为是不恰当的，可能加重患者的焦虑，甚至可能影响康复。然而，他并没有表现出任何悔意，并为自己的立场辩护，理由是需求超过了资源，医生很快将不得不做出这些决定。这种缺乏内省的状况可能更严重，使他早早地违背了职业素养。这次讨论也偏离了同学们应该参与的对肺癌的正常学习。

这种报告，特别是高年资临床医生撰写的报告，使教育管理者更容易做出是否需要干预的判断。职业素养包括复杂的能力，这些能力通常需要专家基于定性而非定量数据来进行专业判断。因此，可信性、可迁移性、可靠性和可确认性与应用于定量评估方法的效用指数（信度、效度、教育影响）一样重要。这个例子可能严重到需要立即采取干预措施，而反复发生不太严重的违规行为则构成了一个有力的案例，加速具体反馈和可能的纪律处分。最近的一篇综述很好地总结了职业素养评价的复杂性（Hodges et al.，2011）。作者指出，“本文提出的结果揭示了几种不同的思考职业素养的方法，这些方法可以引导人们采用多维度、多范式的方法来评价不同层次的职业素养——个人、人际间、社会-机构”。该文章建议对如何有意义地评价医学生和毕业生的职业素养行为进行大量研究。

违反测量理论，将成绩相加

由于基于工作场所的职业素养评价通常会产生定性信息，而不是定量信息，因此，当教育工作者试图将职业素养评分添加到其他评价的成绩中时，潜在的问题将会显现。值得考虑的是测量理论，该理论规定了什么和如何将成绩相加。例如，李克特 5 分量表中的 4 分不一定是 80%，并且不能轻易地添加到 MCQ 的分数中以反映总成绩。有时，最好是把分类数据视为在等距数值成绩合并之前必须清除的障碍（Foulkes et al.，1994）。最近的一个概念是考虑“轮廓分析”，而不是总成绩，但它在医学教育中的应用还没有被很好地理解。随着学习者和律师对细则的了解越来越多，可能会因为不恰当的分数组合而产生不及格的边缘分数，并导致败诉。

评价方法和晋级规则不明确或不一致

应试者对不利评价提出上诉的另一个特点是，他们关注作出决定的过程。通常，上诉不能推翻临床教师在工作场所做出的判断，但需要详细记录，这被视为临床教师的专长。然而，如果做出评判的临床教师被证明缺乏训练、经验不足、在错误的时间使用了错误的形式或未能及时回应应试者关注的问题，应试者可能被允许重试甚至晋级下一个阶段。临床教师和教育办公室必须遵循信函中的书面评价程序，这一点至关重要。此外，评价程序必须符合上级机构规则，或者被特殊机构法规所涵盖。例如，医学院通常会限制学生在某门课程中被允许重考或不及格的次数，而整个大学可能不会这样做。此外，做出有关晋级决定的人不能包括评价不及格的人员（如果是委员会成员，这个人应该宣布利益冲突并退出），也不能包括任何在上诉中作出判决的人员（如院长）。因此，有必要认真编写评价法规，详细描述决策过程，并在向学生和教职员工提交之前对其进行多次检查——因为它们是公开的文件。最后，证据的质量和数量可能会受到质疑，因此观察员需要正式记录所有内容并考虑包含学习者所有不专业行为的证据，这点非常重要。不严格遵守流程和管理，将导致在上级机构或者外部上诉委员会中的上诉推翻评价结果。

结论

- 现在，职业素养是医学课程中更受重视和内容充实的组成部分。
- 如果对职业素养领域进行评价，那么课程会更加引起学习者的关注。
- 因为职业素养是由知识、技能、态度和行为组成的，所以应该采用多种方法、从多种角度来评价该领域。
- 对职业素养的评价应该包括临床工作场所中行为表现的评价，因为这更能反映出毕业后可能的表现。
- 评价职业素养最重要的挑战之一不是如何处理学习者在知识和技能上的优势，而是职业行为上的劣势。

参考文献

Ainsworth, M.A. and Szauter, K.M. (2006) Medical student professionalism: are we developing the right behaviours? A comparison of professional lapses by students and physicians. *Acad Med*. 81: S83–S86

Anderson, B., Bollela, V., Burch, V., et al. (2011) Criteria for good assessment. *Med Teach*. 33(3): 206–214

Arnold, L., Shue, C.K., Kalishman, S. et al. (2007). Can there be a single system for peer assessment of professionalism among medical students? A multi-institutional study. *Acad Med*. 82: 578–586

Association of American Medical Colleges (2011) Medical College Admission Test. https://www.aamc.org/students/applying/mcat/ Accessed 11 March 2013 Australian Council for Education Research. Graduate Australian Medical School Admissions test. http://www.acer.edu.au/tests/gamsat Accessed 11 March 2013

Australian Council for Education Research. Health Professions Admission test. http://www.acer.edu.au/tests/hpat-ireland Accessed 11 March 2013

Australian Council for Education Research. Undergraduate Medical Admission test. http://www.acer.edu.au/tests/umat Accessed 11 March 2013

Australian Medical Association Council of Doctors-in-training; New Zealand Medical Association Doctors-in-training Council, New Zealand Medical Students' Assoc. and the Australian Medical Students' Assoc. *Social Media and the Medical Profession. A guide to online professionalism for medical practitioners and medical students* (Nov 2010). https://ama.com.au/social-media-and-medical-profession Accessed 11 March 2013

Australian Medical Council (2010a) Standards for Assessment and Accreditation of Medical Schools by the Australian Medical Council 2010. http://www.amc.org.au/images/Medschool/accreditation-standards-medical-schools-2010.pdf Accessed 11 March 2013

Australian Medical Council (2010b) Good medical practice: A code of conduct for doctors in Australia. ACT http://www.amc.org.au/index.php/about/good-medical-practice Accessed 11 March 2013

Barr, J. (1912) President's Address, delivered at the eightieth annual meeting of the British Medical Association. *BMJ*. 2: 157

Bindal, T., Wall, D., and Goodyear, H.M. (2011). Trainee doctors' views on workplace-based assessments: Are they just a tick box exercise? *Med Teach*. 33: 919–927

Borges, N.J., Manuel, R.S., Elam, C.L., and Jones, B.J. (2010) Differences in motives between Millennial and Generation X medical students. *Med Educ*. 44: 570–576

Boursicot, K.A.M., Roberts, T.E., and Pell, G. (2006) Standard setting for clinical competence at graduation from medical schools: A comparison of passing scores from five medical schools. *Adv Hlth Sci Educ*. 11: 173–183

Bradshaw, P.J., Alfonso, H.S., Finn, J.C., Owen, J., and Thompson, P.L. (2009) Coronary heart disease events in Aboriginal Australians: incidence in an urban population. *Med J Aust*. 190(10): 583–586

Bristol Royal Infirmary Inquiry (2001) Inquiry into the management of care of children undergoing complex heart surgery at the Bristol Royal Infirmary. http://www.bristol-inquiry.org.uk Accessed 11 March 2013

Buckley, S., Coleman, J., Davison, I., et al. (2009) The educational effects of portfolios on undergraduate student learning: a Best Evidence Medical Education (BEME) systematic review. BEME Guide No.11. *Med Teach*. 31: 282–298

Campbell, J.L., Roberts, M., Wright, C., et al. (2011) Factors associated with variability in the assessment of UK doctors' professionalism: analysis of survey results. *BMJ*. 343: d6212

Casali, G.L. and Day, G.E. (2010) Treating an unhealthy organisational culture: the implications of the Bundaberg Hospital Inquiry for managerial ethical decision making. *Aust Hlth Rev*. 34 (1): 73–79

Chretien KC, Farnan JM, Greyson ST, Kind T (2011) To friend or not to friend? Social networking and faculty perceptions of online professionalism. *Acad Med*. 86: 1545–1550

Coates, H. (2008) Establishing the criterion validity of the Graduate Medical School Admissions Test (GAMSAT) *Med Educ*. 42(10): 999–1006

Cohen, J.J. (2006) Professionalism in medical education, an American perspective: from evidence to accountability. *Med Educ*. 4: 607–617

Crutcher, R.A., Szafran, O., Woloschuk, W., Chatur, F., and Hansen, C. (2011) Family medicine graduates' perceptions of intimidation, harassment, and discrimination during residency training. *BMC Med Educ*. 11: 88

Deirdre, C., Lynch, D.C., Patricia, M., Surdyk, P.M., and Eiser, A.R. (2004) Assessing professionalism: a review of the literature. *Med Teach*. 26(4): 366–373

Donnon, T., Paolucci, E.O., and Violato, C. (2007) The predictive validity of the MCAT for medical school performance and medical board licensing examinations: a meta-analysis of the published research. *Acad Med*. 2(1): 100–106

Dupree, E., Anderson, R., McEvoy, M.D., and Brodman, M. (2011) Professionalism: a necessary ingredient in a culture of safety. *Jt Comm J Qual Patient Saf*. 37(10): 447–455

Eva, K.W., Reiter, H.I., Trinh, K., Wasi, P., Rosenfeld, J., and Norman, G.R. (2009) Predictive validity of the multiple mini-interview for selecting medical trainees. *Med Educ*.43(8): 767–775

Foulkes, J. Bandaranayake, R., Hays, R.B., et al. (1994) Combining components of assessment. In D. Newble, R. Wakeford, and B. Jolly (eds) *The Certification and Recertification of Doctors: issues in the assessment of competence* (pp. 134–150). Cambridge, UK: Cambridge University Press

Frank, J.R., Jabbour, M., Tugwell, P., et al. (1996) Skills for the new millennium: report of the societal needs working group, CanMEDS 2000 Project. *Ann Roy Coll Phy Surg Can*. 29: 206–216

Garvin, J.T., McLaughlin, R., and Kerin, M.J. (2008) A pilot project of European working time directive compliant rosters in a university teaching hospital. *The Surg*. 6: 88–93

General Medical Council (2008) Medical Students Professional values and fitness to practice. http://www.gmc-uk.org/publications/index.asp Accessed 11 March 2013

General Medical Council (2009) Tomorrow's Doctors. http://www.gmc-uk.org/publications/index.asp Accessed 11 March 2013

General Medical Council. Good Medical Practice. 2001 Edition. http://www.gmc-uk.org/guidance/good_medical_practice/index.asp Accessed 11 March 2013

Goleman, D. (1996) *Working With Emotional Intelligence*. London: Bloomsbury Publishing. http://books.google.com.au/books?id=AcJ7dwsnWiIC&printsec=frontcover&source=gbs_ge_summary_r&cad=0#v=onepage&q&f=false Accessed 11 March 2013

Graham, J., Guglani, S., Elyan, S., Falk, S., Braybrooke, J., and Roques, T. (2010) Return of the postcode lottery. *BMJ*. 341: c7389

Guseh, J.S. 2nd, Brendel, R.W., and Brendel, D.H. (2009) Medical professionalism in the age of online social networking. *J Med Ethics*. 35(9): 584–586

Haurani, M.J., Rubinfeld, I., et al. (2007) Are the communication and professionalism competencies the new critical values in a resident's global evaluation process? *J Surg Educ*. 64(6): 351–356

Harden, R.M., Crosby, J.R., Davis, M.H., et al. (1999) *Outcomes Based Education*. Dundee: AMEE

Hays, R.B. (1990) Self-evaluation of videotaped consultations (1990) *Teach Learn Med*. 2: 232–236

Hays, R.B. (2012) Remediation and reassessment in undergraduate medical school examinations. *Med Teach*. 34(2): 91–92

Hays, R.B. and Gay, S. (2011) Reflection or 'pre-flection': what are we actually measuring. *Med Educ*. 45: 116–118

Hays, R.B., Jolly, B.J., Caldon, L.J.M., et al. (2002a) Is insight important? Measuring the capacity to change. *Med Educ*. 36: 965–971

Hays, R.B., Davies, H.A., Beard, J., et al. (2002b) Selecting performance assessment methods for experienced physicians. *Med Educ*. 36: 910–917

Hays, R.B., Coventry, P., Wilcock, D., and Hartley, K. (2009) Short and long multiple choice question stems in a primary care oriented undergraduate medical curriculum. *Educ Primary Care*. 20: 173–177

Hays, R.B., Lawson, M., and Gray, C. (2011) Problems presented by medical students seeking support: A possible intervention framework. *Med Teach*. 33(2): 161–164

Hilton, S. and Slotnick, H.B. (2005) Proto-professionalism: how professionalization occurs across the continuum of medical education. *Med Educ*. 39: 58–65

Hilton, S. and Southgate, L. (2007) Professionalism in medical education. *Teach Teach Educ*. 23: 265–279

Ho, M.J., Yu, K.H., Hirsh, D., Huang, T.S., and Yang, P.C. (2011) Does one size fit all? Building a framework for medical professionalism. *Acad Med*. 86(11): 1407–1414

Hodges, B.D. and Kuper, A. (2012) Theory and practice in the design and conduct of graduate medical education. *Acad Med*. 87(1): 25–33

Hodges, B.D., Ginsburg, S., Cruess, R., et al. (2011) Assessment of professionalism: Recommendations from the Ottawa 2010 Conference. *Med Teach*. 33: 354–363

International Database for Enhancement of Assessment and Learning (2012) Overview Document. http://www.idealmed.org Accessed 11 March 2013

Irvine, D.H. (2007) Everyone is entitled to a good doctor. *Med J Aust*. 186: 256–261

Jha, V., Bekker, H.L., Duffy, S.R.G., and Roberts, T.E. (2007) A systematic review of studies assessing and facilitating attitudes towards professionalism in medicine. *Med Educ*. 41: 822–829

Katz, J.N., Kessler, C.L., O'Connell, A., and Levine, S.A. (2007) Professionalism and evolving concepts of quality. *J Gen Intern Med*. 22: 137–139

Larsen, J.L., Williams, R.G., Ketchum, J., Boehler, M.L., and Dunnington, G.L. (2005) Feasibility, reliability, and validity of an operative performance rating system for evaluating surgery residents. *Surgery*. 138: 640–647

Liaison Committee on Medical Education (2012) Functions and structure of a medical School, May 2012. http://www.lcme.org/standard.htm Accessed March 2013

Lipsett, P.A., Harris, I., and Downing, S. (2011) Resident self-other assessor agreement: influence of assessor, competency and performance level. *Arch Surg*. 146: 901–906

Lynch, D.C., Surdyk, P.M., and Eiser, A.R. (2004) Assessing professionalism: a review of the literature. *Med Teach*. 26(4): 366–373

Martimianakis, M.A., Maniate, J.M., and Hodges, B.D. (2009) Sociological interpretations of professionalism. *Med Educ*. 43: 829–837

Miller, A. and Archer, J. (2010) Impact of workplace-based assessment on doctors' education and performance. *BMJ*. 341: c5064

Miller, G. (1990) The assessment of clinical skills/competence/performance. *Acad Med*. 65: S63–S67

Mitchell, C., Bhat, S., Herbert, A., and Baker, P. (2011) Workplace-based assessments of junior doctors: do scores predict training difficulties? *Med Educ*. 45: 1190–1198

National Board of Medical Examiners (2012) International Foundations of Medicine Program Overview. http://www.nbme.org/Schools/iFoM/index.html Accessed 11 March 2013

Newble, D. Dauphinee, D., Dawson-Saunders, B., et al. (1994) Guidelines for the development of effective and efficient procedures for the assessment of clinical competence. In: D. Newble, B. Jolly, and R. Wakeford (eds) *The Certification and Recertification of Doctors: Issues in the Assessment of Clinical Competence*.(pp. 69–91). Cambridge: Cambridge University Press

Norcini, J.J. (2003) Setting standards on educational tests *Med Educ*. 37: 464–469

Overeem, K., Faber, M.J., Arah, O.A., et al. (2007) Doctor performance assessment in daily practise: does it help or not? A systematic review. *Med Educ*. 41: 1039–1049

Papadakis, M. and Loeser, H. (2006) Using clinical incident reports and longitudinal observations to assess professionalism. In D. Stern (ed.) *Measuring Medical Professionalism* (pp. 159–174). Oxford: Oxford University Press

Papadakis, M., Hodgson, C.S., Teherani, A., and Kohatsu, N.D. (2004) Unprofessional behaviour in medical school is associated with subsequent disciplinary action by a state medical board. *Acad Med.* 79: 244–249

Pell, G., Fuller, R., Matthew, M., and Roberts, T. (2012) Is short term remediation after OSCE failure sustained? A retrospective analysis of the longitudinal attainment of underperforming students in OSCE assessments, *Med Teach.* 34(2): 146–150

Ponton-Carss, A., Hutchinson, C., and Violato, C. (2011) Assessment of communication, professionalism and surgical skills in an objective structured performance-related examination (OSPRE): a psychometric study. *Am J Surg.* 202: 433–440

Poole, P., Shulruf, B., Rudland, J., and Wilkinson, T. (2012) Comparison of UMAT scores and GPA in prediction of performance in medical school: a national study. *Med Educ.* 46(2): 163–171

Prideaux, D., Roberts, C., Eva, K., et al. (2011) Assessment for selection for the health care professions and specialty training: consensus statement and recommendations from the Ottawa 2010 Conference. *Med Teach.* 33(3): 215–223

Ramsey, P.G., Carline, J.D., Blank, L.L., and Wenrich, M.D. (1996) Feasibility of hospital-based use of peer ratings to evaluate the performances of practicing physicians. *Acad Med.* 71(4): 364–370

Rentmeester, C.A. (2007) Should a good healthcare professional be (at least a little) callous? *J Med Philos.* 32: 43–64

Royal College of Physicians and Surgeons of Canada. CanMEDS Competency Framework (1996) http://rcpsc.medical.org/canmeds/index.php Accessed 11 March 2013

Saultz, J.W. (2007) Are we serious about teaching professionalism in medicine? *Acad Med.* 82: 574–586

Snyder, L. (2011) Online professionalism: social media, social contracts, trust, and medicine. *J Clin Ethics.* 22(2): 173–175

Srinivasan, M., Litzelman, D., Seshadri, R., et al (2004) Developing an OSTE to address lapses in learners' professional behaviour and an instrument to code educators' responses. *Acad Med.* 79: 888–896

Stewart, M., Kennedy, N., and Cuene-Grandidier, H. (2010) Undergraduate interprofessional education using high fidelity paediatric simulation. *Clin Teach.* 7: 90–96

Swick, H.M., Szenas, P., Danoff, D., and Whitcomb, M. (1999) Teaching professionalism in undergraduate medical education, *JAMA.* 282: 830–832

Shipman Inquiry (2003) *The Shipman Inquiry: First Report.* London: The Stationery Office

United Kingdom Clinical Aptitude Test Consortium. United Kingdom Clinical Aptitude Test. www.ukcat.ac.uk Accessed 21 March 2013

van der Vleuten, C.P.M. (1996) The assessment of professional competence: developments, research and practical implications. *Adv Hlth Sci Educ.* 1: 41–67

Veloski, J.J., Fields, S.K., Boex, J.R., and Blank, L.L. (2005) Measuring professionalism: a review of studies with instruments reported in the literature between 1982 and 2002. *Acad Med.* 80: 366–370

West, C.P., Huntington, J.L., Huschka, M.M., et al. (2007) A prospective study of the relationship between medical knowledge and professionalism among internal medicine residents. *Acad Med.* 82: 587–591

White, G. and Kiegalde, D. (2011) Gen Y learners: just how concerned should we be? *Clin Teach.* 8: 263–266

Wilkinson, D., Zhang, J., and Parker, M. (2011) Predictive validity of the Undergraduate Medicine and Health Sciences Admission Test for medical students' academic performance. *Med J Aust.* 194(7): 341–344

Wood, L., Hassell, A., Whitehouse, A., Bullock, A., and Wall, D. (2006) A literature review of multi-course feedback systems within and without healthcare services, leading to 10 tips for their successful design. *Med Teach.* 28: 185–191

World Federation for Medical Education (2003) Basic Medical Education. WFME Global Standards for Quality Improvement. http://www.saidem.org.ar/docs/Normas/WFME.%20Global%20standards%20for%20quality%20improvement.pdf Accessed 11 March 2013

Worthington, R. and Hays, R.B. (2012) Addressing unprofessional behaviours. *Clin Teach.* 9(2): 71–74

Wright, S.R. and Bradley, P.M. (2010) Has the UK Clinical Aptitude Test improved medical student selection? *Med Educ.* 44: 1069–1076

第 44 章

在执照续期情境下进行评价
Assessment in the context of relicensure

W. Dale Dauphinee
译者：王　丹　审校：齐　心

从一开始，执照续期的目的就是为了让医师证明他们能够与时俱进，适合继续执业，以及基于实践证据进行有意义的反思以促进提升。

Graeme Catto

转载自 British Medical Journal，Graeme Catto，'Building on the GMC's achievements'，330，p.1205，Copyright 2005，已获得 BMJ 出版集团有限公司的许可。

引言

当前执照续期评价的概念受到了源自医学测量和监管领域发展的影响。20 世纪末，医学本科教育和毕业后医学教育培训评价方法的改进，在概念和应用层面带来了重大进展（Norman，2002）。最近的观点增加了对医师执业阶段评价的关注。例如，后续相关研究已经描述了许多继续教育项目对医学执业缺乏影响（Davis，1998），并显示医师的自我评价技能薄弱（Davis et al.，2006）。在过去的十年中，临床医学毕业后培训的新评价模式拓展了以实践为基础和系统为导向的评价活动范畴（Leach，2004）。此外，关于最佳医学教育活动的框架，通常基于专家意见或教育理论家的“脱离临床背景”的观点，正日益受到挑战（Norman，1999）。教育理念的一个重要变化是认识到当评价计划的目标与课程计划相匹配时，学习的最佳结果才会出现。伴随着这种转变，需要从行为学的角度定义学员和学生的预期行为表现水平，并认识到在更真实的临床环境中评价的优势（van der Vleuten and Schuwirth，2005）。实际上，最近的讨论进一步推动了这一观点，在最近的共识声明中讨论甚至提倡“为了学习而评价”的概念（Schuwirth et al.，2011）。在内容特异性的概念被认为是规划临床表现评价的重要因素后（Schmidt et al.，1990），20 世纪 90 年代出现了另一种重要见解。为了使各种专业人员表现出最佳的专业技能，需要反复实践和刻意练习（Erricson，2004）。这些发现随后被应用于执业医师的学习中，其通过有效的反馈和同伴支持才能获取最好的结果。一个相关的发展是，采用效度论证法解释评价结果的理念已被广为接受（Kane，1992；Clauser et al.，2008，p. 12）。论证法要求在决定评价结果是否得到有效解释时，考虑 3 个方面：评价（在测试或评价中观察到的表现质量如何）、普适性（与其他类似内容的测试相比，这个测试的表现如何）和外推性（在实际或未来的实践中可以推断出什么表现）。后一种观点是思维上的一个关键变化，因为它涉及医师执业活动的最终受益者——患者，它强调对患者结果影响的解释是否得到验证。因此，验证就是在临床和社会效果方面确立对患者的影响。这些发展情况将作为执照延期评价分析的基础。

执照在这方面的问题呢？有类似的见解吗？答案是肯定的，但并不是渐进式的改变，执照续期和重新认证的问题，特别是在英国，已经被 20 世纪 90 年代末戏剧性的政治事件所界定，并已设立相关法律（Department of Health，2008）。具体来说，正如 Smith（1998，p. 917）所观察到的，自我监管和执照的完美世界已被两个事件严重撼动，皇家布里斯托尔医院调查（2001）和 Shipman 案件已经"改变了一切"。

重建执照制度：建立更好的职责和质量改进

为了更好地理解英国剧变的重要性，有必要了解一下执照的基础。Dauphinee（2002，p. 837）详细回顾了医疗执照的历史演变。这篇文章概述了医师执照的起源——当然可以追溯到古代，但随着 19 世纪现代执照的发展，某些操作和法律特征开始确立。这包括这样一个事实：尽管原则和符合伦理的实践可以被广而告之，但只有在法律先例和立法授权的情况下，通过定义执照赋予的法律责任和对表现不佳的医师采取限制行动，执照才能发挥作用。通过新的立法或其他现有的法律框架，职权可以在法律上得到承认，从而可以对专业事项进行审议和裁决。这种演变反映在英国监管机构最近重新授权的情况中。由于职业地位意味着与社会的契约和对社会的责任（Irvine，2006），执照提供了法律框架，明确了作为医师执业应该向社会负责的权限。

完成这一任务的方式各不相同。在西方社会，自我监管是随着 1858 年英国医学总会（GMC）的成立而出现的（Irvine，2006），后来随着 19 世纪 70 年代美国国家医疗法案的出现而发展（Stevens，1971，p. 32）。具体来说，执照的责任被分配给以职业为基础的自我监管机构，这些机构在其管辖范围和行动中受到法律的管制。反过来，医疗监管机构则应保护公众，并为该行业提供指导和标准（Irvine，2006）。这意味着它的两个角色：对公众负责和为改善该行业提供指导。到 20 世纪中期，这些自我监管和执照的概念得到了很好的确立，并一直保持到 20 世纪末。

20 世纪 90 年代中期发生的事件表明，有必要设定更清晰的责任界限和优质执业行为表现的证据。尽管许多机构、公共卫生监测和 GMC 都存在严重的失误，但布里斯托尔皇家医院的调查导致了卫生专业管理方面的重大变化。在医学方面，导致了通过执照续期和重新认证来保障质量的想法，正如首席医务官的报告所概述的那样（Donaldson，2007）。这些发展步骤将包括需要建立许多工具和流程以产生可行、可靠和有效的结果，并据此作出执照续期和重新认证的决定。这种方法的基础就是需要进行行为表现评价，以确保执照续期，并将指导原则明确地扩展到各个专业。

这种方法有效吗？Cunnington 和 Southgate（2002，p. 884）在 2002 年对"执照续期""重新认证"和"基于实践的评价"的评论中指出，从行政、科学和政治的角度来看，依据能力行为的维持程度来衡量结果是困难的。他们的观点是基于对医学继续教育现有做法的持续强调，以及缺乏证据表明其产生了重大影响。他们列举了在实际实践环境中记录维持能力行为的例子，但能力行为的维持是否能提供足够的证据来证明限制执照特权的合理性？它能作为一种重新认证-执照续期的有效方法赢得公众的支持吗？考虑到英国和其他国际司法管辖区正在出现的新的立法行动，新的框架能否充分定义并强制规定监管机构的责任条款，从而消除 Cunnington 和 Southgate 对许多政策和司法的担忧？如果能，是否有测量文献的证据来证明他们的效度和有效性？

引文的定义、目标和纳入标准

什么是执照续期？在当前的社会背景下，执照续期是一种个人或公共机构的更新、重新激活或恢复先前或现有的执照的过程，进而从事某种职业或执行某种集体社会功能，如经营一家医院或养老院。在本文中，执照续期被定义为由监管机构或法律认可的认证机构对医师的专业知识、技能和行为进行评价的强制性过程。假设达成其目标并对公众负责，执照续期过程的整个周期应遵照综合、审慎和定期重复的方式进行组织，基于每名医师实践评价的结果，确定他们是否适合执业。

本章将在对公众负责和持续质量改进体系的背景下，检视重新认证评价的现况。它将关注需要解决的问题和挑战，以及重新认证和再验证评价过程的实际执行情况。最后，需要考虑每名医师当地的工作环境，验证在这种环境中开展，从而决定是否重新授权。

第一，必须在一个综合的学习和评价系统内对潜在的评价方法进行审查与综述。评价与学习的整合是近二十年来评价研究的热点之一。因此，本章将考虑在模型或框架和系统中使用评价工具（Bordage，2009）。什么是基于证据的最佳模型或框架，并能够产出预期成果呢？这个问题将决定在选择文章或文献来源作为这一分析的说明性示例时首先考虑的因素。

第二，在引用可能的评价方法或系统时，入选标准应为近期发表、经过同行评议的期刊文献或者由独立作者编写的灰色文献，或者从监管机构或认证机构内部生成的文件，然后由执行委员会或法律规定的监管机构批准。对原始文献的检索仅限于英语，尽管总结或引用现有文献中符合相同标准的文章或评论，但没有采用英语以外语言的文献。此外，被引用的文章必须证明结果指标或评估工具具有可靠性、可行性、可辨别性、长期有效的证据，且适用于审查对象——医师群体。所有被纳入的文章，无论是定性还是定量，都必须包含影响因素分析，确保总体样本不受偶然性、误差或选择偏倚的影响。其目的是在快速变化的领域中找出最佳实践的示例（Dauphinee，2012b）。

考虑最佳实践时，应参考与执照续期相关的高利害测试中的既有标准。这在北美已是事实，在那里，医学和其他领域的高利害测试及评价一直在接受审查，特别是法院的审查。美国联合教育研究协会、美国心理协会和全国教育标准测量委员会的教育和心理测试均如此（1999a，b）。对于执照续期和重新认证，GMC 已经制定了指导原则（GMC，2010b）。最佳实践的标准和预定义的标准必须应用于经过考虑后的基于实践的评价工具。

考虑一个基本假设：质量改进循环

在监管立法修订之后，需要开发另一套措施来更有效地进行执照续期。这是对适用于执业医师的质量改进过程的基本原则和最佳实践的说明。医师执照续期确立的基本理论基础是质量改进循环（Berwick，1996）。同样，在立法或监管框架内，质量改进循环意味着传入的反馈环，用以告知和指导改进（International Association of Medical Regulatory Authorities，2012）。然而，即使所有的再许可要求都得到了满足，质量改进的证据也可以通过执照评价项目的反馈环来反映实践改进计划。因此，执照续期提供了两项潜在的获益。一项是针对利益相关者和问责过程，它不仅有助于满足基本的社会契约，而且为所有涉及患者照护的职业提供了有效和可靠的反馈。因此，它使执业医师参与持续质量改进（continuous quality improvement，CQI），以争取更好的患者照护结果。

将 CQI 作为执照续期模式的意图是需要其提供成功应用的证据。对执照续期而言，这是全新的。尽管已有关于重新认证的长期结果研究（Hawkins and Weiss，2011），但除了在信息技术行业和国际标准化组织 ISO 9000（Tari，2005）中使用的全面质量管理框架外，CQI 对医疗质量的影响是什么？美国联合委员会的 Chassin 和 Loeb（2011）回顾了 50 年质量改进的历史和现状。他们得出的结论是，如不考虑洗手法这样短期的质量改进，系统和持续的质量改进则是一个更加困难的过程。随着越来越多的机构通过 CQI 流程进行执照续期，有必要从它们正在进行的经验中学习。这个分析描述出标有步骤和里程碑的路线，但会保留最终成功的结论，直到执照续期，以证明持续并有记录在案的影响证据。

医学行为表现评价的进展

21 世纪的第一个十年，人们对基于工作场所的评价（workplace-based assessment，WPBA）产生了浓厚的兴趣。WPBA 背后的基本概念是在现实环境中对医师的直接观察（Norcini，2005）。大部分的进展都围绕着毕业后培训的评价流程展开。小型临床评估演练（mini-clinical exercise，mini-CEX）（Norcini et al.，2003）和多来源同行评价工具（multisource peer assessment tool，mini-PAT）（Archer et al.，2008）的开发就是很好的例子。这些是在应试者的环境中，采用“脱离环境”的观察或准实验方式，对其临床技能进行独立观察。在美国医学专业委员会的帮助下，专科再认证领域的发展贡献了许多实证研究的示例，其试图评价更接近日常医疗实践的医师行为表现。其他国家现在也制定了类似的行为表现维持计划，但在某些情况下是通过专业委员会（美国）或专业学院（英国、加拿大和大洋洲），在某些情况下也有通过医疗监管机构，如加拿大或澳大利亚（Dauphinee，2012b）。

最近项目评价的进展强调了长期或预测效度，以及将临床表现与治疗效果进行比较评价的必要性。基本概念是患者结果和临床付出或者医师的临床行为之间的区别（Dauphinee，2012a）。研究任何活动影响的最流行、有据可查的框架是逻辑模型。它是基于时间和结果来评估效果的模型，而不是评价活动、过程或输出。在这一模式中，投入导致活动、活动导致产出、产出导致结果、结果导致效果（Dauphinee，2012a）。

关于使用逻辑模型的关键概念是，投入和活动是有计划的行动或者工作，而从产出到效果是随着时间推移，与最终目标相比较，测量其效果，判断能否达到预期结果。以临床为例，投入可能是对医师培训的投入。医师的行为可能是承担心肌梗死患者的救治，并开创新的临床行为（例如新方案）。通过开具高血压治疗处方，产出可能是症状得到改善。最初的结果可能是记录患者是否遵循医嘱按照处方用范。中期结果可能是血压得到改善。长期的结果或效果可能是血压控制稳定，恢复正常活动。这种方法正在被越来越多地使用和推荐（Perrin，2006）。此外，它通过询问实践过程（投入、行为和结果）是否按计划进行，随时间推移达到了预期的结果和效应，从而为任何评价过程提供了重要的效度评价。这些联系说明了一个重要的概念，即当我们开始对执照续期进行评价分析时，需要有影响的证据。

同样，逻辑模型提供了一系列必要的步骤，以确保评价方案或工具的效度。对评价结果效度的任何解释都必须从 3 个可能的角度出发：过程执行是否适当；结果可适用的人群；结果可以外推的人群（Kane，1992，Clauser et al.，2008）。在执照续期中的任何评价过程或工具必须询问同样的问题：它做得正确吗？结果将适用于哪些医师人群？结果可以提取出来，供未来使用吗？简而言之，专家小组对执照续期评价结果的解释是否适合预测每位医师的未来表现？

在深入分析执照续期评价之前，我们应该从两个方面简要介绍执照续期评价的现状：近期的研究和良好的评价标准。2010 年渥太华会议最近的两份共识声明解决了这些问题，并对当前评价研究的焦点（Schuwirth et al.，2011）和良好的评价标准（Norcini et al.，2011）提供了见解。此外，读者请参考有关评价的其他章节具体内容，对目前实践进行更详细的讨论。

建立执照续期评价过程的基础

在确定目标和策略之前，每项事业都需要有一个愿景和使命。根据英国过去 15 年的经验，执照续期的愿景很容易确定。在皇家布里斯托尔医院调查的高潮，在 Donald Irvine 爵士（2006）的领导下，GMC 发布了第一份《优质医疗实践》指南。这是一个非常重要的发展，因为它提供了一个优质实践的框架，并确立了对优质质量实践应该包含内容的第一次描述。优质医疗实践是一条具有明确标志的路径，这些标志描述和阐明的行为可以作为参考点和预期行为表现的底线。修订中对这些主题和优质实践的标准进行了扩展（GMC，2012a）。优质医疗实践只是起点。后来，首席医务官发表的论文进一步完善了这一过程及其预期效果（Donaldson，2007）。随后出台的《2008 年卫生和社会照护法》（Department of Health，2008）以首席医务官的报告为基础，在法律上界定了优质医疗实践的任务、目标和范围。该法案还界定了过程中各种机构和机关的职责的权限和范围。它定义了新的执照、执照续期和重新认证的法律依据。在英国，社会与职业重新建立了契约。

在这个讨论中，执照续期评价模型或者系统的实例必须是可操作或者正在评估的过程中。能力维持或重新认证模型有许多不同的形式，可以评价医学继续教育及终身学习项目的时间或课程（Merkur et al.，2008）。这些通常不涉及正式和直接的行为表现测量，也不会被考虑在本次综述中。本文着重于综述执照续期基于实践的框架或系统。此外，符合基本框架的假设是质量改进的循环（Berwick，1989）；执照续期模型必须包括或已经确定在过程中或之后以同行支持或指导的方式帮助医师（Archer，2010）。考虑到这些标准，对潜在模型系统的搜索将限于 GMC 模型和美国医学专科委员会（ABMS）成员委员会所使用的框架。在某些情况下，荷兰、加拿大和大洋洲区域也存在上述情况。

现有的或正在发展中的基于实践的执照续期评价框架

虽然关于重新认证和专科再认证评价的漫长演变发生在美国，但英国最近的发展为该系统提供了一个合适的蓝图；尽管它仍在发展，并正在进行效度研究（GMC，2011b；Royal College of Surgeons of England，2010）。ABMS 的基本要素和英国的方法有何异同？

第一，英国体系有一个明确定义的治理结构——监督英格兰、威尔士、苏格兰和北爱尔兰综合体系中执照续期和专科再认证总标准的评价过程（GMC，2012b）。GMC 位居顶端，英国重新认证计划委员会（UK Revalidation Programme Board）向其报告。每个地区都有一个重新认证执行委员会。英国重新认证执行委员会和英国联络委员会确保连续性和常规的联络过程。第二，评价过程的实际应用是建立在优质医疗实践之上。法律要求、规划文件、实施步骤以及所有过程和评价工具的探索试点都令人印象深刻，并且外部人士很容易获取在线服务。通过许多合作伙伴，如英国医学总会、皇家学院、NHS 和卫生部等，提供各种支持服务，进行专业内部沟通，这表明目前正在遵循之前确定的实施最佳实践（GMC，2012b）。GMC 重新认证计划分为 4 个阶段：开发、实施、扩展并长期执行、修订和持续管理（GMC，2012a，b）。

从医师的角度来看，国家立法下的基本结构和功能模式有两个分支：执照续期分支和重新认证分支。最初的基本程序包括收集和积累支持性信息，然后必须对这些信息进行评价，并指定一名“负责官员”处理这些文件（Department of Health，2009）。至于执照续期机构，GMC 是进行审查和提出建议的权威机构。在皇家学院或专业学院的情况下，每个学院都必须在这个过程中提供特定专业的咨询。该模式包括确定“负责官员”（Department of Health，2009）。在这种情况下，决策小组在评价完成并作出决定后向指定的负责官员报告。需要注意的几个特点是：这一过程是强制性的，并遵循一个评价和反馈的循环，由指定的同行监督这一过程。此外，通过评价和临床管理机构，地区 NHS 和皇家医学院可以帮助整合提供同行支持的系统（Shaw et al.，2007）。虽然英国模式遵循的是采用当前最佳实践的计划，但这是一项正在进行的工作必须根据结果和对公众的影响来评价进展。它必须根据经验告知并指导。这一系列的试点和修订需要遵循 CQI 的原则。该框架在 GMC 的指导方针（GMC，2010a）中得到了很好的描述。

这四个领域是英国执照续期评价的基础，包括在优质医疗实践的特征中（GMC，2011）。它们框定了需要解构和重构的行为表现的基本范围，作为行为表现基本属性的指标或测量，有效且可靠地评价每个实践者的实践情况。这四个领域如下：

- 领域 1：知识、技能和行为表现
- 领域 2：安全和质量
- 领域 3：沟通、伙伴关系和团队合作
- 领域 4：保持信任

在英国，需要为从业者在执照续期和重新认证的每个领域的行为表现创建测量方法和指标，而这是一项巨大的任务。幸运的是，数十年来美国专业委员会的执照续期工作（Dauphinee，1999）和美国医学专科委员会的能力维持工作（2009）给我们带来了重要的启示。ABMS 的方法并不是所有证书持有者都需要，它只适用于责任框架的专业方面。所有在 1990 年之前通过认证的专家都可获豁免重新认证（Levinson et al.，2010）。所有随后的证书持有者都必须进行重新认证。正如预期的那样，很少有所谓的老一辈专家进行专业再认证（Levinson and Holmboe，2011）。在治理方面，ABMS为委员会成员制定了规则，包括专业再认证要求的基本模式，但每个委员会都可以在要求范围内实施其计划。委员会的合规情况是通过ABMS报告的，但没有英国体系那么严格。关于执照续期，应当指出，州医学委员会联合会（Federation of State Medical Boards，2010）对美国执照续期程序的必要性进行了研究。这些必须在州一级执行，因为基本执照是州的职能。根据该报告，作为美国执照责任进程的第一步，执照续期已在原则上得到接受，并作出了继续进行的最终决定（Federation of State Medical Boards，2011）。它也需要以经验为基础，用迭代的形式开发，但专科再认证工作肯定会有获益，并将其纳入州执照续期计划。

执照续期评价方面，ABMS执照续期系统中有哪些关键问题和发展可以帮助计划制定者和评价人员？GMC特别感兴趣的是与临床毕业后培训相结合。美国毕业后医学教育认证委员会（ACGME）也制定了胜任力评价标准，这是对ABMS框架的补充（Leach，2004）。Holmboe（2008）提供了一个综合ABMS和ACGME能力框架的例子，选定六项胜任力：

- 基于系统的实践
- 基于实践的学习和提高
- 患者照护
- 医学知识
- 职业素养
- 人际关系和沟通技巧

很明显，在ACGME框架内，ABIM的工具或技术在评价临床学员胜任力方面存在潜在的重叠（Holmboe，2008）。

- 医疗记录和质量改进项目
- 基于证据的实践日志或成果数据
- 医学知识评价
- 多来源反馈，包括职业行为
- 临床模拟，包括操作

可以看出，为了满足ABMS重新认证分类中的目标胜任力，就像英国医学总会（GMC）模型中需要解构其主要领域的属性一样，委员会必须将胜任力分解为评价要素，并重构一套评价工具，在这其中胜任力维持项目发挥作用。Holmboe创建的工具适用于从业者。参考ABMS的框架，这些被开发和评价的工具包括4个基础广泛的组成部分（American Board of Medical Specialties，2009），分别是：

- 第1部分：职业素养证明，或执照颁发机构的专业资格证明，或机构证明。
- 第2部分：通过认可的课程或模块获得长期学习和自我评价的证据。
- 第3部分：通过专业设计的在线或开卷考试进行认知评价。
- 第4部分：通过专业认可的实践改进计划或模块，或通过参与认可的外部实践改进计划和（或）案例日志改进计划进行实践表现评价。

从评价的角度来看，第3部分和第4部分需要评价工具，而第1部分和第2部分主要依据预设标准的文档和基于同行的二进制“达到或未达到”的校验。第2部分包括与英国方法相似的继续职业发展（CPD）课程预设标准（Academy of Medical Royal Colleges，2012）。第3部分和认知评价的方法将在后面讨论。在第4部分中，有两大类经过充分研究的评价工具，用于评价执照续期的表现。它们是个体自我管理的基于实践的改进工具（practice-based improvement tools，PBITs），如美国内科医学委员会的实践改进模块（Duffy et al.，2008）和基于专业的实践评价方案（specialty-based practice assessment programmes，SPAPs）（American Board of Surgery，2012）。虽然PBITs可以由单个医师在个人实践中执行，但SPAPs是标准的数据库，例如，可以使用标准格式（根据临床疾病或操作）填写外科医师的病例或操作数据，以生成行为表现成绩进行比较。它们的共同特点是：已经标准化和验证的在线程序或专业程序，按照疾病或实践活动获取；使用这些程序，内科或外科医师录入实际数据和结果，根据这些结果，或者根据同行评价，或根据指定的标准进行判断；然后，产生一个实践改进计划。反过来，这些结果由同行提交给认证机构审查。根据这些评价，制定一项干预计划，可以根据结果和指标对基于技能的问题进行补救或质量改进。

AMBS的5个专业委员会说明了实现第4部分要求的各种方法，五个专业分别是美国家庭医学委员会（2008；Bazemore et al.，2010）、美国内科医学委员会（2012a，b）、美国外科委员会（2012）、美国儿科委员会（Miles，2009）和美国急诊医学委员会（2012）。有些委员会在其方案下设有许多亚专业。虽然许多 PBIT 或模块是以疾病或操作为导向的，但也有一些模块侧重于团队照护或沟通能力（American Board of Internal Medicine，2012）、信息科学管理或文化胜任力（American Board of Family Medicine，2009）。然而，值得注意的是，专业再认证是基于美国的专业，在基本执照层面，执照续期的应用仍在发展。

其他正在发展的国际框架

在国际上，对此有特定的发展方向。没有一个国家具有美国或英国那样接近一体化、系统化、全国性的方法。加拿大的发展并没有像人们预期的那么快，因为它们是增强模型的创造者，该模型纳入了通过监管增强行为表现的整体概念（Dauphinee，1999）。在加拿大阿尔伯塔省针对先前建立的多来源反馈（Violato et al.，2008）、安大略省随机办公室访视（Norton et al.，2004）和针对魁北克省表现不佳的医师采取补救措施的效果（Goulet et al.，2007）等研究的基础上，后续研究的结果激励并指导集成系统的迭代开发。事实上，一些在质量领域的加拿大领导者已经责备他们的同事安于现状，没有用后续证据来验证效果（Levinson，2008）。由于卫生法律责任分散在各省，加拿大未能基于全国协会对胜任力维持及其意图改变声明中的"产出"采取协调一致的促进行动。澳大利亚一直被质量问题所困扰（Burton，2005），在专业水平上重新认证的责任相比加拿大更加分散（Newble et al.，1999），但这种情况可能会改变。联邦政府倾向建立共同认证评价标准的全国医师注册系统，这可能是即将发生转变的证据（Medical Board of Australia，2012）。

考虑证据层面：更接近真实的实践情况

可用的工具有哪些？如何决定使用哪些工具？一个问题是行为表现的水平——从"执行能力"，到"能够执行"，再到现实中"实际做了什么"（Miller，1990）。此外，工具开发人员必须考虑任何变化的证据级别，如 Kirkpatrick 的 4 个级别（Dauphinee，2012a），其中证据级别的定义范围从从业者"考虑变化"到实际实施变化及测量其结果。那么执照续期项目效果的评价必须包括定期追踪测量和行为表现的评价，且它的意义不局限于评价实际实施中的变化、记录结果和长期影响。

回到 WPBA 框架，是否可以考虑在执照续期中使用其工具？正如 Norcini 和 Burch（2007）总结的那样，WPBAs 主要用于临床培训中的形成性评价，或者可能用于辨别临床环境中表现不佳者。Crossly 和 Jolly（2012）已经指出，在任何终结性评价中，都需要仔细分析 WPBA 成绩和评分点。他们还在标题中抓住了一个主要的效度原则，"理解基于工作的评价：用正确的方式，向正确的人，就正确的事情，提出正确的问题"。

总之，在任何框架中考虑的工具都必须针对它们的每项应用进行评价（Streiner and Norman，2009，p. 9）。有趣的是，因为执照续期评价可能不是以捕捉行为表现缺陷为基础进行设计，WPBA 过程可能非常适合于形成性评价或对甄别表现不佳者的其他诊断性活动。下面列出的 WPBA 工具是在特定情境中被证明可接受、可行、可靠和有效的可能选项（Norcini and Burch，2007）。

- 小型临床评估演练（mini-CEX）
- 基于案例的讨论
- 操作技能评价或操作技能直接观察法（DOPS）
- 临床情境卡片
- 临床工作抽样
- 盲态患者接诊（blinded patient encounters）

基于实践的行为表现测量工具的示例

如前所述，ABMS 模型将能力解构为不同的行为表现水平，然后开发反映不同专业实践的测量工具。考虑到需要重新认证和执照续期的 GMC 的各领域，皇家学院和 GMC 对领域的重构必须使用基于实践的工具或从业者表现指标，并涵盖所有 4 个领域。英国的一项原则是 GMC 体系是基于来自每个从业者工作场所的本地评价。第二个原则是每个从业者必须证明他们能够与时俱进，并将其应用于实践。英国的适合从业指的是所有方面，而北美的适合从业通常指的是身体和精神健康。优质医疗实践（GMC，2011a）对每名执业医师的基本要求是持续完成以下过程。

- 必须遵循优质医疗实践原则，作为支持信息将实践情况直接记录到档案袋保存。
- 对档案袋进行年度评估。
- 任命一名负责人员，确保所有这些步骤都得到执行，并根据指南进行评估。
- 从执业医师工作机构的临床管理系统中获取信息。
- 收集 GMC 负责人员的建议——通常每 5 年一次。

反过来，必须记录 6 种类型的支持信息（GMC，2010c）：

- CPD（例如 Academy of Medical Colleges，2012）
- 质量改进活动
- 重要的临床事件
- 同事反馈
- 患者反馈（在适当情况下）
- 投诉和赞扬

支持这些要求所需的标准和证据，包括反馈工具，正在或已经由英国皇家科学学院（Academy of Royal Colleges）进行试点研究。下面的机构提供了一些示例来说明这种方法以及预期的支持信息。

1. 英国皇家内科医学院，伦敦（2009a，2009b）
2. 英国皇家外科医学院（2010，2011）
3. 英国皇家全科医师学院（2011）
4. 英国职业医学学院（2011）

这些项目需要相当大程度的基础设施来支持它们的执行，这将带来可靠、公平和有效的结果。对于资源有限但希望提供重新认证方案的监管者或机构有其他选择，但必须谨慎考虑其可行性、可接受性以及所需的测量属性，以便获得有效的结果和预期的效果。

使用考试进行执照续期评价

2000 年，ABMS 要求对实践的认知方面进行评价，作为其专科再认证计划的一个支柱。对实践的认知和解决问题方面的评价所需要的要素与任何其他知识或认知功能的评价是相似的。从根本上说，基本的笔试方法仍然有效：每个问题都应该以介绍性文字（如临床场景）开始，并需要针对性回应（如简答题）；或者选择正确-错误格式或最佳答案格式的答案（如多项选择题）；或者采用多个病例的混合形式评价临床决策（例如，关键特征）（Hawkins and Swanson，2008，p. 43）。如果财政可以负担应试者的数量，这些考试形式可以在网上发布。新的技术方法既可以缩短测试时间，也可以通过自适应测试和多阶段测试方法提高测试的可比性，但需要大量的技术支持。接下来的问题是，按照案例还是按照题目评分，以及如何更好地设定通过标准（Norcini and Guille，2002，p. 811）。

许多高利害认证和再认证考试的开发工作是在美国进行的，美国的考生数量是英国的 6 倍，是加拿大和澳大利亚的 10 ～ 12 倍。这造成 3 个后果：损失成本的不确定性；随着参加人数的减小，考试信度受到影响；以及在信度和标准设定方面，人数较少的亚专业会存在重大问题（GMC，2010d）。这些都是可控的，但应采取预防措施。较小的机构可以考虑与其他机构共享题库和工作人员的费用，或将材料分包出去。接下来的挑战是内容和背景问题，因为不同国家的疾病模式和支持系统各不相同。此外，在任何测试形式中，使用笔试评价必须考虑得更多。考试需要监考吗？它们可以现场送达应试者吗？实践考核的设置应该如何调整？怎么进行亚专科考试呢？他们需要参加核心考试吗？如果准备进行考试，实践知识和认知领域的有效抽样对于每门学科都是至关重要的问题。积极的一面是，有证据表明，经过精心构建，再认证考试可以预测执业表现（Tamblyn et al.，1998；Holmboe et al.，2008）。

执照续期评价的具体挑战

用于执照续期目的的评分至关重要

在考虑使用任何工具时，无论是新工具，还是其他地方使用过的工具，有效的问题和有效的评分元素都是首要考虑的问题。有两个问题需要考虑。首先，如何使用分数？必须对工具或测试进行评估，以确保临床内容和临床背景都与预期关注的领域相关，并且对行为表现的测量是针对期望属性的直接测量。尽管如此，临床观察的评分关键点和标准（评分员指南）必须尽可能明确，以便评分员减少错误分类（Baldwin et al.，2009）。其次，开发人员有明确的责任，确保任何实践评估中每次都能有效地进行评分测量。评分格式应该与目标群体一起开发，反复改进，并在实际情况中进行评价。然后，评分结果应该根据解释性框架进行核查。为了确保内容和环境效度，需要对使用的案例或过程进行审查，并包括对表现或行为的直接测量，这在现实中是可能的。评分关键点在所有预期的设置中都能运行良好吗？AERA-APA-NCME 标准中提供了所需标准的解释（1999a，p. 54）。在传统的终结性考试中，内容抽样是一个问题，GMC 和 ABMS 方法确实为实践行为的抽样提供了一个更为公平的选择。

制定决策并为之辩护

第 36 章讨论标准的设定。通常，在医学教育中，标准设定涉及医学生和毕业后学员的晋级决定，在高利害的毕业考试（如医学院期末考试或执业考试）中尤其重要。在执照续期评价中，这应该被认为是一个评估或晋级的决定，适用同样的原则，但有一个附加的责任。“晋级“还是”不晋级“有两方面需要考虑：如何做出决策以及如何有效解释评价结果。但是，如果应该有 4 个独立的评价组成部分呢？如何将 4 个部分的成绩汇总成一个成绩？各部分需要加权吗？这些问题已经在其他地方考虑过了，并且存在最佳实践推荐的示例（Norcini and Guille，2002，p. 829）。无论决定如何执行决策过程，都应该遵循最佳实践和经验丰富的心理测量建议。主要的一点是，必须有一个事先批准的书面方法，清楚地描述需要考虑哪些组成部分，各部分如何加权或者不加权，以及各部分成绩如何汇总和总成绩如何计算。只有那样，最终的决策小组才会为成功的表现设定标准。重复一遍，必须事先确定流程，清楚地说明专家组的工作方式，考生以及决策小组随时可以获取这些内容。任何评价过程中产生的决定都必须记录下来，包括讨论评价管理过程中发生的所有异常情况或意外影响。这些问题必须包括在委员会或小组的记录中。

第二个问题是在执照续期评价中，对成功或不成功的表现做出最终决定的解释是基于成绩和对行为表现的观察。在执照续期中，建议使用凯恩效度论证方法来解释最终分数（Clauser et al.，2008，p. 12）。原因有三。一是对评价过程和结果分数的仔细评估。二是执照续期中的关键步骤，因为它处理了从评价工具这一内容和情境下得到的医生分数与医生在执业实践中表现的概化结果。它们之间匹配吗？三是，执照续期的特征是根据目前的成绩推断出医师未来的行为表现。有证据支持委员会对未来的解释吗？应遵循的原则是，对每一个失败的决定都有明确的讨论，以便委员会对成绩的解释是清晰和合理的。

执照续期评价中特别关注的测量问题

在使用测量工具进行执照续期时，评价系统必须考虑一些基本问题。本综述不是一个“如何去做”的文件，而是在设计中必须明确地考虑到特定问题。管理人员可以通过核对清单对它们进行跟踪，以确保它们在设计和试点研究中被考虑到。如图 44.1 所示。

正当程序

正当程序现在被广泛用于高利害决定，如谁合格或谁晋级。必须遵循这一原则，以避免被质疑和上诉成功。基本原则就是在做出任何负面决定之前，被审查人都有最后辩护的权利。这意味着应试者必须被告知，根据现有的

- 建立评分效度
- 决定什么时候使用整体评分，什么时候使用基于疾病或操作的核对式评分（Pangaro and Holmboe，2007，p. 28）
- 考虑由于机构及团队活动和应试者个人活动，导致隐藏在分数间的归因混杂因素
- 考虑未来排序评价的可能，并“深入挖掘”表现不佳者的反馈

图 44.1 特别关注的测量问题

信息，评审小组倾向于做出消极的决定。应试者应该充分了解审查中所有的信息，可以最后发言，并对影响最终决定的情况提出他们的看法。读者可参考 Taylor 等（1995）和 O'Brien（1986）的著作。

结果发布

最终成绩应如何告知应试者？对于学生和学员来说，这通常取决于当地习惯或国家规定，如同国家执业考试。在执业续期情况下，这既是退出评价，也是质量改进循环中的形成性评价。数据收集和提交过程中，在英国系统中的负责官员至关重要。即使假设大多数医师执照续期，但可能会有针对特定缺陷或新出现的实践指南的关键性反馈，这将使患者获益。这些发现必须是有组织的，并且足够清晰，以便医师能够据其采取行动——最好是与知识渊博和有资格的同行一起。反馈的形式和清晰性至关重要。因此，综合评分的使用必须结合与评价设计蓝图相匹配的细分结果（Newble et al., 1994）。

风险

挑战和上诉

上诉的风险一直存在。图 44.2 概述了可以减少或防止上诉和不必要的挑战的 4 项原则。

证据的概念和所需证明的性质

大多数准组织（如监管机构）赖以运作的法律体系通常被称为行政法。行政法的两个基本原则是在程序正当或自然正义时“听取对方的意见”，以及“任何人都不能在对自己有利或者自己是当事人的案件进行审判”（Duhaime，2012）。这只是基本规则，每个机构根据情况制定自己的规则和条例。根据管辖权的不同，以前决定的其他法律判例可以在行政法中适用，并形成不同的法律体系。然而，英国的情况引发了一系列具体的法律问题。在医师执照续期的听证会上可能出现一些临床问题，例如吊销执照，而这个结果可能会在其他法律程序中用以针对同一名医师。这就是证据的暴露问题。例如，《卫生和社会保障法》（2008）或 GMC 的其他立法是否特别保护评价过程和评价者不被卷入进一步的法律行动？为了组织、评价者和接受评审医师的利益，必须预见和管理外部法律世界可能的风险。

任何机构在开发和执行执照续期、重新认证或专科再认证的过程时，都应该从管辖地司法和执行机构的立法授权出发，考虑四个问题。这些问题见图 44.3。所有程序必须符合当地法律。

我们在哪里？缺失了什么？我们下一步将去往何方？

执照续期情境下的评价，不仅对于职业，而且对于整个健康和医疗事业都是艰巨的任务。卫生保健现在处于国际化、人口老龄化、慢性疾病日益流行以及先进且昂贵的干预措施受到持续的公众监督和管理下的时代（Dauphinee，2012a）。对执照续期评价的考虑符合社会责任和社会对经济可持续性的关注这一更广泛的背景。虽然发生了之前的事件，导

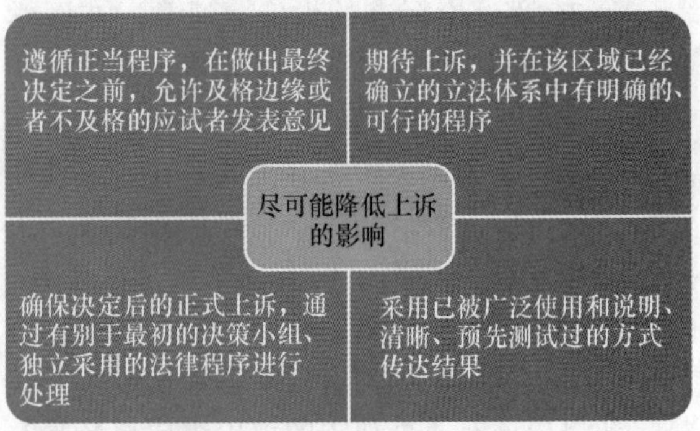

图 44.2 尽可能降低上诉的影响

1. 在其他法律程序中是否可以发现任何由执照续期评价产生的证据？
2. 要拒绝执照续期，立法规定的授权是什么？在执行执照续期过程中管理机构的局限性是什么？
3. 对于每个司法管辖区和每个管理机构，拒绝执照续期所需的证据质量如何？
4. 如果所需要的证据和证明的质量不同，是否会限制评价者群体在其他地方被传讯时对调查结果的解释？

图 44.3 任何开发执照续期流程的机构需要考虑的四个法律问题

致针对健康领域内更细致的职业审查过程制定集中的立法规划，必须认识到，无论重新认证发生在何处，筹备中的技术和心理测量建设往往是新的或在某些情况下是未经验证的。其目的是获取证据，并为质量改进循环提供信息。必须认识到执照续期存在改善结果和效应的潜力。在这里，关键词是“潜力”。因此，所有程序必须在结果、效应和安全得到适度改善的框架内制定，以减少工作中的错误和遗漏。

无论这些戏剧性变化的最终结果是什么，都会出现修订和新工具。质量改进过程的本质，以及从结果及效应研究和法律挑战中获得的潜在教训，都将有望改善这一过程。然而，还存在另一个可能。机构层面的临床效果、质量保障及改进的应用，在一定时间内会补充甚至纳入执照续期的范畴。认证机构，如美国联合委员会、NHS 和 GMC 领导层，都意识到这些共同的机会，并将准备迎接机会，以改进质量和改善患者安全。个人执照续期和（或）再认证的评价只是开始。在有效和可持续照护的前提下，需要在机构和个人两个层面证明其有效性的证据以体现其问责（图 44.4）。

结论

- 所有高利害评价，例如执照续期的有效性必须在每种用途和每种环境中建立。效度不在于测试，而在于每次应用及其解释。
- 执照的概念提供了一个法律框架，通过这个框架，医师在行使医疗权利的同时，也需要对社会负责。
- 这种反馈的形式和清晰性至关重要。因此，使用综合评分必须结合与评价设计蓝图相匹配的细分结果。
- 与基本框架是质量改进循环的假设保持一致，执照续期模型必须包括或已经确定在过程中或之后为医师提供同伴支持或指导的方法。
- 要明确正当程序或自然正义。其基本原则是，在做出任何负面决定之前，被评审人享有最后辩护的权利。

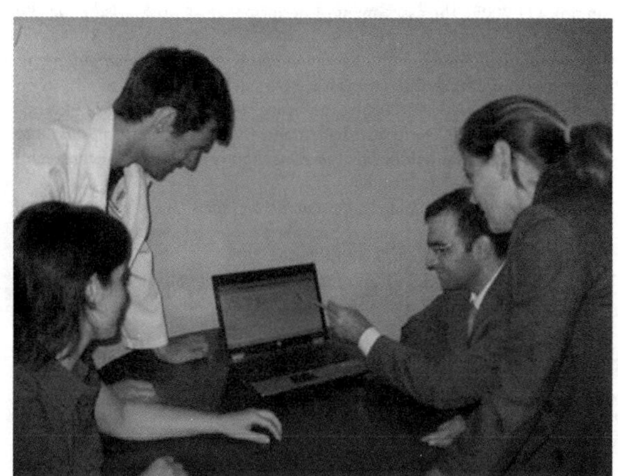

图 44.4　未来步骤——将实时处方信息与医师持续质量改进、执照续期和系统改进研究相结合

参考文献

Academy of Medical Royal Colleges (2012) Standards and Criteria for CPD Activities. A Framework for Accreditation. January 2012. http://www.aomrc.org.uk. Accessed 27 February 2012

American Board of Emergency Medicine (2012) Maintenance of Certification—Part IV—Performance in Practice. http://theabem.org/moc/part4.aspx. Accessed 13 February 2012

American Board of Family Medicine (2009) Cultural Competency Method in Medicine Module (MIMM). http://www.theabfm.org/news/2009/ccmimm.aspx. Accessed 13 February 2012

American Board of Internal Medicine (2012a) MOC Part 4 Requirements. http://abim.org/MOC/part4.apsx. Accessed 29 January 2012

American Board of Internal Medicine (2012b) Communication—Primary Care Practice Improvement Module (PIM). http://wwwabim.org/moc/earning-points/productinfo-demo-ordering.aspx.communication-primary-care#60. A. Accessed 13 February 2012

American Board of Medical Specialties (2009) Standards for ABMS MOC© (Parts 1–4) Program. http://www.abms.org/News_and_Events/Media_Newsroom.pdf/Standards_for_ABMS_MOC_Approved_3_16_09.pdf Accessed 22 February 2012

American Board of Surgery (2012) Examination and MOC requirements. http://www.absurgery.org/default.jsp?exam_mocreqs Accessed 27 March 2013

American Educational Research Association-American Psychological Association-National Council on Measurement in Education (1999a) Chapter 4. Scales, Norms and Score Compatibility and Chapter 5. Test Administration, Scoring and Reporting. In: *The Standards for Educational and Psychological and Testing*. Washington, DC: AERA Publications, pp. 49–66

American Educational Research Association-American Psychological Association-National Council on Measurement in Education (1999b) Chapter 12. Psychological Testing and Assessment. In: *The Standards for Educational and Psychological and Testing*. Washington, DC: AERA Publications, pp. 119–134

Archer J., Norcini J., Southgate L., Heard S., and Davies H. (2008) mini-PAT (Peer Assessment Tool): A Valid Component of a National Assessment Programme in the UK? *Adv Health Sci Educ*. 13: 191–192

Archer, J.C. (2010) State of science in health profession education: effective feedback. *Med Educ*. 44: 101–108

Baldwin, S.G., Harik, P., Keller, L.A., Clauser, B.E., Baldwin, P., and Rebbecchi, T.A. (2009) Assessing the impact of modification to the documentation component's scoring rubric and rater training on USMLE integrated clinical encounter scores. *Acad Med*. 84(10): S97–S100

Bazemore, A.W., Xierali, I.M., Petterson, S.M., et al. (2010) American Board of Family Medicine (ABFM) Maintenance of certification: Variation in the Self-Assessment Modules within the 2006 Cohort. *J Am Board Fam Med*. 23(1): 49–58

Berwick, D. (1996) Primer on leading improvement systems. *BMJ*. 312: 619–622

Berwick, D.M. (1989) Continuous improvement as an ideal in health care. *N Engl JMed*. 320: 53–56

Bordage, G. (2009) Conceptual frameworks to illuminate and magnify. *Med Educ*. 43: 312–319

Burton, B. (2005) Queensland report on deaths recommends sweeping changes. *BMJ*. 331: 70

Catto, G. (2005) GMC and the future of revalidation: Building on the GMC's achievements. *BMJ.* 330: 1205

Chassin M.R. and Loeb, J.M. (2011) The ongoing quality improvement journey: next stop, high reliability. *Health Affairs.* 30(4): 559–568

Clauser, B.E., Margolis, M.J., and Swanson, D.B. (2008) Issues in validity and reliability for assessments in medical education. In: E.S. Holmboe and R.E, Hawkins (eds) *Practical Guide to the Evaluation of Clinical Competence* (pp. 10–23). Philadelphia, PA: Mosby, Elsevier.

Crossly, J. and Jolly, B. (2012) Making sense of work-based assessment: ask the right questions, in the right way, about the right things, of the right people. *Med Educ.* 46: 28–37

Cunnington, J. and Southgate, L. (2002) Relicensure, recertification and practiced-based assessment. In: G. Norman, C. Van der Vleuten, and D. Newble (eds) *International Handbook of Research in Medical Education* (pp. 883–912). Editors, D. Dordrecht: Kluwer Academic Publishers

Dauphinee, W.D. (1999) Revalidation of doctors in Canada. *BMJ.* 319: 1183–1190

Dauphinee, W.D. (2002) Licensure and certification. In: G. Norman, C. Van der Vleuten, and D. Newble (eds) *International Handbook of Research in Medical Education*(pp. 837–843). Dordrecht: Kluwer Academic Publishers

Dauphinee W.D. (2012a) Educators must consider patient outcomes when assessing the impact of clinical training. *Med Educ.* 46: 13–20

Dauphinee, W.D. (2012b). Best practices and lessons learned in the recertification and revalidation of physicians. An international view. In: W. McGaghie (ed.) *Best Practices in Medical Education.* Abingdon: Radcliffe Publishing, Ltd, in press

Davis, D.A. (1998) Does CME work? An analysis of the effect of educational activities on physician performance or health care outcomes. *Int J Psychiatry Med.* 28: 21–39

Davis, D.A., Mazmanian, P.E., Fortis, M., Harrison, R.V., Thorpe, K.E., and Perrier L. (2006) Accuracy of Physician Self-assessment compared with observed measures of competence. A systematic review. *JAMA.* 296(9): 1094–1102

Department of Health (2008) Health and Social Care Act 2008. Chapter 14. London: Department of Health. http://www.legislation.gov.uk/ukpga/2008/14/contents Accessed 27 March 2013

Department of Health (2009) The framework for responsible officers and their duties relating to the medical profession. http://webarchive.nationalarchives.gov.uk/+/www.dh.gov.uk/en/Consultations/Closedconsultations/DH_104587 Accessed 27 March 2013

Donaldson, L. (2007) Medical revalidation—principles and next steps. Response of the Chief Medical Officer for England's Working Group. First published: 21 July 2008. http://www.dh.gov.uk/prod_consum<dh_digitalassets/@dh@en/documwnts/digitaassewt/dh_086431_pdf

Duffy, F.D., Lynn, L., Didura, H., et al. (2008) Self-assessment of practice performance: development of the ABIM Practice Improvement Modules (PIM^{TM}). *J Cont EducHealth Prof.* 28(1): 38–46

Duhaime's Legal Dictionary (2012) Administrative Law Definition. http://www.duhaime.org/LegalDictionary/AdministrativeLaw.aspx Accessed 10 February 2012

Erricson, K.A. (2004) Deliberate practice and the acquisition and maintenance of expert performance in Medicine and related fields. *Acad Med.* 10: S1–S12

Faculty of Occupational Medicine (2011) CPD and revalidation. Latest updates. http://www.facoccmed.ac.uk/cpd/reval.jsp Accessed 27 February 2012

Federation of State Medical Boards (2010) Report of the Board of Directors. Maintenance of Licensure. http://fsmb.org/pdf/mol-board-report-1003.pdf Accessed 27 March 2013

Federation of State Medical Boards (2011) Report to the Board of Directors. Report of the Maintenance of Licensure Implementation Group. http://wwwfsmb.org/pdf/mol_impact_analysis_reoprt.pdf Accessed 24 March 2013

General Medical Council (2010a) Revalidation: the way ahead. Annex 2—Specialties and General Practice Frameworks. London: GMC

General Medical Council (2010b) Revalidation. The way ahead. Annex 3: GMC Principles, Criteria and Key Indicators for Colleague and Patient Questionnaires in Revalidation. http://www.gmc-uk.org/static/documents/content/Revalidation_way_ahead_annex3.pdf Accessed 13 February 2012

General Medical Council (2010c) Supporting information for appraisal and revalidation. http://www.gmc-uk/static/documents/content/supporting_information_for_appraisal_and_revaliadtion.pdf. Accessed 24 March 2013

General Medical Council (2010d) Reliability issues in the assessment of small cohorts. Supplementary Guidance. http://www.gmc-uk.org?reliability_isues_in_the_assessment_of_small_cohorts_0410.pdf_48904895.pdf Accessed 24 March 2013

General Medical Council (2012a) Good Medical Practice Framework. http://www.gmc-uk.org/GMP_framework_for_appraisal_and_revalidation.pdf.41326960.pdf Accessed 24 March 2013

General Medical Council (2012b) UK Revalidation Programme. Programme Brief. Version 1.0, 15 February 2011. http://www.gmc-uk.org/Item4_revalidation_delivery_progress_report.pdf_48128724.pdf Accessed 28 February 2013

Goulet, F., Gagnon, R., and Gingras, M.-E. (2007) Influence of remedial professional development programs for poorly performing physicians. *J Cont Educ Health Prof.* 27(1): 42–48

Hawkins, R.E. and Swanson, D.B. (2008) Using written examinations to assess medical knowledge and its application. In: E.S. Holmboe and R.E. Hawkins (eds) *Practical Guide to the Evaluation of Clinical Competence* (pp. 42–59). Philadelphia, PA: Mosby, Elsevier.

Hawkins, R.E. and Weiss, K.B. (2011) Building the evidence base in support of the American Board of Medical Specialties' Maintenance of Competence. *Acad Med.* 86(1): 6–7

Holmboe, E.S. (2008) Assessment of the practicing physician: challenges and opportunities. *J Cont Med Educ Health Prof.* 28(S1): S4–S10

Holmboe, E.S., Meechan, T.P., Tate, J.P., Ho, S.-Y., Starkey, K.S., and Lipner, R.S. (2008) Association between maintenance of certification examination scores and quality of care for medicare beneficiaries. *Arch Intern Med.* 168(13): 1396–1403

International Association of Medical Regulatory Authorities (2012) Purpose and goals. http://iamra.com/about.asp Accessed 9 February 2012

Irvine, D. (2006) A short history of the General Medical Council. *Med Educ.* 40: 202–211

Kane, M. (1992) An argument based approach to validation. *Psychometr Bull.* 112: 527–535

Kellogg Foundation (2004) *Logic Model Development Guide. Using Logic Models to Bring Together Planning, Education and Action.* Battle Creek, MI:W. K. Kellogg Foundation

Leach, D.C. (2004) Model for graduate medical education: shifting from process to outcomes. A progress report from the Accreditation Council for Graduate Medical Education. *Med Educ.* 281: 12–14

Levinson, W. (2008) Revalidation of physicians in Canada. Are we passing the test? *CMAJ.* 179(10): 979–980

Levinson, W. and Holmboe, E. (2011) Maintenance of certification in internal medicine. *Arch Intern Med.* 171(2): 174–176

Levinson, W., King, T.E. Jr, Goldman, L., Goroll, A.H., and Kessler, B. 2010. American Board of Internal Medicine Maintenance of Certification Program. *N Engl J Med.* 362: 948–952

Medical Board of Australia (2012) Types of Medical Registration. http://medicalboard.gov.au/Registration/Types.aspx Accessed 23 March 2013

Merkur, S., Mossialos, E., Long, M., and McKee, M. (2008) Physician revalidation in Europe. *Clin Med.* 8(4): 371–376

Miles, P.V. (2009) Maintenance of Certification. The Role of the American Board of Pediatrics in Improving Children's Health. *Pediatr Clin N Am.* 56: 987–994

Miller, G.E. (1990) The Assessment of clinical skills/competence/performance. *Acad Med.* 65: S63–S67

Newble, D., Dawson-Saunders, B., Dauphinee, W.D., et al. (1994) Guidelines for assessing clinical competence. *Teach Learn Med.* 6(3): 213–220

Newble, D., Paget, N., and McLaren, B. (1999) Revalidation in Australia and New Zealand: approach of the Royal Australasian College of Physicians. *BMJ.* 39: 1185–1188

Norcini, J.J.(2005) The assessment of performance at work. *Med Educ.* 39: 80–89

Norcini, J. and Burch, V. (2007) Workplace-based assessment as an educational tool: AMEE Guide No. 31. *Med Teach.* 29: 855–871

Norcini, J. and Guille, R. 2002. Combining Tests and Setting Standards. In: G. Norman, C. van der Vleuten and D. Newble (eds) *International Handbook of Research in Medical Education* (pp. 829–834). Dordrecht: Kluwer Academic Publishers

Norcini, J., Anderson, B., Bollela, V., et al. 2011. Criteria for good assessment: Consensus statement and recommendations from the Ottawa 2010 Conference. *Medl Teach.* 33: 206–214

Norcini, J.J., Blank, L.L., Duffy, D., and Fortna, G.S. (2003) The Mini-CEX. A method for assessing clinical skills. *Ann Intern Med.* 138(6): 476–481

Norman, G. (2002) Research in medical education: three decades of progress. *BMJ.* 324: 1560–1562

Norman, G.R. (1999) The adult learner: a mythical species. *Acad Med.* 74(8): 886–889

Norton, P.G., Ginsburg, L.S., Dunn, E., Beckett, R., and Faulkner, D. (2004) Educational interventions to improve practice of nonspecialty physicians who are identified in need of peer review. *J Cont Educ Health Prof.* 24: 244–252

O'Brien, T.L. (1986) Legal trends affecting the validity of credentialing examinations. *Eval Health Prof.* 9: 171–185

Pangaro, L. and Holmboe, E.S. (2007) Evaluation Forms and Global Rating Scales. In: E.S. Holmboe and R.E. Hawkins (eds) *Practical Guide to the Evaluation of Clinical Competence* (pp. 24–39). Philadelphia, PA: Mosby, Elsevier.

Perrin, B. (2006) *Moving from Outputs to Outcomes: Practical Advice from Governments around the world. IBM center for The Business of Government.* http://siteresources.worldbank.org/CDINTRANET/Resources/Perrinreport.pdf. Accessed 23 February 2012

Royal Bristol Inquiry (2001) Learning from Bristol: the report of the inquiry into children's heart surgery at the Royal Bristol Infirmary 1984–1995. London: The Stationary Office.

Royal College of General Practitioners (2011) Guide to Revalidation for GPs. http://regp.org.uk/revalidation-and-cpd/in/media/files/Revalidation-and-CPD/guide%2040%20Revalidation%20v70.ashk Accessed 24 March 2013

Royal College of Physicians of London (2009a) Revalidation tools. http://rcplondon.ac.uk/projects/revalidation-tools-support-and-training. Accessed 24 March 2013

Royal College of Physicians of London (2009b) Revalidation questionnaires. http://www.rcplondon.ac-uk/resources/colleagues-and-pattient-feedback-questionnaires. Accessed 24 March 2013

Royal College of Surgeons of England (2010) Revalidation. Guidance on supporting information for surgeons involved in Pathfinder Pilots. http://www.rcseng.ac.uk/publications/docs/revalidation-guidance-on-supporting-information-for-surgeons-involved-in-pathfinder-pilots Accessed 24 March 2013

Royal College of Surgeons of England (2011) Guidance on Supporting Information for Revalidation for Surgery. http://rcseng.aac.uk/surgeons/working/docs/guidance-for-revalidation-supporting-information. Accessed 24 March 2013

Sargeant, J, Mann, K., van der Vleuten, C., and Metsemakers, J. (2008) directed self-assessment: practice and feedback within a social context. *J Cont Educ Health Prof.* 28(1): 47–54

Schmidt, H.G., Norman, G.R., and Boshuizen, H.P. (1990) A cognitive perspective in medical expertise: theory and implications. *Acad Med.* 65: 611–621

Schuwirth, L., Colliver, J., Gruppen, L., et al. (2011) Research in assessment: Consensus statement and recommendations from the Ottawa 21010 Conference. *Med Teach.* 33: 224–233

Shaw, K., Mackillop, L., and Armitage, M. 2007. Revalidation, appraisal and clinical governance. *Clin Governance: Int J.* 12(3): 170–177

Smith, R. (1998) All changed, changed utterly. *BMJ.* 316: 1917–1918

Streiner, D.L. and Norman, G. (2008) Health measurement scales: a practical guide to their development and use. 4th edn. Chapter 2: Basic Concepts (pp. 5–15). Oxford: Oxford University Press

Stevens, R. (1971) From colonial times to the Civil War. The first two hundred and fifty years. In: *American Medicine and the Public Interest* (pp. 9–33). New Haven and London: Yale University Press

Tamblyn, R., Abramhamowicz, M., Brailovsky, C., et al. 1998. Association between licensing examination scores and resources use and quality of care in primary care. *JAMA.* 280(11): 989–996

Tari, J.J. (2005) Components of successful total quality management. *The TQM Magazine.* 17(2): 182–194

Taylor, M.S., Tracy, K.B., Renard, M.K., Harrison, J.K., and Carroll, SJ. (1995) Due process in performance appraisal: a quasi-experiment in procedural justice. *Administrative Science Quarterly.* 40(3): 495–523

van der Vleuten, C.P.M. and Schuwirth L.W.T. (2005) Assessing professional competence: from methods to programs. *Med Educ.* 39: 309–317

Violato, C., Lockyer, J.M., and Fidler, H. (2008) Changes in performance: a five year longitudinal study of participants in a multi-source feedback programmes. *Med Educ.* 42: 1007–1013

第 45 章

客观结构化临床考试 Objective structured clinical examinations

Susan Humphrey–Murto，Claire Touchie，Sydney Smee

译者：刘　锐　审校：齐　心

医学教育中，学生评价常被比喻为“尾巴摇狗”。它被视为决定学生们实际学习内容（而不是被教授的内容）的最强单一因素，并且被认为是控制整个教育过程的唯一强有力的工具。

Stella Lowry

引言

客观结构化临床考试（OSCE）是一种基于行为表现的测试，用于评价临床表现。基于行为表现的测试并不是一个新的概念。如为了证明具备驾车或游 25 米的能力，人们必须在考官的直接观察下展示他们的技能，才能获得驾照或晋级下一个游泳级别。OSCE 是一种考试形式，考生在模拟环境中展现他们的技能，大多数考生常常经过训练，能够始终如一地描述患者的问题。其他几种模拟评价的形式将在本书的其他章节中进行讨论。由于 OSCE 使用了模拟技术，在终结性评价中能够高度结构化和标准化。

下面的章节分为两部分。第一部分概述了 OSCE 的背景，并回顾了支持其效度的理论基础和文献。第二部分是为首次使用 OSCE 的管理人员提供的实用“指南”。对于已经实施过 OSCE 的管理人员来说，该指南可作为一种质量保障工具。

背景

Miller（1990，S63-S67）提出了一个框架，即金字塔模型，用于临床评价，包括 4 个层次：知道、理解、展示和实践。评价考生的知识（知道）或知识的应用（理解）不足以评价其临床技能。OSCE 是一种在特定时间进行行为表现评价的工具，以评价“展示”。工作场所评价的策略是基于一段时间内、实际的行为表现，将重点放在“实践”上。

Harden 等（1975，pp. 447-451）为克服传统临床口试的不足，在 20 世纪 70 年代中期引入了 OSCE。这些不足包括缺乏对临床技能的直接观察、有限的抽样以及评价者偏倚的问题。OSCE 需要协调考生按序完成多个考站的考核（图 45.1）。每站都需要观察考生完成临床任务的情况，并根据预设标准对其进行评分。病史采集、体格检查、检查结果解释、操作技能、处理和沟通技能及其他技能均可以得到评价。OSCE 能够确保针对相对大的临床技能样本进行直接观察，这些样本由多个评分者根据标准化评分表评分。OSCE 已成为行为表现评价的金标准。

到 20 世纪 90 年代中期，OSCE 已广泛应用于包括英国、美国、加拿大和澳大利亚在内的许多国家。OSCE 最初旨在用于评价医学院毕业

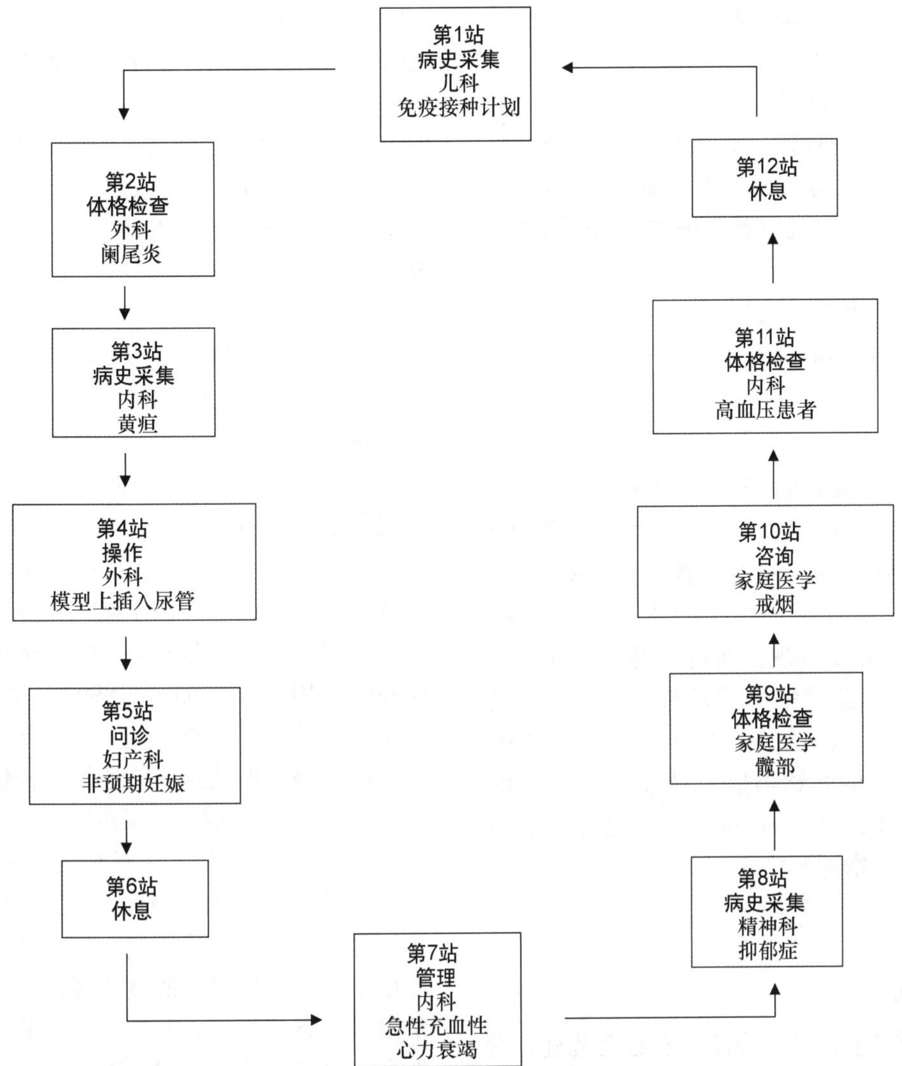

图 45.1　带有休息站的 10 站式 OSCE 示例
该图已发表在《医学教师必读——实用教学指导》，JA Dent 和 RM Harden 著，版权所有 Elsevier 2009。

年级的学生（Harden，1975），后也用于评价毕业后学员、高利害性执照和认证考试（Reznick，1996；Grand'Maison，1996；Boulet，2009）。

形成性和终结性客观结构化临床考试

OSCE 可以用于形成性和终结性评价。作为一种教学工具，OSCE 被用于对病史采集、体格检查和医患关系技能的直接观察和反馈（Brazeau，2002）。OSCE 还用于教授多项技能，从处方错误管理（Varkey，2007）、学习并练习如何提供反馈（Cushing，2011）到指导个人持续的职业发展（Arnold and Walmsley，2008）。OSCE 也可用于评价各类技能，包括：外科技能（Martin，1997；Friedlich，2002）；患者管理技能，例如患者交接、电话管理和病历书写（Williams，2011）；患者安全（Wagner，2009）。团队观察的结构化临床考试（team-observed structural clinical examination，TOSCE）可以测量跨专业合作（Hall，2011）。OSCE 的另一种创新性使用是操作表现整体评价工具（integrated procedural performance instrument，IPPI），它是一种将标准化病人（standardized patients，SPs）与操作台和模拟人相结合的复杂方法，旨在鼓励以患者为中心的操作技能（Kneebone，2006）。多站式小型面试（multiple mini-interview，MMI）也是 OSCE 的一种变型。该工具用于医学生的选拔，评价非认知领域，如道德理性、沟通技巧和合作能力（Eva，2004）。

OSCE 用于形成性评价时，可以在考试中或考试后，通过回顾核查表或录像的方式给予口头反馈。每站 OSCE 考后医师考官立即给予反馈，已被发现能够促进类似内容考站中的学生技能（Hodder，1989；Khan，1997）。非专家（如高年级医学生）也可以提供反馈（Reiter，2004；Moineau，2011）。

标准化病人

SP 对于 OSCE 的开展至关重要。通常，SP 经过精心培训，可以表现出真实患者的特征，并保证模拟的一致性和真实性（Barrows，1968）。如果需要展现异常的体格检查结果，SP 可能难以持续重现，使得招募过程更加困难。已经开始尝试采用技术革新，以部分克服这些困难。Verma 等（2011，pp. e388-396）使用经过改装的听诊器播放异常的听诊结果。Wendling 等（2011，pp. 384-388）使用虚拟的标准化病人，增加异常表现的一致性，并部分取得了成功。

评分工具

为评价考生每站的成绩，有必要构建评分工具以记录评分者的判断。通常，使用核查表（checklists）和（或）综合评价量表（global rating scales）（表 45.1）。核查表通常基于考站，设计多个条目，代表希望考生展现的内容。评价量表往往独立于考站，用于衡量通用能力范畴，例如组织能力、沟通能力和人际关系；这些难以通过二分法的核查表进行评价。综合评价量表可以全面评价考生的整体表现，而这些难以通过核查表来充分体现。

核查表有其优势。当评价结构化任务、记录特定行为、评价初级学员以及评价时间有限时，核查表会很有用。核查表不需要过于详细。核查表的长度取决于临床任务、允许评价的时长以及评分员。例如，如果 SP 通过回忆评分，则条目的数量就变得很重要，因为太多的条目可能会降低 SP 评价的准确性。Vu 等（1992，pp. 99-104）建议核查表应包含 10 ～ 20 个条目以确保准确性。条目的结构也很重要。他们指出，如果核查表内每项条目包含多项信息（例如，“学生测试了患者对时间、地点和人物的定向能力”）时，评价的准确性就会下降。他们也发现，如果要求 SP 既要判断条目是否被执行，还要判断其是否被正确地执行，SP 会发生类似的评价准确性下降。核查表应该给予评价者详细指导。例如，“腹部检查”是一个常规项目，最好将其分为“腹部视诊”“腹部听诊”“腹部四分区轻触诊”等一系列条目。这种方法将重点放在评价者的判断上。

核查表具有潜在的缺点。过长的核查表可能影响与患者之间的交流，而无法评价更多的专业行为（Hodges，1999）。综合评价的可靠性与核查表相当，甚至更高，并且能够更好地辨别不同的专业水平（Cunnington，1997；Hodges，1999；Regehr，1999）。普遍认为，专家更有针对性地收集信息，而新手倾向收集大量的数据，虽然这样能够增加他们在核查表上的分数，但无法提高诊断准确率。

评定量表允许考官对行为的质量进行评价，更适合评价如沟通的技能，在此，二分法评分可能无法反映所展示技能的程度。它们可用于对不同情况下的技能评价。评定量表通常由多个条目组成，每项 3 ～ 7 分，通过描述性文字锚定该项部分或全部分值。这些条目可以是某项技能的不同方面，例如病史采集，也可以反映多项临床技能，如病史采集、体格检查、沟通交流或制定后续计划。由于评定量表通常不针对特定个案，因此考站的开发相对容易。已经开发出许多用于评价沟通交流（Yudkowsky，2009；Schirmer，2005）和小手术技能（Martin，1997）的量表。

评定量表同样存在一些问题。评定量表给予评价者更多个人判断的空间，难以在认知层面统一评价标准，因此考官培训非常重要。此外，目前并不清楚每名考官采用什么方式进行评价（Smee，2007）。与其他评分工具一样，评定量表中的条目越多，越有利于提高其信度。但是，与核查表类似，条目过多迫使评价者将考生表现拆解评价，增加了评价时间。

核查表和评定量表的组合（表 45.1）可能更有效。核查表能判定每站关键评价内容，评

表 45.1　简略的考官核查表和沟通交流评定量表

告知考生					
John Smith，59 岁，主诉黄疸。在接下来的 5 分钟内，针对性获取相关病史。					
完成 / 问诊令人满意					
1. 询问发作 / 持续时间					
2. 询问病情进展					
3. 询问相关症状——尿色深 — 腹痛 — 大便颜色 — 发热					
4. 询问危险因素——既往肝炎接触史 — 近期输血情况 — 静脉注射毒品情况 — 国外旅行史					
5. 询问饮酒史					
6. 系统检查——皮肤 — 体重减轻 — 食欲变化					
7. 询问药物史					
总计 = 15					
沟通技巧	**1. 差**	**2. 一般**	**3. 良好**	**4. 很好**	**5. 优秀**
1. 人际交往能力： ◆ 认真倾听 ◆ 平等对待患者					
2. 交谈技巧： ◆ 有条理 ◆ 使用患者能够理解的语言 ◆ 不打断，允许患者解释					
3. 患者教育： ◆ 提供清晰、完整的信息 ◆ 鼓励患者提出问题 ◆ 确认患者的理解程度 / 意见					
4. 对情绪问题的反应： ◆ 识别并讨论情绪问题 ◆ 控制自己的情绪状态					
沟通技巧总计 = 20					

定量表条目能反映出互动过程中的质性部分，二者结合确保评价的有效、可靠。不论选择哪种评分方式，临床专家均应对工具进行评审，以确保其适用于考核对象的培训水平、评价项目基于任务、预期的行为表现可被观察。它们还应尽可能符合循证的原则，并反映出最佳实践指南。

如果一个考站内使用不同的评分工具，在计算该站的最终成绩时需要确定评定量表和核查表的相对权重。例如，沟通评定量表可能出现在全部的病史采集和问诊考站中，其分值占该站总分值的 20% ～ 50%。

在评分工具中对条目进行差异化赋权；也就是说，使特定条目比其他条目的分值更高，对成绩的信度影响很小，通常并不建议这样做（van der Vleuten and Swanson，1990；Russell and Hubley，2005）。但是，研究表明，仅赋值关键行为或增加核查表中条目的重要性，可能会提高评分的信度。这种方法有助于区分能够执行某项技能关键步骤的考生和仅能掌握有限步骤的考生（Kahraman，2008；Payne，2008）。

每次接诊后，要求考生提供书面报告，总结临床发现、鉴别诊断及制定处理计划，以评价考生整合临床信息的能力（Boulet，2004；Clauser，2008）。

评分者

如何选择 OSCE 中的评分者仍存在争议。医师、非医师人员和 SP 都可作为形成性和终结性考试中的评分者。医师更适于判断病史采集考站中提问逻辑和体检手法的适当性。但他们人数有限，尤其对于大型 OSCE 而言。多项研究表明，可使用非医师评分者，包括 SP、训练有素的医疗相关职业的评价者和同学（van der Vleuten et al.，1989；Humphrey-Murto et al.，2005；Chenot，2007；Moineau，2011）。许多研究检验了 SP 评分者间信度，结果显示内部一致性从一般到优秀不等（0.37 ～ 0.92）（Tamblyn，1991；Vu，1992；De Champlain et al.，1997）。医师评分者间信度已被证明类似（Stillman et al.，1991a；Touchie，2010）。Pangaro 等的研究（1997，pp. 1008-1011）采用经培训达到预设分值的标准化考生，通过盲法研究，提供了关于 SP 评价准确性的有效性证据。另一项研究中，发现非医师评分者在使用核查表方面与医师评分者同等准确，但综合评定量表的评价一致性较差（Humphrey-Murto et al.，2005）。Boulet 等（2002，pp. 85-97）研究显示 SP 和医师评分者之间的评分具有良好的可比性。然而，Martin 等（1996，pp. 170-175）比较了边观察边评分的医师、边观察边评分的 SP 和通过回忆评分的 SP 三者间的分值。最终医师的评分最准确（基于预设的金标准）（Martin et al.，1996）。

评分者培训对确保评分信度非常重要。过于宽松（鸽派）或过于严苛（鹰派）的评分者会造成 OSCE 成绩不必要的偏倚。但是，培训效果受到评分者背景的影响。Van der Vleuten 等（1989，pp. 290-296）比较了未经过培训的非专业人员、医学生和医师评分者的培训效果。该研究表明，以评分的准确性为标准，医师组最不需要培训，且培训效果最不明显，医学生组相对比较需要培训，且效果比较有效，最需要培训且效果最明显的是非专业组。

值得注意的是，研究显示每站使用多名评分者会对成绩的信度产生边际效应（van der Vleuten and Swanson，1990）。如果评分者充足，与每站分配 2 名评分者相比，增加单一评分者的考站数更能提高考试的信度（Swanson and Norcini，1989；Govaerts，2002）。

总之，考试目的以及考点可行条件等因素决定了每个机构选择谁来进行本次 OSCE 的评分。

OSCE 标准的设定

有关标准设定的详细说明，请参见 McKinley 和 Norcini 的章节。鉴于行为表现考核（例如 OSCE）的重要性，此处简要讨论其标准设定。OSCE 标准设定的最佳方法尚无共识，多采用诸如 Angoff、Ebel、Hofstee 和对照组法（Norcini，1994；Cusimano，1996；Boulet，2003a），也可以使用改良的边界组和边界回归法（Dauphinee，1997；Humphrey-Murto and McFadyen，2002；Wood，2006）。考试结果判定的合理性，取决于评分者，以及标准设定是否基于测试项目、考试整体情况或考生的行为表现（Downing，2006）。

依赖于医师评分者的改良边界组法是一个容易实施和广泛使用的方法。这种方法需要多位医师考官在每次考评结束时，通过综合评价来确定临界表现。考官回答诸如“总体来说，考生是否满足患者的需求？”之类的问题。评分表级别包括很差、差、略低于及格线、略高于及格线、良好和优秀。所有边界成绩的平均分，经过判断后转化为每站的及格成绩（图 45.2）。OSCE 总成绩的及格线是每站的及格成绩之和，通常用百分成绩表示（Dauphinee，1997）。这种方法已经成功地用于 2000 多名

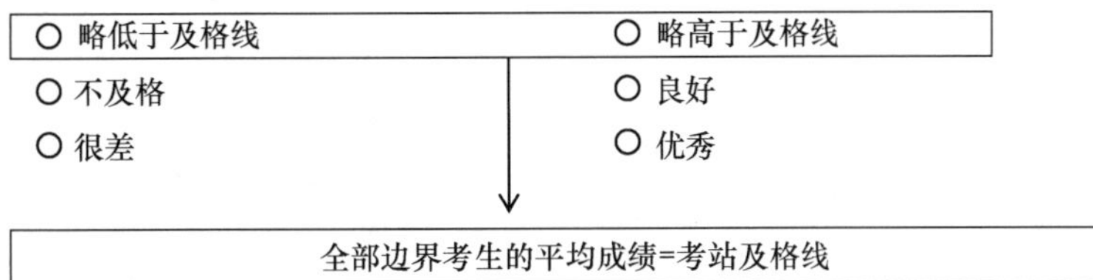

图 45.2 边界组标准设定的综合评价示例

考生的高利害性考试以及只有60名考生的小型考试中（Dauphinee，1997；Wilkinson，2001；Humphrey-Murto and McFadyen，2002；Cusimano and Rothman，2004）。小型考试的风险在于，边界组考生数量太少，由此确定的及格线的可靠性较低。另一种类似的方法是“边界回归法”，采用线性回归方法，使用全部考生的分数来设置及格线，而不仅仅是一部分考生。该方法的统计误差更小，且可以通过简单的线性回归分析来完成（Wood，2006）。

效度

分数的有效性始终与评价目的、评价对象和情境有关（Petrusa，2002；Hodges，2003）。效度控制应从考试设计开始。内容专家和医学教育者应制定一个方案，并就所选的案例代表要测试的课程目标或范围达成一致意见（Boulet，2003b）。必须要考虑的是，测试对象（例如临床工作者或住院医师）、应被测试的内容、临床技能（例如病史采集，体格检查和患者管理）以及既定情境所需的真实性程度。例如，对二年级医学生的临床技能某些环节进行评价或可接受，但高年级学生需要在更真实、全面的情况下才能进行有效评价。10 分钟的胸部检查考站能够有效评价医学生的能力，但有效评价住院医师则需要设计更真实情境下胸痛患者的综合考核，包括病史采集、体格检查和处理计划（Ruesseler，2010；Hatala，2011）。

为了确保成绩的效度，OSCE 必须设有足够多的考站，以抵消案例特异性的影响。案例的特异性是已被充分证明的现象，即考生在一个案例中的表现，不能很好地预测该考生在其他案例中的表现（van der Vleuten and Swanson，1990）。考站数量取决于考试目的。对于形成性考试，案例特异性和成绩信度相对不重要。对于高利害性的终结性考试，针对考试内容进行充分抽样是有效解读成绩的必要条件。研究表明，获得可接受的预估信度需要 10 个或以上的考站（van der Vleuten and Swanson，1990；Brannick，2011）。考站时长主要取决于 OSCE 的目的和所测试的技能（van der Vleuten and Swanson，1990）。当所有考站时长相同时，OSCE 的运行效果最佳。在既定时间内，挑战在于为每项任务提供足够的时间，同时最大限度地增加考站数量，从而确保对能力进行尽可能广泛的抽样。

为了有效解释 OSCE 成绩，各站成绩应该在某种程度上相互关联，以表明其内部一致性，这也意味着它们正在评估同一能力的不同方面。内部一致性是评价成绩信度一种测量方法，通常以 α 系数表示。α 系数是根据考站（跨站）数量或特定考站核查表的条目（跨条目）数量进行计算。根据一项针对 150 多项研究的 Meta 分析研究，Brannick 等（2011，pp. 1181-1189）对跨站信度的平均估算值为 0.66（95% 置信区间为 0.62 ～ 0.70），而跨条目为 0.78（95% 置信区间为 0.73 ～ 0.95）。跨条目信度估算可能最适于站内分析。当一名评分者完成所有条目时，信度并不是基于独立的判断，因此可能会高估 OSCE 成绩的真实信度。因此，跨站信度是内部一致性的更有效指标。

评分信度也可以通过概化系数来估计。评分员、SP 和其他影响因素（例如考试路径或地点）的误差方差可以计算出来。这些方差可能有助于发现考试或考站的问题。例如 van der Vleuten 和 Swanson（1990，pp. 58-76）的概化研究表明，在同一考站扮演相同角色的不同 SP，尽管会增加误差方差，但不会显著影响评分信度。他们得出结论，要将误差方差最小化并获得可重复的成绩，需要“大量”的案例和测试时间。实际上，这意味着需要10个或更多的考站（Vu，1992；Boulet，2003b）。

条目总分相关性（item total score correlations，ITC）有助于条目分析，并可能提供进一步的效度证据。对于OSCE来说，ITC是指单个考站成绩与总成绩间的相关性。通常考站ITC值小于0.2，表示该站可能存在问题。考站ITC值超过0.8，表明站间存在大量重复内容（Downing and Haladyna，2004）。

OSCE被认为不仅仅测量知识或简单的决策。OSCE成绩的效度证据得到了一些研究的支持，这些研究表明，OSCE成绩与笔试成绩的相关性较低（证据分歧），而与其他形式的行为表现评价的相关性较强（证据趋同）。Williams的一篇综述（2004，pp. 215-222）提供了这类证据的一个例子，OSCE与笔试成绩之间存在较低的相关性（0～0.16），而与住院医师主管评分之间存在更强的相关性（0.27～0.42）。这一证据支持了被评价的两种构念（即知识与技能）间的差异。然而，OSCE成绩与主管评分之间仅仅中等程度相关。两项行为表现评价间成绩缺乏更强的相关性，可能是由于特定时间评价和工作场所评价之间的差异所导致的。此外，培训中的评价普遍缺乏直接观察和信度较低可能也是影响因素。

OSCE能否预测医生在实践中的表现，这是研究人员试图回答的问题。实践结果的研究表明，在OSCE中表现更好的考生，在临床中能更好地处理高血压和开具抗生素处方（Tamblyn，2010；Cadieux，2011）。针对国家级执业医师OSCE中沟通部分的研究表明，OSCE成绩与治疗效果之间存在正相关关系（Wenghofer，2009），包括对医生的投诉更少（Tamblyn，2007）。

考试安全

当OSCE考核人数众多，考站需要在数天内重复使用，或保留考站以便日后再用时，OSCE的安全性就成为一个问题（图45.3）。一些研究发现，几乎没有证据表明考生预知OSCE内容会表现得更好（如Niehaus et al.，1996；Swartz，1993）。在一项研究中，OSCE考站重复使用了4天，成绩随时间提高，但这仅表现在提供反馈的考站当中（Khan，1997）。另外两项关注OSCE安全漏洞或舞弊的研究（Wilkinson，2003；Furman，1997）未发现这些考生占据了显著的优势。然而，de Champlain等（2000，pp. S109-S111）表明，如考生能拿到核查表，考生成绩的确会提高。

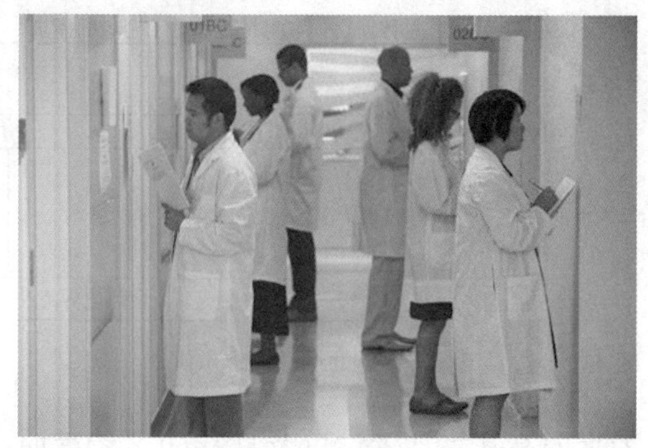

图45.3 一场进行中的OSCE——考生准备进入考站
经加拿大医学会©（2012）许可转载

Swygert等（2010，pp. 1506-1510）观察到，在美国医师执照考试第二阶段临床技能考试中，复测者的平均总成绩有所提高，但相同考站复测成绩无显著提高。一项早期研究（Cohen et al.，1993）也发现一段时间内重复使用的考站，其成绩呈现显著的上升趋势。相反，有3项研究发现考站成绩因考站的重复使用而下降，考生因此可能处于劣势（Stillman，1991b；Schoonheim-Klein et al.，2008；Boulet，2009）。

从迄今为止的研究中可以得出2项大体结论：预知OSCE内容不足以显著改变考生的临床表现，而且这种了解甚至可能有损其临床表现。虽然这些研究表明在终结性情景下重复使用考站不会引起明显的问题，但对于那些及格线附近和即使微小变化也可能改变结果的考生而言，其潜在的优势或劣势仍然不清楚。

实际问题

任何OSCE要提供有效的临床技能评价，都需要大量的努力。本节列出了实际运行一场OSCE的重要步骤，使其为终结性决策提供充分有效的成绩。本节的两个重要的基本前提，即任何计划开展 OSCE 的机构将多次运行 OSCE，且在同一地点运行。第一个前提是随着案例库的发展和团队专业化，OSCE 更具有成本效益。第二个前提是为了限制本节的讨论范围（尽管 OSCE 能够在多个地点成功运行）。

六个问题

对以下六个问题的回答将为你提供一个有助于规划、开展、预算和管理 OSCE 的框架。

1. 评价的目的是什么？

OSCE 是合适的测试形式吗？OSCE 不适于评价知识领域，因为它的抽样不充分，而且还有更好、更具成本效益的测试形式可供选择，如多项选择题。其目的是形成性，还是将结果用于决策，如通过 / 不通过？对于形成性 OSCE，内容效度和反馈本身远比成绩的信度高更重要。对于终结性 OSCE，合理有效的成绩解释至关重要，必须更加注意考站开发的各个方面。终结性 OSCE 必须具有足够数量的考站（通常是 10 个或更多）和设计良好的评分工具，以符合 OSCE 的目的。同样，患者培训必须确保高水平的标准化，评分者必须很好地适应他们的评分任务。

2. 评价标准是什么？

评价标准的说明将定义后续所有决策，如临床场景的困难程度和评分工具的格式。评价标准说明可以简单如“学员在第 3 年临床实习结束时应展现出适当的临床技能和判断能力”。

3. 哪些领域需要被评价？

考试设计对于策划任何评价都必不可少，并且应该反映出培训目标。熟悉培训方案的人员应参与这一过程，并指导内容的选择和技能的抽取。例如，针对普通本科医学生的 OSCE 设计，需要确定在其受训水平上应掌握的技能，如病史采集、体格检查、基础患者管理、咨询、沟通技能和操作技能。然后确定具体的实践领域，如内科、外科、精神科、产科、儿科、家庭医学和急诊科（表 45.2）。另一种方法是确定人体不同系统的共同临床表现，从而定义实践领域。

4. 谁是评分者？

OSCE 可能的评分者包括每次接触后通过回忆进行评分的 SP、交替通过旁观和模拟感受进行评分的成对 SP、通过观察评分的医师以及通过观察评分的非医师相关专业人员（不常见但值得考虑）。谁来评分取决于 OSCE 的目的和用于培训评分者的时间。基于患者反馈的形成性 OSCE，强调培训 SP 提供良好的反馈。当评价更高水平的临床能力时，评分者自身的临床能力可能是个大问题。不管谁来评分和（或）提供反馈，他们都需要接受某种形式的培训。

5. 考站时长应该是多少？

考站的时长取决于考试的目的和评价本身的特质。短站（5 ～ 10 分钟）能允许更充分的抽样，因此将在合理的测试时间内产生更可靠的成绩。短站任务必须明确，例如“检查左膝”。长站能够呈现更复杂的问题。相对于选定的患者问题，减少站数、增加考站时间能够最大限度地提高学习效果，特别是当学员收到对其表现的反馈时。

通常 OSCE 的所有考站时长相同，以便考生按照固定的时间表进行考试。任何运行过的管理员都可以证明长短站混合模式将带来巨大

表 45.2 部分考试设计（四站）示例

问题	学科	病史采集	体格检查	操作技能	患者教育 / 管理	诊断
女性，30 岁，腹痛，阑尾炎	外科		X			X
6 个月，呕吐（父母主诉）	儿科	X				
男性，50 岁，高血压，未规律服药	内科	X			X	
女性，80 岁，急诊室，脱水，需要静脉补液	急诊科			X	X	

风险。如果考站确实必须长短不一，需要记住以下注意事项。首先，不同考站的时间应互为倍数。如果一些考站时间为 10 分钟，那么那些长站时间应为 20 分钟。在 10 分钟的考站循环中为长站设置一个分支，对于 20 分钟的长站可以设置 2 个房间。多个房间可以实现从长站中交错出入，考生得以继续在考站循环中高效行进。然而，需要注意的是，如果 OSCE 运行时遇到问题，很有可能出在这个环节。

另一种方法是用两套考站。例如，6 个 10 分钟考站和 3 个 20 分钟考站，长站在两条平行线路上运行。在这种模式中，每种类型的考站均有 6 名考生，他们将同时完成各自的循环，然后进入另一个未完成的循环。在 120 分钟的测试中，12 名考生将完成 OSCE 的 9 个考站：6 个 10 分钟考站，3 个 20 分钟考站。

6. 需多少个考站才能对该领域充分抽样？

简言之，在能够承受的前提下考站数量越多越好。正如前面所讨论的，评价都必须处理个案特异性，即不同考站之间的差异。实际上，考站一般设置为 10 ～ 20 个。

任务和时间表

最初强调的设计方案一经决定，任务、时间表和成本随后就能确定。如果结果表明制定的 OSCE 不可行，那么回到最初的标准规范，看看哪些可被修订，以满足资源的限制。表 45.3 显示了理想时间表的任务概况。

成本

OSCE 的设计对成本有重大影响。考站的数量和其他规定所需的 SP、评分者和工作人员的数量导致成本差异巨大（Reznick et al., 1993）。教师是否自愿撰写案例、制定标准或审阅都是重要因素。请记住，无论考生数量如何，创建 OSCE 所需的成本基本上保持不变。比如，一天实施两次 OSCE 只需要多增加少量成本，但能够评价的考生数量增加了 1 倍。

另一个影响成本的重要因素是考站的开发。考站的重复使用可以节省时间和资金。考站被重复使用时，需要考虑维护每项测试表的内容安全，充分混合新内容和重复内容，并有计划地管理不断增长的题库。要么仔细考虑考站文档的格式、关键字标记和版本控制，要么选择一个题库管理软件。

负责 OSCE 开发的人员与 SP、辅助人员和评分者一样，通常都需要支付报酬。SP 可能是志愿者或有偿的雇员。小型 OSCE 可以招募志愿者，但对于大型 OSCE 来说，制定招募和培训 SP 的方案非常重要（Ker，2005；Vargas，2007）。许多机构尚欠缺此类方案。支付 SP 酬劳，使得机构可以要求 SP 定期出勤，表现得更标准。同样，评分者可能是或不是志愿者。制定计划和预算时，可以在 OSCE 期间为 SP、辅助人员和评分者提供定期的休息时间，特别是考站中体力耗费高的 SP。

一所加拿大大学利用一个晚上对 160 名考生进行了 10 站式 OSCE 考核，大约花费了 6 万美元。如果计算评分者酬劳，成本将大幅增加。为了考核如此多的考生，OSCE 同时开放 7 个轨道，并进行了 2 轮考核。此外，为了增加考生容量，在每条轨道中增加了休息站（图 45.1）。利用夜间诊所的空间，这样场地可能免费。

考站编写

每个 OSCE 考站都是一个考核项目，需要培训指南和管理指导。使用者包括：考生、评分者、SP、SP 培训师和 OSCE 协调员。其他使用者可能包括准备各种用途材料并将其标准化的工作人员，如创建评分表，以及筹备评分系统的程序员。

每个 OSCE 考站由 4 个主要部分构成：

- 用于考生的题干或任务
- 评分工具
- SP 培训材料
- 材料及其说明书

考站应由内容专家编写，内容专家知晓考核点，明确评价标准。为考站作者提供需要测试的领域和技能。鼓励作者以他们所见的实际患者为基础建立考站。这种策略增加了真实性，也加速了任务的编写。

题干

对考生的指示必须清晰简洁。使用标准化格式，例如，提供所有考站中患者的姓名、年

表 45.3　任务和时间表

任务	OSCE 前的建议所需时间	备注
设计 OSCE 准备：地点、所需运行轨道的数量、早期预留空间 计划：人员、设备和模型	10 ～ 12 个月	委员会开发设计
制定预算	10 ～ 12 个月	
招募案例作者	提前 4 ～ 6 个月	尽可能更早
考站编写的工作坊	4 ～ 6 个月	
确定如何设定及格线	4 ～ 6 个月	
编辑和审阅案例—定稿	4 ～ 6 个月	理想情况下，工作坊一结束这项工作就要开始，预测试
招募评分者 / 教师进行审查 确定培训需求	3 ～ 4 个月	
招募培训师、标准化病人（SPs）和辅助人员	2 ～ 3 个月	尽早开始
准备：最终确定 OSCE 地点、房间的数量和位置、考生移动的细节 ◆ 设备和模型 ◆ 信号系统（是否所有房间都能听到？）	2 ～ 3 个月	为考生、SP、评分者提供情况介绍 / 注册的房间 午餐 / 休息室 登记离开的位置 确认停车和餐饮
培训 SP	5 ～ 8 周	
向考生提供具体信息	3 周	
打印评分表，制作标志	2 周	尽可能更早
提醒所有人日期 考试当天是否有备考人员（评分者、SP、辅助人员）准备好参加考试	1 周	如果需要医师评分，请联系行政助理
考试当天计划包括： ◆ 考站分布图 ◆ 所有考生的信息表 ◆ 注册设置和流程 ◆ 计时流程和信号 ◆ 评分表的收集流程 ◆ 离场流程	尽早开始——这项工作耗时，且经常会遇到意想不到的障碍	
管理 OSCE	当天	
处理和分析结果		取决于多个变量
报告结果	当天	
考后回顾：对案例和流程、及格线和及格率进行反馈 考虑修订考站	考后 2 ～ 4 周	记录非常重要，特别是如果每年均需实施
回应申诉	明确申诉的截止日期	高利害、终结性评价

龄、目前主诉和背景（如门诊或病房）。题干必须清楚地说明任务，例如，“对疑似充血性心力衰竭的患者进行专科查体。你有 8 分钟的时间完成本站”，或对于更高水平的测试，题干可简述为“接下来 20 分钟内评估患者并回应其问题”。题干清晰度的重要性怎么强调都不过分。让一名同事审阅该题干并概述他们的解决方法，可以很快地识别出含糊不清或构建不佳的题干。

题干中使用的语言表述很重要。如果信息来自临床（如图表、医务人员或咨询人员的报告），使用医学术语。如果信息来自患者或家庭成员，使用非专业词汇。Eva 等（2010）表明，语言表述影响临床医生对信息的判断，因此题干语言表述和信息来源之间的一致性能够创设更有效、真实的模拟。

评分工具

根据题干提供的信息，考生应采取什么措施？这个问题的答案是评分工具的基础。如前所述，最常见的评分形式是核查表和评定量表。如表 45.1 所示。

SP 培训材料

SP 招募和培训所需的基本信息从性别和年龄开始，有时体型和种族也很重要。通常，SP 需要从患者的角度理解临床表现，使用患者描述问题时的语言。培训集中在相关的阳性信息和最关键的阴性信息。

培训提供对核查表条目的响应，以及对考生预期中和意外行为的标准应对原则。尽可能多地描述患者的行为和情感，包括肢体语言、语音语调和语速。用患者的词汇表述需要模拟的症状。例如，通过讲述症状对其日常生活的影响或时有发生的间歇性症状来表述活动范围的丧失。构建与就医有关的时间线，例如，“我 6 个小时前开始头痛”，而不是“我凌晨 2 时开始头痛”。在 OSCE 期间，SPs 可以根据一天中的实际时间调整他们的演示。

培训信息必须足够详细，以确保候选 SP 之间的一致性，以及描述相同角色的多个 SP 之间的一致性。培训信息包含所有相关的资料，包括主诉和现病史、既往史、用药史、家族史和社会史。指导 SP 应透露的信息量，有助于他们应对常见的开放式问题。最后，确定 SP 必须询问的具体问题，包括他们何时应该询问的说明。应该避免不必要的细节信息，比如家庭成员的名字。SP 剧本的示例可以在 OSCE 的参考书或互联网上找到。

材料和道具

所需的辅助道具和材料可能很少。然而，对于 OSCE 协调员来说，明确是否需要道具（如静脉输液支架或 X 线片）或者化妆是至关重要的信息。一个简单的必要设备清单很可能是体格检查站所需的全部。然而，对于即将使用模型、技术设备和模拟器的考站，一份关于如何向每位考生展示这些设备的详细大纲是必需的。案例作者应在开发考站时，提供这些细节以及所有道具。

考站编写过程

虽然任何人都可以自己开发一个案例，但当需要多个案例时，或者当案例编写人员是该过程的新手时，工作坊法很有效。简单地说，工作坊就是把一小群临床医生聚集在一起，给他们提供常见的指导和示例，然后让他们与同事在同一个房间里写作。对于新作者来说，原先考站的示例（如果有的话）是特别重要的，因为大多数没有开发 OSCE 经验的人很难将保证标准化所需的大量细节考虑在内。工作坊法还允许作者相互咨询和提出建议，从而实现对各考站的初步审查。

招募的内容专家对测试学员及其应有的技能水平有一定了解。为内容专家提供特定的技能或任务级别和领域，以便在工作坊之前进行评价，并请他们查看自己的病例，以寻找可作为该考站基础的病例。

第一步，作者应该定位于病例的组成部分，并告知将被评价的技能（如体格检查）和领域（如内科）。第二步，作者应明确考站的目的；例如“评估考生对充血性心力衰竭患者进行适当体格检查的能力”。第三步，他们应该编写出题干。写完题干后，应该请同事解读，以确保清晰明确。建立题干后，考站作者应开发评分工具。只有在这些步骤完成之后，作者才应该开始为 SP 编写培训信息。

一旦考站编写完成，应该核查考站，以识别出任何指示说明或评分工具使用方面的问题。其他检查，包括考站时长是否合适、SP 信息是否足够。如可能，让 SP 和（或）SP 培训师检查内容也非常有用，可以在培训开始前明确需要回答的重要问题。

在工作坊之后，辅助人员编辑内容和排

版。然后，由考站作者组成的委员会对这些考站进行审查和最后定稿。然而，现实情况往往是一两个人做了大部分的编辑审定工作。

SP 招募和培训

SP 来自不同的生活阶层，为该任务带来不同的技能。口口相传和在当地时事报纸刊登广告是有效的招聘策略。为感兴趣的人员召开信息交流会是很有用的，特别是当需要大量的 SP 时。当他们与所期望的角色和技能完好匹配时，培训时间就会缩短，OSCE 表现也会更加一致。

SP 必须与角色的人口学特征相匹配，并应达到或高于患者角色的受教育程度。对工作有兴趣、自信、幽默感和表演意愿是其他可取的特征。思想僵化的应聘者，特别是那些害羞、过于外向、身体无法承担某一角色（如虚弱或听力受限）的人并不适合。值得注意的是，Peitzman 的一项研究（2001，p. 383）建议招募人员时需要谨慎，因为高利害考试中超过一半的 SP 被发现演绎出额外的体格检查结果，这可能会不适当地影响考生的诊断思维。Humphrey-Murto 等（2009，pp. 521-525） 和 Carson 等（2010，pp. 1772-1776）发现，当 SP 描述相同的患者问题时，检查女性 SP 的学生表现优于检查男性 SP 的学生。保持同一案例中 SP 性别相同是一个重要的考虑因素。

SP 与角色匹配后，他们应该收到培训信息，并在实践前有时间复习。培训课程中，培训师的作用是突出角色的关键方面，回答问题，并确保强调扮演的角色和反馈。

如果涉及体格上的模拟，要教授 SP 如何模拟症状，首先要帮助他们理解正常状态，然后理解如何调整。例如，为了教授呼吸急促的模拟，培训者要求 SP 在正常呼吸情况下数他们一分钟的呼吸次数。然后培训者要求他们提高呼吸速度，达到这个角色所要求的速度，比如每分钟 20 ～ 22 次。然后，SP 被要求用呼吸急促造成的停顿来练习说话，最后，他们需要被指导不要过度通气。

光说还不够，SPs 必须实际扮演这个角色。模拟是一种表演技能，做好它需要练习和反馈，特别是当几个 SP 学习相同的角色时。在后一种情况下，SP 应该尽可能多地一起训练，以便他们互相学习并相应地调整自己的表现。

理想情况下，临床医生会在考试前观察 SP 以保证质量。培训不同 SP 扮演同一角色需要多长时间，根据案例的复杂性和 SP 经验的不同，从 30 分钟到 15 小时不等。如果 SP 需要评分或提供反馈，那么培训时间会更长。

评分者招募和培训

根据考试情况，评分者可以是教师、临床医生或高年级学员。SP 或训练有素的观察员也参与完成核查表和综合评定量表。医师作为考官的优点：专业人士会增加考试的效度；标准设定可以通过边界分组法完成；可以立即给考生提供反馈。缺点包括难以找到适合的教师，以及可能产生酬劳费用。对于形成性 OSCE，培训 SP 评分并提供反馈是讲授临床基本诊疗和体格检查技术的有力途径。SP 也可以被培训用以持续记录并做出终结性决定（Boulet，2009）。

针对评分者的培训应至少包括对考试目的的简短介绍、对评分工具和任务的基本介绍以及关于反馈内容（如果有的话）的指导。根据案例具体情况进行更广泛的培训虽然很好，但评分者的时间往往不允许。如果 SP 需要记录，那么需要更多的培训以明确需要观察考生哪些方面。值得注意的是，评分者的招募应该在考试前几周或几个月完成，但培训最好在临近考试前完成，以确保所有评分者出席和能有效回忆所培训内容。

OSCE 管理

应制定所有人到达和签到地点的详细计划。为缺席的评分员、SP 或辅助人员制定后备计划是很重要的。布置以下所有事务：标志、注册台、房间和视听设备，以及每个考站的评分表或电脑、洗手液、病号服、窗帘和道具。为评分者和考生准备的培训课程可以同时进行。拥有一个可靠的计时工具很关键。蜂鸣器或铃声可以提示考站的开始和结束。每站之间留出 1 ～ 2 分钟的时间，让考生可以轮转到下一站并阅读题干。如果需要提供反馈，可以使用不同的信号，如间歇式蜂鸣器。必须提前准备好计时表，确保所有房间都能听到信号。

确保提供适当的餐饮和洗手间。最后，记录 OSCE 考试期间的违规行为，以便通过良好的文件记录汲取教训，并应对可能提出的申诉。

评分表的处理

评分表的处理根据 OSCE 的规模和可用资源而不同。除了最小规模的 OSCE 外，所有的 OSCE 都需要应用某种形式的扫描和自动评分。无论采用何种方法，都要仔细分析处理过程中可能发生的错误，并建立规程，防止其发生错误。还需要决定如何应对数据缺失，以确保解决该问题时前后一致。与分析员合作，使数据文件的设置适于测试和题目分析，以及通过/不通过的判断。尽可能实现自动化。另外，需要考虑如何追踪题目和考生的信息。基本的分析可以在 Excel 等软件中完成，还可应用一系列的题库应用程序。

结果的报告

早在管理 OSCE 之前，就需要决定向谁报告以及报告的内容。只需要单独向考生报告吗？或者仅通报通过/不通过的结果吗？他们会得到各个考站行为表现的反馈吗？还是按照考站类型？与其他考生比较吗？会向机构报告吗？了解要报告的内容，创建格式化数据框架，并形成成绩分析。

申诉

阐明可接受的申诉理由，以及对投诉的适当回应。例如，对于考站开发方面进行了大量投入的高利害性 OSCE 来说，申诉的唯一理由可能是因为管理失误导致一名或一组考生处于不利地位。如果问题局限于某个考站，或某个考站中的一部分，那么解决方案之一是移除无效成分，并在剩余部分的基础上评价通过/不通过。如果差错确实存在且无法明确定位，那么考试可能被判定无效，需要重新评价。

结论

- OSCE 是一种基于行为表现的考试形式，可用于形成性或终结性评价。它允许直接观察相对较大样本的临床技能，多名评分者使用标准化评分表评分。许多研究者认为这是行为表现评价的金标准。
- 标准化或模拟病人是 OSCE 的必要条件。他们能够提供真实患者的真实描述，从而增加这种模拟形式的真实性。
- 核查表通常根据不同的考站而定，适用于评价结构化任务和低年级学员。评定量表往往独立于具体考站，衡量通用能力。综合评定量表能够产生可靠的成绩，可以更好地区分专家和新手。
- 评分员可以是医生、标准化病人或训练有素的医务辅助人员。评分者的选择取决于考试的目的和当地的资源。当使用评定量表时，对非医师评分者的培训要求通常更高。
- 运行 OSCE 需要大量的准备和规划。如果做得好，它通过提供直接观察和反馈的机会来提供宝贵的个人评价数据，考试结果为后续的课程开发提供参考。

致谢

我们要感谢渥太华大学医学教育创新研究院及其创始人、已故的梅里迪斯·马克斯博士（1962—2012）的支持。

参考文献

Arnold, R.C., and Walmsley, A.D. (2008) The use of the OSCE in postgraduate education. *Eur Educ Dent Educ.* 12: 126–130

Barrows, H.S. (1968) Simulated patients in medical teaching. *Can Med Ass J.* 98: 674–676

Boulet, J.R., McKinley, D.W., Norcini, J.J., and Whelan, G.P. (2002) Assessing the comparability of standardized patient and physician evaluations of clinical skills. *Adv Health Sci Educ Theory Pract.* 7: 85–97

Boulet, J.R., De Champlain, A.F., and McKinley, D.W. (2003a) Setting defensible performance standards on OSCEs and standardized patient examinations. *Med Teach.* 25: 245–249

Boulet, J.R., McKinley, D.W., Whelan, G.P., and Hambleton, R.K. (2003b) Quality assurance methods for performance-based assessments. *Adv Health Sci Educ Theory Pract.* 8: 27–47

Boulet, J.R., Rebbecchi, T.A., Denton, E.C., McKinley, D.W., and Whelan, G.P. (2004) Assessing the written communication skills of medical school graduates. *Adv Health Sci Educ Theory Pract.* 9: 47–60

Boulet, J.R., Smee, S.M., Dillon, G.F., and Gimpel, J.R. (2009) The use of standardized patient assessments for certification and licensure decisions. *Simul Healthcare.* 4: 35–42

Brannick, M.T., Erol-Korkmaz, H.T., and Prewett, M. (2011) A systematic review of the reliability of objective structured clinical examination scores, *Med Educ.* 45: 1181–1189.

Brazeau, C., Boyd, L., and Crosson, J. (2002) Changing an existing OSCE to a teaching tool: the making of a teaching OSCE. *Acad Med.* 77: 932

Cadieux, G., Abrahamowicz, M., Dauphinee, D., and Tamblyn, R. (2011) Are physicians with better clinical skills on licensing examinations less likely to prescribe antibiotics for viral respiratory infections in ambulatory care settings? *Med Care.* 49: 156–165

Carson, J.A., Peets, A., Grant, V., and McLaughlin, K. (2010) The effect of gender interactions on students' physical examination ratings in objective structured clinical examination stations. *Acad. Med.* 85: 1772–1776

Chenot, J.F., Simmenroth-Nayda, A., Koch, A. et al. (2007) Can student tutors act as examiners in an objective structured clinical examination? *Med Educ.* 41: 1032–1038

Clarke, R.M. (2009) Criterion-referencing: the baby and the bathwater. *BMJ.* [Online] http://www.bmj.com/content/338/bmj.b690/reply# bmj_el_209927?sid=c01598e6-7fa7-4552-bbff-d3bc10847fd9 Accessed 11 March 2013

Clauser, B.E., Harik, P., Margolis, M.J., Mee, J., Swygert, K., and Rebbecchi, T. (2008) The generalizability of documentation scores from the USMLE Step 2 Clinical Skills examination. *Acad Med.* 83(10 Suppl): S41–S44

Cohen, R., Rothman, A.I., Ross, J., and Poldre, P. (1993) Impact of repeated use of objective structured clinical examination stations. *Acad Med.* 68(10 Suppl): S73–S75

Cunnington, J.P., Hanna, E., Turnhbull, J., Kaigas, T.B., and Norman, G.R. (1997) Defensible assessment of the competency of the practicing physician. *Acad Med.* 72: 9–12

Cushing, A., Abbott, S., Lothian, D., Hall, A., and Westwood, O.M. (2011) Peer feedback as an aid to learning—what do we want? Feedback. When do we want it? Now! *Med Teach.* 33: e105–e112

Cusimano, M.D. (1996) Standard setting in medical education. *Acad Med.* 71(10 Suppl): S112–S120

Cusimano, M.D. and Rothman, A.I. (2004) Consistency of standards and stability of pass/fail decisions with examinee-based standard-setting methods in a small-scale objective structured clinical examination. *Acad Med.* 79(10 Suppl): S25–S27

Dauphinee, W.D., Blackmore, D.E., Smee, S., Rothman, A.I., and Reznick, R. (1997) judgments of physician examiners in setting the standards for a national multi-center high stakes OSCE. *Adv Health Sci Educ Theory Pract.* 2: 201–211

De Champlain, A.F., Margolis, M.J., King, A., and Klass, D.J. (1997) Standardized patients' accuracy in recording examinees' behaviors using checklists. *Acad Med.* 72(10 Suppl): S85–S87

De Champlain, A.F., Macmillan, M.K., Margolis, M.J., Klass, D.J., Lewis, E., and Ahearn, S. (2000) Modeling the effects of a test security breach on a large-scale standardized patient examination with a sample of international medical graduates. *Acad Med.* 75(10 Suppl): S109–S111

Downing, S.M. and Haladyna, T.M. (2004) Validity threats: overcoming interference with proposed interpretations of assessment data. *Med Educ.* 38: 327–333

Downing, S.M., Tekian, A., and Yudkowsky, R. (2006) Procedures for establishing defensible absolute passing scores on performance examinations in health professions education. *Teach Learn Med.* 18: 50–57

Eva, K.W., Rosenfeld, J., Reiter, H.I., and Norman, G.R. (2004) An admissions OSCE: the multiple mini-interview. *Med Educ.* 38: 314–326

Eva, K.W., Wood, T.J., Riddle, J., Touchie, C., and Bordage, G. (2010) How clinical features are presented matters to weaker diagnosticians. *Med Educ.* 44: 775–785

Friedlich, M., Wood, T., Regehr, G., Hurst, C., and Shamji, F. (2002) Structured assessment of minor surgical skills (SAMSS) for clinical clerks. *Acad Med.* 77(10 Suppl): S39–S41

Furman, G.E., Colliver, J.A., Galofre, A., Reaka, M.A., Robbs, R.S., and King, A. (1997) The effect of formal feedback sessions on test security for a clinical practice examination using standardized patients. *Adv Health Sci Educ Theory Pract.* 2: 3–7

Govaerts, M.J., van der Vleuten, C.P., and Schuwirth, L.W. (2002) Optimizing the reproducibility of a performance-based assessment test in midwifery education. *Adv Health Sci Educ Theory Pract.* 7: 133–145

Grand'Maison, P., Brailovsky, C.A., and Lescop, J. (1996) Content validity of the Quebec licensing examination (OSCE). Assessed by practising physicians. *CanFam Physician Medecin de famille canadien.* 42: 254–259

Hall, P., Marshall, D., Weaver, L., Boyle, A., and Taniguchi, A. (2011) A method to enhance student teams in palliative care: piloting the McMaster-Ottawa Team Observed Structured Clinical Encounter. *J Palliative Med.* 14: 744–750

Harden, R.M., Stevenson, M., Downie, W.W., and Wilson, G.M. (1975) Assessment of clinical competence using objective structured examination. *BMJ.* 1: 447–451

Hatala, R., Marr, S., Cuncic, C., and Bacchus, C.M. (2011) Modification of an OSCE format to enhance patient continuity in a high-stakes assessment of clinical performance. *BMC Med Educ.* 11: 23

Hodder, R.V., Rivington, R.N., Calcutt, L.E., and Hart, I.R. (1989) The effectiveness of immediate feedback during the objective structured clinical examination. *Med Educ.* 23: 184–188

Hodges, B. (2003) Validity and the OSCE. *Med Teach.* 25: 250–254

Hodges, B., Regehr, G., McNaughton, N., Tiberius, R., and Hanson, M. (1999) OSCE checklists do not capture increasing levels of expertise. *Acad Med.* 74: 1129–1134

Humphrey-Murto, S. and MacFadyen, J.C. (2002) Standard setting: a comparison of case-author and modified borderline-group methods in a small-scale OSCE. *Acad Med.* 77: 729–732

Humphrey-Murto, S., Smee, S., Touchie, C., Wood, T.J., and Blackmore, D.E. (2005) A comparison of physician examiners and trained assessors in a high-stakes OSCE setting. *Acad Med.* 80 (10 Suppl): S59–S62

Humphrey-Murto, S., Touchie, C., Wood, T.J., and Smee, S. (2009) Does the gender of the standardised patient influence candidate performance in an objective structured clinical examination? *Med Educ.* 43: 521–525

Kahraman, N., Clauser, B.E., and Margolis, M.J. (2008) A comparison of alternative item weighting strategies on the data gathering component of a clinical skills performance assessment. *Acad Med.* 83(10 Suppl): S72–S75

Ker, J.S., Dowie, A., Dowell, J. et al. (2005) Twelve tips for developing and maintaining a simulated patient bank. *Med Teach.* 27: 4–9

Khan, J., Rooney, K., Prosciak, C., Javadpoor, A., and Rooney, P.J. (1997) Effect of immediate feedback on performance on subsequent stations during an objective structured clinical examination. *Educ Health.* 20: 351–357

Kneebone, R., Nestel, D., Yadollahi, F., et al. (2006) Assessing procedural skills in context: exploring the feasibility of an integrated procedural performance instrument (IPPI). *Med Educ.* 40: 1105–1114

Martin, J.A., Regehr, G., Reznick, R., et al. (1997) Objective structured assessment of technical skill (OSATS) for surgical residents. *Br J Surg.* 84: 273–278

Martin, J.A., Reznick, R.K., Rothman, A., Tamblyn, R.M., and Regehr, G. (1996) Who should rate candidates in an objective structured clinical examination? *Acad Med.* 71: 170–175

Miller, G.E. (1990) The assessment of clinical skills/competence/performance. *Acad Med.* 65(9 Suppl): S63–S67

Moineau, G., Power, B., Pion, A.M., Wood, T.J., and Humphrey-Murto, S. (2011) Comparison of student examiner to faculty examiner scoring and feedback in an OSCE. *Med Educ.* 45: 183–191

Niehaus, A.H., DaRosa, D.A., Markwell, S.J., and Folse, R. (1996) Is test security a concern when OSCE stations are repeated across clerkship rotations? *Acad Med.* 71: 287–289

Norcini, J.J. (1994) Research on standards for professional licensure and certification examinations. *Eval Health Prof.* 17: 160–177

Pangaro, L.N., Worth-Dickstein, H., Macmillan, M.K., Klass, D.J., and Shatzer, J.H. (1997) Performance of 'standardized examinees' in a standardized-patient examination of clinical skills. *Acad Med.* 72: 1008–1011

Payne, N.J., Bradley, E.B., and Heald, E.B., et al. (2008) Sharpening the eye of the OSCE with critical action analysis. *Acad Med.* 83: 900–905

Peitzman, S.J. (2001) Physical diagnosis findings among persons applying to work as standardized patients. *Acad Med.* 76: 383

Petrusa, E.R. (2002) Clinical performance assessments. In: D. Newble, G.R. Norman, and C. van der Vleuten (eds) *International Handbook of Research in Medical Education* (pp. 678–693). Norwell: Kluwer Academic Publishers

Regehr, G., Freeman, R., Hodges, B. and Russell, L. (1999) Assessing the generalizability of OSCE measures across content domains. *Acad Med.* 74: 1320–1322

Reiter, H.I., Rosenfeld, J., Nandagopal, K., and Eva, K.W. (2004) Do clinical clerks provide candidates with adequate formative assessment during Objective Structured Clinical Examinations? *Adv Health Sci Educ Theory Pract.* 9: 189–199

Reznick, R.K., Smee, S., Baumber, J.S., et al. (1993) Guidelines for estimating the real cost of an objective structured clinical examination. *Acad Med.* 68(7): 513–517

Reznick, R.K., Blackmore, D., Dauphinee, W.D., Rothman, A.I., and Smee, S. (1996) Large-scale high-stakes testing with an OSCE: report from the Medical Council of Canada. *Acad Med.* 71(1 Suppl): S19–S21

Ruesseler, M., Weinlich, M., Byhahn, C., et al (2010) Increased authenticity in practical assessment using emergency case OSCE stations. *Adv Health Sci Educ Theory Pract.* 15: 81–95

Russell, L.B. and Hubley, A.M. (2005) Importance ratings and weighting: old concerns and new perspectives. *Int J Testing.* 5: 105–130

Schirmer, J.M., Maatsch, L., Lang, F., et al. (2005) Assessing communication competence: a review of current tools. *Fam Med.* 37: 184–192

Schoonheim-Klein, M., Muijtjens, A., Habets, L., et al. (2008) On the reliability of a dental OSCE, using SEM: effect of different days. *Eur J Dent Educ.* 12: 131–137

Smee, S.M. (2007) Comparing scoring instruments for the performance assessment of professional competencies, PhD thesis, University of Ottawa

Stillman, P., Swanson, D., Regan, M.B., et al. (1991a) Assessment of clinical skills of residents utilizing standardized patients. A follow-up study and recommendations for application. *Ann Intern Med.* 114: 393–401

Stillman, P.L., Haley, H.L., Sutnick, A.I., et al. (1991b) Is test security an issue in a multistation clinical assessment? A preliminary study. *Acad Med.* 66(9 Suppl): S25–S27

Swanson, D. and Norcini, J. (1989) Factors influencing the reproducibility of tests using standardized patients. *TeachLearn Med.* 1: 158–166

Swartz, M.H., Colliver, J.A., Cohen, D.S., and Barrows, H.S. (1993) The effect of deliberate, excessive violations of test security on performance on a standardized-patient examination. *Acad Med.* 68(10 Suppl): S76–S78

Swygert, K.A., Balog, K.P., and Jobe, A. (2010) The impact of repeat information on examinee performance for a large-scale standardized-patient examination. *Acad Med.* 85: 1506–1510

Tamblyn, R., Abrahamowicz, M., Dauphinee, D., et al. (2007) Physician scores on a national clinical skills examination as predictors of complaints to medical regulatory authorities. *JAMA.* 298: 993–1001

Tamblyn, R., Abrahamowicz, M., Dauphinee, D., et al. (2010) Influence of physicians' management and communication ability on patients' persistence with antihypertensive medication. *Arch Intern Med.* 170: 1064–1072

Tamblyn, R.M., Klass, D.J., Schnabl, G.K., and Kopelow, M.L. (1991) The accuracy of standardized patient presentation. *Med Educ.* 25: 100–109

Touchie, C., Humphrey-Murto, S., Ainslie, M., Myers, K., and Wood, T.J. (2010) Two models of raters in a structured oral examination: does it make a difference? *Adv Health Sci Educ Theory Pract.* 15: 97–108

van der Vleuten, C.P.M. and Swanson, D.B. (1990) Assessment of clinical skills with standardized patients: State of the art. *Teach Learn Med.* 2: 58–76

van der Vleuten, C.P., van Luyk, S.J., van Ballegooijen, A.M., and Swanson, D.B. (1989) Training and experience of examiners. *Med Educ.* 23: 290–296

Vargas, A.L., Boulet, J.R., Errichetti, A., van Zanten, M., Lopez, M.J., and Reta, A.M. (2007) Developing performance-based medical school assessment programs in resource-limited environments. *Med Teach.* 29: 192–198

Varkey, P. and Natt, N. (2007) The objective structured clinical examination as an educational tool in patient safety. *J Comm J Qual Patient Saf.* 33: 48–53

Verma, A., Bhatt, H., Booton, P., and Kneebone, R. (2011) The Ventriloscope (R) as an innovative tool for assessing clinical examination skills: appraisal of a novel method of simulating auscultatory findings. *Med Teach.* 33: e388–e396

Vu, N.V., Marcy, M.M., Colliver, J.A., Verhulst, S.J., Travis, T.A., and Barrows, H.S. (1992) Standardized (simulated) patients' accuracy in recording clinical performance check-list items. *Med Educ.* 26: 99–104

Wagner, D.P., Hoppe, R.B., and Lee, C.P. (2009) The patient safety OSCE for PGY-1 residents: a centralized response to the challenge of culture change. *Teach Learn Med.* 21: 8–14

Wendling, A.L., Halan, S., Tighe, P., Le, L., Euliano, T., and Lok, B. (2011) Virtual humans versus standardized patients: which lead residents to more correct diagnoses? *Acad Med.* 86: 384–388

Wenghofer, E., Klass, D., Abrahamowicz, M., et al. (2009) Doctor scores on national qualifying examinations predict quality of care in future practice. *Med Educ.* 43: 1166–1173

Wilkinson, T.J., Fontaine, S., and Egan, T. (2003) Was a breach of examination security unfair in an objective structured clinical examination? A critical incident. *Med Teach.* 25: 42–46

Wilkinson, T.J., Newble, D.I., and Frampton, C.M. (2001) Standard setting in an objective structured clinical examination: use of global ratings of borderline performance to determine the passing score. *Med Educ.* 35: 1043–1049

Williams, R., Miler, R., Shah, B., et al. (2011) Observing handoffs and telephone management in GI fellowship training. *Am J Gastroenterol.* 106: 1410–1414

Williams, R.G. (2004) Have standardized patient examinations stood the test of time and experience? *Teach Learn Med.* 16: 215–222

Wood, T.J., Humphrey-Murto, S.M., and Norman, G.R. (2006) Standard setting in a small scale OSCE: a comparison of the Modified Borderline-Group Method and the Borderline Regression Method. *Adv Health Sci Educ Theory Pract.* 11: 115–122

Yudkowsky, R. (2009) Performance tests. In: S.M. Downing, and R. Yudkowsky, (eds) *Assessment in Health Professions Education* (pp. 223–226). New York: Routledge

第 46 章

基于工作场所的评价 Workplace based assessment

Gominda Ponnamperuma
译者：刘　锐　审校：冯劭婷

在工作场所中，对实际遇到的不同临床问题进行多重“抓拍”式评价，有助于构建出反映医生个人行为表现的画像。

Robert Clarke

摘自 Clarke R，‘Foundation programme assessments in general practice’，Education for Primary Care，17，p. 291，© Radcliff e Publishing，2006，已获得 Radcliffe Publishing 的许可

引言

基于工作场所的评价（workplace-based assessment，WBA）是指在日常工作中，利用工作场所内可获取的资源，对被试者进行全方位的考核。这些资源包括患者、上级临床医师、设备（如静脉导管）、同伴（如专培学员）和其他医学专业人员（如护士）。工作场所包括门诊、病房、手术室、实验室，甚至社区，医生在这些地方履行日常的专业职责。

WBA 有两种基本类型：

1. 基于观察的评价——使用由评价者（从上级临床医师到患者）填写的“评价表格”，收集被试者在工作场所的数据。根据每一份评价表格所需要的观察次数或评价者与被评价者的接触次数，可进一步分为两类：
   a. 基于单次观察或单次评价者-被评价者接触的评分；例如小型临床评估演练（mini-clinical evaluation exercise，mini-CEX）、操作技能直接观察法（direct observation of procedural skills，DOPS）、基于案例的讨论（case-based discussion，CBD）。
   b. 基于多次观察或多次评价者-被评价者接触的评分；例如小型同行评价工具（mini-peer assessment tool，mini-PAT）、患者调查。这也被称为多来源反馈（multisource feedback，MSF）。
2. 基于积累和记录证据的评价——这些为知识库提供了结构化的框架，用以核校达成课程要求的能力或学习成果的证据，例如日志。

图 46.1 显示了此分类。

这一章首先讨论了 WBA 的教育原理，以及在 WBA 中使用的基本工具。在此基础上，讨论了单个 WBA 工具的主要特点。最后，对 WBA 工具的效用进行了评价，并讨论了与 WBA 有关的一些具体问题。

教育原理

所有的评价都可以概念化为四个层级：知道、理解、展示和实践（Miller，1990）。较低的两个层级评价知识。最低层级评价对知识的记忆（知道），而第二层级评价知识的应用（理解）。接下来的两个层次评价行为。“展示”评价“模拟状态下的”行为，而“实践”评价“自然的、现实生活中的、基于实践的”行为表现。WBA 反映的是“实践”层面。

Miller（1990）认为，要确定被试者的能

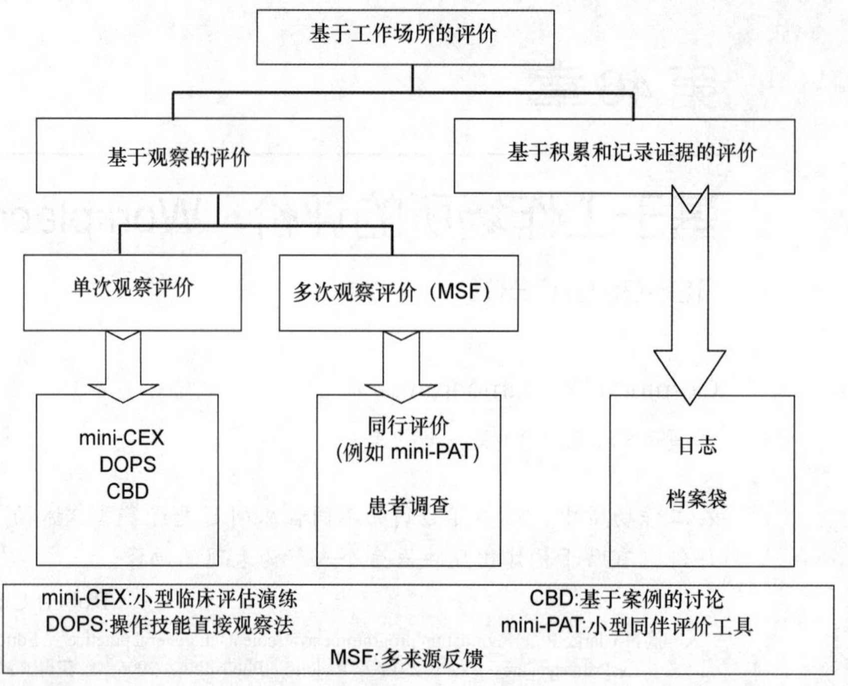

图 46.1 基于工作场所的评价

力，必须评价全部四个层级，因为每个层级都体现了被试者能力的不同方面。尽管所有四个层级都很重要，但“实践”层面或现实生活中的行为表现才体现出学习的最终目标。

研究表明，当一个人从“理解”迁移到“实践”层级时，会出现“技能损失”（Rethans et al., 1991；Kopelow et al., 1992）。因而，除非学员被评价为“实践”层级，否则这种能力的损失就无法解释。因此，为了证明一名医学专业人员适合医疗实践工作，需要评价其在工作场的行为表现，体现出知识、技能和态度的有机融合。

WBA 工具

讨论 WBA 中使用的评价工具之前，理解评价工具或表格中常用的基本工具是非常重要的。评价表可以包含两种基本工具：核查表和评定量表。

核查表

核查表的目的是记录某项操作（如静脉穿刺）或某个事件（如获取知情同意）的步骤是否已被依次完成。它不评价每一步执行的质量。因此，这是“是 / 否”的决定，评价者在对应操作步骤的核查表条目上打勾或画圈，予以记录。

评定量表

评定量表的目的是对操作或事件发生的各个步骤的质量进行分级。评定量表可能有不同数目的评分点，通常从 3 到 11，其中一端代表行为表现差，另一端代表行为表现优秀。每一个评分点（如 5 分量表中的“3”）或每一组相邻的评分点（如 10 分量表中的“9”和“10”）可能会有一个标注，比如“一般”或“优秀”。此外，每个标签可能都有一个“锚定描述”来描述学员达到该评分点所需的行为表现，例如，“优秀”的描述可能是“在没有任何外部帮助的情况下，按正确顺序执行操作的所有步骤”。评分点、标注和描述构成了“评定规则”。评分者必须根据学员的行为表现选择最合适的评分点。

评价表可能包含一个或多个评定量表，每个量表评价学员的某项能力表现，如临床技能或沟通技能。此外，可能会有一个评价学员整体表现的综合评定量表；例如，被试者是否能将所有能力整合到一项单独行为中？证据表明，综合评定量表比核查表更有效、可靠（Hodges and McIlroy，2003；Goff et al.，2002；Norman，2005）。

WBA 中判断的本质是要求评价者记录被

评价行为的发生情况、质量和（或）适用性（Norcini, 2010）。第一项（即行为的发生情况）可以用核查表来记录。通常，第二项（即行为质量）应该使用评定量表来记录。

第三项（即在特定培训水平下实践的适用性）可以用核查表或评定量表来记录，取决于是需要简单的“是 / 否”决定，还是等级决定；例如，评定“实践适用性”的 3 分制评分标准的描述可以是：能够独立操作；上级医师不在场的情况下，能够进行操作；上级医师在场的情况下，能够进行操作。

WBA 评价工具

根据人们在进行评价时应该提出的关键问题（Harden，1979），对常用的 WBA 工具进行如下介绍。

基于观察的评价：根据单次观察结果进行评分

mini-CEX

mini-CEX 评价学员在日常培训中接诊患者、采集简要或针对性病史以及进行相关体格检查的能力。

评价什么

任何评价所需评价的内容都可以大致分为能力和内容两部分。这构成了评价设计的两个基本维度（Hamdy，2006）。

mini-CEX 评价的能力有病史采集、体格检查、沟通技巧、临床推理、职业素养和组织能力。此外，还可用综合评定量表评价学员的整体能力。

Norcini 等（2003）观察到 mini-CEX 评价的内容包括：提取腹痛或胸痛等主诉，以及关节炎或哮喘等病情。此外，mini-CEX 可以聚焦到身体的某个系统（如循环系统）。如此，考虑到时间的限制，评价局部而不是全身系统的做法更普遍，或许更可行，如心脏听诊而不是检查整个循环系统。

为什么评价

为了更全面地回答这个问题，有必要回顾 mini-CEX 的历史。1972 年，当美国内科医学委员会（ABIM）取消口试时，要求其项目主管进行一项称为临床评估演练（CEX）的考试。CEX 包括对一名患者进行完整的病史采集和全面的体格检查，以得出诊断和治疗结论（Norcini et al.，2003）。一名评价者观察、评价学员，考试长达 2 小时（Day et al.，1990）。CEX 每次演练所花的时间太长，而且不能频繁重复。因此，CEX 本质上是一个“结构化、可观察的长病例”（Ponnamperuma et al.，2009）。很快，ABIM 意识到，这种评价方式难以推广，因为它依赖单一考官和单次接诊；也就是说，考试仅限单次接诊评价，并不能提供针对学员行为表现的合理评价（Noel et al.，1992；Kroboth et al.，1992）。这导致了 mini-CEX 的引入，它本质上还是传统的 CEX，但主要因为所费时间更短，能够更广泛地对学员的表现进行抽样。这使得 mini-CEX 能够多次施行，从而接诊更多患者，通过不同考官、更频繁地进行评价。因此，“为什么要使用 mini-CEX”的答案是基于多次患者接诊、多名考官、长时间观察，评价学员在工作环境中的临床能力。

怎么评价

mini-CEX 评价学员在 15 ～ 20 分钟的临床接诊过程中的表现（Norcini et al.，2003）。接诊结束后，学员需要归纳所发现的情况，并概述下一步处理措施。考官会用结构化评价表来观察学员的表现并打分。根据观察结果，培训教师 / 考官会另花 5 分钟时间向学员提供反馈。患者和评价时间由学员或培训教师决定（Norcini，2010）。

所使用的评定量表为李里克特式。在为 ABIM 开发的 mini-CEX 的原始版本中，培训教师使用 9 分制对学员的每项能力进行评价，详细列在“内容”项下。在此量表上，1 ～ 3 分被标记为“不满意”，4 ～ 6 分被标记为“满意”，7 ～ 9 分被标记为“优秀”。每个标签都有一个特定的描述，详细说明了学员的行为表现（Norcini et al.，1995）。

对被试者被评价的每项能力都需要明确地描述出预期的积极行为（即可能的最佳行为）。例如，英国基金会的 mini-CEX 项目将“病史采集”描述为“帮助患者讲述他们的故事；有效使用适当的问题以获得准确、充分的信息；对语言和非语言提示作出适当的回应”（The Foundation Programme，2012）。

如果特定的接诊过程中培训教师未观察到某项能力，也应给予记录。建议学员每年平均进行 4 ～ 6 次评价。然后，汇总学员个人能力的评分，得到学员特定能力的成绩（Norcini et al.，1995）。

除了数值量表，应预留记录定性反馈的空格。例如，在英国住院医师基础培训项目中，培训教师可以填写“哪些方面特别优异”“改进建议”和“被认可的行为”。表中也应有特定的空格来记录临床环境、临床问题、门诊接诊重点、问题的复杂性以及学员看诊次数。最后，还有一些空格用来记录评价者和被评价者的信息，以及某些管理上的考虑，例如接诊所用时间。

在哪评价

各种场景，如住院部、门诊、事故现场和急诊室或任何其他相关场景，都可以使用（Norcini et al.，1995）。尽管目前还没有证据表明，“其他任何场景”甚至可以被解读为包括“社区场景”。如果扩大“在哪评价”的范围，也有报道称 mini-CEX 已成功应用于本科阶段（Kogan et al.，2002，2003；Driessen et al.，2012）和毕业后阶段（Norcini et al.，1995；Holmboe et al.，2004a）。然而，Wilkinson 等（2008）发现住院部的评分均值显著高于门诊部，据此认为场景对评分可能会产生影响。

什么时候评价

全年均可进行 mini-CEX。如果完成了 4 ～ 6 次接诊（Norcini，2010），建议在每次接诊之间留有足够的间隔，给予学员充足的时间，利用前一次接诊的反馈来提高其表现。此外，这样的间隔可以对学员全年的表现进行抽样，而不是集中在一年中的某个特定时间。

谁评价

鉴于填写 mini-CEX 表所需要的判断类型，显然，评价者需要具备高超的技术性技能。因此，根据学员所处的培训阶段，评价者应处于更高的培训阶段或已完成培训（图 46.2）。例如，当学员处于培训的最初级阶段时，评价者可以是高级医师、全科医生（GPs）、高级学员或中级医生。然而，有证据表明，高级医师给出的评分低于住院医生（Torre et al.，2007；Kogan et al.，2003）。据此，推荐两种选择评价者的指导原则。首先，每名被试者都需要在代表不同经验水平的评价者之间保持一个合理的平衡。其次，不管培训教师的经验如何，都应该接受 mini-CEX 的培训。他们不仅接受评价方面的培训，还应该进行反馈方面的培训（Holmboe et al.，2004b）。

DOPS

DOPS 被设计用来评价实际操作的能力。不同的学科对这种类型的评价有不同的命名。在外科专业中，它被称为基于操作的评价（procedure-based assessment，PBA）（Thornton et al.，2003；Burt et al.，2003），在妇产科，它被称为客观结构化技术性技能评价（objective structured assessment of technical skills，OSATS）（Goff et al.，2000，2002；Swift and Carter，2006）。

评价什么

对于学员需要被评价的操作，如静脉穿刺或腰椎穿刺，通常相关课程有明确规定。例如，皇家儿科和儿童保健学院确定了学员应当完成的 28 项实际操作（RCPCH，2011）。同样，英国住院医师基础培训项目（2012）列出了 15 项操作。然而，Wilkinson 等（2008）指出，这些操作虽然迥异，但对评价结果无显著影响。这些操作是评价内容。评价这些操作时所依据的标准是能力。例如，英国住院医师基

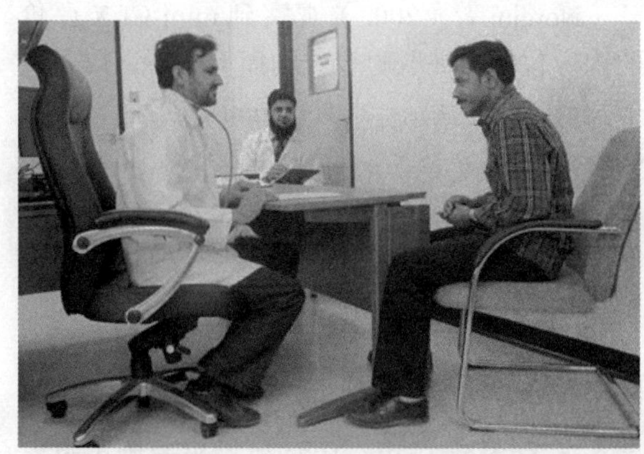

图 46.2 正在进行中的基于工作场所评价

础培训项目（2012）的操作是根据各项能力进行判断，从展示对适应证的理解到实际的操作技能。

为什么评价

这种评价是通过直接观察来评价学员的操作技能（Wragg et al.，2003），并对这些技能提供反馈。

怎么评价

由于DOPS是mini-CEX的变化形式（Norcini，2010），其评价的执行方式与mini-CEX中描述的内容相似。在大多数情况下，评价是由学员驱动，即由学员决定评价的时间和操作。然而，学员需要选择课程推荐的操作。一次DOPS所费的时间，取决于操作本身。在Wilkinson等（2008）的一项研究中，一次DOPS所费时间从1到75分钟不等，中位时间为5分钟。反馈时间占整个过程的20%～30%。

英国住院医师基础培训项目（2012）评价的每项能力都是按照6分制进行评分，通过分类和标注以区分不同的能力水平。同样，对于特定能力，如果在特定操作中没有被观察到，也有一个方框进行标记。然而，与mini-CEX不同的是，在DOPS中，每项能力没有用积极指标来描述。大多数能力是不言自明的，只有3项能力，即操作后处理、沟通技巧和对患者的考虑/职业素养需要用积极指标来描述。当核校个人的观察决定时，采用学员每项能力的评价均值。除了量化评级，在DOPS评价表中预留空间记录评价者和被评价者的身份信息、临床环境和被评价的操作。还有一个方框用于记录“优点和发展建议”的定性评价。

在哪评价

可以执行DOPS的环境有病房、事故现场和急诊科、门诊、外科和专科诊所。

什么时候评价

与mini-CEX类似，建议在DOPS之间设置适当间隔，以便在下一次DOPS之前，给予学员足够的时间来改善他们的行为表现。某些项目建议全年对学员进行多次评价（Norcini，2010）。然而，Wilkinson等（2008）发现每年评价2～3次DOPS即可。

谁评价

鉴于mini-CEX和DOPS均评价技术性技能，DOPS所需评价者的素质与mini-CEX类似。然而，除了mini-CEX中提到的评价者之外，DOPS也可能使用护士进行评价，这主要取决于护士对被评价技能的熟悉程度（RCPCH，2011；Norcini，2010）。

CBD

与Maatsch等（1983）为美国急诊医学委员会开发的原始版本的病例诱导回顾（chart-stimulated recall，CSR）类似，CBD根据被试者接诊、治疗和随访患者情况评价被试者的表现。

评价什么

英国住院医师基础培训项目（2012）中，CBD基于各种情况评价被试者。被评价的能力包括病历保管、临床评估、检查选择和推荐、治疗、随访和未来计划以及职业素养。

为什么评价

虽然评价的内容可能会因专业不同而异，但总体而言，各专业被评价的能力是相同的，如推理、知识应用和决策（Norcini，2010）。

怎么评价

与之前的评价工具一样，这也是主要由学员驱动，并由学员决定时间。然而，评价者从学员收集到的病历资料中随机选择1～2条记录。根据记录，通常选择管理的某个特定方面，如患者调查或伦理问题。然后，评价者通过询问学员为什么以这种方式管理患者进行深入探究，并按照各项能力维度对被试者进行评分，这些能力类似“内容”中所描述的能力。平均而言，完成一次CBD大约需要15分钟，另外还需要5分钟的反馈时间（Norcini，2010）。和其他WBA一样，每名被试者的评分是各项能力的均值。

在哪评价

场景在某种程度上取决于专业。例如，在产科，CBD实施于产前门诊、产前病房、产房、产后病房和评价单元（RCOG，2012），而在英国住院医师基础培训项目（2012）中，CBD实施于各种场景。

什么时候评价

英国住院医师基础培训项目中，建议学员每年完成4～6次评价（Norcini，2010）。和其他工具一样，这些评价应有适当的间隔，这样它们可以记录全年的表现。

谁评价

与mini-CEX类似，CBD由高级医师、高年学员和中级医师进行评价——取决于被试者的培训阶段（Norcini，2010）。

基于观察的评价：根据多次观察进行评分

既往被称为360°评价（Whitehouse et al.，2002），这类评价作为整体，现在被称为MSF。MSF从多个渠道收集学员的相关信息。这些来源可分为两类：医学专业人员（如医生和护士）和学员在实践过程中接触到的患者。由于医学工作者和患者所能描述的能力是有区别的，所以习惯上使用相同的工具以收集医学工作者的数据，而使用不同的工具收集来自患者的数据。因此，本章将前者视为同行评价（peer assessment，PA），后者则视为患者调查。

同行评价（mini-PAT）

很多工具被用于收集来自医学工作者的数据。譬如：

- 医生成绩回顾（physician achievement review，PAR）（Violato et al.，1997）
- 英国皇家妇产科学院团队观察表（team observation form of the Royal College of Obstetricians and Gynaecologists）（RCOG，2012）
- 小型同行评价工具（mini-peer assessment tool，mini-PAT）（Archer et al.，2008）
- SPRAT——谢菲尔德同行回顾评价工具（Sheffield peer review assessment tool）（Archer et al.，2005）
- 团队行为评价（team assessment of behaviours，TAB）（Whitehouse et al.，2007），加拿大阿尔伯塔内外科医师学院使用（Lockyer，2003）
- 评估与评价工具（appraisal and assessment instrument，AAI）（Geeraerts and Hoofwijk，2006；Overeem et al.，2010），在荷兰使用针对特定目标的评价方法，它完全依据定性信息（Overeem et al.，2010）

不可能一一描述所有这些工具，仅以mini-PAT为例进行介绍。

评价什么

不仅是mini-PAT，任何MSF工具的评价内容都是从日常情况中选择的，在此期间评价者与学员相互接触。这些能力虽然差别很大，但大多基于软技能（如与同事的关系）和一些技术性能力（如诊断能力）。英国住院医师基础培训项目（2012）中使用的mini-PAT将英国医学总会（GMC）的*优质医疗实践*作为能力框架（GMC，2006）。因此，mini-PAT评价的能力是良好的临床照护，保持优秀的医疗实践，教学和培训、评估和评价，与患者的关系，和同事一起工作。

为什么评价

与技术性技能不同，人文素质等软技能不能完全由上级临床医师进行有效、可靠地评价。首先，这是由于评价者与被评价者之间的接触时间不够。其次，由于接触时间较短，学员可以在上级医师面前表演那些希望被看到的行为。这种刻意的行为不可能一直保持，即与其他医疗工作者一起工作时就有可能暴露。最后，特定技能最好由特定类别的人员进行判断。例如，“向同事教授/学习的意愿和有效性”最好由向学员学习的人进行评价。

怎么评价

mini-PAT中的能力可以进一步细分为15个条目。它们采用与DOPS相同的6分制评分标准进行评价。但是，没有像其他WBA工具那样用积极指标来解释能力。同样的量表也用于记录评价者的整体评分。与其他工具一样，如果评价者无法对某条作出评论，则需要在空格内标记。最后，评价者通过标注“是”或“否”来表明他们是否对医生的诚实和健康有任何担忧，这是*优质医疗实践框架*（GMC，2006）涉及的另外两大方面。学员每年推荐8名评价者。评价者将填写好的表格送到中心办公室，在那里进行整理。此外，学员也用同样的尺度评价自身。评价数据按照能力进行汇总，处理后的结果发送给主管。在正式的反馈环节中，仅告知学员整体结果。因此，评价者的匿名性得以维护。

在哪评价

评价者可以在空闲时间填写表格，可以在办公室或家中填写。然而，评价需要基于评价者与学员的专业接触。MSF 已被用于本科（Arnold et al.，1981，Small et al.，1993）、毕业后（Whitehouse et al.，2002）和继续专业发展（Sargeant et al.，2005）阶段。

什么时候评价

基础培训项目（2012）建议每位学员每年填写一定数量的表格（Davis et al.，2009b）。这些形式不像在前面讨论的工具，不需要时间间隔。它们可以同时进行，最好是在年底进行，这样评价者在评价学员之前有足够的接触时间。

谁评价

评价者是高级医师、高年资学员和中级医师、全科医生、护士或卫生保健辅助人员（Norcini，2010）。

患者调查

作为 MSF 的一部分，患者调查与 mini-PAT 有相似之处。然而，患者与医生的接触通常比同行要少。由于基于较少接触的评分可能不那么有效、可靠，患者调查通常需要更多的评价者。

评价什么

评价内容与 mini-PAT 相似。英国大多数患者的问卷调查（Campbell et al.，2008）是基于*优质医疗实践*能力（GMC，2006），因此整体能力评价通常与 mini-PAT 相同。然而，因为患者不具备评价技术性技能的知识，评价重点更多地放在非技术性能力上。

为什么评价

正如 mini-PAT 所讨论的，患者更适合评价特定能力，如同理心和沟通技巧。

怎么评价

患者调查包含不同数量的题目，分别使用不同的评定量表和开放式文本问题来收集定量和定性数据。例如，咨询和关系共情（consultation and relational empathy，CARE）表（Mercer et al.，2004，2005）被英国全科医生试用，采用 5 分制、包含 10 个题目的表格。同样，由 Campbell 等开发的患者调查（2008）具有 18 个条目，其中 9 条采用李克特评分，而其他采用“是 / 否”判定，以及开放式文本或情景数据。然而，由联合皇家医师学院培训委员会（JRCPTB）开发的患者调查均采用开放式文本条目（JRCPTB，2012）。JRCPTB 建议学员就调查的时间安排和保障与主管达成一致。一旦决定了调查的时间，建议学员连续给 30 名患者分发问卷（尽管每个学员所需的问卷数量为 20 份，考虑到响应率的差异，建议学员分发 30 份调查问卷）。患者有权利选择不填写问卷。然而，如果他们同意，他们需要在离开之前完成问卷调查。患者可以通过将填写好的问卷交给护士等其他专业人员来保持匿名。每天结束时，学员应将填妥并密封的问卷交给指定的高级医师。一旦达到 20 份问卷，学员应该预约主管。然后主管应该整理完成问卷中的信息，并与学员讨论结果。

在哪评价

尽管学员可以在任何场所中分发调查表，但通常是在门诊进行。

什么时候评价

建议学员在一年内商定的时间连续发放问卷。这是为了避免学员选择对他们有利的患者。

谁评价

患者是唯一的评价者；为了达到这个目的，他们应该采用尽量避免偏倚的方式，即连续采样。

单次和多次观察 WBA 之间的区别

单次和多次观察的 WBA 工具之间的主要区别见表 46.1。

尽管存在这些差异，但是通过相同的方法可以克服这两类评价的大多数缺点，即采用多次评价和多个评价者。单次 WBA 观察中的“抓拍式”评价的抽样偏倚，可以通过多名评价者进行多次评价来克服。针对 MSF 评价缺乏客观性和准确性的问题，可以通过多种情况下多名评价者评价来解决。

表 46.1 单次和多次观察的 WBA 工具之间的差异

基于单次观察的评价	基于多次观察的评价
评价者与学员之间单次、简短的接触	通过一段时间内的多次接触，评价者根据对学员的认知进行评价
评价技术性和非技术性技能，可能更强调技术性知识和技能	主要关注的是非技术性技能
需要临床案例	不需要临床案例，因为评价者根据此前与学员的接触给予评论
通常由那些比学员更有经验和技术更熟练的人进行评价	在经验或技术熟练程度方面，评价者不一定优于学员
使用具有清晰描述的结构化评定量表，通过客观观察进行打分	使用基于意见或认知的问卷，并且这些量表未针对每项评分点给予描述
更客观，因为： ◆ 情境更接近评价要求 ◆ 具备被评价能力的技术特性 ◆ 评价者具有较高的教育水平，他们更有经验且经过评价培训 ◆ 使用具有详细描述的工具	由于缺少左侧内容的详细说明，客观性较低

基于积累和记录证据的评价

用于积累和记录证据的两种工具是日志和档案袋。

日志按时间顺序记录学员在工作场所中完成各项任务（如操作）的情况。通常，每项任务结束后都由上级医师签字，以证明证据的真实性。

档案袋是“学生工作的汇总，学生在一段时间内通过自我反思获得知识、技能、适当态度和专业成长（即学习成果或核心能力的达成情况）的证据”（Davis and Ponnamperuma，2009，p. 349）。

日志和档案袋收集的证据基本上是相同的。然而，最显著的区别是，档案袋的证据能够通过学习者的反思得到诠释（Davis and Ponnamperuma，2005）。反思可以被定义为有意识、有目的的经验探索，以促进学习、个人和专业发展，以及改进实践（Pee 等 2002）。

基于工作场所的评价

强调反思在档案袋发展中的关键作用，Challis（1999）指出，“档案袋的目的是证明学习结果，而不是学习经验的罗列。只有在实践中反思-修正-应用，才能汲取经验，促进学习。这是学习方式或应用方式的证据，将构成审查或评价的基础”。在可用于反思的各种模型中，Kolb 和 Fry（Kolb，1984）提倡的循环模型提供了一个简单的框架，以实现 Challis（1999）所提到的“实践中改进”的学习。

由于日志和档案袋具有相似的特征，它们可以被视为统一连续体的两端。日志与档案袋的区别程度取决于将反思纳入学习证据的程度。因此，来自日志的证据经常包括在档案袋中。因此，档案袋和日志的讨论被纳入更广义的术语“档案袋”中。

档案袋

评价什么

档案袋用于证明学员在达到课程要求的能力方面的进展。展示这一成果的档案袋所包含的内容各不相同（Friedman Ben-David et al.，2001）。例如，毕业后档案袋可能包括：学习者的履历、讨论过的 WBA 结果、患者的病例报告、患者主诉、检查和研究项目以及其他任何可以证明学习成果的材料。理想情况下，所有这些证据都应该：①伴随着学习者的反思；②展示它们如何促进实践。

为什么评价

研究表明，当档案袋证据与反思相结合时，不仅在实现技术性能力方面，而且在诸如伦理、态度和职业素养等能力方面都促进了专业成长（Pee et al.，2002）。

怎么评价

档案袋评价有 5 个步骤：收集证据、反思证据、评价证据、为证据辩护以及作出评价决定（Davis and Ponnamperuma，2009）。首先，学员需要收集证据以证明自己能力的进展。对这些证据的反思应该促成实践的改进，为此也应该提供新的证据。然后评价者检查档案袋以做出初步评价。接下来要求受训者进行面谈，这有两个目的。首先，它为评价者提供了机会，探究档案袋内不太清楚的内容。其次，它为学员提供了为自己工作辩护的机会。最后，在初步评价和面谈的基础上，可以做出最终的评价决定。最终评价决定应遵循的 3 个基本标准：具备能力的证据强度、涵盖能力的程度以及对学习的反思水平。

在哪评价

档案袋的素材从工作场所中收集。档案袋已在本科（Davis et al.，2001）、毕业后（Pitts，1999）和继续医学教育（Mathers et al.，1999）中应用了十多年时间。

什么时候评价

鉴于档案袋的教育原理，证据的收集需要持续进行。评价也必须是周期性的，而不仅仅在课程结束时进行。这种持续评价的原因是，定期评价中提供的反馈对学员的改进至关重要。

谁评价

尽管档案袋证据可能包含各种利益相关者（从高级医师到患者）的评价，但是档案袋的整体评价应由受过良好培训的高级评价者小组做出。除了“外部”评价者以外，长期以来有一种观点认为，档案袋促使学习者通过自我反思和自我评价而成长为评价者（Wenzel et al.，1998）。

WBA 的应用

以下是使用 Van der Vleuten（1996）提出的应用标准修订版，对 WBA 工具的应用进行简要分析。

效度

效度是评价能够实际达到评价意图的程度。评价旨在评价难以测量的主要能力，如临床推理。它们被称为构念。

一些研究支持 mini-CEX 的结构效度。Holmboe 等（2004b）研究表明，mini-CEX 能够区分不同训练阶段学员的能力。Wilkinson 等（2008）对 mini-CEX 和 DOPS，以及 Beard（2005）对 OSATS 也有类似的发现。Durning 等（2002）观察到特定能力的 mini-CEX 评分与相应能力的教师月度评分相关，而 Boulet 等（2002）的发现表明基于视频咨询的 mini-CEX 评分与沟通技巧评分相关。CBD 的前身 CSR 也得出类似的结果。在 ABIM 重新认证项目中，CSR 通过-不通过的结果和成绩分布与最初的认证一致（Maatsch et al.，1983）。Both Norman 等（1989）和 Solomon 等（1990）表明 CSR 与口试成绩的相关性分别为 0.71 和 0.49。后一项研究还表明，CSR 可以区分出被试者经验的不同层级。关于同伴评价，有证据支持其表面效度（Lockyer，2003）、内容效度（Murphy et al.，2008）、结果效度（Sargeant et al.，2005）和结构效度（Ramsey et al.，1989）。档案袋具有较好的表面效度（Roberts et al.，2002；Webb et al.，2002）、内容效度（Davis et al.，2001）和结构效度（Ker et al.，2003）。但是，如果未按照规定内容准备标准化资料，学员档案袋的比较可能是一个问题。

信度

信度是评价结果（或观察成绩）与真实成绩或实际被试者能力的匹配程度。真实成绩与观察成绩的不匹配是由于评价中的错误所致。当评价误差很小时（即当真实成绩和观察成绩非常接近时），评价结果会变得具有可重复性或更可靠性。

尽管最初的 mini-CEX 研究表明，大约需要 14 个评分者才能达到 0.8 的信度（Norcini et al.，1995；Holmboe et al.，2003），最近的一项研究表明，mini-CEX 只需要 5 名评分员，DOPS 需要 2～3 名评分员就足够了（Wilkinson et al.，2008）。然而，这个研究最终推荐 mini-CEX 采用 8 名评价者，这也得到了其他研究的证实（Durning et al.，2002；Kogan et al.，2003）。然而，Norcini 和 Burch（2007）认为，如果以 95% 置信区间为标准，即使是 4 名评分者也足以为 mini-CEX 产生非重叠的评分。额外的评分者可能仅用于应对及格边缘的学员（Norcini，2010，p. 233）。关于 OSATS 的研究也报告了良好的内部一致性（Martin et al.，1997）和评价者间信度（Martin et al.，1997；Beard et al.，2005）。相对于 CBD，CSR 的信度约为 0.7（Solomon，1990）。Pelgrim 等（2011）根据文献综述，得出的结论是 10 次观测足以达到可接受的信度。

但是，考虑到每项评级均需要多次观察，因此确定达到 WBA 可接受信度需要的评价者数量并不容易。选择医学专业人员作为评价者的 MSF，所需评价者的数量取决于评价者的类型和评价工具（Swick et al.，2006）。Massagli 和 Carline（2007）报告评价者数量，少至 5 名护士，多至 23 名医学生。尽管有一些研究表明使用 8 名评价者也能达到很高信度（Lockyer and Violato，2004），但是，通常达到可接受信度的评价者范围从 11 名（Ramsey et al.，1996；Murphy et al.，2009）、12 名（Campbell et al.，2008）到 13 名（Wilkinson et al.，2008）。关于患者调查，尽管 JRCPTB（2012）建议每名学员调查 20 名患者，但研究表明，这个数字可能在 36 名（Campbell et al.，2008）至 41 名（Murphy et al.，2009）之间。

对档案袋评价信度的关注已经持续了一段时间（Roberts et al.，2002；Pitts et al.，2002）。关于档案袋信度存在两派意见。一个学派已经证明，如果对档案袋材料进行适当和充分的采样，则可以使用定量方法获得足够信度（O'Sullivan et al.，2004）。另一学派认为应当将档案袋视为定性评价（Driessen et al.，2005，2012）。

教育影响

教育影响是指通过评价，推动学员学会正确的学习方法。研究表明，mini-CEX 和相关评价能够促进深度学习（Alves de Lima et al.，2005）和反思（Cruess et al.，2006）。一些早期工作表明，在缺乏反思性反馈的情况下，mini-CEX 的教育效益会出现衰减（Soemantri et al.，2012）。然而，一项系统综述（Miller and Archer，2010）发现，只有 MSF 具备促进实践改进（Brinkman et al.，2007）的客观证据，虽然 mini-CEX（Malhotra et al.，2008；Weller et al.，2009）、DOPS（Morris et al.，2006）和 CBD（Bodgener and Tavabie，2011）具有高影响力的主观证据。然而，这种影响取决于 2 个因素，即专业和反馈。对于 MSF，外科医生报告对其影响较小（Lockyer et al.，2003），对家庭医生（Sargeant et al.，2003）则有较高的教育影响。这种影响还取决于反馈的质量（Bodgener and Tavabie，2011）。

可接受性

尽管一些研究表明 mini-CEX 具有良好的可接受性（Nair et al.，2008），但 Wilkinson 等（2008）报告，46% 的评价者和被评价者评论说 mini-CEX 非常耗时。住院医师已经意识到 mini-CEX 的教育和评价作用之间存在紧张关系（Malhotra et al.，2008）。在一项调查中，CBD 被选为所有 WBA 评价工具中最可接受的方法，尤其对评价者而言（Smith et al.，2008）。相反，Johnson 等（2011）报告称，在他们的研究中的 111 名学员中只有 13 名，以及 140 名评价者中有 2 名认为 CBD 给予了反馈。尽管教师对档案袋评价的接受度良好（Davis and Ponnamperuma，2010），但学生的最初感知并不理想（Davis et al.，2001）。虽然随后学生的接受程度有所改善，但该过程所花费的时间仍然是一个主要问题（Davis et al.，2009a）。

可行性

学员和培训教师均认同了 mini-CEX、DOPS 和同行评价的可行性（Wilkinson et al.，2008）。但是，它们并非没有问题，响应率低是困扰所有 WBA 的一个问题（Crossley et al.，2005；Wilkinson et al.，2008）。从积极的方面来说，mini-CEX 这样的评价工具已经在多种环境中使用，翻译成多种语言（Norcini，2010），更明确地评价诸如职业素养等许多相关能力（Cruess et al.，2006），使用多种方式提交，例如使用移动通讯技术提交评价表（Torre et al.，2007）。档案袋评价的可行性也存在相同情况。

成本-效益

尽管几乎没有相关研究，但是 WBA 的广泛使用表明成本并不是被特别关注的问题，尤其是考虑到它不需要昂贵的物理资源。但是，如果将评价者的时间计入成本，则成本可能会很高。

表 46.2 总结了这些发现。

WBA 相关事项

WBA 的效度、公平性和信度

有关效度的关键问题是 WBA 结果能否代表工作场所中真实的实践情况。工作场所

表 46.2　WBA 工具的效用

评价工具	效度	信度	教育影响	可接受性	可行性	成本-效益
mini-CEX	结构效度	每年 4 ～ 6 名评价者	高	中度到低度，主要取决于耗费的时间	总体良好，它们已被广泛使用，但响应率低是主要问题	它们的广泛使用说明具有较好的成本-效益，但需要考虑评价者时间成本
DOPS	结构效度	每年 3 ～ 5 名评价者	高			
CBD（主要用于 CSR）	结构效度	每年 4 ～ 6 次	低			
同行评价，例如 mini-PAT	表面、结果和结构效度	每年 8 ～ 13 名评价者	高。依赖于专业和反馈质量	一般较低，由于需要收集大量的表格		
患者调查	不确定	每年 20 ～ 40 名患者	没有足够证据			
档案袋	表面、内容和结构效度	足够的信度是可能的，需要适当的标准	高，如果进行反思	逐步提高，但记录证据需要耗费大量时间		

评价材料的具有代表性样本能够支持内容效度，同时消除了“结构代表性不足”的威胁（Downing and Haladyna，2004）。WBA 通过预先确定的 mini-CEX 临床问题列表、DOPS 操作或 CBD 案例分类达到同样目的。鼓励学员不要在同一地点重复相同的 WBA。在选择 WBA 的患者时，最好根据评价设计蓝图，确保广泛涵盖列表内容，以便抽样的临床内容不会过多或过少。

公平是一个问题，因为不同学员采用不同的评价材料。因此，比较不同学员的结果存在一定问题。在一定程度上，可以通过设计等机制来解决，以确保对所有被试者都考核相同广度的内容和能力。评价者需要经过培训才能使用评价表，至少在每次 WBA 观测中采用相同的指导原则和评价标准。

信度一直是人们关注的问题，因为非结构化和非标准化的 WBA 材料以及评价者素质的不同对维持较小的评价误差构成了威胁。因此，任何 WBA 结果能否重现令人怀疑，这主要取决于 WBA 案例或任务的特异性（Norman，2005）。这些信度问题在某种程度上可以通过前面讨论的维持公平性的措施来解决。

但是，主要还是依靠增加评价次数来克服。因此，评价决定不应基于：

- 任何单次评价，但基于特定 WBA 工具中的所有评价
- 任何单一的评价工具，但基于所有评价工具的结果

为此，档案袋收集许多 WBA 工具的多种评价形式的结果非常有意义。

Crossley 和 Jolly（2012）认为，为了提高信效度，WBA 需要从以下 4 个方面进行完善：

- 评定量表应与评价者的理解和预期保持一致
- 应该使用判断（综合评分）而不是个人的客观观察
- 评价应基于行为表现质量，而不是基于学员在特定培训阶段的适用性
- 应聘用最合适的评价者

档案袋的信度问题能够通过将档案袋作为单独的评价形式而克服。此类评价需要在档案袋中讨论的 3 个基本标准的基础上建立广义的评价标准。

终结性评价和形成性评价

尽管在某些情况下采用 WBA 进行终结性评价（Davis et al.，2001；Driessen et al.，2012），但 WBA 更倾向主要用于形成性评价（Norcini，2010；Nassrally et al.，2012）。出于效度、公平性和信度的考虑，限制了它在高利害终结性评价中的应用。但是，大多数培训项

目通常将完成WBA作为获取终结性评价资格的强制性要求。WBA尽管本质上是形成性评价，但仍会终影响终结性评价。

增强WBA的教育价值

可以通过两种相互关联的措施增强WBA的教育价值：反馈和评价者培训。

Johnson等（2011）的发现证实了对反馈质量的需求，他们得出结论，评价者和学员均不认为CBD提供了充分的反馈。Soemantri等（2012）以及Bodgener和Tavabie（2011）也承认了反馈的重要性。

评价者不愿意授予低分，这暴露了评价者培训的重要性。Silber等（2004）观察到评价者倾向于只评价医学知识和人际交往能力维度，从而忽略了其他能力。Pulito等（2006）也发现评价者主要评价认知技能和职业素养。为了克服这些问题，Davis等（2009b）建议评价者培训应强调基于观察的评价。

结论

基于工作场所的评价

- WBA如果使用得当，可以带来很多获益。
- 通过良好设计和优化抽样，可以提高评价效度。
- 做出评价决定之前，采集足够数量的评分，能够提高信度。
- 在追求终结性评价要求的过程中，不应忽视WBA的形成性评价的价值。
- 未来十年的主要研究重点应该放在改善评分标准、评价者培训和反馈上。
- 工作场所不适合进行复杂评分。WBA的成功取决于保持评价简单。

参考文献

Alves de Lima, A., Henquin, R.,Thierer, J., et al. (2005) A qualitative study of the impact on learning of the mini clinical evaluation exercise in postgraduate training. *Med Teach*. 27: 46–52

Archer, J.C., Norcini, J., and Davies, H.A. (2005) Peer review of paediatricians in training using SPRAT. *BMJ*. 330: 1251–1253

Archer, J., Norcini, J., Southgate, L., Heard, S., and Davies, H. (2008) mini-PAT (Peer Assessment Tool): A Valid Component of a National Assessment Programme in the UK? *Adv Health Sci Educ*. 13: 181–192

Arnold, L., Willoughby, L., Calkins, V., and Eberhart, G. (1981) Use of peer evaluation in the assessment of medical students. *Med Educ*. 56, 35–42.

Beard, J.D. (2005) Setting standards for the assessment of operative competence. *European J Vasc Endovasc Surg*. 30: 215–218

Beard, J.D., Jolly, B.C., Newble, D.I., Thomas, W.E., Donnelly, J., and Southgate, L.J. (2005) Assessing the technical skills of surgical trainees. *Br J Surg*. 92: 778–782

Bodgener, S., and Tavabie, A. (2011) Is there a value to case-based discussion? *Educ Prim Care*. 22: 223–228

Boulet, J.A., McKinley, D.W., Norcini, J.J., and Whelan, G.P. (2002) Assessing the comparability of standardised patient and physician evaluations of clinical skills. *Adv Health Sci Educ Theory Pract*. 7: 85–97

Brinkman, W.B., Geraghty, S.R., Lanphear, B.P., et al. (2007) Effect of multisource feedback on resident communication skills and professionalism: a randomized controlled trial. *Arch Pediatr Adolesc Med*. 161: 44–49

Burt, C.G., Chambers, E., Maxted, M., et al. (2003)The evaluation of a new method of operative competence assessment for surgical trainees. *Bull Roy Coll Surg Engl*. 85(5): 152–155

Campbell, J.L., Richards, S.H., Dickens, A., Greco, M., Narayanan, A., and Brearley, S. (2008) Assessing the professional performance of UK doctors: an evaluation of the utility of the General Medical Council patient and colleague questionnaires. *Qual Safety Health Care*. 17: 187–193

Clarke, R. (2006) Foundation programme assessments in general practice. *Educ Prim Care*. 17: 291

Challis, M. (1999) AMEE Medical Education Guide No.11 (revised): Portfolio-based learning and assessment in medical education. *Med Teach*. 21: 370–386

Crossley, J., Eiser, C., and Davies, H. (2005) Children and their parents assessing the doctor–patient interaction: evaluating the feasibility and reliability of SHEFFPAT—a rating system for doctors' communication skills. *Med Educ*. 39: 820–828

Crossley, J., and Jolly, B. (2012) Making sense of work-based assessments: ask the right questions in the right way, about the right things, of the right people. *Med Educ*. 46: 28–37.

Cruess, R., McIlroy, J. H., Cruess, S., Ginsburg, S., and Steinert, Y. (2006) The Professionalism Mini-Evaluation Exercise: a preliminary investigation. *Acad Med*. 81: S74–S78

Davis, M.H., Friedman Ben David, M., Harden, R.M., et al. (2001) Portfolio assessment in medical students' final examinations. *Med Teach*. 23: 357–366

Davis, M.H., and Ponnamperuma, G.G. (2005) Portfolio assessment. *J Vet Med Educ*. 32: 279–284

Davis, M.H., and Ponnamperuma, G.G. (2009) Workplace-based assessment. In J.A. Dent and R.M. Harden (eds.) *A Practical Guide for Medical Teachers* (pp. 349–356). 3rd edn. London: Elsevier Churchill Livingstone

Davis, M.H., and Ponnamperuma, G.G. (2010) Examiner perceptions of a portfolio assessment process. *Med Teach*. 32: e211–e215

Davis, M.H., Ponnamperuma, G.G., and Ker, J.S. (2009a) Student perceptions of a portfolio assessment process. *Med Educ*. 43: 89–98

Davis, M.H., Ponnamperuma, G.G., and Wall, D. (2009b) Work-based assessment. In J.A. Dent and R.M. Harden (eds.) *A Practical Guide for Medical Teachers* (pp. 341–348). 3rd edn. London: Elsevier Churchill Livingstone

Day, S.C., Grosso, L.J., Norcini, J.J., Blank, L.L., Swanson, D.B., and Home, M.H. (1990) Residents' perception of evaluation procedures used by their training programme. *J Gen Intern Med*. 5: 421–426

Downing, S.M. and Haladyna, T.M. (2004) Validity threats: overcoming interference with proposed interpretations of assessment data. *Med Educ*. 38: 327–333

Driessen E.W., Tartwijk, J.V., Govaerts, M., Teunissen P., and Van der Vleuten, C.P.M. (2012) The use of programmatic assessment in the clinical workplace: a Maastricht case report. *Med Teach*. 34: 226–231

Durning, S.J., Cation, L.J., Markert, R.J., and Pangaro, L. N. (2002) Assessing the reliability and validity of the mini-clinical evaluation exercise for internal medicine residency training. *Acad Med*. 77: 900–904

Friedman Ben-David, M., Davis, M.H., Harden, R.M., Howie, P.W., Ker, J., and Pippard, M.J. (2001) AMEE Guide No.24: Portfolios as a method of student assessment. *Med Teach*. 23: 535–551

Geeraerts, G.A.G. and Hoofwijk, H.A. (2006) *Assessing Medical Professionals* [in Dutch]. Houten: Bohn Stafleu van Loghum

GMC (General Medical Council) (2006) *Good Medical Practice*. London: General Medical Council. [Online] (Updated March 2009) http://www.gmc-uk.org/static/documents/content/GMP_0910.pdf Accessed 12 March 2012

Goff, B.A., Lentz, G.M., Lee, D., Houmard, B., and Mandel, L.S. (2000) Development of an objective structured assessment of technical skills for obstetric and gynecology residents. *Obstet Gynecol* 96: 146–150

Goff, B.A., Nielsen, P.E., Lentz, G.M., et al. (2002) Surgical skills assessment: a blinded examination of obstetrics and gynecology residents. *Am J Obstet Gynecol*. 186: 613–617

Hamdy, H. (2006) Blueprinting for the assessment of health care professionals. *Clin Teach*. 3: 175–179

Harden, R.M. (1979) How to…assess students: an overview. *Med Teach*. 1: 65–70

Hodges, B. and McIlroy, J.H. (2003) Analytic global OSCE ratings are sensitive to level of training. *Med Educ.* 37(11): 1012–1016.

Holmboe, E.S., Huot, S., Chung, J., Norcini, J.J., and Hawkins, R.E. (2003) Construct validity of the mini Clinical Evaluation Exercise (Mini-CEX) *Acad Med.* 78: 826–830

Holmboe, E.S., Hawkins, R.E., and Huot, S.J. (2004a) Effects of direct observation of medical residents' clinical competence training: a randomised control trial. *Ann Intern Med.* 140: 874–881

Holmboe, E.S., Yepes, M., Williams, F., and Huot, S.J. (2004b) Feedback and the mini clinical evaluation exercise. *J Gen Intern Med.* 19: 558–561

Johnson, G., Booth, J., Crossley, J., and Wade, W. (2011) Assessing trainees in the workplace: Results of a pilot study. *Clin Med.* 11: 48–53

JRCPTB (Joint Royal College of Physicians Training Board) (2012) Workplace-based assessment. [Online] http://www.jrcptb.org.uk/assessment/Pages/Workplace-Based-Assessment.aspx Accessed 10 March 2012

Ker, J.S., Friedman Ben-David, M., Pippard, M.J., and Davis, M.H. (2003) Determining the construct validity of a tool to assess the reflective ability of final year medical students using portfolio evidence. *Members' Abstracts, Association for the Study of Medical Education (ASME)*, Annual Scientific Meeting, pp. 20–21

Kogan, J.R., Bellini, L.M., and Shea, J.A. (2002) Implementation of the mini-CEX to evaluate medical students' clinical skills. *Acad Med.* 77: 1156–1157

Kogan, J.R., Bellini, L.M., and Shea, J.A. (2003) Feasibility, reliability, and validity of the mini-clinical evaluation exercise (mini-CEX) in a medicine core clerkship. *Acad Med.* 78: S33–S35

Kolb, D.A. (1984) *Experiential Learning.* London: Prentice Hall

Kopelow, M., Schnabl, G., Hassard, T., et al. (1992) Assessing practising physicians in two settings using standardised patients. *Acad Med.* 67: S19–S21

Kroboth, F.J., Hanusa, B.H., Parker, S., et al. (1992) The inter-rater reliability and internal consistency of a clinical evaluation exercise. *J Gen Intern Med.* 7: 174–179

Lockyer, J. (2003) Multisource feedback in the assessment of physician competencies. *J Cont Educ Health Prof.* 23: 4–12

Lockyer, J.M. and Violato, C. (2004) An examination of the appropriateness of using a common peer assessment instrument to assess physician skills across specialties. *Acad Med.* 79: S5–S8

Lockyer, J., Violato, C., and Fidler, H. (2003) Likelihood of change: a study assessing surgeon use of multisource feedback data. *Teach Learn Med.* 15: 168–174

Maatsch, J.L., Huang, R., Downing, S., and Barker, B. (1983) *Predictive validity of medical specialty examinations.* Final report for Grant HS 02038-04, National Center of Health Services Research. Michigan State University, East Lansing, MI: Office of Medical Education and Research and development

Malhotra, S., Hatala, R., and Courneya, C.A. (2008) Internal medicine residents' perceptions of the Mini-Clinical Evaluation Exercise. *Med Teach.* 30: 414–419

Martin, J.A., Regehr, G., Reznick, R., et al. (1997) Objective structured assessment of technical skill (OSATS) for surgical residents. *Br J Surg.* 84: 273–278

Massagli, T.L., and Carline, J.D. (2007) Reliability of a 360-degree evaluation to assess resident competence. *Am J Phys MedRehab.* 86: 845–852

Mathers, N.J., Challis, M.C., Howe, A.C., and Field, N J. (1999) Portfolios in continuing medical education—effective and efficient? *Med Educ.* 33: 521–530

Mercer, S.W., McConnachie, A., Maxwell, M., Heaney, D.H., and Watt, G.C.M. (2005) Relevance and performance of the Consultation and Relational Empathy (CARE) Measure in general practice. *Fam Pract.* 22: 328–334

Mercer, S.W., Watt, G.C.M., Maxwell, M., and Heaney, D.H. (2004) The development and preliminary validation of the Consultation and Relational Empathy (CARE) Measure: An empathy-based consultation process measure. *Fam Pract.* 21: 699–705

Miller, A., and Archer, J. (2010) Impact of workplace based assessment on doctors' education and performance: a systematic review. *BMJ.* 341: 5064

Miller, G. (1990) The assessment of clinical skills/competence/performance. *Acad Med.* 65: S63–S67

Morris, A., Hewitt, J., and Roberts, C.M. (2006) Practical experience of using directly observed procedures, mini clinical evaluation examinations, and peer observation in pre-registration house officer (FY1) trainees. *Postgrad Med J.* 82: 285–288

Murphy, D.J., Bruce, D., and Eva, K.W. (2008) Workplace-based assessment for general practitioners: using stakeholder perception to aid blueprinting of an assessment battery. *Med Educ.* 42: 96–103

Murphy, D.J., Bruce, D.A., Mercer, S.W., and Eva, K.W. (2009) The reliability of workplace-based assessment in postgraduate medical education and training: a national evaluation in general practice in the United Kingdom. *Adv Health Sci Educ Theory Pract.* 14: 219–232

Nair, B.R., Alexander, H.G., McGrath, B.P., et al. (2008) The mini clinical evaluation exercise (mini-CEX) for assessing clinical performance of international medical graduates. *Med J Aust.* 189: 159–161

Nassrally, M.S., Mitchell, E.M., and Bond, J.D.P. (2012) Workplace-based assessments: The emphasis on formative assessment. *Med Teach.* 34: 253

Noel, G.L., Herbers, J.E. Jr., Caplow, M.P., Cooper, G.S., Pangaro, L.N., and Harvey, J. (1992) How well do internal medicine faculty members evaluate the clinical skills of residents? *Ann Intern Med.* 117: 757–765

Norcini, J., and Burch, V. (2007) Workplace-based assessment as an educational tool: AMEE Guide No. 31. *Med Teach.* 29: 855–871

Norcini, J. J. (2010) Workplace assessment. In T. Swanwick (ed.) *Understanding Medical Education: Evidence, Theory and Practice* (pp.232–245). The Association for the Study of Medical Education (ASME) Chichester, UK: John Wiley & Sons Ltd

Norcini, J.J., Blank, L.L., Arnold, G.K., and Kimball, H.R. (1995) The mini-CEX (clinical evaluation exercise): a preliminary investigation. *Ann Intern Med.* 123: 795–799

Norcini, J.J., Blank, L.L., Duffy, F.D., and Fortna, G.S. (2003) The mini-CEX: a method for assessing clinical skills. *Ann Intern Med.* 138: 476–481

Norman, G. (2005) Editorial—checklists vs. ratings, the illusion of objectivity, the demise of skills and the debasement of evidence. *Adv Health Sci Educ Theory Pract.* 10(1): 1–3

Norman, G.R., Davis, D., Painvin, A., Lindsay, E., Rath, D., and Ragbeer, M. (1989) Comprehensive assessment of clinical competence of family/general physicians using multiple measures. In: Proceedings of the 28th Annual Conference on Research in Medical Education. Washington, DC: Association of American Medical Colleges

O'Sullivan, P.S., Reckase, M.D., McClain, T., Savidge, M.A., and Clardy, J.A. (2004) Demonstration of portfolios to assess competency of residents. *Adv Health Sci Educ Theory Pract.* 9: 309–323

Overeem, K., Lombarts, M.J.M.H., Arah, O.A., Klazinga, N.S., Grol, R.P.T.M., and Wollersheim, H.C. (2010) Three methods of multi-source feedback compared: A plea for narrative comments and coworkers' perspectives. *Med Teach.* 32: 141–147

Pee, B., Woodman, T., Fry, H., and Davenport, E. S. (2002) Appraising and assessing reflection in students' writing on a structured worksheet. *Med Educ.* 36: 575–585

Pelgrim, E.A., Kramer, A.W., Mokkink, H.G., van den Elsen, L., Grol, R.P., and Van der Vleuten, C.P. (2011) In-training assessment using direct observation of single-patient encounters: a literature review. *Adv Health Sci Educ Theory Pract.* 16: 131–142

Pitts, J. (1999) Learning portfolios, professional practice and assessment. *Educ Gen Pract.* 10: 423–429

Pitts, J., Colin, C., Thomas, P., and Smith, F. (2002) Enhancing reliability in portfolio assessment: discussions between assessors. *Med Teach.* 24: 197–201

Ponnamperuma, G.G., Karunathilake, I.M., McAleer, S., and Davis, M.H. (2009) The long case and its modifications: a literature review. *Med Educ.* 43: 936–941

Pulito, A.R., Donnelly, M.B., Plymale, M., and Mentzer Jr, R.M. (2006)What do faculty observe of medical students' clinical performance? *Teach Learn Med.* 18: 99–104

Ramsey, P.G., Carline, J.D., Inui, T.S., Larson, E.B., LoGerfo, J.P., and Wenrich, M.D. (1989) Predictive validity of certification by the American Board of Internal Medicine. *Ann Intern Med.* 110: 719–726

Ramsey, P.G., Carline, J.D., Blank, L L., and Wenrich, M.D. (1996) Feasibility of hospital-based use of peer ratings to evaluate the performances of practicing physicians. *Acad Med.* 71: 364–370

RCOG (Royal College of Obstetricians and Gynaecologists) (2012) Education and exams: Mini-CbD Obstetrics. [Online] http://www.rcog.org.uk/education-and-exams/curriculum/advanced+training+skills Accessed 6 March 2012

RCPCH (Royal College of Paediatrics and Child Health) (2011) Directly Observed Procedural Skills (DOPS). [Online] http://www.rcpch.ac.uk/training-examinations-professional-development/quality-training/asset-assessment-services-educatio-4 Accessed 3 March 2012

Rethans, J., Sturmans, F., Drop, R., van der Vleuten, C., and Hobus, P. (1991) Does competence of general practitioners predict their performance? Comparison between examination setting and actual practice. *BMJ.* 303: 1377–1380

Roberts, C., Newble, D., and O'Rourke, A.J. (2002) Portfolio-based assessments in medical education: are they valid and reliable for summative purposes? *Med Educ.* 36: 899–900

Sargeant, J.M., Mann, K.V., Ferrier, S.N., et al. (2003) Responses of rural family physicians and their colleague and coworker raters to a multi-source feedback process: a pilot study. *Acad Med.* 78: S42–S44

Sargeant, J., Mann, K., and Ferrier, S. (2005) Exploring family physicians' reactions to multisource feedback: perceptions of credibility and usefulness. *Med Educ.* 39: 497–504

Silber, C.G., Nasca T.J., Paskin, D.L., Eiger, G., Robeson, M., and Veloski, J.J. (2004) Do global rating forms enable program directors to assess the ACGME competencies? *Acad Med.* 79: 549–556

Small, P.A., Stevens, B., and Duerson, M. C. (1993) Issues in medical education: basic problems and potential solutions. *Acad Med.* 68: S89–S98

Smith, D., Riley, S., Kazmierczak, A., Aitken, M., Paice, E., and Le Rolland, P. (2008.)*National survey of trainees 2007: summary report.* London: Postgraduate Medical Education and Training Board. http://www.gmc-uk.org/National_Survey_of_Trainees_2007_Summary_Report_20080723_Final.pdf_30376516.pdf Accessed 10 March 2012

Soemantri, D., Dodds A., and McColl, G. (2012) Mini-Clinical Evaluation Exercise (Mini-CEX) as a learning tool: the provision of reflective feedback. In: Proceedings of the 15th Ottawa Conference Assessment of Competence in Medicine and the Healthcare Professions Kuala Lumpur, Malaysia 9–13 March 2012

Solomon, D.J., Reinhart, M.A., Bridgham, R.G., Munger, B.S., and Starnaman, S. (1990) An assessment of an oral examination format for evaluating clinical competence in emergency medicine. *Acad Med.* 65: S43–S44

Swick, S., Hall, S., and Beresin, E. (2006) Assessing ACGME competencies in psychiatry training programmes. *Academic Psychiatry*, 30, 330–350

Swift, S.E., and Carter, J.F. (2006) Institution and validation of an observed structured assessment of technical skills (OSATS) for obstetrics and gynecology residents and faculty. *Am J Obstet Gynecol.* 195: 617–621

The Foundation Programme. (2012) ePortfolio: Assessment and Assessment Tools. [Online] http://www.foundationprogramme.nhs.uk/index.asp?page=home/e-portfolio Accessed 5 March 2012

Thornton, M., Donlon, M., and Beard, J.D. (2003) The operative skills of higher surgical trainees: measuring competence achieved rather than experience undertaken. *Bull Roy Coll Surg Engl.* 85: 190–218

Torre, D.M., Simpson, D.E., Elnicki, D.M., Sebastian, J.L., and Holmboe, E.S. (2007) Feasibility, reliability and user satisfaction with a PDA-based mini-CEX to evaluate the clinical skills of third-year medical students. *Teach Learn Med.* 19: 271–277

Van der Vleuten, C.P.M. (1996) The assessment of professional competence: developments, research and practical implications. *Adv Health Sci Educ Theory Pract.* 1: 41–67

Violato, C., Marini, A., Toews, J., Lockyer, J., and Fidler, H. (1997) Feasibility and psychometric properties of using peers, consulting physicians, co-workers, and patients to assess physicians. *Acad Med.* 72: S82–S84

Webb, C., Endacott, R., Gray, M., et al. (2002) Models of portfolios. *Med Educ.* 36: 897–898

Weller, J.M., Jolly, B., Misur, M.P., et al. (2009) Miniclinical evaluation exercise in anaesthesia training. *Br J Anaesth.* 102: 633–641

Wenzel, L.S., Briggs, K.L., and Puryear, B.L. (1998) Portfolio: authentic assessment in the age of the curriculum revolution. *J Nursing Educ.* 37: 208–212

Whitehouse, A., Hassell, A., Bullock, A., Wood, L., and Wall, D. (2007) 360 degree assessment (multisource feedback) of UK trainee doctors: field testing of Team Assessment of Behaviours (TAB) *Med Teach.* 29: 171–176

Whitehouse, A., Walzman, M., and Wall, D. (2002) Pilot study of 360 degrees assessment of personal skills to inform record of in training assessments for senior house officers. *Hosp Med (Lond).* 63: 172–175

Wilkinson, J.R., Crossley, J.M.A., Wragg, A., Mills, P., Cowan, G., and Wade, W. (2008) Implementing workplace-based assessment across the medical specialties in the United Kingdom. *Med Educ.* 42: 364–373

Wragg, A., Wade, W., Fuller, G., Cowan, G., and Mills, P. (2003) Assessing the performance of specialist registrars. *Clin Med.* 3: 131–134

延伸阅读

UK Foundation programme sample WBA forms

The full version of the assessment forms described in this chapter can be downloaded from: http://www.foundationprogramme.nhs.uk/pages/home/curriculum-and-assessment/curriculum2010

第 47 章

笔试评价 Written assessment

Kevin Hayes

译者：徐 杭 审校：齐 心

多年以来，通过笔试进行考核的方式已被替代，并在所有医学课程的实践中取得了显而易见的成功。这种方法的优点是能以显著更少的耗时来测试所有应试者。但这种方法并不能像某些改革者希望的那样经常运用，因为他们忘记了或可能并不知道，批阅一个大班的笔试试卷是一件多么耗时费力且吃力不讨好的任务。

Robert Christison

摘录自 *British Medical Journal*，Robert Christison，'President' s Address，Delivered at the Forty-Th ird Annual Meeting of the British Medical Association'，2，p. 155，copyright 1875，经 BMJ 出版集团许可。

笔试评价的目的

院校教育和毕业后教育的提供者长期以来一直以笔试评价的形式对学生医学知识的掌握情况进行评价，而本章的每位读者将会对多种多样的评价形式进行广泛的体验。人们仅在最近 15 年左右才形成一个共识：诸如论述题和对 / 错判断多项选择题[①]（multiple choice questions，MCQs）等被长期使用的传统方法，存在着许多内在缺陷，这使得它们成为不太理想的评价方法。有鉴于此，评价已经产生了一个巨大的转变——转变为可提供有效而可靠测试的更为现代化的各种循证方法。单项选择题（single best answer MCQs，SBAs）、扩展型匹配题（extended matching questions，EMQs）和简答题（short answer questions，SAQs）是目前大多数机构采用的主要题型（Hayes and McCrorie，2010）。而当人们按照高标准进行命题时，这些题型即可用于与背景相关的知识考查。在评价过程中很可能有必要使用多种不同的题型，而不是试图对所有内容都使用同一种题型——因为它们各有优缺点（Schuwirth and Van der Vleuten，2004）。如果您提的问题鼓励死记硬背式的机械学习和对琐事的孤立回忆，那么，这正是您将会鼓励的学习类型（而不是与临床相关的和可转移知识的学习，因为这些都是经过合理设计的笔试评价所鼓励的学习类型）。显然，评价对学习有着重要的影响（Newble and Jaeger，1983），而在笔试中的结果效度与其他评价同等重要。

众所公认，笔试评价的目的不仅仅是确保学员在他们学习的特定阶段已达到了必要的知识水平，而且还要确保他们能应用知识来游刃于各种临床场景并保证自身安全。评价的行为给学员提供了关于他们的优势和不足之处的反馈。形成性评价和终结性评价都可以做到这一点，但这主要是前者的内在目标。类似地，考官可获取关于其教学方案有效性方面的反馈，而在反馈得到充分关注的情况

① multiple choice questions（MCQs）常被译为“多项选择题”，实际上应为“多选项问题”，直接翻译为“选择题”更不容易引起歧义。——译者注

下，课程即可获得持续性的改进（Goldman et al.，2012）。

笔试评价可用于测试科学与临床的基础知识、伦理和法律问题的原则以及对数据和研究的解读。对于评价临床技能、沟通技能和基于工作场所的职业素养而言，这通常是一种糟糕的方法——我们另有其他方式来测试这些技能。任何一个将要设计笔试问题或整体评价的人都要考虑两个根本问题："我真正要考查的是什么？"以及"还有没有其他方法是我可以用，或应该用于考查这个的？"例如，在医学学位课程学习的早期阶段，如果对于能力的理论知识是该阶段唯一需要考查的内容，那么，关于患者给予知情同意能力的理论原则的简答题可能是适当而合理的。如果您实际上是想考核学生在评价患者能力方面的水平，正如在他们的课程学习后期或毕业后阶段很可能进行的那种考核，那么笔试就不太合适了。这种情况下，客观结构化临床考试（objective structured clinical examination，OSCE）或基于工作场所的评价（workplace-based assessment，WPBA）会是合理的选择。

学习结果

医学的课程体系在院校教育和毕业后教育领域通常都很庞大，这就产生了评价问题。要考查所有的内容既不可能，也非必需。毕竟，在各行各业中又有谁能自称无所不知呢？因此，评价需要以课程为驱动力。而若有人问"您应该考核什么？"，那么您可以简单地答道：在课程中明确规定的普遍且重要的学习结果，这些学习结果是为确保应试者在履行特定的工作职责时具备必要的知识、技能和态度而设计的。请注意，至关重要的是"普遍且重要"，而并非稀有和深奥——耗费过多时间来评价太多无关紧要的东西是毫无意义的。因此，课程的学习结果应作为各个阶段评价内容的支撑。这将确保考生和考官都明确要考查的内容，同时也可避免因个别考官决定考核一些他们个人特别感兴趣但实际上可能并不在课程学习要求中的内容而产生的问题。

评价蓝图的制订

根据课程来制订评价的蓝图，是确保评价具有内容效度并能涵盖其被设计所要涵盖内容的第一步。评价蓝图的制订确保了内容效度、学习成果和学习体验之间的一致性（Coderre et al.，2009）。至关重要的是，制定评价蓝图的人应与课程的传授以及与要参加考核的学生或学员密切相关。毕竟，我们也不可能期望其他不熟悉课程和学生的教师们会知道要提出什么问题以及要提问到什么程度。清晰的评价蓝图将确保被考查的学科领域能被恰如其分地涵盖和抽样。因而比起罕见的主题，普遍且核心的主题也会被考查得更多。表47.1是一个关于妇产科毕业后医学教育考试的笔试评价蓝图的典型范例（基础科学的临床应用）。这种简单的可视化表格格式，使得人们可轻松确定评价所覆盖的课程范围。

评价标准和评分方案

有时这些术语可以互换使用，但其实它们代表着不同的概念。评价标准只是简单地确定一个特定主题的哪些方面需要进行评价考核，而评分方案则建立在这些标准的基础上，为每一个有待考核的标准进行重要性分配或权重设置。请思考以下关于毕业后医学的笔试问题（框47.1）。

那么，这个问题实际上希望考生回答什么呢？这可以通过多种方式来回答，从具体的高血压治疗到更广泛的公共卫生政策和二级预防均可，但考生在确定实际要被评价的内容方面没有得到任何帮助。

对于阅卷人，则会有附加的信息来帮助他们对问题进行判断（详见框47.2）。

那么，一个优秀的考生究竟应该写出一篇怎样全面而循证的论据来论证这个问题呢？此外，这对考官也几乎没有帮助。关于这个问题具体正在考查什么，或者是抗高血压治疗的任何特定方面被视为有多重要等内容，均无任何提示。命题人、考生和阅卷人不得不猜测对方的想法。请看框47.3中带有评价标准和评分方案的相同示例。

现在，各方都已弄清楚，对于高血压治疗，有哪些方面正在进行评价，同时还清楚

表 47.1　蓝图样例

	解剖学	生理学	内分泌学	生物化学	胚胎学	遗传学	药理学	病理学
产前期		X			X	X	X	
分娩	X	X					X	
产后			X					X
母体医学		X		X			X	X
月经问题	X	X						X
生育能力低下			X	X		X		
恶性肿瘤	X					X	X	X
泌尿妇科	X	X					X	
早期妊娠			X	X	X	X		
性 / 生殖健康			X	X			X	
外科手术	X	X		X			X	X

（X ＝待考查的主题和学科领域）

框 47.1　笔试问题样例

一名 50 岁男性，患有原发性高血压，无其他合并症。请对其原发性高血压的长期治疗进行批判性评估。

（20 分）

框 47.2　阅卷人信息

一个好的考生会针对长期的抗高血压治疗，写出全面、循证的论证。最多可以给予 20 分。

地表明了所审查的每个领域的相对重要性。哪个示例会使考生回答出最佳答案？而哪个示例会使评分更加公平，更不容易引起观察者之间的差异？评价方案和评分标准为考生提供了指引，也为阅卷人的评分提供一致性（Hayes and McCrorie，2010）。

信度和测试时间

本书在其他章节对信度进行了详细介绍，但与其他评价一样，信度同样适用于笔试评价。通常，测试时间越长，评价的信度就高，因为更长时间的评价可允许更大量的抽样。因此，一份限时 3 小时、包含 300 道选择题（MCQs）的试卷，其信度明显高于一份限时 3 小时、包含 6 道 30 分钟论述题的试卷。对考生和阅卷人而言，随着题目数量的减少，评价的抽样数量也随之下降，而偏差则可能相应增加。我们每个人都有自己擅长或者不擅长的知

框 47.3　评价标准和评分方案

请对一名无其他合并症的 50 岁男性的原发性高血压的长期治疗方案进行批判性评估，涉及以下方面：

A. 现行国家指南中常用的一线抗高血压药物（8 分）
B. 与长期治疗目标有关的证据（6 分）
C. 成本-效益（4 分）
D. 患者对终身治疗的接受程度（2 分）

供阅卷人参考的附加信息

一个好的考生会写出一个全面的、循证的论据，来概述长期抗高血压治疗的利弊，并预期会考虑到以下每个部分：

A. 药物 x、y 和 z，根据国家指南中提及的个体药效、种族差异、副作用、禁忌证和药物相互作用（每描述出一种药物得 2 分；论据清晰得 2 分）
B. 关于发病率和死亡率降低的长期观察数据，包括在本领域影响深远的研究方法的利弊（数据正确得 4 分；论据清晰得 2 分）
C. 与高血压治疗相关的成本-效益概念的定义以及如何平衡成本与效益的观点（一般概念得 2 分；与高血压合理关联则得 2 分）
D. 从患者调查和心理学研究中获取到的关注长期药物治疗的好处和劣处的证据（列出数据得 1 分；对证据进行简要评述得 1 分）

识领域，如果仅用论述题来对毕业后课程的六个领域进行考查，那么，一个考生可能会碰巧在某些领域的考核中表现不佳而显得比个人的真实水平差很远。同样地，如果只有六名考官对同一组论述题进行评分，那么评分则很可能会被一组“鸽派”或“鹰派”占据主导地位并影响到结果的准确性。如果将评价方法改为使用 20 道简答题（SAQs），每道题均由不同的人来评分，那么评价的信度很可能会提高。

您所选择的笔试方法应该兼顾以下 2 个方面：既要保证足够的信度，又要保证是一个可考查到您真正想进行评价的内容的有效题型。若要兼顾二者而达到这种平衡，可能需要采取多种方法（Schuwirth and Van der Vleuten，2005）。

许多笔试题型都很有吸引力，尤其是选择题（MCQs）、单选题（SBAs）和扩展匹配题（EMQs），因为它们可以在相对较短的时间内考查大量的知识及其应用水平，并且在信度方面表现出色。对于这些多项选择型的评价方法，一般测试的时间没必要超过 3 小时，因为之后的信度增幅只有很小而资源消耗却极大增加（Van der Vleuten and Swanson，1990）。

笔试评价的类型

人们对不同笔试题型的优缺点已了解得比较透彻了，不同的题型均有其特定的效用，而关于不同题型在考查特定内容的能力方面，很多已有的观点是存在缺陷的（Schuwirth et al.，2002；Schuwirth and Van der Vleuten，2006）。选择题可考查事实性知识，而开放式问题可考查更深层次的批判性思维——这是人们普遍持有的一个观点，但这并不总是对的。越来越明显的是，问题的质量决定了其具体可考查的内容，而只要问题设计得巧妙合理，不论是何种题型都可以同时考查事实性知识和对知识进行更深层应用的批判性思维——这一切均取决于被考查的内容（Norman，1987；Schuwirth，2006）。

本节的其余部分将介绍目前常用的不同笔试题型，并提供一些关于良好实践的实用技巧。

多项选择题

多项选择题可能是读者最熟悉的题型。它们已被广泛使用了数十年，基本上分为三种类型：对 / 错判断选择题（true/false MCQs，T/F MCQs）、单项选择题（SBAs）和扩展匹配题（EMQs）。这些题型都属于封闭式问题，因为答案都显而易见，并以选项列表或者被提出的对 / 错答案作为展现形式（Schuwirth and Van der Vleuten，2005）。近年来，对 / 错判断题已被 SBAs 和 EMQs 所取代。本节将对每种题型进行批判性研究，指出其优缺点，并探讨发生上述变化的原因。

对 / 错判断选择题（T/F MCQs）

T/F MCQs 始终采用以题干或陈述引入的方式，其后紧随 3 ～ 5 个被提出的“答案”。这种问题要求考生对每个建议的选项做出“对”或“错”的判断。框 47.4 是使用 T/F MCQ 来考查解剖学知识的示例。

我们将很快返回此示例。

T/F MCQs 相对容易进行命制和评分，大多数机构都有大量这种问题，它们可以在短时间内考查大量知识。遗憾的是，这些题目也确实很容易被粗制滥造，或者被命制成最能让考生沮丧的那种含糊问题；这类题目倾向于鼓励死记硬背的学习方式，而且通常在教育学方面很少能经得起推敲——在与临床相关的环境中应用尤为困难。医学院校和毕业后医学教育机构仍在使用这种题型。而若能命制精良，它们确实仍然可以在某些领域作为一种有用的知识考查形式，但效用则取决于它们被应用的情景。让我们回到框 47.4 中的示例。答案在框 47.5 中。

从表面上看，这可能被视为是一个好问题。它提出了一个清晰的问题，其答案的对错非常明确。题目列出的所有答案看起来都合情合理，因此可能会捕捉到知识有所欠缺的考生。然而，终极的问题是：这个问题实际上在考查什么？

如果答案是纯粹关于盆腔动脉血供解剖学的基础科学知识，那么这是一个很好的问题。T/F MCQs 是考查基础科学知识的好方法，其中许多知识确实完全非是即非。

但如果答案是盆腔动脉血供的临床相关解剖，那么问题就出现了。没有和临床情景相关联，则这个问题仅鼓励对孤立的解剖学知识的学习。

而大多数医学课程已转变为促进在临床情景中的学习。正如框 47.6 所给我们展示的，可能是一个关于促进在临床情景中学习方面的较好例子。

现在，该问题已被命制成与临床情景相关的格式，按要求将盆腔动脉血供的解剖学知识置入一个普通外科手术的情景中。此时，仅记住动脉分支列表已不再足以回答这个问题了，这就鼓励学生们进行更多相关的学习。

所有的这些答案都完全是对 / 错吗？答案 B 到 E 肯定是正确的，但纯粹主义者可能会争辩说，一些与子宫上血管相吻合的卵巢血管降支需要被结扎。那么，这是对还是错？或者是模棱两可的？

框 47.4 对 / 错判断选择题（T/F MCQ）

关于髂内动脉前干的分支，以下哪一个是它的直接分支？

A. 卵巢动脉
B. 阴部动脉
C. 直肠上动脉
D. 膀胱上动脉
E. 子宫动脉

框 47.5 对 / 错判断选择题（T/F MCQ）及其答案

关于髂内动脉前干的分支，以下哪一个是其直接分支？

A. 卵巢动脉 错
B. 阴部动脉 对
C. 直肠上动脉 错
D. 膀胱上动脉 对
E. 子宫动脉 对

框 47.6 临床情景中的对 / 错判断选择题（T/F MCQ）

一名 43 岁女性因持续性月经过多而行保留卵巢的腹部全子宫切除术。在手术期间，需要结扎以下哪些动脉？

A. 卵巢动脉 错
B. 阴部动脉 错
C. 膀胱上动脉 错
D. 子宫动脉 对
E. 阴道动脉 对

关于对 / 错判断选择题（T/F MCQs）的进一步问题

请思考框 47.7 这个针对医学生的示例。

这个问题设置在一个良好的临床小场景中，答案 A 和 D 毫无疑问是错的（该疾病是 X 连锁隐性遗传的）。答案 B 是有问题的，因为很可能没人知道基因携带的确切发生率。如果大多数教材都同意发病率为 1 ：（4000 ～ 5000），这个答案会是对还是错呢？问题是要说明在英国或者全世界范围内的发病率还是这对夫妇的种族起源的发病率（这在题目中未指定）。请记住，临床医学中的大多数情况都“可能”发生，并且几乎所有情况都将具有不同的严重性，因此答案 C 肯定是正确的，因为它的描述非常不具体——最终，这个选项只考查了很少的知识。同样地，鉴于这是一道考查医学生的题目，而不是考查高水平专家的题目，答案 E 实际上并未考虑到与目标人群兴趣相关的问题——这是一个与考生不相关的孤立事实。

任何从事临床医学的人都知道，几乎没有东西是绝对正确或错误的，这样自然会导致此类问题在一定程度上的模棱两可。事实上，这些问题具有模棱两可的倾向性，经常会被考生和考官认为的确是“不公平的”（McCoubrie，2004），而且这些问题也倾向于鼓励对孤立的事实的回忆（Chandratilake et al.，2011），这就是它们被其他更新颖的题型所取代的主要原因。当应试者正确地判断了选项为“错”时（不可避免地大约 50% 的回答会是错误的），

框 47.7 另一道对 / 错判断选择题（T/F MCQ）

一名 28 岁女性有一个患有甲型血友病的兄弟。因此，人们知道她携带了甲型血友病的基因。她想生孩子，和丈夫一起去找遗传学顾问进行咨询。以下关于甲型血友病的遗传学知识，哪个 / 些是正确的？

A. 这是一种常染色体隐性遗传疾病
B. 该基因的发病率为 1：5000
C. 患儿可能有不同临床严重程度的疾病
D. 所有男性的后代都会患病
E. 这个疾病是由 *FGR3714885cx* 基因区域的缺陷引起的

与这种题型相关的另一个问题就会发生。在前面的示例中，考生可能已经正确回答道这不是常染色体隐性遗传病，但他们知道这是 X 连锁隐性遗传病吗？对于正确的知识，只能被推断出来而不是被证明出来。

单项选择题

单项选择题（SBAs）已成为考查临床知识的主要题型。SBAs 通常具有以下特征：

- 一个具有适当信息量的临床小片段。
- 一个清晰而明确的问题，这个问题要求考生从选项列表中选择一个最佳答案。
- 一个通常会对所提出的问题列出 3 ～ 5 个可能答案的列表——此列表包含着正确的答案（其他答案则是干扰项）。
- 干扰项应该是一组同类型的答案——例如，根据所提出的问题，干扰项应该全是同类型的检验、诊断或药物——它们需要是看起来像正确答案的替代选项。
- 很多（很可能是全部）干扰项在某种程度上可能是正确的，但是实际“正确”答案必须比其他答案明显“更为正确”。
- 所有答案均应按字母、数字或最合逻辑的顺序列出，因此它们在选项列表中的位置是无关紧要的。
- 一个好的考生应该能够回答情景中的问题，包括所有的选项。

临床小片段被用来表示临床的相关推理。人们对于所选择的临床小片段应该是短的、长的还是不用于支持非临床背景下构成的事实陈述，已经研究得比较多了。针对此问题的研究表明（Case et al.，1996），临床小片段的选择在表现上没有统计学差异；但常识表明，以日常方式呈现事实的临床小片段是构建问题更现实的方式。

如果 SBAs 被设计得精良，则它们不应具有以下任何一项特征：

- 格式为“以下哪一项是正确的？”的问题
- 格式为“以下所有内容都是正确的，除了哪一项？”的问题
- 采用否定措辞的问题，例如“不应该进行哪一项检验 / 检查？”

列表中的问题是没有重点的；请记住，许多选项在某种程度上可能是“正确的”；这时候，我们所需要的是单项选择题（SBA）。同样地，要求考生选择不对的答案或“不应该做什么”的答案通常是有悖于临床思维原则的，这应该要避免。

框 47.8 中展示了一个良好的 SBA 示例。

这道考题构筑于一个真实的临床小片段中，并且提出了一个清楚明确的问题。所有备选答案都是看似合理且同类型的，但在对这种临床状况有合理了解的情况下，答案 A 在相当大的程度上是最优选项。请注意，在这个临床情景下，人们也同样可能会做很多检验，但是选项 A 是最有可能确定诊断的方法。

SBAs 是在临床情景中考查知识的一种极佳的方法，因为它们与鼓励事实性回忆相反，而且还顾及临床的不确定性（因为这种题型要求考生选择最可能的答案而不是绝对的非黑即白的判断）。

SBAs 可以用于考查包括基础科学在内的大多数医学领域，并且像大多数的选择题型一样，可以在短时间内考查大量的课程知识。只要对 SBAs 进行合理的设计并采集大量样本，那么，当人们对其进行心理测量学的测试时，其单位时间内的信度始终表现良好。

框 47.9 展示了更多示例，说明如何使用 SBAs 来考查医学课程的不同领域的知识。

可以看出，这种题型可以对课程的许多不同领域进行考查，并且从风格和内容的角度来看，这些问题都被认为是高质量的。要被认为是高质量的话，每个问题都要经得起以下推敲：

框 47.8 单项选择题（SBA）样例

一名既往体健的 40 岁女性因右上腹疼痛入院。她的脉搏为 90 次 / 分，体温为 36.9℃，血压为 120/75 mmHg。她痛苦不堪，腹部检查提示右肋软骨下有一些压痛，但没有假性腹膜炎表现。Murphy 征阴性。医生对其作出了胆绞痛的临床诊断。

以下哪一项检查最有助于明确诊断？

A. 腹部超声
B. C 反应蛋白
C. 肝功能检查
D. 食管胃十二指肠镜检查
E. 白细胞计数

> **框 47.9 更多的单项选择题（SBAs）样例**
>
> 一名 30 岁男性因与一位新的伴侣开始交往，而前往性健康门诊进行检查。他没有任何症状，而且他的检查结果也是正常的。两天后，他的尿液衣原体检验结果呈阳性。所有其他检查结果均为阴性。
>
> 对于他的衣原体感染，最适合的治疗方法是什么？
>
> **A.** 阿奇霉素
> **B.** 头孢氨苄
> **C.** 环丙沙星
> **D.** 克林霉素
> **E.** 甲硝唑
>
> 一名 70 岁男性因十二指肠溃疡穿孔而行开腹手术，目前正处于术后康复阶段。他本来恢复良好，但现在发生了麻痹性肠梗阻。
>
> 哪种生化异常最有可能加重这个术后并发症？
>
> **A.** 低钙血症
> **B.** 低氯血症
> **C.** 低钾血症
> **D.** 低钠血症
> **E.** 低镁血症

1. 问题中有没有清晰的临床小片段？
2. 是否提供了足够的临床细节以供考生回答问题？
3. 是否提出了清晰明确的问题？
4. 是否所有选项都具有同质性？
5. 是否所有干扰项至少看起来是合理的？
6. 这个问题是否真的只有一个最有可能的答案？
7. 正确答案是否比起其他答案明显可能性更大？
8. 这个问题能被选项列表中涵盖的答案所回答吗？

问题的缺陷

任何题型都有可能被引入缺陷，但单项选择题（SBAs）尤其脆弱。因为 SBAs 的命题困难，而且对课程某些领域的考查也不一定适合这种题型。

问题的缺陷往往分为 2 类：一类与应试考生有关，另一类与不必要的困难有关（Case and Swanson，2002）。

与应试考生有关的问题缺陷类型

图 47.1 展示了一些问题缺陷。

在临床小片段和（或）问题中的语言线索

临床小片段中的语言线索在方框 47.10 中进行了展示。

由于问题中采用了“真实”这个词，所以问题的答案被框 47.10 中的临床小片段无意中泄露了。回答这个问题几乎或完全不需要任何医学知识。框 47.11 中的示例是一个有些微妙但常见的缺陷。

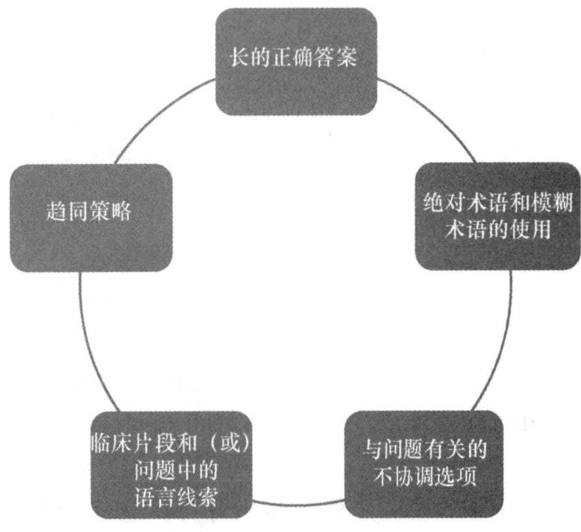

图 47.1 与应试考生有关的问题缺陷类型

> **框 47.10 更多的单项选择题（SBAs）样例**
>
> 一名 30 岁男性去看他的全科医生时，描述起他那与日俱增的莫名焦虑，同时他还时不时觉得周围的世界并不真实。
>
> 哪个术语最能描述这种心理症状？
>
> **A.** 自我价值的错觉
> **B.** 失实症
> **C.** 人格解体
> **D.** 思想脱轨
> **E.** 分离障碍

> **框 47.11 存在缺陷的单项选择题（SBA）**
>
> 一名 46 岁女性因持续性消化不良和反流而被转诊去看胃肠病专家。她的全科医生曾试过对她进行饮食调理和奥美拉唑药物治疗，但未见好转。
>
> 对她的症状进行诊断，最合适的下一步检查将会是进行一个（注：英文原文中此处的“一个”使用了“an”）：
>
> **A.** 吞钡检查
> **B.** 弯曲杆菌血清学检查
> **C.** CLO 呼气测试
> **D.** 胸部和腹部 CT 检查
> **E.** 食管胃十二指肠镜检查

在框 47.11 的示例中，命题人在问题末尾无意中添加了单词“an”，意味着答案必须以英文元音开头，而只有 E 满足这个条件，因此选项 E 一定是正确的。在问题中使用复数也可能达到这种效果：例如，对于……最合适的下一步检查有哪些？当不是所有选项中都包含超过一个检查时，答案便显而易见了。

与问题有关的不协调选项

SBAs 中的问题应具有针对性，以确保其没有歧义。所有选项都需要适用于给定的问题。请看框 47.12 中的示例。

由于问题明确要求进行药物干预，那么，现在问题的正确答案范围就缩窄到更为简单的 C、D 或 E 选项了。可以马上忽略 A 和 B 选项。不论考生的知识掌握得如何，他们答对的机会都增加了。当设定情景下的可能干扰项数量有限时，通常会产生这种缺陷，因此命题会在选项列表中添加了其他内容来弥补。有趣的是，最近的一项回顾性研究表明，无论使用 3 个、4 个还是 5 个答案选项，心理测量学的表现都没有真正的改变（Vyas and Supe，2008）。因此，鉴于题目的内容，测试题目应包括尽可能多的选项（Tarrant et al.，2009）。

趋同策略

请思考框 47.13 中的问题。

乍一看，这似乎是一个设计合理且具有挑战性的问题。但是，对于应试考生来说，这个问题相当容易（即使他们几乎没有医学知识）。应试考生会问自己这样一个问题：“你会把树藏在哪里？”答案是：“在一个充满其他树木的森林中”。所以，正确的答案很可能与其他答案有很多共同之处。答案中有 3 个关于“低”的选项和 2 个关于“高”的选项。那么，我们可以忽略掉“高”的选项。而在那 3 个“低”的选项中，“低钠血症”这个关于“钠”的选项又同时出现在“高”的选项中（即“高钠血症”）。这使得“低钠血症”这个选项很可能是正确的答案。如果所有选项都是“低”的选项，那么这个问题会设计得更好，因为所有选项会更加同质化。

框 47.14 中展示了另一个示例。

框 47.12 不协调的选项

一名 30 岁女性在首次怀孕的 36 周时被产房收治入院。她感到头痛不适。她的血压为 190/135 mmHg，尿蛋白为＋＋＋。她有反射亢进和阵挛，并被诊断为先兆子痫。

对于她的紧急处理，最合适的药物干预是什么？

A. 中心静脉置管和加护病房（HDU）护理
B. 头部 CT 扫描
C. 硫酸镁和拉贝洛尔
D. 地西泮和肼苯哒嗪
E. 苯妥英钠和硝普钠

框 47.13 趋同策略

一名 66 岁男性患有晚期肺腺癌。他正在接受姑息治疗，并出现全身乏力。经过血液检查，他被诊断出患有抗利尿激素分泌异常综合征。

哪种生化异常最有可能提示这种诊断？

A. 低钾血症
B. 低钠血症
C. 高钠血症
D. 低氯血症
E. 高钙血症

框 47.14 另一个存在缺陷的单项选择题（SBA）

一名 30 岁女性来看一位妇科医生，说自己已经有将近 10 个月没来月经了。她没有临床症状，使用避孕套避孕，而且检查结果正常。她的激素水平如下：

血清人绒毛膜促性腺激素（β-HCG）：阴性；催乳素：435；卵泡刺激素（FSH）＝110；黄体生成素（LH）＝73；睾酮：性激素结合球蛋白（SHBG）比值正常。

最可能的诊断是什么？

A. 垂体前叶功能衰竭
B. 下丘脑功能障碍
C. 多囊卵巢综合征
D. 卵巢早衰
E. 催乳素瘤

这个情况比框 47.13 中示例的缺陷更不易察觉，但当再次使用趋同策略时就会发现：答案选项中有两个关于卵巢的诊断和两个关于功能衰竭的诊断。正确的答案最可能被隐藏于相似的干扰项中，而正确的答案就是唯一同时具有这两个特征的选项——卵巢早衰。

请看这种情况能如何通过对选项列表稍作改动而改变（框 47.15）。

选项 D 仍然是正确的，但是现在应试考生无法使用趋同策略，而是只有在他们具备回答该问题所需知识的情况下，才能自信地得出正确答案。

长的正确答案

请看框 47.16 中的示例，应该就可以清楚地知道问题出在哪里。

答案 C 比其他所有答案都更为详尽和具体，以至于它不得不成为正确答案。这种情况发生在

当命题人要确保正确回答是“绝对正确的”，且并没有为了平衡各个答案选项而花费太多时间在干扰项的设计上。

数值选项也可能会陷入这种问题（框 47.17）。

这个问题只能有一个正确答案，因为 D 比所有其他选项都具体得多（至少这个缺陷可以很容易地被修正）。

框 47.15　替代选项列表

A. 垂体前叶功能衰竭
B. 下丘脑功能障碍
C. 多囊卵巢综合征
D. 过早绝经
E. 催乳素瘤

框 47.16　长的正确答案

事实证明，英国国家医疗服务体系（NHS）的宫颈筛查计划可以降低宫颈癌的发病率和死亡率。主要宫颈细胞学工具的灵敏度约为 70%。

当应用于此筛查时，对灵敏度最合适的描述是什么?

A. 罹患宫颈癌女性的比例
B. 因为没有宫颈癌而被筛查所忽略的女性比例
C. 通过这个查找核异质细胞的检查来确定处于高风险的且实际罹患该疾病女性的比例，而核异质细胞的存在是宫颈癌的癌前病变必不可少的先决条件
D. 筛查结果呈阳性的女性宫颈癌患者比例
E. 患有宫颈癌女性的比例，无论她们是否接受过筛查

绝对术语和模糊术语的使用

使用“始终”或“绝不”的答案总是错误的，永远不可能正确！在医学上几乎没有东西是绝对的，这使得这些答案很可能是错误的。类似地，当使用“可能”“也许”和“有时”等模糊术语的时候，则它们可能是正确的，因为大多数事情都“可能会”发生或是有可能的（框 47.18）。

选项 B、C、D 和 E“听起来”是错误的，因为它们被置入了绝对术语的框架中，而选项 A 是含糊的——即使对心肌梗死的急性处理，以及在什么情况下进行急性心导管插入以行血管成形术和支架置入术会不合适知之甚少。“可能”一词的使用听起来是正确的，其他的就不那么重要了。

与难度不相关的缺陷

与前面的示例不同，这里是题目本身的设计出现问题，而不是在向应试者提供解题线索

框 47.17　数值不一致

在英国，无症状衣原体携带者已被认定为重大公共卫生问题。在青少年中尤其如此。

在英国，到性健康门诊就诊的青少年中，衣原体检测阳性的比例是多少?

A. 3%
B. 8%
C. 12%
D. 19.4%
E. 26%

框 47.18　绝对术语和模糊术语

一位 65 岁男性因严重的中心性胸痛和恶心而到急诊室就诊。他的心电图显示为 ST 段抬高型心肌梗死。他患有长期的高血压和 2 型糖尿病，并服用雷米普利和二甲双胍。

关于他的急性治疗，最恰当的陈述是：

A. 急性心导管插入术、血管成形术和支架置入术可能是合适的
B. 急性溶栓是绝对禁忌的，因为他有糖尿病
C. 他的抗高血压用药绝不应该改变，因为他到目前为止一直很稳定
D. 应始终应用静脉注射二乙酰吗啡来镇痛
E. 必须立即严格控制血糖

方面存在缺陷。与题目的难度不相关的缺陷可分为以下几类：

- 问题使用的频率术语含糊不清，诸如“经常”“可能”“通常”或“常常”
- 答案选项冗长、复杂或重复
- 数值术语的使用不一致
- 临床小片段诡谲或过于复杂
- 没有提出明确的问题

框 47.19 展示了其中一部分这些缺陷。

频率术语可能会含糊不清，而且研究已表明，即使对于同一组专家，它们的意思也可能大相径庭（Case，1994）。请看框 47.19 中的答案选项：怎样的频率才算“通常”？怎样的频率才算“常常”？怎样的频率才叫“经常”？少到怎样才算“很少”？根据您的观点，所有这些答案都有可能全是对的，也有可能全是错的。这使得问题无法回答，因为考生不得不去猜测考官的意思。

另一个问题是使用过于冗长的选项（框 47.20）。

当您读那些选项的时候，能记住所提出的实际问题吗？这些选项太过于冗长复杂了，而且都对药物级别陈述了几条信息。问题的焦点则在细节中丢失了。

除非经过仔细考虑，否则数值选项可能会出问题。这些选项需要被一致地进行表述，而通过数字来衡量变化的范围在表述时需要通过合理的步骤——否则有些选项看起来会不太可能。请参看框 47.21 中的问题。

在这些选项中，存在着绝对值和范围的混合。答案 C 包括了 D 和 E，因此，如果确实只有一个最佳答案，则可以立即将答案 C、D 和 E 排除。这就剩下选项 A 或 B。如果按照框 47.22 的顺序排列选项，那么题目会更加合理。

现在，只要正确答案在文献中得到一致认可，那这就是对知识的真正考查；但是，如果在文献中的认可率并不是真正的已知，而是被

框 47.19 不精确的术语

一名 70 岁女性因左侧偏瘫入院，并被诊断出右侧脑血管意外（cerebrovascular accident，CVA）。她被收治入院进入到卒中病房接受治疗。

关于其 CVA 的治疗，最合适的说法是什么？

A. 急性溶栓常常是治疗血栓性 CVA 的治疗选择
B. 如果是溶栓禁忌证，经常会使用正式的肝素治疗
C. 无论治疗方式如何，在未来几个月里死亡通常会发生
D. 出血性 CVA 的外科治疗不常见
E. 华法林很少用作长期治疗

框 47.20 过于冗长的选项

一名 33 岁女性被诊断患有类风湿关节炎（rheumatoid arthritis，RA），并希望对用药进行讨论。她目前正在定期服用双氯芬酸和扑热息痛，但手指和膝关节仍存在相当严重的疼痛。

关于其 RA 的药物控制最合适的说法是什么？

A. 如果患者对非甾体类抗炎药（nonsteroidal anti-inflammatory drugs，NSAIDs）仍有耐受性，且没有出现任何关节外风湿性关节炎的表现，那么即使在处方中添加了其他药物，也建议继续定期服用 NSAIDs 作为背景药物以缓解症状
B. 甲氨蝶呤对她来说是理想的下一种药物，因为 NSAIDs 明显对她的症状控制不足，而且只要她不希望怀孕，它的副作用与其他延缓疾病进程的药物相比是有利的
C. 金制剂和青霉胺在此阶段被推荐使用，因为它们长久以来作为二线药物成功地延缓了疾病的进程，而尽管副作用很常见，但这些副作用可以被密切监测并且相对容易被改善
D. 大剂量的泼尼松龙是合适的下一步处理，因为能在较长时间内进行强有力的抗炎。而由于她没有其他严重的内科合并症，所以其副作用应该是可控的
E. 现在建议在此阶段应用爱若华，因为越来越多的证据表明它能使无病间期变得更长并可减少其他延缓疾病进程药物的使用

框 47.21 数值范围不一致

一名 24 岁女性因下腹部疼痛和盆腔压痛被收治入院。她的体温为 38.2℃，脉搏为 110 次 / 分。临床诊断其为急性盆腔炎性疾病（pelvic inflammatory disease，PID）。她一年前有过类似的症状，并担心自己未来的生育能力。

在 PID 第二次发作后，继发生育能力低下的可能性有多大？

A. ＜ 20%
B. 20% ～ 30%
C. ＞ 50%
D. 75%
E. 90%

认为在 20% ～ 30% 的范围内，那怎么办？

框 47.23 是另一个存在着问题的题目示例。

尽管这个题目是合理的，但临床小片段中的细节过多，其中很多内容对于回答提出的问题是完全不必要的。一般而言，我们应该避免在临床小片段中使用过多的细节或额外的信息来试图干扰或欺骗应试者（Case，1996）。

框 47.22　具有一致性的选项

一名 24 岁女性因下腹部疼痛和盆腔压痛被收治入院。她的体温为 38.2℃，脉搏为 110 次 / 分。临床诊断其为急性盆腔炎性疾病（pelvic inflammatory disease，PID）。她一年前有过类似的症状，并担心自己未来的生育能力。

在 PID 第二次发作后，继发生育能力低下的可能性有多大？

A. 10%
B. 20%
C. 30%
D. 40%
E. 50%

框 47.23　细节过多

一名患有慢性阻塞性肺疾病（Chronic Obstructive Pulmonary Disease，COPD）的 60 岁男性因气促被收治入院，他近 3 天来病情不断加重并伴有“流感样”症状，且他的常规用药不再起作用。他的病情通常在“倍氯米松 2 喷吸，每天 2 次，异丙托溴铵 2 喷吸，每天 2 次和沙丁胺醇 2 喷吸，每天 1 次”的方案下得到很好的控制。患者有咳嗽，咳绿色痰，无咯血，观察如下：呼吸频率 28 次 / 分，脉搏 100 次 / 分，血压 145/90 mmHg，体温 37.6℃，血氧饱和度 SaO_2 为 92%。胸部检查提示有广泛的喘鸣音。心血管和腹部检查无异常。他有简单的高血压并服用雷米普利控制血压。他其他方面的病史无特殊。他曾在 18 岁时做过阑尾切除，也曾进行过左腹股沟疝修补术。他与 62 岁的妻子住在一起，因为他妻子患有慢性类风湿关节炎，所以他一直在照顾她。他已经 15 年没有抽烟了，也很少喝酒，是当地一所中学的退休历史老师。

对他的初步治疗方面，下一个最合适的步骤是什么？

A. 静脉注射类固醇和雾化吸入沙丁胺醇
B. 口服泼尼松龙和高流量氧疗
C. 氨茶碱和吸入类固醇
D. 静脉注射沙丁胺醇和雾化吸入异丙托溴铵
E. 在他目前的用药中加入孟鲁司特治疗

消除问题的缺陷

所有对单项选择题（SBA）进行命题的人都会明白，要避免上述框中所展示的缺陷会有多难。缺陷是很常见的，两篇关于医学和护理教育中的文章对大量高利害考试中的终结性考核问题进行了评价（Downing，2005；Tarrant and Ware，2008），这两篇文章均发现，多达 35% ～ 65% 的题目存在缺陷。正式的命题培训是至关重要的，而专项的教师发展培训已经被证明可以提高选择题（MCQs）和简答题（SAQs）的质量（Naeem et al.，2011）。此外，任何题目都不能未经同行评议就使用。同行评审是让人以崭新的目光来重新审视已命制题目的一种绝佳方法，这个方法对专业领域以外的人来进行题目检验特别有帮助。心脏病学专家能否因为他们具有良好的精神病学知识，就可以回答精神病学的问题？或是因为问题存在缺陷，所以答案很容易被找到？事后问题分析也会有助于改进问题或消除缺陷（Case and Swanson，2002）。

扩展型匹配题（EMQs）

扩展型匹配题（extended-matching questions，EMQs）本质上是单项选择题（SBA）的变体。它们具备以下特征：

- 1 个主题标题
- 1 个答案选项列表，数量通常从 8 ～ 20 个不等
- 3 ～ 5 个与原始主题相关的临床小片段

这是考核临床相关知识的另一种极佳方法，被认为是一种背景丰富的评价题型（Case and Swanson，1993）。由于它们在一个主题下包含更长的选项列表，因此可以用来对核心领域不同方面知识进行考核。当很难为特定主题找到 5 个合理的选择时，SBA 型题目有时会出现问题，这就导致了存在缺陷的命题。如果人们仍然认为该主题很重要，那么将问题放在 EMQ 中可能是一个更好的选择。框 47.24 展示了一个 EMQ 的示例。

显然，选项 1 是问题 1 最有可能的答案。一旦针对给定主题编制了答案列表，则可以编写任意数量的问题，但每个主题有 3 ～ 5 个问题较为常见。

EMQs 最初可能难以命制，其成功取决于作者能否撰写足够长且足够合理的答案列表，以使其中一些答案充当干扰项。

您在 EMQ 的列表中应该放入多少个选项，这是很有争议的，但两项比较 SBAs 和 EMQs 的研究发现（Swanson et al.，2006，2008），使用 4 ～ 5 个选项的 SBAs 在心理测量学上与具有 8 个选项的 EMQs 相当，任何超过 8 个选项的 EMQ，其时间效率会更低，且在题目区分度方面没有明显益处。

大多数 EMQs 的缺陷与影响 SBAs 的缺陷属于同一类别。EMQs 的一个特殊问题是选项的列表混杂多样，这导致其中许多选项是不可信的，因此能通过“缩小领域”来帮助应试者。EMQ 所提出的问题也必须绝对清楚，否则任务就变成了一个猜谜游戏。诸如“将下面的陈述与正确的答案配对”的问题，无法提示重点是诊断还是治疗。同样，在进行蓝图设计时，重要的是要考虑课程的覆盖范围，因为一道 EMQ 很可能可在一个领域中考查多达 5 个问题，而 5 道 SBAs 很可能考查更多不同的领域。

框 47.24 EMQ 示例

主题：胸痛的原因

选项：

A. 支气管癌
B. 肋软骨炎
C. 夹层主动脉瘤
D. 胃食管反流
E. 大叶性肺炎
F. 稳定型心绞痛
G. 心肌梗死
H. 心包炎
I. 肺栓塞
J. 不稳定型心绞痛

从上面的列表中，为给定的临床情景选择最合适的诊断。每个选项可以使用一次、多次或完全不使用。

1. 一名 33 岁女性，BMI 为 35，初次妊娠 18 周。她没有严重的病史或手术史。她出现呼吸急促和左侧胸膜疼痛。其入院时脉搏为 110 次 / 分，血压 115/75 mmHg，体温 37 ℃，其余临床检查结果正常。她的心电图检查仅显示窦性心动过速。

2. 进一步的临床小片段……

脚本一致性测试（SCTs）

脚本一致性测试（script concordance test，SCT）是一种相对较新的工具，旨在测试学员的知识是否被充分地组织起来以进行临床行动（Charlin et al.，2000）。人们通过测试学员来确定其行动（“脚本”）与专家组意见的一致性程度。虽然以笔试的形式呈现，但这些情景被设计成是真实的，并能重现为需要考生对数据进行解读以进行决策的日常情景。每个问题都从一个简短的临床小片段开始，随着信息和数据逐步公布，会考核考生关于疾病的诊断、检查和治疗的推理能力。不需要干扰项，可以根据专家对其答案的认同程度给考生打分。这种问题形式特别适用于存在临床不确定性的情况（Charlin et al.，2000）。这些情况可能很难用其他方式进行评价和打分。

一个 SCT 的示例在框 47.25 中进行了显示。

最近一项检验 SCTs 结构效度的研究（Lubarsky et al.，2011）得出结论：现有证据支持应用其在临床不确定性情况下测试推理，但在其有效性的更深远的方面仍需要进行进一步的工作。美国急诊医学近期的另一项研究表明，其他评价形式，如美国执业医师资格考试（United States Medical Licensing Examination,

框 47.25 SCT 样例

一名 19 岁未生育女性，出现月经间期和性交后出血 2 个月，月经周期 28 天，规律无异常。她间歇性地使用避孕套避孕。

如果您正在考虑……	然后您发现……	那么这个假设（衣原体性宫颈炎）变成……
衣原体性宫颈炎	子宫颈正常内镜检查	1 2 3 4 5

1 ＝假设被消除
2 ＝假设变得不太可能
3 ＝信息对假设无影响
4 ＝假设变得更有可能
5 ＝只能是这个假设

随着案例的展开，逐步的信息随后被发布，推理能力也被进一步考核。

USMLE）的第 2 步具有趋同效度（Humbert et al.，2007）。早期数据也支持该测试的预测有效性（Brailovsky et al.，2001）。大多数已发布的数据报告了 SCTs 的良好信度评分（Charlin et al.，2000；Marie et al.，2005；Carrière et al.，2009；Meterissian，2006）。

现有文献似乎支持 SCTs 在不确定情况下的效度和信度。在它们的总体效用方面还需要做更多的工作，特别是由于绝大多数工作是在加拿大的一个中心完成的。专家发现这种题目很难命制，并且需要一个热情而又庞大的专家小组来检查它们——这使得给它们打分成为一项劳动密集型的创作（Duggan，2007）。似乎至少需要 10 位专家才能达到足够的信度（Gagnon et al.，2005）——这在某些机构可能是不现实或不可持续的。如果专家对个别病例有不同的意见，这在标准的制定中可能也会出现问题，就像在临床医学中经常发生的那样。

情境判断测试（SJTs）

情境判断测试（situational judgement test，SJT）是另一种相对较新的题型，已被用于招生和大学入学考试，后来又用于毕业后教育的选拔。它们基于一个原则，就是要让考生在真实生活情境中进行测试，而这些真实生活情境则是考生为了完成一个特定工作而不得不面对的。框 47.26 和框 47.27 显示了 SJTs 的两个示例。请注意，这里有两种截然不同的风格，要求考生首先对给定情境下的所有行动进行排名，然后针对第二个问题在选项列表中选择最合适的行动。

在比利时的 Flemish 牙科和医学院的入学测试中，SJT 的预测能力比任何认知能力测试都要好，而且也被允许测试更广泛的领域，而不仅仅是认知测试（Lievens and Coetsier，2002），这表明情境测试可能是传统学生选拔程序的有用补充。这一观点也得到了英国的两项研究的支持。在这些研究中，SJTs 被认为是选择 GP 学员进行毕业后教育实践的最佳个体预测指标，特别是与解决临床问题的测试相结合之后。SJTs 也被考生高度接受（Patterson，2009；Koczwara et al.，2012）。在非医疗工作岗位人员的选择中，SJTs 已被表明与情绪稳定性、责任心、亲和性和开放性的人格特质最为相关（Cabrera and Nguyen，2001；Lievens annd Coetsier，2002），如果它们在医疗情况下的表现类似，则有可能帮助选择这些理想的特征。SJT 分数也倾向于随着工作经验年限的增加而增加，这意味着如果在培训的后期使用，其区分度可能会降低。

框 47.26　SJT 样例

一名 65 岁男性因左手颤抖前来就诊。体检时，他的双手均有静止性震颤（左侧更严重），且左臂存在齿轮样强直。因为他讨厌医院，所以他不想去看专家。他的父亲死于阿尔茨海默病，他害怕自己也会患上类似的疾病。手抖让他有些尴尬，但这对他影响不大——他可以做他过去做的一切。

请对以下应对这种情况应立即采取的行动进行排序（1 ＝最合适；5 ＝最不合适）

A. 建议他在 3 个月内回来找您复诊
B. 将他转诊去看神经科医生
C. 开一个疗程的左旋多巴
D. 开一个疗程的多巴胺受体激动剂
E. 将他转诊去看物理治疗师

框 47.27　SJT 样例

您接诊一名 70 岁男性，他带着妻子前来就诊。他刚刚被诊断出患有阿尔茨海默病，但尚未有人告诉他。他目前有非常轻微的记忆力减退，并有焦虑和抑郁的病史。他没有问您问题出在哪里，但您想知道是否应该告诉他。

选择在这种情况下要采取的三种最合适的行动：

A. 告诉他，他得了阿尔茨海默病
B. 安慰他这只是正常的衰老
C. 与妻子再安排一次预约面谈，问她是否想让她丈夫被告知
D. 问他是否想知道具体的诊断
E. 与妻子再安排一次预约面谈，并告诉她具体的诊断

这些命题可能很困难，在真实的临床场景中专家的排名往往会有差异。我们仍然不知道这些测试在医学上是否具有长期的预测效度（Sui and Reiter，2009），但该领域的工作仍在进行中。最终，以后的工作表现将是其效用的最重要参数（Buyse and Lievens，2011）。关于此还存在一些担忧，即通过指导评价可能会降低 SJTs 的效用（McDaniel et al.，2011）。

所有这些类型的评价的优点之一，就是可以轻松地对其进行机器打分（图 47.2）。

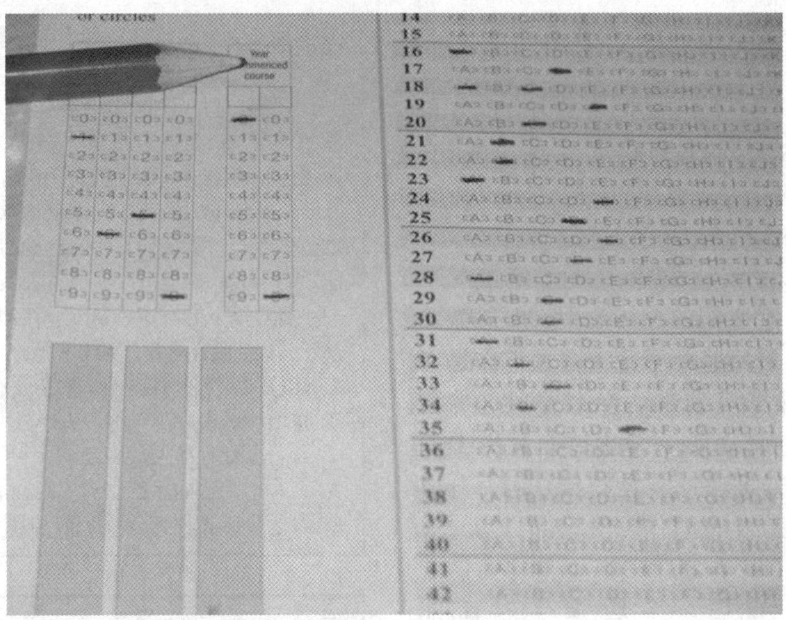

图 47.2 答题卡

简答题（SAQs）

简答题（short answer questions，SAQs）是一种受欢迎的题型，其用于测试一个领域的多个方面需要测试的特别重要的主题的知识。它们有潜力深入挖掘批判性思维，探索一个主题更广泛的多个方面。框 47.28 展示了一个医学本科血液学课程的 SAQ 示例。

显然，答案将以自由文本形式显示，因此需要编写一个综合全面的评分方案，包括合理的替代答案。要进行这些题目的命制和打分，需要投入大量密集的劳动力。个别问题部分也需要完全集中和具体，否则您将获得大量五花八门的答案。框 47.29 中的例子说明了这一点。

该考生实际上对骨髓瘤了解多少？他们对设计很差、含糊不清的问题给出了模糊笼统的答案。答案是对所提出任务的合理回应。考生将看到轻松得分的机会。

比起 EMQs 和 SBAs，SAQs 需要花费更长的时间才能完成，所以单位时间内的样本量将减少，因而其信度也随之降低。

故此，任何一份试卷中使用混合题型是很常见的，这样才能对知识的广度和深度进行测试。

论述题和改良论述题（MEQs）

论述题逐渐被 MEQs 和 SAQs 所取代。论

框 47.28 SAQ 样例

一名 23 岁男性最近 3 个月感觉不适并被收治入院。经检查发现，他有明显的颈部淋巴结肿大，经直接询问病史，他说喝酒时这些腺体会疼痛。您怀疑是霍奇金淋巴瘤（Hodgkin’s lymphoma，HL）。

A. 列出 2 种与此诊断相符的应寻求的 B 型症状（2 分）

B. 如果他进行颈部淋巴结活检，列出可能发现的 4 种 HL 基本组织学类型（4 分）

他被确认患有 HL，分期时仅限于颈部和纵隔。

C. 列出最可能用于他的初始化疗的 4 种药物（4 分）

他对治疗反应良好，但在 12 个月后的随访时，他询问医生化疗是否会影响他生育的机会

D. 陈述 2 条有关他的化疗和未来生育能力的信息（4 分）

框 47.29 含糊问题

一名 68 岁男性，他的家庭医生发现其存在持续的背痛和疲劳。经检查，他被诊断出患有多发性骨髓瘤。

问题：他的医生可能做了哪些检查？（3 分）

答案：血液检查、X 线检查和尿液检查

问题：现在得出了这个诊断，他的医生应该做些什么？（2 分）

答案：用敏感的方式对诊断进行解释，给他有关骨髓瘤的信息单页

问题：他可能需要什么治疗？（3 分）

答案：背痛的镇痛、咨询、多学科支持

述题被认为是对特别重要主题之深入知识测试的良好方法，并且还为批判性评估预留了空间。然而，不应该假设它们会自动测试更多的批判性思维；问题的质量是关键，一项比较 MCQs 和 MEQs 的研究没有显示 MEQs 在这方面的任何优势（Palmer and Devitt，2007）。论述题也会花费很长的时间来写，这意味着牺牲了抽样和信度。一个 3 小时的论述题型试卷只能有意义地提出 5 个或 6 个问题，即使有好几份试卷，也只能对课程的一小部分进行抽样。它们在评分上也很费力，需要详细的评分方案，而且由于题目风格的开放性，它们不可避免地会得到应试者和评阅人的大量不同的解读。如果采用第 2 种评分方式，这些题型的劳动密集型性质甚至会进一步放大。由于这些原因，大多数机构已经取消了它们，转而采用 SAQs 或 MEQs。请比较一下框 47.30 中同一主题的论述题和 MEQ。论述题的开放性在 MEQ 中变得更为封闭和具体，因为被认为值得评价的主题现在已经很清楚了，它们在评分方案中的相对重要性也很明确。考生可以相当合理地详细撰写有关透析准备工作中的社会心理支持、预防性移植问题或医疗服务的多学科性质等内容。

因此，MEQs 是 SAQs 更长的版本，允许有更多的自由文本和对主题的深入解释。但由于抽样减少，因此与 SAQs 相比，其可靠性较低、劳动强度更高。

质量保证（QA）

所有评价都需要进行良好的评估和审查，作为质量保证流程的一部分。首先是命题者培训、广泛的问题评议预测试，随后是测试后的题目分析。事后分析将对整个测试的信度进行评估，如果已经进行了足够的抽样，通常会具有很好的信度。Cronbach 的 α 系数（Cronbach，1951）是一种常用的方法，它基于概化理论。其工作前提是，对于一个完全可靠的 300 题 SBA 考试，任何 150 题（例如所有奇数题）的统计性能将与其余 150 题（偶数题）相同。两个子集的简单比较将得出从 0 至 1 的一个分数。尚无确切的值，但对于大样本，Cronbach 的 α 系数＞0.7～0.8 被认为是可以接受的。

以 SBAs 为例，评估每个问题的最简单、最有效的方法之一，就是分析每个选项的响应率。表 47.2 列出了由 200 名考生参与的试卷中某些 SBAs 的单个选项响应率的四个示例。正确答案以粗体显示。

第 23 题具有良好的特征。大多数考生已经正确回答了这道题，正如所期望的那样，这是一个结构合理、有效的问题，只有一个最佳答案，并且所有选项均被合理数量的考生选择到（也就是说，它们都是合理的）。这道题很可能会再次使用。

对于第 39 题，几乎每个人都选择了正确的选项。这道题要么容易到每个人都知道它的答案；要么存在明显的缺陷，导致答案被显露出来。这道题需要进行复审，要么进行修订，要么从题库中移除，除非在极少数情况下是由于问题太过基础以至于每个人都知道答案，这样的话您可以松一口气。

第 97 题是不同的。这就是所谓的“猜谜”（guess-fest）。这 5 个选项的响应率几乎没有差别。很可能这道题对于考生的现有水平来说太难了，或者这道题以这种形式来设计无法有一个单一的最佳答案。这道题将需要进行复审。

第 109 题乍一看可能还不错，因为所有的选项都由合理数量的考生选择。然而，这是一

框 47.30　论述题和 MEQ 的样例

论述题：对于一名 30 岁患者，请对其病因不明的进行性慢性肾衰竭的多系统治疗进行描述。（20 分）

MEQ：对于一名 30 岁患者，请对其病因不明的进行性慢性肾衰竭的多系统治疗进行描述。描述有关以下方面的临床治疗：

A. 优化高血压控制（5 分）
B. 维持血红蛋白浓度（5 分）
C. 钙磷代谢（5 分）
D. 体液平衡控制（5 分）

表 47.2　各选项的响应数

第 23 题	A＝18	B＝12	C＝36	D＝28	**E＝106**
第 39 题	A＝0	B＝192	C＝3	D＝1	E＝4
第 97 题	A＝37	**B＝43**	C＝40	**D＝50**	E＝30
第 109 题	A＝74	B＝12	C＝13	**D＝71**	E＝20

个“人群分流器”。选项 A 和 D 之间的响应率没有差异。这一事实提示，您可能通过审查会发现它们确实具有同等的可能性，并且可能没有一个真正的单一最佳答案。

好的问题还应该能够区分好的考生和差的考生。因此，质量保证的另一个考虑因素是各问题是否能够做到这一点。根据这一原则，对于任何给定的问题，与表现最差的考生相比，整个群体中表现最好的考生更有可能正确回答该问题，因此很容易计算出区分度（discrimination index，DI）。如果您有一个大型的队列，例如前面的示例，有 200 个考生，那么您可以比较总体上表现最佳和最差的 20% 的考生（20% DI）。随着人数的减少，您可能不得不把 DI 移至 33%，而如果同类群组很小，那您或者甚至要把 DI 移至 50%（图 47.3）。

DI 的范围是－1～＋1，分数越高，区分度越大。如果 DI 接近 0，则该问题是不具有区分度的；如果 DI 是负值，则题目中提出的“正确”答案实际上很可能是错误的。

点双列（point biserials）是另一种区分度的测量方法，它可观察从一个问题派生出的所有数据（这与上述 20% DI 示例中总问题数据的 40% 截然不同），但在很大程度上衡量的是一个类似的概念。

根据人力资源的不同，一个机构可能会随机抽样提问，对所有或仅选择表现最差的 20% 来审查。您使用哪种方法并不重要，但是进行问题审查以提高评价水平这一点至关重要——与您使用的审查方法相比，对问题的审查并采取相应的行动更为重要。

成本与可行性

与诸如客观结构化临床考试（OSCEs）等其他评价形式相比，笔试评价相对便宜。然而，高质量的笔试评价会是劳动密集型的，其质量与投入的时间和精力呈正比。在机构之间共享题目或共建题库是产生大量题目的有效方式。尽管人们可能会对来自其他机构或国外的题目质量感到担忧，但最近有研究表明，通过良好的互惠合作和题目审查，来自英国和海外不同来源的题目性能确实能相媲美，只需要进行最小程度本土化改编（Freeman et al., 2010）。与所有其他考核一样，设计笔试考核时，至关重要的是要确保其在资源和时间方面的可行性（McAleer, 2009）。在大多数机构中，总会在质量和成本之间进行权衡（图 47.4）。不可避免的是，教师的时间和可用性将是唯一最大的质量障碍。

$$\text{DI} = \frac{\text{排名前20\%且答对的考生人数} - \text{排名后20\%且答对的考生人数}}{\text{排名前20\%的考生总人数}}$$

图 47.3 区分度

结论

- 笔试评价已嵌入到所有医学课程中，是对应用型知识的主要测试。
- 在评价中应用各种各样的题型被认为是良好的做法，因为所有类型都各有利弊。
- SBAs、EMQs 和 SAQs 是目前在全球范围内使用的主要题型，因为如果可以确保足够的抽样，它们已经被证明具有信度和效度。
- 问题的内容和质量比所使用的问题类型重要得多（问什么而不是怎样问）。
- 问题的缺陷很常见，且很容易出现并降低笔试评价的质量。
- 机构投入、命题培训、同行评议和事后问题分析都是笔试评价质量控制的重要部分。

参考文献

Brailovsky, C., Charlin, B., Beausoleil, S., Coté, S., and van der Vleuten, C. (2001) Measurement of clinical reflective capacity early in training as a predictor of clinical reasoning performance at the end of residency: an experimental study on the script concordance test. *Med Educ.* 35(5): 430–436

Buyse, T. and Lievens, F. (2011) Situational judgment tests as a new tool for dental student selection. *J Dent Educ.* 75(6): 743–749

Cabrera, M.A.M. and Nguyen, N.T. (2001) Situational Judgment Tests: A Review of Practice and Constructs Assessed. *Int J Select Assess.* 9: 103–113

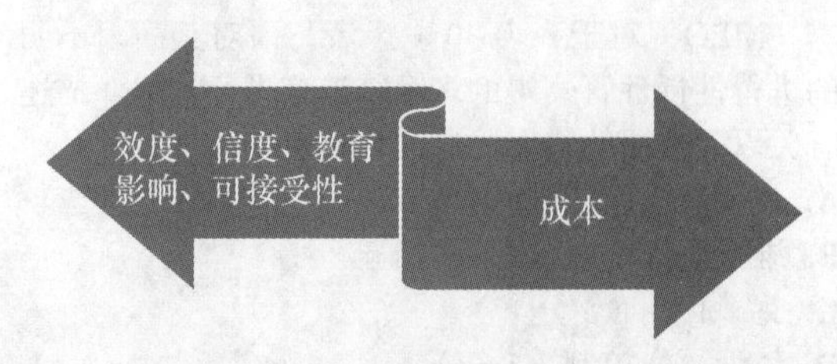

图 47.4 评价

Carrière, B., Gagnon, R., Charlin, B., Downing, S., and Bordage, G. (2009) Assessing clinical reasoning in pediatric emergency medicine: validity evidence for a Script Concordance Test. *Ann Emerg Med.* 53(5): 647–652

Case, S.M. (1994) The use of imprecise terms in examination questions. How frequent is frequently? *Acad Med.* 69(Suppl): S4–S6

Case, S.M. and Swanson, D.B. (1993) Extended matching items: a practical alternative to free-response questions. *Teach Learn Med.* 5(2): 107–115

Case, S.M. and Swanson, D.B. (2002) *Constructing written test questions for the basic and clinical sciences.* 3rd edn. Philadelphia: National Board of Medical Examiners, pp. 19–26

Case, S.M., Swanson, D.B., and Becker, D.F. (1996) Verbosity, window dressing and red herrings: do they make a better test item? *Acad Med.* 71: 528–530

Chandratilake, M., Davis, M., and Ponnamperuma, G. (2011) Assessment of medical knowledge: the pros and cons of using true/false multiple choice questions. *Natl Med J Ind.* 4(4): 225–228.

Charlin, B., Roy, L., Brailovsky, C., Goulet, F., and van der Vleuten, C. (2000) The Script Concordance test: a tool to assess the reflective clinician, *Teach Learn Med.* 12(4): 189–195

Christison, R. (1875) President's Address, Delivered at the Forty-Third Annual Meeting of the British Medical Association. *BMJ.* 2: 155

Coderre, S., Woloschuk, W., and McLaughlin, K. (2009) Twelve tips for blueprinting. *Med Teach.* 31(4): 322–324

Cronbach, L. (1951) Coefficient alpha and the internal structure of tests. *Psychometrika.* 16: 297–334

Downing, S.M. (2005)The effects of violating standard item writing principles on tests and students: the consequences of using flawed test items on achievement examinations in medical education. *Adv Health Sci Educ Theory Pract.* 10(2): 133–143

Duggan, P. (2007) Development of a Script Concordance Test using an Electronic Voting System. *J Educ Res Group f Adelaide.* 1(1): 35–41

Freeman, A., Nicholls, A., Ricketts, C., and Coombes, L. (2010) Can we share questions? Performance of questions from different question banks in a single medical school. *Med Teach.* 32(6): 464–466

Gagnon, R., Charlin, B., Coletti, M., et al. (2005) Assessment in the context of uncertainty: how many members are needed on the panel of reference of a script concordance test? *Med Educ.* 39: 284–291

Goldman, E.F., Swayze, S.S., Swinehart, S.E., and Schroth, W.S. (2012) Effecting curricular change through comprehensive course assessment: using structure and process to change outcomes. *Acad Med.* 87(3): 300–307

Hayes, K. and McCrorie, P. (2010) The principles and best practice of question writing for postgraduate examinations. *Best Pract Res Clin Obstet Gynaecol* 24: 783–794

Humbert, AJ., Besinger, B., and Miech, EJ. (2011) Assessing clinical reasoning skills in scenarios of uncertainty: convergent validity for a Script Concordance Test in an emergency medicine clerkship and residency. *Acad Emerg Med.* 18(6): 627–634

Koczwara, A., Patterson, F., Zibarras, L., Kerrin, M., Irish, B., and Wilkinson, M. (2012) Evaluating cognitive ability, knowledge tests and situational judgment tests for postgraduate selection. *Med Educ.* 46(4): 399–408

Lievens, F. and Coetsier, P. (2002) Situational tests in student selection: an examination of predictive validity, adverse impact, and construct validity. *Int J Select Assess.* 10(4): 245–257

Lubarsky, S., Charlin, B., Cook, DA., Chalk, C., and van der Vleuten, CP. (2011) Script concordance testing: a review of published validity evidence. *Med Educ.* 45(4): 329–338

Marie, I., Sibert, L., Roussel, F., Hellot, MF., Lechevallier, J., and Weber, J. (2005) The script concordance test: a new evaluation method of both clinical reasoning and skills in internal medicine. *La Review de Medecine Interne.* 26(6): 501–507

McAleer, S. (2009) Choosing assessment instruments. In J.A. Dent, et al. (eds) *A Practical Guide for Medical Teachers* (pp. 318–324). 3rd edn. London: Elsevier.

McCoubrie, P. (2004) Improving the fairness of multiple-choice questions: a literature review. *Med Teach.* 26(8): 709–712

McDaniel, M.A., Psotka, J., Legree, P.J., Yost, A.P., and Weekley, J.A. (2011) Toward an understanding of situational judgment item validity and group differences. *J Appl Psychol.* 96(2): 327–336

Meterissian, S.H. (2006) A novel method of assessing clinical reasoning in surgical residents. *Surgical Innovation.* 13(2): 115–119

Naeem, N., van der Vleuten, C., and Alfaris, E.A. (2011) Faculty development on item writing substantially improves item quality. *Adv Health Sci Educ Theory Pract.* [Epub], DOI. 10.1007/s10459-011-9315-2

Newble, D.I. and Jaeger, K. (1983) The effect of assessments and examinations on the learning of medical students. *Med Educ.* 17: 165–171

Norman, G.R., Smith, E.K.M., Powles, A.C., Rooney, P.J., Henry, N.L. and Dodd, P.E. (1987) Factors underlying performance on written tests of knowledge. *Med Educ.* 21: 297–304

Palmer, E.J. and Devitt, P.G. (2007) Assessment of higher order cognitive skills in undergraduate education: modified essay or multiple choice questions? Research paper. *BMC Med Educ.* 28: 7–49

Patterson, F., Baron, H., Carr, V., Plint, S., and Lane, P. (2009) Evaluation of three short-listing methodologies for selection into postgraduate training in general practice. *Med* 43(1): 50–57

Schuwirth, L.W.T. and van der Vleuten, C.P.M. (2004) Different written assessment methods: what can be said about their strengths and weaknesses. *Med Educ.* 38(9): 974–979

Schuwirth, L.W.T. and van der Vleuten, C.P.M. (2005) Written assessments. In J.A. Dent, et al. (eds.). *A Practical Guide for Medical Teachers* (pp. 311–322). 2nd edn. London: Elsevier

Schuwirth, L.W.T. and van der Vleuten, C.P.M. (2006) How to design a useful test: The principles of assessment. In *Understanding Medical Education* (p. 6). Edinburgh: Association for the Study of Medical Education

Schuwirth, L.W.T., Southgate, L., Page, G.G., et al. (2002) When enough is enough: a conceptual basis for fair and defensible practice performance assessment. *Med Educ.* 36: 925–930

Schuwirth, L.W.T., van der Vleuten, C.P.M., and Donkers, H.H.L.M. (1996) A closer look at cueing effects in multiple-choice questions. *Med Educ.* 30: 44–49

Siu, E. and Reiter, HI. (2009) Overview: what's worked and what hasn't as a guide towards predictive admissions tool development. *Adv Health Sci Educ Theory Pract.* 14(5): 759–775

Swanson, D.B., Holtzman, K.Z., Allbee, K., and Clauser, B.E. (2006) Psychometric characteristics and response times for content-parallel extended-matching and one-best-answer items in relation to number of options. *Acad Med.* 81(10 Suppl): S52–S55

Swanson, D.B., Holtzman, K.Z., and Allbee, K. (2008) Measurement characteristics of content-parallel single-best-answer and extended-matching questions in relation to number and source of options. *Acad Med.* 83(10 Suppl): S21–S24

Tarrant, M. and Ware, J. (2008) Impact of item-writing flaws in multiple-choice questions on student achievement in high-stakes nursing assessments. *Med Educ.* 42(2): 198–206

Tarrant, M., Ware, J., and Mohammed, A.M. (2009) An assessment of functioning and non-functioning distractors in multiple-choice questions: a descriptive analysis. *BMC Med Educ.* 7: 9–40

Van der Vleuten C.P.M. and Swanson, D.B. (1990) Assessment of clinical skills with standardized patients state of the art. *Teach Learn Med.* 2: 58–76

Vyas, R. and Supe, A. (2008) Multiple choice questions: a literature review on the optimal number of options. *Natl Med J Ind.* 21(3): 130–133

第48章

根植于文化的成功反馈 Successful feedback: embedded in the culture

Julian Archer，Joan M. Sargeant

译者：徐 杭 审校：汪 恒 宋 颖 王 妍

反馈涉及教师和（或）学习者的给予和接收，两者之间可能存在鸿沟。

John Hattie，Helen Timperley

引言

反馈是"影响学习效果和成就最重要的因素之一"（Hattie and Timperley，2007，p. 81）。反馈可能会对学习者的学习、表现和行为产生深远影响，但是学习者往往得不到有效反馈。使学习者获得正确的反馈并且避免其产生的负面影响，对提供以及接受反馈的人来说并不容易。现实中有多种反馈形式。理想情况下，反馈发生在教育环境中，反馈者根据所观察到的学习者学习行为表现，对比标准要求的表现，作出具体的反馈，以提高学生后续的学习表现（Van De Ridder et al.，2008）。在本章中，反馈是由教师或监督者在临床和其他教学环境中产生的非正式反馈或教育计划要求的特定反馈，如 mini-CEX（小型临床评估演练）。

实际上，反馈无法满足之前列出的所有要求。由于反馈者需要了解学习者的观点和需求，并让其参与反馈对话，同时要确保反馈内容的准确性，选择有效的反馈方式，这些都是具有挑战性的。另外，我们应鼓励学习者乐于接受有助于提高其学习表现的反馈。

医学教育中的反馈也具有挑战性，因为它发生在多种教学环境中，例如小组、技能考试、床旁教学、高级临床技能培训和急诊患者医疗等情况。此外，反馈还应遵循专业标准、平衡医学生或医生的需求以及患者的权利与安全之间的关系。尽管存在着这些挑战，但反馈仍然是"有效的临床教学的基石"（Cantillon and Sargeant，2008，p. 1961）。

研究表明，提供建设性、针对性、即时的相关反馈，可以显著改善学习和行为表现，这同样适用于医学教育（Veloski et al.，2006）。在相关文献中，Hattie 和 Timperley（2007，pp. 81-112）做了 Meta 分析，涉及数百万的在校学生和 6972 个效应量。结果显示典型效应量"学校教育"（即公共教育中的一般课堂教学）为 0.40（也就是说分数提高了 0.4 个标准差）。与之相对，个体反馈的平均效应量为 0.79（即反馈后的分数提高了 0.79 个标准差）。这一结果令人印象深刻，尤其是相对于医学教育的研究结果，后者显示讲座和工作坊的形式对提高医生在临床实践中表现的效应量仅为 0.07 ～ 0.08（Forsetlund et al.，2009；Grimshaw et al.，2006）。Hattie 和 Timperley 进一步研究表明，反馈对学习效果所产生的影响是可变的，当反馈与特定的活动和学习者的目标联系在一起时效果最好，但在实际教学中，经常未充分利用反馈或者使用不当。

因此，直接向学生提供反馈可以有效地提高学习表现，这也为医学教育者积极反馈提供了充分理由。

正确地利用反馈十分重要，Hattie 和 Timperley（2007，pp. 83-84）分析了不同研究中反馈的平均效果，发现差异性很大，他们假设不同类型的反馈可能产生不同的效果，有的反馈效果会更好。他们还发现了影响反馈有效性的多种因素，当反馈与学习者特定的活动目标相关联时，效果最好，但是经常忽略反馈或使用不恰当。在进一步的文献综述中，Shute（2008，pp. 153-189）确定了反馈的多种特征和影响因素，尤其是其作为改善学习策略有效性的外部因素。此外，在 Kluger 和 DeNisi（1996，pp. 254-284）的回顾性研究中发现，1/3 的反馈被认为是负面的、不准确的或者是无用的，且实际上会降低学习效果。

在本章中，我们将探讨反馈的过程以及影响反馈的机制和文化因素，并提出促进正向反馈的建议。本章分为以下几节：

- 反馈的理论视角
- 反馈的提供者和接收者
- 反馈模型的规则
- 医学教育中将反馈重新定义为活动系统

首先，我们来讨论反馈的理论基础，并提出形成本章其余部分的理论观点。

反馈：理论视角

反馈是复杂的。首先，什么是好的反馈？——它如何成功或有效地传递信息？你又是如何获得反馈的？我们将尝试回答每个问题，首先我们需要选取一个理论立场。这样论述的原因如下：首先，我们一直在批判过去的医学反馈研究中缺乏理论基础（Archer，2010）；其次，我们希望解释构成本章的基本观点和结构。

反馈与临床实践紧密结合，以至于我们往往没有意识到它的存在。通常情况下，我们并未把临床实践中发生的、非正式的反馈定义为反馈。这是存在问题的，因为学习者，包括学生和受训者经常抱怨很少获得反馈（Bing-You et al.，1997；McIlwrick et al.，2006；Sargeant et al.，2010a），而监督者和临床教育工作者却认为他们提供了相应的反馈。毋庸置疑，我们还有很多改进的空间，但是学习者往往没有意识到临床实践中的反馈。

医疗实践发生在多元化的系统中，医生每天都可以从多种途径（正式报告、同事、患者、管理人员以及家人和朋友）获取关于其表现的正式或非正式的反馈。本章中讨论的反馈主要是与学习者进行一对一的互动和交流，但同样不能忽略医生从医患沟通中获得的反馈，以及从生理学和病理生理学等知识中获得的反馈。下面的案例将展示这一点。

首先，考虑一位由于父母婚姻破裂而导致抑郁症发作的年轻患者的会诊场景。在理想情况下，我们希望这个年轻人在讲述遭遇的过程中就开始康复治疗。医生有可能通过合作为患者提供结构化的建议，并将其推荐给心理咨询师，但更有可能为患者开具相应的处方药。在这种情况下，患者定期进行心理咨询 2 个月后，医生为她开具了选择性 5- 羟色胺再摄取抑制剂（selective serotonin reuptake inhibitor，SSRI）用于治疗抑郁持续状态。

6 个月后，患者再次感到不适。您发现您开出的 SSRI 干扰了患者的抗利尿激素（antidiuretic hormone，ADH）反馈通路，患者出现了低钠血症。反馈通路是一种生理调节机制，它是实现体内稳态驱动力的组成部分。我们需要脑垂体分泌抗利尿激素来告诉肾集合管重新吸收水分，如果这个系统失效，我们就无法浓缩尿液并保留体内水分。此时，就需要下丘脑持续监测血液中的钠浓度，才能分泌抗利尿激素，进而维持体平衡。

那么，针对被投诉行医不专业的年轻医生或者在最初两年表现卓越但没有通过最后 2 次基于知识进度测试的医学生，上述临床场景帮助我们思考如何为年轻医生提供反馈。正如生理反馈系统对维持生命的重要性一样，为学习者提供反馈对他们的持续学习和发展也至关重要。引言中引用的统计数据表明，个性化的反馈会对学习者的学习产生深远的影响。因此，我们应给予学习者反馈。

为了便于我们思考如何进行反馈，并帮助我们理解各种反馈方式，我们应简单地了解学习理论（Schunk，2008）。

行为主义学习理论认为反馈是一种强化恰当行为和改善不良行为的方式（Thorndike，1931）。简单地说，它被视为一种刺激——响应模式，即提供反馈就会产生改进。但是，正如我们从前面提供的证据中看到的，认为反馈会自动引起预期响应的观点是不现实的。另外，行为主义学习理论认为反馈是一种外部影响，而认知主义学习理论学家则认为反馈有助于知识内化，例如，信息是如何获得、处理和存储的（Locke and Latham，1990）。学习如何执行这些步骤，可使我们了解如何更好地向学习者提供反馈信息，以实现认知处理。例如，教师对标准和成绩期望有清晰明确的理解，并为学习者提供具体、清晰、相关、即时的反馈，就能使学习者更有效地认知并回应该信息。

建构主义学习理论和社会学习理论在学习方面提供了其他的见解，它们认为学习是在情境中发生的。学习者和从业人员根据他们所处的环境及社会交往中的经验和观察来建构学习和理解新事物（Bandura，1961）。他们通过有意或无意地观察、从周围的环境和互动中获得反馈。关于什么是文化上可接受和不可接受的信息，包括如何给予反馈，都是被内在化的。

第四种观点是由人本主义学习理论提出的，认为学习是个人成长和自我实现，学习的目标专注于个人目标和成就。这种观点要求在反馈中纳入个人的观点和看法，并根据个人情况制定改进目标。人本主义的反馈方法将个体看作讨论的成员，反馈的接受者不仅仅是“反馈信息的接收器”（Aspy and Roebuck，1969；Goodstone and Diamante，1998）。

下面，我们继续采用前文所提到的年轻女性的临床案例来进一步证明这一观点。显然，生理循环中的反馈与在办公室同初级医生开会讨论令人担忧的行为之间存在显著的不同。但是，它有助于理解关于反馈的三个原则。首先，反馈应是持续的。在医学教育中，我们经常思考反馈以及如何更好地进行反馈。但目前做的还不够，反馈需要我们持续付出努力。我们应将反馈看作一个完整的系统，该系统需要定期开展。显然，这虽然不像下丘脑可以根据血清钠水平来调节抗利尿激素水平那样有规律，但其也是一个规律的反馈过程，二者存在一定的联系和一致性。其次，我们应考虑将反馈看作复杂系统的一部分，而不是看作一个独立的系统。如同抗利尿激素反馈通路并不是孤立的系统一样，也会对其他的生理过程产生影响。同样，对学生和医生的反馈是更广泛而复杂系统的一部分，其中包含多个日常复杂的任务、行为和技能，反馈并不是独立于这些系统之外的。在临床案例中，处方药 SSRI（一种有效的抗抑郁药物，对大多数患者的抗利尿激素分泌几乎没有影响）产生了严重的意想不到的不良反应。同样，医学教育中的反馈也可能具有相同的效果，我们需要了解医学教育中的反馈，以及在医学培训和实践中采取的干预措施对学习者产生的有益或有害的影响。理解反馈存在的潜在影响（其可能与预期不符）是成功教学的关键。

那么，这对于反馈及其产生的教育影响有什么意义呢？回到前文提到的年轻女性的案例上，我们常常需要理解“原因的原因”。许多年轻人能很好地处理父母离婚的问题，但这位患者为何会抑郁呢？精神科医生会采用生物-心理-社会模型，将患者理解为处于复杂的社会冲突世界中的单一个体。我们提倡采用类似的反馈方法，即将反馈概念化为一个系统——不是一对一的活动，而是一个复杂的医疗系统中的活动。

哪些理论和实践框架可以帮助我们更好地理解和接受反馈呢？我们认为，核心问题是理解反馈本身及其如何在复杂系统中发挥作用。考虑到这一点，我们借鉴活动理论，将反馈视为在更广泛的医疗体系和文化中的活动。

文化-历史活动理论（cultural-historical activity theory，CHAT）认为，社会和文化环境不断影响人的行为（Engestrom，1987）。它采用社会文化活动和个人行为的分析方法，将社会学和心理学的研究范围联系起来。

Engestrom（1999，pp. 19-38）描述了系统中各种相互关联的组成部分。我们将这些组成部分应用于反馈系统，如图 48.1 所示。横跨三角形中心的是反馈主体，在这种情况下包括反馈接收者、反馈活动或反馈过程、通过反馈带来正面影响以及最终为患者提供更好的医疗服

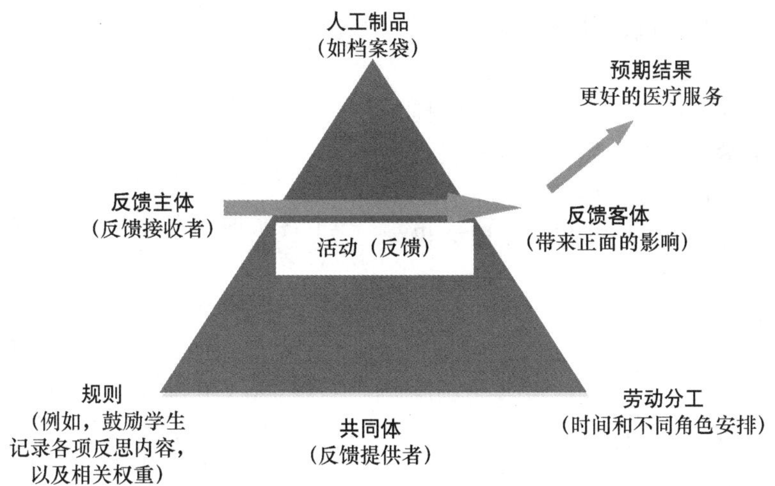

图 48.1 反馈活动系统

来自 Engestrom，Y 的数据（1987）。拓展性学习：An Activity-theorectical Approach to Developmental Research Helsinki，Finland：Orienta-Konsultit。

务。反馈过程是由三角形的 3 个角以及底部确定的因素所控制的。底部代表共同体（最重要的反馈者），是指组成医疗保健系统的所有人员的分工，包括教师、执业医师、管理人员、患者、护士和相关医疗卫生人员。

人工制品（artefacts）是影响反馈活动过程的中介手段或工具，例如记录反馈的形式或学生档案袋。劳动分工或角色分工既指共同体成员之间的横向任务分工，也指权利和地位的纵向分工，这些分工都会影响反馈文化。规则是指在活动系统内的约束行动及交互的显性和隐性的条例、规范和公约（Engestrom，1987）。这些规则既体现在反馈的传递方式上，也体现在专业文化和制度文化上。

Engestrom（1993，pp. 64-103）将活动理论应用于医学诊疗过程中。他分析了芬兰初级保健中心网络中一名全科医生的工作。接诊患者是医生进行诊疗的主要活动。Engestrom 还考察了医疗活动系统中的社区服务群体（社区护士、医疗专家、管理者以及社区居民），证明了医疗机构内的劳动分工构建了医生和患者之间特定的关系。只有将全科医生在诊疗过程中的工作视为集体活动系统的一部分时，才能对其工作进行全面和充分的分析。反馈亦如此，虽然我们经常狭隘地把反馈看作接收者和提供者之间的互动，但使用 CHAT 理论和结构有助于证明反馈是一个更广泛的复杂系统的一部分。了解系统各要素对反馈过程的影响，可以使反馈过程产生可持续性的变化。

实际的反馈事件是很重要的，得到正确的反馈也很重要——就像 Engestrom 诊疗案例一样。然而，关于反馈的关注传统上几乎只集中在反馈的交互上。我们将详细讨论反馈互动，但首先我们将从更广泛的系统本身开始讨论——将反馈置于各种情境中。

情境中的反馈

医学教育的反馈发生在教育和医疗保健社区以及相应的文化和系统内，因此反馈时应充分考虑这些要素。例如，医学专业人士的期望和所传达的专业信息会影响对反馈的看法。Freidson（1994）探讨了医疗行业内的高标准，并指出医学是专业性较强的学科，医生之间很少共享建设性的反馈意见。人们通常期望医生成为具有自我监控能力的高效工作者。这里面隐含着他们不需要同伴反馈的观点。Kennedy 等（2004，pp. 386-93）最近研究了这一现象，以及对能力和表现的高期望值对受训者的影响。他们发现，接受培训的医生不愿意寻求反馈，且认为要求反馈是一种软弱、缺乏信心或能力不足的表现。反馈被认定为“不好的”。

传统的反馈以说教式为主，主要提供了纠正性的信息，并且常常带有批评的言论，这种反馈的益处非常有限，有时是有反作用的。但是在实践中许多医生是通过这种形式传达他们的亲身经历。

事实上，医学的专业文化影响着反馈的提供和接收方式。医学界一直遵循传统的科层制领导模式。在医生职业生涯的早期阶段，有很多培养领导力的机制，但本质上，领导力仍然取决于医生的职称和年资。这种“自上而下”的模式会影响反馈模型。举一个由于领导力的变化使评估得以发展的行业内的例子。人们一直认为，组织管理中正式的层级结构对任何公司的发展和成长都是至关重要的。但是，20世纪70年代见证了从“交易型”领导力到“变革型”领导力模式的转变。交易型领导力明确角色和任务要求，指导和激励下属向着既定的目标努力。Burns（1978，p. 163）将变革型领导力总结为：把领导和下属的角色联系起来，赋予员工权力，互相促进和提高。这就允许和鼓励员工独立实践、思考和组织决策。从交易型领导力到变革型领导力的转变导致企业内部管理结构的扁平化，从而为评价体系的发展开辟了新道路（Mann，1971）。随着“扁平化”的进一步发展，最终导致从简单的自上而下的评估模式转向了更加全面的360°评估方法，并围绕薪酬等级进行上下反馈。如果没有这种管理文化的转变，就不会产生这样的反馈模式。

专业文化很重要，它塑造了这样的思维模式：谁提供反馈、谁接受反馈，如何提供反馈以及反馈的目的是什么。如果把反馈看作自上而下的、单向的纠正性信息的传递，就会形成学习者恐惧反馈的文化。它可能会对反馈系统内的关系产生不利影响。如果将反馈视为促进学习者提高的信息，并以支持性的方式提供，让学习者的愿意参与进来，它将以不同的方式塑造文化。

那么我们该如何应对呢？在将反馈理解为一个更广泛的系统中的活动的情境下，我们认为，整个社会都参与到反馈的提供和接受中，这对做好反馈至关重要。这其中的重要组成部分在于理解谁负责什么，专业的“权力”在哪里，以及该权力可能对反馈的给予和接收产生什么影响。在探讨如何支持反馈之前，我们想更深入地讨论何为反馈。

反馈活动

反馈不是简单地从教师或监督者到学习者之间的信息传递。40多年前，Ilgen等（1979，pp. 349-71）将反馈描述为“基于多种心理学视角的复杂而多方面的认知、社交和个人活动”。尽管多年前相关专家和学者就已经认识到了这一点，但医学教育界仍然倾向于以一种或多或少线性的、简单化的方式来看待反馈，并且通常将其视为单向的信息传递。

最新的关于反馈的定义有助于我们进一步理解并更为恰当地使用反馈。Van de Ridder等（2008，pp. 189-197）提出，反馈是“对观察到的受训者的表现与标准表现之间进行比较，反馈的目的在于提高受训者的学习表现”。在医学教育中，许多学习和反馈发生在学习者“做”或“执行”的临床环境中，因此这一定义下的反馈在医学教育中特别有效。

有效的反馈基于对学习者表现的观察，以正式或非正式的方式传达给学习者有关其表现的一些信息。反馈的目标是指导学习者进一步学习和改进学习表现（Epstein and Hunbert，2002）。但有时这一目标似乎消失了，学习者认为反馈只是对他们表现的批评。关注反馈的目标（即促进学习者进步）为开展反馈提供了理论和实践的立场。如果反馈的目标是促进学习者进步，那么重点是如何以一种最能促进学习者接受并帮助其随后改进的方式去提供反馈。这样的观点有可能将传统的“批评”或“批判”的反馈观念转变为有益的和能动的模式。

因此，提供反馈对于帮助学习者进步至关重要。如果不提供反馈，学生就会报告他们不知道自己表现得怎样，也不知道该如何改进（Sargeant et al.，2010a）。经验丰富的教师为学生提供相关反馈之后，学习者可以更容易地看到自己应该如何改进，以及通过怎样的学习途径来达到学习目标——反馈可以加快学习者的学习过程。实际上，也可以说如果教师和监督者未能定期向学习者提供有效的反馈，就是没有履行他们作为教师的责任。此外，通过反馈告知学习者的学习表现，有助于学习者对自己的知识有更多的了解和进行更准确的自我评价。在支持学习和改进的文化和系统中，进一步加强了反馈的正面影响。

反馈主体、共同体及其角色：反馈提供者和接收者

正如 Hattie 和 Timperley（2007，p. 103）指出的，“反馈包括教师和（或）学习者的信息给予和接收，两者之间也可能存在鸿沟”。在本节中，我们将考虑反馈的“提供者”和“接收者”（CHAT 模型中的元素：主体、角色和分工）以及影响信息传递的因素。简而言之，经常出现的情况是：指导教师不喜欢提供反馈、学习者不喜欢接受反馈。从这个角度来看，这种很少分享建设性的反馈意见的现象也就不足为奇了。例如，指导教师在提出反馈意见时准备不足，当他们向学生提供负面反馈意见时给他们自己带来紧张情绪。因此导致即使在适当情况下，他们也经常不能够向学习者提供负面反馈（Dudek and Marks，2005）。

反馈提供者

教师和导师作为反馈提供者的角色是重要的。医学教育研究证实了这一重要性，许多临床教育工作者意识到他们需要在这一领域做深入研究（Bahar-Ozvaris et al.，2004）。他们还经常报告，在提供反馈时感觉准备不足，尤其是进行负面反馈时，而且他们的教育计划不能支持他们有效地做到这一点。更严重的是，教师可能没有意识到反馈作为一种发展工具的潜力；他们可能没有意识到反馈的促进作用和反思产生的教育影响；并且可能不愿让失败的学生感到失望（Dudek and Marks，2005；Menachery et al.，2006）。因此，许多重要和实际的因素导致了教师的无力感。解决这些问题的关键在于给他们提供反馈的技能和树立信心。了解规则、角色和责任对于开展成功的反馈对话非常重要。

一项关于被学习者评价为有效反馈提供者的教师特征的研究结果提供了另外的见解（Menachery et al.，2006）。积极提供反馈的教师的特点包括：

1. 照顾学习者的情绪。
2. 熟练地处理冲突。
3. 询问学习者希望从教学互动中获得什么。
4. 回顾过去一年的专业目标。
5. 与学习者一起建立共同的学习目标。
6. 经常让学习者主动探索。

这些教师似乎擅长让学习者参与反馈对话、建立学习目标以及寻求解决问题的方案。这些研究结果显示，成功有效的反馈需要学习者的参与和积极对话。此外，还应指出，教师在反馈过程中了解实际情况和真诚地参与十分重要，这一结论在最近的研究中得到了更多证据的支持（Watling et al.，2008）。

有效反馈提供者还应认识到，在提供反馈之前需要观察学习者的表现。否则，因为反馈者无法共享具体的数据，学习者会质疑反馈的可信度。在提供有关临床技能和表现的反馈时，这一点尤为重要（Holmboe and Hawkins，2008；Holmboe et al.，2004）。对于工作繁忙的临床医生而言，观察学习者的表现意味着要有计划地为学习者留出时间，以便观察其行为。

有效反馈提供者的另一项技能是能够促进学习者对自己的表现进行反思和自我评价，以及对反馈进行分析的能力——有些人认为这是反馈的元认知能力（Bing-You and Trowbridge，2009）。这些活动进一步实现了反馈提供者和接收者之间的对话——反馈不是信息的单向传递。此外，询问学习者通过反馈所建立的下一步目标，并要求他们对如何实现这些目标进行评价，可以增强对反馈的理解和接受度（Goodstone and Diamante，1998）。

反馈接收者

许多研究记录了医学生和住院医师的意见：收到的反馈不足、反馈的质量和帮助性不高等（Bing-You et al.，1997；Hewson and Little，1998）。当认为自己没有得到足够的反馈，而教师却可能认为已经提供了很多反馈时，二者之间就出现了鸿沟（Hattie and Timperley，2007；Shute，2008）。

许多研究对医学生的寻求和接收反馈的行为进行了探讨。Teunissen 等（2009，pp. 910-917）与 Nussbaum 和 Dweck（2008，pp. 599-612）在不同类型的研究中确定了学习者寻求反馈的两种取向：发展导向与能力导向。学习和发展

需求导向让学习者乐于接收并主动寻求反馈；能力导向的需求导致接受反馈被视为是无能的。

许多学习者的内部因素决定了他们接收和使用反馈的意愿，包括他们对自己和其学习表现的看法、自信程度、学习和改进的动力以及他们对令人失望或否定的反馈的情绪反应。所有这些都会对接收和使用反馈产生负面影响。

鼓励学习者更频繁地寻求反馈是相对较新的观念，这是由于在传统观念中，人们往往将反馈的提供者和接收者视为不平等参与者，由此导致学习者难以接受反馈。最近的一项干预性研究表明，实验组的学习者在实习期间有意寻求反馈，因此更乐于接受反馈，并收到更多的反馈（Milan et al.，2011）。在我们探索改善反馈过程时，应考虑提高学习者寻求反馈的技能和创造提供反馈的学习环境。

那么，如何分享和讨论反馈意见，以更好地促进学习者接收和回应反馈？反馈的类型和结构有很多，我们接下来重点介绍。

规则：当前反馈实践和模型

反馈类型

文献中将反馈概括为具有指导或促进的功能，而旧的指令性反馈模式只是简单地告知学习者需要改正的地方。我们提倡的促进性反馈，包括提供意见和建议以支持学习者自我改进。反馈有不同的结构，它可以是简单的判断式的（“是对还是错？”），也可以是阐述性的，详尽地帮助学习者获得正确答案。阐述式或促进式反馈使学习者成为反馈和改进过程中的积极参与者。Shute（2008，pp. 153-189）将详尽的反馈分为五种类型：解决主题、解决回应、讨论特定的错误、提供错误（通过举例说明如何避免特定的错误）和提供友好的反馈。此外，具体的反馈比模糊的和非特定的反馈效果更好。

提供易于接受并用于改进的建设性反馈是一项复杂的任务。反馈内容应清晰、便于理解、具体且有针对性。反馈过程应是即时、互动、非评判性的，并附有解释；反馈应承认并整合接收者的观点，促进自我评价和反思，并促进行动计划的制定（Branch and Paranjape，2002；Epstein and Hunbert，2002；Holmboe et al.，2004；Menachery et al.，2006；McIlwrick et al.，2006；Westberg and Jason，2001；Hewson and Little，1998）。

反馈有许多来源，最常见的反馈是通过日常实践中的观察和报告来提供，这是本章的重点。其中大部分非结构化的反馈是反馈提供者和接收者在床旁或教室中的互动。在临床环境中，基于工作场所的评价（workplace-based assessment，WBA）使得反馈需要更加结构化的策略（Norcini and Burch，2008）。WBA通常使用标准化格式，从而允许采用结构化的方法来提供反馈（并记录活动）。反馈的内容包括：

- 记录学习者与患者之间的互动，例如mini-CEX（Holmboe et al.，2004）
- 观察并对操作评分，例如操作技能直接观察评估（DOPS）（Wilkinson et al.，2008）
- 通过病例进行评价，例如基于病例的讨论（Davies et al.，2009）
- 以系统的方式询问同事，例如多来源反馈（Archer et al.，2005）

在这些情况下，让学习者参与到反馈的讨论中，是以学习者的自我评价和观点改进为目标，使得反馈不是单向的信息传递。

卫生专业人员独有的其他来源的反馈直接来自于患者。医生指出他们很容易通过问卷调查的形式从患者、医务人员和同事等处获得各种反馈，并在实践中做出相应的改变（Sargeant et al.，2005）。但是，由于患者反馈的有效性目前尚不能确定，即使这部分内容引起了一些研究人员的关注，但很少有医务人员和患者对医生的表现评价达成一致（Archer and McAvoy，2011）。

理想的情况是，反馈者在反馈前做好充分准备，面对面给学习者进行反馈（Hewson and Little，1998）。正如在“反馈提供者”一节中所指出的那样，教师往往觉得自己没有准备好提供建设性的反馈。通过工作坊和教师发展活动可以帮助教师提高其反馈技能和适应程度。特别是在分析可能引起学习者负面情绪的负面反馈时，应更注重反馈技巧。因此，观察学习者的情绪反应并分析其产生原因，可以促进学习者接受反馈并将其用于改进学习（Goodstone and Diamante，1998）。促进反馈的另一种方法是借助脚手架（scaffolding）作为辅助工具，如提供暗示、提示、线索和部分解决方案以及直接指导等的方式（Hartman，2002）。脚手架包括激励、分解任务以使其更容易实现和提供指导，确定成绩和预期结果之间的差距，降低个人风险和帮助确定目标。顾名思义，之所以称为脚手架，是因为这些反馈的方式和内容并不是反馈过程中不可或缺的一部分，而是随着时间的推移和学习者不断获得知识、技能和信心之后可以考虑去除的部分。

反馈时机

在繁忙的临床实践中，反馈提供者所面临的挑战是在观察学生的操作、与患者互动或其他临床表现之后，提供及时的反馈。然而，在事件发生后立即或尽可能接近事件发生时提供反馈，对提高反馈的有效性至关重要（Shute，2008）。医学生和住院医师经常说他们在临床工作完成很久后才收到反馈，但这些反馈仍然是中肯的或有用的。有证据表明，反馈的效度和反馈时机与学习重点和难度有关（Schroth，1992）；与其他成就卓越者一样，医生在执行复杂任务时可能会从延迟反馈中受益，因为据推测，减少干扰可以更好地支持学习者改进（Mason and Bruning，2001）。我们乐于在医学生和医生进行手术或咨询时，与其进行交流，但事实上对于成就卓著的医学生最好不要这样做，反馈不但需要及时，并且也需要“用心”（Bangert-Drowns et al.，1991）。也就是说，我们应该给学习者思考的时间，将学习任务难度设置在适当的水平上，既要有挑战性，又不能超出学习者能力过多，最重要的是要尽量做到公平一致。

总的来说，我们不能认为不管学习者有无反应，反馈仅仅是被动的接收。学习者是重点，反馈只是一种方式。由于很难获得正确的反馈，而错误的反馈带来的后果可能是有害的，因此，长久以来，人们都在提供无障碍的模式来支持其传递反馈。这是下一部分的重点。

实践模型

反馈是提供者和接收者之间的有促进作用、有目的的对话，其目的是使反馈能够被接受并用于改进。但是，这是一个相对较新的概念。在这里，我们将简单回顾早期的提供反馈的几种模型。

“三明治反馈”模型是一种传统模型：它在两极之间传递“夹在中间”的关键性或纠正性的反馈意见（Pendleton et al.，1984）。它通过平衡甚至伪装成建设性的信息来为反馈的接收者和提供者提供个人保护。但是，这种模型把反馈接收者保护得如此之好，使得他们无法接受并理解批评性反馈意见，可能导致他们不做出任何改变。虽然反馈提供者选择平衡反馈接收者的社会心理需求，以确保互动的公正性是值得肯定的（Folger and Cropanzano，1998，p. 232），但是却导致反馈效果不佳。Pendleton 的规则（1984，pp. 68-71）尝试通过引入双向对话的方式来建立“三明治反馈”，从而让反馈接收者对反馈做出反应。为了进一步尝试将反馈从“单向交流”转变为吸引学习者的“双向对话”，ECO 模型提出了三个步骤：情绪（emotional）、内容（content）、结果（outcomes），即在提供反馈内容之前鼓励反馈接收者建立积极的应对情绪，期望实现最终的反馈效果（Bruce and Sargeant，2007）。该模式的总体目标是通过一系列的促进性问题，让学习者参与自我评价、反思和解决问题并进行规划，从而促进学习者利用反馈信息不断进步。

虽然提供和接收反馈的过程是复杂的，但有研究证明了有效反馈的特征。例如，学习者告诉我们，提供诸如“你做得很好”或“你不用担心”等一般性的反馈是没用的。监督者可能倾向提供这样相对容易的反馈，他们不希望学习者将反馈视为对他们的批评。但学习者认为这样的反馈太笼统、不具体，无法帮助他们提高。他们希望得到具体的反馈（Sargeant and Mann，2010b）。一对一的互动是反馈的核心部分。表 48.1 提出了有效反馈有 5 个要素（van de Ridder et al.，2008）。

通过文化和人工制品来促进反馈

我们探讨了在提供和接收反馈中的各种规则和角色，再次考虑以下场景，您被要求观察一名医学生的病史采集，并进行病史汇报。这

表 48.1 有效反馈的五个重要要素

元素	元素说明	工作实例
特定信息	反馈信息必须是针对于特定内容的详细阐述，而不是概括性的	“当您与 Jones 夫人说话时，您显得心不在焉，在交谈过程中并不总是对她的回答做出回应”，而不是“您显得很粗鲁”
比较	反馈意见必须将学习者的表现与特定的表现标准进行比较，以便学习者可以清楚地看到差距	“我希望你这个年资的医师可以熟练掌握缝合技巧，所以你做得很好”，而不是简单地评价“做得好”
观察表现	提供反馈前应观察学生执行任务的情况	如果您决定观察诊疗过程的一部分以完成小型临床评估演练，请向患者和学生 / 医生解释，您可能会在某个时间点离开，而不是不做任何解释就离开。
标准	与学生分享标准，明确反馈的缘由	“这张表格为你的插管技术提供了‘需求发展’的分数。这是因为我要在考试中给你打分，而你目前还未达到标准，但是你还有 18 个月的学习时间”
改进目标	以促进学生提高的方式提供反馈	“我发现一旦插管，我就过度紧张，并开始将喉镜放得太低，从而看不到导丝。老师，我知道您会插管，想知道您最近是否发生了类似的这种情况？”

次您与学生一起前往，由她来采集病史。问诊 2 分钟后，您的传呼机响了，您边走边向患者道歉，然后离开去接电话。5 分钟后，您返回床旁听取剩下的问诊过程，在接听电话离开现场的那段时间，学生静静地阅读了患者的病史，并翻阅了一本口袋书。接下来你与学生一起返回办公室讨论此病例。学生在某些方面掌握得不好，但总体而言表现尚可，您提出一些积极的反馈以及需要进一步改进的反馈。学生犹豫了一下，指出您所强调的缺失或不足她刚刚在床旁完成了，只是您接电话没在。您有些犹豫，但又不想忽略所陈述内容的“重要性”，因此仍然会继续强调这些改进方法。学生向您表示感谢，并询问您是否将填写院校要求的在线反馈表，进而完善他们的档案袋。

您打开电脑，尴尬地看着屏幕上 14 个安全和启动程序正在缓慢运行。当您登录系统时，必须先更改密码，然而，您却忘记了学校系统的密码。因此，您告诉学生先这样吧，等有时间了再填写在线反馈表。2 周后，学生给您发来邮件，礼貌地问您是否将填写表格，因为他们的实习即将结束。这听起来很耳熟吧？

在医疗保健系统中，提供医学培训都是具有挑战性的。我们被赋予了与工作内容相关的各种角色：医生、教师。因此，我们常常在保障患者医疗的即时性和学生、医生的培训需求之间徘徊。即使我们知道这一点，但我们是否思考过前述情景可能对个人产生的影响呢？

上述场景可能对个人有影响吗？我们很有可能经历过这样的互动，使我们的所做合理化。“学生必须适应医疗的现实”“我在忙碌工作中花时间进行了反馈”；但这是学生的看法吗？如果不是，那学生是怎样获得良好的反馈的呢？在此示例中，如前所述，我们假设所有反馈实践的其他方面都进行顺利，该示例显示的是人为因素的影响，这些事情会无意中影响人与人之间的互动。

各种人工制品或人为方式往往用来支持反馈或简单地提供反馈，以达到促进作用。应以批判的眼光看待这些人为因素，不仅要了解它们是以何种方式支持反馈的，而且要了解它们的参与是否带来可能意想不到的后果（Fenwick，2011）。

在这个案例中，中断会妨碍良好的反馈实践。传呼机是提供医疗保健必不可少的日常设备，但在反馈和更广泛的教育中可能会成为重要的干扰因素。实时反馈总是会受到各种干扰，但应为重要的反馈创造最佳条件。对反馈接收者而言，反馈很重要，有可能是促进他们思考甚至进步的核心。作为教育工作者，我们需要更多考虑到接收者是反馈过程的核心。他们很重要，反馈也就很重要。

在这种情况下，值得特别注意的一个具体情况是关于信息技术的案例。在现代培训中常常开发信息系统，便于反馈的提供和结果整理。开发电子档案袋（ePortfolios）是为了协调和为个人以及团体提供教育的解决方案。但是，电子档案袋在反馈过程中应处于什么地位呢？在这个对很多人来说并不陌生的例子中，技术可以成为反馈的核心，而不仅仅是过程中的一部分。收集的内容是反馈和分享信息，信息管理系统可以存储此类反馈信息、随时间整理并促进学生反思。但是，我们需要区分反馈过程的核心、促进因素和干扰因素。据报道，另一种常见的提供和评价反馈的辅助工具是书面的临床记录卡，它根据临床具体情况定制反馈，并指导教师和学生完成反馈和改进过程。这些一般由学习者和教师每天或每周完成几次，并以提供改进信息为目的开展讨论（Paukert et al.，2002）。教师和学习者都发现这种形式能有效地提高反馈，他们指出与其他常规反馈方式相比，这种反馈方式更具建设性、及时性和具体性（Schum et al.，2003）。但是，这种正式的反馈策略并不意味着要取代临床环境中教师和其他人的非正式反馈。

尽管 IT 系统在反馈支持方面发挥了重要作用，但我们应以批判的眼光看待任何有可能分散反馈核心业务的事物——接收者和提供者共同合作以期积极地提高表现。反馈不只是简单地将数据录入系统。

重新定义反馈：融合文化和持续性的活动系统

正如文章开头所阐述的，反馈都是在以促进学习者的发展为目标的循环过程中产生的，并且是更广泛的教育系统的一部分。反馈与这些教育系统相互影响。因此，我们需要将反馈重新概念化，将其作为更广泛的卫生保健系统的一部分，与医疗保健系统互相影响。

对话

早期实践模式的局限性在于，它们持续使用一种相当简化的方法，并被其嵌入到了科层制范式中。后来的模型承认双向交互的重要性，但仍是一个教育者驱动的过程，反馈在很大程度上仍然是信息的单向传递（Molloy，2009）。相反，那些研究反馈的学者现在将反馈概念化为反馈提供者和接收者之间的有目的对话，在反馈提供者的帮助下，学生接受反馈并用于改进。

影响有效反馈对话能力的因素有很多。除了诸如监督者、学习者培训等个人因素以及反馈准备工作之外，在对反馈对话有深远影响的系统和文化因素中我们也可以有所收获。

反馈文化

建立积极的反馈文化，是发挥反馈积极作用的关键因素。与所有的文化一样，反馈文化会给出明确的、可接受的和与预期做法相关的信息。与传统自上而下、单向的反馈方式相比，我们支持反馈对话，让学生参与其中并专注于改进，从而传达出积极反馈的文化价值观。我们如何创造这种反馈文化呢？这需要营造一种可以安全地提供和接收反馈的文化。在这种文化中，纠正性的反馈被看作积极地改进和提高的机会，而不是被理解成消极的、痛苦的批评。为此，需要采取一些措施，包括教师和监督者相互示范，相互提供和接收反馈等进行建模，向学习者要求提供反馈，并明确地将反馈用于改进。鼓励学习者寻找并要求反馈是另一种策略。将这些期望设置为一种制度可以改变文化。

现实中已有很多机会提供反馈，不需要创造大量的额外工作。例如，由于我们没有把终结性评价看作教育全过程的一部分，通常我们认为在终结性评价中缺少提供反馈的机会。评价有可能被看作脱离实际情况，并逐渐成为一种远离学习过程而非鼓励终身学习的人工产物。

持续反馈

我们知道，表现反馈可以提升专业实践，但效果通常不理想（Thomson O’Brien et al.，2000）。有效性也是一个相对的概念，与变革的决心和提供反馈的频率相关。因此，促进作用是成功反馈的基石，包括支持对负面反馈做出适当的回应（Kluger and DeNisi，1996）。正如我们所建议的，当反馈成为交互系统的一部分时，应警惕将其视为独立事件。

图 48.2 展示了正在进行反馈性对话的一组人。他们彼此之间，与其他人和事物（例如社区、人为因素、角色、权力）之间像用“丝带”一样连接起来，塑造并影响着他们的反馈对话。只有从扮演的角色、制度规则、人为因素及其影响等方面进行思考，我们才能了解如何在工作场所为所有学习者创造连续性的反馈文化。从专业角度建立长期的关系是支持这种文化的方式之一。由于工时短、兼职工作更多的原因，西方医疗保健系统中的学徒制模式不可持续（Dornan，2005）。对此，我们在教育中的部分回应是发展倡导性的监督形式，即监督者、培训者和评价者有意识地将反馈信息源汇集起来，为学习者建立个人学习档案袋，提供长期的支持。因此，我们要保护这种关系，并且必须在评价中增加反馈。最好的做法是，学习者在医学院学习、临床培训和考核过程中，都应有教师一直为学生提供反馈，而不是只获得终结性评价结果。数据用途不清晰而造成的反馈作用不明确会破坏学生的学习支持系统。

为了使任何系统有效地运作，需要有训练有素的、资源充足的教师来提供高质量的引导与促进。该系统需要认可并支持专门教学人员。我们需要通过功能强大的反馈系统，为学习者提供全程支持与以促进持续的学习。为了做到这一点，我们要记住，反馈是一个受许多因素影响的系统，我们需要有意识地考虑这些因素，以确保我们从各种证据中获得积极影响，从而支持专业表现，并最终使患者受益。

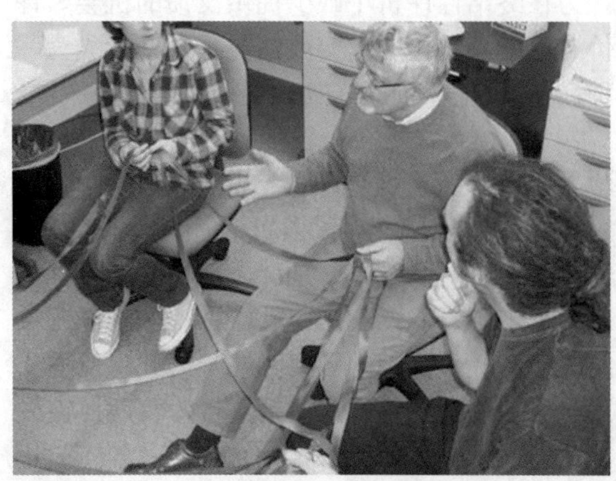

图 48.2 正在进行反馈性对话的一组人

结论

- 反馈不是简单地向个人提供有关学习表现的信息。
- 反馈应被看作影响整个医疗的复杂系统的一部分。
- 需要加强对角色、工作量、共同体和技术等人工制品如信息技术系统的理解，以支持有效反馈。
- 反馈性对话是有效反馈的核心，应由训练有素的教师支持以确保反馈内容是具体的、基于观察的、标准化和经比较的，并有支持改进的观点。

参考文献

Archer, J. (2010) The current state of the science in health professional education: effective feedback. *Med Educ.* 44: 101–108

Archer, J. and McAvoy, P. (2011) Exploring what might undermine the validity of patient and multisource feedback. *Med Educ.* 45(9): 886–893

Archer, J., Norcini, J., and Davies, H.A. (2005) Use of SPRAT for peer review of paediatricians in training. *BMJ.* 330(7502): 1251–1253

Aspy, D. and Roebuck, F. (1969) Our research and our findings. In C.R. Roger (ed.) *Freedom to Learn: a view of what education might become.* (pp. 163–171) Columbus, OH: Charles E Merrill

Bahar-Ozvaris, S., Aslan, D., Sahin-Hodoglugil, N., and Sayek, I. (2004) A faculty development program evaluation: from needs assessment to long-term effects of the teaching skills improvement program. *Teach Learn Med.* 16(4): 368–375

Bandura, A. (1961) Psychotherapy as a learning process. *Psychol Bull.* 58: 143–159

Bangert-Drowns, R.L., Kulik, C.C., Kulik, J.A., and Morgan, M.T. (1991) The instructional effect of feedback in test-like events. *Rev Educ Res.* 61: 213–238

Bing-You, R. and Trowbridge, R.L. (2009) Why medical educators may be failing at feedback. *JAMA.* 302(12): 1330–1331

Bing-You, R., Paterson, J., and Levine, A.M. (1997) Feedback falling on deaf ears: residents' receptivity to feedback tempered by sender credibility. *Med Teach.* 19(1): 40–44

Branch, W.T. and Paranjape, A. (2002) Feedback and reflection: Teaching Methods for clinical settings. *Acad Med.* 77(12): 1185–1188

Bruce, D. and Sargeant, J. (2007) Multi-source feedback. In K. Mohanna and A. Tavabie (eds) *General Practice Specialty Training: Making It Happen* (pp. 135–144). London: RCFP

Burns, J.M. (1978) *Leadership* New York: Harper & Row

Cantillon, P. and Sargeant, J. (2008) Giving feedback in clinical settings. *BMJ.* 337: a1961

Davies, H., Archer, J., Southgate, L., and Norcini, J. (2009) Initial evaluation of the first year of the Foundation Assessment Programme. *Med Educ.* 43(1): 74–81

Dornan, T. (2005) Osler, Flexner, apprenticeship and 'the new medical education'. *J R Soc Med.* 98(3): 91–95

Dudek, N.L. and Marks, M.B. (2005) Failure to fail: the perceptions of clinical supervisors. *Acad Med.* 80(10): S84–S87

Engestrom, Y. (1987) *Learning by Expanding: an activity-theorectical approach to developmental research.* Helsinki, Finland: Orienta-Konsultit

Engestrom, Y. (1993) Developmental studies of work as a testbench of activity theory: the case of primary care medical practice. In S. Chaiklin and J. Lave (eds) *Understanding Practice: Perspectives on Activity and Context* (pp. 64–103). Cambridge UK: Cambridge University Press

Engestrom, Y. (1999) Activity theory and individual and social transformation. In Y. Engestrom, R. Miettinen, and R.L. Punamaki (eds) *Perspectives on Activity Theory* (pp. 19–38). Cambridge, UK: Cambridge University Press

Epstein, R.M. and Hunbert, E.M. (2002) Defining and assessing professional competence. *JAMA.* 287: 226–235

Fenwick, T. (2011) Sociomaterial approaches: contributions and issues for educational research. In: T. Fenwick, R. Edwards, and P. Sawchuk (eds)

Emerging Approaches to Educational Research: Tracing the Sociomaterial (p. 177). Oxford: Routledge

Folger, R. and Cropanzano, R. (1998) Organizational justice and performance evaluation: test and trial metaphors. In: R. Folger and R. Cropanzano (eds) *Organizational Justice and Human Resource Management*. (pp. 108–132) Beverly Hills CA: Sage Publications

Forsetlund, L., Bjørndal, A., Rashidian, A., et al. (2009) Continuing education meetings and workshops: Effects on professional practice and health care outcomes. Vol. 2 *Cochrane Database Syst Rev:* CD003030

Freidson, E. (1994) *Professionalism Reborn: Theory, Prophecy, and Policy*. Chicago: University of Chicago Press

Goodstone, M.S. and Diamante, T. (1998) Organizational use of therapeutic change strengthening multisource feedback systems through interdisciplinary coaching. *Consult Psychol J Pract Res.* 50(3): 152–163

Grimshaw, J., Eccles, M., Thomas, R., et al. (2006) Toward Evidence-Based Quality Improvement. *J Gen Intern Med.* 21(S2): S14–S20

Hartman, H. (2002) Scaffolding and cooperative learning. *Human Learning and Instruction*. New York: City College, University of New York, pp. 23–69

Hattie, J. and Timperley,H. (2007) The power of feedback. *Rev Educ Res.* 77: 81–112

Hewson, M.G. and Little, M.L. (1998) Giving feedback in medical education: verification of recommended techniques. *J Gen Intern Med.* 13(2): 111–116

Holmboe, E.S. and Hawkins, R.E. (2008) *Practical Guide to the Evaluation of Clinical Competence*. Philadelphia, PA: Mosby/Elsevier

Holmboe, E.S., Yepes, M., Williams, F., and Huot, S.J. (2004) Feedback and the mini clinical evaluation exercise. *J Gen Intern Med.* 19: 558–561

Ilgen, D.R., Fisher, C.D., and Taylor, M.S. (1979) Consequences of individual feedback on behavior in organizations. *J Appl Psychol.* 64(4): 349–371

Kennedy, T., Regehr, G., Rosenfield, J., Roberts, S.W., and Lingard, L. (2004) Exploring the gap between knowledge and behavior: a qualitative study of clinical action following an educational intervention. *Acad Med.* 79(5): 386–393

Kluger, A.N. and DeNisi, A. (1996) The effects of feedback intervention on performance: A historical review, a meta-analysis, and a preliminary feedback intervention theory. *Psychol Bull.* 119: 254–284

Locke, E.A. and Latham, G.P. (1990) *A Theory of Goal Setting and Task Performance*. Englewood Cliffs, NJ: Prentice Hall

Mann, F.C. (1971) Studying and creating change: a means to understanding social organisation. In H. Hornstein (ed.) *Social Intervention: A Behavioral Science Approach* (pp. 294–305). New York: Free Press

Mason, B.J. and Bruning, R. (2001) *Providing feedback in computer-based instruction: What the research tells us*. [Online] Center for Instructional Innovation, University of Nebraska-Lincoln. [Online] http://dwb.unl.edu/Edit/MB/MasonBruning.html Accessed 12 March 2013

McIlwrick, J., Nair, B., and Montgomery, G. (2006) 'How am I doing?': Many problems but few solutions related to feedback delivery in undergraduate psychiatry education. *Acad.Med.* 30: 130–135

Menachery, E.P., Knight, A.M., Kolodner, K., and Wright, S.M. (2006) Physician characteristics associated with proficiency in feedback skills. *J Gen Intern Med.* 21: 440–446

Milan, F., Dyche, L., and Fletcher, J. (2011) 'How am I doing?' Teaching Medical Students to elicit feedback during their clerkships. *Med Teach.* 33(11): 904–910

Molloy, E. (2009) Time to pause: giving and receiving feedback in clinical education. In C. Delany and E. Molloy (eds) *Clinical Education in the Health Professions*. 1st edn (p. 304). Sydney: Churchill Livingstone

Norcini, J. and Burch, V. (2008) Workplace-based assessment as an educational tool: AMEE Guide No.31. *Med Teach.* 29(9): 855–871

Nussbaum, A.D. and Dweck C.S. (2008) Defensiveness versus remediation: Self-theories and modes of self-esteem maintenance. *Pers Soc Psychol Bull.* 34: 599–612

Paukert, J.L., Richards, M.L., and Olney, C. (2002) An encounter card system for increasing feedback to students. *Am J Surg.* 183(3): 300–304

Pendleton, D., Schofield, T., and Tate, P. (1984) A method for giving feedback. In D. Pendleton (ed.) *The Consultation: An Approach to Learning and Teaching* (pp. 68–71). Oxford: Oxford University Press

Sargeant, J., Armson, H., Chesluk, B., et al. (2010a) The processes and dimensions of informed self-assessment: a conceptual model. *Acad Med.* 85(7): 1212–1220

Sargeant, J. and Mann, K. (2010b) Feedback in medical education: skills for improving learner performance. In: P. Cantillon, and D. Wood (ed.) *ABC of Learning and Teaching in Medicine* (pp. 29–32). London: Blackwells

Sargeant, J.M., Mann, K., and Ferrier. S. (2005) Exploring family physicians' reactions to multisource feedback: perceptions of credibility and usefulness. *Med Educ.* 39(5): 497–504

Schroth, M.L. (1992) The effects of delay of feedback on a delayed concept formation transfer task. *Contemp Educ Psychol.* 17(1): 78–82

Schum, T.R., Krippendorf, R.L., and Biernat, K.A. (2003) Simple Feedback Notes Enhance Specificity of Feedback to Learners. *Ambul Pediatr.* 3(1): 9–11

Schunk, D.H. (2008) *Learning Theories: An Educational Perspective*. 5th edn. Upper Saddle River NJ: Pearson/Merrill Prentice Hall

Shute, V.J. (2008) Focus on formative feedback. *Rev Educ Res.* 78: 153–189

Teunissen, P.W., Stapel, D.A., van der Vleuten C.M., Scherpbier, A., Boor, K., and Scheele, F. (2009) Who wants feedback? An investigation of the variables influencing residents' feedback-seeking behavior in relation to night shifts. *Acad Med.* 84(7): 910–917

Thomson O'Brien, M.A., Oxman, A.D., Davis, D.A., Haynes, R.B., Freemantle, N., and Harvey, E.L. (2000) Audit and feedback: effects on professional practice and health care outcomes. *Cochrane Database Syst Rev.* CD000259

Thorndike, E.L. (1931) *Human Learning*. New York: Century

Van De Ridder, J.M.M., Stokking, K.M., McGaghie, W.C., and ten Cate, O.T.J. (2008) What is feedback in clinical education? *Med Educ.* 42(2): 189–197

Veloski, J., Boex, J.R., Grasberger, M.J., Evans, A., and Wolfson, D.B. (2006) Systematic review of the literature on assessment, feedback and physicians' clinical performance. *Med Teach.* 28(2): 117–128

Watling, C.J., Kenyon, C.F., Zibrowski, E.M., et al. (2008) Rules of engagement: Residents' Perceptions of the In-training Evaluation Process. *Acad Med.* 83(10 Suppl): 597–600

Westberg, J. and Jason, H. (2001) *Fostering Reflection and Providing Feedback: Helping Others Learn from Experience*. New York: Springer Publications

Wilkinson, J., Crossley, J., Wragg, A., Mills, P., Cowan, G., and Wade, W. (2008) Implementing workplace-based assessment across the medical specialties in the United Kingdom. *Med Educ.* 42: 364–373

第 9 部分

质量　Quality

第 49 章

评估 Evaluation

John Goldie, Jill Morrison

译者：徐杭　审校：王　妍　王　冠

如今，需要专门的服装培训后才能以着装来评价一个人，这是非常危险的。

Michael Foster

转载自 British Medical Journal，Foster M，'An Address on University Work in Relation to Medicine：Delivered at the Opening of Mason University College，Birmingham'，2，p. 1028，Copyright 1898，并得到 BMJ Publishing Group Ltd. 的许可。

前言

在教育领域，尤其是在北美，“评估”这个词经常和“评价”交替使用。评价主要是衡量学生的表现，而评估通常认为是获取教育项目信息以作后续判断的过程。可以评估的对象包括教师与学生的工作、独立的课程、完整的课程体系或国家项目。虽然这需要学生在课前和课后都接受测试，但可以将学生的表现作为一种信息来源。

评估不同于研究，主要区别如表 49.1 所示。

然而，正如我们将看到的那样，研究和评估之间的界限越来越模糊。评估与研究具有许多方法学上的共同点，而研究则越来越具有政治色彩和任务化的特征（Cohen et al.，2000）。

评估是教育过程中必不可少的一部分。在规划阶段就应该考虑这个问题，而不是留到课程开始运行时才考虑。理想情况下，它应该是持续改进周期的一部分。作为质量保障的一部分，医学院校必须对其课程进行评估。没有适当的评估，医学教育的有效性将难以确定。评估还有助于教育机构及其学生的学业发展（Morrison，2010）。

必须记住，虽然评估可以发现优点和缺点，但不能纠正问题。管理者和其他利益相关方必须致力于根据评估获得的信息采取行动。

评估的历史

早在公元前 2200 年就有中国对于人员选拔的评估，这是所记载最早的有计划的社会评估（Guba and Lincoln，1981）。虽然在过去的 200 年里已经有了评估工作的记录（Cronbach et al.，1980；Madaus et al.，1983；Rossi and Freeman，1985），但现代评估的发展与第二次世界大战后世界经济，特别是美国经济的快速发展有关，到了 20 世纪 60 年代，政府对社会决策的干预越来越多，同时刺激了评估的发展。随着财政投入在社会政策领域越来越多，人们越来越认识到，这些方案需要进行适当的评估，并且需要进行强制性评估。与此同时，越来越多的社会科学毕业生对政策分析、调查研究、现场实验和民族志研究产生了兴趣，并将注意力转向了评估（Shadish et al.，1991）。

教育评估是社会评估领域的主要支柱之一。它有别于其他领域的评估活动，因为它一方面根植于测试和评价，另一方面根植于课程和方案评估（Kellaghan et al.，2003）。Tyler（1949）在开展“八年研究”后，对传统上强调通过考试来评估学生的做法提出了挑战，该研究正式评估了“改革”高校和“传统”高校学生在大学的学习表现。他的结论是，应该扩大评估范

表 49.1 评估与研究的比较

	评估	研究
关注的重点	待评估的项目	理论
提出的问题	与项目密切相关	一般性
数据	包括多维度数据	不呈现原始数据
对谁负责	客户和利益相关者	研究者自身
最终目标	评价与判断	专业发展
是否关注普及	否	是

围，以确定学生在多大程度上掌握了培养方案的预定目标。Tyler 的工作以及 Bloom（1956）、Taba（1962）的工作使课程规划变为线性的、分层的、目标为导向的，其结构是目标—学习体验—内容—学习内容组织—评估。这种“流水线化”的课程规划方法，影响了许多课程评价的尝试和正式评估策略的发展（Holt，1981）。这些策略往往集中在不同课程之间的比较上。Cronbach（1963，p. 675）等课程开发人员发现用于确定教学方案有效性的评估方法几乎没有阳性发现，针对这一现象，他认为如果希望评估对课程开发者有价值，就应该专注于他们在开发阶段所面临的决策。他还认为，评估工作应较少地涉及方案之间的比较，而应更多地涉及方案在多大程度上促进了其预期目的。由于课程仍有足够的灵活性，可以做出改变，因此他还强调了评估在帮助完善课程中的重要性。

由于教育工作者本身对评估缺乏兴趣，Cronbach 的观点未能引起课程开发人员之外的重视（Popham，1988）。但是，1965 年美国对教育计划开展了强制性评估工作，这刺激了教育评估领域的活动。英国的资助机构，如学校理事会对所有课程项目也都进行了正式评估（Kelly，1989）。Scriven 和 Stake 于 1967 年发表的论文促进了 20 世纪 70 年代初评估模型的发展。人们越来越相信，评估能够将不佳的教学方案转变为高效的方案，并确信评估结果对决策者的重要性。但是，这种 20 世纪 70 年代的乐观情绪并没有持续下去。经验表明，大多数重要的教育决定，如社会政策领域中最重要的决定，仍然是在政治、人际环境中做出的，证据的作用非常小（Popham，1988）。教育决策者通常不需要等待评估的“最终”结果就能做出选择。而且，最终结果证明它们很少是决定性的。随着国家参与决策过程愈加深入，教育评估者开始接受 Cronbach（1980，p. 67）的观点——评估者即教育者，即评估者不应试图只作为单一的决策者，而应努力向相关政治团体提供信息。他们还认识到，虽然许多评估尝试没有成功，但在少数成功的案例中，方案质量也有不同程度的提高。即使适度的改进也被认为是有价值的（Popham，1988）。

近年来，评估工作出现了“第二次繁荣”（Don-Aldson and Scriven，2003，p. 56）。评估已经变得更加全球化，并且由于政府服务的分散化，使得其已经超出了大型政府资助计划的范围。它还导致了评估作为一种职业的出现（Piccioto，2011），并发展了新的评估方法和实践理论，以应对更广泛、更多样化的环境。这些都对教育评估实践产生了深远影响。

评估实践的理论

随着评估的发展，各种理论也在不断发展，这些理论描述和规范了评估工作的内容。评估理论主要是一般性的和规范性的（Chelimsky，1998；Alkin，2004）。它们主要是关于评估实践的理论，例如，如何理解评估的性质（以及要评估的对象），如何评估课程及其表现，以及如何构建和使用评估产生的知识（Shadish，1998）。

Shadish 等（1991）将评估理论的发展描述为一系列的阶段。最早的评估者（例如 Scriven 和 Campbell）专注于方法论，并强调发现真理。评估理论发展的第二个阶段，是由 Wholey、Stake 和 Weiss 等评估者对越来越多的经验进行反思后提出的，这一阶段的研究重点是评估的使用方式及其社会效用。第三个阶段的理论（例如 Cronbach 和 Rossi 的理论）专注于探究与效用的整合。Shadish 等（1991）使用以下评估理论：

- 知识层面——用什么方法来产生可信的知识？
- 应用层面——在项目中知识是如何被运用的？
- 价值观层面——如何进行价值判断？
- 实践层面——评估人员应如何在“真实世界”环境中进行实践？
- 社会计划层面——计划的性质及其在解决

社会问题中的作用是什么？

Shadish 等（1991）发现只有那些在第三阶段中的理论满足了以上五个标准。但是，他们认识到了不同观点对实践理论发展所做的贡献不同，并认为评估人员不应在所有情况下都遵循相同的评估程序。Alkin 和 Christie（2004）从不同的角度出发，根据方法、应用和价值的取向不同对主要的评估理论家进行了分类（表 49.2）。这有助于评估者理解建立在问责制和社会调查双重基础上的理论之间的根本区别和联系。

自 1990 年起，随着 Chen（1990）《理论驱动的评估》（*Theory-Driven Evaluations*）一书的出版，评估者对 Tyler 出于评估目的的测试程序理论的概念产生了兴趣（Donaldson，2007）。但是，关于其命名和核心特征，人们几乎没有共识（Donaldson，2003；Rogers，2007）。理论驱动的评估原则由许多密切相关并且可相互转换的术语组成，例如实践理论、基于理论的评估、理论驱动的评估、现实主义评估、逻辑模型等。Coryn 等（2011，p. 201）为理论驱动的评估提供了一个有用的定义，即“明确整合所有评估策略或方法，并应用利益相关方、社会科学或其他类型的理论来定义、设计、实施、解释和应用评估”。越来越多的评估理论家、实践者和客户组织选择理论驱动的评估作为评估实践的首选模型（Coryn et al.，2011）。

表 49.2　按方法、实践和评估取向对主要评估理论家进行的分类

方法	实践	
Tyler 和其他以目标为导向的理论	Stufflebeam	早期理论
Campbell	Wholey	↓
Cook	Owen	
Suchman		
Boruch	Provus Patton Alkin	
Rossi	Fetterman	
Cronbach	Cousins Preskill	
Weiss	King	
Chen		
评估		
Scriven		
Stake		
Eisner		
House		
Wolf/Owens		
MacDonald		
Guba and Lincoln		发展的理论

程序理论

程序理论（programme theory）是理论驱动评估的基础。用于描述程序理论的元素通常包括成本、活动和产出，它们共同构成程序过程理论，而初期、中期和长期成果则构成了程序影响理论。程序理论通常为一个线性模型，但是，人们提出了更加情景化、综合性的生态程序理论模型（Chen，2005；Rogers，2008）。

Donaldson（2007）描述了程序理论的四个潜在来源：

1. 既往的理论，经常是社会科学领域的理论和研究。
2. 潜在的相关理论。
3. 运行过程中所观察到的内容。
4. 探索性研究，用于检验程序理论的关键假设。

Patton（2008）倾向于演绎、归纳或以用户为导向的方法，而 Chen（2005）则主张以利益相关方为导向的方法来进行程序理论的制定，由评估者起到促进的作用。

在医学教育中，课程开发模型（例如基于结果的模型）可以用作程序理论的基础。

程序理论可用于：

1. 需求评估，计划、规划和设计评估，以及方案潜力的评估。
2. 决定采取何种评估方法。
3. 从方案概念模型的有效性来评估方案实施的成败。
4. 帮助提供证据，说明方案如何运行和如何改进。

但是，一些评估者认为，评估中几乎不需要理论或至少不需要某些形式的理论（Scriven，1998，2004a，2004b；Stufflebeam，2001，2004）。Scriven（2004a，b）断言，有可能“无需评估或程序理论就能进行非常好的评估”。Stufflebeam（2004，p. 253）质疑基于理论的评估的可行性，由于“在现实世界复杂且无序的状况下，运行程序所涉及的变量众多且相互交叉影响”。他还警告说，失败的或歪曲的评估尝试会对实践产生反作用。Coryn 等（2011）的综述发现，大多数评估方法的实证证据很少。

评估的实施

评估应是一个持续不断的过程，以不断进行改进（图 49.1）。

1. 启动 / 调试

评估的初始阶段是由负责项目的机构或个人决定对项目进行评估。需要确定评估的目的以及谁将负责评估。Mark 等（2000）列出了四个主要评估目的（图 49.2）。

评估的潜在费用往往在确定其评估范围方面起着重要作用，因为这些费用必须从方案预算中支付，或通过寻求额外资金来支付。负责执行教育方案的人往往认为评估成本很高，所以应该证明评估是有效的，并应提供足够的信息证明花费合理。只有在节省资源和（或）提高方案质量的情况下，才有理由这样做。Hodgkinson、Hurst 和 Levine（1975，p. 189）首先提出了“无成本评估”的概念，认为评估可以成为节约成本和（或）提高方案有效性的一种手段。评估可以帮助提高方案的生产率和质量，可以通过形成性改进建议来优化产品和（或）降低费用，也可以通过终结性建议来维持或扩大成功的、具有成本效益的教育活动，或终止不成功的、成本高昂的活动（Worthen et al.，1997）

不成功的评估其代价不仅仅是经济上的损失，可能还有：个人成本，丧失了提高利益相关方自尊的机会；智力成本，丧失了利益相关方反思的机会；社会和商业成本，丧失了辨别有效和无效方案的机会；道德成本，丧失了发现和质疑不道德行为的机会；实用成本，丧失了发现不良方案的机会。这些方案不仅浪费资源，而且对学生的生活质量产生不利影响，或使得学生的潜力没有得到发挥。

评估人员究竟应不应该参与被评估的项目取决于评价的目的和范围。进行有效的教育评估可能需要多学科的技能，例如心理学、社会学、哲学、统计学、政治学和经济学。一个员工不太可能有能力完成所有这些任务，机构内部人员也不太可能拥有所有这些技能。当然，这种情况也可能受到可用资金情况的影响。

2. 定义评估者的角色

评估是一种内在的价值承载活动。潜在评估者在决定是否接受该职位时，必须考虑需承担的角色和职责。这决定了他们的责任在哪里，对谁负责，以及需要明确的价值观，从而决定他们是否接受该职位。有时会发现评估的价值本身是有问题，甚至是有害的（图 49.3）。在这种情况下，评估者必须说服委托机构不要进行评估。当然，这种情况并不常见。

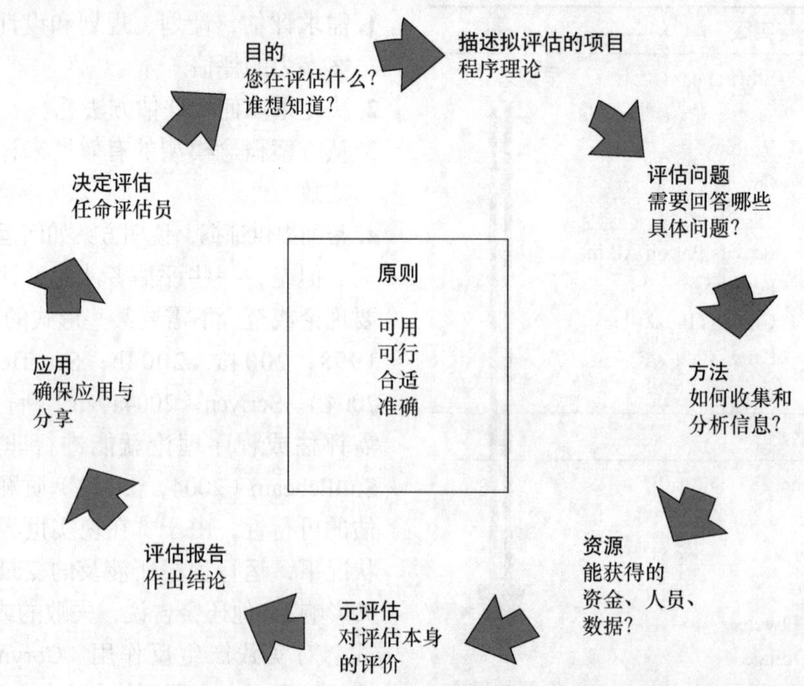

图 49.1 评估周期

1. 项目和组织改进
2. 监督与合规
3. 评价优点和价值
4. 知识体系发展

图 49.2 评估目的

1. 当评估产生不重要的数据时
2. 评估结果不能被应用时
3. 当评估结果不包含有效、有益的信息时
4. 相对于项目发展阶段，评估时机过早
5. 当评估使参与者受到威胁或伤害时，评估的正当性会被质疑

图 49.3 评估被质疑的原因

接受这一职位后，评估者需要反思政治氛围和情境、评估的本质、要问的问题、所使用的方法学、可用于评估的预算、结果将如何传达和使用，以及出现问题时的应急计划。框 49.1 中的问题可以帮助评估者完成这些任务。

3. 规划评估

确定了需要做什么之后，评估者必须制订一个恰当的计划。Rossi 和 Freeman（1985，p. 190）提倡选择评估设计的"足够好"规则：

> 评估者应考虑到实用性和可行性，选择最佳的设计方案……可用的资源和评估者的专业知识。

对于每个评估问题或目标，重要的是要明确：

a. 回答问题或判断目标是否达成所需的信息
b. 用于收集信息的设计
c. 信息来源
d. 获取信息所使用的方法
e. 数据收集程序，包括抽样策略、负责收集数据的人员、收集数据的方式和时间
f. 分析程序
g. 解释程序
h. 报告程序——报告格式，内容，情景，向潜在受众报告的时间表

评估范围

Stake（1976）提出了评估方法可能不同的 8 个维度。

框 49.1 评估者应考虑的问题

为什么要启动评估？之前有评估过吗？分配给评估的资金可以更好地使用吗？在此评估上花费时间和金钱是否值得？为什么？

评估可以达到什么目的？要衡量该计划的效果？改善程序？影响决策者？判断其价值？提供有用的信息？要解释一种或多种干预奏效的原理？为什么？您将如何选择这些目的？

您想在评估中扮演什么角色？方法专家？是管理层还是更大的利益相关方？评估该计划的价值是什么？有助于改善什么？是"公共利益"的服务者？还是为评估客户提供帮助的服务者？为什么？

评估的政治氛围和情境是什么？任何政治因素和力量会妨碍有意义和公正的评价吗？

有哪些重要的活动计划？它们如何与计划的目标联系？程序理论是什么？

您在评估中会问什么问题？问题来自哪里？来自学生、老师、其他利益相关方还是为评估付费的人？来自过去的研究、理论还是评估？来自待定的决定或法规？

你会问真正的和潜在的学生，他们的特点和需求吗？

该程序如何实施？关于学生的学习成果，以及对与学生互动的人的影响？学生、过程实施和结果间的关系？关于成本和资金收益？为什么？

您将使用什么方法？为什么？这些方法是否解决了您的问题？您将如何评估项目的效益？

您计划如何促进评估的使用？是您的责任吗？为什么？结果应该如何沟通？是否应定期向用户报告中期结果？在最终报告中，您应该包括执行摘要吗？行动建议？应该使用口头简报吗？是否应以适合不同利益相关方特定需求的形式来做出评估报告？结果可以通过大众媒体传播吗？这可行吗？

如果您正在评估一项干预措施，您是否计划将所有结果汇总，以作出判断这项措施优劣的最终陈述？如果是，你将如何衡量不同的标准，以及反映哪些标准更重要或不重要？是否有可能或希望为每个利益相关方群体构建不同的价值摘要？

您能在预算内完成所有这些工作吗？如果不能，那么哪些是最高优先级？为什么？

当出现问题时，您的应急计划是什么？

（1）形成性-终结性：这种区别最早由 Scriven（1967）提出。形成性评估是在方案执行期间进行的，目的是调整材料或活动。在计划结束时进行终结性评估。就开创性方案而言，可能难以确定何时达到终点，在进行评估之前所允许的时间长短是可变的。

（2）正式-非正式：非正式评估是自然而然地进行的，通常是主观的。正式评估是结构化的，而且更加客观。

（3）特殊案例-概括性：个案评估研究只涉及一个方案，并且只将结果与该方案相关联。综合研究可以研究一个或多个方案，但允许结果与同类的其他方案相联系。在实践中，结果可能有助于总结归纳，而在案例研究中尝试制定规则令人认识到，归纳需要一定程度的限制，且要考虑环境和背景（Holt，1981）。

（4）结果-过程：这种区别反映了形成性-终结性维度的区别。近年来，评估人员越来越多地寻求关于影响方案的其他领域信息。寻求有关课程材料和活动有效性的过程信息。通常在开发和实施过程中都会对材料进行检查。对方案执行情况的检查记录了实际发生的情况以及它与既定目标的相似程度。该信息也可以用于研究结果。结果信息可以侧重于对参与者的短期或直接影响。对学生学习的影响可归为教学性的，例如该课程目的在于使学生通过考试还是培养能力？例如，这是否会改变他们的个人发展？获取学习效果的方式取决于用哪种手段来测量。有关效果的信息关注的不是眼前的结果，而是长期的影响。

（5）描述性-判断性：描述性研究纯粹是为了获取信息而进行的。判断性研究会根据既定价值体系对结果进行测试，以确定该计划的有效性。

（6）前期-响应：这一维度区分了两种情况，一种是评估者事先知道他们在寻找什么，另一种是评估者在进行过程中准备观察可能出现的意外事件。

（7）整体性-分析性：这个维度标志着不同评估方案之间的界限，是着眼于方案的整体，还是只着眼于一些关键特征的选择。

（8）内部性-外部性：将由内部人员自行评估与由外部机构设计或需要满足外部机构要求的评估区分开来。

评估方法

评估文献提供了多种替代评估方法。这些方法为评估提供了多种选择，开发了大量的评估模型，可以协助评估者为其特定的评估选择最佳方案。这些模型有的是给出全面的方案，有的是给出建议清单，因此最好称之为方法，因为许多方法不符合“模型”术语的要求。一些较新的方法——如赋权评估、参与式评估——更多的是意识形态而不是方法或理论（Smith，2007）。Stufflebeam（2001）对评估模型进行了详细的批判性评价，希望进行更详细的分析时可参考。

近年来，各种评估方法的数量激增，其中有许多方法相互交叉，人们通过若干尝试来对不同的评估方法进行分类。Hansen（2005）提出评估模型分为六类。图 49.4 列出了每个类别

结果模型
- Tyler 的企业模型（Smith and Tyler，1942）
- Metfessel and Michael（1967）
- Provus 的差别模型（1973）
- Hammond（1973）
- Kirkpatrick（1994）
- Scriven 的目标游离模型（1972）
- 案例研究方法

过程解释模型
- CIPP 评估模型（Stu ffl ebeam，1971b）
- UCLA 评估模型（Alkin，1969）
- Provus 的差别模型（1973）
- Paton 的聚焦使用方法（1986）
- Cronbach（1963，1980）

系统模型
- Rossi and Freeman（1993）
- Lessinger（1970）
- PERT（Cook，1966）

经济模型
- Kee（1995）
- Levin（1983）
- Tsang（1997）

行动者模型
- Scriven 的关注和检查表（Scriven，1967，1974，1984，1991）
- 教育鉴赏（Eisner，1975，1991）
- Stake 的回应性评估框架（1975）
- Paton 的聚焦使用方法（1986）
- Parlett 和 Hamilton 的启发式模型（1972）
- Fetterman（1994）

基于程序理论的模型
- CDC 项目评估框架（1999）

图 49.4 Hansen 六个评估模型分类中的模型示例

中的模型示例。

（1）结果模型：包括目标达成和效果模型

这些是终结性评估模型，侧重于给出项目的结果。在目标达成模型中，结果是相对于预定目标进行评估。在无效果或无目标评估模型（Scriven，1974）中，评估者准备观察实践中可能出现的意外事件。

（2）过程解释模型

这些模型专注于正在进行的过程。它提前对计划、实施以及对象和其他利益相关方的感受进行干预。这是一个前瞻性的评价。

（3）系统模型

系统模型的取向是根据结果对投入、结构、过程和效果进行分析。评估可以基于计划，对已实现的投入、结构、过程和效果进行对比，也可以与优秀的类似计划进行比较。

（4）经济模型：包括成本效益模型、成本有效性模型和成本收益模型。

这些模型的重点是根据产出、效果或相对投入成本的更持久获益评估绩效。

（5）行动者模型：包括面向客户的、利益相关者和同行评审模型。

这些模型侧重于各有关方面提供的评估标准。

（6）程序理论模型

主要关注评估方案所依据的理论的有效性。

每一种方法都有其内在的关于评估的假设，并根据作者的优先次序和偏好来强调评估的不同方面。很少会有专业人员能够细致地遵循指导来完成，而大多数都是针对具体情况（Worthen et al.，1997）。

4. 数据采集

在医学研究领域，长期以来在定量和定性评估之间存在争论。定量的实验方法在早期评估方法中占主导地位。但是，评估人员很快意识到，定量方法无法回答他们希望回答的所有问题。一系列定量和定性方法应运而生（图 49.5）。

Cronbach（1980，1982）建议评估者在选择方法时要不拘一格，避免拘泥于任何特定的方法。结果，许多评估人员转向应用混合方法设计（Caracelli et al.，1997）。然而，定量范式和定性范式之间的矛盾并没有消失。2005 年美国教育部的政策将这一问题推到了风口浪尖上，该政策优先资助随机试验，而不是其他方法。

在同时使用定量和定性方法的情况下，Shadish（1993）建议使用批判的多重主义来帮助评估者进行评估。它的核心原则是，当不清楚哪种方法最有可能产生偏差最小的结果时，应使用其他方法。如果不同的方法在不同的偏差下产生相似的结果，则增加了所得结果的可信度。Shadish 提供了如图 49.6 所示的指导。

5. 数据分析和对结果的解释

收集到相关资料之后，经过对数据和调查结果的分析，评估的下一阶段就是对其进行解释。这涉及数据分析和解释。

数据分析与解释

数据分析的重点是整理和清洗数据，以便

定量研究方法	定性研究方法
实验	个案研究
调查	行动研究方法
Delphi 技术	自然主义和人种学方法
Q 分类	
成本分析	
聚类 / 因素分析	
管理信息系统	
研究工具	**研究工具**
成果检验	访谈
常模参照	焦点小组
标准参照	观察
目标参照	参与
域引用	不参与
态度量表	日志 / 自我报告
评分量表	文本分析
问卷调查	

图 49.5 常用的定量和定性方法和评估工具

确定要完成的任务
确定执行每个任务的不同选择
确定每种选择的优势、短板和前提
当不清楚哪个选择是偏差最小的时候，通过多个选项来反映不同的偏差，避免持续的偏差，并忽略最不合理的偏差
注意导致不同偏差的选择之间的趋同性
解释不同偏差的选择所产生的结果的不同之处
为某一个选择的取舍和决策进行公开辩护

图 49.6 Shadish 对应用批判的多重主义的指南

进行逻辑或统计推断。解释赋予有组织的信息以意义，从而得出结论。在使用数据分析和解释的方法时，评估者应考虑：

（1）提出问题、收集数据和获得的数据适合用什么方法？

（2）哪些方法最有可能被受众理解和信任？

（3）量化数据的计量尺度是什么？对这些数据进行分析的统计方法有哪些？

在分析定量数据时，重要的是要考虑是否使用描述性和（或）推断性统计。在转向推理统计学之前，评估者应该使用描述统计学仔细探究数据，了解已获得的信息。Patton（1987）主张在这一阶段让利益相关方参与数据分析。这有助于消除数据分析的神秘感，并让利益相关群体积极参与评估过程。它可以帮助评估人员找出每种人群最感兴趣的信息类型以及最有效的呈现方式，还可以发现问题和提出疑问。

推断性统计对涉及因果关系的问题很有用。评价者应选择与所收集数据的测量尺度相匹配的方法，并确保其符合统计学假设。必须注意，统计数字只是证明相关性，并不能建立因果关系。统计结果必须结合逻辑来确定因果关系。实验结果需要根据管理经验进行分析，例如，如果采用实验设计，发现组间有统计学上的显著差异，那么这种差异是否对决策有意义？必须在规划阶段考虑这些问题，并由客户和利益相关方群体而不是评价者做出决定。

对于定性数据，所使用的分析方法取决于所使用的数据收集方法，例如，在分析从访谈中获得的信息时可以使用基础理论方法，而在分析课程文件时可以使用内容分析。Patton（1990）概述了一种处理评估产生的大量定性数据的方法：

（1）确保已收集所有必需的数据。

（2）确保安全地存储了数据并进行了备份 / 复制。

（3）将数据组织到主题和文件中。

（4）寻找原因，结果及关系。

（5）验证结果，这可能涉及：

a. 从相反的方向来验证所发现的结果

b. 回顾偏离正常的个案

c. 三角互证——检查使用不同方法或多个观察者对同一现象所得到结果的一致性

d. 审查设计——检查由于设计决策而引起的偏倚

e. 寻找评估者的反思性——审查评估者的观点或行为可能引起的偏倚

f. 检查数据质量

g. 利益相关者对报告数据和分析的反应

h. 知识的严谨性——结论的合理性如何？

当在同一项研究中同时使用定性和定量方法时，对整体结论可能会产生有不同含义的甚至是矛盾的结果。这只能通过反复对比修正才能解决（Hennigan et al.，1980）。

6. 预算编制——评估活动的费用

最明显的成本是评价者的时间。当评估者是内部人员时，他们需要从其应从事的活动中抽离出来进行评估。如果是外部评估，评估者的费用必须从方案预算中支付。它们还可能需要各种内部专家的协助，这些专家的时间也必须提前安排，如果没有，则需外部专家进行。可能还需要其他服务，例如会计或法律服务。分包合同需要作为预算规划的一部分进行定价。如果内部供应，机构经常将这些费用包括在其费用分摊中。评估人员将始终需要行政和秘书支持，如果内部没有此支持，则必须从外部获得支持。

评估人员可以寻求以下人员协助收集和分析数据，如教师和其他医务人员、行政人员、秘书人员，以及聘用有研究经验的本科生或研究生。这些群体的参与不仅有助于降低成本，而且还能使利益相关方对评估产生兴趣。但是，他们可能需要培训，并且他们的既往观念可能会更改或扭曲数据，使结果产生偏差。评估人员必须在整个过程中提供督导和监控，可能会出现超出预算的情况。当需要在多个站点收集数据时，可以使用本地专家来收集数据，以减少差旅费用。

时间是重要的资源。评估人员必须在项目实施过程中进行评估，以产生高质量的数据和分析，同时在建议的时间范围内完成，这需要高效的计划。非技术性的例行任务可以委托给费用较低的人员。知道评估何时停止也很重要。有限的时间、有限的预算会降低评估的有效性。如果时间是一个问题，则可能必须缩小评估范围，并将部分评估推迟。

根据所选择的方法，可能会产生其他费用，例如购买已开发的评估模型、问卷、指南、等级量表或其他图书馆资料。但是，这些工具通常受到具体情况的限制。如果要购买已有的仪器、订购书籍或材料，请与图书管理员、出版商或作者联系，以帮助估算费用。在适当的情况下，可以通过提供其他研究来降低评估成本。在对精确度要求不高的前提下可用低成本的数据收集方法替代。

评估可能需要专业设备，例如计算机硬件或软件、视频或音频设备。虽然许多机构可以提供对计算机的访问以进行数据存储和分析，但可能必须购买个人计算机或便携式计算机。如果需要昂贵的设备，租赁可能比购买便宜。统计或定性数据分析可能还需要专业软件。录音录像的时间成本（如果在内部执行）较高，经济效益（如果在外部购买）较低。

打印和复印费用可能包括准备数据收集工具、报告和其他文件。秘书人员可以帮助您估算成本。与管理过类似项目的其他评估人员进行讨论也可能会有所帮助。通过书籍装订和图像艺术公司打印和复制最终报告、装订或绘制特殊图表可以控制成本（Goldie，2010）。

隐形费用

主办方（例如大学）将承担间接费用，例如设施和公用事业费用。大多数情况下将占总数的固定百分比作为经营费用收取的预算或薪金成本计算。如果申请外部资金，则这些费用必须纳入资金预算。重要的是，在评估成本时，不要包括已经计算在内的机构的间接费用。

邮资和电话等通讯费用需要纳入预算。可以从样本量估算调查成本。固定成本（例如每月的电话费或宽带订购费）可以通过将每月成本乘以建议的时间表来进行预算。可以根据评估的背景来估算可变成本，例如用于特定通信的长途电话。为了降低成本，可以在价格便宜的时候使用这些服务。

如果委托机构未提供，则可能需要纸和笔之类的常规材料。在项目进行期间，应获取日常办公室预算并估算成本。

可能还必须支付差旅费用。这将取决于实地调查的数量以及设计和进行评估时所需的面对面接触的程度。其中可能包括会议、培训、观察、数据收集和其他活动的里程估算。如果考察类似项目或发布评估结果，可能需要长途差旅。这可能包括机票、餐费和住宿（Goldie，2010）。

宣传结果可能价格不菲，尤其是在需要广泛宣传的地方。使用委托机构的媒体服务可能比雇用商业组织便宜（Goldie，2010）。

7. 元评估

如果评估有误，通常是由于评估方式不正确。这通常是由于进行评估的政治和社会背景以及个别方法的局限性所致。元评估——即对评估本身进行的评估——旨在提高评估质量并防止评估失败（Worthen et al.，1997）。它从第一个评估热潮的早期开始发展起来。有评估者发表了指南建议或元评估标准，例如 Stake（1969）、Stufflebeam（1971a）、Scriven（1980）。但是，直到 1981 年教育评价标准联合委员会出版了《教育评价标准》，评价人员之间才有明确的共识。1994 年针对标准进行了修订，以适于应用到教育领域之外。这些标准是公认的良好评价应具有的特征，对于元评价，也是其评价标准的重要基准，应据此进行判断（Worthen et al.，1997）。

可以通过以下方式进行元评估：

（1）最初的评估者也可能存在固有的偏见。使用联合委员会的标准（1994）可以减少这种情况。

（2）内部评估委员会或咨询小组。

（3）评估的使用者——受此类小组的技术能力的限制。

（4）外部评估者——可以提高评估的可信度，尤其是在涉及外部评估者团队的情况下。

（5）所有这些群体的组合。

元评估可以是形成性的或终结性的，或两者兼而有之。形成性元评估旨在改进评价，以免为时过晚。可采用的方法包括：审查专家和利益相关方的研究计划；由外部机构监督评价过程和对同一方案同时进行独立评价。汇总元评估可以为最终结果增加可信度。方法包括：对收集的数据进行二次分析；专家对调查结果进行审查，以确定评价者解释的有效性；并在最终报告中包括参与该计划的人员的陈述。

8. 评估报告

评估人员需要经常针对各种群体报告他们的发现，例如客户、利益相关方或广大公众。尽管报告主要为书面报告，但也可能是口头陈述。生成的报告可以供内部或外部使用。报告可以是临时性的或终结性的、计划中的或计划外的。最终报告可能是渐进式的，不一定是书面形式。

教育行政人员和教师认为评估不充分是一个普遍的问题（Newman and Brown，1996），是因为报告评估结果通常很少报告评估者的反思。编写报告的通用结构如图 49.7 所示。

结果呈现应使用可接受和易理解的方式。对于评估人员而言，重要的是要认清报告是为哪个特定群体准备的。评估者有责任通过报告说服目标受众其评估结果的有效性和可靠性。在提交报告之前，将草案分发给客户和主要利益相关方征求意见是一种较好的做法。它可以帮助纠正微小的、事实不清的和解释性的错误，增加报告的可读性和准确性。这可以促进目标受众使用评估结果。

总结摘要介绍
　评估目的
　受众对报告的评价
　评估的限制条件和免责声明（如果有）
　报告内容概述
评估重点的说明
　评估描述
　用于研究重点的问题或目标
　评估所需的信息
评估计划和程序的简要介绍
评估结果的介绍
　调查结果摘要
　调查结果解释
结论和建议
　使用的准则和标准
　做出的判断——优点和缺点
　建议
少数派报告或复议——给予那些不同意评价者的判断、结论或建议的人分享其不同意见的空间
附录
　评估计划 / 设计、工具、数据分析和解释的描述
　定量数据的详细列表或分析，以及定性数据的转译单或摘要
　其他信息

图 49.7　编写报告的通用格式

提出建议

在报告评估结果时，评估者不一定会建议采取适当的措施（图 49.8）。在决定提出建议时，评估人可能会受到合法的政治背景影响，或被政治操控，还可能因为缺乏专业知识和（或）背景而受到限制。

（1）评估者的角色——与委托人、受评者之间的关系。
（2）使用环境——使用评估结果的目的。
（3）评估是否为特定对象设计——评估的范围。
（4）调查结果的质量、可信度和准确度。
（5）评估者的经验和专业知识。
（6）道德考量——受评者可能会从建议中受益，例如建议进一步评估。
（7）了解成本和权衡取舍——需要了解和交流潜在建议的成本。
（8）目标计划的内部执行能力——是否有能力执行建议？
（9）研究领域的文献可以帮助制定和支持建议。

如果这些调查结果要更广泛地传播，就必须对其进行审查。例如，关于某个特定老师的信息通常不会与特定受众之外的任何人共享。评价者还必须意识到，报告的潜在影响可能比预期的范围更广，例如进入大众媒体，这可能

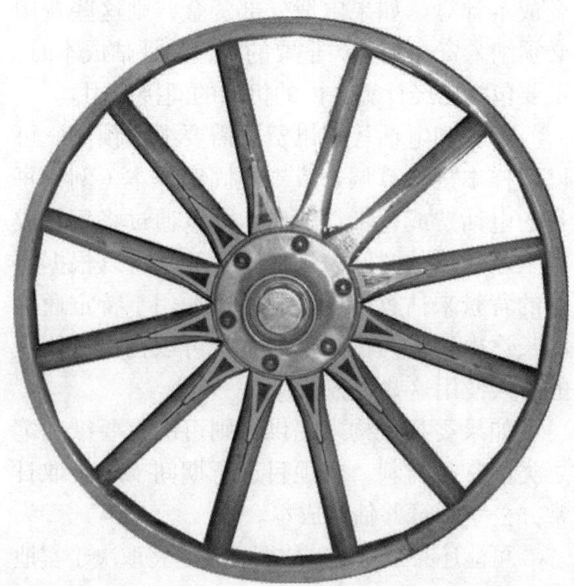

图 49.8　评估环

是不可取的。

9. 评估用途

判断其价值时，首先要考虑其效用（Joint Committee，1994）。如果评估结果不被应用，则无论其技术优势如何，都将被判定为无效。对评估的应用，可以定义为使用评估过程、评估结果或评估发现达到了某些效用（Johnson et al.，2009）。在 20 世纪 70 年代末和 20 世纪 80 年代初，评估的使用是评估理论的主要重点。Alkin 和 Taut（2003）的文献回顾指出了评估使用的两个不同方面：

（1）过程效用——通过参加评估过程的学习而产生的变化。这可能涉及个人思维或行为的改变和（或）程序和文化方面的变化（Patton，1997）。

（2）应用评估结果的效用——传统上将其分为三个部分：

a. 工具性的——将发现用于决策或改革。

b. 概念性的——通过间接地使用评估结果或利用评估中的概念来塑造决策者的思想。

c. 象征性的——应用评估本身而不是评估中的发现来影响或说服决策者。

近年来，人们也认识到并评估了评估对个人、项目和社区的无形影响（Kirkhart，2000；Alkin and Taut，2003；Mark and Henry，2004）。

Cousins 和 Leithwood（1986）研究了影响评估效用的因素，发现了两个主要因素：

（1）评估实施的特征：这包括评估者的信誉、评估的相关性及其质量。它还包括评估者和利益相关者之间的沟通能力；评估结果是否符合决策者的期望以及评估的及时性。

（2）决策或政策环境的特点：这包括政治氛围；决策者的个人特点；决策过程的特点；做出决策所需的信息，竞争性信息，以及用户对评估的承诺或接受程度。

Shula 和 Cousins（1997）进一步认识到情境（包括文化情境）对于理解和解释评估效用的重要性。Johnson 等又增加了一个因素，即利益相关者参与，因为实证研究表明，评估客户和评估者之间的互动和交流对评估发挥效用至关重要。他们还将评估人员的能力添加到评估实施类别中。

Worthen 等（1997）提出以下建议，以帮助评估者最大程度地利用他们的评估机会：

（1）确定关键的评估问题。根据计划决策者优先级，围绕信息来组织评估工作。在可能的情况下，让决策者和其他利益相关者参与概念界定的过程。

（2）对项目背景保持敏感，要符合政治氛围。对利益相关者的观点和感受保持敏感，建立融洽的关系。

（3）在评估中要灵活，使用多种数据收集和分析方法。数据的广度使评估人员可以覆盖更广泛的受众。

（4）及时提供信息，在关键节点及时报告，提供阶段性报告。

（5）适时地提出恰当的建议。

评估的伦理

评估者面临着潜在的伦理问题，例如，他们有可能对人行使权力，这可能会损害其自尊，损害名誉，影响职业生涯。评估者的社会和教育背景往往与发起评估的人相同，而参与者或其他利益相关方的社会和教育背景可能不同。评估者参与评估可能在未来获益。鉴于评估者的教育背景和专业背景各不相同，尚未建立共识的评估行为准则。但是评估实践要遵循医学伦理原则，而不是其他外部守则。这促进了评估者认识评估的价值，以及评估引起变革的潜力。

许多组织提供了指导。教育评估标准联合委员会（1994）指出，评估研究的质量可以通过检查其效用、可行性、适当性和准确性来确定。要求评估者以专业的、道德的方式执业。美国评估协会（2008）最近重申了以下原则来指导评估人员的职业实践：

1. 系统探究——评估者应对所评估的任何事物进行系统的、基于数据的探究。

2. 能力——评估者应向利益相关者提供合格的业绩。

3. 诚信 / 诚实——评估者应确保整个评估过程的诚实和诚信。

4. 尊重人——评估者应尊重被调查者、参与者、客户和其他与他们互动的利益相关者的安全、尊严和自我价值。

5. 应阐明一般评估者和公共福利评估者的责任并考虑到利益的多样性。

Morris（2011）的文献综述强调了合同签订 / 评估启动阶段设定伦理基础的重要性。评估工作发展到今天，评估者往往能够确定他们可能遇到的关键伦理问题。在项目开始时与利益相关方一起解决这些问题，有助于防止在后期阶段出现严重问题——例如，在最后报告的分发上出现争议。然而，评估的伦理操守并不只是评估者的责任。评估的主办方、参与者和受众应共同承担伦理责任。

结论

- 评估是教育过程中必不可少的一个环节。没有适当的评估，医学教育的有效性将难以建立。
- 制订教育方案时就应规划评估。
- 评估实践已经形成了一定的理论基础。但是，这些理论主要是一般性的、规范性的。
- 评估往往是在政治环境中进行的，评价者需要意识到其影响。
- 必须让被评估对象和其他利益相关方参与评估过程的所有阶段。
- 现有预算往往决定了评估的范围。
- 收集数据的方法以评估人员提出的问题为导向。
- 在设计评估方案时应考虑“足够好”的规则。
- 有许多可用的评估模型。但是，这些通常是应用于特定情形的。
- 在分析研究结果时，重要的是确定数据的可靠性和有效性，这些概念对定量和定性工作者有不同的意义。
- 元评估可提高评估质量，并有助于防止评估失败。
- 口头和非口头的报告应针对特定的人群。
- 在衡量评估效果时，评估的效用是主要考虑因素。
- 必须记住，虽然评估可以发现优点和不足，但不能纠正问题，纠正的权力掌握在管理层和其他利益相关者手中。

参考文献

Alkin, M.C. (1969) Evaluation theory development, *Evaluation Comment.* 2: 2–7

Alkin, M.C. (ed.) (2004) *Evaluation Roots*. Thousand Oaks, CA: Sage

Alkin, M.C. and Christie, C.A. (2004) An evaluation theory tree revisited. In: M.C. Alkin (ed.)*Evaluation Roots* (pp.12–68). Thousand Oaks, CA: Sage

Alkin, M.C. and Taut, S.M. (2003) Unbundling evaluation use. *Studies in Educational Evaluation*. 29: 1–12

American Evaluation Association (2008) Guiding Principles for Evaluators. *Am J Eval*. 29(4): 397–398

Bloom, B.S. (1956) *The Taxonomy of Educational Objectives*. London: Longman

Caracelli, V. and Greene, J. (1997) Crafting mixed-method evaluation designs. In: J. Greene, V. Caracelli (eds) *Advances in Mixed-Method Evaluation: The challenges and benefits of integrating diverse paradigms* (pp.19–32). New directions for evaluation. San Francisco: Jossey Bass

Centers for Disease Control (1999) Program evaluation framework. 48(RR11), pp. 1–40. Atlanta GA: CDC

Chelimsky, E. (1998) The role of experience in formulating theories of evaluation practice. *Am J Eval*. 19: 35–55

Chen, H.T. (1990) *Theory-Driven Evaluations*. Newbury Park, CA: Sage

Chen, H.T. (2005) *Practical Program Evaluation: Assessing and improving planning, implementation and effectiveness*. Thousand Oaks, CA: Sage

Cohen L., Manion, L., and Morrison, K. (2000) *Research Methods in Education*. 5th edn. London: Routledge Falmer

Cook, D.L. (1966) *Program Evaluation and Review Techniques, Applications in Education*. Washington, DC: US Office of Education Cooperative Monograph, 17 (OE-12024)

Cook, D.A. (2010) Twelve tips for evaluating educational programs. *Med Teach*. 32(4): 296–301

Cook, T.D., Scriven, M., Coryn, C.L.S., and Evergreen, S.D.H. (2010) Contemporary thinking about causation in evaluation: A dialogue with Tom Cook and Michael Scriven. *Am J Eval*. 31: 105–117

Coryn, C.L., Noakes, L.N., Westine, C.D., and Schroter, D.C. (2011) A Systematic Review of Theory-Driven Evaluation Practice From 1990 to 2009. *Am J Eval*. 32(2): 199–226

Cousins, J.B. and Leithwood, K.A. (1986) Current empirical research on evaluation utilization. *Rev Educ Res*. 56: 331–364

Cronbach, L.J. (1963) Course improvement through evaluation, *Teachers College Record*, 64: 672–683

Cronbach, L.J. (1982) In praise of uncertainty. In: P.H Rossi (ed.) *Standards for Evaluation Practice*(pp. 49–58). San Francisco: Jossey-Bass

Cronbach, L.J., Ambron, S.R., Dornbuch, S.M., et al. (1980) *Towards Reform of Program Evaluation*. San Francisco: Jossey Bass

Donaldson, S.I. (2003) Theory-driven program evaluation in the new millennium. In: S.I. Donaldson and M. Scriven (eds.) *Evaluating Social Programs and Problems: Visions for the New Millennium* (pp.109–141). Mahwah, NJ: Lawrence Erlbaum

Donaldson, S.I. (2007) *Program Theory-Driven Evaluation Science*. New York, NY: Lawrence Erlbaum

Eisner, E.W. (1975) The perceptive eye: toward the reformation of educational evaluation. *Occasional Papers of the Stanford Evaluation Consortium*. Stanford, CA: Stanford University

Eisner, E.W. (1991) Taking a second look: Educational connoisseurship revisited. In: M.W. McLaughlin, D.C Philips (eds) *Evaluation and Education: At Quarter Century,* Ninetieth Yearbook of the National Association for the Study of Education, Part 2 (pp. 169–187). Chicago, IL: University of Chicago Press

Fetterman, D. (1994) Empowerment evaluation. *Eval Pract*. 15(1): 1–15

Gargani, J. (2010) A welcome change from debate to dialogue about causality. *Am J Eval*. 13: 171–172

Goldie, J. (2010) Cost effective evaluation. In: K. Walsh (ed) *Cost Effectiveness in Medical Education* (pp. 101–112). Oxford: Routledge

Guba, E.G. and Lincoln, Y.S. (1981) *Effective Evaluation: Improving the Usefulness of Evaluation Results through Responsive and Naturalistic Approaches*. San Francisco: Jossey-Bass

Iriti, J.E. and Bickel, W.E. (2005) Using recommendations in evaluation: a decision-making framework for evaluators. *Am J Eval*. 26: 464–479

Hammond, R.L. (1973) Evaluation at the local level. In: B.R. Worthen, J.R. Sanders (eds) *Educational Evaluation: Theory and Practice* (pp. 157–169). Belmont, CA: Wordsworth

Hansen, H.F. (2005) Choosing evaluation models: a discussion on evaluation design. *Evaluation*. 11(4): 447–462

Hennigan, K.M., Flay, B.R., and Cook, T.D. (1980) 'Give me the facts': some suggestions for using social science knowledge in national policy making. In: R.F. Kidd, M.J. Saks (eds) *Advances in Applied Social Psychology* (vol 1, pp. 113–147). Hillsdale, NJ: Lawrence Erlbaum

Hodgkinson H., Hurst, J., and Levine, H. (1975) *Improving and Assessing Performance: Evaluation in Higher Education*. Berkeley, CA: University of California Center for Research and Development in Higher Education

Holt, M. (1981) *Evaluating the Evaluators*. Sevenoaks: Hodder & Stoughton

Johnson, K., Greenseid, L.O., Toal, S.A., King, J.A., Lawrenz, F., and Volkov, B. (2009) Research on Evaluation Use: A Review of the Empirical Literature from 1986 to 2005. *Am J Eval*. 30(3): 377–410

Joint Committee on Standards for Educational Evaluation (1994) *The Program Evaluations Standards* 2nd ed. Thousand Oaks, CA: Sage

Kellaghan, T., Stufflebeam, D.L., and Wingate, L.A. (2003) *Handbook of Educational Evaluation*. Dordrecht, Netherlands: Kluwer

Kelly, A.V. (1989) *The Curriculum: Theory and Practice*. 3rd edn. London: Paul Chapman Publishing

Kee, J. E. (1995) Benefit-cost analysis in program evaluation. In: J. S. Wholey, H. P. Hatry, K. E. Newcomer (eds), *Handbook of Practical Program Evaluation* (pp. 456–488). San Francisco: Jossey-Bass

Kirkhart, K.E. (2000) Reconceptualising evaluation use: An integrated theory of influence. *New Directions for Evaluation*. 88: 5–23

Kirkpatrick, D.L. (1994) *Evaluating Training Programs*. San Francisco: Berrett-Koehler Publishers

Lessinger, L.M. (1970) *Every Kid a Winner: Accountability in Education*. New York: Simon and Schuster

Levin, H.M. (1983) *Cost-effectiveness: A Primer. New Perspectives in Evaluation*. 4: Newbury Park, CA: Sage

Madaus, G.F., Scriven, M.S., and Stufflebeam, D.L. (1983) *Evaluation Models: Viewpoints on Educational and Human Services Evaluation*. Boston: Klewer-Nijhoff

Mark, M.M., Henry, G.T., and Julnes, G. (2000) *Evaluation: an integrative framework for understanding, guiding, and improving policies and programs*. San Francisco, CA: Jossey-Bass

Mark, M.M. and Henry, G.T. (2004) The mechanisms and outcomes of evaluation influence. *Evaluation*. 10: 35–57

Metfessel, N.S. and Michael, W.B. (1967) A paradigm involving multiple criterion measures for the evaluation of the effectiveness of school programs, *Educ Psychol Measurement*. 27: 931–943

Morris, M. (2011) The good, the bad and the evaluator: 25 years of AJE Ethics. *Am J Eval*. 32(1): 134–151

Morrison, J. (2010) Evaluation. In: P, Cantillon and D. Wood (eds) *ABC of Medical Education*(pp. 15–19). 2nd edn. London: BMJ Publications

Newman, D.L. and Brown, R.D. (1996) *Applied Ethics for Program Evaluation*. Beverly Hills, CA: Sage

Parlett, M. and Hamilton, D. (1972) Evaluation as illumination: a new approach to the study of innovatory programs. In: G.V. Glass (ed.) (1976) *Evaluation Studies Review Annual* (Vol. 1 pp. 140–158). Beverly Hills, CA: Sage

Patton, M.Q. (1986) *Utilization-focused Evaluation*. 2nd edn. Beverly Hills, CA: Sage

Patton, M.Q. (1987) *How to use Qualitative Methods in Evaluation*. Newbury Park, CA: Sage

Patton, M.Q. (1990) *Qualitative Evaluation and Research Methods*. 2nd edn. Newbury Park, CA: Sage

Patton, M.Q. (1997) *Utilization-focussed Evaluation*. Thousand Oaks, CA: Sage

Patton, M.Q. (2008) *Utilization-focussed Evaluation*. 4th edn. Thousand Oaks, CA: Sage

Piccioto, R. (2011) The logic of evaluation professionalism. *Evaluation*. 17(2): 165–180

Popham, W.J. (1988) *Educational Evaluation*. 2nd edn. Englewood Cliffs, NJ: Prentice Hall

Provus, M.M. (1973) Evaluation of ongoing programs in the public school system. In: B.R. Worthen, J.R. Sanders (eds) *Educational Evaluation: Theory and Practice* (pp. 170–217). Belmont, CA: Wadsworth

Rogers, P.J. (2007) Theory-based evaluation: Reflections ten years on. In: S. Mathieson (ed.) *Enduring Issues in Evaluation: The 20th anniversary of the collaboration between NDE and AEA*. New Directions for Evaluation, No 114, San Francisco, CA: Jossey-Bass, pp.63–67

Rogers, P.J. (2008) Using programme theory to evaluate complicated and complex aspects of intervention. *Evaluation*. 14: 29–48

Rossi, P.H. and Freeman, H.E. (1985) *Evaluation: A Systematic Approach*. 3rd edn. Beverly Hills, CA: Sage

Rossi, P.H. and Freeman, H.E. (1993) *Evaluation: A Systematic Approach*. Newbury Park:CA: Sage

Scriven, M. (1967) The methodology of evaluation. In: R.W. Tyler, R.M. Gagne, M. Scriven (eds) *Perspectives of Curriculum Evaluation*, American Educational Research Association Monograph Series on Evaluation 1. Chicago: Rand McNally, pp. 39–83

Scriven, M. (1974) Goal-free evaluation. In: E.R. House (ed.) *School Evaluation: The Politics and Process* (pp. 319-328). Berkeley, CA: McCutchin

Scriven, M. (1980) *The Logic of Evaluation*. Inverness, CA: Edgepress

Scriven, M. (1984) Evaluation ideologies. In: R.F Connor, D.G. Altman, C. Jackson (eds) *Evaluation Studies Review Annual* (Vol. 9 pp. 49–80). Beverly Hills, CA: Sage

Scriven, M. (1991) Key evaluation checklist. In: M. Scriven, *Evaluation Thesaurus*. 4th edn. Beverly Hills, CA: Sage, p. 204

Scriven, M. (1998) Minimalist theory: The least practice requires. *Am J Eval*. 19: 57–70

Scriven, M. (2004a) *Practical Program Evaluation: A checklist approach*. Claremont Graduate: University Annual Professional Workshop Series

Scriven, M. (2004b) *EvalTalk posting*. April 26 https://listserv.ua.edu/archives/evaltalk.html Accessed 26 March 2013

Shadish, W.R., Cook, T.D., and Leviton, L.C. (1991) *Foundations of Program Evaluation: Theories of Practice*. Newbury Park, CA: Sage

Shadish, W.R. (1993) Critical multiplism: A research strategy and its attendant tactics. In: L. Sechrest (ed.) *Program Evaluation: A Pluralistic Enterprise*. New Directions for Program Evaluation, No 60 (pp. 13–57), San Francisco: Jossey-Bass

Shadish, W.R. (1998) Evaluation theory is who we are. *Am J Eval*. 19(1): 1–19

Shula, L.M. and Cousins, J.B. (1997) Evaluation use: Theory, research, and practice since 1986. *Eval Pract*. 18: 195–208

Smith, N.L. (2007) Empowerment evaluation as evaluation ideology. *Am J Eval*. 28(2): 169–178

Smith, E.R. and Tyler, R.W. (1942) *Apprasing and Recording Student Progress*. New York: Harper and Row

Stake, R.E. (1967) The countenance of educational evaluation. *Teachers College Record*. 68: 523–539

Stake, R.E. (1969) Evaluation design, instrumentation, data-collection and analysis of data. In: J.L. Davis (ed.) *Educational Evaluation*. Columbus, OH: State Superintendent of Public Instruction

Stake, R.E. (1975) *Program Evaluation, Particularly Responsive Evaluation*, Occasional paper No. 5 Kalamazoo: Western Michigan University Evaluation Center

Stake, R.E. (1976) *Evaluating Educational Programmes: the Need and the Response*. Menlo Park, CA: CERI/OECD

Stufflebeam, D.L. (1971a) The relevance of the CIPP evaluation model for educational accountability. *J Res Devel Educ*. 5: 19–25

Stufflebeam, D.L. (1971b) *Educational Evaluation and Decision Making*. Itasca, IL: F.E. Peacock

Stufflebeam, D.L. (ed.) (2001) *Evaluation Models*. New Directions for Evaluation, No 89. San Francisco, CA: Jossey-Bass

Stufflebeam, D.L. (2004) The 21st-centuary CIPP model: origins, development, and use. In: M.C. Alkin (ed.) *Evaluation Roots* (pp. 245–266). Thousand Oaks, CA: Sage

Taba, H. (1962) *Curriculum Development: Theory and Practice*. New York: Harcourt, Brace and World

Tsang, M. C. (1997) Cost analysis for improved educational policymaking and evaluation. *Educ Eval Policy Anal*. 19(4): 318–324

Tyler, R.W. (1949) *Basic Principles of Curriculum and Instruction*. Chicago, IL: University of Chicago Press

Worthen, B.L., Sanders, J.R., and Fitzpatrick, J.L. (1997) *Program Evaluation: Alternative Approaches and Practical Guidelines*. 2nd edn. New York: Longman

第 50 章

持续质量改进 Continuous quality improvement

Jan Kleijnen，Diana Dolmans，Jos Willems，Hans van Hout
译者：陆远梅 审校：汪 恒宋 颖王 妍

教师作为教育的实践者，应被视作质量管理的发起者、主要参与者以及重要支柱。

Hans van Hout

引自 Van Hout，H. 2006 Kwaliteitszorg in het HO：nog veel werk aan de winkel.［Quality assurance in higher education：much remains to be done］. In：H. van Hout，G. ten Dam，M. Mirande，C. Terlouw and J. Willems，eds. 2006. Vernieuwing in het hoger onderwijs. Onderwijskundig handboek［Innovation in higher education. Education handbook］. Assen，The Netherlands：Van Gorcum，pp. 215-228，获得 Van Gorcum 的许可。

引言

20 世纪末，接受高等教育的学生数量大幅增加，这导致政府在高等教育领域的公共支出增加，政府因此做出重大的政策方向调整，由原本详细的国家立法变为赋予高校更多的办学自主权（Harvey & Newton，2007）。伴随着这些发展而来的是提高高等教育公共责任的呼声，这些最终促成了外部质量管理体系的产生。许多大学加强了内部质量管理的实施力度，包括专门组织的活动和流程，从设计、保障、评估着手，以提高教学和学习质量为目标。但是，内部质量管理制度的有效性却受到质疑。一些人认为内部质量管理会助长官僚作风，阻碍教师开展专业教育活动；另外一些人则认为这确实促进了持续改进。然而迄今为止并没有关于这个问题的实质性的实证证据。

本章旨在从教师的视角，探究教学系统内部质量管理的有效性。教师是教育专家，致力于开发并提供教学项目、监督和评价学生。正如 Van Hout（2006，p. 224）所说，教师开展教学活动，不仅是质量管理的参与者，而应被视作质量管理的发起者、主要参与者和重要支柱。教师对内部质量管理有效性的看法，或许取决于他们看待质量的态度。质量的定义是意味着教学项目必须达到某些基本标准，还是意味着持续改进？这个问题也可以针对管理部门提出，但在管理层面，只有当整个部门关于教育质量、教育目标和教育目的观点一致时，这个问题才有答案。换句话说，答案取决于部门内部的组织价值观和价值观与日常实践的结合程度（Van Kemenade & Van Schaik，2006）。

质量管理的有效性，还可能取决于如何诠释质量管理制度。当关于质量管理的观点一致时，那么可以将它限定在评估和改进的范围内。但是，当不同的出发点和视角被视为合理时，可能需要通过讨论和协商，建立更复杂、更正式的质量管理体系，并制定明确的规则和程序。这样的质量管理体系可能有官僚主义倾向，且变得繁琐（Van Kemenade & Van Schaik，2006）。在这种情况下，教学质量和质量管理的内涵可能会出现冲突（Van Hout，2006，p. 223）。

本章从教师的视角，探讨教学系统内部质

量管理的有效性。第一聚焦教师的质量观。教师们认为质量是指满足某些基本要求，还是教育的持续改进？第二，探讨教师对于其部门内质量管理的看法。从教师的视角中，各部门是否就有关质量方面给予了足够的重视？是否进行了足够的质量管理活动？这部分还关注教师视角中内部质量管理的有效性。第三，探讨教师所在部门倾向的组织价值观，以及教师认为哪些价值观是部门当前存在的。最后一部分，理解教师的观点和看法是否有助于弄清质量管理在不同部门执行有效性的差别来源。

高等教育中的质量

定义质量非常困难。Harvey 和 Green（1993，pp. 10-11）称质量是“一个难以捉摸的概念”，“与实践相比，描述和讨论质量更为困难”（Gibson，1986 之后）。根据不同利益相关或者的利益和优先顺序以及其他情况，质量的定义会有所不同。对教育质量和质量管理有效性的判断，很大程度上受判断者（包括教学人员）观念的影响。人们如何理解高等教育的质量取决于他们对以下问题的回答：“大学的目的是什么？”“大学应该开展哪些工作来实现它的目标？”“正确的做法是什么？”以及“如何才能更好地实现教育目标？”（Houston，2008，p. 68）。因此，质量是一个“备受争议的话题”（Tam，2001，p. 47）。它可能是权力斗争的主题（Tam，2001；Barnett，2003）或者“相关方之间协商的问题”（Vroeijenstijn，1995，p. 14）。

Harvey 和 Green（1993）从不同角度阐释了关于质量的各种观点，并对他们的概念进行分类（EUA，2006；Parri，2006；Newton，2007）。基于 20 世纪质量运动的宗旨，有七种关于质量的不同描述，前三种是以产品或结果为导向的：

1. 质量是一种普遍存在的实体，几乎不可能被定义，但存在独创性、独特性和努力投入等几项重要构成要素。
2. 质量需符合一套基本标准。
3. 质量就是追求卓越，基于高标准，并超越高标准（Harvey & Green，1993，p. 12）。

在如下观点中，产出过程是核心：

4. 质量就是接近完美（符合统一的标准，零瑕疵）。这一概念包含了一种重视预防而非检查的理念。
5. 质量是适于目的，取决于教学内容是否符合教学目标，或培养的学生及其专业能力是否符合社会需求。
6. 质量是经济价值，注重评价过程的效率和回报率，注重高等教育的效率和效益，要求高校向投资者负责任、证明投资者的投资物有所值。
7. 最后一个概念将质量描述为变革，这一理念植根于根本变革和创新的理念，即提高学生的知识、能力和技能，并赋予学生参与者的权力。

教师是否意识到了质量概念的多样性？尽管有多种关于质量的概念，但许多作者还是将其分为两类，一类关注问责过程，另一类关注改进（Harvey & Green，1993；Sallis，2002；EUA，2006）。Harvey 和 Green（1993）描述的关于质量的七种概念，同样也确定了两大类质量的概念。第一类基于其绝对性：质量是不言自明的，或是基于绝对的、公认的标准，即“必须达到或超越此标准才能获得质量评级”（Harvey & Green，1993，p. 10）。这些标准可能是专业的、学术的、最低要求的，也可能是达到卓越水平的高标准。这一类质量概念的关注点在于结果和外部问责。第二类“与导致预期结果的过程有关”（Harvey & Green，1993，p. 10），关注点在于实现转变、改进和质变的过程，而不是如何尽可能有效地实现目标。Sallis（2002）还区别出两种类型的质量概念：程序质量，其关键描述指标与服务标准的证明、批准以及报告有关；另一类是转型质量，重点在于客户，关注提升而非证明，追求实现卓越，即使暂时还没达到预期目标（Sallis，2002，pp. 14-15）。欧洲大学联合会质量文化工程的最终报告中呈现了与这两种概念截然不同的第三个例子（EUA，2006），该研究通过与欧洲大学代表开展网络讨论，调查欧洲大学的质量文化。从关于质量的九种定义出发，项目参与者发现了两种质量保障方法：一种基于标准，另一种主要关注发展、实施和改进的过程。“质量保障是一项持续的工作；它不是一个一劳永逸的状态，而是需要不断追求的状态”（EUA，2006，p. 10）。

有关质量概念的研究

除了基于专家意见的欧洲大学联合会（The European University Association，EUA）的报告之外，还有大量关于教学质量概念的研究。Cartwright（2007）采用一种间接的方法，对6位学者进行深度访谈，询问他们对英国质量保障体系中国家质量项目的看法。受访者将这一项目描述为“高举质量旗帜”的系统，其特点是“机械性地完成各种指标”，“通过日益增加的侵扰性管理实施控制、形成谴责文化以及被迫做很多无关的努力来加强控制”（Cartwright，2007，p. 296）。Cartwright 总结道：“所有受访者都相信‘质量’，并且从个人和专业层面都相信他们的学生有资格获得‘优质的’学术经历”（Cartwright，2007，p. 295）。但是，这项研究并未阐释清楚教师对质量的概念的认识。

Lomas（2007）对 20 位英国大学讲师进行访谈，了解他们对英国大学质量举措的看法，他发现教师们认为质量举措与使用者的观点有关，即质量保障和监控侧重过程而非内容，追求标准化和一致性而非多样性。他们表示在专业性方面更倾向于采用“主动式”的方法，并希望有更多的时间用于开展科学研究、阅读文献和准备教材。Watty（2006）开展了一项问卷调查，询问了澳大利亚 39 所大学的 231 名学者，在 Harvey 和 Green（1993）提出的四类教育质量观（“适于目的”，“经济价值”，“卓越”和“变革”）中，哪一种正在被他们所在的部门推行，哪种概念他们认为应该被推行。就当前状况来说，“适于目的”和“经济价值”获得了很高的评价，而“变革”的评价最低。然而，在受访者认为应该推广的概念中，“变革”得分最高。所有的这些研究表明，教师在教学中更倾向于改进和变革，而在实践中，质量的概念更倾向于关注符合标准。但是缺少实证性研究数据。

Kleijnen 等（2011a）在一项针对来自荷兰 18 个应用科学部门的 266 名教师的定量调查研究中发现，从事高等教育的教师普遍将质量视为丰富学生的学习过程，以及对学系和学术过程的改善。这种关于质量的概念，与其他质量概念（即符合最低标准和其他强加标准、外部问责和追求在联盟排行榜上取得突出地位）相比得分更高。

总的来说，教师们倾向于将质量看作提高和改进的过程，而不是培养顺从性和用于问责的工具。其实这两个概念并非相互独立，它们呈中度正相关。我们不能将它们看作一个连续体的两个极端（Harvey & Newton，2007，p. 232）。在补充的定性访谈研究中，来自 6 个部门的高级教师接受了访谈，其中 3 个部门的质量管理有效，另外 3 个部门的质量管理效果不佳。两部分受访者都认为质量意味着部门必须专注于持续改进和创新（Kleijnen，2012）。外部的标准和规则起了一定的作用，但仅仅关注标准本身是不够的。这些标准必须由有关部门详细解读并赋予实质内容。这一观点在所有部门都很盛行，但效率较高的部门更重视这一点。

小结

教师们认为教育质量对学生来说是提高可能性和创造学习机会，于部门而言是提升效果，而不是作为一种符合标准和外部问责的工具。这一结论似乎令人鼓舞，因为一些作者认为，部门更关心的内容是否达到基本标准、遵守规定和外部问责，而不是改善和加强教学（Sallis，2002；Harvey & Newton，2007）。然而，提高和改进是质量的核心理念，无论是总体层面上来看，还是在接受调查的部门中，这一观点都存于教师的认知里。遵从性和问责制可以发挥组织的作用，但提高质量的关键驱动因素是持续改进（Huisman & Currie，2004；Harvey & Newton，2007）。这恰好与这一观点相吻合，即没有了持续改进，遵从性和问责制只会沦为“喂养”官僚主义这匹野兽的工具（Newton，2000，p. 153）。尽管文献中关于质量的负面内涵（时髦术语、对专业人员缺乏信任、官僚主义）以及对质量的抵制仍然存在（Spencer-Matthews，2001；Sallis，2002；EUA，2010），但研究表明，它们并不是主流意见。

质量管理及其有效性

假定教师对质量管理有效性的判断不仅取决于他们的质量观念，还取决于内部质量管理的运行情况。内部质量管理这一术语在这里指的是由院校发起和组织的所有与质量有关的活动（Vanhoof & Van Petegem，2007）。在教学部门内，它包括为设计、保证、评估和提高教与学的质量而精心进行的所有活动和过程，还包括人为因素。内部质量管理还包括外部关注、与外部合作伙伴的沟通和洞察用户的期望（Westerheijden，1999；Harvey & Newton，2004）。

20 世纪，质量管理在一个不断迭加阶段的叠加过程中发展而来（Garvin，1988；Brundrett & Rhodes，2011）。第一阶段是“质量检验”，重点关注产品、制造过程中和制造后的缺陷跟踪以及使用统计方法测量和规定容差极限。第二阶段的重点是“质量工程”或“质量控制”，重点在于产品设计，基于一系列优化产品设计，使设计缺陷最小化。第三阶段侧重于“质量保障”和工作流程，更多地考虑工作的动机，如沟通、组织和培训。行业和组织意识到客户期望的重要性，并强调文档、标准和审核的重要性。全面质量管理（Total quality management，TQM）通常被看作质量管理发展的最后一个阶段。全面质量管理的目的是确保质量管理是工作流程的组成部分，而不是由管理层负责的单独成分，进而来避免对质量管理采取片面的做法。全面质量管理以研究、事实和证据为基础（Grant et al.，2004；Harvey & Newton，2007）并且对相关方面进行系统而全面的关注。质量管理注重持续改进，采用基于戴明环（计划、实施、检查、处理）的方法，并注重包括从政策制定到基层教学人员所有相关组织层面的参与。它意味着改变思维模式、组织文化，与客户、供应商和其他外部合作伙伴的外部沟通。透明度和沟通对于保持外部关注和内部参与至关重要（Garvin，1988；Lewis & Smith，1994；Sallis，2002；Sahney et al.，2004；Brundrett & Rhodes，2011）。

图 50.1 中的轮状图表示质量管理核心活动，即戴明环——计划、实施、检查、处理。它们与持续改进相适应，并保障标准化过程。不过，我们应审慎地解读相关数据，因为不同参与者可能对改进的方向有不同的看法。此外，过程的改进也不是一个稳定的过程。我们经常看到前进和倒退的交替出现。该图表示将过程标准化作为保证持续改进的一种手段。

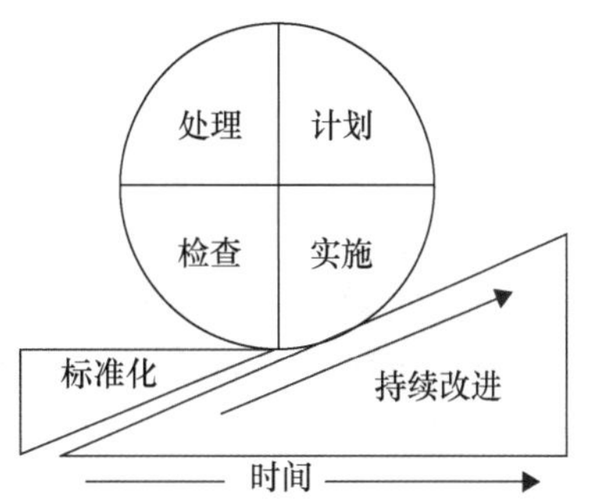

图 50.1 计划、实施、检查、处理循环

投入或要求、过程、产出或结果通常用于描述受全面质量管理中教育的综合（Owlia & Aspinwall，1996；Cave et al.，1997；Van Damme，2004；Sahney et al.，2004）。投入包括人力、物力和财力等资源，如工作人员的数量和质量、招生能力和学校设施。过程包括技术和专业变量，例如教学目标、设计和实施课程，或创建教育组织。过程也包括软过程或关系变量，如教师的可信度、易接近性、友好性或可信的交流（Parasuraman et al.，1991）。产出因素包括毕业生考试通过 / 未通过率、毕业生能力水平，还包括间接因素，如校友的就业机会和对劳动力市场的影响（Vroeijenstijn，1995；Van Damme，2004）。在某种程度上，质量管理必须考虑所有这些因素，例如欧洲质量管理基金会及其荷兰的合作伙伴 INK 通过包括指导过程、支持过程、结果和结果评估、过程的改进、创新管理模式等方式来进行。

高等教育领域已广泛接受全面质量管理这一概念（Lewis，1994；Owlia & Aspinwall，1996；Sallis，2002；Venkatraman，2007），同时也对此持批判态度（Zbaracki，1998；Hoecht，2006；Koch，2003）。全面质量管理之所以被广泛接受，是因为其原则和高等教育的本质相一致：两者都强调，一方面为学生、教师和其他客户服务，另一方面要求他们积极参与和合作。两者都想满足自己的需求和期望，他们均认可转型过程、基于事实及分析解决问题和决策的重要性。两者都是基于对人的尊重、对专业能力的信心，以及学生的动机和志向（Lewis & Smith，1994）。而全面质量管理因为其对客户的重视而受到批判。在高等教育中，确实有许多含糊不清的地方：谁是消费者？教育的产物是什么？高等教育必须满足哪些要求？（Newton，2007）各种客户和利益相关群体的需求和观点并不总是一致的——它们经常发生冲突（Sallis，2002，p. 22）。此外，有学者认为全面质量管理与高等教育的密切性主要体现在全面质量管理的原则上，而较少体现在它的技术和工具上（Owlia & Aspinwall，1996；Westerheijden，1999，p. 240）。工业界或许更关注Mintzberg（1983）提出的“直接监督”“工作和程序标准化”或“产出标准化”的协调机制。然而，在大学内部，“技能标准化”（复杂的专业技能和知识）和意识形态、文化共享的协调机制可能会占上风（Mintzberg，1983；Marx，1986）。因此，根据权重采取相应的方法是最为恰当的。高等教育的全面质量管理不能主要集中于质量控制、标准化、符合标准和程序转化，应关注高质量的学习（Sitkin et al.，1994）。

质量管理及其有效性研究

投入时间和精力到内部质量管理中是否明智？人们在这一问题上并未达成一致意见。根据Zbaracki（1998）和Ahaus（2006）的研究结果，质量管理的热心拥护者经常发表积极言论。但是，质量管理过程中大量的文书工作常常导致人们认为质量管理会扼杀而不是提高质量。提倡者的上述言论，同样引发反对者激烈的争论（Ahaus，2006）。然而，大多数专业人员和研究人员都清楚质量管理的利弊（如Brennan & Shah，2000；Newton，2000，2002；Harvey & Newton，2004；Milliken & Colohan，2004），研究的问题从关注质量管理“是否存在和开发了质量保障系统和程序”转变为它们对质量产生的真正影响（Stensaker，2007，p. 59）。质量管理已经成为一个“成熟的研究领域”。研究的重点已转移到质量管理对教育改进的影响上。但是，质量管理的循证研究仍处于起步阶段（Ahaus，2006；Stensaker，2007）。

大部分基于访谈、小组讨论和案例的研究，以及针对教师的小规模调查研究，展示了质量管理有负面影响。Newton（2000，2002）开展了大量的定性研究，包括对一线学者进行焦点小组访谈，研究结果提示了他们对质量管理过程中官僚作风愈演愈烈、标准化和控制权日益提高，以及权力从部门向中心一级转移的看法，这些都“导致对学术界信任度下降”（Newton，2002，p. 41）。许多研究人员发现，教师失去了教学的自主权和自豪感，个人的职业责任感也有所降低，这些负面影响阻碍教学的发展和创新、年轻学者学习提高，也使资深教师失去了创造力，不愿交流与合作（Newton，2002；Findlow，2008）。教师倾向于强调质量可衡量的方面，即容易识别的项目，而不考虑其相关性，从而忽略有关问题。总的来说，各个组织存在过度分析事情的完成情况，却不分析事情本身的对错（Koch，2003；Cartwright，2007）。

虽然缺乏循证依据，但是也有作者指出质量管理产生了积极影响。他们认为，质量管理强调责任并突破当前的内部导向，使教学活动受外界审查，人们更加关注部门的教学职能和教学方法（Brennan & Shah，2000；Huisman & Currie，2004；Stensaker，2007；Westerheijden et al.，2007）。此外，他们要求加强组织管理：赋予学生评价的权利，纳入学生的观点；透明的信息共享机制支持组织决策（Brennan & Shah，2000），并且任何权力都会受到限制（Huisman & Currie，2004，p. 531）。最后，质量管理和信息透明度可能会提高公众对组织的信任：“信任建立在验证的基础上，并呈螺旋式增长”（Lanarès，2008，p. 4）。

Kleijnen等（2011b）发现，教师对部门内部充分开展质量管理活动的程度持中立态度，但对部门内部对有关质量方面的关注持积极态度。教师对质量管理产生的改进效果持肯定态度，但在质量控制方面的得分很差。教师们表示，质量管理可改善其部门内部的工作及教育质量。他们发现部门与部门之间差异很大，各院系对教师的看法差异很大。各部门执行质量管理活动的程度不同，对质量的重视程度也不同。各部门对质量管理产生改进效果的看法存在很大差异。最后，调查结果显示，这种质量管理产生的“感知改善”效果，与部门内进行的质量管理活动的数量以及对质量方面的关注程度密切相关。

这项研究分别与三个质量管理高效和低效

的教学部门进行定性访谈，研究结果表明，几乎所有的教学部门都定期使用各种质量管理工具（Kleijnen，2012）。大多数部门的工作包括制订部门发展规划和年度工作计划，召开关于愿景与政策的咨询会议，设计和推行课程评估的程序和标准，在学生、教师和外部工作领域进行评估以及工作表现或评估面试。部门内通常有一个专职工作人员负责质量管理。此外，在大多数部门，教学人员不同程度地知悉质量管理和管理工具。

质量管理高效和低效的教学部门之间存在着很大的差异（表 50.1）。在高效的部门内，政策计划、程序、标准和其他质量管理工具都具有明确的目标。通过评估，促进教师进行结构化的反思和分析、制订可行的改进计划，以及促进沟通和反馈。在这些部门，教职工不仅熟悉质量管理目标，还积极参与质量管理工作。部门内部职责明确，沟通有效。委员会使用简短的报告和联系纽带来确保信息的传递。存在意见分歧使讨论集中在可达成共识的地方，经常也会进行相互咨询或召开培训会议。讨论被认真对待，并决定最终政策。

另外，在质量管理低效的部门，质量目标尚不明确。质量系统名义上存在，教师被迫参与其中。质量管理存在于部门外，而不是日常工作的一部分。评估过程不连贯，未完整落实计划、实施、检查和处理（PDCA）循环。质量管理只是部分工作人员的职责，部门未系统地执行工作计划。

如何看待内部质量管理的效果？对于高效的教学部门而言，不仅要考察学生书面试卷的得分情况，还要通过对课程优势和劣势进行深入分析来改进教学（表 50.2）。此外，受访者提到了质量管理对改善学习过程的影响，学生们更积极地参与到外部的专业工作领域，因此毕业生的成就水平更高。在这些部门，学生提出的问题得到及时答复，学生感到受重视，因此学生满意度高。质量管理改善了学生的学习氛围，将直接有益于教育结果。最后，受访者还指出，质量管理还有助于更好地遵从外部标准和期望。

在质量管理低效的部门中，受访者怀疑质量管理的有效性。课程或学习过程的改进是有限的。但即使这样，人们也察觉到质量管理产生了一些积极影响（Kleijnen，2012）。

小结

整体而言，各部门已足够重视教育质量，但参与有组织的质量管理活动不多。他们经常开展质量评估工作，但评估的结果并不总是促

表 50.1　内部质量管理：高效部门与低效部门之间的区别

质量管理高效的部门	质量管理低效的部门
课程学习质量目标明确，共同愿景明确	质量目标不清晰
反思评估结果，考虑相关评估结果	缺乏反思评估结果
评估促进计划改进 制订切实可行的年度计划或政策	评估和改进措施之间的关系很小 可操作的年度计划或政策很少
监督改进 / 创新的实施情况 符合 PDCA 循环的要求	监督不充分 未完整实施 DCA 循环
大多数教师尽职尽责，积极参与	教师投入有限，很少积极参与 教师的积极性来源于管理层和外部标准
质量管理是所有员工日常工作 / 任务的结构元素 很少有繁文缛节的文书工作	质量管理流程复杂，主要由质量管理人员完成 质量管理大多只是纸上谈兵
明确的责任、共同的责任感 明确的监督者	互相推卸责任 不清楚谁在监督
有效的正式和非正式沟通 通过协商达成共识	缺乏正式和非正式沟通

PDCA 循环：计划（plan），实施（do），检查（check），处理（act）

表 50.2 质量管理的有效性：高效与低效部门之间的差异

质量管理高效的部门	质量管理低效的部门
课程创新	有限的课程改进
深入分析课程的优势和劣势	缺乏深入分析，但对不足之处有一定的认识
改进学生学习过程和提高毕业生的成就水平	学习过程几乎没有改善
学生们积极参与外部专业工作领域	学生们几乎不参与外部工作领域
与学生沟通良好，反馈迅速	给学生的反馈不足
该学习课程符合外部标准	符合外部标准并没有作为一种效果被提及

成改进效果。部门之间差异很大。有的部门质量管理的特点是质量目标明确，反思和讨论评估结果，监督实施决策，质量管理融入教师教学和日常管理工作中。有的部门质量管理活动未融入实践中，大部分只是空有其名。

在质量管理的有效性方面，教师们认为内部质量管理的改进效果大于控制效果。然而，不同的教学部门对质量改进的看法存在差异。即使在同一机构内，也可能出现一些部门表现良好，而另一些部门表现欠佳的情况。这似乎证实了 Knight 和 Trowler（2000）的观点，即面对机构、国内和国际的发展时，部门也并非无能为力。部门可以自由创造自己的组织文化。

组织价值观

在前几节中，对质量管理有效性的判断取决于质量的概念和质量管理的组织方式。现有文献还假设对质量及质量管理的概念和感知根植于机构的组织文化和价值观中（Harvey & Green，1993；Cameron & Quinn，1999；EUA，2006）。由于质量管理无法处理组织的具体情况，这一工作推进困难（Sitkin et al.，1994）。一个组织的成功被视为解决困扰其他组织的质量问题的普适性方法。Cameron 和 Quinn（1999，pp. 7-8）在进行广泛田野调查之后得出结论，质量管理策略经常达不到期望值。他们认为，组织文化和价值观可能是决定质量管理战略成功的主要因素。价值观被视为文化的核心元素（Hofstede，2001）。它涉及生活的各个方面，是超越现实的理想激励目标；是日常生活的指导原则，人们利用它们评价不同的状况和行为（Hitlin and Piliavin，2004）。

为了对组织价值观进行分类和检验，本章采用了 Cameron 和 Quinn（1999）以及 Quinn 等（1996）的“竞争性文化价值模型”。该框架是一个二维模型。第一个维度强调组织内部导向性、整合和统一，同时强调外部的导向性、差异和竞争，第二个维度强调灵活性、自由和动态，同时强调稳定性、有序和受控。这两个维度放在一起形成四个象限，每个象限代表一种理想的价值观类型（Cameron & Quinn，1999）。该框架包含两种以控制为导向的价值观取向：一种是关注外部的理性目标价值观念（市场型文化），聚焦于外部环境，关注与其他相关方开展交易以形成竞争优势，其核心价值观是竞争力和生产力；另一种是关注内部的内部过程价值观（科层型文化），追求的目标是运行的稳定性和有效性，强调对组织内部的控制、效率和协调，以及对制度及规则的严格遵守。此外，该框架还包括两种以灵活性为导向的组织价值观：一种是关注内部或人际关系的人际关系价值观（合作型文化），强调组织内部文化的灵活性，注重团队协作、员工的广泛参与和企业对员工的承诺；另一种是关注组织外部的开放系统价值观（活力型文化），侧重外部导向的灵活性和随时准备开展变革、应对挑战，其核心的价值观在于创造力、领导力和勇于冒险。以控制为导向的组织遵守传统规则。他们采取严格的规则和工作方法，重视已获得认可的专业技能。以灵活性为导向的组织重视开放和创新，他们创造机会，并承担相应的风险。

虽然价值观是人们生活的指导原则，但价值观和实际工作之间往往存在差距（Brunsson，1989；Argyris，1990；Cartwright，2007）。因此，Cameron 和 Quinn（1999）区分出了理论的和当前存在的组织价值观。他们认为，每个组织都倾向于以四种组织文化之一为主要特征，但这四种文化和价值观念并非相互排斥，事实上是对立统一且相辅相成的。组织文化影响了组织内部人员对质量和内部质量管理的看法。以控制性为导向的价值观认为质量与符合标准呈正相关，而以灵活性为导向的价值观认为应该与提高和改进呈正相关（Cameron & Quinn，1999，p. 45），无论是理论还是现有的价值观都需要实证性证据来证明价值观和质量促进的关系。

组织价值观研究

在过去的 10 年里，组织文化和价值观及其与质量管理的关系正得到越来越多的关注（EUA，2006，2010；Gordon & Owen 2008；Lanarès，2008；Harvey & Stensaker，2008）。Lanarès（2008）将质量文化定义为组织文化的亚文化，对质量文化和组织价值观的几个方面进行研究。第一个方面的研究与高等教育特有的组织文化价值观相关。Cameron 和 Freeman（1991）对 334 所高等教育机构的组织文化进行了调查，所有院校都不是单一的文化特征。但是，人际关系价值观出现最多，理性目标价值观出现最少。Berings 等（2011）对比利时的 28 个高等教育（子）组织（即学院和大学）进行了试点研究，报告了类似的结果：最受欢迎的价值观是以人为本，其次是创新、合作和规范化。

第二个方面的研究由于个人和组织架构的问题导致质量管理实施无法正常进行。一些防御机制和组织架构的特征和本位主义阻碍首选价值观（preferred value），组织结构的缺陷包括组织内部沟通渠道不顺畅、等级距离过大或财务约束等（Harvey，2007；EUA，2010）。Mundet Hiern 等（2006）分析了阻碍组织变革的因素，包括组织内部人员不稳定，科层关系阻碍了交流，可能出现一些欺骗性的言论，无助于表达不同于别人的观点。这些障碍使人们用方便但具有欺骗性的言论来掩盖事实，并阻止他们表达不同于管理层或多数人思想的观点。Cruickshank（2003，pp. 1161-1162）进行了文献综述，发现了以下原因：对“高校实施全面质量管理持消极态度”，“对管理风潮的质疑”，推崇个人主义文化，抵制外部干扰和阻碍新的管理技术。

第三方面研究组织文化和价值观对组织的影响。通常来说，组织文化和价值观与实际行为相结合，并保持一致时，可以提高质量管理效率，如沟通、参与、自上而下和自下而上的互动（Ehlers，2009），以及与学习型组织相关的价值观（如责任、授权和反思）相结合（Lanarès，2008）。Cameron 和 Freeman（1991，p. 45）发现人际关系价值观在学生的教育和个人满意度、教师满意度以及组织健康程度方面得分最高，而开放系统价值观在学生的学术和职业发展、员工的专业发展和系统开放方面得分最高。Berings（2009，p. 13）发现当前的集体主义价值观、以人为本的价值观、创新价值观（即灵活性导向的价值观）以及制度价值观与学生满意度和员工满意度呈显著的正相关。

在一项针对荷兰大学应用科学领域的教学人员展开的调查中，Kleijnen 等（2009）重点关注 Cameron 和 Quinn（1999）提出的价值观框架。结果表明，员工对四种价值观的渴望程度存在显著差异，即以灵活性为导向的人际关系价值观和开放系统价值观，比以控制为导向的内部过程价值观和理性目标价值观更受欢迎。但是，有限的部门践行了这四种价值观，这导致首选价值观和当前实践的价值观之间有很大的差距。这些差距提示了实际践行的价值观与首选价值观之间存在不足，在以灵活性导向的价值观中比在以控制性导向的价值观中差距更大。研究结果表明，各部门之间的首选价值观几乎无差异，但各部门当前践行的价值观，以及当前价值观与首选价值观之间的差距存在显著差异。

定性研究也有类似的发现（Kleijnen，2012）。所有教学部门（包括最高效和最低效的部门）的受访者，都比较喜欢灵活性的人际关系价值观，而不太喜欢开放系统价值观。大多数部门都提及了控制性导向的内部过程价值观和理性目标价值观。但是，对这些控制性导向的价值观的偏好很少占主导地位。

各教学部门在首选价值观与真正实践的价值观之间存在较大差异（表 50.3）。高效部门首选的组织价值观是人际关系价值观。在这样的部门中，教师在工作中共同承担责任，互相激励，融入部门；工作氛围融洽，鼓励教师反思、相互批评和评价；容许犯错，针对意见分歧开展讨论和学习；非正式交流很多，几乎没有等级制度。开放系统价值观也在有效的部门中得到了具体体现。受访者表示，教师致力于

表 50.3 现行的组织价值观：高效与低效部门之间的差异

质量管理高效的部门	质量管理低效的部门
人际关系价值观（合作型文化）（经常提及）	
团结协作，共同的责任感，互相激励，和同事、部门之间合作 工作氛围友好，团结一致，工作满意度高，为学生营造良好的学习氛围 同事之间乐意接受批评，对彼此负责，提出建设性的批评意见，互相赞赏、信任 沟通渠道短，近距离，非正式沟通 不同的意见促成同事之间开展讨论和学习，乐意接受优秀范例的学习型组织 教师们为学生提供支持，与年轻人建立联系，乐意与学生们交谈 自我反思 几乎没有繁冗的层级礼数，价值观和文化都是从无到有发展而来	彼此之间很少合作，很少参与 学习合作氛围很淡薄 缺乏沟通和开放性，缺乏安全感 同事分组明确，同事之间不会就绩效问题直接接触 人们背后议论彼此，而不是直接和彼此交流 缺乏批判性自我反思 决策是由高层做出的，或者被认为是由高层做出的
开放系统价值观（活力型文化）（较少提及）	
组织充满活力和创造力 愿意采取措施持续改进 渴望卓越，表现出与众不同，乐于从经验中学习、解决问题 外部职向 愿意并能够在外部代表部门表达愿景 愿意在稳定和变化之间寻求平衡	几乎不愿意采取任何措施 质疑改进建议 占主导地位的内部取向
理性目标价值观（市场型文化）（很少提及）	
以目标为导向制定和执行计划，对结果负责 制订实事求是的目标	放弃现有的协议。协议大多是纸上谈兵 推卸责任 改进计划无法实现
内部过程价值观（科层型文化）（很少提及）	
组织氛围非常正式化和结构化，组织内部有明确的任务、职权和责任，制订决策公开透明	无力的组织 无效的决策

做到最好，并乐于发展。他们为质量改进和创新做出积极贡献。以外部价值观为导向的教师愿意并能够代表本部门表达部门的愿景，跟进工作实践的发展，并将其转化为教学内容。

在质量管理效率较低的部门内，人际关系价值观和开放系统价值观与在实践的价值观之间存在明显的差距。教师不愿与他人打交道，外部导向性也有限。部门中理性目标价值观和内部过程价值观并没有占主导地位，在效率较低的部门中，它们的主要诉求与问题包括：在制定政策时选择太少、理想不符合现实情况、教师不遵守协议等。

小结

在质量管理高效的部门内，首选的组织价值观与实际价值观是一致的。教师彼此协作，学院氛围良好，师生关系融洽。教师及其同事都乐于接受批评。另外，他们被认为有一种开放外向型眼界，愿意改革与创新。此外，他们以目标为导向，对结果表现出更高的责任感。

组织文化可能包含对组织变革有益或有害的元素。由于组织内部通常重视现有的学术文化，因此建议质量管理应该在“现有文化的框架内实施和发展，而不是违背组织文化”（Cruickshank，2003，p. 1165）。Vettori 和 Lueger（2011，p. 53）用另一方式表达了相同的观点：“成功的质量保障制度不是为组织而建立的，而是从组织中产生的。它必须在一定的文化背景中构建，这是人们生活的一部分”（Harvey & Stensaker，2008）。因此，在引入质量管理时，需要研究高等教育机构和部门的组织文化。

变量间的关系

既往文献强调组织文化在质量管理中的重要作用（Harvey & Green，1993；Cameron & Quinn，1999；Kezar & Eckel，2002；Van Kemenade et al.，2008）。预期质量作为“符合标准和责任”的观念与控制性导向的价值观呈正相关，把质量作为“增强和改进”的观念则与灵活性导向的价值观呈正相关（Cameron & Quinn，1999；Brundrett & Rhodes，2011）。尽管两者的相关性并不强，但是一些研究结果基本符合预期（Kleijnen et al.，2011a；Kleijnen，2012）。这些研究还发现，所有部门教师对质量的概念和首选价值观的概念实际上是相同的。但是，效率高与效率低的部门之间存在差异，这与它们对现行质量管理的看法有关。只有当部门系统地实施质量管理，并将首选的组织价值观付诸实践时，质量管理才是有效的。图 50.2 解释了这种联系。这些发现与 Harvey 和 Green（1993）、Cameron 和 Quinn（1999）以及 Kezar 和 Eckel（2002）的观点一致：在实践中，以人际关系价值观和开放系统价值观为主导的组织文化为质量保障提供了有利的环境。这种组织文化在很大程度上具有学习型组织的特征（Sitkin et al.，1994；Lanarès，2008）。然而，在实际工作中，在首选价值观和目前践行的价值观之间、信奉理论和实践理论之间，经常存在差距（Brunsson，1989；Argyris，1990）。在这种情况下，质量管理几乎是无效的。

小结

在所有接受调研的部门中，教师们都较喜欢灵活性导向的组织价值观，将质量定义为提升和改进的理念。因此，这些偏好和观念很难解释持续质量改进的差异及其在各个部门有效性的差异。

但是，部门间的差异明显体现在实践中。教师们表示，部门内将组织价值观付诸实践，系统地实施质量管理，并作为日常实践的一部分，则质量管理效果更好。在这些部门中，灵活性导向的组织价值观和系统质量管理的特质是相辅相成的。这一结论也印证了文献中提出的质量管理和组织价值观应保持一致的观点（Kezar & Eckel，2002，Harvey & Stensaker，2008）。

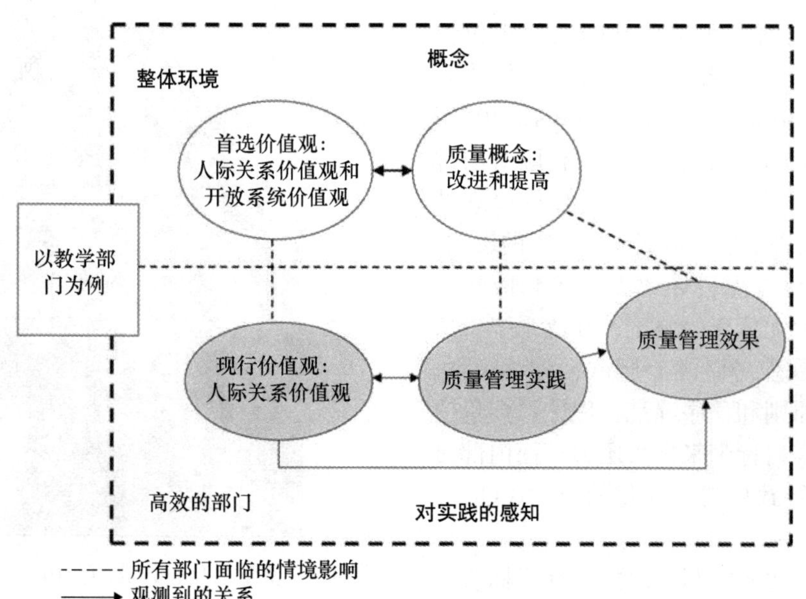

图 50.2 实证框架：概念和感知、环境影响和观察到的关系

三大困境

“遵从和问责”还是“提升和改进”？

由于引入了外部质量管理体系，内部质量管理经常侧重于遵守标准以及对管理层和外部机构的问责制。一些作者认为，遵守标准可以提高质量（Huisman and Currie，2004；Vanhoof and Van Petegem，2007）。它可以扩大关注范围，促进内部质量保障流程，使内部和外部评估结果、学校和教师对质量的要求合法化。另一方面，有的作者认为，强调标准可能会产生“机械地实施建议”的倾向（Quinn & Boughey，2009，p. 263），特别是当外部质量管理和认证与项目投入相联系的时候。这可能导致内部质量管理墨守成规，而不再关注超越标准或创新。

与这些疑虑相反，尽管教职工们更倾向于将“提升和改进”这一概念作为质量的关键驱动力，但本章表明“遵从和问责”与“提升和改进”并不是两个极端，这两个概念适度正相关。如果教师能对标准进行专业的解读，教师将接受和使用这些标准，即指导和实施内部质量保障活动（ENQA，2005，p. 13）。“遵从和问责”与“提升和改进”是相互促进的。

关注灵活性组织价值观，还是致力于在以灵活性为导向和以控制性为导向的组织价值观之间寻求平衡？

第二个讨论的主题是在不同的组织价值观之间寻求平衡，或者重点强调某些价值观（Cameron & Quinn，1999；Berings，2001；Lanarès，2008）。每个部门都应该有应对内部矛盾和价值观冲突的策略，以调节价值观冲突。过分强调某种价值观可能产生有害的影响：人际关系价值观可能会导致无纪律和极端纵容、个人主义和无休止的争论；开放系统价值观可能导致开展业务时随心所欲、鲁莽行事、即兴决定、无原则和秩序混乱；理性目标价值观可能会给现实目标带来极大压力；而内部过程价值观可能导致停滞、固化的行为（Quinn et al.，1996）。

本章强调，比起控制导向的理性目标价值观和内部过程价值观，教师们偏好灵活性导向的人际关系价值观和开放系统价值观。这也表明，在实行灵活性组织价值观的部门中，教师认为内部质量管理更有效。为了提高内部质量管理的有效性，应优先践行灵活性导向的价值观。它们创建的质量管理流程不仅促进持续改进，还能受相关过程的监督。

注重质量管理还是创建质量文化？

第三点要讨论是关于质量管理与组织文化的关系（Vettori et al.，2007）。从管理的角度，内部质量管理的特点是质量目标明确，组织良好，包括：职责明确、准确的标准和准则、评价目标明确、数据准确、系统的数据收集和科学的分析方法（Harvey & Newton，2004）。因此，质量管理包括对内部和外部发展的管理控制，似乎主要基于控制性导向的价值观，如达到预期目标。

然而，本章认为有效质量管理的部门，其特点是拥有一种外部导向性的组织文化，对批评、反思和创新持开放态度，乐于接受合作。灵活性导向的组织价值观为质量和质量管理的发展提供了良好的基础。它们营造了一种鼓舞、动员、重视和反思的工作氛围（INK，2008）。教育质量的提高不仅取决于质量管理活动的系统实施，还取决于践行灵活性导向的组织文化（图 50.3）。

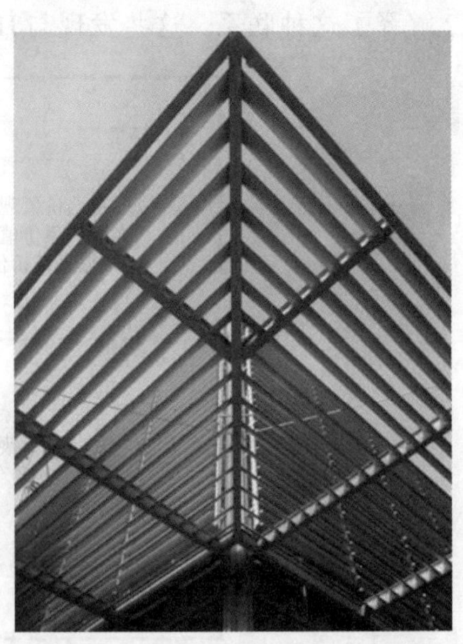

图 50.3 质量文化：开放的结构、具备上进心和协作精神

Maril Donders 授权转载

对实践的启示

首先，质量管理和改进的理念不能强加于任何人，而是与教师普遍持有的提高和改进质量观念、偏好的灵活性组织价值观相联系。虽然管理是一项指导性的任务，但应鼓励教师自己制定和与学生商定改进教学实践的方法。管理部门不应将工作重心仅仅放在遵守标准上，而应审查管理人员和教学人员能够在多大程度上协调他们的目标，以系统和一致的方式实现这些目标（Van Hout，2006）。

其次，质量管理活动应纳入教师的日常工作中，避免过多的文书工作。质量管理不能太复杂。管理者应注意质量管理体系的全面性、问题的复杂性和工作方法细化，但在实施质量管理和与教师沟通的过程中，应关注为数不多的改进质量的方面。对于在质量管理领域落后的教学部门来说，这是一个特别有效的策略。促进真正的改进、谨慎监测改进计划和奖励已取得的改进都是必不可少的（Reichert，2008）。

最后，对质量持续改进的需要促使各部门在各种相互竞争，甚至是冲突的价值观之间寻求平衡。保证这种连续性的重要特征是做决策时秉承理性目标价值观和内部过程价值观，高效、透明、可持续，以及组织的相关特征，如稳定的领导力和透明化的组织。然而，更为重要的是，这并不能改变这一事实，即教学部门首先应该努力营造一种合作性、开放沟通、外部导向和乐于创新的组织文化。讨论、校际评价和虚心接受批评使教师们和管理人员能够相互督促，共同努力。以灵活性为导向的人际关系价值观和开放系统价值观可能是当今高等教育质量管理中的突出议题。

结论

- 虽然标准和监控管理也很有效，但是内部质量保障最重要的目标是持续改进，且不能过于强制和细节化。
- 大多数部门只在一定程度上参与了有组织的质量管理活动。
- 如果系统地开展内部质量保障活动，就可以持续改进内部质量保障机制，但最重要的是应存在一种以灵活性导向的组织价值观为特点的组织文化。在这样的组织文化中，教师们互相协作、沟通、乐于接受批评且几乎没有被批评威胁的感觉，有外部导向性，乐于创新。
- 应该投入更多的时间和精力来执行改进措施，而不是开展过多且不能持续改进的评估活动。

致谢

本文是基于：Kleijnen J.，2012. Internal quality management and organisational values in higher education. Conceptions and perceptions of teaching staff. Maastricht，The Netherlands：Maastricht University；Unpublished thesis.

参考文献

Ahaus, K. (2006) *Kwaliteit uit waardering [Quality through appraisal]. Inaugural address held at the Faculty of Management and Organization of the University of Groningen on acceptance of his appointment to the endowed chair of Quality Management at the Management Science department on Tuesday 4 April 2006.* Groningen: Rijksuniversiteit Groningen: Faculteit Bedrijfskunde

Argyris, C. (1990) *Overcoming Organizational Defenses. Facilitating Organizational Learning.* Boston, London: Allyn and Bacon

Barnett, R. (2003) *Beyond All Reason: living with ideology within the university.* Buckingham: The Society for Research into Higher Education and Open University Press

Berings, D. (2001) *Omgaan met concurrerende waarden als voorwaarde tot de ontwikkeling van integrale kwaliteitszorg in het hogescholenonderwijs in Vlaanderen,* proefschrift *[Coping with competing values as a prerequisite for developing integral quality management within university colleges in Flanders,* dissertation*].* Brussels, Belgium: EHSAL

Berings, D. (2009) Reflection on quality culture as a substantial element of quality management in higher education. *Paper presented at the 4th European Quality Assurance Forum.* Copenhagen, Denmark 19–21 November 2009

Berings, D., Beerten, Z, Hulpiau, V. and Verhesschen, P. (2011) Quality culture in higher education: from theory to practice. In: EUA. 2011. *Building bridges: making sense of quality assurance in European, national and institutional contexts. A selection of papers from the 5th European Quality Assurance Forum.* Lyon, France 18–20 November 2010. Brussels, Belgium: EUA, pp. 38–49

Brennan, J. and Shah, T. (2000) Quality assessment and institutional change: experiences from 14 countries. *Higher Educ.* 40(3): 331–349

Brundrett, M. and Rhodes, C. (2011) *Leadership for Quality and Accountability in Education.* London and New York: Routledge

Brunsson, N. (1989) *The Organization of Hypocrisy. Talk, Decisions and Actions in Organizations.* Chichester, New York: John Wiley & Sons Inc.

Cameron, K.S. and Freeman, S.J. (1991) Cultural congruence, strength, and type: relationships to effectiveness. *Res Organis Change Devel.* 5(1): 23–58

Cameron, K.S. and Quinn, R.E. (1999) *Diagnosing and Changing Organizational Culture. Based on the Competing Values Framework.* Reading, MA: Addison-Wesley

Cartwright, M.J. (2007) The rhetoric and reality of 'quality' in higher education. An investigation into staff perceptions of quality in post-1992 universities. *Qual Assur Educ.* 15(3): 287–301

Cave, M., Hanney, S., Henkel, M., and Kogan, M. (1997) *The Use of Performance Indicators in Higher Education. The challenge of the quality movement.* 3rd edn. London: Jessica Kingsley Publishers

Cruickshank, M. (2003) Total quality management in the higher education sector: a literature review from an international and Australian perspective. *TQM Business Excellence.* 14(10): 1159–1167

Ehlers, U.D. (2009) Understanding quality culture. *Qual Assur Educ.* 12(4): 343–363

ENQA, European Network for Quality Assurance in Higher Education (2005) *Standards and guidelines for quality assurance in the European higher education area*. Brussels, Belgium: ENQA. [Online] http://www.enqa.eu/files/ENQA%20Bergen%20Report.pdf Accessed 13 March 2013

EUA, European University Association (2006) *Quality Culture in European Universities: a Bottom-up Approach. Report on the three rounds of the Quality Culture Project 2002-2006*. Brussels, Belgium: EUA

EUA, European University Association (2010) *Examining Quality Culture: part I—Quality assurance processes in higher education institutions*. Brussels, Belgium: EUA

Findlow, S. (2008) Accountability and innovation in higher education: a disabling tension? *Studies Higher Educ.* 33(3): 313–329

Garvin, D.A. (1988) *Managing Quality. The strategic and competitive edge*. New York, London: The Free Press

Gibson, A. (1986) Inspecting education. In G.C. Moodie (ed.) *Standards and Criteria in Higher Education* (pp. 128–135). Milton Keynes: SRHE and Open University Press

Gordon, G. and Owen, C. (2008) *Cultures of Quality Enhancement: a short overview of the literature for higher education policy makers and practitioners*. [Online] www.enhancementthemes.ac.uk Accessed 13 March 2013

Grant, D., Mergen, E., and Widrick, S. (2004) A comparative analysis of quality management in US and international universities. *Total Qual Manage.* 15(4): 423–438

Harvey, L. (2007) Quality culture, quality assurance and impact. Overview of discussions. In: EUA. 2007. *Embedding quality culture in higher education. A selection of papers from the 1st European Forum for Quality Assurance*, München, Germany 23–25 November 2006. EUA, Brussels, pp. 81–84

Harvey, L. and Green, D. (1993) Defining quality. *Assess Eval Higher Educ.* 18(1): 9–34

Harvey, L. and Newton, J. (2004) Transforming quality evaluation. *Qual Higher Educ.* 10(2): 149–165

Harvey, L. and Newton, J. (2007) Transforming quality evaluation: moving on. In D.F. Westerheijden, B. Stensaker, and M.J. Rosa (eds) *Quality Assurance in Higher Education. Trends in Regulation, Translation and Transformation* (pp. 225–245). Dordrecht, The Netherlands: Springer

Harvey, L. and Stensaker, B. (2008) Quality culture: understandings, boundaries and linkages. *Eur J Educ.* 43(4): 427–442

Hitlin, S. and Piliavin, J.A. (2004) Values: reviving a dormant concept. *Ann Rev Sociol.* 30: 359–393

Hoecht, A. (2006) Quality assurance in UK higher education: issues of trust, control, professional autonomy and accountability. *Higher Educ.* 51(4): 541–563

Hofstede, G. (2001) *Culture's Consequences: Comparing Values, Behaviors, Institutions and Organizations Across Nations*. 2nd edn. Thousand Oaks, CA: Sage

Houston, D. (2008) Rethinking quality and improvement in higher education. *Qual Assur Educ.* 16(1): 61–79

Huisman, J. and Currie, J. (2004) Accountability in higher education: Bridge over troubled water? *Higher Educ.* 48(4): 529–551

INK (2008) *Introductie. Inhoud en toepassing van het INK-managementmodel [Introduction. Theory and practice of the INK management model]*. Zaltbommel: INK

Kezar, A. and Eckel, P.D. (2002) The effect of institutional culture on change strategies in higher education. Universal principles or culturally responsive concepts? *Higher Educ.* 73(4): 435–460

Kleijnen, J., Dolmans, D., Willems, J., Muijtjens, A., and Van Hout, J. (2009) Organisational values in higher education: perceptions and preferences of staff. *Qual Higher Educ.* 15(3): 233–249

Kleijnen, J., Dolmans, D., Willems, J., and Van Hout, J. (2011a) Teachers' conceptions of quality and organisational values in higher education: compliance or enhancement? *Assess Eval Higher Educ* DOI:10.1080/02602938.2011.611590. [Online] http://dx.doi.org/10.1080/02602938.2011.611590 Accessed 13 March 2013

Kleijnen, J., Dolmans, D., Willems. J., and Van Hout, J. (2011b) Does internal quality management contribute to more control or to improvement of higher education? A survey on faculty's perceptions. *Qual Assur Educ.* 19(2): 141–155

Kleijnen, J. (2012) *Internal quality management and organisational values in higher education. Conceptions and perceptions of teaching staff.* Maastricht, The Netherlands: Maastricht University; Unpublished thesis

Knight, P.T. and Trowler, P.R. (2000) Department-level cultures and the improvement of learning and teaching, *Studies Higher Educ.* 25(1): 69–83

Koch, J.V. (2003) TQM: why is its impact in higher education so small? *TQM Mag.* 15(5): 325–333

Lanarès, J. (2008) Developing a quality culture. In E. Froment, J. Purser and L. Wilson (eds) *EUA Bologna Handbook* (pp. 1–27). Berlin: Raabe Verlag

Lewis, R.G. and Smith, D.H. (1994) *Total Quality in Higher Education*. Delray Beach Florida: St. Lucie Press

Lomas, L. (2007) Zen, motorcycle maintenances and quality in higher education. *Qual Assur Educ.* 15(4): 402–412

Marx, E.C.H. (1986) Universitaire organisatie in ontwikkeling [Academic organisation under development]. In P. Frissen, P.M.Th. Van Hoewijk, and J.F.M.J. van Hout (eds) *De universiteit: een adequate onderwijsorganisatie [The university: an adequate education organisation]* (pp. 56–80). Utrecht: het Spectrum BV.

Milliken, J. and Colohan, G. (2004) Quality or control? Management in higher education. *J Higher Educ Policy Manage.* 26(3): 381–391

Mintzberg, H. (1983) *Structure in Fives: Designing Effective Organizations*. 2nd edn. Englewood Cliffs, NJ, USA: Prentice Hall

Mundet Hiern, J., Suñé Torrents, A., Sallán Leyes, J.M., and Fernández Alarcón, V. 2006. The impact of defensive barriers on organizational performance and learning. *Management Avenir.* 2(8) 27–37

Newton, J. (2000) Feeding the beast or improving quality? Academics' perceptions of quality assurance and quality monitoring. *Qual Higher Educ.* 6(2): 153–163

Newton, J. (2002) Views from below: academics coping with quality. *Qual Higher Educ.* 8(1): 39–61

Newton, J. (2007) What is quality? In: EUA. 2007. *Embedding quality culture in higher education. A selection of papers from the 1st European Forum for Quality Assurance*. München, Germany 23–25 November 2006. Brussels, Belgium: EUA, pp. 14–20

Owlia, M.S. and Aspinwall, E.A. (1996) Quality in higher education. *Total Qual Manage.* 7(2): 161–171

Parasuraman, A., Berry, L.L., and Zeithaml, V.A. (1991) Refinement and reassessment of the Servqual scale. *J Retailing.* 67(4): 420–450

Parri, J. (2006) Quality in higher education. *Vadyba/Management.* 2(11): 107–111

Quinn, L. and Boughey, C. (2009) A case study of an institutional audit. *Qual Higher Educ.* 15(2): 263–278

Quinn, R.E., Faerman, S.R., Thompson, M.P., and McGrath, M.R. (1996) *Becoming a master manager: A competency framework*. 2nd edn. New York: John Wiley & Sons Inc.

Reichert, S. (2008) Looking back—looking forward: quality assurance and the Bologna process. In: EUA. 2008. *Implementing and using quality assurance: strategy and practice, a selection of papers from the 2nd European Quality Assurance Forum*. Rome, Italy 15–17 November 2007. Brussels, Belgium: EUA, pp. 5–10

Sahney, S., Banwet, D.K., and Karunes, S. (2004) Conceptualizing total quality management in higher education. *TQM Mag.* 16(2): 145–159

Sallis, E. (2002) *Total Quality Management in Education*. 3rd edn. London: Kogan Page

Sitkin, S.B., Sutcliffe, K.M., and Schroeder, R.G. (1994) Distinguishing control from learning in Total Quality Management: a contingency perspective. *Acad Manage Rev.* 18(3): 537–564

Spencer-Matthews, S. (2001) Enforced cultural change in academe. A practical case study: implementing quality management systems in higher education. *Assess Eval Higher Educ.* 26(1): 51–59

Stensaker, B. (2007) Impact of quality processes. In: EUA. 2007 *Embedding quality culture in higher education. A selection of papers from the 1st European Forum for Quality Assurance*, München, Germany 23–25 November 2006. Brussels, Belgium: EUA, pp. 59–62

Tam, M. (2001) Measuring quality and performance in higher education. *Qual Higher Educ.* 7(1): 47–54

Van Damme, D. (2004) Standards and indicators in institutional and programme accreditation in higher education: a conceptual framework and a proposal. In L. Vlasceanu and L.C. Barrows (eds) *Indicators for Institutional And Programme Accreditation in Higher/Tertiary Education* (pp. 127–159). Bucharest: UNESCO-CEPES

Vanhoof, J. and Van Petegem, P. (2007) Matching internal and external evaluation in an era of accountability and school development: Lessons from a Flemish perspective. *Studies Educ Eval.* 22(2): 101–119

Van Hout, H. (2006) Kwaliteitszorg in het HO: nog veel werk aan de winkel. [Quality assurance in higher education: much remains to be done]. In: H. van Hout, G. ten Dam, M. Mirande, C. Terlouw, and J. Willems (eds) *Vernieuwing in het hoger onderwijs. Onderwijskundig handboek [Innovation in higher education. Education handbook]* (pp. 215–228). Assen, The Netherlands: Van Gorcum

Van Kemenade, E. and Van Schaik, M. (2006) Interne kwaliteitszorg, van ambacht naar visie [Internal quality assurance, from craft to vision]. In: H. van Hout, G. ten Dam, M. Mirande, C. Terlouw, and J. Willems (eds) *Vernieuwing in het hoger onderwijs. Onderwijskundig handboek [Innovation in higher education. Education handbook]* (pp. 229–244). Assen, The Netherlands: Van Gorcum

Van Kemenade, E, Pupius, M., and Hardjono, T.D. (2008) More value to defining quality, *Qual Higher Educ.* 14(2): 175–185

Venkatraman, S. (2007) A framework for implementing TQM in higher education programs, *Qual Assur Educ.* 15(1): 92–112

Vettori, O., Lueger, M., and Knassmüller, M. (2007) Dealing with ambivalences—strategic options for nurturing a quality culture in teaching and learning. In: EUA. 2007. *Embedding quality culture in higher education. A selection of papers from the 1st European Forum for Quality Assurance.* München, Germany 23–25 November 2006. Brussels, Belgium: EUA, pp. 11–13

Vettori, O. and Lueger, M. (2011) No short cuts in quality assurance—Theses from a sense-making perspective. In: EUA. 2011. *Building bridges: making sense of quality assurance in European, national and institutional contexts. A selection of papers from the 5th European Quality Assurance Forum.* Lyon, France 18–20 November 2010. Brussels, Belgium: EUA, pp. 50–55

Vroeijenstijn, A.I. (1995) *Improvement and Accountability, Navigating Between Scylla and Charybdis. Guide for external quality assessment in Higher Education.* London and Bristol, PA: Jessica Kingsley Publishers

Watty, K. (2006) Want to know about quality in higher education? Ask an academic. *Qual Higher Educ.* 12(3): 291–301

Westerheijden, D.F. (1999) Where are the quantum jumps in quality assurance? Developments of a decade of research on a heavy particle. *High Educ.* 38(2): 233–254

Westerheijden, D.F., Hulpiau, V., and Waeytens, K. (2007) From design and implementation to impact of quality assurance: an overview of some studies into what impacts improvement. *Tertiary Educ Manage.* 13(4): 295–316

Zbaracki, M.J. (1998) The rhetoric and reality of total quality management. *Admin Sci Q.* 43(3): 602–636

第51章

医学教育的成本与价值 Cost and value in medical education

Kieran Walsh

译者：陆远梅　审校：由　由

医学教育非常昂贵，除了实现财富自由人的子女外，一般人很难进入医学教育领域学习。

John Banks

转载自 *British Medical Journal*，Banks，J，'Preliminary Medical Education and the Medical Curriculum'，2，p. 1213，Copyright 1890，获得 BMJ 出版集团有限公司许可。

医学教育的成本与价值

从根本上讲，医学教育的成本价值或成本效益取决于一些概念，这些概念包括医学教育的成本、效益或价值，以及考虑成本之后效益或价值的程度。如果我们想要对医学教育中的成本和价值有所了解，那么我们必须要知道有关成本、价值或效益的一些基础性事实。

英国在医学教育上的支出约为48亿英镑（Department of Health，2010）。这包括院校教育、毕业后教育和继续医学职业发展，并涵盖临床医学、护理和综合医疗保健专业的教育；即便考虑到支出涵盖范围广泛，仍然可以说这是一笔巨大的支出。很有可能是英国仅用于院校医学教育的支出就达10亿英镑。在西欧，培养一名医学毕业生的平均支出估计值为40万美元，美国的生均支出约为49.7万美元。而中国培养一名医学毕业生的医学教育支出非常低，仅为1.4万美元（Frenk et al.，2010）。然而，在这一点上，仅仅是对数字进行分析并不能得出有启示的发现。我们不知道医学专业教育的支出中有多少用于基于问题的学习、跨专业学习，或者医学教育评价。我们也不知道多少支出用于在线学习、临床模拟或者面对面教学。成本研究是医学教育中成本和价值的基础之一，但不幸的是，我们对医学教育成本方面的了解在广度和深度上都存在不足。

本章内容的另一个基础是关于价值或效益的问题。关于如何开展医学教育是有价值的或是有效的，我们知道什么？是如何知道的？值得庆幸的是，这部分的基础是比较牢固的。医学教育领域的研究人员和评估人员多年来逐渐建立起了越来越强大的证据基础和概念框架，医学教育可以以此为基础。医学教育不再是基于经验主义的。在过去40年间蓬勃发展的研究文献清晰地指出如何开展医学教育是有效的或者无效的。举一个关于医学教育评价的例子：我们知道，要使评价有价值，评价必须是有效的、可靠的、可行的、学习者可接受的，并且会对学习者产生积极影响的（Norcini et al.，2011）。我们也可以就在线学习、院校医学教育、医学模拟学习等做出类似的总结性陈述。我们所知的医学教育中有价值的举措，不仅基于研究中可获得的各种形式的最佳证据，而且还来源于有日益强大的概念框架支撑医学教育。这些证据的基础还不够完善，也许永远也无法达到完善，但我们知道，和过去相比，它们一直在不断进步，不断完善。

但是，当我们想要弄清楚是什么构成了医学教育中的成本效益或者说成本价值时，我们发现的仅仅是一些模糊的阴影，证据并不够清晰。在医学教育中几乎没有对成本和价值的系统评价，也很少有针对成本的评估或研究（Walsh，2010a）。我们不知道英国目前的医学教育是否是物有所值——因为尚缺乏这方面研究。没有一种方法是自然而然就具有成本效益的，而是在与其他可用方法对比的背景下才具有成本效益的。如果没有强有力的证据基础，对于预措施的成本效益相关的估计就只能是推测。我们无法确认我们在表 51.1 上的位置。

我们需要进行研究，但这需要时间，并且由于全世界的医疗保健都受经济危机的制约，我们在时间上并不占有优势。我们不能保证医学教育能够免受医疗保健支出预算削减的影响。在等待研究得出明确答案的同时，我们必须考虑教育的首要原则，并研究医学教育的哪些组成部分真正增加了价值。下一节我们将采用这种方法在医学模拟学习、在线学习和教育评价的背景下详细研究医学教育的成本和价值。

医学模拟：成本与价值

模拟可以定义为“工作或任务的全部或某些方面的再现”（Ker et al.，2010，p. 61）。医学模拟的目的是帮助医学专业人员在保证学习者和患者安全的真实环境中通过练习进行学习，有时也会帮助学习者自我检测学习效果。模拟可以帮助学习知识、技能和行为。在过去的十年中，模拟一直在不可阻挡地崛起，并不是所有的模拟驱动因素都具有纯粹的教育意义。非教育性的驱动因素包括：缩短培训医生所需的时间，确保患者安全与可行性的需要，以及医生越来越多地以团队而非个人的形式来工作的事实。

缩短的工作时间意味着，现在接受培训的医生没有像以前接受培训的医生那样有更多的时间来见识各种病例。这种现象在非工作时间的基本医疗和急诊医疗中尤为明显。模拟使接受训练的医生能够在受控的环境中练习技能，在受控的环境中可以有计划地学习而不是在偶然中学习（Issenberg et al.，2005）。同等重要的是，在现代社会中，初级医生必须在不损害患者医疗的前提下学习。当可以使用其他方式学习时，医生或其他医疗卫生专业人员直接在真实患者身上进行练习是不能被接受的。

表 51.1　医学教育的成本与价值

低价值	高价值	
高成本		现在
低成本	过去	未来?

模拟作为教育方法的最后推动力是医生的工作方式发生了很大的变化。初级保健或二级医疗中单枪匹马独立执业这一工作形式正在成为过去——现在几乎所有医生都在以团队的形式工作，而模拟中心是团队成员接受培训的有效方式，能够在高仿真度和情境化的模拟环境中训练和测试他们的技能（Ostergaard et al.，2004）。

模拟的成本

模拟可能会很昂贵。Ker 等（2010，pp. 61-71）将模拟成本分为两类：显性成本和隐性成本。Ker 等（2010，p. 64）指出，“与模拟相关的最明显的成本是购买模拟相关硬件本身的成本，其中有些可能是高度专业化的”。这种购买可能像购买人体模型一样简单，也可能像购买最先进的模拟抢救室一样复杂。无论如何，模拟都必须在实体物中进行，这将产生相关的成本，并且还需要视频和音频记录以及存储所需的硬件。能够支持模拟的技术正在迅速增长，但是相应的成本也在以同样快的速度增长。但是，或许可以以更低的价格购买移动模拟器（Kneebone et al.，2010）。

模拟中心无法自行运作，它们需要专门的人员来管理，确保其尽可能有效且高效地运行。工作人员将包括教师、模拟病人（包括真实的患者和虚拟病人）、视听和技术支持人员，以及管理、行政和后勤支持团队（Zendejas et al.，2012）。有些人员会在模拟中心全职工作，有些则是兼职，有些人员的工作时间固定，也有的是临时工作，但都需要付费或补偿他们相应的时间成本。所有人员在开始学习及持续更新和发展其有关模拟的专业知识时，都需要了解教育相关的知识。因此，需要时间和资源专门用于教师发展（Dieckmann et al.，2008）。

仅具有医学领域的专业知识还不足以使教师有效促进模拟学习——因此还需要对医疗卫生专业人员进行专业的教育培训，以帮助他们发展教导的技能。模拟中的最重要的利益相关者当然是学习者。学习者上班之外的时间必须考虑在内，如果学习者需要前往模拟中心学习，则必须考虑相关差旅费用，有时还包括食宿费。

热衷于设立模拟中心的同时，人们往往容易遗忘模拟的隐性成本（Ker et al.，2010）。模拟器可能会崩溃或磨损，或意外损坏——那么维护、维修和更换成本则无法忽视。一些模拟公司会为其产品提供保险，但最好在购买前先阅读条款细则。消耗品（从注射器到纸质表格等物品）也将占据模拟中心预算的一部分。另一个往往被忽略的成本是关于模拟的情景方案。这些方案需要编写、审查并不断修改更新。它们需要与课程的其他部分相适应，且在理想情况下，这些方案应该基于学习者所在院校中发生的真实事件。模拟的有效性最终取决于所设计的模拟情景方案。

模拟中的哪些成分有效？

Bearman 等在第 16 章中对医学教育中的模拟进行了全面介绍，因此没有必要在此处赘述。但是，一个简短的回顾还是有必要的。Ker 等（2010，p. 63）指出，“有关医疗保健模拟培训有效性的证据基础是比较有限且碎片化的”。但是，不可否认，模拟的黑箱中可以持续促进学习的元素包括：

- 提供反馈
- 允许重复练习
- 将模拟事件的使用整合到课程项目中
- 提供多种难度和模拟场景
- 明确学习结果（Ker，2010，p. 63；Issenberg et al.，2005）

模拟如何能够增进医学教育的价值？

不幸的是，关于模拟的成本效益还没有系统综述，原创文章也很少。几乎没有确凿的证据表明特定形式的模拟可以用相同或者甚至是更低的成本创造更多的价值。但是，有一些直接的指导要点可能适用于模拟中的成本和价值（图 51.1）。

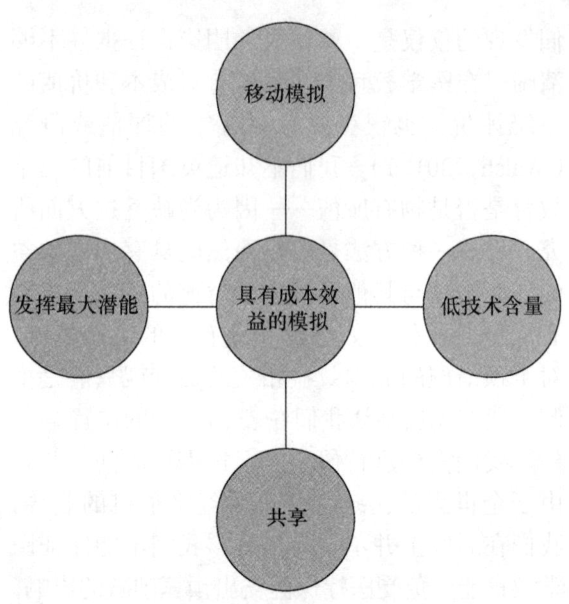

图 51.1 模拟的成本效益

第一，医学教育中的模拟应该具有高仿真度，这一点被认为很重要。先进的模拟中心可能会非常诱人，但是购买时应慎重考虑想要通过其达到的学习效果，以及这些模拟设备如何才能够发挥作用，帮助他们实现目标。比如，如果您所在医院很少进行心胸外科手术，那么购买心胸外科手术模拟实验室的设备就很难具有成本效益。像这样的观点似乎很明显，几乎不值得一提，但有传闻称，发达国家和新兴经济体的一些医学教育机构购买了一些模拟设备，但后来并未使之投入使用或未最大程度地利用这些设备。某些专业，例如全科医学或精神病学，不需要高仿真度、高成本的模拟环境来帮助医生们学习，而基于精心设计的模拟方案中，有效的模拟可以在有桌椅的房间里进行。

第二，如果无法充分利用模拟中心或将其用于错误目的，则可能是一种缺乏成本效益的做法。复苏专家使用模拟中心教授肾上腺素剂量并没有什么本质错误，但是，这对于达成学习目标来说是非常低效的方法。通过讲座或推荐阅读材料来达到这个学习结果将会更快捷也便宜得多。模拟中心更适合于学习技能（无论是操作技能还是团队合作技能），并且最好将它们用于此目的。

第三，如果要使用模拟中心来进必要性培训，那么最好将这种培训标准化，这样一来，医疗卫生专业人员在一个中心中进行模拟培训所获得的结业证书就像流通货币一样，即便他在其他机构工作，也能获得认可。如果仅仅因为他们变换了医疗机构，就要求医疗卫生专业人员对同一门课程再次培训，这缺乏效益，也是低成本效益的做法。

第四，不同模拟中心之间共享设计的模拟情境方案可能是控制成本、保持质量的好方法。高质量的模拟情境方案很有价值，但需要花费一定的时间进行开发，因此最好确保编写模拟情境方案的工作尽可能广泛地进行。

第五，尽管移动模拟还处于起步阶段，但它有可能节省大量费用（Kneebone et al.，2010）。移动模拟器易于运输，可以使沉浸式的模拟元素“在轻便、低成本且自成一体的环境中被提供。因为非常便携，因此可以被临床医生更广泛地使用”（Kneebone et al.，2010，p. 65）。将模拟器运送到医疗卫生专业人员身边的成本可能比将医疗卫生专业人员运送到模拟器所在地的成本低得多。

最后，医学教育工作者如果要从他们对模拟中心的投资中获得最大的回报，那么这些中心应该在可行的范围内尽可能长时间地向学习者开放。在工作时间内闲置的模拟室不太可能带来最大的回报。有一种观点认为，模拟中心应该在办公时间之外开放（像健身房一样），以被更多地利用。

除此之外，还需要进一步的研究。在模拟中，教师-学习者之比较高，但是很少有研究向我们展示最佳的教师-学习者之比是多少——可能较低的教师-学习者之比也可以实现类似的学习成果。传统的学徒制模式没有模拟，也不会产生相关的费用，但是传统的学徒制模式需要花费时间并且也并不总是有效的。也许更多地使用模拟可以缩短培训时间并提高效率，但直到相关研究证实之前，这仍然只是推测。大量的模拟都来自于学习者所在机构中发生的紧急事件或险失事故，并且特定的结果提高了患者的安全性；如果模拟能够“奏效”并提高患者安全性，那么后续住院时间会缩短，再次入院次数和诉讼次数会减少，因此可以轻松节省模拟成本。Ker 等（2010，p. 68）：

> 尽管目前尚没有关于模拟培训能有效降低此类成本的证据，但到目前为止，也没有哪个其他行业比医学对可靠性的要求更高、失败的成本更高，因此，在相关证据出现之前，医学模拟就已经应用于培训项目中了。

在线学习：成本与价值

在线学习使用电子技术来增强医疗保健专业人员的教育（Walsh and Dillner，2003）（图 51.2）。根据 Sandars（2010a，p. 41）：

> 对于在线学习的传统认识是提供可以使学习者参与的多媒体教育内容。这些内容被组装为培训包，可以通过各种技术提供给学习者，如网站、播客、光盘和一系列移动设备［包括个人数字辅助设备（PDA）和移动电话］。

但是，互联网 2.0 技术（包括博客、维基百科、论坛）还可以允许用户自行创建内容，能够进一步促进医学教育（Sandars and Schroter，2007）。

通过互联网可以在相对较短的时间内提供大量的医学教育资源——学习者及其指导者面临的主要挑战是根据一些共同商定的标准标识出高质量的内容。这些标准可以是传统标准，比如基于最新内容的程度或基于证据的程度。也可以是更现代的标准，如在线学习在多大程度上充分利用了互联网支持的功能（例如交互性和多媒体）。

在线学习的成本

医学教育的在线学习成本可以分为教育提

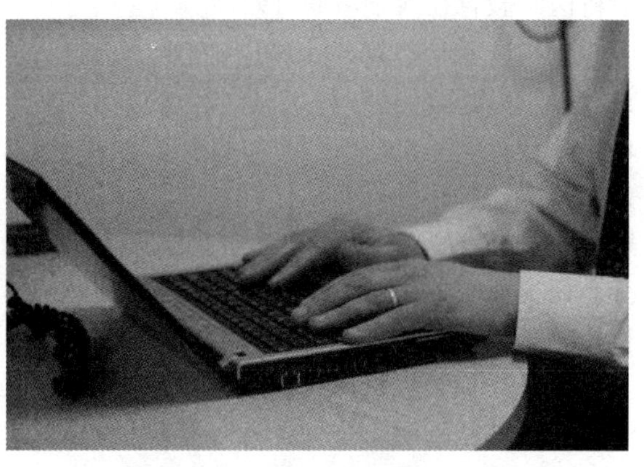

图 51.2 在线学习

供者成本和学习者成本。

教育提供者是创建在线学习资源并使之可用的个人或机构。在线学习的成本取决于资源的复杂程度，因此可能很高或很低。制作简短的基于文本的学习资源的成本可能只是制作基于模拟的、沉浸式和交互式多媒体程序的成本的一小部分（Johnson et al.，2006）。

除了上述制作成本，在线学习的成本还包括存储、更新和维护内容以及提供站点支持和管理的成本。与任何其他教育干预措施一样，课程开发、内容创建、评估和评价都需要成本。在线学习内容（无论是否为商业内容）可能都需要进行一定的营销才能让学习者了解它，因此从一开始就应该计算这部分成本。

学习者的成本通常会被人们完全忘记。教育提供者和学习者都可能会认为学习资源可以在互联网上免费获得，但是它们并不是真正免费的。学习者或学习者所在机构将必须为相关的硬件、软件、网络连接（现在在西方几乎是宽带）、电力、图书馆或计算机辅助学习室等付费。所有这些都需要租用或购买，此外，还需要考虑折旧费用。学习者利用日常工作时间接受培训，花费的时间成本也需要包括在内。

医学教育如何有效进行在线学习？

首先，有证据表明，与没有干预相比，在线学习是有效的，并且对于知识和技能的作用效果最强，但是对于医疗卫生专业人员的行为表现改善而言并不是那么有效（Cook et al.，2008）。也许这并不足为奇，任何医学教育干预都应比没有干预有效，并且考虑到过去十年来人们对在线学习的巨大热情，我们需要冷静看待医学教育在线学习的有效性。

根据 Cook 和 McDonald（2008，p. 5）的说法，“在线学习是一种工具，经过适当设计，可以用于实现有价值的教育目标”，但对于它是否代表“教育领域方法学的根本进步”尚存疑问。Sandars（2010a，p. 46）指出，“目前很少有研究对不同形式在线学习措施的有效性进行比较”。

但是，如果在线学习与大多数其他教育方法一样，那么使其他方法起作用的原因也有可能使在线学习起作用。因此，理想情况下，为了使在线学习有效，应该以学习者为中心、以胜任力为基础、以课程为导向，并且内容本身应以证据为基础、与时俱进且全面。归根结底，在线学习应当遵循与成人学习理论相一致的原则（Zigmont et al.，2011）。

在线学习如何促进医学教育的价值定位？

与其他形式的医学教育一样，有关医学教育在线学习的成本效益也没有系统综述。在这一领域的原创研究也很少。有两项研究对在线视频会议在医疗卫生专业教育中的成本效益给出了积极的评价（Allen et al.，2003；Miller et al.，2008）。另一项研究表明，采用交互式多媒体学习模式的用户，在知识应用、问题解决能力以及自我报告的改进实践方面取得了进步，而这种学习模式下每位用户的成本却非常低（Walsh et al.，2010）。在医疗保健领域之外，有很多关于在线学习干预措施成本效益的报告（Broadbent，2002）。这些报告的结论在多大程度上可以推广到医学教育领域尚有争议。

在没有确定研究结果的情况下，我们制定指导原则，从基本原则开始，力图最大程度地提高在线学习的成本效益。

医学教育的特征之一是它的可扩展性。通常，对于固定的投资成本，在线教育可以向不限数量的学习者提供学习资源，而几乎无需额外成本（用户越多，维护成本越高，但是这些增加的成本通常很小）（图 51.3）。因此，在线学习资源的用户越多，每个学习者的成本就越低。为了实现高利用率，应充分注意在线学习资源的易用性和可访问性（Sandars，2010b）。

还应该充分考虑在线学习资源的营销策略。虽然营销常常被视作与商业有关，但公共在线资源的提供者也应该从其商业同行那里学习经验。

与模拟一样，在线学习的功能和复杂程度应以能实现计划的学习成果为依据，而不是其他，这一点很重要。医学教育在线学习资源的制作成本通常与其教学设计的复杂性以及使用多媒体的程度有关。如果使用多媒体，最好能够最大化利用，这样就达到了使用多媒体的目的——如果采用文字记录，就可以达到同样的效果且花费较少，则采用相机进行短片记录

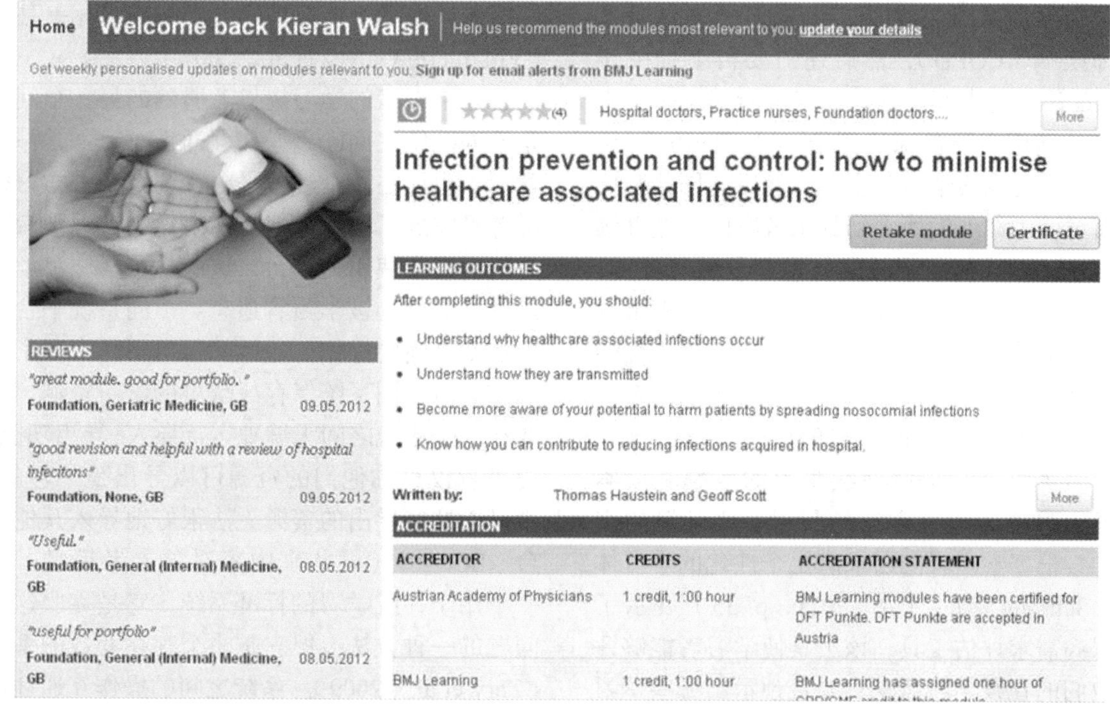
Home
Welcome back Kieran Walsh
Help us recommend the modules most relevant to you: update your details
Get weekly personalised updates on modules relevant to you. Sign up for email alerts from BMJ Learning
(4)
Hospital doctors, Practice nurses, Foundation doctors....
More
Infection prevention and control: how to minimise healthcare associated infections
Retake module
Certificate
LEARNING OUTCOMES
After completing this module, you should:
Understand why healthcare associated infections occur
Understand how they are transmitted
Become more aware of your potential to harm patients by spreading nosocomial infections
Know how you can contribute to reducing infections acquired in hospital.
Written by:
Thomas Haustein and Geoff Scott
More
ACCREDITATION
ACCREDITOR
CREDITS
ACCREDITATION STATEMENT
Austrian Academy of Physicians
1 credit, 1:00 hour
BMJ Learning modules have been certified for DFT Punkte. DFT Punkte are accepted in Austria
BMJ Learning
1 credit, 1:00 hour
BMJ Learning has assigned one hour of
REVIEWS
"great module. good for portfolio."
Foundation, Geriatric Medicine, GB
09.05.2012
"good revision and helpful with a review of hospital infecitons"
Foundation, None, GB
09.05.2012
"Useful."
Foundation, General (Internal) Medicine, GB
08.05.2012
"useful for portfolio"
Foundation, General (Internal) Medicine, GB
08.05.2012

图 51.3　在线学习

经 BMJ Learning 授权转载

和专家的多媒体演示这样的多媒体可能令学习者收获甚微。什么时候最适合使用多媒体呢？多媒体可以捕获一些无法通过其他方式提供的教育。因此，这种旨在改变人们行为的、以模拟为特征的多媒体资源，在用于以患者为中心、增强学习者信念和人文关怀，并能够使学习者实现态度转变的成本花费是比较值得的（Walsh and Donnelly，2008）。

除此之外，还应考虑到多媒体的不同形式——音频比视频便宜，对于实现特定教育结果方面音频也是非常有效的（Morant et al.，2009）。

互联网 2.0 是另一个例子（Sandars and Haythornthwaite，2007）。在线学习程序能够使学习者与他人实时或者非同步地讨论他们的学习需求。创建或使用相关在线学习程序的成本可能很低，但是在学习方面的影响效果可能是巨大的：学习者通过这种媒介提出具体的问题，可以及时获得准确的答案。

病患照顾决策工具的亮点在于它可使学习者在有需要时即刻获得相应问题的答案，这既节省成本又节省时间。这种及时的学习方式可以使学习者立即获得反馈——另一个好处是，学习者可以将学习付诸实践，从而为他的患者带来益处，从而获得更多的成就感（Fiks，2011）。

在线学习的另一个关键特征是可以提供证书，是一种更简单的远程学习方法。在线学习使医学教育机构省去学习者和教育者的差旅费、住宿费和生活费。这种学习方式可以缩短时间，并且还可以节省教室和印刷成本。所有这些说法都符合事实，但只有当教育提供者有意识地做出确保实现这些优势和节省的决定，在线学习才能实现真正的节省。如果在线学习的学习者必须前往某个学习中心点进行学习，要大量地打印出来学习材料，也需要预定教室，那么许多潜在的成本节省都无法实现。在线学习最有效的方法之一可能是移动学习，即通过电子移动设备进行学习（Desai et al.，2011）。在线学习发展的战略方向应该鼓励这种学习模式，而不是强迫在线学习与传统的教育方法相适应。

如果我们要最大程度地利用在线学习，那么医学教育者需要确保它能够成为其他教育模式（例如面对面的医学教育）的补充，而不是复制其他教育模式或者与其竞争。教育者经常听到一些关于在线学习的轶事报道，学习者被要求在线完成学习资源，例如诊断慢性阻塞性肺疾病（COPD），然后还需要再参加关于COPD诊断的讲座。这种情况可能就是一个未能充分利用有限资源的例子，更好的方式是，学习者事先在线学习该主题，然后与同伴和导师面对面围绕他们所遇到的未解决的问题继续开展讨论。任何新形式的技术都是破坏性的，会导致一个新时代的到来，将取代旧的做事方式，这也是不可避免的——展望是，渐进性的变革而非颠覆性的巨变，将产生真正的混合学习解决方案（Shaw et al.，2011）。

为了进一步提高在线学习的效率和成本效益，最近的一种方法是利用在线环境的交互性，根据学习者的需求满足个性化的学习体验。Schroter 等的研究（2011，p. 35）展示了糖尿病需求评估工具，该工具使学习者能够评估他们的在线学习需求，并且预示出哪些学习资源可以帮助满足他们的需求，哪些学习资源对于学习者来说是可以接受的和有效的，以及哪些学习资源能有助于学习者更快地实现学习目标（Schroter et al.，2011）。未来需要进一步的研究来确认这些结果。

与模拟一样，共享在线学习资源应该可以使这种形式的学习更具成本效率。通常，不同的机构会从零开始创建在线学习资源，并且付出了很大的努力和成本，而这些资源在很大程度上又非常相似。共享是有意义的，但共享并不像初看起来那样简单。“除非以某种形式提供互惠协议以允许相互共享内容，否则大多数提供者将不会愿意共享他们花费时间和金钱开发的内容”（Sandars，2010a，p. 45）。IVIMEDs（国际虚拟医学院）是一个很好的例子，不同的机构同意共享它们的在线学习内容（Harden and Hart，2002）。但是，在线学习的商业提供者显然不愿在没有学习者或机构付费补偿开发成本的情况下共享其内容。另一个问题是关于学习资源的存储和使用情境。针对英格兰全科医学学员开发的可重用学习对象（RLO），同时也可以提供给撒哈拉以南非洲的全科医学学员，这是 Hinari 计划的一部分（该计划给资源匮乏的国家免费提供在线学习内容）。但这并不意味着 RLO 计划将满足非洲学习者的需求，因为他们可能无法远程访问这些资源，或者可能与他们的学习需求相差甚远（Villafuerte-Gálvez et al.，2007）。

越来越多的学习提供者遇到的另一个问题是不同系统之间缺乏操作互通性。比如，一名学习者也许在某个学习平台系统上获得学习资源并且完成了学习，但是如果这个学习平台不是他们通常使用的平台，这些学习资源和学习进展档案就会被学习者遗忘。不同系统平台学习档案之间的操作互通性问题也不是直截了当的——由不同系统保存或认可的学习资源，需要在两个系统之间无缝地运行导入–导出功能，提供者仅声称他们的资源可以导出是不够的，很可能这些导出的资源无法很好地导入其他平台。SCORM（可共享内容对象参考模型）是一个用于在线学习的标准系统，它是克服这一问题的一种方法，但它是一个存在变数的系统（Zary et al.，2009）。系统之间的操作互通性还可以解决医生常常提到的培训中普遍存在的问题，即在一家医院培训岗位进行过某一模块的培训（比如，消防安全），但他们在 6 个月后在附近的另一家医院入职后会被要求进行相同模块的培训。这可能仅仅是因为两个不同机构的信息技术基础设施无法相互认可和兼容。

许多医疗机构都使用在线学习为员工提供指导培训，这通常是入职培训的一部分，并且经常涉及非临床主题，例如更好地进行人工处理或安全交接。这使得机构可以跟踪和记录员工参与安全培训的情况，并有可能代表着一种高成本效益的在线学习方式（Yassi et al.，2009）。

这样的学习资源还可以使院校获得投资回报：许多保险公司向能够证明工作人员已经完成有关问题学习的机构提供保费折扣，这些问题是向保险公司提出索赔的常见原因。通过此类保费折扣所获收入的金额也可能已经大于制作在线学习资源的成本了（Bleetman et al.，2011）。在某些情况下，医学教育的费用可以从用人单位转移到学习者，例如，学习可以在学习者的家中，使用学习者的电脑，以及在非工作时间进行。然而，学习者经常会要求从他们的进修预算中补偿这种隐性且经常被遗忘的支出，因此这类成本转移可能只是暂时的。

与模拟一样，这也是一个有待进一步评估的宝藏领域。缺乏相关研究使这片研究领域实际上成为一片处女地。从这种角度评估在线学习资源的优势在于，通常可以从一开始就很好地定义成本并获取成本数据，因此在项目结束时就不会因为无意识而损失掉这些成本。

评价的成本与价值

评价在很大程度上是一门定量科学，就此而言，它与成本非常匹配，从本质上来说，成本也是定量的。当将成本和评价放在一起作为一类概念进行分析时，就会出现有趣的假设。

什么是评价?

医学教育中的评价“涉及测试、测量、收集和组合信息，并提供反馈”（Norcini et al.，2011, p. 206）。评价在医学教育中起着关键作用。评价促使学生想了解考试的内容，因此评价者在引导学生的学习计划方面占据重要位置。正如 Miller（1990, p. S63）所言，“评价驱动学习”。

什么是评价的成本?

评价成本的差异很大，这取决于所评价的内容、评价的形式、被评价者和评价者。

前两个变量，即评价的内容以及用于评价的形式紧密相关。从广义上讲，医学教育中的评价能够而且应该衡量应用性的知识、解决问题的技能、态度和行为（或表现）（Crossley et al.，2002）。要想达到医学教育工作者的最终目标，即有胜任力且提供安全服务的医疗卫生专业人员，那么所有这些都是必需的（很难想象一个知识基础薄弱的专家能够达到目标）。

理想情况下，评价的形式应与所评价的内容相符合。因此，通常可以使用基于纸笔或基于在线文本的多项选择题考试（唯一最佳答案或扩展匹配问题）来评价应用性知识。但是，行为最好是在现实环境中或在我们模拟再现的最接近现实的环境中进行测试。因此，来自工作中同事的多源反馈是评价合格医疗卫生专业人员行为的一种方法，而客观结构化临床考试（OSCE）是评价医学生模拟行为的一种方法（Norcini，2005a）。

许多评价方法可以用于多个领域。例如，OSCE 可以衡量应用性知识和态度。这些不同领域的能力（及其评价形式）导致了各种不同评价工具的兴旺发展，包括书面多项选择题、360°评估工具、操作技能直接观察等。各种形式不计其数。

每种评价方法都有不同的成本，都需要通过成本价值分析来计算成本。例如，实施 OSCE 的成本可能涉及计划、设施、材料、餐饮、真实患者或标准化病人、人体模型、管理人员、技术人员、核对和处理结果、涉及培训的人员（包括考官和学生）等各个方面的成本。

但是，无论评价采用什么形式，有两个始终都必须考虑到的核心成本，即评价者和被评价者的成本。他们的薪水、差旅、住宿和生活补助都必须支付。

有效或准确的评价有哪些关键要素?

在定义评价领域最佳实践标准方面已经取得了很大进展。好的评价是有效、可复制、公平、可行、可接受的，对整体的教育经历有积极影响，并且对学生的学习有促进作用（van der Vleuten，1996）。

高有效性意味着，有明确的证据表明，当将测试用于特定目的时，可以依赖从测试结果得出的推论，即测试测量的是应该测量的值。高可重复性意味着，如果要在相同环境下重复测试，则测试结果将是相同的。公平或等效性意味着，在不同学习者群体中或在不同时间使用相同的评价，将得出大致相同的结果。可行性意味着测试是实用的，可以在教育机构内完成。可接受性是指，考生和考官认为评价和从结果中得出的推论是可信的。对教育经历产生积极影响的一个例子是，考试可以鼓励学生努力工作以成为安全、能胜任和以患者为中心的医疗卫生专业人员。对学生学习起到强有力的促进作用的环境是，测试结果鼓励恰当地学习，并且进一步推动持续质量改进下的标准提升。

这些标准可以应用于任何评价，但在不同形式的评价中，可以赋予这些标准不同的权重。例如，对医学生进行安全处方书写的月末形成性考试，应鼓励他们提高处方技能，但该考试本身不必具有特别高的可重复性。另一个重要的观点是，不应孤立看待评价的最佳实践：评价可能会符合所有上述标准，但如果它不能很好地配合课程，将无法起作用。课程也许进行了改革，但是如果不与课程同步对评价进行改革，那么学生为了通过考试将只会遵循旧课程的要求（Newble，1998）。

最后，我们应该记住，医学教育评价是与特定领域高度相关的。这意味着在一项测试上的表现可能无法预测在其他测试中的表现（Schuwirth et al.，2002）。

如何在医学教育中增加评价的价值导向？

正如我们在上一节中所看到的那样，好的评价是有效、可复制、公平、可行和可接受的，它对整体教育经历有积极影响，并且对学生的学习有促进作用。

可行性与测试的实用程度有关，当然，可行性是一个相对的概念。可行性与成本密切相关——如果有足够多的资金，大多数评价方法将是可行的（Walsh，2011a）。因此，评价的价值导向可以看作两个方面的平衡，一方面是成本或可行性，另一方面是与好的评价相关的其他标准。例如，我们可以提高有效性，但这可能会增加成本。相反，我们可以尝试节省成本，但这可能会影响可重复性。Schuwirth 和 van der Vleuten（2010，pp. 94-100）考察了评价中的成本和价值，前提是我们可以通过消除实践中成本效益低下的例子来提高评价的价值。

检查有效性与成本之间的平衡是一个很好的起点。关于有效性，研究表明，我们测试的内容比评价中使用的形式更重要（Norman et al.，1996）。评价研究人员常常开发出越来越复杂的评价方法，这些评价方法增加了很多成本，但只提升了一点有效性，因为评价的内容比形式更为重要。在高仿真模拟中心进行的测试是一个很好的例子，这样的成本肯定很高，但也许不会增加有效性（这取决于评价的是什么）。同样，关于笔试也已经做了很多研究工作，将多项选择题（MCQ）与自由文本问答题进行比较。如果不同的问题类型评价了相同的内容，那么两者之间的差异将不会很大。但是，给自由文本问答题打分的成本将更高，因为 MCQ 可以用机器批改。

尽管另一个重要目标将不可避免地对成本产生影响，但提高评价的可重复性十分重要。需要找到可重复性和成本之间的平衡点。评价人员面临的挑战就是找到最佳的平衡点。许多考试权威机构规定每个 OSCE 考站应有两名考官，但是有两名考官所增加的好处实际上是微不足道的（Van der Vleuten and Swanson，1990）。拥有两名考官会使成本加倍。由于胜任力是与特定领域相关的，因此增加更多的 OSCE 考站，可能会获得更多收益，因为所抽取的被评价候选人所具有的胜任力样本更加广泛。

不同院校之间共享评价题目是控制成本的另一种符合逻辑的方法。为高利害的终结性考试编写、审核和根据标准校验题目需要花费时间，而在教师时间十分宝贵且与编写试题相关的学术荣誉很少的情况下，可能难于激发教师编写试题。然而，也有许多院校确在分享题目方面有成功的经验（Muijtjens et al.，2008）。为了实现共享，需要克服一些障碍：需要明确版权和知识产权归属，以保障试题可以在其发起机构之外使用；并且还需要解决试题所基于的背景问题。适用于某个地区或国家背景下医学生的题目，对于另一地区或国家来说可能完全不相关。这样的问题可以被本土化，并且与从一张白纸开始编写题目相比，在现有题目的基础上进行修改通常更容易、更省时。很明显，这种在题目开发上的协作只能在存在协作关系的教育机构之间或协作组织内部起作用；如果机构之间存在竞争，这种合作可能无法实现。

巧妙地利用测试顺序可能是提高考试成本效益的另一种方法（Cookson et al.，2011）。Cookson 等（2011，pp. 741-747）研究了 OSCE 考试第一部分的表现是否可以预测整体表现。他们发现，第一阶段的表现可以预测第二阶段的表现，因此，通过顺序设计可以节省大量资金。顺序测试还可以节省考试所需的管理人员成本，还可以减少设备的磨损和消耗品（如一次性针头）使用量，对于 OSCE 来说尤其适用（Walsh，2011b）。

Schuwirth 和 van der Vleuten（2010，pp. 94-100）提到，过多的补考可能是另一个导致成本低效的原因。在合理的时间范围内允许重考是公平的，首次考试不及格的考生有机会进行重修和补救。本质上，重考仅仅是为少数学生（例如，首次参加考试学生的 5%）提供的，但是为少数学生重考笔试的出题费用却没有与为很多学生笔试出题的费用有什么不同。此外，重考不可避免地会增加候选人仅凭偶然通过考试的可能性（就像医学上的临床测试一样，进行的测试越多，通过的可能性就越大）。因此，限制重考的次数和频率应该有助于控制成本，并减少候选人偶然通过的可能性。

基于工作场所的评价对于促进初级医生在培训中学习来说是强大的工具（Norcini and Burch，2007）。然而，其实施的主要问题是其可行性或成本。评估者和学习者都必须抽出时间来进行评价。有传闻说，在一些院校中，评价成为一个简单的打勾练习，几乎所有人都能通过。所以需要进行更多的研究以找出这些评价的最佳次数和频率，以平衡成本与有效性。

对于完全合格的家庭医生或医学专家，评价的重点从对知识和技能的评估以及观察到的模拟或实际的行为，转到对实际表现和临床结果的评估（Cohen and Rhydderch，2010）。因此，在考虑成本效益评价之前的众多工作中，首先要做的就是开发有效的评价。对照护过程和照护结果的评价是实现此目的的两种基本方法，但是两者都充满了潜在的错误源。确保对足够多的结果进行评价将提高可重复性，但会增加成本，这也适用于需要针对病例组合和混杂因素进行调整而改善测量有效性的情况（Crossley and Davies，2005）。再一次强调，只有开展试研究才能找到成本或可行性与好的评价所涉及的其他标准之间的最佳平衡。

理想的评价会在所有标准上获得很高的评分，但是这将是非常昂贵的，并且并不是对于所有类型的评价来说都是必要的。例如，形成性评价应在有效性、对候选人学习的积极影响以及对教育的催化作用方面得分很高，但可重复性则不那么重要。因此，在形成性评价中实现高可重复性所花费的时间、精力和最终成本很可能是一种浪费。最好将时间和成本花在开发能够对院校教育产生积极总体影响的形成性评价上（Norcini et al.，2011）。

对行为表现引人担忧的医生进行评价一直是受到很多争论的话题（Williams，2006）。在这种情况下，评价必须是公平、有效、可重复的——不仅是因为有缺陷的评价可能会招致法律上的挑战。但是，如果评价可以用来衡量医生的表现，并同时针对需要改进的领域进行更有针对性的辅导和整改，这样的评价会成为更具针对性和个性化的干预（也因此可能会降低成本）。在这种情况下，评价对医生学习的积极影响非常重要，并且有可能加速调整改进过程并节省成本。尽管对表现不佳的医生进行评价并进行后续辅导整改将产生相关成本，但在评价表现正常或不需要辅导整改的医生时，也需要考虑这些成本。不花费这些成本则可能会因不合格的医生继续执业导致灾难性的错误而产生成本，或者因为在执业中遇到暂时的可以补救的问题而失去潜在的优秀医生。任何形式的评价或教育本身都不能被认为是成本有效或成本效益低下的，而是必须基于其背景和可替代方案来考虑其成本和效益。

同样，在本科医学教育中，评价有可能对总体教育成本产生间接但重要的影响。控制本科医学教育成本的一种方法是降低学生的流失率。根据 Finucane 和 McCrorie（2010，p. 11）的研究，"医学院有 5% ～ 15% 的学生在毕业前退出或被淘汰，这给学生、医学院和社会带来了相当大的损失"。

流失率永远不会达到零（我们也不希望零流失率），但流失率越接近 5%，学生和医学院的损失就越小。如果学生在第一年离开医学院，那么损失是相当小的。但是，如果他们已经接近最后一年而又最终无法获得当医生的资格，那么损失将是显著的。学生离开医学的原因多种多样：有些是改变了当医生的想法，有些是因为违反执业道德的行为而被开除，有些是反复考试都不及格（O'Neill et al.，2011）。如果学生因为没有通过评价而退学，而该评价又是一项失效的评价，那将是双重悲剧，这也是在对各种形式评价的成本和价值进行评估时要考虑一系列因素的另一个重要原因。

制定医学教育评价的标准是另一个有争议的领域，制定标准可能要花费大量的时间和精力——所有这些都需要考虑成本（Norcini，2003；Cusimano，1996）。因此，最好的努力是确保标准是可信的（它们永远不可能是完美的）且尽可能是高效率的。描述不同类型的标准及其产生方法超出了本节的范围。但是，这里可以提供一些具体要点。如今，相对标准的使用较少，因为使用相对标准进行评价提供的结果取决于特定候选人群体的表现（当然也因其所处环境而异）。相对标准的好处是，可以快速、简单地制定，而且通常也不需要对标准制定者应该做什么进行解释或培训。但是，如今许多人认为，如果从成本和结果之间平衡的角度来说，寻求相对便宜和简便的方法并不一定是好的选择。绝对标准的开发无疑是耗时和昂贵的，但是有一些方法可以提高开发的效率。例如，将 Angoff 或 Ebel 方法应用于 OSCE 中，可能会导致将不同的标准应用于 OSCE 考站检查清单中的所有条目（Norcini，2005b）。而在考站层面上应用这些方法要高效得多。无论采用哪种方法制定标准，标准制定者都肯定需要开会，开会的费用很可能构成了标准制定中的大部分成本。因此，最好确保所需开会的次数、出席会议的标准制定者人数保持在最低限度，并事先向每个人简要介绍情况，使他们知道开会时需要他们做的确切任务。

未来展望

大多数医学教育研究很少提及不同医学教育方法或干预措施的成本。考虑医学教育的成本，是一个很有意义的事情。很难想像制药或医疗设备公司将新产品或创新技术推向市场时，没有严格地证明其有效性和成本效益，并且越来越多的情况下还需要证明投资能为医疗服务带来多少回报。然而，在医学教育这个持续创新的领域中，采用创新并没有广泛基于创新的成本效益和可持续性证据（Walsh，2010b）。相反，我们常常看到的是，一系列创新者在证明他们当前创新项目的长期价值之前，已经着手开启了下一个创新（Sarason，1990）。

医学教育研究文献中也存在一种趋势，即仅发布与成功的项目或创新有关的成果。在这些文献中，我们很少读到没有达到最初期望甚至是失败的文献。多年以来，医学研究界面临着类似的困境，许多人都指责制药业未能充分证明其新产品的成本效益，或者更严重的是，他们压制了未能展示其产品优点的研究结果（Lexchin，2011）。

医学教育研究人员不太可能会遇到类似的资金利益冲突，但并非所有的利益冲突本质上都是资金上的——有时，研究人员会基于某些假设建立自己的职业和声誉，而这些假设可能最终会是自我实现。如果医学教育的创新者在撰写关于创新的评价结果时愿意开展创新的成本评价并公开发表有关这些创新的成本情况，也许就开启了一个新的起点。任何一种医学教育的方法，其本身不具有成本效益，只有在与其他方法相比时，才可能具有成本效益。因此，研究者、期刊编辑和出版商还应致力于发表与当前最佳实践成本相比较后创新方法的成本。

以上这些建议对于某些医学教育家来说，似乎是令人恐惧的，医学教育家可能会预见到，经济学家会仔细研究院校内部用于教育支出方面的各项成本，然后用红色的笔标记出哪些是可行的。在这方面，我们不应该采取防御的态度——因为一种具有成本效益的选择不一定等于便宜的选择——实际上，为了在成本和结果之间取得最佳平衡，我们可能需要花更多的钱（Walsh，2010c）。

当然，对医学教育的成本和价值还需要进行更多的研究（Calvert，2010）。不同教育干预措施的随机对照试验是进行此类研究的一种方法。然而，在医学教育研究范式中，对于这些类型试验的有用性存在着不同的观点（Baernstein et al.，2007；Norman，2003）。

目前，尚不清楚如果将额外的成本因素加入公式中，医学教育研究领域中随机对照试验结果会在多大程度上加入不确定性。流行病学研究（例如队列研究）可能是一种替代方法，但这些方法不可避免地会引起案例混合和混杂因素等问题（Calvert，2010）。预测模型研究的结果能够使教育研究人员比较医学教育不同方法的结果，并由此得出不同方法的成本效益（Harrell et al.，1996；Moons et al.，2009）。无论使用哪种具体的研究模型，一些关键性的原则都需要予以考虑。在没有伦理审查的情况下，不应开展涉及本科生或毕业后教育学员的前瞻性教育研究（Cate，2009）。

在成本效益研究中，那些接受过相对低质量教育干预的学生可能会因此而处于教育劣势的危险。更严重的是，他们的患者也可能处于不利地位。医学教育研究界也将需要审查他们目前拥有的技能，并考查他们可能需要学习或补充的其他技能，才能在此领域开展研究。在临床医学或健康经济学领域开展成本效益研究的研究者可以对这一新兴领域提供有价值的见解。

为了恰当开展此类研究，需要更多额外的资金投入——现有员工的现有职责也需要拓展（Parry et al.，2008）。然而，在医学教育的经费资助环境中可能存在冲突，这可能无法激励教育工作者接受研究结果或采用更具成本效益的教育方法，例如，采用研究生起点的医学院入学计划（Charlton and Sihota，2011）。研究生起点的学生通常修读的课程较短（历时 4 年）；较短的课程对学生和社会来说并不那么昂贵，但大学可能不愿意这样设置课程，因为这虽然会节省费用，但也将导致大学在获得经费收入上有所损失（Finucane and McCrorie，2010）。

对医学教育机构的支出进行成本和价值分析，可能会得出这样的结论，即该机构的支出不足，应该增加支出。同样，也可以得出另一种结论，即支出虽然是符合准则的，但同样的支出可以实现更多价值。如果确实需要控制成本，那么医学教育者最好采取基于证据的成本控制方法，而不是强加一个没有证据支持的机制。最不奏效的方法就是，我们不得不持续地把支出花在我们没有清晰界定的需求上。从世界范围看，毕业后医学教育的成本在不同国家间可能相差 10 倍以上，这可能不太可信或者不可持续（Walsh，2012）。该过程中至关重要的第一步是获取教育成果生产所需要的所有投入（图 51.4）。

最终，如果有令人信服的证据表明医学教育具有成本效益以及对其投入能带来潜在的回报，则应该能够说服投入方在医学教育上进行更多而不是更少的投资（Walsh，2011c）。

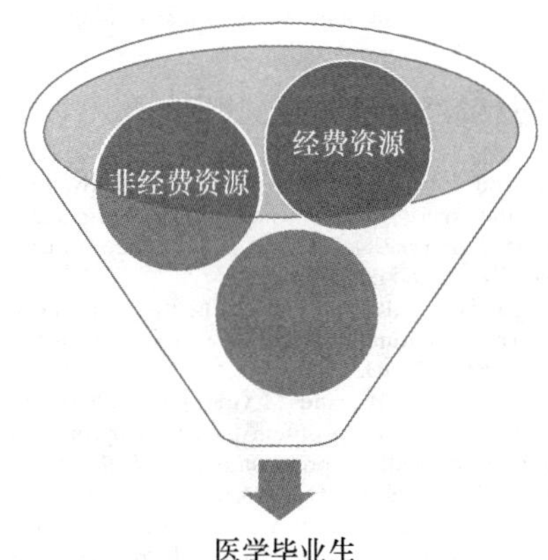

图 51.4 获取资源投入

结论

- 医学教育是昂贵的。
- 在理清医学教育的有效方法方面已经取得了很大的进步（尽管还有很多工作仍需要做）。
- 但关于什么样的医学教育是具有成本效益的，确凿的证据很少。
- 理想的医学教育形式是低成本和高影响力的。
- 在弄清什么是理想的医学教育形式之前，我们仍需要进行大量的研究。

参考文献

Allen, M., Sargeant, J., Mann, K. et al. (2003) Videoconferencing for practice-based small-group continuing medical education: feasibility, acceptability, effectiveness, and cost. *J Contin Educ Health Prof.* 23(1): 38–47

Baernstein, A., Liss, H.K., Carney, P.A., and Elmore, J.G. (2007) Trends in study methods used in undergraduate medical education research, 1969–2007. *JAMA.* 298(9): 1038–1045

Banks, J. (1890) Preliminary medical education and the medical curriculum. *BMJ.* 2: 1213

Bleetman, A., Sanusi, S., Dale, T., and Brace, S. (2011) Human factors and error prevention in emergency medicine. *Emerg Med J.* 29(5): 389–393

Broadbent, B. (2002) *ABCs of E-Learning*. San Francisco, CA: Jossey-Bass/Pfeiffer

Calvert, M. (2010). Research into cost effectiveness in medical education. In: K. Walsh (ed.) *Cost Effectiveness in Medical Education*. Abingdon: Radcliffe, pp. 121–129

Cate, O. (2009) Why the ethics of medical education research differs from that of medical research. *Med Educ.* 7: 608–610

Charlton, R. and Sihota, J. (2011) Challenges & opportunities—graduate entry medicine (GEM). *Ir Med J.* 104(1): 25–26

Cohen, D. and Rhydderch, M. (2010) Making an objective assessment of a colleague's performance. *Clin Teach.* 7(3): 171–174

Cook, D.A. and McDonald, F.S. (2008) E-learning: is there anything special about the 'E'? *Perspect Biol Med.* 51(1): 5–21

Cook, D.A., Levinson, A.J., Garside, S., et al. (2008) Internet-based learning in the health professions: a meta-analysis. *JAMA.* 300(10): 1181–1196

Cookson, J., Crossley, J., Fagan, G., McKendree, J., and Mohsen, A. (2011) A final clinical examination using a sequential design to improve cost-effectiveness. *Med Educ.* 45(7): 741–747

Crossley, J. andDavies, H. (2005) Doctors' consultations with children and their parents: a model of competencies, outcomes and confounding influences. *Med Educ.* 39(8): 807–819

Crossley, J., Humphries, G., and Jolly, B. (2002) Assessing health professionals. *Med Educ.* 36: 800–804

Cusimano, M.D. (1996) Standard setting in medical education. *Acad Med.* 71(10 Suppl): S112–S120

Department of Health (2010) Liberating the NHS: developing the healthcare workforce. 20 December 2010. http://www.dh.gov.uk/en/Consultations/Liveconsultations/DH_122590 Accessed 13 March 2013

Desai, T., Christiano, C., and Ferris, M. (2011) Understanding the mobile internet to develop the next generation of online medical teaching tools. *J Am Med Inform Assoc.* 18(6): 875–878

Dieckmann, P., Rall, M., and Sadler, C. (2008) What competence do simulation instructors need? *Minerva Anaesthesiol.* 74: 277–281

Fiks, A.G. (2011) Designing computerized decision support that works for clinicians and families. *Curr Probl Pediatr Adolesc Health Care.* 41(3): 60–88

Finucane, P. and McCrorie, P. (2010) Cost-effective undergraduate medical education. In: K. Walsh (ed.) *Cost Effectiveness in Medical Education*(pp. 5–13). Abingdon: Radcliffe

Frenk, J., Chen, L., Bhutta, Z.A., et al. (2010) Health professionals for a new century: transforming education to strengthen health systems in an interdependent world. *Lancet.* 376(9756): 1923–1958

Harden, R.M. and Hart, I.R. (2002) An international virtual medical school (IVIMEDS): the future for medical education? *Med Teach.* 24(3): 261–267

Harrell, F.E., Lee, K.L., and Mark, D.B. (1996) Multivariable prognostic models: issues in developing models, evaluating assumptions and adequacy, and measuring and reducing errors. *Stat Med.* 15: 361–387

Issenberg, S.B., McGaghie, W.C., Petrusa, E.R., Gordon, D.L., and Scalese, R.J. (2005) Features and uses of high-fidelity medical simulations that lead to effective learning: a BEME systematic review. *Med Teach.* 27(1): 10–28

Johnson, J., Dutton, S., Briffa, E., and Black, D.C. (2006) Broadband learning for doctors. *BMJ.* 332(7555): 1403–1404

Ker, J., Hogg, G., and Mann, N. (2010). Cost effective simulation. In: K. Walsh (ed.) *Cost Effectiveness in Medical Education* (pp. 61–71). Abingdon: Radcliffe

Kneebone, R., Arora, S., King, D., et al. (2010) Distributed simulation—accessible immersive training. *Med Teach.* 32(1): 65–70

Lexchin, J. (2011) Those who have the gold make the evidence: how the pharmaceutical industry biases the outcomes of clinical trials of medications. *Sci Eng Ethics.*18(2): 247–261

Miller, G. (1990) The assessment of clinical skills/competence/performance. *Acad Med.* 65(9): S63–S67

Miller, P.A., Huijbregts, M., French, E., et al. (2008) Videoconferencing a stroke assessment training workshop: effectiveness, acceptability, and cost. *J Contin Educ Health Prof.* 28(4): 256–269

Moons, K.G.M., Royston, P., Vergouwe Y., Grobbee, D.E., and Altman, D.G. (2009) Prognosis and prognostic research: what, why, and how? *BMJ.* 338: b375

Morant, H., McDermott, C., Sivanathan, R., and Walsh, K. (2009) User response to audio (podcast) elearning modules. *Med Teach.* 31(11): 1041

Muijtjens, A.M.M., Schuwirth, L.W.T., Cohen-Schotanus, J., Thoben, A.J.N.M., and Van der Vleuten, C.P.M. (2008) Benchmarking by cross-institutional comparison of student achievement in a progress test. *Med Educ.*42(1): 82–88

Newble, D. (1998) Assessment. In: B. Jolly and L. Rees (eds) *Medical Education in the Millennium* (pp. 131–142). 1st edn. Oxford: Oxford University Press

Norcini, J. (2003) Setting standards on educational tests. *Med Educ.* 37(5): 464–469

Norcini, J. (2005a) Current perspectives in assessment: The assessment of performance at work. *Med Educ.* 39: 880–889

Norcini, J. (2005b) Standard setting. In: R. Harden and J. Dent (eds). *A Practical Guide for Medical Teachers* (pp. 293–301). London: Churchill Livingstone

Norcini, J. and Burch, V. (2007) Workplace-based assessment as an educational tool. *Med Teach.* 29: 855–871

Norcini, J., Anderson, B., Bollela, V., et al. (2011) Criteria for good assessment: Consensus statement and recommendations from the Ottawa 2010 Conference. *Med Teach.* 33: 206–214

Norman, G. (2003) RCT = results confounded and trivial: the perils of grand educational experiments. *Med Educ.* 37: 582–584

Norman, G., Swanson, D., and Case, S. (1996) Conceptual and methodology issues in studies comparing assessment formats, issues in comparing item formats. *Teach Learn Med.* 8(4): 208–216

O'Neill, L.D., Wallstedt, B., Eika, B., and Hartvigsen, J. (2011) Factors associated with dropout in medical education: a literature review. *Med Educ.* 45(5): 440–454

Ostergaard, H.T., Ostergaard, D., and Lippert, A. (2004) Implementation of team training in medical education in Denmark. *Qual Safety Health Care.*13(S1): i91–i95

Parry, J., Mathers, J., Thomas, H., Lilford, R., Stevens, A., and Spurgeon, P. (2008) More students, less capacity? An assessment of the competing demands on academic medical staff. *Med Educ.* 42(12): 1155–1165

Sandars, J. (2010a). Cost effective e-learning. In: K. Walsh (ed.) *Cost Effectiveness in Medical Education* (pp. 40–47). Abingdon: Radcliffe

Sandars, J (2010b). The importance of usability testing to allow e-learning to reach its potential for medical education. *Educ Prim Care.* 21(1): 6–8

Sandars, J. and Haythornthwaite, C. (2007) New horizons in medical education: ecological and Web 2.0 perspectives. *Med Teach.* 29(4): 307–310

Sandars, J. and Schroter, S. (2007) Web 2.0 technologies for undergraduate and postgraduate medical education: an online survey. *Postgrad Med J.* 83(986): 759–762

Sarason, S.B. (1990) *The Predictable Failure of Educational Reform.* San Francisco, CA: Jossey-Bass

Schroter, S., Jenkins, R.D., Playle, R.A., et al. (2011) Evaluation of an online interactive Diabetes Needs Assessment Tool (DNAT) versus online self-directed learning: a randomised controlled trial. *BMC Med Educ.* 11: 35

Schuwirth, L. and van der Vleuten, C. (2010) Cost-effective assessment. In: K. Walsh (ed.) *Cost Effectiveness in Medical Education*, (pp. 94–100). Abingdon: Radcliffe

Schuwirth, L.W., Southgate, L., Page, G.G., et al. (2002) When enough is enough: a conceptual basis for fair and defensible practice performance assessment. *Med Educ.* 36(10): 925–930

Shaw, T., Long, A., Chopra, S., and Kerfoot, B.P. (2011) Impact on clinical behavior of face-to-face continuing medical education blended with online spaced education: a randomized controlled trial. *J Contin Educ Health Prof.* 31(2): 103–108

van der Vleuten, C. (1996) The assessment of professional competence: Developments, research and practical implications. *Adv Health Sci Educ.* 1: 41–67

Van der Vleuten, C.P.M. and Swanson, D. (1990) Assessment of clinical skills with standardized patients: State of the art. Teach Learn Medic. 2(2): 58–76

Villafuerte-Gálvez, J., Curioso, W.H., and Gayoso, O. (2007) Biomedical journals and global poverty: is HINARI a step backwards? *PLoS Med.* 4(6): e220

Walsh, K. (ed.) (2010a) *Cost Effectiveness in Medical Education.* Abingdon: Radcliffe

Walsh, K. (2010b) 'This thorough, tedious, expensive and disappointing study…'. *Med Educ.* 44(11): 1151

Walsh, K. (2010c). Cost effectiveness in medical education: conclusion and next steps. In: K. Walsh (ed.) *Cost Effectiveness in Medical Education* (pp. 130–134). Abingdon: Radcliffe

Walsh, K (2011a). Cost in assessment—important to examinees who are paying to sit and governments who are paying to set. *Med Teach.* 33(7): 592

Walsh, K (2011b). Sequential testing: costs and cost savings may be greater. *Med Educ.* 45(12): 1262

Walsh, K (2011c). Incremental cost benefit of an innovation. *Med Teach.* 33(8): 687

Walsh, K. (2012) Medical education: what the West could learn from Africa. *Med Educ.* 46(3): 336

Walsh, K. and Dillner, L. (2003) Launching BMJ Learning. *BMJ.* 327: 1064

Walsh, K. and Donnelly, A. (2008) Constructing a multimedia resource for managing Clostridium difficile: feedback on effectiveness. *Med Educ.* 42(11): 1119–1120

Walsh, K., Rutherford, A., Richardson, J., and Moore, P. (2010) NICE medical education modules: an analysis of cost-effectiveness. *Educ Prim Care.* 21(6): 396–398

Williams, B.W. (2006) The prevalence and special educational requirements of dyscompetent physicians. *J Contin Educ Health Prof.* 26(3): 173–191

Yassi, A., Bryce, E.A., Maultsaid, D., Lauscher, H.N., and Zhao, K. (2009) The impact of requiring completion of an online infection control course on health professionals' intentions to comply with infection control guidelines: A comparative study. *Can J Infect Dis Med Microbiol.* 20(1): 15–19

Zary, N., Hege, I., Heid, J., Woodham, L., Donkers, J., and Kononowicz, A.A. (2009) Enabling interoperability, accessibility and reusability of virtual patients across Europe—design and implementation. *Stud Health Technol Inform.* 150: 826–830

Zendejas, B., Wang, A.T., Brydges, R., Hamstra, S.J., and Cook, D.A. (2012). Cost: The missing outcome in simulation-based medical education research: A systematic review. *Surgery.* 153(2): 160–176

Zigmont, J.J., Kappus, L.J., and Sudikoff, S.N. (2011) Theoretical foundations of learning through simulation. *Semin Perinatol.* 35(2): 47–51

延伸阅读

Belfield, C.R. and Brown, C.A. (2002) How cost-effective are lectures? A review of the experimental evidence. In: H.M. Levin and P.J. McEwan (eds) *Cost-Effectiveness and Educational Policy.* AEFA Handbook. Larchmont NJ: Eye on Education

Brown, C.A., Belfield, C.R., and Field, S. (2001). A review of the cost-effectiveness of continuing professional development for the health professions. *BMJ.* 324: 652–655

Finucane, P., Shannon, W., and McGrath, D. (2009) The financial costs of delivering problem-based learning in a new, graduate-entry medical programme. *Med Educ.* 43: 594–598 (doi:10.1111/j.1365-2923.2009.03373.x)

Mansouri, M. and Lockyer, J. (2007) A meta-analysis of continuing medical education effectiveness. *J Contin Educ Health Prof.* 27(1): 6–15

第 10 部分

研究与学术
Research and scholarship

第 52 章

医学教育研究的理论视角 Theoretical perspectives in medical education research

Jan Illing

译者：李腾子　赵　悦　审校：吴红斌

就像没有唯一的方法去理解为什么某种文化以某种方式形成一样，许多视角都可以应用到同一个问题上，只不过着眼于问题的不同方面。例如，为了研究医疗病房中医生与护士的互动，很多理论可以提供有关医院和病房文化不同方面的见解。

Reeves 等

引言

本章的目的是向读者介绍各种不同的理论观点（也称为哲学立场），这些理论观点奠定了有关研究中关于知识生产的假设基础（Guba and Lincoln，2005）。许多接受过培训的医学教育新手进入医学教育研究时，已经接触了与知识生产相关的科学方法及其实证主义立场，但对其他理论观点的认识很少。那么可能出现的问题是，这种世界观成为默认立场，但在被用来评价医学教育研究的质量时，有时是不合适的。人们非常关注使用与自然科学相同的方法和观点来研究社会世界是否适合。

科学旨在通过使用可重复的方法和过程来解释现象，以产生可预测的结论。能够根据从样本中得出的结论来预测并描述总体的研究，被认为是一种高级的知识形式，这一方式也获得了相应地位。过去，这种方法也被认为是研究社会世界的适当和可期待的方法。但是，自 20 世纪 70 年代以来，对于在社会世界中进行研究所采用科学方法的适当性的争论日益兴起。用于自然世界中研究客观对象的方法并不容易与社会世界中研究关注人的方法相吻合。Kuhn（1970）指出，在认识到实证主义的局限性及范式转变的必要性之后，学界的争论变得更加激烈。不同理论观点的发展表明，人们已经不再接受科学方法和实证主义作为社会世界研究的理想方法，其他观点也得到了支持。Guba 和 Lincoln（2005）讨论了五个主要观点：实证主义、后实证主义、建构主义、批判理论和参与式行动研究（Guba and Lincoln，2005）。

培根最先提出，关于现实的本质以及研究人员获取它的问题，必须在主流思想下审视，它是什么时间以及如何从科学方法演变而来。

利用研究发现真理

探究自然和社会世界可以分为三大类：经验、推理和研究（Mouly，1978）。这三个类别不是相互排斥的，它们有很多重叠（图 52.1）（Cohen et al.，2007）。研究是经验与推理的结合，是生产知识的最佳方法。

医学教育研究已经从实证主义（和后实证主义）范式以及包括建构主义、批判理论和参与式行动研究在内的新范式吸收了一系列关于社会世界的不同观点。观点之间的差异体现在对社

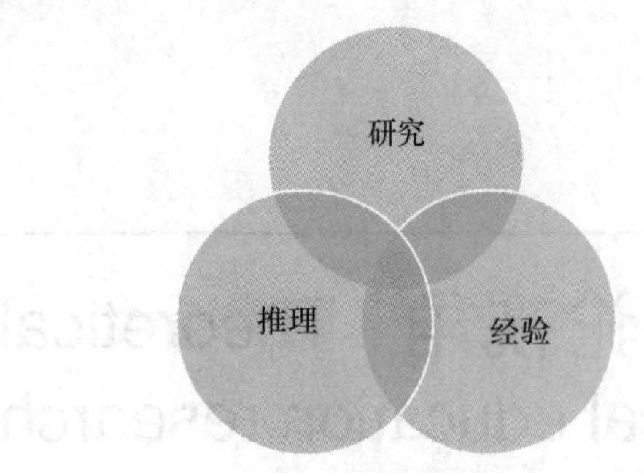

图 52.1 了解自然世界和社会世界
数据来自 Cohen，L.，Manion，L. 和 Morrison，K.（2007）Research methods in education，Routledge，London.

会现实的假设和研究者如何进入社会现实上。

关于社会现实的假设

Cohen 等（2007，pp. 7-9）提出，社会现实的概念大致有两种：客观主义和主观主义。客观主义假设社会现象的存在独立于社会行为者和主观主义（也称为建构主义）。Bryman（2008）认为社会现象是主观的、个体的和不断变化的。

本体论假设

本体论假设与所研究的社会现象，以及所研究的内容是否具有客观现实性有关。这些问题来自哲学上的唯名论-唯实论之争。唯名论认为社会世界是主观的并且依赖于个体的认知，唯实论认为客体在个体认知之外具有独立的存在（Cohen et al.，2007）。

认识论假设

认识论的假设涉及知识的基础、知识的获取方式以及知识的形式和性质。研究人员在论述中所处的立场会影响研究以及知识被识别的方式。认识论问题的答案（研究者与已知知识之间关系的性质）取决于本体论问题的答案。例如，如果假设现实是真实的（与任何认知无关），那么关于它的已知信息就可以独立于研究者与研究主题之间的任何关系，而知识可以说是客观的，并且可以尝试像研究自然科学那样，在研究方法允许的情况下客观地开展（这是实证主义的观点）。那些将现实视为主观的，即认为存在多种观点的人，研究人员以及其他参与研究的人员可能会，也可能不会与他人共享观点。这种知识是个人的且是独特的，研究人员采取非实证主义立场。

Burrell 和 Morgan（1979）进一步提出了两种学说：第一种学说为决定论和唯意志论，这涉及人的自然和环境。这里的问题是人们是否可以对环境做出确定的反应（决定论），或者在产生自己的环境时是否拥有完全的自由意志（唯意志论）。那些认为社会世界（如自然世界）具有客观性的研究者，将尝试使用方法来控制环境并消除偏见，从而专注于所研究的关系。Burrell 和 Morgan 提出的第二种学说侧重于发现规律的程序和方法，称为通则式解释，与之相反的，是关注社会世界的主观本质，被称为“特殊性解释”，即揭示个案并找到解释。这种二分法有助于识别和阐明不同假设对所进行的研究类型的影响。

理论上的宏大理论和解释上的中层理论

理论在研究中很重要，因为它们为产生的知识类型和原则设定了假设。理论观点也是宏大理论，并没有指导研究人员如何收集数据，它们可能具有挑战性并且很难用真实数据进行验证（Merton，1967）。中层理论介于宏大理论和研究数据之间，试图解释社会生活的有限方面。中层理论而不是宏大理论更可能指导研究，由于中层理论不那么遥远，它们更接近于数据观测（Bryman，2008）。

演绎和归纳理论

演绎和归纳理论源于演绎和归纳推理。演绎推理基于亚里士多德基于三段论的形式逻辑。这在最基本的层面上，从一个不言自明的先验前提开始，然后是一个更小的前提，再提供证据的例子和结论。一个例子如下：先验前提是所有花都有花瓣，一个小前提是玫瑰有花瓣，结论是玫瑰是花。逻辑是从一般到特殊，从三段论出发的假设是有效前提可以得出有效结论。三段论的弱点在于它们是有限的，因为它们与观察或经验无关。因为演绎推理可能使结论产生偏差，所以培根对涉及先入为主思想的演绎推理持批评态度（Cohen et al.，2007）。

培根提出了归纳推理，包括对一些不同情况的研究，然后得出一个假设，最后得出一个概括（普遍化）。Mouly（1978）认为培根的观点是，对于一个善于观察的研究者来说，如果你收集了足够的数据，那么数据中的关系将开始变得明显。培根的归纳方法随后是演绎-归纳方法，研究人员从数据到假设、从假设到启示来回进行（Cohen et al.，2007）。这形成了演绎和归纳理论的基础。

演绎理论是检验理论与研究之间关系的最常用方法。在演绎理论中，研究者从已知的观点出发，从其推论得出假设，然后开展研究。使用特定的研究方法来识别和验证假设，然后利用发现来支持、验证或修改该理论。在这个层次上，理论是中层的。

归纳理论从数据开始，将研究发现引回到既定的理论上。以下是一个例子：一项关于医学毕业生为实践做准备的研究报告显示，作为一个初级医生，在学习最需要从工作中学到的内容（例如管理时间、管理工作量、处理突发情况、开处方和管理文书工作）时，缺乏开始工作的准备。准备不足的医学毕业生表示，他们缺乏足够的机会来练习临床实践技能。这一研究结果表明，需要对医学生进行在职培训，这一发现也体现在很多关于学徒式学习和在工作场所实践中学习的重要性的研究中（Lave and Wenger，1991）。Lave 和 Wenger 的工作强调了新手作为合法性边缘的角色，但随着这个角色越来越核心，学生的任务从仅是一个观察者变成了一个更多参与和需要的医生。因此，研究结果将重新回顾已建立的理论。

关于知识存在着不同的观点。传统的（实证主义）观点认为，社会世界与自然科学世界基本相同，研究人员的重点应放在确定决定个人和社会行为的模式和规则上。这与解释主义的观点相反，后者认为，人们和分子的行为不同，人的行为更复杂，社会世界的研究需要不同的方法。

实证主义

自 18 世纪启蒙运动以来，实证主义一直是自然科学的主要观点。尽管弗朗西斯·培根（Francis Bacon）曾在经验科学中使用过科学方法，奥古斯特·孔德（Auguste Compte）仍被认为是实证主义的创始人。验证原则是路德维希·维特根斯坦（Ludwig Wittenstein）提出的，验证原则是实证主义的核心原则，它着重于用科学的方法来验证陈述。

“实证主义”一词来源于短语“被假定的事物”。它是牢固的科学基础，而不是假设。孔德（Compte）的实证主义寻求通过观察、实验和比较等科学方法所确定的模式、规律、事实、规则和定律。实证主义采用演绎和归纳两种方法进行理论研究。理论的目的是生成可以检验的假设。通过进一步的数据收集和假设的完善，来支持、驳斥或完善规则和定律。

实证主义的本体论是实体论，假设存在客观现实，其目的是经常使用因果关系，从定律的角度解释社会世界（以及自然世界）。实证主义有实体论的两个方面：一是相信存在一种“现实”，它与我们对它的解释是分开的；还有一种信念，即我们可以使用与自然科学同样类型的方法来接近“现实”。尽管这在自然科学中是可以理解的（例如，重力将在我们不了解的情况下继续运行），但是当我们有多个参与者时，对社会世界“真实”现实的这种信念变得更加复杂。经验实在论认为，通过使用适当的研究方法，可以接近和理解现实，这通常被称为朴素实在论（Denzin and Lincoln，2005）。

实证主义的认识论是客观主义，坚持认为可以实现对社会世界的客观认识。实证主义坚持这样的观点，即可以独立于个人观点而准确地收集关于社会世界的“事实”。通过良好的研究方法，研究人员可以探究事实，而不会影响和更改事实。

实证主义方法论常常关注因果关系。通常是演绎的，旨在预测。该方法经常使用假设来检验理论。研究设计遵循科学方法，以确保研究人员的偏见和价值观不会影响数据。

科学方法涉及一系列步骤，这些步骤可以帮助我们确定要研究的新问题（图 52.2）。

实证主义方法会被详细地报告，以使其他研究人员能够重复这项研究，并表明其结果可以被复制。使用的方法主要是定量的，涉及实验研究设计。通常检查的关系集中于因果关系，通过预先关注特定的变量，预期和控制来

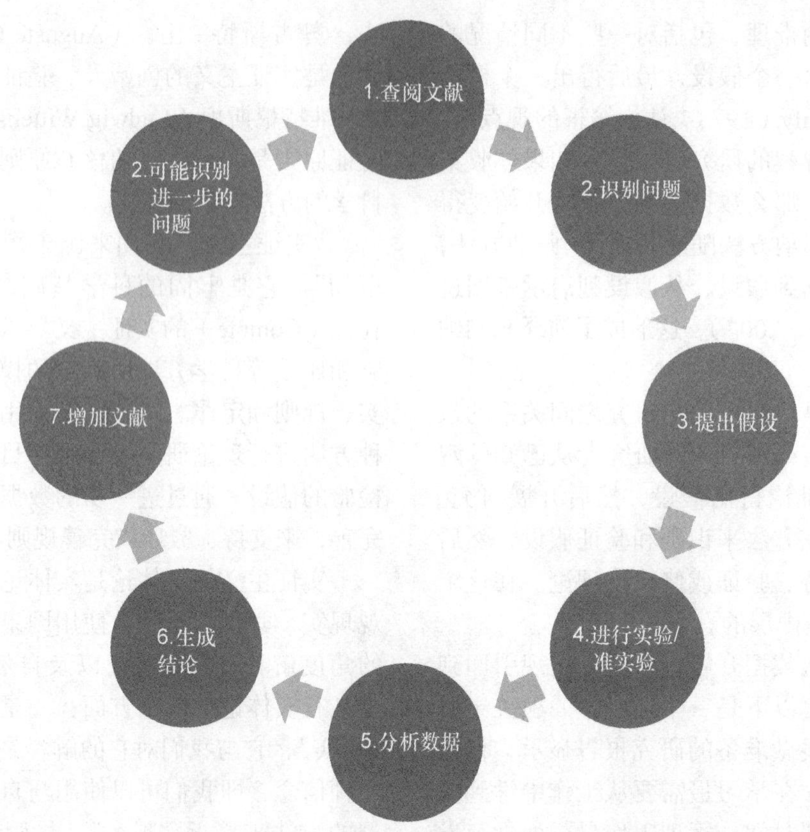

图 52.2 科学方法

自其他变量的不利影响。通常使用一种设计，如随机试验将被试分配到一个或多个研究分支中。随机化过程假设个体之间的差异是均匀分布的，不太可能在一组研究中发现差异，因此任何未控制的影响都是分散的。

因果关系无法观察到，但可以从重复的实验中推断出相同的结果。该方法旨在排除所有其他可能的影响因素。统计信息用于控制意外事件研究质量的评价标准见表 52.1。

这些结果通常使用统计学来说明任何差异都不是偶然的，并得出超出研究样本的推论，以扩大到一个更大但相似的总体。统计学的使用意味着对同类（即总体的部分）的假设——同类与同类比较。

知识是通过识别事实而产生的，这些事实使规则或定律产生。新知识建立在旧知识的基础上，通过这一过程，知识得以增加和扩展。价值被排除在认识论的立场之外（目的是客观的和获得不受污染的客观中立数据）。需要删除或控制以排除任何存在潜在偏差的数值。研究中需要关注伦理问题，以确保其符合预期的伦理标准（而不是研究设计之间的伦理问题）。研究是由具有一定身份的专家进行的专业活动。研究的目的是了解如何最好地设计可控制的不良混杂效应，从而使结果的测量尽可能准确。

表 52.1 评价研究质量的标准

客观性	研究者或研究设计没有影响研究结果
内部效度	研究发现与现实相吻合
外部效度	结果是可推广和一般化的
信度	调查结果具有稳定性

实证主义研究的优势在于对变量的控制和限制，从研究样本到更广泛的、相同但未参与研究的人群进行一般化解释的能力。实证主义者回答的问题可定义为一组可衡量的结果。研究问题往往侧重于以量化的方式询问 A 是否比 B 更好或更多，而不是寻求了解 A 和 B 的定性细节，提出改变的建议。

来自其他方面的批评认为，科学知识是客观和准确的，所以具有更高的地位。非实证主义者认为，实证主义回答的问题类型有限且缺乏深度。在过去，实证主义一词已获得负面含义，表明对哲学和相关方法（例如随机对照试验，RCTs）的批评，这些批评在社会世界中常常被视为肤浅且不合适的。

循证医学几乎完全基于实证研究。正如Cochrane所综述的，对所用方法的评分研究中，定性方法并不包括在内。即使是最好的方法也必须重新经过筛选以保证其质量，以便在系统的文献综述中加以考虑。这个过程意味着（即使没有明确说明）用科学方法生产的知识具有更高的质量。

Warnecke 等（2011）的研究是实证主义哲学在医学教育研究中的一个例子。他们进行了一项 RCT，以确定正念练习是否可以减轻医学生的压力。该研究使用了 RCT 设计。研究者采用在经过验证的压力量表上测量干预组与对照组之间的差异。通过采用统计分析，可以识别差异是否大于偶然预期的差异。结论为如何在更广泛的医学生群体中实施干预提供参考。

后实证主义

实证主义幻灭的结果是后实证主义。人们意识到，科学方法是不完美的，产出通常是理论性的，而不是观察性的，它们只是提供了一种视角，而不是事实。Heisenberg 在自然科学中报告说，观察亚原子粒子这一行为改变了它们，使得无法同时确定其位置和动量。Popper（1902—1994）引入了证伪的原理，强调试图证伪一个理论，而不是证明它是正确的，并认识到理论永远无法得到证明，只能被证伪（Popper，1934）。

1962 年，Kuhn（1922—1996）发表了一篇专著，论述了科学方法的客观性和价值中立性。他质疑这种范式的充分性，并呼吁改变科学家看待现实的方式。库恩的许多观点是建立在 Fleck（Bryant and Charmaz，2007）的研究基础上的，Fleck 认为事实不是独立存在于外部现实中，而是由科学家构建的。Kuhn 的论点强调了实证主义狭隘的主张可能会通过只将某些类型的知识视为合法从而扼杀创新。Kuhn 的著作批判了实证主义，并进一步建立了后实证主义的观点，这种观点不是绝对的，在寻求真理的近处而不是绝对时允许更多的不确定性。

此外，也意识到研究者或研究方法可能会改变实验效果。霍桑效应（Hawthorne effect）就是一个例子。这个词是由 Landsberger（1958）创造的，当时他报告说，工厂工人的工作效率提高是因为被研究的结果，而不是因为用来刺激生产力的照明的变化。类似的是，人们认识到，服用非活性药片的患者可能会因为相信自己服用了某种能帮助他们的药物而病情有所改善，即所谓的“安慰剂效应”（placebo effect）。这一效应通常可以追溯到 1955 年麻醉师 Henry Beecher 在“强大的安慰剂”上发表的开创性论文。这两个例子都说明了正在研究（观察）或参与研究（干预效果）的过程如何改变正在研究的对象。

后实证主义的本体论是批判现实主义，因为人们认为不能真正知道现实。由于研究人员和社会世界的复杂性，通往现实的途径并不完善。认识论和实证主义一样，仍然是客观主义，因为客观性仍然是理想的，但它的主张是缓和的。它鼓励收集一种以上类型的数据，并使用定量和定性方法。质量的评估采用与实证研究相同的标准（效度、信度和普遍适用性）。

知识是以一种与实证主义相似的方式建立起来的，即在旧知识中添加新知识——比如在现有知识上建立新模块，然后产生可能是正确的知识。后实证主义承认进入现实的不确定性（与实证主义相比），并承认这是困难的，部分原因是：

- 研究人员的弱点（不能排除影响的所有方面）
- 事实是所有研究方法都不完美
- 要测量的东西是不精确的

像实证主义一样，其目的是要排除那些被认为会引起研究人员偏见的价值观，他们可能会因为珍视某个观点而不是另一个观点，从而改变了要收集的数据。

虽然后实证主义的确定性较低，但来自其他观点的批判是相似的；关于研究数据的客观性和准确性，以及期刊对这类研究更高价值的认可的争论较多。

后实证主义视角的一个例子是 Durning 等（2011）的研究。这项研究探讨情境对诊断和治疗性临床推理的影响。这项研究并没有报告是基于哪一个宏大的理论（通常从实证中得出），数据分析基于理论的比较方法，并试图概括出数据以外的模型，以解释对临床推理的影响。

建构主义

Cuba 和 Lincoln（1994）所描述的建构主义是一个宽泛的视角，它包含解释、现象学和解释学的框架（Crotty，2003；Denzin and Lincoln，2005；Schwandt，1994；Burr，2003）。

建构主义的观点是知识不是被发现的，而是被社会建构的。

世界及其客体的意义都是在社会世界中被创造出来的。有人认为社会现实是建构的（实证主义者也对此表示同意）。但是，建构主义者与实证主义者不同的地方是，他们坚持认为所有有意义的现实都是社会建构的。例如，即使我们不认为长凳是长凳，也可以坐下来，因为它确实存在。根据建构主义，客体是存在的，但只有当我们意识到它是一个长凳时，它才被感知为一个长凳。这个长凳是通过我们的社会和文化生活建造的，它告诉我们如何看待物体，以及我们赋予它们意义。文化也影响了我们如何感知物体，以一个夸张的故事为例，因纽特人察觉到 50 种不同类型的雪（实际上它只有 12 种），这提供了一个有用的例子，说明日常生活中的重要体验如何改变人类的生活，改变物体（在这种情况下为雪）被感知的情况。这里的假设是，探测不同类型的雪的能力是受文化驱动的，并在该文化中服务于某种目的。这在不常下雪的其他文化中是没有的。在我们的一生中，我们学习自然世界和社会世界，并学习把我们的经验作为人类世界的一部分，以一种综合的方式加以解释。Schwandt（1994）提出了一种建构主义形式，个人的思想在其中建构了意义（也许就像在抽象艺术中找到了自己的意义），而另一种形式的建构主义则在其中构成了个体社会文化的建构。

建构主义的本体论是关于社会现实的假设，是相对论，这意味着现实取决于各自不同的观点。因此，即使在经历同样的现象时，出于主观性，人们也会有不同的知识集。让我们来看看参加一个科学会议是如何被主观地体验的。一个学生作为新手参加第一次科学会议，并在聆听全体人员参加的会议时，试图把它与他们所听到的联系起来，并在他们现有的知识范围内进行讨论。因为学生在这个领域是新手，所以许多论点都被学生所接受。而该领域的一位专家通过认真倾听，记录了会议的细微差别，根据他们的先验知识对其进行检查，要求进一步理清，然后思考全体会议如何改变他们对该主题的理解。尽管双方都听到了相同的信息，但是对会议内容有不同的看法和解释。两者从相同的信息中产生不同的含义。

从新手到专家的发展，知识结构可能会随着时间的推移而变化，变得更加有见识，但是专家不会发展出真理，只会变得更加有见识。这种哲学立场与实证主义者和后实证主义者大相径庭，在实证主义者和后实证主义者中，仍然存在一种基本观点，即至少可以实现近似真理。

建构主义者的研究是关于识别更多的建构。回到上一个示例，这可以通过获取会议代表在全体会议上的看法来实现。如何理解、倾听和思考，将取决于接收信息的个人。

关于知识论及其本质，认识论的问题是"我怎么知道我所知道的？"答案是，现实是主观的。与实证主义不同，假定研究者和研究对象是相关的。从研究中得到的知识被视为从数据中创建的新构念，但也需要通过研究者来识别和过滤信息。建构主义认识到，研究者在看到数据中可以看到的信息的同时，也是从研究者的个人角度来看的。实证主义者竭尽全力消除研究人员带来的偏见或至少消除偏见，以使其不再反映仅是某一位研究人员的观点。Guba 和 Lincoln（1989）建议在研究方法上听取研究者和研究对象的意见，以形成一个新的建构，而为此的最佳过程是通过所谓的"解释学-辩证法"来完成的，也就是通过对比不同的建构以达成共识。Guba 和 Lincoln（1989）指出，研究人员不能也不应与研究参与者分离，其目的是要实现在此过程中包括研究人员在内的重构。

使用两组标准评价质量。第一组类似于实证主义研究中用来判断质量的，并归类于"可信度"的标题下，Bryman（2008）报告称它由四个部分组成：

1. 信度（credibility）与内部效度平行。如果可以有多个关于社会现实的描述，那么研究人员提供的描述是否具有可信度，并且被其他人接受？为了检查是否存在这种情况，研究人员通常将发现的分析结果提供给研究参与者，然后参与者将其发现视为对数据的公正反映，这一过程称为响应者确认。通过三角互证可以获得另一种观点。三角互证涉及使用一种以上的方法来收集数据，或使用一种以上的数据源；它是一种用于交叉检查数据并获得多个视角的方法。

2. 可迁移性（transferability）与外部效度相平行，并且关注的是在另一种情况下（实证主义者使用术语普遍适用性），是否可用于帮助解释或理解类似的内容。

3. 可靠性（dependability）与信度平行，但 Bryman 引用 Guba 和 Lincoln 的著作时，建议他们将其用作审核研究过程的一种方式，以便另一位研究人员可以检查各个阶段的研究记录，确保接下来采用正确的程序。例如，通过检查

- 如何招募参与者参与研究
- 访谈问题
- 如何进行分析和解释数据
- 如何得出结论，是否确实来自研究数据

Bryman（2008，p. 379）指出，由于定性研究人员收集了如此多的数据，这将是一项艰巨的任务，因此这种审查很少进行（Belk et al.，1988）。

4. 一致性（conformability）与客观性平行。虽然客观并不被视为现实，但一致性是试图消除研究者以个人观点形式存在的明显偏见，这种偏见会影响和改变所收集的数据（Bryman，2008）。

除了可信度的标准，Guba 和 Lincoln 还提出了第二组标准，它们共同构成了真实性。这些是

- 公平性（所收集的数据代表所有声音）
- 本体的真实性（这项研究可帮助人们了解他们所生存并被其影响的环境）
- 教育的真实性（这项研究可以使他人更好地了解自己的社交环境）
- 催化的真实性（这项研究为行动提供了刺激）
- 战术上的真实性（这项研究使人们能够采取行动）

Bryman 评论说，第二组标准还没有影响。第二组标准与批判性研究和参与性研究（即授权人们采取行动）有一些共性。

知识是从新的建构中积累起来的，目的是达成相对共识。多个建构可以共存并具有相同的权重（例如，主管和受训者对新干预措施的看法）。价值观具有核心作用。研究者的角色在塑造研究及解释结果和输出的方向上得到认可。像价值观一样，伦理的作用是建立在研究的基础上的，研究者被期望从始至终都要考虑伦理。与批判性理论一样，期望参加者在参加研究之前充分了解研究情况。研究人员扮演着促进者或参与者的角色。研究人员的任务是从参与者那里识别构念并从数据中产生新的建构。

建构主义认为，社会世界是社会建构，我们不能超越建构。结果没有客观或事实的构造，只有主观的建构。这与旨在通过实验方法消除主观性的实证主义者相反。

对于 Pawson 和 Tilly（1997）而言，建构主义的弱点在于它在评论所研究的样本之外缺乏野心和保持犹豫，这是实证主义旨在实现的目标。他们引用来自 Guba 和 Lincoln 的观点："从建构主义探究中获得的评估数据既没有特殊地位也没有合法性；它们只是代表在达成共识的过程中要考虑的另一种建构"［Gaw and Lincoln（1989, p. 45), Pawson and Tilly（1997, p. 21）报道］。Pawson 和 Tilly 报告说，如果许多研究人员听到他们所预测的只是另一个版本，没有合法性和有限的范围，他们会很失望。"现象只能在被研究的背景下才能被理解；从一个情境得出的结论不能推广到另一个情境；无论是问题还是它们的解决方案，都不能从一种情境到另一种情境进行适用"［Guba and Lincoln（1989，p. 45），在 Pawson and Tilly（1997，p. 22）报告］。Pawson 和 Tilly 认为结果不能太过迁移，建构主义者没有认识到许多建构在不同的情境中是相似的。剥离情境，使研究结果可以从一种情境迁移到另一种情境，这是实证主义研究的目标，但建构主义研究不是这样，建构主义研究描述了情境，目的是提供从结果发现中得到理解与解释。

使用建构主义观点进行研究的一个例子是 Ginsburg 和 Lingard（2011）。作者报告了一项涉及医学生临床决策的定性研究。研究方法包括 30 个访谈，并使用建构主义扎根理论报告结果。

批判理论

批判理论是关于批判社会世界并带来变化的理论。批判理论有很多观点。两个主要的观点是女权主义和马克思主义的观点，两者都是关于内在品质，它们寻求解决问题。批判理论家关注的领域包括性别、残疾、性、种族和社会阶层。

女权主义研究认为科学是不完整的，反映了男性主导和扭曲的社会世界观。女权主义观点多种多样。Tong（1989）确定了七种形式：

> 无法通过一个清单包括所有，尽管不是全部，但许多女权主义理论能够将其方法确定为本质上是自由主义、马克思主义、激进主义、精神分析、社会主义、存在主义或后现代主义。
>
> Tong，1989，p. 1

女权主义观点一致认为，女性已经被社会边缘化，并且这种边缘化在研究实践中有所体现。女权主义观点认为，男性的科学观是狭隘的，限制了对社会世界的理解。实证主义被视为与男性主导的科学观点相联系，这种观点旨在消除潜在的研究者影响。类似于建构主义的方法，女权主义者认为不能消除研究人员的影响，并且不可能做到客观。

马克思主义分析认为，工业革命并没有给所有人带来平等的利益。人们认为，资本主义造福于中产阶级和上层阶级，而不是工人阶级。马克思主义的观点不接受现状，而是寻求挑战并带来变革，支持社会中的弱势群体。马克思认为，经济权力影响思想，拥有经济权力的人也拥有知识权力，统治阶级以他们的思想占统治地位。马克思的解决之道是社会中的弱小群体进行反抗和自我解放。Kuper 和 Hodges（2011）强调了美国医学方面的这些问题，在美国，医学界的崛起是通过资本主义的财富带来的，并导致了 Flexner 报告（1910），带来了除精英医学院外的所有学校的关闭。如今，阶级问题仍然是医学界关注的问题。例如，在英国，医学培训主要由中上层阶级主导（Secretary of State for Education，2004）。

批判理论的本体论（实在的形式和本质）是历史现实主义。现实是由一个反映经济和政治因素以及性别、文化和道德问题的社会长期形成的，这些因素已经成为“既定的”，反映了一种现状。批判理论的认识论（研究者和要知道的东西之间关系的性质）是交易的和主观的。价值观的作用是研究的核心——它们是形成研究结果的关键。目的是赋予无权无势的人权力，让他们发出声音，让更强大的主导群体倾听。

批判理论的方法要求研究者识别不平等问题，并通过研究来改变它。从批判理论中创造的知识是由历史和结构性的见解组成的，并随着时间的推移而改变。当社会人口和背景相似时，就会产生普遍适用性。

伦理考量应嵌入研究中，而不是应用到外部。批判理论主义注重向参与者开放，以确保他们对研究有充分的了解。

批判理论研究者扮演着知识分子的角色，了解情境中的不平等现象，试图通过告知其他人不公正来纠正它，并寻求促进变革。研究人员和其价值观驱动着研究——这与实证主义的目的相反，实证主义的目的是消除掉研究者本人的影响。研究者的目的是让参与者更加意识到权力的差异或不公平，并通过研究来产生改变。研究人员需要了解社会问题和社会结构，坚持赋权和利他主义的价值观。

批判理论与建构主义一样，在是否能实现客观性和研究中价值观的位置等问题上，与实证主义存在着冲突。很明显，价值观在两个方面都影响什么研究是值得研究的，但是批判理论的目的是赋予弱势群体权力，以这种方式带来改变，而实证主义者可能想用另一种方式来解决弱势群体的问题。

批判理论主义试图通过纠正平衡来理解并带来社会变革。Oliver（1998）强调了实证主义和批判理论之间的矛盾：

> 关于损伤和残疾的健康研究以实证主义为主……（但是）……残疾人开始影响科学研究。这种影响给实证主义研究带来了困难，即质疑其基础之一：客观性的概念。
>
> Oliver，1998，p. 1446.

Oliver 接着报道了支持资助实证主义研究的偏见。尽管 Peckham 报告声称 NHS“越来越重视征求用户对服务覆盖范围和提供情况的意见”（Peckham，1995 引用 Oliver，1998，p. 1446），但医疗卫生系统还是继续花费绝大部分资金在实证研究上。

批判理论的影响通常是提高对问题的认识、支持并赋予一个团体权力，通过开展运动来取得进步。在医学教育中，这反映在政策支持学生从较低的社会经济团体进入医学院，从政策上确保残疾学生或其他带有“受保护特征”的群体不受歧视（受保护的特征包括年龄、残疾、性别、变性、怀孕和生育、种族、性取向、宗教或信仰，以及婚姻和民事伙伴关系状况）（2010 年平等法案）。

参与式行动研究

参与式行动研究（PAR）是参与者既是研究的主体，也是共同研究者的行动研究。PAR 基于 Kurt Lewin 的工作，他提出，如果参与研究的人同时参与开展和测试研究，那么关于人类行为的推论可能更有效。PAR 的流行部分原因是对研究结果的实施感到失望。研究结果实施的匮乏，部分原因是研究人员完成了研究，但又要求另一组人回应和实施研究结果。PAR 涉及作为研究者的参与者和研究参与者。Heron 和 Reason（1997）负责将 PAR 添加到 Guba 和 Lincoln（2005）的主要范式列表中。

PAR 的本体论是主观-客观的：参与形成了现实；经验影响了理解和意义。PAR 的认识论以四种方式让参与者参与认识（表 52.2）。

每种形式的知识都可以是自主的，但是某些形式的知识是相互依存的。

Heron 和 Reason（1997）认为 PAR 有两个原则：

- 研究基于研究者的经验知识
- 研究参与者有权参与和他们有关的研究

这样，研究人员和参与者都是共同研究者和研究参与者。知识是通过参与者的参与来建立的，他们被期望去实施这些研究发现。重点是创造与研究参与者（将实施研究结果的人）的问题相关的知识。价值和道德观念应当被嵌入到研究中；参与者充分了解了这项研究。

表 52.2 让参与者参与知识的四种方式

经验知识	通过生活和体验社会世界的直接反馈
表象知识	通过演练过程和艺术、舞蹈、戏剧和写作中所象征的新实践的创造
命题知识	从概念上知道情况是这样的，例如事实知识或理论知识
实践知识	知道如何做某事，知行合一

PAR 研究者是该研究的共同研究者和促进者。权力平衡使研究更加平等，参与者是专家，拥有关于问题的知识和可能成功的解决方案的想法。PAR 研究人员与研究参与者合作，他们也可以塑造研究方向。这与实证研究者形成鲜明对比，实证研究者控制研究设计、数据收集和分析的各个方面，并与参与者“分开”，力求保持中立并避免影响数据收集。

Heron 和 Reason（1997）认为，PAR 与批判性研究一样，它更接近批判理论，而不是建构主义，因为它寻求赋予研究参与者权力，并通过让参与者参与进来实现实际的改变。建构主义的目的是寻求理解并建立新的建构。PAR 致力于接受研究参与者的投入，致力于从研究中产生的产出。

对 PAR 的批评包括对所用方法的有效性和可靠性（被视为主观的和带有偏见的）。其他评论说，研究没有结束，因为在解决问题之前，可能需要进行多次迭代。

Tolhurst 等示范了如何使用 PAR（2012），以探讨全球卫生领域的性别平等问题。该研究报告采用了女权主义的参与式行动研究方法。作者与来自 15 个国家的 200 多个参与者合作。该研究使用研讨会讨论问题。作者报告说，使用 PAR 的目的是实现社会变革。

观点的变化：扎根理论的例子

> 在过去的十年中，这些范式和观点之间的界限已经开始模糊。正如 Guba 和 Lincoln 所观察到的，各种范式的“谱系”本身已开始“交叉”。
>
> Denzin and Lincoln，2005，p. 184

2005 年，Guba 和 Lincoln 报告了从观点和研究方法两方面都模糊的流派。但是，关于现实的哲学假设不容易合并（Illing，2010），因为它们对现实和客观性的假设是矛盾的。实证主义者（和后实证主义者）假设存在“真实”现实，并且收集到的数据是客观的。但是，反实证主义者（建构主义者、批判理论家和参与式行动研究者）认为，没有“真实”现实，而是多种现实，并且进入这些现实是主观的。这两种立场不容易合并。要么有一个“真实”的现实，要么没有，对它的看法不能既是主观的又是客观的。尽管这些立场存在矛盾，但立场的边界已经开始变化。以下两个例子说明了方法论是如何从后实证主义转变为建构主义的，其次是后实证主义和建构主义是如何结合的。

第一个例子聚焦于扎根理论，扎根理论已成为定性研究中最流行的方法之一（Glaser and Strauss，1967）。尽管定性研究一般被认为与定量研究的观点不同，起源于后实证主义范式（Guba and Lincoln，1994；Glaser and Strauss，1967；Harris，2002）。扎根理论是由 Glaser 和 Strauss（1967）作为归纳法提出的，它是从特定到通用的构建——很大程度上没有先验假设（Bryant and Charmaz，2007）。Haig（1995）批评了 Glaser 和 Strauss 没有用归纳理论来提高对潜在问题的认识，归纳理论对数据中的内容进行了归纳并形成结论，而没有提高对数据外内容的认识。Bryant 和 Charmaz（2007，p. 45）举例说明了这一点。研究天鹅的人员只能观察到白色天鹅，而黑色天鹅在研究开始前就已经存在。研究人员可能会得出结论，所有天鹅都是白色的。因此不能确定观察中得出的一般结论可以在各种不同情况下均有效。

另一种方法是归纳推理，Bryant 和 Charmaz 对此进行了解释（2007，p. 46）：

> 归纳（理论）的逻辑需要归纳地研究个别案例，辨别出令人惊讶的发现，然后探求理论如何解释它。随后，研究人员通过收集更多数据来确定所有可能的理论，从而确定最合理的解释。归纳推理位于扎根理论逻辑的核心：它将经验观察与虚构解释联系起来，但是通过返回经验世界来寻求理论的解释。

Glaser 在哥伦比亚大学学习时，接受了实证方法论和中层理论的训练。他与 Larzarsfeld 和 Merton 合作，提出了实证主义和后实证主义的认识论假设，定性数据的处理与定量数据中变量的分析非常相似（Bryant and Charmaz，2007）。Strauss 在芝加哥大学学习，并将象征性互动主义带入了与 Glaser 的合作中。研究受到 Blume 的影响，Strauss 将注意力集中在过程和意义上。扎根理论在 20 世纪 60 年代出现，时代背景是定量和后实证主义占主导地位。定性研究显而易见地被视作一种更弱的、科学性较差、主观的研究方法。扎根理论试图使定性研究的方法更加系统、透明和可重复。因此，它通过使用类似的术语来证明其科学方法，与定量研究的方法和标准相匹配。持续比较的过程（将数据中的每个事件与其他事件进行比较，找出相似之处和不同之处，以便对数据进行分类）被视为支持数据客观分析的过程。扎根理论使分析数据的某些过程可见、可重复——这是定量方法中的重要概念。

在此背景下，Glaser 和 Strauss 采用了实证定量研究的标准，即客观性是可取的，而且由于方法的不完善和研究者的人为因素，获取“真实”的现实是可能的。尽管方法和人类研究者不完善，获得“真实”的现实是可能的。其本体论是批判现实主义，因为现实不可能被真正“知道”。这里的认识论和实证主义一样，仍然是客观主义的。

Bryant 和 Charmaz（2007）指出，在 Strauss 的早期作品 *Mirrors and Masks*（1959）中，Strauss 意识到人们的观点决定了他们如何看待物体，这一观点又在后来的作品中出现了（Strauss and Corbin，1997）。Berger、Luckmann（1966）以及 Garfinkel（1967）的著作挑战了实证主义者的观点，认为人们构建了自己的现实。Bryant 和 Charmaz（2007）认为实证主义立场是一种弱点，并在社会建构主义中重新定位了扎根理论。

后实证主义认为研究人员可以客观地收集和分析数据。Glaser 和 Strauss（1967）提出了强烈的真理主张，使研究人员扮演了专家的角色，而没有反思研究人员的角色以及他们如何以自己的个人观点来理解，以及从收集的数据中建构意义。Glaser 不承认研究者在收集和分析数据时带来了自己的观点，并决定了在数据中得出什么。Glaser 认为重要的概念会从研究者的分析中出现，但他没有认识到研究者在其中的作用，没有认识到研究者的经验和个人观点会影响在数据中的得到和理解。

观点的变化：*现实评估的例子*

Smith 和 Hodkinson（2005）讨论了观点的结合：现实主义的本体论和建构主义的认识论。

前者（现实主义的本体论）意味着存在一个现实世界，而与我们对该世界的兴趣或知识无关。后者（建构主义的认识论）意味着我们永远无法确定我们是否描述了现实。尽管论点不同，但那些持结合观点的人“声称相信有一个独立于我们知识之外的真实世界，同时也明确指出我们对这种元认知的认识是相当不可靠的”（Leary，1884，p. 918，引自 Smith and Hodkinson，2005，p. 918）。

Pawson 和 Tilly（1997，p. 24）旨在说明将现实主义本体论与多元主义认识论相结合：“我们可以想象，将实验的严谨性与实用主义者在政策制定方面的实践经验结合起来，与建构主义者对利益相关者的意见的共情结合起来，这一观点是很有吸引力的”。

Pawson 和 Tilly 的论文被称为“现实评估”，着重于确定干预发生的背景，以及产生预期结果的机制或触发因素。这涉及分析干预措施产生或不产生预期结果的背景，并确定是什么环境导致了这种结果。一个例子是探索工作场所欺凌的干预措施的背景，并确定该干预措施只有在组织的领导参与和支持的情况下才有效。减少欺凌的真正动因取决于干预措施，但这可能涉及员工的心理变化，以致他们对可接受和不可接受的行为的自我认识，以及支持工作人员福祉的行为变化。这种方法正在迅速获得关注，并已用于进行定性的系统回顾，其目的是通过深入分析背景和机制中的主题和模式，得出可推广的结论，这是实现预期结果的必要条件。这种方法趋向于做出一般性的结论。Pawson 和 Tilly 认为，“现实主义试图将自己定位为科学解释的模型，从而避免陷入传统的认识论和相对论的两极”（p. 55）。他们认为“现实主义的主要特征是它强调解释的机械性，并试图表明使用这种解释策略可以促进科学知识的进步”（p. 55）。

他们认为，大多数社会科学实验都是分离（sucessionist）的（例如，解释是线性的，X 教育干预会影响 Y 就业），但是自然科学中的实验遵循生成逻辑（例如，事物如何变化，X 和 Y 之间的机制带来的变化）。当处理诸如医学教育领域的复杂干预措施时，后者更有解释力。

Bhaskar（1989）描述了批判现实主义，并鼓励社会科学家发现支配事件的结构：

> 我所阐述的批判现实主义将世界视为结构化、差异化和变化的。它反对经验主义、实用主义和理想主义。批判现实主义者并不否认事件和言论的真实性。相反，他们坚持对它们的要求。但是他们认为，只有确定工作中产生这些事件或言论的结构，我们才能理解并改变社会（p. 2）。

Pawson 和 Tilly 概述了从定性研究中发现和确定模式与结构的必要性，并利用这些模式从一个情境中适用到其他情境。他们强调有必要赋予定性研究和建构主义观点以权力，以超越当地的样本，从确定的研究的共同结构中进行归纳。例如，现实评估不是集中在探索新医生在其第一个岗位上的经验的小型研究结果上，而是寻求确定其工作的情境和结构。

不同类型的知识

不同的理论观点对现实，以及我们如何接触现实做出了不同的假设（图 52.3）。提高我们对假设的认识可能会很有帮助，因为这些

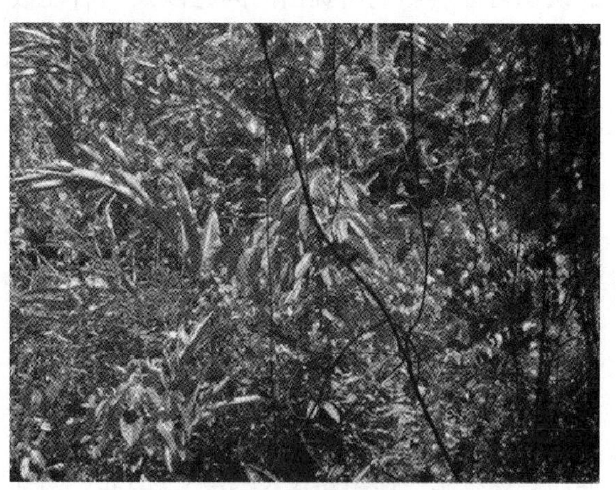

图 52.3　穿越各种研究观点的丛林

假设通常会影响我们的研究方式、研究者的角色、研究的价值和伦理，以及我们如何撰写所产生的知识。为了说明不同的理论观点如何产生不同类型的“知识”，以及每种观点如何影响所进行的研究，我将简要举例说明每个理论视角如何对待有关职业素养的研究。每种视角对如何获取数据及如何对收集的数据进行使用和理解都有不同的设想。

后实证主义者（包括任何其他的实证主义者）可能会关注职业素养的确定，可能认为职业素养可以通过确定其组成来衡量（假设职业素养是一个真实的实体，研究人员对它是什么以及如何测量的影响可以被消除，并使之成为中立）。职业素养的测量可以表明某些人比其他人更专业，并可以识别出谁将来可能会变得不专业。假设人们对环境的反应是可预测的和机械性的（决定论），方法论将试图确定一个客观的现实，主要使用定量方法来确定数据的规则或趋势（数学方法）（Morgan，1979，在 Cohen et al.，2007）。

建构主义者可能想确定某个特定群体认为什么是专业的，以及其他人是否同意（可能采取不同年级、不同医学专业的观点）。研究人员可能会分析数据并尝试确定一种新的结构，从而更深入地了解人们如何看待和理解职业素养。研究人员将意识到，他们自己的主观性、背景和经验会影响从数据中得到的。熟悉职业素养问题的人可能会思考情境、职业素养的发展以及它从新手到专家、从角色到角色如何变化，以及个人价值观的作用。这种对主题的认识可能会影响所提出的问题以及随后在数据中得到的内容。研究结果是提出问题、接受回应，由研究者解释其构建的新的职业素养的结构。研究认为人们有自由意志去响应和创造自己的环境（唯意志论），不同于确定性（见前面）将人们视为环境的产物，该方法论将寻求识别个人的观点和解释，而不是一般的观点，并且更可能使用定性的方法（表述方法）（Cohen et al.，2007）。

批判理论家关注批判社会世界并带来变化（批判理论家关注的领域包括：性别、残疾、性取向与性行为、种族和社会阶层）。因此，这种方法可能涉及考虑谁的价值更高，谁被认为更专业。该方法可能会争辩说，主导群体已经定义了职业素养的概念（认识论将其与实证主义区分开，因为研究者与研究对象有联系）。一部分群体有可能看起来不太专业，例如，受过不同文化训练的医生或年长的医生［在英国，这两个群体在因业绩问题而被转到国家临床评估服务机构的人数过多（NCAS，2009）］。其目的可能是强调任何不平等的待遇，确保机会均等和获得相关培训的机会，以支持这些医生的职业素养，挑战可能对他们有偏见的体制。该研究的目的始于赋予弱势群体权力，通过研究突出了不平等现象，然后可利用不平等现象来影响政策的改变。它认为是人们对环境做出可预测的响应，在这种情况下，压迫的环境来自主导群体（决定论）。该方法可能会寻求确定对这些医生施加的限制和约束的规则或趋势（方法论）。通过强调系统中潜在的不平等现象，研究可能会寻求增强被压迫或弱势群体的权力以实现正义。从 PAR 的观点来看，研究人员可以与一组医生合作，以改善与职业素养相关的特定问题（本体论是主观-客观的，参与者构成了现实）。医生将帮助发现问题，并与研究人员一起进行研究（参与者对环境做出自愿选择——唯意志论）。该解决方案可能对团队（个人）而言是个性化的，他们一直与研究人员合作，直到达成满意的解决方案并实施。

在前面引用的每个示例中，研究都处于不同的位置。实证主义者试图从研究中消除研究人员的影响，以减少偏见。其他观点则使研究者作为促进者，通过创建新的构念来产生新的理解，或赋予研究参与者能力，以改善他们的立场或支持他们解决问题。每个观点都贡献了不同类型的“知识”，并提出了不同的问题。

本章中描述的示例强调，每种观点都可以创建不同类型的知识，通常这取决于研究问题和研究目的。研究人员需要意识到他们的假设，以及这些假设对其解释研究发现的影响。

结论

本章探讨了知识生成的不同理论观点：

- 实证主义者的观点假设存在独立于我们认知的真实的现实，且通过仔细的研究设计可以实现这一目标。这种观点试图确定变量之间的关系，并在可能的情况下对更广泛的人群做出预测性描述。

◆ 建构主义者对社会世界的看法不同——他们认为进入社会世界是主观的，并且对现实有多种看法和观点。建构主义研究对获取个人观点感兴趣。与实证主义范式不同，它更加强调了无法被移除或保持中立的研究人员的影响。相反，研究者被承认并被用于共同创造新的知识，这些知识是由研究者和数据之间的意义创造所构建的。

◆ 批判理论家始于不同的目标——他们旨在为弱势群体带来权力或正义，并利用研究来实现这一目标。

◆ 参与式行动研究使参与者参与研究的所有阶段，这使研究保持相关性并关注参与者的需求。结果最终更有可能由研究参与者实施。

◆ 理解每种观点旨在实现的目标是可以增强对所有类型研究的理解和欣赏（而不是将一种方法视为优于其他方法）。

致谢

我要感谢 Bryan Burford 博士、Jane Margetts 博士和 Paul Crampton 先生对本章的有益评论和建议。

参考文献

Beecher, H.K. (1955) The powerful placebo. *JAMA*. 159: 1602–1606

Belk, R.W., Sherry, J.F., and Wallendorf, M. (1988) A naturalistic inquiry into buyer and seller behavior at a swap meet. *J Consumer Res*. 14: 449–470

Berger, P. and Luckmann, T. (1966) *The Social Construction of Reality: A Treatise in the Sociology of Knowledge*. New York: Anchor

Bhaskar, R.A., (1989) *Reclaiming Reality: A Critical Introduction to Contemporary Philosophy*. London: Verso

Bryant, A. and Charmaz, K. (2007) *The Sage Handbook of Grounded Theory*. London: Sage

Bryman, A. (2008) *Social Research Methods*. Oxford: Oxford University Press

Burr, V. (2003) *Social Constructionism*. Falmer: Routledge

Burrell, G. and Morgan, G. (1979) *Sociological Paradigms and Organisational Analysis*. London: Heinemann Educational

Cohen, L., Manion, L., and Morrison, K. (2007) *Research Methods in Education*. London: Routledge

Crotty, M. (2003) *The Foundations of Social Research: meaning and perspective in the research process*. London: Sage

Denzin, D.K. and Lincoln, Y.S. (2005) *Handbook of Qualitative Research*. 3rd edn. Thousand Oaks, CA: Sage

Durning, S., Artino, A.R., Pangaro, L., van der Vleuten, C.P., and Schuwirth, L. (2011) Context and clinical reasoning: understanding the perspective of the expert's voice. *Med Educ*. 45: 927–938

Equality Act (2010) The National Archives. [Online] http://www.legislation.gov.uk/ukpga/2010/15 Accessed 22 March 2013

Fleck, L. (1935) In T.J. Trenn and R.K. Merton (eds) *The Genesis and Development of a Scientific Fact*. Chicago: University of Chicago

Flexner, A. (1910) *Medical Education in the United States and Canada*. New York: The Carnegie Foundation

Garfinkel, H. (1967) *Studies in Ethnomethodology*. Englewood Cliffs, NJ: Prentice-Hall

Ginsburg, S. and Lingard, L. (2011) 'Is that normal?' Pre-clerkship students' approaches to professional dilemmas. *Med Educ*. 45: 362–371

Glaser, B. G., and Strauss, A. L. (1967) The discovery of grounded theory: Strategies for qualitative research. Chicago: Aldine.

Guba, E.G. and Lincoln, Y.S. (1994) Competing paradigms in qualitative research. In: In D. K. Denzin and Y. S. Lincoln (eds) *Handbook of Qualitative Research* (pp. 105–117). Thousand Oaks, CA: Sage

Guba, E. G., and Lincoln, Y. S. (2005) Paradigmatic controversies, contradictions, and emerging influences. In N.K. Denzin and Y.S. Lincoln (eds) The SAGE handbook of qualitative research. 3rd edn (pp. 191–215). Thousand Oaks, CA: Sage.

Guba, Y. and Lincoln, E. (1989) *Fourth Generation*. London: Sage

Haig, B.D. (1995) *Grounded Theory as Scientific Method*. Philosophy of Education. [Online] http://www.ed.uiuc.edu/EPS/PES-Yearbook/95_docs/haig.html

Harris I (2002) In: G.R. Norman, C. van der Vleuten, and D. Newble, (eds) *International Handbook of Research in Medical Education* (pp. 711–755). London: Kluwer Academic

Heron, J. and Reason, R. (1997) A participatory inquiry paradigm. *Qual Inq*. 3: 274–294

Illing, J. (2010) Thinking about research: frameworks, ethics and scholarship. In: T. Swanwick (ed.) *Understand Medical Education: evidence, theory and practice* (pp. 283–300). London: Wiley Blackwell

Kuhn, T.S. (1962) *The Structure of Scientific Revolutions*. Chicago, IL: University of Chicago Press

Kuhn, T.S. (1970) *The Structure of Scientific Revolutions*. 2nd edn. Chicago, IL: University of Chicago Press,.

Kuper, A. and Hodges, B. (2011) Medical education in an interprofessional context. In T. Dornan, K. Mann, A. Scherpbier, and J. Spencer (eds) *Medical Education: Theory and Practice* (pp. 39–50). Oxford: Churchill Livingstone Elsevier

Landsberger, H. A. (1958) *Hawthorne Revisited*. Ithaca: Cornell University

Lave, J. and Wenger, E. (1991) *Situated Learning. Legitimate Peripheral Participation*. Cambridge: University of Cambridge Press

Merton, R. (1967) *Social Theory and Social Structure*. New York: Free Press

Mouly, G.J. (1978) *Educational Research: The Art and Science of Investigation*. Boston, MA: Allyn & Bacon (cited in Cohen et al. 2007)

National Clinical Assessment Service (2009) *NCAS casework: the first eight years*. London: NPSA.

Oliver, M. (1998) Theories of disability in health practice and research. *BMJ*. 317: 1446–1449

Pawson, R. and Tilley, N. (1997) *Realistic Evaluation*. London: Sage Publications

Peckham, M. (1995) Foreword. In: *Consumers and research in the NHS*. Leeds: Department of Health

Popper, K. (1934) *The Logic of Scientific Discovery* (1992 edition). London: Routledge

Schwandt, T.A. (1994) Constructivist, interpretivist approaches to human inquiry. In D.K. Denzin and Y.S. Lincoln (eds) *Handbook of Qualitative Research* (pp. 118–137). Thousand Oaks, CA: Sage

Secretary of State for Education (2004) *Medical schools: delivering the doctors of the future*. London: Department for Education and Skills

Smith, J.K. and Hodkinson, P (2005) Relativism, criteria and politics. In N.K. Denzin and Y.S. Lincoln (eds) *The SAGE Handbook of Qualitative Research* (3rd edn, pp. 191–215). Thousand Oaks, CA: Sage

Strauss, A. (1959) *Mirrors and Masks*. New York: Free Press

Strauss, A. and Corbin, J.M. (1997) *Grounded Theory in Practice*. Thousand Oaks, CA: Sage

Tolhurst, R., Leach, B., Price, J., et al. (2012) Intersectionality and gender mainstreaming in international health: Using a feminist participatory action research process to analyse voices and debates from the global south and north. *Soc Sci Med*. 74: 1825–1832

Tong, R. (1995) *Feminist Thought: A Comprehensive Introduction*. London: Routledge

Warnecke, E., Quinn, S., Ogden, K., Towle, N., and Nelson, M. R. (2011) A randomised controlled trial of the effects of mindfulness practice on medical student stress levels. *Med Educ*. 45: 381–388

第 53 章

医学教育中的定量研究方法 Quantitative research methods in medical education

Tyrone Donnon

译者：赵　悦　审校：吴红斌

为了获得研究基金、提供可推广的结果和提升教育研究在医学界中的地位，需要对教育的有效性进行严格设计的研究。

Linda Hutchinson

引言

医学教育研究借鉴了物理学所推崇的量化历史，最近又被 19 世纪末和 20 世纪的教育和心理学科的研究者所影响。随着爱德华·桑代克（Edward Thorndike）等心理学家的工作，20 世纪 20 年代，教育领域的实验研究设计传统达到了一个被高度关注的时期。医学教育中的定量研究的演变源于研究人员有兴趣使用系统的实证方法来调查和发展与教育现象有关的模型、理论和假设。特别是使用测量作为经验观察的一种形式，并能够使用描述性和推断性统计来探究变量之间的关系，是定量研究设计的核心。

一般来说，医学教育中的定量方法可以归入两种研究设计：①关注描述情境的观察性研究；②实验研究，探究通常称为教育干预的可控制变量的有关效果。在临床研究中，具体的实验被用来研究药物对提高患者结果的影响，而与临床研究不同，医学教育实验研究的重点是研究可能改善学习者结果的教育干预的影响（并且可能反过来对患者照护产生影响——尽管后者的影响是众所周知地难以证明）。

医学教育研究者从多种途径探索研究问题。正如 Norman（2002）所概述的那样，自 20 世纪 70 年以来，医学教育受益于对为实践提供启示的基于证据的研究的高期望。Todres 等（2007）对 2004—2005 年发表于三份期刊上的医学教育研究进行了综述，研究发现，大多数研究文章使用观察设计或调查设计（69%），仅一部分研究使用了实验设计。在实验设计中，参与者被随机分为干预组和对照组（3%）。医学教育界在医学教育的连续发展过程中扩大研究的严格性和范围已经受到挑战（Whitcomb，2002）。

然而，研究人员面临的主要问题是，医学教育研究与临床实验不同，不可能让教师和学生盲目接受所提供的干预措施，同时期望参与者在研究期间不进行自我教育。相应地，大多数教育研究表明，在特定的研究时间段和情境中，参与者的学习结果发生了统计学显著变化。然而，在大多数情况下，期望在医学院提供的教育干预和医生的实际工作之间建立直接联系是不合理的，因为这涉及很长的时间效应，而且医生有可能受到一系列与院校教育无关的不同因素的影响。

使用受过训练的、科学的调查来研究医学教育研究问题是定量研究方法的标志。定量研究方法包括演绎和归纳推理的元素与严谨的实验设计，以创建一种研究路径，理解什么是可行的，什么对医学教育实践有普遍影响。然而，定量研究设计的科学方法的一个重要特征是，所确定的方法和统计分析应该被描述为可重复的细节——以便该领域的其他研究人员通过自己的研究来评论和验证研究结果。

厘清研究问题

在厘清医学教育研究问题的过程中，研究者相应地需要对研究设计进行界定。与任何研究工作一样，研究的前提应基于现有文献和研究的理论框架。尽管目前医学教育的许多研究是临时进行的，但一般来说，研究应该采用计划性的方法按顺序进行（Bordage，2007）。最终，研究问题的框架应反映现有的研究和理论，并由研究者划定本研究将如何帮助我们对相关主题的理解以弥补已有研究的局限。

自变量和因变量

在定量研究中，相关的变量可以归类为：

- 自变量（IVs），包括研究对象的人口统计学特征（例如性别、年龄、学习年份）或相关的控制变量（例如基于探究的学习、虚拟现实培训师）。
- 因变量（DVs），为研究者提供衡量研究对象在医学教育干预后学习结果的变化。这些因变量可以由研究对象以书面考试分数的形式提供，或通过完成自我报告的调查或问卷。或者可以从考官那里获得研究对象的行为或表现。

从因变量（DV）上获得的结果，实质上是“依赖于”相关的自变量控制。例如，一个学员的“深度”学习方法（DV）可能依赖于一个以探究为基础的项目（IV），该项目可以提高学生的学习动机（Donnon and Hecker，2008）。

在识别因变量和自变量的过程中，研究者能够对每个相关的变量提供清晰的、可操作的定义是很重要的。很明显应该使用变量“性别”来定义研究对象是男还是女，需要明确澄清因变量［例如，用于评价诊断和临床推理能力的 50 项多项选择题（MCQ）考试］或自变量（例如，使用基于案例的学习），允许其他人在后续的研究中重复。

工具：教育测量中信度和效度的重要性

任何研究项目的成功，部分是基于评价自变量（教育干预）对因变量测量的质量。研究人员证明任何医学教育干预措施的益处的能力将受到所使用的测量方法或工具质量的极大影响（图 53.1）。对于任何定量研究设计，都需要两个主要的心理测量特征：

- 信度——对所评价的回应 / 表现的一致性的衡量
- 效度——对一项测量的解释，支持被评价的证据和理论构念

信度

医学教育研究中最常见的信度评价是：在任何一个场合，对研究样本进行单一测量的内部一致性（Hopkins，1998）。一般来说，该测量的内部一致性系数，如 Cronbach α 系数，可以从不可信（$\alpha = 0.00$）到完全可信（$\alpha = 1.00$）。一个工具的信度反映了项目对相关的构念（如知识、技能或态度）在人与人之间的一致性如何。例如，一个信度高的工具能够在不同项目和不同行为表现评价中，一致性很好地区分研究对象在诊断、检查和管理方面的能力（从而减少测量中的错误）。在准确性方面，信度系数越大，测量的标准误差越小，评价工具越接近一个人在这些临床领域的真实分数。

效度

医学教育研究中使用的任何仪器或评价工具的质量也是基于被测量的构念或领域的效度。例如，一项工具可能有很高的信度，因为它能持续地测量人与人之间基础科学知识的差异，但信度可能无法测量旨在区分参与者临床推理能力的研究。在选择医学教育研究的效度指标时，应考虑三种效度：内容效度、效标效度和结构效度。

内容效度是指所使用的测量方法在多大程度上代表了所关注的构念或领域的样本。这种类型的效度通常在说明书或设计方案中进行概述。

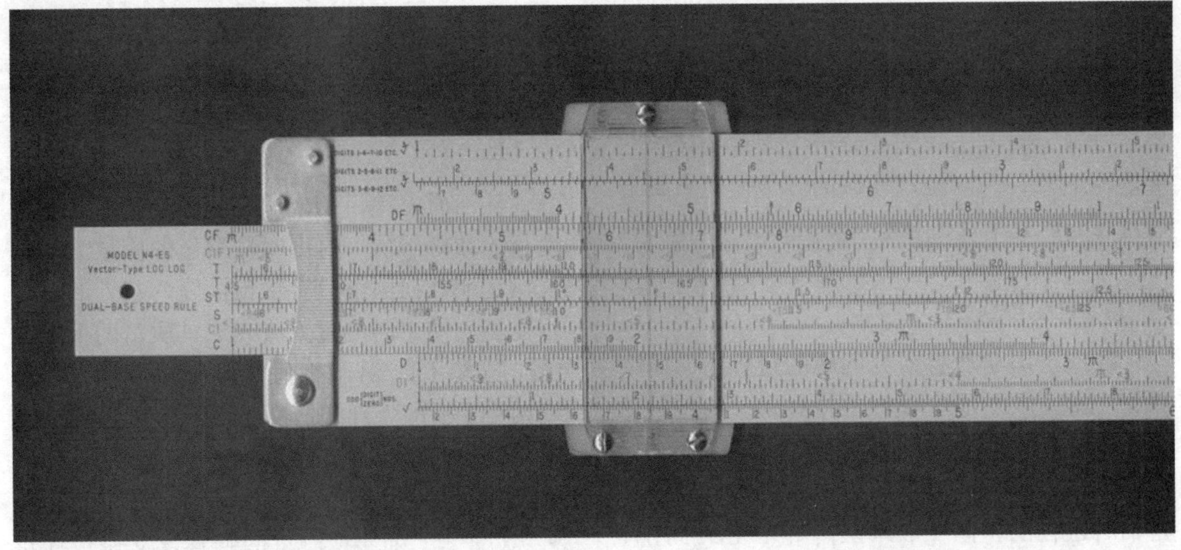

图 53.1 使用的评价工具必须精确
经 Eric Marcotte 博士许可复制（www.sliderule.ca）

在研究设计中，当评估一个工具是与另一个衡量标准相比时，就会使用效标效度。在预测效度研究中，参照未来对相关效标变量的评价，对某项措施的得分进行比较。同样，一个工具的同期效度可以在一项研究中与另一个效标测量方法进行比较，要么是立即进行，要么是相对接近于同一时间。在预测效度和同期效度分析中，因变量的测量和效标分数之间的关系强度通常报告相关系数。

结构效度是对一系列相关行为的理解，这些行为以有意义或理论的方式与测量的构念相关联。聚合效度检查的是构念与其他概念化相似的程度（聚合在一起），这些概念理论上应该是相似的。区分效度检验的是这个构念与其他概念不相似的程度（与之不同的程度），这些概念理论上不应该与之相似。

观察性研究设计

观察性研究设计通常用于定量研究，这些定量研究集中调查医学教育中存在的现象。它们可以被归入以下三类研究设计：

- 调查
- 相关
- 因果比较

如表 53.1 所示，每一类可以生成不同的研究设计。

调查研究设计

定量研究中的调查主要侧重于从一群人中收集他们对相关变量的看法和态度，以及这些变量的描述性统计分析。其目的是收集与研究问题相关的事件当前状态的信息。调查研究设计在研究对象同意情况下一般分为两类：①完成问卷调查；②回答访谈中提出的问题（Fowler，2009）。两种方法都有优点和缺点。与访谈不同，调查的目的是产生反映研究对象看法的统计数据或定量描述。

在任何研究设计中，研究对象都是从更大的人群中抽取的，根据定义，这些人具有类似的个人（如性别、年龄、种族背景）或教育（如二年级医学生）特征。例如，从一所医学院选取的研究对象可能会代表其他院校的学生，从而使研究结果具有可推广性。有一些调查研究设计则寻找在时间上变化的变量。

在医学教育中，许多调查研究设计都是在教育事件发生后寻找学生学习结果的变化。引入新的课程或教学方法可能会导致调查结果的变化。问卷调查还可以帮助了解学生是如何理解课程的各个组成部分的。例如，一项研究可能会探讨医学生可能选择或不选择农村工作的原因，知道医学生相较于关心到农村社区的实际影响，而不太关心他们将获得的临床经验，

表 53.1　观察性研究设计和内部效度关注点

研究设计	内部效度关注点												
	现有样本	自变量	相关的自变量	因变量（s）	统计报告	历史变化	研究对象变化	预测试	测量的使用	均值回归	样本差异	研究对象流失	内部互动
调查													
抽样调查	A					－	－	( )	( )	( )	( )	－	( )
追踪调查	A					－	－	－	－	－	(＋)	＋	(＋)
相关的													
变量之间的关系	A					－	－	(＋)	(＋)	(＋)	(＋)	－	(＋)
预测关系	A					－	－	－	－	－	(＋)	＋	(＋)
因果比较													
回顾性因果比较（原因）	A B					－	－	－	＋	－	－	－	－
预期因果比较（因果关系）	A B					－	－	－	＋	－	－	－	－

符号：＝相关的自变量　＝因变量的测量　＝条形图频率

＝变量之间的相关性　＝组间方差分析　内部效度问题：－＝不受控制的因素

＋＝受控制的因素　（ ）＝因素受控，因为不相关这对医学院来说是有帮助的（Donnon et al.，2009）。

相关性研究设计

相关性研究的重点是两个（或更多）相关变量之间关系的方向和程度（基于对现有条件的观察）。与调查研究类似，在研究人员建立数据收集的过程中，相关性研究倾向于将重点放在确定变量之间是否存在正（或负）关系以及我们可以在多大程度上量化这种关联（Gay et al.，2009）。用于测量两个变量之间关系的最常用统计检验称为 Pearson 乘积矩相关系数（r）或简称为相关系数。相关系数的值可以从 $r = +1.00$（表示两个变量之间存在绝对的正相关）变化到 $r = -1.00$（表示两个变量存在绝对的负相关）。一般来说，教育中可量化的变量之间往往存在适度的关系，如学生在成绩、能力和表现测试中的分数。

相关性研究的主要目的是调查可量化变量之间的关系——带有同时性或预测性。例如，在一项关于医学院录取标准的研究中，我们确定申请人的本科平均成绩（uGPA）与医学院入学考试（MCAT）的物理和生物测验有明显的相关性，r 分别为 0.31 和 0.24（$p < 0.01$）（Donnon and Violato，2006）。然而，一旦进入医学院，我们发现学生最初的 uGPA 能更好地预测他们在临床第一年（$r = 0.43$，$p < 0.01$）和第二年（$r = 0.38$，$p < 0.01$）的学业成绩测试表现。

在相关性设计研究中，应该有支撑同时或预测变量之间的关系的基本原理，它建立在在观察到的经验或更典型的现有研究或理论框架基础上。

因果比较研究设计

在因果比较研究设计中，研究者的重点是能够对各组的因果测量（如应用知识）进行比较，以表明所关注的自变量（如教育举措）带来的变化。因果比较研究中的研究设计侧重于确定可能的原因或变量，能够解释在事实前后学生群体之间的差异。实质上，研究者所观察到的教育现象的效果和潜在的原因已经发生。尽管在这种类型的研究之后可以探索因果关系的比较，但如果没有实验研究中提供的对自变量的控制，得出的结论将有待讨论。

例如，医学教育研究者可能观察到，一所医学院的学生在临床上的表现往往比同一医院另一所医学院的同类学生要好。研究者可能会推测，学生在医学院所接受的不同临床技能教育导致了不同的结果。尽管因果比较研究中的回顾性研究设计（在确定了一个效果之后再调查原因）是研究人员最常使用的方法，但前瞻性因果比较设计允许研究人员调查一个潜在的原因是否会导致随后的效果（然而，这往往需要更多的时间和精力）。

实验研究设计

实验研究设计允许研究者探究变量之间的因果关系来检验假设。然而，医学教育中的实验研究与观察研究有一个重要的不同之处：研究者积极参与提供教育干预或实验变量（被认为对研究对象的学习结果有影响的自变量）。

在大多数类型的医学教育研究中，控制变量或干预变量与以下因素之一有关：

- 课程（例如，实施基于问题的课程）
- 教学（例如，调查小组教学的使用）
- 评价［例如，引入客观结构化临床考试（OSCE）来测试临床和非临床技能的发展］

虽然自变量可能不止一个，但为了简单起见，我们将重点讨论医学教育实验研究，即测试单独的控制变量或自变量。此外，研究设计经典描述的随机对照试验（RCT）将不会被进一步提及，因为这种形式的研究在临床研究中效果很好，但在教育研究中并不太好（Hill，1952）。单独的 RCT 研究设计在医学教育研究中是不切实际的（例如，教师和学习者都知道他们所接受的干预类型，在研究期间阻止个人自我教育是不现实的）。因此，在本章强调加强与课程、教学和评价相关的教育部分时，使用了实验研究设计这一术语。

对内部和外部效度的威胁

与任何类型的研究一样，内部和外部因素都有可能影响

实验研究中研究发现的效度。然而，用于探究干预措施有效性的研究设计越严格，研究

人员越有可能控制混杂因素。实验研究的内部效度是基于研究者能够证明因果测量的结果只被自变量所改变。研究的外部效度是指实验结果在多大程度上可以推广到其他人和其他情况。

基于 Campbell 和 Stanley（1963）的工作，我们对实验研究设计中内部效度的潜在风险进行了如下描述（图 53.2）：

1. 历史变化：在干预期间或关键测试期之前，意外事件可能会影响相关的因变量。除干预时间较长或测试间隔时间较长会影响研究外，医疗、劳动纠纷或教育项目财政削减等突发事件可能对研究对象产生不利影响。一般来说，如果在研究设计中使用了经历相同历史或意外事件的控制组，则可以控制这种情况。
2. 研究对象变化：在干预期间或关键测试期之前，研究对象拥有更多信息、经验或学习动力。通常与干预时间长或测试时间间隔长的研究有关，不能要求教育研究的研究对象克制自己对感兴趣的话题进行更多的自我教育。在大多数情况下，在历时很长的研究中，如果使用对照组或控制组，并将定期测试纳入研究设计，就可以控制参与者的变化。
3. 前测的影响：在一些研究设计中，使用前测可能会影响到研究对象对教育干预的期望，使他们为接下来的后测做好准备。使研究对象对预期的内容敏感有可能提高教育干预的有效性，因为它允许他们先验地思考关于他们已经存在的知识、技能和态度（并采取行动）。如果对照组或控制组接受相同的前测 / 后测方案，可以控制测试前对内部效度的风险。

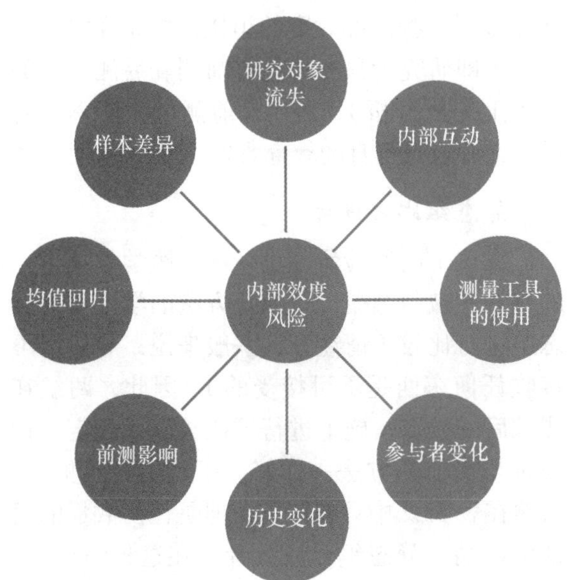

图 53.2　实验研究设计的内部效度风险

4. 测量工具的使用：不可靠或无效的工具，或改变所使用的前测和后测工具，将导致无法测量研究对象学习中的预期变化。尽管所用措施的内部一致性或信度很重要，但如果研究人员能够就教育干预的效度得出结论，则措施的效度至关重要。在可能的情况下，最好使用已被证明具有强心理测量特征的现有测量方法或工具，并在类似的研究对象和情境下进行测试。如果在研究中没有任何措施，可能需要制定新的措施，但研究结果的质量将取决于这些测量工具对干预措施预期的教育效益的测量程度。
5. 均值回归：在前测中表现极好或极差的研究对象在随后的测试中倾向于回归均值。如果研究对象被随机分配到干预组或对照组，或者与对照组中的个体进行匹配，则可以控制均值回归。
6. 样本差异：当干预组和对照组的研究对象具有不同的特征时，可能会导致关键变量的差异。当研究人员需要从不同教室的现有小组、前一年的课程甚至是另一个机构的学生中进行选择时，这一点就显得尤为突出。当随机化不可能时，重要的是研究人员考虑研究对象的特征（如性别、年龄、年级、能力水平），以便与未接受干预组相匹配，从而确保可以进行有效的组间比较。
7. 研究对象流失：研究对象可以决定退出研究，从而改变干预组或对照组的总数。这种情况在干预组最常见，当研究对象的动机减弱或继续的受试侵犯了其他承诺时，研究对象会退出。尽管在使用任何类型的研究设计时，收集研究对象的人口统计学信息很重要，但在有高流失率的研究中，研究者应该能够确定退出研究的研究对象是否有某些特征。
8. 内部互动：样本差异与历史变化、干预的前测、参与者的变化与流失，以及之前讨论过的其他影响内部效度的因素，可能导致无法解释的结论和无效结果。因此，使用的实验研究设计越严格，内部效度问题就越不可能影响研究者对医学教育干预结果进行可靠和有效推断。

在实验研究中，外部效度的问题可能会限制研究者将他们的发现推广到其他群体（群体效度）和环境（生态效度）。Bracht 和 Glass（1968）将这些无效来源描述为“一般化限制”。例如，前测可能会影响参与者，从而限制干预措施对其他没有预试验的群体的效果。研究人员还需要了解在研究干预之外的教育影响可能导致的任何其他影响。例如，参与者如果知道自己是研究的一部分就会受到激励。

实验研究的步骤

与其他研究一样，在医学教育实验过程中，研究者应遵循一系列步骤：

1. 定义研究问题，如果相关的话，确定具体的研究目标。
2. 确定适当的研究设计。
3. 实施教育干预。
4. 收集和分析数据。
5. 从调查结果推断出可靠的结论。

尽管研究的目的也可以用研究声明或假设的形式来阐述，但研究者需要规定预期的自变量（教育干预）和相应的因变量（学习效果）之间的因果关系。实验过程的优势在于研究者有能力控制教育干预，选择参与者，调节内部和外部因素，选择如何最好地衡量干预效果。

我们可以将识别单个控制变量的实验研究分类如下：

- ◆ 前实验
- ◆ 准实验
- ◆ 真实验（表 53.2）

除了控制干预本身的能力之外，这些实验设计之间的区别在于能够将参与者进行分配或随机分组，确定一个对照组或控制组，实施测试前的措施，并以最佳方式分析数据。虽然以下每一种实验设计都基于所测试的研究问题具有优势，但实验设计越严格，研究者对内部效度和外部效度威胁的控制就越强。因此，实验设计的真正优势在于，研究者考虑了可能影响因变量的外来因素的影响，以及限制研究结果推广性的自变量对学习者或实验研究本身以外的环境的影响。

前实验设计

前实验的研究设计通常被用作了解医学教育干预如何影响研究对象学习结果的初步步骤。例如，一项初步研究可能表明，心血管系统交互式教学模块的使用提高了一组医学生对心脏病学的理解。但是，这可能不会增加我们对医学教育的了解（教育干预会产生一些效果，这并不奇怪）。重要的是要记住，实验研究设计的优势在于研究者可以在干预前后或具有研究对象的控制组时进行比较。

单次案例研究设计

如表 53.2 所示，单次案例研究设计是实验过程中最基本的方法，即引入教育干预后的结果是体现在后测中行为表现的测量分数。这种单组设计是医学教育研究中常用的，但对内部无效性关注控制得最少。

一组前测和后测设计

顾名思义，一组前测和后测设计比较了一组学生在教育干预之前和之后的考试成绩。前测反映了受教育干预影响的预期学习结果的基线测量值（DV）。例如，如果干预的目的是提高学生的沟通技巧，那么因变量的测量方法可能是 OSCE 测试前后的分数。OSCE 考试中，学生需要从标准化病人那里获取病史。这个设计克服了一些内部效度的担忧，如研究对象的流失（即研究者只在那些有前测和后测成绩的学生上完成分析）。然而，前测可能使学习者敏感，并有其自身的教育效果。

静态组比较设计

在这个前实验研究设计中，医学教育干预的有效性被与遵循传统教育方法的学生作为静态组进行比较（请注意，一般来说，静态组不接收任何东西是不可接受的）。因此，两组在测试后的教育措施上进行了比较，以确定干预是否与当前的方法一样好、还是更好或更差。虽然在表 53.2 中只有两组，但是任何数量的组都可以纳入静态组比较设计。在这种情况下，还可以探索对医学教育干预的修改（例如增加

表 53.2 实验研究设计和内部效度关注

研究设计							内部效度关注							
	组别	随机化	前测（DV）	干预（IV）	后测（DV）	统计报告	历史变化	参与者变化	前测	测量的使用	均值回归	样本差异	研究对象流失	内部互动
前实验														
单次案例研究设计	1						−	−	( )	( )	( )	−	−	( )
一组，前测和后测设计	1						−	−	−	−	(？)	( )	+	( )
静态组比较设计 1	2						+	(？)	( )	+	+	−	−	−
准实验														
非等效对照组设计	1 2						+	+	+	+	(？)	+	+	−
时间序列设计	1						−	+	+	(？)	+	( )	+	( )
平衡设计	1 2						+	+	+	+	+	+	+	(？)
真实验														
前测和后测，对照组设计	1 2						+	+	+	+	+	+	+	+

续表

研究设计							内部效度关注								
	组别	随机化	前测（DV）	干预（IV）	后测（DV）	统计报告	历史变化	参与者变化	前测	测量的使用	均值回归	样本差异	研究对象流失	内部互动
仅后测，对照组设计	1 2	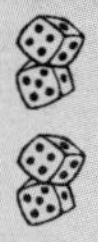		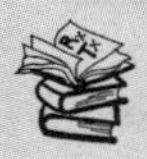			+	+	( )	( )	( )	+	−	+
所罗门四组设计	1 2 3 4	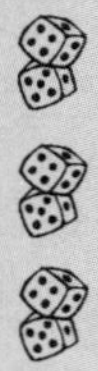	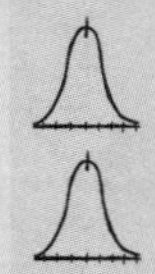	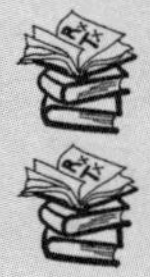	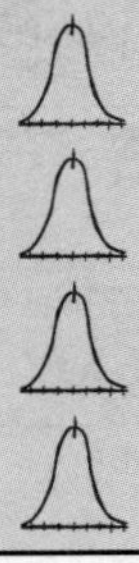	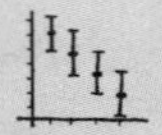	+	+	+	+	+	+	+	+

符号：=干预（自变量）

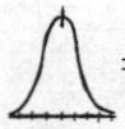

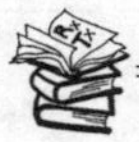

=前测或后测（因变量）

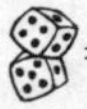

=研究对象随机分组

内部效度问题：−=不受控制的因素

( )=受控因素，因为不相关

+=控制因素

（？）=可能无法控制因素

强度或持续时间），以更好地了解如何最大限度地发挥干预的益处。

准实验

医学教育研究者通常可以接触到源源不断的学生，这使得研究可以在各种课程、教学和评价中进行。然而，在这种情况下，通常不可能将参与者分配到特定的实验小组，因此研究必须使用“自然”发生的学生群体（Cook and Campbell，1979）。各种各样的准实验研究设计已被用于教育研究；然而，接下来描述的三种基本设计反映了在使用预先建立的群体或“便利样本”作为研究对象时的重要考虑。

非等效对照组设计

一般来说，最常用的实际实验设计是非等效对照组设计。虽然大多数医学教育研究者有能力建立前测和后测的方案，对干预组和对照组的识别通常基于现有班级学生。因此，研究人员将确定和匹配完整班级的研究对象进入干预组或对照组。例如，医学院可能引入基于团队的学习活动，以增强临床前课程学生之间的合作。利用为课程安排的 10 节小组课，研究人员可以指定一半的小组进行基于团队的学习活动，而另一半则接受传统的小组任务。虽然这种设计解决了许多内部有效性的问题，但小组的非随机化并没有解决向平均值回归的问题，也没有解决样本差异、历史变化、参与者变化和前测等可能发生的内部互动。研究者应尽量使用相似的组进行比较；然而，如果组间差异被认为是另一个变量（如性别、年龄或已有的成就水平）的影响，则可以考虑进行方差分析。

时间序列设计

当使用单组设计（短期或长期）在一段时间内预期会发生变化时，时间序列设计允许研究者在整个实验研究期间进行有规律的进展测量。在没有对照组或控制组来处理历史变化的内部效度关注的情况下，研究者可以考虑使用一些重复的前测和后测措施来分离干预实施后的效果。重复前测的使用为研究人员提供了研究对象有关因变量的进展与变化。例如，在学年的前半年，医学生可能会在与患者交谈技巧相关的常规测试的成绩上，表现出小且稳定的进步。随着医疗沟通技能举措的实施，后测可能显示出显著的增长（$p < 0.05$），随后在下半年结束前有小的、稳定和不显著的进展。当对任何一个特定的研究小组使用一系列的前测和后测时，重要的是要考虑测试的间隔时间。由于学生们不断地接触到新的思想和经验，这些都超出了研究的干预范围，历史变化对内部效度来说是一个严重的问题（因为参与者不能像在科学实验室中那样被实验隔离）。

平衡设计

在平衡设计中，每一个确定的小组将被提供相同的教育干预，但在不同的交叉序列。这一设计中包括的组数应反映相应的干预措施的数量。然而，这些群体接受干预的顺序对这些现有群体来说并不是很重要。由于无法随机选择学生进入各自的小组，因此在干预开始前，研究人员获得对研究对象能力的基线测试很重要（Langhan et al.，2009）。如表 53.2 所示，在平衡设计中所提供的干预是不同的（由干预符号的大小来说明），医学教育干预的时间可能更长，强度可能更大，教与学过程的方法更多。在这个例子中，我们在第一次后测中看到，较大的干预符号比较小的干预符号的研究对象的分数分布更大（更向右）。在研究的第二阶段，当干预措施被交叉后，测试后的最终分数就会得到确认——结果显示，在两组完成了两次干预之后，两组之间并没有显著的差异。尽管在这种类型的研究设计中，任意数量的小组都可以完成任意数量的干预，但测试之间的时间间隔以及教育干预之间可能发生的交互效应可能会影响任何一项干预的有效性。

真实验

大多数真实验研究设计都能够控制所有内部效度问题。真正的实验与其他医学教育实验设计之间最重要的区别在于，在真正的实验中，研究人员能够将研究对象随机分为干预组和对照组。尽管如此，重点要理解，尽管随机分配研究对象对于创建对照组至关重要，但要从相关的人群中选择个体受限于他们同意参加研究的意愿。真实验设计的另一个重要特征是，随机化过程允许生成“真正的”对照组，而不是在前实验和准实验研究设计中（或就此而言，在观察性研究设计中）发现对照组。

前测和后测，对照组设计

如前文所述，非等效对照组设计、前测和后测、对照组设计是医学教育研究中最普遍接受的真实验设计。在本研究设计中，至少有一个干预组和一个对照组，分别进行了前测和后测，研究人员将研究对象随机分配为一组或另一组。尽管在任何类型的研究中，样本量都是一个值得关注的问题，但本设计可以修改包括任何数量的干预组或对照组，并纳入额外的前测或后测措施。然而，重要的是，使用前测和后测，控制组设计不能保证其他无关变量会对研究结果的信度和效度产生影响。

仅后测，对照组设计

正如其名称所表达的那样，仅后测，对照组设计使用随机化的方法将研究对象分配到干预组和对照组中，但限制了对因变量的测试为后测。没有前测克服了研究对象对预期干预和后测的知悉或敏感带来的影响。只有后测的设计在短期研究中是最有效的，这些研究中研究对象的预期“流失率”会很低（在任何一组中低于10%）。在长期研究中，如果流失率很高，或者有可能有外部变量影响任何一组，那么应该考虑前测和后测对照组设计。

所罗门四组设计

所罗门四组设计将随机化前后测两组设计与随机化后测两组设计相结合，以关注测试的影响和前测与干预的交互作用。由所罗门（1949，pp. 137-150）提出的四组设计，通过分析前测和后测因变量测量的所有组合来估计干预的主要效果，这可以提高结果的可推广性。该方法采用2×2因子方差分析（或协方差分析），干预的主效应与前测的主效应交叉。从本质上说，如果前测的干预组在后测中的得分与未前测的干预组不同（可能更高，因为这一组是先验敏感的），那么就报告了前测和干预的交互作用影响。尽管这使得研究人员能够更好地推断干预的有效性，但要找到足够多的研究对象来达到四组中每组适当的样本量可能并不现实。

在真实验研究设计中，研究人员负责选择研究对象，并通过随机化来控制选择过程，以确保所有研究对象都有相似的机会进入干预组或对照组。在所有的实验设计中，研究人员也确定了用来收集有关干预效果数据的测量方法。正是从单一的学习者群体中选择研究对象，以及将不同的干预措施或方案应用于具有相似特征的研究对象，才使得真实验研究能够提供因果关系结果。实验的本质是控制，尽管在许多教育环境中不可能满足严格的控制条件。最终，“理想”实验研究设计的选择取决于研究问题的性质、获得足够数量的研究对象的途径以及干预将要建立的环境（即干预的持续时间和强度）。

加强研究设计的建议

一般而言，在医学教育中进行实验研究的主要目的是探究干预对提高研究对象教育结果的影响。研究者能否在任何或所有感兴趣的因变量上达到统计学显著性，在某种程度上是由研究者控制的。特别是，实验研究者可以通过三种方式影响研究的效能：

- 增加研究对象的数量
- 控制干预措施或自变量
- 建立一个合理的、关键性的显著水平

医学教育中的meta分析研究设计

元分析是一种定量研究设计，用于探究使用相似教育结果的许多研究中干预措施的有效性。不像系统综述提供了研究之间相似性的主题概况，meta分析着重于结合经验数据来得出干预效果的效应量估计。自meta分析首次用于心理治疗（Smith and Glass，1977）和教育研究（Glass and Smith，1979）以来，这种量化干预效果的定量方法已在许多不同的学科中得到了广泛的接受。随着方法和统计分析的进步，meta分析现在被认为是定量研究设计的一个重要进步，并在所有领域的出版物中呈指数级增长（Cooper and Hedges，2009）。

对医学教育中某一主题的meta分析，可以从探索已有研究是否有足够的经验数据来对相关措施进行评价开始。例如，您可能想要研究一种课程模块的有效性，在这种模块中，将学生的学习情况与控制组学生进行比较。然而，在确定符合纳入和排除标准的研究时会出现许多问题，这些标准可能是为将一项研究纳入 meta 分析而制定的（Stroup et al.，2000）。

Meta 分析的示例如下。通过引入一种标准化的评价方法——MCAT，能够帮助我们确定美国和加拿大医学院校学生的最佳人选。大多数研究探索使用 MCAT 及其子测试来预测学生在未来（即在医学院或执业资格考试）的表现。然而，这些研究的样本量有限。在对 MCAT 的预测效度进行的 meta 分析中，Donnon 等（2007）的研究表明，作为总分和具体的三个子测试（语言推理、生物科学和物理科学），MCAT 对医学院学生在临床前和临床几年的表现具有小到中等的预测效度。研究发现，MCAT 总分在预测第一阶段和第二阶段美国医学执照考试中的表现方面更好，分别占总方差的 42% 和 21%。对线性相关效应量大小的解释是基于 Cohen（1988）的建议，即 0.10（$r^2 = 0.01$）的 r 为“小”，0.30（$r^2 = 0.09$）的 r 为“中等”，0.50（$r^2 = 0.25$）的 r 为“大”。

结论

- 尽管实验研究代表了研究因果关系最严格的方法，但在超越所涉及的研究对象类型和研究情境时，将单一研究结果进行推广时必须谨慎。
- 医学教育的研究设计既可以是观察性的（例如调查、相关、因果比较），也可以是实验性的（前实验、准实验、真实验）。在每个设计中，通过测量因变量来探究感兴趣的自变量（例如，现有的或引入的教育干预措施）的影响。
- 因变量的测量需要有很强的心理测量学特征。通常根据其信度和效度来定义和报告这些特征。
- 医学教育中的实验研究设计使研究人员可以操纵教育干预或相关的自变量。
- 研究人员可以采取三项主要措施来提高研究设计的严谨性：①最大限度地增加样本量或研究对象人数；②建立适当的显著性水平标准（例如 $p < 0.05$）；③修改教育干预措施以增强预期效果。

参考文献

Bordage, G. (2007) Moving the field forward: going beyond quantitative-qualitative. *Acad Med.* 82(10 Suppl): S126–S128

Bracht, G.H. and Glass, G.V. (1968) The external validity of experiments. *Am Educ Res J.* 5: 437–474

Campbell, D.T. and Stanley, J.C. (1963) *Experimental and Quasi-Experimental Designs for Research in Teaching.* Chicago: Rand McNally

Cohen, J. (1988) *Statistical Power Analysis for the Behavioral Sciences.* Hillsdale NJ: Erlbaum

Cook, T.D. and Campbell, D.T. (1979) *Quasi-experimental Design and Analysis for Field Settings.* Chicago: Rand McNally

Cooper, H. and Hedges, L.V. (2009) *The Handbook of Research Synthesis.* New York: Russell Sage Foundation

Donnon, T. and Hecker, K. (2008) Relationship of approaches to learning and academic achievement of undergraduate students from an inquiry based Bachelor of Health Sciences program: A confirmatory factor analysis. *Can J Higher Edu.* 38: 1–19

Donnon, T. and Violato, C. (2006) Medical students' clinical reasoning skills as a function of basic science achievement and clinical competency measures: A structural equation model. *Acad Med.* 81: S120–S123

Donnon, T., Oddone Paolucci, E., and Violato, C. (2007) The predictive validity of the MCAT on medical school performance and medical board licensing examinations: a meta-analysis of the published research. *Acad Med.* 82: 100–106

Donnon, T., Woloschuk, W., and Myhre, D. (2009) Issues related to medical students engagement in rural placements: an exploratory factor analysis of the Integrated Community Clerkship questionnaire. *Can J Rural Med.* 14(3): 105–110

Fowler, Jr., F.J. (2009) *Survey Research Methods, 4th Edition. Applied Social Research Methods Series.* London, UK: Sage Publications

Gay, L.R., Mills, G.E., and Airasian, P.W. (2009) *Educational Research: Competencies for Analysis and Application.* 9th edn. Upper Saddle River: Pearson

Glass, G.V. and Smith, M.L. (1979) Meta-analysis of research on class size and achievement. *Educ Eval Policy Anal.* 1:2–16

Hill, A.B. (1952) The clinical trial. *N Engl J Med.* 247: 113–119

Hopkins, K.D. (1998) *Educational and Psychological Measurement and Evaluation.* 8th edn. Needham Heights, MA: Allyn and Bacon

Hutchinson, L. (1999) Evaluating and researching the effectiveness of educational interventions. *BMJ.* 318: 1267

Langhan, T.S., Rigby, I., Walker, I., Howes, D., Donnon, T., and Lord, J. (2009) Simulation based training in procedural skills improves residents' competence. *Can J Emerg Med.* 11: 535–539

Norman, G. (2002) Research in medical education: three decades of progress. *BMJ.* 324: 1560–1562

Smith, M.L. and Glass, G.V. (1977) Meta-analysis of psychotherapy outcome studies. *Am Psychol.* 12: 752–760

Solomon, R.L. (1949) An extension of control group design. *Psychol Bull.* 46: 137–150

Stroup, D.F., Berlin, J.A., Morton, S.C., et al. (2000) Meta-analysis of observational studies in epidemiology: a proposal for reporting. *JAMA.* 283: 2008–2012

Todres, M., Stephenson, A., and Jones, R. (2007) Medical education research remains the poor relation. *BMJ.* 335: 333–335

Whitcomb, M.E. (2002) Research in medical education: what do we know about the link between what doctors are taught and what they do? *Acad Med.* 77: 1067–1068

延伸阅读

Cook, D.A. (2012) Randomized controlled trials and meta-analysis in medical education: What role do they play? *Med Teach.* 34(6): 468–473

Ringsted, C., Hodges, B., Scherpbier, A. (2011) 'The research compass': An introduction to research in medical education: AMEE Guide No. 56. *Med Teach.* 33(9): 695–709

Searle, J. and Prideaux, D. (2005) Medical education research: being strategic. *Med Educ.* 39(6): 544–546

Torgerson, CJ. (2002) Educational research and randomised trials. *Med Educ.* 36(11): 1002–1003

Torgerson, CJ. (2002) Researching outcomes of educational interventions. *BMJ.* 324: 1155

第54章

医学教育中的定性研究 Qualitative research in medical education

Patricia McNally

译者：赵　悦　审校：吴红斌

为什么思维清晰的临床医生和研究人员有时会将不合逻辑的思维应用于教育？

Jill Morrison

转载自 Morrison，J.，'Jill Morrison'，Medical Education，34，6，p. 491，2001，经 Association for the Study of Medical Education 和 Wiley 许可

引言

大多数医疗卫生人员对定量研究方法感到满意，因为这些方法在临床环境中更常用。但是，定性研究方法在医学教育中也很重要。本章概述了定性医学教育研究中常用的方法。本章解释了它们的理论基础、使用的证据，并对其应用提供了实际指导。当前文献中的具体案例研究将展示所概述的每种定性研究方法的应用。

定性研究以社会科学和人文学科为基础，包括人类学、社会学、教育学和历史学（Lingard and Kennedy，2007）。这些学科的方法在医学教育中的应用始于20世纪80年代，当时需要有更多的规范性理论来补充以往对照实验为主流研究范式的不足。

一些人将定性方法定义为与定量方法相对的方法（Pope and Mays，2000）。由于定性研究主要关注人们对其社会世界的经验所附加的意义，以及他们如何理解这个世界。定性研究试图通过访谈、焦点小组和观察等方法来解释社会现象。Yin 提到了不同形式的数据收集方法：文档、档案记录、访谈、直接观察、参与式观察和实物（Creswell，1998，p. 123）。Lincoln 和 Guba（1985）提出了另一种范式——一种"自然的"而不是"理性的"研究方法——在这种方法中，调查者避免先验地操纵研究结果。他们提出，这两种方法的不同假设集中在现实的本质、面向主体的互动和一般化的可能性上。

三种范式简介：奠基时代

Biklen（1992）将范式定义为一种松散的、逻辑上保持在一起的假设、概念或命题的集合，这些假设、概念或命题是思考和研究的方向。Lincoln、Guba（1985）和 Denzin、Lincoln（2008，2011）将范式视为一种系统的信念及其相应方法，它提供了对现实本质的看法。他们主张，历史研究可以根据人们的世界观和如何研究这种世界观来划分时代。

社会科学研究历史上的三个主要范例是前实证主义、实证主义和后实证主义（图 54.1）。

实证主义时代跨越两千年，从亚里士多德时代（公元前384—322）到前休谟时代（1711—1776），科学被视作被动观察者。在这段时间内，研究人员更多是事件的记录者，而非对数据收集的结构或结果产生任何影响的人。以任何方式进行干预被认为是非自然的，因为结果可能会失真。

实证主义始于19世纪，由哲学家和社会

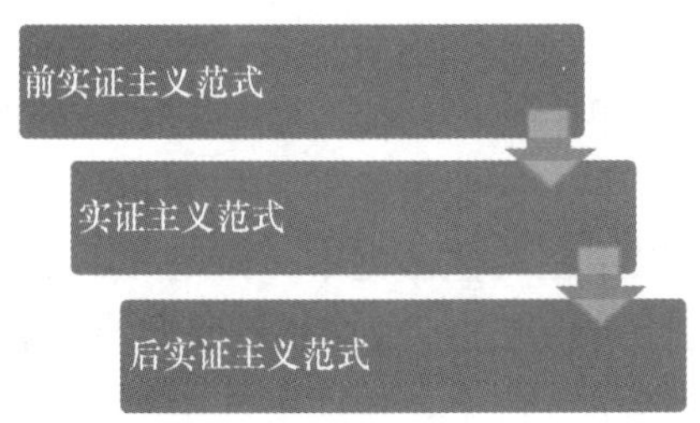

图 54.1　社会科学研究史上的范式

奠基人奥古斯特·孔德（August Compte）发展而来，他阐述了实证主义哲学并为其命名。但是，休谟首先将此哲学应用于实际科学活动（Lincoln and Guba，1985）。

实证主义被看作是一种获得真理的方法，在充分理解的基础上进行预测和控制。因此，从实证主义的角度来看，科学的目标是坚持我们可以观察和测量的东西。前实证主义试图通过直接操作和观察来辨别自然规律，而这与实证主义不同，实证主义的科学方式的关键方法现在是实验。实证主义对科学方法的改革产生了最大的影响——发展了一种新的科学基本原理（Lincoln and Guba，1985），观察和测量是科学工作的核心这一观点已经成熟。

后实证主义拥有与实证主义相反的基本原则——实际上是对实证主义核心原则的全盘否定；这也是对前一种观点的失败后的反应。自然主义研究是一种后实证主义范式。自然主义研究范式将现实感知为多重的、建构的和整体的；认识者和被认识者是互动的、不可分割的。只有受时间和内容约束的工作假设才是可能的；所有实体都处于相互、同时塑造的状态，因此不可能区分原因和结果；所有研究都是受价值约束的。另一方面，实证主义范式将现实感知为单一的、可分割的和有形的——认识者和被认识者是独立的。自然主义研究关注情境下的意义并要求在收集和解释数据时，数据收集工具保持对潜在意义的敏感。当使用诸如访谈、观察和分析时需要利用人的感觉，因此，人最适合此任务。

虽然人们会认为这三种范式中的每一种都是建立在前一种范式的发现之上的，但事实却恰恰相反——“范式之战”在很多文献中都被提及。每个新时代都是对先前时代的“对抗”。

定性研究

Lincoln 和 Guba（1985）指出，定性研究人员“感同身受、描述、判断、比较、描绘、唤醒，并为读者或听众创造亲身经历的感觉”。有四种主要的解释范例构成定性研究：

- 实证主义和后实证主义
- 建构主义
- 批判主义（马克思主义者，解放主义者）
- 女权主义（女权主义者）的后结构主义

这四种抽象的范式分别确定了研究者可以通过它来解释数据的范围。研究人员最常与他们最认同的世界观保持一致。研究者基于他们在生活中所接触到的系统性的信念来做出调整。实证主义和后实证主义是先前被定义的。建构主义-解释学研究者通过他们的经验，即他们的社会结构来理解社会。例如，在美国南部长大的人与在北部长大的人具有不同的社会结构，他们甚至用不同的名字称呼同一场战争。在北方，它被称为内战，而在南方则被称为北方侵略战争——这是由于南北方有不同的社会结构。大多数后实证主义者都是建构主义者，他们认为我们每个人都根据自己对世界的感知来建构自己的观点。最后两个范式（批判主义和女权主义）认为，现实世界使人们的看法和经验产生了实质性的差异，因为它涉及在种族、阶级和性别方面展示研究结果。因此，社会文本、其逻辑和无法真正呈现的其他人的生活经验，成为自然主义探究形式中的核心组成部分，并且必须被研究者确定为如此。

医学教育中的定性研究

那么，上述这些与医学教育中的定性研究有什么关系？对于日常的定性研究者而言，它没有关系。但如果不将丰富多样的历史和哲学框架呈现给这一研究方法，则是有失偏颇的。

定性研究者研究自然环境中的社会、关系和经验现象（Lingard and Kennedy，2007）。因此，自然主义研究需要定义。尽管定性研究对于医学教育来说还是很新的，但上面列出的三个时代的基础和范式至关重要。定性研究提供了对被研究的自然环境的洞察，可以使用许多不同的方法来做到这一点（图 54.2）。尽管这

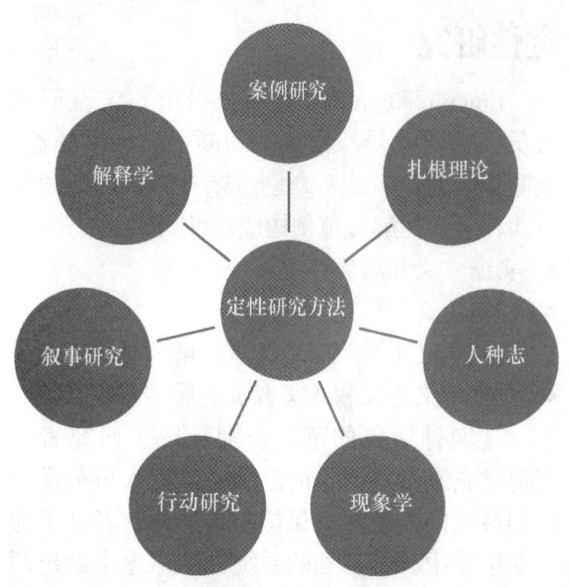

图 54.2 定性研究方法

些方法可能由不同的作者以不同的方式来呈现，但对于本文它们被认为有：人种志、扎根理论、案例研究、现象学、解释学、叙事研究和行动研究。在定义它们时，可以看到它们之间以及它们的数据收集方法中重叠的可能性。

定性研究设计的主要特点包括采用的抽样框架、使用的数据收集方法、类型和来源，以及进行的数据采集和分析。定性研究设计往往在数据收集和分析过程中不断发展（Devers，1999）。因此，需要记住，研究问题是驱动研究方法以及数据收集方法的因素。

定性方法的新手研究者通常更多地专注于数据收集方法，而不是确定研究问题的适当方法。研究人员先确定他们想要的结果，然后制定研究方法来实现这一结果，这种情况并不少见。本质上，他们会回到研究中去，而不是选择最适合研究问题的合适方法。

定性研究具有几个公认的特征。它经常在自然环境中进行，通常作为对个人或群体行为的观察或分析的一部分。然后，该观察结果将提供一个描述，其中包含丰富的细节和对该情境的深入了解。Kirk 和 Miller 将定性研究定义为“社会科学的特殊传统，它从根本上取决于观察自己领地内的人们，并以他们自己的语言与他们互动”（Pope and Mays，2000）。

研究者与被观察者是分开的。他们的社会结构必须在观察被观察者的行为时被保留下来。必须始终承认并识别研究人员的个人偏见，以使研究结果不会以任何方式被改变或修改。大多数情况下，定性研究不是在复制。同样的过程也可以用在其他研究中，但是并不期望这种方法的性质在定量研究中得到同样的结果。

在医学教育中，目前定性研究的主要范式往往是后实证主义和建构主义的（Lingard and Kennedy，2007）。后实证主义范式认为存在客观现实，可以通过适当的研究程序发现。建构主义，又称社会建构主义，接受现实和意义是相对的——相对于研究者的世界观和研究群体的世界观。

它介于后实证主义和建构主义之间，是一种较新的研究方法，研究方法既不定性也不定量。相反，它是一种试图理解为如何基于所涉及的人和事件进行研究的方法。这被称为现实主义或现实方法。这种更新的方法可以提高我们对现实的理解，因为“现实世界”限制了我们对它的合理理解。现实主义可以帮助我们理解社会世界，承认外部社会现实的存在及其对人类行为的影响。这个新的方法开始关注为什么一个定性研究项目可能或可能不能被复制，因为涉及了人为因素。因此，环境、人自身、人所处的社会结构以及研究项目本身都会对研究及其可重复性产生影响。现实主义引入了“机制”的概念。机制是指在特定环境下运行以产生利益结果的潜在实体、过程或社会结构。我们周围世界的某些情境触发了产生结果的机制。它们不是“可见”的，但必须从可观察的数据中推断出来。它们是情境敏感性的，并且可以产生结果。干预不会产生变化，是每个人的反应触发了变化（Wong et al.，2012）。

定性研究方法

以下方法使用各种程序来解决研究问题。使它们相联系的是，它们的目标是社会过程，正如每种方法所定义的那样，它们通过社会过程来解释定性数据。虽然这些方法中的每一个都可以相互重叠，但是它们都有独特的特征。

人种志

人种志是一种定性研究，可以对数据进行社会文化解释。文化最常被定义为塑造特定人群行为的信念、价值观和态度（Merriam，2002）。

尽管人种志起源于人类学，但它已作为一种研究形式在许多领域广受欢迎（框 54.1）。对任何群体或亚文化的观察都属于这种方法。对人种志的一个主要影响是社会学派中的“芝加哥学派”。它以在芝加哥大学进行的工作而得名：研究人员观察到了 20 世纪 20 年代以来该地区出现的特定社会群体，尤其是边缘社会群体，包括赌徒、吸毒者，甚至爵士乐手（Pope and Mays，2000）。

使用芝加哥学派人种志方法进行医疗卫生研究的早期示例是对老年患者中结核病患者和医务人员的观察，包括患者和医务人员在治疗过程中的时间进程（Pope and Mays，2000）。

大多数人会使用文字来表达他们所观察到的内容，但是出现了一种较新的人种志形式，即视觉人种志（Schlesser，2010）。视觉人种志使用照片和图表来记录一个群体的发展或行为。虽然摄影不太可能成为医学教育中首选的人种志技术，但它确实证明了即使人类学有着悠久的历史渊源，也能发展出更新的技术。

每种定性研究方法都应该适合于研究问题。人种志是观察群体及其行为以及描述系统或过程的理想选择。在报告观察到的行为或系统时，个人偏见总是一个挑战，因此可能成为这类研究的一个挑战。详细的编码和确认所收集的数据群体可以解决这个挑战。编码的细节可以帮助研究者限制个人偏见，并得到与观察到的情况更接近的数据。

扎根理论

扎根理论是指从生活者的角度研究经验。这种方法在研究进行的过程中建立一个理论，而不是用一个理论假设来工作。扎根理论是由两位社会学家 Glaser 和 Strauss 于 1960 年建立，目的是为定性数据的分析提供一种系统的方法，以达到定量范式所规定的严格标准。这种类型的系统方法将侧重于理论的产生，而不是理论的检验，这将提供一种新的研究调查模型（Lingard and Kennedy，2007）。Glaser 和 Strauss 研究了疾病和死亡，并在研究期间发展了扎根理论。许多早期扎根理论在护理和医学教育中都有基础。

Glaser 和 Strauss 使用“扎根理论”一词来描述对数据中的事件进行编码并识别数据中出现的分析类属的归纳过程。这个过程涉及识别主题，并尝试通过搜索数据来验证、确认和量化（Pope and Mays，2000）。编码是作为一种搜索数据的方法，寻找出现的趋势以及重复的主题，并给出见解。

大多数扎根理论研究都是通过访谈和观察得出的结果，这可以作为医学教育中的一种研究方法很好地发挥作用。Lingard 和 Kennedy 确定了扎根理论方法论的三个要素：

- 迭代式研究设计，包括同时收集和分析数据的循环，其中正在进行的数据分析结果为后续的数据收集提供参考。
- 有目的的抽样调查，对数据进行比较，寻找能够证实、挑战或扩展一个新兴理论的数据。
- 一种不断比较的方法，对数据进行比较，寻找相似点和不同点。

扎根理论研究数据，因为它是从数据收集中产生的。如上所述，这是进行护理和医学教育研究的有力方法。必须再次解决对个人偏见的担忧。在框 54.2 所示的情况下，主题分析支持扎根理论方法并解决个人偏见。

框 54.1 人种志作为一种研究方法

在发病率和死亡率查房中的教与学：一项人种志研究（Kruper et al.，2010）Kruper 等（2010）选择人种志作为他们观察每周发病率和死亡率的方法。目的是探索在查房中发生的教学过程，以便更好地了解它们在当前医学教育中的作用和贡献。他们收集数据的方法包括观察，然后进行焦点访谈，以进一步阐明观察到的内容。

框 54.2 扎根理论作为定性研究的一种方法

制度上的边缘化和学生对学习文化、种族和种族问题的抵触（Roberts et al.，2010）。

这项研究探讨了学习文化多样性的不同方法对医学生的影响。利用扎根理论和主题分析，作者发现两所学校存在两种潜在的竞争性观点。

案例研究

在许多方面，案例研究都由研究内容以及数据的研究方式来定义。与许多定性研究方法一样，案例研究以多种不同的方式使用，缺乏具体性会掩盖案例研究的真正意义。在定性研究的真正意义上，案例研究集中于单个分析单元，例如一个人、一个小组、一个事件或一个组织（Saldana,2011）。因此，案例研究被确定为有界研究——受时间和地点限制，针对特定时间研究的特定群体或事件。与所有定性研究方法一样，研究人员是数据收集和分析的主要工具。案例研究是归纳性的调查研究，其中包括对个案中所有事件的详细描述。在个案中要研究的内容是基于既定的目的和意图而选择的，因为已知它会受到时间、地点和情境的约束（框 54.3）。同样，作为一种定性方法，案例研究在医学教育研究中很有效。然而，研究者在描述案例内容时必须意识到潜在的个人偏见，并确定他们的偏见。撰写报告时还必须包括研究的局限性。这些局限可能是时间不足、不能充分接触参与者，或对研究的支持不足。

案例研究允许在有限的时间内对数据进行分析……这在医疗卫生研究中是一个明确的优势。然而，当需要长期观察时，这种时间上的限制也可能是一个弱点。当这种挑战出现时，最好选择另一种定性方法。

框 54.3 案例研究作为定性研究的一种方法

使用结构化的临床教练法计划来改善临床技能的培训和评价，以及提高教师和学生的满意度（Rego et al.，2009）。

这是一项案例研究，研究了为期一年的计划，以观察结构化临床教练法。这种方法需要为学生和临床导师制定明确的学习目标。研究发现，学生和教师都对他们的临床技能发展感到满意，还可以更早地识别出高危学生。

现象学

与定性研究中的大多数方法一样，现象学也源于哲学。现象学是与埃德蒙·胡塞尔（Edmund Husserl）相关的 20 世纪哲学流派。Husserl 是一位德国数学家，他开始寻找万物的本质。现象学关注的是个人的主观体验。正如所介绍的那样，所有的定性研究都是现象学的，即关注人们的经验，但现象学研究寻求理解现象的本质或结构（Merriam，2002）。因此，研究人员的重点既不是人，也不是人的世界，而是人与世界互动的本质意义（Merriam，2002）。一些定性研究在试图深入了解一个人如何体验某一事件时，采取了现象学的方法。

定性研究中使用的所有常见数据收集技术都用于现象学：例子包括访谈和参与者观察，甚至分析文学小说（框 54.4）。然而，这种研究方法的主要任务是研究者对数据进行反思，以捕捉使其成为现实的本质。例如，Saldana 给出了研究母性现象的例子。当研究者尝试掌握母性的本质时，可以考虑一些共同点：例如“看护责任”或“保护孩子”。另一种方法是通过主题，如“母性是……”或“母性的意义”。这也可以在文学小说以及访谈中找到。许多不同类型的作品中都有关于社会中母性的内容（Saldana，2011）。数据收集和分析是通过还原的方法进行的，分析具体的陈述和主题，并寻找所有可能的意义（Creswell，1998）。

包围对于这种研究方法的有效性至关重要。包围是指认识到自己的偏见，并把它放在一边，依靠自己的直觉、想象力和普遍的结构来获得经验的画面（Creswell，1998）。

根据 Creswell（1998），现象学研究可能具有挑战，原因如下。

- 研究者需要扎实的现象学哲学基础。
- 研究的参与者需要经过仔细的挑选，这样他们才能真正体验这种现象。
- 把研究人员的个人经历包围起来可能是困难的。
- 研究者需要决定如何以及以何种方式将其个人经验引入研究。

现象学源于哲学思考，它最成功地使用于需要理解社会现象时。现象学的一个优点是，它允许研究者在分析行为时深入了解细节。

框 54.4 现象学作为定性研究的一种方法

跨专业教育：执业护士对家庭医住院医师的戒烟咨询经验的影响（Mitchell et al.，2009）。

在这项研究中，研究人员使用现象学来理解专业学生的学习和实践如何直接和间接地（分别由直接教育者角色和间接指导角色）受到另一专业成员的影响。这种研究方法使人们真正了解到跨专业教育、不同学科间的合作及其对医学毕业后教育学习的影响。

解释学

解释学更多地被整合到其他方法中，而不是作为一种单独的方法被使用。因此，医学教育研究文献中很少有解释学的例子。解释学一词在历史上指的是对圣经文本的解释，或者说是与理解和解释文本有关的一个哲学分支。解释学认为，文本仍然是书面的，但其解释会随着时间和不同的语境而改变（Illing，2010）。在定性研究领域，Lingard 和 Kennedy 将解释学定义为利用参与者的真实经验来理解其政治、历史和社会文化背景（Lingard and Kennedy，2007）。

扎根理论和叙事研究都将解释学作为数据分析的一部分。叙事分析是在 Ricoeur 详细阐述的两种解释学传统中进行的：一种是信念解释学，旨在恢复文本的意义；一种是怀疑解释学，试图对其中隐含的意义进行解码（Josselson，2004）。

Schleiermacher 的诠释学思想是确定意义方法的基础，在这种思想中，对整体的理解照亮了各个部分，从而形成了整体（Wertz et al.，2011）。Lingard 和 Kennedy 将解释学循环描述为一种循环分析，即在考虑部分意义和整个文本意义之间来回穿梭。

解释学也许是与医学教育最不相关的，这一点从当前文献检索中没有发现就可以看出。一种方法不被应用，要么是不相关，要么就是太难理解。

叙事研究

叙事研究就像解释学一样，是一种嵌入在其他定性方法中的方法（Saldana，2011）。叙事研究是一种研究流派，包含多种方法；然而，它的共同目标是将参与者提供的或关于参与者的数据转化为文学故事形式——这种方法也被通俗地称为“创造性非虚构”。

从成人教育理论中我们知道，当信息以故事的形式呈现时，成人的学习效果最好，对信息的长期记忆也更好。成人用故事来思考。

根据 Merriam 等的说法，有几种方法来处理叙事（2002）。每种方法都会研究故事是如何构建的，使用什么语言工具以及故事的文化背景。传记、心理学和语言学方法是最常用的。

Wertz 等（2011）将叙事研究者定义为阅读文本的人，以个人、社会和历史条件为中介，对故事进行分析。分析的目的是既要发现统一故事的主题，又要发现承载、评论和破坏主题的不同声音。

作者进而确定了主题分析和话语分析是了解整个故事叙述的方法。当所有这些部分都整合在一起的时候，才能知道整个故事，才能确定意义。

最近，叙事研究方法已被用来促进医学生交流能力和同理心的发展。叙事作为个人的批判性反思，也被用作一种教育工具，使作者能够进一步确定他们所学到的知识方面的持续差距。一些医学院要求学生为他们参加的每门课程写反思论文；经常要求他们为每项活动写反思，以确定到底学到了什么。

这种叙述形式可用于现象学、扎根理论、人种志和案例研究（框 54.5）。

这种方法的优点是，通过批判性思考，对研究对象有了深刻的理解。缺点是，往往没有足够的时间来收集信息，因此受限于分享所有收集到的信息。

行动研究

行动研究起源于 20 世纪中叶的社会行动主义。它扎根于这种范式，以至于它经常被称为解放研究、批判研究、女权主义研究、参与式行动研究或激进主义研究。所有这些行动研究的衍生研究都要求进行某种形式的社会变革——最常见的是试图解决社会中那些被边缘化的群体所面临的问题。

然而，行动研究并非没有反对者。在许多用于定义其他定性方法的资源中，行动研究甚至没有被列为一种方法。一位作者甚至

框 54.5 叙事研究作为定性研究的一种方法

医学生对第三年精神病学实习中的叙事练习印象的定性分析（Garrison et al.，2011）。

研究人员使用叙事方法使学生能够开发出更全面的患者医疗方法。结果使学生能够以更加充分和互利的方式了解患者，从而更好地进行沟通，理解并提高患者的治疗效果。

将行动研究描述为既不是定量的也不是定性的（Ross，1999）。

行动研究的主要目的是做更好的事情（Pedler，2005）。Meyer 于 1946 年将行动研究与关注美国群体间关系和少数群体问题的社会科学家 Kurt Lewin 结合在一起（Meyer，2000）。Lewin 的主张是，如果相关人员参与建立和测试人类行为，那么关于人类行为的偶然推断可能是更有效的（Illing，2010）。Meyer 确定了三个最重要的行动研究要素：

- 参与性特征
- 民主性冲动
- 对社会科学和社会变革的双重贡献

行动研究的明确目的不只是观察社会生活，而是对自己的实践进行反思，或者与那些自认为需要通过研究和行动改变其生活环境的人合作。因此，确定的参与者和研究者合作，通过批判性反思改变他们的社会环境（Saldana，2011）。该研究涉及一些具体行动的设计、实施和评估。行动研究与其他定性研究模式的不同之处在于实施。

与批判理论一样，其目标是批判和挑战，改造并提供一个环境，让那些权力较小的人学会发展并成为社会的积极组成部分。这种转变最好被描述为观点的转变。观点转变是这样一个过程：批判性地意识到我们的假设如何，以及为什么会限制我们对世界的感知、理解和感受；改变这些习惯性期望的结构，以使更多的包容、辨别和整合的观点成为可能；最后，根据这些新的理解做出选择或采取其他行动（Mezirow，1991）。行动研究的关键部分是采取行动，从而将研究带入社区以实现改变。

参与式行动研究的重点是通过参与者参与研究项目的设计和实施来赋予人们政治权力。作为调查的结果，集体行动是这种研究的一个重要组成部分（Merriam，2002）。教师可以而且确实运用这种方法来改善他们的课堂环境。

Hart 和 Bond（1995）选择了七个标准，他们认为这些标准区别了行动研究与其他研究。

行动研究：

- 具有某种教育功能
- 处理作为社会群体成员的个人问题
- 以问题为中心，针对具体情境，面向未来
- 涉及变革干预
- 旨在改善和参与
- 涉及一个循环过程，其中研究、行动和评价是相互关联的
- 在研究关系中发现，参与的人是变化过程的参与者

与任何和所有定性研究方法一样，行动研究的优势只有在适合研究问题的情况下才能成为优势。在框 54.6 所示的文章中，研究人员不仅要探究他们面临的挑战，而且要根据研究结果做出改变。行动研究是需要更改行动时使用的方法。

Pope 和 Mays（2000）指出，行动研究在医疗环境中的可信度越来越高。今天，行动研究经常被用于医学教育，以确定对质量的关注（尽管它并不总是被确定为行动研究——虽然符合所有相关标准）。行动研究的一般流程是：确定挑战、小组合作找出解决问题的障碍、努力克服这些障碍、实施一个新的计划和衡量其有效性。

Hart 和 Bond（1995）的以下行动研究模型是对质量审查（经常在医疗环境中进行）的准确表述：

- 确定问题（挑战）
- 研究人员和从业人员之间的讨论和协商
- 文献综述
- 对问题重新定义
- 选择研究和评估方法
- 改革的实施，数据收集和反馈。这可能涉及重新审视先前的步骤
- 按照行动研究的“设计、实施和评估”模式，对研究进行全面回顾
- 向整个团体传播

尽管可能无法确认为行动研究，但肯定是

框 54.6 将行动研究作为定性研究的一种方法

同伴促进的虚拟行动学习：反思儿科工作期间的关键事件（Plack et al.，2010）

行动学习有助于解决现实世界中的问题时反思、培养批判性思维和学习。在此研究环境中，研究人员使用此方法揭示了住院医师所面临的挑战，这些挑战是使用临界反射法发现的。通过他们的回答，研究者能够发现课程中的弱点并做出相应的更改。

在医疗卫生环境中进行的。

混合方法研究

混合方法研究最近在医学教育中变得越来越流行。顾名思义，该方法结合了定量和定性研究方法以及数据收集技术的优点。与所有的研究方法一样，研究问题应该是驱动研究方法的因素。Creswell（2003）为混合研究方法的使用提供了三种策略。即：

- 顺序研究：研究者可能想用另一种方法来阐述一种方法的发现。
- 同时研究：研究者将定量和定性数据融合在一起，对研究问题进行全面分析。
- 变革性研究：研究者在包含定量和定性数据的设计中使用一个理论透镜作为总体视角。

混合方法研究是以研究问题为导向的，具有调和性，是教育领域许多有力研究的基础（Maudsley，2011）。然而，关于混合方法研究在医学教育中应用的文献是零散的，而且一般来说指导性较差。

卫生服务研究中的德尔菲和名义小组技术

这些是最著名的混合方法研究技术之一，它们最常用于卫生服务研究中达成共识。这两种方法都是为了最大限度地发挥知情小组考虑问题的好处，同时最大限度地减少与集体决策相关的缺点（Jones and Hunter，1995）。

Jones 和 Hunter 确定了达成共识方法的最有效特征：

- 匿名性：为了避免小组中的一个或多个成员占主导地位，德尔菲法中使用问卷调查，名义法中使用个人数据排序。
- 迭代：轮流进行讨论，以便让参与者重新考虑他们的立场并作出相应的改变。
- 控制反馈：分享每个人的迭代反应。
- 对小组填答的统计学分析：这是对小组填答的总结以更细地分享细节——因此可以提供更多的信息。

Bourgeois 等（2006）确定了德尔菲模型的独特性，因为它的可靠性和可以在没有直接参与者互动的情况下进行远程管理的能力（框 54.7）。他们还提供了具体步骤清单，以实现达成共识的有效流程：

框 54.7 共识建立模型作为定性研究方法

印度医学教师发展的需求和重点：德尔菲研究（Singh et al.，2010）

这项研究首次允许教师确定教师发展需求。研究者分发了调查表，高级教师确定并审查了调查表里面的主题。在达成共识后，确定了主题的优先级，并根据教师的需求制订了教师发展计划。

1. 确定问题 / 挑战
2. 选择专家
3. 管理者问卷调查
4. 评估反馈
5. 重新分发问卷
6. 解释结果
7. 实际应用

这是建立共识的好方法。它允许所有的声音被听到，并在建立共识的基础上做出明智的决定。劣势可能是做出决定的人没有必要的知识来做出一个明智的决定，如果他们不具备做出知情决定的适当能力，他们的决定可能是不正确的。

医学教育中的定性研究

定性研究可以使研究更有深度和广度。它可以告诉我们一个学生或住院医师如何以及为什么做或不做某件事。它具有扩大研究领域的范围，对研究问题和数据收集都有更深刻的认识的特点。它试图解释一种现象，以及某件事情的方式和原因，并建立一种有明确的数据支持的理解。

定性研究是为了探索和发展一个假设，而定量研究是结构化的，目的是证实一个假设。定性研究是演绎性的，定量研究是归纳性的。定性研究用开放性问题描述变化和群体规范；而定量研究用封闭性问题量化变化和确定因果。定性方法的数据以口头为主，而定量数据则以数字为主。两种方法的研究设计也完全不同。在定量研究中，研究设计是固定的、不会改变，而定性研究允许设计根据研究结果的出现而发展变化。

我们接下来描述定性研究中最常用的数据收集模式。在这之中重要的是，报告其工作的作者要描述所使用的数据收集模式以及定性研究的方法。如果不报告这两方面的情况，就会使定性研究的严谨性和有效性打折扣。用于定性研究的数据收集方法包括但不限于：

- 访谈：通过研究者的适当提问，可以讨论人们的感受、想法和经验。
- 焦点小组：通常包括一个由8～10人组成的小组，从他们那里获得与研究有关的信息。这些信息通常以某种方式记录下来，并在以后进行编码。焦点小组也可以作为确认或澄清问卷调查信息的一种方式。
- 书面叙述：书面叙述经常被使用。它们要求写叙述的人对所研究的环境或事件进行批判性思考。
- 观察：也可以用简单的观察来收集数据。观察小组的人需要意识到他们的个人偏见，以免打断被观察群体的流程。
- 文献回顾：文献回顾虽然很重要，但并不涉及在大多数其他数据收集方法中发现的人的品质。但是显然在某些情况下需要它，它主要作为研究的背景信息。

收集方法始终由研究问题驱动。有时，需要使用多种不同的技术来收集足够的数据，以获得完整的信息（图54.3）（Sullivan and Sargeant，2011）。

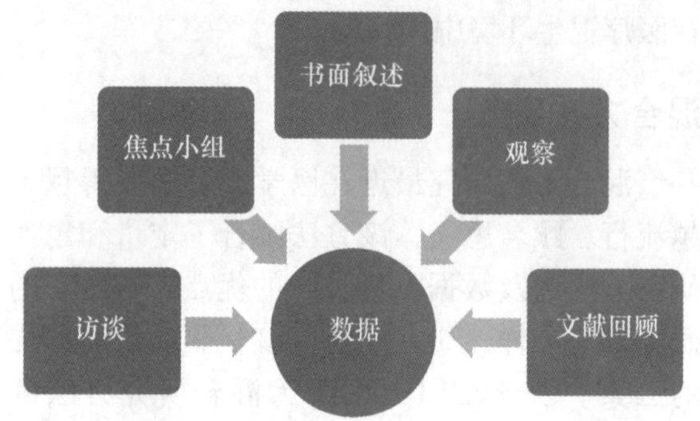

图 54.3 数据收集方法

与任何研究方法一样，定性研究也面临着挑战。Marshall 和 Rossman（1995）确定了至少三个挑战：

- 确定一个彻底、简明和优雅的概念框架
- 制订一个系统的、可管理的但又灵活的设计方案
- 将这些整合为一个连贯的整体

在医学研究中，人们认为定性研究很麻烦，很难分析，而且分析需要高度的解释力（Pope and Mays，2000）。另一个经常出现的负面评论是关于被研究的参与者数量很少。Mays 和 Pope（2000）明确指出，如果数据分析做得好，这就不是一个问题。对定性方法的性质及其在医疗卫生中的使用的误解，常常意味着定性研究被贴上了不科学的标签（Mays and Pope，2000）。最常见的批评是定性研究的主观性。在这种表达中，假设主观意味着有偏见。主观性是定性研究的一部分，因为研究者也是收集数据的工具。我们一起使用许多定性研究工具，以防止过于主观的研究，或确定研究人员在数据收集中的作用（图54.4）。

以下标准对如何在定性研究中达到严格要

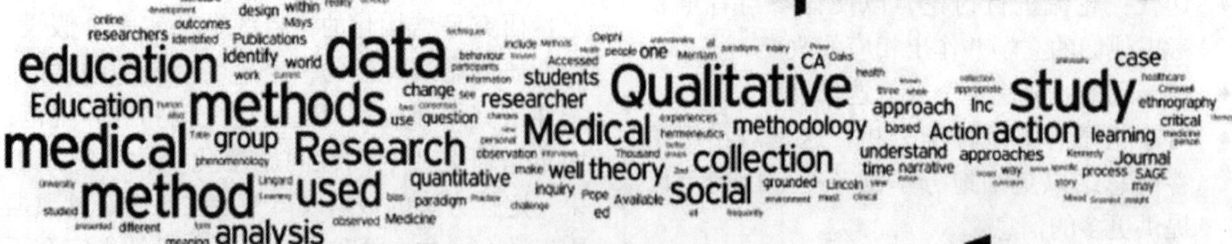

图 54.4 定性研究

求提供启示（Lingard and Kennedy，2007）：

1. 抽样的充分性和适当性：抽样调查的对象 / 活动是否正确？样本的大小是否合适，以便有足够的洞察力？
2. 收集数据的质量：研究者与被研究者的关系如何？是否在自然的环境中对被观察者使用访谈和观察？
3. 分析过程的清晰性：分析过程是否清晰？读者能否确定是谁做的分析、分析了什么、怎么分析的？

医学教育中的问题正变得越来越复杂，我们需要所有可用的研究工具来寻找这些问题的答案。定性和定量研究在应对我们面临的挑战方面都可以发挥作用。

结论

- 定性研究方法可用于医学教育研究中，以回答定量研究无法解决的问题。
- 无论使用什么方法，都与人们对其社会世界的经验所附加的意义以及他们如何理解这个世界有关。
- 定性研究的所有方法都试图解释社会现象（如互动和行为）。
- 使用哪种定性方法以及数据收集方法由研究问题决定。

参考文献

Bourgeois, J., Pugmire, L., Stevenson, K., Swanson, N., and Swanson, B. (2006) The Delphi method: a qualitative means to a better future. [Online]. http://www.freequality.org/documents/knowledge/Delphimethod.pdf Accessed 14 March 2013

Biklen, B. (1992) *Qualitative Research for Education; An Introduction to Theory and Methods*. 2nd edn. Needham Heights, MA: Allyn and Bacon

Creswell, J.W. (1998) *Qualitative Inquiry and Research Design: Choosing Among Five Traditions*. Thousand Oaks, CA: SAGE Publications, Inc

Creswell, J.W. (2003) *Research Design; Qualitative, Quantitative, and Mixed Methods Approaches*. 2nd edn. Thousand Oaks, CA: Sage Publications, Inc

Denzin, N.K. and Lincoln, Y.S. (eds) (2008) *Strategies of Qualitative Inquiry*. Thousand Oaks (CA): Sage Publications, Inc

Denzin, N.K. and Lincoln, Y.S. (eds) (2011) *The Sage Handbook of Qualitative Research*. Thousand Oaks, CA: Sage Publications, Inc

Devers, K.J. (1999) How will we know 'good' qualitative research when we see it? Beginning the dialogue in health services research. *Health Services Research*. 34(5/II): 1153–1188

Garrison, D., Lyness, J.M., Frank, J.B., and Epstein, R.M. (2011) Qualitative analysis of medical student impressions of a narrative exercise in the third-year psychiatry clerkship. *Acad Med*. 86(1): 85–89

Hart, E. and Bond, M. (1995) *Action research for health and social care*. Buckingham: Open University Press

Josselson, R. (2004) Hermeneutics of faith and hermeneutics of suspicion. *Narrative Inquiry*. 14(1): 1–29

Illing, J. (2007) Thinking about research: frameworks, ethics, and scholarship. In: Lingard, L. and Kennedy, T.J. (eds) *Qualitative research in Medical Education*. Edinburgh: Association for the Study of Medical Education

Jones, J. and Hunter, D. (1995) Consensus methods for medical and health services research. *BMJ*. 311: 376–380

Kuper, A., Zur Nedden, N., Etchells, E., Shadowitz, S., and Reeves, S. (2010) Teaching and learning in morbidity and mortality rounds: an ethnographic study. *Med Educ*. 44: 559–569

Lincoln, Y.S. and Guba, E.G. (1985) *Naturalistic Inquiry*. London: Sage Publications, Inc

Lingard, L. and Kennedy, T.J. (2007) *Qualitative Research in Medical Education*. Edinburgh: Association for the Study of Medical Education

Marshall, C. and Rossman, G.B. (1995) *Designing Qualitative Research*. 2nd edn. Thousand Oaks, CA: Sage Publications, Inc

Maudsley, G. (2011) Mixing it but not mixed-up: Mixed methods research in medical education (a critical narrative review). *Med Teach*. 33: 92–104

Merriam, S.B., et al. (2002) *Qualitative Research in Practice; Examples for Discussion and Analysis*. San Francisco, CA: Jossey-Bass

Meyer, J. (2000) Using qualitative methods in health related action research. *BMJ*. 320: 178–181

Mezirow, J. (1991) *Transformative Dimensions of Adult Learning*. San Francisco: Jossey-Bass Inc

Mitchell, J., Brown, J.B., and Smith, C. (2009) Interprofessional education: a nurse practitioner impacts family medicine residents' smoking cessation counselling experiences. *J Interprof Care*. 23(4): 401–409

Morrison, J. (2000). Jill Morrison. *Med Educ*. 34(6): 490–491

Pedler, M. (2005) Critical action learning. *Action Learn Res Pract*. 2(1): 1–6

Plack, M.M., Driscoll, M., Marquez, M., and Greenburg, L. (2010) Peer-facilitated virtual action learning:reflecting on critical incidents during a pediatric clerkship. *Acad Pediatr*. 10(2): 146–152

Pope, C. and Mays, N. (2000) *Qualitative Research in Health Care*. 2nd edn. London: BMJ Publishing Group

Rego, P., Peterson, R., Callaway, L., Ward, M., O'Brien, C., and Donald, K. (2009) Using a structured clinical coaching program to improve clinical skills training and assessment, as well as teachers' and students' satisfaction. *Med Teach*. 31(12): e586–595

Roberts, J.H., Sanders, T., Mann, K., and Wass, V. (2010) Institutional marginalisation and student resistance: barriers to learning about culture, race and ethnicity. *Adv Health Sci Educ*. 15(4): 559–571

Ross, J. (1999) *Ways of approaching research: quantitative designs*. [Online] http://www.fortunecity.com/greenfield/grizzly/432/rra2.htm>Accessed 30 January 2012

Saldaña, J. (2011) *Fundamentals of Qualitative Research*. New York: Oxford University Press, Inc

Schlesser, L. (2010) *How do performers perceive dance, as an art form or a form of work? A visual ethnographic case study of a Chicago performance company: The Seldoms*. MA thesis. Newcastle University.

Singh, T., Moust, J., and Wolfhagen, I. (2010) Needs and priorities of faculty development for medical teachers in India: A Delphi study, *Natl Med J India*. 23(5): 297–301

Sullivan, G.M. and Sargeant, J. (2011) Qualities of qualitative research: part 1, *J Grad Med Educ*. [Online]. http://www.jgme.org/toc/jgme/3/4 Accessed 14 March 2013

Wertz, F.J., Charmaz, K., McMullen, L.M., Josselson, R., Anderson, R., and McSpadden, E. (2011) *Five Ways of Doing Qualitative Analysis*. New York: The Guilford Press

Wong, G., Greenhalgh, T., Westhrop, G., and Pawson, R. (2012) Realist methods in medical education research: what are they and what can they contribute? *Med Educ*. 46: 89–96

延伸阅读

Aronoff, S.C., Evans, B., Fleece, D., Lyons, P., Kaplan, L., and Rojas, R. (2010) Integrating evidence based medicine into undergraduate medical education: combining online instruction with clinical clerkships. *Teach Learn Med*. 22(3): 219–223

Atkinson, P. and Pugsley, L. (2005) Making sense of ethnography and medical education. *Med Educ*. 39: 228–234.

Avison, D., Lau, F., Myers, M., and Nielson, P.A. (1999) Action research. *Commun ACM*. 42(1): 94–97

Babbie, E. (1995) *The Practice of Social Research*. 7th edn. Belmont, CA: Wadsworth Publishing Company

Cameron, D., Russell, D., Rivard, L., Darrah, J., and Palisano, R. (2011) Knowledge brokering in children's rehabilitation organizations: perspectives from administrators. *J Cont Educ Health Prof*. 31(1): 28–33

Coghlan, D. (2011) Action research: Exploring perspectives on a philosophy of practical knowing. *Acad Manage Ann*. 5(1): 53–87

Cook, D.A. (2010) Twelve tips for evaluating educational programs. *Med Teach*. 32: 296–301

Creswell, J.W. (2012) *Educational Research: Planning, Conducting, and Evaluating Quantitative and Qualitative Research*. 4th edn. Boston, MA: Pearson Education, Inc

Dauphinee, W.D. (2012) Educators must consider patient outcomes when assessing the impact of clinical training. *Med Educ*. 46: 13–20

Denzin, N.K. (1997) *Interpretive Ethnography; Ethnographic Practices for the 21st Century*. Thousand Oaks, CA: SAGE Publications, Inc

Driessen, E., van der Vleuten, C., Schuwirth, L., Van Tartwijk, J., and Vermunt, J. (2005) The use of qualitative research criteria for portfolio assessment as an alternative to reliability evaluation: a case study. *Med Educ*. 39: 214–220

Dyrbye, L., Cumyn, A., Day, H., and Heflin, M. (2009) A qualitative study of physicians' experiences with online learning in a masters degree program: Benefits, challenges, and proposed solutions. *Med Teach*. 31(2): e40–e46

Erlandson, D.A., Harris, E.L., Skipper, B.L., and Allen, S.D. (1993) *Doing Naturalistic Inquiry; A Guide to Methods*. Newbury Park, CA: Sage Publications, Inc

Fletcher, R.H., Aronson, M.D., and Eamranond, P. (2011) Evidence-based medicine. *UpToDate*, [Online]. http://www.uptodate.com/contents/evidence-based-medicine? Accessed 14 March 2013

Fraenkel, J.R. and Wallen, N.E. (2003) *How to Design and Evaluate Research in Education*. 5th edn. Boston, MA: McGraw Hill

Giacomini, M.K. and Cook, D. (2000) Users' guides to the medical literature: XXIII. Qualitative research in health care A. Are the results of the study valid? *JAMA*. 284(3): 357–362

Giacomini, M.K. and Cook, D. (2000) Users' guides to the medical literature: XXIII. Qualitative research in health care B. What are the results and how do they help me care for my patients? *JAMA*. 284(4): 478–482

Glaser, B.G. (2004) Naturalist inquiry and grounded theory. *Forum: Qualitative Social Research*. 5(1): Art 7

Green, J. and Britten, N. (1998) Qualitative research and evidence based medicine. *BMJ*. 316(7139): 1230–1232

Greenhalgh, T. and Taylor, R. (1997) How to read a paper: papers that go beyond numbers (qualitative research). *BMJ*. 315: 740–743

Hall, S. Qualitative Methods in Health Care Management, [Online]. http://www.ehow.com/way_5622578_qualitative-methods-health-care-management.html Accessed 14 March 2013

Hart, D. and Gregor, S. (2005) *Information Systems Foundations*. Canberra, Australia: The Australian National University

Hafferty, F.W. (1998) Beyond curriculum reform: confronting medicine's hidden curriculum. *Acad Med*. 73(4): 403–407

Hasson, F., Keeney, S., and McKenna, H. (2000) Research guidelines for the Delphi survey technique. *J Adv Nursing*. 32(4): 1008–1015

Imel, S. (1995) Race and gender in adult education. Educational Resources Information Center. [Online] http://www.calpro-online.org/eric/docgen.asp?tbl=tia&ID=92 Accessed 9 January 2012

Jaye, C. (2002) Doing qualitative research in general practice: methodological utility and engagement. *Fam Pract*. 19(5): 557–562

Keim, S. M., Howse, D., and Mendoza, K. (2008) Promoting evidence based medicine in preclinical medical students via a federated literature tool. *Med Teach*. 30(9–10): 880–884

Kuhn, J.S. and Marsick, V.J. (2005) Action learning for strategic innovation in mature organizations: key cognitive, design and contextual considerations. *Action Learn Res Pract*. 2(1): 27–48

Leddy, P.D. and Ormrod, J.E. (2010) *Practical research: Planning and design*. 9th edn. Upper Saddle River, NJ: Pearson

Lempp, H. and Seale, C. (2004) The hidden curriculum in undergraduate medical education: qualitative study of medical students' perceptions of teaching. *BMJ*. 329(7469): 770–773.

Mathison, S. (1988) Why triangulate? *Educ Res*. 17(2): 13–17

Maxwell, J.A. (1992) Understanding and validity in qualitative research. *Harvard Educ Rev*. 62(3):

McMillian, J.H. and Schumacher, S. (2010) *Research in Education. Evidence based Inquiry*. 7th edn. Upper Saddle River, NJ: Pearson Education

McNally, P. and Killion, R. (1999) *The McNally–Killion Learning Organization Model: A Case Study in Managing Change*. Chicago IL: National-Louis University.

Merriam, S.B., 1988. *Case Study Research in Education; A Qualitative Approach*. San Francisco, CA: Jossey-Bass.

Merriam, S.B. (1998) *Qualitative Research and Case Study Applications in Education*. San Francisco, CA: Jossey-Bass

Merriam, S.B. and Simpson, E.L. (1995) *A Guide to Research for Educators and Trainers of Adults*. 2nd edn. Malabar, FL: Krieger Publishing Company

Miles, M. B. Huberman, A.M. (1994) *Qualitative Data Analysis: An Expanded Sourcebook*. Thousand Oaks, CA: Sage Publications, Inc

Mills, G.E. (2003) *Introduction to Education Research*. Upper Saddle River, NJ: Merrill Prentice Hall

Monrouxe, L.V., Rees, C. E., Lewis, N.J., and Cleland J.A. (2010) Medical educators' social acts of explaining underperformance in students: a qualitative study. *Adv Health Sci Educ*. 16: 239–252

Moulton, B. and King, J.S. (2010) Aligning ethics with medical decision-making: The quest for informed patient choice. *J Law Med Ethics*. 38(1): 85–97

Moustakas, C. (1990) *Heuristic Research; Design, Methodology, and Applications*. Newbury Park, CA: Sage Publications, Inc

Moustakas, C. (1994) *Phenomenological Research Methods*. Thousand Oaks, CA: Sage Publications, Inc

Okoli, C. and Pawlowski, S.D. (2004) The Delphi method as a research tool: an example, design considerations, and applications. *Information & Management*. 42: 15–29

Parsonnet, J., Gruppuso, P.A., Katner, S.L., and Boninger, M. (2010) Required versus elective research and in-depth scholarship programs in the medical school curriculum. *Acad Med*. 85(3): 405–408

Pawson, R. (2002) Evidence-based policy: the promise of 'realist synthesis'. *Evaluation*. 8(340): 340–358

Penney, D. and Leggett, B. (2005) Connecting initial teacher education and continuing professional learning through action research and action learning. *Action Learn Res Pract*. 2(2): 153–169

Poses, R.M. and Isen, A.M. (1998) Qualitative research in medicine and health care. *J Gen Intern Med*. 13: 32–38

Presser, S., Rothgeb, J.M., Couper, M.P., et al.(eds) (2004) *Methods for Testing and Evaluating Survey Questionnaires*. Hoboken, NJ: John Wiley & Sons Inc

Pruskil, S., Burgwinkel, P., Georg, W., Keil, T., and Kiessling, C., 2009. Medical students' attitudes towards science and involvement in research activities: A comparative study with students from a reformed and a traditional curriculum. *Med Teach*. 31(6): 254–259

Ramos, K.D., Schafer, S., and Tracz, S.M. (2003) Validation of the Fresno test of competence in evidence based medicine. *BMJ*. 326: 319–321

Reason, P. and Rowan, J. (1981) *Human Inquiry; A New Sourcebook of New Paradigm Research*. Hoboken, NJ: John Wiley & Sons Inc

Rees, C. and Monrouxe, L.V. (2011) 'A morning since eight of just pure grill': a multischool qualitative study of student abuse. *Acad Med*. 86(11): 1374–1382

Ringsted, C., Hodges, B., and Scherpbier, A. (2011) 'The research compass': An introduction to research in medical education: AMEE Guide No. 56. *Medical Education Online* [e-journal]. http://informahealthcare.com/doi/abs/10.3109/0142159X.2011.595436 Accessed 14 March 2013

Roberts, T.E. (2012) To every complex problem there is a simple solution… *Med Educ*. 46: 3–12

Rosenfield, D., Oandasan, I., and Reeves, S. (2011) Perceptions versus reality: a qualitative study of students' expectations and experiences of interprofessional education. *Med Educ*. 45: 471–477

Rothwell, W.J. (1999) *The Action Learning Guidebook; A Real-Time Strategy for Problem Solving, Training Design, and Employee Development*. San Francisco, CA: Jossey-Bass Pfeiffer

Santen, S.A. and Hemphill, R.R. (2011) A window on professionalism in the Emergency Department through medical student narratives. *Ann Emerg Med*. 58(3): 288–294

Savenye, W.C., and Robinson, R.S. (2001) *The Handbook of Research for Educational Communications and Technology*. [Online]. http://www.aect.org/edtech/ed1/40/index.html Accessed 14 March 2013

Shank, G.D. (2006) *Qualitative Research: A Personal Skills Approach*. 2nd edn. Upper Saddle River, NJ: Merrill Prentice Hall

Skulmoski, G.J., Hartman, F.T., and Krahn, J. (2007) The Delphi method for graduate research. *J Inf Technol Educ*. 6: 1–21

Smith, J.K. (1983) Quantitative versus qualitative research: an attempt to clarify the issue. *Educ Res*. 12(3): 6–13

Straus, S.E., Green, M.L., Bell, D.S., et al. (2004) Evaluating the teaching of evidence based medicine: Conceptual framework. *BMJ*. 329: 1029–1032

Straus, S. E., Tetroe, J., and Graham, I. (2009) Defining knowledge translation. *Can Med Ass J*. 181(3–4): 165–168

Sterkenburg, A., Barach, P., Kalkman, C., Gielen, M., and ten Cate, O. (2010) When do supervising physicians decide to entrust residents with unsupervised tasks? *Acad Med*. 85(9): 1408–1417

Stringer, E.T. (1999) *Action Research*. 2nd edn. Thousand Oaks, CA: Sage Publications, Inc

Swanwick, T. (ed) (2010) *Understanding Medial Education; Evidence, Theory, and Practice*. Chichester: John Wiley & Sons Ltd

Tavakol, M. (2006) Training medical teachers in using qualitative research methods. *Med Educ Online* [e-journal]. http://www.med-ed-online.org/pdf/L0000010.pdf Accessed 14 March 2013

Thistlethwaite, J., Quirk, F., and Evans, R. (2010) Medical students seeking medical help: A qualitative study. *Med Teach*. 32: 164–166

Tyson, K. (1995) *New Foundations for Scientific Social and Behavioral Research; The Heuristic Paradigm*. Needham Heights, MA: Allyn and Bacon

Wear, D. (2008) On outcomes and humility. *Acad Med*. 83(7): 625–626

Wong, G., Greenhalgh, T., and Pawson, R. (2010) Internet-based medical education: a realist review of what works, for whom and in what circumstances. *BMC Med Educ*. 10(12): doi: 10.1186/1472-6920-10-12

Zuberi, R.W. (2012) Layers within layers…self-regulation in a complex learning environment. *Med Educ*. 46: 3–12

第 55 章

医学教育中的学术发表 Publishing in medical education

Steven L. Kanter，Victoria A. Groce，Eliza Beth Littleton

译者：臧　悦　审校：冯劭婷

我之所以只能把这封信写得更长，是因为我没有时间把它缩短简化。

Blaise Pascal，《致外省人信札》(*The Provincial Letters*)，

第 16 封信，1657 年

引言

一句古老的格言如是说："您所写的不可能比您所想的更好。"换句话说，您的文章质量永远不会比您对某个主题的推理质量更好。无论您把文章页面上的词句编撰得多么有力和迷人，或是多么充满权威性，细心的读者都会辨别出用于生成正文的论证与推理的局限。当然，这句格言与撰写有关教育研究、项目和创新的文章有关。关于实验研究、课程项目或教育创新类文章的质量将受到研究、项目或创新本身的质量的限制。一个拙劣的实验、错误的调查设计或构思不当的计划无法用花哨的文字来修复。因此，尽管本章的重点主要是医学教育中的写作和发表，但重要的是要时刻牢记教育研究和项目中的高质量设计和执行（在本文其他各章中都有介绍）是良好写作和成功发表的重要前提。

即使对于一个出色的实验或创新，为批判性的读者写作仍然需要进行仔细的计划和论证。在最早的阶段，医学教育的学者必须思考如何构思和进行一项主题研究，必须遵循出版道德规范，并且必须以目标受众为中心进行写作。这不仅是因为提前思考比在稿子提交给期刊之后发现一个重大错误要好，而且因为提前计划是最终对这一领域做出实质性贡献的思维方式。

一份好的稿件应该同时具有知识完备性和道德诚信。知识完备性包括但不限于：对问题、目标或假设的明确陈述；对相关文献的恰当概括；对所用方法的完整描述；对结果或发现的准确报告；合理的论据和逻辑推理；以及反映结果的结论。

道德诚信包括但不限于：适当引用他人的作品；对研究或项目中人类参与者的处置的清晰描述；对遵守相关道德原则的明确声明；来自适当的委员会或其他实体（如适用）的伦理批准。

稿件的知识完备性

医学教育期刊发表了一系列文章，包括科学研究报告、为观点提供依据和合理论点的学术文章、关于创新的报告、关于"怎样做"的文章、评论、社论、辩论性短文、致编辑的信，以及各种专题特刊（例如，聚焦于艺术与医学之间界限的特刊）。本章主要侧重于前三种类型的文章，但是这些原则和准则适用于医学教育中的所有写作。

Bordage（2001，p. 892）列出了审稿人在考察稿件质量时经常涉及的一些特性。

- 相关性："重要、及时、相关、关键、普遍存在的问题"

- 问题陈述:“问题陈述得很好，表述得很清楚”
- 研究脉络:“对文献进行全面、最新、集中的审查”
- 设计:“精心设计的研究（适当、严格、全面的设计）”
- 效能:“样本量足够大”
- 创造性:“新颖独特的数据分析方法”
- 现实主义:“解释考虑了研究的局限性”
- 适用范围:“实用、有用的启示”
- 风格:“精心撰写的稿件（清晰、直接、易于阅读、合乎逻辑）”

这些特性也为计划和编写自己的稿件以及确保论文的知识完备性提供了宝贵的框架。让我们更详细地研究其中一些特性。

问题陈述和相关性

在稿件的开头，作为主题的引入，明确陈述文章的目的或目标并给出明确的相关性陈述至关重要。目的可以陈述为问题、假设或研究问题。无论目的或目标的格式如何，重要的一点是向读者清楚表达出写这篇文章的原因。从某种意义上说，这种目标陈述是对读者的承诺，而文章的其余部分应兑现这一承诺。解释与当前问题的相关性也同样重要。

编辑拒绝接受未经外审的稿件的常见原因是编辑无法辨别明确的目标（Bordage，2001）。如果有一个明确的目标，但没有明确说明，则稿件通常不会受到审稿人的好评。

医学教育研究的批评者呼吁学界以扩展的和更复杂的方式探索教育问题。例如，Regehr（Regehr，2004，pp. 939-942）指出，在过去的几十年中，医学教育研究倾向于集中在四大类问题上：课程和教学应用问题；技能和态度；学习者特征；对学习者的评估。Regehr 继续指出，医学教育的本质展现出更多让人振奋的探索奥秘的机会。

正如 Turnbull（2011，pp. 1-2）所述：

> 一些教育研究始于现有研究结构合理且结构完善的问题，而另一些则始于要检验的项目，但一些……研究应从实践者遇到的问题开始。通过记录问题的发生，对其进行分析，运用现有的理论并系统地探究相关情况，研究人员将通过严谨的调查与研究来寻找根本原因。

研究脉络

全面总结和分析其他研究人员的观点是一种帮助读者理解您的主题和您想解决的特定问题的方法。在一个层面上，文献综述是一系列引文，这些引文可支持一项主张并表明其他研究人员已经解决了类似的问题或相关问题。从更深层次上讲，文献综述可以是对每个学者在一个问题上立场的深思熟虑的总结。它不仅仅是个人撰写的每篇文章的摘要；相反，它是该人在特定领域内工作的摘要。它不仅包括研究者的主张，还包括研究者为何或如何相信这些主张。它可以追溯每位研究者的论述，并为解决您的主题或问题提供一个“出发点”。

要写一篇有深度的文献综述来帮助您确定和发展问题陈述，一个好的方法是首先在“对话”中总结每个学者的方法，然后进行比较和对比（Kaufer et al.，1989）。在进行比较和对比时，请寻找对摘要进行分组的方法，以便就此问题形成阵营或思想流派。就像在任何小组讨论中一样，您所概括的研究者似乎会彼此同意或不同意。特别是，他们将在他们认为重要或处于关键之处有不同的见解。

当您清楚地表达实质性的同意和分歧意见时，您将分辨出哪些方面对您的主题或立场很重要，哪些对不同的研究者群体很重要。您将发现您的问题陈述如何与他人共享元素以及自己的独特性，这一点可能很重要。总结、分析和综合他人的研究需要花费时间并且需要深入阅读，但付出总有回报。

设计与效能

根据您计划解决的问题的性质，研究的设计可以采用不同的形式。例如，当您怀疑问题比目前已知的更严重时，或者当问题需要更明确的定义时，观察性研究设计可能会很有价值。实验研究设计使您能够检验已经了解的很重要的变量或想法。毫无疑问，就科学研究报告而言，合理的研究设计是决定一项研究将被接受还是被拒绝的最重要因素之一。在被拒绝的稿件中，方法部分通常是最弱的，也是最容易导致被拒绝的部分（Byrne，2000；Johnson，

2008；Quinn and Rush，2009）。一项对 JAMA 审稿人的调查显示，影响审稿人拒绝稿件的最大因素是研究设计不佳（Beckman and Cook，2007；Byrne，2000；Johnson，2008）。

一些学者指出，许多渴望在医学教育中进行研究的人缺乏适当的研究方法方面的专门培训（Albert et al.，2006；Gruppen，2007）。随着越来越多的医学院校提供此类培训，这一问题正在逐步得到解决（Carline，2004；Gruppen，2007）。此外，世界各地的医学院校提供的医学教育证书和学位项目越来越多。

启示、局限性和结论

确保您的文章能贡献有用的知识，并因此有机会在同行评议的期刊上发表的一种方法是，要求读者从您的研究发现是怎样促进思考和（或）实践这个方面，来重新思考您的研究问题。这是一个关键点。如果您的作品贡献出能影响一个研究领域的新信息，那么审稿人可能会给出更有利的评价，而编辑则更有可能选择将其发表。

在讨论您研究文章中发现的潜在启示时，至关重要的一点是，不要过分夸大可以从数据中得到的内容。在讨论结果时，作者必须从事实陈述转变为对这些事实的有用解释。得出超出研究发现的结论可能会引起潜在的偏见，激怒审稿人，并削弱读者对论文整体诚信的信心。

在研究报告中，您应该讨论方法的优点和局限性，以及结果有效性的潜在价值和挑战。在观点类型的文章中，您应该讨论论点的优点和局限性，以及论证有效性的潜在价值和挑战。重要的是要检验可能影响结果解释或可能损害结果普遍性的偏倚、混杂变量和其他局限性（Bordage，2001；Bordage and Dawson，2003）。您可能需要对潜在相反的假设和构思进行检验。

写作风格

写作质量欠佳是稿件被拒的普遍原因，研究表明，负责人和学术专业人员（将要审阅您论文的人）会对语法和用法错误（尤其是句子的片段和连词）产生负面反应（Beason，2001；Hairston，1981；Leonard and Gilsdorf，1990）。他们的负面反应不仅是因为错误本身或错误如何干扰易于理解的文本而烦恼。相反，遇到写作不佳的审稿人可能会认为犯错的作者不重视准确性和（或）不是批判性的思考者。一旦发现错误，审稿人便开始质疑稿件的其他部分，并怀疑作者在观察或计算中是否犯了其他非书面错误。可以想象，基于上述，写作质量欠佳可能会导致超出一般情况的负面评价。

如果作者希望以不是母语的语言发表在学术期刊上，那么对于他们来说，写作质量就尤为重要。如果您使用第二语言书写，或者您对自己的写作技巧不是特别有信心，请考虑从指导者、机构的研究室或私人导师那里获得外部写作帮助（Chipperfield et al.，2010）。

使评审者反感的其他缺陷包括冗长、使用行话和缺乏清晰度。这些特征很常见，甚至可以损害评审者和编辑对即使是一项出色研究的看法（Bordage et al.，2001，p. 948；Quinn and Rush，2009）。读者需要您清楚地描述干预或创新如何奏效、如何进行试验或从中学到的知识，以便复制您的方法或确定新项目在他们自己机构同样有效（Cook et al.，2007b）。

要警惕写作的各个方面，从论文的整体组织到每个词语的选择。在不认真关注风格和技术问题的情况下，第一份初稿可能有助于归纳主要思想并确定基本结构（Quinn and Rush，2009）。诸如“IMRaD”这样的标准格式（引言、方法、结果和讨论）本身并不能保证论文的清晰，但对于实验研究而言，这是一个明显的起点，并反映了行动中科学方法的各个阶段（Bordage et al.，2001，p. 948；International Committee of Medical Journal Editors，2010）。大多数论文的初稿都太长，可以从明智的缩减中受益（Dant，2011；Johnson，2008）。

冗长的字词对评审者、编辑和一般读者没有吸引力。读者可能会将不必要的冗长视为“研究者对其研究内容的困惑”（Bordage et al.，2001，p. 948；Quinn and Rush，2009）。请在论文中明确定义首次使用的不常用术语或首字母缩写词，并尽可能使用自然的对话风格（Cantillon et al.，2009；Dant，2011；Johnson，2008）。

每个期刊都有自己的“作者须知”（instructions for authors，IFA）。IFA 通常会指定期刊将发表的文章的类型和类别，以及其字数限制、道德准则、署名标准和其他要求。遵守期刊指南很重要。违反投稿要求可能会使您的稿件不太可能被期刊考虑发表。

一些专业性的作者会将文章搁置一段时间后再进行修改，或许您也可以考虑采用这样一种策略。在短暂的搁置之后（也许是几天），最显眼的风格问题和冗余常常变得更加明显（Dant，2011）。第一作者不必进行所有修改；一种有用的方法是将论文的不同部分分配给不同的作者，或者让不同的作者针对论文的不同方面（如冗余、清晰性、风格或一致性）进行修改（Quinn and Rush，2009）。在论文提交之前，让同事（包括既不是作者也不参与相关研究的同事）先进行阅读，这会很有用。两种有用的读者类型分别有：与您的目标受众尽可能接近的同事，以及与您的研究领域没有任何关联的聪明睿智、具有洞察力的读者（Dant，2011；Johnson，2008；Quinn and Rush，2009）。Quinn 和 Rush（2009，p. 638）建议您采用外行读者来确保论文的结果和结论是否明确："请他们校对您的论文，然后请他们用他们自己的话来告诉您，您的研究发现是什么。这样，您就知道他们是否准确地获得了信息"。当所有作者都对论文感到满意时，那就是该投稿的时候了。

稿件的道德诚信

在医学教育会议上，论文发表的道德伦理问题已成为日益流行的讨论话题，并且在几篇社论和文章中也被谈及（Eva，2009；Kanter，2009）。在适当的情况下，必须获得伦理批准，这对于确保稿件的学术道德诚信很重要，并且已成为在一些医学教育期刊上发表的要求（尽管它以不同的方式实施）。

尽管医学教育研究中几乎没有重大的道德丑闻，但在描述和要求实验研究方面的人权保护上，该领域落后于临床研究（Roberts et al.，2001）。但是，越来越多的编辑要求作者证明们的研究、调查和项目（如果涉及人类）受到适当的伦理机构的监督，并且在正文中有伦理声明。*Academic Medicine* 期刊要求研究声明已获得伦理批准，并要求不在伦理批准机构的管辖范围之内的有关研究的稿件，需要讨论如何确定风险和收益、如何对受试者的数据进行保密以及研究的作者和研究者对待人类参与者的其他方式（Kanter，2009）。*Medical Education* 期刊对外部监督也有类似的要求，并要求不受外部机构监督的研究明确表明其符合《赫尔辛基宣言》（该文件规定了对研究对象的保护）（Eva，2009）。

几乎所有发表医学教育论文的期刊都禁止同时进行一稿多投。这除了夸大研究发现之外，还存在着发生版权纠纷的可能性以及出现潜在的期刊资源浪费（Bordage et al.，2001，p. 950；Brice and Bligh，2004；Council of Science Editors，2009；International Committee of Medical Journal Editors，2010；Johnson，2008）。

在会议或专题讨论会上发表医学教育研究发现并随后将基于这些发现的完整稿件提交给期刊并不少见。一些期刊允许这样做，而另一些期刊则不允许。您计划投稿的期刊的 IFA 可能会包含有关它们在何种情况下会考虑出版以前发布过的数据。有时，当将研究发现呈现给一个完全不同、没有重叠的读者群体（例如，使用另一种语言）时，某些期刊会允许发布以前发表过的资料（Brice et al.，2008；International Committee of Medical Journal Editors，2010）。其他期刊则禁止以任何形式发布先前发表过的资料，即使有注明和充分申明也是如此（Bordage et al.，2001，p. 950；Chipperfield et al.，2010）。

一些期刊要求提供投稿信，另一些则将其视为可选。一些期刊可能会为作者提供一个在稿件提交过程中输入评论或注释的地方（代替投稿信）。无论如何，投稿信或"评论框"是一个适用于提醒编辑的途径，让他们了解您之前在任何地方没有发表过您的研究中的任何部分。对于明确期刊政策，致电编辑部可能是有用的第一步。

"切香肠"（salami slicing）式发表，即"将一项研究进行尽可能细致的划分以从中获得最大的论文数量"是结果操纵的一种特殊情况，通常被认为是不道德的。这种类型的发表会向读者暗示，结论的证据基础比结果所保证的要广泛（通过大量的发表进行）。它可能会导致自我剽窃的问题，并可导致“可能拥有最有趣结果的后续论文被拒”（Brice et al.，2008）。当然，有时研究人员可能会进行纵向研究或对先前报告的数据进行新的分析，以获得新的知识，从而获得新的发表。这并非是违背诚信，但是研究人员应该就与该研究项目有关的先前发表方面对编辑（通常通过投稿信）和读者（通过文章本身的明确解释）保持透明（Brice et al.，2008；Chipperfield et al.,2010）。值得注意的是，可能有来自多个机构的跨学科的大型研究和调查。这些研究通常会导致多个出版物的发表，因为研究人员将数据集和写作工作分散在各个研究者之间——这种情况可能不属于“切香肠”式发表。

生物医学期刊通常使用国际医学期刊编辑委员会（ICMJE）的标准来确定是否应将研究项目的撰稿人视为作者（International Committee of Medical Journal Editors，2010）。这些标准包括：

> ①对概念和设计、数据获取或数据分析和解释做出了重大贡献；②为重要的知识性内容起草文章或进行批判性修改；③拟发表版本获得的最终允许。作者应符合条件 1、2 和 3。
>
> Council of Science Editors，2009；International Committee of Medical Journal Editors，2010。

一般而言，同行评议期刊的论文发表会要求作者证明他们理解这些标准，并且只有那些符合作者标准的个人才会被列为共同作者（Brice and Bligh，2004）。

在研究的报告过程中，正确标明出处关乎知识和道德诚信的问题。关于作者的身份，对诚信的两大威胁分别是“馈赠作者”（指不符合一个或多个 ICMJE 标准的某人被赋予了作者身份）和“幽灵作者”（指符合 ICMJE 所有标准的某人未被列为作者名单）（Albert and Wager，2003；Brice et al.，2008；Council of Science Editors，2009；International Committee of Medical Journal Editors，2010；Sly，1997）。在对文章的贡献没有上升到 ICMJE 的作者资格标准的情况下，如担任秘书协助或进行一般指导等，在文章结尾对这些人进行正式致谢，是一种在不违反道德准则的情况下认可其贡献的适当方法（Albert and Wager，2003）。

作者在稿件上的排列顺序，是写作团队的内部问题，而不是期刊的政策问题（Council of Science Editors，2009）。然而，这里也有一些被广为接受的惯例（尽管各学科之间存在差异）。第一作者“通常被认为对研究做出了最大的贡献”，而第一作者的身份通常在晋升和终身教职的决定中被赋予最高的权重［Albert and Wager，2003；American Educational Research Association，1992（修订版：1996、2000、2011）；Dant，2011；Johnson，2008］。

最后一位作者通常是团队中最资深的成员。根据国际医学期刊编辑委员会（2010）的说法，“如果此人参与了研究设计、数据的判读并对出版物进行了严格审查，那么这可能与 ICMJE 的标准一致”。“最后作者”不应该是一种尊称。除第一作者和最后作者以外，还有几种排列作者的方法：按贡献程度进行降序排列和按字母排序是两种常见的方法（Albert and Wager，2003；Johnson，2008）。

您需要列出一位作者作为文章的通讯作者。这最好是在发表过程的早期就做出决定（Albert and Wager，2003；Chipperfield et al.，2010）。通讯作者必须有权使用研究的所有数据、能够回答研究的相关问题，并且可以轻而易举地与其他作者进行快速沟通（Albert and Wager，2003）。

在研究的早期阶段（在开始写作之前）对作者的排序进行讨论，是一种很好的做法。随着写作的开始，不同的人做出了不同的贡献，那么顺序可能会在小组的共识下发生变化。如果作者的排序在投稿后发生变化，那么，编辑可能会要求获得所有作者的书面同意。

典型的三种学术不端包括剽窃、伪造数据和捏造数据。详细讨论这些问题超出了本章的范围，但是如果违反研究行为，大多数医学院和（或）其本部的网站上会提供有关定义、政策、程序以及调查和研究过程的大量信息。

剽窃也许是最常见和最为熟悉的研究不端行为。大多数研究人员都知道，逐字复制他人已发表的著作是剽窃，这是一种严重的学术欺诈形式（尽管对剽窃概念的诠释存在着文化差异）。然而，其他形式的剽窃则没那么显而易见了。尽管自我剽窃并不意味着研究人员声称他人的著作或想法是他们自己的工作，但却有潜在的问题，因为作者通常将版权转让给出版商或专业协会（Brice et al.，2008；Johnson，2008）。

“合理使用”（美国版权法中的一个原则）或“公平交易”（加拿大版权法中的一个原则）的概念不能作为剽窃他人著作哪怕是一小部分的正当理由（Sly，1997）。确实，指南并不总是能清楚地说明，究竟有多少未经承认的引用被视为侵权，也未能精确界定到底应该怎样和在什么条件下对可能受别人作品所启发的想法进行引用。尽管如此，“未经他人充分许可或同意而擅自挪用他人的思想、数据或方法”是剽窃，而对您曾从中汲取过灵感用于您研究的所有作品进行承认，这是必不可少的（Council of Science Editors，2009）。

向期刊投稿

在您决定把稿件投往哪个期刊的过程中，有几个因素需要考虑，包括：期刊的重点领域；您的目标读者是否会阅读这本期刊；您的论文将以哪种方式发布（免费或付费访问）；您的论文仅仅是线上发表还是仅以印刷形式刊登，或是同时以这两种媒介方式发表；您的研究发现或信息的迫切性（例如，一篇关于尚待立法的健康卫生政策的前瞻性文章可能在立法通过或否决后不再相关）（Chipperfield et al.，2010；Quinn and Rush，2009）。

理想情况下，您希望文章出现在目标读者所阅读的最负盛名和最具竞争力的期刊上。首先将您的文章发送给这些“可能性不大”的期刊上可能是值得的，但是您如果真的这样做，请记得要备份，以防您的论文被拒（Quinn and Rush，2009）。一些经验丰富的作者说，如果您的稿件被您所投稿的第一个期刊所接收并发表，那么您的“目标就不够高”。除非您冒着被拒的风险向更具竞争力的该期刊投稿，否则您是无法知道您的论文是否会被该期刊接收的（Quinn and Rush，2009）。

您有必有熟悉考虑投稿的每本期刊。阅读期刊在过去一年左右出版的几期，以对该期刊的文章类型、文章性质以及这些文章的结构有第一手的深入了解。将已发表的文章与您的稿件进行比较，以确定您考虑中的期刊是否合适。另外，请熟悉期刊的投稿要求。不同的期刊有不同的投稿要求，这些要求可能会影响您准备稿件的方式，包括文章的结构和组织、字数、参考文献的格式、伦理批准的要求以及利益冲突（Quinn and Rush，2009）。

每个期刊都有自己的“个性”，而编辑的优先级会随时间而变化。询问“资深作者、值得信赖的同行、学术导师以及图书馆管理员 / 信息专家”（Chipperfield et al.，2010），并阅读社论和作者须知来帮助您了解特定期刊当前的关注焦点。如果与您的稿件内容类似的研究已经被发表在期刊上，如果您的文章能对已被发表的内容有所推进，那么这个期刊可能也会接收您的稿件（Chipperfield et al.，2010）。在选择期刊时，您不妨考虑发表过在您稿件的参考文献中所提及文章的期刊。

发表医学教育学术著作，主要有三种选择（图 55.1）：

1. 发表在医学教育领域的主要期刊之一，这些期刊将大部分或全部内容都用于医学教育（例如 *Academic Medicine*、*Medical Education*、*Medical Teacher*、*Advances in Health Sciences Education*、*Teaching and Learning in Medicine*）。

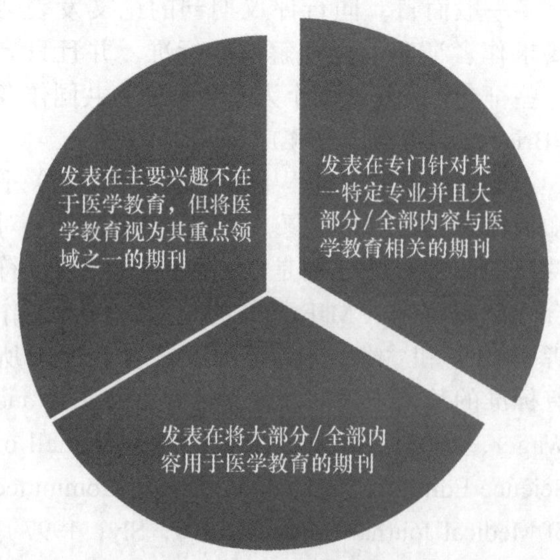

图 55.1 发表医学教育学术著作的选择

2. 发表在一个专门针对某一特定专业的期刊，这种期刊将大部分或全部内容用于医学教育（例如 *Academic Radiology*、*Academic Psychiatry* 等很多其他的期刊）。
3. 发表在主要兴趣不在于医学教育，但将医学教育视为其重点领域的期刊（例如 *BMJ*、*Journal of General Internal Medicine* 和 *the American Journal of Surgery* 会发表一些医学教育的内容，而 *JAMA* 则会每年发表一期致力于医学教育的年度专刊）。运用跨学科方法的医学教育文章偶尔会发表在法律类、教育类、生物伦理学类和科学类的期刊。

致力于医学教育的期刊发表了该领域近一半的学术论文。大约三分之一的文章发表在专业期刊，例如 *Annals of Internal Medicine*。大约十分之一的文章发表在其他类型的期刊，包括基础科学期刊；有一小部分文章发表在医学类期刊，如 *JAMA* 和 *BMJ*（Baernstein et al.，2007）。尽管医学教育研究在全球范围内进行，但大多数医学教育文章都以英语发表。迄今为止，大多数研究都是在北美和欧洲进行的，但各大医学教育期刊收到了越来越多来自亚洲和澳大利亚的投稿（Baernstein et al.，2007；Rotans，2012）。

各种类型的文章在医学教育期刊中均可被找到（*Academic Medicine*，2008；*Advances in Health Sciences Education*，2012；*Medical Education*，2012；*Medical Teacher*，2012）。图 55.2 显示了最常见的类型。

期刊为未来的作者们提供有关文章类型、伦理准则、字数限制和格式要求的指南。这些内容通常可以在期刊网站上的“作者须知”或“作者指南”之类的标题下找到。如果您在查看期刊网站时并没有看到这些指引，请联系编辑部并索取一份副本。认真阅读并遵守您准备投稿期刊的指引是极其重要的。

主编通常“对期刊的编辑内容具有责任义务、权威性并承担文责，这种安排通常被称为‘编辑独立性’”（Council of Science Editors，2009）。编辑独立性意味着主编可以根据学术实力和其他编辑考虑自由做出发表的决定，而且这些决定并不受期刊所有者的财务、政治、社会或宣传关注的影响。主编有时候会征询副主编、助理主编和执行编辑的意见，而关于哪些文章要被接收、如何组织和构建整本期刊、何时和是否发表增刊，以及什么时候发表已被接收的文章，主编是最终的决策人（Council of Science Editors，2009；International Committee of Medical Journal Editors，2010）。编辑有责任避免表现出偏见，并应避免利益冲突（Council of Science Editors，2009）。

现在几乎所有期刊都要求电子投稿。作者指南将指出您的论文是否需要使用特定的文件格式。不同的期刊对标题页上所需内容以及图表和插图的首选格式有不同的要求。如果某个主题的指南含糊不清或缺失，给编辑部发一封电子邮件去咨询，可能会节省时间并避免后续的格式重新修改（Chipperfield et al.，2010）。许多期刊还要求提交版权文件和作者证明。

投稿完成后，期刊将以通知的形式回复您：您的投稿已被接受。大多数医学教育期刊都使用基于 Web 的投稿管理系统，该系统允许作者登录并检查稿件的状态。

关于是否将所有投稿都发送给专家进行同行评议，或者某些稿件是否不用评审即可退稿［即仅基于编辑和（或）编辑人员的筛选］，不

1. 原始医学教育研究：实验性、准实验性和非实验性（纵向、观察性或流行病学）研究的报告
2. 系统综述、批判性评述和专题导读
3. 回应先前发表的内容的致编辑的信
4. 深入的、学术性的评论文章，通常对文献有重要但不广泛的引用；这可能是作者自发引用，也可能只是作者因受邀而引用的
5. 探讨医学教育中的重要问题和争议的学术观点文章，有些文章可能会提出新的理论或假设
6. 书评
7. 特殊的、反复出现的专题：例如 *Academic Medicine* 会发表“针锋相对”短文集、医学与艺术栏目和“教与学时刻”专栏；*Medical Education* 会发表“Really Good Stuff”增刊；*Medical Teacher* 会发表“我们该怎样……”“Twelve Tips”“最终……”和“世界各地”；*Advances in Health Sciences Education* 会发表“方法学家的角落”和“早知如此”系列专栏。如果您有兴趣对这些特殊栏目进行投稿，请仔细阅读指南，因为期刊通常对文章的结构、聚焦点和字数有严格的要求。

图 55.2　医学教育期刊中的文章类型

同期刊的做法有所不同。有一些期刊的编辑部，在将稿件发送给同行审稿人之前，将对其进行审查，以确保它们符合期刊的范围并符合基准标准。而其他期刊，会把所有投稿发出去进行同行评议（Council of Science Editors，2009；Hojat et al.，2003）。各期刊的编委会成员在评审过程中发挥作用的程度也有所不同。

对于要进行初筛的期刊，初筛过程通常要花1～4周时间。而同行评议则当然需要额外的时间。2～4周是一个合理的周转期，但是有几个因素会延长这一过程：编辑和编辑人员可能需要更多时间来确定一个具有适当专业知识的可参与评审的审稿人（想邀请到特定的专家来进行审稿，尤其是在某一特定主题备受追捧的专家，编辑可能需要为该专家提供更多的审稿时间）；最初的审稿人可能会不同意，编辑可能会选择将稿件发送给另一名审稿人以“打破僵局”；或个人情况可能会导致审稿人花费异常长的时间审稿（Hojat et al.，2003）。有时需要对稿件进行额外的或特殊的审查，以更详细地审查实验设计、统计检验的选择或特殊方法的适用性等问题。

审稿结束后，您将收到一封带有编辑决定的信。如果您的稿件被拒但带有重新投稿的邀请，那您可以选择编辑稿件并重新发送，届时您修改后的稿件通常会再次经历某种形式的评审，要么是编辑的内部审核（可能会也可能不会征询副主编、助理主编、执行编辑、编辑人员或编辑委员会成员的意见），要么是外部同行评议。如果一篇文章被接收，期刊将会为其发表做准备。它将被编辑和排版，而作者将有机会回应排印编辑的更改。一些期刊（例如*Academic Medicine*）会参与深度编辑，在这种情况下，专业编辑将与作者合作，以改善内容的组织、加强论点并使行文精简紧密。

从稿件被接收到文章发表的时间在变化。对于传统的印刷期刊，编辑和出版的进度表要求编辑人员提前3或4个月开始工作，即工作人员要在1月份进行计划在4月份出版刊物的相关工作。但是，通过在线发表文章，接收和发表之间的时间间隔可以大大缩短。越来越多的期刊，甚至是那些有印刷版的期刊，都在印刷前以电子方式发表文章。

许多期刊都要求在投稿时附上投稿信。如果需要投稿信，则无需详细说明，简明扼要即可。包括稿件的标题和作者，注明文章类型（例如研究报告），并在适当时指定论文要投稿到期刊的哪个栏目。如果您作品的一部分已在另一个场合进行过展示（如会议），则最好在投稿信中提供相关的详细信息（Chipperfield et al.，2010；International Committee of Medical Journal Editors，2010）。如果适用，您还应该提及法规和道德方面的许可及关于财务和其他利益冲突的信息（Chipperfield et al.，2010；International Committee of Medical Journal Editors，2010）。有些期刊不需要投稿信，而是要求作者回答解决上述问题的一系列问题。在这种情况下，通常会有一个“注释框”，作者可以在其中提供适当的附加信息。

确保您选择的标题包含了您论文中最重要的词汇。之所以如此，是因为您选择的词汇，在声明文章的内容、吸引读者的注意力以及如何在文章索引系统中存储和检索文章方面起着至关重要的作用。也许最重要的是，文章的标题是一个承诺，是对读者期许的一个承诺。如果文章没有兑现承诺，那么审稿人将不会对该论文给予很高的评价，而编辑也不太可能接收该文章以进一步发表（Bordage et al.，2001，p. 945）。

虽然可以使用有效的标题起草论文，但在投稿之前，您应该先对标题进行凝练和润色（Dant，2011）。一个有效的标题应该既吸引人又有趣，但也要清晰、信息丰富和简洁。

许多期刊都要求采用特殊格式的标题页，以显示诸如作者的隶属关系、通讯作者的联系信息、字数和其他数据等信息。在这一点上，请仔细遵循作者指南。

摘要是对您的文章清晰而简明的总结，它不仅仅是引言或背景段落的摘录。摘要对某些类型的文章是必需的，但不是所有类型的文章。例如，在一些期刊中，评论需要摘要，而在其他期刊中则不需要。请查阅特定期刊的作者须知，以确定您计划投稿的文章类型是否需要摘要，并注意摘要的字数限制，摘要应该是结构化的还是非结构化的，以及其他相关的指南说明。

尽管您的摘要很可能会是您所写论文的最后一部分（因为它是整篇论文的总结），但对之给予认真的思考和重视相当重要，因为您的摘要和标题是读者对您论文所获取的第一印象，在某些情况下，会是唯一的印象（例如，如果作者检索了数百篇引文来准备进行文献综述，则作者可能会基于标题和摘要对文章进行筛选）（Quinn and Rush，2009）。摘要的字数通常在 250 字左右，这意味着如果要使您的摘要尽可能信息丰富并具有实用性，则必须仔细选择每个词语。请注意，不同的期刊对摘要有着不同的要求，因此，如果您在被拒稿后要重新投稿到另一个期刊，那可能需要对您的摘要进行修改。

撰写摘要的一个关键区别在于是采用结构化还是非结构化格式。期刊通常会在作者须知中指定哪种类型的摘要适用于哪种文章类型（例如，研究报告通常需要结构化摘要，而描述性文章可能需要非结构化摘要）。实验研究的结构化摘要可能包括以下类别的部分或全部：研究目标或目的、设计、背景、参与者、干预措施、结果指标、结果和结论。综述类文章通常采用具有目的、数据识别、研究选择、数据提取、数据合成结果和结论的结构化格式（Bordage et al.，2001，p. 946；Cook et al.，2007a）。

虽然结构化摘要适用于实验性和综述类文章，但是描述性文章和评论则适合更灵活的摘要格式。非结构化摘要应强调您的论文最重要和最独特的方面，并清楚说明您论文中的论点如何契合关于您这个主题正在进行的学术讨论（International Committee of Medical Journal Editors，2010 年）。摘要中的三个常见陷阱是“摘要和正文之间的不一致，摘要中出现的信息在正文中并未提及，以及正文的结论不能被摘要里的信息所证明”（Bordage et al.，2001，p. 947）。

同行评议

同行评议的过程为编辑和作者提供了宝贵的反馈。编辑从专家对稿件的评估中受益，这些专家会就问题的重要性和相关性、文章逻辑推理的质量、论点的合理性以及结论的强度进行评论。如果论文是关于实验或其他类型的干预，则进行同行评议的审稿人可能会对研究设计、研究问题所用方法的适当性、结果的有效性以及结果支持结论的程度进行评论。

根据审稿人的反馈意见，作者通过基于审稿人的关注点进行论文修改，或是向编辑或读者解释他们为何不认同审稿人的关注点，这可以帮助作者改进他们的论文（Purcell et al.，1998）。一般而言，编辑会选择“同时具备与稿件主题相关的知识和经验”的研究者担任审稿人（Bligh，1998）。这些审稿人对稿件进行审查，以确定论文与当前学科的知识背景有多契合，并提供关于如何改进论文评论意见（Bligh，1998；Hojat et al.，2003）。在某些情况下，审稿人可能会对该论文的是否发表提出建议，而审稿人的意见与期刊对稿件接收或拒绝的决定密切相关（Bligh，1998）。

如前所述，有些期刊将所有投稿送交同行评议，而另一些期刊则在编辑阶段启用初筛程序来拒绝一些文章：

> 编辑有时可能会在没有外部同行评议的情况下拒稿，以充分利用其资源。这种做法的原因通常是稿件超出了期刊的范围、未能达到期刊的质量标准，或科学价值有限，抑或缺乏原创性或新颖的信息。
>
> Council of Science Editors，2009

审稿过程可以是双盲的，即作者不知道审稿人的身份，而审稿人也不知道作者的身份。或者，审稿过程也可以是单盲的，即作者不知道审稿人的身份，但审稿人可以看到作者的身份。有人主张公开审稿，即作者和审稿人彼此都知道对方的身份（如果审稿意见与文章一起被发表，则读者知道他们双方的身份）。实际上，即使采用盲审，审稿人也有可能猜测作者的身份，尤其是在一个较小的研究领域中（Council of Science Editors，2009；Hojat et al.，2003）。

审稿人将他们的评审意见提交给期刊编辑。在某些情况下，审稿人在标准化的表格中对稿件进行评分和（或）回答问题。编辑经常会将审稿人的完整评审意见转发给作者，但也可以从审稿意见中选择要点转发给作者。有些编辑不会向作者发送不必要的人身攻击式或谩骂式的批评意见（Bligh，1998；Council of Science Editors，2009；Hojat et al.，2003）。

编辑努力选择有相关专业知识的审稿人（Council of Science Editors，2009）。编辑必须确保他们征求足够的评估和意见，以对稿件的学术价值做出明智的决定，这就是为什么大多数期刊要对每一篇被选送外部同行评议的论文进行不止一次的评审（Bligh，1998；Council of Science Editors，2009）。尽管编辑必须意识到合理的快速周转时间的必要性，但他们也务必同样小心，以免他们最可信赖的审稿人因为在过短时间段内被要求审太多的稿件而导致负担过重（Council of Science Editors，2009）。

通常，当您进行投稿时，该期刊会给您机会来推荐潜在的审稿人或指明不应该审阅您稿件的人。期刊可能会要求作者提供一些理由来证明他们的选择，用以帮助编辑确定他们的要求是否合理（International Committee of Medical Journal Editors，2010）。当然，建议具有内在利益冲突的人员担任审稿人是不道德的，例如作者机构中的亲密的同事、作者的顾问或导师，或如若稿件发表即可从经济上或其他方面受益的个人。

即使是最正面的审稿意见，也通常包括促进文章改进的批评和建议。其中一些可能是语法或文风的小问题，而另一些则可能是针对文献综述、理论基础或方法方面的实质性问题。您可能会认同也可能不认同审稿人的建议，但最好还是想方设法对他们进行回应（即要么修改您的稿件以解决审稿人所提出的问题，要么在给编辑的投稿信中或作为稿件本身的补充说明，指出您的考虑以及您为何不认同。

如果您的稿件被期刊拒绝，审稿人的评审意见将有助于您向另一本期刊投稿时的论文修改（Chipperfield et al.，2010；Hojat et al.，2003；Woolley and Barron，2009）。实际上，处理审稿人的评审意见可能是至关重要的，因为当您将稿件投向另一本期刊时，该期刊可能会通过偶然的机会，将稿件发送给同一位审稿人。这种情况很可能发生在相对较小的学科中，或者如果文章涉及的是一个专家很少的专门主题。如果审稿人第二次收到您的稿件，但没有看到基于其最初关注问题的修订或解释，那么几乎可以肯定，审稿人会建议该期刊拒稿。

不认同审稿人的建议是完全可以接受的，但是您的书面回复应附有明确的理由，并要有实质性争议的引文支持（Chipperfield et al.，2010；Johnson，2008；Quinn and Rush，2009）。关于组织撰写您对审稿人评论的回复，最直接的方法是针对评论意见逐点进行回应，引用您的文章中已进行修改的部分，或讨论您为何选择不对文章进行更改（Johnson，2008；Woolley and Barron，2009）。框 55.1 展示了一个关于如何操作的示例：

回复审稿人的问题和疑虑的过程为您提供了一个机会，让您可以同时在关于您的研究主题以及如何为特定受众写作方面学到更多。即使有审稿人对您所写的一些内容在理解方面不正确，但这仍是一种很有价值的反馈，因为这至少反映出某些读者会对您的文章作出怎样的回应。在这种情况下，您可以通过添加额外的解释或说明来改善文章。

正如所有作者都必须要对所投稿件的内容达成一致共识，所有作者也必须要对文章的修

框 55.1　如何回应同行审稿人

回稿信：

尊敬的 < 主编 >：

随函附上标题为 < 论文名称 > 的修订稿。我们已经针对审稿人的宝贵建议进行了处理，并在以下附上包含我们的回复和论文内容修订的清单。

谨启 < 作者名 >

审稿人的评审意见和我们的回复

1. 审稿人 1：请解释为何 Smith 在德国而不是美国获得他的博士学位（第 2 页）

   回复：我们增加了关于 Smith 在读期间美国所授予的博士学位的历史背景。

   原稿修改处：第 3 ～ 4 页，在“Smith 的背景”内容里面

   稿件的更新文本：在 Smith 还是一个学生的时候，大多数美国研究生都是在国外攻读博士学位，通常在德国或法国。事实上，在 1900 年，仅有 342 人从美国的机构获得博士学位，而这将近是 1876 年的 8 倍。
2. 审稿人 1：（审稿人 1 的下一条评审意见）
3. 依此类推，处理每位审稿人的每一条评审意见。

订一致同意。所有作者均应参与修订过程，而在重新投稿之前，已修订的稿件应获得所有作者的批准（Quinn and Rush，2009）。

在同行评议的过程中，您有权享有一些学术道德保障。在您的文章被发表之前，审稿人不得与他人分享您的作品，也不得在他们自己的作品中使用您稿件中的创意。同样地，审稿人在审阅结束后也不被允许保留您稿件的副本（Council of Science Editors，2009；International Committee of Medical Journal Editors，2010）。审稿人也不应该“（提出）似乎仅仅支持审稿人自己的研究或假设的修改建议”（Council of Science Editors，2009）。

如果审稿人意识到一篇论文存在利益冲突，则应该拒绝审稿。同样的考虑将从道德上禁止您推荐某人来评审你的论文，如果那些同样存在利益冲突的人被期刊要求进行审稿，您也应予以制止［American Educational Research Association，1992，（修订于 1996、2000、2011）；Bligh，1998；Council of Science Editors，2009；Hojat et al.，2003；International Committee of Medical Journal Editors，2010］。您已进行投稿的期刊可能也有在论文评议期间关于作者与审稿人之间交流的政策。熟悉并认真遵守这些政策是一种很好的做法（Council of Science Editors，2009）。

如果您收到了让您觉得存在不公平偏见的评审意见，您可以与负责您的投稿的编辑或期刊的主编讨论您的顾虑（Chipperfield et al.，2010；Hojat et al.，2003）。

关于稿件的编辑决定

在同行评议过程完成后，您会收到编辑部的来信，信中会有关于你稿件的决定。虽然不同期刊的编辑决定和他们的措辞会有所不同，但大多数期刊会使用以下四种决定的某种形式：①接收；②接收未决的小范围修订，或有条件的接收；③大范围修订后重新考虑，或拒稿后修订；④拒稿。

期刊可以使用其他决定，实质上是上述选择之一的变体。例如，期刊可能会根据具体情况发布“拒稿并邀请您向编辑提交信件”的决定，或“拒稿并选择提交关于同一主题的新稿件”的决定。

对首次投稿的直接接收，对于任何期刊而言都是极其罕见的（Bligh，1998；Chipperfield et al.，2010；Council of Science Editors，2009；Hojat et al.，2003；Quinn and Rush，2009）。在几乎所有情况下，接收一篇稿件并发表的决定均取决于对同行审稿人和（或）编辑所提出建议的综合考虑（即如果您提交的稿件获得了优秀的评价，那么该期刊仍然不太可能发布上述的第①决定；相反地，该期刊将首先发布第②决定，然后在您做出适当的修改和完善后，再发布第①决定）。在被接收并准备发表后，您的稿件会被编辑和排版。在发表之前，您会有机会对您的论文进行审核，并对编辑人员所做的任何修改进行签字确认。如果您注意到在论文的早期审查阶段被遗漏的小错误，通常能在发表之前进行修正。

如果你的论文具有特殊的公众利益，期刊的工作人员可能会在发表日期前后向媒体发布一些研究结果。如果这种情况发生在您文章的发表日期之前，那么研究材料通常会被禁止发布；被选定的记者可能会在文章发表之前不久就收到了您文章的预印样稿，但他们会被要求在官方正式发表之前不能撰写有关该研究的新闻故事。如果期刊编辑部的工作人员将代表您来准备新闻资料，那他们应该要让您知道（Council of Science Editors，2010）。通常，保密政策在这些情况下仍然适用，而且在文章发表之前，您应该避免公开讨论您那已被接收的稿件。但是，在某些情况下（例如，如果您的作品会对公共卫生产生影响），这一禁令可被取消（International Committee of Medical Journal Editors，2010）。

编辑具有一项肯定的义务，就是“通过尽可能迅速地发布勘误表或更正情况来明确任何重要的内容、撤稿和表达关注，以保持文献的学术诚信”（Council of Science Editors，2009）。尽管作者可以让编辑知道更正或撤稿可能是有必要的，但发表该论文的期刊编辑通常才是最终的决定者（Council of Science Editors，2009）。在学术研究事业当中，研究发现、证据和其他结论可能会被新的发现和证据所取代，是一种正常情形。这种情况不需要在期刊中进行更正或撤稿。“修正”是通过发表经过更新的、能增长相关领域知识的学术著作来体现的。当已发表的著作中出现的重大错误或错误陈述，抑或在研究的实施或报告中存在诚信缺失时，期刊的更正或撤稿行为会被保留。一旦编辑确定更正或撤稿是适当的，如可行，则应当尽快予以发布（Council of Science Editors，2009）。

在撤稿或更正文章之前的中间步骤是“表达关注”，即编辑“提请大家注意可能出现的问题，但并没有达到要撤稿或更正文章的地步”（Council of Science Editors，2009）。勘误通常会以显眼的方式发布，并在 MEDLINE 等服务中列入索引，以方便人们检索（Council of Science Editors，2009）。

对于大多数期刊，拒稿就是最终的决定。如果您的稿件被拒了，您和您的共同作者可能希望根据编辑和审稿人的反馈意见对之进行修改，并将其另投他刊。如果稿件有价值，您很有可能会找到一个期刊来发表它（Chipperfield et al.，2010；Hojat et al.，2003；Weber et al.，1998；Wooley and Barron，2009）。

一篇被拒的稿件是否可以在其他期刊上发表，这部分取决于它是否在构思、设计或方法学上存在致命的缺陷。被拒稿件的评审意见以及编辑的决定信在这个方面可提供宝贵的信息。

结论

- 优秀的写作反映出优秀的研究，优秀的研究反映出优秀的思路。
- 高质量的写作始于一个良好的项目，该项目要有良好的计划和执行，并遵循知识完备性和道德诚信的最高标准。
- 高质量的写作以合理的论据、确凿的证据和有效的结论为基础。优秀的写作没有捷径可走，这需要花时间。
- 对问题进行全面而深入的思考，对精心规划的项目予以执行，并在一本优秀的期刊上发表一篇优秀的论文，这是一种非常鼓舞人心和富有价值的经历。

参考文献

Academic Medicine (2008) Editorial Policy, Publication Ethics, and Complete Instructions for Authors [Online]. http://journals.lww.com/academicmedicine/Pages/InstructionsforAuthors.aspx Accessed 16 July 2012

Advances in Health Sciences Education (2012) Aims and Scope [online]. http://www.springer.com/education+%26+language?SGWID=0-40406-9-10459-print_view=aimsAndScopes Accessed 16 July 2012

Albert, T., Hodges, B., and Regehr, G. (2006) Research in Medical Education: Balancing Service and Science. *Adv Health Sci Educ.* 12(1): 103–115

Albert, T. and Wager, E. (2003) How to handle authorship disputes: a guide for new researchers [Online]. Committee on Publication Ethics (COPE). http://publicationethics.org/files/u2/2003pdf12.pdf Accessed 16 July 2012

American Educational Research Association (1992 (rev. 1996, 2000, 2011)) Ethical standards of the American Educational Research Association [Online]. http://www.aera.net/AboutAERA/AERARulesPolicies/CodeofEthics/tabid/10200/Default.aspx Accessed 16 July 2012

Baernstein, A., Liss, K., Carney, P., and Elmore, J. (2007) Trends in study methods used in undergraduate medical education research, 1969–2007. *JAMA.* 298(9): 1038–1045

Beason, L. (2001) Ethos and error: how business people react to errors. *Coll Comp Commun.* 53(1): 33–64

Beckman, T. and Cook, D. (2007) Developing Scholarly Projects in Education: A Primer for Medical Teachers. *Med Teach.* 29: 210–218

Bligh, J. (1998) What happens to manuscripts submitted to the journal? *Med Educ.* 32(6): 567–570

Bordage, G. (2001) Reasons reviewers reject and accept manuscripts: the strengths and weaknesses in medical education reports. *Acad Med.* 76(9): 889–896

Bordage, G., Caelleigh, A., Steinecke, A., et al. (2001) Review Criteria for Research Manuscripts. *Acad Med.* 76(9): 897–978

Bordage, G. and Dawson, B. (2003) Experimental study design and grant writing in eight steps and 28 questions. *Med Educ.* 37(4): 376–385

Brice, J. and Bligh J. (2004) Author misconduct: not just the editors' responsibility. *Med Educ.* 39(1): 83–89

Brice, J., Bligh, J., Bordage, G., et al. (2008) Publishing ethics in medical education journals. *Acad Med.* 84(10 Suppl.): S132–S134

Byrne, D. (2000) Common reasons for rejecting manuscripts at medical journals: a survey of editors and peer reviewers. *Sci Ed.* 23(2): 39–44

Cantillon, P., McLeod, P., Razack, S., Snell, L., and Steinert, Y. (2009) Lost in translation: the challenges of global communication in medical education publishing. *Med Educ.* 43(7): 615–620

Carline, J. (2004) Funding medical education research: opportunities and issues. *Acad Med.* 79(10): 918–924

Chipperfield, L., Citrome, L., Clark, J., et al. (2010) Authors' submission toolkit: a practical guide to getting your research published. *Curr Med Res Opin.* 26(8): 1967–1982

Cook, D., Beckman, T., and Bordage, G. (2007a) A systematic review of titles and abstracts of experimental studies in medical education: many informative elements missing. *Med Educ.* 41(11): 1074–1081

Cook, D., Beckman, T., and Bordage, G. (2007b) Quality of reporting of experimental studies in medical education: a systematic review. *Med Educ.* 41(8): 737–745

Council of Science Editors (2009) CSE's White Paper on Promoting Integrity in Scientific Journal Publications [Online] (Updated 2009) http://www.councilscienceeditors.org/files/public/entire_whitepaper.pdf Accessed 14 March 2013

Dant, C. (2011) Teaching effective writing skills at an academic cancer center: reflections of an erstwhile journal editor and writer. *J Cancer Educ.* 26(2): 208–211

Eva, K. (2009) Research ethics requirements for *Medical Education*. *Med Educ.* 43: 194–195

Gruppen, L. (2007) Improving medical education research. *Teach Learn Med.* 19(4): 331–335

Hairston, M. (1981) Not all errors are created equal: nonacademic readers in the professions respond to lapses in usage. *College English.* 43(8): 794–806

Hojat, M., Gonnella, J., and Caelleigh, A. (2003) Impartial judgment by the 'gatekeepers' of science: fallibility and accountability in the peer review process. *Adv Health Sci Educ.* 8(1): 75–96

International Committee of Medical Journal Editors (2010) Uniform Requirements for Manuscripts Submitted to Biomedical Journals: Writing and Editing for Biomedical Publication [Online] (Updated April 2009) http://www.icmje.org/urm_main.html Accessed 16 July 2012

Johnson, T. (2008) Tips on how to write a paper. *J Am Acad Dermatol.* 59(6): 1064–1069

Kanter, S. (2009) Ethical approval for studies involving human participants:

academic medicine's new policy. *Acad Med.* 84(2): 149–150

Kaufer, D., Geisler, C., and Neuwirth, C. (1989) *Arguing from Sources: Exploring Issues through Reading and Writing.* New York: Harcourt Brace Jovanovich

Leonard, D. and Gilsdorf, J. (1990) Language in change: academics' and executives' perceptions of usage errors. *J Business Commun.* 27(2): 137–158

Medical Education (2012) Author Guidelines [Online] http://onlinelibrary.wiley.com/journal/10.1111/%28ISSN%291365-2923/homepage/ForAuthors.html Accessed 16 July 2012

Medical Teacher (2012) Information for Authors [Online] http://www.medicalteacher.org/MEDTEACH_wip/pages/authinfo.htm Accessed 16 July 2012

National Commission on Writing in America's Schools and Colleges (2003) The neglected 'R': The need for a writing revolution. College Entrance Examination Board. p. 13. http://www.host-collegeboard.com/advocacy/writing/publications.html Accessed 19 July 2012

Norman, G. (2002) Research in medical education: three decades of progress. *BMJ.* 324: 1560

Purcell, G., Donovan, S., and Davidoff, F. (1998) Changes to manuscripts during the editorial process. *JAMA.* 280(3): 227–228

Quinn, C. and Rush, A. (2009) Writing and publishing your research findings. *J Invest Med.* 57(5): 634–639

Regehr, G. (2004) Trends in medical education research. *Acad Med.* 79(10): 939–947

Roberts, L., Geppert, C., Connor, R., Nguyen, K., and Warner, T. (2001) An invitation for medical educators to focus on ethical and policy issues in research and scholarly practice. *Acad Med.* 76(9): 876–885

Rotgans, J. (2012) The themes, institutions, and people of medical education research 1988–2010: content analysis of abstracts from six journals. *Adv Health Sci Educ.*17(4): 515–527

Sly, R. (1997) Ethical science writing and responsible medical practice. *Ann Allergy Asthma Immunol.* 79(6): 489–494

Turnbull, B. (2011) Practice-engaged research and development in education (Report) Community for Advancing Discovery Research in Education (CADRE). Newton MA: Education Devlopment Center Inc.

Weber, E., Callaham, M., Wears, R., Barton, C., and Young, G. (1998) Unpublished Research from a Medical Specialty Meeting: Why Investigators Fail to Publish. *JAMA.* 280(3): 257–259

Woolley, K. and Barron, J. (2009) Handling Manuscript Rejection: Insights from Evidence and Experience. *Chest.* 135(2): 573–577

第56章

医学教育学术 Scholarship in medical education

Christie L. Palladino，Maryellen E. Gusic，Ruth–Marie E. Fincher，Janet P. Hafler

译者：臧　悦　审校：冯劭婷

那么，在高等教育中我们需要的是一种能反映机构多样性和学术广度的奖励机制。如何在教学、研究和服务之间取得平衡是个挑战，这一立场得到当今三分之二教师的支持，他们得出的结论是："在我所在的机构，我们还需要除了发表论文以外的更好方法来评估教师的学术表现"。

Ernest Boyer

摘录自 The Carnegie Foundation for the Advancement of Teaching（1989）The Condition of the Professoriate：Attitudes and Trends. Princeton：Carnegie Foundation for the Advancement of Teaching，经卡耐基基金会许可

教育学术定义的演变

卡耐基基金会（Carnegie Foundation）在1980年发表的一个题为《学院：美国的本科经验》的报告，呼吁奖励那些为学生投入专业时间的教师，并敦促扩大学术研究范围，使其涵盖包括教学在内的所有学术研究工作（Boyer，1987）。人们数十年以来所收集的教师数据表明，大多数教师将教学视为其工作角色的重点，但大学的奖励制度仍主要侧重于奖励科学研究（Carnegie Foundation，1989；Glassick，2000）。1990年，同样由卡耐基基金会所发表的Ernest Boyer的著作《重新考虑学术研究》明确界定了学术研究的四个维度：

1. 发现型学术：为人类知识和（或）智能性氛围做贡献的探索。
2. 整合型学术：建立跨学科联系，综合知识来源，提出新见解。
3. 应用型学术：应用知识以融入更广泛的社会群体并解决当前的重要问题。
4. 教学型学术：不仅通过教学活动传播知识，而且还促进知识的转化和进步（Boyer，1990；Glassick，2000；Maurana et al.，2001）。

Boyer主张在包括教学在内的四个方面认可和奖励教师（Boyer，1990；Glassick，2000；Maurana et al.，2001）。这种学术研究范围的扩大形成了一个概念框架，在该框架中，科学研究是一种但不再是唯一被认可的学术研究形式。

在Boyer的研究基础上，其他学者对不断演变的学术研究定义进行了完善（Bok，1990；Diamond and Adam，1995，2000；Huber and Hutchings，2005；Hutchings and Shulman，1999；Kreber and Cranton，2000；Rice，1992，1996；Shulman，1999；Trigwell et al.，2000）。然而，教学型学术仍然是四个维度中最难定义的，这就产生了关于教学质量和与教学相关的学术研究质量之间区别的讨论（Glassick，

2000）。Hutchings 和 Shulman（1999）指出，所有的学术研究，包括教学型学术，都必须在以下平台上呈现：①“公开”；②“可供同行评议和评判”；③“结果可以为其他学者所重复和借鉴”（Glassick，2000，p. 879）。一项成果必须满足这三个条件，才能符合学术成果的定义。Shulman 进一步将教学型学术定义为包括学习的学术研究，强调师生之间互动以及围绕教育过程本身的重要性（Morahan and Fleetwood，2008；Shulman，1999）。因此，包括研究在内的所有形式的学术研究都被定义为：在一个平台上呈现的成果，可以进行同行评议以评估质量，并公开供他人学习或借鉴。

尽管人们对学术研究进行了概念重建，但很少有医学院校修改其奖励制度，以表彰在教学或与教育相关的学术研究方面表现卓越的教师。教学和教育这两个词经常互换使用，在学术奖励制度中不考虑其他教育活动。为了建立一个框架来认可教师作为教育工作者的贡献，美国医学院校协会（AAMC）教育事务小组（Group on Educational Affairs，GEA）发起了一项教育学术纵向研究项目，以表彰和奖励支持和推进医学教育的教师（Simpson and Fincher，1999；Fincher et al.，2000）。该小组在两份出版物中定义了教育学术，概述了支持它所需的基础设施，并提供了与教育活动有关的学术研究示例（Simpson and Fincher，1999；Fincher et al.，2000）。教育工作者的活动可分为五个类别进行记录和评估：教学、课程开发、建议和指导、教育的领导力与管理，以及对学习者的评价（Simpson et al.，2004）。GEA 在 2006 年的全球教育学术共识会议上对这五类教育工作者活动进行了确认，并提出了教育学术的 Q^2 参与模型（图 56.1）（Simpson et al.，2007a）。Q^2 参与模型概述了记录教育活动的标准和开展学术研究的路径：

1. Q^2 = 数 量（quantity）× 质 量（quality）：通过记录数量（即活动的频率）和质量（即活动有效性的证据）来表明教育的卓越。
2. 参与教育共同体。参与涉及两个相辅相成的过程：
   a. 采取学术研究的方法，这被定义为展示一个人的工作是如何受到教育领域的影响。
   b. 产生教育学术，这通过展示一个人的工作对教育领域有所贡献来定义（Simpson et al.，2007a）。

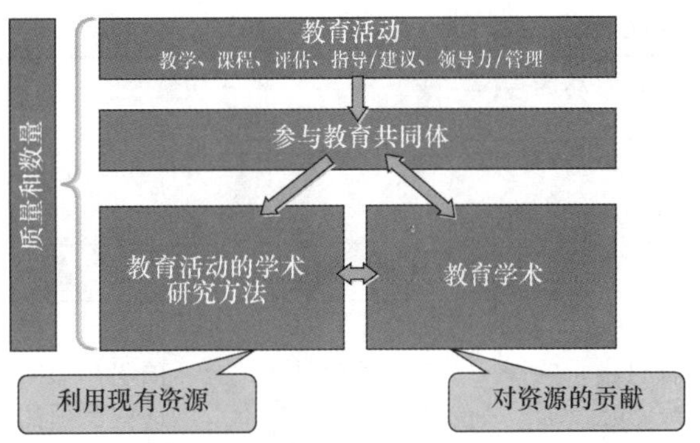

图 56.1 教育学术的 Q^2 参与模型
改编自 Simpson 等（2007b，p. 8）© 2007 年 美国医学院校协会版权所有，经许可转载

表 56.1 包含了与 Q^2 参与模型相一致的问题，这些问题阐明了如何记录教育工作者活动的数量和质量以及教育共同体的参与（Simpson et al.，2007a，p. 1006）。

与 GEA 的工作一致，多伦多大学的教师通过将创造性专业活动（creative professional activity，CPA）定义为晋升的标准，来将教育活动与学术研究活动联系起来（Levinson et al.，2006）。CPA 包含三个组成部分：

1. 专业创新：包括创新产品的开发和（或）使用，或新技术、新工艺或新概念的介绍或传播，即使教师并未亲自参与产品的开发。

   示例：一位医学教育工作者从文献中发现一种新的教学方法，并予以实施，在课堂上测试了其有效性，并为同事编写使用该新方法的指南。

2. 示范性专业实践：意味着一个人的实践不仅值得模仿，而且实际上已经“被学生和同事效仿到了个人已成为该行业楷模的地步”（Levinson et al.，2006，p. 569）。

   示例：一名教师建立了一个新颖的跨专业模拟实验室来培训临床技能。其他院校的教师来参观实验室以学习这个创新模式，然后在他们自己的中心对这个模式进行模仿。该培训模式的开发者受邀对该模式进行报告。

3. 对学科发展的贡献：经常是在一个人担任领导角色时完成的，这个人通过担任领导角色

表 56.1 教育学术的 GEA 标准

教育活动的分类和定义	数量	质量	参与教育共同体 从领域中汲取信息以指导自己的工作（即学术性），并为领域做出贡献以指导他人的工作（即学术研究）	
	记录数量和质量的问题		关于对参与进行描述的问题	
教学： 促进学习的任何活动，包括直接教学（例如讲课、辅导、预习）或制作相关的教学材料	◆ 您的教学角色是什么？ ◆ 您在教学活动上花费多长时间？ ◆ 您多久带教一次？ ◆ 您在哪里教学（例如课程、地点）？ ◆ 您采用什么形式的教学？ ◆ 您带教多少学生？ ◆ 您带教的学生是什么水平？	◆ 您获得过任何教学奖项吗？如果有，获得这些奖项的标准是什么？ ◆ 学生、同行和（或）顾问如何评价您的教学质量？ ◆ 有什么证据表明学生正在从您的教学中学到东西（例如自我报告、考试、标准化测试）？	◆ 您的教学方法是如何从文献中获得启发的？ ◆ 与同事的讨论如何影响您的后续实践？	◆ 您是否有被同行评议所接受的学习经验？如果有，是哪些经验并且在哪里进行？ ◆ 您是否被邀请在地区、国家和（或）国际会议上介绍您的教学方法？如果有，在哪里？
课程： 一套经过系统设计、排序和评估的纵向教育活动，在任何培训级别、地点或任何形式下进行	◆ 您对课程的作用和贡献是什么？ ◆ 您所从事的课程（a）的目的是什么？ ◆ 课程的目标受众是谁？ ◆ 课程是如何设计的？ ◆ 课程如何评估的？	◆ 学习者对课程设置有何反应或评价？ ◆ 课程（a）对学习有什么影响（如课程考试、标准化考试、对学习者的观察）？ ◆ 您的同行如何评价课程（a）？	◆ 您的课程目标是如何从地方、国家或国际报告或标准中获得信息的？ ◆ 您的课程（a）与其他课程模型相比如何？ ◆ 您是否采用了其他人使用的评估工具或模型？	◆ 您的课程（a）是否经过地方、国家和（或）国际专家的同行评议？如果是，这些审查的结果是什么？ ◆ 有其他机构或部门采用了您的课程（a）吗？ ◆ 您的课程（a）是否已被同行评议资料库接受？如果有，在哪里进行的？
指导或建议： 教育工作者促进学习者或同事目标达成的发展关系	◆ 您在指导谁？ ◆ 每个指导关系的现况是什么？ ◆ 关系的目标或目的是什么？ ◆ 关系的持续时间是多长？ ◆ 总指导时间是多少？	◆ 指导关系的成果是什么？例如，被指导者在多大程度上实现了自己的目标？被指导者是否得到成果，例如奖项、出版物或演讲？	◆ 您参加过教师发展活动以提高您作为导师的效果吗？ ◆ 您是否将当前的指导实践与最佳实践进行了比较？ ◆ 您是否获得了参加指导方案的资金？	◆ 是否有其他人采纳了您的指导做法？ ◆ 您是否制作了与指导有关的出版物或演讲？
教育领导力和管理： 改变教育计划并推动领域发展的领导力活动	◆ 您参与了哪些类型的领导力项目或管理活动？ ◆ 每个项目 / 活动背后的基本原理是什么？ ◆ 每个项目 / 活动的目标是什么？ ◆ 您在每个项目 / 活动中的领导角色是什么？ ◆ 每个项目 / 活动的持续时间是多少？	◆ 每个项目 / 活动的结果如何？它们实现了目标吗？ ◆ 教师参加每个项目 / 活动（正式）的程度如何？ ◆ 每个项目 / 活动如何影响学习者的表现或教师的保留（终结性）？ ◆ 同行、员工、学习者和上司如何评价您的领导才能？	◆ 您是否根据文献或最佳实践对项目或活动进行了更改？ ◆ 您项目的改进与其他模型相比如何？ ◆ 您是否获得了支持项目 / 活动的资源（例如赠款、内部资金、国家资金）？	◆ 您的领导活动是否经过同行评议？ ◆ 您是否被邀请在本地、全国或国际上展示您的作品？ ◆ 是否有其他机构采用了您的作品？ ◆ 您是否出版了有关您的领导工作的出版物？

续表

教育活动的分类和定义	数量	质量	参与教育共同体 从领域中汲取信息以指导自己的工作（即学术性），并为领域做出贡献以指导他人的工作（即学术研究）	
	记录数量和质量的问题		关于对参与进行描述的问题	
对学习者的评价： 与评价学习者的知识、技能和态度有关的所有活动	◆ 您在学习者评价中的作用和贡献是什么？ ◆ 您使用的评价目标是什么？ ◆ 您使用哪种类型的评价（例如项目数量）？ ◆ 您多久评价一次学习者？	◆ 您使用的评价的可靠性如何（即是否可复制）？ ◆ 评价的有效性如何（即评价是否能很好地衡量所要衡量的内容；评价的准确性如何）？	◆ 您的评价方法如何反映最佳实践？	◆ 您是否做过有关创新性测试策略的演讲？ ◆ 您是否发布过关于您的评价策略的文章？

改编自 D Simpson et al.，'Advancing educators and education by defining the components and evidence associated with educational scholarship'，Medical Education，41，10，p. 1006，© 2007，Wiley，经许引用

对学科做出了重大贡献。仅仅在一个组织中担任行政职务本身并不构成"对学科发展的贡献"（Levinson et al.，2006，p. 569）。

示例：作为全国性组织的领导者，教师成员制定临床能力评估指南，并将这些指南进行传播，以形成新的国家标准（Levinson et al.，2006）。

教育学术评价的演变

教育探索（研究）的学术研究可以使用与其他领域研究相同的参数来评估，通常是通过同行评议的出版物。但是，在明确界定评估教育学术质量的框架之前，学术奖励制度中不太可能接受被扩大的学术定义所包含的其他成果作为合法形式。针对这种需求，卡耐基基金会委托编写了一份报告，汇编了来自资助机构、新闻主管和期刊编辑关于他们对卓越学术研究的定义的信息（Glassick et al.，1997）。根据这些数据，Glassick 制订了六项评估学术的标准，通常被称为"Glassick 标准"。重要的是，Glassick 标准可用于评价所有学科的所有形式的学术研究（包括研究）；它们不仅限于评估教育学术。

以下部分是对 Glassick 标准的学术研究评价的总结（Glassick，2000）。

明确的目标

研究者是否明确说明了其工作的基本目的？研究者是否确定了切实可行的目标？研究者能否明确该领域的重要问题？

充分的准备

研究者是否对该领域现有的学术研究有所了解？研究者是否将必要的技能运用到他的工作中？研究者是否汇集了必要的资源来推进这个项目？

适当的方法

是否使用了适合目标的方法？学者是否有效地应用了所选择的方法？学者是否会根据环境的变化而调整项目？

重要的结果

研究者达到目标了吗？研究者的工作是否会对这个领域产生影响？研究者的工作是否为进一步的探索开辟了新的领域？

有效的演讲

是否使用适当的风格和有效的组织来介绍其作品？研究者是否使用适当的论坛将作品传达给目标受众？研究者是否清晰、完整地表达了他的信息？

反思性批判

研究者是否批判性地评价自己的作品？研究者是否为他的批评带来了适当且充分的证据？研

究者是否用评价来提高未来工作的质量?

1996 年，AAMC 的 GEA 学术研究项目侧重于实施 Glassick 标准，将该标准应用于医学教育，并编制了一份可供评估的教学学术研究质量的具体证据清单（Simpson and Fincher，1999；Fincher et al.，2000）。例如，GEA 项目的表 56.2 中的问题使用了 Glassick 的标准来评估教学。

在正式的表彰和奖励过程中，对教育学术的评价需要使用公认的框架和标准进行记录和评估。

利用 Glassick 的标准，教师可以记录他们的教育贡献和相关的学术成果，提高他们工作的可见度，并可供他人审查。传统的表彰和奖励制度需要基于公认的、明确的标准作出可靠的判断。如果工作没有得到充分的记录，或没有以使审稿人易于理解的方式呈现，则可能会被误解或低估。尽管每个教育工作者不可能在每类教育工作者活动中都取得相同的成就，但是应该有既定的框架来记录和总结每个领域中的教育贡献。

记录教育学术的工具

个人履历（CV）是记录教师大部分活动和成就的公认方法。它充分记录了教育探索（研究）的证据。但是，教育工作者档案袋（也被称为教学档案袋）有助于补充个人履历，准确地记录一个人的教育活动和相关的学术研究的领域。它综合全面地记录了一个人教育活动和成就的数量和质量以及贡献的有效性。终结性档案袋至少包含三个组成部分（Simpson et al.，2004）：个人陈述，为审查档案袋的其余部分建立背景；选定的成就摘要；以及卓越的证据。Kuhn（2004）建议对档案袋进行如下编排：对个人教育理念的叙述，教学和学术研究性活动的清单（应该结合来自同行和学习者的评估所创建的材料和数据），对卓越教育的认可（荣誉、奖项和来自学习者的感谢信），为提高个人作为教育工作者的专业知识而参加的课程和学习，以及发表的著作（撰写的教育材料）。Lamki 和 Marchand（2006）描述的模板包含一个总结和简要描述个人工作的部分，一个将活动与个人的基本理念联系起来的领域，一个专业发展需求清单，同时附有满足这些需求的方法，以及包含具体和客观数据的附录，用以支持档案袋其他部分的论断。在这种模型中，卓越证据是通过对个人教育学术成果的传播情况进行分类来记录的。尽管有证据表明，美国的医学院校越来越多地使用档案袋，但标准化格式仍未被采用，而对档案袋中证据的赋值也不尽相同（Simpson et al.，2004）。Gusic 等提供了一个综合的、具有可持续发展性的教育工作者档案袋的示例（2007）www.mededportal.org/publication/626（于 2013 年 3 月 15 日访问）。Simpson 等描述了一个更适合在高利害评估中使用的终结性档案袋的示例，例如关于晋升、授予奖项或选拔人才入职教育学院的决策（2007b）。

表 56.2 Glassick 标准在教学中的应用

Glassick 标准	应用标准的问题
明确的目标	有什么证据证明自己的教学目标的明确程度，以及是否适合主题和学习者的水平?
充分的准备	有什么证据证明教师所提供的信息是最新的，并且集中在关键内容和问题上?
适当的方法	有什么证据表明教师选择了适合其目标、受众和环境的教学方法?
重要的结果	有什么证据表明学习者已经实现了教师的目标或对学习者的影响?
有效的演讲	有什么证据表明人们如何通过毕业生、顾问、课程报告和（或）网站数据以及传统论坛来传播知识?
反思性批判	有什么证据可以证明一个持续的再教育过程，包括修订指导、改变教学策略以及建立新的评价形式?

改编自 Glassick CE，Huber MR，Maeroff G. Scholarship assessed evaluation of the professoriate，版权归于 Jossey-Bass，1997，Wiley. 本材料经 John Wiley & Sons，Inc. 许可改编

用于评估教育学术的标准

教育学术包括对健康专业教育的广泛学术贡献（McGaghie and Webster，2009；Simpson et al.，2007a），包括出版物、同行评议和应邀演讲、书籍或章节、教育拨款、电子出版物和其他教育材料。认可和奖励这些贡献的制度需要根据已获得公众认可和明确的标准做出

可靠的判断。认识到有必要进一步证实确定教育工作者工作影响的标准，儿科学术协会教育学者项目（Association's Educational Scholars Program，APA ESP）的领导者开发了一种研究工具，用于全面分析持续发展的教育工作者的档案袋（Chandran et al.，2009）。该工具使用定量和定性数据来衡量每个类别的教育活动的结果。为了提供充分准备和适当方法的证据，教育工作者必须描述他们如何使用系统的规划、合理的概念模型以及文献中的最佳实践来设计、实施和评估他们的工作。人们应该使用严格的评估来证明重要的结果，并且通过将自己的作品传播给他人供其审阅（有效演示），以展现该作品的影响。教育工作者应表达他们如何利用评估数据和同行评议的意见来完善教育活动（反思性批判）。该工具采用 Glassick 框架的特定标准（Glassick，1997），为评估教育学术提供了一种客观的方法，但它可能过于复杂，无法用于晋升、表彰和奖励决策。

在这项工作的基础上，Baldwin 等（2011）在《医学院教师教育表现评估指南》中进一步完善了评价包括教育学术在内的教育活动的标准。该评估方法定义了五类教育工作者活动中每一类活动的卓越性，描述了评估项目（每个领域的数量和质量），并描述了高质量表现的示例。此外，还提供了能够证明学术方法和教育学术的具体实例。例如，课程负责人除了使用课程委员会或认证机构的审查以及如美国医学院校协会（AAMC）毕业生问卷调查这类全国性的调查外，还使用来自学习者和老师的评估数据来改进课程，这些都是使用反思性批判的证据。呈现可证明课程有所改进的信息，如学习者在 OSCE 中评估某项技能的成绩有所提高，该技能曾经在讲座中使用视频进行教学，但现在是在一个模拟的临床学习环境中进行教学，这记录了课程改变后的重要结果。尽管这提供了一个简短的、终结性的评分工具，但 Baldwin 等（2011）没有提出一个明确的、标准与指标相匹配的评分体系。机构需要使用当地公认的标准和价值来制定一个为不同的衡量标准赋予相对权重的评分体系。

在配套资源《教育工作者评估指南》（Baldwin et al.，2012）中，作者添加了具体的质量指标（证据），可用于评估个人工作对教育界的影响和贡献。例如，一个由教育工作者开发的评估工具必须设计成能够测量其计划要测量的内容（响应效度）。有效和可靠的响应可为学习者、教师以及使用该工具的机构提供信息。该工具的发布和评估方法的传播使其他人可以在他们的机构中使用该工具。《教育工作者评估指南》包含针对教育档案袋中五类教育活动的指标，但是具体标准的应用不仅限于对档案袋的评估，也可以用于任何记录教育学术的工具（Baldwin et al.，2012）。

明确标准的使用需要有基础设施来支持有关教育工作者表现的决策。特别是，需要有正式的程序向部门和决策机构通报评价标准，以实施公正而严格的程序（Simpson and Fincher，1999）。

2010 年，AAMC 成立了一个关于教育工作者评估的国家工作组，为决策者开发了一个工具箱。创建此资源是为了促进机构内部和各机构间作出严格和一致的决策（Gusic et al.，2013）。该项目通过国家利益相关者的讨论和对学术医学中心教育主任进行调查后，获得了经费支持。作者还使用了 Glassick 标准（Glassick et al.，1997）作为框架来评估每一类教育活动的质量（通过正面的评价来证明有效性）、学术方法（使用文献中的以及参与专业发展活动的最佳实践）和学术研究［同行评议、传播和（或）被他人采用的证据］。评估人员应该期望在教育工作者关注的领域看到质量、学术方法和学术研究的充足证据，但并不是工具箱中的每个指标都可能与每个教育工作者相关。例如，利用教育领导力或管理指标，一个具有领导力或管理职务的教育工作者应该描述他们对所领导项目的愿景。项目的目标必须与机构目标和明确的愿景保持一致。领导者必须使用最佳实践来制定一个具有里程碑的时间表，以实现这些目标、确定和调整资源并获得相关利益相关者的支持。用来领导和管理他人以及项目的方法必须可行、实用并且符合职业素养的最高标准。同时，必须要有一个评估项目和收集数据的计划，以证明已经实现项目的目标。

工作小组采用了 Kirkpatrick 模型来评估教育和培训项目（Kirkpatrick and Kirkpatrick，

2006），以建立标准来测量各个领域的重要结果［如适用的，反应/满意度的证据，知识、技能、态度和（或）行为变化的证据，在其他情景下观察到的表现以及在机构内部和外部的影响］。例如，对于教育领导者而言，该项目的利益相关者的反应、该项目对组织过程的影响以及该项目对推进机构使命的贡献都是表明该项目质量的重要结果。在同行评议的出版物中传播项目评估的结果、邀请其分享项目的成果或在其他机构中对同类项目进行同行评议，都是有效展示的证据。对评估数据进行自我分析和审查后，项目发生了明显变化，这展示了领导者如何运用反思性批判来提高其作为领导者的技能，并加强项目的推进。

评估标准有多个目的：为决策者和教育工作者导师提供信息，并帮助教育工作者根据其表现期望发展他们的职业生涯。对期望值的知晓使教育工作者可以把他们的工作作为一个系统的学科来开展。要成为一名教育学者，就无需创建另一类工作，而是需要在其作为教师、课程开发者或导师的工作中学习并运用合理的教育原则。重要的是，在他们自己的导师的帮助下，教育工作者发现了如何在他们指定的活动中开展学术研究。通过记录学术方法并传播其工作以供同行评议，教育工作者可提供其对自己的部门和机构以及教育界贡献的证据。使用公认的标准来评估教育工作者，可确保公平的决策过程，以评估教育工作者所做的工作。如果组织真正重视教育，则机构必须确保将教育学术纳入学术奖励过程。

2009 年，欧洲医学教育联盟（Association for Medical Education in Europe，AMEE）发布了一份指南，旨在为用户提供发表研究和其他学术产出的资源，并着重强调广泛的学术研究对高等教育中个人的职业发展的重要性（McGaghie and Webster，2009）。这个 AMEE 指南在文献的基础上重点介绍了富有成效的学术团队的 8 个属性：①“共同的目标，共同的使命”；②“可以进行换届或轮替的、明确的领导层”；③“高标准”；④“持续努力”；⑤“物理上的接近”；⑥最小的“团队内部的地位差异”；⑦最大的“团队的地位”；⑧“培养信任的共同活动”（McGaghie and Webster，2009，pp. 577-578）。此外，该指南还推荐了几种类型的技能，以发展专注于著作发表和学术研究的成功职业生涯（McGaghie and Webster，2009，pp. 586-589）。

教育工作者所面临的挑战

尽管在教育学术的定义、分类、记录和评价方面取得了进步，但许多教育工作者还是由于各种原因而没有从事教育学术，具体原因包括：

1. 在医学教育文化中，科学研究仍然是许多机构学术研究的主要模式（Simpson et al.，2007；Smesny et al.，2007；Irby et al.，2004；Collins and Gough，2010）。
2. 临床教育工作者对临床生产力的需求不断增加（Smesny et al.，2007；Irby et al.，2004；Collins and Gough，2010）。
3. 与对教育学术感兴趣的同事交流有限（Goldszmidt et al.，2008；Smesny et al.，2007）。
4. 用于学术研究的时间和支持有限（Smesny et al.，2007；Goldszmidt et al.，2008；Zibrowski et al.，2008）。
5. 在教育学术的理念实施方面持续存在着困难（Purcell and Lloyd-Jones，2003）。
6. 关于如何开展教育学术的知识有限（Goldszmidt et al.，2008；Mavis and Henry，2005）。

在发展中国家，开展教育学术的障碍可能会更大（Morahan and Fleetwood，2008）。这些挑战提出了重要的问题：我们如何才能成功地促进教育学术？我们如何利用资源和现有标准以使得教育学术获得支持和认可？

支持教育工作者和教育学术的基础建设

机构要重视教师作为教育工作者和教育学者的价值，它们必须提供支持教师作为教育工作者和学者的基础建设。Fincher 等（2000）提出了 Bolman 和 Deal 的四个“框架”模型作为一种组织结构，以供院校可用于评估其支持教育学术的能力，并确定需要改进的目标区域。这四个“框架”是结构性框架、人力资源框架、政治框架和象征性框架（Fincher et al.，2000）。地区、国家甚至全球范围内的机构和组织基础建设是支持教师从事教育学术的必要条件。虽然支持教育学术所需的资金投入可能少于支持生物医学研究所需的资金，但四个框架内的资源对于促进和认可教师作为教育学者是必不可少的（图 56.2）。

威斯康星医学院（Medical College of Wisconsin，MCW）的 Simpson 等（2000）将 Bolman 和 Deal 的四个框架中的每一个框架作为其变革战略的一部分，以认可和奖励教育学术。例如，他们通过制订和完善针对临床医生-教育工作者职业路径的职务晋升指南并发布 MCW 教育工作者档案袋来强化结构框架。通过制订诸如 MCW 教师指导计划、医学教育学术性研究奖金、医学教育研讨会以及每年一度的医学教育教师培训等的教师发展计划，来建立人力资源基础建设。通过让主要利益相关者，如职级和终身教职委员会主席等参与，加强了政治支持。此外，MCW 的教师通过建立自己在国家医学教育的领先地位，获得进一步的政治支持。MCW 教学学者协会的建立以及在大会中获得的数个教育奖项加强了对教育学者的象征性认可（Simpson et al.，2000）。

可使用 Bolman 和 Deal 的四个框架模型提供支持的倡议

教学共享区

在高等教育和医学教育最近的讨论中突出了教学共享区的概念（Huber and Hutchings，2005），这是一种创建学术研究共同体的方法。共享区被定义为一个虚拟的家园，教育工作者可以通过这个家园讨论创新的教育方法和资源，并通过传统期刊之外的其他场所在同行中传播学术研究成果（Huber and Hutchings，2005；Morahan and Fleetwood，2008）。因此，共享区可通过将教育工作者联系起来，并提供一个传播教育资源材料的机制，来提供人力资源和结构性支持。

一些国家和国际的倡议都以教学共享区作为概念基础。国际医学教育与研究促进基金会（The Foundation for Advancement of International Medical Education and Research，FAIMER）为发展中国家的医学教育工作者提供了为期 2 年的教师发展研究基金（Norcini et al.，2005），其中包括在美国举行的两次线下研讨会以及中间在本国机构进行的远程学习。学员在其本国机构完成了课程创新项目，并在第二年共同指导新学员。“指导-学习网络邮件列表服务”（mentoring-learning web listserv，ML-Web）是

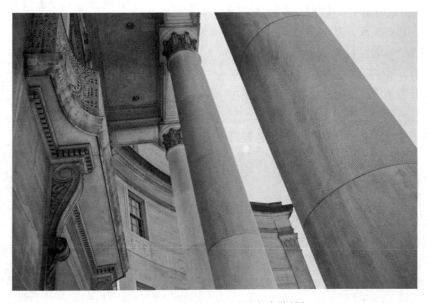

图 56.2 机构应重视教育学术 图片由 Terry Dagradi 提供，版权归耶鲁大学所有

FAIMER 的一个组成项目（Norcini et al.，2005；Anshu et al.，2010），其功能类似于区域性站点的“教学共享区”。ML-Web 会议由 FAIMER 学员和教师志愿者主持，并且学员们每月针对选定的主题交换讨论电子邮件（Norcini et al.，2005；Anshu et al.，2010）。通过这种方式，FAIMER 不仅为教师发展提供了人力资源基础设施，而且还以邮件列表服务的形式提供了结构性基础设施，以保持对话的活跃度与持续性。

对于那些与 FAIMER 等项目没有实际联系的教师，我们有电子版的教学共享区资源。例如，AAMC 的 iCollaborative（2011）是一个公开、可用的在线集合体，旨在交流创新教育资源，包括教程、案例学习、实验室手册、模拟、教师发展材料、壁报展示和网络资源。iCollaborative 的用户可以通过一个模仿社交网络的系统对资源进行评论和反馈（AAMC，2011）。

教育工作者的学术团体

学术团体已经成为支持医学院校教育任务的组织机制（Irby et al.，2004）。它们经常在以下几个方面发挥多方面的象征性支持作用：认可教师在教育学术方面的卓越表现；通过开展教师发展活动提供人力资源支持；通过提供正式的结构来支持学术研究，从而提供结构性支持，通常是地方或机构层面，但有时是国家层面。此外，医学教育工作者的学术团体（见示例）是教育工作者的第二个学术“家园”，他们与从事教育学术的其他同事共同培育一个共同体（共享区）（Irby et al.，2004）。Irby（2004）概述了学院的四个显著特征：

1. 一个经常具有广泛基础的任务，支持教育工作者、课程开发和教育学术，并提供受保护的教师受教育时间。
2. 一个严格的审查流程，用以遴选杰出的教育工作者。
3. 一个有着自己的指定领导者、正式的、全校范围的组织树。
4. 分配专用资源以支持学术团体的任务。

表 56.3 提供了学术团体如何能支持 Bolman 和 Deal 的四个框架的示例。

在国家层面，由澳大利亚皇家外科学院（Royal Australian College of Surgeons）建立

表 56.3 支持教育学术的基础建设：来自三个学术团体的示例

Bolman 和 Deal 模型 *	示例 **
框架 1：结构性	
◆ 教育领导职位，在组织架构图中列出 ◆ 全校医学教育办公室、委员会或个人 ◆ 医学院图书馆 / 网站 ◆ 其他教育设施教育（UCSF）（例如计算机实验室）和辅助人员	◆ 专门的学院预算和人员名单（UCSF；Baylor；MCW） ◆ Fulbright 和 Jaworski L.L.P. 教育资助基金（Baylor） ◆ 为创新提供资金补助
框架 2：人力资源	
◆ 医学教育的入职培训 ◆ 教育讲义 / 网络版资料 ◆ 教师发展项目 / 工作坊 ◆ 教育系列职位的招聘流程 ◆ 医学教育团体	◆ 教育资源资料 ◆ UCSF 教学学者项目（医学教育研究团体） ◆ 准备未来教师的专业发展项目（UCSF） ◆ 医学教育专题系列讨论会（Baylor） ◆ 年度医学教育研讨会（MCW）
框架 3：政治	
◆ 担任领导职务的教育工作者 ◆ 影响决策的教育工作者联盟 ◆ 教育工作者在选拔 / 选举 / 任命关键职位过程中的作用	◆ 捐赠教席（UCSF） ◆ 学院合作（UCSF；Baylor） ◆ 教育政策与宣传工作组（UCSF） ◆ 赞助国家 Alpha Omega Alpha 教学奖项获得者担任客座教授（MCW）
框架 4：象征性	
◆ 以教育为特色的公共文件 ◆ 仪式 / 传统 / 仪式认可的教育 ◆ 教育公共论坛专题讲座	◆ 严格的同行评议流程（UCSF；Baylor；MCW） ◆ 卓越教学奖（UCSF） ◆ Fulbright 和 Jaworski L. L. P. 杰出教师奖（Baylor） ◆ 贝勒学院杰出教育工作者教育学术成果展览会 ◆ Edward J. Lennon 捐赠赞助的临床教学奖和 Marvin Wagner 的实习生导师奖（MCW）

* 数据来自 Fincher，R-M.E.，Simpson，D.E. and Mennin，S.P. et al.（2000）. Scholarship teaching：an imperative for the 21st century. Academic Medicine，75（9），887-894. 数据来自 Bolman LG，Deal TE，‘Reframing Organizations’. San Francisco，CA：Jossey-Bass，1997.

** 数据来自 UCSF-Haile T. Debas，加利福尼亚大学医学教育工作者学院，圣佛朗西斯哥（Irby et al.，2004；加利福利亚大学旧金山分校，2000）；贝勒医学院贝勒杰出教育工作者学院（Irby et al.，2004；贝勒医学院，2001）；威斯康星医学院教学学者协会（Irby et al.，2004；威斯康星医学院，1990）。

的澳大利亚外科教育工作者学院（Australian Academy of Surgical Educators）支持各种活动，包括专业发展计划的设计、进阶学位课程项目的开发、教育学研究的实施与合作的开展，以及与医院和资助者合作建立教育研究金（Collins and Gough，2010）。通过这种方式，学院支持了该国的人力资源和象征性基础建设，从而促进了教育学术的发展和认可。在英国，医学教育工作者学院（Academy of Medical Educators，AoME）作为一个独立的慈善组织发挥作用（Sandars and McAreavey，2007；Academy of Medical Educators，2006）。AoME 建立了一套专业标准，其中包括把“教育学术”作为医学教育工作者的核心期望之一。英国学院的会员级别包括常规的会员资格，这是“针对所有在其职业生涯的任何阶段专业从事医学教育的人员”，以及通过对其在医学教育领域的贡献进行同行评议程序后授予的院士资格和荣誉院士资格（Academy of Medical Educators，2006，“会员资格”页）。AoME 提供有关教育发展的硕士班、年度学术会议以及一系列“认可卓越教学”工作坊（Sandars and McAreavey，2007；Academy of Medical Educators，2006）。

教师发展项目

各种教师发展项目为教师提供结构性和人力资源支持，以培养他们作为教育工作者和教育学者的技能。例如，许多机构已经设立了医学教育团体（Gruppen et al.，2006；Thompson et al.，2011）。这些团体一般主要用于强化教学、课程设计和评价方面的技能。大多数要求完成一个学术研究项目。其中密歇根大学的医学教育学者项目（Medical Education Scholars Program，MESP），其作用是集中培养专注于教育学术的教师（Gruppen et al.，2003）。MESP 的目标对象是基础科学和临床教师，并包括与教学、认知、教育评价、学术领导力和研究方法有关的内容。学者在该项目的任期内，应当制定和实施一个学术研究项目。对 MESP 的评估显示出一种在晋升、教育资助和新的教育项目均在其校友中有所增加的趋势（Gruppen et al.，2003）。

一些院校已经进一步设立了医学教育的正式学位课程（Cohen et al.，2005；Tekian and Harris，2012）。这些课程提供了多种授课方式，包括面对面、远程学习和二者的混合，甚至为在其所在国家机构中没有此类课程的教育工作者提供了宝贵的机会。例如，在荷兰的马斯特里赫特大学，课程参与者可通过为期两年的课程（主要基于远程教育）获得医学教育硕士学位（masters in health professions education，MHPE）。此外，该大学还在巴西开设了国际医学教育硕士课程（International MHPE-Brazil），以及在埃及开设了医学联合硕士课程（joint master of health professions education，JMHPE）（Cohen et al.，2005）。伊利诺伊州芝加哥大学 MHPE 以教育领导力为重点，并提供校园或在线学习课程的选择。有几篇文章回顾了医学教育工作者的进阶学位课程的共同特征（Cohen et al.，2005；Tekian and Harris，2012）。

其他例子

一些组织和机构已经开发了其他创新方法来支持教育学术。印度医学委员会（Medical Council of India，MCI）在其国内提供政治基础建设的支持，从而在国家层面加大了教师发展的力度。该委员会在全国 16 个地区制定了针对医学教育的教师发展项目，并制定了面向所有教师的医学教育基础课程（A. Supe，2012，个人通讯，1 月 4 日）。一门医学教育的进阶课程也正在启动（A. Supe，2012，个人通讯，1 月 4 日）。此外，通过 1997 年 MCI 关于研究生医学教育条例，委员会授权在所有医学院校都设有医学教育机构（Medical Education Units，MEU）（Medical Council of India，1997）。在多伦多大学，教育领域的研究、创新和学术研究（research，innovation，and scholarship in education，RISE）作为精神病学系内正式认可的项目（Martimianakis et al.，2009）。RISE 的活动包括教学学术研究，如毕业后医学教育奖金、住院医师教育研究培训计划、附属机构对其他临床和基础科学科室的教师认定以及教师的教育学者计划等。RISE 还通过与本院精神病学系以外的教育和教师发展中心建立正式的联系来加强支持（Martimianakis et al.，2009）。

结论

- 鉴于教育是医学教育的核心使命，我们亟需重视教师作为教育工作者和教育学者的价值。为此，我们必须对教育工作者的工作采用一致的定义和评估标准。
- 医学教育工作者参加了各种教育活动，这些活动可以分为五类：教学、课程开发、建议和指导、教育领导力与管理，以及对学习者的评价。
- 在这五个类别中的任何一类中，教育工作者都可以采用学术方法（即从该领域中汲取经验来指导自己的工作），并产生教育学术成果（即通过公开发布、可供同行评议的、可供他人借鉴的成果为该领域做贡献）。
- 教师应记录自己的教育活动，报告每项活动的数量和质量，并报告如何使用学术方法或从特定活动中获得学术成果。
- 院校和组织应评估其提供结构性、人力资源、政治和象征性支持的能力，以促进教育学术。教师个人可寻求这些支持和教育激励措施，例如教学共享区、教师发展项目以及为产生教育学术成果提供帮助的学术团体。

参考文献

Academy of Medical Educators (AoME) (2006) Academy *of Medical Educators*. [Online] http://www.medicaleducators.org Accessed 20 March 2012

Anshu, S.M., Burdick, W.P., and Singh, T. (2010) Group dynamics and social interaction in a south Asian online learning forum for faculty development of medical teachers. *Educ Health*. 23(1): 311

Association of American Medical Colleges (2011) *iCollaborative*. [Online] https://www.aamc.org/icollaborative/ Accessed 20 March 2012

Baldwin, D., Chandran, L., and Gusic, M. (2011) Guidelines for evaluating the educational performance of medical school faculty: priming a national conversation. *Teach Learn Med*. 23(3): 285–297

Baldwin, D., Chandran, L., and Gusic, M. (2012) Educator evaluation guidelines. *MedEdPORTAL*, [Online] http://www.mededportal.org/publication/9072 Accessed 9 January 2012

Baylor College of Medicine (2001) *Academy of Distinguished Educators*. [Online] http://www.bcm.edu/fac-ed/academy/ Accessed 20 March 2012

Bok, D. (1990) *Universities and the Future of America*. Durham NC: Duke University Press

Boyer, E.L. (1987) *College: The Undergraduate Experience in America*. New York: Harper-Collins

Boyer, E.L. (1990) *Scholarship Reconsidered: Priorities of the Professoriate*. Princeton: Carnegie Foundation for the Advancement of Teaching

The Carnegie Foundation for the Advancement of Teaching (1989) *The Condition of the Professoriate: Attitudes and Trends*. Princeton: Carnegie Foundation for the Advancement of Teaching

Chandran, L., Gusic, M. and Baldwin, C., et al. (2009) Evaluating the performance of medical educators: a novel analysis tool to demonstrate the quality and impact of educational activities. *Acad Med*. 84(1): 58–66

Cohen, R., Murnaghan, L., Collins, J., and Pratt, D. (2005) An update on master's degrees in medical education. *Med Teach*. 27(8): 686–692

Collins, J.P. and Gough, I.R. (2010) An academy of surgical educators: sustaining education—enhancing innovation and scholarship. *ANZ J Surg*. 80: 13–17

Diamond, R.M. and Adam, B.E. (1995) *The Disciplines Speak*. Washington, DC: American Association of Higher Education

Diamond, R.M. and Adam, B.E. (2000) *Recognizing Faculty Work: Reward Systems for the Year 2000*. San Francisco: Jossey-Bass

Fincher, R-M.E., Simpson, D.E. and Mennin, S.P., et al. (2000) Scholarship in teaching: an imperative for the 21st century. *Acad Med*. 75(9): 887–894

Glassick, C.E., Huber, M.T., and Maeroff, G.I. (1997) *Scholarship Assessed: Evaluation of the Professoriate*. San Francisco: Jossey-Bass

Glassick, C.E. (2000) Boyer's expanded definitions of scholarship, the standards for assessing scholarship, and the elusiveness of the scholarship of teaching. *Acad Med*. 75(9): 877–880

Goldszmidt, M.A., Zibrowski, E.M., and Weston, W.W. (2008) Education scholarship: it's not just a question of 'degree'. *Med Teach*. 30: 34–39

Gruppen, L.D., Frohna, A.Z., Anderson, R.M., and Lowe, K.D. (2003) Faculty development for educational leadership and scholarship. *Acad Med*. 78(2): 137–141

Gruppen, L.D., Simpson, D., Searle, N.S., Robins, L., Irby, D.M., and Mullan, P.B. (2006) Educational fellowship programs: common themes and overarching issues. *Acad Med*. 81(11): 990–994

Gusic, M., Chandran, L., Balmer, D., D'Alessandro, D., and Baldwin, C. (2007) Educator Portfolio Template of the Academic Pediatric Association's Educational Scholars Program. MedEdPORTAL www.mededportal.org/publication/626 Accessed 15 March 2013

Gusic, M., Amiel, J., Baldwin, C., et al. (2013) Using the AAMC Toolbox for Evaluating Educators: You be the Judge!. MedEdPORTAL. [Online] www.mededportal.org/publication/9313 Accessed 10 May 2013

Huber, M.T. and Hutchings, P. (2005) *The Advancement of Learning: Building the Teaching Commons*. San Francisco: Jossey-Bass

Hutchings, P. and Shulman, L.S. (1999) The scholarship of teaching: new elaborations and developments. *Change*. 31(5): 11–15

Irby, D.M., Cooke, M., Lowenstein, D., and Richards, B. (2004) The academy movement: a structural approach to reinvigorating the educational mission. *Acad Med*. 79(8): 729–736

Kirkpatrick, D.L. and Kirkpatrick, J.D. (2006) *Evaluating Training Programs: The Four Levels*. 3rd edn. San Francisco: Berrett-Koehler Publishers

Kreber, C. and Cranton, P.A. (2000) Exploring the scholarship of teaching. *J Higher Educ*. 71(4): 476–495

Kuhn, G.J. (2004) Faculty development: the educator's portfolio: its preparation, uses, and value in academic medicine. *Acad Emerg Med*. 11(3): 307–311

Lamki, N. and Marchand, M. (2006) The medical educator teaching portfolio: its compilation and potential utility. *Sultan Qaboos University Med J*. 6(1): 7–12

Levinson, W., Rothman, A.I., and Phillipson, E. (2006) Creative professional activity: an additional platform for promotion of faculty. *Acad Med*. 81(6): 568–570

Martimianakis, M.T., McNaughton, N. and Tait, G.R., et al. (2009) The Research Innovation and Scholarship in Education Program: an innovative way to nurture education. *Acad Psychiatry*. 33(5): 364–369

Maurana, C.A., Woff, M., Beck, B.J., and Simpson, D.E. (2001) Working with our communities: moving from service to scholarship in the health professions. *Educ Health*. 14(2): 207–220

Mavis, B.E. and Henry, R.C. (2005) Being uninformed on informed consent: a pilot survey of medical education faculty. *BMC Med Educ*. 5(1): 12

McGaghie, W.C. and Webster, A. (2009) Scholarship, publication, and career advancement in health professions education: AMEE guide no. 43. *Med Teach*. 31: 574–590

Medical College of Wisconsin (1990) *MCW Society of Teaching Scholars*. [Online] http://www.mcw.edu/medicalschool/educationalservices/FacultyDevelopmentandResources/MCWSocietyofTeachingScholars.htm Accessed 20 March 2012

Medical Council of India (1997) Salient features of the regulations on graduate medical education. [Online] http://www.mciindia.org/RulesandRegulations/GraduateMedicalEducationRegulations1997.aspx Accessed 20 March 2012

Morahan, P. and Fleetwood, J. (2008) The double helix of activity and scholarship: building a medical education career with limited resources. *Med Educ*. 42: 34–44

Norcini, J., Burdick, W., and Morahan, P. (2005) The FAIMER Institute: creating international networks of medical educators. *Med Teach*. 27(3): 214–218

Purcell, N. and Lloyd-Jones, G. (2003) Standards for medical educators. *Med Educ*. 37: 149–154

Rice, R.E. (1992) Towards a broader conception of scholarship: the American context. In R. Whiston, and R. Geiger, (eds) *Research and Higher Education: The United Kingdom and the United States*. Buckingham: Society for Research into Higher Education and Open University Press

Rice, R.E. (1996) *Making a Place for the New American Scholar*. Washington, DC: American Association of Higher Education

Sandars, J. and McAreavey, M.J. (2007) Developing the scholarship of medical educators: a challenge in the present era of change. *Postgrad Med J*. 83: 561

Shulman, L.S. (1999) Taking learning seriously. *Change*. 31: 11–17

Simpson, D.E. and Fincher, R-M. (1999) Making a case for the teaching scholar. *Acad Med*. 74(12): 1296–1299

Simpson, D., Fincher, R-M.E., Hafler, J.P., et al. (2007a) Advancing educators and education by defining the components and evidence associated with educational scholarship. *Med Educ*. 41: 1002–1009

Simpson, D., Fincher, R-M., Hafler, J.P., et al. (2007b) *Advancing Educators and Education: Defining the Components and Evidence of Educational Scholarship*. Proceedings from the Association of American Medical Colleges Group on Educational Affairs Consensus Conference on Educational Scholarship, 9–10 February 2006, Charlotte, NC. Washington, DC: Association of American Medical Colleges

Simpson, D.E., Hafler, J., Brown, D., and Wilkerson, L. (2004) Documentation systems for educators seeking academic promotion in US medical schools. *Acad Med*. 79: 783–790

Simpson, D.E., Marcdante, K.W., Duthie, Jr., E.H., et al. (2000) Valuing educational scholarship at the Medical College of Wisconsin. *Acad Med*. 75(9): 930–934

Smesny, A.L., Williams, J.S., Brazeau, G.A., et al. (2007) Barriers to scholarship in dentistry, medicine, nursing, and pharmacy practice faculty. *Am J Pharm Educ*. 71(5): 1–9

Tekian, A. and Harris, I. (2012) Preparing health professions education leaders worldwide: a description of masters-level programs. *Med Educ*. 34(1): 52–58

Thompson, B.M., Searle, N.S., Gruppen, L.D., Hatem, C.J., and Nelson, E.A. (2011) A national survey of medical education fellowships. *Med Educ Online*. 16: 5642

Trigwell, K., Martin E., Benjamin, J., and Prosser, M. (2000) Scholarship of teaching: a model. *Higher Educ Res Devel*. 19(2): 155–168

University of California-San Francisco (2000) The Haile T. Debas Academy of Medical Educators. [Online] http://medschool.ucsf.edu/academy/ Accessed 20 March 2012

University of Illinois-Chicago Master of Health Professions Education. [Online] http://chicago.medicine.uic.edu/departments___programs/departments/meded/educational_programs/mhpe/ Accessed 20 March 2012

Zibrowski, E.M., Weston, W.W., and Goldszmidt, M.A. (2008) 'I don't have time': issues of fragmentation, prioritization and motivation for education scholarship among medical faculty. *Med Educ*. 42(9): 872–878

第 11 部分

全球医学教育
Global medical education

第 57 章

发展中国家的医学教育 Medical education in developing countries

Francesca Celletti，Eric Buch，Badara Samb

译者：傅淼渟　审校：林　雷

非洲大陆缺少医生，为非洲培养医生的首选地点是在非洲。这就需要当地的医学院校。而一旦接受了这两个简单的陈述，一系列问题就会出来了。

Lindsay Davidson

摘自 Postgraduate Medical Journal，Lindsay Davidson，'The Setting up of a New Medical School'，41，472，pp. 61-66，copyright 1965，经 Fellowship of Postgraduate Medicine 与 BMJ 出版集团有限公司授权

背景

健康是人类永恒的追求。医疗保健是指那些寻求预防和医疗服务的人们与提供这些服务的医疗保健专业人员之间的关系。所有人都应该能够在需要的时间和地点获得医疗服务。健康权不应取决于一个国家、人群或个人的地理、社会或经济状况。

然而，我们仍然面临着人口健康状况悬殊的问题；在世界许多地区，还难以满足人口健康需求和期望（Evans et al.，2004；Joint Learning Initiative，2004；World Health Organization，2006）。

在全球范围内，我们正面临着人口和流行病学的快速转变，这给健康带来了新的挑战。新的传染性疾病和环境威胁正在损害卫生安全（Institute of Medicine，2005，2009；Commission on Social Determinants for Health，2008）。中低收入国家的情况甚至更糟。如今，全球有超过 10 亿人无法获得优质的医疗服务，许多人死于普通感染、与生育相关的疾病和营养不良（Whitehead et al.，2001）。例如，估计每天有 1500 名妇女在怀孕和分娩中丧生；而在有合格的医疗专业人员的情况下，这些生命是可以挽救的。此外，过去 50 年的健康状况改善的趋势已被新的疾病所逆转，例如艾滋病在撒哈拉以南非洲地区的蔓延（Buvè et al.，2002；Merson et al.，2008）。

一个重要因素是全球卫生人力危机。目前，世界卫生组织（World Health Organization，2006a）估计全球还需要 240 万名医生、护士和助产士；贫穷国家的需求比其他国家更为迫切。在每 10 万人口中，美国有 270 名医生，英国有 210 名，巴西有 170 名；然而，坦桑尼亚只有 2.3 名，马拉维只有 1.1 名（World Health Organization，2006）。在撒哈拉以南非洲的 47 个国家的 168 所医学院校，每年只培养了 9000 ～ 10 000 名毕业生（Mullan et al.，2010）。

但是，仅仅增加医学毕业生的人数并不能解决全球卫生人力所面临的更加棘手的问题：当前的医学教育模式与不断变化的人口健康需求之间不匹配；卫生和教育部门之间的协同不够；卫生人力资源分配不平衡，不利于农

村和城市贫困人口；医生难以留在最需要的社区。这些都是有待解决的问题（World Health Organization，2008b，2010d）。

在当今的许多情况下，医学教育机构与国家卫生系统以及卫生服务机构是彼此隔离的，这不利于教育机构为毕业生将来的执业做好准备（Dussault & Dubois，2003）。课程可能没有反映最需要医生的地区的疾病负担。医学生培训场所通常是城市的大医院，这里的实习环境与毕业生最终就业时所面对的执业环境并不相同。在一个不与其他专业人员接触的环境中培养医生，可能会使他们难以胜任今后基于团队的工作实践。如果没有根据当地医疗保健系统的需求和最适宜的照护模式来进行医学教育，可能会使毕业生没有能力倡导改善周围的医疗保健系统。

在本土相关性和全球卓越性之间取得适当的平衡是一个挑战。有些人认为，在医学教育中强调社会责任感会损害毕业生的整体技术卓越性。然而，对医学教育社会责任的放大并不排斥对全球卓越中心和世界一流研究中心的投资（Eley et al.，2008；Bianchi et al.，2008；Abdel-Rahim et al.，1992）。实际上，随着初级卫生保健服务的改善，对专科医生医疗服务的需求可能会增加。因此，正确的方法是：在衡量卓越水平的标准中，将更大的权重赋予对人口健康结果的影响。

尽管人们越来越关注医学教育方法改革的必要性（Frenk et al.，2010），但仍缺乏公开的数据以便于进行政策对话。许多国家正在实施医学教育模式的创新，但成果很少被记录下来。有一些文献表明，建构人才培养的通用标准和基本规格可能是发展医学生跨学科技能的重要机制（Laidlaw et al.，2009）。

然而，着眼于满足 21 世纪的需求来思考未来卫生人才资源的开发，我们可以确定一些需要改革的关键领域。

医学教育的挑战

尽管医学教育所面临的挑战很多，但概括起来不外乎以下几大类，如图 57.1 所示。

> 全球范围内医生数量不足，中低收入国家的危机尤为严重。（数量）
> 医生如果没有掌握过硬的技能，国家无论培养和配置多少医生，都无法改善人口健康状况。（质量）
> 即使受过良好教育的医生也可能发现自己准备不足，无法应对开始医学实践时所面临的挑战。（相关性）
> 全球对医学教育的投资不足。

图 57.1 医学教育所面临的挑战。

数量

在世界卫生组织 2006 年发布的一份报告中，概述了全球劳动力危机的主要问题。全世界平均每千人口的医生数是 1.6 名，但这一指标在不同国家差异很大，利比里亚的每千人口医生数只有 0.01，而意大利达到 3.7，美国则是 2.7（Joint Learning Initiative，2004，2006）。最近的一项研究（Frenk et al.，2010）估计，全球约有 2420 所医学院校，每年为全球 70 亿人口输送约 389000 名医学毕业生。国家之间和国家内部配置的不均加剧了卫生人力的短缺。在印度、中国、西欧、拉丁美洲和加勒比海地区，医学院校的数量很多，而中亚、中欧和东欧以及撒哈拉以南非洲地区面临严重的短缺。例如，中国、印度、巴西和美国医学院校的数量都超过 150 所，占世界总数的 35%；而 31 个国家却没有医学院校（Frenk et al.，2010），其中有 9 个在撒哈拉以南非洲；44 个国家（其中 17 个在撒哈拉以南非洲）只有一所医学院（Frenk et al.，2010）。全世界将近一半的国家只有一所医学院校或没有医学院校（Frenk et al.，2010）。除了医生人数不足和分布不均的问题，还有一个现象值得关注：在低收入国家受过训练的医师在完成学业后往往会迁移到较富裕的国家（Bosk，1985；Fox，1993）。北美、欧洲和波斯湾地区的国家是医生移民的主要目的地，这些地方的培训机会和经济待遇对医生有吸引力（Bosk，1985；Fox，1993）。恶劣的工作条件和低薪使留住合格的医疗卫生人员变得困难。此外，由于缺乏足够的预算资金来支持新增的医生、护士和其他医疗卫生岗位，一些国家无法充分使用医学教育系统所输送的人才。

所有这些的结果之一是农村人口通常很少有或没有医生来为他们服务。在南非，有 46% 的人口居住在农村地区，但是只有 12% 的医生和 19% 的护士在这些地区工作。有充分的证据（Cooper，2002；Anand & Baernighausen，2004）表明，医务工作者（尤其是医生、护士和助产士）的数量增加与人口健康状况的改善有关。

要成功实现与健康有关的千年发展目标、延长寿命和减少贫困，就需要制定战略，为需要的地区提供更多的医生。培养足够数量的医生及均衡配置医生资源是一个全球性的挑战（Bosk，1985；Fox，1993；Cooper，2002；Anand & Baernighausen，2004）。

质量

在关注医学人才培养和医生资源配置数量的同时，还要强调医生的胜任力，如不具备必要的能力，医生无论数量多少都无法改善人口健康状况。医师需要在技术上胜任并且高效，同时他们还应能够团队合作、适应不断变化的环境并在需要时发起变革。

开展高质量教育的努力会面临各种挑战，包括：医学教学落后于医学科学和实践的发展；教学与研究之间的紧张关系；有必要调整医学教育以适应慢性病带来的挑战；以及循证和讲究成本效益的医疗卫生服务模式对教学提出的要求（World Health Organization，2010d）。从历史上看，随着“分子革命”改变了研究范式，教学与研究之间的距离越来越远。因此，大多数教师的研究兴趣不再与传授给学生的专业知识有关。这导致了一种制度文化，它对科学研究成果的奖励比对教育有效性的奖励更大。

必须更加重视一种教育文化，在这种文化中，受训者和医师会省察他们的表现并衡量病患的治疗结果，其最终目的是不断提高他们提供的医疗服务质量（Ludmerer，2003）。

在低收入和中等收入国家，许多教育机构的基础设施和设备都不足（Mullan et al.，2010），教育方法是僵化的、零散的，且师资严重短缺（Mullan et al.，2010；Frenk et al.，2010），毕业后教育不充分或缺失。诸如认证之类的教育质量的监管机制很少标准化，而且通常是薄弱且应用不一致的——尤其是对于私立教育机构。中学教育的变化可能意味着没有足够数量的合格中学毕业生进入大学。

在许多情况下，工作场所出现的种种挑战意味着即使是合格的医疗卫生人员也不一定总是表现出色。工资低和工作条件差会导致士气低落、工作效率低下和旷工。医疗设备和其他用品的缺乏也影响了医疗卫生人员顺利开展工作（Celletti et al.，2011）。

考虑到这些限制，毕业生的人数并不能说明全部情况（Mullan et al.，2010；Frenk et al.，2010）。

相关性

即使是受过良好教育的医生也可能发现自己准备不足，无法应对在卫生系统中任职时面临的挑战。他们在专业教育中获得的技能往往并不适合他们的工作场所。他们所学的科学知识的内容可能与他们工作单位所在地的疾病谱相去甚远。

低收入和中等收入国家医学院校的教育往往与卫生服务的现实需求相脱节。这给医学院校的教育能力带来很大的局限，使医学生无法为发展变化的政策、流行病学和与其最终工作场所相关的技术做好充分准备（Mullan et al.，2010）。

课程可能无法反映最需要医生的地区的疾病负担。各国在不同类别疾病的负担上表现出很大差异。在低收入国家，传染病、围产期疾病以及营养缺乏症占疾病负担的 69%。但是，这些国家的医学教育往往围绕与其疾病谱相关性有限的卫生服务模式进行，很少有公共卫生、流行病学或卫生系统管理方面的培训。临床培训场所大多是城市三级医院，其医疗工作条件与二级和初级保健中心有很大不同。在许多国家和地区，初级卫生保健中心服务的人口比例达到 85%，而三级医院只能满足 1% 的人口医疗需求（World Health Organization，2006；Commission on Social Determinants for Health，2008；Anand & Baernighausen，2004）。然而，临床医学教育通常在三级医疗机构进行，毕业生也往往希望留在大医院。例如，在撒哈拉以南非洲的学校中，只有不到

9% 的毕业生在农村从事全科医学（Institute of Medicine，2001）。

由于医学教育没有契合当地医疗保健系统的需求和最适宜的医疗照护模式，医学毕业生们也就没有为倡导改善其周围的医疗保健系统作好充分准备。当然，也有一些较为成功的例子。例如，沃尔特·西苏鲁大学（Walter Sisulu University）要求毕业生必须了解社会责任的原则，同时要展现高水平的学术和临床表现（World Health Organization & Global Health Workforce Alliance，2009；Dunbabin et al.，2006；Thomson et al.，2003）。在许多情况下，改革后的医学教育并不排斥对卓越中心和世界一流研究的投资。重要的是，在衡量医学教育卓越水平的标准中，要对教育对人口健康结果的影响给予更大的关注（图 57.2）。

医学教育所面临的其他挑战与医学专业所录取的学生的适合性有关。医疗卫生人员如果在语言以及其他社会和人口因素方面不能代表他们的服务对象，可能会更难以理解和回应社区的需求。医学教育的费用很高，而补助很少，这影响了可供医学院校选拔的生源数量。城市和专业环境中机会的集中也影响了招生的类型。来自农村或医疗服务水平低下地区的潜在的医学专业申请人面临许多障碍，包括交通不便、住宿条件差以及对远离家乡的环境不熟悉。

成本和投资

直到最近，有关医学类专业教育经费筹措的数据仍是空白。为了弥补这一知识缺陷，21 世纪医学教育专家委员会进行了一项研究，来估算全球医学和护理教育的资金投入（Frenk et al.，2010）。

医学类专业（包括临床医学、护理、公共卫生和医学相关类专业）教育的年度总支出估计约为 1000 亿美元。其中，仅临床医学专业毕业生的教育就花费了约 476 亿美元（Frenk et al.，2010）。据计算，每名毕业医学生的平均单位成本约为 12.2 万美元（这仅仅涉及教育费用，而不是医学教育机构的运行成本总额）。如果包括医学教育的其他组成部分，费用可能会上升。例如，加拿大的一项研究报告指出，培养一名毕业医学生的平均成本约为 28.6 万加元，但如果考虑研究和临床人员更替等其他因素，费用将升至 78.7 万加元（Erney et al.，1991）。各个国家的培养成本差别很大：例如，在中国培养一名毕业医学生的平均成本约为 14000 美元，而在撒哈拉以南非洲地区则为 52000 美元（Frenk et al.，2010）。

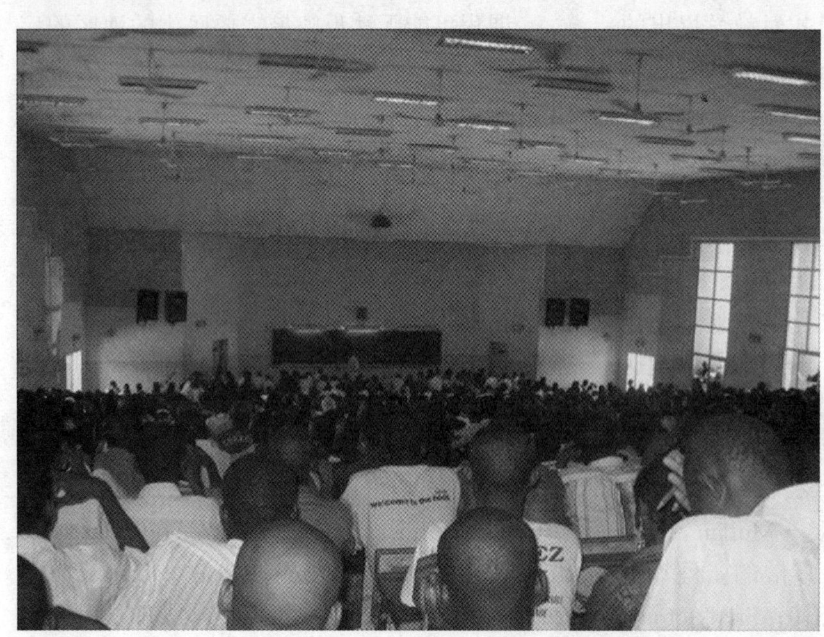

图 57.2 加纳的医学院课堂
摄影师：Fitzhugh Mullan，经许可转载

在医学教育方面的投入仅占国家卫生投入的很小一部分。例如，在美国，2009 年医学院校所有支出的最高估算值也只有 550 亿美元，仅占全国卫生总支出 2.5 万亿美元的 2%（Valberg et al.，1994）。全球情况与此相似，在全球医疗保健行业每年约 5.5 万亿美元的总投入中，医学教育的投入所占份额不到 2%（Frenk et al.，2010）。

各国政府预算和发展援助的捐助方也很少单独为医学教育提供资金（Keehan et al.，2008）。人们日益认识到全球卫生人力资源短缺的影响，将其视为实现与健康有关的千年发展目标的一个关键障碍，鼓励一些国际发展伙伴将资金投向基本卫生人员的培训（Lu et al.，2010；Institute of Medicine，2007）。然而，捐助者很少将医学教育列为其卫生发展援助的一部分。当然也有例外，如最近的美国医学教育合作计划（US Medical Education Partnership Initiative，MEPI）支持撒哈拉以南非洲地区的医学院校发展或扩张其医学教育模式。这些模式旨在加强医学教育体系，建设“非洲的临床和研究能力”，作为医学院校留住员工的策略的一部分（Collins et al.，2010，p. 1324）。

在个人层面，医学教育成本的上升是所有国家面临的日益严重的挑战（Josiah Macey Jr Foundation，2008；Kwong et al.，2002）。增加的费用给学生家庭带来了困难，并将那些无力负担的家庭排除在医学教育之外。以贷款为基础的医学教育成本分担机制造成了更多的弊端。在美国，目前毕业生的平均债务约为 MYM200 000（Kwong et al.，2002），还款负担会使毕业生远离具有社会重要性但薪酬水平较低的职业（United States Government Accountability Office，2009）。

需要什么

需要进行全面的改革（图 57.3）。

注重本土相关性的课程

1910 年的 Flexner 报告引发了美国和其他国家的医学教育改革，该报告不仅指出了当时医学教育质量低下和办学设施不足，而且为教育的改进提出了令人信服的、以社会的健康

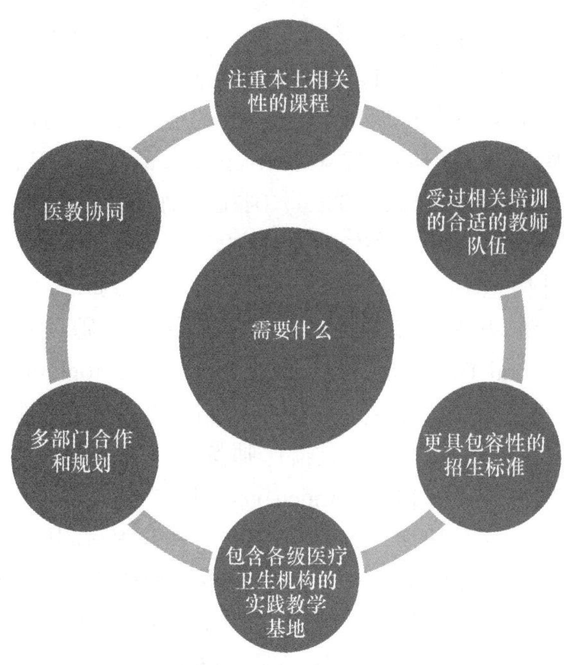

图 57.3　医学教育改革

需求为基础的方案（Flexner，1910）。一百年后，同样要求医学教育要跟上流行病学、患者人口学和卫生系统不断发展的步伐，这一点在世界各地都很重要，在中低收入国家更是如此（Laidlaw et al.，2009）。学术卓越必须与促进人口健康状况的改善联系起来。医科院校必须针对当地的疾病负担进行教学，同时让学生在最适合当地居民健康需求的医疗服务模式中进行医学实践。医学院校需要与相关的地方、区域和国家卫生主管部门协同，以确保医学教育、研究、卫生服务和人口健康需求之间的有效结合。

目前，卓越往往是与专科技能相联系的，在某些情况下，还与面向西方市场的培训相联系；而面向家庭和社区的医学和公共卫生，虽然更符合整体流行病学的负担和社会需求，但往往不受重视，报酬也相对较低（Hauer et al.，2008，p. 1153）。医学教育改革的当务之急是优化课程内容，使毕业生能够应对他们所在社区的具体流行病学。应体现预防为主的理念，将社区医学和公共卫生作为必修课纳入课程。此外，教育机构和国家基金组织应促进针对国家卫生需求和卫生系统的研究。

无论在高收入国家还是在低收入国家，都有许多学校让学生和住院医师确定和解决当地

社区具体健康需求的举措，有许多成功的案例。东卡罗来纳大学为初级保健医生设立了为期 1 年的专科研究训练，帮助他们成为糖尿病患者照护的专家（Peterson & Burton，2007；Tanenberg et al.，2009）。阿拉伯海湾大学的家庭研究方案让学生走访当地家庭，传递健康促进信息（Grant et al.，2009）。美国纽约州立大学布法罗分校的农村轨道全科住院医师项目（Rural Track Family Practice Residency Program）在附属医院培训低风险的产科住院医师。该地区约 75% 的分娩由住院医师参与，剖宫产率从 24% 下降到 19%（Anderson et al.，2007）。

在巴基斯坦，阿迦汗大学医学中心开设了面向社区的课程，其中包括城市保健项目；1985—1988 年至 1991 年期间，这些项目使婴儿死亡率从 126‰下降到 64‰，5 岁以下儿童死亡率从 177‰下降到 83‰（Davidson，2002）。印度德里医学院的实习生进行了社区医学挂职，挂职后在免疫知识方面有了明显的提高（Pandit et al.，1991）。在印度 Bharati Vidyapeeth 大学医学院，学生们在中学、农村地区和城市贫民窟开展社区项目（Vaidya & Gothankar，2009）。几乎所有的受访学生都认为这种体验应该是常规的，78% 的学生认为自己的体验是好的或优秀的，70% 的学生认为自己接触的社会是好的或优秀的。

在南非特兰斯凯大学，课程设置逐渐从传统课程向问题导向的课程转变。从 1990—2004 年，24% 的学生从传统课程毕业，76% 的学生从问题导向的课程毕业（Kwizera et al.，2005）。乌干达马凯雷雷大学（Makerere University）也从传统的课程过渡到更加面向社区、以问题为导向的课程（包括社区实习）（Kaye et al.，2010）。实践证明，社区实习对毕业生对农村卫生工作的喜好和能力有很大影响。

其他比较社区导向课程毕业生与传统课程毕业生实践结果的研究表明，社区导向课程有助于提高患者筛查率、增强照护的连续性、改善医生与病患和社区的关系（Tamblyn et al.，2005）。

越来越多的证据表明，在各种情况下，进行以团队为基础的医疗实践，将任务部分转移（task-shifting）给临床医生以外的其他卫生工作者，可能是最有效的提供医疗照护的手段（Al-Dabbagh & Al-Taee，2005；World Health Organization，2008b，c）。医学课程的形式和内容需要为医生在这一模式下执业做准备，并可能需要引入先进的教育策略，如跨学科和跨专业培训（World Health Organization，2008a，World Health Organization，2010b）。在这方面，对跨专业教育的有效性的系统审查（Samb et al.，2007）——虽然没有得出结论——表明它对临床实践有积极影响。

受过相关培训的合适的教师队伍

世界上大多数地区的医学院校面临的一个挑战是如何聘用和留住足够的教师。教师发展、提供适当的薪酬、促进研究、促进继续教育和技能提升等方面的策略对师资队伍建设非常重要。

有一些复杂的问题需要解决。医学院校必须在教师的教学、服务、研究和管理职责之间取得平衡，以确保课程内容的相关性，保持临床技能，并提供职业发展机会。同时，各院校应制定激励措施，确保教学工作获得与研究和临床工作相当的地位（Celletti et al.，2011）。在过去几十年里，人们注意到了教学工作的贬值（World Health Organization，2010d）。这造成了一种制度文化，即奖励研究工作远多于奖励教育成果。而把教学工作做好，需要耗时耗力，需要与学生密切接触；此外，它还需要知识的综合集成，而在一个日益专业化的时代，要做到这一点需要付出更大的努力。

美国、南非和澳大利亚的一些进步的医学院校采用了创造性的方法来加强和扩大师资队伍，它们将在地区医院或健康诊所工作的医生和护士纳入师资队伍，或与其他机构建立联合聘任和附属职位（Celletti et al.，2011）。芝加哥库克县医院全科医学系的教师发展中心指导教师如何对将来在缺医少药地区执业的学生开展有针对性的教育（Beck et al.，2008）。在完成该方案的人中，有 60% 的人继续在缺医少药的环境中行医或教学。加利福尼亚大学圣地亚哥分校提供了一个为期 3 周的教师发展项目，名为“解决缺医少药地区的健康需求”，它们还提供了一个为期 1 年的相关课题研究资助（Norman et al.，1999，p. 86）。发展临床导师项目也是扩大师资队伍的有效手段，并可将社区医师对当地卫生需求的理解带入大学（Beck et al.，2008；Norman et al.，1999）。一些机构还在探索如何挖掘国际合作和公私合作潜力，以提高教学能力，并为合作各方的学生和教师提供机会（Celletti et al.，2011）。

更具包容性的招生标准

医生需要将他们的教育、研究和服务活动落实到所在社区的健康问题。同时，所招收的学生必须具有广泛的代表性，将来能够服务于各种需求。这些需求有：初级保健，包括社区和家庭照护；公共卫生；二级医疗以及三级医疗。

教育培养一支能代表全国人民并满足其需求和期望的卫生工作者队伍，在促进机会公平、提升服务效率和推动教育与研究进步方面都很重要。

然而，所有国家在接受医学教育的机会方面都存在巨大差距。这些差距是由许多原因造成的，包括性别、中学的地理位置和学生家庭的社会经济地位。此外，世界上大多数医学院校都倾向于招收有适当的与三级医疗匹配的背景、希望从事三级医疗的学生。专门的生物医学研究往往会受到资助机构和科学期刊的更多关注，并拥有比公共卫生研究和卫生系统研究更好的职业机会。医学院校属于公益事业，有社会使命。因此，它们需要符合当地卫生系统的需求。

挑选会说当地语言、善于与少数民族沟通的学生，为来自不同背景的年轻人树立榜样，是 21 世纪医学教育的一个重要变革性功能。许多因素都有助于促进多样性，包括：学校的教师招聘和新生录取政策；学校的地理位置；教师的多样性和示范作用；有特色的预科课程；以及对可能有困难的学生的校内辅导。此外，从缺医少药的地区选拔学生，往往能培养出关心这类地区卫生需求的毕业生。

有证据表明，从边远社区招收的学生一旦成为合格的医生，就更有可能长期服务于这些社区，而且社区参与医学生选拔也可能增强毕业生的敬业精神和忠诚度（Freeman et al.，2009；World Health Organization，2010a）。这样的招生策略有助于确定对学生未来相对明确的预期，他们可能会更好地适应缺医少药地区的生活方式，更有能力提供适应特定文化背景的医疗照护，并且在行医中更多地考虑他们所服务的社区居民健康的社会和经济决定因素（Laven & Wilkinson，2003）。一项关于农村背景对医生选择执业地区的影响的系统性回顾发现，来自农村地区的医学生在农村地区执业的可能性是其他地区的 2 ～ 2.5 倍（Briggs & Mantini-Briggs，2009）。加拿大纽芬兰纪念大学的毕业生如果有农村背景，在当地大学做住院医师，并且是家庭医生而不是专科医生，则更有可能在加拿大农村执业（Grobler et al.，2009）。杰弗逊医学院设立美国医生短缺地区教育项目，从农村地区招收学生。该项目的评估结果显示，55% 的毕业生在家庭医学领域执业，67% 在州内执业，39% 在农村地区执业，33% 在医生短缺地区执业（Smucny et al.，2005）。在沃尔特-西苏鲁大学，共有 835 名医学生毕业，其中 70% 仍在邻近地区缺医少药的农村社区执业。其他毕业生则在国外或作为专科医师取得成功，这使怀疑论者感到困惑，他们认为这些进步学校的教育质量可能不如较传统的学校（Celletti et al.，2011）。另一项来自刚果的研究对城市和农村医学院的毕业生进行了比较，结果发现：在农村医学院的毕业生中，98% 的人在他们接受教育的省份工作，81% 的人在农村地区工作；而这两个比例，城市医学院的毕业生分别为 43% 和 61%（Longombe，2009）。

包含各级医疗卫生机构的实践教学基地

医学毕业生在解决国家的卫生需求方面发挥着关键作用。足够的医生供应是建立和维持卫生系统的前提。这些医学院校毕业生的分布（农村和城市、周边和中部、富裕地区和贫困地区）则对一个国家卫生系统的有效性至关重要。

然而，毕业生并不总是选择以满足当地和区域卫生需求为宗旨的模式就业。有时，他们也没有机会这样做。在某些情况下，他们仍然集中在城市地区的培训机构或主要大医院。在大多数医学院，以医院为中心的教学是常态，教育机构和教学医院都主要在城市地区（Institute of Medicine，2001）。这种机会集中在城市和专科医师岗位设置的模式影响了招收的学生类型，并对毕业生进入临床执业时的分布产生了不利影响（Norman et al.，1999）。将医学生安排在缺医少药的社区进行实践教学的策略（如实习、临床轮转、公共卫生培训和卫生政策接触）似乎能收到较好的效果。这些项目包括关注国家疾病负担的项目、解决社区需求的项目，以及培养学员对公共服务的承诺的项目（Celletti et al.，2011）。

有证据表明，通过社区卫生服务中心培训的医生选择在卫生服务中心工作的可能性会提高 3.4 倍，选择在缺医少药的环境中工作的可能性会提高 2.7 倍（Rabinowitz et al.，1999）。一项对不列颠哥伦比亚大学农村培训的评估发现，51% 的毕业生在农村地区工作；毕业生反映，他们为开展农村卫生工作做了更多的准备——特别是在家庭医学、社区医学、执业管理和行为科学等领域（Morris et al.，1996）。纽约州立大学上州医科大学推出“农村医学教育计划”，在农村社区对学生进行临床培训。该计划也影响了毕业生的就业选择。通过该计划毕业的医学生，在农村地区工作的人数要显著多于其他毕业生，84% 的毕业生认为该计划对他们选择就业地点很重要（Whiteside & Mathias，1996）。一项纵向研究测量了谢菲尔德医学院两批学生的职业偏好，其中一批学生接受了基于医院的医学教育，另一批学生接受了基于社区的课程模块。结果显示，社区组的学生随着时间的推移，有明显的转变，倾向于选择基于社区的职业（Smucny et al.，2005；Howe，2001）。该项研究还涉及社区卫生服务中心的培训效果，这些中心由联邦资助的保健诊所网络组成，是穷人的安全网。马萨诸塞大学医学院的家庭医学住院医师可以选择三个门诊临床培训地点：一个社区卫生中心、一个城市教学基地和一个农村教学基地（Howe，2001）。在社区卫生服务中心接受培训的人，无论从毕业后的短期还是长远来看，都明显地更有可能在缺医少药的地区执业。同样，在农村教学基地培训的毕业生也更容易在农村地区执业。在埃塞俄比亚的 Jimma 大学医学院，将社区环境中的培训与跨学科的医学教育方法结合起来，使毕业生具有契合附近人口特征的技能，从而使培养质量更高（Celletti et al.，2011）。在苏丹盖兹拉大学，每个学生在培训期间都会与一户家庭结对。学生团队与社区成员协商，确定优先事项，并围绕这些事项制定干预措施，然后为实施和评估寻求资金支持（Celletti et al.，2011）。

多部门合作和规划

旨在满足人口健康需求的医学教育具有深远的影响，需要政治承诺以及多个政府部门和社区的参与。然而，在大多数国家，高层对医学教育改革的政治承诺很少，医科大学只由教育部门负责。如果没有不同部门参与的国家层面的规划，通过医学教育所能产生的潜在效益就会减少，对医学教育的投资就不可能产生最大的健康回报。因而需要政府各部门和其他利益相关方进行大量的资源和后勤协调。例如，如果没有足够的合格中学毕业生，医科学生的数量就无法增加。医学教育需要加强基础设施，不仅需要更好的教学设施，还需要改善教育的环境；如果财政部门没有预算拨款支付工资，就无法部署新的医生。因此，提供良好的医学教育意味着长期和多部门协作的战略规划和财政投资。

虽然这种挑战是艰巨的，但巴西（Celletti et al.，2011；Freeman et al.，2009；Rocha & Soares，2009）、泰国（Wibulpolprasert & Pengpaibon，2003）和委内瑞拉（Armada et al.，2009；Borroto Cruz & Salas Perea，2008）等国的成功实践表明，这种对医学教育的多部门承诺，可以在增进人口健康和经济发展方面获得显著的长期效益。例如，在巴西，最高卫生和教育行政机关的协同合作（国家宪法规定由教育部和国家卫生系统共同负责医学教育），使卫生服务的利用率得到显著提高，慢性病管理得到改善（Rocha & Soares，2009）。在泰国，多部门规划促进了农村生源医学生的招收和回生源地就业举措，大大增加了缺医少药地区医生的留用率（Wibulpolprasert & Pengpaibon，2003）。在委内瑞拉，教育创新的跨学科协调使数百万人的初级保健服务迅速扩大。委内瑞拉的国家综合社区医生培训方案是一个为期 6 年的方案，2005 年开始招收学生（Armada et al.，2009；Borroto Cruz & Salas Perea，2008），其目标是从根本上改善人口健康状况，特别是在该国缺医少药的地区。该方案特别强调公共服务及招收以前很少有机会接受高等教育的贫困和农村学生。此外，还采用了以社区为基础的课程，强调健康促进、公共卫生和家庭医学的原则，并任命执业医师为兼职教授。在埃塞俄比亚，政府推出了一项“淹没和保留”的人力资源战略，让政府各部门、专业学会和大学参与进来，以实现迅速增加埃塞俄比亚学校培养的医生数量并将他们留在国内的目标（Celletti et al.，2011；Institute of Medicine，2001）。在澳大利亚，医学教育管理体制由三方面构成：

- 一是联邦政府，负责医学教育的宏观政策和拨款；
- 二是各州和地区政府，管理和资助医学生的培训医院；
- 三是私立医院，资助少量的研究生培训。

医教协同

在不考虑国家整体人力资源计划的情况下培养新的医生，可能会导致毕业生与国家需求不匹配，或工作岗位相对于毕业生数的短缺。事实上，供需之间的良好匹配对于确保高效和有效地提供卫生服务是至关重要的（Macinko et al.，2007）。一些国家推出了创新方案，将医生的培养与国家和区域卫生规划联系起来。

在巴西，公共卫生系统保障所有公民获得预防和健康促进服务。为了培养足够的、合格的卫生工作者来实现这一目标，巴西政府于 1994 年制订并实施了家庭保健方案。政府重点调整了 50 所医学院校的办学方向，使它们能更好地满足国家的卫生需求，同时还资助了家庭医学住院医师培训项目。由于实施了家庭保健方案，婴儿死亡率从 48‰下降到 17‰；因糖尿病或脑卒中入院的人数减少了 25%；5 岁以下儿童低体重患病率下降了 67%（Macinko et al.，2007）。在控制其他健康决定因素的情况下，家庭保健方案覆盖率增加 10%，婴儿死亡率就会下降 0.45%，1 个月至 1 岁的婴儿死亡率下降 0.6%，腹泻死亡率下降 1%（Macinko et al.，2007）。该方案还与成人劳动力供应和入学率的增加以及出生率的下降有关（Rocha & Soares，2009）。

在美国，毕业后医学教育委员会（Council on Graduate Medical Education，2005）估计，到 2020 年，美国医生的缺口将达 85 000 ～ 96 000 名。他们建议将住院医师人数从 2002 年的约 24 000 人增加到 2015 年的 27 000 人，并将医学院的招生人数增加 15%。美国医学院校协会（AAMC，2003）建议，从 2002 年开始的 10 年内，通过增加现有医学院的班级规模和建立新的学校，将医学院的招生人数大幅增加 30%。美国医师协会（American College of Physicians，2009）建议通过提供激励措施以减轻毕业生进入初级卫生保健领域的经济负担，从而增加美国从事初级卫生保健的医生比例。美国家庭医生协会（American Academy of Family Physicians，AAFP，2009）发布的《2006 年 AAFP 劳动力研究报告》指出，到 2020 年，需要增加约 39000 名家庭医生，为美国人提供足够的初级保健医生——他们建议 50% 的美国医生应从事初级保健工作。AAFP 建议根据《美国公共卫生服务法》增加联邦对家庭医学部门的资助。毕业后医学教育委员会（COGME）（Martinez & Martineau，1998）和医学院校协会（Council on Graduate Medical Education，2005）都建议放宽或取消联邦医疗保险计划（Medicare）对住院医师及专科训练（fellowship）资助的人数限制。

在区域一级，在低收入和中等收入国家，东盟（东南亚国家联盟）的《医学从业者相互承认协定》鼓励所有东盟国家采用医学教育信息共享机制，从而按照国际标准实现人员的协调配置。根据该协定，医学从业者如果符合一定的条件，可以在本国以外的其他东盟成员国申请注册。这些条件是：

- 拥有东道国和本国承认的执业资格；
- 拥有本国认可的专业注册和执业证书；
- 在本国正常执业 5 年以上；
- 遵守本国监管机构的规定；
- 没有违反任何专业或道德标准；
- 声明他们没有待决的法律程序；
- 配合东道国提出的其他评估或要求。

低收入和中等收入国家的创新实践

有一系列创新的例子（图 57.4）。

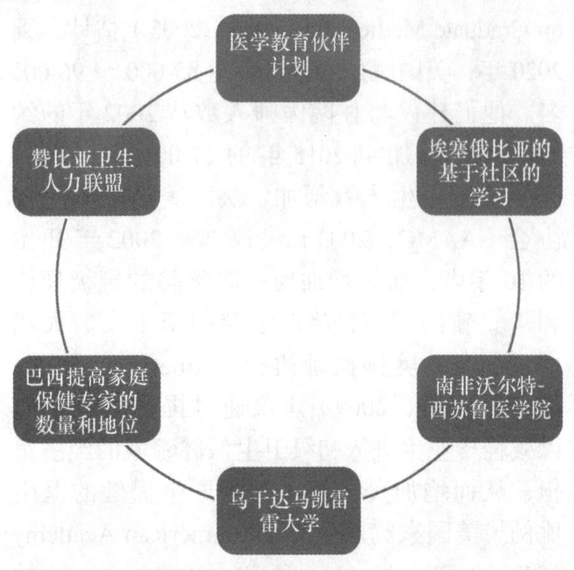

图 57.4 创新范例

医学教育伙伴计划（Medical Education Partnership Initiative，MEPI）

美国总统艾滋病紧急救援计划（The US President's Emergency Plan for AIDS Relief，PEPFAR）的目标是培训至少 14 万名新的医疗专业人员和辅助人员。通过 MEPI，目的是加强非洲的医疗卫生系统，提升临床和研究能力，并支持非洲国家的医生、护士、助产士和教学人员的创新保留战略。

MEPI 将在 5 年内投资 1.3 亿美元，向十几个撒哈拉以南非洲国家的机构提供资助。这一举措的关键是组成了一个由大约 30 个区域合作伙伴、卫生和教育主管部门以及来自美国的 20 多个合作者参与的网络。

一个协调中心将把非洲各站点与其美国伙伴联系起来，实现资源共享，并提供技术指导。一个在线平台将允许所有合作伙伴分享数据和成果。MEPI 将使各参与机构能够加强其信息技术，支持远程教育和数据共享，并鼓励建立临床登记注册，为研究和医疗决策提供依据。

埃塞俄比亚的基于社区的学习

埃塞俄比亚金马医学院是基于社区的本科和毕业后教育的先驱。从第一年到毕业，医学、护理和医学相关类专业的学生都会根据特定的教育目标，被派往社区进行研学。在最后一年，这种方法被扩展到以团队为基础的学习，来自不同学科的学生团队被派往区域、地区或社区卫生服务中心。在为期 8 周的实践中，学生们学会了如何在广泛的现实生活情境中应用所学到的技能。他们还学会与同事合作，采用共同解决问题的方法，应对当地社区常见的多方面健康挑战。

以社区为学习环境，重视跨学科工作，从而使金马医学院的医学和护理教育课程具有高度的针对性。这一方面使学生受益——金马医学院因其毕业生的高质量而得到广泛认可——另一方面也有助于改善参与该方案的社区群众的健康状况（World Health Organization，2009）。

南非招生、培养和留住人才的本地解决方案

沃尔特-西苏鲁医学院成立于 1985 年，该校人才培养目标明确：培养具有适宜技能的医生，在南非缺医少药的农村社区执业。

挑战是双重的。特兰斯基地区不仅需要更多具有适宜技能的医生，还需要更多有积极性并愿意在贫困农村地区服务的医生。为了应对这一挑战，学校需要让学生掌握扎实的科学和专业知识，以应对特兰斯基的医疗卫生问题。它还需要招收有使命感的学生，并培养他们对公共服务的自觉性。迄今已有 835 名医学生从学校毕业，其中多达 70% 的毕业生仍在夸祖鲁-纳塔尔和东开普省一带地区工作，为缓解医疗卫生问题做出了重大贡献。

确保这一成功的关键因素是什么？那就是学生主要从当地社区招收。这涉及特别的挑战，因为该地区的中等教育资源不足。除了传授知识以外，在课程设置和教学方式上还采用了基于问题的方法来提高学习能力。学校的教育、研究和服务项目以周边居民的具体健康和社会需求为导向，与当地卫生行政与服务机构的伙伴关系也有助于培养医学生与当地相关的胜任力。课程设置整合了基础和临床科学与人口健康和社会科学。许多学习是在社区内而不是在大学或三甲医院进行的，而且是在广泛的医疗卫生服务系统内进行的。通过这些方式，早期的临床接触增强了理论教学与实践的相关性。这样的人才培养方案也激发了学生对公共服务的责任感。医学院校的教师发展工作也强调了教师和导师具有社区医学相关实践经验的

重要性（World Health Organization，2009）。

乌干达灵活的教师发展措施

马凯雷雷大学正在寻求更好地满足国家需求和改善乌干达卫生工作绩效的途径。与许多资源有限的国家的教学机构一样，该大学也是在严重制约下开展工作的。马凯雷雷大学严重缺乏教学人员，目前约有 75% 的教师职位空缺。为了缓解这种情况，马凯雷雷大学广泛利用现代通信技术和伙伴关系，使各教学方案能够利用其他地方的教学资源和机会。一项教师指导计划使教职工能够从世界一流的教学中受益，并且在留在马凯雷雷大学的情况下建立职业发展路径。团队建设和教师交流计划的设计也考虑如何有利于鼓励暂时离开的人回国。充分利用了与其他大学举行远程会议的机会，开展案例讨论。目前正在对主报告厅进行重新布置，以便改进会议视频和音频的质量。电子图书馆每天都可以不受限地查阅相关文章，从而在资源有限的环境中扩大了学习的机会。

马凯雷雷大学还采用了其他创新的教育方法，如基于社区的学习和基于问题的学习，鼓励学生寻找信息和解决问题——这是在乌干达农村地区工作时需要的技能（WHO，2009）。

巴西提高家庭保健专家的数量和地位

过去 20 年来，巴西对其卫生系统进行了长期和持续的投资。目前全国共有 30 000 个家庭医疗保健小组，覆盖了 50% 的人口。然而，这些小组中只有 4% 的人接受过专科训练。目前卫生发展计划的目标之一是以家庭保健为重点，增加专科医生的数量，这也是与巴西卫生系统所围绕的初级保健原则相一致的。

巴西传统的医学教育机构缺乏满足这一需求的能力，因为它们往往采取传统的方法，无法促进家庭健康。巴西目前正在采用“开放大学”模式，为 52 000 名家庭保健专业人员提供毕业后教育课程，并为 110 000 名卫生管理人员提供培训。该方案旨在利用不同机构的优势，通过创建一个更强大的远程共享学习平台，从而增加毕业生的数量，并提高质量。目前有 12 所大学参与其中，其中 8 所大学被评为全国前十名。“开放大学”的教学媒介可以是满足短期需求的知识传授的光盘资料，也可以是长期的文凭课程。该方案预计将全国家庭保健专科医生的比例从目前的 3.5% 提高到 56% 以上。

学术伙伴关系的力量

在资源短缺国家和高收入国家的学术机构之间建立联盟的例子很多。虽然有人对缺乏协调和可能对国家规划产生不良影响表示关切，但也有许多成功的例子，特别是在教师发展、领导力培训和课程开发方面。福格蒂国际中心（Fogarty International Center）资助来自世界各地的医学生在美国接受培训。该计划旨在确保出国留学不会造成人才流失。它通过精心挑选合适的人选、加强机构间的合作和指导，以及注重培养全球卫生领域的未来领导者来实现这一目标。正如所预期的，很高比例的毕业生回国从事医疗卫生工作。许多人选择从事初级卫生保健工作，并选择为弱势群体服务。尼日利亚大学与马里兰大学建立了合作关系，旨在使尼日利亚医疗机构水平得到实质性提高，长期目标是提升尼日利亚的整体医疗卫生水平。该计划采取分阶段的人力资源开发方式，首先为教师提供赴美培训的机会。第一阶段安排教师进行 6 ~ 10 个月的实习，进行高级临床教学。第二阶段从美国派遣训练有素的教师到尼日利亚任教。在第三阶段，从尼日利亚选拔表现出色的学生到美国接受培训，并期望他们在 7 年课程结束后返回尼日利亚。合作双方目前正在努力在该国开展更大规模的住院医师培训，并将领导权移交给本土专家。第四阶段是与一流大学和教学医院或医学院建立战略联盟，培养各级技术专家。

最近发起的赞比亚–英国卫生人力联盟将支持赞比亚人力资源计划的实施，提供教育师资和其他支持，将医疗培训规模扩大 50%，将护理和助产培训规模扩大 75%（WHO，2009）。

满足群体需求和期望的医学教育

21 世纪的医学教育应以群体的健康需求和期望为中心，并应将群体的健康成果作为评估教育过程成功与否的关键。单纯改善个别教育机构或狭义的卫生部门改革是不够的。虽然医学院的扩张有助于增加医生的数量，但仅靠扩张并不能达到提高医生素质这一同样重要的目标。单纯的数量扩张也不能确保新医生有能力提供患者所需的照护。政府教育和卫生主管部门的努力，只有在教育机构、私人服务机构、专业协会、民间组织和社区同时参与的情况下才能取得成效（World Health Organization，2008c，2009，2010d）。

指导原则

如果医学教育要持续发展以满足不断变化的社会需求，就必须遵循一些原则进行改革（图 57.5）。

医学教育应当：

- 由国家主导、因地制宜，并契合社区和人口的更广泛的社会经济和发展特点。
- 回应民众的健康需求和期望，其中民众的健康需求反映当地的流行病学、疾病负担，也涉及在促进、预防、教育和康复方面的更广泛的健康需求；民众的期望包括健康公平、提供以人为本的服务、灵敏度和包容性。
- 培养学生开展生物医学和技术研究的能力，为改善人民的福祉做出贡献。
- 促进卫生健康服务的全面覆盖。
- 通过包括公共和私营部门在内的所有利益相关方的综合协调来设计和实施。
- 与国家卫生战略和规划保持一致。
- 让所有相关机构和利益群体参与进来，包括：各级卫生、教育、劳动和金融领域的决策者；教育培训机构和协会；专业协会和管理机构；卫生服务管理者；社区和民间组织；国家和国际研究机构；开发机构和合作伙伴。
- 在治理、教育和监管等广泛领域，制订实施兼顾公共和私营部门的、适用于特定背景的一揽子干预措施。
- 培养具有全球视野、与当地相关、能够为当地社区和全国人民服务的医生，并推动生物医学研究。
- 确保在增加医生数量的同时，提高在劳动力市场学术、研究和医疗服务方面的吸纳能力。
- 得到充足的财政投资、长期和有效的领导和管理、良好的信息系统和政府承诺的支持。
- 根据在卫生系统和研究机构中工作的医生的数量、质量和相关性来衡量医学教育成功与否，而不是简单地根据毕业生的数量来衡量。

图 57.5 医学教育的指导原则

切实可行的前进道路

新的医学教育必须在以下领域采取一系列干预措施：治理、教育和培训、研究、监管、资金投入、规划、实施、监测和评估，以实现提升全世界医生的质量、数量和相关性。

治理

1. 卫生、教育主管部门和其他相关部门（如财政、劳动、公共服务）在国家和（或）地方层面的合作与共同责任制形式的政治承诺和领导，对于规划和实施符合人群需求的医学教育至关重要。

2. 医学院校的治理应包括主要利益相关方群体代表的积极参与，如决策者、教育和培训机构、专业协会、监管机构、私营部门、卫生服务、社区和民间组织以及学生。

医学院校

1. 医学院校应积极招收、录取和保留来自缺医少药地区、弱势或农村人口的学生。

2. 无论是本科教育还是毕业后教育，都应建立重视教学能力的表彰和奖励制度。

3. 应扩大师资队伍，让研究人员、卫生服务提供者及服务对象、社区成员和私营部门人员担任兼职教师或教学人员。

4. 课程内容应包括：满足当地人口的健康需求和期望的核心胜任力；有效提供卫生保健服务；教育和培训；研究。

5. 应扩大跨专业学习。

6. 医学生的教育活动应让他们广泛接触各种卫生服务，反映卫生服务的需求。

7. 应在缺医少药的地区提供毕业后教育项目。

8. 应加强通过认证的医学院校之间的伙伴关系，以促进学生、教师、技术和设施的交流，并加强开发和提供核心课程的能力。

监管框架

1. 应对所有医学院校及其相关的临床实践教学基地进行认证和定期再认证。

2. 应当对所有医生实行普遍的认证和执业准入

管理（包括定期重新认证）。

3. 应推行医生的持续职业发展和在职培训，教育机构要积极参与其设计和实施。
4. 在缺医少药的地区或人口中，医学生毕业后的义务服务应成为普遍做法。

资金投入

1. 公共和私营部门应通过税收、赠款、贷款和其他机制，增加针对医学教育的资源分配。
2. 对医学院校应实行成果导向的资助机制。
3. 应向学生提供财政援助——无论是通过补贴教育以换取毕业生在缺医少药或农村地区的义务服务，还是以贷款、助学金和奖学金的形式向学生提供直接财政援助。

规划、执行、监测和评价

1. 应由所有利益相关方协商制订国家医学教育计划。这些计划应以掌握劳动力市场的需求和吸纳能力为前提，并与国家卫生计划保持协调。
2. 应探索建立健全国家或地方层面的教育机构、能力体系或机制（如立法、政策和体制），以支持医学教育。

结论

- 中低收入国家需要更多的医生，但不是简单地增加同样数量的医生。
- 卫生部门和教育部门之间的合作不足，造成了医学教育与卫生服务现实之间的严重不匹配。
- 低收入和中等收入国家的医学教育面临的挑战涉及毕业医学生的数量、医学教育的质量，以及医学教育与人口健康需求和期望的相关性。
- 为了提高卫生系统应对人口需求的能力，需要以改革的思路大幅度扩大医学教育的规模，并需要一个全面的多部门协同推动的改革进程。

致谢

作者感谢伦敦卫生与热带医学学院 Anna Wright 女士在本章编写过程中提出的宝贵意见。

参考文献

Abdel-Rahim, I., Mustafa, A., and Ahmed, B. (1992) Performance evaluation of graduates from a community-based curriculum: the housemanship period at Gezira. *Med Educ*. 26: 233–240

Al-Dabbagh, S.A. and Al-Taee, W.G. (2005) Evaluation of a task-based community oriented teaching model in family medicine for undergraduate medical students in Iraq. *BMC Med Educ*. 5: 31

American Academy of Family Physicians (2009) *Family Physician Workforce Reform: Recommendations of the American Academy of Family Physicians* (AAFP Reprint No. 305b). Leawood, KS: AAFP

American Association Medical Colleges (2003) Trends Among Foreign-Graduate Faculty at US Medical Schools, 1981-2000. *Analysis in Brief*. 3: 15–16

American College of Physicians (2009) *Recommendations for Health Care Workforce Policy to the Senate Health, Education, Labor, and Pensions Committee Staff*. http://www.acponline.org/advocacy/where_we_stand/workforce/hc_may09.pdf Accessed 15 March 2013

Anand, S. and Baernighausen, T. (2004) *Human Resources and Health Outcomes*. Oxford: Global Equity Initiative, USA, and Oxford University

Anderson, F.W.J., Mutchnick, I., Kwawukume, E.Y., et al. Who will be there when women deliver? Assuring retention of obstetric providers. (2007) *Obstet Gynecol*. 110(5): 102–116

Armada, F., Muntaner, C., Chung, H., Williams-Brennan, L., and Benach, J. (2009) Barrio Adentro and the reduction of health inequalities in Venezuela: an appraisal of the first years. *Int J Health Serv*. 39: 161–187

Art, B., De Roo, L., Willems, S., and De Maeseneer, J. (2008) An interdisciplinary community diagnosis experience in an undergraduate medical curriculum: development at Ghent University. *Acad Med*. 83(7): 675–683

Beck, E., Wingard, D.L., Zuniga, M.L., Heifetz, R., and Gilbreath, S. (2008) Addressing the health needs of the underserved: a national faculty development program. *Acad Med*. 83(11): 1094–1102

Bianchi, F., Stobbe, K., and Eva, K. (2008) Comparing academic performance of medical students in distributed learning sites: the McMaster experience. *Med Teach*. 30: 67–71

Bosk, C.L. (1985) Social controls and physicians: the oscillation of cynicism and idealism in sociological theory. In J. Swazey and S.R. Scher (eds) *Social Controls and the Medical Profession* (pp. 31–52). Boston, MA: Genn, Oelgeschlager, Gunn and Hahn

Borroto Cruz, E.R. and Salas Perea, R.S. (2008) National Training Program for comprehensive community physicians, Venezuela. *MEDICC Review*. 10(4): 35–42

Briggs, C. and Mantini-Briggs, C. (2009) Confronting health disparities: Latin American social medicine in Venezuela. *Am J Public Health*. 99: 549

Buvé, A., Bishikwabo-Nsarhaza, K., and Mutangadura, G. (2002) The spread and effect of HIV-1 infection in sub-Saharan Africa. *Lancet*. 359: 2011–2017

Celletti, F., Reynolds, T.A., Wright, A., et al. (2011) Educating a new generation of doctors to improve the health of populations in low- and middle-income countries. *PLoS Med*. 10e: 1001–1008

Collins, F.S., Glass, R.I., Whitescarver, J., et al. (2010) Public health. Developing health workforce capacity in Africa. *Science*. 330: 1324–1325

Commission on Social Determinants of Health (2008) *Closing the gap in a generation: health equity through action on the social determinants of health*. Geneva: World Health Organization

Cooper, R. (2002) Economic and demographic trends signal an impending physician shortage. *Health Affairs*. 21(1): 140–154

Council on Graduate Medical Education (2005) *Physician Workforce Policy Guidelines for the U.S. for 2000–2020*. Rockville, MD: US Department of Health and Human Services

Davidson, L. (1965) The setting up of a new medical school. *Postgrad Med J*. 41: 61–66

Davidson, R.A. (2002) Community-based education and problem solving: the Community Health Scholars Program at the University of Florida. *Teach Learn Med*. 14(3): 178–181

Dunbabin, J.S., McEwin, K., and Cameron, I. (2006) Postgraduate medical placements in rural areas: their impact on the rural medical workforce. *Rural Remote Health*. 6(2): 481

Dussault, G. and Dubois, C. (2003) Human resources for health policies: a critical component in health policies. *Human Resources for Health*. 1: 1

Eley, D., Young, L., Baker, P., and Wilkinson, D. (2008) Developing a rural workforce through medical education: lessons from down under. *Teach Learn Med*. 20: 53–61

Erney, S.L., Allen, D.L., and Siska, K.F. (1991) Effect of a year-long primary care clerkship on graduates' selection of family practice residencies. *Acad Med*. 66(4): 234–236

Evans, T., Whitehead, M., Diderichsen, F., Bhuiya, A., and Wirth, M. (2001)

Challenging Inequities in Health: From Ethics to Action. New York: Oxford University Press

Flexner, A. (1910) *Medical Education in the United States and Canada: a report to the Carnegie Foundation for the Advancement of Teaching*. New York: The Carnegie Foundation for the Advancement of Teaching

Fox, R.C. (1993) Training in caring competence. In H.C. Hendrieand C. Lloyd (eds) *Educating Competent and Human Physicians* (pp. 199–216). Bloomington, IN: Indiana University Press

Freeman, J., Kelly, P., Levites, M.R., and Blasco, P.G. (2009) *Attitudes about family medicine among Brazilian medical students*. 42nd STFM Annual Spring Conference, Denver

Frenk, J., Chen, L., Bhutta, Z.A., et al. (2010) Health professionals for a new century: transforming education to strengthen health systems in an interdependent world. *Lancet*. 376: 1923–1958

Grant N., Gibbs, T., Naseeb, T.A., and Al-Garf, A. (2009) Medical students as family-health advocates: Arabian Gulf University experience. *Med Teach*. 29(5): e117–e121

Grobler, L., Marais, B., Mabunda, S., Marindi, P., and Reuter, H. (2009) Interventions for increasing the proportion of health professionals practising in rural and other underserved areas. *Cochrane Database Systematic Reviews*, CD005314

Hauer, K.E., Durning, S.J., Kernan, W.N., et al. (2008) Factors associated with medical students' career choices regarding internal medicine. *JAMA*. 300: 1154–1164

Howe, A. (2001) Patient-centred medicine through student-centred teaching: a student perspective on the key impacts of community- based learning in undergraduate medical education. *Med Educ*. 35(7): 666–672

Institute of Medicine (2001) *Crossing the Quality Chasm: A new health system for the 21st century*. Washington DC: Institute of Medicine

Institute of Medicine, Smolinski, M.S., Hamburg, M.A., Lederberg, J. (2005) *Microbial Threats to Health: emergence, detection, and response*. Washington DC: National Academy Press

Institute of Medicine (2007) In: Sepulveda, J., Carpenter, C., Curran, J., et al. (eds) *PEPFAR Implementation: Progress and Promise*. Washington DC: National Academy Press

Institute of Medicine (2009) *Global Issues in Water, Sanitation, and Health. Workshop summary*. Washington DC: National Academy Press

Joint Learning Initiative (2004) *Human Resources for Health: Overcoming the Crisis*. Cambridge MA: Harvard University Press

Josiah Macy Jr Foundation (2008) *Revisiting the Medical School Educational Mission at a Time of Expansion*. Charleston: Josiah Macy Jr Foundation

Kaye, D.K., Mwanika, A., and Sewankambo, N. (2010) Influence of the training experience of Makerere University medical and nursing graduates on willingness and competence to work in rural health facilities. *Rural Remote Health*. 10: 1372

Keehan, S., Sisko, A., Truffer, C., et al. (2008) Health spending projections through 2017: the baby-boom generation is coming to Medicare. *Health Affairs*. 27: w145–w155

Kwizera, E.N., Igumbor, E.U., and Mazwai, L.E. (2005) Twenty years of medical education in rural South Africa—experiences of the University of Transkei Medical School and lessons for the future. *S Afr Med J*. 95(12): 920–922

Kwong, J.C., Dhalla, I.A., Streiner, D.L., et al. (2002) Effects of rising tuition fees on medical school class composition and financial outlook. *Can Med Ass J*. 166: 1023–1028

Laidlaw, A., Guild, S., and Struthers, J. (2009) Graduate attributes in the disciplines of medicine, dentistry and veterinary medicine: a survey of expert opinions. *BMC Med Educ*. 9: 28

Laven, G. and Wilkinson, L. (2003) Rural doctors and rural backgrounds: how strong is the evidence? A systematic review. *Aust J Rural Health*. 11: 277–284

Longombe, A.O. (2009) Medical schools in rural areas—necessity or aberration? *Rural Remote Health*. 9: 1131

Lu, C., Schneider, M.T., Gubbins, P., et al. (2010) Public financing of health in developing countries: a cross-national systematic analysis. *Lancet*. 375: 1375–1387

Ludmerer, K.M. (2003) The internal challenges to medical education. *Trans Am Clin Climatol Ass*. 114: 241–253

Macinko, J., Marinho de Souza, M.F., Guanais, F.C., and da Silva Simões, C.C. (2007) Going to scale with community-based primary care: An analysis of the family health program and infant mortality in Brazil. *Soc Sci Med*. 65(10): 2070–2080

Martínez, J. and Martineau, T. (1998) Rethinking human resources: an agenda for the millennium. *Health Policy Plan*. 13: 345–358

Merson, M.H., O'Malley, J., Serwadda, D., and Apisuk, C. (2008) The history and challenge of HIV prevention. *Lancet*. 372: 475–488

Morris, C., Johnson, B., Kim, S., and Chen, F. (2008) Training family physicians in community health centers: a health workforce solution. *Fam Med*. 40: 271

Mullan, F., Frehywot, S., Omaswa, F., Buch, E., and Chen, C. (2010) Medical schools in sub-Saharan Africa. *Lancet*. 377: 1113–1121

Norman, G., Joseph, A., Theodore, A., and Maruthamuthu, M. (1999) Community-based teaching of tropical diseases: an experience with filariasis. *Trop Doct*. 29: 86

Pandit, K., Kumar, S., and Aggarwal., O.P. (1991) Knowledge of fresh medical graduates about immunization: impact of posting in community medicine. *Ind J Pediatr*. 58(3): 345–348

Peterson, C. and Burton, R. (2007) *Congressional Research Service report: U.S. health care spending: comparison with other OECD countries*. Washington DC. Congressional Research Service

Rabinowitz, H.K., Diamond, J.J., Markham, F.W., and Hazelwood, C.E. (1999) A program to increase the number of family physicians in rural and underserved areas: impact after 22 years. *JAMA*. 281: 255–260

Rocha, R. and Soares, R.R. (2009) *Evaluating the Impact of Community-Based Health Interventions: Evidence from Brazil's Family Health Program*. IZA, Discussion paper 4119. Bonn, Germany

Samb, B., Celletti, F., Holloway, J., et al. (2007) Sounding board: rapid expansion of the health workforce in response to the HIV epidemic. *N Engl J Med*. 24: 2510–2514

Smucny, J., Beatty, P., Grant, W., Dennison, T., and Wolff, L.T. (2005) An evaluation of the Rural Medical Education Program of the State University of New York Upstate Medical University, 1990–2003. *Acad Med*. 80: 733–738

Tanenberg, R.J., Cummings, D.M., Dreyfus, K.S., et al. (2009) Primary care fellowship in diabetes: an innovative program in postgraduate diabetes education. *Teach Learn Med*. 21(4): 334–343

Tamblyn, R., Abrahamowicz, M., Dauphinee, D., et al. (2005) Effect of a community oriented problem based learning curriculum on quality of primary care delivered by graduates: historical cohort comparison study. *BMJ*. 331(7523): 1002–1009

Thomson, W.A., Ferry, P.G., King, J.E., Martinez-Wedig, C., and Michael, L.H. (2003) Increasing access to medical education for students from medically underserved communities: one program's success. *Acad Med*. 78: 454–459

United States Government Accountability Office (2009) *Graduate Medical Education: trends in training and student debt*. Washington DC: United States Government Accountability Office

Vaidya, V.M and Gothankar, J.S. (2009) Community based project work as a teaching tool: students' perception. *Ind J Community Med*. 34(1): 59–61

Valberg, L.S., Gonyea, M.A., Sinclair, D.G., and Wade, J. (1994) Planning the future academic medical centre. *Can Med Ass J*. 151: 1581–1587

Whitehead, M., Dahlgren, G., and Evans, T. (2001) Equity and health sector reforms: can low-income countries escape the medical poverty trap? *Lancet*. 358: 833–836

Whiteside C. and Mathias, R. (1996) Training for rural practice. *Can Fam Physician*. 42: 1113–1121

Wibulpolprasert, S. and Pengpaibon, P. (2003) Integrated strategies to tackle the inequitable distribution of doctors in Thailand: four decades of experience. *Human Resources for Health*. 1: 12

World Health Organization (2006) *The World Health Report: working together for health*. Geneva: World Health Organization

World Health Organization (2008a) *Scaling Up, Saving Lives. Task Force for scaling up education and training for health workers*. Geneva: World Health Organization.

World Health Organization (2008b) *Task Shifting: global recommendations and guidelines*. Geneva: World Health Organization

World Health Organization (2008c) *The World Health Report 2008—primary health care (now more than ever)* Geneva: World Health Organization

World Health Organization and Global Health Workforce Alliance (2009) *What Countries Can Do Now: Twenty-Nine Actions to Scale Up and Improve the Health Workforce*. World Health Organization, Geneva Switzerland. http://www.who.int/workforcealliance/knowledge/publications/taskforces/actionpaper.pdf Accessed 1 May 2012

World Health Organization (2009) *Report on the WHO/PEPFAR planning meeting on scaling up nursing and medical education*. Geneva: World Health Organization

World Health Organization (2010a) *Global Policy Recommendations: increasing access to health workers in remote and rural areas through improved retention*. Geneva: World Health Organization

World Health Organization (2010b) *Framework for Action on Interprofessional Education and Collaborative Practice*. Geneva: World Health Organization,.

World Health Organization (2010c) *World Health Statistics*. Geneva: World Health Organization

World Health Organization (2010d) *Report on the WHO/PEPFAR First technical reference group meeting: medical education experts*. Geneva: World Health Organization

第 58 章

新兴市场经济体国家的医学教育 Medical education in the emerging market economies

Manisha Nair，Premila Webster

译者：傅淼渟　审校：林　雷

目前，医学教学工作似乎是学校的副产品，而不是主要目标，因为教学是由那些碰巧处于其职位的人开展的，他们没有接受过教学培训，也没有从对他们的教学方法的中肯批评中受益。

Oettlé，A. G.，1952.The aims and tasks of undergraduate medical education in South Africa. South African Medical Journal.26，240-241.

引言

世界银行将新兴市场经济体定义为“经济潜力和国际参与水平相对较高的经济体，这比基于人均国民收入的传统界定更为广泛”（The World Bank，2011）。被视为新兴市场经济体的国家已从 2006 年的 28 个增加到 2011 年的 61 个（The World Bank，2011），占全球独立国家的 32%。

新兴市场经济体中有 6 个国家（中国、印度、印度尼西亚、巴西、巴基斯坦和俄罗斯）居于世界上人口最多的 10 个国家之列，其人口总和占全球人口的 48%，其中中国和印度两国的人口即占全球人口的 36.5%（United Nations Department of Economic and Social Affairs Population Division，2010）。根据人口转变理论，大多数新兴市场经济体国家正处于第三个转变阶段，即死亡率下降，出生率缓慢下降，导致人口增长放缓和人口老龄化加快的阶段（Davis，1945；Thompson，1929），这似乎还伴随着城市化速率的指数级增长（图 58.1）。全世界最大的 10 座都市中，有 7 座位于 5 个新兴市场经济体国家（United Nations Department of Economic and Social Affairs Population Division，2010）。这种社会经济和人口结构的变化加快了新兴市场经济体国家流行病学转变的速度，使它们从“传染病大流行衰退期”迅速过渡到“恶化和人为疾病期”（Omran，2001，pp. 168-169）。大多数这些国家的人口健康正受到生活方式相关疾病和现有及新的传染病的双重威胁（Brito & García，2010）。

由于慢性病和残疾的治疗费用很高，预防的作用变得至关重要——特别是随着对可控危险因素的了解不断加深。在医疗卫生工作中，继续做好疾病治疗的同时，必须开发多维预防模式，以早期发现危险因素并及时预防疾病的发生（Charalambous & Rousou，2010）。政策制定者越来越意识到需要改革卫生系统，从急症照护模式转变为以患者为中心的公共卫生模式（Pruitt & Epping-Jordan，2005）。这些国家的卫生系统和医疗卫生人员正在不断完善自身以应对这些变化（Pruitt & Epping-Jordan，2005）。因此，新兴市场经济体国家正处于卫生系统改革的不同阶段，其共同目标是缩小人口与以患者为中心的模式之间的差距，并从二级医疗转向初级卫生保健（Pruitt & Epping-Jordan，2005）。这方面的例子如图 58.2 所示。

流行病学转变、经济增长带来日益增多的社会变革，以及创建公平的卫生服务体系，都给这些国家的医学教育带来挑战，要求它们作

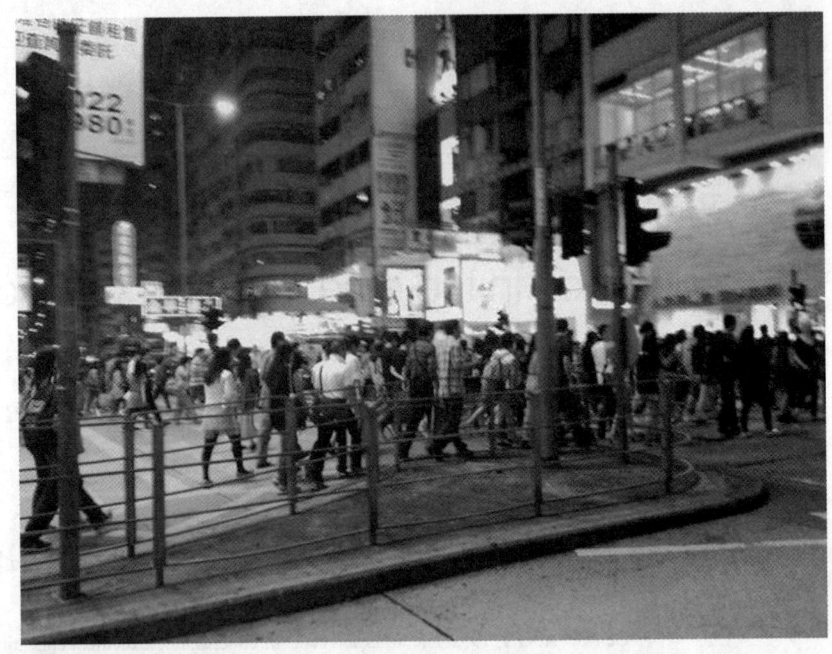

图 58.1 香港旺角，一个人口密度全球最高的地区（旺角的意思是繁忙的角落）

1. 东欧和中欧国家，包括俄罗斯和波兰，正在以综合全科医疗系统取代苏联的门诊专科照护模式（Szmatloch，2000；Rese et al.，2005；Farmer et al.，2003）。
2. 拉丁美洲国家（巴西、智利、阿根廷、秘鲁和哥伦比亚）正在加强初级卫生保健系统，并将其作为社会和卫生系统改革的一部分，以实现优质医疗卫生服务的平等获取（Román et al.，2007；Pulido et al.，2006；Fleury，2007）。
3. 一些南亚国家（印度、中国、斯里兰卡和巴基斯坦）在通过改造初级卫生保健服务模式和公共卫生系统以努力实现全民健康服务覆盖的同时，正在努力维持农村地区的初级卫生保健服务。因为这些国家面临医疗卫生人员向城市地区和海外迁徙的挑战，这也与日益增长且利润丰厚的医疗市场相呼应（Sood，2008；Schwarz et al.，2004）。

图 58.2 处于卫生系统改革不同阶段的新兴市场经济体国家

出相应的调整。为此，我们需要了解新兴市场经济体国家医学教育的发展历史、它们与人口健康需求的关系，以及全球化和技术进步对医疗保健供给的影响。

新兴市场经济体国家医学教育的演变

虽然欧洲医学知识的科学基础可以追溯到希波克拉底（公元前 440 年）和盖伦（公元前 160 年）的一些著作，但医学教育的发展是在中世纪，主要在西欧（西班牙和意大利），融合了希腊、罗马和阿拉伯医学，到 14 世纪末，逐渐演变成“西医”（Jamieson，1946）。其他四个古老的医学体系，从名称上看，都起源于四个新兴市场经济体国家，即印度、中国、埃及和“阿拉伯”，并且可以追溯到欧洲医学的种子尚未播种的历史时期（Croizier，1970）。当阿拉伯体系与希腊和罗马体系融合形成欧洲体系时，印度、埃及和中国体系独立于欧洲体系发展，它们深深地根植于各自的文化传统和深奥的理论基础中（Croizier，1970）。

西方医学（欧洲医学）在 17—19 世纪的殖民时期被引入许多新兴市场经济体国家。医学院校在英国、法国、德国和美国的殖民地开设，运用“统治者”的课程和教学方法对当地人进行西医培训，使当地人对传统医学体系的认同感受到冲击（Bowers，1974）。一些历史学家认为，在殖民地建立医学院是殖民者影响当地国家体制以满足西方国家需求的一种手段（Brown，1979）。

大多数新兴市场经济体国家的医学教育重大改革始于 19 世纪中期，与它们的政治、社会和经济转型相吻合。在新兴市场经济体国家医学教育的演变过程中，可以看到两个具有不同特征的阶段——建立阶段和发展阶段（图 58.3）。

建立阶段是许多新兴市场经济体国家确

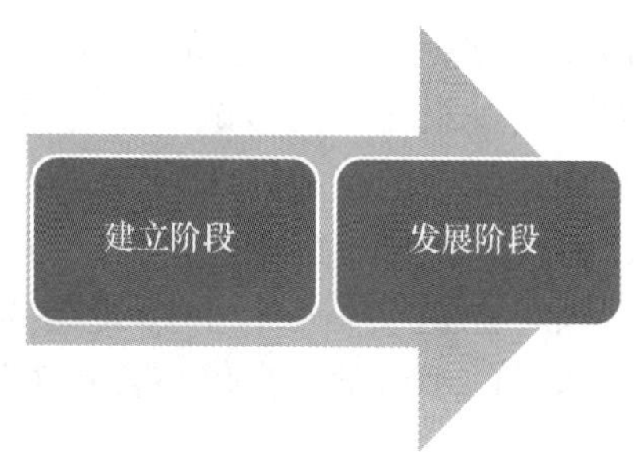

图 58.3 医学教育的演变

立和定义其医学教育体系的时期，主要由社会政治环境驱动。发展阶段可归因于经济快速转型带来的卫生系统、人口统计学和流行病学的转变。考虑到 61 个新兴市场经济体国家社会政治背景的历史多样性，我们很难确切地识别建立阶段结束和发展阶段开始的时间界限。然而，总体趋势表明，建立阶段跨越了 18 世纪下半叶至 20 世纪中期。

建立阶段

欧洲和美洲医学教育的发展可以看作是从公元前 440 年至今的一个连续阶段。新兴市场经济体国家医学教育的发展则不然，它们曾被一个在社会、文化和政治改革的动荡中探寻自己医学体系的时期所中断。当许多新兴市场经济体国家的医学教育体系正在经历“西化”的时候，俄罗斯的医学教育体系却处在“苏维埃化”之下，它吸收了共产主义原则，由莫斯科的中央苏维埃委员会管理（Gantt，1924，p. 1056），这种改革是基于政治哲学而不是科学证据。例如，工人阶级的学生——不管其文化水平如何——人数确实增加了。对医学课程的唯一调整是：通过行政指令，纳入了关于“社会卫生学”“唯物主义历史”和“苏维埃共和国俄罗斯社会主义联邦的政治组织”的教育（Gantt，1924，p. 1057）。

非洲国家医学教育的发展在阶段结构和时间周期上都有所不同。非洲医学教育的建立阶段有一个特别的结构，因为它经历了为非洲人民争取平等医学教育机会的斗争。南非的第一所医学院于 1912 年在开普敦建立（Ncayiana，1999），该国的医学教育遵循英国模式（De Villiers & De Villiers，1999），南非医学院校直到 20 世纪 50 年代都没有招收非欧洲学生（Ncayiana，1999）。这种医学教育系统成为种族隔离政策的一部分（Tobias，1980）。1968—1977 年间，南非只有 3% 的医学毕业生来自非洲，尽管非洲裔占南非人口的 70.4%（Tobias，1980）。即使到了 20 世纪末，情况也只是略有改善，因为 8 所南非医学院校中只有 15% 的学生是非洲裔（De Villiers & De Villiers，1999）。显然，医学院校招收新生时的种族不平衡问题在非洲仍然存在。因此，当地医学教育并没有依次经历“建立阶段”和“发展阶段”，而是出现了重叠。

然而，到了 20 世纪 60 年代，在新兴市场经济体国家中，对医学和医学教育身份认同的寻求减少了，从而为“发展阶段”铺平了道路，这主要归因于新出现的与人口统计学和流行病学转变相关的卫生系统挑战（Charalambous & Rousou，2010）。

发展阶段

在发展阶段，医学教育主要受人口统计学和流行病学的影响，而不是主要受政治和社会文化背景的影响。首先，强调新兴市场经济体国家的医学教育在发展阶段所面临的挑战是非常重要的。20 世纪 50 年代，在大多数新兴市场经济体国家，卫生系统的首要任务是通过促进卫生、妇幼保健及营养的健康教育来预防和控制传染病的流行。此外，对儿科医生（因为三分之一的人口是儿童）和乡村医生（农村人口占总人口的 60% ～ 80% 以上）的需求也在增加。

在 20 世纪四五十年代，当许多新独立的国家建立医学院时，政府和私人基金会（如洛克菲勒基金会）都提供了奖学金以派留学生赴英国和美国学医，这样归国医生就可以为本国的医学教育发展做出贡献（Junqueira，1959；Monteiro，1959；Sheth，1959）。然而，到了 20 世纪六七十年代，人们认识到，这样做除了能获取与海外培训相关的声望之外，没有真正的好处，因为在国外接受培训的医生所掌握的关于西方的疾病和卫生系统的知识并不都适用于自己的国家，不能有效缓解本国的疾病负担、改善卫生系统的绩效（Rosa，1964）。另一个弊端是这些医生不愿意在农村地区工作，导致他们向城市集中，或者向西方国家迁移（Rosa，1964；Crane，1969；Beighton，1978）。在此期间，许多新兴市场经济体国家的医学教育工作者强调了以下重点：在当地医学院校的培训、基于需求的教育、解决问题的能力以及在农村社区的培训（Rosa，1964）。

发展阶段预示着“基于需求的医学教育”时代的到来——人口的需求、解决疾病负担和促进健康的需求以及不断增长的医疗卫生服务系统的需求。在过去 60 年里，这些需求的整体性质保持稳定，但局部特征发生了变化。例如，直到 20 世纪后半叶，大多数新兴市场经济体国家的人口金字塔底部都很宽，这要求医学教育强化儿科学方面的课程；但随着人口老龄化，重点已经转向老龄化问题。

新兴市场经济体国家医学教育的建立阶段主要涉及两个争论：一是医学教育课程应该以社会文化为基础还是应该以科学知识为基础；二是医学教育对象应该强调各阶级和种族人群的平等教育机会，还是应该强调择优录取学生。这些争论的主题延伸到了发展阶段，但是争论的性质发生了变化。由于疾病、治疗和诊断知识的增长以及课程和学生选拔过程标准化的需要，发展阶段的课程改革面临着“量”的挑战。此外，伦理、研究、教学方法和师资培训也是重要的讨论领域。此时，影响新兴市场经济体国家医学教育的另外两个因素是医学院数量的空前增多以及越来越多的医生接受专科医师培训。

新兴市场经济体国家医学教育面临的挑战

课程开发

早在 20 世纪 50 年代，人们就认识到，医学教育系统应该致力于培养学生的思维能力，而不是将课程的重点放在可通过机械学习获得的知识，而思维能力的培养最好是通过整合式课程来实现（Oettlé，1952）。课程开发的早期考虑之一是将基础科学与临床医学相整合。包括巴西、南非和印度在内的一些新兴市场经济体国家中的医学教育工作者都提倡不同学年教授的学科之间应纵向协调（Junqueira，1959；Kaur，1960）。然而，从学生的角度看，他们最终需要通过一组科目的考试，而这些科目是与低年级课程无关的，所以课程似乎是横向编排的（Oettlé，1952）。在新兴市场经济体国家中，俄罗斯可能是唯一一个在 20 世纪 30 年代通过自我指导的小组学习提供整合式医学课程（指疾病不仅仅是从临床或病理学的角度被讨论，而是包括社会和经济等各种因素），而到 20 世纪 50 年代转变为以学科为基础的系统提供医学课程的国家（Fox，1954）。

在此期间，也有关于在医学课程中引入预防医学的广泛讨论——主要是为了预防、消灭和根除新兴市场经济体国家流行的传染病（Paul，1959）。巴西、哥伦比亚、智利、新加坡和中国等国家努力将预防医学引入医学教育课程（Paul，1959；Müller，1980；Chew，1991），印度、泰国和南非等国家也在探索是否将预防医学纳入课程体系并给予其与其他临床学科同等的地位（Kaur，1960；De Villiers & De Villiers，1999；Piyaratn，1982）。发展阶段使公共卫生的概念发生了变化，其主题从处理环境卫生和个人卫生转变为处理导致健康不良的社区因素；这也导致了“临床流行病学”概念的引入（Paul，1959）。然而，并不是每个人都支持公共卫生研究和教育。一位巴西医生将公共卫生描述为“阻碍研究和教育的沉重负担”（Junqueira，1959，p. 988）。还有一些人认为，公共卫生是医疗辅助人员的职责，无关合格医生的事。

就像在国外接受培训的医学生对本国医学教育和医疗卫生服务系统的发展影响有限一样，“引进课程”的作用也是有限的，除非对其进行修改以适应本国的人口、社会文化、经济和卫生系统的需要（Blizard，1991；Foster，1966）。这导致了 20 世纪 60 年代在新兴市场经济体国家形成“基于需求的课程”的概念。拉丁美洲国家，如哥伦比亚，采用了更为注重循证的方法，而不是直接引入国外的医学教育。它们通过本土和国际合作相结合的方式，研究当地社区的卫生需求，努力建立适宜的医学教育体系（Jimeñez-Arango，1966）。哥伦比亚的 7 所医学院（1965 年）组建了哥伦比亚医学院协会，该协会负责监测医学教育的标准，组织开展研究活动，根据国家的需要构建医学教育体系（Jimeñez-Arango，1966）。

基于需求的教育的另一举措是：20 世纪 80 年代，哥斯达黎加、墨西哥、智利、巴西、古巴和尼加拉瓜等拉丁美洲国家建立了面向社区的初级卫生保健教学模式（COPC）（Fernando，1983）。在这种模式下，医学院所教授的是一种综合的医学课程，以及社区环境中的社会和行为科学（Fernando，1983）。然而，拉丁美洲国家的 COPC 模式和其他在本科课程中引入社区培训的方法（它们跨越了“发展阶段”的长度）也受到各种因素的制约：金融危机、政治动荡、学生兴趣缺乏，以及一些医学教育者的批评（Fernando，1983；Mash & De Villiers，1999）。

在世界范围内举行过多次会议，以讨论如何优化新兴市场经济体国家的医学教育体系结构，加强它们的卫生人力资源建设，为它们的社会经济发展做出贡献（Hill，1962；Hyde，1965）。早在 20 世纪 60 年代，哥伦比亚的医学教育工作者就将医学教育纳入了国家卫生计划，这被认为是有远见的（Jimeñez-Arango，1966）。类似的在国家层面推进的课程改革，在 20 世纪 70 年代的印度尼西亚也曾有过报道（Blizard et al.，1980）。在随后的几十年中在其他南亚和东南亚国家也有这方面的提议（Blizard，1991）。发展阶段中，课程规划的一个特例是沙特阿拉伯，在那里，宗教和文化规范与科学同等重要。女学生被禁止研究人体的某些解剖部分，这导致男性和女性的医疗责任被分开（Basalamah et al.，1979）。在建立阶段末期，中国初步开始进行中西医的结合；在发展阶段，中西医结合得到了进一步发展（Jain，1972）。而在印度却不是这样，该国为教授综合课程而建立的学校逐渐转向仅开设阿育吠陀医学专业或仅开设对抗疗法医学专业（“对抗疗法医学”是印度用于西医的术语）（Jeffery，1977）。

此外，社会主义国家（俄罗斯和中国）课程与世界其他国家相比有两个鲜明的特点，分别是课程中的思想政治教育和学生评价系统中缺失笔试（Fox，1954；Jain，1972）。

学生选拔

医学教育的另一个关键因素是学生的选拔，在处于“建立阶段”的国家（如俄罗斯和中国），这似乎会受到政治意识形态的影响。在推动增加卫生人力数量的“发展阶段”，选拔过程变成了基于表现的制度，学生主要是根据他们的学习成绩和在普通入学考试中的分数来选拔的，而不管他们是否有能力从事医疗专业工作。大多数新兴市场经济体国家长期沿用这种选拔学生的模式，直到 20 世纪末，一些国家才开始着手研究学生的动机和职业兴趣。一项针对沙特阿拉伯的毕业班医学生的研究表明，大多数学生倾向于成为专科医生，很少有人想学习家庭医学（Al-Faris et al.，1997）。他们的决定受到“声望”、更高的收入和在城市专科医院工作的激励（Al-Faris et al.，1997）。

医学伦理教学

在发展阶段，人们广泛讨论了医生在实践中更人性化和更符合道德的概念，并在这一领域开展了一系列研究。1952 年，南非医学研究所的医学教育家 Oettlé 在阐述本科医学教育的目标和任务时，特别强调“发展学生的思维和性格，发挥其最大潜能”（Oettlé，1952，p. 240），他指出只有通过严格的伦理训练才能做到这一点。而泰国修订了医学课程，并纳入了佛教伦理的四大支柱——“诚实、不伤害生命、公正和慈悲”，将其作为医疗从业者的伦理基础（Ratanakul，1988，pp. 302-312）。之所以这样做，是因为泰国人认为，美国的医学教育体系几乎完全以生物医学科学为中心，它虽然能够提高泰国人的预期寿命，但缺乏泰国传统医学的价值，而泰国传统医学的价值是由基于佛教伦理原则的生物伦理来平衡的（Ratanakul，1988）。在波兰，医学哲学也被整合到课程中，该课程不仅教授“治愈的艺术”，而且还构成了医学伦理学的基础（Pedziwiatr，1999）。中国的伦理学课程以患者权利和职业行为原则为基础（Li，2000）。在南非，为消除种族隔离时期造成的影响，南非医学协会（SAMA）于 1999 年发起在医学本科生课程中增加伦理和人权方面的内容（Williams，2000）。在发展阶段，生物伦理学的教学被纳入大多数新兴市场经济体国家的课程，但纳入的程度各不相同。尽管新兴市场经济体国家的大多数医学院现在都教授生物伦理学，但学时数有限，教学质量也值得怀疑。尽管许多新兴市场经济体国家的人文领域科研项目越来越多，但生物伦理学的研究仍未处于优先地位（Drane & Fuenzalida，1991；Du，2000）。

科学研究与医学院校

在 19 世纪，医生们一直在进行研究，以了解疾病及其病因。南非的第一家研究所，即南非医学研究所成立于 1912 年，其成立目的是调查职业病（肺沉着病和肺炎）。不过，这项研究是由经济利益而不是由人道主义理想驱动的（Brock，1960）。医学界逐渐认识到，医学院校的作用不仅仅是教育医疗卫生人员，还包括创新医学知识。没有知识创新，这些机构本身就有变得多余的危险（Brock，1960；Oettlé，1952）。第二次世界大战后，科学研究成为许多新兴市场经济体国家医学教育的重要组成部分。一些南美洲国家的医学院校虽然设备简陋（因为缺乏科学专业知识和人力资源），也勉强从事科学研究，以获得美国机构的拨款和技术援助（Paul，1959）。在俄罗斯，所有研究生都必须参与科学研究；1954 年，俄罗斯共有 279 家医学科研机构（Fox，1954）。随着国际合作研究的增加，在整个 20 世纪以及如今的 21 世纪，医学院校对于科学研究的关注程度日益增长。然而，在许多新兴市场经济体国家，医学研究的增加并没有带来医学生在研究项目中培训和参与的增加（Oliveira et al.，2011）。

教与学

在发展阶段，新兴市场经济体国家的教学多采用讲授和机械学习的方式。诊断设备和教具短缺，另外学生难以获取医学专业期刊。20 世纪五六十年代，教学方法的发展主要集中在通过对本科生的辅导来改善讲授和实践演示的效果（Oettlé，1952）。在 20 世纪 50 年代，学生和教师倾向于通过机械学习而不是探究式学习来获取理论知识，这被认为是教学上的一个弊病（Junqueira，1959；Fox，1954）。这一弊病在新兴市场经济体国家的许多医学院校至今仍普遍存在。20 世纪 70 年代，这些国家曾试图废除以讲授为基础、以教师为中心的教学体系，代之以英国和北美的一些医学院校所采取的“自主学习”和学生主导的讨论。然而，这种变化来得太突然，没有为教师提供适当的准备或培训。一位斯里兰卡的医学教育家这样评论道（Senewiratne et al.，1975，p. 28），“那些在长期的学校教育中被教导理所当然要听老师讲课的学生，突然接触到这些新方法会感到混乱和困惑”。许多来自拉美和亚洲新兴市场经济体国家的医学教育家建议，这种教学形式应该引入该国的整个教育系统，而不仅仅是医学教育领域（Lobo & Jouval Jr，1973；Senewiratne et al.，1975）。一些国家（例如中国）开始与美国大学合作，审查教学和学生评估方法，并获得它们的支持，为医学教育的教学和评价开发统一和全面的课程（Stillman & Sawyer，1992）。

教师培训

20 世纪中期之前，在许多新兴市场经济体国家中，人们关注的焦点与其说是教师及其教学水平，不如说是学生的学业能力。学习的责任在于学生。正如 Oettlé（Oettlé，1952，p. 244）所评论的那样：

> “目前，医学教学似乎是学校的副产品，而不是主要目标，因为教学是由那些碰巧处于其职位的人开展的，他们没有接受过教学培训，也没有从对他们的教学方法的中肯批评中受益。”

在发展阶段，在世界卫生组织（WHO）的倡导下，各国都强调需要对教师进行学习过程、教学方法和学生评价方面的培训（World Health Organization，1966）。然而，在实践中，许多国家进行的改革仅仅是为了使教师能够熟练地讲课（Oettlé，1952；Rao，1966）。另一个问题是越来越多的医学院校师资短缺。毕业生不愿意放弃薪水丰厚的临床医疗工作，而去成为全职教师。大多数基础医学教学阶段的教师都是全职工作，而临床教师只是在方便的时候抽出时间进行教学（Sheth，1959）。尽管早在 1958 年，新兴市场经济体国家即开始讨论建立全日制临床教育教学体系（Paul，1959；Junqueira，1959；Sheth，1959），但进展缓慢。除了时间之外，教学质量和教师在教育医学卫生人才方面的作用直到 20 世纪七八十年代才得到正确认识。当时有几个新兴市场经济体国家推出了“教老师如何教学”的项目，并引入了计算机模拟、多媒体、视频和电影作为教学辅助手段（Lobo & Jouval Jr，1973）。

医学院校的增长——数量与质量

在医学教育的发展阶段，新兴市场经济体国家的经济不发达，其中许多国家还没有从第二次世界大战的破坏中完全恢复。一些最近才独立的国家刚刚开始一个新国家的社会政治建设任务。因此，只有解决了公民的衣食住行等基本保障之后，才能优先投资于医学教育。随着经济增长和自由化，医学院的数量稳步增长（特别是在 20 世纪的最后一二十年），并招收了大量学生——每年能培养数千名医生。私有化在这些国家的经济增长中发挥了关键作用，这反映在其对医学教育的影响越来越大（Ng et al.，2005）。在许多这些国家采取了世界银行的“结构调整政策”并从社会主义经济转变为自由市场经济后，私立医学院的数量明显增加了（Ladinsky et al.，2000；Bhat，1999）。在拉丁美洲（Senf et al.，2003）、东欧、中欧、东亚和东南亚等地区（Ng et al.，2005），私立医学院和护理学院的数量加速增长。

虽然私人教育市场有所增长，但大多不受监管，因此大多数私立大学和教学医院并不能提供符合质量标准的教育。在智利，一所医学院校平均面向 67.5 万人口，而美国和加拿大的这一比例分别为 240 万人和 300 万人（World Federation for Medical Education，1998）。智利的各类医学教育在校生有 60 648 人，收取了 2.5 亿美元的学费，但只有 9.8% 的教学项目通过认证（Senf et al.，2003；The Lancet，2004）。

另一个例子是印度，在过去的 25 年里，那里的医学院数量几乎翻了一番，培养了世界上最多的医生（每年约 30 408 名）（Sood，2008）。目前该国有 315 所医学院获得了印度医学委员会（MCI）的认可（The Lancet，2011），但各地区之间的布局不平衡（Sood，2008）。私立学校的增长速度越来越快（Ng et al.，2005），使监管难以到位，从而影响了教育质量（Sood，2008；Goic G，2002）。另一个挑战是学生规模的增长带来师资的短缺，这进一步导致了教育质量的滑坡（Sood，2008）。尽管研究表明阿根廷、印度、马来西亚、巴基斯坦、菲律宾和南非存在明确的本科医学专业质量保障认证制度（Sánchez et al.，2008），但认证的实施不够规范（Sood，2008；Ajay & Manoj，2006；Medina L & Kaempffer R，2007）。

专才与通才

在发展阶段的新兴市场经济体国家中，出现了专家主义的成长和通才主义的衰落（Hull，1948）。专科培训是西方医学教育设定的规范，在大多数新兴市场经济体国家的医学教育体系中，医学教育课程也是以专科化为取向来设计的（Arechiga et al.，1985；Fox，1954；De Villiers & De Villiers，1999；Kaur，1960；Junqueira，1959）。政策制定者鼓励专科化，以解决许多新兴市场经济体国家的新建学校中专业课教师短缺的问题。医院也需要专科医师；例如，在 20 世纪后半叶的俄罗斯，三分之一的人口是儿童，三分之一的医学生毕业后接受儿科培训（Forrest，1948）。在人们心目中，成为专科医师往往意味着拥有声望、社会地位和更高的收入（Sood，2008；Ennigrou et al.，2002；Abyad et al.，2007；Hull，1948）。尽管以专科化培养为导向，但在发展阶段中，东南亚地区发表的文献仍批评当地的医学教育系统未能培养足够数量的儿科（Robinson，1961）和计划生育领域的医生（Rice，1969，1970）。

在 20 世纪的最后 25 年间，南非（Benatar，1997）和俄罗斯（Chernichovsky & Potapchik，1999）等国发生政治和社会转型，越南（Ladinsky et al.，2000）、印度（Sood，2008）、中国（Schwarz et al.，2004）、泰国（Jaturapatporn & Dellow，2007）、韩国（Lee，1999）和拉丁美洲国家（Pulido M et al.，2006；Fleury，2007）等发生经济转型，这导致医疗保健系统变得更加分散，更加注重人口需求。这反过来又使许多国家意识到农村社区的需求与以专科化为取向的医学教育之间的脱节，从而促成了家庭医学的引入和全科医生的培养。1978 年的《阿拉木图宣言》(The Alma Ata Declaration)进一步强化了新兴市场经济体国家的努力，并带来了政治承诺。波兰借鉴英国和挪威模式，制订并实施了一个为期 3 年的培训方案，培训初级卫生保健领域的全科医生取得很好的成效(Wasyluk et al.，1990)。墨西哥和巴西的医学院校也实施了类似的为期两年的家庭医学住院医师培训方案：第一年教授临床医学、社会和行为科学以及公共卫生，第二年在社区卫生服务中心进行实践训练(Abath，1985；Arechiga et al.，1985)。这些方案旨在培训那些有志于从事家庭医学以解决当地健康问题的医生，并帮助他们了解疾病的社会和经济影响因素(Arechiga et al.，1985)。在 20 世纪 80 年代，斯里兰卡(Fernando，1983)、约旦(Abbadi et al.，1997)以及黎巴嫩(Abyad & Sibai，1992)也推出了培训家庭医生的毕业后教育方案，另外，南非的一些医学院在本科课程的最后一年也引入了家庭医学和基层医疗的轮转实践(Mash & De Villiers，1999)。1975 年，一所新成立的沙特阿拉伯医学院的课程设计采用了基于人口增长的创新方法。它设计了两种不同的课程体系：一种是针对目前人口健康需求的以专科为导向的课程，另一种是在未来 10 年里推出的、注重预防的、以社区为基础的课程，以满足预计人口的需求(Basalamah et al.，1979)。

尽管有这些创新举措，但文献表明，家庭医学和初级卫生保健的教学内容与标准医学教育课程是分离的，只有少数学校尝试将其与本科和毕业后教育课程相结合。例如，1977 年，南非的比勒陀利亚大学将家庭医学有机融合到该校的医学教育课程，并由全科医生师资队伍进行教学(Reitz，1980)。在 20 世纪 70 年代的“发展阶段”，全科医学人才被进一步推向了预防医学领域。这既归因于从事临床医疗的专科医生的饱和(Beighton，1978)，也归因于卫生服务模式从个体向群体的转变(Roux，1977；Ghei，1979)。也是在这一时期，医学教育工作者，特别是南非的医学教育工作者设想，未来几十年的医学课程必须包括心理健康和老年医学方面的内容(Minde，1977；Wicht，1977)。

新兴市场经济体国家医学教育的现状

过去 12 年(2001—2012 年)，新兴市场经济体国家发表的医学教育文献指出了医学教育与人口健康需求不适应的四个主要方面(图 58.4)。

在发展阶段，各个新兴市场经济体国家建立家庭医学教育系统以及培训全科医生的尝试，尚未转化为国家层面的改革(Senf et al.，2003；Rese et al.，2005；Román A，2008；Román AO et al.，2007)。在马来西亚两所大学进行的定性研究表明，学生对全科医学学科理解不到位，大多数人无法将所学内容与社区卫生服务实际联系起来(Ng et al.，2005)。在约旦进行的一项研究发现，社区为导向的培训、初级卫生保健方面的专项行动和教师的榜样示范作用可对医学生选择家庭医学作为职业产生积极影响(Senf et al.，2003)。

在少数新兴市场经济体国家，有人提议改革医学教育课程和培训医学教育工作者，以有效实施基于问题的学习(PBL)和基于社区的教育(COE)等教与学的方法，例如墨西哥蒙特雷医学院的参与性课程开发倡议。为了克服教师对改革的抵制，同时也为更好地吸收临床和基础学科专家、教师和学生的意见，该校成立了课程委员会，下设 7 个分委员会，成员包括上述利益相关方(Elizondo-Montemayor et al.，2008)。这些委员会采用了结果导向教育(OBE)方法，对卫生系统进行了需求评价，并明确了现行课程、教学大纲和教学进度安排中的差距(Elizondo-Montemayor et al.，2008)。在同一所学校实施课程改革的后续行

医疗、科研和教学的整合似乎很难在当今基于服务的医疗保健系统中实现(Stern et al.，2005；Maaroos，2004)

医学教育课程在学习和教学方法方面已经过时(Supe & Burdick，2006；Maaroos，2004)

医学教育注重于先进技术和疾病科学的专门化，而忽视了人口层面的一般健康问题(Supe & Burdick，2006)

新兴市场经济体国家中医学院校数量的激增似乎影响了医学教育的质量，从而影响了医学卫生人才满足人群健康需求的能力(Hans，2008)

图 58.4 医学教育与人口需求不匹配

动，提供了从现有课程逐步过渡到新型课程的证据（Elizondo-Montemayor et al.，2008）。同样，以 PBL 逐步取代以往的以讲授为基础、以教师为中心的教学，在一些地区的医学院校也取得了成功，如马来西亚（Barman et al.，2007；Achike & Nain，2005）、阿拉伯联合酋长国（UAE）（Mpofu et al.，1997）以及南非的 Nelson R. Mandela 医学院（McLean，2004）。评估显示，使用这些教学方法培养的学生能够比选择继续传统课程的学生表现更好，这些学生在从事医学实践时更有整体思维和人文情怀（McLean，2004）。然而，这种教学方法需要在问题的提出、讨论的组织和帮助学生确定相关学习事项等方面进一步改进（Mpofu et al.，1997；Connolly & Seneque，1999）。在许多国家，随着互联网的使用，医学教育的教学方法越来越受到技术的驱动（Chen et al.，1998）。

课程和教学方法的更新必须辅以对教育工作者的教育。许多新兴市场经济体国家通过跨文化交流项目来开展医学教育师资培训，这些项目旨在提升教学技能、领导力和增进全世界医学教育工作者之间的专业联系（Norcini et al.，2005）。例如，俄罗斯喀山国立医科大学引入美国斯坦福大学教师发展计划，结果表明，尽管两国在文化、医学课程和教学理念上存在差异，但该项目在俄罗斯的大学得到顺利实施，提高了医学教师的教学技能，促进了他们的专业和个人发展（Wong & Agisheva，2007）。埃及的苏伊士运河大学医学院的医学教育系则采用了不同的方法（Talaat & Salem，2009）。在埃及国家质量保障和认证机构以及世界卫生组织东地中海区域办事处的支持下，它为医疗卫生人员开发了涵盖所有领域的远程学习文凭项目。除了培养医生的专业和技术能力之外，它还具有成本效益，因为它减少了培训费用和派遣医疗卫生人员到其他国家接受培训的相关差旅费（Talaat & Salem，2009）。

尽管采取了上述各种各样的措施，新兴市场经济体国家的医学教育仍因不能满足卫生系统的要求而不断受到批评。然而，面对人口统计学和流行病学的快速变化，以及随后不断变化的卫生系统需求，批评者们低估了保持医学教育与时俱进所需的速度。一些新兴市场经济体国家——中国、斯里兰卡、古巴和其他拉丁美洲国家——的做法值得称道。这些国家根据预测的人口统计学变化和人口健康需求，在变化到来之前至少 20 年即着手对医学教育课程（包括预防医学和家庭医学、心理健康和姑息治疗）进行改革。这些医学教育改革的先行国家的另一个经验是：改革需要时间，而且经常遇到挑战，包括教师的能力和培训、不愿意采用新的教学体系和制度，以及改革与该国高等教育的教育文化的相容性问题。大多数国家正在努力使改革的推进与全球教育和当地卫生系统的转变相适应。显然，所有贴有新兴市场经济体标签的国家不能按照其医学教育体系与科学、人口和卫生系统需求的一致性程度来分组，但我们可以找出一些共同的线索。

尽管人口和卫生系统的需求不断变化，但在医学教育方面的改革却是有限和不完整的。20 世纪五六十年代，为满足人口健康需求而进行的一些基于需求的改革——如新建医学院校和培训专科医生——即使不再需要，也仍在继续。其他诸如综合课程、PBL 和 OBE 等基于需求而启动的教学改革并没有得到拓展，导致新兴市场经济体国家的医学教育落后于人口统计学、流行病学转型和卫生系统变革。

传染病的减少以及新生儿和婴儿存活率的提高在很大程度上促进了这些国家的社会经济变革，而不是使医学教育更好地适应卫生系统的需要。虽然在过去的 50 年里，医学院校不断培养更多的医生，但农村医生短缺的问题并没有得到解决，城乡医疗卫生服务之间的差距实际上已经扩大。正如 Prywes 和 Freidman 所言（1991，p. 209）：

> 随着医学教育和医疗卫生服务各自的制度化，两者之间的鸿沟越来越大：一头是学术“象牙塔”中的医学教育，另一头是社会政治和专业环境中的医疗卫生服务系统。

许多新兴市场经济体国家在医学教育方面仍面临严峻挑战，详见图 58.5。

这些挑战在新兴市场经济体国家仍或多或少地存在，其程度取决于这些国家推进医学教育改革的速度。当然，许多新兴市场经济体

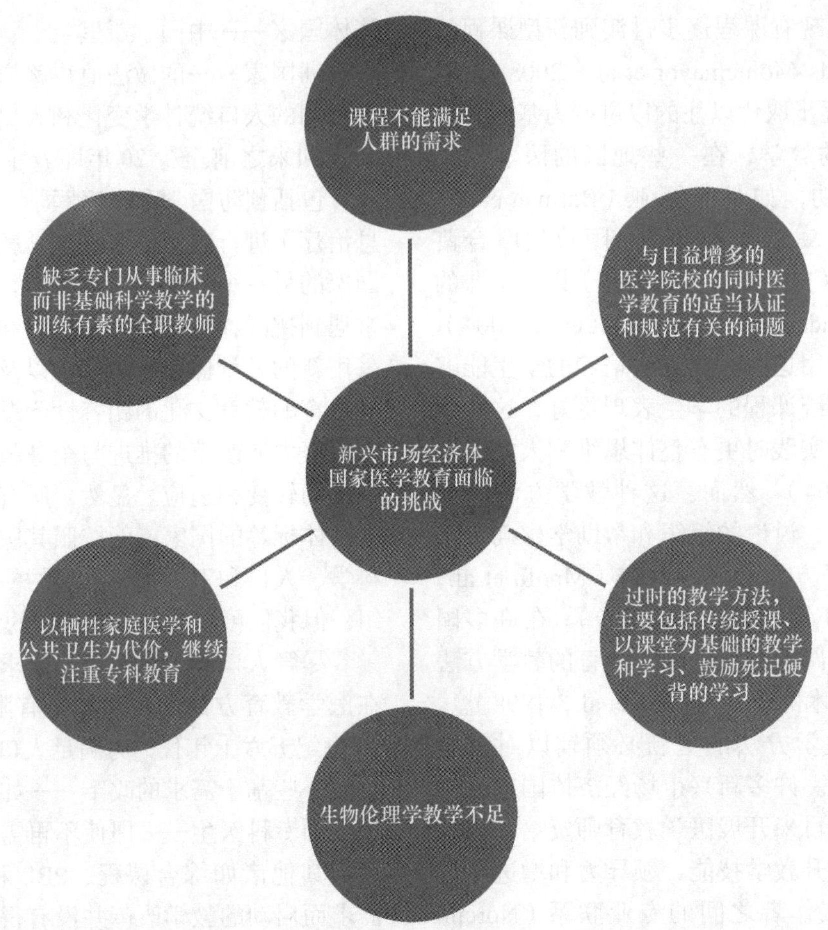

图 58.5 新兴市场经济体国家医学教育面临的挑战

国家的医学教育体系都经历了改革，推出了一些教学创新举措，如课程开发与标准化方面的国际合作、基于社区的初级卫生保健模式的教学、分享教材和师资培训的南北合作以及医学教育体系的评估。

新兴市场经济体国家医学教育的未来

新兴市场经济体国家的医学教育改革举措是适当的，但进展缓慢。OBE、PBL、基于社区的教学，以及更新课程以反映需求似乎是前进的方向。OBE 有助于解决新兴市场经济体国家医学教育面临的一些挑战，因为它在有些方面具有明显优势，如它使课程设计更贴近人民健康需求，它能使学习、教学方法和评价有效整合（Harden，1999）。该系统固有的清晰性和自主学习的特点，使它更容易被教师和学生接受，而且它的评价标准与基于表现的评价相一致（Harden，1999）。它能使课程设计中的不足之处暴露无遗，从而确保了质量监控（Harden，1999）。在以患者为中心的理念的指导下，医疗卫生工作的重心正下移到社区（Margolis，2000），这意味着教育机构需要通过“家庭医学”（Amanda，2004）的均衡教育，在人群层面解决面向社区的初级卫生保健和初级预防问题（Margolis，2000）。拉丁美洲国家的经验（Fernando，1983）可以被其他国家借鉴，用来构建适合本国的教育模式。第一步是将教室带入社区（Margolis，2000；Tse et al.，2006），其次是基于社区的教学项目，并配备社区教学导师（Margolis，2000）。要优化课程设置模式，强调结果导向、社区导向、PBL 方法、课程整合，以及明确的评估模式（Elizondo-Montemayor et al.，2008），这种模式将使“以教师为中心”的系统转变为“以学生为中心”的教学和学习（Nair & Webster，2010；Elizondo-Montemayor et al.，2008）。

另一个需要考虑的重要领域是信息技术，它将在塑造新兴市场经济体国家医学教育的未来方面发挥关键作用。对英国、丹麦、维也纳、坦桑尼亚、哥伦比亚和马来西亚等国的"网络一代"或"Y 一代"医学生的研究表明（Sandars & Morrison，2007），在医学院校中，信息技术作为一种教育工具在促进教学和学习方面具有潜力（Sandars & Morrison，2007；Link & Marz，2006；Sandars & Schroter，2007）。已有研究提供了在医学教育若干领域运用信息技术的案例，例如使用患者模型进行 PBL（Smørdal et al.，2002；Harden，2006）；在农村对学生进行先进医疗技术的培训（Lau & Bates，2004；Sargeant，2005）；在全球临床医生之间分享实践经验（Parboosingh，2002）。教和学的双方一致认为，教育信息化可能是前进的方向，特别是在各国医学教育标准化方面——只要辅以适当的培训（Valcke & De Wever，2006；Sandars & Schroter，2007）。然而，从传统教学方法向新教学方法转变的过程中，教师的惰性可能是一个挑战（Sandars & Morrison，2007；Wise，2005），这个问题可以通过"混合方法"逐步解决（Broadbent，2002）。

此外，有必要确定未来医生的领导潜力，并对他们进行医患沟通技能的培训。在泛美医学院校协会联合会（Panamerican Federation of Association of Medical Schools，PAFAMS）的支持下，一个面向拉丁美洲学生的医学教育领导力项目被提出，以培养学生在管理、沟通、规划和激励等主要方面的领导力（Pulido，1989）。对这类方案实施效果的评估可以为其他新兴市场经济体国家提供经验教训。虽然沟通是领导力课程的一个有机组成部分，但与医学教育更相关的是医患沟通技能的教学。西方的医学教育强调培养医学生的沟通能力，相比之下，这在新兴市场经济体国家中是不足的（Claramita et al.，2011）。尽管已经意识到合作式沟通是医患沟通中最合适的方式，但在许多新兴市场经济体国家中，流行的医患沟通方式仍是医生主导的、家长式的。南亚的研究表明，这不仅是因为缺乏培训，还受文化、教育、等级制度和医疗保健系统超负荷运作等因素的影响（Claramita et al.，2011）。

改革医学教育，对某一个新兴市场经济体国家来说似乎十分棘手，但通过合作努力是可能实现的。基于共同的人群卫生需求和相似的社会经济环境，区域性乃至全球性的医学教育合作已经在新兴市场经济体国家出现。这些合作提供了表达政治意愿和承诺的平台，推动基于需求的课程体系和教学方法改革，提高教育质量，并确保新兴市场经济体国家之间医学教育标准的可比性。这种合作努力的根源可以追溯到新兴市场经济体国家医学教育的发展阶段。1962 年，一群顶尖的医学教育家在智利的比尼亚德尔马成立了泛美医学院校协会联合会，由来自拉丁美洲、美国和加拿大的 343 所医学院校组成，旨在解决拉丁美洲医学教育中普遍存在的问题（Pulido，1989）。

新兴市场经济体国家医学教育需要解决的一个重要问题是在科学（先进的医学技术）和人文（患者的照护需求）之间取得平衡。在"建立阶段"，因注重追求科学和技术进步而忽视了医学教育中的人文关怀，这是需要引以为戒的。在许多新兴市场经济体国家，医学教育课程中引入生物伦理学，这反映了他们对西方医学培训的不满，他们认为西方医学人才培养的目标是"经济人"，而不是伦理和道德上健全的医生（Ratanakul，1988，p. 303）。同时，医学教育工作者对高度机械化的"技术官僚"医疗体系也日益不满，这促使他们吸纳艺术、音乐、宗教和文化等课程内容，以加强医学生的学习和教学。克拉科夫大学教授的医学哲学（Zalewski，2000）可以被其他新兴市场经济体国家借鉴，以丰富医学教育。自 1993 年以来，美国 100 多所医学院的本科生和毕业后教育中都有医学宗旨和精神的内容，目前加拿大、英国、德国和古巴的一些大学的医学课程中也包括了这一内容（Lucchetti et al.，2012）。基于研究证据，世界卫生组织、美国医学院校协会（AAMC）和医疗卫生机构认证联合委员会（JCAHO）建议在医学教育和患者照护中应强调职业素养（Anandarajah & Mitchell，2007）。

结论

- 新兴市场经济体国家的医学教育在过去的200 年里不断发展，最初是由社会政治和文化因素驱动的，之后是由人口健康需求、卫生系统要求和科学进步驱动的。

- 目前，快速和持续的社会经济转型、全球化、人口结构和相关疾病流行病学的变化，以及越来越多受过教育和知情的人群的需求，正在为医疗保健系统带来变化。
- 许多新兴市场经济体国家的医学教育未能跟上这些转变的步伐，不仅在课程开发、教学方法方面落后，而且在培训医生来提供适当的医疗卫生服务以满足其人口健康需求方面也举步维艰。
- 这些国家正在共同努力改革医学教育，以满足人民的需要。
- 这些国家已经推出了一些创新举措，但满足新兴市场经济体国家需求的、可持续且适合特定医学教育系统的实践不多。
- 除了医学教育工作者设定改革的目标与愿景之外，还需要社会和政府的意愿和支持，以及区域和全球合作，以确保未来新兴市场经济体国家的医生能够胜任为其国家的人民提供适当和人道的医疗卫生服务。

参考文献

Abath, G.M. (1985) [Family medicine in Brazil]. *Educ Med Salud.* 19: 48–73

Abbadi, S., Abdallah, A.K., and Holliman, C.J. (1997) Emergency medicine in Jordan. *Ann Emerg Med.* 30: 319–321

Abyad, A., Al-Baho, A.K., Unluoglu, I., Tarawneh, M., and Al Hilfy, T.K.Y. (2007) Development of family medicine in the Middle East. *Fam Med.* 39: 736–741

Abyad, A. and Sibai, A.M. (1992) The general practitioner in Lebanon: is he a potential family physician? *Fam Pract.* 9: 437–440

Achike, F.I. and Nain, N. (2005) Promoting problem-based learning (PBL) in nursing education: A Malaysian experience. *Nurse Educ Pract.* 5: 302–311

Ajay, M. and Manoj, M. (2006) Growth of private medical education in India. *Med Educ.* 40: 1009–1011

Al-Faris, E., Kalantan, K., Al-Rowais, N., et al. (1997) Career choices among Saudi medical students. *Acad Med.* 72: 65–67

Amanda, H. (2004) Education in family medicine—gains and dangers. *Croat Med J.* 45: 533–536

Anandarajah, G. and Mitchell, M. (2007) A spirituality and medicine elective for senior medical students: 4 years' experience, evaluation, and expansion to the family medicine residency. *Fam Med.* 39: 313–315

Arechiga, A.F., Heras, H.R. and Cantu, I. Q. (1985) Family medicine: a medical care alternative for Latin America. *Soc Sci Med.* 21: 87–92

Barman, A., Jaafar, R. and Rahim, A.F.A. (2007) Perception of tutors about the problem-based learning sessions conducted for medical and dental schools' students of Universiti Sains Malaysia. *Int Med J.* 14: 261–264

Basalamah, A., Rosinski, E. and Schumacher, H. (1979) Developing the medical curriculum at King Abdulaziz University. *J Med Educ.* 54: 96–100

Beighton, P. (1978) The present state and future of the medical sciences in South Africa. *S Afr Med J.* 53: 19–21

Benatar, S.R. (1997) Health care reform in the new South Africa. *N Engl J Med.* 336: 891–896

Bhat, R. (1999) Characteristics of private medical practice in India: a provider perspective. *Health Policy Planning.* 14: 26–37

Blizard, P. J. (1991) International standards in medical education or national standards/primary health care—which direction? *Soc Sci Med.* 33: 1163–1170

Blizard, P.J., Blunt, M.J., Alibazah, P. and Husin, M. (1980) The long term effectiveness of workshops in curriculum planning and design for teaching staff in Indonesian medical schools. *Med Educ.* 14: 154–163

Bowers, J.Z. (1974) Imperialism and medical education in China. *Bull Hist Med.* 48: 449–464

Brito, A.E. and García, P.O.O. (2010) Integration of public health specialists, epidemiologists and clinicians for the care of patients suffering chronic diseases. *Revista Cubana de Salud Pública.* 36: 262–266

Broadbent, B. (2002) *ABCs of e-Learning: Reaping the Benefits and Avoiding the Pitfalls.* San Francisco: Jossey-Bass/Pfeiffer

Brock, J.F. (1960) The evolution of medical research in South Africa. *S Afr Med J.* 34: 420–421

Brown, E.R. (1979) Exporting medical education: Professionalism, modernization and imperialism. *Soc Sci Med.* 13 A: 585–595

Charalambous, A. and Rousou, E. (2010) The factors contributing to 'epidemiological transition' and its consequences in the organization of health care services and the development of health policy *Arch Hellen Med.* 27: 976–983

Chen, H.-S., Guo, F.-R., Liu, C.-T., et al. (1998) Integrated medical informatics with small group teaching in medical education. *Int J Med Informatics.* 50: 59–68

Chernichovsky, D. and Potapchik, E. (1999) Genuine federalism in the Russian health care system: changing roles of government. *J Health Polit Policy Law.* 24: 115–144

Chew, C.H. (1991) Medical education, training, and health care services in the Republic of Singapore. *West J Med.* 155: 186–188

Claramita, M., Utarini, A., Soebono, H., Dalen, J.V., and van der Vleuten, C. (2011) Doctor–patient communication in a Southeast Asian setting: the conflict between ideal and reality. *Adv Health Sci Educ.* 16: 69–80

Connolly, C. and Seneque, M. (1999) Evaluating problem-based learning in a multilingual student population. *Med Educ.* 33: 738–744

Crane, P.S. (1969) An unresolved problem for developing countries. Korea as exhibit A. *JAMA.* 209: 2039–2041

Croizier, R. C. (1970) Medicine, modernization, and cultural crisis in China and India. *Comp Studies Soc History.* 12: 275–291

Davis, K. (1945) The world demographic transition. *Ann Am Acad Polit Soc Sci.* 237: 1–11

De Villiers, P.J.T. and De Villiers, M.R. (1999) The current status and future needs of education and training in family medicine and primary care in South Africa. *Med Educ.* 33: 716–721

Drane, J.F. and Fuenzalida, H.L. (1991) Medical ethics in Latin America: a new interest and commitment. *Kennedy Inst Ethics J.* 1: 325–338

Du, Z. (2000) On the development of teachers of medical ethics in China. *Hastings Cent Rep.* 30: S37–S40

Elizondo-Montemayor, L., Hernñdez-Escobar, C., Ayala-Aguirre, F. and Aguilar, G. M. (2008) Building a sense of ownership to facilitate change: the new curriculum. *Int J Leadership Educ Theory Pract.* 11: 83–102

Ennigrou, S., Ayari, H., Skhiri, H., and Zouari, B. (2002) The general medicine and the physician general practitioner. The opinion of the teachers of the faculty of medicine of Tunis. *Tunisie Medicale.* 80: 605–615

Farmer, R.G., Sirotkin, A.Y., Ziganshina, L.E., and Greenberg, H.M. (2003) The Russian health care system today: Can American-Russian CME programs help? *Cleveland Clin J Med.* 70: 937–944

Fernando, J. (1983) Training doctors for family practice in primary health care work in Sri Lanka. *Soc Sci Med.* 17: 1457–1461

Fleury, R.N. (2007) Medical education and the needs of the health system in Brazil. *Hansenologia Internationalis.* 32: 153–154

Forrest, W.P. (1948) Medical education in the Ukraine. *Lancet.* 252: 579–582

Foster, G.M. (1966) Environmental factors bearing on medical education in the developing countries. C. Cross-cultural medical education: Some social and cultural factors. *Journal of. Med Educ.* 41(Suppl): 166–174

Fox, T.F. (1954) Russia revisited: impressions of Soviet medicine. *Lancet.* 267: 803–807

Gantt, W.H. (1924) A review of medical education in Soviet Russia. *BMJ.* 1: 1055–1058

Ghei, P.N. (1979) Reorientation of medical education to improve health care staffing. *World Hospitals.* 15: 266–268

Goic G,A. (2002) Proliferation of medical schools in Latin America. *Causes and Consequences.* 130: 917–924

Hans, K. (2008) International recognition of basic medical education programmes. *Med Educ.* 42: 12–17

Harden, R.M. (1999) AMEE Guide No. 14: Outcome-based education: Part 1-An introduction to outcome-based education. *Med Teach.* 21: 7–14

Harden, R.M. (2006) Trends and the future of postgraduate medical education. *BMJ.* 23: 798

Hill, K.R. (1962) Some reflections on medical education and teaching in the developing countries. *BMJ.* 2: 585–587

Hull, E. (1948) Impacts of general ethical and social trends upon medical care and upon medical education. *South Med J.* 41: 1103–1105
Hyde, H.V.Z. (1965) Medical education in developing countries. *J Med Educ.* 40: 298–299
Jain, K.K. (1972) Glimpses of Chinese medicine, 1971: (changes after the cultural revolution) *Can Med Ass J.* 106: 46–50
Jamieson, H.C. (1946) Medical education in the 14th century. *Can Med Ass J.* 54: 610–615
Jaturapatporn, D. and Dellow, A. (2007) Does family medicine training in Thailand affect patient satisfaction with primary care doctors? *BMC Fam Pract.* 8: 14–19
Jeffery, R. (1977) Allopathic medicine in India: A case of deprofessionalization? *Soc Sci Med.* 11: 561–573
Jimeñez-Arango, A. (1966) Medical education and medical care in developing countries. *Am J Public Health Nation's Health.* 56: 2126–2132
Junqueira, L.C. (1959) Developments in medical education in Brazil. *J Med Educ.* 34: 986–988
Kaur, R.A. (1960) Medical education in India. *Postgrad Med J.* 36: 592–597
Ladinsky, J.L., Nguyen, H.T., and Volk, N.D. (2000) Changes in the Health Care System of Vietnam in Response to the Emerging Market Economy. *J Public Health Policy.* 21: 82–98
Lau, F. and Bates, J. (2004) A review of e-learning practices for undergraduate medical education. *J Med Systems.* 28: 71–87
Lee, J.C. (1999) [Korea's health care policy of the twentieth century]. *Uisahak.* 8: 137–145
Li, B. (2000) Ethics teaching in medical schools. *Hastings Cent Rep.* 30: S30–S32
Link, T.M. and Marz, R. (2006) Computer literacy and attitudes towards e-learning among first year medical students. *BMC. Med Educ.* 6: 34–41
Lobo, L C.G. and Jouval Jr, H.E. (1973) The use of new educational technology in the development of health manpower in Latin America: Its implications in the teaching of epidemiology. *Int J Epidemiol.* 2: 359–366
Lucchetti, G., Lucchetti, A., and Puchalski, C. (2012) Spirituality in medical education: global reality? *J Relig Health.* 51: 3–19
Maaroos, H.-I. (2004) Family medicine as a model of transition from academic medicine to academic health care: Estonia's experience. *Croat Med J.* 45: 563–566
Margolis, C.Z. (2000) Community-based medical education. *Med Teach.* 22: 482–484
Mash, B. and De Villiers, M. (1999) Community-based training in Family Medicine—a different paradigm. *Med Educ.* 33: 725–729
Mclean, M. (2004) A comparison of students who chose a traditional or a problem-based learning curriculum after failing year 2 in the traditional curriculum: a unique case study at the Nelson R. Mandela School of Medicine. *Teach Learn Med.* 16: 301–303
Medina L.E. and Kaempffer R.A.M. (2007) *Medicina y otras Carreras de la Salud en Chile. Un análisis preliminar.* 135: 1346–1354
Minde, M. (1977) History of mental health services in South Africa. Part XV. The future of mental health services. *S Afr Med J.* 51: 549–553
Monteiro, E.S. (1959) International cooperation in postgraduate medical education in Malaya. *BMJ.* 2: 330–332
Mpofu, D.J.S., Das, M., Murdoch, J.C., and Lanphear, J.H. (1997) Effectiveness of problems used in problem-based learning. *Med Educ.* 31: 330–334
Müller, H. K. (1980) Zur Entwicklung der medizinischen Wissenschaften in China. *Naturwissenschaften.* 67, 55–60.
Nair, M. and Webster, P. (2010) medical education in review: Education for health professionals in the emerging market economies: a literature review. *Med Educ.* 44: 856–863
Ncayiyana, D. (1999) Medical education challenges in South Africa. *Med Educ.* 33: 713–715
Ng, C.J., Leong, K.C., and Teng, C.L. (2005) What do medical students think about primary care in Malaysia? A qualitative study. *Educ Prim Care.* 16: 575–580
Norcini, J., Burdick, W., and Morahan, P. (2005) The FAIMER Institute: creating international networks of medical educators. *Med Teach.* 27: 214–218
Oettlé, A. G. (1952) The aims and tasks of undergraduate medical education in South Africa. *S Afr Med J.* 26: 240–241
Oliveira, N.A.D., Luz, M.C.R., Saraiva, R.M., and Alves, L.A. (2011) Student views of research training programmes in medical schools. *Med Educ.* 45: 748–755
Omran, A.R. (2001) The epidemiologic transition. A theory of the Epidemiology of population change. 1971. *Bull World Health Org.* 79: 161–170
Parboosingh, J.T. (2002) Physician communities of practice: where learning and practice are inseparable. *J Cont Educ Health Prof.* 22: 230–236
Paul, J.R. (1959) Commentaries on medical education and medical research in Latin America 1958. *Yale J Biol Med.* 31: 284–293
Pedziwiatr, M.J. (1999) Role of history and philosophy of medicine in the professional formation of a physician: writings of Polish school of philosophy of medicine. *Croat Med J.* 40: 14–19
Piyaratn, P. (1982) Doctors' roles in primary health care. *Trop Doct.* 12: 196–202
Pruitt, S.D. and Epping-Jordan, J.E. (2005) Preparing the 21st century global healthcare workforce. *BMJ.* 330: 637–639
Prywes, M. and Friedman, M. (1991) Education for leadership in health development. *Acad Med.* 66: 209–210
Pulido M.P.A., Cravioto, A., Pereda, A., Rondo N.R., and Pereira, G. (2006) Changes, trends and challenges of medical education in Latin America. *Med Teach.* 28: 24–29
Pulido, P.A. (1989) Strategies for developing innovative programs in international medical education. A viewpoint from Latin America. *Acad Med.* 64: S17–S22
Rao, K.N. (1966) Educational adaptation to the factors bearing on medical education in the developing countries. A. Medical education in developing societies. *J. Med Educ.* 41(Suppl): 175–179
Ratanakul, P. (1988) Bioethics in Thailand: the struggle for Buddhist solutions. *JMed Philos.* 13: 301–312
Reitz, C.J. (1980) Family practice as a part of undergraduate medical training in South Africa. *S Afr Med J.* 57: 461–463
Rese, A., Balabanova, D., Danishevski, K., Mckee, M. and Sheaff, R. (2005) Implementing general practice in Russia: Getting beyond the first steps. *BMJ.* 331: 204–207
Rice, D.T. (1969) Medical education and family planning—II. Implementation of administrative recommendations for the Third Conference of Deans and Principals. *Ind J Med Educ.* 8: 257–261
Rice, D.T. (1970) Medical education and family planning—III. What departments of preventive and social medicine are doing in India. *Ind J Med Educ.* 9: 1–7
Robinson, P. (1961) Undergraduate paediatric education in South-East Asia. *Acta Paed.* 50: 329–338
Román, A.O. (2008) Incorporation of specialists to primary health care to increase its efficiency. *Rev Med Chil.* 136: 1073–1077
Román, A.O, Pineda, R.S., and Señoret, S.M. (2007) [The profile and number of primary care physicians required in Chile]. *Rev Med Chil.* 135: 1209–1215
Rosa, F. (1964) A doctor for newly developing countries: principles for adapting medical education and services to meet problems. *J Med Educ.* 39: 918–924
Roux, J.P. (1977) The social revolution in health services. *S Afr Med J.* 52, 686–688.
Sánchez, I., Riquelme, A., Moreno, R., et al. (2008) Revitalising medical education: The School of Medicine at the Pontificia Universidad Cato´lica de Chile. *Clin Teach.* 5: 57–61
Sandars, J. and Morrison, C. (2007) What is the Net Generation? The challenge for future medical education. *Med Teach.* 29: 85–88
Sandars, J. and Schroter, S. (2007) Web 2.0 technologies for undergraduate and postgraduate medical education: an online survey. *BMJ.* 83: 759–762
Sargeant, J.M. (2005) Medical education for rural areas: Opportunities and challenges for information and communications technologies. *J Postgrad Med.* 51: 301–307
Schwarz, M.R., Wojtczak, A., and Zhou, T. (2004) Medical education in China's leading medical schools. *Med Teach.* 26: 215–222
Senewiratne, B., Benjamin, V.A., Gunawardena, D.A., and Kanagarajah, M. (1975) Should undergraduate medical training in a developing country be different? *BMJ.* 4: 27–29
Senf, J.H., Campos-Outcalt, D., and Kutob, R. (2003) Factors related to the choice of family medicine: A reassessment and literature review. *J Am Board Fam Pract.* 16: 502–512
Sheth, U.K. (1959) International cooperation in postgraduate medical education with regard to India. *BMJ.* 2: 328–330
Smordal, O., Gregory, J., and Langseth, K.J. (2002) PDAs in medical education and practice. In: *Proceedings of IEEE International Workshop on Wireless and Mobile Technologies in Education* (pp. 140–146). Piscataway NJ: IEEE
Sood, R. (2008) Medical education in India. *Med Teach.* 30: 585–591
Stern, D.T., Ben-David, M.F., De Champlain, A., et al. (2005) Ensuring global standards for medical graduates: a pilot study of international standard-setting. *Med Teach.* 27: 207–213
Stillman, P.L. and Sawyer, W.D. (1992) A new program to enhance the teaching and assessment of clinical skills in the People's Republic of China. *Acad Med.* 67: 495–499
Supe, A. and Burdick, W.P. (2006) Challenges and issues in medical education in India. *Acad Med.* 81: 1076–1080
Szmatloch, E. (2000) Internal medicine in Poland. *Eur J Intern Med.* 11: 355–356
Talaat, W. and Salem, H. (2009) A new opportunity for Egyptian health

professions educators. *Med Educ.* 43: 498–499

The Lancet (2004) National strategies wanted to plug the brain drain. *The Lancet.* 364: 556

The Lancet (2011) Rational reform to medical education in India. *Lancet.* 377: 1212

The World Bank (2011) *Multipolarity: The New Global Economy. Global Development Horizons 2011.* Washington DC: The World Bank

Thompson, W.S. (1929) Population. *Am. J. Sociol.* 34: 959–975

Tobias, P.V. (1980) Apartheid and medical education: the training of black doctors in South Africa. *J Natl Med Ass.* 72: 395–410

Tse, A.M., Iwaishi, L.K., King, C.A., and Harrigan, R.C. (2006) A collaborative approach to developing a validated competence-based curriculum for health professions students. *Educ Health.* 19: 331–344

United Nations Department of Economic and Social Affairs Population Division (2010) *World urbanisation prospects: the 2009 revision population database* [Online] (updated 2010) www.un.org/esa/population/ Accessed 13 March 2012

Valcke, M. and De Wever, B. (2006) Information and communication technologies in higher education: evidence-based practices in medical education. *Med Teach.* 28: 40–48

Wasyluk, J.S., Wegrzyn, Z. and Woznica, I. (1990) A three-year training programme for primary health care physicians in Poland. *Scand J Prim Health Care.* 8: 127–129

Wicht, C.L. (1977) Future geriatric needs in South Africa. Hospital and teaching aspects. *S Afr Med J.* 51: 440–442

Williams, J.R. (2000) Ethics and human rights in South African medicine. *CMAJ.* 162: 1167–1170

Wise, L. (2005) Blogs versus discussion forums in postgraduate online continuing medical education, 1–6 http://incsub.org/blogtalk/images/lwise_blogtalk2005.pdf Accessed 15 March 2013

Wong, J.G. and Agisheva, K. (2007) Developing teaching skills for medical educators in Russia: A cross-cultural faculty development project. *Med Educ.* 41: 318–324

World Federation for Medical Education (1998) International standards in medical education: assessment and accreditation of medical schools' educational programmes. [A WFME position paper]. *Med Educ.* 32: 549–558

World Health Organization (1966) The training and preparation of teachers for medical schools with special regard to the needs of developing countries. *World Health Organization—Technical Report Series.* 337: 5–26

Zalewski, Z. (2000) What philosophy should be taught to the future medical professionals? *Med Health Care Philos.* 3: 161–167

第 12 部分

未来　The future

第 59 章

教师发展促进教学改进：从个人到组织的变革 Faculty development for teaching improvement: from individual to organizational change

Yvonne Steinert

译者：傅淼渟　审校：林　雷

“只有教师自身在传授知识的科学性方面有了一定的学问，教学质量才有可能达到最佳状态。”

Malcolm Bateson

摘自 *British Medical Journal*，MC Bateson，‘Teaching the Teachers’，4，p. 59，copyright 1968，并获得 BMJ Publishing Group Ltd. 的许可。

引言

临床教师通过多种方式发展自己的知识、技能和教学特长。对一些人来说，这种发展途径包括参加正式的工作坊或课程；对另一些人来说，他们的学习是通过一些非正式的方式进行的，往往是通过角色榜样作用和工作场所的实际经验。本章的目标是阐述临床教师发展的核心定义和基本原则、该领域专业发展的常见方法、教学改进的课程建议，以及对现有证据的简要回顾。本章最后将讨论教师发展如何影响组织变革以及临床教师如何追求自身的职业发展。

虽然本章的重点是针对临床教师，但一般原则和策略也适用于其他医务工作者的专业发展。同样，尽管本章主要是为在医学教育连续体各个层面参与教和学的临床医生写的，但希望医学教育和教师发展工作者在设计和实施其教师发展计划和活动时也可以参考本章的内容。

核心定义和基本原则

什么是教师发展？

教师发展，或通常所说的教职员工培训，是指各类机构用来更新或协助教师以利于其发挥多种作用的各种活动（Centra，1978）。传统上，教师发展被定义为一种有计划的活动，旨在使机构和教师为其各种角色做好准备（Bland et al.，1990）并提升个人在教学、研究和管理领域的知识和技能（Sheets & Schwenk，1990）；临床医生则参与正式和非正式的教师发展，以提高他们的知识和技能。在本章的讨论中，教师发展指的是教师在个人和团队环境中为改进教学而进行的所有活动（Steinert，2010d）。

有人认为，教师发展的目标是“教给教师与他们所在的机构和教师职位相关的技能，并维持他们现在和将来的活力”（Steinert，2009，p. 391）。根据这一目标，教师发展可以为个人提供有关教与学、课程设计和实施、学习者评价和课程评价、领导和管理以及研究和学术等各方面的知识和技能。它还可以强化或改变对教学的态度或信念，为通常在直观基础上进行的工作提供一个概念框架，并将临床教师带进一个医学教育者群体中来，这个群体是对医学教育及改进学生、住院医师和同行的教与学感兴趣的（Steinert，2009）。从最广泛的意义上讲，教师发展应该针对教师队伍的所有角色，包括教师、教育者、研究人员和学者，以及领导者和管理者。然而，根据本章讨论的目的，我们将重点讨论临床医生作为教师的角色。

还必须指出的是，教师发展可以作为促进组织变革的有效工具（Steinert，2000；Steinert et al.，2007）。也就是说，通过建立共识、创造条件、传递核心内容、促进技能掌握等途径，教师发展有助于实施课程改革；它还可以通过改革正式的、非正式的和隐性课程（Hafferty，1998）、制定政策或提高组织效能（Bligh，2005）来努力影响制度文化。正如Swanwick（2008，p. 339）所说，教师发展应该是“一个机构的全局性工作，目的是使教师的教育活动专业化，加强教育基本建设，并建设面向未来的教育能力”。

为什么要推进教师发展工作?

现在，许多机构和组织都提供了广泛的教师发展机会（McLean et al.，2008；Skeff et al.，2007），教师发展活动的增加，部分原因是认识到临床医生往往没有为他们的教学角色做好准备。这也与日益增长的公共责任感、医疗保健服务的性质变化、对卓越的持续追求以及教学和医学教育的专业化有关（Gruppen et al.，2006；Swanwick，2008）。强调医疗保健服务中的质量保障，以及为学生和住院医师提供高质量的培训课程的诉求（Schofield et al.，2010），以及许多新出现的教育优先事项（例如职业素养的教与学、文化意识和谦逊，以及跨专业教育和实践），是进一步变革的驱动因素。尽管很重要，然而许多大学教师觉得自己没有能力向学生和住院医师传授这些重要的内容。当然，这是不足为奇的。总之，教师发展在个人和组织（如课程）的变革中发挥着重要的作用。

谁是教师?

虽然“教师发展”一词的使用非常广泛，但人们普遍关注的是“教师”的含义。在本章的讨论中，教师指的是在医学教育连续体的各个阶段（如院校教育、毕业后教育、继续职业发展），在各类环境（如课堂、床边、门诊）和场合（如大学、医院和社区）参与教学和监督学习者的所有个人。例如，据Schofield等（2010）报道，英国的医学生的授课师资由大学聘用的临床和非临床学者以及国家医疗服务体系（NHS）聘用的医务人员组成。在本章中，所有这些人都属于我们所说的“教师”。

教师发展的常见方法

在回顾教育文献时，Webster-Wright（2009，p. 702）指出，“许多职业发展做法侧重于提供内容，而不是加强学习”，为此，她主张职业发展的“再概念化”，从“离散的、有限的事件”中的学习转向侧重于持续的、真实的专业学习。Webster-Wright（2009，p. 705）还指出，“专业人员的学习方式塑造他们的实践，他们从多种多样的职业发展活动中学习”，其中包括正式的课程、与同事的互动，以及在工作中学习。她建议我们树立在真实情境中促进学习的观念，而不囿于同事所说的“发展”的概念。在她看来，后者意味着一种“缺失模式”，强调我们对同事“做了些什么”，而忽视了学习的重要场所。在很多方面，Webster-Wright的观点是（2009），我们应该从提供和评估职业发展计划转向理解和支持学习，也与最近许多关于拓宽临床教师发展的视野的报道一致（Steinert，2010a，c）。

图59.1说明了临床医生学习教学的各种方法与途径。虽然我们通常认为工作坊、研讨会、团队学习和纵向课程是教师发展最常见的

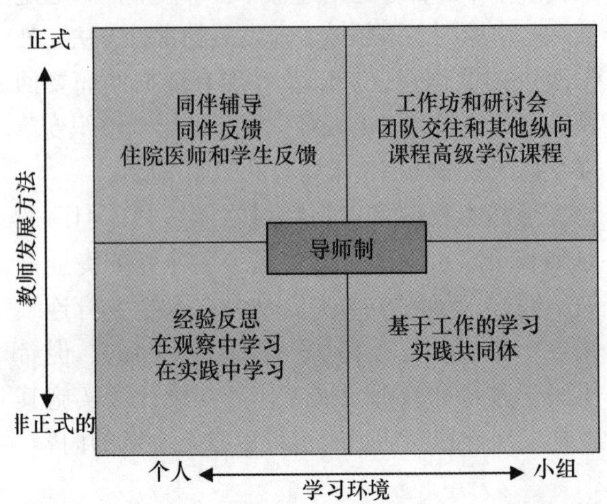

图59.1 临床医生如何学习教学

此图最初是为“成为一名更好的老师：从直觉到意图”（Steinert，2010a）编制的，并经美国内科医师学会许可出版，© 2010。

方法（或策略），但事实上，大学教师发展的途径远不止于此。正如这里所展示的那样，临床医生可以通过个人（独立）和小组（集体）经验进行学习，关于教与学的非正式和正式的方法都能使他们得到帮助。我们将简要审视每个象限中发生的事情，最后归结到导师制，因为任何自我提升的策略都可以从“有效的导师所能提供的支持和挑战”中获益（Steinert，2010a，p. 78）。

从经验中学习

临床教师往往因“工作职责的性质”和“在工作中学习”而变得得心应手（Steinert，2010b）。虽然这种学习形式通常不被视为教师发展，但它对自我完善和更新至关重要。从经验中学习又可分为在实践中学习、在观察中学习（通过角色示范）和在反思经验中学习（Steinert，2010a）。事实上，反思既可以加强实践中的学习，也可以加强观察中的学习，它是教师发展的重要组成部分。临床医生和教师发展工作人员面临的挑战是如何在繁忙的临床环境中找到促进反思的方法，并证明学习确实已经发生。有的人提出使用书面的教学日志的好处；有的人则推荐使用个人叙事和教学档案袋的价值。在实际操作中，Graffam 等（2008）建议教师可以从使用引导性问题中受益，这些问题可以挖掘他们的能力，使他们能够与学习者进行交流和互动，树立适当的行为模式，测量成效，并构建学习经验。

对重大事件的讨论可以成为促进反思的另一种方式。Rademacher 等（2010）阐述了运用突发事件作为探讨大学教师职业素养的教师发展策略。更具体地说，他们利用教师的个人经验来确定挑战方向，讨论潜在的解决方案，并强调需要进一步发展的领域。虽然这种方法并不常用，但对关键事件的分析可以成为一种创新的方式，在这种方式下，可以加强体验式学习和反思性实践，而这是成为一名教师的关键要素。

向同行、住院医师和学生学习

从经验中学习可以通过同行反馈和学习者评估来加强（Steinert，2010a）。虽然临床教师通常不愿意向同行寻求反馈，但与同行讨论教育“问题”（或关键事件），或请他们参加教学观摩并提供反馈是有益的。同伴指导，有时也被称为合作教学，对临床教师有特别的吸引力，因为它发生在实践环境中，可以实现个性化学习，并促进合作（Steinert，2009）。它还展示了临床实践的各个方面：确定个人学习目标（如提高具体的教学技能）；同事对教学进行重点观察；提供反馈、分析和支持（Flynn et al.，1994）。Lochner 和 Gijselaers（2011）描述了一个成功的“教学咨询”的组成部分，包括：根据个人需求定制咨询、利用重复来强化关键点、组建一个“学生委员会”来支持咨询，以及关注优势以提高成功率。无论采用何种方法，都应将能够促进互利探索和发现的同伴指导（和咨询）视为一种重要的教师发展策略（McLeod & Steinert，2009）。另外，征求学员的反馈意见同样有帮助——尽管大多数临床医生并不主动征求学生或住院医师的意见。事实上，“主动征求（学生的）意见和建议，可以成为一个优秀教师成长过程中不可或缺的一部分”（Steinert，2010a，p. 79），对学习者评价的欣赏式探询（appreciative inquiry）可以帮助发现个人的长处和需要改进的地方。

从结构化活动中学习

正式的（结构化）活动是教师发展的最常见方法（Steinert et al.，2006），其中包括工作坊、研讨会和短期课程、团队学习和其他纵向课程，以及证书或学位课程。

工作坊、研讨会和短期课程是最受欢迎的方法之一，因为它们具有内在的灵活性，并且它们可以通过以下多种教学方法促进主动学习：交互式讲座、小组讨论和练习、角色扮演和模拟，以及体验式学习（Steinert，2009）。工作坊和短期课程通常用于促进技能的掌握，为新课程做准备，或帮助教师适应新的教学环境。

期限不一的团队交往是教师发展的另一种结构化方法，尽管其重点通常超出了教学改进的范围，涉及教育领导力或学术。最近，综合的、纵向的方案（以教学学术方案为典型）已被开发出来，可作为团队交往项目的替代方案。这些方案允许临床医生在促进自身职业发展的同时，保持大部分的临床、研究和管理职责。纵向计划通常由多种方法组成，包括大学课程、每月研讨会和独立研究项目。这种计划对临床医生有吸引力，因为他们可以在开展临床和教学工作的同时，提升他们的教育知识和技能（Gruppen et al.，2006；Steinert & McLeod，2006）。

由于医学教育的“专业化”以及在全球范围内发展教学标准的日益增长的愿望，证书或学位课程在某些情况下正变得越来越受欢迎（Eitel et al.，2000；Purcell & Lloyd-Jones，2003）。Tekian 和 Harris（2012）最近例举了 76 种硕士课程。正如作者所建议的那样，高级学位可以提供教育理论和实践方面的基础训练，同时为教育研究与学术奠定基础。这些计划还可以“为医疗行业的领导者做准备，使他们可以管理机构内部的变化，克服组织障碍并有效指导医疗服务体系的未来”（Tekian and Harris，2012，p. 56）。尽管高级培训课程不可避免地会超出教学改革的范围，但它们已成为教师发展的一种越来越普遍的方法。

基于工作的学习和实践共同体

如前所述，Webster-Wright（2009）强调了基于工作的学习在职业发展中的关键作用。事实上，学习最经常发生的地方就是医生的日常工作场合，也就是他们开展临床、教学、科研活动的地方。令人惊讶的是，我们目前并没有把基于工作的学习视为教师发展的常见场所。通过在临床或课堂环境中共同工作，发现学习的机会，教师可以获得新的知识，并完善他们的教学方法。有趣的是，教师发展活动传统上是在远离教师工作场所的地方进行的，并要求参与者将学到的经验带回自己的工作环境中。现在是时候扭转这种倾向，思考如何加强工作环境中的学习了。在工作中学习显然是临床教师发展的关键组成部分，并且有必要使这种学习尽可能地可见（或显性），从而成为教师发展的公认的重要组成部分。

实践共同体的概念与基于工作的学习的概念密切相关。Barab 等（2002，p. 495）将实践共同体定义为“一个持久的、可持续的、由个人组成的社会网络，这些人共享并发展共同的知识库、一套信念、价值观，以及专注于一种惯例和（或）共同事业而形成的历史和经验”。在很多方面，成为教学共同体的成员应该被看作是教师发展的一种途径，我们应该共同探索新的方法，使这种共同体——以及它所提供的学习——更容易为临床教师所接受。我们还应该探索怎样创造新的交流和支持的机会，记录在工作场所进行的学习，学会珍惜我们作为其中一员的共同体。

导师制

导师制是成功的学术职业的公认组成部分（Farrell et al.，2004），通常被用来促进临床教师的社会化和发展（Blandet al.，2009；Bligh，1999）。遗憾的是，导师制没有被更频繁地描述为教师发展策略（Morzinski et al.，1996）。导师可以在各种情况下，围绕各种主题，为教师提供咨询、指导、支持或专业知识。导师还可以帮助教师了解他们工作所在的组织文化，并将其介绍给宝贵的专业网络（Schor et al.，2011；Walker et al.，2002）。教师经常反映，找到一名导师并得到指导，是成为一名更好的教师的最关键因素之一（Steinert，2010b）。我们应该认识到这一重要策略的价值，并帮助同事们确定自己的需求，积极寻找导师，因为我们知道出于不同目的的多个导师往往是有益的。事实上，导师制可以属于图 60.1 中的每一个象限，同时也是确定个人成长和发展方法的指南针。

教学改进的课程建议

大多数教师发展计划都针对临床医生的教师角色（Steinert et al.，2006），常见的主题包括大型集体授课和小组辅导、临床督导（在医院和门诊环境中）、反馈和学员评价。一些项目还侧重于课程设计和实施、教育研究与学术或教育背景下的领导力。很少有课程专注于个人效率或职业发展。

本节将概述用于改进教学的教师发展课程的建议，可以将其视为追求自身发展的临床教师的路线图，也可供负责提供职业发展机会的医学教育工作者或教师发展工作者参考。但是，只要有可能，教师发展就应该与教师的能力框架保持一致。这种协调可以促进自我评价和反思，对目标和成果进行认真监测以及制订特定计划（或活动）。

目前，相关文献提供了许多可以指导教学改进的框架。例如，Srinivasan 等（2011）基于美国毕业后医学教育认证委员会（ACGME）提出的胜任力模型（Swing，2007），描述了一个教学能力框架，其中包括：医学（或内容）知识；以学习者为中心；人际关系和沟通技巧；职业素养和角色示范；基于实践的反思和改进；以及基于系统的学习。Molenaar 等（2009）也提出了一个很有借鉴意义的教学能力框架，涵盖了三个维度：一是教学的 6 个领域（发展、组织、执行、指导、评价和评估）；二是教师在组织中的三个层次（教学、协调和教育领导）；三是由知识、态度和技能组成的特定能力（例如，开发有效的教学模块；制定政策来开发课程单元）。基于这个三维框架，并使用具体例子描述特定的核心教学能力，这些学者为教师的发展和反思规划了课程。同样，Hesketh 等（2001）根据 12 种学习成果来定义临床教育工作者的能力，并以此建构卓越框架。这些学习成果包括任务的执行（例如，对大、小班的教学；评估学习者）、任务的处理方式（例如，对教育原则的理解和适当的态度）以及与教学相关的职业素养（例如，临床教育工作者在组织中的角色；个人发展）。这个框架的灵感来自 Harden 和 Crosby（2000）对教师角色的描述，即信息提供者、角色榜样、促进者、评估者和计划者。显然，每个框架都具有不同的优势和局限性，并且在教学上具有独特的视角。因此，重要的是选择一个与个人和机构的价值观和信念相一致的框架，这将有助于促进个人和组织的成长与发展。在另一项旨在针对教师的所有角色（包括教学工作的角色）来定义教师能力的研究中，Milner 等（2011）提出了许多因地制宜采用适当框架的方法。他们特别建议医学教育工作者：发挥各个利益相关者的作用，多方研读文献；确保教师的能力与为学生和住院医师定义的能力相适应，体现教师发展的与时俱进；并达到胜任力目标。

但是，无论选择哪种模型（或框架），以下内容领域（框 59.1）都可以构成临床教师的教师发展课程的基础，这些课程在正式和非正式环境中均可进行。尽管建议的主题列表并不详尽，需要根据当地情况和需求量身定制，但希望它能帮助临床医生和教育工作者确定个人和职业发展的领域。

教与学

教与学的涉及面很广，可分为四个主要领域：教育原则和框架；具体的核心内容；教学

框 59.1 教学改进的建议课程

教与学

教育原则和框架

例如：

- 胜任力导向的教育
- 基于工作的学习
- 情境化学习和学徒制
- 成人学习和终身学习的原则
- 教师的角色和教学观念

具体核心内容

例如：

- 核心胜任力框架和“内在胜任力”
- 跨专业的教育与实践
- 社会责任与问责
- 文化多样性和谦虚
- 患者安全
- 隐性课程
- 认同形成
- 医师的福祉与健康

教学方法

例如：

- 小组学习
- 角色示范
- 导师制和教练法
- 体验式学习和反思性实践
- 基于工作的学习
- 在线学习和模拟

评价策略

例如：

- 评价原则
- 评价方法
- 有效反馈的策略
- 确保正当程序
- 克服组织和管理障碍

课程设计和实施

教育领导力

研究与学术

职业发展

方法；评价策略。

教育原则和框架支持我们对学生和住院医师所做的工作，包括：胜任力导向的教育；基于工作的学习；情境化学习和作为教学模式的学徒制；成人学习原则；终身学习。教师应尽可能了解这些关键概念并找到机会思考其在医学教育中的应用。正如 Harden 和 Crosby（2000）所说的那样，教师的角色以及教师的教学观念（Eley，2006：Peeraer et al.，2011）也可以包含在此课程模块中。尽管教师的核心教学信念无疑会决定他们的行为（Masunaga and Hitchcock，2011；Williams and Klamen，2006），但医学教育工作者往往忽略这些观念在教师发展中的核心地位。

根据当地情况和优先事项，特定的核心内容也应构成教师发展课程的一部分。例如，如果诸如 ACGME 胜任力模型（Swing，2007）或 CanMEDS 框架（Frank & Danoff，2007）之类的核心胜任力框架为学生和住院医师的教育计划奠定了基础，教师就应该能够定义这些胜任力，在临床或课堂环境中传达其重要性，并以有效的方式培养学生的这些胜任力（基于文献报道的最佳实践）。某些角色或"内在胜任力"（Sherbino et al.，2011），包括健康倡导和职业素养，对临床医生而言更具挑战性，可能需要重点关注。此外，本科生和毕业后教育中新出现的优先事项（例如，跨专业教育和实践；社会责任和问责；文化多样性和谦逊；患者安全）也需要研究。临床教师不仅需要有效地树立榜样，还必须传递核心内容，并促进多方面的技能学习。此外，他们需要解决通常被称为"隐性课程"的问题，促进认同形成（Monrouxe，2010；Trede，2009），同时促进医师的幸福和健康。事实上，关注教师个人的这些内容领域，是教师发展如何通过课程更新推动组织变革的有力例证。

教师发展计划中通常会讨论教与学的方法（例如小组学习），这将继续成为重点。以下教学方法虽然经常会用到，但并没有被明确提及，因而也需要加以强调：角色示范；导师制和教练法；体验式学习和反思性实践；基于工作的学习。此外，有效利用教育技术（如在线学习和模拟）需要纳入职业发展机会。

详细说来，角色示范是最常用和最有效的教学方法之一。但是，教师通常认为这一重要策略是理所当然的，很少花时间将隐性学习显性化。该领域的教师发展可以帮助教师意识到角色示范的重要性，剖析这一重要教与学策略的组成部分，分析有效实施角色示范的有利因素和障碍，并研究制度文化如何有助于促进角色示范（Cruess et al.，2008）。同样，尽管导师制可以明显影响教与学（Bland et al.，2009；Bligh，1999），临床医生通常缺乏有效的指导。围绕导师的教师发展可以关注以下内容：导师在职业发展中的作用和价值；促进导师制所需的技能和策略；以及影响这一重要关系的变量（例如文化、性别、学科）。Doloz（1986）提出"支持、挑战和对个人未来职业的看法"的模型，也可能是促进导师制的有用框架。教练法是另一种重要的教学策略，尽管它不以与学习者之间的持续关系为前提，但它与导师制关系密切，而且通常仅限于获得特定的知识或技能。因此，临床医生可以从学习特定的教练技巧中受益，这些技巧包括：支持、鼓励和挑战，重构、反思和促进，有效提问，以及对价值和信念的专心探索（Claridge & Lewis，2005）。

尽管临床教师经常承认体验式学习和反思性实践的作用，但他们通常不知道如何促进这些学习的基本要素。Kolb 和 Fry（1975）将学习周期分成四个阶段：一是体验各种情况的能力（包括在教室和临床环境中）；二是观察和反思所学内容的机会（可能会单独发生或与同伴一起发生）；三是自己对世界的理解与观点的发展；四是需要尝试新的存在方式以使学习发生。教师对这一周期的理解可以促进教学和学习，并有助于确保不同的学习方式都能受到尊重和培养。学习促进反思性实践，还可以包括理解反思的含义（Lachman & Pawlina，2006；Schön，1983）、找到触发自我评价和批判性分析的方法、使隐性过程更加明确。

体验式学习和反思性实践也与基于工作的学习紧密相关，基于工作的学习被定义为"为工作而学习、在工作中学习以及从工作中学习"（Swanwick，2008）。因此，教师必须将日常经验视为学习经验，与学生和住院医师一起反思在工作环境中发生的学习（Boud and Middleton,

2003），并使“不可见”变得“可见”。

评价策略构成了临床教师的教师发展课程的另一个重要组成部分。人们常说评价可以促进学习。在学生和住院医师准备进入临床实践时，评价也是确保他们具备胜任力的关键步骤。教师常常感叹自己准备不足，不能公平、可靠、有效地评价学生和住院医师。同时，学习者也经常觉得缺乏反馈，并且轮转结束时的评价令人惊讶。该领域的教师发展可以包括以下方面：评价的基本原则，常见（和新出现）的评价方法，提供有效反馈的策略（正式评价）以及确保程序正当的方式。无论他们工作的背景如何，教师都必须能够识别、记录、交流和补救学习者的弱点。重要的是，教师发展还必须解决可能阻碍有效评价的组织和管理障碍，所有学习者必须积极参与这一过程。基于胜任力的评价的最新趋势（Holmboe et al.，2010，2011）也预示了该领域对创新教师发展项目的需求。

上述内容领域可以构成旨在改进教学的教师发展课程的基础。但是，许多临床教师在教育上还有进一步的追求，包括课程设计和实施、教育领导力以及研究与学术。这些内容领域以及个人和职业发展，也应尽可能地纳入临床教师的教师发展计划中。

课程设计与实施

尽管许多临床医生的主要教学任务是参与学生和住院医师的教学，但一些教师也设计和提供教育课程或课程体系。对于这些临床医生来说，应该将重点放在课程设计和实施的原则上，并且可以强调以下内容：教学设计闭环（包括对学习成果的描述），教育目标与教育内容和教学方法的匹配，对学习者的评价，以及对教育计划的评价。课程设计与实施还可以增强教师以下方面的能力：进行文献综述和环境观察；促进利益相关方的参与；纳入创新理论（Greenhalgh et al.，2004；Rogers，1995）；理解项目评估的原则（Musick，2006；Wholey et al.，2004）。只要有可能，我们都应努力使我们的教师成为教育变革的推动者（Hatem et al.，2011），准备领导各自学科专业的课程创新和更新。

教育领导力

考虑到课程改革的需要以及医学教育计划的复杂性，领导力培训应该是临床教师的教师发展计划的重要组成部分。目前，关于临床领导者在教育中的作用的文献很少。一项旨在确定具有重大教育和领导职责的项目负责人所需的教育和领导力技能的调查（Bordage et al.，2000），揭示了九个关键技能领域：口头交流、人际交往能力、临床能力、教育目标设定、教育设计、解决问题和决策、团队建设、书面交流、预算和财务管理。Spencer 和 Jordan（2001）也强调，教育改革需要领导力，我们需要让我们的同事具备实施改革的能力。以下主题领域是值得考虑的：个人和人际交往的效率；领导和变革管理；谈判与冲突管理；团队建设；组织变革与发展。领导力培训还将帮助临床教师应对医疗保健系统的复杂性及其重点的转移，并以此实现多个目标。无论情境如何，我们都需要培养领导者，他们将确定变革的时机，有效应对新兴需求，并准备采取行动。

研究与学术

尽管从广义上讲，研究能力建设长期以来一直是教师发展的重要组成部分（Bland & Ruffin，1992；Henry，1997），但在教师发展课程体系中纳入研究与学术以提高教学水平的需求正变得越来越迫切，因为临床教师和医学教育者需要为他们的工作提供依据。Boyer（1990）认为学术可分为“探究的学术”“整合的学术”“应用的学术”和“教学的学术”。这一观念日益受到更多的认同，也推动了研究与学术方面的职业发展。这方面的教师发展应侧重于以下领域：学术的定义，在同事和同行中促进学术的方式，传播学术作品的方法，以及“从创新到学术的转化”（Steinert，2011）。研究方法、申请资助、写作与发表等是相对传统的关注点，当然也是有益的（Morzinski & Simpson，2003；Polii et al.，2004）。

职业发展

最近一项关于大学教师参与教师发展的研究（Steinert et al.，2009）表明，研究参与者认为，教师发展是指教师的整体发展。也就是说，他们将教师发展视为教师自身的发展，包括个人和职业发展，而不仅仅是提升与教学、研究或管理相关的特定能力。然而，有趣的是，尽管事实上教师乐于有机会确定职业目标和价值观，建立合作关系，获得技能以促进职业发展，但文献并未报道许多专注于职业发展的教师发展计划（Miedzinski et al.，2001；Pololi et al.，2002）。鉴于教师是我们最重要的资源（Whitcomb，2003），通过教师发展来实现对职业发展的投资，意味着向前迈出了关键一步。该领域的课程可侧重于学术身份的形成、职业规划（包括不同职业路径的概述）以及导师制的价值（Steinert，2012）。实际上，导师制有利于引进和留住人才，并创造一个学术角色多元化的环境（Thorndyke et al.，2006；Wingard et al.，2004），因此应将其视为教师队伍建设的战略。时间管理、预防职业倦怠和促进健康也应被视为职业发展的重要领域（Steinert，2011）。

教师发展的理论框架

尽管教师发展强调教育知识和实践，但文献中却缺少这方面的理论（Graffam et al.，2008；Steinert，2010b）。不过许多教育理论可以用于教师发展和临床教师的发展（Bandura，1977；Bandura，1997；Steffe & Gale，1995）。根据我们的经验，情境化学习（Brown et al.，1989）似乎是教师发展的最有用的理论框架之一——虽然成人学习（Knowles，1980）和体验式学习（Kolb & Fry，1975）的原则也是相关的——特别是在设计和实施教学计划方面。“认同形成”的模型（Côté & Levine，2002）也是相关的。尽管很少有研究探讨临床医生的生活经验（Higgs & McAllister，2007）以及他们作为教师身份的发展（Starr et al.，2003），成为教师的过程仍是教师发展的重要方面。

情境化学习基于这样一种观念，即知识是情境性的，并且从根本上受运用知识的活动、情境和文化背景的影响（Brown et al.，1989）。这种知识观植根于真实的情境中，为理解临床教师的发展提供了有用的框架。这是因为它综合了促进获得新行为所需的认知基础和体验式学习。它的组成部分——包括认知学徒制（包括角色榜样、搭建脚手架、拆除脚手架、指导）、协作学习、反思和实践（McLellan，1996）——也增强了将学习嵌入真实活动的价值。

与情境化学习紧密相关的另一个概念是合法的边缘性参与（Lave & Wenger，1991）。这种社会实践将体验式学习和学徒制结合成一个单一的理论视角，并揭示了新手成为专家的过程。从这个角度来看，教师通过逐渐参与共同体而逐渐积累了新的知识和理解。作为学习者，他们从共同体的边缘或外围开始；由于他们的学习者身份，他们拥有所谓的“合法外围参与”。随着时间的推移，他们与同事们的交往越来越多；随着参与共同体工作的增多，他们也从外围走向了中心。他们还承担着越来越多的社区工作的责任——无论是患者照护、教学，还是研究。根据 Wenger（1998）的观点，共同体内的社会参与是非正式学习的关键，它有助于建立身份认同和意义。共同体内的社会参与还可以补充和替代正式学习。

基于证据的教师发展方法

2006 年，作为医学教育最佳证据（BEME）合作计划的一部分，一个国际医学教育工作者小组系统地回顾了教师发展的文献，以确定正式举措对教学改进的影响（Steinert et al.，2006）。这篇综述基于针对实习医生的 53 份报告，包括工作坊、系列讲座、短期课程、纵向课程以及其他干预措施（如同伴指导、追加反馈和现场查看）。此次调查的结果反映了对教师发展计划的总体满意度、对教学和教师发展态度的变化、知识和技能的获得，以及组织实践和学生学习的有限变化。

更进一步，教师发展的参与者发现各种项目是有用的、可以接受的，并且与他们的目标相关。老师们还反映，由于参与了这些活动，他们对教师发展和教学的态度发生了积极变化。教师们说，他们越来越意识到个人的长处和局限性、教与学的动机和热情、作为教师的自信心以及对共同体（志趣相投的人）的归属感。他们还反映，他们对教育原理和策略有了更多的了解，并且在教学技能方面有所收获，并赞赏职业发展的好处。

BEME 研究还强调了有助于增强教师发展正规活动有效性的特定特征。这些关键特征包括：体验式学习的作用以及运用所学内容的重要性；提供反馈；有效的同伴关系（包括角色示范、信息交换和同伴支持的价值）；设计合理的干预措施，遵循教学原则；使用多种教学方法来实现预期目标。正确认识这些关键点，可以帮助教师选择有效的教师发展课程，也可以帮助医学教育工作者和教师发展工作者设计和提供课程。

除了这些发现，还有大量的研究证明了教师发展活动的有效性（Hueppchen et al.，2011），我们必须继续研究正式和非正式的教师发展项目对个人和组织的好处。全面的教师发展项目是资源密集型的，它们经常需要挤占临床工作的时间，需要财务支持以及各种教育工具和方法。因此，我们应该努力梳理有效的做法（如体验式学习、与同事的互动、反馈），并发起更多以过程为导向的研究，比较不同的教师发展策略，并且与时俱进。Stes 等（2010）认为，高等教育领域教学发展的持续时间和性质可以对行为结果产生积极影响。展望未来，我们应该认真考虑医学领域以外的研究，这些研究可以为临床教师的发展提供参考。例如，Bell 和 Gilbert（1994，p. 493）分析了科学教师的学习过程，发现“教师的发展可以被看作教师的学习，而不是其他人来改变教师”。这显然是对所有大学教师的一个重要提醒（Webster-Wright，2009）。Bell 和 Gilbert（1994）还强调了教师学习的迭代性质，他们发现教师学习的迭代性质可以分为三个领域：个人、社会和职业发展。迄今为止，医学教师发展主要集中于职业发展。

教师发展与组织变革

尽管医学教育工作者同意，教师发展应该既关注个人又关注组织（Wilkerson & Irby，1998），但大多数文献关注的是针对个人变化和发展的项目。如上文所述，教师发展可以作为促进组织变革的有用工具。例如，在组织层面，教师发展工作有以下益处：奖励和认可临床教师对教育使命的贡献；鼓励为所有教师提供指导和辅导；重视并促进教育创新和学术（包括教学学术）；根据晋升标准认定卓越的教学和教育学术。

在许多方面，医疗卫生服务和教育的变化提高了临床教师的期望。因此，我们必须设法确保临床教师的期望是切合实际的，并确保适当和充分的报酬。许多临床教师会同意，他们的许多工作出于志愿服务精神，并希望为下一代医疗卫生专业人员的发展做出贡献（Steinert，2011）。我们需要确保这种志愿服务精神不断得到弘扬。教师发展工作人员还应与其他教育部门合作，以帮助阐明临床教师的期望，保证教学时间，制定促进学术使命的机构政策，并为创新和卓越提供适当的支持。这些支持可能包括行政支持、及时提供信息（例如在线教育资源）或新的职业发展机会。临床教师面临许多环境和系统压力（如优先权竞争和快节奏环境中有效教学的挑战）；以理性的方式解决这些问题，突显了教师发展在促进组织变革中可以发挥的作用。教师发展工作还可以促进对临床教师的形成性和终结性评价，也可为需要改进其专业和教学行为的临床教师制订补救计划。作为医学教育工作者，我们往往只关注个别教师，而忽略了组织支持和发展的重要性（Steinert et al.，2007）。其实两者都很重要。

作为一名教师的发展

如本章所述，正式和非正式途径都可以促进临床教师的发展（图 59.2）。但是，无论选择哪种途径，重要的是要确定个人需求、确定首选的学习方法、选择一个包含有效教学和学习策略并与个人目的和目标相符的课程（或活动）。找到支持教师的愿景和目标的导师和教师共同体，也会有所帮助。

如前所述，现有文献描述了许多适用于教学属性和胜任力的框架（Molenaar et al.，2009；Srinivasan et al.，2011）。只要可行，临床教师应评价自己的长处和可能的弱点，并考虑以不同的方式来提高他们的教学能力。关于首选学习方法的评价已经指出，我们中有些人喜欢自己学习；另外一些人则喜欢在正式或非正式场

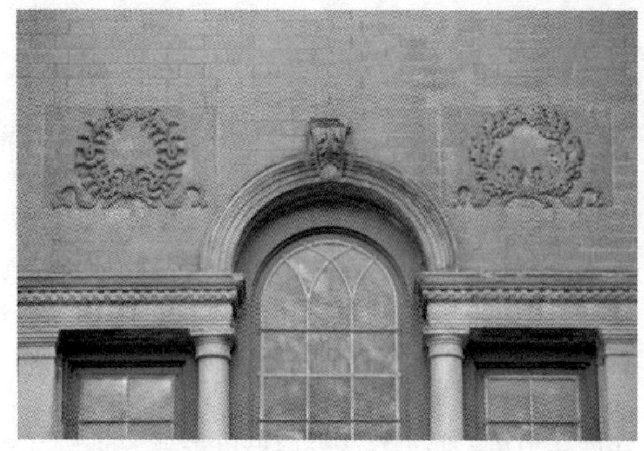

图 59.2 机会之窗——梅瑞迪斯夫人（Lady Meredith）之家，是麦吉尔大学医学教育中心和教师发展办公室的所在地
经 Owen Egan 许可转载

合与同伴一起学习。选择学习策略与选择讨论主题一样重要。参加更为正式（或结构化）的项目（或活动）时，我们应确保该项目与个人确定的需求相关，认可成人学习的原则，并包含体验式学习和反思性实践。教师发展也应促进与同事和人际关系网络的互动（Starr et al., 2003）。确定导师也同样有帮助。临床教师很重视导师的支持、挑战个人假设的能力以及在构筑未来愿景方面的帮助（Steinert, 2010b）。在可能的情况下，我们应该考虑找到一个有助于发挥这种作用的人的价值，因为我们努力提高自己作为教师的水平。建立教师共同体也可以帮助我们完善愿景、发展技能并找到进一步发展的途径。人们常说教学是一种“团队运动”。要实现教育卓越，就不可能在社会真空中完成，我们应该努力寻找并评价一个由志同道合的同事和伙伴组成的共同体（Steinert, 2010d）。

最近的两项研究试图探究教师参加或不参加正式的（结构化的）教师发展活动的原因（Steinert et al., 2009, 2010）。据观察，教师参加有组织的教师发展活动的原因有：教师发展被视为可赋能个人和专业发展；学习和自我完善在个人层面上得到重视；工作坊主题被认为与教师的需求有关；非常看重同伴间的联络。另据报道，最初的积极经历会促进持续的发展，而教师对经验的重要性的认识是一个关键的决定因素。参与正式的教师发展活动的障碍包括：临床现状和工作负担（医生通常无法保证有时间进行教学改进）；认为缺乏医学院的指导和联系；认为缺乏对教学的认可和经济回报；教师发展的中心位置和相关保障。意识到这些激励因素和存在的障碍，可以帮助确定个人和组织发展的途径。

本章阐述了核心定义和指导原则、通用方法以及教师教学发展的可采用的课程（基于职业发展的理论框架）；本章还概述了关于有效性的知识。在此过程中，我们注意到了教师发展在促进学术卓越和机构活力方面的价值，需要我们把视野从正式的职业发展教育项目拓展到在真实情境下促进非正式学习，以及在个人和小组环境中体验式学习和反思性实践的作用。我们还观察到，成为一名有效的教师是一个发展过程，需要个人和机构的投入，而且个人可以从一个充满活力的实践共同体中受益。至于教师发展在培养教与学中的激情和同情心，以及培育好奇心、创造力和责任担当（对于我们自己和同伴）等较为抽象的品质方面的作用，则是难于描述的。关于下一步的研究方向，一种建议是探索临床教师之间的“认同形成”；另一种建议是创建并维护促进专业人才成长和发展的实践共同体。有趣的是，这两个研究方向也可能有助于揭示如何鼓励和支持好奇心、创造力和责任担当。Graffam 等（2008, pp. 768-774）的研究表明，有效的教学可以增强学习者的能力。同样，经过精心设计和战略性的教师发展可以使临床教师在他们的工作中表现出色。众所周知，追求卓越是对临床医生及其工作所在机构的根本激励。

结论

- 成为一名有效的教师是一个发展过程，需要个人和机构的投入，并可以从充满活力的实践共同体中受益。
- 教师发展对于提高学术水平和机构活力至关重要。
- 我们需要拓宽教师发展的视野，使之涵盖正式的职业发展活动以及在真实环境中的非正式学习。非正式学习是建立在个人和小组环境中的体验式学习和反思性实践的作用基础上的。

◆ 精心设计和战略性的教师发展可以使临床医生发挥出色的教师作用。

参考文献

Bandura, A. (1977) *Social Learning Theory*. New Jersey: Prentice Hall

Bandura, A. (1997) *Self-Efficacy: The Exercise of Control*. New York: W.H. Freeman

Barab, S.A., Barnett, M., and Squire, K. (2002) Developing an empirical account of a community of practice: characterizing the essential tensions. *J Learning Sci.* 11: 489–542

Bell, B. and Gilbert, J. (1994) Teacher development as professional, personal, and social development. *Teach Teach Educ.* 10: 483–497

Bland, C.J., Schmitz, C.C., Stritter, F.T, Henry, R.C, and Aluise, J.J. (1990) *Successful Faculty in Academic Medicine: Essential Skills and How to Acquire Them*. New York: Springer Publishing

Bland, C., Taylor, A.L., Shollen, S.L., Weber-Main, A.M., and Mulcahy, P.A. (2009) *Faculty Success Through Mentoring*. New York: Rowman and Littlefield Publishers

Bland, C.J. and Ruffin, M.T. (1992) Characteristics of a productive research environment: literature review. *Acad Med.* 67: 385–397

Bligh, J. (1999) Mentoring: an invisible support network. *Acad Med.* 33: 2–3

Bligh, J. (2005) Faculty development. *Med Educ.* 39: 120–121

Bordage, G., Foley, R., and Goldyn, S. (2000) Skills and attributes of directors of educational programmes. *Med Educ.* 34: 206–210

Boud, D. and Middleton, H. (2003) Learning from others at work: communities of practice and informal learning. *J Workplace Learn.* 15: 194–202

Boyer, E.L. (1990) *Scholarship Reconsidered: Priorities of the Professoriate*. Princeton: Princeton University Press

Brown, J.S., Collins, A., and Duguid, S. (1989) Situated cognition and the culture of learning. *Educ Res.* 18: 32–42

Centra, J. (1978) Types of faculty development programs. *J Higher Educ.* 49: 151–162

Claridge, M.T. and Lewis, T. (2005) *Coaching for Effective Learning*. Abingdon: Radcliffe Publishing

Côté, J.E. and Levine, C.G. (2002) *Identity Formation, Agency, and Culture*. London: Psychology Press

Cruess, S.R., Cruess, R.L., and Steinert, Y. (2008) Role modelling—making the most of a powerful teaching strategy. *BMJ.* 336: 718–721

Daloz, L.A. (1986) *Effective Teaching and Mentoring*. San Francisco: Jossey-Bass

Eitel, F., Kanz, K.G., and Tesche, A. (2000) Training and certification of teachers and trainers: the professionalization of medical education. *Med Teach.* 22: 517–526

Eley, M.G. (2006) Teachers' conceptions of teaching, and the making of specific decisions in planning to teach. *Higher Educ.* 51: 191–214

Farrell, S.E., Digioia, N.M., Broderick, K.B., and Coates, W.C. (2004) Mentoring for clinician-educators. *Acad Emerg Med.* 11: 1346–1350

Flynn, S.P., Bedinghaus, J., Snyder, C., and Hekelman, F. (1994) Peer coaching in clinical teaching: a case report. *Fam Med.* 26: 569–570

Frank, J.R. and Danoff, D. (2007) The CanMEDS initiative: implementing an outcomes-based framework of physician competencies. *Med Teach.* 29: 642–647

Graffam, B., Bowers, L., and Keene, K.N. (2008) Using observations of clinicians' teaching practices to build a model of clinical instruction. *Acad Med.* 83: 768–774

Greenhalgh, T., Robert, G., MacFarlane, F., Bate, P., and Kyriakidou, O. (2004) Diffusion of innovations in service organizations: systematic review and recommendations. *The Milbank Q.* 82: 581–629

Gruppen, L.D, Simpson, D., Searle, N.S, Robins, L., Irby, D.M., and Mullan, P.B. (2006) Educational fellowship programs: common themes and overarching issues. *Acad Med.* 81: 990–994

Hafferty, F.W. (1998) Beyond curriculum reform: confronting medicine's hidden curriculum. *Acad Med.* 73: 403–407

Harden, R.M. and Crosby, J. (2000) AMEE Education Guide No. 20: The good teacher is more than a lecturer: the twelve roles of the teacher. *Med Teach.* 22: 334–347

Hatem, C.J., Searle, N.S., Gunderman, R., Krane, N.K., Perkowski, L., Schutze G.E., and Steinert, Y. (2011) The educational attributes and responsibilities of effective medical educators. *Acad Med.* 86: 474–480

Henry, R. (1997) Developing research skills for medical school faculty. *Fam Med.* 29: 258–261

Hesketh, E.A., Bagnall, G., Buckley, E.G.Friedman, M., Goodall, E., Harden, R.M., et al. (2001) A framework for developing excellence as a clinical educator. *Med Educ.* 35: 555–564

Higgs, J. and McAllister, L. (2007) Educating clinical educators: using a model of the experience of being a clinical educator. *Med Teach.* 29: e51–e57

Holmboe, E.S., Sherbino, J., Long, D.M., Swing, S.R., and Frank, J.R. (2010) The role of assessment in competency-based medical education. *Med Teach.* 32: 676–682

Holmboe, E.S., Ward, D.S., Reznick, R.K., Katsufrakis, P.J., Leslie, K.M., Patel, V.L., et al. (2011) Faculty development in assessment: the missing link in competency-based medical education. *Acad Med.* 86: 460–467

Hueppchen, N., Dalrymple, J.L., Hammoud, M.M., et al. (2011) To the point: Medical education reviews—ongoing call for faculty development. *Am J Obstet Gynecol.* 205: 171–176

Knowles, M.S. (1980) *The Modern Practice of Adult Education: From Pedagogy to Andragogy*. New York: Cambridge Books

Kolb, D. and Fry, R. (1975) Towards an applied theory of experiential learning. In C.L. Cooper (ed.) *Theories of Group Processes* (pp. 33–57). Chichester: John Wiley & Sons Ltd,

Lachman, N. and Pawlina, W. (2006) Integrating professionalism in early medical education: the theory and application of reflective practice in the anatomy curriculum. *Clin Anat.* 19: 456–460

Lave, J. and Wenger, E. (1991) *Situated Learning: Legitimate Peripheral Participation*. New York: Cambridge University Press

Lochner, L. and Gijselaers, W.H. (2011) Improving lecture skills: a time-efficient 10-step pedagogical consultation method for medical teachers in healthcare professions. *Med Teach.* 33: 131–136

Masunaga, H. and Hitchcock, M.A. (2011) Aligning teaching practices with an understanding of quality teaching: a faculty development agenda. *Med Teach.* 33: 124–130

McLean, M., Cilliers, F., and Van Wyk, J.M. (2008) Faculty development: yesterday, today and tomorrow. *Med Teach.* 30: 555–584

McLellan, H. (1996) *Situated Learning Perspectives*. New Jersey: Educational Technology Publications

McLeod, P.J. and Steinert, Y. (2009) Peer coaching as an approach to faculty development. *Med Teach.* 31: 1043–1044

Milner, R.J., Gusic, M.E., and Thorndyke, L.E. (2011) Perspective: toward a competency framework for faculty. *Acad Med.* 86: 1204–1210

Miedzinski, L.J., Davis, P., Al-Shurafa, H., and Morrison, J.C. (2001) A Canadian faculty of medicine and dentistry's survey of career development needs. *Med Educ.* 35: 890–900

Molenaar, W.M., Zanting, A., van Beukelen, P., de Grave, W., Baane, J.A., Bustraan, J.A., et al. (2009) A framework of teaching competencies across the medical education continuum. *Med Teach.* 31: 390–396

Monrouxe, L.V. (2010) Identity, identification, and medical education: why should we care? *Med Educ.* 44: 40–49

Morzinski, J.A., Diehr, S., Bower, D.J., and Simpson, D.E. (1996) A descriptive, cross-sectional study of formal mentoring for faculty. *Fam Med.* 28: 434–438

Morzinski, J.A. and Simpson, D.E. (2003) Outcomes of a comprehensive faculty development program for local, full-time faculty. *Fam Med.* 35: 434–439

Musick, D.W. (2006) A conceptual model for program evaluation in graduate medical education. *Acad Med.* 81: 759–765

Peeraer, G., Donche, V., De Winter B.Y., Muijtjens, A.M., Remmen, R., Van Petegam, P., et al. (2011) Teaching conceptions and approaches to teaching of medical school faculty: the difference between how medical school teachers think about teaching and how they say that they do teach. *Med Teach.* 33: e382–e387

Pololi, L.H., Knight, S.M., Dennis, K., and Frankel, R.M. (2002) Helping medical school faculty realize their dreams: an innovative, collaborative mentoring program. *Acad Med.* 77: 377–384

Pololi, L., Knight, S., and Dunn, K. (2004) Facilitating scholarly writing in academic medicine. *J Gen Intern Med.* 19: 64–68

Purcell, N. and Lloyd-Jones, G. (2003) Standards for medical educators. *Med Educ.* 37: 149–154

Rademacher, R., Simpson, D., and Marcdante, K. (2010) Critical incidents as a technique for teaching professionalism. *Med Teach.* 32: 244–249

Rogers, E.M. (1995) *Diffusion of Innovations*. New York: Simon and Schuster

Schofield, S.J., Bradley, S., Macrae, C., Nathwani, D., and Dent, J. (2010) How we encourage faculty development. *Med Teach.* 32: 883–886

Schön, D. (1983) *The Reflective Practitioner: How Professionals Think in Action*. New York: Basic Books

Schor, N.F., Guillet, R., and McAnarney, E.R. (2011) Anticipatory guidance as a principle of faculty development: managing transition and change. *Acad Med.* 86: 1235–1240

Sheets, K.J. and Schwenk, T.L. (1990) Faculty development for family medicine educators: an agenda for future activities. *Teach Learn Med.* 2: 141–148

Sherbino, J., Frank, J.R., Flynn, L., and Snell, L. (2011) 'Intrinsic Roles' rather than 'armour': renaming the 'non-medical expert roles' of the CanMEDS framework to match their intent. *Adv Health Sci Educ.* 16: 695–697

Skeff, K.M., Stratos, G.A., and Mount, J.F.S. (2007) Faculty development in medicine: a field in evolution. *Teach Teach Educ.* 23: 280–285

Spencer, J. and Jordan, R. (2001) Educational outcome and leadership to meet the needs of modern health care. *Qual Health Care.* 10: ii38–ii45

Srinivasan, M., Li, S.T., Meyers, F.J. Pratt, D.D., Collins, J.B., Braddock, C., et al. (2011) 'Teaching as a competency': competencies for medical educators. *Acad Med.* 86: 1211–1220

Starr, S., Ferguson, W.J., Haley, H.L., and Quirk, M. (2003) Community preceptors' views of their identities as teachers. *Acad Med.* 78: 820–825

Steffe, L. and Gale, J. (eds) (1995) *Constructivism in Education*. New Jersey: Lawrence Erlbaum

Steinert, Y. (2000) Faculty development in the new millennium: key challenges and future directions. *Med Teach.* 22: 44–50

Steinert, Y. (2009) Staff development. In J. Dent and R. Harden (eds) (2009) *A Practical Guide for Medical Teachers* (pp. 391–397). Edinburgh: Elsevier Churchill Livingstone

Steinert, Y. (2010a) Becoming a better teacher: from intuition to intent. In J. Ende (ed.) *Theory and Practice of Teaching Medicine* (pp. 73–93). Philadelphia: American College of Physicians

Steinert, Y. (2010b) Developing medical educators: a journey not a destination. In T. Swanwick (ed.) *Understanding Medical Education: Evidence, Theory and Practice* (pp. 403–418). Edinburgh: Association for the Study of Medical Education

Steinert, Y. (2010c) Faculty development: from workshops to communities of practice. *Med Teach.* 32: 425–428

Steinert, Y. (2010d) Making it all happen: faculty development for busy teachers. In P. Cantillon and D. Wood (eds) *ABC of Learning and Teaching in Medicine* (pp. 73–77). London: BMJ Publishing Group

Steinert, Y. (2011) Commentary: Faculty development: the road less traveled. *Acad Med.* 86: 409–411

Steinert, Y. (2012) Perspectives on faculty development: Aiming for 6/6 by 2020. *Perspectives on Med Educ.* [Online] 10 Feb.

Steinert, Y., Cruess, R.L., Cruess, S.R., Boudreau, J.D., and Fuks, A. (2007) Faculty development as an instrument of change: a case study on teaching professionalism. *Acad Med.* 82: 1057–1064

Steinert, Y., Macdonald, M., Boillat, M., Elizov, M., Meterissian, S., Razack, S., et al. (2010) Faculty development: if you build it, they will come. *Med Educ.* 44: 900–907

Steinert, Y. and McLeod P. (2006) From novice to informed educator: the Teaching Scholars Program for Educators in the Health Sciences. *Acad Med.* 81: 969–974

Steinert, Y., McLeod, P.J., Boillat, M., Meterissian, S., Elizov, M., and Macdonald, M.E. (2009) Faculty development: a 'Field of Dreams'? *Med Educ.* 43: 42–49

Steinert, Y., Mann, K., Centeno, A., Dolmans, D., Spencer, J., Gelula, M., and Prideaux, D. (2006) A systematic review of faculty development initiatives designed to improve teaching effectiveness in medical education: BEME Guide No. 8. *Med Teach.* 28: 497–526

Stes, A., Min-Leliveld, M., Gijbels, D., and Van Petegam, P. (2010) The impact of instructional development in higher education: the state-of-the-art of the research. *Educ Res Rev.* 5: 25–49

Swanwick, T. (2008) See one, do one, then what? Faculty development in postgraduate medical education. *Postgrad Med J.* 84: 339–343

Swing, S.R. (2007) The ACGME outcome project: retrospective and prospective. *Med Teach.* 29: 648–654

Tekian, A. and Harris, I. (2012) Preparing health professions education leaders worldwide: a description of masters-level programs. *Med Teach.* 34: 52–58

Trede, F.(2009) Becoming professional in the 21st century. *J Emerg Prim Health Care.* 7: 1–5

Thorndyke, L.E., Gusic, M.E., George, J.H., Quillen, D.A., and Milner, R.J. (2006) Empowering junior faculty: Penn State's faculty development and mentoring program. *Acad Med.* 81: 668–673

Walker, W.O., Kelly, P.C., and Hume, R.F. (2002) Mentoring for the new millennium. *Medical Education Online* [Online] 7, 15. http://www.med-ed-online.org Accessed 18 March 2013

Webster-Wright, A. (2009) Reframing professional development through understanding authentic professional learning. *Rev Educ Res.* 79: 702–739

Wenger, E. (1998) *Communities of Practice: Learning, Meaning and Identity*. New York: Cambridge University Press

Whitcomb, M.E.(2003) The medical school's faculty is its most important asset. *Acad Med.* 78: 117–118

Wholey, J.S., Hatry, H.P., and Newcomer, K.E. (2004) *Handbook of Practical Program Evaluation*. New York: John Wiley & Sons Inc

Wilkerson, L. and Irby, D.M. (1998) Strategies for improving teaching practices: a comprehensive approach to faculty development. *Acad Med.* 73: 387–396

Williams, R.G. and Klamen, D.L. (2006) See one, do one, teach one—exploring the core teaching beliefs of medical school faculty. *Med Teach.* 28: 418–424

Wingard, D.L., Garman, K.A., and Reznik V. (2004) Facilitating faculty success: outcomes and cost benefit of the UCSD National Center of Leadership in Academic Medicine. *Acad Med.* 79: S9–S11

第 60 章

教育领导力 Educational leadership

Judy McKimm, Phil Cotton, Anne Garden, Gillian Needham

译者：臧　悦　审校：林　雷

医学院校是一个充满活力的地方。在这个智力密集、使命重要的组织，要把思想转化为机会、把学生培养成为国家需要的医生，需要院长柔软的手套里面有一只坚强的手。

Brian Livesley

摘自 British Medical Joural，B Livesley，'Medicine and Books'，299，p. 1172，copyright 1989，经 BMJ 出版集团有限公司许可。

引言

医学教育的领导者和管理者在各种不同的环境和文化中工作，承担着不同程度的责任和义务，并在专业人和组织人之间不断切换工作。当我们想到领导力的时候，往往以为这是在高级管理人员、院长、主任、校长或副校长的层面；而实际上，领导力在组织的各个层面都有。领导力是广泛分布的，权力是分散或共享的。教育领导活动的范围很广，包括：领导一个项目、团队或群体完成一项任务；项目管理；课程开发；部门或组织管理；领导一个研究或出版小组。而对于很多医学教育领导者来说，引领和管理课堂（学习者、活动、评价）是他们工作的一大内容，它往往是作为一项不涉及同行的活动来进行的。Bush（2003）将这种类型的领导力称为"教学型领导力"。Bolden 等（2011）对分散式（或共享式）领导力的研究表明，这是公共部门组织，特别是教育和卫生部门的一种主要领导形式，其价值在于权力和责任共享的分散式领导力（Kouzes & Posner，2002）。研究已经从审视"谁"在领导（权力被投入拥有某种技能或个人素质的个人身上），转向"如何"领导——社会系统内的领导过程。例如，Uhl-Bien（2006，p. 688）将领导力描述为"一个社会影响过程，通过这个过程，新出现的协调（即不断发展的社会秩序）和变革（即新的价值观、态度、方法、行为、意识形态等）得以构建和产生"。

如果只关注机构中最高级的领导者，对组织和变革进程的看法就是片面的。领导力特质的表达与实现离不开任务，离不开社会中的互动和广泛参与。基于素质和胜任力间张力的领导方法，会带来领导力发展方式的"一刀切"；而基于情景和偶发事件的领导方法，则要求分别对组织中的个人和群体作出反应。在本章，我们将探讨这些方法。

领导和管理变革

医学和卫生教育是一个快速变化和复杂的环境，在这个环境中，教育领导者和管理者需要应对来自多个利益相关方和组织的需求（McKimm & Swanwick，2010）。正如 Fullan（2005，2007）所言，领导者的主要任务之一是管理变革——包括外部需求的变化（如新在线学习的政策导向或学生人数减少）和内部变化（如员工离职）。变革传统上是按照线性模型来概念化的，如 Lewin（1951）的“冻结-解冻-再冻结”模型中，领导者的任务是将现有状态推进到理想状态。在力场模型中，Lewin（1951）提出，我们在经常研究如何推动变革的同时，不应忘记考虑消除阻碍因素。他认为，在有效的变革中，消除阻碍因素比增加进一步驱动的因素更容易。其他模型，如 Kotter（1995）认为，如果变革要成功，领导者需要注意以下 8 个相互联系的步骤：

- 树立紧迫感
- 结成强大的指导团队
- 创立愿景
- 宣传愿景
- 授权他人根据愿景行动
- 计划并创造短期成就
- 巩固成果并开拓新局
- 将新途径嵌入组织文化中（制度化）

有人认为，有效的变革管理包括确定能够促成变革的同事（Baulcomb，2003；Beerel，2009），而同样重要的是，要确保领导者在他们所领导的领域拥有坚实的知识基础，以保持可信度（Ledlow & Coppola，2011）。人们抵制变革的原因有很多，如偏狭的自我利益、误解、对变革的容忍度低、对形势的判断不同等（Kotter & Schlesinger，2008）。因此，变革领导者必须保持其愿景的完整性，这可能比英雄主义（Iles，2011）或试图在竞争派别之间达成妥协更重要。

人们常常在组织内感到无力。变革型领导者通过授权他人推进变革来激励他们。权力来自不同的方面——聪明的领导者明白这一点，并对别人赋予他们的权力泰然处之。French 和 Raven（1959）将权力的主要来源分为以下五种：

- 强制权力（下属认为领导者可以实施制裁或惩罚）
- 奖赏权力（领导者可以对遵守指示的人给予有价值的奖励）
- 法定权力（领导有控制和下达指令的权威）
- 专家权力（领导者拥有远见卓识）
- 认同权力（领导者是一个理想的榜样，下属会认同并愿意追随他）

在当代社会，领导者需要顺应变化，并有信心在复杂的系统中工作（Fraser & Greenhalgh，2001），使用复杂的适应性领导方法（Heifetz & Linsky，2004）。在这些模式中，领导者的任务是驾驭新出现的变革，确保组织或工作受到足够的激发而又不会陷入混乱。从这个后现代的角度来看，变化是不能被管理和规划的，因为变化似乎是唯一不变的（Car et al.，1996），领导者不会确切地知道会出现什么，只知道会出现新情况、会发生变化（Fullan，2005）。

不同的作者认为，对变革的多种观点和对复杂性的关注反映了后现代性（Harvey，1988）、网络社会（Castells，1990）和晚期资本主义（Jameson，1991）。毋庸置疑，无论我们如何看待教育领导者所处的世界，最有效的领导者都是那些能够巧妙地处理不同层次的多重任务，并理解影响其工作的现行国际、国家、组织和专业政策和战略的人。他们还需要理解团队如何运作，如何管理项目，以及如何在困难的情况下适当地管理自己。Bolman 和 Gallos（2011，p. 11）在阐述成功的学术领导者时，把这种多层次的理解总结为：建立校园安排和隶属关系，建立清晰的运行机制并促进工作。这样的领导者创造了关爱和富有成效的校园环境，为人才提供帮助并鼓励合作；他们尊重差异，有效地管理差异，并以道德和负责任的方式回应各方面的需求（Bolman & Gallos，2011，p. 11）。

在我们继续深入讨论这个问题之前，有必要辨析“领导”和“管理”这两个词的含义。

领导和管理

在对医学院院长的研究中，Rich 等（2008）在管理技能、领导技能、知识和态度等方面阐述了他们所需的品质。早期的领导力理论往往对领导、管理和行政进行区分（Zaleznick，2004）。领导被认为是战略性的，其职能是：阐明愿景，确定方向，促进变革和运动，安排人事，激励和鼓舞（Kotter，1998；Northouse，2007），创造新的范式和挑战现行制度（Covey et al.，1994）。管理被认为是操作性的，维护秩序、稳定和结构（Kotter，1998），涉及规划、预算、制定规则和程序、解决问题（Northouse，2007），以及在现有的模式下工作（Covey et al.，1994）。行政部门被看作是为学术界办事的官僚机构的一部分，类似于管理。根据 Bennis 和 Nanus（1985，p. 21）的观点，“管理者追求把事情做对，而领导者追求做对的事情”，这指出了领导中包含道德或价值的观念。

这种人为的区分，使管理者和领导者之间产生了许多问题和矛盾。例如，一个人手不足的急诊科，目标是将患者候诊时间控制在 4 小时以内，如果达不到目标，就会受到经济上的处罚。但这一目标的设定没考虑到急诊科有许多病情复杂的老年患者。当“管理者”（临床医生认为他们不理解临床工作的复杂性）与“临床领导者”（管理者认为他们不理解根本目的是提高服务质量）意见相左时，紧张局势就会出现。在教育领域，我们看到学者或临床医生（他们只想继续教学）与管理者之间存在类似的紧张关系，后者被认为是强加了越来越多的质量保障程序。现实中的教育领导工作就是要实现这一切。管理的任务是：使组织保持高质量和财务上的可行性（否则就没有组织可言）；在法律和法规的约束下运作；满足多个利益相关者的需求。然而，领导者也希望通过变革、激励、沟通和制定未来愿景来促进创新，从而使组织成为提供前沿教育的组织。这可能会导致组织从一种状态转换到另一种状态时的不稳定——这就需要积极管理和规划。

目前大家都认为，领导和管理是密不可分的（图 60.1），尽管它们对于组织变革的态度是不同的。Fulop 和 Day（2010）将这种密不可分关系的称为“混合性”（hybridity），在这种情况下，个人和集体（或分散式）的领导力同时存在，而混合型职业经理人具有至关重要的作用。大学和医疗卫生机构的结构是分层次的——尽管通过矩阵式管理结构实现了一定程度的组织扁平化，这种管理结构是围绕职能部门设计的（如营销、招生或手术部门）。在这些情况下，领导和管理具有挑战性，因为大部分员工由专业人员组成，他们重视并要求有相关的自主权和专业决策权。Mintzberg（1992）认为，专业组织由一个小规模的“战略顶点”（如高级管理团队）管理，由“支持性的技术结构（系统、程序、流程）和工作人员（支持、行政人员）”通过一个小规模的中间管理层（主任、项目经理、部门主管）协助，他们自己管理一个庞大的专业人员经营核心（operating core）。有效的领导者了解管理的目的和方法（包括预算编制、人员管理、质量管理和方案执行），并自己学习这些技能或确保其团队具备这些技能。在进行短期或长期规划时（如规划课程体系改革或引入新的课程），以下工具是有用的：

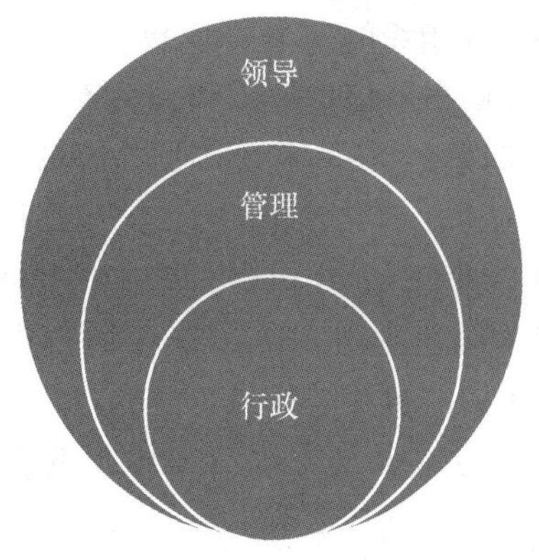

图 60.1　领导和管理

- SWOT 分析（列举组织的内部优势、劣势和外部的机会、威胁等，然后把各种因素相互匹配起来加以分析）
- PESTLE（一种从政治、经济、社会人口、技术、法律和环境的角度考虑外部因素的工具），又称 PEST 或 PESTELI
- 选项评估
- 风险分析
- 项目管理办法

领导者也需要成为管理者，或者至少要理解管理的概念，因此，像麦肯锡的 7S 模型这样的管理工具可以帮助领导者在实施战略时关注组织系统中需要注意的相互关联的要素（Waterman et al.，1980）。7S 模型将这些要素分为“硬件”和“软件”，所有要素都是相互关联的——其中任何一个要素的变化都会直接或间接地影响其他要素。

“硬件”比较容易识别，管理者可以直接影响它们。它们包括：

- 组织结构（等级或管理结构、组织树）

- 战略（在组织的各个层面）
- 体系（财务、信息技术和人力资源）"软件"比较难以描述——它们不那么有形，受文化的影响也比较大，但对于组织的成功来说，它和"硬件"一样重要。"软件"包括：
- 风格（既包括组织的工作作风，也包括团队、个人和群体的作风）
- 员工（为组织效力或借力组织的人，他们的行为、士气和动机）
- 技能（能力和思维方式）
- 最高目标或共同价值观：支撑一个组织的指导思想、价值观和愿望，通常体现在领导者的愿景、使命和战略中

领导者和组织

任何一个教育领导者都在一个正式的组织中工作，无论是大学、学院、医院还是家庭医学组织（图 60.2）。越来越多的公共服务正在变得更加一体化，以促进用户更容易获得服务和实现更有效的照护途径。各个组织之间相互交叉，因此，教育领导者必须能够自如地跨越边界和在各类组织、职业和亚文化之间的边界地带工作。Bradshaw（1999）称之为"边界跨越者"。领导者需要斡旋、谈判、调解、决策、管理冲突、沟通和将概念从一种环境转化到另一种环境的技能（Hartle et al.，2008；Tennyson & Wilde，2000）。Meyerson（2004）将这些新形式的工作者描述为"温和激进派"（tempered radicals）——他们愿意在不同的、外部的议程上工作并承担风险。除了能够在当代医学教育这个拥挤的舞台上工作（并回归到领导者能够从多个层面思考的理念），Bolman 和 Gallos 的领导者理论的核心思想是：领导者能够接受并运用"多框架思维"（Bolman & Gallos，2011，p. 11），能够从不同的角度考虑问题、挑战和机遇。

在某种程度上，我们可以从社会学的角度来看待这个问题，也就是 Mills（1959）所说的"社会学想象力"（sociological imagination）：能够后退一步，从主流文化或工作方式之外的另一个角度来审视一个组织、事件或制度。许多学者以社会学的视角看待组织——这一点被那些领导学著作进一步发展，以提供领导者可以采用的战略来管理复杂的社会系统。Morgan 在其颇具影响力的《组织意象》（*Images of Organizations*）（1997）一书中，用隐喻来描述组织，帮助人们更深入地理解组织中所有利益相关者的观点。这些隐喻是：

- 机器（制度或程序）
- 生物体（与外部环境关系密切的复杂系统）
- 大脑（学习和自我组织）
- 文化（"我们这里的做事方式"，仪式和符号）
- 政治体制（用权力、利益和冲突的概念）
- 心灵监狱（可能因工资低、条件差而被困在工作岗位上）
- 统治的工具（组织利用这些工具来宣传占统治地位的意识形态）

领导者（以及在组织中工作或学习的人）对组织的认识方式会极大地影响利益相关者的

传统的组织结构

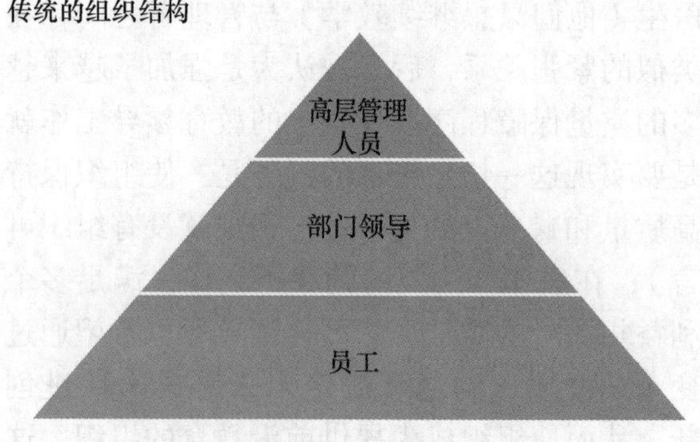

领导人员、群体和团队

临床医生
研究人员
领导力
教育家
教师

图 60.2 领导力和组织

行为和应对情况的方式。反过来说，有效的领导者可以利用隐喻的力量来传达理念和愿景：从温斯顿·丘吉尔的“铁幕”演说到马丁·路德·金的“我有一个梦想”的演讲，历史上都可以看到领导者的职能之一是“管理意义”（manage meaning）的观念。所有这些宏伟的蓝图都是通过修辞传达出来的，这些修辞塑造和改变了不同社会和生活在其中的人。

回到教育，Bolman 和 Deal（1991）最初对组织的概念用四个框架来阐述，即从机器、家庭、丛林和剧场这四个不同的视角（或隐喻）来看待教育组织（或其中的部门或活动）。

用“机器”的框架来看，领导者需要重点确保合理的制度和流程（规则、角色和政策）到位，这些制度和流程本身与组织和专业的目标和宗旨协调一致。

在“家庭框架”中，人际关系很重要，人才得到认可和发展，人们才有对组织的归属感和作为组织一份子的自豪感。领导者面临的挑战是如何在个人需求和组织需求之间找到“契合点”。

从“丛林”的角度看，组织表现出观点、信仰和价值观的多样性，存在对稀缺资源的竞争。Becher 和 Trowler（2001）将这些描述为学术部落和领地。在医学教育中，这样的学术部落（医学科学家、心理学家和临床研究人员）控制着实验室、教室、课程和评价，与占据不同领域（诊所、病房和手术室）并在临床协议、程序和文化中工作的专业部落（医生、护士和医学相关专业人员）相互配合。这对医学教育者提出了挑战，因为课程和教育方案正朝着以胜任力为基础的综合模式发展（Hodges，2010；Whitehead，2010）。如果领导者要制定战略并进行有意义的变革，了解不同部落的观点至关重要。Barrow 等（2011）在新西兰的研究探讨了新毕业的医生和护士对领导力、追随力、权力和权威的看法，发现他们对团队如何工作、权力和控制权投向何处以及谁应该领导多学科团队等问题的看法存在显著差异。这对我们如何教学、谁来教和教什么都有影响，领导者需要关注这些新出现的证据。

Bolman 和 Gallos 指出，在“丛林”中也有机会，因为观点和方法的多样性可以作为“创造力和创新的源泉”（Bolman and Gallos，2011）。在团队或组织内利用多样性，对教育领导者来说是一个挑战。

Bolman 和 Gallos（2011）的“剧场”隐喻将教育组织视为一场正在上演的戏剧，文化和意义是随着演员对各种角色的表演而被创造出来的。在这里，领导者需要注意对“意义”的管理——如何通过象征、仪式和典礼（如徽标、毕业典礼和日常活动）来加强“现实”，并保持师生的参与。这种想法也反映了主流的教育思想，它借鉴意义和现实的社会建构理论，映射了建构主义的概念。正如教师的任务是整合学习环境中的多重现实，领导者必须组织一个协调统一的团队，团队成员各司其职，为实现共同的目标而努力。

这凸显了领导者对组织文化的重视。文化可以被定义为“我们在这里做事的方式”（Deal & Kennedy，1982，p. 4）或“价值观、信仰和理所当然的常规”（Schein，1985，p. 1）。在医学教育中，这些可以是根深蒂固的信念（例如关于医学的道德目标），也可以建立在例行程序和实践基础上，例如以某种方式进行选拔，又如沿用多年来的教学和评估方法进行课程教学。正如我们在其他地方所讨论的那样，往往存在着相互竞争的文化和亚文化。因此，领导者的作用是质疑和挑战这些理所当然的观念、实践模式和职业认同。当一个领导者沉浸在一种文化中时，这可能是困难的。有时，一个“可信的局外人”可以通过适当的提问、阐明需求和价值、相互尊重并激励人们共同改善现状等方式，敏锐地处理这一问题。

领导人员、群体和团队

Lieff 和 Albert（2010）研究了医学院院长的性质和实践，阐述了医学教育领导者如何运用 Bolman 和 Deal 的所有四个框架来理解他们的工作。Lieff 引入了第五个领域——人际关系和工作风格（“知道如何在一个组织中使不同的人处于合适的位置，使他们各展所长”）。因此，领导力是关系性和情境性的。Souba（2010）描述了一种新的医疗卫生领域的领导绩效模型，其中对话领域成为情境。这种观点与对话式领导力的工作相呼应，对话式领导会使用一些技能和技巧，如欣赏性探询（Isaacs，1999）、“世界咖啡汇谈”（World Café）、讲故事或采取多种观点来解决棘手的问题。Argyris和Schön（1978）区分了“探询”和“倡导”。探询需要旁敲侧击、循循善诱，倡导则需要动静兼顾。一个有效的领导者会在对话中努力寻求探询和倡导之间的平衡。

正如Davies和Davies（2012）所言，教育领导者既要关注情感，也要关注理性。在本章后面，我们将探讨领导者需要如何培养自我洞察力，但在这里，我们想强调两个相关的概念：

- 情商（EI）
- 情感型领导力

Goleman（2000）关于EI的著作对领导力发展产生了影响，尽管基础研究并没有为该理论提供强有力的经验证据。Salovey和Mayer（1990，p. 31）将EI定义为“识别情绪、融入情绪以促进思考的能力，理解情绪的能力，调控情绪以促进个人成长的能力”。Goleman（2000）认为，情商所需的能力是：

- 自我意识
- 自我管理
- 社会意识
- 关系管理

在领导力方面，Goleman等（2002）认为，高效的领导者能够利用一切有利因素来适应环境，主要是激励他人，并调节自己（和他人）的负面情绪。虽然人格特质和情商很重要，但这些只是领导者特质一部分。情商与医学领域领导者更相关的地方是它与“情感劳动”（emotional labour）的交叉点，即医疗卫生专业人员和教师每天所做的工作，因为他们的主要工作对象是人。医学教育领导主要是“人的工作”，由于学生、教师、培训者和临床医生每天都与需求迫切、情绪高涨的人打交道，他们需要了解情绪如何影响他们的行为、反应和表现（Howe，2008）。Humphrey等（2008）认为，有效的变革型领导者是那些通过“深层行为”来进行情感劳动的人——他们有同理心并使用真实的情感表达：换句话说，他们是真实的。他们秉持信任和透明，关心他们的追随者（Avolio & Gardner，2005）；失信的领导者会失去追随者的承诺和尊重。

具有高情商，并能在工作场合安全、恰当地使用情感的领导者，可以被视为实行“情感型领导力”（Newman et al.，2009）。这种艺术性就是“领导力之舞”（Denhardt & Denhardt，2006）——“对领导力中情感（情绪表露）的艺术性运用的一种隐喻……通过精心调节的情感展示，表现出对情境的认识、对语境的敏感和对个人需求的认可”（Held & McKimm，2012，p. 60）。只要参与者按照“舞步”，运用快速认知、情感和理性思维，领导者和追随者就能运用情感进行协作。Moss（2009）提出，领导者还需要关注“灵性智能”，确保用道德、价值观和愿景来支持个人的情感劳动和人的工作。这有助于人们从工作中获得意义——它可以激励和鼓舞人们，促进创造和创新，并确保人们保持联系。

了解你的团队，包括他们的个人表现和合作方式，是一个领导者的基本技能。同样，有很多工具（已经介绍过的人格工具）可以帮助领导者识别个体之间如何互补，以及在哪些方面存在潜在的冲突。特定的工具，如阿斯顿团队表现量表或更为广泛使用的贝尔宾团队角色清单，也可以帮助识别团队的优势和潜在的弱点。对于发展中的领导者来说，充分了解自己的团队，还有一个很重要的原因：一个人难以拥有领导者所需的所有能力，没有哪个领导者是没有缺点的，一个好的领导者能意识到自己的局限性，并有策略地选择能够弥补这些局限性的其他人（Ancon et al.，2007）。本体论领导者的概念（Erhard et al.，2011；Souba，2011，2010）——谁关注做人以及做事，谁意识到过程，谁有很强的自我意识并意识到他们对他人的影响——很好地配合了上面讨论的领导力方法。Fullan（2005）提出，在复杂的自适应系统中工作的教育领导者的新任务是寻找适应性（而不是技术性）的解决方案。Heifetz和Linsky（2004）提出，适应性挑战由愿望和现实之间的差距形成，它要求我们作出现有技能范围之外的反应；需要进行适应性工作来缩小差距——这是需要努力学习的；有问题的人既是问题，也是解决方案；适应性工作会产生不平衡和回避。因此，需要进行艰难的对话，需要给人们空间、时间和安全感来探索解决方案和做出改变，同时要避免“群体思维”或陷入困境（Fullan，2005）。

领导力理论和概念

现有文献中提出了一系列领导力理论和概念——在本章中不可能将它们全部阐述清楚。在这里，我们要讨论一些比较主流和有影响力的理论，并探讨这些理论对医学教育领导者的意义。虽然领导力理论有一个松散的年表，而且在某些时期或某些文化中，某些形式的领导力似乎比其他形式的领导力更容易被接受（Storey，2004）；但今天，一个现任领导者或有志成为领导者的人可以从大量的风格、方法、工作方式和行为中进行选择。最重要的因素是，领导者永远是存在于关系之中的（Binney et al.，2004）——它关乎你的行为和与他人的互动。因此，发展自我洞察力和“情商”是至关重要的（Goleman，2000）。

20 世纪初，对领导者的描述催生了占主导地位的“伟人”或特质论：有抱负的领导者会模仿这些“伟人”。从 20 世纪 40 年代开始，主流理论倾向于关注领导风格，并以领导者可以改变和发展的观念作为支持（Jago，1982）。领导者不仅在工作任务上，而且在技能上也有别于管理者和行政人员。在 20 世纪五六十年代，行为理论和关系理论开始揭示：当个人的需求得到满足时，个人如何表现得更好，从而促进其所在组织的整体工作。因此，领导者和组织开始让员工（或追随者）参与到提高组织绩效和实现组织目标中来，于是出现了激励理论。

在 20 世纪六七十年代，人们对情境（Hersey & Blanchard, 1993）和权变领导理论产生了兴趣，在这种理论中，领导者不仅是一个演说家和愿景的制定者，而且要对他们和他们的组织所处的商业、组织和社会环境做出反应。塞尔兹尼克（Selznick，1957）认为领导力就是针对组织中人性的一面进行管理，注入目的性和价值观。权变理论表明，领导者需要多种技能和方法，必须能够有选择地运用所掌握的技能和方法，以有效处理不同情况。因此，选择什么样的领导方式要视情况而定。虽然教育领导者确实需要在不同的情况下表现出不同的行为（如在主持会议时和与身边的团队亲密相处时，领导的行为是不同的），但这种观点否认了领导者表现出真实性和开放性的价值，而这种价值在以后的领导力概念中普遍存在（McKimm 和 Leiff 著）。

魅力型领导者有时会自恋，以至于他们没有意识到自己行为的影响，而忽略了组织的目标（Maccoby，2007）。在 20 世纪七八十年代，一些备受关注的政界和商界领袖衰落之后，魅力型领导力作为主流的领导力形式开始失宠。这些基于个人特质的个人英雄式领导力理论让位于后英雄主义理论，包括分布式领导力和共享型领导力理论，以及追随者理论。在文献中，有很多理论的重复和循环。领导力理论既没有从医学教育中产生，也没有在医学教育中得到检验。然而，交易型、变革型和服务型领导力理论等几种主流理论——有时被称为“新范式”（Bryman，1996）的领导力方式，可能会与医学教育中方兴未艾的领导力语言产生最大的共鸣。

交易型领导力的重点是提高组织的执行力，领导者以遵守目标和规则为条件来给予报酬。这种形式的参与有时被称为互惠（Heifetz et al.，2004）。变革型领导力是交易型的扩展，在这种模式下，每个人都会通过合作决策来推动组织的改进（Bass & Avolio，1994）。变革型的领导者致力于创造价值一致性和信任，并努力推动变革。

服务型领导力源于罗马天主教会的信仰和价值观，主张为追随者服务，领导者要重视组织中的群众（Greenleaf，2002）。服务型领导者从服务中获得影响力，Greenleaf（2002）提出，一个人先服务，后渴望成为领导者，这是基于他慎重的选择和希望有所作为的愿望。服务型领导力的概念与医疗卫生和教育有关，特别是在公共部门中，它体现了诸如看管（关心下一代的东西）、社区决策、倾听、授权、说服和与人为善等理念。Fullan（2007）将这描述为教育的道德目的，将“价值领导力”的理念有力地推到了前台。Fullan（2001）认为，有效的变革型领导者都能够利用以下五种技能与团体成员合作：建立一致性，确定道德目标，理解变革（及其影响），建立关系，创造和分享知识。具备良好自我洞察力的、经验丰富的领导者，会带着活力、热情、同情心和希望去做这一切。遗憾的是，我们看到很多领导者因为不同程度地缺乏这些个人品质而无法让他人参与变革过程。最近，出现了对不同形式的领导力的关注，这些领导力承认合作、共同体参与、知识的网络形式以及环境和组织的可持续性（Cardona，2000；Scott，2004；van Zwanenberg，2003；McKimm & Swanwick，2009，p. 18；Fullan，2005）。Western（2012，p. 18）还讨论了生态型领导力的概念，认为它是后英雄主义模式中的一种新兴的领导话语，将其描述为："关乎连接、相互依存和可持续发展，以道德和社会责任的立场为基础……它由人的精神推动，对一些人来说是以精神为基础，对另一些人来说则不是"。

在这些术语体系中界定领导力，对医学和医学教育是有意义的，并与教育文献中围绕社会责任和问责制的其他提法相呼应（Boelen & Woollard，2011），可促进全球健康和文化多样性（McKimm & McLean，2011），学生、受训者、患者和照护人员的赋权，以及共同体参与（Fullan，2005）。协作型或共享型领导力的观念（Lambert，2002）也是跨专业教育和合作医疗照护的基础。世界卫生组织（2007，2009）指出，合作医疗照护可改善卫生绩效，表现在：

◆ 改善患者照护
◆ 改进卫生绩效的获取和协调
◆ 更恰当地使用资源
◆ 提高患者安全，减少临床错误
◆ 减少并发症、住院时间和医疗费用
◆ 资金往往用于协同创新

Northouse（2007）将领导力理解为一个过程，涉及在群体环境中的影响力与目标的实现。这就回到了前面的概念，即领导力存在于关系之中，如果不参照追随者，就无法正确理解。领导者和追随者不是排他性的群体，很多追随者会领导，很多领导者会追随。Kellerman（2008）指出，由于时代、文化和秩序等背景的不同，追随者的分类方法是不同的。然而，它们更多的是相似而不是不同；它们都涉及支配和服从。凯勒曼（Kellerman）将追随着分为孤立者、旁观者、参与者、活动家和顽固分子五类，Kelley（1988）则将他们分为疏远者、被动者、顺从者、实用主义者和模范追随者。Kelley 的"模范追随者"以智慧、独立、勇气和强烈的道德感行事。此外，这些类型涵盖从被动到主动的不同的参与程度。

追随者为了组织的成功而超越自己的需求，而领导者的任务就是实现这一目标，即 Bass 和 Avolio（1996）所说的"理想化影响"。根据 Alimo-Metcalfe（1998）的观点，领导者通过将追随者拉到未来状态来改变他们。Rost（1991）明确指出，领导者和追随者在基于影响力的关系中工作，为彼此的目标而促进变化。因此，领导力就是领导者和追随者一起做的事情。随着组织变得更加扁平化，Rost（1993）向理论家和活动家提出挑战，要求他们抛弃追随者的概念。然而，讨论追随者的文献不断增加。Grint 和 Holt（2011）提供了一个基于权威、确定性和不确定性，以及组织机构所面临问题的复杂程度的追随者分类方法。他们阐述了医疗卫生服务工作者的个人和集体责任。在许多方面，适应性领导力理论中或多或少地体现了解决问题的方法（Heifetz & Linsky，2004）。理解领导者和追随者的核心是权力，权力是一种关系，而不是一种占有，因此追随者从来不是没有权力的。Kelley（1988）认为，领导者与追随者的关系中涉及四种角色：被动的追随者（等待领导者做出决定，被动参与，有时是负能量），主动的追随者（独立的批判性思考者，对组织和领导者的目标和愿景具有超前意识），小"l"型领导者（领导任务、团队和群体），大"L"型领导者（领导重大举措或担任高级职位）。

Grint（2005）论述了四种领导观：作为人的领导（需要与他人互动以实现变革）；作为结果或成果的领导（不同结果的衡量难度是不一样的）；作为过程的领导（通过领导者和追随者的不同行为来体现）；作为职位的领导（级别或地位决定领导力）。每次连续描述一个领导者、一次变革或一个组织，都会产生另一种领导力理论或领导力类型。当下文献中缺乏对领导者和领导力的一致定义，这使理论难以直接应用于医学和医学教育（Turnbull James，2011）。

制度上的差异性也使我们对什么是成功

的医学教育领导的理解感到困惑（Rich et al., 2008）。Mennin（2010）将医学院定性为复杂的适应系统。临床专家持续在临床环境和大学背景之间流动。在临床环境中，领导力往往与职位或专业有关；而在医学院校中，领导者和追随者均重视专业实践。Mintzberg（2009）认为，医疗中的重要标准是解决问题的方式、背景和决策的总和。然而，Turnbull James（2011）从个人及其档案中转移出来；有名的领导者总是同事网络的一部分。英国国王基金在向 NHS 领导和管理委员会提供咨询时指出，工作人员既需要变革型领导力来引领变革，也需要交易型领导力（管理）来保持稳定（The King's Fund，2011）。

当代领导力包括创造愿景、战略规划、沟通和处理冲突。卫生工作领导者无疑需要管理技能，以提高服务和患者照护质量，支持团队合作，实现患者参与。这就是有目的的领导力，它认识到结构、流程、要求和语言是如何塑造领导者的（Souba，2011）。医疗卫生工作中的领导力既有背景又有目的，需要通过团队管理实现优质的患者照护和满意度（Firth-Cozens & Mowbray，2001）。在 20 世纪 80 年代，交易型领导力方法被越来越多地用于衡量和监测医疗卫生工作的卓越性、有效性和质量。这些成了政治工具，也成了培养和加强医疗卫生领域领导力的方法——在英国国民卫生保健体系等整体系统中，这些方法仍在盛行。对领导力的任何评价都必须超越绩效监测，并考察其对医疗卫生服务机构及其员工的影响。

许多领导力方法强调一个框架，通过这个框架可以学习领导的技能、态度或能力。Kotter（1990）定义了领导技能和实践，并建立了培养领导者的方法论。在英国，所有的临床医生都可以参考广受认可的医疗领导力能力框架（MLCF）（NHS Institute for Innovation and Improvement，2010）来发展他们的领导力。在医疗卫生领域，专业领导力的规范模式是英雄式领导力。尽管 MLCF 强调共同领导，但它也被一种观念所束缚，这种观念认为领导问题可以通过发展个人而不是健全体制来解决。专注于培养个人的领导力计划需要与日常工作相关联。在临床工作生活中，领导需要个体韧性和强大的个人技能。Kelley（1998）的观点认为领导力是一种面向解决方案的实践，是在操作层面而不是在战略层面完成任务。

领导力发展方案必须依托于培养其领导能力和管理技能的人的实践（Fulop，2010）。发展方案应侧重于建立信任和集体领导（Grint, 2005）。基本的人事管理技能，包括创建有意义的愿景和实施变革，需要高度的情商（Goleman，2000）。此外，后英雄主义理论已经从个人领导者发展转向关注组织持续发展的领导力发展（Turnbull James，2011）。促进开放和疆界分化的分布式和共享型领导力方法需要开发组织的“社会资本”（组织根据其目标和使命开发系统的能力），而不是专注于开发以个人领导力为重点的“个人资本”（Bolden et al.，2011）。

发展各级领导者

在 21 世纪的第一个十年里，英国卫生健康战略的重点是健康改善和领导力发展。2008 年，一个专家组指出：

> 目前，正式的领导培训有限，有必要将其纳入专业培训，作为担任医院医学、全科医学和公共卫生高级职位的必要前提……教育领导者的角色也被视为未来卓越和专业水平的关键。
>
> Scottish Medical and Scientific Advisory Committee（2009）

在医学教育中，职业路径是指导新手的重要内容。一些进入医学院的学生对他们的最终职业目标很有把握；而另一些学生对他们的学习和职业生涯没有成熟的想法，甚至一无所知。而这些职业路径将决定医生的主要身份。在这过程中，有一部分医生在做好医疗工作的同时兼顾学术研究。对这种可能性的认识往往是从学生时代发展而来的，因为大学教学人员同时也是研究人员。学生们不可避免地会遇到临床研究人员，这些人也必须具备研究意识（General Medical Council，2009）。通过临床学术连续体的研究意识转向参与活动，这个概念被很好地阐述（The Academy of Medical Sciences，2012）；而对于临床教育工作者和领导者来说，类似的连续体至今还不能得到清晰表达。

许多专业指导框架认为领导、管理、教学和评估对良好患者照护具有重要意义（CanMEDS，2010；General Medical Council，2011）。此外，要求那些参与教学的人“培养称职教师所应具备的技能和经验”（General Medical Council，2011，p. 8）——尽管不一定是教育领导者的技能。为了培养各级教育领导者，有必要确定职业生涯的各个阶段，并构建一个连贯的方法，以确保每个医生都具有教育意识，并且医生的每个角色都有教育方面的明确的要求和职责。少数医生将从事教学工作，担任以教育职能为主的职务（如医学教育主管）。目前在岗的人将通过许多不同的途径发挥教育作用；并非所有人都拥有初级医学学位。一些人将具有公认的教育或领导资格，其他人则将通过经验获得专业知识。对于学生和医生来说，展示一个与其他课程能力相联系的医学教育职业轨迹仍然不是一件容易的事。这给培养教育领导者带来了问题，这一问题在不同的国家有不同的表现。

英国 MLCF（Medical Leadership Competency Framework）于 2008 年首次发布，并于 2011 年更新（Academy of Medical Colleges & NHS Institute for Innovation and Improvement，2008）。它的目的是帮助解决人们对医疗领导力的认识不足，并规定了医生在规划、提供和转变卫生服务方面需要的领导力。虽然没有特别关注教育领导力，但许多与临床领导力有关的能力和课程活动同样与教育领导力有关。医学教育者学会（AoME）制定了专业标准，帮助指导当前和未来的教育领导者（AoME，2012）。然而，这些能力框架只是一个起点。如何在政策、组织和个人层面对其进行解释，将决定它们是否真正有助于培养教育和临床领导力（General Medical Council，2012b）。

医学生教育领导力意识的培养

从新手到专家的过程是漫长的。决定学生进步的因素包括个人的学习风格和投入、学校的教学理念、具体课程，以及教育环境与条件。学校对学生的每一次干预都是正式化的。在这个阶段，提高学生对教育过程的自觉认识是关键。如果学生在掌握医学知识的同时，也获得对教育理论的积极理解，这可以丰富他们从中小学生到成人学习者的转变过程。

一些学生将带着教育意识进入医学院校。现在，所有英国医学生都被要求获得教育技能和临床领导力。《明日医生》（General Medical Council，2009）要求学生“有效地发挥导师和教师的作用，包括在对同伴的鉴定、评价和述评中作出贡献，提供有效的反馈，并利用机会发展这些技能”（General Medical Council，2009，p. 27），还要求学生“展示团队建设能力和积极的工作关系，承担各种团队角色——既可以领导，也可以接受他们领导”（General Medical Council，2009，p. 28）。现在，许多学校传授和评估促进学习、演讲、教育研究和领导力方面的技能。一些学校提供医学教育或临床领导力的中间选择。为教育和领导力提供理论基础，再加上榜样和在教师指导下参与教学的机会，以及少量的小“l”型领导力，有助于确保学生对未来医学教育的可能性有一个深刻而持久的认识。

MLCF 引导学生理解他们的个人品质：

- 正直行事
- 自我发展
- 自我管理
- 自我意识

与他人合作：

- 团队合作
- 令人鼓舞的贡献
- 建立和维护关系
- 发展网络

培育情商和学会做人，这是领导力发展的基石，也是对各种类型的领导者的共同要求（Jordan et al.，2008）。本科教育面临的挑战是为学生深层次的自我发展科学地设定足够的课程时间。

实习医生对教育领导力的早期参与

早期的课程通常是通识性的，这是所有人都必须遵循的一般规律。它的重点是通过从学生到医生的转变来支持和培养新的医学毕业生。它提供了在比 MLCF 更进一步的管理服务领域上构建的机会：

- 管理绩效
- 管理人员
- 管理资源
- 计划

以及改善服务：

- 促进转型
- 促进创新
- 批判性评价
- 确保患者安全

这些应该使新医生在日益熟悉的教育环境（即他们的工作场所）中得到拓展，确保他们能够接触并理解他们工作和学习的环境。在加强教育领导力的同时，这些领域使人们有机会接触到广泛的教育活动，而领导力的视角可以集中在这些活动上。工作场所学习及其大量的评价工具、针对学习本身以及为改进学习所做的评估可以提供发展和评价领导力技能的机会（General Medical Council，2012a）。建立和维护一个实践档案可以保留进步的证据，该档案袋包含了反思、成就和完成的技能的日志。团队合作和沟通等技能都可以得到正式和非正式的评价——尽管它们没有在领导力术语中明确定义。同样，尽管教育领导力并没有被特别提及，但对于那些对教育感兴趣的人来说，这几年是一个沉浸在教育方法中的时期，也是一个潜在的教育领导者选择的时期。在这个阶段，有可能获得毕业后医学教育（通常包括教育领导力模式）的资格。一些高校提供包括医学教育选项在内的学术跟踪课程。这些课程具有竞争力，为学术活动提供了受保护的时间，通常带有内置的导师制。作为未来教育领导力生涯的基础，它们值得考虑。

实习医生的教育领导力活动

英国医生的所有课程，都把可识别的教育和领导力的发展列为必修内容（如 UK Foundation Programme Office，2011）。借助医学教育和领导力领域大量的业余和远程学习产品，还可实现质量认证。成功需要智力和财力的投入，但这种投入的证据正成为承认和晋升教育领导者角色的先决条件。在过去的十年时间里，教育和临床领导力方面的研究经费也有所增加。

支持和培养未来教育领导者的师资

大多数医疗保健系统已经认识到，它们目前的许多医疗和教育领导者都有经验，但没有遵循传统甚至明确的职业发展路径。在过去的十年中，医疗卫生领导战略兴起，例如“苏格兰政府通过领导力提供质量：NHS 苏格兰领导力发展战略”。这种方法有助于各个层级的领导力发展。

教育领导力需要专业地位吗？

发展教育领导力的职业路径需要投入和成就。在许多医疗保健系统中，高级认可来自于医生的基础专业，正是这个专业可以规定他们的注册、执照和执业范围。只有当医学教育被认为是一个合法的职业轨道时，才有可能充分整合课程要求，而不是目前临床专业课程占主导地位所必需的双轨方法。表 60.1 列出了职业路径的方法。此外，还需要支持一个“追赶群体”，即那些没有享受到上述一些课程的益处的、具有教育责任的医生。

由于医学教育是改善健康的核心，教育领导力需要大力加强，必须以一定的规程、科学有效地组织起来。无论目前的卫生系统如何组织职业进展，都必须为教育领导力的进步作出协同安排。最近成立的医学领导和管理学院就是作为参照标准和实践共同体，旨在成为医学领导者（以及在医学管理和教育方面具有领导作用的其他人）的“家园”（McKimm et al.，2009）。

培养和理解自我作为领导者

前面提到的框架规定了领导力所需的素质和能力，实现这些要求需要应用和实践（NHS Leadership Centre，2003；Academy of Medical Royal Colleges & NHS Institute for Innovation and Improvement，2008）。

有一个庞大的领导知识库和丰富的资源可供有抱负的领导者获取知识。有许多书籍、文章和期刊，课程丰富。因此，领导力发展的第

表 60.1 医学教育领导者可能的职业发展路径

等级： 教育路径	对象： 职业路径	教育质量（英国）	资源来源（英国）
Ⅰ 教育意识	所有医学生	无嵌入式课程要求	医学本科课程
Ⅱ 从事教育工作	所有实习医生	无嵌入式课程要求	基础与专业培训课程
Ⅲ 教育积极性	部分实习医生，如学术基础实习生；临床教学研究员 所有教师、培训师和主管	研究生证书 / 文凭 / 教育（临床 / 医学）硕士；MPhil；PhD 得到认可的培训师培训 / 教师发展 医学教育者学会（或同等机构）或高等教育学会会员	高等教育机构 医学院校、院长和专科学院 医学教育者学会 高等教育学院
Ⅳ 教育领导者（通常是一个短期角色）	例如阶段 / 年度协调员；教育主管；副顾问 / 副院长 / 助理全科医生主任	得到认可的培训师培训 / 教师发展，并根据角色进行调整 领导力培训，包括研究生资格（工商管理硕士学位证书）	医学院校、院长和专科学院 ASME 高等教育机构
Ⅴ 教育领导者（通常需要大量时间投入）	医学教育主任 /PG 院长 /GP 主任 教务处 / 校长 / 院长	同上 医学教育学会（或同类机构）或高等教育学会会员 医学领导与管理学院成员（或同类人员）	医学教育学会 高等教育学会 医学领导与管理学院

一步是确定如何最有效地吸收这些信息。不同的人可能喜欢角色扮演、研学、行动学习或小组讨论等不同的学习方式，这取决于他们的学习风格（Honey & Mumford，1982）。

通过读某一本书或进行某一项学习活动，即可使一个人成为杰出的领导者。这样的想法虽然诱人，但完全不切合实际。领导者不是被教出来的，而是在经验和实践中学习锻炼出来的（Adair，1997）。书籍和文章可以提供背景原则和知识，但只有将其付诸实践，并对结果进行检验和反思，个人才能发展成为领导者。

从成为领导者开始

领导力不是在真空中产生的；成为一个领导者是一种社会建构，取决于具体的情况，尤其是被领导的团队以及团队运作的环境和文化。Adair 在其对功能性领导力的阐述中，将领导者描述为：“一个能够凭借其人格魅力、知识和教育经历，提供必要的职能，凝聚团队的力量来完成工作任务的人”。他将领导力定义为：“领导者、团队成员和情境之间的互动”（Adair，1968）。因此，领导力发展是多因素的（框 60.1）。

框 60.1 领导力培养中需要考虑的因素

- 对自我的理解
- 学以致用的能力
- 对团队的理解

对自我的理解

“个性决定领导力并影响团队的绩效——我们是怎样的人决定我们怎样领导”（Hogan & Kaiser，2005）。作为一个领导者，对自我的理解是必不可少的。了解别人对我们的看法可以更准确地洞察领导行为，并有助于个人发展（Alimo-Metcalfe，1998）。具体来说，对自我的理解会带来：

- 了解优缺点及其对团队的影响
- 理解压力下的行为和触发压力的压力点
- 了解哪些领导力风格来得容易，而哪些需要一些实践来培养
- 使团队效率最大化的能力

有几种工具可以帮助识别优缺点。人格的客观评估可以使用 Myers-Briggs 人格类型指标（MBPI）和五因素人格量表（NEO-PI）等

工具。虽然很少有客观证据表明这些知识能提高领导力，但 Judge（2002）、Siebert 和 Kraimer（2001）等的研究揭示了领导者中最常见的人格特征，从而对需要发展的领域提供了参考意见。

多源反馈在这种情况下可能也很有用，但需要有经验的协调者谨慎运用和准确反馈，否则其有效性可能会受到意外后果的影响（Sargeant et al.，2007）。然而，有证据表明，在适当的支持下使用多源反馈，可能有助于领导力发展（Thach，2002）——尤其是在确定需要改进的特定领域时（Bass & Avolio，1996）。

除了知道自己作为一个潜在领导者的优势是什么之外，一个人还必须知道可能使他们脱轨的压力。那些使一个人成为好领导者的个人特质，在某种压力下往往也会给他们及其团队带来麻烦。Hogan 和 Hogan（2001）列举了 11 种脱轨的情况：在压力条件下，一个人的力量如果取决于他们对角色的热情，可能会变得不稳定和不可预测；一个谨慎的人可能会变得畏首畏尾；一个精明的人可能会变得多疑和有报复心理；一个独立的人可能会变得冷漠和孤僻；一个专注的人可能会走向消极对抗和固执；一个自信的人可能会变得傲慢和武断；一个有魅力的人可能会变得喜欢摆布别人；一个性格活泼的人可能会变得戏剧化和装腔作势；富有想象力的人可能会变得古怪；勤奋的人可能会变成一个多管闲事的人；一个尽职的人可能会变得依赖或犹豫不决。了解这些，可以让潜在的领导者及早发现情况并采取预防措施。

领导力风格有很多种。Goleman（2000）列举了以下风格：强制（要求立即服从）；权威（动员人们朝着一个愿景前进）；依附（创造和谐和建立情感纽带）；民主（通过参与获得共识）；进度设定（设定并期望高标准的绩效）；指导（培养未来的人才）。所有这些风格在不同的地方都可能适用，不过，强制和进度设定的风格往往会对组织的氛围产生有害影响，尤其是如果使用不当和过于频繁。Bush（2003）在考虑教育环境中的领导力时，讨论了正式的、政治的、模糊的、主观的、大学的和文化的模式，还有许多其他的模式。考虑不同风格时，要认识到没有一个绝对正确的模式。这一点非常重要。不同的风格适合不同的场合，好的领导者知道他们喜欢的风格并不适用于所有场合。通过反思最适合其个性的领导风格，并在适当的情况下尝试不同的领导风格，一个发展中的领导者可以构建一系列方法，并在不同的情况下提高它们的有效性。

学以致用的能力

如前所述，领导力是从经验和实践中学习锻炼出来的（Adair，1997）。因此，对于希望成为领导者的人来说，最实用的建议是：“就这么做吧”。所有的领导行为——设定愿景、设定方向、激励、应对变化——都是必须做的事情，没有这些行为你就不能成为领导者。领导者需要承担风险，一个不冒风险的领导者将无法推动组织取得进步。但是，需要保障和支持，才能使领导者在“做”中得到发展进步。Nonaka 和 Takeuchi（2011）认为，领导者也需要展示和发展实践智慧。

新的教育领导者可能会有一个教练或导师。关于教练法的作用已经有很多文章，但其核心是强调在潜在领导者的工作范围内开发他们的才能和资源。教练法和导师制被描述为一种学习关系，这种关系帮助人们掌控自己的发展，释放他们的潜力，并实现他们所重视的结果（Connor & Pakora，2007）。使用最广泛的方法之一是 Whitmore（2002）的方法，该方法使用了以下 GROW 模型：

目标（**g**oals）：你想要什么？

现实（**r**eality）：现在发生了什么？

选择（**o**ptions）：你能做什么？

意愿（**w**ill）：你会怎么做？

另一个被认为有助于领导者发展的过程是运用反思性实践。Bennis（1994）鼓励所有的管理者实践“三个 R——撤退（retreat）、更新（renewal）和回归（return）”，以此来实现组织的更新和变革。反思性实践被描述为“反思行动以推进持续学习的进程的能力”（Schön，1983）。最简单地说，反思性实践包括：一是思考一个行动或决定及其后果，二是批判性地回顾所发生的事情，三是提出其他解决方案。这可以通过多种方式完成，但通常需要抽出时间单独或与同事一起完成。

行动学习法（Revans，1998）、树立一个榜样或结构化观察和发现，这些都是一个新的领导者可以在工作中发展的手段。因此，培养和理解自己作为一个领导者，是一个以自我意识和团队意识为基础的经验过程。在此过程中，领导力知识和技能的学习得到了实践。像所有的体验式学习一样，这是一个终生的旅程，你只有专注于前方的道路才能取得进步（图 60.3）。

结论

- 有效和富有想象力的医学教育领导和管理是确保实施优质教育的关键。
- 现在人们普遍认为，教育知识和技能需要传授和评估。医学教育领导力同样需要学习和发展，不仅是“在职”方式，还要通过更正式和有计划的方式来学习和发展，而这一点还没有被很好地认识到。
- 领导力发展对于培养现有和未来的教育领导者和管理者至关重要，这将使他们能够在医学教育赖以开展的复杂多变的卫生服务和教育环境中应对自如。
- 领导者需要具有公信力和显示度，能够领导和管理变革，并与许多利益相关方（往往是相互竞争的）开展合作。

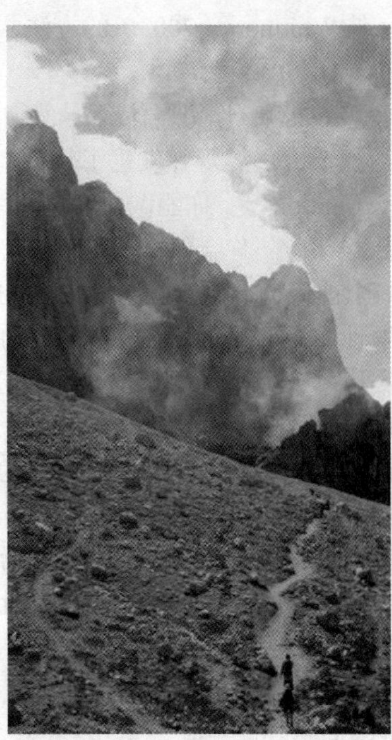

图 60.3 领导力——向前之路

参考文献

Academy of Medical Educators (2012) *Professional Standards*. [Online] http://www.medicaleducators.org/index.cfm/profession/profstandards/ Accessed 9 April 2013

Academy of Royal Colleges and NHS Institute for Innovation and Improvement (2008) Medical Leadership Qualities Framework. London: AoMRC

Adair, J. (1968) *Training for leadership*. London: MacDonald and Co

Adair, J. (1997) *Leadership Skills*. London: Chartered Institute of Personnel and Development

Alimo-Metcalfe, J. (1998) 360 degree feedback and leadership development. *Int J Select Assess*. 6: 35–44

Alimo-Metcalfe, B. (1998) *Effective leadership*. London: Local Government Management Board

Ancona D., Malone T.W., Orlikowski, W.J., and Senge, P.M. (2007) In praise of the incomplete leader. *Harvard Business Review*. 85: 92–100

Argyris, C., and Schön, D. (1978) *Organizational learning: A theory of action perspective*, Reading, MA: Addison Wesley

Avolio B.J. and Gardner W.L. (2005) Authentic leadership development: Getting to the root of positive forms of leadership. *The Leadership Quarterly*. 16: 315–338

Barrow, M., McKimm, J., and Gasquoine, S. (2011) The policy and the practice: early career doctors and nurses as leaders and followers in the delivery of health care. *Adv Health Sci Educ*. 16(1): 17–29

Bass, B.M. and Avolio, B.J. (1994) *Improving Organizational Effectiveness Through Transformational Leadership*. Thousand Oaks, CA: Sage

Bass, B.M. and Avolio, B.J. (1996) *'Postscript'. In Improving Organisational Effectiveness Through Transformational Leadership*. London: Sage

Baulcomb, J.S. (2003) Management of change through force field analysis. *J Nurs Manag*. 11(4): 275–280

Becher, T. and Trowler, P. (2001) *Academic Tribes and Territories: Intellectual enquiry and the cultures of disciplines*. Milton Keynes: Open University Press

Beerel, A. (2009) *Leadership and Change management*. London: Sage Publications.

Bennis, W. (1994) *On Becoming a Leader*. Reading, MA: Addison-Wesley

Bennis, W. and Nanus, N. (1985) *Leaders: the strategies for taking charge*. New York: Harper and Row

Binney, G., Wilke, G., and Williams, C. (2004) *Living Leadership: a practical guide for ordinary heroes*. London: Pearson Books

Boelen, C. and Woollard, R. (2011) Social accountability: the extra leap to excellence for educational institutions. *Med Teach*. 33(8): 614–619

Bolden, R., Hawkins, B., Gosling, J., and Taylor, S. (2011) *Exploring Leadership: Individual, Organisational and Societal Perspectives*. Oxford: Oxford University Press

Bolden, R., Petrov, G., and Gosling, J. (2009) Distributed leadership in Higher Education: Rhetoric and reality. *Educ Manag Admin Leadership*. 37(2): 257–277

Bolden, R. (2011) Distributed leadership in organisations: a review of theory and research. *Int J Manag Rev*. 13(3): 251–269

Bolman, L. and Deal, T. (1991) *Reframing organisations: Artistry, Choice and Leadership*. San Francisco, CA: Jossey Bass

Bolman, L.G. and Gallos, J.V. (2011) *Reframing Academic Leadership*. San Francisco, CA: Jossey Bass

Bradshaw, L. (1999) Principals as boundary spanners: working collaboratively to solve problems. *NASSP Bull*. 83: 38

Bryman, A. (1996) Leadership in organisations. In S.R.Clegg, C. Harvey, and W.R. Nord (eds) *Handbook of Organisational Studies*. London: Sage

Bush, T. (2003) *Theories of Educational Management and Leadership*. London: Sage

CANMEDS Physician Competency Framework (2010) [Online] http://rcpsc.medical.org/canmeds/index.php Accessed 23 May 2012

Cardona, P. (2000) Transcendental leadership. *The Leadership and Organisation Development Journal*. 21(4): 201–206

Carr, D.K., Hard, K. J., and Trahant, W.J. (1996) *Managing the Change Process: a field book for change agents, consultants, team leaders and reengineering managers*. New York: McGraw Hill

Castells, M. (1990) *The Rise of the Network Society*. Oxford: Blackwell

Connor, M.P., and Pakora, J.B. (2007) *Coaching and Mentoring at Work: Developing Effective Practice*. Maidenhead McGraw Hill

Covey, S., Merrill, A.R., and Merrill, R.R. (1994) *First Things First*. New York: Simon and Schuster

Davies, B. and Davies, B.J. (2012) The nature and dimensions of strategic leadership. In M. Preedy, N. Bennett, and C. Wise (eds) *Educational Leadership: context, strategy and collaboration* (pp. 83–95). Milton Keynes: Open University Press

Deal, T. and Kennedy, A.E. (1982) *Corporate Cultures*. Reading, MA: Addison-Wesley

Denhardt, B. and Denhardt, V. (2006) *The Dance of Leadership: the art of leading in business, government and society*. Armonk NY: M.E. Sharpe

Department of Health (2011) *Service Increment for Teaching in England*. [Online] http://webarchive.nationalarchives.gov.uk/+/www.dh.gov.uk/en/Publicationsandstatistics/Publications/PublicationsPolicyAndGuidance/Browsable/DH_5651084 Accessed 9 April 2013

Erhard, W.H., Jensen, M.C., and Granger, K.L. (2011) Creating leaders: an ontological model. *Harvard Business School Negotiation, Organisations and Markets Research Papers*. Number 11–037

Firth-Cozens, J. and Mowbray, D. (2001) Leadership and the quality of care. *Qual Health Care*. 10(Suppl II): ii3–ii7

Fraser, S. and Greenhalgh, T. (2001) Coping with complexity: educating for capability. *BMJ*. 323:799–803

French, J.R.P. and Raven, B. (1959) The bases of social power. In D. Cartwright and A. Zander (eds) *Group Dynamics* (pp. 150–167). New York: Harper & Row

Fullan, M. (2001). *Leading in a Culture of Change*. San Francisco, CA: Jossey-Bass.

Fullan, M. (2005) *Leadership and Sustainability: Systems Thinkers in Action*. Thousand Oaks, CA: Corwin Press

Fullan, M. (2007) *The New Meaning of Educational Change*. 4th edn. London: Teachers College Press

Fulop, L. (undated) Exemplary leadership, the clinician manager, and a thing called 'hybridity'. [Online] www.download.bham.ac.uk/hsmc/liz-fulop.pdf. Accessed 10 March 2012

Fulop, L. and Day, G. E. (2010) From leader to leadership: clinician managers and where to next? *Aust Health Rev*. 34(3): 344–351

General Medical Council (2009) *Tomorrow's Doctors: Outcomes and standards for undergraduate medical education*. [Online] http://www.gmc-uk.org/education/undergraduate/tomorrows_doctors.asp Accessed 17 June 2012

General Medical Council (2011) *Good Medical Practice: Teaching and training, appraising and assessing*. [Online] http://www.gmc-uk.org/guidance/good_medical_practice/teaching_training.asp Accessed 17 June 2012

General Medical Council (2012a) *Workplace Based Assessments: a guide for implementation*. [Online] http://www.gmc-uk.org/Workplace_based_assessment_31381027.pdf Accessed 21 December 2011

General Medical Council. (2012b) *Recognition and Approval of Trainers: a consultation*. [Online] http://www.gmc-uk.org/education/10264.asp (accessed 17 June 2012)

Goleman, D. (2000) Leadership that gets results. *Harvard Business Review*. March/April: 78–90

Goleman, D., Boyatzis, R., and McKee, A. (2002) *Primal Leadership*. Boston: Harvard Business School Press

Greenleaf, R.K. (2002) *Servant Leadership: A Journey Into the Nature of Legitimate Power and Greatness*. New York: Paulist Press

Grint, K. (2005) *Leadership: Limits and Possibilities*. Basingstoke: Palgrave MacMillan

Grint, K. and Holt, C. (2011) Followership in the NHS. In: *The Future of Leadership and Management in the NHS. No more heroes*. Report from The King's Fund Commission on Leadership and Management in the NHS. London: The Kings Fund

Hartle, F., Snook, P., Apsey, H., and Brownton, R. (2008) *The training and development of middle managers in the children's workforce*. Report by the Hay Group to the Children's Workforce Development Council (CWDC). [Online] www.cwdcouncil.org.uk Accessed 5 June 2012

Harvey, D. (1988) *The Condition of Post-modernity*. Cambridge MA: Polity Press

Heifetz R.A. and Linsky M. (2004) When leadership spells danger. *Educ Leadership*. 61(7): 33–37

Heifetz, R.A., Kania, J.V., and Kramer, M.R. (2004) *Leading Boldly*. Stanford CA: Stanford Social Innovation

Held, S. and McKimm, J. (2012) Emotional intelligence, emotional labour and affective leadership. In M. Preedy, N. Bennett, and C. Wise (eds) *Educational Leadership: context, strategy and collaboration* (pp. 52–64). Milton Keynes: Open University Press

Hersey, P. and Blanchard K. (1993) *Management of Organizational Behavior: Utilizing human resources*. 6th edn. Englewood Cliffs, NJ: Prentice Hall, Inc.

Hodges, B. (2010) A tea-steeping or i-doc model for medical education? *Acad Med*. 85: s34–s44

Hogan, R. and Hogan, J. (2001) Assessing leadership: A view from the dark side. *Int J Select Assess*. 9: 40–51

Hogan, R. and Kaiser, R.B. (2005) What we know about leadership. *Rev Gen Psychol*. 9: 169–180

Honey, P. and Mumford, A. (1982) *The Manual of Learning Styles*. Maidenhead: Peter Honey Publications

Howe, D. (2008) *The Emotionally Intelligent Social Worker*. Basingstoke: Palgrave McMillan

Humphrey, RH, Pollack, J.M., and Hawver, T. (2008) Leading with emotional labour. *J Manag Psychol*. 23(2): 151–168

Iles, V. (2011) Leading and managing change. In T. Swanwick and J. McKimm (eds) *The ABC of Clinical Leadership* (pp. 19–23). Oxford: Blackwell Publishing

Isaacs, I. (1999) Dialogic leadership. *The Systems Thinker*. 10(1): 1–5

Jago, A.G. (1982) Leadership: perspectives in theory and research. *Manag Sci*. 28(3): 315–336

Jameson, F. (1991) *Postmodernism, or, the Cultural Logic of Late Capitalism*. London: Verso

Jordan, P.J., Ashkanasy, N.M., and Daus, C.S. (2008) Emotional intelligence: rhetoric or reality? In S. Cartwright and C.L. Cooper (eds) *The Oxford Handbook of Personnel Psychology* (pp. 37–58). Oxford: Oxford University Press

Judge, T.A., Bono, J.E., Ilies, R., and Gerhardt, M.W. (2002) Personality and leadership: A qualitative and quantitative review. *J Appl Psychol*. 87: 765–780

Kellerman, B. (2008) *Followership: How Followers Are Creating Change and Changing Leaders*. Boston MA: Harvard Business Press

Kelley, R.E. (1988) In praise of followers. *Harvard Business Review*. 66: 142–148

Kelley, R.E. (1998) Followership in a leadership world. In L.C. Spears (ed.) *Insights on Leadership: service, stewardship, spirit, and servant leadership* (pp. 170–184). New York: John Wiley & Sons Inc.

The King's Fund (2011) The Future of Leadership and Management in the NHS. No more heroes. Report from The King's Fund Commission on Leadership and Management in the NHS. London: The Kings Fund

Kotter, J.P. (1990) *A Force for Change: How leadership differs from management*. New York: Free Press

Kotter, J. (1995) Leading change: why transformation efforts fail. *Harvard Business Review*. March–April: 1–20

Kotter, J.P. (1998) What leaders really do. In: *Harvard Business Review on Leadership* (pp. 37–60). Boston: Harvard Business School Press

Kotter, J.P. and Schlesinger, L.A. (2008) *Choosing strategies for change*, Harvard Business Review. July, 2008.

Kouzes, J. M. and Posner, B. Z. (2002) *The Leadership Challenge*, San Francisco: Jossey Bass

Lambert, L. (2002) *Educational leadership*. [Online] johnwgardnertestsite.pbworks.com Accessed 9 April 2013

Ledlow, G.R. and Coppola, N. (2011) *Leadership for Health Professionals: Theory, Skills, and Applications*. London: Jones & Bartlett Learning International

Lewin, K. (1951) *Field Theory in Social Science; selected theoretical papers*. New York: Harper & Row

Lieff, S, and Albert, M. (2010) The mindsets of medical education leaders; how do they conceive of their work? *Acad Med*. 85(1): 57–62

Livesley, B. (1989) Book review medicine and books. *BMJ*. 299: 1172

Maccoby, M. (2007) *The Leaders we Need and What Makes us Follow*. Boston: Harvard Business School Press

McKimm, J and Leiff, S. (in press) Medical education leadership. In J.A. Dent and R.M. Harden (eds) *A Practical Guide for Medical Teachers*. 4th edn. London: Elsevier Churchill Livingstone

McKimm, J. and McLean, M (2011) Developing a global health practitioner: time to act? *Med Teach*. 33(8): 626–631

McKimm, J., Rankin, D., Poole, P., Swanwick, T., and Barrow, M. (2009) Developing medical leadership: a comparative review of approaches in the UK and New Zealand, *Int J Publ Serv Leadership*. 5(3): 12–26

McKimm, J. and Swanwick, T. (2010) Educational Leadership. In T. Swanwick (ed.) *Understanding Medical Education* (pp. 419–437). Oxford: Wiley Blackwell and Association for the Study of Medical Education

McKimm, J. and Swanwick, T. (2009) *Educational Leadership*. Edinburgh: Association for the Study of Medical Education

Mennin, S. (2010) Self-organisation, integration and curriculum in the complex world of medical education. *Med Educ*. 44: 20–30

Meyerson, D. (2004) The tempered radicals. *Stanford Social Innovation Review*. 2(2): 14–23

Mills, C. Wright (1959) *The Sociological Imagination*. Oxford: Oxford University Press

Mintzberg, H. (1992) *Structure in Fives; Designing Effective Organisations*. Harlow: Prentice Hall

Mintzberg, H. (2009) *Managing*. USA: Berrett Koehler

Morgan, G. (1997) *Images of Organization* Thousand Oaks, CA: Sage

Moss, B. (2009) Ethics, vision and values: the challenge of spirituality. In J. McKimm and K. Phillips (eds) *Leadership and Management in Integrated Services* (pp. 93–105). Exeter: Learning Matters

Newman, M.A., Guy, M.E., and Mastracci, S.H. (2009) Beyond cognition: affective leadership and emotional labour. *Public Admin Rev*. 69: 6–20

NHS Institute for Innovation and Improvement (2010) *Enhancing Engagement in Medical Leadership: Medical Leadership Competency Framework*. 3rd edn. [Online] http://www.institute.nhs.uk/images/documents/Medical%20Leadership%20Competency%20Framework%203rd%20ed.pdf Accessed 16 June 2012

NHS Leadership Centre (2003) *NHS Leadership Qualities Framework*. London: NHS Leadership Centre

NHS Medical Careers. [Online] http://www.medicalcareers.nhs.uk Accessed 16 June 2012

Nonaka, I. and Takeuchi, H. (2011) The wise leader. *Harvard Business Review*. May: 59–67

Northouse, P.G. (2007) *Leadership: Theory and Practice*. 4th edn. Thousand Oaks, CA: Sage

Revans R.W. (1998) *ABC of Action Learning*. London: Lemos and Crane

Rich, E.C., Magrane, D., and Kirch, D.G. (2008) Qualities of the medical school dean: insights from the literature. *Acad Med*. 83: 483–487

Rost, J.C. (1991) *Leadership for the 21st Century*. New York: Praeger

Rost, J.C. (1993) *Leadership for the 21st Century*. Westport, CA: Praeger Publishers

Salovey, P., and Mayer, J. (1990) *Emotional Intelligence*. Amityville, NY: Baywood Publishing

Sargeant J, Mann, K., Sinclair, D., van der Vleuten, C., Metsemakers, J. (2007) Challenges in multisource feedback: intended and unintended outcomes. *Med Educ*. 41: 583–591

Schein, E.H. (1985) *Organizational Culture and Leadership*. San Francisco: Jossey-Bass

Schön, D. (1983) *The Reflective Practitioner, How Professionals Think In Action*. New York: Basic Books

Scott, S. (2004) *Fierce conversations: Achieving Success at Work and in Life One Conversation at a Time*. New York: The Berkley Publishing Group

Scottish Medical and Scientific Advisory Committee (2009) *Promoting Professionalism and Excellence in Scottish Medicine: a report from the Scottish Medical and Scientific Advisory Committee. SMJ*. 54(supplement 2): 17

Selznick, P. (1957) *Leadership in Administration A Sociological Interpretation*. New York: Harper & Row

Siebert, S.E. and Kraimer, M.L. (2001) The five-factor model of personality and career success. *J Vocat Behav*. 158(1): 1–21

Souba, C. (2010) Perspective: the language of leadership. *Acad Med*. 85: 1609–1618

Souba, W. (2011) Perspective: a new model of leadership performance in health care. *Acad Med*. 86(10): 1241–1252

Storey, J. (2004) Changing theories of leadership and leadership development. In J. Storey (2004) (ed.) *Leadership in Organisations: Current Issues and Key Trends* (pp. 11–37). Abingdon: Routledge

Tennyson, R. and Wilde, I. (2000) *The guiding hand: Brokering partnerships for sustainable development. Report to UN Department of Public Information theory, proxy to practice*. Paper for the Pan-Canadian Education Research Forum

Thach, E.C. (2002) The impact of executive coaching and 360 feedback on leadership effectiveness. *Leadership & Organization Development Journal*. 23: 205–214

The Academy of Medical Sciences. *Careers in Academic Medicine*. [Online] http://www.academicmedicine.ac.uk/careersacademicmedicine.aspx Accessed 16 June 2012

The Scottish Government. *Delivering Quality Through Leadership: NHS Scotland Leadership Development Strategy*. [Online] http://www.scotland.gov.uk/Publications/2009/10/29131424/0 Accessed 16 June 2012

The UK Foundation Programme Office (2011) *The Foundation Programme*. [Online] http://www.foundationprogramme.nhs.uk/pages/home/training-and-assessment Accessed 16 June 2012

Turnbull James, K. (2011) Leadership in context. Lessons from new leadership theory and current leadership development practice. In: *The Future of Leadership and Management in the NHS. No more heroes*. Report from The King's Fund Commission on Leadership and Management in the NHS. London: The Kings Fund

Uhl-Bien, M. (2006) Relational leadership theory: Exploring the social processes of leadership and organising. *The Leadership Quarterly*. 17: 654–676

Van Zwanenberg, Z. (2003) *Modern Leadership for Modern Services*. Alloa: Scottish Leadership Foundation

Waterman, R.H., Peters, T.J., and Philips, J.R. (1980) Structure is not organisation. *Business Horizons*. June: 14–26.

Western, S. (2012) An overview of leadership discourses. In M. Preedy, N. Bennett, and C. Wise (eds) *Educational Leadership: Context, Strategy and Collaboration* (pp. 11–24). Milton Keynes: The Open University

Whitehead, C. (2010) Recipes for medical education reform: Will different ingredients create better doctors? *Soc Sci Med*. 70: 1672–1676

Whitmore, J. (2002) *Coaching for Performance*. 3rd edn. London: Nicholas Brealey

World Health Organization (2007) *Everybody's Business: Strengthening health systems to improve health outcomes. WHO's Framework for Action*. Geneva: WHO

World Health Organization (2009) *Framework for action on interprofessional education and collaborative practice*. Geneva: WHO

Zaleznick, A. (2004) Managers and leaders: Are they different? *Harvard Business Review*. 82(1): 74–81

中英文专业词汇对照表 Index

纵向见习
community-based medical education（CBME） 基于社区的医学教育
competency-based education（CBE） 胜任力导向教育
complex adaptive system（CAS） 复杂适应系统
complexity theory 复杂性理论
compromise methods 折衷方法
computer adaptive testing（CAT） 计算机化自适应测试
computer-assisted learning（CAL） 计算机辅助学习
concept map 概念图
concurrent validity 同时效度
conflict theory 冲突理论
Consortium of Longitudinal Integrated Clerkships（CLIC） 纵向整合式见习联盟
construct validity 结构效度
constructivist pedagogy 建构主义教学法
consultation skill 会诊技能
content validity 内容效度
context, inputs, processes and products（CIPP）model 背景、输入、过程、成果（CIPP）评估模型
contextual learning 情境化学习
continuing medical education（CME） 继续医学教育
continuing professional development（CPD） 继续职业发展
continuous quality improvement（CQI） 持续质量改进
contrasting groups method 对比分组法
control theory 控制论
convergence strategy 趋同策略
cooperative learning（CL） 合作性学习
correlation research designs 相关性研究设计
cost and value 成本与价值
cost-effectiveness 成本效益
counterbalanced design 平衡设计
creative thinking skills 创造性思维技能
criterion validity 效标效度
critical discursive psychology 批判性话语心理学
critical theory 批判理论
cueing effect 提示效应
cultural–historical activity theory（CHAT） 文化 - 历史活动理论
curriculum design 课程设计
curriculum development 课程开发
curriculum for teaching improvement 教学改进课程
curriculum planning 课程规划
curriculum vitae（CV） 简历
cyclical feedback loop model 反馈回路循环模型

D

day surgery unit（DSU） 日间手术室
deductive theory 演绎理论
deep learning skills 深度学习技能
deep profiling 深度剖析
Delphi technique 德尔菲法
demographics and epidemiology 人口统计与流行病学
dependent variables 因变量
diagnostic and treatment centres（DTC） 诊断和治疗中心
didactic teaching 说教式教学
digital competences 数字能力
direct observation of procedural skills（DOPS） 操作技能直接观察法
discourse analysis（DA） 话语分析
divergent validity 区别效度
dramaturgy theory 剧场理论
Dundee ready educational environment measure（DREEM） Dundee 合格教育环境评估量表
driving forces 驱动力
due process 正当程序

E

educational ecologies 教育生态学
educational leadership 教育领导力
educational objectives 教育目标
educational outcomes 教育结果
educational rationale 办学理念
educational supervision 教育监督
e-enhanced learning 在线强化学习
e-learning 在线学习
emotional intelligence（EI） 情商
environmental organizing and linking principle 环境组织与联结原则
epistemological assumptions 认识论假设
essay questions 论述题
ethnography 人种志
ethnomethodology 民族方法学
evaluation criteria 评估标准
evaluation of educational outcomes 教育成果评估
evaluator role definition 评估者角色定位
evidence-based approach 循证方法
evidence-based practice 循证实践
evidence for effectiveness 有效性证据
examinee-centred approaches 以考官为中心的方法
experiential learning 体验式学习
experimental research design 实验研究设计
extended matching question format（EMQs） 扩展型配伍题

extraneous cognitive load 外在认知负荷
Eysenck personality questionnaire（EPQ） 艾森克人格问卷

F
facilitator assessments 引导者评价
faculty development 教师发展
faculty training 教师培训
failure time analysis 失效时间分析
falsification principle 证伪原则
feedback receivers 反馈接收者
feedback relationship 反馈关系
five factor model 大五人格模型
Flexner Report 《弗莱克斯纳报告》
formative assessment 形成性评价
Foundation for Advancement of International Medical Education and Research（FAIMER）（美国）国际医学教育和研究促进基金会
four-component model（4C/ID-model） 四要素教学设计模型
four frames model 四框架模型
functionalism 功能主义

G
general mental ability（GMA）tests 一般心智能力测验
generalizability theory 概化理论
germane cognitive load 关联认知负荷
global perspective 全球视角
global workforce education 全球劳动力教育
grade point average（GPA） 平均绩点
grading systems 评分体系
grand theories 大理论
grandstand model 观摩模式
grounded theory 扎根理论
group interaction 小组互动
guidance fading effect 指导渐退效应

H
halo effect 晕轮效应
Hawthorne effect 霍桑效应
health psychology 健康心理学
healthcare delivery 医疗卫生服务
healthcare roles 医疗保健角色
healthcare trends 医疗保健趋势
hermeneutics 解释学
hidden curriculum 隐性课程
Hogan Development Survey（HDS） 霍根发展调查
horizontal integration 横向整合
humanistic theories 人本主义理论
hybrid simulation 混合模拟

I
ice breaking 破冰
imagination effect 想象效应
immersive learning environments 沉浸式学习环境
independent variables 自变量
individualized learning plans 个性化学习计划
inductive theory 归纳理论
informal learning 非正式学习
information processing 信息处理
information retrieval 信息检索
information storage 信息存储
institutionalized bias 制度性偏倚
instructional design 教学设计
integrated assessment 综合评价
integrated learning 整合学习
integrated learning assessment 综合学习评估
integrated systems model（ISM） 综合系统模型
intercalated degrees 嵌入式学位
interdisciplinary teaching 跨学科教学
interprofessional education（IPE） 跨专业教育
intrinsic cognitive load 内在认知负荷
intrinsic element interactivity effect 内在元素交互效应
isolated elements effect 分离元素效应
item total score correlation（ITC） 题目总分相关性

K
Kirkpatrick's model 柯氏模型
knowledge application 知识应用
knowledge base 知识库
knowledge-based advances 基于知识的进步
knowledge categories 知识种类
knowledge-to-action（KTA）cycle 知识到行动循环
knowledge transfer 知识迁移
knowledge translation（KT） 知识转化

L
large group learning 大班学习
large group teaching 大班授课
learner-centred approach 以学习者为中心的方法
learner-centred simulation 以学习者为中心的模拟
learner-centric ecological approach 以学习者为中心的生态学方法
learners' needs assessment 学习者需求评价
learning assessment 学习评价
learning by doing 做中学

learning environment inventory 学习环境调查表
learning outcomes 学习结果
learning portfolios 学习档案袋
legitimate peripheral participation（LPP） 合法性边缘参与
leniency error 宽大误差
literature review 文献综述
logic model 逻辑模型
logical error 逻辑错误
longitudinal integrated attachments 纵向整合式见习

M

managed learning environments（MLEs） 管理式学习环境
Marxist perspectives 马克思主义视角
mastery learning 掌握性学习
McKinsey's 7S model 麦肯锡 7S 模型
means–end analysis 手段 - 目的分析
medical education 医学教育
medical humanity 医学人文
medical leadership competency framework（MLCF） 医学领导力胜任力框架
medicalization of society 社会医疗化
membership categorization analysis（MCA） 成员分类分析
mental ability 心智能力
mental health 心理健康
mentor role 导师角色
meta-analysis research designs 元分析研究设计
metacognition 元认知
meta-evaluation 元评估
middle-range theories 中层理论
Miller's Pyramid 米勒金字塔
Minnesota multiphasic personality inventory（MMPI） 明尼苏达多相人格问卷
modality effect 通道效应
modified essay questions（MEQ） 改进型论述题
massive open online courses（MOOCs） 慕课（大规模在线开放课程）
moral identity 道德认同
multiple-choice questions（MCQs） 多项选择题
multiple mini-interview（MMI） 多站式小型面试

N

narrative approaches 叙述法
narrative research 叙事研究
narrow limits of change principle 变化最小通道原则
needs assessment 需求评估
nine events of instruction 九步教学法
nominal group technique 名义群体法
non-equivalent comparison group design 非等效对照组设计
nursing education 护理教育

O

objective setting 目标设定
objective structured clinical examinations（OSCEs） 客观结构化临床考试
objective structured teaching examination（OSTE） 客观结构化教学考试
observational research design 观察性研究设计
observation-based learning 基于观察的学习
one-group, pretest, and post-test design 单组、前测、后测设计
one-shot case study design 单次案例研究设计
online learning 在线学习
ontological assumptions 本体论假设
optimal group size 最适群体大小
oral examinations 口试
organizational change 组织变革
organizational culture 组织文化
organizational socialization 组织社会化

P

paradigms of learning 学习范式
parallel consulting 平行咨询
participatory action research（PAR） 参与式行动研究
patient-centred care 以患者为中心的照护
patient-centred learning 以患者为中心的学习
patient education 患者教育
patient involvement 患者参与
patient journey record book 患者病程记录簿
patient surveys 患者调查
pedagogic theory 教育学理论
peer assessments 同行 / 同伴评价
peer-assisted learning（PAL） 同伴辅助学习
peer teaching 同伴互教
performance assessment 行为表现评价
personal perceptions 个人感知
personal qualities assessment（PQA） 个人素质评价
personality inventories 人格问卷
phenomenography 现象图析学
phenomenology 现象学
physical examination skills 体格检查技能
placebo effect 安慰剂效应
positioning theories 定位理论
positivism 实证主义

postgraduate medical education(PME) 毕业后医学教育
postpositivism 后实证主义
post-traumatic stress disorder(PTSD) 创伤后应激障碍
practice-based learning 基于实践的学习
preclinical education 临床前教育
predictive validity 预测效度
predisposing, reinforcing and enabling causes in educational diagnosis and evaluation (PRECEDE) model 教育诊断和评价中的诱发、强化和促进原因模式
pre-experimental research 前实验研究
problem-based learning(PBL) 基于问题的学习
problem completion effect 问题完成效应
problem-solving 问题解决
procedural justice 程序公平
procedural skills 操作技能
professional boundaries 专业界限
professionalism 职业素养
programme design 程序设计
programme theory 程序理论
progress testing 过程测试
projective tests 投影测试
proximity error 邻近误差
psychoanalysis 精神分析
psychodynamic theories 心理动力论
psychometrics 心理测试
public awareness 公众意识
public health education 公共卫生教育
public policy 公共政策

Q

qualitative research 定性研究
quality assurance(QA) 质量保障
quantitative research 定量研究
quasiexperimental research 准实验研究

R

randomness as genesis principle 随机组合与生成原则
rating scales 评定量表
realistic evaluation 真实评估
redundancy effects 冗余效应
reflective practice 反思性实践
reliability 信度
remediation 补习
report-back model 汇报模式
resident as teacher programmes 住院医师带教项目
reusable learning object(RLO) 可重复使用的学习对象
role modelling 角色榜样
role play 角色扮演
Rorschach test 罗夏墨迹测试
Rosenberg self-esteem scale 罗森伯格自信心量表
rote learning 机械学习

S

scoring instruments 评分工具
sharable content object reference model(SCORM) 可共享内容对象参考模型
script concordance tests(SCTs) 脚本一致性测试
selection centres 选拔中心
selection procedures 选择程序
self-assessment 自我评价
self-determination theory 自我决定论
self-directed learning(SDL) 自主学习
self-efficacy beliefs 自我效能信念
self-monitoring 自我监督
self-regulated learning(SRL) 自主学习
self-regulation 自我调节
self-verification theory 自我确认理论
senior mentor programmes(SMPs) 高级导师计划
servant leadership 服务型领导力
sexual harassment 性骚扰
shift work 轮换工作
short answer questions(SAQs) 简答题
simulated outpatient clinic 模拟门诊
simulated patient 模拟病人
simulation as social learning 作为社会学习的模拟
simulation-based assessment 基于模拟的评价
simulation-based education 基于模拟的教育
situated learning 情境化学习
situated learning theory 情境学习理论
situational judgement tests(SJTs) 情景判断测验
skill development 技能发展
small group learning 小组学习
social accountability 社会责任
social cohesion 社会凝聚力
social learning theory 社会学习理论
social loafing 社会性懈怠
social networks 社交网络
social or contextual perspectives 社会或背景观点
socialization theory 社会化理论
sociocognitive theories 社会认知理论
sociocultural perspectives 社会文化视角
sociodemographic variables 社会人口学变量
Solomon four group design 所罗门四组设计
specific training in teaching 专业教学培训
spiral curriculum 螺旋式课程
split-attention effect 注意力分散效应

stages of change theory　变革阶段理论
standard setting　标准设定
standardized learners　标准化学习者
standardized patients　标准化病人
static group comparison design　静态组比较设计
structural theories　结构理论
structured activities　结构式活动
structured interviews　结构式访谈
structured logbook　结构式日志
student-selected components（SSCs）　选修课
student selection　学生选拔
study guide　学习指南
study skills　学习技能
study strategies　学习策略
summative assessment　终结性评价
supporting evidence　支持性证据
supportive information　支持性信息
survey research designs　调查研究设计
survival analysis　生存分析
symbolic interactionism　符号互动论

T

task-based learning（TBL）　基于任务的学习
teacher training　教师培训
teaching clinics　教学诊所
teaching instinct　教学本能
teaching or learning activities　教与学活动
teaching peers　教学同行
teaching portfolio　教学档案袋
team-working　团队合作
technology application　技术应用
tempered radicals　温和激进派
test-centred approaches　以测试为中心的方法
test-enhanced learning　以测试强化学习
testing effect research　测试效果研究
thematic apperception test（TAT）　主题理解测试
theoretical approaches　理论方法
theoretical foundations　理论基础
theoretical framework　理论框架
theoretical mechanisms　理论机制
theoretical perspectives　理论观点
theoretical underpinnings　理论基础
theory of planned behaviour　计划行为理论
time series design　时间序列设计
total quality management（TQM）　全面质量管理
training sites　训练基地
trait theories　特质论
transactional leadership　交易型领导力
transformational leadership　变革型领导力
transformative learning　转化式学习
transient information effect　瞬态信息效应
triple jump exercise　“三级跳”测试
true/false questions　正误题
types of knowing　知识类型

U

ubiquitous learning　泛在学习
undergraduate medical education（UGME）　本科医学教育
underlying theories　基本理论
underperformance identification　不良表现识别
usability testing　可用性测试

V

variability effect　变化效应
vertical integration　纵向整合
virtual learning environments（VLEs）　虚拟学习环境
virtual patients　虚拟病人
voluntarism　唯意志论

W

work-based assessment　基于工作的评价
worked example effect　工作样例效应
working memory　工作记忆
written assessment　笔试评价

Z

zone of proximal development（ZPD）　最近发展区